Magnus Hirschfeld

Die Homosexualität des Mannes und des Weibes

W DE G

Magnus Hirschfeld

Die Homosexualität des Mannes und des Weibes

2., um ein Vorwort von
Bernd-Ulrich Hergemöller
ergänzte Neuauflage
der Ausgabe von 1984

Walter de Gruyter · Berlin · New York
2001

Die Erstauflage dieses Bandes erschien 1914
bei der Louis Marcus Verlagsbuchhandlung, Berlin.

∞ Gedruckt auf säurefreiem Papier,
das die US-ANSI-Norm über Haltbarkeit erfüllt.

Die Deutsche Bibliothek – CIP-Einheitsaufnahme

Hirschfeld, Magnus:
Die Homosexualität des Mannes und des Weibes / Magnus Hirschfeld. – 2., um ein Vorw. von Bernd-Ulrich Hergemöller erg. Neuaufl. der Ausg. von 1984. – Berlin ; New York : de Gruyter, 2001
ISBN 3-11-017251-8

Printed in Germany

Einbandgestaltung: +malsy, Bremen
Druck: Gerike GmbH, Berlin
Buchbinderische Verarbeitung: Lüderitz & Bauer-GmbH, Berlin

Vorwort

Das Buch in seiner Zeit

Magnus Hirschfeld ist der bis dato bekannteste Theoretiker der Homosexualität im deutschen Sprachraum, und sein Opus Magnum über „die Homosexualität des Mannes und des Weibes“ bildet sein umfangreichstes und bedeutendstes Werk zu dieser Thematik. Dies sind zwei Superlative, die diesen Nachdruck rechtfertigen und erfordern. Für diesen gilt jedoch, was für alle anderen Zeugnisse der Vergangenheit gilt: Er öffnet sich dem forschenden Verstehen späterer Generationen nur dann, wenn er nicht unbesehen als „veraltet“ abgewiesen, sondern mit den historischen Bedingungsfaktoren in Beziehung gesetzt wird, unter denen er entstand. Für den Verfasser gilt Entsprechendes: Er läßt sich erst dann angemessen beurteilen, wenn er als geschichtliche Persönlichkeit verstanden, das heißt, wenn verdeutlicht wird, auf welche Weise und in welcher Form er das Überlieferte rezipiert, bearbeitet und eigenständig gestalterisch weiterentwickelt hat.

Die Entstehung dieses Buches fällt in die Endphase des zweiten Deutschen Kaiserreichs, auch das „Bismarckreich“, das „Hohenzollernreich“ oder das „Wilhelminische Deutschland“ genannt. Es wurde am 18. Januar 1871 mit der Versailler Proklamation Wilhelms I. von Preußen zum Deutschen Kaiser aus der Taufe gehoben und fand mit dem Ersten Weltkrieg beziehungsweise mit dem Versailler Vertrag vom 28. Juni 1919 sein bescheidenes Ende. Die teilselbständigen Königreiche, Fürstentümer und Freien Städte des Deutschen Reichs wurden dominiert vom Königreich Preußen, das seit dem Dreikaiserjahr 1888 von dem autokratischen und militaristischen Wilhelm II. von Hohenzollern (1859–1941) regiert wurde.

In dieser Zeit, von 1871 bis 1914, stieg die Reichsbevölkerung von circa 41 Millionen auf 65 Millionen an; zugleich expandierten die Schwerindustrie und der Exporthandel; neue Großstädte bildeten sich heraus und zersiedelten mit Vorstädten das ländliche Umland. Der Ausbau der Infrastruktur, der Kanäle, Schienennetze und Straßen, suchte mit den Erfordernissen der industriellen Verdichtung und der Beschleunigung der Transportgeschwindigkeit Schritt zu halten.

Mit dem Wechsel vom Agrar- zum Industriestaat nahm das Quantum derjenigen Menschen, die auf dem Existenzminimum oder unter dem steuerpflichtigen Mindesteinkommen lebten, dem der Arbeiter, der Bettler, Deklassierten und Randständigen, erschreckende Ausmaße an. Diese Schichten und Gruppen, die vorzugsweise in die Industriebaracken und Mietskasernen abgeschoben wurden, waren aufgrund der harten Arbeitsbedingungen und bedrückenden Wohnverhältnisse in höherem Maße von Hunger und Infektionskrankheiten bedroht als die Mehrheit der Gesellschaft. In Preußen wurden sie zudem durch das plutokratische Dreiklassenwahlrecht von direkter politischer Mitsprache ausgeschlossen.

Auf dieses soziale und politische Elend reagierte unter anderem der parteipolitische Sozialismus: Der erste SPD-Vorsitzende August Bebel (1840–1913), der mit dem Traktat *Die Frau und der Sozialismus* (1879) eine Bresche für die Emanzipation der Frau geschlagen hatte, starb in demselben Jahr, in dem vorliegendes Buch abgeschlossen wurde, 1913. Bebel hatte auch am Erfurter Programm von 1891 mitgewirkt, in dem die SPD die Richtlinien der künftigen sozialistischen Politik abgesteckt hatte: Mit Karl Marx teilte sie die Überzeugung, daß die gesellschaftliche Entwicklung naturnotwendig zum Zusammenbruch des kapitalistischen Systems führe und in eine sozialistische Zukunftsgesellschaft einmünde. Voraussetzungen für soziale Veränderungen seien das allgemeine, gleiche und direkte Wahlrecht, die Gleichstellung der Frau, die Chancengleichheit in Schule und Beruf, die Koalitionsfreiheit und eine Arbeiterschutzgesetzgebung. Hirschfeld schloß sich als Vertrauter Bebels und als SPD-Mitglied Forderungen dieser Art voll und ganz an, auch wenn er Karl Marx so gut wie nie direkt zitierte. (Wenn er sich in vorliegendem Buch auf ‚Marx' beruft, dann meist auf Heinrich Marx, den Verfasser der unbedeutenden Schrift *Urningsliebe* von 1875). Bebel wiederum dokumentierte durch seine Unterschrift unter die Hirschfeld-Petition gegen den § 175 und durch seine Reichstagsreden, daß er den Kampf der organisierten Homosexuellen um rechtliche Gleichstellung und gesellschaftliche Anerkennung unterstützte.

An der Spitze der sozialen Skala standen Adel und Militär, beide eng miteinander verschweißt. Das Militär hob sich, da es direkt auf die Person des Kaisers (und nicht auf die Verfassung und das Parlament) vereidigt war, als stolze Kaste mit eigenständiger Gerichtsbarkeit und Sozialform von der Zivilgesellschaft ab. Es basierte auf dem Prinzip des unbedingten Gehorsams, der gebrochenen Individualität und des gedrillten Körpers. Der sprichwörtliche preußische Untertanengeist, der sich durch die Köpenickiade des Schuhmachers Wilhelm Voigt im Jahre 1906 vor aller Welt entblößte, konnte in Zeiten innen- und außenpolitischer Krisen emotional funktionalisiert werden. Auch Hirschfeld hat sich diesem Sog nicht entzogen; er hat den Ersten Weltkrieg patriotisch begrüßt und seinen Wehrbeitrag 1914 in einem Gefangenenlager bei Ruhleben geleistet.

Der Adel bestellte die Mitglieder der Ersten Kammern der Landtage; von wenigen Ausnahmen abgesehen beherrschte er auch die Generalität, die Positionen der Reichskanzler und Minister, der Diplomaten, kaiserlichen Adjutanten, der Landräte und Regierungspräsidenten. Kaiser Wilhelm II. scharte zudem eine Kamarilla außerparlamentarischer Freunde und Berater um sich, die ebenfalls dem Adel entstammten und zudem durch großzügige Nobilitierungen höher gestuft wurden, wie der Botschafter und Kaiserfreund Fürst Philipp zu Eulenburg, Graf von Sandels (1847–1921). Auch die zahlreichen Hohenzollern aus illegitimen Nebenlinien spielten eine gewisse Rolle im öffentlichen Leben, die Falkenhausen, Hohenau, Wildenbruch, Viereck oder Erbach. Mit zweien von ihnen stand Hirschfeld auf gutem Fuße: Der konservative Dramatiker Ernst von Wildenbruch (1845–1909) gehörte zu den Erstunterzeichnern der Petition wider § 175, und der sozialistische Schriftsteller Louis Viereck (1851–1922), ein Sohn des Preußenprinzen August Wilhelm, zu seinen Freunden aus der Studentenzeit. Als der Publizist Maximilian Harden in den Skandaljahren 1907/1908 vor Gericht darum kämpfte, die Kamarilla um Eulenburg und Kuno von Moltke im Zeichen einer antihomosexuellen Kampagne zu entmachten, wurde auch Hirschfeld als Gutachter beigezogen. Er trug schließlich nach einem unrühmlichen Zick-Zack-Kurs dazu bei, daß die Kaiserfreunde vom Geruch der Homosexualität freigesprochen würden.

Das Bürgertum befand sich in einem Prozeß sozialer Diversifizierung und Stratifizierung. Neben den Angestellten, Gewerbetreibenden und Freiberuflern (Ärzten, Rechtsanwälten), die sich 1911 zum „Reichsdeutschen Mittelstandsverband" zusammenschlossen, standen die Beamten, die als vereidigte Funktionsträger auf ein spezifisches Abhängigkeits- und Treueverhältnis zum Staat verpflichtet waren. Von den niedrigen und kleinen Beamten hoben sich die hohen Verwaltungsbeamten und Hochschullehrer ab, die über eine akademische Ausbildung verfügten und sich im konservativen oder nationalliberalen politischen Spektrum sammelten. Das Gros der Professoren war kaisertreu bis zur Devotion; so waren es Professoren aus allen Fakultäten, von den

Geographen bis zu den evangelischen Theologen, die sich für ein Wettrüsten im Sinne des Kaisers und des Großadmirals Alfred Tirpitz einsetzten und sich so den Spitznamen „die Flottenprofessoren“ einhandelten. Die Gewerbetreibenden, die Unternehmer und Industriellen nahmen die Chancen wahr, die ihnen die Dynamik des Systems bot; sie schlossen sich zu einflußreichen Verbänden zusammen und strebten persönlich nach dem Aufstieg in die höchsten Kreise, nach Möglichkeit, wie Stumm und Krupp, in den Adel.

Ausgeschlossen von gesellschaftlichen Führungspositionen waren nicht nur die Arbeiter, Sozialisten und Kommunisten, sondern auch andere Großgruppen: Den Katholiken war von wenigen Ausnahmen abgesehen, die Mitarbeit in den politischen, ökonomischen, militärischen und wissenschaftlichen Spitzenpositionen der preußischen Gesellschaft verwehrt; im Gymnasial- und Universitätsbesuch standen sie hinter den Protestanten zurück. Als Ergebnis des „Kulturkampfes“ hatte der parteipolitische Katholizismus wesentliche Niederlagen akzeptieren müssen, vor allem die staatliche Schulaufsicht und die Ziviltrauung. Wenngleich sich das Zentrum zu Beginn des 20. Jahrhunderts als staatstragende und patriotische Volkspartei zu profilieren suchte, galt der „ultramontane“ Katholizismus in aufgeklärten bürgerlichen Kreisen als letzter Hort der geistigen Beschränktheit und Intoleranz. Hierzu trug insbesondere die Popularisierung der radikalen Christentumskritik durch Schopenhauer und Nietzsche bei.

Hirschfeld selbst verehrte neben den beiden Letztgenannten den Zoologen Ernst Haeckel (1834–1919), den Gründer des „Monistenbundes“. Die „Monisten“ lehrten, wie sie pathetisch formulierten, die „Wesenseinheit alles Seins“, das heißt, die Vorstellung einer Einheitlichkeit alles Lebenden und Seienden, das sich unabhängig von metaphysischen Prinzipien und von personalen Gottesbildern nach den Darwinschen Evolutionsgesetzen und nach anderen naturwissenschaftlichen Axiomen entfaltet. Sie verbanden dies mit dem moralischen Impetus, in Auseinandersetzung mit den Kirchen zur Volksaufklärung beizutragen und einer rationalen Welt- und Lebensanschauung zum Durchbruch zu verhelfen. Als vordringliche Ziele der Sexualaufklärung galten der Kampf gegen Prostitution und Geschlechtskrankheiten, gegen die Kriminalisierung von Abtreibung (§ 218) und Homosexualität (§ 175), gegen Erpresserwesen sowie die Sorge für die richtige Verhütung, für Mutterschutz und Frauenrechte.

In der Einleitung zu vorliegendem Werk beruft sich Hirschfeld ausdrücklich auf den bekannten Chemiker Prof. Dr. Wilhelm Ostwald (1853–1932), Nobelpreisträger des Jahres 1909, der 1910 die Leitung der deutschen Sektion des Monistenbundes übernommen hatte.

Hirschfeld selbst leitete 1912 die Magdeburger Monistentage und nahm vom 2. bis 6. Juni 1914 zusammen mit Ostwald an den Pfingstkursen in Jena teil. Zu den Gründungsmitgliedern und Mitarbeitern des Monistenbundes gehörten unter anderem Hirschfelds späterer Nachfolger als Vorsitzender des „Wissenschaftlich-humanitären Komitees", Dr. Otto Juliusburger (1867–1952), der Psychoanalytiker Dr. Heinrich Koerber (1881–1927), der 1908 zusammen mit Hirschfeld, Iwan Bloch (1872–1922), Juliusburger und dem Freud-Schüler Karl Abraham (1877–1925) die „Berliner Psychologische Vereinigung" gründete, und der Schweizer Psychiater Auguste Forel (1848–1931). Die Frauenrechtlerin Helene Stöcker (1869–1943) stand dieser Vereinigung zumindest nahe und veröffentlichte 1913/1914 in *Das monistische Jahrhundert* den Beitrag *Mutterschutz und Sozialreform.*

Die Frauen (also die statistische Mehrheit der Gesamtbevölkerung) besaßen in der wilhelminischen Zeit weder aktives noch passives Wahlrecht, ja nicht einmal die Unterschriftsbefugnis; als Lehrerinnen waren sie bis Kriegsende dem Zwangszölibat unterworfen; den Besuch der Gymnasien und Universitäten mußten sie sich in einem zähen Kampf erobern. Psychologen wie Prof. Dr. Paul Julius Möbius (1853–1907) und Dr. Otto Weininger (1880–1903), die „der" Frau eine seelische Zweitrangigkeit oder einen „physiologischen Schwachsinn" zuschrieben, wurden ernsthaft diskutiert und mit hohen Verkaufserfolgen belohnt.

Ausgeschlossen von der höheren Beamtenlaufbahn, vom Offizierskorps und vom diplomatischen Dienst war ferner die jüdische Bevölkerung. Obwohl sich die Zahl der im Reich lebenden Juden unter der Marge von einem Prozent bewegte, war die Mehrheit der wilhelminischen Gesellschaft von einem offenen oder latenten Antisemitismus geprägt. Selbst assimilierte (christlich getaufte) jüdische Bürger, denen der Aufstieg in höhere Positionen gelungen war, sahen sich dem Spott und dem Vorurteil ihrer Kollegen und Vorgesetzten ausgesetzt. Auch Kaiser Wilhelm und seine Freunde waren bekannt für ihre unverhohlenen judenfeindlichen Ausfälle. Unter diesen Umständen favorisierten diejenigen Juden, die über die entsprechenden ökonomischen Möglichkeiten verfügten, (relativ) freie Berufe wie Arzt, Jurist, Professor, Bankier oder Unternehmer. Einige wenige jüdische Familien, die in ökonomische und soziale Spitzenpositionen aufgestiegen waren (Rathenau, Warburg, Rothschild), dienten dem „Antisemitismus ohne Juden" als Zielscheibe denunziatorischer Generalisierungen.

Da die jüdischen Bürger nicht an die Normen der christlichen Konfessionen gebunden waren, deren Bigotterie und Prüderie in den „Sittlichkeitsvereinen" kumulierten, war es ihnen, sofern sie sich vom strengen Orthodoxismus ihrer eigenen Religion distanziert hatten, möglich, über sexuelle Fragen unbefangener zu reflektieren als ihren christlichen Kollegen. So erklärt sich vielleicht am ehesten der große Beitrag jüdischer Wissenschaftler wie Sigmund Freud, Isidor Sadger, Alfred Adler, Karl Abraham, Otto Weininger, Benedict Friedlaender, Magnus Hirschfeld, Iwan Bloch, Max Marcuse, Arthur Kronfeld, Kurt Hiller und anderen zur Tiefenpsychologie und Sexualtheorie. Auf judenfeindlicher und nationalistischer Seite entstand nun ein förmlicher Sumpf von Pamphleten aggressiv-eliminatorischer Richtung. Dieser erreichte um 1907 unter Meinungsführerschaft von Eugen Dühring (1833–1921) einen ersten Höhepunkt. Eine weitere Kumulation der antisemitischen Diskursivierung fand in den in Rede stehenden Jahren 1913/1914 statt: Der von Philipp Stauff fabrizierte *Semi-Kürschner* (Berlin-Lichterfelde 1913), mit dem Untertitel: *Literarisches Lexikon der Schriftsteller, Dichter, Bankiers, Geldleute, Ärzte, Schauspieler, Künstler, Musiker, Offiziere, Rechtsanwälte, Revolutionäre, Frauenrechtlerinnen, Sozialdemokraten usw., jüdischer Rasse und Versippung, die von 1813 bis 1913 in Deutschland tätig oder bekannt waren*, stempelt Hirschfeld als sexuell pervers und als Erpresser ab. Emil Wittes Hetzbroschüre *Drei Siegfriedsrufe. An alle Verantwortlichen in deutschen Landen* (Berlin-Lichterfelde 1914) wiederum sucht Hirschfeld durch die Behauptung zu verleumden, derselbe sei dem Stiefel-Fetischismus verfallen und betrachte es „als höchste Wollust, die von seinen Lieblingen verunreinigten Stiefel abzulecken".

Auf dem Hintergrund dieser latenten und evidenten Judenfeindschaft hatte der österreichische Publizist Theodor Herzl (1860–1904) um 1896/97 die „Zionistische Bewegung" ins Leben gerufen, die sich die Neugründung eines jüdischen Staates in Erez Israel zum Ziel setzte. Hirschfeld selbst verhielt sich gegenüber dem religiösen Judentum wie auch gegenüber dem politischen Zionismus distanziert, ja, er scheute sich nicht, (wie auch in vorliegendem Werk) dezidiert antisemitische Autoren wie Friedrich Nietzsche, Otto Weininger oder Hans Blüher (1888–1955) ohne entsprechende Einschränkungen zu zitieren. Erst im Februar und März 1932, als er sich während seiner Weltreise in Palästina aufhielt, bemerkte er, daß er dem Zionismus durchaus wohlwollend gegenüberstehe, daß er sich aber dennoch an die deutsche Sprache gebunden fühle und sich nicht in Palästina niederlassen wolle.

In Hinblick auf vorliegendes Werk gilt es schließlich festzustellen, daß die gesamte wilhelminische Zeit, insbesondere die Phase seit dem Eulenburg-Skandal (1907/1908) von einem nie gekannten großen Interesse an Sexualfragen geprägt war. Am Ende des 19. Jahrhunderts hatten Gerichtsmediziner, Neuropathologen und „Irrenärzte" damit begonnen, im anamnetischen Dialog mit freimütigen Patienten Werke über die verschiedenen Formen der normwidrigen Sexualität zu verfassen, die von Richard von Krafft-Ebing (1840–1902) unter dem Begriff der „Psychopathia Sexualis" zusammengefaßt wurden. Zu Beginn des Jahrhunderts sind es vor allem drei große Strömungen, die die öffentliche Diskussion über Homosexualität bestimmen: Die Tiefenpsychologie Sigmund Freuds (1856–1939) (und seiner zahlreichen Anhänger und Gegner), die das gleichgeschlechtliche Begehren prinzipiell als (behandlungswürdige) Abkehr vom Normalen (das heißt, als „Inversion") betrachteten, sodann die völkisch-nationalen Sexualitätstheoretiker wie Benedict Friedlaender (1866–1908), Hans Blüher und Adolf Brand (1874–1945), die die Figur des „Männerhelden" konstruieren und die These einer historischen Entwicklung mannmännlicher Eros-Gemeinschaften verfechten, und schließlich Magnus Hirschfeld und seine Anhänger (auch die „Berliner Schule" genannt), die die Homosexualität mit den Klassifikationen einer „Zwischenstufentheorie" zu erfassen suchen. Zahlreiche Autoren aus diesen lockeren Kreisen sowie nicht wenige Individualisten entwickeln eine außerordentlich rege Produktivität, um ihre Vorstellungen vom (Homo-)Sexuellen in handbuchartiger Form zu verbreiten: Hierzu gehören die wiederholt neu aufgelegte *Psychopathia Sexualis* Krafft-Ebings (1886), Albert Molls *Handbuch der Sexualwissenschaften* (1911), Iwan Blochs *Geschichte der Prostitution* als Beginn einer nicht vollendeten zwölfbändigen Enzyklopädie (1912), Ernst Burchards *Lexikon des gesamten Sexuallebens* (1914) und Max Marcuses *Handwörterbuch der Sexualwissenschaften* (1923/26). Das sprachliche Pathos dieser Arbeiten verdeutlicht, daß die noch junge Sexualwissenschaft extrem ideologisiert war, daß sich somit jeder Sexualtheoretiker gezwungen sah, über den Rahmen des Biologischen und Psychologischen hinaus moralisch und politisch geprägte Stellungnahmen zu anthropologischen und gesamthistorischen Grundvorstellungen abzugeben.

Magnus Hirschfeld nimmt in dieser spätwilhelminischen Gesellschaft also eine durchaus ambivalente Position ein: Er entstammt dem bürgerlichen, relativ wohlhabenden Judentum, das trotz seiner Verankerung im orthodoxen Glauben die Assimilierung an die Mehrheitsgesellschaft anstrebt. So bleibt er treuer Untertan des Staates, bis zum Ersten Weltkrieg auch patriotischer Anhänger der Monarchie. Bereits in der Endphase des Studiums haben sich jedoch die Grundzüge eines atheistisch-monistischen und humanitär-sozialistischen Profils geschärft, die ihn vor einer unkritischen Adaptation an das Bestehende bewahren und dazu motivieren sollten, am Projekt der geistigen Aufklärung, des wissenschaftlichen Fortschritts und der Emanzipation der Entrechteten mitzuwirken. Er ist diesen Prinzipien zeit seines Lebens treu geblieben, auch wenn er sich aus Gründen der Strategie und Tarnung nicht dazu verstehen konnte, Fragen seiner jüdischen Herkunft oder seiner sexuellen Neigungen öffentlich zu thematisieren.

Der Verfasser

Magnus Hirschfeld wurde am 14. Mai 1868 in Kolberg (Pommern, polnisch: Kołobrzeg) als Sohn des Sanitätsrats Dr. Hermann H. (1825–1885) geboren, der sich Verdienste um den Ausbau Kolbergs zu einem Kurort und um die Gründung des „jüdischen Kurhospitals" erwarb. Die Lebensdaten seiner Mutter Friederike, die ihren Gatten zwanzig Jahre überlebte, sind nicht bekannt. Den Mädchennamen der Mutter, Mann, übernahm später seine Schwester, die Schriftstellerin Franziska Mann (1859–1927), die sich im linken Spektrum der bürgerlichen Frauenbewegung engagierte und 1918 zusammen mit ihrem Bruder die Broschüre veröffentlichte *Was jede Frau vom Wahlrecht wissen muß*. Zwei seiner Geschwister, Eduard und Immanuel, studierten ebenfalls Medizin. Zeitweise wurde ein weiterer „Urning", der spätere Nilforscher und Kolonialgouverneur Richard Kandt (1867–1918), als Ziehsohn in die Familie aufgenommen.

Hirschfeld legte auf dem humanistischen Kolberger Domgymnasium das Abitur ab (1887), hörte an der Universität Breslau Philosophie und Neuere Philologie, um sodann in Straßburg, München, Heidelberg und Breslau Medizin zu studieren. Während eines Aufenthalts in Paris wurde er von dem Schriftsteller Max Nordau über die zionistische Bewegung informiert. Im Jahre 1890 war er mit dem sozialistischen Schriftsteller Louis Viereck befreundet, dem er ein Liebesgedicht dedizierte. (Später übertrug er diese Freundschaft auf dessen Sohn George Sylvester Viereck, 1884–1962). In dieser Zeit vertiefte er sich auch in die Werke des Evolutionsbiologen Charles Darwin und des Zoologen Ernst Haeckel. Im Wintersemester 1891/92 lernte er den Parteivorsitzenden August Bebel kennen, der ihn bewog, in die SPD einzutreten. Sein Studium wurde mit einer bei Prof. Emanuel Mendel verfaßten Dissertation über die nervlichen Auswirkungen der Influenza (1892) und dem (in Würzburg abgelegten) Staatsexamen beschlossen.

Nach einer Studienreise durch Nordamerika, Nordafrika und Italien eröffnete er 1894 in Magdeburg eine Praxis für Naturheilkunde. Zwei

Jahre später verlegte er seinen Wohnsitz nach Charlottenburg bei Berlin, wo er sich 1910 als „Facharzt für nervöse und psychische Leiden" niederließ. Hatte er bereits einige Beiträge zum Kampf gegen Alkoholkonsum und „Animierkneipen" verfaßt, publizierte er 1896 bei dem Verleger Max Spohr (1850–1905) unter dem Pseudonym ‚Th. Ramien' die Broschüre *Sappho und Sokrates oder Wie erklärt sich die Liebe der Männer und Frauen zu Personen des eigenen Geschlechts?*. Vier Herren, der Autor Hirschfeld, der Verleger Spohr und zwei Leser dieser Schrift, der Hammer Eisenbahnbeamte Eduard Oberg (1858–1917) und der erblindete Kolonialschriftsteller Franz Joseph von Bülow (1861–1915), traten am 15. Mai des folgenden Jahres, 1897, zusammen, um das „Wissenschaftlich-humanitäre Komitee" zu gründen. Dasselbe versandte eine politische Petition zur Reform des § 175, die eine lebendige Diskussion auslöste und bis 1904 mehr als 2000 Unterschriften gewonnen hatte. Das WHK wurde (nominell) durch ein siebzigköpfiges „Obmännerkollegium" geleitet, dem auch einige Frauen wie die Frauenrechtlerin Helene Stöcker und die Schriftstellerinnen Sophie Hoechstetter (1873–1943) und Toni Schwabe (1877–1951) beitraten.

Im Jahre 1899 erschien das erste Heft der *Jahrbücher für sexuelle Zwischenstufen*, die bis 1923 Bestand hatten. Im Jahre 1908 gründete Hirschfeld zusammen mit dem Arzt Dr. Hermann Rohleder (1866–1934) und dem Wiener Ethnologen Friedrich Salomon Krauss (1859–1938) die *Zeitschrift für Sexualwissenschaft*, und 1913 rief er zusammen mit den Medizinern Prof. Dr. Albert Eulenburg (1840–1917), Dr. Iwan Bloch und Dr. Heinrich Koerber die „Ärztliche Gesellschaft für Sexualwissenschaft und Eugenik" ins Leben, an der sich auch der Psychiater (und Freud-Gegner) Dr. Wilhelm Fliess (1858–1918) beteiligte.

Um die Homosexuellen vor dem weitverbreiteten Erpresserwesen zu schützen, pflegte Hirschfeld enge Kontakte zu den Berliner Polizeikommissaren Leopold von Meerscheidt-Hüllessem, Hans von Tresckow und Dr. Heinrich Kopp, die ihn häufig als Gerichtsgutachter zu Rate zogen. So spielte er auch in den Skandaljahren 1907 und 1908 eine entscheidende Rolle. Während er anfangs Maximilian Harden, den Gegner Eulenburgs und Kunos von Moltke, unterstützte und dem Berliner Stadtkommandanten und General Moltke eine „unbewußt homosexuelle Neigung" attestierte, rückte er im Wiederaufnahmeverfahren von seiner Aussage ab und führte damit eine Prozeßwende zugunsten der Kaiserfreunde herbei. Möglicherweise fühlte sich Hirschfeld von der Staatsanwaltschaft unter Druck gesetzt; er galt als erpreßbar, zumal er sich selbst niemals zu seiner eigenen homosexuellen Neigung bekannte, sondern stets auf Diskretion und Seriosität bedacht war. In den folgenden Jahren blieb Hirschfeld das Haßobjekt der Rechtsextremen. Im März 1920 wurde ein in Hamburg gehaltener Vortrag durch Stinkbomben und Feuerwerkskörper gestört, und im Oktober desselben Jahres wurde Hirschfeld in München von jungen Hakenkreuzträgern schwer verletzt, was Hitler wenige Wochen später mit hämischen Bemerkungen über den „Schweinejuden" kommentierte.

Nach langen Vorarbeiten und mit Hilfe großzügiger Spenden konnte 1919 das „Institut für Sexualwissenschaft" im Bezirk Tiergarten eröffnet werden, zusammen mit einer Eheberatungsstelle, die als die erste Institution ihrer Art in Deutschland gilt. Im Jahre 1924 wurden die Gebäude, Bibliothek und Sammlungen als „Dr.-Magnus-Hirschfeld-Stiftung" auf das Reich übertragen. Die ursprünglichen vier Abteilungen: Sexualmedizin, -biologie, -soziologie und -ethnologie wurden bald auf 21 Arbeitsgebiete erweitert. Hirschfelds wichtigster medizinischer Mitarbeiter, Dr. Dr. Arthur Kronfeld (1886–1941), übernahm die Abteilung für „seelische Sexualleiden". Ein 1922 eröffneter neuer Hörsaal erhielt den Namen Ernst Haeckels. Zusammen mit dem Dermatologen Bernhard Schapiro entwickelte Hirschfeld auch Hormonpräparate und Potenzpillen wie das noch heute erhältliche „Testifortan". Sein Geliebter und Ziehsohn Karl Giese (1898–1938) leitete das Archiv und organisierte Besucherführungen, während er selbst mit einigen Wissenschaftlern und zahlreichen Mitarbeiter zahllose Bücher und Aufsätze anfertigte, die zunehmend an Qualität verloren und oft nur pro forma seinen Namen trugen. Als quantitative Krönung seiner Publikationsarbeit ist die fünfbändige *Geschlechtskunde* anzusehen, die von 1926 bis 1930 im Leipziger Verlag Julius Püttmann erschien, als qualitativer Tiefpunkt seine fünfbändige, von Andreas Gaspar kompilierte *Sittengeschichte der jüngsten Zeit* (1930–1932).

In Kopenhagen wurde 1928 die „Weltliga für Sexualreform" gegründet, auf der das Triumvirat Hirschfeld, Auguste Forel (1848–1931) und Henry Havelock Ellis (1859–1939) zu Präsidenten gewählt wurden. Die Weltliga veranstaltete in den folgenden Jahren weitere Kongresse in London, Wien und Brünn (Brno).

Nach heftigen Kontroversen um die vom Strafrechtsausschuß des Reichstages beschlossene Reform des Sexualstrafrechts und nach verbandsinterner Kritik an seinem Finanzgebaren und Führungsstil wurde Hirschfeld am 24. November 1929 als Vorsitzender des WHK abgesetzt und von Otto Juliusburger abgelöst.

Er führte nun ausgedehnte Vortrags- und Forschungsreisen durch alle Kontinente durch. Bald wurde ihm klar, daß eine Rückkehr nach Deutschland nicht mehr möglich war. In Paris traf ihn die Nachricht, daß das Berliner Institut am 6. Mai 1933 von der „NS-Studentenschaft" verwüstet worden war. Nach vergeblichen Bemühungen, sein Forschungszentrum unter dem Titel „Institut des Sciences Sexologiques" in Paris wiederzubeleben, starb er am 14. Mai 1935 in Nizza. Hirschfelds Bücher wurden neben den Werken berühmter Autoren auf den NS-Bücherverbrennungen in die Flammen geworfen. Das Denkmal seines Vaters an der Kolberger Kurpromenade wurde vom Sockel gestürzt. Seinen Erben, Karl Giese und Li Shiu Tong, gelang es nicht, die Restbestände seiner Papiere und Dokumente durch die NS-Zeit zu retten. Giese nahm sich angesichts des drohenden Hungertodes am 16. März 1938 in Brünn das Leben; Li wechselte nach Zürich und kehrte 1958 in seine Heimatstadt Hongkong zurück. Hirschfelds Schwester Recha wurde 1943 im Lager Theresienstadt ermordet. Zwei Mitarbeiter, der Arzt Arthur Kronfeld und der Jurist Felix Halle, kamen jeweils auf ungeklärte Weise in der stalinistischen Sowjetunion ums Leben. Kurt Hiller floh über Prag nach London, Max Marcuse emigrierte 1933 nach Palästina, und Otto Juliusburger überlebte in New York.

Durch Verfügung des „Geheimen Staatspolizeiarztes" vom 18. November 1933 wurde das Vermögen der „Dr.-Magnus-Hirschfeld-Stiftung" zugunsten des preußischen Staates liquidiert. Am 3. März 1934 erging eine gesonderte Beschlagnahmeverfügung hinsichtlich der beiden stiftungseigenen Grundstücke In den Zelten 9 a/10 und Ecke Beethovenstraße Nr. 3 (Bezirk Tiergarten). Die Gebäude wurden 1943 abgetragen und später eingeebnet. Eine würdige und angemessene Lösung der Entschädigungsfrage steht noch immer aus. Da Hirschfeld noch immer nicht in das Spektrum der akademischen Wissenschaften integriert ist, fehlen bis heute historisch-kritische Biographien seiner Person und seiner wichtigsten Mitarbeiter sowie fachlich kommentierte Neuausgaben seiner Werke.

Das Werk: Gliederung, Thematik und Mitarbeiter

Der bereits genannte Iwan Bloch, auch bekannt unter seinen Pseudonymen ‚Eugen Dühren', ‚A. Hagen' und ‚G. von Welsenburg', ein in Berlin praktizierender Dermatologe und Volkshochschullehrer, eröffnete in Zusammenarbeit mit dem Verlag Louis Marcus im Jahre 1912 eine auf zwölf Bände angelegte Sexualenzyklopädie. Als deren erste Bände legte er selbst zwei kulturgeschichtlich wertvolle Arbeiten über die Prostitution vor (1912), die bis in die neunziger Jahre des 20. Jahrhunderts zu den Grundlagenwerken über die käufliche Sexualität gehörten. Bloch hatte Magnus Hirschfeld dafür gewonnen, den dritten Band dieser Reihe zu übernehmen: Dieser hatte bereits (wie das Impressum ausweist) im Jahre 1913 seine gut tausendseitige Studie über *Die Homosexualität des Mannes und des Weibes* abgeschlossen, die im folgenden Jahr auf den Markt kam und im Jahre 1920 zum zweiten Mal aufgelegt wurde. Die Ereignisse des Ersten Weltkriegs und der Tod Blochs verhinderten den Fortgang der Serie, so daß das Werk des Kunst- und Kulturhistorikers Ferdinand Freiherr von Reitzenstein-Schwarzenstein (1876–1929) *Das Weib bei den Naturvölkern*, das als vierter oder fünfter Band konzipiert war, erst 1923, zudem in einem anderen Verlag (Neufeld & Henius) und in verkürzter Form, erschien. Hirschfelds Opus Magnum wurde erst in den sechziger und siebziger Jahren des 20. Jahrhunderts mehrfach in amerikanischen und deutschen Kurzfassungen und Exzerpten wiederbelebt, bis es 1984 zum ersten Mal vollständig bei Walter de Gruyter neu aufgelegt wurde.

Inhalt und Mitarbeiter

Das Werk ist lose in 39 Kapitel gegliedert, die wiederum in zwei Hauptteile zerfallen, einen „biologischen" und einen „soziologischen". Der „biologische" Teil umfaßt die Bereiche der Entwicklungspsychologie, Erbbiologie, Konstitutionspsychologie, Anamnese und Exploration, der „soziologische" die sittengeschichtlichen und kulturhistorischen Ausführungen. Es fällt schwer, das Werk unter systematischen Gesichtspunkten zu beschreiben, weil es aus einer voluminösen Gemengelage unterschiedlicher Gattungen besteht: Theoretische Erläuterungen, Fallstudien, Briefe, Erinnerungen (durchsetzt mit Anekdoten und Gedichten), Statistiken, Fragebögen, Namenlisten, historische Abhandlungen werden unvermittelt zusammengeführt. Hirschfeld hat, wie seine Belege zeigen, offensichtlich den gesamten Fundus seiner früheren Zeitschriften und Publikationen geöffnet, um ein imposantes Handbuch zu schaffen, das, wie er am Ende bemerkt, die Heterosexuellen belehren und zum Umdenken bewegen, die Homosexuellen aber trösten und sie veranlassen soll, sich nicht mehr schuldig oder krankhaft zu fühlen (S. 1026).

In der Introduktion gibt uns Hirschfeld einen deutlichen Hinweis auf seine sexualtheoretischen Grundpositionen, wenn er bemerkt: „Die Scheu vor der wissenschaftlichen Erörterung des homosexuellen Problems ist heute im Zeitalter der Sexualforschung ein überwundener Standpunkt", um sodann mit einem Zitat aus einer Rezension Ostwalds fortzufahren, in der es heißt: „Wir haben es hier, wie auch in der Ethik [...] mit einer letzten Stufe der Verwissenschaftlichung zu tun, durch welche nacheinander alle einzelnen Disziplinen des menschlichen Denkens und Handelns der Verwaltung durch die Priester entzogen und der Verwaltung durch die Wissenschaft übergeben werden" (S. XI). Hirschfeld zeigt demnach bereits in der Einleitung an, daß er seine sexualwissenschaftliche Arbeit mit dem theoretischen Ziel einer wissenschaftlich analysierten Weltsicht und den Visionen einer von den Schlacken des Irrtums befreiten Zukunftsgesellschaft verbinden will.

Aus heutiger Sicht gilt es jedoch anzumerken, daß vertiefte theoretische Bemühungen fehlen, die Ansichten der zeitgenössischen Psychoanalytiker, Sexualwissenschaftler und Kulturtheoretiker adäquat zu referieren oder kritisch zu reflektieren. Es fehlen auch Versuche, praxisrelevante Stellungnahmen zu den Bereichen der abortiven und kontrazeptiven Methoden, der Geschlechtskrankheiten, der politischen Debatten um die Paragraphen 218 und 175, der Massenpädagogik oder sozialen Reformen abzugeben. Immer wenn es erforderlich und nötig gewesen wäre, entsprechende Andeutungen auszugestalten, driftet der Verfasser ins Gebiet der narrativen Fallbeispiele ab. Den einzigen Generalnenner bildet die Materialbasis seiner eigenen subjektiven Erfahrungen, das heißt, die Kenntnis von etwa 10.000 „Zwischenstufen-Mitgliedern", die der nunmehr etwa Fünfundvierzigjährige persönlich in Augenschein genommen haben will.

Daß Hirschfeld ein erzählerisches Talent besaß, geht vor allem aus den autobiographischen Erinnerungen hervor, die von 1922 bis 1923 unter dem Titel *Von Einst nach Jetzt* abschnittsweise publiziert wurden. Auch die wissenschaftlichen Werke werden immer wieder von Berichten durchsetzt, die sich auf den zweiten Blick als spaßige, boshafte oder oberflächliche Sexualhistörchen entlarven.

So erzählt er beispielsweise unter der Überschrift „Die Diagnose der Homosexualität" von zwei urnischen Pfarrern aus dem Staate New York, die sich auf der Schiffspassage in die deutsche Heimat befanden. Bei dem ungelenken Versuch des einen, sich dem anderen gegenüber mit allgemeinen Formulierungen als Urning zu offenbaren, antwortet dieser stets lakonisch „just like me", so daß sich schließlich das Verhältnis von Beichtkind und Beichtvater umdreht und sich beide wider Erwarten als „gleichempfindend" erkannt und gefunden haben (S. 41).

Im Zusammenhang mit Ausführungen über den Anteil der Beamten an der Kriminalstatistik erinnert Hirschfeld an die „Geschichte des Polizisten, der in einem Parke ein homosexuelles Liebespaar überrascht, sich von dem geängstigten Älteren ein Goldstück in die Hand drücken läßt und erklärt, er würde den Jüngeren zum Schutz bei sich behalten, sich in Wirklichkeit aber bald mit ihm selbst betätigt" (S. 515).

Und in das Kapitel über die Homosexualität in den romanischen Ländern rückt er im Sperrdruck die Mitteilung ein, „daß an den Tagen vor den Stierkämpfen das Angebot auf den Strichen durch die Jungen aus dem Volke, die sich das Eintrittsgeld in die Arena verdienen wollen, mehr als verdoppelt ist" (S. 579). Damit hat er allen reisefreudigen urnischen Lesern einen deutlichen Wink mit dem Zaunpfahl gegeben.

Viele andere Geschichten und Anekdoten sind den Zeugnissen der Geschichte entnommen, was in diesem Fall zumeist bedeutet, der populären Sekundärliteratur, die mit schlechten Quellenbelegen arbeitet oder ganz auf diese verzichtet. Nur in einigen Fällen lassen sich die Geschichten aus der Geschichte auf historisch-kritisch edierte Chroniken zurückführen.

Der erste Hauptteil beginnt nicht mit Grundprinzipien der Humanbiologie, sondern mit der Erklärung der Namen und Begriffe für Homosexualität. Theoretiker und Literaten von der Antike bis zur Gegenwart, die das Werk begleiten, werden eingeführt, von Platon bis zu den Mitgliedern des WHK. Von letzteren verdient der Nervenarzt Dr. Ernst Burchard (1876–1920) besondere Erwähnung: Dieser war in den vergangenen Jahren häufig zusammen mit Hirschfeld als Gerichtsgutachter aufgetreten und hatte sich im Jahre 1914, wie oben gesagt, durch sein *Lexikon des gesamten Sexuallebens* profiliert. „Burchard und ich": Diese Formulierung verwendet Hirschfeld mit so auffälliger Häufigkeit, daß die Annahme berechtigt ist, daß der Genannte auch an diesem Werk wesentlich beteiligt war. Ansonsten erweist Hirschfeld seinem wichtigsten „Vordenker" Reverenz, dem hannöverschen Juristen Karl Heinrich Ulrichs alias ‚Numa Numantius' (1825–1895), der im 19. Jahrhundert den platonischen Mythos vom Kugelmenschen zur Theorie vom „dritten Geschlecht" ausgestaltet und die Neologismen ‚Urning' (Homosexueller), ‚Urninde' (Lesbe) und ‚Dioning' (Heterosexueller) in Vorschlag gebracht hatte, die nun auch durchgängig von Hirschfeld verwandt werden. Synonym dazu bedient sich Hirschfeld auch der Termini ‚Homosexueller' und ‚Heterosexueller', die auf den österreichisch-ungarischen Übersetzer, Kaufmann und Literaten Karl Maria Kertbeny (eigentlich: Karl Maria Benkert; 1824–1882) zurückgehen, den Hirschfeld fälschlicherweise (entsprechend Kertbenys eigener Hochstapelei) als ‚Arzt' tituliert (S. 4).

Die Überschriften der Kapitel 2 bis 6 werden mit dem ärztlichen Begriff ‚Diagnose' eröffnet, die folgenden, Kapitel 7 bis 11, mit dem Begriff ‚Differentialdiagnose'. Die Untertitel, „Das Verhalten homosexueller Männer und Frauen gegenüber dem eigenen Geschlecht" beziehungsweise „Das Verhalten [...] gegenüber dem anderen Geschlecht", „Frühdiagnose", „Sexuelle Inkongruenzen" und ähnliche, dienen eher dazu, die Masse der historischen Exempel über mannmännliche Beziehungen unterschiedlicher Art, vor allem die Überlieferungen aus dem 19. Jahrhundert, sowie die persönlich erhobenen Anamnesen, in halbwegs nachvollziehbarer Weise zu bündeln.

Im zweiten Kapitel werden unter anderem die Träume als Medium der Diagnose angesprochen, allerdings ohne Rückgriff auf die bereits vorliegenden Studien von Sigmund Freud oder Carl Gustav Jung (vgl. S. 71); dasselbe gilt für das vierte Kapitel „Kindheit und Reifezeit", in dem die Theorien Freuds zur frühkindlichen Sexualität und Erotik (oder andere Reflexionen zur Entwicklungspsychologie) ausgespart werden. Der Grund hierfür liegt darin, daß Hirschfeld grundsätzlich alle Theorien ablehnt, die die Entwicklung homosexueller Neigungen in die Phase der frühen Kindheit oder Adoleszenz verlegen (vgl. S. 182, 199).

Demgegenüber führt er die „echte" Homosexualität auf „die Natur" zurück. Echte Homosexualität, so lehrt er apodiktisch, „ist stets ein angeborener Zustand". Es handele sich um eine Veranlagung, die sich in 90% der Fälle unabhängig von äußeren sozialen Umständen entfalte. „Ist ein Kind urnisch, so entwickelt sich aus ihm ein homosexueller Mensch, und zwar mit derselben unabänderlichen Notwendigkeit, mit der sich aus dem ‚Normalkinde' ein heterosexueller Mensch entwickelt. So steigt die urnische Persönlichkeit als ein Ganzes elementar aus der Tiefe der Individualität empor" (S. 121).

Dieser angeborene Zustand, so ergänzt Hirschfeld weiter unten (in Anlehnung an Krafft-Ebing), „besteht in einer spezifischen homosexuellen Konstitution des Gehirns" (S. 394). Diese wiederum sei durch ein „spezifisches Mischungsverhältnis der männlichen und weiblichen Erbsubstanz" gekennzeichnet. „Mannweibliche Mischungsverhältnisse" bewirkten eine stärkere Labilität des Nervensystems (S. 394), die sich auf die Gesamtkonstitution auswirkten.

Im fünften und sechsten Kapitel („Sexuelle Inkongruenzen") breitet Hirschfeld das Arsenal seiner empirisch-biologischen Diagnosetechnik aus: Vermessungen des Genitalapparates, des Beckens und aller sonstigen Glieder, Morphologie der Haare und auch die Handschrift gehören seiner Ansicht nach zu wesentlichen Elementen der wissenschaftlichen Homosexualitätsdiagnose. Die „wissenschaftliche" Graphologie, die im WHK besonders von Richard Linsert (1899–1933) und Karl

Besser (gest. 1931), dem Vorsitzenden der „Deutschen Graphologischen Studiengesellschaft“ betrieben wurde, färbte auch auf Hirschfeld ab, der der Überzeugung war, daß das Geschlecht von Mann und Frau an der Handschrift erkenntlich sei und daß sich bei „urnischen“ Handschriften in überaus großer Zahl „Übergangstypen“ nachweisen ließen (S. 157). Nun werden Bemerkungen zum Freundschaftsbegriff (Kap. 7) eingefügt: Der Unterschied zwischen Freundschaft und Homosexualität wird seiner Ansicht nach im wesentlichen durch das Empfinden der Körperlichkeit, das heißt, durch die Sexualität, markiert.

Es folgen Ausführungen zur „Pseudo-Homosexualität“ (Kap. 8), das heißt, zur Homosexualität unter Bedingungen äußerer Zwänge (Gefängnis, Fremdenlegion etc.), zur „Bisexualität“ (Kap. 9), zum „Horror“ vor dem anderen Geschlecht (Kap. 10), zu Hermaphroditismus, Gynandromorphie und Transvestitismus (Kap. 11), die jeweils literarische und historische Beobachtungen aus diversen Epochen und Ethnien nebeneinanderstellen und mit eigenen Fallstudien kolorieren. Diese Kombination aber resultiert nicht nur aus Fahrlässigkeit oder aus Mangel an Fallbeispielen, sondern aus der Überzeugung, daß „die“ Homosexualität „des“ Mannes und „des“ Weibes ein in sich identisches und prinzipiell unveränderliches Phänomen naturgesetzlicher Provenienz darstelle.

Im Kapitel 12 wird ein „psychobiologischer Fragebogen“ von 127 Punkten in voller Länge wiedergegeben, der den Probanden des WHK vorgelegt wurde und eine möglichst exakte Deskription der Homosexuellen ermöglichen sollte. Nach Fragen aus den intimsten Bereichen der Sexualität sollen die Kandidaten unter anderem darüber Auskunft geben, ob ihre Schritte „klein, langsam, trippelnd oder groß, fest, gravitätisch“ sind oder ob sie pfeifen können (S. 247). Auch Fragen wie: „Besteht Abenteuerlust? Hang zur Romantik? Hang zum Herumtreiben?“ (Nr. 71, S. 251) oder: „Wie halten Sie es mit dem Trinken und Rauchen?“ (Nr. 77, S. 253) werden als erhebungsrelevant angesehen.

Auf der Basis dieses Fragebogens (dessen Urheberschaft von dem Vermologen und Vulkanologen Benedict Friedlaender reklamiert wurde) und nach dem Beispiel des damaligen niederländischen Medizinstudenten Lucien von Römer (1901) hatte Hirschfeld in den Jahren 1903/04 die ersten sexualwissenschaftlichen Massen-Umfragen in Deutschland initiiert, deren Ergebnisse er im 24. Kapitel detailliert mitteilt: Das WHK hatte 3000 Studenten der Technischen Hochschule Charlottenburg sowie 5721 Berliner Metallarbeiter postalisch um ihre Teilnahme an der Enquête gebeten; von den Studenten hatten 1696, von den Arbeitern 1912 positiv reagiert. Das Ergebnis lautete, daß sich 1,5% der Studenten als ausschließlich, 6% als partiell homosexuell bezeichneten, was auf seiten der Metallarbeiter einem Verhältnis von 1,1 % zu 4,3 % entsprach (S. 491–493). Bis zu den Kinsey-Studien waren dies die einzigen statistischen Erhebungen zur Homosexualität, die als zitierfähig angesehen wurden.

In den folgenden Kapiteln schließen sich einige wichtige Stellungnahmen und Definitionen an. Gegenüber Richard von Krafft-Ebing, der die „konträre Sexualempfindung" in die beiden Großgruppen der „angeborenen" und der „erworbenen" Homosexualität eingeteilt hatte, meldet Hirschfeld Zweifel an, da er der erworbenen nur einen minimalen Prozentsatz zugesteht; außerdem besteht er darauf, den Dimorphismus ‚Homo- und Heterosexualität' um den Begriff „Bisexualität" als dritte Größe zu ergänzen (S. 268). Die nun folgenden Kapitel bereiten die Ausführungen zur Zwischenstufentheorie vor, die im zentralen 19. Kapitel dargelegt werden: Bemerkungen über Effeminität und Virilität (Kap. 14), über Ephebophilie und Androphilie (Kap. 15), über (modern gesprochen) Partialtriebe oder (in Hirschfelds Sprache) über „persönliche Eigenarten" und „Triebrichtungen" wie Gerontophilie, Fetischismus und ähnliches (Kap. 16).

Die Erläuterung der „Gründe für das Angeborensein" führt Hirschfeld zur Genetik und Erbbiologie, die in seinem Weltbild einen zentralen Platz einnehmen. Er formuliert dementsprechend: „Daß die Homosexualität auf angeborener Basis beruht, geht ferner daraus hervor, daß sich in der Blutsverwandtschaft homosexueller Männer und Frauen vielfach ebenso veranlagte Personen oder auch solche befinden, die ausgesprochenen Zwischenstufencharakter tragen" (S. 320). Nach seinen eigenen Erhebungen treffe diese Beobachtung auf 23,2 % aller Fälle zu (S. 320). Ausführungen zur Erbbiologie und Eugenik bestimmen auch das 20. Kapitel, in dem sich eine von Burchard erstellte „Horrorliste" über genetisch bedingte Degenerationserscheinungen befindet: abnormer Kopfumfang, Schwimmhäute und Hammerzehen, um nur einige Beispiele zu nennen (S. 391). Welchen Zwecken diese „Negativliste" dienen soll, wird jedoch nicht ganz deutlich, da der Autor wiederholt beteuert, daß die (angeborene) Homosexulität in keinem Zusammenhang mit Degenerations- und Krankheitserscheinungen stehe.

Demgegenüber nehmen sich die Gründe, die im 18. Kapitel referiert werden, um die Theorie des Angeborenseins zu erläutern, relativ schwach aus. Jetzt werden die *Drei Abhandlungen* Freuds kritisch revidiert und in ihrer Grundaussage zurückgewiesen. Hirschfelds Einwand gegen die Freudsche Ödipustheorie verdient in jedem Fall Beachtung: Zwar stimmt er mit der Wiener Schule darin überein, daß Homosexuelle ein starkes „Attachement“ an ihre Mütter besitzen, aber er deutet dies nicht als Ursache für (erworbene), sondern als Folge (angeborener) Homosexualität: Der Mangel an eigener Häuslichkeit und die schwächere Natur der Homosexuellen bewirke diese Mutterbindung, die vor allem verstärkt auftrete, wenn es sich um starke weibliche Persönlichkeiten handele (S. 344).

Das 19. Kapitel besitzt programmatische Bedeutung, da hier die Zwischenstufentheorie, die Hirschfeld seit Jahren doziert hatte, noch einmal summarisch komprimiert wird. Als sexuelle Zwischenstufen werden „Männer mit weiblichen und Frauen mit männlichen Einschlägen“ verstanden (S. 354), ohne daß der umgangssprachliche Begriff ‚Einschlag‘ erläutert würde.

Entsprechend seinen Vorarbeiten klassifiziert er die menschlichen „Mischungsverhältnisse“ nach vier Kriterien: (I) nach den Geschlechtsorganen, (II) den sonstigen körperlichen Eigenschaften, (III) dem Geschlechtstrieb und (IV) den sonstigen seelischen Eigenschaften. Idealtypische Vertreter dieser vier Kriterien bilden (I) der Hermaphrodit, (II) der Androgyne, (III) der Homosexuelle und (IV) der Transvestit (vgl. S. 359 f.).

Die Figuren des „Vollmannes“ und des „Vollweibes“, also solche Personen, die ohne jede Beimischung andersgeschlechtlicher Momente existieren, sind „konstruierte Abstraktionen“ (S. 357); die Natur präsentiert dagegen nichts als „sexuelle Varietäten“ (S. 361).

Sodann werden weitere Zahlen vorgelegt: Durch einfache Mischung dieser vier Grundtypen gelangt er zur Zahl 81, und durch die Ergänzung um weitere Unterkategorien (etwa hinsichtlich der Geschlechtsorgane, der körperlichen Deformationen oder der Verhaltensformen) zu nicht weniger als 3 hoch 16, das heißt 43.046.721 „Kombinationsmöglichkeiten der Zwischenstufen“! Wie ernst er solche Zahlenspiele selbst genommen hat, sei dahingestellt. Sie zeigen jedoch, daß er die Vielzahl der intersexuellen Varianten als prinzipiell unendlich imaginiert, daß er also kein geschlossenes biologisches Modell konzipiert, sondern offene anthropologische Bezugsmodelle, die auch zukünftigen Entwicklungsformen gerecht werden können.

Hierbei beruft er sich auf die Mitarbeit des ‚Professors Jordan‘, der auch an anderen Stellen stillschweigend unter seinem Pseudonym ‚Max Katte‘ zitiert wird, um den Eindruck zu erwecken, als handele es sich um zwei verschiedene Autoritäten. Karl Friedrich Jordan (1861–1926), ein promovierter Biologe und Gymnasialprofessor, hatte Abhandlungen über Spezialformen der „Zwischengrüppler“ wie Transvestiten, Supervirile, Ecouteure und andere sowie (auch unter einem zweiten Pseudonym ‚Dr. Arduin') homoerotische Gedichte auf „göttliche Knaben" verfaßt.

Seine auf die biologische Anthropologie fixierte Sichtweise führt Hirschfeld im 20. Kapitel, das sich dem Problem der „Entartungen" zuwendet, auch zu einer positiven Stellungnahme gegenüber physiologischen Experimenten. Er zitiert unter anderem einen Vortrag, in dem Prof. Dr. Eugen Steinach (1861–1944) über Tierversuche mit dem Ziel der Geschlechtsumwandlung berichtet hatte: Steinach hatte männlichen Tieren Ovarien und weiblichen testikuläre Gewebe übertragen, um deren Triebrichtung umzudrehen (S. 377). Später, das heißt, im Jahre 1917, schickte Hirschfeld tatsächlich einige Freiwillige in die Steinachsche Klinik, die sich neue Hoden implantieren ließen, um sich von Homo- in Heterosexuelle zu verwandeln oder vom Alkoholismus zu befreien. Alle Experimente scheiterten kläglich, denn die Patienten waren nicht von ihrer Neigung „geheilt", sondern vielmehr psychisch gebrochen und körperlich dauerhaft versehrt. Selbst Sigmund Freud ist später (1922) den Versprechungen Steinachs erlegen und hat den vergeblichen Versuch unternommen, sich durch Frischzelleninjektionen verjüngen zu lassen. Somit fehlte es ansonsten rational ausgerichteten Medizinern dieser Zeit an der nötigen inneren Distanz (und auch an dem nötigen Erfahrungswissen), um sich von physiologischen und chirurgischen Menschenexperimenten fernzuhalten.

Hirschfeld nahm damit sogar einen gewissen Widerspruch zu seiner „Adaptationstheorie" in Kauf, die er im 23. Kapitel dieses Werkes entfaltet. (Die Ausführungen zur Ehetherapie im 21. und zu den sonstigen Therapiemöglichkeiten im 22. Kapitel wollen wir überspringen). Wenn der Arzt nach eingehender Exploration zu der festen Überzeugung gelangt, daß es sich um eine homosexuelle Person handelt, so sei es seine Pflicht, den Patienten hinsichtlich seiner Triebrichtung aufzuklären, ihn innerlich zu stärken und ihm, falls dieser rechtliche und soziale Probleme befürchtet, nach besten Kräften zu beraten, in welchen Ländern und auf welche Weise er seine homosexuellen Neigungen angemessen entfalten könne. Der heiklen Frage, ob ein Arzt den gleichgeschlechtlichen Sexualverkehr aus therapeutischen Gründen sogar verordnen müsse, geht Hirschfeld mit der Formulierung aus dem Wege, es bleibe der Geschicklichkeit des Betreffenden selbst überlassen, wie er sein „Lebensschiff zwischen Scylla und Charybdis" hindurchsteure. Außerdem gehöre es zur Beratung, die Männer vor den Gefahren der Geschlechtskrankheiten zu warnen und zur Kräftigung ihres Nervensystems beizutragen. „Der Arzt kann, wenn auch nicht die Homosexualität, so doch den Homosexuellen behandeln" (S. 460).

Der zweite Hauptteil, „Homosexualität als soziologische Erscheinung“, faßt umfangreiches ethnologisches, historisches und anamnetisches Material von unterschiedlicher Qualität zusammen. Im 25. Kapitel werden die einzelnen Bevölkerungsschichten und Berufsgruppen durchkonjugiert, unter denen sich nach seiner Erfahrung Urninge und Urninden nachweisen lassen. Während er auf der einen Seite mit Vorurteilen aufräumt, beispielsweise mit demjenigen Gustav Jägers, daß sich vor allem unter den Barbieren „Pygisten“ fänden, oder demjenigen Schopenhauers, daß vorzugsweise die Greise Neigung zu jüngeren Männern entwickelten, erleben andere Vorurteile fröhliche Urständ:

Dies betrifft beispielsweise seine Vorstellungen über Genitalität und Körperlichkeit. So weiß er: „Vor allem sind Uterus und Ovarium homosexueller Frauen oft auffallend klein.“ (S. 128). Ganz anders gestaltet sich die Erscheinung der nicht-urnischen Frau: „In Übereinstimmung mit ihrem Körperbau, der der Empfängnis, der Aufbewahrung und Ernährung des Kindes so vortrefflich angepaßt ist, erscheint auch im Geschlechtsleben die Frau der empfangende, aufnehmende und mehr passive Teil“ (S. 355).

Ganz entsprechend sieht es beim Urning aus: „Das ungewöhnlich breite Becken fällt schon oft dem Laien, namentlich den Schneidern, beim Maßnehmen auf“ (S. 141).

Der Unterschied zeigt sich auch beim Haupthaar: „Das Haupthaar der Urninge ist verhältnismäßig häufig auffallend weich, dünn und gewellt als Einzelhaar und üppig in seiner Gesamtheit, das der Urninden im einzelnen oft relativ kräftig, hart, struppig“ (S. 135). Hände und Füße der Urninden sind oft ungewöhnlich groß (S. 143). Dagegen sind „von reinen Homosexuellen nach meinem Material über 50% dauernd impotent“ (S. 92).

Urnische Menschen sind für gewisse Disziplinen ungeeignet: „Dagegen zeigen sich von 100 urnischen Kindern 90 ungewöhnlich schwach für Mathematik veranlagt“ (S. 115). Wenn gesagt wird, daß urnische Männer den Kellnerberuf präferieren, ergänzt Hirschfeld, daß sich unter den Dienern ungleich mehr von ihnen befänden (S. 500).

Ein besonderes Problem bleibt für Hirschfeld die Intelligenz der Frau. Hirschfeld pflichtet zwar nicht den gynäkophoben Vorgaben des von ihm so gern zitierten Schopenhauer bei, der die Frau auf den Status eines großen Kindes versetzte, sondern formuliert, daß „der Beweis noch ausstehe, ob die Begabung der Frau für Höchstleistungen auf dem Gebiet der Technik, Kunst und Wissenschaft ausreicht“. Er glaube aber nicht, daß das bisherige historische Defizit auf dem Gebiet der Spitzenleistungen auf die Unterdrückung der Frau durch den Mann zurückzuführen sei, sondern vielmehr auf „die natürliche Beschaffenheit der Frauen an und für sich“ (S. 355). Er räumt aber ein, daß das „Maß geistiger Leistungsfähigkeit beim Weibe nach Quantität und Qualität“ durch Übung gesteigert werden könne und widerspricht Otto Weiningers boshaftem Diktum, daß „ein wirkliches Weib“ niemals die Forderungen der Frauenemanzipation teilen könne, sondern daß dieses nur die „männlichen Weiber“ täten (S. 557).

Was die Berufswahl anbelange, so zeige sich, daß urnische Frauen ärztliche und juristische Berufe bevorzugten. Dennoch läßt sich indirekt aus seinen Darlegungen schlußfolgern, daß es ihm nicht gelungen ist, gravierende Unterschiede hinsichtlich der Altersstufe, des Berufs oder der Religion zu konstatieren. Was die Frauen betrifft, so läßt er über ein Zitat von Anna Rüling erklären, daß hierzu keinerlei statistisches Material vorliege (S. 497). Valide soziologische Untersuchungen, die ihren Namen verdienten, also solche über die Differenzierung hinsichtlich der ökonomischen Lagemerkmale, der sozio-sexuellen Rollenwahrnehmung und der kulturell-mentalen Disposition innerhalb der verschiedenen sozialen Gruppen und Stände, fehlen vollständig; jeder Ansatz dazu wird im Keim durch oberflächlich recherchierte Geschichten verdrängt.

In den folgenden Kapiteln wird eine Parforcejagd duch alle außerdeutschen Länder und Kontinente unternommen, die dem damaligen Interesse für Kolonialvölker und Ethnologie entspricht: Auf Holland, Skandinavien, England und die USA als Kolonie Englands (Kap. 26) folgen „die romanischen Länder und deren Kolonien“, das heißt Frankreich, Marokko und Algerien, Italien, Spanien, Mittel- und Südamerika (Kap. 27) sowie „Osteuropa und Asien“ (Kap. 28). Am letztgenannten Beispiel läßt sich Hirschfelds „ethnologische“ Arbeitsweise exemplarisch demonstrieren. Er wendet sich in diesem summarischen Kapitel völlig heterogenen Kulturen und Ethnien aus allen Epochen und Regionen des in der Kapitelüberschrift genannten Großbereichs zu: dem Balkan, Rußland, Vorder- und Hinterindien, China, Japan und Ozeanien. Gestützt auf einige wenige Autoren, berichtet er in einem Atemzug unter anderem von den Männerpaaren Albaniens, den Batscha-Tänzern bei den Sarten in Turkestan, den Tempeltänzern auf Sumatra und Java („Niederländisch-Indien“), den nach Frauenart geschmückten Tahitianern, den Waffenbrüdern auf den Fidschi-Inseln oder von der Bühnentravestie in Japan. Falls es an konkreten ethnologischen Zeugnissen zeitgenössischer Weltreisender mangelt, greift er auf die Literatur wie die Hafis-Gedichte, das Kamasutra, die indischen

Veden, die japanischen „Kopfkissen-Hefte" (Makurano-Soshi) oder auf historische „Zeugen" wie die alten chinesischen Kaiser zurück, die „der gleichgeschlechtlichen Liebe ergeben waren". Die heterogenen Phänomene der sexuellen und soziokulturellen Identitäten werden von ihm nicht als eigenständige ethnische Ausdrucksformen anthropogener Gestaltungsfreiheit, sondern als offene oder verkappte Beziehung zu dem immerdar identischen Phänomen der Homosexualität interpretiert. Wenn die dem Rollentausch oder Cross-Dressing ergebenen Menschen durch ihre Normüberschreitung positive Rollenzuweisungen als Schamane oder Tänzer erhalten, so ist dies für Hirschfeld ein Beweis für Pseudo-Homosexualität und Zweckrationalität. So lautet sein Fazit:

„Bei allen Völkern gibt es Personen, die, ohne selbst homosexuell zu sein, namentlich im jugendlichen Alter, gleichgeschlechtlich verkehren, und zwar aus verschiedenen Gründen, unter denen Mangel an heterosexuellem Verkehr und der Wunsch nach einer besseren Lebensgestaltung die hauptsächlichsten sind" (S. 626).

Dementsprechend schließt er mit der dogmatischen Behauptung, daß die Homosexualität im Prinzip als überzeitliches unveränderliches Resultat der Natur anzusehen sei, denn trotz aller Verschiedenheit „ist die Übereinstimmung homosexueller Erscheinungsformen und die Gleichheit homosexuellen Lebens von den primitivsten bis zu den kultiviertesten Völkern unter allen Rassen und Klassen so ungemein groß, daß es ganz und gar unmöglich ist, daß hier etwas anderen als ein tief in der Menschheit wurzelndes Naturgesetz obwalten könnte" (S. 28).

Diese ethnographischen Ausführungen decken sich weitgehend mit den Forschungen des aus Münster gebürtigen Entomologen Ferdinand Karsch-Haack (1853–1936), der zahlreiche Beiträge über die „Uranier" bei den Mongolen, Chinesen, Japanern, Koreanern und Arabern verfaßt hatte. Er hatte, ganz im Einklang mit Hirschfeld, die Auffassung vertreten, daß die Homosexualität ausschließlich auf „Disposition" und „Veranlagung", niemals aber auf Erziehung oder äußere Einflüsse zurückzuführen sei. Im Jahre 1914 hatte er übrigens mit der Überschrift *Die Homoerotik bei Paul Heyse* einen neuen Begriff in die Welt gesetzt: ‚Homoerotik'. Es ist daher naheliegend, in Karsch-Haack den eigentlichen Verfasser dieser Kapiel zu sehen.

Unter der Überschrift „Symbiose der Homosexuellen" (Kap. 30) werden zunächst einige soziobiologische Überlegungen über den Nutzen, den die unverheirateten Homosexuellen für Kultur und Gesellschaft haben (S. 640, 673), vorgetragen. Dann rückt Hirschfeld zwei Listen „berühmter Homosexueller" ein: Eine erste, etwa 70 Namen umfassende, betrifft die griechische und römische Antike, eine zweite, etwa 150 Personen aufweisende, die anderen Epochen bis zur Gegenwart. Hirschfeld konnte hier auf mehrere Autoren zurückgreifen, die ihrerseits bereits umfangreiche „rosa Listen" angelegt hatten, um die großen politischen und kulturellen Leistungen der Homosexuellen aller Zeiten und Kulturen belegen zu können: vor allem auf den pseudonymen ‚Ludwig Frey' (eventuell identisch mit dem Kulturhistoriker und Editor Ludwig von Scheffler), der 1898 das Werk *Die Männer des Rätsels* publiziert hatte, auf das WHK-Mitglied Hermann Michaelis (*Die Homosexualität in Sitte und Recht*, 1907) sowie auf (den damaligen Hirschfeld-Widersacher) Dr. Albert Moll (1862–1939), dessen Studie *Berühmte Homosexuelle* im Jahre 1910 erschienen war. Daß Hirschfeld nicht über die nötigen Hilfsmittel verfügte, um die ihm vorliegenden Angaben kritisch zu überprüfen, kann ihm wohl kaum vorgeworfen werden; eher schon die Tatsache, daß er sich recht eigensinnig für die Klassifizierung der jeweiligen Personen entscheidet und selbst oberflächlichen Gerüchten glaubt. Gelegentlich geht er an die Grenze des „Outings", beispielsweise im Fall des Zeichners Christian Wilhelm Allers (1857–1915), der (was Hirschfeld wohl nicht wußte), damals in Karlsruhe lebte und nun von sich lesen konnte: „Allers, bekannter Zeichner. Verfolgung wegen eines homosexuellen Vergehens in Capri, der er sich durch die Flucht entzog, ca. 1902. Seitdem spurlos verschollen" (S. 658). Beispiele aus dem Mittelalter verwendet Hirschfeld nur sehr vorsichtig; zweimal allerdings verweist er auf den wegen sexueller Vorwürfe abgesetzten schwedischen Folkungerkönig Magnus Eriksson aus dem 14. Jahrhundert (der von der heiligen Birgitta von Schweden attackiert wurde); außerdem (ohne ausreichende Belege) auf die Renaissance-Päpste Paul II. und Sixtus IV. aus dem 15. Jahrhundert.

An dieses Kapitel schließen sich nahtlos die folgenden an, die eher als Zeugnisse der damaligen Kultur-, Sitten- und Kriminalgeschichte (und nicht als Produkte wissenschaftlicher Soziologie) gelesen werden sollten: Hirschfeld erzählt unter der Überschrift „Gruppenleben" (Kap. 31) von homosexuellen Prinzen, von den Zirkeln Privatgelehrter, den Urningsbällen, den Begegnungsmöglichkeiten in den Theatern und Bade-Anstalten, Massage-Instituten, Athletenkneipen und Bedürfnisanstalten („warmen Kesseln"). Wenn er sich bis in konkrete topographische Details versteigt, beispielsweise bei der Beschreibung des Kasperletheaters in (Hamburg) St. Pauli (S. 689) oder des „schwulen Weges" im (Berliner) Tiergarten (S. 698), dann erhalten seine Ausführungen fast den Charakter heutiger „schwuler Stadtführer".

Daran schließt sich eine deutliche Unterstützung der Forderung Karl Heinrich Ulrichs' nach der Möglichkeit einer „Urningsehe" an, wobei der historische Rückbezug auf die römischen Cäsaren Nero und Heliogabal wohl kaum als Empfehlung aufgefaßt werden kann. Etwas verwundert lesen wir heute, die wir zum 1. August 2001 die Erfüllung dieser Forderung erlebt haben, auch die Behauptung, daß sich das Bestreben, den Beziehungen einen eheartigen Charakter zu geben, häufiger bei Frauen denn bei Männern antreffen lasse (S. 707).

Von den weiteren Kapiteln, die sich der geschichtlichen Entwicklung widmen und schließlich in einer breiten Darstellung der Tätigkeit des WHK und dessen Aktivitäten zum Schutz vor dem Erpresserwesen münden, verdient die höchst elaborierte und damaligen wissenschaftlichen Ansprüchen genügende Darstellung der Homosexualität in der griechischen und römischen Antike hervorgehoben zu werden, die etwa 70 Seiten füllt (Kap. 33, S. 736–809). Es ist anzunehmen, daß Hirschfeld dieses Kapitel durch einen entsprechenden Experten hat anfertigen lassen. Hier wäre am ehesten an den mehrfach zitierten Dr. Paul Brandt alias ‚Hans Licht' (1875–1929) zu denken, einen ins Erzgebirge strafversetzen Studienrat, der kurz vor seinem Tod die mehrbändige *Sittengeschichte Griechenlands* abschließen konnte.

Daß Hirschfeld demgegenüber für die tausend Jahre des Mittelalters (500 bis 1500) nur eine einzige Seite (S. 812) und einige Streubemerkungen erübrigt, liegt sicherlich daran, daß dieses Gebiet noch nicht durch entsprechende Experten erschlossen worden war.

Auf die Hand eines Fachjuristen deutet dagegen die „Vergleichende Uebersicht" der antihomosexuellen Strafgesetze (S. 840–869) hin, die dem (männlichen) Lesepublikum zugleich als praktische Handreichung und Hilfe bei eventuellen Ausreisewünschen dienen konnte. Das humane Anliegen des gesamten Bandes wird sodann noch einmal in den Ausführungen über die Erpresser (Kap. 35) und die Suizidprävention (Kap. 36) sowie über die „Vorläufer im Befreiungskampf" (Kap. 37) und die aktuelle „organisierte Bewegung" (Kap. 38) verdeutlicht.

Dieser Überblick erbringt überdies den Nachweis, daß Hirschfelds Autorenname ein wenig trügerisch ist, da es sich eher um eine von ihm zusammengestellte Sammlung größerer Texteinheiten handelt denn um eine Monographie aus einer Hand. Aufgrund der textimmanten Hinweise lassen sich relativ eindeutig als Mitarbeiter feststellen: Ernst Burchard (Anamnesen, Gutachten), Karl Friedrich Jordan (Umfragen), Benedict Friedlaender (Fragebogen), Paul Brandt (antike Geschichte), Ferdinand Karsch-Haack (Ethnologie); hinzu kommen ein Fachjurist (vielleicht der Straßburger Richter Eugen Wilhelm alias

Numa Praetorius, einer der rührigsten Mitarbeiter am *Jahrbuch*) sowie ein bis zwei Autoren von „rosa Listen" (Albert Moll, vielleicht ‚Frey' und Michaelis).

Gegenwartsrelevanz

Hirschfeld teilt mit vielen anderen seiner Zeitgenossen der wilhelminischen Zeit die optimistische Ansicht, daß mit dem Siegeszug der Evolutionsbiologie und der technischen Errungenschaften ein neues wissenschaftliches Zeitalter eröffnet worden sei, das der Sexualforschung die Möglichkeit bieten werde, auf dem Wege der interdisziplinären empirischen Forschung die gemeinsamen rationalen Grundlagen der säkularisierten Welt zu erschließen und im Sinne eines sozialen Humanismus' zu konkretisieren. Die Ideologisierung seiner Theorie schlägt sich sprachlich in seiner Neigung zu rhetorischen Phrasen und emphatischen Beteuerungen nieder.

Es gehört zu seinen Grundanliegen, die Homosexualität zu entpathologisieren und zu entkriminalisieren, oder, wie es bereits in der Programmschrift zum WHK heißt, „auf Grund sichergestellter Forschungsergebnisse und der Selbsterfahrung vieler Tausender endlich Klarheit darüber zu schaffen, daß es sich bei der Liebe zu Personen des gleichen Geschlechts, der sogenannten Homosexualität, um kein Laster oder Verbrechen, sondern um eine von Natur tief in einer Anzahl von Menschen wurzelnde Gefühlsrichtung handelt."

Hirschfeld bekämpft somit alle ätiologischen Homosexualitätstheorien, das heißt solche, die das Phänomen der Gleichgeschlechtlichkeit durch sekundäre Faktoren zu erklären suchen. Dies betrifft vor allem die Freudsche Inversionstheorie, die die Homosexualität als behandlungswürdige Abweichung vom Normalen betrachtet, und die Theorie der „konträren Sexualempfindung", die die Betreffenden vor die Alternative „Kriminalisierung oder Medikalisierung" stellt.

Um die Eigenständigkeit der Homosexualität zu begründen und um deren Erforschung mit den Erfordernissen der empirischen Wissenschaft zu vereinbaren, führt er einen genetisch-phrenologisch konstruierten Naturbegriff ins Feld, der ihn dazu zwingt, die „Objekte" seiner Beobachtung entsprechend naturwissenschaftlichen Gepflogenheiten bis ins Detail zu klassifizieren und zu sezieren.

Aus dieser Selbstinszenierung als naturwissenschaftliche Autorität resultiert auch seine Neigung, die bis auf die Augenbinde entblößten Gestalten aus der Welt der Zwischenstufen gegenüber der Öffentlichkeit zur Schau zu stellen und damit den bis zum Quadratzentimeter vermessenen Körper vor dem Objektiv des anonymen Voyeurs ein zweites Mal zu vergegenständlichen.

Damit vollzieht Hirschfeld eine Wendung zur Erb-, Konstitutions- und Sozio-Biologie, zur Phrenologie, Endokrinologie, Stereotaktik und Eugenik, die ihn dazu bewegt, unter Umständen hormonelle Eingriffe und chirurgische Experimente zu befürworten und den Handel mit chemischen Präparaten zu betreiben.

Hirschfeld hat damit zwar sein humanes Anliegen gerettet, die Homosexualität aus dem Teufelskreis von Krankheit und Verbrechen zu befreien, aber zugleich die Ambivalenzen aufgezeigt, die mit einer Verlagerung der Betrachtung auf das Gebiet der Anthropometrie, Phrenologie und Genetik verbunden waren (und sind).

Die Gegenwartsrelevanz dieses Werkes liegt in seiner Vergangenheitsrelevanz. Sie beruht nicht darauf, daß wir Heutigen diesem Werk zitierfähige medizinische oder biologische Anleitungen für den aktuellen Gebrauch entnehmen könnten, sondern darauf, daß wir uns in lebendiger Weise über die Sexual-, Sitten- und Kulturgeschichte einer vergangenen Epoche informieren können. Hirschfeld selbst sollte in diesem Sinne nicht als „Vorbild“ stilisiert und damit unvermeidlich in den Kreislauf von Lob, Tadel und Apologie hineingezerrt, sondern vielmehr als historischer Zeuge einer bestimmten Richtung des damaligen Wissenschaftsverständnisses und Emanzipationskampfes verstanden werden. Wenngleich er dem biologisch-positivistischen Denken seiner Zeit verhaftet war, hatte er mit nationalistischen und völkischen Sexualtheorien nichts gemein; er war kein Mitläufer damaliger Rassisten und kein Vorläufer des NS-Regimes, sondern blieb trotz aller Abhängigkeiten ein individueller Sammler und Systematiker, der seine Gedanken unbeirrt und ohne Rücksicht auf Leben und Gesundheit zum Ausdruck brachte. Sein schriftliches Werk wiederum, auch wenn es nicht den Kriterien damaliger wie heutiger Wissenschaftlichkeit entspricht, besitzt unersetzlichen Quellencharakter, da es auf einer Unzahl von Anamneseprotokollen und persönlichen Aufzeichnungen beruht, die vom NS-Regime für immer vernichtet wurden. Insofern besteht für uns Heutige, die wir erleben, daß zwei zentrale Forderungen Hirschfelds in Erfüllung gegangen sind (die Reform des § 175 und die „Urningsehe“), eine wissenschaftliche Verpflichtung, das Erbe Hirschfelds zu wahren, historisch-kritisch zu bearbeiten und in Auseinandersetzung mit den Problemen der Gegenwart selbständig weiterzuentwickeln.

Hamburg, August 2001 Bernd-Ulrich Hergemöller

Auswahlbibliographie

HERGEMÖLLER, Bernd-Ulrich: Mann für Mann. Biographisches Lexikon zur Geschichte von Freundesliebe und mannmännlicher Sexualität im deutschen Sprachraum, Hamburg 1998; Taschenbuchausgabe u. d. T.: Mann für Mann. Ein biographisches Lexikon, Frankfurt (Main) 2001 (st 3.266).

HERZER, Manfred: Magnus Hirschfeld. Leben und Werk eines jüdischen, schwulen und sozialistischen Sexologen, Frankfurt (Main)/New York 1992.

HIRSCHFELD, Magnus: Von einst bis jetzt. Geschichte einer homosexuellen Bewegung 1897–1922 [Nachdruck einer Serie von 53 Folgen aus der Zeitschrift *Die Freundschaft*, 1922/1923], hg. u. m. einem Nachwort versehen von Manfred HERZER u. James D. STEAKLEY, Berlin (West) 1986 (Schriftenreihe der Magnus-Hirschfeld-Gesellschaft, 1).

HUTTER, Jörg: Die gesellschaftliche Kontrolle des homosexuellen Begehrens. Medizinische Definitionen und juristische Sanktionen im 19. Jahrhundert, Frankfurt (Main) 1992.

JAHRBUCH FÜR SEXUELLE ZWISCHENSTUFEN mit besonderer Berücksichtigung der Homosexualität, hg. v. wissenschaftlich-humanitären Comitée [Komitee] v. Magnus HIRSCHFELD, Bde. I–V, Groitsch (Sachsen) 1899–1903; Bde. VI–VIII, Leipzig 1904–1908; [Fortsetzung unter dem Titel]: Vierteljahrsberichte des WHK. Fortsetzung der Monatsberichte und des Jahrbuchs für sexuelle Zwischenstufen, Bde. IX–XXIII, Leipzig/Stuttgart 1909–1923.

JOCHMANN, Werner: Gesellschaftskrise und Judenfeindschaft in Deutschland 1870 bis 1945, 2. Aufl., Hamburg 1991.

KEILSON-LAURITZ, Marita: Die Geschichte der eigenen Bewegung. Literatur und Literaturkritik in den Anfängen der Schwulenbewegung am Beispiel des *Jahrbuchs für sexuelle Zwischenstufen* und der Zeitschrift *Der Eigene*, Berlin 1997 (Homosexualität und Literatur, 11).

LAUTMANN, Rüdiger (Hg.): HOMOSEXUALITÄT. Handbuch der Theorie- und Forschungsgeschichte, Frankfurt (Main)/New York 1993.

LE RIDER, Jacques: Der Fall Otto Weininger. Wurzeln des Antifeminismus und des Antisemitismus [...], München 1985 (Le Cas Otto Weininger. Racines de l'antiféminisme et de l'antisémitisme, Paris 1982, aus dem Franz. v. Dieter Hornig).

MAGNUS HIRSCHFELD. Leben und Werk. Eine Ausstellung aus Anlaß seines 50. Todestags, veranstaltet von der Magnus-Hirschfeld-Gesellschaft, bearb. von Manfred BAUMGARDT u. v. a., Berlin (West) 1985 (Schriftenreihe der Magnus-Hirschfeld-Gesellschaft, 3).

MITTEILUNGEN DER MAGNUS-HIRSCHFELD-GESELLSCHAFT [Nachdruck], Bd. I/II, Heft 1 (1983) – Heft 15 (1991), hg. von Ralf DOSE und Hans-Günter KLEIN, 2. Aufl., Hamburg 1992 (Schriftenreihe der Magnus-Hirschfeld-Gesellschaft, 7.I. II).

MOSSE, Werner E. (Hg.): Juden im Wilhelminischen Deutschland 1890–1914, Tübingen 1976.

MOSSE, Werner E.: Jews in German Economy. The German-Jewish Economic Elite 1820–1935, Oxford 1987.

MUEHLLEITNER, Elke: Biographisches Lexikon der Psychoanalyse. Die Mitglieder der Psychologischen Mittwoch-Gesellschaft und der Wiener Psychoanalytischen Vereinigung 1902–1938, Tübingen 1992.

PLETICHA, Heinrich (Hg.): Bismarck-Reich und Wilhelminische Zeit, Gütersloh 1984 (Deutsche Geschichte, Teil 10).

RITTER, Gerhard Albert (Hg.): Die deutschen Parteien vor 1918, Köln 1973 (Neue Wissenschaftliche Bibliothek, 61).

ROEHL, John C. G.: Kaiser, Hof und Staat. Wilhelm II. und die deutsche Politik, 3. Aufl., München 1988.

SEECK, Andreas: Wilhelm Ostwald, Monistenbund, Energie und Sexualwissenschaft, in: Mitteilungen der Magnus-Hirschfeld-Gesellschaft, Heft 22/23 (1995/96), S. 51–66.

SETZ, Wolfram (Hg.): Die Geschichte der Homosexualitäten und die schwule Identität an der Jahrtausendwende. Eine Vortragsreihe aus Anlaß des 175. Geburtstages von Karl Heinrich Ulrichs, Berlin 2000 (Bibliothek rosa Winkel, 25).

STEAKLEY, James D.: The Writings of Dr. Magnus Hirschfeld. A Bibliography, Toronto/Berlin (West) 1985 (Canadian Gay Archives Publication Series, 11; Schriftenreihe der Magnus-Hirschfeld-Gesellschaft, 2).

STEGMANN, Dirk: Die Erben Bismarcks. Parteien und Verbände in der Spätphase des Wilhelminischen Deutschlands. Sammlungspolitik 1897–1918, Köln 1970.

STRAUSS, Herbert A./RÖDER, Werner (Hgg.): International Biographical Dictionary of Central European Émigrés 1933–1945, Vol. II. The Arts, Sciences and Literature, München 1999.

TRESCKOW, Hans von: Von Fürsten und anderen Sterblichen. Erinnerungen eines Kriminalkommissars, Berlin 1922.

Die

Homosexualität

des

Mannes und des Weibes

Von

Dr. med. Magnus Hirschfeld
Arzt für nervöse und psychische Leiden in Berlin

Mit einem Namen-, Länder-, Orts- und Sachregister

BERLIN SW. 61
LOUIS MARCUS VERLAGSBUCHHANDLUNG
1914

Vorwort und Einleitung.

Es könnte zunächst überflüssig erscheinen, den außerordentlich zahlreichen Arbeiten, die in den letzten 50 Jahren über die Homosexualität veröffentlicht sind, ein weiteres umfangreiches Buch hinzuzufügen. Sind doch allein in dem einen Jahrzehnt von 1898 bis 1908 in Deutschland und Österreich über 1000 größere und kleinere Originalaufsätze, Broschüren und Monographien über diesen Gegenstand gedruckt worden. Ich habe mich dieser Riesenproduktion gegenüber nicht leicht dazu bereit gefunden, den vorliegenden Band zu verfassen, und es bedurfte wiederholter eindringlicher Aufforderungen des Herausgebers dieses Handbuchs, des Kollegen Iwan Bloch, bis ich mich davon überzeugen ließ, daß es meine Aufgabe und Pflicht sei, das große Material, das ich in 18 jähriger Beschäftigung mit diesem Gebiete kennen gelernt habe, zusammenfassend nach allen in Betracht kommenden Gesichtspunkten zu bearbeiten.

Vor allen Dingen ließ sich nicht verkennen, daß gerade die Unmenge der Neuerscheinungen, die Fülle neuer Beobachtungen und Erkenntnisse den Wunsch nahe legen mußte, ein Buch zu besitzen, in dem das ganze Problem eine einheitliche Behandlung und Schilderung erfuhr. Es war klar, daß für diesen Zweck das „Handbuch der gesamten Sexualwissenschaft in Einzeldarstellungen" der gegebene Ort war, ebenso aber auch, daß ein so großzügiges Unternehmen unvollständig sein würde, wenn es nicht in den Kreis seiner Betrachtung eine Erscheinung einreihen würde, die sich seit unvordenklichen Zeiten bis in unsere Tage wie ein roter Faden durch das Sexualleben der Menschheit zieht, zwar sehr verschieden beurteilt und bewertet, aber doch immer vorhanden, wenn auch bald mehr auf, bald mehr unter der Oberfläche. Es kam hinzu, daß wichtige Seiten der Frage, wie die nach der Entstehung, Erkennung, Verbreitung und Therapie der Homosexualität trotz vieler Publikationen immer noch keine allgemein anerkannte Lösung gefunden haben, ja, daß man sich mit der einen Hälfte des ganzen Stoffes, der Homosexualität des Weibes, aus verschiedenen Gründen verhältnismäßig nur sehr mangelhaft beschäftigt hatte.

Dieses Buch schöpft aus der Quelle des Lebens. Es sind an 10 000 homosexuelle Männer und Frauen, die ich im Laufe der Jahre in stets steigender Zahl sah, Homosexuelle aller Stände und Klassen, aller Völker und Nationen, Menschen, die außer der gleichen sexuellen Veranlagung oft nichts Gemeinsames hatten; ich lernte sie in ihrer unendlichen individuellen Mannigfaltigkeit kennen von den virilsten bis zu den femininsten Typen, von Gesundheit strotzende Homosexuelle in vollkommener Zufriedenheit und seelisch Gebrochene am Rande der Verzweiflung; ich sah unter ihnen Jugendliche und Greise, deren Erinnerungen bis in die Tage Alexander von Humboldts zurückreichten, sprach heimflüchtige und bodenständige, edle und solche, deren Charakter und Gesinnungen unlauter waren oder geworden waren. Meine Tätigkeit als Arzt und Forscher, als Sachverständiger vor Gericht und Vorsitzender des Wissenschaftlich-humanitären Komitees zeigte sie mir in allen Situationen; ich besuchte sie in den Gefängnissen und stand an ihren Sterbebetten; viele Hunderte sah ich in Erpresserhänden, sehr viele auf Anklagebänken, viele auch, bevor sie ihrem Leben selbst ein Ende bereiteten, aber nicht minder zahlreiche erblickte ich auch in freundlicheren Lebenslagen, bei ihren abendlichen Zusammenkünften, wenn sie die Maske des Tages beiseitelegten, in zahllosen Gesprächen über ihr Leben, Lieben, Leiden und Handeln, bei ihren geselligen Veranstaltungen und Festen. So baten mich kürzlich zwei ältere homosexuelle Frauen aus dem Volke, der kleinen bescheidenen Feier beizuwohnen, die sie gelegentlich des 25 jährigen Bestandes ihrer Zusammengehörigkeit in ihrer gemeinschaftlichen Wohnung begingen. Ich sprach mit besorgten Müttern Homosexueller, welche die Kindheit und Entwickelung urnischer Söhne und Töchter überwacht hatten, mit verständigen und unverständigen Vätern, sprach mit vielen ihrer Verwandten, Bekannten und Ärzte, die in homosexuellen Konflikten der ihnen nahe stehenden oder anvertrauten Personen meinen Rat einholten, oft genug auch mit den Ehehälften homosexueller Männer und Frauen, denen sich allmählich das für sie so folgenschwere Geheimnis entschleiert hatte, und in zahllosen Fällen auch mit ihren Freunden und Freundinnen, mit solchen von großer Treue und Anhänglichkeit und mit solchen, die zu Chanteuren geworden waren oder, wie der Trierer Breuer, den Tod ihres Opfers verschuldet hatten.

Nicht nur in Deutschland, in Berlin, Paris und London sah ich Tausende von Homosexuellen, sondern auch in fast allen Ländern Europas, im Orient, in Amerika, Afrika und Asien, von denen ich Teile besuchte, um sie in ihrer heimatlichen Umwelt kennen zu lernen; aus Ländern aber, in die mein Weg mich nicht führte, erhielt ich, wie etwa aus Japan, China, Südamerika und Australien, von mir bekannten daselbst lebenden Gewährsmännern, ausführlich mündliche und schriftliche Berichte über die einschlägigen Verhältnisse und Zustände.

Es scheint mir nötig, daß jeder, der über die Homosexualität in ihrer beträchtlichen Vielgestaltigkeit selbständige Ansichten äußert, klarlegt, auf welche Beobachtungen und Erfahrungen sich seine Folgerungen stützen.

Der homosexuelle Teil der Menschheit bildet in der großen Welt eine Welt für sich, klein im Verhältnis zu der übrigen, aber groß genug an Ausdehnung und Bedeutung, um auf das eingehendste erforscht zu werden. Wer diese terra incognita richtig erkennen und beurteilen will, muß wie ein Forschungsreisender ausziehen, um das fremde Gebiet von Grund aus zu studieren. Vor allem darf das Material, aus dem er als Forscher seine Schlüsse zieht, kein Zufallsprodukt sein. Dazu ist die Anzahl homosexueller Männer und Frauen und vor allem ihre Verschiedenheit zu beträchtlich. Zufällig ist aber jedes Homosexuellen-Konglomerat, das dem Arzt in der Sprechstunde, dem Richter vor Gericht, dem Priester in der Beichte „zufällt“.

Manche Autoren, die, wenn sie ein oder zwei Dutzend homosexueller Männer und Frauen kennen lernten, allgemeine Schlüsse ziehen, gleichen jenem oft angeführten Reisenden, von dem berichtet wird, er habe, als er während eines kurzen Aufenthaltes auf dem Bahnhofe von einem rothaarigen und stotternden Bahnhofskellner bedient wurde, in sein Tagebuch geschrieben: „Die Einwohner dieser Stadt stottern und haben rote Haare“. Beispielsweise gilt dies für von Notthafft, wenn er „als begünstigendes Moment der Homosexualität eine hervorragende Häßlichkeit“ anführt, „die das Gewinnen des anderen Geschlechtes unmöglich macht.“[1]) Aber auch viele andere, selbst homosexuelle Männer und Frauen, begehen nicht selten den Fehler, sich ihr Urteil — das deshalb oft ein Fehlurteil ist — auf Grund einiger Homosexueller zu bilden, die sie in einem einseitigen Milieu, etwa in Lokalen oder auf der Straße kennen lernten, ohne zu bedenken, daß es sich hier stets nur um einen kleinen, und nicht immer gerade den besten Ausschnitt aus der großen Zahl handelt. Besonders merkwürdig ist es auch, daß manche Psychiater über Ursachen, Wesen und Behandlung der Homosexualität Urteile abgeben, noch dazu sehr apodiktische, die nur psychopathische Homosexuelle, und vor allem nur die eine Hälfte der Erscheinung, die männliche, nicht aber die andere, ebenso grundlegende, nämlich die weibliche Homosexualität, kennen gelernt haben. Es ist demgegenüber ein entschiedenes Verdienst von Näcke, immer wieder in seinen kritischen Äußerungen darauf hingewiesen zu haben, daß „wer nicht wenigstens Hunderte sah und kennen lernte, sich in dieser schwierigen Materie

---

[1]) Cf. Kossmann und Weiß, Mann und Weib, ihre Beziehungen zueinander und zum Kulturleben der Gegenwart. Stuttgart, Berlin, Leipzig 1908, II. Band, p. 548.

keinerlei Urteil anmaßen darf[2])." In der Besprechung eines Artikels von Fleischmann[3]), der aus einem Beobachtungsmaterial von 30 Homosexuellen der Münchener psychiatrischen Klinik die weitestgehenden Schlüsse zog, sagt zutreffend Numa Prätorius[4]): „Würde man es denn für zulässig halten, aus der Degeneration der Heterosexuellen in den Kliniken Schlüsse auf die Entstehung des normalen Triebes aller Heterosexuellen zu ziehen?"

Näcke selbst und viele Fachleute auf psychiatrischem oder sexualwissenschaftlichem Gebiet haben ihre früheren Ansichten über diesen Gegenstand wesentlich geändert, nachdem ihnen umfangreichere Kreise Homosexueller zugänglich geworden waren. Selbst v. Krafft-Ebing stand nicht an, in seiner letzten Arbeit über diesen Gegenstand, die ein Vierteljahrhundert nach seiner berühmten „Psychopathia sexualis" auf Grund ungemein vermehrter Erfahrungen erschien, seine ursprünglichen Anschauungen in wichtigen Einzelfragen zu berichtigen. Während er beispielsweise 1879 noch streng zwischen angeborenen und erworbenen Fällen unterschied, ließ er allmählich diese Unterscheidung mehr und mehr fallen und brachte 1901[5]) zum Ausdruck, daß die konträre Sexual-Empfindung stets auf einer „eingeborenen Störung der Evolution" beruhe. Während er ferner in seiner ersten großen Publikation die Homosexualität als eine Krankheit ansah, erklärte er ein Menschenalter später, daß er „den Begriff der Krankheit nicht mehr festhalten könne"; nach allem, was er in dieser langen Zeit gesehen, „dürfte die konträre Sexual-Empfindung an und für sich nicht als psychische Entartung oder gar Krankheit betrachtet werden."

Haben wir es also als das erste Erfordernis anzusehen, daß, wer in diesen Dingen allgemeine Urteile abgibt, auch in der Lage ist, den weitschichtigen Stoff nach allen Richtungen zu überschauen, nicht nur in Segmenten, — eine Forderung, die um so berechtigter ist, als die Beschaffung eines ausreichenden lebenden Materials für den gewissenhaften

---

[2]) Näcke in Groß' Archiv 1912. Kleinere Mitteilungen p. 175.

[3]) Fleischmann, Rudolf: „Beiträge zur Lehre von der konträren Sexualempfindung". In der Zeitschrift für die gesamte Neurologie und Psychiatrie. Originalien: 7. Band, 1911, p. 262—317.

[4]) Vierteljahrsberichte des Wissenschaftlich-humanitären Komitees, Jahrg. IV, Heft I, p. 97, sowie: „Die Diagnose der Homosexualität". In dem Neurologischen Zentralblatt 1908 Nr. 8. — „Probleme auf dem Gebiete der Homosexualität". In der Allgemeinen Zeitschrift für Psychiatrie und psychiatrisch-gerichtliche Medizin, 59. Bd., 6. Heft, besprochen im Jahrbuch für sexuelle Zwischenstufen, Jahrg. V, Bd. 2, p. 1003.

[5]) v. Krafft-Ebing: Neue Studien auf dem Gebiete der Homosexualität. Im Jahrbuch f. sex. Zwischenstufen, Jahrg. III, pag. 5 ff.

Forscher heute kaum noch auf Schwierigkeiten stößt, — so würden wir der gestellten Aufgabe doch nur zum Teil gerecht werden können, wenn wir nicht neben den Quellen der Gegenwart die Quellen der Geschichte zu Hilfe nehmen würden.

Erst aus dem Studium der literarisch oft sehr verborgen liegenden Überlieferungen erfahren wir, daß es sich hier nicht um Erscheinungen von heute und gestern handelt, sondern um solche, die so weit zurückreichen, als uns überhaupt Urkunden zur Verfügung stehen: erst durch die historische Arbeitsmethode werden wir gewahr, daß wir es mit einem Phänomen zu tun haben, das sich allerorts nachweisen läßt, wo Menschen in ihren Lebensgewohnheiten erforscht wurden; erst auf diesem Wege können wir ermitteln, wie ungemein verschieden die ganz gleichen Empfindungen und Handlungen beurteilt und behandelt wurden, bald sich unbehindert entfaltend, bald mit Todesstrafe belegt. Ist doch die älteste Quelle, auf die wir in dem Kapitel „Geschichte der Homosexualität" Bezug nehmen, ein ägyptischer Papyrus, seit dessen Abfassung viertausendfünfhundert Jahre verflossen sind[6]).

Unser Buch will im wesentlichen ein enzyklopädisches sein, Einzelfakten und Einzeldaten sammeln und sichten und durch Wirklichkeit wirken. Auch besteht unser Ehrgeiz nicht darin, absolut Neues sagen zu wollen; das meiste, was wir bringen, ist schon irgendwo einmal ausgesprochen worden, teils von andern, teils auch von mir selbst. Eine übersichtliche Ordnung, erschöpfende Durchdringung und planmäßige Darstellung des Stoffes schien mir ein höheres Ziel. Dieses Bestreben setzte Beschränkung voraus. Vielfach lag die Verlockung nahe, Seitenpfade zu betreten, die zu dem breiteren Parallelstrom des heterosexuellen Sexuallebens und der allgemeinen Sexualwissenschaft führen, jedoch der Umfang dessen, was unmittelbar zur Sache gehörte, erforderte alles fortzulassen, was nicht mit dem Gegenstande im direktesten Zusammenhange stand.

Aus diesem Grunde habe ich auch von der Wiedergabe fortlaufender Biographien, wie sie sich in früheren monographischen Arbeiten über dieses Thema so zahlreich finden, Abstand nehmen zu müssen geglaubt. Da ich weit über tausend ausführliche Lebensschilderungen homosexueller Männer und Frauen besitze, wäre es ein leichtes gewesen, mit einem Teil von ihnen ein dickleibiges Buch zu füllen. Es erschien mir aber richtiger, mein Massenmaterial nach bestimmten Gesichtspunkten, wenn angängig, auch statistisch zu verarbeiten und das Gefundene organisch zu verbinden. Noch auf ein anderes Fundament habe ich verzichtet. Das sind Zeitungsnachrichten. Zweifellos sind in ihnen oft wichtige Hinweise enthalten. Die

[6]) Siehe unten p. 738.

Erfahrung hat aber gezeigt, daß sie, nur selten von Sachkundigen verfaßt, häufig Irrtümer enthalten, zum mindesten oft recht ungenau sind. Ich habe daher nur solche Mitteilungen der Presse benutzt, deren Inhalt ich zu verifizieren in der Lage war.

Konnte ich mich in den rein deskriptiven Teilen meiner Arbeit, beispielsweise bei Besprechung der Diagnose der Homosexualität, ihrer Einteilung und Verbreitung, den Lebensäußerungen und Lebensschicksalen homosexueller Männer und Frauen, fast ausschließlich auf selbständige Ermittelungen stützen, standen mir für die historischen Kapitel eine Fülle wertvoller Quellenschriften zur Verfügung, so bin ich in den mehr theoretischen Partien, wo es sich also etwa um die Entstehung der Homosexualität, ihre Bedeutung oder Heilung handelt, bemüht gewesen, auch von den meinigen abweichenden Anschauungen gerecht zu werden. Vor allen Dingen hielt ich es für wichtig, sorgsam die Gründe und Voraussetzungen zu prüfen, auf welche die Gegner ihre Ansichten aufbauten; denn auch ihre Meinungen sind ja ebenso wenig willkürlich vom Zaune gebrochen, wie die meinigen, sondern ursächlich bedingt; erweisen sie sich nicht als stichhaltig, so liegt es meist weniger an den gezogenen Konsequenzen als an fehlerhaften Prämissen.

Viele Meinungsverschiedenheiten erklären sich aus der Besonderheit der jeweils gesehenen Fälle. Wer mehr feminine Urninge untersuchte, wird das für sie Zutreffende bei virilen nicht bestätigt finden, ebensowenig wie ein Forscher, der nur virile Urninden kennen lernte, seine Befunde verallgemeinern darf. Wir dürfen nie außer acht lassen, daß zwischen zwei extremen Seitengruppen stets eine beträchtlichere Mittelgruppe vorhanden ist. Setzen wir einmal den Fall — ich komme weiter unten auf diese Erklärung zurück —, die Homosexualität des Mannes beruhe auf Einsprengseln von Eierstocksgewebe im Körper des Mannes, die des Weibes auf eingesprengtem Hodengewebe, so ist es ja ohne weiteres klar, daß die absolute Quantität solcher organischen Grundlagen und der von ihr abhängigen inneren Sekretion in weiten Mengen variieren kann.

Jedenfalls schien mir in allen in Frage kommenden Abschnitten eine recht sachliche Darstellungsweise ohne Affektäußerungen das erste Gebot zu sein; so objektiv wie möglich, so abwägend wie möglich, aber auch in jeder Hinsicht so voraussetzungs- und vorurteilslos wie möglich.

Ich habe dieses Werk in zwei Hauptteile zerlegt. Der erste Teil behandelt den homosexuellen Mann und die homosexuelle Frau als Einzelerscheinung. Es werden nach der Begriffsbestimmung (Kap. 1) zunächst ausführlich die Zeichen der Homosexualität besprochen: Diagnose und Differentialdiagnose (Kap. 2—12). Dann folgt eine Einteilung der Homosexuellen nach den verschiedensten Gesichtspunkten (Kap. 13—16). Hieran schließt sich eine kritische Übersicht über die Erklärungsversuche (Kap. 17—20) und die Behandlungsmethoden (Kap. 21—23) der Homosexualität.

Der zweite Hauptteil schildert die Homosexualität des Mannes und des Weibes als Massenerscheinung. Hier untersuchen wir zunächst eingehend die Verbreitung (Kap. 24—29), dann die Vergesellschaftung der Homosexuellen (Kap. 30—32), um schließlich in großen Umrissen ein Bild ihrer wechselreichen Geschichte zu geben, das sich von den Anfängen der Kultur bis auf die Gegenwart erstreckt (Kap. 33—39).

Um diesen Stoff in einem Bande abhandeln zu können, war es erforderlich, daß wir uns in stärkerem Maße, als es sonst im allgemeinen üblich ist, des Kleindruckes bedienten. Es wäre aber ein bedauerlicher Irrtum, wollte der Leser aus der Größe der Buchstaben die größere oder geringere Wichtigkeit des Inhalts folgern. Vielmehr sind es oft für das Verständnis des folgenden unentbehrliche Statistiken, Belege und Befunde, die aus technischen Gründen „Petit" gesetzt werden mußten.

Ich kann diese Vorrede nicht schließen, ohne allen denen meinen Dank ausgesprochen zu haben, die mir bei der Herstellung dieses Kompendiums ihre freundliche Unterstützung und Förderung zuteil werden ließen. In erster Linie habe ich hier drei Mediziner, drei Juristen und zwei Philologen zu nennen: Dr. Iwan Bloch, den verdienten Herausgeber dieses Handbuchs, Dr. Ernst Burchard und Dr. Arthur Weil; von Juristen Dr. Prätorius, Dr. Sassen und insbesondere Dr. Dettmering. Unter den Philologen waren es die beiden ausgezeichneten Kenner der Homosexualität im klassischen Altertum Hermann Michaëlis und Dr. Hans Licht, die mir wertvolle Materialien zur Verfügung stellten. Bei den überaus mühseligen statistischen Auszügen und Berechnungen stand mir in erster Linie Herr Eugenio Kunicke zur Seite. Wertvolle Beiträge über die homosexuellen Verhältnisse im Ausland erhielt ich u. a. von Herrn J. Schedel in Peking, dem Herrn Chef der Polizei in Buenos Aires, Herrn Dr. Spieß aus Algier, Herrn L. Strehlow aus Chile und Bolivia, Herrn Staatsanwalt Wetterhoff aus Finnland, den Herren Kollegen Dr. med. v. Thun aus Dänemark und Dr. med. Amundson aus

Schweden, Herrn J. L. Pavia aus London, Herrn Joh. Fischer aus Madrid und den Herren Dr. med. Rogge und Brascamp aus Niederländisch-Indien.

Hier habe ich auch den Gesandtschaften und Konsularbehörden zu danken, die mir auf meine Anfragen freundliche Auskünfte und Hinweise erteilten. Es sind dies die Gesandtschaften für Abessinien (Adis Abebak), Persien (Teheran) und Siam (Bangkok); die General-Konsulate für Argentinien (Buenos Aires), Australien (Sydney), Britisch-Indien und Ceylon (Simla), Britisch-Süd-Afrika (Kapstadt), Chile (Valparaiso), Griechenland, Montenegro, Norwegen, Zürich mit Glarus, Unterwalden und Schwyz, die Minister-Residenturen für Haiti und San Domingo (Port au Prince), Kolumbia (Bogota), sowie die Konsulate für Algerien (Alger), Bern (Bern), Bulgarien (Sofia), franz. Cochinchina (Saigon), belg. Congo und franz. Äquatorial-Afrika (Boma), Costa Rica und Nicaragua (San José de Costa Rica), Guatemala (Guatemala), Honduras (Tegucigalpa), Hongkong (Hongkong), Kanada (Montreal), Madagascar (Tamatave), Natal (Durban), Neuseeland (Auckland), Paraguay (Asuncion), Rumänien (Bukarest), Salvador (San Salvador), Süd-Australien (Adelaide), Tunis (Tunis), West-Australien (Fremantle).

Des weiteren gebührt mein Dank den drei Dezernenten für homosexuelle und Erpresser-Angelegenheiten am Berliner Polizei-Präsidium, dem verstorbenen Polizeidirektor v. Meerscheidt-Hüllessem, sowie den Herren Kriminalinspektor Hans v. Tresckow I und Kriminalkommissar Dr. H. Kopp, die meine Arbeiten und Bestrebungen stets mit freundlichstem Interesse begleiteten. Über die Homosexualität im Tierreich erhielt ich wertvolle Informationen von den Herren Rudolf v. Beulwitz und Dr. Otto Heinroth, dem Direktor unseres Aquariums. Ferner fühle ich mich für Mitteilungen, Ratschläge und Hilfe zu Dank verpflichtet den Herren Eduard Bertz, Georg Baenisch, Wilhelm Cremer, E. Eickhoff, Peter Hamecher, Professor des Strafrechts Dr. J. A. van Hamel, Dr. Adolf Helbig, Professor Dr. K. F. Jordan, Eduard Oberg, Georg Plock, Christian Pulch, Marcel M. Schnitzer, R. Stelter, Horst Witte.

Endlich will ich aber auch den zahlreichen Herren und Damen danken, die rückhaltlos und vertrauensvoll ihr innerstes Seelenleben vor mir ausbreiteten und es mir, wie wohl selten einem Menschen, vergönnten, Homosexuelle in ihren geheimsten Regungen zu erschauen. Wenn neuerdings ein Autor wieder den Selbstbekenntnissen der Urninge jeden Wert abspricht, „weil jedweder Mensch in geschlechtlichen Dingen lügt, zum mindesten unbewußt, gemeinhin aber auch voll bewußt"[7]), so weise ich für die von mir beobachteten homosexuellen Männer und Frauen, deren Lebensschicksale ich zum großen Teil durch 15 und mehr Jahre verfolgen konnte, diesen verallgemeinernden Vorwurf als gänzlich unberechtigt zurück.

Noch im vorigen Jahrhundert pflegten sich vielfach selbst Ärzte, wenn sie über die Homosexualität schrieben, in der Einleitung ihrer Arbeiten zu entschuldigen, daß sie einen solchen Gegenstand überhaupt zu berühren wagten. „Que ne puis-je éviter de salir ma plume de l'infâme turpitude des pédérastes" ruft der Pariser Gerichtsarzt Tardieu[8]), einen anderen Autor zitierend, aus, und selbst Casper, den Ulrichs mit Recht den Trefflichen nennt, schreibt, als er in seinem Handbuch der gerichtlichen Medizin[9]) auf dieses Kapitel kommt: „Der heilige Zweck der Wissenschaft würde es rechtfertigen, wenn ich Selbsterfahrenes auch hier schilderte, aber über dem heiligen Zweck der Wissenschaft steht der heiligere der Sittlichkeit, der ein weiteres Eingehen auf diese Dinge verbietet." Der Jurist Rosshirt erklärt in seinem Lehrbuch des Kriminalrechts (§ 129) bei Besprechung der einzelnen Delikte, daß er über das Gebiet der widernatürlichen Unzucht als ein „zu schmutziges" hinfortgehe. Selbst als so vorurteilslose Männer wie Gustav Jäger in Deutschland und Emile Zola in Frankreich ausführliche Biographien homosexueller Menschen zugeschickt erhielten, fanden sie nicht den Mut, das große Schweigen zu brechen; sie waren, wie sie schrieben, wohl aufs tiefste erschüttert, verwahrten aber die Manuskripte tief in ihren Schränken, bis Jahrzehnte später Ärzte die Herausgabe übernahmen.

Diese Scheu vor der wissenschaftlichen Erörterung des homosexuellen Problems ist heute im Zeitalter der Sexualforschung ein überwundener Standpunkt. Mit Recht äußert sich Wilhelm Ostwald über sie bei Besprechung[10]) des ersten Bandes dieses Handbuches: „Wir haben es hier, wie auch in der Ethik, die ja mit dem Sexualproblem in engster Beziehung steht, mit einer letzten Stufe der Verwissenschaftlichung zu tun, durch welche nacheinander alle einzelnen Disziplinen des menschlichen Denkens und Handelns der Verwaltung durch die Priester entzogen und der Verwaltung durch die Wissenschaft übergeben werden." Wenn es noch eines Beweises bedurft hätte, daß die Zeiten endgültig vorüber sind, in denen in Fragen des menschlichen Sexuallebens fast allein Theologen und Juristen das große Wort führten, so ist er durch die im Januar 1913 gegründete „Ärztliche Gesellschaft

---

[7]) Dr. J. Sadger in einem Artikel der „Umschau" vom 20. September 1913, betitelt: „Der Wert von selbstverfaßten Lebensbeschreibungen geschlechtlich Verirrter." — Eine Widerlegung der Sadgerschen Behauptungen von Iwan Bloch findet sich in der „Umschau" vom 15. November 1913. Näheres über diesen Punkt siehe unten p. 163 ff.

[8]) A. Tardieu, Etude médico-légale sur les attentats aux moeurs. Paris 1867, p. 184 f.

[9]) Berlin 1881. p. 180.

[10]) In „Das Monistische Jahrhundert", 1913, p. 902.

für Sexualwissenschaft" erbracht, der unter dem Vorsitz des Geh. Medizinalrats Professor Dr. Albert Eulenburg, des hochverehrten Seniors deutscher Sexualforscher, zahlreiche hervorragende Ärzte und Akademiker angehören, die auf der einzig möglichen naturgegebenen biologisch-anthropologischen Grundlage ein Gebiet nach allen Richtungen, besonders aber auch psychologisch und soziologisch zu erforschen im Begriffe stehen, das, wenn je eines, menschlichen Erkennens wert und würdig ist.

Daß die Homosexualität des Mannes und des Weibes unter den vielen Teilgebieten der Sexualwissenschaft nicht das geringste ist, wird dem Leser nach der Lektüre dieses Buches nicht mehr zweifelhaft sein können.

Berlin NW., den 15. Dezember 1913.
In den Zelten 19.

Dr. Magnus Hirschfeld.

Inhalts-Verzeichnis.

Zweiter Hauptteil.

Die Homosexualität des Mannes und des Weibes als soziologische Erscheinung.

Erster Hauptteil.

Homosexuelle Männer und Frauen als biologische Erscheinung.

ERSTES KAPITEL.

Name und Begriff der männlichen und weiblichen Homosexualität.

Unter Homosexualität verstehen wir die geschlechtliche Neigung von Männern zu männlichen und von Frauen zu weiblichen Personen. Das Wort findet sich zuerst in einer 1869 erschienenen Broschüre[1]) eines anonymen Verfassers. Der Autor dieser Schrift, die, nachdem sie über 30 Jahre vergriffen und fast vergessen war, im Jahre 1905 von uns neu herausgegeben wurde, definiert das, was er mit dem Ausdruck „homosexuell" bezeichnet, in folgender Weise[2]): „. . . . neben dem normalsexualen Triebe der gesamten Menschheit und des Tierreiches scheint die Natur in ihrer souveränen Laune bei Mann wie Weib auch den homosexualen Trieb gewissen männlichen oder weiblichen Individuen bei der Geburt mitgegeben, ihnen eine geschlechtliche Gebundenheit verliehen zu haben, welche die damit Behafteten sowohl physisch als geistig unfähig macht, auch bei bestem Willen, zur normalsexualen Erektion zu gelangen, also einen direkten Horror vor dem Gegengeschlechtlichen voraussetzt, und es den mit dieser Leidenschaft Behafteten ebenso unmöglich macht, sich dem Eindrucke zu entziehen, welchen einzelne Individuen des gleichen Geschlechtes auf sie ausüben."

Diese Behauptung schränkt der Autor an einer späteren Stelle (p. 46) seiner Arbeit wesentlich ein. Er meint, daß, wenn er anfangs

---

[1]) „§ 143 des preußischen Strafgesetzbuches vom 14. April 1851 und seine Aufrechterhaltung als § 152 im Entwurfe eines Strafgesetzbuches für den norddeutschen Bund. Offene, fachwissenschaftliche Zuschrift an Seine Excellenz Herrn Dr. Leonhardt, königl. preußischen Staats- und Justizminister"; neugedruckt im Jahrbuch für sexuelle Zwischenstufen, Jahrg. VII, 1. pag. I—IV und 3—66.

[2]) A. a. O. pag. 36 f.

behauptet hätte, „der Homosexuale sei gar nicht erektionsfähig durch gegengeschlechtliches“, dies im Widerspruch stehe zu der Tatsache, daß auf der historischen Liste der Homosexualen einige Namen ständen, „deren Träger notorisch verheiratet, ja sogar Väter oft mehrerer Kinder waren“. Diese, sagt er, hätten aber entweder „aus konventionellen Ursachen“ Ehen geschlossen oder sie seien „völlig im Unklaren über die Natur ihres Dranges gewesen, den zu befriedigen sie keine Gelegenheit hatten“, und wenn auch im Anfange „ihre Potenz mechanisch dem Anreiz unterliege, so hätten sie doch „keinen Genuß im gegengeschlechtlichen Verkehr“, und ihre Ehen seien daher „im Durchschnitt unglücklich“. Außer diesen gäbe es aber „Naturen, welche in sich beide Triebe zugleich, den zum Weiblichen und Männlichen haben“. Er verweist auf Horaz, der dieses von sich selbst in der zweiten Satire, Z. 116—118, erzählt.

Neben dem Eigenschaftswort homosexual findet sich in der Schrift „§ 143“ auch bereits die jetzt gebräuchliche Form homosexuell; als Substantive gebraucht der Verfasser die Worte Homosexualität und Homosexualismus, während die gleichgeschlechtlich empfindenden Männer und Frauen von ihm nicht, wie es jetzt meist geschieht, als Homosexuelle, sondern als „Homosexualisten“ und „Homosexualistinnen“ bezeichnet werden.

Als Verfasser dieser Broschüre, der wohl schwerlich ahnte, welche weite internationale Verbreitung das von ihm geprägte Wort einst gewinnen würde, ist der im Jahre 1820 geborene ungarische Arzt Karl Maria Benkert anzusehen. Dieser hatte sich, die Silben seines Namens umstellend, das Pseudonym Kertbeny beigelegt, unter dem er eine Reihe kleiner Schriften — hauptsächlich Erinnerungen an berühmte Zeitgenossen — veröffentlicht hatte. Daß von Kertbeny die Bildung des Wortes homosexuell herrührte, wird von Karl Heinrich Ulrichs bezeugt, der vom Jahre 1864 ab unter einem Pseudonym, das er später lüftete — er nannte sich zunächst Numa Numantius —, eine Reihe von Schriften über „das Rätsel der mannmännlichen Liebe“ hatte erscheinen lassen. Ulrichs schrieb im Jahre 1884 an den mir noch persönlich bekannten Schriftsteller Karl Egells,[3]) daß Kertbeny, den er 1864 oder 1865 als einen der ersten „Genossen“ kennen gelernt habe, der Verfasser des „§ 143“ sei, er habe „aus Eifersucht“ seine — Ulrichs — Ausdrücke nicht gebrauchen wollen, sondern eigene erfunden.

In seinen Broschüren erwähnt Ulrichs Kertbeny übrigens nur ein einziges Mal, nämlich in „Formatrix“, seiner vierten Schrift, in deren Vorbericht er mitteilt, daß er die erste Erwähnung seiner Theorien in einer Druckschrift gefunden habe, die den Titel führt: „Erinnerungen an Charles Sealsfield“ von Kertbeny.[4]) Hier sei geschildert, „wie Sealsfield, dieser geheimnisvolle Mann, seinen von zwei Welten widerhallenden Ruhm in stiller Kammer einsam geschlürft habe. Maskiert sei er auch gestorben.“ Kertbeny forschte nun nach den Ursachen dieser Maskierung und schrieb: „Den Boden unseres europäischen Lebens überziehen die Schlinggewächse alter Vorurteile, neben sich nichts bestehen lassend, was nicht von gleicher Farbe ist. Doch das gehört ins Gebiet der Entwicklung unserer Begriffe von Sitte und Sittlichkeit und Numa Numantius'scher Thesen.“

Nicht nur Bücher, auch Worte haben ihre Schicksale. Das gilt so recht für Kertbenys Schrift und Wort. Die Karriere seines Ausdrucks „homosexuell“ ist um so verwunderlicher, als

---

[3]) Vgl. J. f. sex. Zw. VII, Vorbemerkung von Dr. M. Hirschfeld p. 1f.

[4]) Leipzig 1864, p. 74.

die beiden in demselben Jahrzehnt entstandenen Synonyma, die er verdrängte, nicht nur an viel sichtlicherer Stelle standen, sondern auch sprachlich und inhaltlich der schließlich im Publikum obsiegenden Bezeichnung gegenüber entschiedene Vorzüge aufzuweisen hatten. Die eine dieser Bezeichnungen — konträre Sexualempfindung — stammt aus demselben Jahre 1869 wie der Name Homosexualität und rührt von dem hervorragenden Berliner Psychiater Professor Carl Westphal her, die andere Wortbildung hatte Ulrichs zum Urheber; sie lautete „Uranismus" und war bereits 5 Jahre zuvor (1864) an die Öffentlichkeit getreten.

Westphal hatte 1869 im Archiv für Psychiatrie[5]) unter der Überschrift „Konträre Sexualempfindung" die eingehende Lebensgeschichte zweier von ihm selbst beobachteter Personen, einer homosexuellen Frau und eines Mannes, den wir heute als „Transvestiten" bezeichnen würden, veröffentlicht. Er nimmt in diesem Aufsatz wiederholt Bezug auf die „Anthropologischen Studien", die Ulrichs nicht lange zuvor unter dem Titel „Inclusa" publiziert hatte, und gelangt zu folgendem Schlußsatz: „Immerhin mögen die geschilderten Seelenzustände häufiger sein, als man weiß. Es ist Pflicht, die Aufmerksamkeit diesem Gegenstande zuzuwenden . . . Kommt es einmal zur Aufhebung des preuß. § 143, tritt demnach nicht mehr das Gespenst des Gefängnisses drohend vor das Bekenntnis der perversen Neigung, dann werden diese Fälle gewiß eher zur Kognition der Ärzte gelangen, in deren Gebiet sie gehören."

Über den Titel seiner Arbeit sagt er selbst folgendes:[6]) Die Bezeichnung konträre Sexualempfindung habe ich nach dem Vorschlage eines verehrten, auf dem Gebiete der Philologie und Altertumswissenschaft ausgezeichneten Kollegen gewählt, als uns die Bildung kürzerer und zutreffenderer Bezeichnungen nicht gelingen wollte. Es soll damit ausgedrückt sein, daß es sich nicht immer gleichzeitig um den Geschlechtstrieb als solchen handle, sondern auch bloß um die Empfindung, dem ganzen inneren Wesen nach dem eigenen Geschlechte entfremdet zu sein, gleichsam eine unentwickelte Stufe des pathologischen Phänomens.

Trotzdem Krafft-Ebing[7]) und nach ihm Schrenck-Notzing[8]), Moll[9]), Havelock Ellis[10]) u. a.[11]) die West-

---

[5]) p. 73—108.

[6]) L. c. p. 107.

[7]) Psychopathia sexualis mit besonderer Berücksichtigung der konträren Sexualempfindung. Eine medizinisch-gerichtliche Studie für Ärzte und Juristen von Dr. R. v. Krafft-Ebing, o. ö. Prof. der Psychiatrie und der Nervenkrankheiten in Graz. Erste Auflage, Stuttgart 1877. Von demselben: Zur Lehre von der konträren Sexualempfindung. Irrenfreund 1884 I, sowie Der Konträrsexuelle vor dem Strafrichter. De sodomia ratione sexus punienda. De lege lata et de lege ferenda. Eine Denkschrift. Leipzig und Wien 1895.

[8]) Die Suggestionstherapie bei krankhaften Erscheinungen des Geschlechtssinnes mit besonderer Berücksichtigung der konträren Sexualempfindung von Dr. A. Freiherrn von Schrenck-Notzing, in München. Stuttgart 1892.

phalsche Bezeichnung „konträre Sexualempfindung" auf das Titelblatt ihrer vielgelesenen Werke setzten, auch das Eigenschaftswort konträrsexuell, sowie die Substantiva Konträrsexueller und Konträrsexualismus in der Fachliteratur Anwendung fanden und von den Psychiatern längere Zeit fast ausschließlich gebraucht wurden, konnte sich dieses ziemlich gut gebildete Wort gegenüber dem gleiches meinenden Ausdruck Homosexualität auf die Dauer nicht behaupten. Ebenso verdrängte allmählich das Wort Homosexualität auch das Ulrichs'sche Uranismus.

Bereits in den vier Briefen, die Ulrichs 1862 als 38jähriger an seine Verwandten schrieb,[12]) bezeichnet er sich selbst als einen „reinen unvermischten Uranier", schreibt von seinen „urnischen Neigungen", die gerade so gut ein Werk Gottes seien, „wie sein Arm oder Bein, nur daß sie ein geistiges Stück des Menschen seien, das Bein aber ein körperliches" und behauptet: „Uranismus ist eine Spezies von Hermaphroditismus"; er meint, die Moralvorschrift in Römer I, auf die sein Onkel ihn verwiesen hätte, könne sich unmöglich auf ihn als einen „urnischen Hermaphroditen" beziehen, da er seine Natur nicht „verlassen" hätte. Nur gegen diese aber wende sich der Apostel Paulus.

In seinen späteren Schriften hat Ulrichs die sich ursprünglich an das Lateinische anlehnenden Wortbildungen Uranier und Uranismus mit deutschen Endungen versehen und spricht dementsprechend von Urningen, Urninginnen und Urningtum; statt uranisch sagt er urnisch. In dem ersten Paragraphen der ersten Schrift Vindex gibt er folgende Erklärung:

„§ 1. Tatsache ist es, daß es unter den Menschen Individuen gibt, deren Körper männlich gebaut ist, welche gleichwohl aber geschlechtliche Liebe zu Männern und geschlechtlichen Horror vor körperlicher Berührung mit Weibern empfinden. § 2. Diese Individuen nenne ich nachstehend „Urninge", während ich „Dioninge" diejenigen Individuen nenne, welche man schlechtweg als Männer zu bezeichnen pflegt, d. h. diejenigen, deren Körper männlich gebaut ist, und welche geschlechtliche Liebe zu Weibern, geschlechtlichen Horror

---

[9]) Die konträre Sexualempfindung von Dr. med. Albert Moll in Berlin. Mit einem Vorwort von v. Krafft-Ebing. Erste Auflage, Berlin 1891.

[10]) Das konträre Geschlechtsgefühl von Havelock Ellis und I. A. Symonds. Deutsche Original-Ausgabe von Dr. Hans Kurella. Leipzig 1896.

Von anderen Arbeiten, die sich der Bezeichnung „konträre Sexualempfindung" bedienen, seien angeführt:

Z. B.: Servaes, Zur Kenntnis von der konträren Sexualempfindung. Archiv f. Psychiatrie, 1876 Bd. VI. p. 484; Stark, Über konträre Sexualempfindung. Allgemeine Zeitschrift für Psychologie 1877. Bd. XXXIX. p. 209; Sterz, Beiträge zur Lehre von der konträren Sexualempfindung. Jhrb. f. Psych. Bd. 3. Heft 3. p. 221.

Westphal, Die konträre Sexualempfindung. Archiv f. Psychiatrie 1870. Bd. II. p. 73 und Westphal, Zur konträren Sexualempfindung. Archiv f. Psych. 1873, Bd. III. p. 225.

[11]) Der Konträrsexualismus in bezug auf die Ehe und Frauenfrage. 1895. Leipzig.

[12]) Veröffentlicht im Jahrb. f. sex. Zw. Bd. I. p. 36 ff.

vor Männern empfinden. Die Liebe der Urninge nenne ich nachstehend urnische oder mannmännliche Liebe, die der Dioninge dionische."

Die Stellen, auf Grund derer der gelehrte Ulrichs seine seltsamen Ausdrücke bildete, befinden sich im 8. und 9. Kapitel von Platons Symposion, jenem berühmten Dialog, in dem die Teilnehmer am Gastmahl die Liebe von den verschiedensten Gesichtspunkten erörtern, um sich schließlich in einer Lobpreisung ihres Meisters Sokrates zu vereinigen.

Hier führt einer der Diskussionsredner mit Namen Pausanias aus, daß es nicht nur einen Eros gäbe, sondern zwei, und dementsprechend auch zwei Aphroditen, also zwei Liebesgötter und zwei Liebesgöttinnen; die ältere Aphrodite sei ohne Mutter als eine Tochter des Uranos erschaffen, sie führe daher den Beinamen „Urania" (Venus Urania); die jüngere hingegen sei eine Tochter des Zeus und der Dione und werde pandemos „die allgemeine Aphrodite" (Venus vulgivaga) genannt. Es heißt dann weiter, daß, während die von Eros pandemos Ergriffenen in ihrer Liebe zwischen den Geschlechtern keinen Unterschied machten, weil die zu ihnen gehörige Aphrodite, als sie gezeugt ward, am männlichen ebenso teil hatte, wie am weiblichen, die von dem Eros der Göttin Urania Angewehten sich ausschließlich zum männlichen Geschlecht hingezogen fühlten *(οὐ μετεχούσης θήλεος; ἀλλ' ἄῤῥενος μόνον)*. Und dies sei dann der *παίδων ἔρως*. Die von ihm Erfüllten liebten das von Natur Stärkere und an Vernunft Reichere; *ὅθεν δὴ ἐπὶ τὸ ἄῤῥεν τρέπονται οἱ ἐκ τούτου τοῦ ἔρωτος ἔπιπνοι, τὸ φύσει ἐῤῥωμενέστερον καὶ νοῦν μᾶλλον ἔχον ἀγαπῶντες.*

Diese aber der *παιδεραστία* ergebenen Männer, fährt der Redner dann an der auch für die ursprüngliche Bedeutung des Wortes Päderastie wichtigen Stelle fort, liebten nicht etwa Kinder, sondern Jünglinge, die schon selbständig zu denken beginnen, dies träfe mit der Zeit des ersten Bartflaumes nahe zusammen *(καί τις ἂν γνοίη καὶ ἐν αὐτῇ τῇ παιδεραστίᾳ τοὺς εἰλικρινῶς ὑπὸ τούτου τοῦ ἔρωτος ὡρμημένους· οὐ γὰρ ἐρῶσι παίδων, ἀλλ' ἐπειδὰν ἤδη ἄρχωνται νοῦν ἴσχειν· τοῦτο δὲ πλησιάζει τῷ γενειάσκειν)*. Der Standpunkt, den Platon hinsichtlich der *παιδεραστία* vertritt, kommt in folgendem Satze zum Ausdruck: „. . . . Die Sittlichkeit jeder Handlung liege in der Art ihrer Ausführung, tadelnswert sei daher jene Liebe, die nur den Körper liebt und treulos von einer Sinnenlust zur anderen eile, löblich sei dagegen die der Sinnlichkeit zwar ebenfalls nicht völlig entbehrende, aber durch geistige Bande geadelte Liebe, wobei der Liebhaber sittlich bildend auf den Geliebten einzuwirken suche, wofür dann der Liebling dem Liebhaber gelegentlich wohl zu Willen sein dürfe"[13]).

Es ist gewiß begreiflich, daß bei der Auffassung der Päderastie in Platons Gastmahl von jeher allen, die sich ernster und tiefer mit den Problemen der gleichgeschlechtlichen Liebe beschäftigten, diese Schrift als ein unversiegbarer Born der Belehrung, den Homosexuellen selbst aber als ein Quell des Trostes und der Erhebung erschienen ist. So erklärt es sich, daß Ulrichs, als er das mißdeutete Wort Päderastie durch ein neues zu ersetzen suchte, auf Platons Symposion zurückgriff,

---

[13]) Cit. nach Kiefer, Platos Stellung zur Homosexualität, Jahrbuch f. sex. Zw. Bd. VII, p. 122.

nicht als der erste und nicht als letzter, denn ganz ähnlich tat es schon sein Vorgänger Heinrich Hössli, als er 1836 in Glarus ein zweibändiges Werk mit der Aufschrift erscheinen ließ, „Eros, die Männerliebe der Griechen, ihre Beziehungen zur Geschichte, Erziehung, Literatur und Gesetzgebung aller Zeiten" mit dem bemerkenswerten Untertitel: „Die Unzuverlässigkeit der äußeren Kennzeichen im Geschlechtsleben des Leibes und der Seele oder über platonische Liebe, ihre Würdigung und Entwürdigung für Sitten-, Natur- und Völkerkunde." Und ebenso nahm auf die platonischen Stellen einer der neuesten Bearbeiter des Gegenstandes Bezug, als er sein großes, der Frage gewidmetes Werk „Die Renaissance des Eros Uranios" nannte[14]).

Ulrichs machte sich aus der Platonischen Fiktion der beiden Liebesgöttinnen eine ganze komplizierte Nomenklatur zurecht. Er unterschied nicht nur die Menschen in Urninge und Dioninge, ihr Empfinden in urnisches und dionisches, die Erscheinung selbst in Uranismus und Dionäismus, gelegentlich auch Urningtum und Dioningtum, — von de Joux[15]) Urningismus genannt, während Freimark[16]) den der urnischen Empfindung zu Grunde liegenden Zustand als „Uranität" bezeichnet, — sondern sprach auch von Uranodioningen und Uranodionäismus, womit er dasselbe meinte, was später Bisexuelle und Bisexualität genannt wurde.

In seiner IV. Schrift „Formatrix", wo er diesen Ausdruck das erste Mal gebraucht, erklärt er ihn im § 81 mit den Worten: „So kann ich mich nicht länger gegen die mir sich aufdrängende Überzeugung versperren, daß es Doppelnaturen gibt, welche für Männer wie für Weiber Liebe empfinden". Die weibliche Homosexuelle, die ihm anfangs vollkommen entgangen war, bezeichnet er in späteren Schriften mit Urningin, wofür später de Joux[17]) Urninde sagte; unter Urningszwitter, die er in Vindicta[18]) und Memnon[19]) erwähnt, versteht er körperliche Hermaphroditen, die „mit dem Urning gemein den weiblichen, auf Männer gerichteten" Liebestrieb haben. Eine besonders merkwürdige Wortschöpfung ist Uraniaster. So nennt Ulrichs bereits in seiner II. Schrift „Inclusa" Individuen, die, ohne urnisch veranlagt zu sein, doch gleichgeschlechtlich verkehren. Es handelt sich bei ihnen um eine „Uranisierung", die aber, wie er in Memnon[20]) ausführlich klarlegt, stets nur temporär sei.

Im § 81 des Memnon heißt es: „Der uranisierte Mann, der Uraniaster, ist und bleibt Mann. Seine Mannesnatur ist nur zeitweilig in den Hintergrund gedrängt. Seine männliche Liebesempfänglichkeit für Weiber hört nie auf. Nie empfindet er bei geschlechtlicher Berührung mit weiblichem Körper den urnischen Horror. Bei jeder sich darbietenden Gelegenheit bricht die Weiberliebe wieder hervor . . . . So geschah es auch bei den uranisierten Soldaten der französischen

---

[14]) Die Renaissance des Eros Uranios. Die physiologische Freundschaft, ein normaler Grundtrieb des Menschen und eine Frage der männlichen Gesellungsfreiheit in naturwissenschaftlicher, naturrechtlicher, kulturgeschichtlicher und sittenkritischer Beleuchtung von Benedict Friedländer, Schmargendorf-Berlin 1904.

[15]) Die Enterbten des Liebesglückes. Ein Beitrag zur Seelenkunde. Von Otto de Joux, Leipzig p. 215.

[16]) Freimark, Der Sinn des Uranismus. Leipzig. p. 6.

[17]) Z. B. l. c. p. 32. — [18]) Vindicta p. 38. — [19]) §§ 43 und 101.
[20]) p. 118 und 145.

Fremdenlegion, als sie aus der einsamen Wüste nach der Stadt Algier zurückkehrten, wo sie Weiberumgang fanden."

In späteren Schriften, Argonauticus [21]), der neunten und Prometheus [22]), der zehnten, gelangt Ulrichs dann noch zu einer letzten Wortschöpfung: Uranide für Urning, in einem Gedichte: Hybla und Enna [23]) sagt er am Schluß:

„Harre eine kleine Weile, harre gleich wie Ennas Thal
Uranide! Uranide! auch dein Frühling kommt einmal."

Es findet sich dieses Gedicht in der 10. von Ulrichs' Schriften, die anfangs als erste Nummer einer monatlichen Zeitschrift geplant war, die ebenfalls den Titel „Uranus" führen sollte. Dieser Lieblingsplan Ulrichs' kam jedoch nicht zur Ausführung. Woran er scheiterte, wissen wir nicht. Es liegt uns nur ein Schreiben der Verlagsbuchhandlung vor, die erklärt, daß sie vor der Hand von der Idee einer Zeitschrift Abstand nehmen müsse, jedoch später bestimmt ihre Absicht auszuführen hoffe, ferner der von Ulrichs verfaßte Prospekt des Unternehmens, welcher mit den Worten schließt: „So beschreite denn, Uranus, deine Bahn: ein Entschleierer verhüllter Natur, ein Freiheitsstreiter für Unterdrückte, ein Verfechter von Menschenwürde und Menschenrecht", sowie endlich die Inhaltsangaben der Hefte für Februar und März 1870, die interessant genug sind, um hier wiedergegeben zu werden: 1. Naturwissenschaftliches Material über Urninginnen und deren Mannähnlichkeit. 2. Nachlese zu Argonauticus: Krankhafte Gemütsaffektionen, die mit dem Geschlechtstriebe verwachsen sind. 3. Nachlese zum Fall Zastrow. 4. Urnische Tageschronik; Chicago: Versuchte Lynchung eines Urnings; Hannover: Totschlag des Urnings Dangers durch seinen Geliebten, den Unteroffizier Freudenreich; Konstantinopel: die urnische Prostitution, die Bäder und die Polizei. 5. Rupferchronik: Rupferei in Berlin, Rupferei in Bern, Rupferei in München, Rupferei in Petersburg, Rupferbrief. 6. Wortlaut des Eisenacher Urteils, welches „Gladius furens" und „Memnon" von der Konfiskation befreit. 7. Kleine Mitteilungen aus der Urningwelt: Ein Urning, der aus Liebessehnsucht zu einem jungen Manne Magd ward; 9 jähriger Urning und 17 jähriger Seiltänzer. 8. Historische Urninge: Wilhelm III., König von England; Prince de Condé; Prinz Heinrich von Preußen; Winckelmann, der Kunstforscher; Muretus; William Shakespeare. 9. Historische Urninginnen: die Fechtmeisterin Maupin geboren 1673; Catharina Howard, Heinrichs VIII. von England fünfte Gemahlin, wahrscheinlich ihres Uranismus wegen enthauptet.

Es sind Einleitungen getroffen, um in einem zu eröffnenden Feuilleton des „Uranus" einen urnischen Roman mitzuteilen. Nachschrift: „Soeben wird dem Herausgeber ein französischer Urninginnen-Roman (vollständig) in Aussicht gestellt, dessen Anfang, aber nur der Anfang, jüngst im Feuilleton einer Pariser Zeitung erschien. Der Inhalt soll auf einer wahren Begebenheit beruhen."

Man kann es bei dem intensiven Eintreten für seine Wortbildungen verstehen, daß es Ulrichs schmerzlich berühren mußte, als er merkte, daß sie weder in juristischen noch medizinischen Fachkreisen, noch bei seinen Schicksalsgenossen Beifall

[21]) L. c. p. 89.

[22]) L. c. p. 92.

[23]) Hybla und Enna sind Täler in Sizilien, von denen das erstere wegen seiner sonnigeren Lage bedeutend eher im Frühlingsschmucke prangt als letzteres.

und Widerhall fanden. Erst kurz vor seinem Tode, als er sein Interesse in den Abruzzen längst ganz anderen Gegenständen zugewandt hatte, fand sein Ausdruck ein wenig Eingang in die Literatur; in erhöhtem Maße geschah dies aber erst nach seinem Verscheiden, als das homosexuelle Problem aus verschiedenen Gründen die Öffentlichkeit viel stärker als zu seinen Lebzeiten beschäftigte. Aber auch heute, trotzdem inzwischen selbst ausländische Literaturerzeugnisse[24]) das Wort akzeptierten, kann man nicht behaupten, daß der Urning sich im Sprachschatz eingebürgert oder gar Volkstümlichkeit erlangt hat. Namentlich bei den Urningen selbst stieß er auf innere Widerstände. Viele, die mehr für Sinnesassoziationen eingestellt waren, empfanden ihn in Anlehnung an die „himmlische" Venus zu hochtrabend; anderen, den für Klangassoziationen Empfänglicheren, erschien er im Gegenteil als eine sie herabziehende Bezeichnung. Die meisten Fachschriftsteller ignorierten ihn in ihrem Vokabularium vollkommen. Einige suchten ihn allerdings noch zu übertrumpfen, wie Hessen[25]), der statt Uranier Polyhymnier vorschlägt, weil nicht Urania, sondern Polyhymnia „die Muse der irdischen Knabenliebe" gewesen sei. Jedenfalls war es auch bei Benkert mehr wirkliche Abneigung als, wie Ulrichs glaubte, Eifersucht, die ihn veranlaßte, ein neues Wort zu bilden. Heute besteht kein Zweifel, daß von den drei Bezeichnungen, die in den sechziger Jahren fast gleichzeitig aufkamen, der Ausdruck Homosexualität trotz seiner offensichtlichen Mängel sowohl über Westphals „konträre Sexualempfindung" als über Ulrichs „Uranismus" die Oberhand gewonnen hat.

Auf einige dieser Mängel soll noch kurz eingegangen werden. Mit Recht ist getadelt worden, daß das Wort, zusammengesetzt aus ὅμος (griech.) und sexus (lat.), eine Bastardbildung teils griechischer, teils lateinischer Abstammung ist. Man hat es daher zu verbessern gesucht, indem man teils an seiner ersten, teils an der zweiten Hälfte Änderungen vornahm. Edward Carpenter[26]) hat vorgeschlagen, sexus durch das griechische γενος - Geschlecht zu ersetzen. Er selbst hat dementsprechend eine seiner ausgezeichneten Schriften über den Gegenstand „Homogenic love"[27]) genannt. Im Deutschen dürfte sich diese „homogene" Zusammenstellung schon deshalb schwer einführen, weil das Wort homogen bereits in der Bedeutung von gleichartig einheitlich gebraucht wird, auch mit der von Bergfeld, dem Übersetzer Carpenters, vorgeschlagenen deutschen Endung homogenisch dürfte er kaum durchdringen, ebensowenig wie das dafür ge-

---

[24]) Z. B. Uranisme et unisexualité par M. A. Raffalovich. Paris 1896. Het uranisch gezin von Dr. L. S. A. M. von Römer. Amsterdam 1905.

[25]) Hessen, Sieben Todfeinde der Menschheit. München 1911.

[26]) Zuletzt in dem Buche Middlesex p. 39.

[27]) Carpenter, Die homogene Liebe und deren Bedeutung in der freien Gesellschaft.

setzte homoerotisch. Einige gebildete deutsche Homosexuelle pflegen statt homogen isogen im Sinne von gleichgeschlechtlich zu gebrauchen, ohne jedoch in weiteren Kreisen damit Anklang gefunden zu haben. Von anderen Modifikationen der ersten Worthälfte seien noch genannt: der von Xavier Mayne in „The intersexes" gebrauchte Ausdruck „similisexuell", das im Französischen namentlich von Raffalovich und Prätorius angewandte „unisexuell", das von Robert Hessen[28]) gebildete parisexuell, sowie vor allem homoiosexuell[29]) und homoioerotisch, davon ausgehend, daß „gleich" im Griechischen überhaupt nicht ὅμος, sondern ὅμοιος heißt. Wie sich übrigens die Worte Allopathie und allopathisch erst bildeten, nachdem die Gegensätze Homöopathie und homöopathisch entstanden waren, so kam die Bezeichnung heterosexuell, von ἕτερος anders, erst längere Zeit nach homosexuell auf. Professor Robert Sommer[30]) gebraucht dafür das Wort „allosexuell", von ἄλλος anders. Als drittes gesellte sich dann die Bisexualität, gelegentlich auch Ambisexualität[31]) genannt, hinzu, nachdem das Bedürfnis vorlag, auch für diejenigen einen analogen Namen zu finden, die sich zu beiden Geschlechtern hingezogen fühlen. Vielfach wird die erste Hälfte des Wortes homosexuell infolge seiner fehlerhaften Schreibweise überhaupt mißverstanden, viele glauben sie statt auf das griechische ὅμος oder ὅμοιος = gleich, auf lateinisch homo = der Mensch, zurückführen zu müssen. Für diese falsche Auffassung ist beispielsweise bezeichnend, daß man anläßlich der deutschen Skandalprozesse in den Jahren 1907 und 1908 „homosexuell" in italienischen Zeitungen vielfach mit „Uomo sessuale" übersetzt fand, was soviel bedeutet, wie „geschlechtlicher Mensch", und zwar, wie man mir auf Befragen erläuterte, in dem Nebensinne „eines Menschen, der ganz von dem Geschlechtsleben beherrscht würde". Daß es auch weibliche Homosexuelle gibt, schien den meisten gänzlich unbekannt zu sein. Mehr etymologisches Verständnis zeigte ein Wortspiel, mit dem ein Schriftsteller jener Tage seine eigene Stellung zu der Frage in dem Satze ausdrückte: „Homo sexualis sum, non homosexualis". Allen Mißverständnissen die Krone setzte der spanische Professor Max Bembo auf, der in seinem Werke „La mala vida en Barcelona" die Heterosexuellen im Gegensatze zu den mannliebenden Homosexuellen „Feminosexuelle" nennt.

Verhängnisvoller als der sprachliche Irrtum ist der Umstand, daß wohl unter dem Eindruck der Endung sexuell das Wort vielfach nicht im Sinne geschlechtlicher Artung oder Neigung, sondern in dem einer sexuellen Handlung erfaßt und gebraucht wird, von Laien oft sogar im Sinne einer bestimmten und zwar, wie wir später sehen werden, unter Homosexuellen verhältnismäßig nicht einmal häufigen Form der Betätigung. Dem Worte droht hier ein ähnliches Schicksal wie den Aus-

---

[28]) Loc. cit. 144 ff.

[29]) Homoiosexuell besonders in einem Aufsatz über die Schutzalterfrage im Jahrb. f. sex. Zw., Jahrg. XII. Heft 1. p. 12 ff.

[30]) In seinem Werke: „Kriminalpsychologie und strafrechtliche Psychopathologie auf naturwissenschaftlicher Grundlage".

[31]) Cf. S. Ferenczi, Über die Rolle der Homosexualität in der Pathogenese der Paranoia. In Jahrbuch für Psychoanalytische und psychopathologische Forschungen. Herausgegeben von Bleuler und Freud. III. Band, I. Hälfte. p. 119. Anm. 1. Leipzig und Wien 1911

drücken Päderast und Päderastie, die von παῖς und ἐρᾶν hergeleitet anfangs auch nur die Liebe zu Jünglingen als solche in sich begriffen, bis sie allmählich, und zwar vermutlich schon infolge der Verspottung antiker Komödienschreiber, die Bezeichnung für die ihnen etymologisch fern liegende immissio in anum geworden sind. Diese Bedeutung behielten die Wörter auch in der wissenschaftlichen Welt bei, trotzdem schon Johann Ludwig Casper 1852 in seiner Arbeit „Über Notzucht und Päderastie und deren Ermittelung seitens des Gerichtsarztes"[32]), wohl der ersten medizinischen Abhandlung über den Gegenstand, an der Hand mehrerer trefflicher Beobachtungen ausgeführt hatte, daß die Päderasten in der weitaus großen Überzahl der Fälle überhaupt nicht die ihnen im Volksglauben zugeschriebenen Akte vollführten, und daß auch die übliche Übersetzung von „Päderastie" mit Knabenliebe oder Knabenschändung nicht zutreffend sei, da fast alle teils Jünglinge, teils Männer, jedenfalls nicht unreife Knaben liebten. Diese weitverbreiteten Mißverständnisse waren schließlich auch der Grund, weshalb Ulrichs, wie er im § 2 seiner ersten Schrift „Vindex" berichtet, „zur Schaffung neuer Ausdrücke schreiten zu müssen glaubte." Sie bezogen sich wie bei Plato, dem sie entnommen waren, zunächst nur auf männliche Homosexuelle. Von weiblichen Homosexuellen schien Ulrichs anfänglich noch nichts oder wenig zu wissen. Als dann später das Ersatzwort homosexuell aufkam, übertrugen viele die Auffassung, die sie von der gleichgeschlechtlichen Betätigungsart hatten, auf das neue Wort. Selbst Homosexuelle, welche die Literatur nicht kennen und wenig Verkehr mit anderen Homosexuellen haben, können solchen Irrtümern unterliegen; sie halten sich nicht für Homosexuelle, geschweige denn für Päderasten, verachten diese sogar, weil sie denken, diese Worte beziehen sich nur auf den analen Akt, den sie selbst perhorreszieren.

Erst vor kurzem war ich in Süddeutschland Sachverständiger in einem Meineidsprozeß, in dem ich durch Klarlegung dieses Sachverhalts, dessen Richtigkeit der Mitgutachter Kriminalkommissar Dr. Kopp bestätigte, den Freispruch des Angeklagten erzielte. Es handelte sich um einen angesehenen Patrizier, der als Zeuge beschworen hatte, nicht homosexuell zu sein und auch keine unzüchtigen Handlungen mit Männern vorgenommen zu haben. Man vermutete fälschlich, daß er bestohlen sei, weil man seinen Namen im Notizbuch eines Diebes gefunden hatte, dessen Spezialität es war, an reichen Homosexuellen Eigentumsverbrechen zu begehen in der Annahme, daß diese aus Scheu, mit den Gerichten etwas zu tun zu bekommen, von

---

[32]) In der Vierteljahrsschrift für gerichtliche und öffentliche Medizin, I. Band. 1852.

Anzeigen Abstand nehmen würden. Wahrscheinlich hatte der Dieb durch einen früheren Diener des Herrn von dessen homosexuellen Neigungen erfahren. Es fügte sich nun, daß etwa ein Jahr nach der Eidesleistung ein Gärtner denselben Herrn wegen tätlicher Beleidigung anzeigte, weil er von ihm in unzüchtiger Weise berührt worden sei. Darauf leitete die Staatsanwaltschaft ein Ermittlungsverfahren ein, in dem sich ergab, daß R. objektiv falsch geschworen hatte. Die „Zärtlichkeiten", die er sowohl seinem männlichen Dienstpersonal, als zahlreichen Mitgliedern eines von ihm gegründeten Rudervereins gegenüber sich hatte zuschulden kommen lassen, stellten dies außer Zweifel. Er wurde in Haft genommen und zunächst wegen wissentlichen, dann wegen fahrlässigen Meineids angeklagt. Das von mir über den Fall erforderte Gutachten gebe ich in den Hauptstellen wieder, weil es die praktische Wichtigkeit der in Rede stehenden Begriffsunterscheidungen zeigt.

Es lautete: Der Psychiater hat im vorliegenden Falle dreierlei zu untersuchen. Erstens: bestehen sexuelle Neigungen zu Personen des eignen Geschlechts, die man als homosexuelle zu bezeichnen pflegt, ist der Angeklagte also, wie er gefragt wurde: homosexuell, oder wie er geschworen hatte: nicht homosexuell. Zweitens: ist der Angeklagte, falls er homosexuell ist, sich seines Zustandes, sowie sich der von ihm vorgenommenen Handlungen als unzüchtig bewußt gewesen. Drittens: Befand er sich bei Begehung der strafbaren Handlung in einem krankhaften Zustande der Geistestätigkeit, die seine freie Willensbestimmung im Sinne des § 51 RStrGB. ausschloß.

Zu Punkt 1 kann ich mich kurz fassen. Die dem Angeklagten nachgewiesenen Handlungen sind typisch homosexuell. Es ist zwar in keinem der von den Zeugen angegebenen Fälle zu einer ejaculatio seminis gekommen, auch keine der krasseren homosexuellen Akte, wie immissio in anum, in os oder inter femora, sind bekundet worden, dagegen zahlreiche Liebkosungen, Betastungen und Manipulationen an den Genitalien der Zeugen, wie sie schon Westphal als für die konträre Sexualempfindung bezeichnend beschrieben hat. Auch im übrigen finden sich die Erscheinungen vor, die bei der auf konstitutioneller Basis beruhenden Homosexualität vorhanden zu sein pflegen. Dem unwillkürlichen Angezogenwerden durch männliche Personen entsprach als Revers das negative Verhalten gegenüber dem Weibe. Er hat sich zwar freundschaftlich zu Frauen hingezogen gefühlt, sich sogar, wie er schreibt,. in Gesellschaft alter Damen besonders wohl gefühlt, aber nicht, weil sie ihn geschlechtlich fesselten, sondern weil er sich, unbewußt, als zu ihnen gehörig fühlte. R. hatte, wie er heute in seiner Aussage bekundete, die Absicht zu heiraten, aber, wie er charakteristisch hinzufügte, „nur ein edles Weib suchte er, das ihm seine Mutter ersetzen könne."

Noch viele andere Erscheinungen, die bei Homosexuellen häufig beobachtet werden, sind bei ihm vorliegend, Eigenschaften, die im einzelnen zwar unwesentlich, als Ganzes aber doch typisch sind. Als ich gestern seine Wohnung besichtigte, die wie die einer eleganten Lebedame eingerichtet ist — in seinen vier Salons strotzt alles von gelber und roter Seide — zeigte er mir die Stickereien, die er selbst angefertigt hatte. Mit Vorliebe zog er sich als Kind die Schleppkleider seiner Mutter an. Wie der Zeuge A. bekundete, der mit ihm die Schule besuchte, hatten ihm die Kameraden den Spitznamen „Thekla" gegeben. Besonders gewandt ist er in der Kochkunst. Als einmal bei einer Gesellschaft, die seine Mutter gab, die Köchin ausblieb, bereitete er alle Speisen selbst. Seine Hauptinteressen sind Blumen und Vögel, seine Hauptliebhabereien Schmucksachen und Süßigkeiten. Auf der anderen Seite besteht eine ausgesprochene Abneigung gegen männliche Beschäftigungen und Interessen. Er liest keine Zeitungen, verfolgt nicht die Politik, verabscheut die Jagd. Er gehört zwar mehreren Sportsvereinen an, aber nur solchen, die ihm die Gesellschaft jugendlich männlicher Personen vermitteln. Endlich liegen deutliche Anzeichen jener neuropathischen Konstitution vor, auf deren Grundlage die Homosexualität oft erwächst. Er ist das einzige Kind aus der zweiten Ehe seines Vaters, drei Brüder aus der ersten Ehe starben ziemlich jung. Beide Eltern waren bei seiner Geburt über 40 Jahre alt. Sie sollen recht nervös gewesen sein. Als Kind litt er oft an Kopfweh, weinte viel, war sehr schreckhaft und ängstlich, so daß er noch mit 20 Jahren im Zimmer seiner Mutter schlief. Ich habe die Briefe gelesen, die ihm seine Eltern schrieben, als er bereits in England in Stellung war. Sie sind nicht wie Briefe an einen Erwachsenen, sondern wie an ein verzärteltes Sorgenkind. Einer seiner Lehrer bekundete heute, daß er in der Schule „zimperlich und mimosenhaft" gewesen sei. Er lernte schwer. Gut war er nur in Zeichnen und Religion. Die nervösen Beschwerden nahmen mit den Jahren zu. Er litt an Schlaflosigkeit, Beklemmung, häufiger Schwermut, besonders, wie einer seiner Ärzte mitteilt, an nervösem Asthma. Es bestand ein starker Stimmungswechsel. Er war überempfindlich, sehr exaltiert und exzentrisch. Nach dem Tode seiner 73 jährigen Mutter ging er nicht nur zwei Jahre lang täglich zweimal zum Friedhofe, sondern ließ sich auch schwarzseidene Trauerwäsche anfertigen. Seine Wohnung, von deren extravaganter Einrichtung ich schon berichtete, beleuchtete er in dieser Zeit mit 120 Kerzen. Alles das brachte ihn in den Ruf eines wunderlichen Heiligen. In England nannte man ihn ein „Enigma". In Deutschland meinten die Nachbarn, er hätte den „englischen Spleen". Objektiv ist bei dem Angeklagten eine gesteigerte Reflexerregbarkeit, namentlich der Gefäßnerven, nachweisbar.

Es frägt sich zunächst, ob auf Grund dieser Beschaffenheit des Angeklagten anzunehmen ist, daß er wußte, was der ihn befragende Untersuchungsrichter unter Homosexualität sowie unter unzüchtigen Handlungen verstand. Das Wort Homosexualität kommt zum ersten Male im Jahre 1869 in einer Denkschrift an den preußischen Justizminister Leonhard vor. Wie die ungefähr aus derselben Zeit stammende Bezeichnung Westphals „Konträre Sexualempfindung" meinte es nur die sich auf dasselbe Geschlecht beziehende Gefühls*richtung* und wurde in diesem Sinne auch meist bis heute in der Fachwissenschaft verwendet. Im großen Publikum wird dies Wort allerdings vielfach falsch aufgefaßt. Es werden bestimmte Handlungen darunter verstanden. Es geht dem Ausdruck ähnlich wie dem Worte Päderastie, das auch ursprünglich nur Jünglingsliebe bedeutete, nachher aber fast allgemein für gewisse sexuelle Betätigungsarten verwandt wurde.

Unzweifelhaft ist ferner, daß es Fälle *unbewußter* Homosexualität gibt; zum Beweise will ich nur anführen, daß ich häufig von Personen aufgesucht wurde mit dem Ersuchen, ein Urteil abzugeben, ob sie homosexuell seien, sie wüßten es selbst nicht genau, ferner, daß eine Reihe von wissenschaftlichen Untersuchungen existieren, in denen genau die subtile Frage behandelt wird, ob jemand homosexuell war. Ich lege als Beispiel hierfür die Studie von Bertz über Walt Whitmann vor. Die Diagnose der Homosexualität ist aber durchaus nicht leicht. Es kommt vor, daß sich jemand für homosexuell hält, ohne es zu sein, es kommt aber noch häufiger vor, daß jemand sich für nicht homosexuell ansieht und es dennoch ist. Es gibt Fälle, in denen die ganze Umgebung jemanden für homosexuell hält, nur er selbst nicht. Die Betreffenden suchen nämlich oft unwillkürlich ihre subjektiven Empfindungen zu objektivieren, ihre Instinkte und Gefühle, die das primäre sind, mit Verstandsgründen zu motivieren. So führte der Angeklagte seine Abneigung gegen das Weib einerseits auf angebliche objektive Mängel der Frauen zurück, andrerseits auf seine besondere Sittsamkeit. Wegen seiner höflichen Zurückhaltung gegenüber den Frauen galt er als ein „vollendeter Kavalier“, den man, wie wir von einem Zeugen hörten, in England sogar als einen „Lady's man“ bezeichnete. Seine Zuneigung zum Manne erklärte er als Freundschafts- und Anlehnungsbedürfnis. Manche der vorgenommenen Handlungen, wie das Schlafen im Bette der Diener führte er auf den Wunsch sich zu „erwärmen“ zurück, oder auf die bei ihm trotz aller Mühe noch nicht verschwundene Neigung zu Jugendverirrungen. Es sei ihm dies als „harmlos“, als „gar nichts Besonderes“ erschienen.

Die Erfahrung zeigt, daß sich eine Selbsterkenntnis selbst bei gebildeten Homosexuellen oft erst in der Mitte der Zwanziger einstellt, häufig erst nach aufklärender Lektüre, oder im Anschluß an aufsehenerregende Zeitereignisse. Bei unintelligenten Menschen tritt ein deutliches Bewußtsein ihrer Eigenart später, bei manchen sogar nie ein. Es hängt das teilweise auch von der Stärke und dem Betätigungsdrang des sexuellen Triebes ab, die in vorliegendem Falle nicht groß gewesen zu sein scheinen. Auffallend ist, wenn auch keineswegs ausschlaggebend, daß der Angeklagte keinem der zahlreichen Ärzte, die er wegen seiner nervösen Beschwerden konsultierte, trotzdem sie, wie er wußte, an das Berufsgeheimnis gebunden waren, etwas von seiner Homosexualität anvertraute. Schwieriger wie hinsichtlich der geleugneten Homosexualität ist die Entscheidung, ob sich der Angeklagte auch über den Begriff der Unzüchtigkeit bei seinem Eide unklar war. Immerhin handelt es sich hier um einen abstrakten Begriff, und zwar um einen schwankenden, wie beispielsweise die reichsgerichtlichen Entscheidungen erweisen, die den Begriff der Unzüchtigkeit ziemlich oft verändert und erweitert haben. Wäre der Angeklagte nach einer konkreten Handlung gefragt worden, etwa so: Haben Sie Ihre Diener oder andere junge Männer an den Geschlechtsteilen berührt, so hätte er nicht verneinend antworten dürfen. Bei der abstrakten Fragestellung ist jedoch zu bedenken, daß R. aus seiner Triebrichtung heraus die Handlungen, zu denen es ihn instinktiv drängte, anders auffaßte als ein Heterosexueller. Bereits Krafft-Ebing wies in der Schrift „Der Konträrsexuelle vor dem Strafrichter“ darauf hin, daß dem Homosexuellen Gegenvorstellungen fehlen, die dem Normalsexuellen eine Handlung als unzüchtig erscheinen lassen. Der Angeklagte selbst gibt nun an, daß, als der Richter ihn nach unzüchtigen Handlungen fragte, er nur an solche unzüchtige Handlungen dachte, die das Gericht angingen, also an strafbare. Gleichwohl wird man der Meinung sein, daß ein ruhig abwägender und überlegender Mensch auf die Frage nach unzüchtigen Handlungen, an die ihm hier heute so zahlreich bewiesenen hätte denken müssen, auch wenn sie ihm objektiv nicht als unzüchtig erschienen. Ein so ruhig abwägender Mensch war aber der Angeklagte im Moment der Eidesleistung nicht . . . Und damit komme ich zu der letzten Frage, zur Frage der Geistesbeschaffenheit und freien Willensbestimmung während der inkriminierten Handlung. Der Angeklagte war, als er den in Haft befindlichen Verbrechern gegenübergestellt wurde, auf die Frage nach seiner Homosexualität nicht vorbereitet. Sie traf ihn völlig überraschend. Er schrieb mir aus dem Gefängnis: „Ich war in dem Moment, als die Frage plötzlich an mich gerichtet wurde, wie vom Schlage gerührt, ich konnte für einige Sekunden kein Glied rühren, mein Geist war wie gelähmt.“ Wir hörten nun zwar heute von dem Untersuchungsrichter, er sei bei Beantwortung der vorgelegten Frage völlig ruhig gewesen. Es ist aber sehr gut möglich, daß diese äußerliche Ruhe und scheinbare Beherrschtheit mit einer heftigen inneren Erregung zusammenfiel. Jedenfalls halte ich es nach dem eingehenden Studium des Angeklagten und ähnlicher Fälle für wohl möglich, daß diese Fragen den verängstigten neuropathischen Menschen momentan so verwirrten, daß er einer völlig deutlichen Erfassung der abstrakten Begriffe nicht fähig war. Daher meine ich, daß die Frage, ob der Angeklagte zur Zeit der Straftat im Besitz seiner freien Willensbestimmung war, nicht mit der vom Reichsgericht erforderten Sicherheit bejaht werden kann.

Der Gerichtshof schloß sich diesem Gutachten an und sprach den Angeklagten frei.

Immerhin ist es befremdlich, daß es heute noch gebildete Menschen wie diesen Angeklagten gibt, denen der Begriff der Homosexualität so fremd geblieben ist, nachdem er jahrelang so lebhaft erörtert worden ist; es erscheint weniger seltsam, wenn man gelegentlich auch auf Richter stößt, die den Ausdruck völlig mißverständlich gebrauchen. So war ich noch 1911 bei einem Prozeß in Berlin als Sachverständiger zugezogen, in dem gegen einen völlig normalsexuellen Zuhälter wegen räuberischer Erpressung verhandelt wurde. Er hatte einen durchreisenden homosexuellen Russen am Bahnhof Friedrichstraße angelockt und ausgeraubt. Bei der Urteilsverkündung sagte der Vorsitzende: diese homosexuellen Erpresser — nicht etwa diese Erpresser Homosexueller — können nicht schwer genug bestraft werden. Ist das Wort in ähnlicher Weise auch vielfach falschen Interpretationen ausgesetzt, so hat doch allein schon seine intensive internationale Anwendung anläßlich sensationeller Vorkommnisse genügt, es so fest einzuführen, daß kaum noch die Möglichkeit besteht, es durch ein besseres zu ersetzen. Man wird sich schon zufrieden geben müssen, wenn es gelingen sollte, seine fehlerhafte Auslegung zu eliminieren.

Fast aussichtslos erschienen bisher analoge Bemühungen bei dem nun bereits seit vielen Jahrhunderten ebenso unbegründet in Mißkredit geratenen Worte P ä d e r a s t i e. Es hat nicht an Versuchen gefehlt, es in seiner eigentlichen Bedeutung zu restaurieren und seines üblen Beigeschmacks zu entkleiden.

Namentlich hat K a r s c h sich Mühe gegeben, es wieder zu Ehren zu bringen. In dem Artikel „Uranismus oder Päderastie und Tribadie bei den Naturvölkern“ [33]) gibt er folgende Abgrenzung der Begriffe Päderastie und Tribadie: „. . . jede Erregung geschlechtlicher Natur, in welche ein männliches Wesen durch ein anderes männliches Wesen seiner Art versetzt wird, fällt unter den Begriff Päderastie; jede Aufwallung der Geschlechtstätigkeit, in welche ein weibliches Wesen durch ein anderes weibliches Wesen seiner Art gerät, fällt unter den Begriff Tribadie.“ F r i e d l ä n d e r hat neuerdings in seiner „Renaissance des Eros Uranios“ vorgeschlagen, die Menschen in Päderasten, Gynäkerasten und Ambierasten einzuteilen, entsprechend der Dreiteilung in Homosexuelle, Heterosexuelle und Bisexuelle, fügt dem allerdings hinzu: „. . . Freilich würde das wieder bei der Klassifizierung der Weiber hapern. Wenn man für solche, welche sowohl Weiber, als auch Jünglinge zu lieben imstande sind, einen Kunstausdruck nicht entbehren zu können glaubt, so

[33]) Jahrbuch f. sexuelle Zwischenstufen. Jahrg. III, pag. 72.

könnte man sie auch „Biamanten" nennen, da sie in zwiefacher Richtung lieben."

Würden die Homosexuellen sich selbst wieder Päderasten nennen, was freilich bei ihrer Eigenart kaum zu erwarten steht, so würden sie damit einen Vorgang wiederholen, der in der Geschichte der Sprache nicht vereinzelt dasteht, denn es ist mehr als einmal vorgekommen, daß ursprüngliche Ehrennamen zu Scheltnamen, Schimpfnamen, dann aber auch wieder zu Ehrennamen wurden. In gewisser Beziehung hat sich übrigens der Charakter des Wortes Päderastie neuerdings schon wieder etwas zu seinen Gunsten verändert. So bedienen sich die Polizeibehörden der Ausdrücke „Päderastenliste", „Päderasten-patrouille" in genauer Kenntnis, daß bei den von ihr nach alter Gewohnheit als Päderasten bezeichneten Personen keineswegs immissio in anum die gewöhnliche Betätigungform ist; man kann fast sagen, sie gebrauchen das Wort Päderast eigentlich ganz im Sinne der Karschschen Definition als Bezeichnung für ein männliches Wesen, das durch ein anderes männliches, gleichviel auf welche Weise, in sexuelle Erregung versetzt wird.

Wir wollen hier bei der Besprechung des klassischen Ausdrucks Päderastie noch etwas näher auf die antike Nomenklatur gleichgeschlechtlicher Verhältnisse eingehen; bietet diese Terminologie doch in mehr als einer Hinsicht bemerkenswerte Einblicke in das Wesen der uns beschäftigenden Erscheinung.

Ursprünglich scheinen für homosexuelle Beziehungen keine anderen Ausdrücke als für heterosexuelle im Gebrauch gewesen zu sein. So findet sich in einer der ältesten griechischen Inschriften, der aus dem VII. Jahrhundert vor Chr. stammenden Felsinschrift der von Sparta aus kolonisierten Insel Thera für das Eingehen mannmännlicher Bündnisse, das später ungebräuchliche *οἴφω*, das mit *„ὀπυίω"* ehelichen zusammenhängt und futuere bedeutet. Später wandte man durch Komposition neugebildete Ausdrücke an: wie *ἀῤῥενομιξία*, *ἀῤῥενοκοίτης*, *ἀῤῥενοκοιτέω* (*ἄῤῥην* männlich, *μίγνυμαι* sich mischen, *κοίτη* das Bett), sowie *παιδεραστία* und *παιδεραστής* zusammengesetzt aus *παῖς* (Stamm *παιδ-*) und dem Stamm *ἐρα-* (*ἐράω*). Letzterer bezeichnet die sexuelle Liebe. Das Alter des *παῖς* zeigt das folgende Gedicht der Anthol. Pal. (XII. 4)

Ἀκμῇ δωδεκέτους ἐπιτέρπομαι· ἔστι δὲ τούτου
χὠ τρισκαιδεκέτης πουλὺ ποθεινότερος·
χὠ τὰ δὶς ἑπτὰ νέμων, γλυκερώτερον ἄνθος Ἐρώτων·
τερπνότερος δ' ὁ τρίτης πεντάδος ἀρχόμενος·
ἑξεπικαιδέκατον δὲ θεῶν ἔτος· ἑβδόματον δὲ
καὶ δέκατον ζητεῖν οὐκ ἐμὸν ἀλλὰ Διός.
Εἰ δ'ἐπὶ πρεσβυτέρους τις ἔχει πόθον, οὐκέτι παίζει,
ἀλλ' ἤδη ζητεῖ „τὸν δ'ἀπαμειβόμενος".

Zwar ergötz ich mich gern an des zwölfjährigen Schönheit;
Aber im dreizehnten Lenz lieblicher ist da der Knab!
Süßer dünkt mich die Blüte der Lieb' im vierzehnten Jahre;
Wenn das fünfzehnte Jahr eben der Knabe begann,
Ist er reizender noch. Das sechzehnte ist das der Götter.
Aber das siebzehnte Jahr? Zeus gebührt es, nicht mir.
Hast du auf ältere Lust? Jetzt ist es kein kindliches Spiel mehr
Und der Junge begehrt schon: „wie du mir, so ich dir".

Plato sagt im Gastmahl (181 D): *οὐ γὰρ ἐρῶσι παίδων, ἀλλ ἐπειδὰν ἤδη ἄρχωνται νοῦ ἴσχειν. τοῦτο δὲ πλησιάζει τῷ γενειάσκειν.* denn sie (sc. die Päderasten) lieben keine Knaben, sondern solche, die schon anfangen, Charakter zu haben; das geschieht aber etwa um die Zeit, wo sie Bart bekommen. Chaussard[35]) unterscheidet: Pais bis zu vierzehn Jahren, Mellephebos mit 15 Jahren, Ephebos mit 16 Jahren und Exephebos mit 17 Jahren. Nach anderen Quellen wurde in Athen der Pais mit 18 Jahren Ephebos, doch geht aus dem vielfältigen Gebrauche des Wortes Paiderastie hervor, daß die Bezeichnung Pais nicht selten noch weit über dieses Alter hinaus Anwendung fand.

Auch das lateinische puer ist mit Knabe in der jetzigen Bedeutung nicht entsprechend übersetzt. Die geliebten pueri bei Tibull und Martial haben oft selbst schon eine Geliebte. Martial gibt das Alter eines puer mit 20 Jahren an. Auch Vergil nennt bei den sicilischen Spielen (Aen. V., 548) die bereits reisige und waffenfähige Troërjugend puerile agmen.

Wenn daher Päderastie im Deutschen oft mit „Knabenliebe" wiedergegeben wird, so muß man sich gegenwärtig halten, daß Knabe hier, ähnlich wie seine Nebenform Knappe, in der früheren Auffassung im Sinne eines jüngeren, aber doch völlig erwachsenen Mannes angewandt wird, so wie Luther[36]) den Ausdruck vielfach gebraucht und auch noch Goethe in der Braut von Korinth sagt: „Bleibe schönes Mädchen, ruft der Knabe" oder im Haideröslein: „Sah' ein Knab' ein Röslein steh'n" und an vielen anderen Stellen.

Im Dreißigjährigen Krieg und noch lange nachher findet sich übrigens im deutschen Sprachgebrauch für homosexuellen Verkehr auch das Zeitwort „buben".

Der geliebte Knabe hieß *ἐρώμενος* (der geliebte) oder *παιδικά* (plural neutrius generis von *παιδικός*). Gewöhnlich ist der *ἐραστής* älter als der *ἐρώμεος*, doch finden sich auch Liebesverhältnisse unter gleichaltrigen. So das des Kritobulos zu Kleinias, von denen Xenophon erzählt, sie seien gleichaltrig und Mitschüler gewesen. Xen. Gastmahl IV, 23: *Οὐχ ὁρᾷς,* sagt Sokrates, *ὅτι τούτῳ μὲν παφὰ τὰ ὦτα ἄρτι ἴουλος καθέρπει, Κλεινίᾳ δὲ πρὸς τὸ ὄπισθεν ἤδη ἀναβαίνει; οὗτος οὖν συμφοιτῶν εἰς ταὐτὰ διδασκαλεῖα ἐκείνῳ τότε ἰσχυρῶς πφοσεκαύθη.* Siehst du denn nicht, daß diesem (dem Kritobulos) bei den Ohren schon der Flaum herabkriecht, dem Kleinias aber er vom Kinn zu den Ohren hinaufsteigt? Der nun (Kritobulos) entbrannte damals schon, als er mit jenem zusammen in die Schule ging, heftig für ihn.

In Sparta hieß der Liebhaber *εἰςπνήλας,* der geliebte *ἀΐτας. Εἰςπνήλας* kommt von *εἰςπνέω* einhauchen. Die alten Lexika berichten, dies Wort habe bei den Spartanern die Bedeutung von *ἐράω* gehabt. Bethe meint nun, an die Inschriften in Thera erinnernd, das „einhauchen" — natürlich der *ἀρετή* — sei nach dorischer Anschauung eben durch den geschlechtlichen Akt, das *οἴφειν* erfolgt; es wäre also *εἰςπνεῖν* mit *οἴφειν* etwa synonym. Dieser Schluß ist unwahrscheinlich, zum mindesten kühn. Wahrscheinlich ist, daß *εἰςπνεῖν* hier etwa soviel wie lehren bedeutet, *εἰςπνεῖν* sc. *ἀρετήν* = Tugend einflößen. Diese Anschauung wird erhärtet durch die Bezeichnung des Geliebten mit *ἀΐτας* von *ἀΐω* hören (nicht, wie die Alten meinten, von *ἄημι* wehen), das hier dann etwa die Bedeutung „lernen" hätte (vergl. *ἐπαΐω* etwas verstehen, *ἀκούειν* einem Redner oder Lehrer zuhören, *ἀκούειν ἐκ βίβλῳ* lernen, *ἀκουστής* der Zuhörer, *ἀκουσματικός* der Schüler); dann wäre das Liebesverhältnis in Sparta nach seiner pädagogischen Bedeutung genannt; in Kreta dagegen nach seiner militärischen; dort heißt der Liebhaber *παραστάτης* der Nebenmann, der Geliebte, *κλῃνός* = der Ausgezeichnete. Daß das Verhältnis tatsächlich ein sexuelles

---

[35]) Chaussard, Fêtes et courtisanes de la Grèce. Supplément aux voyages d'Anacharsis et d'Antenor. Quatrième édition. Tome troisième. Paris 1821.

[36]) 1. Mos. 18, 7; 22, 3; Richter 7, 11; 9, 54; 19, 3; 1. Sam. 9,3; 14, 1; 16, 17; 2. Sam. 13, 28; 1. Röm. 20, 14—19; Ev. Luc. 7,7 u. a.

war, geht aus mancherlei später zu Erörterndem hervor; hier sei noch einmal an die Inschrift in Thera erinnert, die insofern beweisend für Sparta ist, als Thera von Sparta aus kolonisiert war, also spartanische Sitten übernommen hatte. Das hier benutzte Verbum *οἴφω* hängt mit *ὀπυίω* ehelichen zusammen; es braucht also *οἴφω* hier so wenig einen obszönen Sinn zu haben wie es *ὀπυίω* hatte; das eingegangene Freundschaftsverhältnis wird eben aufgefaßt als eine Art Ehe. Dazu stimmt der dorische, für Kreta und wohl auch für Korinth bezeugte, Brauch, den geliebten Knaben zu rauben — meist ist es ein Scheinraub — ganz ähnlich der uralten Form der Eheschließung durch Brautraub. Verboten war der sexuelle Verkehr unter Freunden nicht, sondern nur die *πορνεία*, das sich um Geld zur Unzucht Hergeben; das durfte ein anständiger junger Mann ebensowenig wie ein Mädchen. In diesem Sinne stand dem Päderasten der *κίναιδος* gegenüber.

Dies Wort ist etymologisch nicht erklärt; die antiken Erklärungen sind folgende: *κίναιδος* = (*ἀσελγής*) *μαλακός* (lüstern weichlich); *μαλακοι* oder *μαλθακοί* hießen die Kinäden vielfach; man würde es wohl am besten mit unserm „warm" wiedergeben. Andere Deutungen sind *κίναιδος* = *κενὸς αἰδοῦς* (schamlos) = *κινῶν τὴν αἰδῶ* (*αἰδώς* = *αἰδοῖα* [Il. II 262]). Hier bedeutet *αἰδώς* offenbar den Hinteren. So nennt sich der Kinäde bei Petron 23, 3 clune agili: mit rührigem Hintern; vergl. carm. Priap. 83 puer . . ., qui verset mobilem natem: der den beweglichen Hintern hin und her wendet. Sollte *αἰδώς* hier die gewöhnlichere Bedeutung = *αἰδοῖα* Geschlechtsteile haben, so würde *κίναιδος* erklärt als der, welcher eines andern Geschlechtsteile erregt (vergl. Petron 23, 5 außer inguina mea diu multumque frusca moluit lange und viel mahlte er über meinen Geschlechtsteilen). Weitere Erklärungen sind = *κινῶν τὴν ἡδονήν* Wollusterreger, ferner = *ὁ κινῶν ἑαυτῷ αἰδῶ καὶ αἰσχύνην* der sich Schimpf und Schande erregt. Auch mit *κνίζειν* jucken (*κνίδη* Brennessel) hat man den Kinäden zusammengebracht. Vermutlich aber dürften alle diese Etymologien unrichtig sein und ein Fremdwort vorliegen, das aus dem Orientalischen stammt, in deren Kulten die männlichen Prostituierten, beispielsweise die *γάλλοι* der Kybele am Ida damals eine große Rolle spielten. Die Griechen und Römer verstanden also unter den Kinäden einen erwachsenen femininen Mann, der sich zur Unzucht um Geld hergibt (*ὅ τε ποιῶν καὶ ὁ πάσχων*, also aktiv wie passiv). Sein weibischer Habitus, der ihm das Beiwort *μαλακός* (mollis) einbringt, wird beschrieben bei Phädrus V, 1:

„Von Salbe triefend und mit flutendem Gewande
Kommt er (Menander), gezierten, schlaffen Schrittes. Und sobald
Ihn der Tyrann erblickt ganz hinten in dem Zuge,
Ruft er: Wer ist dort der Kinäde, der es wagt,
Mir vor das Angesicht zu kommen?" usw.

Das Treiben der Kinäden schildern u. a. Petron 29 und Juv. sat. IX. Dem Straßenleben des alten Rom gab der Kinäde die gleiche Note wie modernen Weltstädten. Die römischen Schriftsteller nennen sie auch spintrii (was von sphincter der Afterschließmuskel herkommen soll) oder sellarii (sella = Sessel). Wegen ihrer Vorliebe für üppiges Kopfhaar hießen sie capillati, weil sie sich den übrigen Körper gern enthaarten, aber auch depilati.

Die große Rolle, welche die Homosexualität in der griechischen Literatur spielte, vor allem aber die fast einzig dastehende Tatsache ihrer sozialen Fruktifizierung in Hellas waren mehr als ihre absolute Verbreitung — von der es noch keineswegs erwiesen ist, ob sie wirklich so viel größer war als an anderen Orten und zu anderen Zeiten — der Grund, weshalb die gleichgeschlechtliche Liebe bis in die Gegenwart ungemein häufig als hellenische und griechische Liebe bezeichnet wurde. Schon Cornelius Nepos sagt in der Lebensbeschreibung des Alcibiades, daß dieser in seiner Jugend viel amore Graecorum begehrt wurde. Und noch in demselben Sinne nannte Napoleon I. in Warschau Alexander I. „den schönsten und schlauesten Griechen", als er von der leidenschaftlichen Liebe des russischen Herrschers zu einem jungen französischen Offizier erfuhr. Sexuelle Besonderheiten nach fremden Orten und Ländern zu benennen, ist eine alte Gewohnheit, die sich in der Neuzeit ebenso findet wie im Mittelalter und Altertum, wie es scheint, eine Art Malice, mit der ein Volk gern ein anderes traktiert, ein Brauch übrigens, der mehr durch zufällige Vorkommnisse als durch ein nachgewiesenermaßen stärkeres Vorkommen bedingt zu sein pflegt. Es erstreckt sich diese Sitte, oder richtiger Unsitte, nicht etwa nur auf die Homosexualität, es genügt — um nur ein beliebiges Beispiel herauszugreifen — zu erinnern, daß bestimmte Formen sexueller Betätigung mit Vorliebe als französisch, andere oft als amerikanisch bezeichnet werden. Wir haben kein Recht, uns über den Ausdruck vice allemand zu erregen, solange die in Deutschland in der gleichen Weise wie in Frankreich verbreitete orale Sexualbetätigung (cunnilinctio und penilincto) im heterosexuellen wie im homosexuellen Verkehr fast allgemein als „französische Art" bezeichnet wird.

Die Griechen nannten diese Verkehrsweise die phönizische (*φοινικίζειν*). Was den gleichgeschlechtlichen Verkehr selbst anlangt, so sprachen die Athener von *λακωνίζειν* und *κρητίζειν*, um anzudeuten, daß dieser in Lacedämon und Kreta besonders beliebt sei. Nach Hesephius bedeutete auch *χαλκιδίζειν* soviel wie pedizieren, da bei den Bewohnern der Stadt Chalkis auf Euböa „die männliche Venus weit verbreitet war"; ähnlich wurde *σιφνιάζειν*, abgeleitet von der Insel Siphnos im Ägäischen Meere, gebraucht und nach Suidas auch *φικιδάζειν* nach dem Namen einer uns unbekannten Stadt. Genau so findet sich im Mittelalter das Verbum „florenzen" — so im Züricher Rat- und Richtbuch vom Jahre 1422 — davon ausgehend, daß Florenz ein Hauptsitz homosexueller Betätigung sei, während die Florentiner wiederum in diesem Sinne von „neapolitanischer Liebe" sprachen. Auch der ebenfalls im Mittelalter für homosexuelle Betätigung gebräuchliche Ausdruck „wälsche Hochzeit halten" — in einem Klageliede aus dem Jahre 1546 heißt es: „der wälschen Hochzeit grausam Schand" — gehört in das Gebiet dieser hämischen Bezeichnungen der Homosexualität. Ebenso die im Mittelalter weit verbreitete Bezeichnung mal d'orient, orientalisches Laster, die, wie wir in dem Kapitel über Verbreitung der Homosexualität sehen werden, genau so wie die anderen örtlichen Spezialnamen einer eigentlichen Berechtigung entbehrte. Der Gleichklang von os, oris mit Orient verleitete mittelalterliche Satiriker zu dem Scherz, den coitus oralis als „Reise nach dem Orient" zu bezeichnen. Noch heute sagen die Balkanvölker, besonders die Rumänen, von jemandem, den sie als homosexuell charakterisieren wollen, er ist ein Türke.

Die Orientalen aber machten die Perser und diese wiederum die Bewohner der Provinz Chorosan für die Homosexualität verantwortlich.[37]) Denn genau so wie in Europa sehen wir in Asien die fast kindliche Gewohnheit, daß ein Volk immer einem anderen die Schuld an der Homosexualität beimißt. Selbst die Japaner behaupten, wie Iwaya[38]) mitteilt, daß die Jünglingsliebe bei ihnen von China aus und zwar mit dem Buddhismus eingeschleppt sei. Und in dasselbe Gebiet der Völkerpsychologie gehört es, wenn Bälz die angebliche Tatsache, daß das „unnatürliche Laster" im nördlichen China weiter verbreitet sei als im südlichen, darauf zurückführt, „daß in den Adern der Südchinesen mehr malaiisches Blut rollt". Die Südamerikaner, besonders die Argentinier nennen die Homosexuellen: Brasilianer (Brasileros) und in Nordamerika schiebt man bald den Chinesen, bald den Italienern, bald irgend einem andern Volksstamm die Einführung gleichgeschlechtlicher Praktiken zu.

Höchstwahrscheinlich gehört auch der bei Herodot ausführlich besprochene Ausdruck Scythenkrankheit für effeminierte Männer zu den Benennungen einer allgemeinen Erscheinung nach einem Volke, bei dem der Urheber des Wortes sie zuerst oder stärker als anderswo, bemerkte. Dasselbe ist zu sagen, wenn im Talmud[39]) die Tribadie als „Tun Ägyptens" bezeichnet wird.

Sogar bei den Naturvölkern ist der heuchlerische Brauch nachweisbar, eine im eigenen Lande genau so wie im fremden verbreitete Neigung nach diesem zu benennen. So bezeichnen die Fidji-Insulaner Homosexualität als „Treiben des weißen Mannes" mit derselben Überhebung, mit der sie in den Chroniken des europäischen Mittelalters als diejenige Sünde bezeichnet wird, die wohl unter Heiden vorkommt, unter Christen aber nicht einmal mit Namen genannt werden kann. „Peccatum illud horribile inter Christianos non nominandum."

Im übrigen warf das mittelalterliche Christentum die Begriffe Heidentum, Ketzerei und Homosexualität beständig zusammen, so spricht das Landbuch[40]) von Uri in der Schweiz im § 32 von Ketzerei, „sei es in Glaubenssachen oder fleischlichen Sünden", und das französische Wort Hérétique bedeutete bald einen Ketzer, bald einen Homosexuellen. Auch als Bulgaren sollen ursprünglich nur die Mitglieder einer ketzerischen religiösen Sekte bezeichnet worden sein, die aus Bulgarien stammten. Später aber wurde der Ausdruck Bulgaren, französisch bougres, englisch bugger — noch jetzt heißt im englischen Gesetz die Päderastie „buggery" — einer der gebräuchlichsten Namen für Homosexuelle.

---

[37]) Vgl. v. Kremer, Kulturgeschichte des Orients II, pag. 129 f. und Bloch, I. Band dieses Handbuchs, pag. 800.

[38]) Iwaya, l. c. (IV. 266.)

[39]) Cf. Preuß, Prostitution und sexuelle Perversitäten nach Bibel und Talmud. Monatshefte für praktische Dermatologie. 43. Bd. 1906.

[40]) Zit. nach Michaelis, Homosexualität in Sitte und Recht 1907. Berlin. p. 55.

An den Höfen Ludwigs XIII. und XIV. wurden die Bougres häufiger Bardaches genannt, nach dem spanischen bardaxa (italienisch bardascia), das eine Ummodelung des arabischen bardag, Sklave, Lustknabe sein soll. Bevor die Franzosen die Homosexualität als „deutsches" Laster bezeichneten, nannten sie es ein italienisches. Als man Ludwig XIV. die Gelüste und Maskeraden seines Bruders Orléans, seines Sohnes Vermandois, des Kardinals Bouillon, des Prinzen Conti und anderer Herren der Hofgesellschaft hinterbrachte, rief er aus: „La France devenue italienne!" Der in Frankreich seit einigen Jahren wieder viel angewandte Ausdruck „vice allemand" ist nicht, wie meist angenommen wurde, neueren Datums, sondern findet sich bereits in französischen Schriften im letzten Drittel des 18. Jahrhunderts, beispielsweise bei Mirabeau[40a]). Der Ausdruck scheint zur Zeit Friedrichs des Großen aufgekommen zu sein, vor allem durch die Schuld Voltaires, und war zugleich eine Revanche dafür, daß die Deutschen die Syphilis als Franzosenkrankheit — morbus gallicus — bezeichneten. Dagegen scheint das in Italien als Synonym für homosexuell gebrauchte Wort „Berlinese" erst durch die großen deutschen Sensationsprozesse unserer Zeit aufgekommen zu sein. Im krassen Gegensatz zu dem später üblichen vice allemand stand ein spanischer Spruch, der zur Zeit Heinrichs III. von Frankreich während der Herrschaft der Mignons durch die Länder ging:

„En España, los caballeros; en Francia, los grandes;
En Alemania, pocos; en Italia, todos."
(„In Spanien, die Ritter; in Frankreich, die Großen;
In Deutschland, wenige; in Italien, alle.")

Ein Analogon zu dem vice allemand stellt die Bezeichnung „german custom" dar, womit die auf englischen colleges, namentlich außerhalb Großbritanniens (beispielsweise in Japan) lebenden Schüler homosexuellen Verkehr meinen.

Unter den mit der Nomenklatur der Homosexualität verknüpften Plätzen verdienen endlich noch zwei, die örtlich nicht so weit wie kulturell voneinander getrennt sind, erwähnt zu werden: Lesbos und Sodom.

Wie die Griechen die mannmännliche Geschlechtsbetätigung nach der Insel Kreta vielfach *κρητίζειν* nannten, so bezeichneten sie die analogen Beziehungen der Frauen nach der Insel Lesbos als *λεσβίζειν*. Namentlich die Römer sahen in der auf Lesbos lebenden Dichterin Sappho die Begründerin der Tribadie, während umgekehrt wiederum die späteren Griechen der Römerin Philaenis die gleiche Rolle zuerteilten, jener von der Martial (VII. 67) berichtet, daß „sie von wilderer Lust als Männer entflammt elf Mädchen an einem Tage umschlang". Die Benennungen lesbische Liebe, amor lesbicus, Lesbismus, Lesbierin, haben sich bis in unsere Tage erhalten, wenngleich in etwas verschiedenem Sinne angewandt. Häufig

---

[40a]) Mirabeau, Ma conversion par M. D. R. C. D. M. F. (= Monsieur De Riquetti Comte De Mirabeau Fils) London, 1783: „Alors je me retourne, et je lui présente bien humblement ce que Berlin révère, et que l'Italien encense."

wird unter lesbischer Liebe die weibliche Homosexualität ganz im allgemeinen verstanden — beispielsweise von Dr. Philos[41]) in der Schrift „Die lesbische Liebe“ —; andere wie Rohleder[42]) sehen in der „lesbischen oder sapphischen Liebe“ nur eine besondere Betätigungsform der homosexuellen Frauenliebe, charakterisiert durch den lambitus der Genitalien, eine dritte Gruppe endlich unterscheidet sogar Lesbierinnen als von Geburt an veranlagte Frauenfreundinnen und Sapphos, die sich nur faute de mieux gleichgeschlechtlich betätigen. Etymologisch oder gar historisch begründet sind diese feineren terminologischen Unterscheidungen nicht, es handelt sich vielmehr dabei lediglich um willkürliche Nomenklaturen.

Auch die Bezeichnung Sodomie oder Sodomiterei, die von der einen der sprichwörtlich gewordenen Schwesterstädte Sodom und Gomorrha ihren Namen herleitet, findet sich in der Literatur in drei verschiedenen Auffassungen vor. Meist verstand man darunter gleichgeschlechtliche Betätigung, indem man Bezug nahm auf jene bekannte Erzählung der Bibel, (1. Mos. 19, 5), in der die Leute der Stadt Sodom zu Lot sprechen: „Wo sind die Männer, die zu dir kommen sind diese Nacht? Führe sie hinaus zu uns, daß wir sie erkennen.“ (יָדַע Lot erwidert darauf: (Vers 8) Siehe, ich habe zwo Töchter, die haben noch keinen Mann erkannt, die will ich herausgeben unter euch, und tut mit ihnen was euch gefällt; allein diesen Männern tut nichts, denn darum sind sie unter den Schatten meines Hauses eingegangen.“ An anderen Stellen wird Sodoms „Missetat“ als „Hochmut“, Hartherzigkeit, als „Sünde wider Nächstenliebe und Menschlichkeit“ als „turpitudo“ und „ignominia“ bezeichnet, so Hesekiel 16, 49—50: „Siehe die Missetat Sodomas, deiner Schwester, war Stolz; gesättigt von des Brotes Überfluß reichten sie bei ihrer und ihrer Töchter Müßiggang dem Dürftigen und Armen ihre Hand nicht und wurden übermütig und taten Greuel vor mir; und ich raffte sie hinweg, wie du gesehen.“ In der Arbeit „Homosexualität und Bibel“ von einem katholischen Geistlichen im Jahrbuch für sexuelle Zwischenstufen Bd. IV, p. 199 ff. und in der Schrift des protestantischen Theologen Caspar Wirz M. D. V. (Leipzig 1904) „Der Uranier vor Kirche und Schrift“ suchen die geistlichen Verfasser ausführlich klarzulegen, daß die Ursache der Vernichtung Sodoms und Gomorrhas und die „Sünden Sodoms“ nicht der gleichgeschlechtliche Verkehr, sondern die allgemeine Verworfenheit und Frivolität der Sodomiter gewesen seien, wie aus dem Bibeltext deutlich hervorgehe.

Das Wort „Sodomie“ wird aber auch häufig, insonderheit in Deutschland, wie Bestialität, zur Bezeichnung der fleischlichen Vermischung mit Tieren gebraucht, so von Heinrich Heine in seiner „Schloßlegende“. Endlich spricht man in älteren Schriftwerken von Sodomie auch dort, wo jemand mit dem anderen Geschlecht außerhalb der diesem Zwecke dienenden Stelle — ultra vas debitum — verkehrt. So wird in einer venetianischen Urkunde aus dem Jahre 1470 ein Weib, das sich gewerbsmäßig der pedicatio hingegeben hatte,

---

41) Dr. Philos, Die lesbische Liebe. Ein Beitrag zur Sittengeschichte unserer Zeit. Berlin.

42) Dr. H. Rohleder, Paragraph 250, der Ersatz des Paragraph 175, in seinen eventuellen Folgen für das weibliche Geschlecht. Im Reichs-Medizinal-Anzeiger vom 3. Februar 1911.

als meretrix sodomita erwähnt. Das Russische Gesetz versteht und bestraft auch jetzt noch als Sodomie die mit einem Weibe vorgenommene Pedikation, und das Kaiserliche Generalkonsulat für Chile in Valparaiso schrieb mir im Mai 1913 wörtlich: „Nach § 365 des chilenischen Strafgesetzbuches wird Sodomie, gleichviel, ob sie zwischen Männern oder Frauen verübt wird, mit Freiheitsstrafe belegt." Ja Johann Samuel Friedrich von Böhmer, der berühmteste preußische Rechtslehrer des 18. Jahrhunderts, tritt in den „Elementen der Kriminalrechtswissenschaft" (3. A. 1743 sect. II. C. 28.) ausdrücklich dafür ein, daß man den natürlichen Beischlaf zwischen Personen verschiedener Konfessionen nicht mehr als Sodomie auffassen solle. Liguori sagt in seiner „Moraltheologie" (nach von Hoensbroech „Das Papsttum", II. S. 126) folgendes: Es ist eine große Streitfrage, worin die Sodomie eigentlich besteht. Einige sagen sie bestehe im unnatürlichen Beischlaf (concubitus ad indebitum vas) zwischen zwei Personen verschiedenen, andere zwischen zwei Personen gleichen Geschlechts. Beide Ansichten sind probabel, und bei beiden Ansichten kommt das Mißverhältnis zum Ausdruck, das die Sodomie zur Natur hat, die für den Zeugungsakt ein Doppeltes verlangt: Die Verschiedenheit der Geschlechter und die richtige Art des Beischlafes. Die zweite Ansicht, welche das Wesen der Sodomie in der fleischlichen Vereinigung zweier Personen gleichen Geschlechts bestehen läßt, ist probabeler. Wahre Sodomie ist also der Beischlaf zwischen zwei Frauen, obwohl einige Theologen diesen Beischlaf, auch wenn er im After vollzogen wird, unechte Sodomie nennen, da ein wirklicher Beischlaf zwischen Frauen nicht stattfinden kann. Wahre Sodomie ist ferner jede fleischliche Vermischung zwischen zwei Personen des gleichen Geschlechts sei es, daß sie im After (in vasc praepostero) oder sonst wo stattfindet."

Im übrigen hat sich bei vielen Völkern der Ausdruck Sodomiter oft sogar in kaum noch den Ursprung wiedergebenden Abkürzungen, wie englisch „sod", holländisch „mietje", zu einem bloßen Schimpfwort verflüchtigt, über dessen eigentliche Bedeutung man sich kaum noch klar ist; wird es doch oft fast mehr mit freundlichem als feindlichem Beiklang ausgesprochen. So konnte ich in Holland hören, wie eine Mutter zu ihrem kleinen Kinde, das sich schmutzig gemacht hatte, sagte: Du bist ein kleines Sodomiterchen.

Es scheint auch nicht ganz so böse gemeint gewesen zu sein, wie es den Anschein hat, wenn die Italiener im Mittelalter einen ihrer größten Maler — Giovan Antonio Bazzi — den Beinamen il Sodoma beilegten. Kupffer[43]) schreibt darüber: „‚Il Sodoma' nennt man ihn, und er selbst, in stolzer Bewußtheit seines ursprünglichen Empfindens und voll souveräner Verachtung gegen eine beschränkte Welt- und Naturkenntnis, führte diesen Namen selbst zum Trotze". Es ist das übrigens wohl das einzige Beispiel, daß die Nachrede homosexueller Neigungen so offensichtlich auf die Person übertragen wurde, so daß der wirkliche Name darüber fast in Vergessenheit geriet, während der umgekehrte Vorgang, der Gebrauch von Personennamen als Ausdruck homosexueller Empfindungen und Handlungen, viel häufiger ist. Diese Art der Benennung erstreckt

---

[43]) Elisar v. Kupffer, Giovan Antonio il Sodoma, der Maler der Schönheit, aus Jahrbuch f. sex. Zwischenst.. Bd. IX. pag. 76,

sich auch keineswegs auf die Homosexualität. Sie beginnt mit der platonischen Liebe, — beiläufig bemerkt, beziehen sich Platos Ausführungen über den Begriff dessen, was man heute „platonische Liebe" nennt, zunächst auch nur auf die paiderastia —, setzt sich fort in dem Wort Onanie, die von dem biblischen Onan stammt (1. Mos. 38, 7—10), der allerdings nicht der Onanie, sondern dem coitus interruptus fröhnte, und endet in vielen modernen terminis, zu denen u. a. Narcissus und Pygmalion, die Sunamitin aus dem Buche der Könige, wie Marquis de Sade, Retif de la Bretonne und Sacher-Masoch ihren Namen hergeben mußten (Narcissmus, Pygmalionismus, Sunamitismus, Sadismus, Retifismus, Masochismus usw.). In diese recht gemischte Gesellschaft mythologischer und historischer Persönlichkeiten treten als Vertreter der Homosexualität Sappho und Sokrates.

So behandelt Voltaire in seinem „Dictionnaire philosophique" die Homosexualität unter der Signatur „amour socratique". Auch ich selbst setzte meiner ersten Arbeit über den Gegenstand die Namen der beiden griechischen Größen als Titel voran.[44]) Man hat vielfach behauptet, daß die „sokratische" und „sapphische" Liebe zu Unrecht ihren Namen führen. Um von den philologischen Verteidigern, die sich beider annahmen, nur je einen zu nennen, seien Johann Matthias Geßner und Friedrich Gottlieb Welker erwähnt. Aber weder Geßner in seiner Schrift „Socrates sanctus paederasta" (Trajecti ad Rhenum 1768) noch Welker in „Sappho von einem herrschenden Vorurteil befreit" (Göttingen 1816) ist es gelungen, den strikten Beweis ihrer Meinungen zu erbringen, geschweige denn die fest eingebürgerten Bezeichnungen: sokratische und sapphische Liebe zum Verschwinden zu bringen. Worauf sich die Annahme stützt, daß der größte Philosoph und die bedeutendste Dichterin der alten Welt homosexuell waren, ist in dem späteren Kapitel über berühmte Homosexuelle nachzusehen.

Nicht von sokratischer, sondern von sotadischer Liebe spricht der englische Schriftsteller Richard Burton (Übersetzer von 1001 Nacht) in Anlehnung an einen von Martial erwähnten griechischen Dichter Sotades, dessen Verse, von rückwärts gelesen, einen indezenten Sinn gegeben haben sollen.

Auch der biblische Lot hat auf Grund der oben zitierten Stellen aus dem I. Buche Mosis (Kap. 19, V. 4) seinen Namen für weitverbreitete Bezeichnungen homosexueller Betätigungen hergeben müssen. Von Lut der arabischen Form des Namens Lot leitet sich ab lata = he committed the act of the people of Lot.[45]) „lutijjun und lawwatun" = one who is addicted to the crime of the people of Lot, womit der Päderast bezeichnet wird. Die Bemerkung bei Lane „both used in the present day, but perhaps postclassical" ist, wie mir der Arabist Dr. Adolph H. Helbig mitteilt, nicht zutreffend,

---

[44]) M. Hirschfeld, Sappho und Sokrates. Wie erklärt sich die Liebe der Männer und Frauen zu Personen des eigenen Geschlechts? Leipzig 1896.

[45]) Die lexikalischen Exzerpte sind aus Lane: Arabic English lexicon 8 vol. London. 1863—93 sowie Freytag, Lexicon arabicolatinum 4 tom. Halis 1830—37.

da bereits im Kitabal-Agani, dem klassischen Überlieferungswerk über die Dichter und die Khalifen, als eine nähere Charakterisierung des ommajadischen Khalifen al-Walid b. al. Jazid lutijjun, also „er war ein Knabenschänder" vorkommt, mithin ist es klassisch. Von dem Verbum lata heißt die dritte Form, die im Arabischen gewöhnlich das gegenseitige Vornehmen einer Handlung ausdrückt: lawata = mit einem Päderastie treiben. Ein weiteres Derivat von Lut ist lutijjatun, lutijje the crime of the people of Lut, wofür im modernen Arabisch die Formen luwat, liwat, lawat vorkommen (je nach den verschiedenen Provinzen variieren die Vokale, so in Ägypten, Syrien, Palästina und Algier).

Neben dieser dauernden Verknüpfung von Personennamen mit der Homosexualität kann man beobachten, daß temporär nach Sensationsereignissen und Skandalprozessen häufig Wortbildungen auftauchen, die sich von homosexuellen Personen herleiten, die bei diesen Vorkommnissen die Hauptrolle spielten. So kam Ende der sechziger Jahre in Berlin der Ausdruck „zastrieren" für das Begehen homosexueller Gewalttaten auf, wohl in bewußter oder unbewußter Anlehnung an das Wort kastrieren, daneben für homosexuellen Verkehr im allgemeinen das Wort zastroen; beide Worte entstanden im Anschluß an einen Prozeß, der im Jahre 1869 das größte Aufsehen erregte. Der Sproß eines angesehenen preußischen Geschlechts, derer von Zastrow, Sohn eines hervorragenden Generals, als femininer Urning der Behörde bekannt, war beschuldigt — Ulrichs meint fälschlich — den 15jährigen Bäckerlehrling Corny 1867 verstümmelt und getötet zu haben, ferner 1869 den Knaben Hanke auf einen Boden geschleppt, dort gebissen, gewürgt und der Testikel beraubt zu haben. In „Argonauticus"[46]) (p. 87) findet sich eine Zuschrift aus Berlin, die recht anschaulich zeigt, wie solche Volksausdrücke sich bilden und verbreiten. „Im Lokal bei Liebenow saßen kürzlich an einem Tisch einige Herren, Dioninge. An einen andren Tisch setzten sich zwei Herren, darunter der eine ein Jüngling, der durch scherzhaftes Kokettieren und Affektieren bald ihre Aufmerksamkeit auf sich zog. Sie witterten in ihm einen Urning und begannen Sticheleien. Endlich redete einer ihn an: „Hören Sie mal, junger Mann, Sie sehen aus wie Zastrows Bruder." Junger Mann: „So, das mag wohl sein. Als Zastrows intimer Freund müssen Sie das ja wissen." Dioning 1: „Woraus schließen Sie denn, daß ich Zastrows intimer Freund bin?" Junger Mann: „Sonst würden Sie ja solche Ähnlichkeiten nicht entdecken." Dioning 2 zu Dioning 1: „Hör mal, laß uns lieber gehen. Die Zastrows wollen uns sonst am Ende noch zastrowen." Die anwesenden Gäste lachten. Nach einigem ferneren Geplänkel fühlten sich die Herren Dioninge jedoch geschlagen, schwiegen und entfernten sich." In Deutschland wurde vor kurzem ein Mann wegen Beleidigung verurteilt, der in ähnlichem Sinne jemand einen „Eulenburg" genannt hatte. In England wurde längere Zeit nach dem Prozesse Oscar Wildes (1895) ein Homosexueller ein „Oscar" und immissio in anum „to oscar" genannt, Ausdrücke, die nach Pavia[47]) auch jetzt noch nicht außer Gebrauch gekommen sind. Ein deutscher Diener, der in vornehmen englischen Familien beschäftigt war, schrieb mir erst kürzlich, daß er wegen seines femininen Wesens von den ihm nachstellenden Hausmädchen oft die Redensart: „that is an oscar" höre. Es mag an diesen Beispielen, die sich leicht vermehren ließen, sein Bewenden haben. Nur zwei biblische Eigennamen seien noch erwähnt, die wir gleichfalls mit der Homosexualität in Verbindung gebracht finden. In Frankreich nannte man im XVII. Jahrhundert die Homosexuellen Benjamitter und die Homo-

---

[46]) Ulrichs, IX. Argonauticus p. 87.

[47]) Vierteljahrsberichte des W.-h. Komitees, Jhrg. II, Heft 1, p. 40.

sexualität Benjamittertum; mit Vorliebe bediente sich die Herzogin von Orleans, selbst Gemahlin eines Urnings, dieses Ausdrucks, wenn sie von den homosexuellen Höflingen sprach, die ihren scharf heterosexuellen Schwager Louis quatorze umgaben. Eine andere Bezeichnung, der man noch jetzt gelegentlich im französischen Schrifttum begegnen kann, ist besonders merkwürdig. Petit-Jésus heißt man die jungen Burschen, die, auffallend durch ihr stutzerhaftes Benehmen, ihr mädchenhaftes Gesicht, trippelnd nach Art antiker Kinäden, auf den Pariser Boulevards eine nicht seltene Erscheinung waren und sind. Coffignon unterscheidet neben den petits-jésus, deren Laufbahn meist mit dem 20. Lebensjahr ende, die eigentlichen jésus, die er in drei Klassen teilt: die „filles galantes", die älteren Chanteurs und Souteneurs, den „rupins", als Lockvögel dienen, die „filles pierreuses", die selbständig der männlichen Prostitution obliegen, und die „filles domestiques", die sich bei reichen Homosexuellen eine Stelle als Diener suchen, um sich ihnen selbst hinzugeben oder petits-jésus zu besorgen.

Vom „Antinous", dessen Name ebenfalls ein Begriff geworden, unterscheiden sich die Jesusse durch die Dirnenhaftigkeit, während der im englischen Slang für homosexuelle Männer vorkommende Eigenname Mary-Ann wiederum einen ganz anderen Typus trifft, nämlich ältere Urninge von weiblicher Beschaffenheit. Dagegen entsprach im alten Rom der Name des Jupiterlieblings Ganymedes, namentlich in der verstümmelten Form canamitus als Gattungsbezeichnung dem französischen jésus.

In Frankreich ist im übrigen seit Beginn der achtziger Jahre des vorigen Jahrhunderts der früher verbreitetste Ausdruck Sodomie — ganz ähnlich wie in Deutschland das Wort Päderastie durch Homosexualität — durch einen wissenschaftlichen Terminus „Inversion" verdrängt worden. Es ist ein Verdienst von Charcot und Magnan[49]) und vor allem von Julian Chevalier[50]), diesen verhältnismäßig bezeichnenden Ausdruck in die Fachliteratur eingeführt zu haben.

Während der Begriff der Inversion bei ihnen mit dem der Homosexualität zusammenfällt, und die Homosexuellen selbst les invertis heißen, will Moll[51]) den Worten Inversion und Invertierte eine engere Bedeutung geben. Er unterscheidet zwischen Inversion und Homosexualität in der Weise, daß die erstere nur solche Fälle umfaßt, „wo eine volle Umkehrung des Geschlechtstriebes stattfindet, das heißt, wo der Mann wie ein Weib empfindet" und wie dieses auch nur vollentwickelte Männer liebt, „während in den anderen Fällen, wo jüngere Individuen bevorzugt werden, zwar Homosexualität und Perversion, aber keine Inversion vorliegt." Er führt aber diese Unterscheidung in seinem Buche selbst nicht durch, und sie ist auch nicht durchzuführen, da sowohl die Abstufungen der Geschmacksrichtung

---

[49]) Charcot und Magnan, Inversion du sens génital et autres perversions sexuelles. Archives de Neurologie, 3me et 4me Tome. Paris 1882.

[50]) J. Chevalier, De l'inversion de l'instinct sexuel au point de vue médico-légal. Paris 1885, und De l'inversion sexuelle aux points de vue clinique, anthropologique et médico-légal. Archives de l'anthropologie criminelle et des sciences penales, Paris-Lyon. 5me Tome 1890 et 6me Tome 1891. Ferner: Chevalier, L'inversion sexuelle. Paris-Lyon 1893.

[51]) A. Moll, Die konträre Sexualempfindung, p. 33.

als der eigenen Femininität viel zu sehr durcheinander und ineinander übergehen. Dieser Einwand gilt auch für Ferenczi, der neuerdings vorgeschlagen hat, Invertierte und Objekthomosexuelle als zwei voneinander gesonderte Gruppen zu unterscheiden[55]).

Die französischen Psychiater hatten das Wort Inversion wohl überlegt an Stelle von Perversion gesetzt, diesem von Krafft-Ebing im Gegensatz zu Perversität in die Sexualwissenschaft eingeführten Begriff. Der berühmte Verfasser der Psychopathia sexualis gab in dem Kapitel: „Allgemeine Neuro- und Psychopathologie des Sexuallebens" folgende Definition des Wortes pervers[52]): „Als pervers muß — bei gebotener Gelegenheit zu naturgemäßer geschlechtlicher Befriedigung — jede Äußerung des Geschlechtstriebes erklärt werden, die nicht den Zwecken der Natur, i. e. der Fortpflanzung entspricht." Diese perversen Handlungen beruhen auf Perversion, wenn sie aus einem von Natur perversen Geschlechtstrieb hervorgehen, andernfalls sind es Perversitäten, die „nicht durch psychopathologische Bedingungen hervorgerufen" sind. Krafft-Ebing sagt[53]): „Um zwischen Krankheit (Perversion) und Laster (Perversität) unterscheiden zu können, muß auf die Gesamtpersönlichkeit des Handelnden und auf die Triebfeder seines perversen Handelns zurückgegangen werden." An und für sich erscheint es befremdlich, wie dies auch Kind[54]) in seinen „Bemerkungen zur Nomenklatur der Sexualwissenschaft" anführt, in eine einfache Wortendung ein so durchgreifendes Unterscheidungsmerkmal hineinzulegen. Gleichwohl fand Krafft-Ebings Vorgehen viel Anklang, auch außerhalb Deutschlands, so in Frankreich bei Dr. M. Laupts, der sein 1896 zu Paris erschienenes Werk, zu dem Zola eine Vorrede geschrieben hat, „Perversions et Perversités sexuelles" nannte. Dieser Erfolg rührte offenbar davon her, daß die Begriffsbestimmung, wenn auch sprachlich nicht sehr prägnant durchgeführt, sachlich einem tatsächlichen Bedürfnis entsprach, nämlich dem, echte Homosexualität und Handlungen echter Homosexueller, von denen zu unterscheiden, die vorübergehend von Heterosexuellen aus irgendwelchen Motiven vorgenommen werden.

---

[52]) v. Krafft-Ebing, Psychopathia sexualis, pag. 64.

[53]) Loc. cit. pag. 64.

[54]) In der „Zeitschrift für Sexualwissenschaft", 1908, pag. 37.

[55]) Von ähnlichen Erwägungen ausgehend macht Hammer einen Unterschied zwischen den sonst stets synonym gebrauchten Ausdrücken Homosexualität und Uranismus. Homosexualität ist für ihn der gleichgeschlechtliche Verkehr im allgemeinen, während Uranismus ein eingeboren psychologischer Komplex ist, zu dessen Symptomen auch die Homosexualität gehört. Es ist also nach ihm jeder Uranier homosexuell, aber nicht jeder Homosexuelle ein Uranier.

Im Grunde genommen entspricht so die Trennung von Perversion und Perversität, schon der später von Bloch vorgeschlagenen in Homosexualität und Pseudohomosexualität; nur deckt sich pervers nicht mit homosexuell, wie manche Autoren und Laien zu glauben scheinen, vielmehr subsummiert der Ausdruck nach Krafft-Ebingscher Definition alle nicht der Fortpflanzung dienenden Geschlechtsakte. Daher kommt es, daß das Wort pervers als zu vage gefaßt aus der Fachliteratur mit fortschreitender Erkenntnis mehr und mehr verschwindet, um durch enger gefaßte Termini ersetzt zu werden. Ziehen[56]) hat neuerdings für die qualitativen Aberrationen des Sexualtriebs, die Krafft-Ebing Perversionen nannte, den Ausdruck Parhedonien eingeführt, während sich schon früher für denselben Begriff in Eulenburgs sexueller Neuropathie das Wort „Parerosie" findet und bei Krafft-Ebing selbst die Bezeichnung „sexuelle Parästhesien" (Psychopathia sexualis, p. 64), alles Termini technici, die sich als entbehrlich nicht recht in der Wissenschaft eingebürgert haben.

Nicht so weitgehend wie der Begriff der Perversität, wenn auch umfassender als der der Homosexualität, ist das ebenfalls häufige Synonym „drittes Geschlecht" (franz. troisième sexe, engl. third sex oder bei Carpenter middlesex). Ich selbst habe in kleinen Schriften[57]), in denen ich mich gegen die Homosexuellenverfolgung wandte, diesen Ausdruck auch angewandt, weil er einen erfahrungsgemäß für das Volksurteil wesentlichen Tatbestand gut trifft, nämlich den, daß sich die homosexuelle Geschlechtsnatur von der vollmännlichen und vollweiblichen endogen unterscheidet.

Schon Ulrichs schreibt in dem ersten der von mir veröffentlichten Briefe an seine Verwandten: „Wir sind gar nicht Männer im gewöhnlichen Begriff. Wir bilden ein drittes Geschlecht." In Wirklichkeit ist aber dieser Gedanke und sein Ausdruck viel älter, er findet sich schon bei antiken Schriftstellern. So erwidert in Platos Gastmahl Aristophanes, dem Pausanias auf seine oben zitierte Rede über die *παιδεραστία*: „Im Anfang gab es unter den Menschen drei Geschlechter, nicht wie jetzt nur zwei, das männliche und das weibliche, sondern noch ein drittes Geschlecht dazu, welches das gemeinschaftliche war von diesen beiden: Das androgyne, nämlich dessen Gestalt und Name sich aus jenen beiden zusammensetzt, dem männlichen und dem weiblichen; jetzt aber ist dieser Name nur noch als Beschimpfung vorhanden." (*πρῶτον μὲν γὰρ τρία ἦν τὰ γένη τὰ τῶν ἀνθρώπων, οὐχ, ὥσπερ νῦν δύο, ἄρρεν, καὶ θῆλυ, ἀλλὰ καὶ τρίτον προσῆν κοινὸν ὂν ἀμφοτέρων τούτων, οὗ νῦν ὄνομα λοιπὸν, αὐτὸ δὲ ἠφάνισται. ἀνδρόγυνον γὰρ ἓν τότε μὲν ἦν καὶ εἶδος καὶ ὄνομα, ἐξ ἀμφοτέρων κοινὸν τοῦ τε ἄρρενος καὶ θήλεος· νῦν δ'οὐκ ἔστιν ἀλλ' ἢ ἐν ὀνείδει ὄνομα κείμενον.* Plat. conviv. XIV., 189. D-E. Ed. Stephani). Die Ansicht Ludwig von Schefflers,[58]) daß Alexander Seve-

---

[56]) Th. Ziehen, Zur Lehre von den psychopathischen Konstitutionen. In den Charité-Annalen (redigiert von Prof. Dr. Scheibe). XXXIV. (Jubiläums-) Jahrgang. Berlin, 1910, p. 272 ff.

[57]) Was soll das Volk vom dritten Geschlecht wissen? Eine Aufklärungsschrift über gleichgeschlechtlich (homosexuell) empfindende Menschen. 34.—50. Tausend. Mit Illustrationen.

Berlins drittes Geschlecht von Dr. Magnus Hirschfeld. Großstadt-Dokumente. Bd. 3, herausgegeben von Hans Ostwald. 2. Auflage, Berlin und Leipzig.

[58]) Jahrb. f. sex. Zw. Bd. II, p. 261.

rus mit Bezug auf Heliogabal und dessen Umgebung zuerst vom „tertium genus hominum" gesprochen habe, ist hiernach als irrtümlich anzusehen.

Im übrigen wird auch dieser Ausdruck wieder verschieden gebraucht, so von E. v. Wolzogen in einer vielgelesenen Novelle[58a]) als Bezeichnung für emanzipierte Frauen. Für mich selbst ist der Begriff „drittes Geschlecht" gleichbedeutend mit dem der sexuellen Zwischenstufen oder Geschlechtsübergänge, dem englischen „intersexes": ich verstehe darunter alle vom absoluten Geschlechtstypus stärker abweichenden Zwischenformen, die ich in vier Hauptgruppen einteile: die Hermaphroditen, Androgynen, Homosexuellen und Transvestiten, je nachdem die Abweichung die eigentlichen Geschlechtsorgane, die übrigen körperlichen Geschlechtscharaktere, den Geschlechtstrieb und die sonstigen seelischen Geschlechtsunterschiede betrifft. Früher wurden diese Erscheinungsformen vielfach zusammengeworfen. So sieht Krafft-Ebing[59]) sowohl in der Androgynie und Gynandrie als auch vor allem in der Effemination und Viraginität nur „Entwickelungsstufen der eingeborenen homosexuellen Empfindung", heute wissen wir aber auf Grund genauerer Materialkenntnis, daß hier ein fundamentaler Irrtum vorlag, indem zwar die verschiedenen Zwischenformen gemischt vorkommen können, es aber durchaus nicht immer zutrifft, daß Effeminierte und Viragines, Weibmänner und Mannweiber, geschweige denn Androgyne, homosexuell sind, so wenig wie die Homosexuellen stets effeminiert oder die homosexuellen Frauen virilisiert sein brauchen. Deshalb sind auch viele Beiworte, mit denen man die Homosexuellen nach allerlei femininen Eigenschaften in alter und neuer Zeit belegte — de Joux[60]) nennt beispielsweise die Urninge: „Evasöhne", die Urninden Adamstöchter" — nicht als ganz zutreffend anzusehen. Das im ganzen spanischen Sprachgebiet für Urninge sehr gebräuchliche Wort maricon (eine Nebenform lautet maricu), bedeutet ebenfalls weibischer Mann. Wie zahlreiche spanische Wörter ist es aus dem Arabischen deriviert und zwar von marikún, das gleichzeitig Elster, Weibling und Kinäde bedeutet. Vergl. damit, daß in Berlin von alters her Strichjungen vielfach „Rabenjungen" oder „Raben" genannt wurden. Merkwürdig ist, daß dieser Vogel auch schon im klassischen Altertum in der Nomenklatur der Homosexualität eine Rolle spielte. Der Historiker Timaios von Tauromenion (352—256) berichtet nämlich, daß der sikilische Tyrann Agathokles, der, aus niederem Stande emporgestiegen, lange Zeit (317—275) gegen die Karthager gekämpft hatte, „in seiner frühesten Jugend ein öffentlicher Bube" gewesen sei, der sich als „schamlose Dohle" „jedem zur Verfügung gestellt habe, der ihm in den Weg kam". Polybios (XII, 15) bezeichnete diese Vorwürfe allerdings später als stark übertrieben[60a]).

Den andersgeschlechtlichen Eindruck vieler homosexueller Männer und Frauen spiegeln namentlich auch die in der Volkssprache besonders unter den Homosexuellen selbst weit verbreiteten Spottnamen wieder, die bezeichnenderweise von den virileren Homosexuellen meist als für sie unpassend sehr perhorresziert werden, wie das Wort „Tante", in Deutschland, „Schwester" in Österreich, „Nichte" in Holland, „veuve" und „tante" in Frankreich, „aunt" in England; — in Spanien fand ich unter den Handzeichnungen Goyas im Prado-Museum das Bild eines „Maricon" mit der Beischrift: la tia Ila (tia = Tante) — für die Urninden sind entsprechende Ausdrücke „Onkel", „Vater" im Deutschen,

[58a]) Ernst von Wolzogen, Das dritte Geschlecht. Mit Buchschmuck von W. Caspari. 1.—20. Tausend. Berlin.

[59]) v. Krafft-Ebing, Psychopathia sexualis, p. 240 f.

[60]) de Joux: die Enterbten des Liebesglücks p. 191.

[60a]) Vgl. Petron. Satyr. 27 und 63; Martial, III. 58, II. 57.

„Tom“ im Englischen. Auch die Gewohnheit, den Namen andersgeschlechtliche Endigungen anzuhängen, den Artikel zu ändern, „der“ in „die“, ebenso „er“ in „sie“, gehört hierher, sowie der Gebrauch weiblicher Spitznamen für Männer und umgekehrt. „De vlamsche Marie“ in Amsterdam, „die polnische Paula“ in Berlin, „the queen of Eastend“ in London, „la reine d'Angleterre“ in Paris, „la casta Susanna“ in Madrid haben Analogien in den Sprachen und Typen aller Länder der Welt.

Die veraltete Auffassung Krafft-Ebings, der für seine Zeit die Lehre von der Homosexualität so bahnbrechend beeinflußt hat, ist auch heute noch nicht überwunden. So leidet auch das große, mit Bienenfleiß zusammengetragene Werk Karschs, über das gleichgeschlechtliche Leben der Naturvölker[61]) sehr darunter, daß die verschiedenen Formen der Geschlechtsübergänge nicht scharf voneinander getrennt sind, woran er allerdings weniger Schuld trägt, als die Forschungsreisenden, aus deren Schilderung ihnen begegnender Zwischenstufen klar hervorgeht, daß sie, von ganz wenigen Ausnahmen abgesehen, jeder detaillierten Naturkenntnis ermangelten. Ohne diese, verbunden mit eingehender Exploration und Untersuchung, ist aber eine Unterscheidung kaum möglich.

Zunächst ist zu berücksichtigen, daß alle diese Geschlechtsübergänge sowohl beim männlichen als beim weiblichen Geschlecht vorkommen, daß beispielsweise ein als Weib verkleideter Mann und ein als Mann lebendes Weib, ein Transvestit also und eine Transvestitin, sich oft zum Verwechseln ähnlich sehen. Hinzu kommt, daß es in allen Gruppen echte und unechte Formen, wie Hermaphroditen und Pseudohermaphroditen, Homosexuelle und Pseudohomosexuelle gibt; es ist also nicht jeder, von dem man erfährt, daß er sich homosexuell betätigt, homosexuell, nicht jeder, der in der Kleidung des andern Geschlechts erscheint, Transvestit, nicht jeder anscheinend Weibbrüstige ein Gynäkomast; es kann sich statt um Drüsengewebe um Unterhautfettgewebe handeln. Weiterhin gibt es innerhalb jeder Gruppe noch sehr viele weitere Abstufungen, totale und partielle Bildungsanomalien, und der Teil oder die Eigenschaft, auf welche sich die partielle Zwischenstufen-Formation erstreckt, kann sehr verschieden sein; so sprechen wir auf dem Gebiet der Gynandromorphie nicht nur von Androgynie (Mannweiblichkeit) und Gynandrie (Weibmännlichkeit), sondern von Gynäkomastie, wenn Männer weibliche Brüste, und von Andromastie, wenn Frauen männliche Brüste haben, von Gynosphysie und Androsphysie bei Männern mit weiblichem und Frauen mit männlichem Becken, von Gynoglottie und Androglottie bei einer weiblichen Kehlkopfbildung am Manne oder einer männlichen der Frau, von Androtrichie und Gynotrichie bei Bartfrauen oder Männern mit femininem Haartypus usw. usw.

Hinsichtlich der Erscheinungen, zu denen der Uranismus gehört, habe ich dem Gesagten nur noch einiges über den Begriff der Zwitter hinzuzufügen. Das gute alte deutsche Wort

---

[61]) F. Karsch-Haack, Das gleichgeschlechtliche Leben der Naturvölker, München 1911.

Zwitter ist erst neuerdings wieder durch die Zwischenstufenlehre etwas mehr in Ansehen gebracht worden, nachdem es, wie so manches auf sexuellem Gebiet, durch asketischen Unverstand und Widerstand lange recht sehr herabgewürdigt war. Wie sehr dieser affektbetonte Kontrainstinkt auch heute noch immer wieder hervorbricht, zeigt unter anderem ein Satz, der sich vor nicht langer Zeit in einer deutschen Tageszeitung[62]) fand, lautend: „Das dritte Geschlecht ist die Erfindung verpesteter Gehirne und perverser Herzen".

Ähnliche Stellen, oft mit starken Ausfällen gegen die wissenschaftliche Erforschung dieses Gebiets, könnte ich, namentlich aus Antwortschreiben von Geistlichen, an die sich Homosexuelle hilfesuchend wandten, eine ganze Anzahl anführen.

Was nun den Ausdruck Zwitter betrifft, so sehen wir ihn genau so wie den entsprechenden Ausdruck Hermaphroditen in dreierlei Weise gebraucht. Einige wollen das Wort Zwitter wie in der Botanik und Zoologie nur für solche Wesen reservieren, die männliche und weibliche Keimstöcke zugleich besitzen. Einige, und dazu zählt vor allen das große Publikum, dehnen den Begriff auch auf die von den Anatomen als Scheinzwittertum geschilderten Fälle aus. Eine dritte Gruppe endlich erweitert den Sinn des Wortes noch mehr und identifiziert Zwitter mit sexuellen Zwischenstufen, unterscheidet demnach Leibeszwitter und Seelenzwitter — Eduard von Hartmann[63]) spricht auch von „Liebeszwittern" — oder den körperlichen und psychischen Hermaphroditismus. Unter letzterem versteht Krafft-Ebing nun wieder nur Fälle, in denen „bei vorwaltend homosexueller Geschlechtsempfindung Spuren heterosexueller bestehen", während wir zum seelischen Zwittertum sowohl die Homosexualität als die Bisexualität rechnen und auch den Transvestitismus, also alle Formen von psychischem Hermaphroditismus im Gegensatz zum körperlichen, zu dem der Hermaphroditismus sensu strictiori, der Pseudohermaphroditismus und alle androgynen Formationen gehören.

Einiges nun noch über die der Homosexualität untergeordneten Namen und Begriffe. In der Hauptsache müssen wir hier auf das Kapitel über die Einteilung der Homosexualität verweisen. Nur auf die Terminologie gewisser homosexueller Betätigungsformen soll hier noch eingegangen werden, weil auch hier wiederum ein Tummelplatz ungenauer und unrichtiger Begriffsbestimmungen ist. Wir setzten bereits auseinander, daß die häufigsten der in Frage kommenden Bezeichnungen, wie Homosexualität, Päderastie, konträre Sexualempfindung, Perversion und Inversion, entweder nur die bestimmte Triebrichtung oder die sexualpsychologische Eigenart ausdrücken sollen, nicht aber, wie so oft irrtümlich angenommen wird, irgendeinen Geschlechtsakt. Es kann also jemand, der niemals einen homo-

---

62) Vgl. M. Hirschfeld, Geschlechtsübergänge, Vorwort pag. 4.
63) E. v. Hartmann, Philosophie des Schönen, zweiter systematischer Teil der Ästhetik. Berlin 1887. pag. 237 f.

sexuellen Geschlechtsverkehr gehabt hat, homosexuell sein, wenn er sich nur in seelisch-sinnlicher Liebe zu Personen des gleichen Geschlechts hingezogen fühlt; auf der anderen Seite kann jemand Akte ausgeübt haben, die für den homosexuellen Verkehr als spezifisch angesehen werden, ohne daß damit der Beweis seiner Homosexualität erbracht ist. Trotz dieser völlig klaren Umgrenzung wird mit den Worten Päderastie, Homosexualität, Perversion immer wieder die Vorstellung von Akten verbunden, und zwar meist sogar von den in Wirklichkeit verhältnismäßig seltenen Akten, wie der immissio in anum. Es erscheint dieser Mangel an Präzision um so weniger angezeigt, als sowohl für diese als die meisten anderen Formen sexueller und homosexueller Betätigung seit altersher bestimmt normierte Ausdrücke existieren.

Für die rein seelische Betätigung trifft dieser allerdings nicht zu, es sei denn, daß wir den Ausdruck „platonische Liebe" in seiner ursprünglichen auf die „paiderastia" sich beziehenden Bedeutung gebrauchen. Auch die weitaus am meisten gepflegte körperliche Betätigung homosexueller Männer und Frauen, die mit der Hand, entbehrt einer eigenen Terminologie; man begnügt sich, den Worten Onanie oder Masturbation (zusammengezogen aus Manustupration von manus Hand und stuprum, Schändung) das Attribut mutuell, wechselseitig, vorzusetzen. In Wirklichkeit ist aber die Ähnlichkeit zwischen dem solitären und mutuellen Gebrauch der Hand rein äußerlich; denn die am eigenen Körper vorgenommenen Erregungen, die man als onanistische zu bezeichnen pflegt, und die manuell von oder an einem anderen im homosexuellen Verkehr ausgelösten unterscheiden sich genau so, wie im normalsexuellen Verkehr die Autoonanie von der Kohabitation. Es klafft hier entschieden eine Lücke in der sonst so überladenen Sexualterminologie. Brauchbar wäre das Wort Manipulatio, wenn es nicht bereits in anderem Sinne verwandt würde.

Für homosexuelle Frauen, die frictiones vulvae mit der Hand mutuell vornehmen, meist auch digitum in vaginam immittunt, und zwar, wie Rohleder richtig anführt, gewöhnlich indicem, seltener digitum medium, den Martial impudicum nannte, findet sich in der französischen Literatur, u. a. bei Brantôme, die Bezeichnung fricarelles.[64])

Diese Fricarelles sind nicht zu verwechseln mit den frictrices oder fricatrices der Römer, die den griechischen Tribaden (*τριβάδες*) entsprechen und ihren Namen ebenfalls von dem Worte reiben herleiten, das lateinisch fricare, griechisch *τρίβειν*, französisch frotter heißt. Bei diesen findet das Reiben nicht ausschließlich mit den Händen statt, es handelt sich vielmehr in der Hauptsache um eine frictio mutua genitalium eo modo, ut una femina vulvam ad vulvam alterius fricet.

Gar zu sehr ins Spezielle gehende Nomenklatoren unterscheiden hier noch den Tribadismus externus von dem Tribadismus internus der Klitoriskohabitation, bei dem mit der frictio mutua vulvarum una femina clitoridem in vaginam alterius immittit vel immittere experitur; wofür die Franzosen noch die Bezeichnung clitorisme haben. Martial schildert diese Betätigungsweise, wie folgt: „Inter se geminos audent committere cunnos mentiturque virum prodigiosa Venus".

---

[64]) Vgl. Iwan Bloch, Band II dieses Handbuchs S. 218.

Das Wort Tribadie hat genau den entgegengesetzten Entwicklungsgang genommen wie das Wort Päderastie. Während dieses ursprünglich die seelische Jünglingsliebe in sich begriff, schließlich aber nur einen bestimmten Akt bedeutete, drückte Tribadie anfangs nur die von τρίβειν sich herleitende Verkehrsart aus, um schließlich ein Hauptwort für die homosexuelle Frauenliebe im allgemeinen zu werden[65]).

Daß es innerhalb der männlichen Homosexualität eine der Tribadie entsprechende Bezeichnung nicht gibt, hängt mit dem anatomischen Bau der männlichen Genitalien zusammen, die einer frictio genitalium mutua erschwerend, wenngleich sie keineswegs völlig ausschließend entgegensteht; am meisten dürfte dem Akte der fricatrices der coitus inter crura oder femora entsprechen, für den die Franzosen den Ausdruck enfesser haben, der nach Tarnowsky[66]) aus „inter faeces coire" zusammengezogen ist. Die im etymologischen Zusammenhang hier noch zu nennenden „Frotteurs" stellen keine homosexuelle Besonderheit dar. Diese Personen, die sich in der Weise betätigen, daß sie, oft ohne daß der Partner es merkt, im Gedränge ihre meist bekleideten Genitalien am Körper sie sexuell erregender Gestalten reiben, finden sich sowohl innerhalb der heterosexuellen als der homosexuellen Bevölkerung.

Neben der Hand spielen sowohl in der körperlichen Botätigung der homosexuellen Weiber als der homosexuellen Männer os und lingua die Hauptrolle. Hier tritt uns eine Fülle von Spezialausdrücken, daneben aber auch eine ziemlich reichliche Sprachverwirrung entgegen. Die Alten hatten für die immissio und susceptio membri in os die auch jetzt noch in der Fachliteratur gebräuchlichen Ausdrücke: fellatio und irrumatio. Die ausübenden Personen hießen dementsprechend fellator und irrumator. Fellatio kommt von fellare saugen, das in diesem Sinne u. a. Martial und Varro anwenden; irrumare hängt mit in und ruma, der Schlund, zusammen, bedeutet also immittere in rumam vel os. Beim Verkehr der Frau mit der Frau kommt naturgemäß nur der dem Fellatorismus entsprechende Akt vor, und zwar häufiger als im mannmännlichen Verkehr als Fellatio mutua. Manche Autoren wie Rohleder und Moraglia haben für die Befriedigung lambendo speziell die Bezeichnung Lesbismus und Sapphismus reserviert im Gegensatz zu der fricando genitalia vorgenommenen Tribadie, nennen deshalb Lesbierinnen auch ziemlich unmotiviert nur die fellatrices, während andere, wie die eben erwähnten Karsch und Hammer die Ausdrücke Tribadie und lesbische Liebe ganz gleichbedeutend gebrauchen.

Rohleder unterscheidet auch die Fellatio des homosexuellen Mannes von dem „homosexuellen männlichen Cunnilingus"[67]) der darin besteht, daß membrum virile non in os immittitur, sed solum extrinsecus (von außen) lingua lambitur. Diese Unterscheidung ist in der Tat nicht

---

[65]) Vgl. die Schriften von Karsch, Päderastie und Tribadie bei den Tieren. Leipzig 1900. Jahrb. f. sex. Zw. II. Ferner Uranismus oder Päderastie und Tribadie bei den Naturvölkern. Leipzig 1901. Jahrb. f. sex. Zw., Jahrg. III. Dr. med. Wilhelm Hammer, Die Tribadie Berlins. Zehn Fälle weibweiblicher Geschlechtsliebe, aktenmäßig dargestellt, nebst zehn Abhandlungen über die gleichgeschlechtliche Frauenliebe. 2. Auflage. Berlin und Leipzig.

[66]) B. Tarnowsky, Die krankhaften Erscheinungen des Geschlechtssinnes. Eine forensisch-psychiatrische Studie. Berlin 1886.

[67]) Rohleder, loc. cit. pag. 282.

ohne Bedeutung, weil die immissio in os als Einführung in einen Körperteil bzw. als „beischlafähnliche Handlung" strafbar ist, die bloß äußere Berührung der Glieder mit dem Munde oder der Zunge (das bloße lambere, lecken im Gegensatz zum sugere, saugen) dagegen nicht als „widernatürliche Unzucht" angesehen wird. Es ist daher auch eine ganz gewöhnliche Angabe der wegen Fellatio angeklagten Homosexuellen, die oft, wenn auch keineswegs immer nur eine Ausrede ist, sie hätten das membrum des Partners nur von außen berührt, es „geküßt". Die sich an diesen Punkt zwischen Gerichtshof, Staatsanwaltschaft und Verteidigung anschließenden Erläuterungen und Erörterungen wirken nicht selten geradezu grotesk. So berechtigt es sein mag, die Akte terminologisch zu trennen, so widersinnig ist es, von einem homosexuellen männlichen Cunnilingus zu reden, da doch cunnus ausschließlich den weiblichen Geschlechtsteil bedeutet. Sogar den Ausdruck cunnilingus analis fand Kind[68]) in der Fachliteratur. Überhaupt ist die gewöhnliche Anwendung des Wortes cunnilingus eine solche, daß mit Recht Prof. Bruno Meyer[69]) von ihr meinte, sie sei „schauderhaft und barbarisch, so daß sich einem Menschen mit leidlich gebildetem Sprachgefühl die Haare vor Entsetzen sträubten".

Es wird nämlich das Wort cunnilingus fast allgemein für eine Handlung, nämlich für die actio cunni lingendi gebraucht — auch Moll spricht davon (loc. cit. p. 485), wie enorm häufig von Männern der sogenannten guten Gesellschaft heute der cunnilingus beim Weibe ausgeübt wird —, während es doch offenbar nach seiner Bildung nur eine Person, nämlich den cunnum lingentem, bedeuten kann. In diesem Sinne findet es sich auch nur in römischen Schriftwerken vor. Die femina lambens heißt dort cunnilinga. Für die Akte dagegen könnte nur, wie Br. Meyer[70]) richtig ausführt, cunnilinctio oder cunnilinctus in Frage kommen, dementsprechend auch penilinctio und anilinctio.

Was endlich den seit Jahrhunderten fälschlich mit Päderastie identifizierten coitus in anum betrifft, die verhältnismäßig seltenste Betätigungsweise der „Päderasten", so findet sich bei den Alten dafür das verbum paedicare; die Handlung wird als paedicatio, der Ausübende als paedicator bezeichnet. Vielleicht hat der Gleichklang der Worte Päderastie und Pädicatio und die Annahme, beides hinge mit παῖς Knabe zusammen, Anlaß gegeben, beides begrifflich zusammenzuwerfen. In Wirklichkeit hängt aber das Wort Pädicatio überhaupt nicht mit παῖς zusammen, sondern mit pedex oder podex, dem lateinischen Wort für Gesäß. Daher findet man in den lateinischen Klassikern und Lexicis neben der Schreibweise Pädication auch Pedication und Podication. Auch in der modernen Sexualliteratur finden sich alle drei Schreibarten. Daß die ursprüngliche Schreibweise pedicare war, scheint mir aus dem LXVII. der priapischen Gedichte hervorzugehen, in dem es heißt:

Nimm von Penelope dir die erste Silbe und füge
Jeweils die erste von Dido, von Cadmus und Remus daran;
Was so entsteht, damit leiste, du Gartendieb, mir Genüge,
Weil deine Schuld nur durch diese Strafe getilgt werden kann.

Während Ulrichs und Krafft-Ebing Pädication und Pädikant drucken lassen, schreibt Schouten Pedication und Karsch Podication, Podicator und Podicant. Daß das Wort nicht mit παῖς zusammenhängt, wird nebst anderem dadurch bewiesen, daß häufiger

---

68) Dr. Alfred Kind, Bemerkungen zur Nomenklatur der Sexualwissenschaft. In d. Zeitschr. f. Sexualwiss., pag. 35.

69) Groß' Archiv, Bd. 44, p. 286.

70) Bruno Meyer, Homosexualität und Strafrecht. In dem Archiv von Groß Bd. 44, p. 255.

auch von einer paedicatio mulieris die Rede ist, so bei Apulejus, metamorph. III, 20, bei Ausonius, 79. Epigr., p. 341 (Peiper) und Martial IX. 67 und XI. 104, woselbst der Ehemann zur Gattin spricht:

Du verweigerst mir das, was Cornelia dem Gracchus gewährte,
Julia ihrem Pompej', und Brutus Portia bot.
Ehe den süßen Pokal gemischt der dardonische Mundschenk,
Diente anstatt Ganymed Juno dem Jupiter oft.

Im „Hermaphroditus" des Antonius Panormita findet sich folgende Definition: „Paedicare est opus peragere mentula culo sive maris sive feminae inmissa. Qui paedicat dicitur paedicator, paedico, draucus, — qui paedicatur pathicus, cinaedus, catamitus, mollis, delicatus".

Ob das Wort Pädikation sich auch auf anale Akte bezieht, die eine Frau an einer anderen oder an einem Manne vornimmt, ist nicht sicher, sicher dagegen, daß beides vorkommt, naturgemäß nur mittelst membrum artificiale. Vor einiger Zeit wurde ich einmal von einem Manne angefragt, ob es strafbar wäre, sich von einer Frau mit umgeschnalltem penis succedaneus pädizieren zu lassen, was zu verneinen war, da in den jetzigen Gesetzbüchern nur von Akten zwischen Personen gleichen Geschlechts die Rede ist. Auch in einem Ehescheidungsfalle hatte ich über einen solchen Fall ein Gutachten abzugeben. Immerhin handelt es sich hier um Raritäten, während die paedicatio mulierum, wie Krafft-Ebing (loc. cit. p. 421) ausführt und ich aus meiner Sachverständigenpraxis bestätigen kann, selbst uxorum durchaus nicht zu den Seltenheiten gehört. Von weiblichen Prostituierten sollen nach Pouillet (L'Onanisme chez l'Homme) 80 Proz. pedikatorisch gebraucht werden. Daß dieser Akt nicht im Gesetz als „widernatürlich" angesehen wird, veranlaßte einen so erfahrenen Kriminalisten wie v. Meerscheidt-Hüllessem sich einmal gegen die Bestrafung der immissio in anum viri mit den Worten zu wenden: „ich sehe nicht ein, weshalb der Anus der Frau einen Freibrief haben soll."

Die von virilen Frauen gelegentlich, wenn auch verhältnismäßig selten gebrauchten Gliedimitationen hießen bei den Alten phallus, fascinum, bambon und vor allem olisbos. Man kann besonders im Britischen und Neapler Museum antike Vasen sehen, auf denen Hetären derartige Instrumente in der Hand halten; sie wurden aus Elfenbein, Gold, Glas, Geweben von Seide und Leinen und vor allem aus Leder fabriziert. Es gab sogar eine harte Backware, die den Namen und die Form des Olisbos hatte. Bei den Franzosen wurde dieser Apparat bienfaiteur und besonders godmiché genannt, was aus dem lateinischen gaude mihi zusammengezogen sein soll. Die Italiener bezeichneten ihn als passatempo oder diletto, woraus das englische dildo entstanden ist. Für die künstlichen weiblichen Geschlechtsteile, den cunnus succedaneus, welcher in England merkin heißt, gibt es in anderen Ländern analoge Bezeichnungen kaum.

Im deutschen Rotwälsch (Verbrechersprache) bedienen sich die femininen männlichen Prostituierten, welche sich künstliche weibliche Geschlechtsteile vorbinden, um „auf dem Strich" Männer anzulocken, die sie für echte Frauen halten sollen, für den von ihnen angewandten Apparat des Ausdruckes „Kaldaunen". Im Berliner Kriminalmuseum befindet sich ein Exemplar davon aufbewahrt. Aus zuverlässiger Quelle höre ich, daß es in Berlin etwa 30 Männer gibt, die sich durch diese Vorspiegelung falscher Tatsachen ihren Lebensunterhalt verdienen.

Für die paedicatio homosexualis findet sich noch der Spezialausdruck Pygismus beispielsweise in Gustav Jägers „Entdeckung der Seele", hergeleitet vom griechischen πυγή der Hintere — man erinnere sich der Venus Kallipygos. Auch von aktiven und passiven „Pygisten“ ist die Rede. Das in Betracht kommende Verb lautet griech. πυγίζειν, das neben πρωκτίζειν gebraucht wird.

Mit den zahlreichen über Name und Begriff der Homosexualität hier zusammengestellten Ausdrücken ist die Terminologie zwar im hauptsächlichsten, aber keineswegs vollkommen erschöpft. Vor allem ist die recht umfangreiche folkloristische Nomenklatur fast ganz außer acht gelassen. Auf einige besonders charakteristische Volksausdrücke wird später zurückzukommen sein. Auch konnten nur die uns nächstliegenden Kultursprachen, von den alten die griechische und lateinische, von den modernen die deutsche, englische und französische berücksichtigt werden. Unter den Naturvölkern und Völkern der Halbkultur gibt es namentlich für die feminineren Typen überall besondere Namen, die, im Gegensatz zu denen der Kulturvölker, meist kein Werturteil enthalten, sondern sich mit einfachen Konstatierungen begnügen. So findet sich in der Suaheli-Sprache für homosexuelle Männer der Ausdruck mke-simume, der wörtlich „Weib, kein Mann“ bedeutet.

Einige dieser fremdsprachlichen Ausdrücke, wie die durch Hammonds[71]) Aufsatz über „the disease of the Scythians“ bekannter gewordenen mexikanischen „Mujerados“ und der aus dem Spanischen stammende „puto“, begrifflich und vielleicht auch sprachlich dasselbe wie pathicus, haben sich über ihr Ursprungsland hinaus verbreitet.

Bei der Fülle vorhandener Namen muß es auf den ersten Blick höchst verwunderlich erscheinen, wenn bei manchen Völkern des Mittelalters die Homosexualität als „nameless crime“, als eine unter Christen unaussprechliche Handlung, bezeichnet wird. In England wird noch heute die Pedicatio vielfach, vor Gericht wie im Mittelalter, allgemein durch die Formel: peccatum illud horribile inter christianos non nominandum umschrieben. Es ist das freilich nicht verwunderlich in einem Lande, in dem die Richter für penis the person, für Schwangerschaft a certain condition sagen. Auch in anderen Ländern finden wir alle möglichen Umschreibungen angewandt, nur um die Sache nicht beim richtigen Namen zu nennen. Diese große Scheu entspringt einem inneren Widerstand, der weniger in verstandesmäßigen Motiven als in Affekthemmungen wurzelt, einem nicht leicht zu analysierenden Empfindungskomplex, der teilweise vielleicht auf einem Haß gegen die eigene, im Laufe der Entwicklung bis auf ein Rudiment latent gewordene homosexuelle Komponente beruht.

Um nur einige dieser Umschreibungen zu erwähnen, so finden wir in alten Codices die Homosexualität oft nur als crimen nefandum oder damnatissima libido bezeichnet, als das „unnatürliche oder verabscheuungswürdige Laster“, als „die scheußliche Entartung“, „flagitium contra naturam“, in Schriften spanischer Jesuiten als diabolico ê ne-

---

[71]) Hammond, William A.: The disease of the Scythians (Morbus feminarum) and certain analogous conditions. In: The American Journal of Neurology and Psychiatry edited by P. A. Mc. Bride, London, Carter Gray, Edward C. Spitzka, M. D., Vol. I., No. 3, August 1882, p. 339—355.

fando acto de Sodoma, als maldita usanza, la abominacion, die Schmach oder el pecado, die Sünde an sich.

Die Pariser Polizei nannte noch im 18. Jahrhundert die Homosexuellen einfach les infâmes[72]), wohl in Anlehnung an die corpore infames des Tacitus, von denen es aber, wie wir im historischen Teil sehen werden, noch keineswegs erwiesen ist, daß gerade die Gleichgeschlechtlichen damit gemeint waren.

Bedeutend wohlwollender war eine andere Umschreibung, die man in Frankreich im 18. Jahrhundert vielfach gebrauchte, um gleichgeschlechtliche Neigungen zu kennzeichnen. Man sprach von dem „petit défaut", was, wie Numa Prätorius[73]) mit Recht hervorhebt, um so verwunderlicher erscheint, wenn man berücksichtigt, daß damals noch die schwersten Strafen auf die Betätigung dieser Neigung ruhten.

Auch der in nordischen und altgermanischen Sagen[74]) für feminine Homosexuelle gebräuchliche Ausdruck „argr" und „ragr", der sich noch in den jüngeren Eddaliedern aus dem 10. Jahrhundert findet, bedeutet so viel wie der Arge, der Böse. So befürchtet Thor als er sich mit Loki zu dem Riesen Thrym begibt, um den ihm von jenem geraubten Hammer Miölnir wiederzuholen, daß, wenn er weibliche Gewandung anlege, man ihn für einen argr halten werde.

Wir finden, daß man schließlich nicht nur den Namen der Bulgaren-Sekte auf die Homosexuellen übertrug, sondern daß die Katholiken ganz allgemein Worte für verachtete Menschen, wie Ketzer, Heiden, Freimaurer mit dem Nebensinn, es ist ein Homosexueller, gebrauchten. Ob man mit diesen völlig sinnlosen Übertragungen wohl etwas vorsichtiger umgegangen wäre, wenn man gewußt hätte, daß auch in Rom die ersten Christen verächtlich als „tertium genus" tituliert wurden?

Das Schlimmste war, daß diese Prüderie, das auszusprechen, was man eigentlich meinte, auch dorthin überging, wo schärfste Präzision am Platze gewesen wäre: in die Gesetzbücher. Hätte man statt „widernatürliche Unzucht" klar und deutlich im Strafparagraphen gesagt: „die immissio et susceptio penis in anum" oder „die aktive und passive Pädikation unter Personen männlichen Geschlechts ist strafbar", so wären den Richtern sicherlich viele peinliche, oft geradezu spitzfindige Feststellungen, Auslegungen und Unterscheidungen und vor allem den Homosexuellen viele Voruntersuchungen und Strafen erspart geblieben, die ursprünglich gar nicht im Sinne der Gesetzgeber gelegen waren.

Wir werden uns in diesem Buche in erster Linie des Wortes homosexuell in der gegebenen Begriffsbestimmung bedienen, daneben der Ausdrücke konträre Sexualempfindung und Uranis-

---

72) Cf. Dubois-Desaulle: Les infâmes. Prêtres et moines non conformistes en amour. (Mémoires secrets de la Lieutenance Générale de Police). (Paris, Editions de la Raison 1902.)

73) Vierteljahrsberichte Jahrg. IV. Heft 1, p. 26.

74) Spuren von Konträrsexualität bei den alten Skandinaviern. Mitteilungen eines norwegischen Gelehrten. Im Jahrb. f. sex. Zw. Jahrg. IV, pag. 244 ff.

mus, alle drei mit ihren zahlreichen Ableitungen. Trotzdem wir uns bewußt sind, daß diese Ausdrücke, unter die etymologische Lupe genommen, mancherlei zu wünschen übrig lassen, haben wir von neuen sprachlich richtigeren Wortbildungen Abstand nehmen zu müssen geglaubt. Im Wettbewerb der um die Volksgunst ringenden Worte siegt meist nicht das begrifflich klarste und systematisch am vollendetsten gebildete, sondern das mundgerechteste oder das aus irgendeinem Zufall zum „Schlagwort" gewordene. Diesem Übergewicht lebendiger Sprachentwicklung wird wohl oder übel schließlich auch der noch so kritische Forscher Folge leisten müssen.

ZWEITES KAPITEL.

Die Diagnose der Homosexualität des Mannes und des Weibes.

Das Verhalten homosexueller Männer und Frauen gegenüber dem eigenen Geschlecht.

Die Erkenntnis der Homosexualität ist keineswegs in allen Fällen eine leichte. Das gilt sowohl für die Beurteilung des eigenen Zustandes als für das Erkennen des Homosexuellen durch einen anderen als auch nicht zum wenigsten für den Arzt, der sich in einem konkreten Fall vor die Entscheidung gestellt sieht, ob wirklich Homosexualität vorliegt oder nicht. Maßgebend für die Diagnose ist der Nachweis einer homosexuellen Psyche, einer seelischen Triebrichtung, die sich von dem als Liebe bezeichneten Gefühlskomplex, der den Mann zum Weibe und das Weib zum Manne zieht, nur dadurch unterscheidet, daß sie sich Personen zuwendet, die dem gleichen Geschlecht angehören.

Wenn der Satiriker Lukian[1]) einmal bemerkt, „man könne eher fünf Elefanten als einen einzigen Kynäden unter der Achsel verbergen", so gilt dies doch nur für eine sehr eng begrenzte Gruppe extrem femininer, sich mehr oder weniger absichtlich recht auffällig gebärdender Homosexueller; ebensowenig ist es begründet, wenn Homosexuelle erklären, sie könnten jeden Homosexuellen leicht herauserkennen; so sagt de Joux in den „Enterbten" (p. 60): „Die Natur hat allen Uraniden irgend ein Geburtszeichen aufgedrückt, woran sie einander auf den ersten Blick erkennen, welches aber dem normalen Menschen durchaus verborgen bleibt und immer unerkennbar ist. Man stelle den Evasohn vor ein ganzes Heer gleichuniformierter Soldaten in gleich strammer Haltung und Disziplin — er wird mit untrüglicher Sicherheit alle Uranier herausfinden." Das trifft nicht zu. Es unterliegt keinem Zweifel, daß die Urninge oft jemanden für gleichempfindend halten, der es nicht ist, und häufig jahrelang mit jemandem verkehren, ohne von dessen Anlage eine Ahnung zu haben. Ich kenne homosexuelle Geschwisterpaare, die nicht wenig überrascht

[1]) Lukians Werke. Übersetzt von August Pauly, 11 Bändchen. Stuttgart 1830, pag. 1432.

waren, als sie erst mit 30 oder 40 Jahren durch einen Zufall von ihrem gemeinsamen Lebensschicksal erfuhren.

So hatte einmal ein Urning von 43 Jahren, Geschäftsführer eines Hotels, einen 20jährigen Burschen mit sich genommen. Als dieser sich in dem Zimmer des Homosexuellen umsah, blieb sein Blick auf einem Bilde haften, das auf dem Schreibtisch stand. „Bei diesem Herrn bin ich auch schon gewesen," bemerkte er. „Das ist ein Irrtum," erwiderte der andere, „der verkehrt nur mit Frauen". Sie stritten hin und her; stutzig wurde der Herr, als der Bursche die Wohnung des von ihm wiedererkannten Mannes angab. „Dann wollen wir also morgen zusammen zu ihm gehen", meinte er, „es ist mein Bruder". Sie taten es, und nicht gering war das beiderseitige Erstaunen, als auf diese Weise das so lange ängstlich vor einander behütete Geheimnis offenbar wurde. Noch ein zweites Beispiel. Ein homosexueller Pfarrer aus dem Staate Newyork befand sich auf einer Reise nach seiner süddeutschen Heimat. Auf dem gleichen Schiffe wie er fuhr ein ihm gut bekannter Geistlicher. Nach langen inneren Kämpfen beschloß er, sich ihm anzuvertrauen. Er hielt ihn zwar für völlig heterosexuell, jedoch für wissenschaftlich und ethisch so gebildet, daß er ein Verständnis für seine Lage voraussetzte. Zögernd begann er: „Lieber Amtsbruder, Sie wissen vielleicht, daß es Männer gibt, die sich von dem geschlechtlichen Umgang mit dem Weibe abgestoßen fühlen." „Just like me, gerade so ist es bei mir," entgegnete der Amtsbruder." „Diese werden dann nicht selten mehr von Freunden angezogen," fuhr der andere fort, und wieder lautete die Antwort: „Just like me." „Bei manchen äußert sich diese Freundschaft wie richtige Liebe." Als immer wieder die lakonische Entgegnung lautete: „Genau so wie bei mir," hatten sich die Rollen allmählich so vertauscht, daß der Pfarrer, der in das Vertrauen gezogen werden sollte, sich eher als gleichempfindend eröffnet hatte, als der, welcher ursprünglich das Bedürfnis hatte, sich anzuvertrauen.

Besonders häufig wird eine irrtümliche Annahme, jemand sei homosexuell, bei Frauen durch männliche Allüren, bei Männern durch ein weibliches Gehaben hervorgerufen. Wir werden es in dem Abschnitt „Differentialdiagnose" an Beispielen erhärten, daß dieser Umstand allein niemals ausschlaggebend sein kann. Eine Zeitlang war es in manchen Kreisen fast Regel, Frauen mit kurzgeschnittenen Haaren (Titusköpfen) oder Männer, die als Damenimitatoren auftraten, kurzerhand als homosexuell anzusehen. So einfach liegt die Sache denn doch nicht. Wer allerdings mit den verschiedenen Formen und Nuancen der Geschlechtsübergänge wohl vertraut ist, wird überall vielen zwischen dem männlichen und weiblichen Geschlecht stehenden Typen begegnen; ich selbst sehe beispielsweise durch die jahrelange Übung auf der Straße ganz unwillkürlich tatsächlich nicht zwei, sondern drei Geschlechter, aber zu welcher der vier Hauptgruppen der Zwischenstufen die Betreffenden gehören, ob zu den Hermaphroditen, Androgynen, Transvestiten oder Homosexuellen, oder ob Mischformen vorliegen, dies zu sagen dürfte ohne eingehende Nachforschung unmöglich sein.

Der Nachweis einer homosexuellen Handlung spricht ebensowenig mit Sicherheit für das Vorhandensein echter Homosexualität, wie die Ausübung eines heterosexuellen Aktes seitens einer Frau oder eines Mannes mit Bestimmtheit dagegen spricht. Das, worauf es bei der Diagnose ankommt, ist die auf dasselbe Geschlecht gerichtete „konträre Sexualempfindung", die, wenn auch zunächst meist unbewußt, mit dem Erwachen des Geschlechtstriebs einsetzt und bis zu dessen Erlöschen anhält. Dieser spontanen Attraktion entspricht als Revers die sexuelle Repulsion vom anderen Geschlecht in ganz der gleichen Weise, wie sich bei der reinen Heterosexualität die Anziehung durch das andere und die Abstoßung durch das eigene Geschlecht verbinden. Ist dieses Negativ der Homosexualität nicht vorhanden, besteht also neben der Zuneigung zum eigenen keine sexuelle Abneigung gegen das andere Geschlecht, ziehen also Personen beiderlei Geschlechts an, so sprechen wir von Bisexualität, innerhalb derer die homosexuelle oder heterosexuelle Komponente das Übergewicht haben kann.

Die in der Hauptsache sich auf das Verhalten gegenüber beiden Geschlechtern stützende Diagnose wird durch zwei weitere Momente unterstützt, die so häufig sind, daß man annehmen kann, daß sie dort, wo sie nicht vorhanden zu sein scheinen, wegen ihrer relativen Geringfügigkeit oder aus anderen Gründen nicht nachgewiesen werden konnten: das eine sind sexuelle Inkongruenzen, d. h. mit dem Geschlechtscharakter der Genitalien nicht in Übereinstimmung stehende psychische und körperliche Geschlechtszeichen, das andere ist eine neuropathische Disposition nicht im Sinne direkter Entartung als in dem einer fast stets auch bei anderen Familienmitgliedern vorhandenen relativ stärkeren Labilität und Affizierbarkeit des Zentralnervensystems.

Es sei voraus bemerkt, daß von diesen vier Punkten der Symptomatologie der erste, das Verhalten zum gleichen Geschlecht, für die Diagnose der Homosexualität bei weitem die größte Wichtigkeit beansprucht; der zweite Punkt, das Verhalten zum anderen Geschlecht, zeigt ein fast ebenso typisches symptomatisches Bild; dem dritten Punkt, der sexuellen Inkongruenz, wohnt nicht die gleiche diagnostische Bedeutung inne, immerhin fällt er bei der Entscheidung, ob angeborene Homosexualität vorliegt, schwerwiegend in die Wagschale; nahezu dasselbe gilt von der Familiendisposition, die, wenn sie ausgesprochen vorhanden ist, als weiteres diagnostisches Merkmal angesehen werden kann.

Wenden wir uns der genauen Betrachtung der Einzelerscheinungen dieses Symptomenkomplexes zu, so zeigt sich, daß sich in allen Fällen echter Homosexualität die Betreffenden lange Zeit, bevor es zu einem homosexuellen Akt gekommen ist, seelisch heftig zu bestimmten Personen desselben Geschlechts hingezogen gefühlt haben. Diese unfreiwillige, lustbetonte Fixierung des Sensoriums und der Psyche ist viel früher vorhanden, als ihr sexueller Charakter als solcher ins Bewußtsein tritt. Wir wollen aus einer überreichlichen Kasuistik mündlicher und schriftlicher Berichte, die uns hinsichtlich der einzelnen Symptome der Homosexualität zur Verfügung stehen, einige Stellen wiedergeben die in unmittelbarer Lebendigkeit am klarsten das spezifische Bild veranschaulichen.

Zunächst Mitteilungen zweier sehr zurückgezogen lebender homosexueller Damen von hoher Intelligenz, die ich bereits seit mehr als 15 Jahren beobachte. Die eine schreibt: „Auf dem Lande geboren, wo mein Vater einen großen Landbesitz hatte, bin ich bis zu meinem 14. Jahre dort erzogen. Ich war die Jüngste von meinen Geschwistern. Mein ältester Bruder hatte etwas Mädchenhaftes und war mehr der Liebling meiner Mutter und wenig nach dem Sinn des Vaters, dessen Liebling wieder meine älteste Schwester war. Ich bin das ganze Ebenbild meines Vaters in allen Charaktereigenschaften sowohl, als in meiner sinnlichen Veranlagung. In späteren Jahren hat mein Vater oft gesagt: „Bei dir und Ludwig (unserm ältesten Bruder) hat die Natur sich geirrt. Du hättest ein Junge werden müssen und Ludwig ein Mädchen.“ Dabei bin ich gewiß, daß mein Vater von Homosexualität keine Ahnung hatte, und daß auch mein Bruder nicht homosexuell war. Bei mir zeigte sich meine Veranlagung schon als Kind, denn mein sehnsüchtiger Wunsch war es, ein Junge zu sein. Ich zog mir als zwei- oder dreijähriges Kind die Westen meines Vaters an, setzte mir dessen Mütze auf, nahm einen Spazierstock und stolzierte so auf dem Hof herum. Mit Puppen spielte ich selten, hatte auch absolut keine Neigung für weibliche Handarbeiten und ebensowenig für die Küche. Dagegen trieb ich mich in den Ställen herum zwischen den Knechten, verstand die Pferde anzuschirren und beaufsichtigte gern die Landarbeiter, so daß ich der kleine Inspektor hieß. Meine erste Schwärmerei galt einer Erzieherin auf einem benachbarten Gute; die hatte dunkle Haare und große, graue Augen, ein Typ, der stets meine Geschmacksrichtung geblieben ist. Für sie hätte ich mir fast den Hals gebrochen, da ich, um ihr zuerst den Wagenschlag zu öffnen, einmal von einem in voller Fahrt befindlichen Wagen sprang. Ich war etwa 12 Jahre alt, als ich diese Schwärmerei hatte. Als ich 14 Jahre alt war, zogen meine Eltern in die Stadt; ich sah das Theater, und da waren es zwei Damen vom Theater, die ich anbetete und denen ich täglich Fensterpromenaden machte oder stundenlang nachlief, wenn ich sie sah. Dann kamen die Jahre, wo die Herren der Schöpfung anfingen, mir den Hof zu machen; das machte mir zwar Spaß, aber ich selbst empfand nichts dabei. Von der gleichgeschlechtlichen Liebe hatte ich keine Ahnung, und wenn ich diese oder jene Dame anschwärmte, so hielt ich das für ein sehr lebhaftes Freundschaftsgefühl. Allerdings hatte ich mir die Haare abgeschnitten und ging gern in Männerkleidern durch die Straßen oder zu bekannten Damen, die ich dann gern abküßte, aber Liebesbeziehungen, die hielt ich nur zwischen Mann und Frau für möglich, denn ich wußte es damals nicht anders.“

Auch der folgende Bericht einer weiblichen Homosexuellen, die ebenso wie die vorige einem alten Adelsgeschlecht entstammt, zeigt deutlich das erste Erwachen homosexueller Neigungen.

„Obwohl ich sehr leidenschaftlich veranlagt bin, kam ich erst mit 20 Jahren zu sexueller Betätigung. Das erste schwärmerische Gefühl für ein weibliches Wesen entsinne ich mich deutlich mit 9 Jahren gehabt zu haben. Es bezog sich auf ein sehr hübsches junges Mädchen von 17 Jahren. Doch war ich der reine Toggenburg. Es genügte mir völlig, die Angeschwärmte anzusehen, ihr von weitem zu folgen; ich habe nie ein Wort mit ihr gesprochen und verlangte auch gar nicht danach. Mit 13½ Jahren kam ich in ein Ursulinerinnen-Kloster, wo ich zwei Jahre blieb. Ich war bis zu meinem 14. Jahre eine fanatische Katholikin, da kamen die ersten Glaubenszweifel, die mich derartig seelisch in Anspruch nahmen und quälten, daß ich, die die Kirche doch so leidenschaftlich geliebt hatte, für das sexuelle Problem absolut keinen Sinn und kein Interesse hatte; es kam überhaupt nicht in den Kreis meiner Gedanken. Ich arbeitete sehr fleißig, spürte in der Geschichte und in der Naturgeschichte nach Belegen für meine Glaubenszweifel und suchte mich in den Sprachen zu vervollkommnen, wozu das Kloster die beste Gelegenheit bot, da wir dort stets französisch sprachen. Ich schwärmte nacheinander und gleichzeitig für eine Reihe von Nonnen, sogenannte weltliche Lehrerinnen und ältere Pensionärinnen. So intensiv diese Schwärmereien auch in einigen Fällen waren, gingen sie doch nicht hinaus über das Verlangen, den Angebeteten die Hände zu küssen, auch die Wangen; ein Kuß auf den Mund kam mir gar nicht in den Sinn. Ich muß hier einfügen, daß ich meine Mutter abgöttisch liebte und sie mein Orakel und Evangelium war; sie hatte uns von früh an gesagt, „man" küßte nicht auf den Mund, das täten nur Mann und Frau, sonst küßte man nur auf die Backe. Das saß in mir fest, und das Küssen auf den Mund schien mir unanständig und widerlich. Erst sehr viel später kam ich zu einer anderen Ansicht. Ein Bedürfnis war es mir aber, meinen „Flammen" Ritterdienste zu leisten, ihnen Sachen zu tragen, die Türen aufzureißen u. dgl.; in den Stunden, die eine Nonne oder Lehrerin hatte, die ich anschwärmte, gab ich mir ganz besondere Mühe und war in heller Empörung, wenn sie von einer Mitschülerin geärgert wurde. Meine höchste Wonne war es, wenn meine Flamme mir einmal einen sanften Kuß auf die Wange hauchte, und ich habe später in den leidenschaftlichsten Liebesstunden kaum je eine größere Seligkeit verspürt, als einmal im Kloster, als eine ältere Mitpensionärin, die ich leidenschaftlich verehrte, und lange gebeten hatte, mir einen Kuß zu geben, eines Tages ganz plötzlich meinen Kopf in ihre Hände nahm und mich nach der im Kloster üblichen französischen Sitte auf beide Backen herzlich küßte. Ich weiß es noch, als wäre es gestern gewesen, wie ich ganz von Glück betäubt dastand, es kaum glauben konnte und nur den Namen der Geliebten stammelte. Ich bin froh, daß meine erste Jugend so rein war: die eigentlichen Liebesgenüsse kommen noch immer früh genug, und wenn man sie vorwegnimmt, beraubt man sich dieser entzückend zarten, poetischen Freuden, die einem zwar später nicht mehr genügen, in jenem Zustand der Unschuld und Unwissenheit aber uns mit überschwänglicher Seligkeit erfüllen und in der Erinnerung jener Zeit einen zarten Duft und Schmelz verleihen, dem nichts gleichkommt, was man auch später genießen möge."

Völlig analog den Kindheitserinnerungen weiblicher sind die der männlichen Homosexuellen. Sehr charakteristisch heißt es in einer der vielen Schilderungen:

„Die ersten noch unbewußten Regungen des homosexuellen Lebens fallen etwa ins 10. und 11. Jahr. Wir hatten einen Kutscher, einen schönen und kräftig gebauten Menschen mit dunklem, langem Schnurrbart. Es machte mir stets Vergnügen, um ihn zu sein und ihn in seinen hohen Stiefeln, Lederhosen und Livreerock oder Winters in seinem russischen Schafpelz zu betrachten. Ich hatte schließlich das unwiderstehliche Verlangen, ihn zu umarmen, da das aber schwer anging, so schlich ich mich öfters, wenn ich ihn bei der Arbeit wußte, in seine Wohnung, schlüpfte in seine riesigen Stiefel, hing seinen Rock oder Pelz um mich, und hatte ein Gefühl des seligsten Wohlbehagens. Ich drückte die Kleidungsstücke fest und krampfhaft an mich, und der Geruch der Lederstiefel und der ledernen Hosen, welche ich auf meinem Schoß hielt und öfters an mich drückte, verbunden mit dem Gedanken an den schönen großgebauten Kutscher, den ich mir dachte, indem ich die Kleidungsstücke an meinem Körper befühlte, verursachten mir heftige Erektionen, über die ich jedesmal, ohne mir bewußt zu sein, infolge wovon sie entstanden, entsetzt war, da ich sie für eine krankhafte Erscheinung hielt. — Eines Tages nach reiflichem Hin- und Herdenken wußte ich mit Hilfe meiner Kameraden, Knaben, die mit mir erzogen wurden, eine Szene ins Werk zu setzen, bei welcher der Kutscher veranlaßt wurde, mich zu sich emporzuheben. Diese Gelegenheit benutzte ich nun, da meine Kameraden mich ihm entreißen wollten, meine Wange an sein bärtiges Kinn zu legen, meinen Arm um seinen Nacken zu schlingen und meine Beine fest an seinen Körper zu pressen. Ich schloß die Augen und verspürte ein Gefühl schwindelnder Wonne.

Ein anderes Erlebnis steht lebhaft in meiner Erinnerung. Es ist ein wolkenloser, sonnig klarer Herbsttag. Das Getreide ist geschnitten und liegt in schimmernden Garben auf dem Stoppelfelde. Das Laub der Bäume in den Alleen schimmert gelblich, rötlich und in der Ferne, vom dunkelsten Grün bis in die hellsten Schattierungen des Blau, dem Himmel gleich, sich verlierend, die endlosen Wälder meiner Heimat. Wir Jungens sind auf der Jagd nach Feldmäusen, die wir unter den Getreidehaufen hervorscheuchen. Da ein heller schallender Ton, der mich aufhorchen macht — und in der Richtung, wo es herkommt, da blitzt und glitzert es. Die Musik wird lauter — und das Blitzen und Funkeln, das auf der Landstraße näher und näher kommt, ist ein Trupp Soldaten mit blinkenden Säbeln und Flinten. Jetzt biegen sie von der Straße ab und marschieren über die Wiese, die sich längs dem Felde hinzieht, auf dem wir uns befinden. Den Soldaten voran marschiert ein Offizier, der erste, den ich in meinem Leben gesehen. — Er ist groß und kräftig, mit blondem Schnurrbart und blauen, froh leuchtenden Augen. Jede Bewegung an ihm ist Kraft und Leben und Freude — mir ist, als wäre er die lustige Militärmusik, die ich hörte, als wäre er der klare wolkenlose Himmel und die reine köstliche Herbstluft, die mich umgab. Es überkommt mich ein Gefühl großer endloser Freude, ein Gefühl edler Taten- und Schaffensfreudigkeit, und zugleich eines schrecklichen, mich erstickenden Sehnens, so daß ich unwillkürlich die Hände emporstreckte, — und dann zu weinen beginne — mir selber nicht bewußt, warum. — Die anderen Knaben waren den davon marschierenden Soldaten nachgelaufen, so war ich unbeachtet geblieben. — Zu Hause angekommen, erfuhr ich, daß der Offizier unser Gast war. — Aus welcher Veranlassung damals sich der kleine Trupp Soldaten in unsere weltentlegene Waldeinsamkeit verirrt hatte, vermag ich heute nicht zu sagen. — Im Vorhause entdeckte ich den Säbel und Mantel des Offiziers. Ich konnte der Versuchung nicht widerstehen, den Säbel zu befühlen, und meinen Kopf in den Mantel zu stecken, wobei mir, mit den peinlichsten Erektionen verbunden, deutlich die Szene auf dem Felde vor Augen stand. — Bei Tisch, wo ich kaum meine Augen zu erheben wagte, fesselten die strammen Beine unseres Gastes meine Aufmerksamkeit. . . . Ich hätte diese Beine, in der kleidsamen Uniform sitzend, umarmen und drücken mögen. Beim Abschiede hängte mir der Offizier ein goldenes Kreuzchen, an einer braunseidenen Schnur, um den Hals. Ich war damals, wie wenigstens meine älteren Geschwister behaupten, ein ausnehmend hübscher Junge. — Das Geschenk machte mich selig. Man stelle sich daher meinen Schmerz und meine Wut vor, wie meine streng orthodoxe, evangelisch-lutherische Mutter mir verbot, das Kreuz zu tragen, weil es ein nach griechisch-katholischem Muster geformtes war, und es mir einfach fortnahm. Ich heulte, aber was half es! Noch Jahre ist der Besitz dieses Kreuzes das höchste Ziel meiner Wünsche gewesen, ja ich ging sogar einmal mit dem Gedanken um, den Schreibtisch meiner Mutter zu erbrechen, um mich so in den Besitz des Heiligtums zu bringen. Aber die Jahre vergingen, und das Kreuz ist in Vergessenheit geraten."

Ein weiteres Beispiel sei hinzugefügt, das zugleich das durchaus nicht seltene Vorkommnis belegt, daß die erste unbewußt sexuelle Neigung über die im späteren Sexualleben so bedeutsame Inzestschranke hinweg nahe Verwandte, wie Eltern und Geschwister zum Gegenstand hat:

„Ich haßte Knaben und Knabenspiele; meine Schwester war mein alter ego, während mein 13 Jahre älterer Bruder, ein sehr schöner Mann, mein kindliches, reines, unschuldiges Herz furchtbar verwirrte. Ich habe ihn weit mehr seiner Schönheit als seiner guten Eigenschaften wegen angebetet. Dabei wurde ich äußerlich immer schroffer gegen ihn. Ich erinnere mich genau, daß im 6. oder 7. Jahr vorübergehend meines Bruders Schönheit mir wie ein geoffenbartes Mysterium durch Mark und Bein zitterte. Mit 10 Jahren weinte ich eine ganze Nacht, als ich mich in seiner mir schaurig-süßen Gegenwart zur Ruhe habe begeben müssen. Ich empfand ein Schamgefühl, wie ich es in Mutters und Schwesters Gegenwart nicht kannte. Klar und bewußt, natürlich als tiefstes Geheimnis zumal vor ihm, habe ich ihn vom 10.—15. Jahre vergöttert, am höchsten stand diese Verehrung vom 10.—12. Jahre, als er sich verheiratete. Ich war totunglücklich, daß er uns dadurch ferner rückte, und empfand es als etwas Entsetzliches, daß er, wie ich glaubte, nun seine Jungfräulichkeit einbüßte."

Man wird hier einwenden, daß solche gleichgeschlechtliche Schwärmereien, auch bei Kindern, die später scharf heterosexuell werden, vor, innerhalb, oft sogar noch einige Jahre nach der Pubertät nichts Ungewöhnliches daß sie namentlich in Schulen, Pensionaten und Internaten ungemein häufig sind, so häufig, daß man ihr Vorkommen in der Indifferenzperiode des Geschlechtstriebes geradezu als einen physiologischen Zustand bezeichnet hat[2]). Gleichwohl unterscheiden sich die urnischen

[2]) Aus der ziemlich umfangreichen Literatur, welche sich teils wissenschaftlich, teils künstlerisch mit Liebesverhältnissen zwischen älteren und jüngeren Schülern befaßt, seien genannt:

Hoche, Neurologisches Zentralblatt, Bd. 15 (1896), p. 66. — Rohleder, Die Masturbation (1899), p. 111, welcher unter anderen hierfür Rousseau, Salzmann, Chevalier, Fournier, Blasemann und Fürbringer zitiert.

Max Dessoir, Zur Psychologie der vita sexualis. In der Allgemeinen Zeitschrift f. Psych. und Md., 50. Band, p. 2. —

Ausführliche Fälle über homosexuellen Verkehr in Internaten und Schulen referieren Moll, Untersuchungen über die Libido sexu-

von den nicht urnischen Kindern nicht nur in ihren noch zu besprechenden Charaktereigenschaften, sondern auch in ihren erotisch gefärbten Freundschaften wesentlich. Einerseits sind sie in der unklaren Empfindung, daß den von ihnen vorgenommenen Zärtlichkeiten eine tiefere Bedeutung zukommt, als der gewöhnlichen Schüleronanie, befangener, zurückhaltender, wählerischer, anderseits inniger, beständiger als die heterosexuellen Kameraden. Es ist sehr bezeichnend, wenn eine der obenerwähnten homosexuellen Frauen mitteilt, daß sie sich im Kloster an den sexuellen Beziehungen der Mädchen, von denen sie später zu ihrem Erstaunen hörte, überhaupt nicht beteiligt habe. Häufig sind allerdings gerade die homosexuellen Kinder ein mit Vorliebe gesuchter Zielpunkt der sexuellen Anwandlungen ihrer Mitschüler und Mitschülerinnen, weil diese instinktiv das Feminine im urnischen Knaben, den virilen Einschlag im urnischen Mädchen herausfühlen. Vor allem aber trägt die homosexuelle Betätigung der heterosexuellen Schüler einen mehr episodischen Charakter; sie tritt bald nach der Reife gegen-

---

alis, I. Band, II. Teil p. 450—462, Hirschfeld, Der Urnische Mensch, in Jahrbuch f. sexuelle Zwischenstufen, Bd. V 1, p. 54 f. und p. 62 f. H. Ellis: sexual inversion, Anhang.

Ferner sind zu nennen: Dr. Ludwig Gurlitt, Knabenfreundschaften. In „Sexual-Problemen" von Max Marcuse. Oktoberheft 1909.

Hans Joachim von Reitzenstein, Ein Schülerselbstmord, in der Zeitschrift „Pan" vom 30. Mai 1912. — C. Lino-Ferriani, Minderjährige Verbrecher (deutsch von Alfred Ruhemann).

Walter Unus, Schülertagebuch.

Achille Essebac, Dédé (Paris 1901. Deutsch von Georg Herbert. Leipzig 1903). Hermann Hesse, Unterm Rad, Bill Forster, Anders als die andern. Roman. (1909, Berlin.) Louis d'Herdy, L'homme-sirène (Paris 1900). — Paul Bourget, Un crime d'amour. — Friedrich Perzynski, Weltstadtseelen („Zwei Welten") (München 1904). — Johannes Wilda, Aus der Knabenzeit, in „Die Woche", Berlin, (Nr. 21. 1912). — E. Irenaeus Prime Stevenson, Left to themselves, or the fortunes of Philip and Gerald (Newyork, Philips and Hunders.,) A great patience (Scribner's Magazine Newyork 1899). — A. W. Clarke, Jasper Tristram. — Hans Ryner, La fillemanquée (Paris 1903). Ferri-Pisani, Les pervertis (Paris 1905). Jean Rodes, Adolescents. Moeurs collégiennes (Paris Mercure de France 1904). — L. van Dyssel, De kleine Republiek. (Holländisch.)

Liebesverhältnisse zwischen Mädchen behandeln unter anderen: Charles Monfort, Le journal d'une Saphiste (Paris 1902). — Francis Lepage, Les fausses vierges. Roman. (Paris 1902.) Dolorosa, Fräulein Don Juan (Die Chöre des Lebens I. Band.) (Berlin 1903.) — Vergl. dazu die Bemerkungen in der Bibliographie der Jahrbücher für sexuelle Zwischenstufen von Prätorius Bd. II, p. 397; Bd. II 324; Bd. V. 2, p. 1041; Bd. VI. p. 619 p. 635 Bd. VII. 2., p. 867; Bd. VII, 2, p. 839, 894. Bd. IX, p. 614 usw. Ferner Cfr. Die Vierteljahrsberichte II. Jahrgang p. 324, ebenfalls vergleiche die Bemerkungen von J. L. Pavia, London, Vierteljahrsberichte III. Jahrgang p. 310 und 315.

über der immer stärker erwachenden Liebe zum anderen Geschlecht ganz zurück, während sie um dieselbe Zeit sich bei den von Hause homosexuellen Kindern erst recht vertieft und sich dann ebenso sehnsuchtsvoll auf das eigene Geschlecht richtet, wie die der heterosexuellen Jünglinge und Jungfrauen auf das andere. Immerhin ist für die Diagnose der Homosexualität beim Kinde und in den Entwicklungsjahren die eigentümliche Artung der Persönlichkeit wichtiger als die vom Erwachen des Geschlechtstriebes an auf das gleiche Geschlecht zielende Richtung. Denn bei der Fülle ungeklärter Sexualantriebe und Phantasievorstellungen erscheint letztere oft nur als ein Teil der noch nicht entwirrten infantilen Sexualität, während die mit ihr verbundenen Eigenarten der kindlichen Individualität meist eindeutiger und deutlicher erkennbar sind.

Ich will das Gesagte durch einen Bericht — ein Beispiel für viele — belegen, der aus einem katholischen Waisenhause für Knaben stammt. Ich verdanke die Mitteilung einem sehr zuverlässigen Beobachter, der dort 10 Jahre lang unter 120 Mitschülern erzogen wurde. „Ich war 8 Jahre alt“, schreibt er, „als ich in das Institut kam. Da ich schon früher gerne mit Knaben zusammen war, hatte ich nur die ersten Tage etwas Heimweh und fühlte mich sehr bald wohl unter den 120 Knaben im Alter bis zu 14 Jahren, nur wenige waren 15 oder 16 Jahre alt. Der freundschaftliche Verkehr unter diesen Knaben war ein so inniger, daß man glauben mußte, lauter Urninge vom reinsten Wasser vor sich zu haben. Fast alle von den älteren suchten sich unter den jüngeren Knaben einen Freund, den sie alsdann hegten und schützten. Dieses war für den jüngeren Teil nicht gerade unangenehm, denn unter soviel Knaben haben die kleineren gewöhnlich manchen Stoß auszuhalten, hatte er aber einen älteren zum Freunde, so durfte keiner es wagen, ihn hart anzufassen, beide überboten sich gegenseitig in Erweisungen von Zärtlichkeiten. Als ich selbst 9 Jahr alt war, geschah es, daß zwei ältere auf einmal um mich warben und keiner dem andern weichen wollte. Es wurde dann durch einen Kampf unter den beiden entschieden, die anderen stellten sich herum, damit die Wärter nichts sehen sollten, und schauten zu, bis einer kampfunfähig wurde; der Sieger hatte alsdann ein öffentliches Anrecht auf mich. Dieser war mein Freund fast ein ganzes Jahr lang, bis er bei seinem 14. Jahre aus der Anstalt entlassen wurde. An seine Freundschaft erinnert mich noch heute ein ziemlich großer Buchstabe, der Anfangsbuchstabe seines Namens, den wir uns gegenseitig damals mit chinesischer Tusche und einer Nadel in den Oberarm tätowierten; wie glücklich war ich damals, für meinen Freund diese Nadelstiche ertragen zu dürfen. Dieser Junge war von einer solchen Liebe zu mir beseelt, daß er mir alles tat, was er an meinen Augen absehen konnte. Da er vermögend war und seine Familie in der Nähe wohnte, bekam er jede Woche einmal Besuch und wurde dann mit allem möglichen beschenkt; hatte er diesen Besuch empfangen, so versäumte er nie, abends an mein Bett zu kommen und seine Schätze vor mir auszubreiten, und oft hatte ich Mühe, ihn zu bewegen, daß er selbst auch etwas davon behielt. Er unterließ es auch nie, wenn wir abends in den Schlafsaal geführt wurden, einen günstigen Moment abzuwarten, um mich zu küssen.

Hatte man einen Jungen gefunden, der einem besonders gefiel, so warb man um ihn, man verfolgte ihn auf Schritt und Tritt und suchte sich ihm überall angenehm zu machen, man machte ihm Geschenke oder bat einen Kameraden, den Vermittler zu spielen. Ein eigenartiges Mittel wandte einmal ein Junge mir gegenüber an, den ich auch lange schon im Stillen gern hatte, der aber so hübsch war, daß ich eine Erwiderung für ausgeschlossen hielt. Ich hielt mich von ihm fern, weil ich mich keiner Demütigung aussetzen wollte, denn einen Korb zu bekommen, galt als sehr schimpflich. An einem Abend nun kam er während der Vorlesung neben mich und wir setzten zu zweien auf seine Anregung ein Spiel in Szene, wobei man auf die Hand des anderen einen Schlag zu versetzen sucht, der andere muß dabei sehr auf der Hut sein, da die Schläge sehr empfindlich sind, und muß deshalb seine Hand schnell fortziehen. Nachdem er nun an die Reihe kam, hieb er nur ganz leise und lässig zu, und als ich ihn nach dem Grunde fragte, sagte er mir, er könne mir nicht wehe tun, er hätte mich zu lieb. Ich war glücklich; wir küßten uns und erzählten uns, wie wir uns schon so lange gern gehabt. Solche Freunde tauschten dann mittags bei Tisch ihre Teller und ihr Besteck, weil es ihnen ein besonderes Wohlgefühl war, aus Gegenständen zu essen, die der Freund früher benutzt hatte. Derjenige, der das Amt hatte, bei Tisch zu bedienen, mußte sich deshalb immer auf dem Laufenden erhalten und war von jedem neuen Freundschaftsverhältnis genau unterrichtet und sorgte gewissenhaft, daß jeder die Gegenstände seines Freundes bekam, ebenso wußte er, wenn ein Verhältnis sich löste, er gab alsdann jedem sein richtiges Besteck wieder, das aber alsdann selten wieder benutzt wurde, die Teller zerbrach man gewöhnlich und das Besteck warf man in den Müllkasten und kaufte neue. Ebenso hatte jeder Knabe im Winter seinen bestimmten Shawl, man trug aber stets den des Freundes, da derselbe in so enger Berührung mit dessen bloßem Halse gewesen. Das Tätowieren der Arme mit den Anfangsbuchstaben des Freundes war an der Tagesordnung, doch mußte man bei dem allen sehr vorsichtig sein, damit die Lehrer nichts merkten.

Sahen diese von zweien eine besondere zärtliche Freundschaft, so wurde ihnen strenge verboten, weiter miteinander zu verkehren, doch tat man es alsdann um so lieber, und bekam man Strafe, so war man glücklich, für den anderen leiden zu können. Hatte einer einen Streich gespielt, so geschah es oft, daß der Freund die Tat auf sich nahm, der andere dies aber nicht litt und der Lehrer alsdann zwei Missetäter vor sich stehen sah und nicht wußte, wer der eigentliche war. Bekam der Freund Prügel, so ging das dem anderen so nahe, daß er mitweinte. Diese kleinen Einzelheiten zeigen, wie der Freund einem alles war, welche Innigkeit in dieser Freundschaft lag. Daß dabei der geschlechtliche Verkehr nicht ausblieb, ist wohl selbstverständlich. Ich war 9 Jahre alt, als ich die Onanie kennen lernte, manche noch jünger. Besonders bot der Winter viel Gelegenheit zum geschlechtlichen Verkehr, man ging abends unter dem Vorgeben, austreten zu müssen, hinaus, der Freund folgte einige Minuten später, und draußen war man dann ungestört; wenn dies auch zunächst geschah, um sich nur küssen und umarmen zu können, in der Erregung blieb dann das andere nicht aus. Dann fand der Verkehr auch nachts viel in den Betten statt. Ich glaube aber bestimmt, daß dabei nur Onanie getrieben wurde. Kam ein neuer in die Anstalt, so wurde sofort darauf geachtet, ob er hübsch war, und es dauerte auch nicht lange, so hatte sich der oder jener mit ihm angefreundet, wobei es oft nicht ohne heftige Eifersuchtsszenen abging. Es würde zu weit führen, noch mehr Einzelheiten anzugeben. Man findet ja in allen Instituten, daß die Knaben geschlechtlich miteinander verkehren, aber wohl selten so allgemein. Wenn man von einem Anerziehen der Homosexualität sprechen könnte, so hätte sich das hier bewahrheiten müssen, besonders da die meisten wenigstens 3—4 Jahre, einige bis zu 8 Jahren in der Anstalt verblieben und so lange diesem Einflusse ausgesetzt waren. Wie mir genau bekannt ist, verkehren aber alle meine Mitschüler jetzt sehr rege mit dem Weibe. Besonders will ich zwei Knaben erwähnen, der eine war 16, er kam als 1 jähriges Kind dorthin, der andere 9 Jahre in der Anstalt, beide hatten damals sehr stark für den Freund gefühlt und sehr viel mit ihm geschlechtlich verkehrt und fühlen heute nur für das Weib. Ich selbst interessierte mich schon vor meinem 8. Lebensjahre, also bevor ich in dieses Institut kam, geschlechtlich für Männer, und ich bin auch nachher nicht anders geworden. Daß gerade diese Anstalt einen so starken Freundschaftsverkehr aufwies, führe ich darauf zurück, dàß die Knaben außer der Schulzeit und den Stunden, die nicht durch Gebet — es wurde viel gebetet — ausgefüllt waren, zuviel auf sich selbst angewiesen waren. Die Anstalt war streng katholisch und man glaubte, durch vieles Beten die Knaben erziehen zu können, doch wir langweilten uns nur bei dem ewigen Einerlei des Rosenkranzes und benutzten die Zeit, um geschlechtlichen Gedanken nachzuhängen. Für Sport und Turnen war kein Interesse vorhanden, sogar im Stundenplan war kein Turnen angesetzt. Baden galt für unsittlich; man fürchtete die Kinder dadurch auf unsaubere Gedanken zu bringen. Von der Außenwelt war man vollständig abgetrennt. Das Haus lag vor der Stadt und war mit hohen Mauern umgeben, nur Sonntags wurde man einige Stunden ins Freie geführt. Die Bücher waren einer strengen Zensur unterworfen, es genügte schon eine kleine unschuldige Liebesgeschichte, um uns dieselben zu verbieten."

Den leidenschaftlichen Charakter mancher dieser gleichgeschlechtlichen Neigungen zeigt anschaulich ein Beispiel, das Carpenter[3]) von einem Lehrer, der an einer indischen Schule tätig war, erzählt wurde: „Zwei etwa 16 jährige Burschen besuchten dieselbe Schule und waren unzertrennliche Freunde. Aber eines Tages kam für sie die Stunde der Trennung. Den einen holten seine Eltern ab, um mit ihm nach einem entfernten Orte des Landes zu reisen. Der andere war untröstlich. Als ihm sein Kamerad entrissen wurde, ging er still an einen Brunnen im Schulbereiche, stürzte sich hinein und ertrank. Diese Nachricht wurde mit dem Drahte weitergesandt und erreichte den Freund noch unterwegs. Er sagte nur wenig, aber auf einer Station verließ er den Zug und verschwand. Der Zug fuhr weiter; nach kurzer Entfernung lief der Knabe aus dem Gebüsch auf die Strecke, warf sich auf die Schienen und fand hier auch seinen Tod."

Die ersten oft sehr leisen Erscheinungen gleichgeschlechtlichen Empfindens bleiben in ihrer Bedeutung oft völlig unerkannt; so berichtet mir ein Uranier, „daß schon in frühester Jugend, wenn er zwei Freunde Arm in Arm gehen sah, ihn ein Gefühl tiefer Ergriffenheit und Einsamkeit überkam, wenn er auf dem Eise zwei junge Männer Hand in Hand Schlittschuh laufen sah, wurde er häufig zu Tränen gerührt. Er konnte sich diese Gefühle, deren er sich schämte, nicht deuten, jetzt seien sie ihm klar." Ganz ähnlich wie wir bei den Heterosexuellen zwischen 15 und 20 nicht selten homosexuelle Schwär-

---

[3]) Carpenter, Mittelgeschlecht, a. a. O. p. 149.

mereien finden, die ganz den Eindruck machen könnten, als handle es sich um Affekte echter Homosexueller, kommen bei Homosexuellen in diesem pubischen Alter heterosexuelle Episoden vor, die nicht allein auf der übermächtigen Suggestion zu beruhen scheinen, die das Beispiel der Erwachsenen und die Liebesliteratur, welche fast ausschließlich die Liebe zwischen Mann und Weib preisen, ausüben. Es ist eben die Zeit unabgeschlossener Entwicklung, in der, ebenso wie die scharfe körperliche Differenzierung noch nicht durchgeführt ist, beispielsweise Bart und Brüste noch nicht die definitive geschlechtliche Akzentuierung aufweisen, auch der Geschlechtstrieb noch unsicher tastend, bald nach der einen, bald nach der anderen Seite schwankt, suchend, pendelnd, bis er sich entweder aus dem Unklaren, Unbestimmten, Unbewußten heraus allmählich auf das adäquate Geschlechtsziel einstellt, oder sich durch eine große Liebesleidenschaft plötzlich, fast möchte man sagen „mit hörbarem Ruck“, fixiert. Die folgende Schilderung einer homosexuellen Dame gibt ein aus dem Leben gegriffenes Beispiel:

„Da kam auch die Stunde, in der ich mich in einen Mann verliebte, der freilich sehr mädchenhaft aussah und war, so daß er einmal sogar in Damenkleidern auf einen Ball gegangen war, ohne als Mann erkannt zu werden. Diese Liebe hatte mich ziemlich unglücklich gemacht, weil wir uns nur kurze Zeit sahen und später nur in Briefwechsel standen. Ich war der Meinung, daß jene Liebe mich vollkommen absorbierte, bis ich eine Schauspielerin in einer Männerrolle sah, und man mir plötzlich erzählte, „sie liebe Frauen“. — — Zuerst sah ich bei der Nachricht die Sprecherin verständnislos an, dann aber wußte ich genau, daß ich jene Schauspielerin liebte, liebte bis zur Narrheit, und auf einmal war mir überhaupt klar, daß ich mich für Frauen und nicht für Männer interessiere. Von meiner sogenannten unglücklichen Liebe für jenen Mann war ich plötzlich geheilt. Ich unterhielt mich sehr gern mit Männern, aber nur solange sie mir nicht den Hof machten, und ich von ihnen lernen konnte; es langweilte mich nämlich schrecklich, wenn in Damengesellschaft nichts als über Putz und Klatsch gesprochen wurde. Sobald mir aber ein Mann den Hof machte, kam ich in gräßlichste Verlegenheit und wußte gar nicht, wie ich mich benehmen sollte.“

Es ist ungefähr das 18. Lebensjahr, bei manchen etwas eher, bei anderen etwas später, in dem bei homosexuellen Männern und Frauen genau so wie bei Heterosexuellen jener ideale Erotismus ausbricht, der sich in überschwänglichen Verehrungen, Fensterpromenaden, Dienstleistungen aller Art, Liebesbriefen und Liebesgedichten erschöpft, mit dem einzigen Unterschiede, daß der Gegenstand dieser „Verhimmelung“ nicht dem anderen, sondern dem gleichen Geschlechte angehört. Hören wir eine homosexuelle Frau und einen homosexuellen Mann, beide aus den gebildeten Ständen, selbst schildern, was sie mit 18 Jahren empfanden. Die Homosexuelle berichtet:

„Daß ich zuerst **bewußt** sinnlich, wenn auch noch nicht geschlechtlich für eine Frau fühlte, war mit 18 Jahren, und auch da kam ich nur ganz allmählich zur Erkenntnis, daß dieses **sinnliche** Gefühle sein müßten. Es handelte sich um eine blendend schöne Frau — — sie wurde allgemein „die schöne Frau von So und So" genannt — — die übrigens meine Mutter hätte sein können. Sie stand im Hochsommer ihrer Schönheit und war wie eine vollerschlossene Rose. Nie werde ich den Augenblick vergessen, da ich sie zum ersten Male sah. Ich war so vollkommen überwältigt von ihrem Anblick, daß ich ihre mir entgegengestreckte Hand ganz übersah und sie fassungs- und wortlos anstarrte. Sie nahm mir diese Unhöflichkeit auch weiter nicht übel, denn die Bewunderung ihrer bestrickenden Schönheit stand wohl in Riesenlettern auf meinem Gesichte geschrieben, da jede Beherrschung und Verstellung mir bei meiner Ahnungslosigkeit fehlte. Später hörte ich denn auch, daß ein Herr gesagt hätte, es wäre ja „widerlich", wie ich diese Frau mit meinen Blicken verschlänge. An jenem ersten Nachmittag brachte ich es nicht fertig den Blick auch nur eine Minute von ihr loszureißen. In diese herrliche Frau, die außer ihrer Schönheit auch noch mit den reichsten künstlerischen Gaben ausgestattet war, verliebte ich mich immer leidenschaftlicher, verzehrte mich vor Sehnsucht, wenn ich sie nicht sah und war überselig und doch auch voller Qual in ihrer Gegenwart. Sie war sehr liebevoll zu mir und duldete lächelnd meine überschwängliche Anbetung; da sie aber durchaus normal und Mutter mehrerer Kinder, die in meinem Alter waren, konnte von irgendwelcher Gegenliebe natürlich keine Rede sein, das hätte ich auch nie zu erwarten und zu hoffen gewagt. Ich betete sie an wie ein junger Ritter seine Königin. In ihrer Gegenwart bemerkte ich nun zuerst an mir eine Erregung, die mir bis dahin unbekannt geblieben war. Ich bekam rasendes Herzklopfen, wenn ich sie sah, zitterte am ganzen Körper, wenn ich sie berührte, und bekam einen glühenden Kopf und eisige Hände, wenn ich länger mit ihr zusammen war. Und dann empfand ich eine so unbestimmte Qual und Sehnsucht, die ich mir absolut nicht zu erklären wußte, soviel ich auch darüber grübelte. Wie oft fragte ich mich: Was ist das nur? Was willst du eigentlich? Daß dieses nicht mehr eine „rein seelische Anschwärmerei" war, **mußte** ich mir eingestehen, aber daß ich als **Frau** für eine **andere Frau sinnliche Gefühle** hatte, war mir ganz und gar unbegreiflich. Sie merkte allmählich selbst, daß ich regelrecht in sie verliebt war, vielleicht noch eher, als ich selbst mir darüber klar wurde, denn ich weiß noch, wie es mich frappierte, als sie eines Abends, da ich sie, ganz berauscht von ihrer Schönheit, bat, mir einen Kuß zu geben, sagte: „Ach, du verliebter Kater!" Sie gab mir dann aber einen sanften Kuß, über den ich fast den Verstand verlor vor Wonne. Ihre Worte aber hielten mich noch lange wach, als ich an jenem Abend im Bett lag und über meine Gefühle nachgrübelte.

Später verliebte ich mich in ihre älteste Tochter, die in meinem Alter war, die Mutter betete ich aber auch da noch weiter an. Das Verhältnis zu der Tochter war anfangs ein rein freundschaftliches und wurde erst allmählich das, was die Franzosen eine „amitié amoureuse" nennen. Wir waren leidenschaftlich zärtlich miteinander und konnten uns nie genug tun in Küssen und Liebkosungen; ihr gegenüber fiel ja auch die Schüchternheit, die naturgemäß ich der Mutter gegenüber empfand, fort und so wagte ich schließlich auch sinnliche Liebkosungen, streichelte und küßte ihren Hals, ihre Arme, ihre Schultern und ihre Brust, — aber weiter ging es nicht, da wir beide zu unschuldig und zu unwissend dazu waren.

Ich weiß, daß ich sie manchmal an mich preßte und sagte: „Ich habe solche Sehnsucht nach dir," und wenn sie dann sagte, „aber ich bin ja bei dir," antwortete ich: „Ja ja, aber das ist es nicht, ich möchte etwas anderes, aber ich weiß selbst nicht was.“ Unsere Briefe waren die leidenschaftlichsten Liebesergüsse und außerdem führte ich ein Tagebuch, in dem ich jeden Abend in unendlichen Variationen niederschrieb, ob sie lieb gewesen, oder mich gequält hatte, wie süß sie wieder ausgesehen und wie ich sie liebte. Leider habe ich das Tagebuch später verbrannt, es wäre mir interessant, es jetzt wieder zu lesen, da ich es doch in einem Zustand geschrieben habe, der weit vom klaren Bewußtsein meiner Veranlagung entfernt war, sozusagen in einem Zustand der „Tumbheit“. Übrigens war unser Verhältnis, das nie ein Verhältnis wurde, durchaus nicht ausschließlich sinnlich, im Gegenteil ich liebte sie mit meinem ganzen Herzen, hielt sie für die Ergänzung meiner Natur und wünschte nichts sehnlicher als für das ganze Leben mit ihr vereint zu bleiben. Ich flehte sie an, nicht zu heiraten, sondern immer nur mir zu gehören. Sie versprach das auch, hat es aber leider nicht gehalten. Sie ist der beste Beweis dafür, daß die eigentliche Natur des Menschen sich allen Einflüssen zum Trotz doch Bahn bricht, und daß kein Mensch dauernd homosexuell wird, der es nicht von Natur ist. Ich hatte seinerzeit einen so starken Einfluß über sie, daß sie alle meine Ansichten bedingungslos annahm, sie war nur noch mein Echo, was ich für vollkommene Übereinstimmung hielt, sie bildete sich ein, gleich mir die Männer zu hassen, nie einen Mann lieben zu können, meine Gefühle ganz zu erwidern. Das dauerte ja nun wirklich mehrere Jahre und sie fühlte tatsächlich nicht nur Freundschaft für mich: der Unterschied war aber, daß ich sie als Weib liebte, sie in mir aber, ihr und mir unbewußt, den Mann! Sie hatte verschiedene Heiratsanträge ausgeschlagen, so stand sie in meinem Bann. Das dauerte so lange, wie sie unter meinem unmittelbaren Einfluß war, dann verlegte meine Mutter ihren Wohnsitz nach München und von dem Augenblick an, wo wir getrennt wurden, ließ mein Einfluß nach. Jetzt ist sie eine sehr glücklich verheiratete Frau, ich stehe in keiner Verbindung mehr mit ihr, da ich es nicht verwinden kann, dieses süße Geschöpf, das mir so unendlich lieb und teuer war, an einen Mann verloren zu haben.“

Ein homosexuelles Bauernmädchen schreibt mir:

„. . . . Man wollte mir das Stricken eines Strumpfes beibringen, aber ohne Erfolg — denn ich warf den Strumpf beiseite und rannte hinter dem Knecht her, um mitfahren zu können und die Leine führen zu dürfen, oder in den Kuhstall. Es war vergebens, mich für weibliche Arbeiten zu interessieren, und noch heute höre ich die traurige Stimme, mit der meine Tante oft sagte: „Was soll aus dir werden, wenn das deine Mutter selig wüßte!“ Oder ich bestieg ein Brett und fuhr den Fluß entlang und deuchte mir ein Kapitän, der sein Schiff durch Sturm und Wetter in den sicheren Hafen führt, und neben mir in meiner Phantasie stand dann mein Weib; ich sah ihren bewundernden Blick über meine männliche Kraft und Energie. Ich ging gern in Männerstiefeln, sogenannten Stulpenstiefeln; je schwerer sie waren, je mehr imponierten sie mir; ich half auch gern beim Dreschen, sogar beim Mistauf- und -abladen, was mir sehr streng verboten war; ich tat es aber heimlich doch. Mein Onkel nannte mich immer „Dicker“ und zum Ärger meiner Tante ließ er mich oft allein mit Pferd und Wagen fahren, mit der Äußerung, daß ich dies besser könne als die Knechte. Für Peitschen hatte ich eine große Vorliebe, ebenso wie noch heute für Spazierstöcke. Heimlich nahm ich oft aus der Ecke meines Onkels derben Knotenstock und ging dabei mit einem unsagbaren, glücklichen Gefühl, mich dabei als Mann fühlend, heimlich über die Felder, tüchtig ausschreitend. Hatte ich Gelegenheit, mit einer Freundin allein in einem Wald zu sein, so erfüllte mich der Gedanke mit einem stolzen Empfinden, wenn sie ängstlich war, mich als ihren

Beschützer zu fühlen, und ich war glücklich, wenn sie es empfand und meinen Mut lobte.

Bestimmend für mein Leben wurde folgende Begebenheit, die ich heute noch nach Jahren nicht überwinden kann: Als ich 19 Jahre zählte, lernte ich ein Mädchen von 16 Jahren kennen. Sie war sehr gut erzogen, ihr Vater war Lehrer im Dorf. Sie war ein Gretchen mit bis an die Erde reichenden Zöpfen von echt mädchenhafter Lieblichkeit. Ich empfand zum erstenmal eine echte große Leidenschaft. Wo es sein konnte, zeigte ich mich galant und aufmerksam. Ich brachte ihr kleine Geschenke und hungerte, um sie bezahlen zu können. Ich war glücklich, bot sich mir die Gelegenheit, ihr Aufmerksamkeiten zu erweisen, ihr Jackett oder ihren Schirm tragen zu dürfen. Die Liebe zu ihr erfüllte mein ganzes Sinnen, und ich war ihr auch nicht gleichgültig. Sie litt es, daß ich sie küßte, sie mein Lieb nannte, und ich schenkte ihr einen Ring mit der Inschrift: „Sei treu!" Sie schrieb mir einen Brief, daß sie jetzt immer Liebeslieder singe und schenkte mir auch einen Ring. Wir lebten eine selige Zeit — es war die schönste meines Lebens. — Da eines Tages kam sie traurig zu mir und erzählte, daß ihre Eltern ihr den Verkehr mit mir untersagt hätten. Jedenfalls hatte man einen meiner Briefe gefunden, und was wir noch nicht wußten, das ahnten die Eltern. Als gut erzogener Mensch wollte ich den Wunsch ihrer Eltern respektieren, wenn ich auch wußte, daß ich es nicht ertragen würde; aber sie wollte nicht von mir lassen. So trafen wir uns heimlich. Unsere Liebe wurde in dieser Zeit glühender — ich wurde männlicher und mein Verstand schärfer. Eines Tages hatten wir eine Eifersuchtsszene, es kam zu einer Aussprache; dann kamen die inhaltsschweren Worte: „Du willst, daß ich dich liebe, wie ich nur einen Mann lieben kann, aber du bist doch gar keiner." Diese Worte trafen mich wie Keulenhiebe — und ich sank vernichtet in mich zusammen. Als ich ihr die Hände zum Abschied reichte, hielt sie mich zurück, — ich riß mich aber los, schloß mich ein, zertrat den Ring und warf ihn ihr am nächsten Tag vor die Füße. Ich war kein Mann — ein Mann mußte ich sein, damit sie mich lieben konnte! In mein Gehirn und in meine Gedanken kam keine Ruhe mehr — warum war ich kein Mann?"

Auch der folgende Bericht über das erste Erwachen seiner Liebe — er rührt von einem Studenten her, der sich noch nie sexuell betätigt hat — bestätigt den Satz, daß sich der homosexuelle Trieb wohl in seiner Richtung, nicht aber in seiner Naturwüchsigkeit von der normalsexuellen Liebe unterscheidet:

„Ich bin in Berlin aufgewachsen, habe mit vielen gleichaltrigen Kameraden eine öffentliche Schule besucht, bin sogar in einer Pension gewesen, wo es sicher nicht sehr zart herging, und habe mir trotzdem gerade in sexueller Beziehung merkwürdig lange meine Kindlichkeit bewahrt. Ich habe nie wie andere Kinder Vergnügen daran gefunden, darüber zu reden und zu grübeln, „woher die Kinder kommen," ich hatte sogar eine merkwürdige Scheu, deren Ursachen mir jetzt noch unerklärlich sind, über solche Dinge reden zu hören. So galt ich noch mit 15 Jahren, und zwar mit Recht, unter meinen Kameraden für „unschuldig"; an den Klapperstorch glaubte ich ja gerade nicht mehr, aber ich hatte keine Ahnung von dem Wesen des Unterschieds der Geschlechter und von irgendwelchen sexuellen Beziehungen. Natürlich verstand ich auch nichts von den bekannten Witzen, die über dieses Thema gemacht wurden, was am meisten dazu beitrug, den Ruf meiner „Unschuld" zu verbreiten. In dieser Zeit, ich war 17 Jahre, faßte ich eine eigenartige Zuneigung zu einem meiner Mitschüler, dem Primus der Klasse. Es war so herrlich schön, sich vorzustellen, wenn wir beide so recht sehr befreundet wären, immer zusammen sein könnten, die Schularbeiten gemeinsam machten und uns nie zu trennen brauchten. Und wenn ich dann abends im Bett lag, malte ich mir alle möglichen Ereignisse aus, die eintreten müßten, damit wir recht eng befreundet werden könnten; da konnte doch z. B. sein Haus abbrennen, und dann würde er keine Wohnung haben, und ich würde ihn auffordern, bei uns zu wohnen; und dann würde er sogar bei mir im Bett schlafen, so daß ich ihn so recht fest umarmen und an mich drücken könnte, um ihm zu zeigen, wie lieb ich ihn habe.

Wohlgemerkt, diese Gedanken kamen mir und erfüllten mich mit größter Seligkeit, ohne daß ich eine Ahnung von den sexuellen Beziehungen der Geschlechter hatte. Mein Gemüt war vollständig rein und unverdorben durch unsaubere und schmutzige Geschichten, wie sie andere Großstadtkinder oft allzu früh zu hören bekommen. Und dennoch kamen mir diese „unsittlichen, unzüchtigen" Vorstellungen? Nein, es lag nicht das geringste Unsittliche in diesen Gedanken, und diese Tatsachen, die ich an mir selbst erlebt habe, die ich gefühlt und gedacht habe mit meinem innersten Herzen, sind mir der sicherste und unumstößlichste Beweis dafür, daß in der Homosexualität an sich keine Spur von dem enthalten ist, was Unwissenheit und Unkenntnis hineinlegen wollen. Es sei denn, daß man das Geschlechtliche überhaupt als etwas Unsittliches ansieht, daß man die natürliche Weltordnung anzutasten versucht, indem man das Heiligste im Menschenleben in den Schmutz zieht, dann kann man die gleichgeschlechtliche Liebe gleich mit verdammen. — Jetzt weiß ich, daß das, was sich damals abspielte, nichts anderes war, als das erste Erwachen der Liebe, in einem noch kindlichen Gemüte, das nicht wußte, was in ihm vorging, und doch von dieser neuen Herrlichkeit gänzlich erfüllt war.

Und wie hier beim ersten Male der Gegenstand meiner Liebe ein männliches Wesen war, so ist es bei mir bisher geblieben. Wenn andere „normale" Männer auf der Straße ein hübsches Mädchen sehen, so blicken sie sich unwillkürlich danach um; mir ergeht es genau so mit schönen Jünglingen, denen ich ebenso nachsehe. Trete ich in eine Gesellschaft, komme ich auf einen Ball usw., so geschieht es oft, daß mir ganz unbewußt einer der jungen Leute, die ich nicht kenne, auffällt, und ich ertappe mich nachher dabei, daß ich fortwährend darauf geachtet habe, was der Betreffende tut, mit wem er tanzt usw. usw.

Jene erste Liebe wurde nach einiger Zeit abgelöst durch eine andere größere Leidenschaft, die mich zu einem anderen Mitschüler ergriff, der zwar ein ganzes Jahr älter war als ich, aber in einer tieferen Klasse saß. Ich kann mich darauf besinnen, wie ganz allmählich die ersten Zeichen dieser Liebe bei mir auftauchten, wie ich jede mögliche Gelegenheit benutzte, mit ihm zusammen zu sein; auf dem Schulhofe, auf der Straße, bei den Turnspielen u. s. a. Und dabei war es noch besonders schwierig, diesen Verkehr reger werden zu lassen; nicht nur, daß er in einer anderen Klasse war, sondern es gab auch eigentlich gar keine gemeinsamen Interessen zwischen uns, wir hatten keine gemeinsamen Freunde, und er war gerade im Kreise meiner nächsten Freunde besonders unbeliebt. Um so auffälliger mußte es sein, wenn ich mich mit ihm näher befreundete, und ich suchte die verschiedensten Vorwände, diese Annäherung zu erklären, nicht nur vor anderen, sondern besonders vor mir selbst, der ich noch immer nicht ahnte, was in mir vorging. Aber gerade in dieser Zeit, ich war 18 Jahre, ging mir schließlich doch das Licht über die wahre Bedeutung der Sache auf, in dieser Zeit, wo ich den Moment abpaßte, um ihm „zufällig" zu begegnen, und an nichts anderes dachte als an ihn. Ja, ich wußte bald, daß ich ihn wirklich und regelrecht liebte, aber es ihm zu sagen, dazu hatte ich nicht den Mut, ja, ich gab mir lange sogar noch Mühe, es ihn nicht merken zu lassen. Am Ende wurde aber das Gefühl, das mich zu ihm hinzog, so übermächtig, und ich wurde der Heuchelei vor ihm und mir selbst so müde, daß ich ihm eines Abends, als wir in seinem Zimmer zusammen arbeiteten, um den Hals fiel, ihn mit Küssen überschüttete, und ihm alles beichtete. Er nahm diesen Ausbruch etwas verwundert, aber doch ganz ruhig hin, ohne zunächst zu begreifen, um was es sich eigentlich handelte.

Die nun folgenden Wochen waren die schönsten meines Lebens: fast jeden Abend waren wir zusammen, ich half ihm bei allen seinen Schularbeiten, und wenn wir damit fertig waren, saßen wir eng aneinander geschmiegt und sprachen über alles und nichts. Doch es waren leider nur wenige Wochen; denn genau zu derselben Zeit stellte sich auch bei meinem K. die Liebe ein — aber nicht zu mir, sondern zu einem kleinen Mädchen. Und wenn ich jetzt nachmittags zu ihm kam, dann hatte er mir von nichts anderem zu erzählen, als von *ihr*, und auf dem Schulwege sprach er mit mir von *ihr*, und abends ging ich mit ihm dahin, wo er *sie* treffen wollte, wartete mit ihm, bis sie kam, sprach ein paar Worte mit ihr, und verabschiedete mich dann, um die beiden allein zu lassen — ich war ja überflüssig. Es floß wohl auch ein Teil meiner Liebe zu K. auf seine Freundin über, da *sie* es ja war, die ihn glücklich machte. Aber das Herz blutete mir doch, wenn er mir seine Tagebücher gab, in denen nur von *ihr* stand, was *sie* tat und sagte und dachte, und ich kaum mit einem Worte erwähnt wurde. Am meisten jedoch schmerzte mich, daß er sich energisch weigerte, meine Küsse und Zärtlichkeiten weiter zu dulden, denn gerade weil ich ihm klar gemacht hatte, daß meine Empfindungen zu ihm wahre Liebe seien und ich ihn mit allen Mitteln, die mir zu Gebote standen, überzeugt hatte, daß meine Liebe zu ihm etwas Berechtigtes sei, wie die zwischen Mann und Weib, gerade darum behauptete er, *ihr* untreu zu werden, wenn er sich noch ferner von *mir* küssen ließe. „Freunde können wir ja bleiben," sagte er, „denn ich habe dich ganz gern, aber nicht anders wie andere Freunde wollen wir sein."

Und so blieben wir Freunde noch zwei Jahre lang, und ich schmeichle mir, einen recht guten Einfluß auf ihn ausgeübt zu haben; nicht nur, daß ich ihm bei seinen Arbeiten half, sondern ich versuchte auch, ihm etwas höhere Interessen beizubringen, als er sie leider besaß, ihn zu veranlassen, sich auch mit wissenschaftlichen, politischen usw. Fragen zu beschäftigen, auf die ihn die Erziehung, die er gehabt hatte, das Milieu, in dem er lebte, und seine eigene Interesselosigkeit bisher nicht hingewiesen hatten. Meine Liebe zu ihm blieb lange Zeit mit unverminderter Stärke bestehen, und noch heute bin ich von dieser Leidenschaft nicht ganz geheilt.

Im Laufe dieser Jahre wurde mir meine Veranlagung auch nach der negativen Seite hin klar. Als meine Mitschüler anfingen, von ihren Liebsten zu erzählen, deren Namen in die Schulbänke einzukratzen, bei jeder Gelegenheit ihnen Ansichtskarten zu schreiben, dachte ich anfangs, besonders, da ich immer einer der Jüngsten in der Klasse war, das würde mit der Zeit bei mir auch noch kommen. Dabei ahnte ich nicht, daß die Zuneigung zu meinem K. nichts anderes als wirkliche, wahrhaftige Liebe war, stärker vielleicht und tiefer, als sie die meisten anderen zu ihren Mädels empfanden. Erst durch Analogien, die mir auffielen, kam mir eine Ahnung des wahren Sachverhalts. Wie jeder richtig Verliebte ging ich täglich, so oft wie möglich, und wenn es die größten Umwege kostete, an seinem Hause vorbei und war glücklich, wenn er einmal am Fenster stand. So dämmerte es in mir auf, und einmal aufmerksam geworden, unwillkürlich weitere Anhaltspunkte suchend, kam ich bald zur Gewißheit über mich. Ich entsinne mich z. B. noch genau, welch tiefen Eindruck es auf mich machte, als meine Mutter einmal scherzend zu mir sagte: „Paul, Paul, wer immer so allein spazieren geht, der ist verliebt;" ich hatte ja tatsächlich meinen Bruder nur darum nicht mitnehmen wollen, um, wenn ich ihn treffen sollte, allein mit ihm zu sein."

Deutlich tritt in diesen Wiedergaben homosexueller Empfindungen eines der untrüglichsten Zeichen echter Liebe: die Eifersucht zutage. Die männlichen und weiblichen Homosexuellen sind diesem unlustbetonten Affekte genau so wie die Heterosexuellen unterworfen. In vielen Fällen erstrecken sich die eifersüchtigen Regungen nur auf Mitbewerber, die demselben Geschlecht wie die Liebenden angehören, also auf andere Homosexuelle, in sehr vielen Fällen sind homosexuelle Frauen aber auf heterosexuelle Männer, homosexuelle Männer auf Frauen eifersüchtig.

Zwei Beispiele für viele. Eine Homosexuelle erteilt mir folgende Auskunft:

„Ich bin jetzt seit mehreren Jahren mit einer Frau sozusagen „verheiratet". Sie liebt nichts auf der Welt als mich und ich liebe sie von Herzen wieder, bin ihr aber schon oft untreu geworden, weswegen es schon oft zum Bruch gekommen ist, doch können wir auf die Dauer nicht voneinander lassen und ich fühle mich genau so gebunden, als wenn ich staatlich oder kirchlich mit ihr getraut wäre. Ich würde mich unter keinen Umständen berechtigt fühlen, sie zu verlassen, selbst dann nicht, wenn ich eine andere Frau mehr liebte als sie. Das einzige was uns trennen könnte, wäre eine Untreue ihrerseits, denn ich verlange absolute Treue und könnte eine Untreue niemals verzeihen.

Das mag seltsam erscheinen, ist aber wohlbegründet. Sie ist eine Frau, die nicht ausschließlich mit den Sinnen untreu werden könnte, ihr Herz wäre mitbeteiligt, sie wäre mir also viel untreuer, als ich es ihr in den weitaus meisten Fällen bin. Außerdem verlange ich von der Frau, der ich mich fürs Leben verbinde, daß ich „Alleinherrscher aller Reußen" bin, wenn ich mit jemand teilen soll, so danke ich bestens. Sie ist älter als ich, ich bin nicht nur ihre einzige, sondern auch ihre erste Liebe, sonst hätte ein Bündnis fürs Leben für mich auch nicht in Frage kommen können; eine „Vergangenheit", den Gedanken, daß dieselben Gefühle und Liebesbezeugungen vor mir schon jemand anders empfangen hätte, könnte ich nicht ertragen. „Meine Frau," wie ich sie oft nenne, ist mir ein sexuelles Rätsel. Sie ist ca. 30 Jahre alt geworden, ohne sich jemals verliebt zu haben, weder in einen Mann noch in eine Frau. Sie hat zum Spaß mit Männern kokettiert, um sich nachher über sie lustig zu machen. Dann lernte sie mich kennen, und ich verliebte mich in sie, glaubte aber, daß es lediglich eine Episode wie andere bleiben würde. Sie aber faßte eine heiße tiefe Liebe zu mir, und ließ mich nicht wieder los; auch seitdem hat sie sich nie für einen anderen Menschen interessiert. Zum tragischen Bruch zwischen uns kam es wegen einer schönen Frau, in die ich mich so abgöttisch verliebte, daß ich glaubte, das Leben ohne ihre Gegenliebe nicht ertragen zu können. Sie konnte sie mir nicht schenken, da sie „normal" veranlagt ist. Ich machte einen Selbstmordversuch, an dem übrigens ein durch Überarbeitung und Nikotinvergiftung zerrüttetes Nervensystem wohl im Grunde die Hauptschuld trug. Zum Glück mißlang er, da ich aus anatomischer Unkenntnis fehlerhaft schoß. Heute begreife ich nicht mehr, wie ich mich so hinreißen lassen konnte, und gäbe viel darum, wenn ich diesen Dummenjungenstreich ungeschehen machen könnte. Jene schöne Frau ist mir aber immer noch gefährlich und ich vermeide sie soviel ich kann."

Ein homosexueller Arbeiter F., den ich vor dem Schöffengericht in Neukölln zu begutachten hatte, gibt das folgende anschauliche Bild seiner Eifersuchtsregungen. Er war wegen tätlicher Beleidigung angeklagt, weil er einen Lehrling, den er von der Werkstatt heimbegleitete, auf der Treppe geküßt hatte. Eine Hausbewohnerin hatte den Vorgang gesehen und ihn dem Vormund des Jungen gemeldet, der daraufhin Strafantrag wegen Beleidigung stellte. In F.'s schlichter Lebensbeschreibung lautet eine Stelle:

„Nicht lange darauf sollte mir ein herrlicher Freund erstehen, für den ich mir eine Kugel durch die Brust geschossen habe, so unaussprechlich habe ich ihn geliebt, leider traf sie mich nicht tödlich. Acht Jahre in treuer Liebe war ich mit ihm verbunden. Wir lebten wie Mann und Frau. Wie unzählige Male sagte er nicht zu mir, wenn wir uns beide selig umarmt hielten: Max, mache was du willst mit mir; ich glaube, er wäre für mich gestorben, so wie ich für ihn. Als Lehrling lernte ich ihn kennen und zwar in einer Druckerei, wo ich auch annähernd sieben Jahre beschäftigt war. Sein freundliches Wesen und sein süßes Gesicht zogen mich mit solcher Gewalt zu ihm hin, daß ich mich nicht halten konnte, und ihm sagte, daß ich ihn so sehr gern habe; darauf sagte er mir: „Das ist so wie ein Liebesgeständnis," und er gestand mir, daß er mich auch gern hat. Er gab sich mir ganz hin, wie er war, mit Leib und Seele, wir hatten uns beide gesucht und gefunden. Er führte mich bei seinen Eltern und Geschwistern ein, wo ich sehr gern gesehen wurde; es hatte niemand etwas dagegen, daß ich mit meinem einzigen Liebling verkehrte, es nahm niemand Anstoß, daß ich älter war als er. Und ich war so glücklich, endlich ein Wesen gefunden zu haben. Mit Mädchen hatte er sich die ganzen Jahre nicht abgegeben. Ich sagte ihm immer wieder, ich lasse nicht mehr von dir, eher lasse ich mich in Stücke reißen, ich kann ohne dich nicht mehr leben, so liebe ich dich. Aber mit einem Male geschah es, ich konnte dagegen kämpfen, wie ich wollte, alles umsonst, er war verloren für mich, für immer. Es zog ihn plötzlich mit mächtiger Gewalt zum weiblichen Geschlecht hin und gleich dermaßen, daß er sich von einer Liebschaft in die andere stürzte, bis die eine kam, die mir mein einziges Glück, was ich auf der Welt hatte, meinen einzigen Liebling raubte. Ich haßte dieses Mädchen und hasse sie auch jetzt noch, wo sie schon mehrere Monate mit ihm verheiratet ist. Dieser Schicksalsschlag traf mich damals so tief, daß ich glaubte, ihn niemals überwinden zu können. So ging ich, um meinem traurigen Dasein ein gewaltsames Ende zu machen, in den Grunewald, nahe dem Selbstmörderfriedhof, wo ich mir nach tagelangem Herumirren eine Kugel durch die Brust schoß. Der Schuß hatte leider das Herz nicht getroffen, er ging durch die Brust und kam hinten am Rücken wieder heraus. Dann lag ich 7 Wochen schwer verletzt im Krankenhaus. Von da aus kam ich noch 6 Wochen in eine Heilstätte. Und er, um den ich hatte sterben wollen, zeigte sich wieder als treuer Freund. Er besuchte mich ständig; noch einmal war ich selig, wie in vergangenen Zeiten. Dann zog ihn das ewig Weibliche doch zu sehr an, und er heiratete. Ich wünsche ihm alles Gute, ich werde ihn nie vergessen. Meine einzige Sehnsucht ist Sterben."

Wie in diesem Falle sind alle möglichen Affekthandlungen infolge unglücklicher Liebe bei Homosexuellen häufig vorgekommen und beobachtet worden: Morde, Selbstmorde, die mit den im zweiten Teil unter den „Folgen der Verfolgung“ Homosexueller zu besprechenden Selbsttötungen nichts zu tun haben, Doppelselbstmorde und Morde mit Selbstmorden. Diese Gewalttaten sprechen sehr viel für die Echtheit und Stärke des seelischen Affekts, denn wenn es sich nur um die Ausführung eines Geschlechtsakts, um eine „Kaliberfrage“ handeln würde, wie einmal ein Autor in einer durch Sachkenntnis ungetrübten Erörterung des Problems meinte, würden schwerlich von Homosexuellen aus unglücklicher Liebe so furchtbare, folgenschwere Delikte begangen werden.

Ein solcher Mord aus Eifersucht war es gewesen, der im vorigen Jahrhundert die wissenschaftliche Behandlung des homosexuellen Problems inaugurierte, indem er Heinrich Hößli in Glarus zur Abfassung seines „Eros“ Anlaß bot. Am 30. September 1817 war zu Aarwangen in der Schweiz durch Schwert und Rad sein Landsmann, der 32jährige Doktor der Rechte Franz Desgouttes hingerichtet worden. Desgouttes hatte am 29. Juli desselben Jahres den 22 jährigen Daniel Hemmeler ermordet, der seit mehreren Jahren in seiner Schreibstube beschäftigt war, um den Advokatenberuf zu erlernen. Maßloser Schmerz über die Gleichgültigkeit des von ihm über alles geliebten Freundes, die furchtbare Angst ihn zu verlieren, Eifersucht auf Viktoria Dennler, bei der er trotz aller Beschwörungen und Vorstellungen immer wieder „nocturnirte“ (wie es in seinem Tagebuche heißt), hatten ihm den Mordstahl in die Hand gedrückt.

In dem Tagebuch Desgouttes, das Prof. Karsch[4]) vor einigen Jahren im Berner Staatsarchiv bei den Prozeßakten ausfindig machte, spiegeln sich die Eifersuchtsqualen wieder, die der Unglückliche um den Geliebten litt. Wir geben einige Proben aus diesen psychologisch bemerkenswerten Aufzeichnungen, die sich fast ausschließlich mit der Person des Freundes beschäftigen, wieder. Etwa ein halbes Jahr vor der Katastrophe heißt es: Wenn ich ihn betrachte, seitdem der unselige Geschlechtstrieb in ihm erwacht ist, so muß ich diesen verwünschen; denn mich vergißt er und denkt nur an das Vergnügen, Ball, Mädchen und Wein ohne doch ein Säufer oder Wüstling zu sein. Bedenke ich meine traurigen Umstände, meine entsetzliche Lage und den Undank des Daniel, so nimmt's mich Wunder, daß nicht die vollste Verzweifelung mich ergreift. Doch Glauben an Gott, Philosophie, Hoffnung — — das hält mich empor!“

Kurze Zeit darauf findet sich folgende Aufzeichnung: Ach, guter Daniel, hab' ich auch gegen dich gefehlt, so verzeihe; denn dein kalt verwerfendes Wesen könnte mich verzweifeln machen.

Und am Neujahrstage: „Warum fehlte da Daniel? Warum betrug er sich schon am Morgen kalt? Warum blieb er aus, da er doch wußte, wie sehr ich daran hing, ihn auch am Abendessen bei mir zu sehen? Warum mußte ich selbst ihn holen? O, das war für mich ein Todesstich! Ich sah nun, daß er mich gar nicht, andere über alles liebt. O Gott, welch marternde, verzweifelnde Empfindung! Dies betäubte

---

[4]) Vgl. im übrigen über Desgouttes vor allen: Quellenmaterial zur Beurteilung angeblicher und wirklicher Uranier. Zusammengestellt von F. Karsch, Dr. phil., Privatdozent in Berlin. 5. Franz Desgouttes (1785—1817). In „Jahrbuch für sex. Zwischenstufen“, 5. Jahrgang Bd. I p. 557 ff.

mich fürchterlich, brachte mich halb zur Wut. Ach, die grimmige Empfindung folgte mir nach. Ich trank immer mehr und mehr."

Im Beginn des Monats, an dessen Ende es zu der schrecklichen Katastrophe kommt, schreibt der unglückselige Advokat:

„Daniel Hemmeler nokturniert bei Viktoria Dennler, wie auch schon am 3. Juli. — 6. Juli: Einsam sitz ich hier, kein Daniel, der mich tröstet, mich aufrecht hält und mir beisteht, wenn schwache, melancholische Stunden mich umdüstern. Welch' ein Mensch! Wo ist, wo bleibt die Freundschaft, die er so hoch preist? Wo sein inniges hohes Gefühl für mich? Wo sind die seligen Zeiten, da er nur in mir und durch mich lebte? Wo die Verhältnisse, die ihn allein an mich banden? Wo die Reize, die er einzig in meinem Umgange fand? — — Ach, von allem dem ist nichts mehr vorhanden, als das traurige Andenken, das mir nur schmerzhafte Erinnerungen gibt. Und nun, was ist zu tun?"

Und am 25. Juli, 4 Tage vor der Untat: „Daniel, — ich rufe wie einst Gott unser Herr: Saul, Saul, was verfolgest du mich?" Über den Mord selbst nach Karsch folgendes:

„Nach festem Schlafe wachte Desgouttes in der Morgendämmerung gegen 3 Uhr mit wehmütigen Empfindungen auf, erhob sich, ergriff eine kleine Flasche Likör, die auf dem Ofen stand, und trank in Hast davon; da fuhr ihm der Gedanke durch den Kopf: „Wie, wenn du ihn jetzt tötetest?" Und dann wieder: „Wenn du seiner vorher noch genießen würdest?" So stand er im bloßen Hemde in seinem Schlafzimmer am Ofen. Schnell trank er, wie um sich Mut zu holen, die Flasche fast bis auf den Grund leer und geriet, ein zum Morde geeignetes Instrument suchend und ein Taschentuch ergreifend, in entsetzliche Wildheit. Er ergriff ein frisch geschliffenes Messer; dieses in der rechten Hand haltend, stürzte er in Hemmelers Schlafzimmer. Hier lag der Schutzlose mit unbedeckter Brust auf dem Rücken im Bett, seine linke Seite dem Trunkenen zugewendet. Dieser suchte mit der linken Hand die Herzgegend und versetzte ihm mit dem Messer einen Stich dahin. Mit der Frage: „Was soll das?" schlug Hemmeler die Augen auf, schrie zweimal laut und warf sterbend einen wehmütigen Blick auf seinen unglücklichen Mörder. Die große Menge des aus der Wunde des Verblutenden hervorsprudelnden warmen Blutes versetzte den verstörten Mörder in Schrecken und Grausen und er rannte in sein Zimmer, von wirren Gefühlen bestürmt; so war ihm noch nie gewesen. Auf einmal wachte, wie wenn dem Drama der Schlußakt fehlte, seine Wollust auf und ging schnell in Satyriasis über; er eilte in das Zimmer des Hemmeler zurück und deckte den verblutenden Körper bloß; allein der Anblick des Erstarrenden erfüllte ihn mit psychischem Abscheu gegen Befriedigung seiner Sinnenlust. Nachdem er ein Fläschchen Scheidewasser auf die Geschlechtsteile seines Opfers gegossen hatte, ergriff er, wie zum Abschied, des Geliebten Hand und zog die Decke über den Leib des Sterbenden bis an den Hals; sein Entsetzen ging in Wehmut und völlige Abspannung über und so drückte er dem, den er über alles geliebt hatte, die Augen zu. Dann packte ihn die Angst vor Entdeckung, die Furcht vor der Schande, welche er seiner Familie bereitet, und er kroch auf allen Vieren durch das Mittelzimmer, dessen Fenster nicht verschleiert waren, in sein Schlafgemach, kleidete sich an und verließ das Haus ohne Plan und ohne klare Besinnung."

Heinrich Zschokke widmet in seinem „Gespräch über die Liebe"[5]) Desgouttes folgenden Nachruf: „In Griechenland wäre er vielleicht ein großer Künstler, der Weisen oder Vaterlandshelden einer geworden, durch die Freundschaft der Seelen, bei uns ward er dadurch Mörder und die Gesetze führten ihn zum Rabenstein. Sein

[5]) p. 270.

ganzes Leben voller Widerspruch und Verirrung, sein Allesopfern für den Geliebten; sein ewiges Bemühen, diesen zum vollkommensten, tugendhaftesten, edelsten Mann zu bilden; sein Kampf mit sich und einer Leidenschaft, die ihn irre an sich selbst machte; seine Anstrengungen Zerstreuungen zu finden; sein geflissentliches Streben, sich selbst mit geistigen Getränken zu betäuben, seine wiederholten Entschlüsse zum Selbstmord; endlich die Ermordung des Freundes — alles erklärt sich aus seiner nicht anerkannten Seelenberechtigung."

In Kiel spielte sich vor einigen Jahren eine ähnliche, allerdings bei weitem nicht von so tiefgehenden Folgen begleitete Eifersuchtstragödie auf homosexueller Grundlage ab, deren Opfer ich später selbst zu behandeln Gelegenheit hatte. Es war der 18jährige Handlungsgehilfe H., der, als er eines Morgens in sein Geschäft gehen wollte, im Begriff sich von seiner Mutter zu verabschieden, aus dem Hinterhalt einen Schuß in die Schläfe erhielt. Er sank von der Kugel getroffen, vor den Augen seiner Mutter zu Boden. Ein zweiter Schuß folgte, und hinter dem Busch fand man einen Mann, welcher sich durch einen Schuß in die Schläfe entleibt hatte. Die sofort alarmierte Polizei ließ den noch lebenden H. in die chirurgische Klinik schaffen, während der Fremde als Leiche ins Schauhaus gebracht wurde. Aus einem hinterlassenen Briefe, welcher von der Polizei beschlagnahmt wurde, ging hervor, daß es sich um einen russischen Baron C. v. Ch. handelte. Nach diesem hat der junge Mensch zweifellos zu dem Baron in homosexuellen Beziehungen gestanden. An einer Stelle des Briefes heißt es u. a.: „Ich liebte ihn wahnsinnig und aufrichtig. Da er meine Liebe verschmähte und seine Neigung einem andern gönnte, ist es besser, wir beide sind nicht mehr."

Ebenfalls um einen homosexuellen Eifersuchtsmord und Selbstmord handelte es sich in einem Falle, der sich am 26. September 1910 auf dem Lido von Venedig zutrug. Dort tötete ein geistig hochstehender Mann von etwa 40 Jahren, Edoardo Brazzoduro, Richter am Gericht der kleinen Stadt Pordenone den 23jährigen Vergilio Bilban, zu dem er eine „unermeßliche Liebe" gefaßt hatte.[6]) Vergilio war ein junger Mann von schüchternem Wesen, mit sehr feinen, gleichsam weiblichen Gesichtszügen („un giovane di carattere timido dei lineamenti finissimi e quasi femminei"). Brazzoduro hatte von seinen Eltern — der Vater war ein kleiner pensionierter Beamter — die Erlaubnis erbeten und erhalten, ihren talentierten Sohn zu sich zu nehmen und für seine Ausbildung zu sorgen. Der Sohn hatte den sehnlichsten Wunsch, Musik zu studieren; da dies in dem kleinen Städtchen, in dem der Richter amtierte, nicht gut möglich war, wollte er nach Venedig zurückkehren. Von heftiger Sehnsucht getrieben, folgte ihm der Richter; vergebens versuchte er ihn zur Rückkehr zu bewegen. Der Widerstand des Jünglings versetzte ihn in größte Erregung, die sich wiederholt in Tränenergüssen auflöste. Eines Tages trat das Zimmermädchen des Speisehauses, in dem er wohnte, in der Annahme, daß er abwesend sei, in sein Zimmer, um das Bett zu machen; sie überraschte ihn in einem Zustande, der sie erschütterte. Er weinte und klagte mit stammelnden Worten

---

[6]) Dr. M. Hirschfeld, Morde an Homosexuellen. (Prozesse gegen Breuer, Kragujevics usw.) In „Vierteljahrsberichte des W.-h. Komitees", Jahrg. III, Heft 2. pag. 169 ff.

Über den Mord des Pariser Millionärs Remy durch den fünfzigjährigen Oberdiener Renard, der nach der Anklage durch die heftige Leidenschaft Renards zu dem Neffen Remys, mit dem er sexuell verkehrt hatte, verursacht wurde, vgl. N. Prätorius: „Homosexuelle Ereignisse in Frankreich und Italien aus den Jahren 1908 und 1909" in den Vierteljahrsberichten des W.-h. K. Jahrg. I, Heft 2, S. 179 ff.

und schien ganz aus dem Gleichgewicht gebracht. Das Mädchen versuchte ihn zu trösten, und Brazzoduro fühlte das Bedürfnis der Mitteilung. Er sagte ihr, wie er leide, weil er einen jungen Mann nicht bei sich haben könne, den er mehr liebe als einen Sohn (che amava più di un figliuolo). Kurze Zeit darauf, an einem Sonntag nachmittag, machte er mit Vergilio einen Jagdausflug. Als mit Hereinbruch der Nacht beide nicht heimkehrten, wurden die Eltern unruhig, stellten mit Freunden Nachforschungen an und fanden schließlich zu ihrem Entsetzen Vergilio und Brazzoduro tot am Ufer des Kanals. Der junge Mann hatte zwei Schüsse in der rechten Schläfe und am Hinterkopf, der Richter, dessen Hand noch den Revolver umklammert hielt, hatte sich erst einen Schuß in die Schläfe und, als dieser ihn nicht tötete, noch einen Herzschuß beigebracht. Die beschlagnahmten Briefe ließen keinen Zweifel, daß zwischen beiden ein homosexuelles Liebesverhältnis bestand. Wie stark die Eifersucht des älteren Freundes war, bewies besonders das Zeugnis des Musikprofessors Gottfredo Giarda, welcher sich zweimal wöchentlich zur Erteilung des Unterrichts von Venedig nach Pordenone begab. Brazzoduro ging eines Tages mit dem jungen Mann und seinem Lehrer in den Straßen von Pordenone spazieren, und Vergilio ließ sich auf dem Spaziergang über ein junges Mädchen den Ausdruck der Bewunderung entschlüpfen: „Welch' schönes junges Mädchen!" Brazzoduro wurde zornig, und sein Zorn ging so weit, daß er den jungen Bilban schlug. Darauf geschah es, daß Giarda dem Brazzoduro Vorhaltungen machte, da der junge Mann ihm sich bereits vorher anvertraut und allerlei Klagen und Beschwerden vorgebracht hatte. „Geben Sie ihm mehr Freiheit; schließlich ist er ein junger Mann von 22 Jahren und muß das Leben kennen lernen", rief Prof. Giarda. Brazzoduro entgegnete: „Frei ist er, sogar in dem Maße, daß die Rollen vertauscht sind, so daß ich nicht von Hause fortgehe, nicht einen Brief schreibe und überhaupt nichts tue, wenn er es nicht gebilligt hat." „Wenn er ein Mädchen bewundert, ist das doch nichts Besonderes", meinte der andere; darauf Brazzoduro: „Ach was! Ich bin in mein Alter gekommen, ohne mich je einem Weibe genähert zu haben. Es ist nicht nötig, das Feuer sich ausbreiten zu lassen." Brazzoduro hatte schon vor seiner Abreise von Pordenone dem verzweifelten Vorsatz schriftlich Ausdruck gegeben, er würde, wenn sein Vergilio nicht zurückkäme, der Qual ein Ende machen. Auf seinen aufgezeichneten Wunsch wurden die beiden Leichen in zwei benachbarten Gräbern auf dem Kirchhof des Lido beerdigt.

Auch Forel[7]) hatte einen 19jährigen jungen Mann zu begutachten, der auf der Straße mehrere Schüsse auf einen Freund abgab, welcher nichts mehr von ihm wissen wollte. Nach der Tat schoß er sich selbst in die Brust. Er wurde, ebenso wie der Freund, wiederhergestellt. Auf Forels Gutachten, der konträre Sexualempfindung und Hysterie mit phantastischer Schwärmerei, beides auf Grundlage schwerer hereditärer Belastung, annahm, wurde das Strafverfahren eingestellt.

Ein ähnliches Attentat beging in Amerika ein homosexuelles Weib, Alice M. Sie hatte sich leidenschaftlich in eine Frau verliebt, mit der sie sich zu verheiraten wünschte. Da diese ihr widerstrebte, tötete die junge, intelligente, in guter sozialer Lage sich befindende Alice M. eines Tages die Freundin auf offener Straße durch einen Schnitt in den Hals. Nach dem Morde zeigte sie zwar tiefe Trauer

[7]) August Forel, Zwei kriminalpsychologische Fälle. Ein Beitrag zur Kenntnis der Übergangszustände zwischen Verbrechen und Irrsinn. Separatabdruck aus der Zeitschrift für Schweizer Strafrecht. 2. Jahrg., 1. Heft. Bern 1889, pag. 21.

über den Tod der Geliebten, aber keine Reue. Auch in diesem Falle nahm der Gerichtshof an, daß die Angeklagte bei Begehung der Tat geisteskrank gewesen sei und überwies sie einer Irrenanstalt.[8]) In dem Briefe einer Urninde an ihre Freundin heißt es: „Ich dürstete nach deinem Leib. Auf deinen Viktor war ich eifersüchtig wie der Rivale auf den anderen. Ich litt alle Höllenqualen der Eifersucht. Ich haßte diesen Menschen und hätte ihn gern getötet."

In Wien erregte in den achtziger Jahren des vorigen Jahrhunderts der Fall der Fabrikarbeiterin Johanna Buchbinder Aufsehen, die „wie ein Mann lebte, zechte, rauchte und Allotria mit Weibern trieb", und die man den „schlimmen Pepi" nannte. Sie spielte sogar in sozialdemokratischen Veranstaltungen eine nicht unbedeutende Rolle, in denen sie durch ihre flammende Beredsamkeit die Zuhörer fortriß. Zuletzt hatte sie einen gemeinsamen Haushalt mit einem jungen schönen Mädchen; auch an einem Kinde fehlte es ihnen nicht, dem natürlichen Sohne ihrer Konkubine. Eines Tages kehrte der Vater dieses Kindes zurück, und es kam zu stürmischen Auseinandersetzungen, in denen erst Johanna Buchbinder, dann ihr Rivale das Messer zogen. Schwer verwundet wurde sie in das Inquisitenspital gebracht, wo man erst feststellte, daß sie eine Frau war.

Ich kenne mehrere Fälle, in denen sich die Eifersucht Homosexueller sogar gegen die eigene Mutter richtete; sie gerieten in heftige Erregung, wenn sie die von ihnen geliebten Personen mit ihren Müttern im vertraulichen Gespräche fanden. Noch größer ist namentlich die Eifersucht homosexueller Frauen auf die Mütter der von ihnen geliebten Mädchen. Mehr als ein Beispiel ist mir bekannt, in denen sich zwischen Mutter und Freundin die heftigsten Eifersuchtsszenen abspielten.

Gehören so extreme Fälle verzweiflungsvollen Verlangens, wie die gekennzeichneten, immerhin zu den großen Seltenheiten, so zeigen sie doch zur Evidenz, daß Sehnsucht und Eifersucht für die homosexuelle Liebe ebenso *symptomatisch* sind wie für die heterosexuelle. Als das Geschick *Bülow* von *Platen* trennte, schrieb der Dichter in sein Tagebuch: „Ich schlang die Arme um einen Baum, legte meine Wange an die harte Rinde und weinte die bittersten, heißesten Zähren meines Lebens."

Allein nicht nur das „zu Tode betrübt", sondern auch das „himmelhochjauchzend", nicht nur die negativen, sondern auch die positiven Gefühlstöne sind unabhängig von eigentlichen Geschlechtsakten sowohl an männlichen als weiblichen Homosexuellen in großer Fülle nachweisbar. Wie die *unglückliche* Liebe die Lebensfreudigkeit und Leistungsfähigkeit erheblich herabsetzt, so steigern sie lustbetonte Eindrücke und Erlebnisse in hohem Maße. Dieses Wachsen über sich hinaus, das sowohl in der eigenen Glücksempfindung als in dem Bestreben zutage tritt, den andern „glücklich zu machen", tritt dem Erforscher und Kenner der Homosexualität auf Schritt und Tritt

[8]) Cf. das Referat über: „Sim, The case of Alice M." von *George* H. *Rohé* in Annual universal medical sciences, edited by Sajous and seventy associate editors. Vol. II. 1893. Philadelphia D. 21.

entgegen. Ich habe oft beobachten können, wie sich das Benehmen und Aussehen vergrämter und verbitterter Homosexueller völlig veränderte, wenn sie in Gesellschaft ihnen sexuell sympathischer Personen weilten. Schweigsame wurden gesprächig, langsame beweglich, die düsteren Mienen hellten sich auf, das Auge strahlte, das ganze Gesicht verklärte sich. Eine homosexuelle Dame, die viel an Präkordialangst litt — ich kenne sie seit mehr als zehn Jahren —, berichtet, daß es sich wie ein Alp von ihrer Brust löst, wenn sie die Stimme ihrer nicht sehr treuen, gleichwohl aber leidenschaftlich geliebten Freundin am Telephon hört.

Schon Westphal hob bei der ersten von ihm 1864 in der Charité beobachteten Konträrsexuellen hervor, wie sich ihr Gesichtsausdruck veränderte, wenn sie von den Vorzügen des von ihr geliebten Mädchens sprach. Besonders lebhaft, fährt er fort,[10]) schwebt ihr das Bild des jungen Mädchens, die seit langem an einem entfernten Ort lebt, zur Zeit der Periode, und auch in ihren Träumen vor."

Sehr bezeichnend sind die Ausdrücke, mit denen Homosexuelle die subjektiven Empfindungen beschreiben, welche sie im ungeschlechtlichen Zusammensein mit Menschen fühlen, die sie erotisch anziehen: es „durchrieselt", „durchdringt", „durchschauert", „durchzuckt" ihren Körper ein unbekanntes Etwas, es „geht ihnen durch und durch", „es überläuft sie so eigentümlich", „sie fühlen sich wie elektrisiert", wie „gebannt", „fieberhaft erregt", „enthusiasmiert", „ihr ganzes Wesen revoltiert". Ulrichs[11]) spricht von der „magnetischen Durchströmung, die der Urning in der körperlichen Berührung mit einem blühenden, jungen Manne empfindet und gleichsam schmeckt", wir fühlen, wie eine „nervenstärkende, wunderbare Lebenskraft" uns durchrinnt, und unter Berufung auf Lukian fügt er hinzu: „Schon die geringste Einzelberührung wirkt ähnlich". Ein andrer Homosexueller bemerkt: „Beim Anblick meines Falles gerät mein Blut in Wallung, das Herz schlägt rascher und die innere Bewegung würgt so an der Kehle, daß ich kaum sprechen kann, zuerst kann ich mich auf nichts besinnen von dem, was ich vorher sagen wollte, ich bin wie gelähmt und erst ganz allmählich löst sich dieser Bann und geht über in eine intensive Lebensfreude, die auch meine intellektuellen Fähigkeiten verstärkt und mich über das gewöhnliche Maß meines Lebens hinaushebt." Und eine Urninde[12]) schreibt über sich: „bei der flüchtigsten Berührung von Frauen vibrierte mein ganzes Nervensystem." Solche Äußerungen einer im Grunde — und das ist das Beachtenswerte — spontanen vom Wollen unabhängigen Reizbarkeit könnte ich verdutzendfachen. Bei sensitiven Homosexuellen genügen oft minime Reize für maxime Reaktionen.

Ich kannte einen Homosexuellen, den es vollkommen befriedigte, wenn er sich von Jünglingen, zu denen er gravitierte, bedienen ließ. Er machte mit Vorliebe Friseurläden ausfindig, in denen blonde Gehilfen, die „seinem Fall" entsprachen, beschäftigt waren, ließ sich

---

[10]) Archiv für Psychiatrie und Nervenkrankheiten. Herausgegeben von Gudden, Leyden, Meyer und Westphal, 2. Bd. Berlin 1870.

pag. 80. „Die konträre Sexualempfindung, Symptom eines neuropathischen (psychopathischen) Zustandes." Von Prof. C. Westphal.

[11]) Inclusa. V, p. 36.

[12]) Jahrb. f. sex. Zw. Bd. III. p. 34.

von ihnen rasieren, frisieren und vor allem shamponieren. Das energische Reiben der Kopfhaut und der Haupthaare führte bei dem überempfindlichen Homosexuellen nicht selten zu einer Ejakulation, von welcher der auslösende Partner nichts geahnt haben würde, hätte der dankbare Urning es nicht für seine Pflicht gehalten, ihn durch ein Trinkgeld von mehreren Mark zu belohnen. Ein Seitenstück zu diesem Fall bildet ein Berliner Homosexueller, dessen Befriedigung darin bestand, am Spandauer Schiffahrtskanal intensiv die Schiffer anzustarren, welche die schweren Ladungen hin und her schleppten; oder er nahm Maurer aufs Korn, die in ihrer bestaubten Arbeitstracht die Steine auf und ab trugen. Ihre Bewegungen, ihre Kleidung, ihr eigentümliches Stöhnen unter der Last versetzte ihn in eine mehr und mehr sich steigernde Erregung, auf deren Höhe er schließlich hinter einem Gebüsch oder Verschlag unbemerkt masturbierte, fest den Blick auf die Schiffer oder Maurer geheftet, mit denen er so ganz ohne deren Wissen und Zutun verkehrte. Ein urnischer Gutsbesitzer aus Polen berichtet: „Die erotischen Träume zeigten mir vielfach Flußlandschaften mit badenden Burschen. In früheren Jahren unternahm ich oft weite Wege auf der Landstraße, indem ich hoffte, einen mir zusagenden Burschen vom Lande anzutreffen, von dem ich unter dem Vorwande, ich sei fremd, mir den Weg zeigen ließ. Das befriedigte mich sexuell vollkommen."

Wir werden noch eingehender auf die homosexuellen Betätigungsformen zurückkommen, hier handelt es sich nicht sowohl um den Ausdruck homosexueller Empfindungen, als um den Eindruck, die Wesensveränderung, welche Personen desselben Geschlechts im Homosexuellen bewirken. Dieser geht nicht nur von der lebenden Person aus, sondern überträgt sich bis zu einem gewissen Grade auch auf künstliche, und zwar nicht etwa nur künstlerische Nachbildungen und Darstellungen des menschlichen Körpers, oft so, daß die Betreffenden lange Zeit für ein rein ästhetisches Interesse halten, was in Wirklichkeit bereits ein erotisches ist.

Wenn Goethe einmal zur Erklärung der päderastischen Neigungen Winckelmanns ausführt, „daß die ästhetische Bewunderung bei ihm zur sinnlichen Leidenschaft geworden ist", so ist auch der große Weimaraner hier dem so häufigen Trugschlusse unterlegen, in dem was Ursache ist, die Wirkung zu sehen. Es wird hier eben wie so oft im Liebesleben Subjektives unbewußt objektiviert. Eher darf man annehmen, daß Winckelmanns urnisches Empfinden mitsprach, wenn er die antiken Jünglingsstatuen eines Antinous und Hermes so viel höher stellte als die einer Artemis und Aphrodite. Ein urnischer Kammerdiener schrieb mir einmal: „In einem Palais, wo ich diente, streichelte ich oft ungesehen über die Schamgegend am belvederischen Apoll."

Die Art, wie die Homosexuellen ihre Umgebung gestalten, hat für die Besonderheit ihrer sexuellen Eigenart und Geschmacksrichtung oft etwas ungemein Charakteristisches.

Abgesehen davon, daß Zimmereinrichtung und Wandschmuck besonders bei femininen Urningen oft das Zarte, Weichliche, bisweilen auch das Exzentrische ihrer Persönlichkeit verraten, sind es die gleichen, sich häufig wiederholenden Kunstwerke, denen wir in den Wohnungen von Homosexuellen vielfach begegnen. Zu solchen bevorzugten Kunstwerken gehören von Bildern unter anderen: der heilige Sebastian in den verschiedensten Darstellungen der italienischen Blütezeit, der „blue boy" von Gainsborough, van Dycks Knabengestalten, der Karton „Badende Soldaten" von Michelangelo, Tiroler Burschen von Defregger, und die zur Schwemme reitenden Offiziere eines schwedischen Malers; von Skulpturen: der Dornzieher, der Adorant, der Hermes des Praxiteles, Michelangelos Jünglings- und Männergestalten, wie seine „Sklaven", der Speerwerfer des Polyklet, von neueren Meunier und Rodins Arbeitertypen und manche andere. Es ist natürlich nicht zulässig, aus vereinzelten Kunstwerken dieser Art Schlüsse ziehen zu wollen; nur wenn sich zahlreiche Darstellungen ähnlichen Genres häufen, wenn man nach der intimen Art der Placierung rein dekorative Absichten oder den bloßen Zweck des Sammelns von Kunstgegenständen möglichst ausschließen kann, gewinnt im Zusammenhang mit anderen Momenten diese Erscheinung eine diagnostische Bedeutung.

Oft finden wir auch Abbildungen zeitgenössischer Berühmtheiten, wenn dieselben dem Sexualgeschmack der betreffenden Homosexuellen entsprechen, in auffallender Anzahl in ihren Wohnräumen. Viele sammeln Ansichtskarten, Modebilder, Illustrationen aus Zeitungen; so befinden sich bestimmte Titelblätter der Jugend in den Händen sehr vieler Homosexueller.

Ich gebe die Schilderung eines gerontophilen Homosexuellen, der sich etwas ausführlicher über diesen Punkt äußert: „Bis zu meinem 25. Lebensjahre fühlte ich mich zu Männern im Alter von 40 bis 50 Jahren hingezogen. Je älter ich wurde, um so gleichgültiger wurden mir relativ viel unter 50 Jahren stehende Männer. Vom Jahre 1899 an bis vor kurzer Zeit war ich in einen kürzlich verstorbenen 20 Jahre älteren Herrn verliebt — ich bin 44 — dessen intime Bekanntschaft ich äußerst gern gemacht hätte. Während einiger Jahre hatte ich den Stundenplan meines angebeteten Lieblings genau im Kopfe, so daß ich zum Zeitpunkte, wo der Mann seine Lehrstunden verließ, stets ihn zu begegnen oder, wenn ich im Bureau saß, von meinem Schreibpultplatze aus seiner ansichtig zu werden suchte. Der Mann war höherer Gymnasiallehrer und hatte mit seinen diversen Nebengeschäften ein Einkommen von ca. 10 000 Fr., so daß ihn äußere Eleganz von vielen seiner Kollegen, welche gemeinhin nur bis 5000 Fr. honoriert sind, vorteilhaft auszeichnete. Der Typus war mittelgroß, kräftig und mittelkorpulent (alles Magere bezw. Hagere ist mir gleichgültig) und hatte — für mich eine great attraction — einen schönen weißen Vollbart. Ich liebe nur Typen mit schönen regelmäßigen Gesichtern, am meisten jedoch solche mit weißen Vollbärten und gewisser Distinktion. Ich habe mir aus illustrierten Zeitschriften eine ganze Kollektion Bildnisse sozial hochstehender und berühmter älterer Männer, wie z. B. König Eduard von England, König Oskar von Schweden, Maler Böcklin, Lord Salisbury, Marquis Beresford, Violinvirtuose Joseph Joachim, Marquis de Vogué (alle mit weißem Vollbart) usw. herausgeschnitten und, um meine Manie zu verheimlichen, in ein Konversationslexikon an die diese Männer betreffenden Stellen gelegt. Auch habe ich diverse Bromsilberbilder berühmter antiker Skulpturen, unter denen mich das Bild von Ercole (von Lichas) aus dem Museo Torlonia in Rom ganz besonders fesselt, gesammelt.

Das einzige, was ich an diesem Bilde als Kunstwerk sowie auch aus dem Grunde, weil ich das Nackte am liebsten sehe, zu tadeln habe, ist, daß das ominöse Feigenblatt die Geschlechtlichkeit verhüllt, dagegen flößt mir das ebenfalls weltberühmte Bild „L'Aretino" aus den Uffizien in Florenz trotz unverhüllter Geschlechtlichkeit, der gemeinen, zurücktretenden Stirne, der großen Hände und Füße, wie auch des bartlosen Gesichtes wegen, einen wahren Widerwillen ein, währenddem mir wiederum das Männerbildnis „Il crepusculo" von dem Monumente des Lorenzo di Medici in Florenz entzückend schön erscheint. Einen solchen Körper möchte ich umarmen und küssen, um dabei all meine seelische Qual und den ewigen Jammer, für den ich geboren bin, zu vergessen. Gegenwärtig fühle ich mich wieder hingezogen zu einem ca. 70—72 Jahre zählenden Arzte, den ich anläßlich eines Vortrages vor einem Jahre zum ersten Male sah. Wie oft spazierte ich nicht schon an dessen Wohnung vorbei, in der Hoffnung, denselben nur von weitem zu sehen. Begegne ich demselben, was leider erst zweimal im Stadtinnern geschah, so überkommt es mich wie ein elektrisches Fluidum, und sogar meine doch sonst so feste Gangart bekommt eine sonderbare Unbeständigkeit mit Knickebeinattacken. Der Herr ist in meiner Größe, (mittelgroß), hat distinguiertes Äußere und trägt weißen Bart à la Kaiser Franz Joseph. — Für meine Frau, mit welcher ich nun schon 17 Jahre verbunden bin, ohne je nur einen Versuch zu einer sinnlichen, geschweige denn zu einer wirklichen ehelichen Umarmung gemacht zu haben, verbindet mich nur pures Freundschafts- und Achtungsgefühl. Ich glaubte durch Verbindung mit einem reinen, weiblichen Wesen, welches sich durch Schönheit, Talent und häusliche Tugenden in hohem Grade auszeichnet, wie dies bei meiner Gattin der Fall ist, allmählich meine mir selbst unsinnig vorkommende Liebe zum eigenen Geschlecht zu verlieren. Nach so langer Erfahrung bin ich in meiner Zuversicht leider nicht nur arg enttäuscht worden, sondern zu der Überzeugung gelangt, daß meine Neigung bis zu dem alles erlösenden Tode andauern wird."

Ein anderer, der den tiefen Eindruck hervorhebt, den ein Bild auf ihn machte, und zwar lange, ehe er sich über seine geschlechtliche Triebrichtung klar war, schreibt:

„Soweit ich mich zurückerinnern kann, habe ich immer so gefühlt, d. h. ich hatte nie ein Gefühl der sinnlichen Liebe für Frauen übrig. Ich erinnere mich noch lebhaft an ein Erlebnis zwischen meinem 9. und 10. Jahre. Ich sah in irgend einer Zeitschrift einmal ein Bild, welches einen im Schlaf vom Feuer überraschten Mann darstellte, wie er, ein Kind im Arme, im Hemde über eine Leiter sich aus dem brennenden Hause flüchtete. Das Bild erregte mich derart, daß ich es wie wahnsinnig küßte; ja ich ging sogar in der Folge öfter an einen unbelauschten Ort, um es mir, mit mir bisher noch ganz unbekannten Gefühlen zu betrachten."

Und wieder ein anderer schickt in sehr charakteristischer Weise das Bild, das den ihn anziehenden Typus wiedergibt, mit folgenden Begleitworten: „Beigehend das Bild meines Falles, d. h. des Typus, der mich am meisten reizt. In allen meinen Träumen von Liebe ist der Held wie dieser von kraftvoller strotzender Männlichkeit, mit treuherzigem Blick des Auges. Man betrachte diesen Arm, dieses Bein!"

Es gibt unter den homosexuellen Männern und Frauen sehr viele, die bildliche Darstellungen des von ihnen geliebten Typus bei sich führen, vor allem natürlich Bilder von Personen, deren Originale ihnen persönlich bekannt sind oder nahe stehen.

Brieftaschen homosexueller Männer und Frauen, die keine Abbilder der ihnen anziehend erscheinenden Personen enthalten, gehören zu den Seltenheiten. Vor einiger Zeit hatte ich einen aus § 175 angeklagten Menschen zu begutachten, dessen strafbarer Verkehr von einem erpresserischen Wirt durch ein in die Tür gebohrtes Loch beobachtet war. Während der Verhandlung fielen mir seine Manschettenknöpfe auf. Als ich sie näher betrachtete, waren es auf kleinen Porzellantäfelchen angefertigte Photographien seines mitangeklagten Freundes.

Besonders für Selbstanfertigung von Photographien in allen möglichen Stellungen besitzen viele Homosexuelle eine wahre Leidenschaft, bei einigen erstreckt sich diese Neigung namentlich auf Herstellung von Aktphotographien; andere begnügen sich mit deren Besitz. Die von einigen italienischen und deutschen Firmen, deren Eigentümer meist selbst homosexuell sind, angefertigten männlichen Akte befinden sich in tausenden Exemplaren in den Händen von Homosexuellen aller Erdteile. Dabei ist zu bedenken, daß, so sehr der Besitz solcher Kollektionen für homosexuelle Neigungen spricht — absolut beweisend ist er natürlich nicht —, keineswegs durch ihn festgestellt wird, daß der Inhaber sich seiner Homosexualität bewußt gewesen ist oder gar homosexuelle Akte ausgeführt hat. Ich hebe das hervor, weil wiederholt die Beschlagnahme solcher Bilder in diesem Sinne gedeutet wurde[13]).

Andererseits kann der Besitz solcher Bilder gerade in forensischer Beziehung von differentialdiagnostischer Bedeutung sein. So war vor einigen Jahren ein früherer Jockey wegen versuchter Leichenfledderei angeklagt, der auf einem Berliner Bahnhof von einem Stationsbeamten dabei betroffen wurde, wie er sich an den Hosen eines schlafenden Matrosen zu schaffen machte. Er bestritt die Absicht einer Beraubung des tief Schlafenden, der in der Tasche des Beinkleids sein Portemonnaie getragen hatte, indem er behauptete, er besäße eine Schwäche für die blauen weiten Matrosenhosen, er habe nicht stehlen, sondern sich durch die Berührung und „Liebkosung" der Hosen geschlechtlich erregen wollen. Das Gericht hielt diese Angabe für eine Ausrede, doch konnte entlastend angeführt werden, daß die Haussuchung in der Wohnung des Verhafteten Dutzende von Matrosenbildern zutage förderte.

In der Leidenschaft mancher Homosexueller für Bilder und Skulpturen liegen übrigens die Wurzeln zum Pygmalionismus, auf den wir bei Besprechung der Vergesellschaftung der Homosexualität mit anderen Triebanomalien gelegentlich zurückkommen werden.

Es liegt nahe, daß künstlerisch angelegte Homosexuelle sich nicht mit Photographien und Illustrationen begnügen, sondern selbstschöpferisch ihr Ideal zu malen oder zu formen ge-

---

[13]) Cf. Triumph der Liebe, Aus den Papieren eines Geächteten. Herausgegeben von Pugnator. Leipzig 1902. p. 23.

neigt sind. Bei vielen Kindern kann man lange vor dem Erwachen des Geschlechtstriebes beobachten, wie sie in meist unbeholfener Weise die ihnen sympathischen Figuren zu zeichnen versuchen. Die meisten geben dieses Bemühen bald wieder auf, wenn sie der Schwierigkeiten der Darstellung inne geworden sind; Befähigtere setzen es fort und entwickeln es weiter, ohne daß ihnen die erotische Unterströmung ihrer Liebhaberei ins Oberbewußtsein dringt.

So suchte mich einmal ein sehr vortrefflicher Maler auf, der von der Mutter eines jungen Magyaren, der ihm jahrelang als Modell gedient hatte, mit Schmähbriefen bedacht wurde, in denen sie ihn einer homosexuellen Leidenschaft für ihren Sohn beschuldigte. Er hatte dem jungen Manne und seiner Familie erst ganz spontan, dann in Erfüllung ihrer Wünsche große Wohltaten erwiesen. Als er ihren Bitten und Ansprüchen nicht mehr genügen konnte, kam es zum Zwist und zu diesen Beschuldigungen. Dieser Maler hatte eine große Freude an Jünglingsbildern, die ihm ganz meisterhaft gelangen. Die Originale seiner Bilder, denen er ein Freund in des Wortes bestem Sinne war, verehrten ihn schwärmerisch. Er selbst hatte, trotzdem er schon die Dreißig überschritten, etwas sehr Jungenhaftes, zugleich in seiner zarten Schönheit und Weichheit auch viel Weibliches. Als ihm nun die Magyarin seine Homosexualität mit bösen Schimpfworten ins Gesicht schleuderte, war er aufs äußerste betroffen, dann sehr entrüstet, um so mehr, als er, der sexuell völlig abstinent lebte, der Überzeugung war, durchaus nicht homosexuell zu sein. Anfangs entschlossen, die Frau zu verklagen, nahm er jedoch davon Abstand, als er durch die Lektüre der ihm bis dahin völlig unbekannten Literatur seine seelische Bisexualität mit starkem Überwiegen der homosexuellen Komponente erkannte.

Über Michelangelos Produktion als Projektion seiner urnischen Psyche äußert sich Carpenter[13a)] einmal folgendermaßen: „In Michelangelo haben wir einen Künstler, der mit dem Pinsel und Meißel buchstäblich tausende menschlicher Gestalten nachbildete, aber mit der Besonderheit, daß, während ganze Reihen seiner männlichen Figuren offenbar von einer romantischen Empfindung übergossen und eingegeben sind, dasselbe kaum von einer seiner weiblichen Gestalten gesagt werden kann. Letztere bringen das Weib meistens in seiner Rolle als Mutter, Dulderin, Prophetin oder Dichterin, als Greisin oder in irgendeiner Veranschaulichung von Kraft oder Zartheit, mit Ausnahme derjenigen, welche sich mit der leidenschaftlichen Liebe verbindet, zur Darstellung.“ „Dennoch,“ schließt Carpenter, „sind die Reinheit und die Würde von Michelangelos Männergestalten unanfechtbar und legen ein beredtes Zeugnis ab für jenen ihm innewohnenden Adel der Empfindung, welchen wir schon in seinen Sonetten sich haben kundgeben sehen.“

Ganz ähnlich wie zu bildlichen Darstellungen verhalten sich die Homosexuellen auch zu dichterischen Beschreibungen der sie erotisch fesselnden Typen. Das Lustgefühl überträgt sich hier von der Wahrnehmung auf die durch die Lektüre hervorgerufene Vorstellung.

Charakteristisch ist folgendes Bekenntnis einer homosexuellen Frau: „Dann las ich „Idylle Sapphique“ von Liane de Pougy und

---

13a) „Die homogene Liebe“ p. 10 f.

verliebte mich so heftig in die große Kurtisane Annine de Lys, daß ich lange brauchte, bis ich meine innere Ruhe wiederfand. Das Bild der Liane de Pougy steht seitdem immer vor mir auf dem Schreibtisch, weil ich glaube, daß sie sich selbst in Annine de Lys geschildert hat. Ich kann mich überhaupt nach einem Buche genau so stark in eine Frau verlieben, als ob ich sie wirklich kenne, und ich finde, daß die Verliebtheit in eine solche Phantasiegestalt die allerquälendste ist, denn sie ist völlig losgelöst von der Alltäglichkeit und man kann ihr andichten, was man will, und dadurch wird sie immer begehrenswerter, und man glaubt schließlich, daß man bei ihr so unerhörte Wonnen und Seligkeiten finden würde, wie man sie in der Wirklichkeit noch nie gefunden hat, denn in der Wirklichkeit ist ja bekanntlich „die Wollust aller Kreatur gemengt mit Bitterkeit", in der Phantasie sieht man aber nur die Wonnen."

Namentlich lyrische Gedichte homosexuellen Charakters werden mit großer Begeisterung empfunden, vorgetragen und, wenn möglich, selbst gedichtet. Unter den Aufzeichnungen Homosexueller, die ich im Laufe der Zeit erhielt, befinden sich viele Hunderte solcher Poeme und Novellen, deren Kunstwert allerdings zumeist ein sehr geringer ist. Es liegt durchaus in der menschlichen Natur, etwas, das den Ausgangspunkt und die Quelle starker Glücksempfindungen bildet, rühmend zu schildern. Diesen rein biologischen Faktor übersieht Hans Groß, wenn er den Homosexuellen zwar die sexuelle Betätigung als straflos verstatten will, dagegen wünscht, daß gegen die homosexuelle belletristische Literatur so scharf als möglich vorgegangen wird. „Dieser Literatur gegenüber wünsche man sich die schärfste Lex Heinze."[14])

Es interessiert uns an dieser Stelle das Verhältnis Homosexueller zu homosexuellen Dichtwerken nur vom diagnostischen Gesichtspunkt aus, auf den Standpunkt ihrer Zulässigkeit werden wir an anderer Stelle zurückzukommen haben. Die diagnostische Bedeutung des Lesens und Verfassens von Dichtungen, die in so bestimmter Weise charakterisiert sind, namentlich wenn, wie bei Platen, Walt Whitman oder Sappho, das gleiche Geschlecht fast ausschließlich dichterisch verherrlicht wird, ist insofern von Wert, weil es sich hier um Außenprojektionen innerer oft sogar unbewußter Empfindungskomplexe handelt, um Phantasieprodukte, die nicht selten sogar eine gewisse Verwandtschaft mit Tagträumen aufweisen.

Damit soll nun allerdings nicht gesagt sein, daß aus den Typen, die ein Künstler mit Vorliebe schildert, ohne weiteres ein Schluß auf sein subjektives Empfinden gezogen werden kann. Gerade der Künstler, der, gleichviel ob homosexuell oder

---

[14]) Vergl. Groß, Besprechung des Jahrbuchs f. s. Zw. Band 3, in der Zeitschrift f. Kriminalanthropologie und Kriminalistik. Bd. 7, 1. und 2. Heft, p. 184 ff. und dazu die ausführliche Besprechung von Numa Prätorius, Jahrb. f. s. Zw. Bd. 4, p. 858 ff., ferner die Vorbemerkung des Herausgebers Groß zu dem Aufsatz von Bruno Meyer, „Homosexualität und Strafrecht" in dem Archiv f. Kriminalanthropologie und Kriminalistik. Bd. 44, p. 249 ff. Am eingehendsten widerlegt Prätorius den Standpunkt von Groß im Jahrb. V. p. 980 ff.

heterosexuell, meist das rezeptive und produktive, aktive und passive Element stärker vermischt in sich beherbergt, als der einseitig virile oder feminine Typ, besitzt die Gabe des Einfühlens in allen möglichen Gefühlsnuancen oft in besonders hohem Maße.

Goethes Lied „An den Mond" („Selig, wer sich vor der Welt ohne Haß verschließt, einen Freund am Busen hält und mit ihm genießt"), sein „Erlkönig" („Ich liebe dich, mich reizt deine schöne Gestalt"), sein Epigramm („Knaben liebt ich wohl auch, doch lieber sind mir die Mädchen") lassen noch keinen Schluß auf homosexuelles Empfinden zu, so wenig man dieses ohne weiteres aus Shakespeares Sonnetten folgern kann. Wie Leo Berg[15]) gegenüber dieser Annahme mit Recht betont, hat Shakespeare „außer den Sonnetten denn doch auch die typischste heterosexuelle Liebestragödie der Weltliteratur („Romeo und Julia"), die gewaltigste heterosexuelle Eifersuchtstragödie („Othello"), das größte heterosexuelle Dekadenzdrama der Welt („Antonius und Kleopatra") und die bitterste Liebessatire („Troilus und Kressida") geschrieben".

Auch neuere Dichtwerke, in denen gleichgeschlechtliche Empfindungen wiedergegeben werden wie etwa Eekhouds Escal Vigor, Wedekinds Fil d'Ecosse, oder Der Tod in Venedig von Thomas Mann als Beweisstücke für die Homosexualität ihrer Verfasser zu erachten, scheint mir unzulässig.

Besonders augenfällig macht sich das unbewußte Weben der homosexuellen Psyche in den Nachtträumen geltend. Wie eng Tagesphantasien und Träume bei Homosexuellen zusammenhängen, möge die folgende Schilderung eines Urnings aus seiner Jugendzeit illustrieren:

„Im Sommer pflegten wir ein Haus am Strande zu beziehen. Dicht an der Veranda, zwischen Haus und Meer, führte eine Straße vorbei, auf welcher zu gewissen Stunden die Strandgendarmen vorbei patrouillierten. Ich fühlte mich sofort zu den strammen Kerlen mit der straffen Uniform und den gebräunten Gesichtern hingezogen. Bald konzentrierte sich all mein Denken auf sie. Abends im Bett, vor dem Einschlafen, malte ich mir Szenen wie folgende aus: Es klopft ans Fenster, ich öffne neugierig, da langt plötzlich eine braune Hand, ein Arm herein, an dessen Ärmel ich die militärischen Aufschläge und Knöpfe wahrnehme. Ehe ich mich umsehe, werde ich hinausgezogen. Unter dem militärischen Mantel geborgen, an der Brust eines Mannes liegend, den ich fest umklammere, so daß ich mein und sein Herz zusammen schlagen höre, werde ich eilenden Schrittes davongetragen. Dazu höre ich den Säbel klirren, empfinde den festen Tritt der derben Stiefel und den Ledergeruch, den sie ausströmen. In eine Hütte tief im Walde bringt mich der Gendarm, legt mich in sein Bett, küßt mich und legt sich dann mir zur Seite, ich klammere mich fest an ihn und bin endlos glücklich, selig. Resultat dieser Phantasien waren die Träume, in denen sie fortgesponnen wurden, wobei ich zum ersten Male Pollutionen hatte, bei denen ich stets erwachte und entsetzt war über die merkwürdige Erscheinung, die ich für eine Krankheit hielt.

Schließlich verspürte ich ein riesiges Verlangen, diese Phantasien zu verwirklichen. — Abends wenn es bereits dämmerte, ver-

---

15) Vergl. „Geschlechter" von Leo Berg, Kulturprobleme der Gegenwart, zweite Serie, Band 2. Berlin 1906. p. 164 und 165.

steckte ich mich im Walde hinter einen Busch an der Straße, auf welcher der Gendarm vorbei kommen mußte. Wie klopfte mein Herz, wenn ich seine Schritte hörte. Oft ging er so nahe vorbei, daß ich nur meine Hand hätte ausstrecken zu brauchen, um seine Füße zu berühren — aber ich tat nichts dergleichen — in einer Art Starrkrampf lag ich da, mit geschlossenen Augen, in der Hoffnung, er würde mich entdecken, unter seinen Mantel stecken und mit mir davongehen — wie im Traum. Meinen Angehörigen teilte ich nie etwas von meinen Gedanken und Gefühlen mit — nicht, weil ich etwas Unrechtes zu tun glaubte, aber doch wohl, weil ich mir schon damals unwillkürlich werde bewußt gewesen sein, etwas zu empfinden, das mir nur selber verständlich war. — — —"

Bei der Diagnostik der echten Homosexualität legt Näcke[16]) mit vollem Rechte besonders Wert auf den Nachweis, daß, ebenso wie der Heterosexuelle heterosexuell träumt, das Traumleben des Homosexuellen von seiner Triebrichtung beherrscht wird. Wie eine sehr große Anzahl von Einzelermittelungen zeigt, ist dies tatsächlich auch fast durchgängig der Fall. Dabei erscheint es beachtenswert, daß die angenehmen Träume der Urninge, wie gerade das letzte Beispiel lehrt, auch schon vor Eintritt der Reife von geschlechtlichen Vorstellungen erfüllt sind, sowie daß Träume qualvoller Art durchaus nicht selten durch normale Kohabitationsversuche hervorgerufene Beängstigungen zum Inhalt haben. Ein Urning gibt an: „Ich träume oft, ich bin verlobt oder verheiratet. Dabei habe ich das Gefühl furchtbarer Beklommenheit und einer undefinierbaren Angst." Eine Urninde schreibt: „Einmal schlug ich meine liebste Freundin im Traume, nachdem ich ihr aufgelauert und den Verdacht eines Betruges bestätigt zu finden glaubte." Eine andere, die in Männerkleidern lebt, berichtet: „Ich träumte wiederholt, daß ich wieder in Männerkleidern ging, aus diesen Träumen wachte ich stets vor Entsetzen in Schweiß gebadet auf."

Ähnlich wie im Traum fühlen und benehmen sich homosexuelle Männer im Trancezustand vielfach weiblich, homosexuelle Frauen männ-

---

[16]) Näcke: Kritisches zum Kapitel der normalen und pathologischen Sexualität. Archiv f. Psych. Bd. 32. Heft 1. 1899. Näcke: Die forensische Bedeutung der Träume. Archiv f. Kriminalanthr. 1900, Bd. 3. Näcke: Probleme auf dem Gebiete der Homosexualität in der H. Laehrschen Zeitschrift f. Psychiatrie usw. 59. Bd. p. 812, 813 und 825. Näcke: „Die diagnostische und prognostische Brauchbarkeit der sexuellen Träume", in der ärztlichen Sachverständigenzeitung Nr. 2. 1911, besprochen in den Vierteljahrsberichten des W.-h.-K. Januar 1913 von Prätorius. Näcke: „Über Kontrastträume und speziell sexuelle Kontrastträume" in dem Archiv für Kriminalanthropologie von H. Groß, Bd. 28. Heft 1 und 2 (besprochen von Prätorius Jhb. IX. S. 516). Sodann die frühere Arbeit „Der Traum als feinstes Reagens für die Art des sexuellen Empfindens" in der Monatsschrift für Kriminalpsychologie und Strafrechtsreform 2. Jahrg. 1905. (Besprochen von Prätorius im Jhb. VIII. S. 792.)

lich[16a]). Freimark berichtet von einer Dame, die in ihren seltenen mediumistischen Phasen, deren Eintritt sie zu verhindern bestrebt war, eine rabiate cynische Individualität mit durchaus männlichen Allüren, männlicher Stimme etc. offenbarte.

Näcke war übrigens nicht der erste, der auf die Bedeutung homosexueller Träume hingewiesen hat; schon Ulrichs hob in dem ersten seiner Verwandtenbriefe diesen Punkt als bedeutsam hervor. Er schreibt: „Fragt jeden Uranier: er wird genau zu erzählen wissen, daß bei nächtlichen Pollutionen der Traum ihm stets männliche, niemals weibliche Bilder vorgegaukelt habe." Wenn Ulrichs hier „stets" schrieb, so ging er, wie ihm eine größere Erfahrung gezeigt hat, zu weit. Er selbst erwähnt später, so in Memnon[17]), Fälle von Uraniern, denen der „Nächtlichkeitstraum weibliche Gestalten zeigte". In einem dieser Fälle bemerkt er, daß dieser Umstand auf „Uranodionäismus", wie wir jetzt sagen würden, auf Bisexualität schließen läßt. Auch Krafft-Ebing[18]) schreibt bereits: „Wie tief die angeborene konträre Sexualempfindung wurzelt, geht auch aus der Tatsache hervor, daß der wollüstige Traum des männlichen Urnings männliche, der des Weib liebenden Weibes weibliche Individuen, bezw. Situationen mit solchen zum Inhalt hat."

Von 100 Homosexuellen, denen ich die Frage vorlegte: „Bezogen sich die Liebesträume auf Personen desselben oder anderen Geschlechts? antworteten 87 Prozent ausschließlich auf Personen männlichen Geschlechts." Von dem Rest hatten die meisten keine erotischen Träume oder konnten sich nicht an solche erinnern.

Im wesentlichen kann man die Träume homosexueller Männer und Frauen in zwei Hauptgruppen teilen: in solche, die sich auf die Andersgeschlechtlichkeit der eigenen Person beziehen — so träumen Urninge nicht selten, sie stillten Kinder, Urninden, sie wären Soldat —, sowie zweitens in solche, die sexuellen Verkehr, meist Umarmungen und Liebkosungen von Personen desselben Geschlechts zum Gegenstand haben.

Wir geben hier noch einige Beispiele homosexueller Träume. So berichtet ein durch Intelligenz und Selbstbeobachtung sich auszeichnender Urning:

„Bemerkenswert ist ein Traum aus meiner Primanerzeit, der ganz homosexueller Natur war, obwohl ich damals von gleichgeschlechtlicher Liebe noch nicht die geringste Ahnung hatte. Dieser Traum ist für mich der untrüglichste Beweis, daß mein Urningtum unverschuldet ist: Einer meiner Lehrer, ein hübscher, unverheirateter Herr, war mein Ideal. Bei ihm hatten wir Geographie und Geschichte. Um ihm zu gefallen, bereitete ich mich für seine Stunden mit der größten Sorgfalt vor und blieb selten eine Frage schuldig. Von ihm träumte ich nun, und zwar so lebhaft, daß ich noch beim Aufwachen das deutliche Gefühl davon hatte, er läge bei mir im Bett. Der Traum war ungeheuer wollüstig und bewirkte eine Ejakulation. Ich mußte sehr oft daran denken, sprach aber zu niemandem davon, weil ich mich schämte. Als ich bei ihm, nach dem Abiturienten-Examen, meine pflichtschuldige Visite machte, küßte er mich glückwünschend und abschiednehmend auf die Stirn. Dieser Kuß erregte mich so stark, daß ich an mich halten mußte, ihm nicht um den Hals zu fallen.

[16a]) Freimark, Der Sinn des Uranismus p. 33.
[17]) Memnon. p. 151 ff. § 105.
[18]) Psych. sex. 7. A. p. 228.

Heute bedaure ich, es nicht getan zu haben; ich glaube er hätte mir meine Dreistigkeit verziehen."

Einen oft wiederkehrenden urnischen Traum, der auch mir oft ähnlich berichtet wurde, schildert Krafft-Ebing[19]) wie folgt: „Somniat se esse ipsum partem passivam, activam partem, virum 16—20 annorum se amplecti, osculari conjunctionem membrorum conficere. Tum celeriter fit ejaculatio seminis."

Wie die Träume homosexueller Männer den Verkehr mit Männern, so haben die mit sexuellen Erregungen verknüpften Träume homosexueller Frauen den Verkehr mit Frauen zum Inhalt. Einige träumen, sie seien Männer, andere wiederum, sie schmiegten sich als Frauen an von ihnen geliebte Weiber.

Schon im ersten vorchristlichen Jahrhundert schildert der griechische Dichter Meleagros folgenden Traum:

„Führte in süßem Traum das Bild eines holden Epheben . . .
Eros ins Lager mir heut. Ich preßte den wonnigen Körper
Fest ihn umschlingend ans Herz, pflückte das eitele Glück.
In der Erinnerung quält mich nun die Sehnsucht, denn immer
Schwebt mir vor Augen der Traum, ruft die Erscheinung zurück. —
Unglückseliges Herz, laß ab, an den Bildern der Schönheit
Nächtlich zu schwelgen im Traum, wenn die Wirklichkeit fehlt."

Einer der häufigsten Träume homosexueller Frauen ist, daß sie von einem geliebten Weibe ein Kind empfangen haben, eine Vorstellung, die auch sonst in ihren Phantasien und Tagträumen eine Rolle spielt.

Westphal berichtet von seiner Patientin: „sie erklärt mit großer Entschiedenheit, sie würde ohne jede Erregung unter Männern wohnen und schlafen können . . . . In ihren wollüstigen Träumen erschien sie sich stets in der Situation des Mannes; oft hörte sie dabei schöne Melodieen."

Der diagnostische Wert sexueller Träume wird nicht unwesentlich durch libidinöse Träume beeinträchtigt, die der gewöhnlichen Geschlechtsempfindung des Träumenden entgegengesetzt sind. Man nennt sie Kontrastträume, und dürfte die Erklärung Näckes[20]), der sie auf die ursprüngliche bisexuelle Anlage des Menschen zurückführt, wohl die zutreffende sein. Nicht ohne eine gewisse Berechtigung schreibt auch Leo Berg in seinem Buche „Geschlechter" p. 108: „Es ist verkehrt, allein aus dem Traumleben des Menschen seine Liebesbeanlagung schließen zu wollen, da oft gerade das Umgekehrte richtig ist; denn im Traume lebt nicht der ganze Mensch, und seine wildesten Triebe sind oft in Ketten gelegt, so daß sich nur ein gewisses Unterhalb und Nebenher seiner Seele, ein gleichgültig unbewachtes Teil seiner Selbst hier entfaltet." Ein besonders lehrreiches Beispiel bringt N. Praetorius[21]):

„Ein heterosexueller Kaufmann, Mitte der Dreißiger, der regelmäßig heterosexuellen normalen Verkehr pflegt und von dem Wesen der Homosexualität keine Ahnung hat, träumte, er führe sein Glied in anum eines Freundes und erwachte im Moment der Ejakulation. Der im Traume passive Freund ist allerdings ein Homosexueller, der sich aber seinem heterosexuellen Freund nicht entdeckt hat, doch waren Gerüchte über seine Homosexualität im Umlauf, die zweifellos auch zu dem Träumenden gelangt waren. Daß der Heterosexuelle gleich

---

[19]) Krafft-Ebing, Der Conträrsexuelle vor dem Strafrichter, Leipzig und Wien, 1895. p. 42.

[20]) Dr. P. Näcke, Über Kontrastträume und speziell sexuelle Kontrastträume. (In dem Archiv für Kriminalistik und Kriminalanthropologie. Bd. 28, Heft 1/2.)

[21]) Jahrb. f. sex. Zwischenstuf. Jahrg. IX, pag. 517.

an Pedikation gedacht, ist, wie Numa Prätorius richtig bemerkt, verständlich, da er das Wesen der Homosexualität nicht kannte und im landläufigen Vorurteil befangen, Homosexualität mit Pedikation identifiziert."

Von entscheidender Bedeutung sind sexuelle Träume oft in Fällen von Pseudohermaphroditismus, in denen die Geschlechtszugehörigkeit noch nicht feststeht. In diesen sprechen auf das weibliche Geschlecht gerichtete Träume sehr für die Existenz von Testes, auf das männliche Geschlecht sich beziehende Lustträume für das Vorhandensein von Ovarien, doch darf auch hier nicht die, wenn auch nicht gerade sehr wahrscheinliche Möglichkeit außer acht gelassen werden, daß auch unter Pseudohermaphroditen Homosexuelle vorkommen können, also weibliebende trotz innerer Ovarien und mannliebende trotz männlichem Keimgewebe, so in dem Winterschen Falle, in dem eine Braut, die sich durch inneren Testes-Befund als Mann erwies, nicht von ihrem Bräutigam, den sie innigst liebte, lassen wollte. Allerdings muß dabei bisweilen auch die starke Beeinflussung der Psyche durch die Erziehung und durch die Gewöhnung an die Empfindungsweise des aufoktroyierten Geschlechts in Betracht gezogen werden.

Sehr Beachtenswertes über das Traumleben Homosexueller findet sich auch in der kleinen Schrift des Petersburger Arztes Tarnowsky, die in Sachen der Homosexualität einige ganz ausgezeichnete Beobachtungen neben vielem Phantastisch-spekulativen enthält:[22])

„Das Kind mit angeborener sexueller Perversität, sagt er, entwickelt sich und wächst anscheinend in jeder Hinsicht regelmäßig auf. . . . . Die erste Äußerung des Schamgefühls findet nicht hinsichtlich Mädchen oder Frauen statt, sondern erwachsenen Männern gegenüber. Der Knabe z. B. schämt sich mehr, sich vor einem fremden Manne zu entkleiden, als vor einem Weibe. . . . Endlich stellt sich die Pubertät ein; in der Nacht kommen heftige Erregungen mit Samenentleerung vor. Die Pollutionen sind von Träumen begleitet, zuerst von undeutlichen, leicht vergeßbaren; doch sie werden mit jedem Male deutlicher, bestimmter und frappieren häufig den Jüngling selbst durch ihre Sonderbarkeit. Im Traum erscheinen ihm nicht weibliche Liebkosungen, nicht Begegnungen mit Frauen, sondern er reproduziert den Händedruck, den Kuß erwachsener Männer, vorzüglich körperlich gut entwickelter. Die äußerste mit Samenerguß endende sexuelle Erregung wird im Traum nicht durch eine Frauengestalt in verführerischen Posen und Bewegungen herbeigeführt, sondern durch Umarmungen, Liebkosungen und Küsse von Männern."

---

[22]) Tarnowsky, Die krankhaften Erscheinungen des Geschlechts. Berlin 1886, p. 11 f.

Tarnowsky erwähnt hier auch mit Recht die Besonderheit des homosexuellen **Schamgefühls**. In der Tat ist dieses ein weiteres wichtiges diagnostisches Merkmal. Gewöhnlich erstreckt sich die Scham eines Menschen auf das Geschlecht, zu dem er sich hingezogen fühlt. Ganz besonders ist dies beim Weibe der Fall. Bei dem aggressiven Mann ist das Schamgefühl gegenüber dem Weibe, das er gewinnen will, weniger stark ausgeprägt. Es kommen aber gerade auf diesem Gebiet auch unter ganz heterosexuellen Männern und Frauen sehr große Verschiedenheiten vor, und die Zahl der Frauen, die sich ebenso vor Frauen wie vor Männern genieren, ohne homosexuell zu sein, ist sicherlich recht beträchtlich, ebenso wie viele ganz normalsexuelle Männer auch Männern gegenüber ein starkes Schamgefühl besitzen. Im allgemeinen verhält sich der homosexuelle Mann in dieser Hinsicht ähnlich wie ein Weib, die homosexuelle Frau mehr wie ein Mann. Die Schamhaftigkeit mancher Urninge Männern gegenüber ist ungemein groß. Es gibt Homosexuelle, denen es blutsauer wird, sich zwecks Untersuchung vor dem Arzt zu entkleiden, die bei der militärischen Genitalvisitation wahre Höllenqualen ausstehen, die in Anwesenheit anderer Männer außerstande sind zu urinieren; im Berliner Volk hat man für diese auch sonst ziemlich weit verbreitete Erscheinung den bezeichnenden Ausdruck „Harnstottern" —.

Ein femininer Urning berichtet, daß schon vor der Pubertät das Maßnehmen des Schneiders ein Vorgang war, der ebenso stark Lust- wie Schamgefühl in ihm wachrief.

Namentlich in der Pubertätszeit schämen sich oft homosexuelle Jünglinge und Jungfrauen der auftretenden Zeichen ihrer Reife, der Schamhaare, des Stimmwechsels, der „Jünglingspickel", urnische Mädchen besonders der Periode und des Wachstums der Brüste.

Sehr instruktiv ist folgende Schilderung eines Homosexuellen, der von Beruf katholischer Geistlicher ist:

„Ich habe mein Leben lang ein so zartes Schamgefühl besessen, wie es nur wenigen Menschen eigen zu sein pflegt. Dieses Schamgefühl äußerte sich spontan und unwillkürlich immer nur allein dem männlichen Geschlechte gegenüber. Mädchen gegenüber befliß ich mich zwar gleichfalls eines züchtigen Benehmens, aber ich **befliß** mich desselben eben, ich folgte einem Gebote der Sitte, es war nicht ein natürlicher Instinkt, von dem ich mich angetrieben fühlte. Noch erinnere ich mich lebhaft daran, wie einst, als eine Blatternepidemie ausgebrochen war, der Arzt erschien um in der Schule zu impfen. Die Knaben mußten die Röcke ausziehen und die Hemdärmel zurückschlagen. Darüber war ich nun völlig empört und ich wollte heimlich davonschleichen. Ich gab meinen Unwillen und meiner Befangenheit in so deutlicher Weise kund, daß ich dem Lehrer auffiel. Von ihm befragt, äußerte ich, daß ich mich vor den andern Knaben nicht mit entblößten Armen sehen lassen wollte. Es nutzte freilich nichts, ich mußte. Aber als ich an die Reihe kam, brannte das Gesicht mir heiß vor Scham und das Herz pochte mir hörbar vor Aufregung.

Hätte ich mit den Mädchen zusammen mich entblößen müssen, es wäre mir vollständig gleichgültig gewesen. Ich hätte nicht die leiseste Spur irgend eines Gefühls der Unlust oder der Scham in mir wahrgenommen. So aber ging ich nach beendeter Impfung gekränkt und in meinem kindlichen Gemüte aufs tiefste verletzt von dannen. — — Ich hätte um alles in der Welt niemals mit anderen Knaben zusammen gebadet oder mich nur im Hemd vor ihnen gezeigt. Ich hatte deshalb viel von meinen Kameraden zu leiden und wurde oft bis zur Unerträglichkeit geneckt. Auch am Gymnasium ging es mir nicht viel besser. Als einst der Religionslehrer vom heiligen Aloysius erzählte und erwähnte, daß dieser es nicht einmal über sich gebracht habe, barfuß vor irgend jemand sich sehen zu lassen, da ging ein kicherndes Gemurmel durch die Klasse, aus dem deutlich mein Name herauszuhören war, und von den verschiedensten Seiten richteten sich die Blicke auf an mich heran und apostrophierten mich: „Heiliger Aloysius, bitt' für uns!" — — Als einst in die Wand zwischen dem Abort unserer Klasse und dem eines andern Kurses der Unterhaltung wegen ein Loch gebohrt worden war, wagte ich zwar nicht Anzeige zu erstatten, da ich dabei verlacht zu werden fürchtete, aber ich nahm nun stets, was für ein Bedürfnis ich auch zu befriedigen haben mochte, ein Blatt Papier und eine Stecknadel mit mir, so lange, bis das Loch vom Schuldiener bemerkt und Abhilfe geschaffen war. Als ich zum ersten Male — ich war etwa 16 Jahre alt — von den Sitten und Gebräuchen der Kaserne erzählen hörte, war ich darüber so entrüstet, daß mich ein völliger Haß gegen den ganzen Militarismus erfaßte. Ich erblickte in ihm eine Negation meiner Natur und meines Empfindens, einen Hohn auf meine Gefühle. . . . Der Tag an dem ich mich selber stellen mußte — ich war nur einmal dazu genötigt — ist mir einer der qualvollsten meines Lebens gewesen. Dagegen empfinde ich, wie gesagt, dem weiblichen Geschlecht gegenüber nichts, was über ein bloßes Anstandsgefühl hinausginge. Ein eigentliches Schamgefühl dem Weib gegenüber kenne ich nicht. Es ist mir vollkommen fremd."

Die homosexuelle Frau ist, von verdrängter libido unbehindert, dem Manne gegenüber viel ungenierter, unbefangener und offener als das heterosexuelle Weib. Ungeschlechtlich und kameradschaftlich fühlt sie sich oft zu ihm hingezogen; um so peinlicher berührt zieht sie sich aber in sich zurück, wenn sie sich von seiner Seite als Geschlechtsobjekt angesehen wähnt. Alles das ist meist mehr instinktiv als bewußt. Beispielsweise kostet es der homosexuellen Frau im Gegensatz zu der heterosexuellen meist keine Überwindung, sich vor dem Arzt zu entkleiden. Besonders frei fühlt sie sich in Gesellschaft des homosexuellen Mannes, in der sie sich nicht nur vor sexueller Begehrlichkeit sicher weiß, sondern voraussetzt, daß er ihrer Persönlichkeit Verständnis und wohlwollende Unparteilichkeit entgegenbringt. Diese sexuelle Uninteressiertheit hat homosexuellen Männern und Frauen nicht selten den Gedanken nahe gelegt, miteinander eine Scheinehe zu schließen. Wir werden aber später sehen, daß, wie die Erfahrung gelehrt hat, dieser Ausweg kein glücklicher ist.

Viel verschämter wie dem Mann verhält sich die homosexuelle Frau anderen homosexuellen Frauen gegenüber, namentlich geniert sich die femininere Homosexuelle oft sehr vor der virileren Homosexuellen.

Ich kenne ein langjähriges Verhältnis zwischen zwei h.-s. Frauen, von denen mir die virilere berichtete, daß ihre weibliche „Hälfte" so schamhaft sei, daß sie sie noch niemals an den Genitalien berührt habe, und daher überhaupt nicht wüßte, ob sie ebenso, oder anders gebaut sei, als sie selbst. Wie mir erfahrene h.-s. Frauen versichern, soll eine ähnliche Zurückhaltung nicht selten sein.

Geht aus allen angeführten Symptomen deutlich der seelische Charakter der homosexuellen Liebe hervor, so sind die enorme Geschmacksdifferenzierung, „der homosexuelle Elektivismus", die Individualisierung, die in keiner Weise der heterosexuellen Liebe nachsteht, die oft beachtete Beständigkeit einer glücklichen, die Dauerhaftigkeit einer unglücklichen Liebe, überhaupt der absolute Parallelismus des homo- und heterosexuellen Geschlechtstriebes in allen seinen Stadien und Einzelerscheinungen, weitere Anzeichen, die die psychische Wurzel der Homosexualität außer Zweifel stellen.

Diesem seelischen Komplexe gegenüber kommt dem Nachweise, daß tatsächlich homosexuelle Akte, selbst anale, stattgefunden haben, nur eine untergeordnete diagnostische Bedeutung zu. Was wir darüber bei älteren Ärzten lesen, — und noch heute drucken Lehrbücher für gerichtliche Medizin diese „Zeichen" immer wieder gewissenhaft nach — mutet uns geradezu vorsintflutlich an.

So heißt es in Kaans lateinisch geschriebener „Psychopathia sexualis"[23]). pag. 44:

„Paederastia est ratio nisum sexualem amplendi cum pueris immaturis. — Signa sunt rubor, dolor ardens ad anum, vestigia sanguinis effusi, tenesmus, difficultas incedendi, condylomata, haemorrhoides, inflammatio ani et intestini recti, ruptura perinaei, fistula, prolapsus intestini recti, atonia ejus et vesicae urinariae." Es scheint uns heute kaum noch glaublich, daß noch vor einigen Jahrzehnten der französische Arzt Tardieu bei Erörterung der Frage, woran man Menschen mit gleichgeschlechtlichen Empfindungen erkennen könne, meinte, daß für sie, wenn nicht immer, so doch oft, einigermaßen charakteristisch ein Glied sei — das sich nach der Eichel mehr und mehr verdünne und um sich selbst gewunden sei, so daß der Urinstrahl nach rechts und links geht, was wiederum von der schraubenförmigen Immission herrühre, die beim Widerstand des sphincter ani erforderlich wäre. (Vergl. Caspers Handbuch der gerichtlichen Medizin, Berlin 1881, Bd. 1. p. 187. Anm.)

Auch Deformitäten der weiblichen Genitalien infolge homosexuellen Verkehrs sind beschrieben worden, namentlich von französischen Autoren wie Martineau und von Garnier, sogar angebliche Erkennungszeichen an den Lippen und der Zunge der Fellatrix. Schon Martial fabelte davon. Allen diesen Merkmalen kommt für die Diagnose der Homosexualität selbst gar kein Wert zu, einigen höchstens ein ganz sekundärer.

---

[23]) Henricus Kaan, Psychopathia sexualis, Lipsiae 1844.

Viel bedeutsamer als der Nachweis absichtlich herbeigeführter Akte sind für die Diagnosestellung des Arztes unwillkürliche Sexualerregungen. So muß es sehr zu denken geben, wenn ein Weib mitteilt, „sie verliere, wenn sie an ein schönes Weib denkt, etwas Schleim", oder wenn jemand berichtet, daß er von Erektionen und Ejakulationen — oft sind es die ersten — „überrascht" wurde, als er dicht neben einem Kameraden oder Älteren saß, „für den er bis dahin eine ganz reine Verehrung zu haben glaubte". Dabei ist zu bemerken, daß ebensowenig wie „gleichgeschlechtliche Akte konträre Sexualempfindung" beweisen, ihr gänzliches Fehlen konträre Sexualempfindung ausschließt; im Gegenteil kann ihr scheinbarer Mangel ein Zeichen besonders starker homosexueller Reizbarkeit sein. Ich führte bereits Beispiele an, in denen die bloße, längere Zeit fortgesetzte Beobachtung anziehender Personen zum Orgasmus führte. Bei anderen ersetzen Traumvorstellungen vollkommen die Wahrnehmungen. Mir sind Fälle bekannt, wo es bei Homosexuellen, welche die Berührung der Genitalien verabscheuten, lediglich durch intensives Küssen zur Ejakulation kam; andere, die „fertig wurden", wenn sie, anscheinend spielerisch, die von ihnen geliebte Person auf den Schoß nahmen oder sich mit ihr balgten, ohne daß der Partner überhaupt gewahr wurde, daß er zum Geschlechtsverkehr diente. Manche Urninge geben an, daß es ihnen schon ein eigentümliches Wohlbehagen bereitet, wenn sie Worte wie Jüngling, Bursche, Mann, Held oder gewisse männliche Vornamen lesen oder hören; Urninden berichten in ähnlicher Weise, daß ihnen Ausdrücke wie Maid, Mädchen, Weib, Freundin und ebenso Frauennamen besonders wohllautend erscheinen.

Aus allem geht hervor, daß Dr. Capellmann, der Verfasser der Pastoralmedizin[24]), von dessen Anschauungen uns im übrigen eine Welt trennt, recht hat, wenn er schreibt: „Für die konträre Sexualempfindung sprechen nicht perverse Akte, sondern nur perverse Empfindungen." Krafft-Ebing drückt dies so aus: „Gleichgeschlechtliche Akte beweisen nicht konträre Sexualempfindung. Diese ist nur bedingt durch Angezogenwerden durch die physischen und psychischen sekundären Geschlechtscharaktere einer Person des eigenen Geschlechts."

[24]) Dr. C. Capellmann, Pastoralmedizin. 16. A. Aachen 1910. p. 143.

DRITTES KAPITEL.

Das Verhalten homosexueller Männer und Frauen gegenüber dem anderen Geschlecht

Für die Diagnose der Homosexualität beansprucht das negative Verhalten gegenüber dem anderen Geschlecht dieselbe Wichtigkeit wie das positive gegenüber dem eigenen. Ist letzteres lustbetont, so ist ersteres teils indifferent, teils unlustbetont. Vielfach, namentlich bei homosexuellen Frauen, ist es dieser Revers der Empfindung, der sie sich überhaupt erst ihrer Homosexualität bewußt werden läßt. Mir sind viele Frauen bekannt, die, bis sie eine Ehe eingingen und zum Verkehr mit dem Manne gelangten, überzeugt waren, daß die innige Zuneigung, die sie zu einer Freundin hatten, nur ein bei ihnen übermäßig stark entwickelter Freundschaftsenthusiasmus wäre. Erst aus dem Unbehagen bei der Umarmung des Mannes, als sie verspürten, daß diese so ganz das Gegenteil von dem in ihnen auslöste, was sie beim Kuß der Frau empfanden, merkten sie plötzlich oder allmählich, daß ihre sexuelle Triebrichtung sie vom Manne ab zum Weibe drängte. Auch der homosexuelle Mann gewinnt die volle Klarheit über sich oft erst im Verkehr mit dem Weibe. Hier tritt als ein häufiger und wichtiger, wenn schon für die Diagnose der Homosexualität nicht ausschlaggebender Umstand die körperliche Impotentia coeundi hinzu, die physische Unmöglichkeit, von der bei der homosexuellen Frau im allgemeinen nicht die Rede sein kann. Manche Männer denken, wenn sie bis zu den Kohabitationsversuchen mit dem Weibe von einer ausgesprochenen Inklination zu einer Person ihres Geschlechts noch nicht ergriffen waren, zunächst, daß sie einfach impotent seien, und werden sich ihrer Homosexualität erst nach und nach bewußt, vielfach allerdings stellen bereits vor den Koitusversuchen homosexuelle Erlebnisse die Triebrichtung außer Zweifel.

Wir werden uns auch hier über das Verhalten der Homosexuellen dem anderen Geschlecht gegenüber am besten ein klares Bild machen können, wenn wir zuverlässige Personen, die gleichgeschlechtlich empfinden, selbst reden lassen. In sehr bemerkenswerter Weise schildert beispielsweise der folgende Homosexuelle die Versuche, welche von ihm nach heterosexueller Richtung vorgenommen wurden:

„Es war vor etwa 24 Jahren, — ich befand mich Ausgangs der Zwanziger — als ich einigen vertrauten Freunden in einer Zeit seelischer Bedrängnis meine homosexuelle Natur offenbart hatte. Sie bewahrten mir, trotzdem sie ausgesprochen heterosexuell waren, ihre bisherige Zuneigung und Achtung. Aber der eine von ihnen konnte und wollte nicht an meine Homosexualität glauben. Er hielt sie damals nicht für eine physiologisch-psychologische Sondererscheinung innerhalb des Naturganzen, sondern betrachtete sie als eine Abirrung von der Natur, die er nur Wüstlingen oder Geisteskranken zutraute; und für beides konnte er mich bei unserer jahrelangen Bekanntschaft nicht halten. Also nahm er an — und sagte mir das auch — daß ich nur aus Schüchternheit und übertriebenen sittlichen Bedenken mich bisher nicht an das Weib herangewagt hätte und somit zu einer falschen Beurteilung meiner selbst gelangt wäre. Er riet mir, ernstlich den Versuch zu machen, mich mit einem Weibe geschlechtlich einzulassen; dann würde ich — so meinte er — meine eingebildete Homosexualität fahren lassen und gleich ihm und allen ganzen Männern mich in meiner Neigung und meinem Verkehre dauernd dem weiblichen Geschlecht zuwenden. Bevor ich diesen Versuch nicht ausgeführt hätte, und derselbe — was er für ausgeschlossen hielt — erfolglos verlaufen wäre, wollte er meine homosexuelle Natur als etwas Angeborenes und Unausrottbares nicht anerkennen. Seinem wiederholten Drängen, das vor allem einem herzlichen Interesse für meine Person entsprang, gab ich schließlich nach. Ich begab mich eines Tages abends spät in ein Café, um mir eine Prostituierte zu suchen; doch ich ging nicht allein: ein anderer der Freunde, die ich über mich aufgeklärt hatte, hatte sich auf meine Bitte bereit erklärt, mich zu begleiten. Merkwürdig: Einem jungen Manne gegenüber hatte ich in den damals noch wenigen Fällen, in denen ich geschlechtlichen Verkehr gesucht und gefunden hatte, niemals Beklommenheit gefühlt, und hier wo es sich um den normalen Geschlechtsumgang handeln sollte, war ich befangen, ja, ängstlich — nicht vor irgendwelchen unangenehmen Eventualitäten, sondern vor dem Akt selbst, vor der Situation, der ich entgegen ging, die mir peinlich erschien, weil ich mich ihr nicht gewachsen fühlte. Wir entdeckten bald ein leidlich hübsches Mädchen, das durch ein Matrosenkleid, das sie trug, ihre schlichte Haarfrisur und ihren frischen, etwas herben Gesichtsausdruck einen mehr knabenhaften, als üppig weiblichen Eindruck machte.

Als sich das Mädchen entkleidet hatte, wurde mir ihre Erscheinung mit jedem fallenden Stück uninteressanter. Im Unterrock und Korsett war sie mir bereits recht unangenehm und als sie gar in ihren Frauenhosen und dem Hemd, das den Busen freiließ, vor mir stand, erfaßte mich ein gelinder Ekel, der sich noch steigerte, als sie die letzten spärlichen Hüllen entfernte und nun auch ihr weiblicher Körperduft auf mich eindrang. Hatte der Duft von Jünglingen mich mehr oder minder berauscht, so fühlte ich mich von diesem hier beengt und belästigt und es bedurfte einiger Überwindung mich zu ihr, die sich ins Bett gelegt hatte, auf den Bettrand zu setzen. Sie gab nun ihrer Verwunderung darüber Ausdruck, daß ich noch angekleidet war; ich vertröstete sie. Sie berührte mich, es zeigten sich keinerlei Anzeichen einer Erregung. Ich erklärte ihr dies durch starken Biergenuß — was eine falsche Ausrede war. Da ich aber einmal ein Weib vor mir hatte, wollte ich wenigstens etwas profitieren, nämlich die Einrichtung der weiblichen Geschlechtsorgane, die ich bisher nur aus Abbildungen kannte, in natura in Augenschein zu nehmen. Ich untersuchte daher mit dem Finger die Labien und die Vagina — nicht anders als wenn ich ein totes naturwissenschaftliches Präparat vor mir gehabt hätte. Ihr behagte das übrigens nicht und so ließ ich davon ab, bezahlte sie und ging davon, innerlich froh, der ganzen Sachlage entronnen zu sein.

Als ich nun meinem ersten Freunde von meinem Mißerfolge Mitteilung machte, war er noch keineswegs überzeugt, sondern meinte, dieser wäre darauf zurückzuführen, daß das Mädchen eine Prostituierte gewesen wäre. Meinem feineren Empfinden wäre der Umstand — zumal beim ersten Male — abstoßend erschienen, und er verlangte, ich solle mich einem anständigen Mädchen nähern. Die Gelegenheit bot sich einige Zeit später. Ich befand mich auf dem Geburtstagsfeste eines mir befreundeten verheirateten Herrn, bei dem es fröhlich herging. Wein wurde getrunken, Champagner, wir gerieten in eine animierte Stimmung. Unter den Anwesenden war eine ungefähr 20-jährige Seminaristin, frisch, aufgeweckt, etwas keck, eher mager als üppig, dabei hübsch; Haare blond, nicht in übermäßiger Fülle und knapp frisiert. Auch sie trug ein Kleid mit Matrosenkragen (ich liebe, nebenbei gesagt, das Matrosenkostüm sehr) und machte im ganzen wiederum einen etwas knabenhaften Eindruck. Mir fiel die Forderung meines Freundes ein, ich fing an die junge Dame interessierter zu beobachten, ihr auch einmal verstohlen die Hand zu drücken, was sie erwiderte. Der Zufall kam mir entgegen — oder war es Fügung — indem mich der Hausherr bat, die Dame, die allein war, nachts nach Hause zu begleiten.

Als wir das Fest verlassen hatten, bestiegen wir eine Droschke und ich legte ohne viele Umschweife meinen Arm um ihren Nacken. Sie sank hingebend an meine Brust; wir küßten uns. Nun berührte ich ihren Busen, welcher hart und fest vor Erregung wurde; alles dies vermochte ich zu tun, da ich unter der suggestiven Forderung meines Freundes stand und da es in der Droschke dunkel war, so daß ich, zumal unter der Nachwirkung des Weines die Vorstellung haben konnte, daß neben mir statt eines Weibes ein Junge säße. Ich ging weiter. Plötzlich aber, als ich ihre Finger umklammert hielt, kam es mir zum klaren Bewußtsein, besser gesagt, ich hatte die bewußte Empfindung, daß ein weibliches Wesen neben mir saß (nebenbei gesagt, war bei mir von irgend einer Erektion nicht die Rede). Mich erfaßte, als ob ich eine Kröte berührt hätte, Ekel und zugleich Reue. Von einem Sturm von Gefühlen durchtobt, stieß ich ihre Hand zurück und fiel weinend zu ihren Füßen, sie bittend, mir zu verzeihen und noch mehr mich anklagend, daß ich mich gegen meine innerste Natur versündigt hatte. Sie war im höchsten Grade erschrocken, verstand mich nicht und suchte mich zu trösten, indem sie ein über das andere Mal sagte, „daß das Ganze ja nicht so schlimm gewesen wäre und daß sie ebensoviel Schuld hätte wie ich."

Vor ihrem Hause angelangt, verließ ich sie und ging, innerlich zerrissen und zerschlagen nach Hause. Nach einigen Tagen erhielt ich einen Brief von ihr, in dem sie über das „Droschkenabenteuer" scherzte und mich um ein Rendezvous bat. Ich antwortete nicht. Darauf schickte sie mir einen ernst und innig gehaltenen Liebesbrief, in dem sie mir auseinandersetzte, daß sie mich infolge meines Schweigens auf ihren ersten Brief erst wahrhaft in meiner Tiefe und moralischen Gesinnung erkannt hätte, mich bat, das Vorgefallene zu vergessen und mich ihr in Liebe zuzuwenden, um auch sie von dem Leichtsinn, der in ihr lebte, zu befreien. Sie wollte mir, den sie liebte und verehrte, auf immer in unverbrüchlicher Treue angehören. Ich antwortete nicht. Sie schrieb noch einmal — ungemein schmerzlich; und als ich wieder nicht antwortete (ich zwang mich dazu, um ihr alle Hoffnung, der ich ja doch keine Nahrung geben konnte, zu nehmen), unterließ sie die weitere Korrespondenz. Ich aber habe mich nie wieder mit weiblichen Wesen in ähnliche Situationen eingelassen."

Diese aus dem Leben gegriffene Schilderung mögen noch einige kurze typische Angaben ergänzen.

Ein 31jähriger Landwirt schreibt: „Der Gedanke, zu heiraten, existiert für mich nicht, weil er mir schauererregend ist. Geschlechtsverkehr mit dem Weibe ist mir ganz unmöglich, ich fühle mich von Ekel erfüllt, wenn ich nur an die Möglichkeit denke. Versuche, den normalen Akt auszuüben, habe ich nie angestellt, und werde es voraussichtlich, weil der Widerwille zu groß ist, niemals können. Weil mir junge Damen unheimlich waren, nahm ich schon keine Tanzstunde, ich besuchte keine Bälle und meide möglichst Gesellschaften, zu denen junge Damen herangezogen werden. Meine Unbehilflichkeit jüngeren Mädchen gegenüber scheint man, ohne Argwohn zu schöpfen, bemerkt zu haben, denn es ist mir neuerdings angenehm aufgefallen, daß man mich zwischen bejahrte Damen setzt, mit denen ich mich zwanglos, gern und rege unterhalte."

Ein Franzose von 38 Jahren gibt an: „Ich habe nie mit einem Weibe zu tun gehabt und könnte es nicht um alles in der Welt. Hübsche Gesichtszüge bewundere ich so vorübergehend bei einem Weibe, wie man ein hübsches Bild betrachtet, sollte ich aber dasselbe Weib nackt vor mir sehen, o, mon dieu, ich würde die Flucht ergreifen." Ähnlich erzählt ein Schweizer: „Vor dem intimeren Verkehr mit weiblichen Personen empfinde ich einen unüberwindlichen Abscheu und habe daher nie ein Weib berührt. Der Umgang mit Damen ist freundlich, so lange sie keine wärmeren Gefühle für mich zeigen, geschieht dies, so erwacht ein Unlustgefühl und ich ziehe mich so bald wie möglich zurück."

Diesen mehr oder weniger völlig impotenten Homosexuellen stehen solche gegenüber, denen es unter Unlustgefühlen möglich ist, mit dem Weibe zu verkehren. Auch hier einige Beispiele:

Ein Fabrikant äußert sich: „Hätte ich vorher die über die Homosexualität aufklärende Lektüre gekannt, ich hätte nicht das Unglück der Ehe über mich hereingebracht. Es war gewissermaßen ein Verzweiflungsakt in dem törichten Wahn, ich könnte mich doch vielleicht ändern; ich habe mich aber nur doppelt unglücklich gemacht und leider dazu noch eine gute Frau, die ein anderes Glück verdient hätte, als einen Urning zum Manne zu haben. Der Akt ist möglich, ich bringe es zur Ejakulation, aber ganz ohne Wonnegefühl und bin nachher sehr angegriffen. Mir bei dem mir widersprechenden Verkehr eine edle Jünglingsgestalt vorzustellen, bringe ich nicht fertig." Ein Offizier teilt mit: „Ich habe viele Bordelle besucht, und mit Erfolg, d. h. ich blamierte mich nicht. Ich sagte den Damen immer, daß sie bald wieder einen ordentlichen Lebenswandel führen sollten und sie versicherten mir, noch nie einen so braven Herrn gesehen zu haben. Vor dem Beginn habe ich meistens gezittert, aber es galt meinen guten Ruf zu erhalten und nachher triumphierte ich wie ein Feldherr nach gewonnener Schlacht." Ein Arbeiter, der Frau und Kinder hat, gibt folgende Schilderung: „Ich führe den Beischlaf aus, aber mit größtem Widerwillen und fühle mich dabei zum Sterben unglücklich; am liebsten möchte ich unmittelbar danach den Akt mit einem Manne ausführen können."

Mindestens ebenso sehr wie homosexuelle Männer leiden homosexuelle Frauen unter dem heterosexuellen Geschlechtsverkehr. Ich habe bei verheirateten Urninden wiederholt schwere hysterische Zustände beobachtet, namentlich Herzneurosen und hochgradige nervöse Dyspepsien, völlige Schlaflosigkeit und hochgradige Schwäche, die langen Sanatoriumskuren trotzten und erst wichen, wenn es zu einer Trennung der Eheleute, zum mindesten einer Trennung der Schlafräume kam. Auch hier Belege:

Ich kannte eine urnische Dame, die mit 17 Jahren „eine sehr gute Partie machte", weil man ihr allgemein zuredete, und sie sich wohl selbst durch den Antrag des angesehenen Mannes geschmeichelt fühlte. Als sie sich nach der Hochzeit den sexuellen Annäherungen des Mannes aufs energischste widersetzte, ließ der Gatte schließlich die Schwiegermutter kommen, damit diese ihre Tochter über die „eheliche Pflicht" aufklärte. Die junge Frau erwiderte darauf der Mutter: „Wenn das meine eheliche Pflicht ist, dann wäre es eure elterliche Pflicht gewesen, mir das vorher zu sagen, denn wenn ich das gewußt hätte, hätte ich nie und nimmer geheiratet." Die Dame blieb fest und 8 Jahre setzte der Mann mit immer längeren Unterbrechungen die Versuche fort — er liebte seine Frau sehr — bis er schließlich in die Trennung willigte. Die Frau lebt jetzt seit mehreren Jahren mit einer Freundin zusammen, der Mann ist unverheiratet geblieben.

de Joux erzählt von einer „jungen allbeneideten Braut, welche die Eltern gezwungen hatten, einem sie aufrichtig liebenden, braven und schönen Manne Gattin zu werden", folgendes: „Sie betet zu Gott, der allein ihre namenlose Angst vor der Berührung eines Mannes kennt, um Stärkung bei ihrem Martyrium; die trügerische Hoffnung, sie werde ihren entsetzlichen, unnatürlichen Ekel vor der Umarmung des Gatten siegreich überwinden, hält sie aufrecht. Doch der Himmel ist ihren Bitten verschlossen. Der Geist ist willig, aber das Fleisch ist schwach. Sie kann sich gegen ihre innerste Natur nicht auflehnen und wählt zwischen Brautbett und Selbstvernichtung das kleinere Übel, die Myrthe wird zum Totenkranze." Sie nahm Gift.

Eine andere Urninde gibt über ihre eheliche Gemeinschaft folgenden Bericht: „Mein Gatte ist ein Ehrenmann, ich schätze ihn um seiner vorzüglichen Charaktereigenschaften willen, aber lieben, nein lieben kann ich ihn nicht. Er ist ein prächtiger Mann und hätte wahrlich ein besseres Los verdient, denn er liebt mich wirklich. Nun denn, ich ließ ihn wenigstens niemals merken, welche fürchterliche Qualen mir seine Liebkosungen verursachten, wie namenlos elend ich mich fühlte, wenn ich ihn am Gipfel seiner Wünsche sah. Einmal schützte ich Migräne, ein andermal heftige Zahnschmerzen vor, um mich seiner glühenden Zärtlichkeit entziehen zu können. Ach, wie gerne hätte ich mir täglich einen gesunden Zahn reißen lassen, und wie Berenike, meine Locken geopfert, um mich loszukaufen! Von einem wahrhaft schrecklichen Zorne, der beinahe an Tobsucht grenzte, wurde ich erfüllt, als sich die ersten Zeichen von Schwangerschaft einstellten. Mir das! . . . Ich turnte und focht fleißig, nahm eiskalte Bäder und ignorierte absichtlich meinen skandalösen Zustand. Ich haßte das Ungeborene wahrhaftig, und schnürte mich, so stark, bis mir totenübel wurde. Endlich geschah eine Fehlgeburt. Als ich genas, war es meine erste Sorge, ein üppiges, gesundes Bauernmädchen in das Haus zu nehmen, um meinen Mann wenigstens einigermaßen schadlos zu halten. Lange harrte ich vergeblich; endlich, als ich mich entschloß, zur Kur in ein böhmisches Bad zu reisen, gelang meine

List und mein Gatte ging in die liebenswürdige Falle. Wer war glücklicher als ich. Das Mädchen, ein gutherziges unwissendes Ding, brachte mich nur ein einziges Mal selbst in Verwirrung, als ich sie halb entkleidet überraschte. Allein ich widerstand der Versuchung. Hanni ist in meinen Gatten über alle Maßen verliebt, sie küßt seine Hände unaufhörlich und kann nur in seiner Nähe Schlaf finden. Ich bat meinen Herrn deshalb, sein Bett in ihrer Stube aufzuschlagen. Das half. Schon fünfmal stellte sich der Storch bei ihr ein und jedesmal mit einem zappelnden Büblein, zur Freude und Lust des Vaters. Die Knaben gedeihen prächtig und die zwei ältesten lernen schon bei mir, die sie sehr lieb haben, lesen und schreiben. Ich bin über die erfreuliche Wendung der Dinge, über die jauchzende Lust, die nun auf unserem Schlößchen herrscht, umso glücklicher, als ich in Franzensbad eine herrliche Frau kennen gelernt, die A., welche von ihrem Gemahl geschieden, ebensowenig Weib ist als ich, und für mich eine überaus heftige Leidenschaft gefaßt hat. Ich konnte mich von ihr nicht mehr trennen. Mein Gatte war nachsichtig genug, einzuwilligen, daß mein Idol sich in unserer nächsten Nähe ansiedelte. Unsere Liebe wird nur mit dem Tode erlöschen. — Ich schwöre ihnen, daß dies alles strenge auf Wahrheit beruht."

Ein unverheiratetes urnisches Mädchen bemerkt: „Ich habe bis vor dem Erkennen der erotischen Annäherung eines Mannes Gleichgültigkeit, nachher geradezu Ekel schon im bloßen Gedanken einer Vereinigung empfunden. Mit der gleichen Berechtigung könnte man mich mit einem Hund schlafen gehen heißen. Es ist mir vollkommen unverständlich, wie man mit so wenig ausgeglichenen, groben und unzarten Wesen in ein intimeres Zärtlichkeitsverhältnis kommen kann. Diese großen Hände, die rauhe Haut, die tiefe Stimme — alles Dinge, die doch geradezu abstoßen: als Kamerad ist mir der Mann beinahe lieber als das Weib, weil seine geistigen Eigenschaften wertvoller und durchdringender sind. Jedoch muß ein Mensch, mit dem ich mich gut verstehen soll, in keiner Weise den „Mann", den Herrn der Schöpfung herauskehren; ich finde das genau so lächerlich, als täte er es in Gesellschaft seiner Geschlechtsgenossen. Er wird mir dann sofort zuwider — sehr zum Bedauern meines Verstandes, der gewöhnlich einen ganz lieben Partner hergeben muß. Z. B. war mir ein wirklich guter Freund sofort fremd, als er bei einer Ballheimfahrt mir im Auto eine Liebeserklärung machte und damit wie gewöhnlich nur das übliche Langeweile-Gefühl weckte. Ich besah mir den Menschen neben mir mit Neugier geradezu, nahm mich furchtbar zusammen, um nicht loszulachen und fand die ganze Situation höchst komisch und befremdlich. Ich hatte den guten Kerl wirklich gern, und um ihm nicht weh zu tun, versuchte ich es mit der „mütterlichen" Note. Das half. — Einem Mädchen an seiner Stelle wäre ich auch nicht eine Sekunde ausgewichen."

Sehr merkwürdig sind die Mittel, welche von manchen homosexuellen Männern im Verkehr mit Frauen angewandt werden, um eine Potenz herbeizuführen. Bei vielen genügen Phantasievorstellungen, andere bedienen sich eigenartiger Kunstgriffe und Kniffe.

Ein Kaufmann berichtet: „Ich kann mit Frauen den Verkehr ausüben, aber nur durch den Gedanken an den, der vor mir das Weib besessen hat." Ein junger Berliner Arbeiter erzählt: „Als ich 17 Jahre alt war und sich alle gleichaltrigen Kollegen Verhältnisse und Bräute anschafften, nahm ich mir auch mein Mädchen. Da ich mir meines eigenartigen Wesens nicht bewußt war, war es mir selbstverständlich, daß ich mir später auch als Mann eine Frau anschaffen mußte. Beim Geschlechtsakt mußte der sinnliche Reiz stets durch Vorstellung einer männlichen Person herbeigeführt werden. Nachher war ich durch die große Anstrengung sehr abgespannt, und ich schwur mir, mich nie wieder auf derartiges einzulassen. Ich fühlte mich damals zu einem Verwandten sehr hingezogen. Ich als der Ältere und bei den Weibern Einflußreichere mußte für ihn immer die Mädchen beschwatzen und so haben wir oft nacheinander den Akt vollführt. Die Beobachtung seines heißen Temperaments reizte mich bis zum äußersten und war dann die Ausführung des Verkehrens ein leichtes." Ein Hotelier aus einer mitteldeutschen Residenz berichtete ganz ähnlich, daß er, wenn er mit seiner Frau verkehren wolle, zuvor seinen Oberkellner „abküssen" müsse. Dies verschaffe ihm die geschlechtliche Erregung, mit der er so rasch wie möglich zu seiner Frau, deren Bett sich im Nebenzimmer befände, eile.

Vor etwa 8 Jahren suchte mich ein h.-s. Jurist mit der Frage auf, ob er heiraten dürfe. Ich riet ihm nach eingehender Exploration mit aller Entschiedenheit ab. Zwei Jahre später tat er es dennoch. Seine Frau war ein Muster an Frische, Gesundheit und Tüchtigkeit. Der Geschlechtsverkehr stellte sich für den Mann als vollkommen unausführbar heraus. Beide waren tief unglücklich. Die Frau wünschte sich sehr ein Kind. Sie glaubte, wenn sie nur von ihm ein einziges Kind besäße, würde sie sich mit seiner Unfähigkeit für immer abfinden können. Der Mann ließ nichts unversucht. Medikamentöse Kuren, Einspritzungen von Sperminum Poehl, Liebestränke aus alter und neuer Zeit wurden gebraucht, er unterzog sich einer hypnotischen Behandlung, einer langwierigen Psychoanalyse nach Freud, und ließ sich operieren, um eine Phimose zu beseitigen. Nichts fruchtete. Schließlich verfiel er auf Folgendes: Sobald sich seine Frau zu Bett begeben, ging er in sein Studierzimmer und besichtigte dort Aktstudien und obszöne Photographien ihn sexuell erregender männlicher Personen. Nachdem er sich so „geladen" — dieser Ausdruck stammt von ihm selbst — eilt er zu der Frau, die von dieser Präparation nichts wußte und war einige Male imstande, den erwünschten Akt zu vollziehen. Doch auch dies gelang nur kurze Zeit. Jetzt sind beide übereingekommen, eine künstliche Befruchtung der Frau mit dem masturbatorisch gewonnenen Sperma des Mannes vornehmen zu lassen. Wenn auch dieses Mittel erfolglos bleibt, soll die Scheidung in die Wege geleitet werden.

Ich will diese Paradigmata aus dem Leben mit den Angaben eines Patienten schließen, der mich wegen sexueller Hyperästhesie konsultierte, die so stark war, daß er beim Überschreiten der Berliner Schloßbrücke angesichts der Jünglingsstatuen Erektionen bekam. Es war ein Kaufmann von 42 Jahren. Um die potentia coeundi zu erlangen, genügte es nicht, an einen ihm sympathischen Mann zu denken, sondern er mußte von ihm sprechen, etwa so: „Erinnerst du dich an den Diener des Grafen, der Vormittag die Waren abholte, hat er dir gefallen? Ein sauberer Bursche, nicht wahr? Seine Livree schien neu zu sein? Fandest du nicht, daß sie ihm etwas eng saß? Für wie alt hältst du ihn?" Nur wenn er solche Gespräche mit seiner Frau führte, deren Absicht zu verdecken großes Geschick erforderte, gelang es ihm, zu ejakulieren und — Kinder zu zeugen, deren er drei besaß.

Daß auch hinsichtlich der Geschlechts-Substituierung die Frau dem Mann nicht nachsteht, lehrt schon der alte Ehrenberg[1]), indem er anführt, daß oft „die Beweglichkeit der weiblichen Phantasie der Freundin heimlich den Geliebten unterschiebt, dem dann in der Tat

---

[1]) Friedr. Ehrenberg: Euphranor, Über die Liebe. Ein Buch für die Freunde eines schönen, gebildeten und glücklichen Lebens. 1. Teil, 2. Auflage. Elberfeld und Leipzig 1809, S. 114 ff.

die Wärme der Umarmung gilt." Das klassischste Beispiel solcher Illusionen bietet Goethe in den Wahlverwandtschaften durch die Schilderung jener Liebesnacht, in der sich „Abwesendes und Gegenwärtiges reizend und wonnevoll durcheinander webte," in dem Charlotte statt des Gatten den Hauptmann, Eduard sein Idol, Ottilien liebend zu empfangen glaubt. Ein Berliner Ehepaar, bei dem, wie es nicht selten vorkommt, beide Gatten urnisch waren, variirte, wie es selbst sagte, die Goethesche Szene, indem Eduard den Hauptmann und Charlotte Ottilie substituierte, anfangs in der Phantasie, später aber auch in Wirklichkeit.

Häufig liegt auch dem Verkehr zu dritt, dem sogenannten Triolismus, verkappte Homosexualität zugrunde. Sie ist den Veranlassern des Verkehrs keineswegs immer bewußt, und auch für den Sexualforscher ist es nicht ganz leicht zu erkennen, durch welchen der miteinander verkehrenden Partner bei dem Voyeur die oft zu spontaner Entspannung führende Erregung ausgelöst wird, zumal da in diesen seltsamen Fällen die abweichende Triebrichtung oft mit larviertem Masochismus oder Sadismus vergesellschaftet ist.

Folgender Fall zur Illustration des Gesagten:

Vor einiger Zeit konsultierte mich eine Dame aus einer rheinischen Großstadt. Sie sei seit sechzehn Jahren verheiratet. Bald nach der Eheschließung sei der Mann mit folgendem Ansinnen an sie herangetreten, dem sie auf sein heftiges Bitten und Betteln nach langem Sträuben nachgegeben hätte: Ihr Mann lade einen seiner auswärtigen Geschäftsfreunde zum Abendessen ein. Sie müsse diesen in leichtem verführerischen Gewand empfangen und ihren Mann entschuldigen, er sei durch ein dringendes Telegramm nach außerhalb abberufen." Nach reichlichem Mahl, bei dem auf guten alten Rhein- und Moselwein besonderer Nachdruck gelegt würde, spiele sie dem Gast etwas auf dem Klavier vor und mache ihm dann „Avancen". Alles dies schriebe ihr der Gemahl im einzelnen vor, der in Wirklichkeit nicht verreist sei, sondern aus einem dunklen Nebenzimmer durch eine in der Türritze geschickt angebrachte Spalte die ganze Szene genau verfolge. Die Hauptsache sei, daß der Fremde nicht die geringste Ahnung davon haben dürfe. Allmählich würden beide Teile zärtlich und schließlich käme es auf einem vor dem geheimen Beobachtungsposten des Gatten stehenden Divan zum Koitus. Unmittelbar darauf müsse dann die anscheinend beunruhigte Frau den Gast bitten, jetzt aber sofort zu gehen, es sei spät geworden, und möglicherweise könne ihr Mann doch noch heimkommen. Kaum ist die Haustür hinter dem Geschäftsfreund ins Schloß gefallen, so stürzt der Mann aus dem Versteck hervor, um nun selbst in leidenschaftlichster Zärtlichkeit mit seiner Frau den Verkehr zu vollziehen. Aus dieser Ehe ist ein 15jähriger Sohn hervorgegangen. Lasse sie sich auf das von ihrem Mann geforderte Verfahren ein, erzählt die Dame, so sei ihr Gatte — ein wohlhabender Geschäftsmann — „der beste Mann von der Welt", täte sie es nicht, hätte sie „die Hölle auf Erden". Die Frau, die seelisch sehr leidet, wollte von mir wissen, ob das Vorgehen ihres Mannes, hinter dessen Rücken sie zu mir käme, wohl auf Krankheit beruhe, und ob es wahr sei, daß, wenn es zur Scheidung käme — die allerdings für sie als fromme Katholikin kaum möglich sei —, sie als Ehebrecherin für den schuldigen Teil erklärt werden würde. Die erstere Frage mußte bejaht, die letztere konnte verneint werden.

Wie weitgehende Gedankenübertragungen hier sowohl nach der positiven als nach der negativen Seite vorkommen können, mögen noch zwei weitere Mitteilungen aus der Praxis zeigen:

Ein älterer Schauspieler ist in einen jüngeren, den er hatte ausbilden lassen, sehr heftig verliebt. Dieser ist ihm sehr ergeben, lehnt aber alles Sexuelle ab, um, wie er sagt, die ideale Freundschaft nicht herabzuziehen. Seit dieser großen Liebe stellt sich nun bei dem Urning, der in sechsjähriger Ehe bis dahin außerstande war mit dem Weibe zu verkehren, nach jedesmaligem Zusammensein mit dem Freunde die zum Sexualverkehr mit der Ehefrau erforderliche Potenz ein. Andererseits berichtete mir einmal ein mit starker Phantasie begabter Homosexueller, daß er, um ihm lästige Erektionen zum Verschwinden zu bringen, nur nötig habe, sich den normalsexuellen Coitus vorzustellen.

Fasse ich die Essenz der so zahlreich von mir beobachteten Fälle zusammen, so unterscheiden sich die homosexuellen Männer und Frauen von den heterosexuellen in ihrem sexuellen Verhalten in dreifacher Hinsicht: in ihrem Empfinden und Wesen vor, während und nach dem Akt.

A. Vor dem Akte fehlt bei den Homosexuellen die eigentliche Lust zum Akte, wie im Akte die volle Lust am Akte. Die meisten vollziehen den Koitus nicht aus gefühlsmäßigem Drange oder gar Zwange, sondern aus irgendwelchen verstandesmäßigen Gründen, etwa um ihre Potenz zu prüfen oder um dem andern Teile zu Gefallen zu sein oder in Erfüllung ehelicher Pflichten. Von 500 Homosexuellen waren 417 = 84% unverheiratet, 83 = 16% verheiratet. Auf die Frage nach dem Grunde ihrer Verheiratung erhielt ich folgende Antworten: in der Hoffnung, von der h.-s. Leidenschaft loszukommen, in der Annahme, die Liebe zur Frau würde sich von selbst finden, andere sagten, sie hätten sich „aus Unkenntnis" verehelicht, oder „auf Zureden" „auf Wunsch der Eltern" oder „um dem Gerede der Verwandten und Bekannten ein Ende zu machen", einer schrieb „aus schwesterlicher Zuneigung zu seiner seine Perversion kennenden und ihn deshalb doppelt liebenden Frau"; mehrere antworten, „um ein Heim zu haben", einige „wegen der Mitgift", viele schreiben: „auf den Rat des Arztes", ebenso viele „aus Geschäftsrücksichten". Aus den 83 Ehen stammten 112 Kinder, über deren Beschaffenheit später noch einiges zu sagen sein wird.

Homosexuelle Frauen heiraten aus ähnlichen „Beweggründen"; einige führen an, „um unabhängig zu sein"; eine schreibt, „um mein eigener Herr zu sein"; von mehreren weiß ich, daß sie Ehen eingingen, um in den Besitz eines Vermögens zu gelangen, das ihnen nur im Falle ihrer Verheiratung ausgezahlt werden sollte.

Es ist für das Vorhandensein und die Stärke der sexuellen Triebrichtung von diagnostischer Bedeutung, ob eine Erregung erst bei Berührung der Genitalien oder bereits bei den Liebes-Präliminarien beim Küssen, beim Umarmen, bei dem bloßen Gedanken an die geliebte Person, bei ihrem Anblick, beim Hören ihrer Stimme erfolgt, ob dem Akte ein sich in kurzer Zeit steigernder Drang vorangeht oder ob Vorstellungen, Mittel irgendwelcher Art zu Hilfe genommen werden mußten. Der Akt, der eine Folge passiver peripherischer Reizungen war, muß anders bewertet werden, als der, welcher aus spontanem Sehnen hervorging. Wird bei einem Ehevertrag, den zwei Menschen aus Vernunftsgründen schließen, von seiten der Zuredenden das Argument ins Feld geführt: „Die Liebe wird sich schon mit der Zeit einstellen", so spricht das nicht für die sexuelle Affinität der Betreffenden. Allerdings kann die allmähliche Gewöhnung für die Möglichkeit des Verkehrs ein wichtiger Faktor sein.

Unter meinem Beobachtungsmaterial befindet sich ein Lehrer, der vor 10 Jahren — damals 25 Jahre alt — zu mir kam; er hatte noch nie mit einem Weibe verkehrt, liebte in exaltierter Weise dazu noch masochistisch ältere Männer und besaß nicht nur in psychischer, sondern auch in körperlicher Hinsicht viele feminine Stigmata; besonders auffallend war seine weibliche Stimme. Ich sah ihn zwei Jahre lang wiederholt, verlor ihn dann aber aus dem Auge, bis er mich vor einem Jahre aufsuchte, um sich „nach einem möglichst unschädlichen Mittel zur Verhütung der Empfängnis" zu erkundigen. Ich erfuhr, daß er nicht nur verheiratet, sondern bereits Vater zweier Kinder sei. In einer Familie, in welcher er verkehrte, habe er ein schon etwas ältliches Mädchen kennen gelernt, die sich seiner sehr liebevoll angenommen; da sie auch ein kleines Vermögen habe, hätte er sich auf Zureden von seinen und ihren Verwandten entschlossen, mit ihr die Ehe einzugehen. Drei Jahre habe er mit seiner Frau das Lager geteilt, ohne daß es zu einem Verkehre gekommen wäre. Nach einem Familienfeste, bei welchem beide ziemlich viel alkoholische Getränke zu sich genommen hatten, habe er infolge intensiver Berührungen seiner Frau zum ersten Male eine Erektion verspürt, welche ihm den Koitus ermöglichte, den er seitdem durchschnittlich einmal in der Woche vollziehen könne.

Diese Anpassung und Gewöhnung ist aber nur ein Ausnahmefall. Ich kenne Fälle, in denen Homosexuelle Jahrzehnte verheiratet sind, ohne daß sie jemals mit ihrer Frau geschlechtlich zusammenkamen.

Vor kurzem schrieb mir ein Gymnasiallehrer: „Meine Gattin, an der ich auf der Hochzeitsreise einen Versuch machte, der mißglückte, da ich aus Widerwillen abbrach, ahnt nichts von meinem Zustand. Sie ist heldenhaft in ihrer Liebe zu mir, wir sind im zehnten Jahre verheiratet und sie ist noch Jungfrau, so rein, wie vor ihrer Ehe. Die Summe der Qualen, die beiderseitig in diesen Worten liegt, schildere ich nicht." Und ganz ähnlich ein aus besten Kreisen stammender Herr: „Als die Meinen in mich drangen, mich zu verheiraten, entschloß ich mich zu diesem Schritt, frug um die Hand einer jungen, sympathischen Dame aus bester Familie, die mich schon vielfach ausgezeichnet hatte, und erhielt ihr Jawort. Wir verlobten uns, heirateten nach einigen Monaten, anscheinend einer glücklichen Zukunft entgegensehend, die jedoch mehr oder weniger durch meine Schuld zur Hölle für uns werden sollte. — Ich hatte mich grenzenlos getäuscht über die Macht der mir offenbar angeborenen Triebe. Trotz Aufbietung meiner ganzen Willenskraft konnte ich den Horror, den ich stets gegen den geschlechtlichen Verkehr mit dem Weibe empfunden, auch der mir angetrauten, lieblichen Gattin gegenüber nicht überwinden; die Hochzeitsreise nach dem sonnigen Italien wurde zu einer seelischen Marter für uns beide, und tief verstimmt und einander entfremdet kehrten wir zurück in unser Heim, das, von treuer Eltern- und Geschwisterliebe reizend ausgeschmückt, unser wartete.

Seither sind lange 15 Jahre vergangen; meine Frau und ich leben neben-, aber nicht füreinander und führen in den Augen der Welt eine musterhafte Ehe! Über den schweren, delikaten Punkt haben wir nie mehr gesprochen, seitdem ich ihr Trennung anbot, damit sie an der Seite eines ihr würdigeren Mannes ein glücklicheres Dasein finden könne. Sie, die von meinem Zustand keine Ahnung hat und meint, es liege demselben ein organischer Fehler bei mir zugrunde, erklärte mir, mich nicht verlassen zu wollen, da sie mich trotz allem liebe. Wie sehr ich unter dem Schuldbewußtsein leide, ein so edles weibliches Wesen an mein elendes Schicksal gekettet zu haben, kann ich nicht beschreiben! Mein Dasein ist eine endlose Kette geheimer Ängstigungen; ich lebe immer in Furcht, meine Leidenschaft könne offenkundig werden, namentlich seit dem Skandalprozeß, der sich vor wenigen Monaten in den hiesigen Mauern abspielte und in welchem durch eine Bande schrecklicher Erpresser mehrere Herren aus der besten Gesellschaft öffentlich bloßgestellt und unmöglich gemacht worden sind."

Die Abneigung verheirateter homosexueller Männer und Frauen gegen ihre Ehehälften ist mehr eine gefühls- als verstandesmäßige; oft mit einem Bedauern verbunden, daß dem anderen Teil, den sie wohl achten und ehren, aber nicht lieben können, kein besseres Los beschieden war. Bezeichnend sind die Worte, die der homosexuelle Bruder Friedrichs des Großen, Prinz Heinrich, seiner Gattin widmete, die er mehr als 30 Jahre überhaupt nicht zu Gesicht bekam; er schreibt: „ich hege kein Gefühl des Hasses gegen die Prinzessin, meine Gemahlin; die Vernunft und für mich traurige Verhältnisse haben mich genötigt, von ihr entfernt zu leben. Ich verbanne jede unangenehme Erinnerung, indem ich ihr Ruhe und den Genuß aller möglichen Güter wünsche, deren sie sich in ihrem Alter noch erfreuen kann."

Eine Urninde schrieb: „Wir sind Kontrebande und kommen unter falscher Etikette zur Welt. Wehe dem Manne, der uns auf dem Ehemarkte ersteht! Wir betrügen ihn um sein Lebensglück, selbst ohne es zu wollen". Es liegt nahe, daß viele Ehen, die homosexuelle Männer oder Frauen mit heterosexuellen Frauen oder Männern eingegangen sind, nach kürzerer oder längerer Zeit wieder geschieden werden. Dabei wird häufig, ungerechterweise, der Heterosexuelle wegen Ehebruchs für den schuldigen Teil erklärt, während es in Wirklichkeit der urnische Partner ist, dessen Verhalten erst für den anderen die Veranlassung war, sich anderweit schadlos zu halten. Besonders typisch sind für Ehen mit Homosexuellen „Trennungen im Guten". Sehr bezeichnend ist folgendes Abschiedsgedicht, welches ein Urning am Tage der Trennung seiner verflossenen Gattin übersandte. Es heißt in ihm:

„Was wir erlitten und erduldet
Durch meine Fehler, deine Schwächen,
Was ich geirrt, was du verschuldet,
Wir wollen nicht darüber sprechen.
Ich weiß nur eins, nur eines fühle
Im Herzen ich, dem trauervollen:
Wir hätten in dem Weltgewühle
Uns nie und nimmer finden sollen!
Und weil wir dennoch uns gefunden,
So laß uns zürnen nicht und klagen
Ob all' den Schmerzen und den Wunden,
Die eins dem andern wir geschlagen.
Nicht böser Wille ist's gewesen,
Der uns gebracht so herbe Leiden,
Uns trennet unser tiefstes Wesen,
Der Gott im Innern heißt uns scheiden."

Selbstmorde vor oder kurz nach der Hochzeit beruhen häufig auf Homosexualität, allerdings nicht immer, da nicht selten auch auf anderen Gründen beruhende wirkliche und fast ebensooft vermeintliche Impotenz zu diesem Schritte führt.

Oft kommt es vor, daß homosexuelle Männer und Frauen Verlobungen eingehen, diese aber auf Grund psychischen Unbehagens bei näheren Berührungen zurückgehen lassen.

Ein Homosexueller meiner Kasuistik hatte sich nicht weniger als viermal verlobt, um immer wieder unter allerlei Ausflüchten das Bündnis zu lösen. Das vierte Mal war er aber an eine sehr energische Braut geraten, die ihn fast gewaltsam zum Traualtar schleppte, trotzdem ich selbst ihr schließlich auf seinen Wunsch dringend abgeraten hatte. Vier Wochen nach der Hochzeit rief man mich. Er hatte sich im Keller erhängt.

Ich begegnete einmal einem mir bekannten Homosexuellen aus Österreich in Luzern. Nach der Begrüßung sagte er: „Ich befinde mich auf meiner Hochzeitsreise, aber allein." Wie sich ergab, hatte er die Verlobung mit einer reichen Witwe am Tage vor der angesetzten Verehelichung aufgehoben, allen geladenen Gästen abdepeschiert und ohne Frau die mit ihr projektierte Schweizer Reise angetreten.

Auch homosexuelle Bräute fühlen sich durch die Liebkosungen ihres Bräutigams oft so angewidert, daß es zur Lösung des Verlöbnisses kommt. Eine sehr schöne urnische Künstlerin erzählte mir, daß sie dreimal Werbungen von Männern angenommen hätte. Trotz größter Mühe, die Zärtlichkeiten zu ertragen, sei aber die Übelkeit, welche die männlichen Küsse und Umarmungen in ihr auslösten, so „unbeschreiblich" gewesen, daß sie in keinem Falle den Gang zum Standesamt riskieren konnte.

Ein Bräutigam, selbst Arzt, ließ die Verlobung zurückgehen, weil ihm seine Braut erklärte: wenn er sie auf den Mund küsse, fühle sie nur einen Druck auf den Lippen, wenn aber ihre schwedische Freundin sie küsse, sei es ihr, als ob sie in einem rosenroten Abgrund versinke. Eine urnische Opernsängerin von großer Schönheit teilte mir mit, daß sie viermal verlobt war, das eine Mal mit einem Millionär, immer wieder hoffte sie die ihr entgegengebrachte Liebe erwidern zu können, es war ihr nicht möglich, im Gegenteil verursachten ihr die Liebkosungen der Männer so starkes Unbehagen, daß sie zum Staunen und Kummer ihrer Verwandten stets wieder das Verlöbnis nach einigen Wochen löste.

Fast jeder Urning hat Episoden ähnlicher Art erlebt, wie sie ein urnischer Offizier in lebensvoller Anschaulichkeit wie folgt schildert:

„. . . . Ungeachtet meiner 29 Jahre war dies das erste Weib, das in meinen Armen lag, das mich mit einer schier versengenden Glut umschlang, und nach meinen Küssen beinahe verschmachtete. Und ich Unglücklicher empfand nichts als furchtbares Grauen, es war mir als legte eine ungeheure, eiskalte Eidechse ihre Arme um mich, als wäre ein Leichnam aus dem Grabe emporgestiegen, mich in namenloses Entsetzen zu hüllen. Ich rang mich los, stürzte zu meinem Säbel, meinem Mantel. „Verzeihung, ich muß fort," keuchte ich mühsam hervor. Sie starrte mich an. Und nun folgte etwas, was ich nicht für möglich gehalten hätte. Sie sprang auf, stürzte zur Türe, verriegelte sie, und stand nun hochaufgerichtet, am ganzen Leibe bebend, vor mir. „Du willst fort — j e t z t ! Nachdem ich mich dir vor die Füße geworfen, jetzt, nachdem du weißt, daß ich aus Liebe zu dir beinahe gestorben bin, jetzt, da du mich zu lieben vorgabst!" „Das tat ich nicht, Elise. Ich beschwöre Sie, fordern Sie keine Erklärung von mir. I c h k a n n nicht, ich d a r f nicht sprechen." „Also liebst du eine andere!" schrie sie wild auf. „Nein, ich l i e b e k e i n e a n d e r e . . . Ich bitte um den Schlüssel. Ich muß fort, sogleich!" „Ah, das ist ja kein Mensch, das ist ein fühlloses Ungeheuer, ein Vampyr, der mir das Herzblut aussaugt!" . . . Sie brach in ein herzzerreißendes Schluchzen aus. „Um Gottes Willen, Elise, beruhigen Sie sich. Ich wollte Ihnen nicht wehe tun, ich achte und liebe Sie wie eine Schwester. Könnten Sie doch in mein Herz sehen, wie es vor Mitleid für Sie blutet. Ich leide unsäglich." „Aber warum l e i d e n ? Bin ich denn so häßlich, so verabscheuenswürdig, um von einem Manne so gedemütigt zu werden?" „Nein, Sie sind schön und liebenswert, Elise; gesegnet ist der Mann, den Sie mit Ihrer Liebe beglücken! Warum mußte es denn gerade i c h sein, den Sie erwählt! Ich beschwöre Sie noch einmal, geben Sie mir den Schlüssel!" Sie sprang auf, erhob ihren Arm und versetzte mir mit dem Schlüssel einen so heftigen Schlag ins Gesicht, daß ich aus dem Munde zu bluten begann. „Da, nimm ihn, elender, feiger Bube!" Mit diesen im äußersten Paroxismus hervorgellenden Worten fiel sie wie eine Rasende mit dem Gesicht zur Erde und grub ihre Nägel, von Krämpfen geschüttelt, in den Teppich. Ich schloß auf und stürzte hinaus. Ich kam nach Hause, warf mich auf mein Bett und meine bis zum Zerreißen angespannten Nerven lösten sich endlich in Tränen auf. Seit zwölf Jahren, seit meines unvergeßlichen Vaters Tode hatte ich nicht mehr geweint. Es waren die bittersten Zähren, die ich jemals vergoß. Aber nur Gott allein sah mein grenzenlos schweres Urningselend. Am nächsten Morgen sandte ich Elisen K r a f f t - E b i n g s Buch, aber sie nahm es nicht an."

Übrigens spüren viele normalsexuelle Frauen im Zusammensein mit Urningen nicht selten instinktiv, ohne zu wissen, um was es sich eigentlich handelt, das refraktäre, ebenso wie auch normale Männer die erotische Unnahbarkeit urnischer Frauen oft „im Gefühl" haben.

Von reinen Homosexuellen sind nach meinem Material über 50% dauernd impotent, bei den übrigen besteht zeitweise Potenz, meist ermöglicht durch mechanische Reizungen oder Phantasievorstellungen. Die Stärke des psychischen horror feminae beim homosexuellen Manne ist ebenso wie der Grad des horror viri bei der homosexuellen Frau nicht allein für die Ausführbarkeit des Aktes ausschlaggebend. 53% der Urninge haben überhaupt niemals Versuche gemacht, mit dem Weibe Geschlechtsverkehr auszuüben, darunter befinden sich sogar, wenn auch sehr vereinzelt, Verheiratete. Die Verhältniszahl homosexueller Frauen, die allen Versuchungen, mit dem Manne zu verkehren, dauernd Widerstand entgegensetzten, dürfte noch höher sein. Virgines intactae, die ich nach dem dreißigsten Jahre zu untersuchen Gelegenheit hatte, waren fast ausnahmslos selbst homosexuell oder hatten homosexuelle Männer.

Wie fehlerhaft auch hier Schlüsse gezogen werden, lehrt der folgende Fall, den mir ein Kollege mitteilte: Eine virile Homosexuelle von etwa 40 Jahren hatte ein Mädchen von etwa 18 Jahren ihrer Mutter entzogen. Auf ihr Betreiben war beantragt worden, der nach ihren Behauptungen leichtsinnigen Mutter die elterliche Gewalt abzuerkennen; sie selbst wollte Vormünderin ihrer sehr wohlhabenden Geliebten werden. Der Verteidiger der Mutter wies auf die Homosexualität der Lehrerin hin. Darauf antwortete der alte Vormundschaftsrichter: „Lassen Sie mich mit diesen modernen Cochonnerien in Ruhe. Die Dame hat mir das Attest eines Arztes gebracht, daß sie virgo intacta ist, da kann von dergleichen wohl keine Rede sein."

B. Ist der Geschlechtsakt möglich, so tritt beim Urning sehr häufig als ein auf den ersten Blick ziemlich paradoxes Symptom Ejaculatio praecox ein, in der wir aber nur eine Abart der Impotenz zu erblicken haben; paradox nenne ich diesen plötzlichen Erguß mit Erschlaffung deshalb, weil er von weniger Erfahrenen als Zeichen gesteigerter Libido aufgefaßt werden könnte.

In einem Ehescheidungsgutachten, das ich gemeinsam mit Dr. Otto Adler, dem bekannten Verfasser der „mangelhaften Geschlechtsempfindung des Weibes"[2]) über einen Fall abzugeben hatte, in dem die Ehefrau Homosexualität ihres Mannes behauptete, heißt es hierüber:

„Ermangelt somit die Hypothese der Ehefrau, ihr Mann sei homosexuell, der wissenschaftlich erforderlichen positiven Unterlagen, so muß doch zugegeben und erwähnt werden, daß gerade die Impotenz, an welcher der Mann leidet — die nämlich, bei der etwaige Ejakulationen ohne beischlafartige Bewegungen ganz plötzlich und fast gefühllos vor sich gehen — gerade die Form ist, welche sich verhältnismäßig häufig bei Homosexuellen findet, woraus allerdings noch keineswegs Homosexualität gefolgert werden kann, da ebendieselbe Form der Impotenz auch bei nicht homosexuell Gearteten vorkommt."

Der normalsexuelle Mann, der mit einer homosexuellen Frau verkehrt, ist im Eintritt und in der Stärke seines Orgasmus bei weitem nicht so abhängig von der libido und dem Orgasmus

---

[2]) Dr. Otto Adler, Die mangelhafte Geschlechtsempfindung des Weibes. Berlin 1911. p. 215.

der Partnerin wie die heterosexuelle Frau von der Ejaculatio praecox oder ante portas des Mannes. Sehr mit Recht sagt daher Adler in unserm zitierten Gutachten[3]: „Gerade die Fehlversuche der vorliegenden relativen chronischen Impotenz (Ejaculatic praecox) mußten auf die Ehefrau viel abstoßender wirken als die volle Unfähigkeit eines absolut Impotenten.“

Selbst wenn dem homosexuellen Manne der Koitus mit dem Weibe gelingt, ist sein Verlauf selten qualitativ so geartet und für die Frau so befriedigend, wie die Kohabitation des heterosexuellen Mannes. Sie fühlt das auch meist instinktiv, wenn auch oft nur so unbestimmt, wie der folgende charakteristische Bericht zeigt:

Es handelt sich hier um die Frau eines Landpfarrers, der wegen homosexueller Betätigung in Untersuchungshaft gekommen war, sie schreibt mir u. a.: „Meine Verwandten und Bekannten können es nicht begreifen, daß ich noch zu ihm halte, ich kann aber nicht anders, weil ich ihn zu genau kenne. Als er mich heiratete, war er 32 Jahre, er hoffte wohl, in der Ehe von der ihn peinigenden Leidenschaft loszukommen. Nach dem Verkehr, der nach meinem Glauben normal war, hatte er immer Kreuzschmerzen und rieb sich dann den Rücken mit Franzbranntwein ein. Eheliche Gemeinschaft pflegten wir während der 15 Jahre unserer kinderlosen Ehe ohne große Unterbrechungen, und doch kann ich den Glauben nicht los werden, er tat es ohne Genuß, mehr um seine Neigung zu überwinden und sich an das Natürliche zu gewöhnen. Das, was ihn bei den anderen reizte, die Teile zu sehen oder zu betasten, lockte ihn hier nie, im Gegenteil, er vermied ängstlich, mit den Händen oder sonstwie in deren Nähe zu kommen. Er hing mit großer Liebe an seiner Mutter und seinen Schwestern. Das hat mir in den ersten Jahren unserer Ehe oft recht weh getan und oft habe ich ihm gesagt, erst käme in seinem Herzen Muttchen, dann die Schwestern, dann seine Freunde, dann die Dorfjungen und dann erst ich. Seine Liebe zu mir unterschied sich in nichts von der Art der Liebe, die er für seine Angehörigen empfand, sie war anders als die der anderen Männer zu ihren Frauen, mehr väterlich, mit der Zeit aber wurde ich sein vertrautester Freund. Seine Freude an dem Umgang mit den Jungen war mir, da ich von der Existenz solcher Neigungen bei den Menschen überhaupt nichts wußte, unbegreiflich; und als er so oft die Abende in Gesellschaftsspielen mit ihnen verbrachte, wo er doch gar keine Anregung hatte, sondern immer nur der Ausgebende war, versuchte ich in den ersten Jahren mit guten und bösen Worten es ihm abzugewöhnen, es half nichts; er sah dann so gequält und traurig aus, klagte und weinte sogar, wenn ich darüber schalt, so daß ich schließlich nichts mehr sagte, sondern mich meist, und zwar innerlich schweren Herzens, äußerlich mich zu einem freundlichen Gesichte zwingend, an den Spielen beteiligte. Die Freundschaft und die dankbare Liebe der Jungen zu meinem Manne selbst, bis in späte Jahre, und daß sie fast alle ordentliche Menschen wurden, ließen mich auch in dem Glauben, daß er einen guten, veredelnden Einfluß auf sie ausübte. Zu anderen wagte ich nicht zu klagen, weil ich mich immer wieder mit dem Gedanken plagte, es müsse doch an mir liegen, ich verstände es vielleicht nicht, es ihm

[3]) Loc. cit. p. 212.

behaglich zu machen. Vielleicht läge es auch daran, daß wir keine Kinder hätten, oder daß ich nicht die rechte Frau für ihn sei. Ich bin 10 Jahre jünger als mein Mann, gab mir die größte Mühe, meinen Platz ausfüllen zu lernen und an seinen Interessen Geschmack zu finden. Daher war er auch immer gütig und zärtlich zu mir, hatte es nicht gern, wenn ich länger als einen Tag verreiste und ließ mich von Jahr zu Jahr mehr an seinem geistigen Leben teilnehmen. Ich habe ihn von Jahr zu Jahr lieber gewonnen und ich glaube, er mich auch. Auf seine Unruhe und Erregbarkeit nahm ich Rücksicht, da ich allmählich wohl einsah, daß sie wohl krankhaft war. Ich habe ihn so hoch gestellt, weil er nie überhebend, immer so bescheiden und rücksichtsvoll gegen jeden war, der mit ihm zu tun hatte, so schonend für Leid und Kummer der anderen und so vielen in seiner guten aufrichtigen Weise zurecht geholfen hat. Er genoß bei Vornehm und Gering großes Vertrauen und verdiente es auch, denn er dachte, wo es etwas aufzurichten gab, nie an sich oder etwaige Mühe und Unbequemlichkeit, er litt und fühlte mit jeder armen Seele. Als dann das furchtbare Unglück über uns hereinbrach, war mir mit einem Schlage vieles so klar. Wie viel mehr ist mein Mann zu beklagen, als ich, wie stark muß diese krankhafte Neigung sein, die solche Willens-, Charakter- und Herzensstärke zu überwinden imstande ist."

Krafft-Ebing beschreibt[4]) die Geschichte einer 28 Jahre alten Dame, die sich in eine jüngere verliebt. Sie wohnten zusammen. Ihre Gemeinschaft währte vier Jahre, bis sie infolge der Heirat der jüngeren abgebrochen wurde. Die ältere verfiel darauf in eine furchtbare Gemütsstimmung, in der sie sich entschloß, selbst zu heiraten, obgleich sie keine wahre Lust dazu fühlte. Nun aber verschlimmerte sich ihr Seelenzustand immer mehr. Zuletzt erkrankte sie ernstlich. Die herbeigerufenen Ärzte erklärten, daß Besserung eintreten werde, sobald sie nur ein Kind hätte. Der Gatte, der sein Weib aufrichtig liebte, konnte ihr rätselhaftes Benehmen nicht begreifen. Sie war gegen ihn freundlich, duldete seine Zärtlichkeiten, aber blieb „tagelang danach verstimmt, erschöpft, gequält von Rückenmarksbeschwerden, und nervös". Da fand gelegentlich einer Reise des Ehepaares ein Wiedersehen mit der ehemaligen Freundin statt, die nun seit drei Jahren verheiratet war, ebenfalls unglücklich. Beide Damen zitterten vor Freude und Aufregung, als sie einander in die Arme fielen, und blieben seitdem unzertrennlich. Die Männer aber beeilten sich abzureisen."

Übrigens hört man oft von Homosexuellen, daß es ihnen eher möglich sei, ein Weib zu koitieren, als es zu küssen, auch daß ihnen die manuelle Berührung der Genitalien eine größere Überwindung koste, als der eigentliche Akt.

Auch sich berühren zu lassen, ist vielen sehr zuwider. Schon Liselotte von der Pfalz schreibt in ihren Briefen, „daß Monsieur" — damit meinte sie ihren Gatten, Philipp von Orléans, den Bruder Ludwigs XIV. — „der an nichts denkt, als was seiner Buben Bestes ist, sich von ihr nicht anfassen lasse." Ulrichs[5]) schildert das negative Verhalten dem anderen Geschlechte gegenüber wie folgt: „In körperlicher Berührung mit einem Weibe, selbst mit dem blühendsten, fühlen wir von magnetischer Durchströmung nichts. Im Gegenteil, sobald diese Berührung irgendwie geschlechtlichen Charakter an-

---

[4]) Psychopathia sexualis, 7. Aufl., p. 276.
[5]) Ulrichs, Inclusa, pag. 38.

zunehmen beginnt, empfinden wir ein gewisses unangenehmes Gefühl, welches schwer näher zu beschreiben ist, und welches uns gebieterisch befiehlt, der Berührung zu entfliehen." Andere Homosexuelle bezeichnen den Orgasmus als ein schwaches kurzes Kitzelgefühl, es sei mit dem Lustgefühl nicht zu vergleichen, das sie im Verkehr mit einer ihrem Triebe entsprechenden Person empfänden, manche sagen, es wäre nur ein leises Kribbeln, etwa wie in eingeschlafenen Füßen. Bei homosexuellen Frauen ist die Frigidität und Anästhesie, während der Mann mit ihnen den Akt vollzieht, oft eine vollkommene. So wie mir einmal ein homosexueller Lehrer erzählte, daß er mit Vorliebe während des Aktes, den seine Frau von ihm fordere, mathematische Aufgaben löse, genau so sind die homosexuellen Frauen mit ihren Gedanken, während der Mann den Beischlaf mit ihnen vollzieht, meist ganz wo anders, bei ihrer Wirtschaft oder ihrem Beruf, manche unterbrechen den Mann mit gleichgültigen Fragen oder Bemerkungen wie jene Frigida, die zu ihrem Gatten im Moment, als bei ihm der Orgasmus eintrat, plötzlich sagte: „Du, Mann, ich glaube, ich habe heute im Warenhaus meinen Schirm stehen gelassen."

Trotz dieser „mangelhaften Geschlechtsempfindung" sind aber sowohl der homosexuelle Mann als die homosexuelle Frau — fast möchte man vom eugenischen Standpunkt hinzufügen: „leider" — zeugungsfähig. Über die Qualität dieser Nachkommenschaft wird später noch einiges zu sagen sein.

Vor einiger Zeit konsultierte mich einmal der homosexuelle Kammerdiener eines Grafen. Er war in einen älteren Diener verliebt und litt sehr, mit ihm das Schlafzimmer teilen zu müssen. Infolge der Erregungen, die er den völlig heterosexuellen Kollegen nicht merken lassen wollte, war er schlaflos und sehr elend. Ihm selbst stellte eine Kammerzofe seiner Herrschaft nach, die von dem älteren Diener, der sie seinerseits zu verführen suchte, nichts wissen wollte. Schließlich verkehrte der homosexuelle Diener einmal mit diesem Kammermädchen, es gelang ihm auch der Koitus, doch fühlte er sich danach so angegriffen, daß er sich sogleich, ohnehin stark durch die unglückliche, gänzlich unerwiderte Liebe mitgenommen, krank meldete und die Stellung aufgab. Damals suchte er mich auf. Wer beschreibt das Erstaunen des jungen Homosexuellen, als er etwa zehn Monate nach diesem Vorfall vom Amtsgericht eine Benachrichtigung erhielt, daß er der Vater des Kindes der Kammerzofe sei, die er nie wieder gesehen hatte.

C. Ganz besonders wichtig für die Beurteilung, ob ein Geschlechtsakt seinen Ursprung in dem eigentlichen Geschlechtstrieb hatte, ist bei beiden Geschlechtern das Verhältnis nach dem Verkehr. Entsprach derselbe der wirklichen Geschmacksrichtung nicht, so stellt sich danach Ekel, Abneigung, ja Haß ein.

Ein 26 jähriger Arbeiter berichtet: „Als ich, 17 Jahre alt, einmal von einem älteren Freunde verleitet wurde, mit einem Weibe geschlechtlichen Umgang zu pflegen — ich wußte damals noch nichts von meiner urnischen Natur — empfand ich eine derartige Übelkeit, daß ich Erbrechen bekam. Seitdem hatte ich eine heilige Scheu vor der Berührung mit dem Weibe, bis ich vor wenigen Wochen, zur Verzweiflung getrieben, mit meiner Natur zu brechen suchte. Es war vergebens, weder eine richtige Erektion noch Ejakulation trat ein, dagegen habe ich mir infolge der vergeblichen Anstrengung eine Gliedentzündung zugezogen."

Ein Kaufmann aus Bayern: „Die Folgen des wiederholten Verkehrs mit dem Weibe waren schwere Nervenstörungen, starkes Unwohlsein mit Erbrechen und tagelange Migräne. Der Geruch, welchen das Weib ausströmt, verursacht mir das größte Unbehagen, ich bin jetzt unfähig, ein Weib zu befriedigen, wogegen die Umarmung eines Soldaten mir ein unaussprechliches Wonnegefühl verschafft und mich kräftigt und stärkt."

Ein Homosexueller teilte mir mit, daß er zwar mit einem Weibe ganz gut verkehren könne, nach dem Akt aber solche Wut gegen die Frau habe, daß er einmal hinterher vor einer ausgespien hätte; um das nicht wieder zu tun, laufe er jetzt immer unmittelbar nach der Ejakulation so rasch wie möglich aus dem Zimmer.

Bis zu welcher Höhe sich solche Aversion steigern kann, zeigt der Fall des homosexuellen Herzogs von Praslin-Choiseul, der 1864 in Paris seine junge Gattin, die Tochter des Generals Sebastiani post coitum erdrosselte. Es mag hier hinzugefügt werden, daß die Mehrzahl der sadistischen Frauen, die masochistischen Männern auf deren Wunsch die schwersten körperlichen und geistigen Mißhandlungen verabreichen, in Wirklichkeit homosexuelle Frauen sind, die eine sexuelle Abneigung gegen Männer haben. Professor Albert Eulenburg sagte mir, daß die angeblichen Sadistinnen, die er kennen gelernt hat, sich sämtlich als homosexuell herausgestellt hätten. Auch ich kenne unter zwölf Sadistinnen nur drei, die Homosexualität in Abrede stellen.

Die dem Trieb nicht entsprechende Handlung ist sehr häufig auch dadurch charakterisiert, daß sie die sexuelle Begierde nicht stillt, sondern im Gegenteil erregt. Normalsexuelle männliche Prostituierte können nach dem Zusammensein mit ihren homosexuellen Geldgebern oft nicht eilends genug zu ihren Mädchen kommen. In ganz analoger Weise werden innerhalb der Ehe homosexuelle Männer und Frauen nicht selten durch den Verkehr mit ihren normalsexuellen Ehehälften zu gleichgeschlechtlichen Akten angestachelt. Wie anders, wenn der Akt aus dem Geschlechtstrieb entsprang. Es besteht dann ein Gefühl der Ruhe, Kräftigung, Erleichterung und Freudigkeit. Alles dies fehlt, wenn das Objekt der gleichgeschlechtlichen Handlung nicht das Objekt des geschlechtlichen Triebes war.

Namentlich homosexuelle Frauen werden mit der Zeit durch die ihnen wider ihren Willen auferlegte Erfüllung ehelicher Pflichten sehr nervös und leiden, abgesehen von Angstzuständen und Schlaflosigkeit, an schweren Depressionen.

Auch abgesehen von dem eigentlichen Geschlechtsverkehr bietet das Verhalten der Homosexuellen gegenüber dem anderen Geschlecht mancherlei Bemerkenswertes. Besteht bei einigen nur ein Mangel jeglicher Attraktion, so macht sich bei anderen eine ausgesprochene Misogynie und Androphobie bemerkbar. Homosexuelle Männer geben oft an, sie bemerkten auf der Straße, in Lokalen und anderen Sammelplätzen die Frauen überhaupt nicht; wenn sie beispielsweise Tanzende beobachteten, achteten sie unwillkürlich nur auf die Bewegungen der Männer. Ganz analog berichten homosexuelle Frauen; auf der Bühne lenkte sich ihre Aufmerksamkeit immer nur auf die Frauen, die Männer erschienen ihnen „als Staffage". Homosexuelle Künstler (allerdings nicht nur diese) setzen auseinander, daß doch „objektiv" der weibliche Körper „mit seinen Ausbuchtungen" viel unschöner sei als der männliche, während homosexuelle Frauen versichern, der bebartete, rauhbeinige, tiefstimmige Mann erinnere viel stärker an das Tier als der Körper der Frau. Ein homosexueller Russe — noch dazu ein Maler — sagte mir einmal: „Ich kann die Gesichter der Frauen so wenig wie die der Chinesen voneinander unterscheiden, schön scheinen sie ja zu sein, aber sie sind alle so ähnlich, so ausdruckslos."

Bei hochgestellten homosexuellen Damen, Chefinnen usw. ist es oft sehr auffallend, wie viel unfreundlicher sie die männlichen Angestellten, Diener usw. behandeln als das weibliche Personal. Es gibt homosexuelle Männer, die jede weibliche Bedienung perhorreszieren, „prinzipiell" deshalb nicht in Restaurants, in denen Kellnerinnen servieren, gehen. Umgekehrt gibt es homosexuelle Frauen, die aus ähnlichen Empfindungen heraus Geschäfte mit männlichem Personal möglichst meiden. Ohne zu wissen weshalb, empfinden es homosexuelle Mädchen schon früh als überflüssig und lästig, sich von Herren „nach Hause begleiten" zu lassen. Vielen Urningen und Urninden verursacht es schon ein physisches Unbehagen, sich von einer Person des anderen Geschlechtes auch nur den Paletot anhelfen zu lassen. Es sind mir einige homosexuelle Ärzte von übergroßer Sensitivität bekannt, bei denen die Abneigung gegen die weiblichen Sexualcharaktere eine so hochgradige ist, daß körperliche Untersuchungen von Frauen, speziell von deren Geschlechtsteilen und Brüsten für sie mit lebhaften Unlustempfindungen verbunden sind, die sich bis zu der Unmöglichkeit, die Untersuchung vorzunehmen, steigern können. Es spricht sehr für Grillparzers, wenn auch sublimierte, Homosexualität, daß er bemerkte, es sei ihm sogar der Gedanke unerträglich, zu wissen, daß Kathi sich in seiner Nähe wasche, daß das herübertönende Geplätscher des Wassers allein schon ihm peinliches Unbehagen bereite.

Die Mutter eines 20 jährigen homosexuellen Mädchens erzählte mir, daß ihre Tochter vor einer Gesellschaft einmal zu ihr bittend gesagt hätte: „Kann ich denn nicht eine Tischdame bekommen?"

In Charlottenburg kannte ich einen Homosexuellen, der sich rühmte, daß niemals ein weibliches Wesen seine Wohnung, die er seit mehr als 20 Jahren innehatte, betreten habe. Zimmerreinigung, Küche, alles Wirtschaftliche besorgte er sich selbst. Dieser Fall ist nicht vereinzelt. Anderseits muß schon hier betont werden, daß nicht etwa jeder Weiberfeind und jede Männerfeindin homosexuell sind. Das trifft ebensowenig zu wie etwa die Voraussetzung, daß alle homosexuellen Männer ausgesprochene Misogynen oder alle homosexuellen Frauen Androphoben sind.

Viele Homosexuelle neigen dazu, ihr durch Erkenntnis und Wissen unbeeinträchtigtes Gefühl zu objektivieren. Sie eifern deshalb gegen heterosexuelle Liebesbeziehungen, die sie für unzüchtig halten, während sie die ihren für harmlos ansehen. So berichtet Hammer[6]): „Eine den gebildeten Kreisen angehörende Uranierin machte ihrer Schwester, der eine solche Gefühlsrichtung abging, die bittersten Vorwürfe, weil sie sich so wegwürfe, mit einem Manne zu verkehren. Wenn sie mit ihrer Schwester ausging, konnte sie nur mit Mühe davon zurückgehalten werden, einen Herrn wegen eines Blickes, den sie für beleidigend hielt, energisch zur Rede zu stellen. Die Dame selbst verkehrte aber seit frühester Jugend geschlechtlich mit Frauen; das hielt sie für entschuldbar. Doch Männerverkehr sei unsittlich."

Im strikten Gegensatz zu dem auf bewußter oder unbewußter Sexualablehnung beruhenden Negativismus gegenüber dem anderen Geschlecht steht das kameradschaftliche Gefühl der Zugehörigkeit und Zusammengehörigkeit, sobald das sexuelle Moment in Fortfall kommt. Das tritt zunächst ganz deutlich und völlig instinktiv in der mehr asexuellen Kindheit hervor, in der sich stets das urnische Mädchen unter gleichaltrigen Knaben, der urnische Junge unter Mädchen wohler und behaglicher fühlt als unter den Kindern seines Geschlechts, unter denen ihn ein eigentümliches Fremdheitsgefühl beherrscht, das in seiner Erinnerung oft noch in späten Jahren fortlebt. Nicht für alle, aber für die meisten urnischen Kinder ist diese Erscheinung, die mit auffallender Uebereinstimmung angegeben wird, typisch.

Wenn v. Notthafft[7]) solchen Schilderungen gegenüber meint, es seien „frei nachempfundene Kopien der Krankengeschichten von Krafft-Ebing und Moll", so ist das eine leere, durch keine auch nur einigermaßen gewissenhafte Nachprüfung gestützte Behauptung. Wir geben als Pendants zwei Schilderungen aus den Selbstbiographien eines Urnings und einer Konträrsexuellen. Ein sich durch gute Selbstbeobachtung auszeichnender homosexueller Künstler schreibt:

„Meine erste Jugend verlebte ich auf dem Lande. Auch meine ersten zwei Schuljahre ließen mich meine Eltern in die Dorfschule gehen, wo Koedukation herrschte. Dort nun waren mir die Knaben stets zu wild, und ich suchte mir die nettesten und saubersten kleinen Bauernmädchen als Freundinnen. Meine Eltern erzählen, daß ich „oft an jedem Arme drei Mädchen hängen hatte", wenn ich aus der Schule kam. Dann spielten wir Ball, Ringelreihen, Blindekuh, bauten im Sand und bepflanzten den Garten. Im Winter spielten wir auch „Kaufladen". Meine Leidenschaft war aber das Kasperltheater; da gab ich ganze Vorstellungen und meine jungen und alten Zuhörer

---

[6]) W. Hammer, Die Tribadie Berlins. Großstadt-Dokumente, Bd. 20. Berlin und Leipzig. pag. 12.

[7]) Bei Koßmann und Weiß, Mann und Weib, Stuttgart, Bd. II, pag. 536.

mußten geduldig ausharren und zuhören. Auch hatte ich eine besonders „gute Freundin", mit der ich oft stundenlang durch die Felder streifte und Blumen pflückte. Ganz anders war mein Verhältnis zu den Knaben. Kann ich mich der Mädchen, die mit mir zur Schule gingen, kaum mehr entsinnen, so waren bei den Sympathien oder Antipathien, die ich meinen Mitschülern gegenüber empfand, schon gleich Äußerlichkeiten maßgebend, so daß ich mich noch heute einzelner Knaben, die mir besonders gefielen oder auffielen, erinnere. Näher verkehrt habe ich nur mit einem. Das war mein erster „Freund" und mir, damals schon, ein ganz anderer „Freund", als die Mädchen mir „Freundinnen" waren. Diese Verhältnisse änderten sich, als ich mit $8^1/_2$ Jahren auf das Gymnasium kam. Unbewußt fühlten sowohl ich als meine Kameraden, daß ich anders war als sie. Als Ursache vermutete man wohl den Umstand, daß ich „Klassenprimus" war. Still, empfindsam, zart, verschlossen, und schweigsam konnte ich nicht so recht „mitmachen", wie andere „frische Jungens". Dagegen reizte meine Erscheinung und Art, andere — meist recht große und übermütige Knaben — mich zu necken, was ich stets sehr schmerzlich empfand, besonders wenn es — wie oft — diejenigen waren, die ich besonders liebte. Lange vermutete ich hinter alledem den Neid meiner Kameraden auf meine Schulleistungen. Jetzt glaube ich, daß meine Art zu erröten und mich mit ihnen nicht in Streit einzulassen, sie dazu reizte. Ich konnte weder einen anderen schlagen, noch ihm ein böses Wort sagen. Ich nahm das viel schwerer, wie andere Knaben, die einen Genuß darin fanden, andere zu verprügeln, weil eben die Kameraden eine viel zu große Rolle in meinem Gefühlsleben spielten. Bezeichnend ist, was ich im Alter von 13 Jahren in mein Tagebuch schrieb. Bei Erwähnung zweier Personen, von denen ich glaubte, daß sie mir nicht besonders wohlgesinnt und überhaupt keine guten Charaktere seien, schreibe ich: „. . . . trotzdem habe ich beide gern; ich bin so liebebedürftig ohne schmeicheln zu können. Ich kann nie ein rechter Junge (in meiner Heimat sagt man, so'n „echter Bub") sein. Vielleicht habe ich etwas Mädchenhaftes. Und dann habe ich alle in der Klasse so lieb. Deshalb bin ich auch in den Konflikten mit . . . . nicht tatkräftig genug aufgetreten. Also mit 13 Jahren fühlte ich anders zu sein, als meine Kameraden, und glaubte etwas Mädchenhaftes zu haben."

Auch ein Professor bemerkte, ich sei etwas mädchenhaft. Auffallend war auch, daß alle Spitz- und Kosenamen, die mir die engste Familie gab, weiblich waren."

Nicht minder instruktiv ist der folgende Bericht eines homosexuellen Weibes, den es in einem Artikel der Jahrbücher, betitelt „Die Wahrheit über mich", veröffentlichte:

„Meine Jugend ging hin wie die aller — Knaben, welche den herrlichen Vorzug genießen, zugleich die Freiheiten des Landlebens mit den Annehmlichkeiten der Großstadt verbinden zu können, was wohl nur eine kleine Residenz gewährt. Wenn ich sage, ich lebte wie die Knaben, so bediene ich mich absichtlich dieses Ausdrucks; schon damals fühlte ich mich vollkommen als „Bube". O wie bedauerte ich die armen Mädchen, welche „ehrbar und sittsam", die Büchertasche unter dem Arme, die Notenmappe an der Hand, dahinschreiten mußten, während ich mich mit meinen tollen Kameraden herumbalgte und -jagte, daß die Wangen glühten und die Haare wild im Winde flatterten.

Aus unserem Spiel „Räuber und Gendarme" war mit der Zeit eine ganze Räuber- und Zigeunerbande entstanden. Ich wurde zum Hauptmanne erwählt und ein zarter blonder Spielgenosse war die „Köchin" des Trupps, „weil er so herrlich Spatzen braten konnte."

Das Schießen der Sperlinge besorgten wir mit sogenannten Flitzbogen. Wir besaßen eine gehörige Übung darin und lachten uns bei einem Fehlschusse gegenseitig aus. Mitten auf dem Felde hatten wir einige Zelte aufgeschlagen und in dem einen derselben einen steinernen Herd errichtet. Das Holz stahlen wir — Zigeuner müssen stehlen — von einem benachbarten Bauplatze. Wartenbergs Karl hatte eine Bratpfanne, eine Schachtel „Schweden" und nach und nach ein ganzes Schock Eier aus der heimatlichen Küche nebst einem großen Stück Speck, Butter und einer Tüte Salz herbeigeschleppt. Aus den umliegenden Feldern wurden Kartoffeln, Rüben und dergleichen aufgehoben. Und so litten wir, wenn wir von der Jagd oder anderen wilden Streifzügen zurückkehrten, keine Not; denn unsere „famose Köchin" hatte in der Zwischenzeit alles wohl zubereitet und sogar die Sperlinge ausgenommen und gerupft.

Aber die Sache sollte ein Ende mit Schrecken nehmen, als wir uns daran machten, in einem ziemlich entfernten Dorfe einem Bauern ein Huhn zu stehlen. Der Alte wollte unsere Erläuterung, daß wir Zigeuner wären, nicht verstehen und erklärte sich erst dazu bereit, von einer Anzeige abzustehen, nachdem wir unsere ganze Barschaft zusammengeschossen und ihm dieselbe als Ersatz für den beinahe gehabten Verlust zurückgelassen hatten. Ich fühlte mich gedrängt, als H a u p t m a n n der Bande ein strenges Gericht über die unwürdigen Mitglieder zu halten, welche so dumm sein konnten, sich abfassen zu lassen. Auf einen Wink von mir wurden die Bösewichter von den Kameraden mit Taschentüchern und Bindfaden, die wir zum Zwecke des „Drachensteigenlassens" gewöhnlich bei uns trugen, gefesselt und in den nahen Wald geschleppt. Ich stieg auf einen Baum — klettern konnte ich aus dem „ff". War damals auch leider noch nicht die bequeme Mode eingeführt, ein „Radfahrkostüm", d. h. eine festgeschlossene „Pumphose" unter dem Frauenrock zu tragen, so konnte ich es doch durch eine sehr praktische Methode den Knaben in allen Leibesübungen, Welleschlagen, Kopfstehen, auf den Händen gehen usw. gleichtun. Ich trug nämlich beständig eine große „Sicherheitsnadel" bei mir. Mit derselben befestigte ich das hintere Ende meines Rockes, indem ich es durchzog, an den vorderen Teil des Kleides. So hatte ich die mir leider versagte Hose. Ich muß gestehen, daß ich fast bis zu meiner Universitätszeit den Glauben hegte, der ganze Unterschied zwischen den „Jungens" und mir bestände einzig und allein in der Kleidung, und ich war zuweilen recht unzufrieden darüber, daß man mich von Anfang an durch den Anzug zum Mädchen gestempelt hatte. —

Nachdem ich zur Bestrafung der Übeltäter meinen erhöhten Sitz eingenommen hatte, fielen auf meinen Wink die Fesseln und ich hielt strenges Gericht. Die Hauptmissetäter, d. h. die Dümmsten empfingen den niederschmetternden Urteilsspruch, daß sie dem „Hannchen" — so nannten wir unsere Köchin, während man mir den Namen „Hans" beigelegt hatte, — im Haushalte helfen sollten, indessen wir auf einen frischen, fröhlichen Kriegszug ausgehen würden.

Als wir aber ausgezogen waren und Hannchen den einen bat, die Rüben „zu schaben", den anderen die Kartoffeln „zu schälen", brachen Unwille und Revolte aus. „Wir sind keine Mädchen, wir können und werden nicht kochen!" Hannchen versuchte sie zu beruhigen. Umsonst. Kurt ergriff einen brennenden Holzspahn und zündete das Zelt an. Da ein kräftiger Wind blies, so sprang die Flamme lustig weiter und das Feuer flackerte hell empor. Es hätte ein Unglück geben können; denn ein großer Bauplatz mit vielem Holze lag ganz in der Nähe. Aber die dort beschäftigten Arbeiter hatten den Brand sofort bemerkt. Sie eilten herbei und es glückte ihnen ihn in kurzer Zeit zu löschen.

Natürlich wurde die Geschichte in der Stadt bekannt. Und es war wohl keiner von unserer ganzen Zigeunerbande, der ohne Schläge davon kam. Was indessen noch schlimmer war, man deckte die meisten unserer Streiche auf. So erzählte man sich z. B. daß wir im Nachbardorfe ein Schweinchen „gemopst" hätten.

Wie viel an der Sache wahr ist, will ich, meiner Kameraden wegen, nicht verraten, auch nicht, ob wir wirklich die Fenster der Schloßkirche eingeworfen haben, wie man behauptete. Genug, daß man uns dessen für fähig hielt. Gegen jeden von uns wurden, da so etwas „denn doch über die Hutschnur ging", gebieterische Maßregeln ergriffen, und mir untersagte man ein für allemal, mit den Jungen zu spielen. Nun, das war nicht so schlimm. Ich hatte genug gespielt, — daß ich mich mit Mädchenumgang entschädigen könnte, der Gedanke ist mir nie gekommen — jetzt nahm ich meine Zuflucht zu den Büchern. Ich ging in des Vaters Bibliothek und las alles, was mir in die Hände fiel, besonders Kriegsgeschichten und Seeabenteuer. O, weshalb konnte ich nicht Soldat, weshalb nicht Matrose werden? — — —"

Wie schon als Kind, so gibt sich auch als Erwachsene das homosexuelle Weib dem Manne viel unbefangener als das heterosexuelle; sie fühlt sich ihm gleichberechtigter und gleichgearteter; in seiner Gesellschaft, die sie aus geistigen Interessen sucht, bewegt sie sich viel freier und ungenierter; nur wenn sie merkt, daß der Mann in ihr das Geschlechtsobjekt wittert, hat sie eine peinliche Empfindung, wird kühl und reserviert. Auch homosexuelle Männer lieben vielfach das Zusammensein und die Unterhaltung mit Frauen, mit denen sie viele gemeinsame Beziehungen verbinden. Namentlich ältere Frauen sind Homosexuellen sehr sympathisch[8]).

Meisners[8]) Bemerkung: „Gegen ältere Damen und die häufig von der Männerwelt verspotteten alten Jungfern ist der Urning voll Artigkeit und Höflichkeit, weshalb ihn diese auch besonders gern haben", trifft völlig zu.

Nur wenn in den Frauen erotische Gefühle zu dem jüngeren Homosexuellen zutage treten, was erfahrungsgemäß nicht selten der Fall ist, gerät der Urning in eine unbehagliche Lage. Ich kenne einen Fall, in dem sich eine etwa 60jährige Gräfin in einen 25jährigen homosexuellen Schriftsteller verliebte, dem sie Hunderttausende schenkte. Trotz der ansehnlichen äußeren Vorteile, die der Homosexuelle aus diesem Verhältnis zog — beide durchreisten die Welt im elegantesten Stil —, geriet er durch die Verliebtheit der alten Dame in einen überaus nervösen Zustand; er meinte, es wäre ihm, als befände er sich in einem goldenen Käfig. Dritten Personen täuschen diese Verbindungen zwischen homosexuellen und heterosexuellen Männern und Frauen oft Liebe vor, ein Eindruck, der von den Homosexuellen selbst, um der Welt Sand in die Augen zu streuen, oft absichtlich noch sehr gefördert wird.

Manche Homosexuelle halten sich „Renommierweiber". Urnische Juristen der Berliner Gesellschaft pflegten die Damen, in deren

[8]) Meisner, Der Uranismus, p. 18.

Begleitung sie sich auf Rennen, bei Premieren und sonst in der Öffentlichkeit zeigten, untereinander ihre „Alibibeweise" zu nennen. „Seit ich wissend bin", schreibt ein hoher Staatsbeamter, „kleide ich die Freundschaft zu meiner Frau in das Gewand der Liebe und die Liebe zu meinen Lieblingen in das Gewand der Freundschaft, und so schreite ich mit einer Täuschung meiner Umgebung — ursprünglich selbst getäuscht — weiter durch das Leben."

Der Unterschied zwischen den unerotischen Beziehungen homosexueller Männer und Frauen zum anderen und den erotischen zum eigenen Geschlecht will ich an zwei historischen Beispielen des näheren ausführen. Michelangelos Freundschaft zur Marchesa Vittoria Colonna ist oft als erotisches Verhältnis erklärt worden. Gotti[9]) geht sogar so weit, zu behaupten, die an männliche Personen gerichteten Liebesbriefe des großen Künstlers seien in Wirklichkeit für die Colonna bestimmt gewesen, die Namen der Freunde hätten nur die Bedeutung von Deckadressen und Mittelspersonen. Auch die vertrauten Freundschaften Christines von Schweden mit so vielen berühmten Männern ihrer Zeit gaben der Mitwelt Anlaß zu Pamphleten. Wer aber nur einigermaßen mit den psychologischen Unterschieden von Freundschaft und Liebe vertraut ist, wird allein aus den hinterlassenen Briefen der Königin, von denen Archenholz 4 Bände gesammelt hat, und den erhaltenen Gedichten Michelangelos leicht feststellen können, wie ganz anders die Gefühle gewesen sein müssen, die Christine für die Gelehrten und Künstler empfand, mit denen sie in fünf Sprachen korrespondierte, als die für ihr Hoffräulein Gräfin Ebba Sparre, die sie mit Sätzen schloß wie: „Adieu, Belle, adieu. Je vous embrasse un million de fois" oder „Adieu, vivez heureuse et souvenez vous de moi. Je vous embrasse un million de fois et vous prie, d'être assurée, que je vous aime de tout mon coeur." Wie verschieden die Briefe und Verse Michelangelos an Vittoria Colonna, die, wie Scheffler[10]) bemerkt, bereits eine fromme Matrone mit „kaltem platonischen Lächeln" war, als der Siebenundfünfzigjährige sie kennen lernte, dabei die einzige Frau, die in seinem Leben eine Rolle spielte, und die seinen Freunden geweihten Gedichte, die liebestrunkenen, überschwänglichen Sonette an Tommaso Cavalieri, mit dem ihn ein 32jähriges festes Freundschaftsverhältnis verband; die Briefe an den gleich empfindenden Riccio, auf dessen Liebling, den im 17. Lebensjahre verstorbenen Cecchino Bracci er rührende Epitaphien verfaßt, die Liebeslieder an Febo di Poggio, von denen eines beginnt:

„Vor Deiner Augen Pracht
Sinkt jeder Blick, der Trotz ist überwunden!
Wenn einer je den Freudentod gefunden,
Geschieht's in solchen Stunden,
Wo Schönheit unterliegt der Liebe Macht."

Vergebens hat sich ein Großneffe Michelangelos bemüht, den Text der Sonette einer „Revision" zu unterziehen, indem er den „Signor" in eine „Donna" verwandelte. Die erst im Laufe des vorigen Jahrhunderts veröffentlichten Briefe Michelangelos[11]) haben den frommen Betrug der Neffen, der nicht vereinzelt in der Literatur-

---

[9]) Gotti, Vita di M. A., Firenze 1875.

[10]) Jahrb. f. sex. Zw. II. Jahrg. pag. 257/8.

[11]) Wie Numa Prätorius erwähnt. ist ein großer Teil der an M.-A. gerichteten Briefe noch nicht veröffentlicht. Wahrscheinlich liegt der Grund dieser Säumnis in dem allzu deutlichen Charakter dieser Korrespondenz. Jahrb. f. sex. Zw. II. Bd. pag. 256.

geschichte steht, zur Evidenz aufgedeckt.[12]) Heute kann es keinem Zweifel mehr unterliegen, daß das, was Michelangelo für die Colonna fühlte, Freundschaft, und das, was er für Cavalieri empfand, Liebe war. Und ebenso daß Christine, die ebenso wie er unvermählt blieb, und die einst Oxenstierna[13]), als er ihr ein Eheprojekt unterbreitete, antwortete: „Non sit alterius, qui suus esse potest", für Männer Freundschaft, für Frauen Liebe empfand. Sehr fein charakterisiert der große Historiker Leopold von Ranke, der ihr in seinem Werke „Die römischen Päpste in den letzten vier Jahrhunderten" ein besonderes Kapitel gewidmet hat, ihre Männerfreundschaften in folgendem Satze: „Sie hatte den Ehrgeiz, berühmte Leute an sich zu ziehen, ihres Unterrichts zu genießen — sie bemächtigte sich in kurzem der wichtigsten alten Autoren, und selbst die Kirchenväter blieben ihr nicht fremd. Im Jahre 1650 erschien Salmasius, endlich ward auch Cartesius bewogen, sich zu ihr zu begeben; alle Morgen um 5 Uhr hatte er die Ehre, sie in ihrer Bibliothek zu sehen; man behauptet, sie habe seine Ideen, ihm selbst zur Verwunderung, aus dem Plato abzuleiten gewußt. Es ist gewiß, daß sie in ihren Konferenzen mit den Gelehrten, wie in ihren Besprechungen mit dem Senat die Überlegenheit des glücklichen Gedächtnisses und einer kühlen Auffassung und Penetration zeigt: „ihr Geist ist höchst außerordentlich", ruft Naudâus mit Erstaunen aus. „Sie hat alles gesehen, alles gelesen, sie weiß alles."

Zu einem Weibe allerdings fühlt sich der Homosexuelle in einer ganz besonderen Liebe hingezogen: zu seiner Mutter, und auch hier fehlt nicht die Analogie, die uns oft ein besonders inniges Verhältnis zwischen der urnischen Tochter und ihrem Vater zeigt. Das Attachement des Homosexuellen an seine Mutter ist so typisch, daß die Freudsche Schule in diesem „Mutterkomplex" eine Ursache der Homosexualität hat erblicken wollen. Ich halte diese Folgerung für einen Trugschluß. Der Homosexuelle entwickelt sich nicht zum Urning, weil er sich schon als Kind zu der Mutter so stark hingezogen fühlt, sondern früher ahnend als wissend lehnt er sich in dem unbestimmten Gefühl seiner Schwäche und Sonderart an die Mutter an, die ihrerseits, ebenfalls instinktiv, ihn oft zu ihrem Lieblingskinde macht.

Auch hier mögen einige Beispiele das eigenartige Verhältnis illustrieren. Zunächst eine Schilderung, die ich den Aufzeichnungen eines Homosexuellen entnehme, den ich zu begutachten hatte. Er

---

[12]) Vergl. Ludwig von Scheffler: M.-A. Eine Renaissancestudie. Altenburg 1892. — M.-A. Buonarotti; Epistolario pubblicato da G. Milanesi 1888 und M.-A. Buonarotti di F. Parlagreco. Napoli 1888. — Wilhelm Lang, Die Gedichte M.-A.'s. Preuß. Jahrbücher 70. Bd. 4. Heft 1892. — Arch. di Psichiatr. XI. 3—4, 1890 und Cesare Lombroso: Entartung und Genie. Neue Studien. Deutsch von Kurella. Leipzig 1894. p. 24. — Anton Springer: Raffael und M.-A. 2. Bd. 3. Aufl. Leipzig 1895. p. 301. — Hermann Grimm: Leben M.-A.'s. 2. Bd. 7. Aufl. Berlin 1894. p. 348 f. — Dr. Numa Prätorius: M.-A.'s Urningtum. Jahrb. f. sex. Zw. II. Bd. p. 254 ff.

[13]) Vergl. Dr. R. Schulze, Das Projekt der Vermählung Friedrich Wilhelms von Brandenburg mit Christine von Schweden.

hatte leichtfertige Handlungen begangen, die ihn mit dem Gesetz in Konflikt brachten; indem er diese auf den bedrückten Zustand zurückführt, in den er durch den Tod seiner Mutter versetzt war, schreibt er:

„Meine Mutter war mein Alles, sie war mein bester Freund, sie war das alpha und omega meines Lebens. Für sie hatte ich viele schöne Pläne geschmiedet, um ihr Alter zu verschönern . . . Da ereignete sich die Katastrophe, die fast die Vernichtung meines Lebens bedeutete, der Tod entriß mir meine so innigst geliebte Mutter. Die Nachricht ihrer Erkrankung, die mich das Schlimmste befürchten ließ, traf mich im Norden von Irland, und die Qualen, die ich in den zwei Tagen und zwei Nächten auf der Reise nach Deutschland ausstand, können keine Worte beschreiben. Leute verließen mein Coupé in der Bahn, weil sie fürchteten, ich könne wahnsinnig werden. . . . Ich pflegte meine Mutter Tag und Nacht drei Wochen lang, da entriß sie mir Gott, und ich blieb als einsamer Wanderer, an Leib und Seele gebrochen, zurück. Dies war ein Schlag, von dem ich mich nie wieder erholen konnte. Ich kehrte des Vergessens wegen in meine alte Tätigkeit nach England zurück, aber alles war umsonst. Vergessenheit gab es für mich nicht, der Schmerz nagte Tag und Nacht an meiner Seele und meinem Körper. Ich hatte alle Widerstandsfähigkeit verloren. So ging ich wieder nach meiner Heimat in das alte Familienhaus, wo meine Familie schon 100 Jahre gelebt hatte. Oft war ich dem Wahnsinne nahe und fühlte mich nur etwas ruhiger auf dem Friedhofe an den Gräbern meiner Eltern. Da ich keine Ruhe fand, reiste ich. In allen Kirchen und Kathedralen der Städte und allen Kapellen der Dörfer habe ich Gott für die Seele meiner geliebten Mutter angefleht. Der ewig quälende Schmerz über den Tod meiner geliebten Mutter hatte meine Nerven sehr angegriffen.... Durch diese heftigen Gemütsbewegungen fühlte ich mich wie gelähmt, mein Denkvermögen war wie paralysiert, ich verfiel in Trübsinn und Melancholie, obgleich ich mich oft anstrengte, mich aufzuraffen. Ich gab allen Briefwechsel auf, da niemand mich zu trösten vermochte. Als die Welt, die zwischen meiner Mutter und mir herrschte, erlosch, hatte das Leben kein Interesse mehr für mich."

Bei dem Heterosexuellen, der das, was ihm die Eltern waren, auf die Kinder überträgt, werden wir solchen Gefühlsüberschwang nur selten finden, bei dem Urning ist eine so starke Fixierung an die Mutter häufig. Wie zwanglos sie sich erklärt, ohne daß wir nötig haben, zu Inzesthypothesen unsere Zuflucht zu nehmen, möge das folgende Beispiel zeigen, das der Schriftsteller M. S., dem Leben folgend, entworfen hat.

„Der kleine muntere Junge, der gerne mit den kleinen gleichaltrigen Mädchen spielte, mit ihnen sang und tanzte, aber die derberen Knabenspiele scheute, wurde deswegen viel gehänselt. Er konnte so anmutig sein, daß ihn die Dienstmädchen oft in Mädchenkleider steckten, und wenn man ihm bei den Kindervorstellungen die Mädchenrollen zuteilte, war er völlig in seinem Element. Der Vater verachtete ihn deswegen ein wenig, ihm war der jüngere Sohn in seiner flotten Knabenhaftigkeit lieber. Vor dem Zorn des Vaters flüchtete er zur Mutter, die ihn oft mit ihrem Leibe vor den Schlägen des Vaters schützte. Der kleine Junge fürchtete den Vater schon, wenn dieser ihn nur unzufrieden anblickte, seine Hände zitterten und seine Seele bebte. Alles das sah die Mutter mit steigender Sorge. Oft saß der Junge tiefbekümmert da, er träumte offenen Auges und die Tränen flossen die Wangen herab. Inmitten seines Kummers fühlte er sich plötzlich umarmt, geküßt, die Mutter hielt ihn fest umschlungen; sie zog sein kleines Gesicht an das ihrige, und ihre Tränen flossen zusammen, bis sie ihn getröstet hatte, und seine Augen wieder lachten. Das waren unvergeßliche Momente im Leben des homosexuellen Kindes. Er spürte, daß sein treuester Freund die Mutter war, und sein dankbares Herz malte sich aus, wie er sie beschenken und ehren werde, wenn er einmal groß sein würde; wie sie strahlen sollte neben anderen Müttern. Sein ganzes Wünschen und Hoffen drehte sich um sie. Ihretwegen machte er seine Schulaufgaben, ihretwegen hütete er sich, den Vater zu erzürnen; sie sollte nicht seinetwegen gescholten werden. Sie zufrieden zu sehen, war sein Lebensziel. Daß sie es nicht war, fühlte er, ebenso wie daß auch er daran mitschuldig sei, und mit verdoppelter Zärtlichkeit hing er an ihr, der stillen Dulderin.

Inzwischen ward er 16 Jahre, es reifte in ihm das Geschlecht, und eine verwirrende Unruhe erfaßte ihn. Die Kameraden erzählten ihm galante Abenteuer. Nichts von allem, was sie glücklich machte, verspürte er. Er fühlte sich vielmehr tief unglücklich, als sein bester Freund ihn mit einem Mädchen „verriet". Er fing an, sich über sich selbst klarer zu werden, und die erschreckende Erkenntnis, daß er sich seiner verirrten Gefühle zu schämen hatte, machte ihn erbeben. Er wollte alles daran setzen, in die rechte Bahn zu kommen. Aber hier zu Hause konnte er mit seinem Geheimnis nicht leben; seiner Mutter, die er über alles liebte, wollte er das Herz nicht erschweren; er mußte fort; so verließ er das Elternhaus, ging in die Fremde, um sein Geschlechtsleben zu reparieren. In der Ferne erhielt er die zärtlichen Briefe seiner Mutter, an die er wie an eine Geliebte schrieb. Nach zweijähriger Abwesenheit kehrte er in die Heimat zurück. Sein Leben entwickelte sich fortab unter den Augen der Mutter, in der er den Inbegriff aller Weiblichkeit sah. Seine Liaisons mit Frauen waren keusch. Er verehrte sie und hatte das Verlangen, ihnen zu dienen. Früh ward er ihr Vertrauter, denn seine weibliche Seele machte ihn zu ihrem natürlichen Genossen. Dennoch war er tief unglücklich, da seine Gefühle für sie sich nie in Sinnlichkeit umsetzten — die geschlechtliche Anziehung blieb aus. Erst leise und immer lauter meldete sich die Sehnsucht zu sterben. Er war also nicht „geheilt", die ärztlichen Berühmtheiten mit all' ihrer Wissenschaft hatten ihm nicht geholfen. Das wurde ihm Gewißheit, als ihn eines Tages heftige Leidenschaft, unzweideutige Liebe zu einem seiner Freunde erfaßte. Vergeblich suchte er dieses Gefühls Herr zu werden, gegen das sich sein Sozialgefühl sträubte. Denn diese Neigung war verfemt. Und er brachte seine Liebe abermals zum Weibe. Umsonst, er liebte das Weib nur platonisch, konnte es nicht anders lieben. Der aufreibende Kampf mit sich und dem Vorurteil der Welt, die ihn entehren würde, hätte sie die Wahrheit auch nur geahnt, machte ihn nervenkrank. Immer war es die Mutter, welche mit allen erdenklichen Mitteln ihn der Lebensfreude wiederzugeben suchte. Noch wußte sie nichts. Sie war so diskret, öffnete keinen seiner Briefe, drängte sich nicht in sein Geheimnis. Sie sah mit stummem Schmerz das Drama ihres Kindes und bewahrte es als tiefes Geheimnis selbst vor dem Gatten. Des Nachts, wenn sie den Sohn schlafend glaubte, während ihr Mutterherz wachte, erhob sie sich vom schlaflosen Lager, öffnete leise die Türe zu seinem Gemach, trat leise an sein Bett, das von einem Lichtstrahl der Straßenlaternen beschienen war, schaute ihm ins Gesicht, hauchte einen Kuß auf seine müde Stirn, und ging dann an das Fenster, um mit gefalteten Händen ein stummes Gebet zum Sternenhimmel zu senden. Dann entfernte sie sich, wie sie gekommen war. Der Sohn hatte unter zitternden Wimpern alles gesehen, er hielt an sich, um nicht in Tränen auszubrechen.

Nach langem Kampfe hatte der Sohn der Stimme der Natur gehorcht — seiner Natur. Er hatte sich dem Freund anvertraut, den er inbrünstig liebte. Er zog ihn in das Haus seiner Eltern. Der Vater fühlte sich vom Freunde seines Sohnes instinktiv abgestoßen. Er sah es nicht gerne, daß sein Sohn so großen Wert auf dessen Nähe legte, daß er ihm ein durch die Heirat seines Bruders freigewordenes Zimmer als Wohnraum einrichtete. Wieder war es die Mutter, die alles in Ordnung brachte. Sie kannte ihren Sohn, sie wußte, daß ihr Kind keinen schlechten Instinkten folgte; sie vertraute seinen Motiven, auch wenn sie die Handlung nicht begriff. — Eines Tages waren die beiden Freunde im Zimmer des Sohnes in der innigen Umarmung eines Abschieds versunken. Sie bemerkten nicht, daß jemand die Türe öffnete. Der Sohn erkannte noch den Schatten seiner Mutter, als sie sich rasch zurückzog, einen Schimmer ihrer feinen Seele, die er immer anbeten mußte, je mehr er die Zartheit ihrer schmerzensreichen Liebe erkannte. —

Die Mutter starb. Die Tage und Nächte, die ihrem schnellen Sterben vorangingen, fanden den Sohn ununterbrochen an ihrem Krankenbette. Er zitterte um dieses einzige Herz, das ihn verstand, ohne je ein Wort darüber zu sprechen. Wie erstarrt sah er den unaufhaltsamen Verfall dieses kostbaren Lebens. Seine Augen waren fest auf sie gerichtet, wie um das enteilende Bild für immer festzuhalten; sie aber schaute mit unendlicher Güte auf ihn, dessen Hand sie festhielt, um sie mit Küssen zu bedecken. Einen Augenblick blieben sie allein. Da erhob die Sterbende sich von den Kissen, blickte um sich, ob sie auch niemand anders hören konnte, und dann sagte sie zum Ohr des Sohnes geneigt: „Grüße mir deinen Freund, sage ihm, daß ich ihn segne.“ Dann fiel sie in die Kissen zurück. Es war das erste Mal, daß sie es aussprach, wie tief sie in die Seele ihres Kindes geblickt hatte.

VIERTES KAPITEL.

Kindheit und Reifezeit urnischer Knaben und Mädchen.

Frühdiagnose der Homosexualität.

Das Zusammengehörigkeitsgefühl homosexueller Knaben zu heterosexuellen Mädchen und homosexueller Mädchen zu heterosexuellen Knaben, diese anfangs noch so unbestimmte Empfindung, „anders als die andern" zu sein, ist nichts äußerlich Aufgesetztes, sondern der unmittelbare Ausfluß der femininen oder virilen Komponente im urnischen Kinde. Es ist ein Fehler vieler Forscher auf diesem Gebiete, daß sie das Geschlechtsleben vielfach als Erscheinung für sich, losgelöst von der Persönlichkeit, untersuchen, mit der es in Wirklichkeit ganz untrennbar verbunden ist. Schon in einer meiner ersten Arbeiten über diesen Gegenstand, in dem Leitartikel der Jahrbücher für sexuelle Zwischenstufen, schrieb ich: „Der homosexuelle Mensch darf nicht allein in seiner Sexualität, er muß in seiner gesamten Individualität aufgefaßt und erforscht werden. Seine geschlechtlichen Neigungen und Abneigungen sind nur Symptome, sekundäre Folgeerscheinungen, das Primäre ist seine Psyche und sein Habitus in ihrer Gesamtheit."

Man hat demgegenüber geltend gemacht, daß den männlichen und weiblichen Einschlägen, auf die man bei der Beschreibung urnischer Individualitäten den Hauptwert gelegt hat, ein so hoher diagnostischer Wert nicht beigemessen werden könne, da sich die meisten dieser Merkmale gelegentlich auch bei Nichturningen finden und andererseits Urninge sie nicht selten vermissen lassen. An der Tatsache an sich, daß nämlich auch bei heterosexuellen Männern dann und wann feminine Stigmata, etwa hohe Stimme oder Bartlosigkeit, und ebenso bei heterosexuellen Frauen virile Zeichen, wie Bartwuchs oder Männerbecken, vorkommen, ist an sich nicht zu zweifeln, nur übersieht man, daß es bei sämtlichen Geschlechtscharakteren auch unter völlig normalsexuellen Verhältnissen stets nur auf das durchschnittliche Maß ankommt, daß der Begriff der Norm hier mehr noch wie sonst nur ein relativer, also mit dem Begriff der

---

[1]) J. f. sex. Zw., Jahrg. I, pag. 4 ff.: Die objektive Diagnose der Homosexualität.

Mehrheit zusammenfallender ist. Das ist begründet in der sexuellen Variabilität überhaupt, die ihrerseits allerdings eine absolute ist, da es zwei gleiche Sexualindividualitäten überhaupt nicht gibt. Völlig irrtümlich ist es, aus den Abweichungen von der Regel einen Schluß auf die Ungültigkeit der Regel überhaupt zu ziehen. Nehmen wir ein Paradigma: In den anatomischen Lehrbüchern heißt es, daß die mittlere Größe des Mannes 167, die des Weibes 156 cm beträgt. Wie außerordentlich häufig kommt es nun aber vor, daß bei einem Ehepaare der Gatte kleiner ist als die Frau. Es scheint fast, als ob kleine, zierlich gebaute Männer sich morphotaktisch oft gerade von groß und stark gewachsenen Frauen angezogen fühlen. Trotzdem wäre es natürlich töricht zu behaupten, der anatomische Satz: „der Mann ist größer als das Weib" sei unrichtig. Die Regel bezieht sich eben nur auf das Gewöhnlichere und Häufigere.

Jedenfalls erleichtern gynandrische Zeichen die Diagnose der Homosexualität wesentlich. Daß meist nur einige Abweichungen vom Sexualtypus vorhanden sind, kann den Arzt um so weniger verwundern, als, wie wir wissen, niemals weder im Bereich des Pathologischen noch innerhalb der Breite des Physiologischen alle Symptome einer Erscheinung vorhanden sind. Gehen diejenigen zu weit, die aus dem Schwanken alterosexueller Merkmale, dem gelegentlichen Fehlen einzelner oder scheinbar aller ihre diagnostische Bedeutungslosigkeit folgern, so gehen nach der anderen Seite auch diejenigen in ein Extrem, die diesen Zeichen eine allzu spezifische Bedeutung zuschreiben, etwa meinen, je ausschließlicher eine Frau homosexuell sei, um so viriler müsse sie sein; mit der Homosexualität einer Frau, der man nichts anmerke, könne es „nicht weit her" sein, oder die wie Ulrichs glauben, ein Homosexueller, der viele feminine Zeichen hat, fühle sich nicht zu jungen bartlosen Leuten hingezogen, sondern nur zu reiferen, älteren Männern. Alle diese mehr theoretischen Konklusionen halten gegenüber einer ausgiebigeren praktischen Erfahrung nicht stand. Nur zeigt sich bei gewissenhaftester Prüfung und Untersuchung der Homosexuellen, bei längerer Beschäftigung mit ihrem Zustand, daß die homosexuelle Frau in ihrem Gesamtstatus, namentlich dem psychischen, niemals den voll weiblichen Frauen gleicht, daß sie zwar wesentlich femininer als die viril homosexuelle Frau, aber nicht so feminin wie ein Weib ist, und daß es ganz ähnlich mit den homosexuellen Männern ist. Auch hier gibt es viele, denen man äußerlich nichts anmerkt. Bewußt und unbewußt erstreben die meisten dies auch; fast täglich richtet unter den Homosexuellen, die mich aufsuchen, der eine oder andere die Frage an mich, ob man ihm wohl „etwas ansehen" könne. Sehr oft ist dies zu verneinen, denn viele machen in der Tat zunächst einen ganz männlichen Eindruck. Stets wird aber auch bei ihnen der sorgsame Expert nach und nach zum mindesten psychische Zeichen finden, welche die Übergangsstufe charakterisieren. Ich kenne hier keine Ausnahme.

Ulrichs Angabe ist in diesem Punkte um so bemerkenswerter, als er, wie mir viele, die ihn persönlich kannten, beispielsweise Marchese Persichetti, versicherten, keineswegs feminin wirkte. In „Inclusa"[2]) schreibt er: „Abgesondert von der weiblichen Richtung unseres geschlechtlichen Liebestriebes tragen wir Urninge noch ein anderes weibliches Element in uns, welches, wie mir scheint, den positiven Beweis liefert, daß die Natur in uns körperlich den männlichen Keim entwickelte, geistig aber den weiblichen. Dieses andere weibliche Element tragen wir in uns von unserer ersten Kindheit an. Unser Charakter, die Art wie wir fühlen, unsere ganze Gemütsart ist nicht männlich, sie ist entschieden weiblich. Dieses innere weibliche Element ist äußerlich an uns erkennbar durch ein äußerlich hervortretendes weibliches Wesen. Nur insofern ist unser äußeres Wesen männlich: als Erziehung, die stete Umgebung in der man uns aufwachsen ließ, und die soziale Stellung, die man uns gab, männliche Manieren uns künstlich anerzogen haben."

Wie die seelischen In- und Deklinationen sich bereits in früher Jugend verraten — Westphal meinte, daß ihre ersten Anzeichen im achten Lebensjahr in die Erscheinung treten —, so ist auch der sexuelle Eigenstatus, namentlich in seinen psychischen Zügen, meist lange vor der Pubertät bemerkbar. Er ist für die Frühdiagnose sogar oft bezeichnender als die Zu- und Abneigungen. Je mehr unsere Kenntnis der urnischen Natur sich erweitert, um so frühzeitiger wird hier eine Erkenntnis möglich sein. Es erscheint nicht ausgeschlossen — wenn schon es wohl vorläufig noch gute Weile haben wird —, daß wir einmal dahin gelangen werden, an dem verschiedenartigen Plus oder Minus der Evolution bereits bei der Geburt die Angehörigen des dritten Geschlechts wie die der beiden anderen bestimmen zu können. Jedenfalls wäre aber ein Versetzen des Ursprungs der Homosexualität in das achte Lebensjahr ebensowenig gerechtfertigt, wie ihre Zurückführung auf das fünfte Jahr. — Magnan[3]) schrieb: „Die Verkehrung des geschlechtlichen Empfindens (inversion du sens génital) macht sich schon in früher Jugend, zuweilen vom fünften Jahre an geltend, also bevor fehlerhafte Erziehung oder lasterhafte Gewohnheit den Menschen verderben können", — oder wie es einige Autoren der Freudschen Schule tun auf das vierte Lebensjahr.

---

[2]) K. H. Ulrichs, Inclusa, p. 25 f.

[3]) Magnan, Psychiatrische Vorlesungen, II./III. Heft übersetzt von Möbius, Leipzig 1892; II. aus dem Jahre 1887 stammende Vorlesung S. 26.

Ebenso scharfsinnig wie zutreffend bemerkte schon vor mehr als 20 Jahren von Schrenck-Notzing[4]): „Sehr wichtig für die originäre Anlage zur konträren Sexualempfindung ist der Nachweis, daß sich der weibliche Typus im männlichen Kinde schon vor der Zeit der ersten sexuellen Regungen (vor der Pubertät) charakterologisch entwickelt hat, und daß aus diesem weiblichen Charakter, als eine folgerichtige Teilerscheinung, weibliches Geschlechtsgefühl entstand ohne einen Zwang der äußeren Verhältnisse". v. Schrenck hielt, als er dies schrieb, diesen Nachweis nicht erbracht, heute scheint es mir sicher zu stehen, daß der Uranier von vornherein den Stempel seiner körperlichen und geistigen Eigentümlichkeit trägt. Seine Besonderheit ist von frühester Jugend vorhanden, während sie bei anderen, trotz gleicher Erziehung und gleichem Milieu, fehlt. Jeder Homosexuelle erinnert sich, daß er anders geartet war als die gewöhnlichen Knaben. Sehr oft war ihm die Tatsache, wenn auch nicht die Ursache, schon während der Schulzeit klar. Weniger von ihm selbst, als von seinen Angehörigen und Fernstehenden wird in dieser Eigenart das Mädchenhafte erkannt.

Wir geben einige Urteile der Umgebung wieder, die uns in größter Mannigfaltigkeit vorliegen. Ein homosexueller Schriftsteller schreibt: „Das Wort: ‚Du wärst besser ein Mädchen geworden', habe ich unendlich oft hören müssen. Als fünfjähriger Junge nahm ich oft ein Tuch und schlug es um, so daß es schleppte, und sagte: nun bin ich ein Mädchen; das war mein größtes Vergnügen." Ein urnischer Chemiker berichtet: „Ich war als Kind sehr artig und habe im Gegensatz zu meinen Brüdern von meinen Eltern nie Prügel bekommen. Onanie blieb mir bis heute unbekannt. Die wilden Knabenspiele waren mir zuwider, ich schloß mich mit Vorliebe an Mädchen an und hatte deswegen viel Neckerei und Spott zu erdulden; das war mir sehr unangenehm, doch konnte ich nicht dagegen an. Ich liebte zu nähen, zu stricken, beim Kochen und Backen zu helfen und mich mit Bändern wie ein kleines Mädchen zu schmücken. Es ist mir noch jetzt sehr peinlich, wenn diese Jugenderinnerungen von Verwandten ausgekramt werden." Andere Mitteilungen von Urningen lauten: „Im Kadettenkorps hieß ich die keusche Jungfrau." „In der Schule nannte man mich allgemein Fräulein." „Als ich 13 Jahre alt war, sagte unser Hausarzt, ich sei kein Kerl, sondern ein hysterisches Frauenzimmer." „Mein Vater rief mich immer Wilhelmine". „In der Tanzstunde nannten mich die Damen: Willy mit den Mädchenaugen". „Schon zu Hause, wie später in der vornehmen Gesellschaft führte ich den Spitznamen: Baronesse". „Wenn ich einen Stein in die Luft warf, sagten die Jugendgespielen: ‚Dä Widdigs Jong wirft grad wie ein Mädchen'." „Meine Mutter sagte von mir, ‚er ist meine kleine Tochter'." „Von mir und meiner ältesten Schwester hieß es stets, wir seien verwechselt worden". „Man meinte stets, meine Schwester hätte der Junge und ich das Mädel werden sollen". „Als Kind hieß ich schon Mademoiselle". Urnische Damen berichten: „So lange ich denken kann, wurde ich boy genannt". Eine andere: „Schon als Kind trug

[4]) A. a. O. S. 194. Aus dem Jahre 1892.

ich mit Vorliebe Mütze und Rock meines Vaters, kletterte auf die höchsten Bäume und wurde immer Junge gerufen". Eine Dritte: „Ich merkte bereits im 6. Lebensjahr, daß ich anders war. Es wurde häufig gesagt: „an dir ist ein Junge verdorben". Eine andere: „Ich zog Jungenspiele vor, besaß Bleisoldaten und einen Spazierstock. Beim Spielen war ich immer der Vater. Ich zog mich von der Schulzeit an von den Altersgenossinnen zurück." Bemerkungen wurden gemacht: „Sie ist der reine Junge." Mädchen fand ich entsetzlich dumm und langweilig. Weibliche Kinderspiele verachtete ich. Die Knaben betrachteten mich als zu ihnen gehörig. Man nannte mich bis zu meinem 12. Jahre immer ‚Willi'." Und noch eine andere teilt mit:

„Ich zog heimlich die Kleider meines jüngsten Bruders an, schnitt kühn entschlossen mein wundervolles Haar ab, nahm Überzieher und Stock und musterte mich vor dem Spiegel, — die Männertracht stand mir vortrefflich. Mein Kopf war so köstlich leicht und frei ohne die schweren Flechten, meine Muskeln fühlten sich stahlhart an, und mit dem lästigen Mieder fiel jeder unerträgliche Weiberzwang von mir ab. Ich fühlte mich zum ersten Male ganz als Mann — es war ein Hochgefühl ohne gleichen."

Charakteristisch durch ihr weibliches oder männliches Gepräge sind oft die Kinderphotographieen der homosexuellen Männer und Frauen.

Oft unterstützen die Angehörigen die Veranlagung urnischer Kinder und beschäftigen sie dementsprechend. Die Väter fühlen sich zu urnischen Töchtern besonders hingezogen — die Mütter verwenden hingegen ihre urnischen Söhne gern zu allerlei häuslichen Beschäftigungen. Man glaube jedoch nicht, daß erst durch die Erziehung diese femininen oder virilen Eigenschaften hervorgerufen werden, bei einem nicht urnischen Knaben würde die Mutter überhaupt nicht solche Verwendung versuchen. Wenn Krafft-Ebing in seiner Epikrise des Falles der Gräfin Sarolta Vay schreibt: „eine Marotte des Vaters war es unter anderen, daß er S. ganz als Knaben erzog, sie reiten, kutschieren, jagen ließ, ihre Energie als Mann bewunderte, sie Sandor nannte. Dagegen ließ dieser närrische Vater seinen zweiten Sohn in Weiberkleidung gehen und als Mädchen erziehen", so darf man zugunsten des Vaters annehmen, daß er vermutlich nur der ausgesprochenen Neigung und dem starken Drängen der Kinder all zu willfährig entgegenkam.

Auch Oskar Wilde soll, wie Sherard berichtet, von seiner Mutter, die übrigens viele virile Züge aufwies, noch als größerer Knabe oft in Mädchenkleidern gesteckt worden sein. Mir haben die Mütter von Urningen wiederholt berichtet, wie unglücklich ihre Kleinen waren, als sie „die ersten Hosen" erhielten, wie so nichts von Stolz in ihnen war, mit dem diese Umkleidung echte Jungen erfüllt.

Ulrichs[5]) erzählt von sich selbst: „Sehr schmerzte es mich, als ich zuerst „Jungenszeug" anziehen mußte. Oft habe ich in jener meiner ersten Kindheit, wie man mir später erzählt hat, klagend und protestierend gesagt: ‚Nein, ich will ein Mädchen sein'. Ich bin da-

[5]) U., Memnon, pag. 113/14.

mals noch so klein gewesen, daß ich das Wort ‚Mädchen' noch nicht einmal auszusprechen vermochte und dafür ‚Mädzen' gesagt habe."

Auch hier einige Beispiele elterlichen Nachlebens.

Ein junger Leutnant erzählt: „Sobald ich dem Schulzimmer entflohen war, eilte ich zu meinen Freundinnen. Meine Mutter liebte es, mich zu ihren Geschäftsgängen mitzunehmen und fragte mich dann bei Einkäufen: wie mir dieses oder jenes gefiele. Bei jedem neuen Hute, den sich meine Mutter kaufte, wurde ich als Modell verwandt, das heißt, mir wurden die verschiedenen Damenhüte auf den Kopf gesetzt und der mich am besten kleidete, den erkor meine Mutter für sich. „Du siehst wie ein kleines Mädchen aus, sagte mir meine Mutter häufig bei der Hutprobe, schade, daß du kein Mädel geworden bist." Derselbe Gewährsmann gibt noch folgende sehr bezeichnende Schilderung: „Mein Vater war Offizier und seinem Willen gemäß sollten seine drei Söhne auch Offiziere werden. Ich stand im 13. Lebensjahre, als ich zum Kadettenkorps einberufen wurde. Von meinen Vorgesetzten habe ich nur Gutes erfahren, da ich selbst ein recht braver Schüler war und zum Tadeln wenig Veranlassung bot. An den wilden Jugendspielen beteiligte ich mich wenig und nur auf höheren Befehl, mein liebstes waren Plauderstündchen mit gleichgesinnten Kameraden, die wilden mied ich, eines Tages aber konnte ich die Erfahrung machen, daß ein solch wilder Bursche eine besondere Zuneigung zu mir faßte, mich öfters mit Kleinigkeiten beschenkte und mir half, wo er helfen konnte, dabei bemerkte er, ich besäße ein so „ätherisches Wesen", das gefiele ihm so, er behauptete, ich duftete immer nach Vanille. Im Singen war ich die Säule des Soprans, wie der Lehrer sich ausdrückte, und als in der Literaturstunde Schillers Jungfrau von Orleans mit verteilten Rollen gelesen werden sollte, und es sich um die Besetzung der Jeanne d'Arc handelte, da war mein Lehrer keinen Augenblick im Zweifel und übertrug dieselbe mir unter allgemeiner Akklamation der Kameraden. Von da ab behielt ich im Korps den Titel: „Jungfrau von Orleans" oder auch „Fräulein Johanna!" Die Vorliebe der normalsexuellen für den urnischen Mitschüler, dessen weibliche Grundnatur sie instinktiv herausfühlen, ist sehr charakteristisch; so berichtet ein anderer Offizier, der auf einer Ritterakademie erzogen wurde, daß, als er 13 Jahre alt war, fast alle älteren Knaben in ihn verliebt waren.

In den Jugenderinnerungen einer homosexuellen Künstlerin heißt es: Von klein an habe ich nie Geschmack an den üblichen Puppenspielen, am Kochen oder Mutter- und Kinderspielen gefunden. Ich kletterte lieber auf jede nur erreichbare Leiter, kroch in alle Körbe und versetzte durch mein „Schliddern" auf dem glatten Fußboden die Mädchen in Schrecken. Daß ich häufig dabei tüchtig hinschlug und mehr als einmal blutende Hände und Nase davon trug, tat dem Vergnügen keinen Eintrag. Meine Puppen behandelte ich äußerst nonchalant, sie lagen in allen Ecken und wurden selten hervorgeholt. Dagegen bereitete mir ein kleiner Spazierstock, den man mir einmal schenkte, unglaubliche Freude. Ich war vielleicht vier Jahr alt; mit meinen kurzen Hosen und dem Knabenpaletot machte ich den Eindruck eines kleinen Dandy, den Spazierstock am Arm, die rechte Hand in der Tasche meiner Matrosenkleider (die ich bis zu meinem 15. Jahr bevorzugte); ich werde nie vergessen, welches „Hochgefühl" sich meiner kleinen Eitelkeit bemächtigte, wenn ich auf diese Art ausgehen durfte. —

Mit fünf Jahren schenkte mir auf unablässiges Bitten eine Köchin ein Gewehr. Ich rührte von allen Geburtstagsgeschenken nichts an, stolzierte den ganzen Tag mit „Gewehr über" und konnte mich auch abends von dem Liebling nicht trennen. Auch späterhin, bis in diese Tage hinein, spielten Waffen eine große Rolle in meinen Träumen; ich geriet später häufig sehr heftig mit meinem jüngeren Bruder zusammen, der sich das Wegnehmen seiner Pistolen, Säbel und sonstigen Armierungen nicht gefallen lassen wollte. . . . Gern setzte ich mir die Hüte meines Vaters auf und machte „Papa" nach. . . . Bei Reisen an die See ließ ich mich in die Strandburgen als Mitglied eintragen, die von Einheimischen und Kurgästen gebaut und verteidigt wurden. Ich kaufte mir einen kleinen hölzernen Säbel, setzte meinen Südwester nach Art der Südwestafrika-Kämpfer auf und war bei allem Geschrei und Getümmel am lautesten. Meine Unbeliebtheit bei den im Umkreise unserer Tatenlust befindlichen Badegästen erhöhte nur meinen Stolz. Ich veranstaltete auch oft Wettrennen, wobei es nicht ohne wilde Balgerei abging. — Mit 13 Jahren faßte ich den Plan, Zoologie zu studieren. Ein Onkel schenkte mir ein Werk — und nun begann ich lateinische Namen auswendig zu lernen, kannte jedes Tier, jede Gattung und fand ein großes Vergnügen in der Vergleichung dieser und jener Arten und in der Erörterung von allerlei Kreuzungsmöglichkeiten. Ich legte mir auch eine Schmetterlingssammlung an und fing und präparierte die einzelnen Exemplare selbst. Die sogenannte Backfischliteratur fand ich langweilig und ich entsinne mich, daß ich einmal bitterlich weinte, als die Heldin ihrem von mir so bewunderten Herrengeist entgegen sich am Ende doch ihrem Helden ergab. Lieber las ich „Lederstrumpf", „Buffalo Bill" u. a. — Die Folge dieser Lektüre war, daß wir unsere Zimmer in Räuberhöhlen verwandelten und Überfälle inszenierten, wobei meine große Puppe die geraubte Jungfrau darstellte. Meine schönste Kindheitserinnerung ist ein Ferienaufenthalt im Riesengebirge, wo ich im Knabenhemd und Hose die Berge durchstreifte. — Es ist eine eigene Sache um Kinderspiele, in ihnen liegt oft ein Orakel für das zukünftige Leben."

Von manchen Seiten, besonders von Tarnowsky, ist vorgeschlagen, Knaben, welche zu weiblichen Beschäftigungen neigen, recht zu verspotten, um so der Entwicklung homosexueller Triebe vorzubeugen. Es heißt die Macht der Erziehung weit überschätzen, wenn man annimmt, daß dadurch eine so tief in der Persönlichkeit wurzelnde Triebkraft nennenswert beeinflußt werden könnte. Wir halten diese prophylaktischen Maßnahmen nicht nur für wirkungslos, sondern auch für verhängnisvoll, weil sie geeignet sind, das ohnehin schüchterne, empfindsame urnische Kind noch zaghafter und scheuer zu machen. Diese Kleinen spüren es instinktiv, daß sie eigentlich weder zu den Knaben, noch zu den Mädchen gehören, ihr Selbstvertrauen leidet unter diesem Zwiespalte, sie nehmen alles tiefer und ernster als die gleichaltrigen Kameraden. Unter den jugendlichen Selbstmördern, die sich wegen gekränkten Ehrgeizes ein Leid antun, befinden sich relativ viel urnische Knaben. Eine wohlbedachte Erziehung soll das psychologische Erfassen der Kindesseele zur Grundlage haben, sie sollte individualisieren, indem sie die vorhandenen guten Keime in die rechten Bahnen leitet, die schlechten Anlagen liebevoll hemmt. Statt dessen werden in völliger Unkenntnis der urnischen Kindesseele, welche sich schon deutlich von der Knabenseele durch eine größere Rezeptivität, von der Mädchenseele durch stärkere Produktivität unterscheidet, viele Keime, deren sorgsame Pflege sich außerordentlich verlohnen würde, mit einer das kindliche Zentralnervensystem oft schwer affizierenden Gewalt unterdrückt.

Die oft in hohem Grade vorhandene geistige Begabung bei urnischen Knaben wird durch eine gewisse Unsicherheit und Verträumtheit, oft auch durch Zerstreutheit infolge allzu reger Phantasie beeinträchtigt, doch kommen die meisten recht gut in der Schule mit; viele sind Primi; eine besondere Vorliebe besteht für schöngeistige Fächer, namentlich für Literatur, Geschichte und Geographie, auch für Musik und Zeichnen, etwas weniger für Sprachen, dagegen zeigen sich von 100 urnischen Kindern 90 ungewöhnlich schwach für Mathematik veranlagt. Merkwürdig erscheint es demgegenüber, daß von den übrigbleibenden 10% jedoch 4 eine weit über dem Durchschnitt stehende mathematische Befähigung aufweisen.

So schreibt ein urnischer Ingenieur: „Ich darf ohne Überhebung sagen, daß ich als Knabe das Durchschnittsmaß sicherlich erheblich überragte. Ich war vor allen Dingen als guter Rechner und Mathematiker bekannt, und von den Kameraden war meine Hilfe bei ihren Arbeiten stark gesucht. Vokabeln lernte ich spielend leicht. Zu Hause zu arbeiten hatte ich nicht nötig, ich lernte alles bei der ersten Durchnahme in der Schule. Das sogenannte Präparieren und Repetieren kannte ich nicht, ich extemporierte stets, ob es sich um lateinische, griechische, französische oder englische Klassiker handelte. In Mathematik überraschte ich meine Lehrer häufig durch rasche elegante Lösung der Konstruktionsaufgaben und fand ein großes Vergnügen daran, meine Lehrer selbst gelegentlich „hineinzulegen". Den Primusplatz hatte ich bis in die oberen Klassen inne."

Was die übrigen Fächer anlangt, so besteht um die Reifezeit herum bei urnischen Knaben oft eine starke religiöse Schwärmerei, zum Turnen mangelt es vielen an Muskelkraft und Mut, doch wird dieser Ausfall oft durch Geschicklichkeit und ästhetisches Wohlgefallen an den körperlichen Übungen der Mitwirkenden und Eifer es ihnen nachzutun, ausgeglichen. Das Interesse für den Unterrichtsgegenstand steht bei vielen im engsten Zusammenhange mit der Person des Lehrers. Wie sehr auch als Schulkind das urnische Mädchen ein Pendant des urnischen Knaben darstellt, möge der folgende Bericht einer homosexuellen Frau veranschaulichen, die sich selbst als Privatgelehrte bezeichnet:

„Ich will nicht behaupten, daß ich besonders gern lernte. Ich bewältigte mein Pensum hauptsächlich aus Ehrgeiz. Das Arbeiten wurde mir leicht. Etwas einmal hören oder einmal durchlesen, und die Sache saß und blieb haften. Die schriftlichen Aufgaben schüttelte ich mir, sozusagen, aus dem Ärmel. Aber es wäre oft auch das einmalige Durchlesen unterblieben, wenn ich es über mich gewonnen hätte, in der Klasse einen anderen, als den ersten Platz inne zu haben.

Wir hatten in unserem Städtchen eine kleine Privatschule für Knaben. Da dieselbe hauptsächlich auf besonderen Wunsch meines Vaters eingerichtet worden war, so wurde mir die Erlaubnis erteilt, an sämtlichen Unterrichtsfächern teilzunehmen. Das war etwas für mich. Natürlich bestärkte mich das noch mehr in dem Glauben, daß ich „eigentlich" ein Knabe und kein Mädchen sei. Nebenbei hatte ich Handarbeitsstunden, Konversation in den neueren Sprachen usw. Es war indessen merkwürdig, eine so gute Schülerin ich in den Augen meiner Lehrer war, eine ebenso unausstehliche, trotzige, eigensinnige gegenüber den Lehrerinnen, für die ich nicht „schwärmen" konnte. Und zu diesem Gefühl riß mich nur die 20jährige Französin fort, weil — sie so wunderbar große blaue Augen, so herrliches schwarzes Haar hatte, überhaupt so schön war. Ich erfuhr bald, daß die Offiziere der Residenz meinen Geschmack teilten, worauf ich nicht wenig stolz war. Als indessen einer derselben meine Angebetete als Gattin heimführte, hätte ich diesen am liebsten gefordert. Nichts konnte mich bewegen, zu der Hochzeitsfeierlichkeit, zu welcher ich geladen war, zu gehen. Ich schloß mich den halben Tag über in mein Arbeitszimmer ein und stampfte von Zeit zu Zeit heftig auf den Boden. Damals war ich 14 Jahre alt.

Im nächsten Monat sollte unser Klassenunterricht ein Ende haben. Die Knaben, meist älter als ich, hatten ihr Einjährigen-Zeugnis „in der Tasche", und bezogen das Gymnasium einer größeren Stadt. Und ich, die ich das beste Examen gemacht hatte? Ich wurde nicht aufgenommen, weil — — ich ein Mädchen war. Das war die erste wirkliche Enttäuschung meines Lebens. Weinen lag nicht in meiner Natur. Ich mußte handeln, trotzen. Ich wollte dennoch meine Abiturientenprüfung bestehen, und noch früher als meine Freunde. So verschaffte ich mir den Lehrplan des betreffenden Gymnasiums und arbeitete mit Hilfe meines Vaters nach demselben. Nebenbei trieb ich Musik, in welcher ich es jedoch nie zur Vollkommenheit gebracht. Eines Tages hörte ich, daß die ganze Stadt in Aufregung war, weil eine Dame aus der Gesellschaft, die mir sehr wohl bekannt, in dem jugendlichen Alter von 18 Jahren ihr Lehrerinnenexamen gemacht habe. „Wenn es weiter nichts ist!" dachte ich, ging zu der Vorsteherin der betreffenden Bildungsanstalt und ließ mich von dieser zunächst privatim prüfen. Mir wurde der Bescheid, daß ich wohl die nötigen Kenntnisse, aber nicht das vorgeschriebene Alter habe. Was tun? Warten hieß die Losung! Ich hatte mir nun einmal vorgenommen, auch dieses Examen zu bestehen. Daß man mir außerdem, gleichfalls wieder privatim, die Abiturientenprüfung abnahm — noch bevor meine früheren Spielkameraden fertig waren — wurde mit vieler Mühe durchgesetzt. Nun ging es in die Schweiz, um mich für das Universitätsstudium zu immatrikulieren."

Über ihr Studentenleben fügt diese Urninde dann noch später hinzu:

„Wie ich das Studentenleben zugebracht? Nun, wie alle. In der ersten Zeit gebummelt, gekneipt, gespielt, die Freiheit in vollen Zügen ausgekostet, auf die Berge geklettert usw.! Ich bin eine enthusiastische Naturschwärmerin, und eine schöne Landschaft kann mich bis zur Trunkenheit begeistern. Der zweite Teil meines Universitätsprogramms hieß jedoch arbeiten. Ich hatte neben Astronomie und alten Sprachen die Medizin als Hauptstudienfach ergriffen und wollte auch hier meinen männlichen Herren Kollegen nicht im Wissen und Können nachstehen. So machte ich denn ein recht gutes Examen und ließ mich als „Privatgelehrte" in einer der idyllischsten Gegenden meines Vaterlandes nieder wo ich vereint mit „Ihr" noch heute ein

Leben führe, wie es im Eden nicht himmlischer, nicht seliger sein kann."

Um noch einmal kurz auf die Kinderspiele zurückzukommen, so halte ich ihre Beschaffenheit für die Diagnostik sexueller Zwischenstufen von fast ebenso hohem Wert wie die Träume, wobei allerdings in Betracht gezogen werden muß, daß manche Kinder zu Spielen neigen, die weder ein männliches noch weibliches Gepräge tragen, und daß es auch solche gibt, die überhaupt Spielen abhold sind. Ich möchte die Kasuistik dieses wichtigen Abschnitts noch mit Mitteilungen aus dem Leben zweier bekannter Urninge schließen, der Schilderung der Kinderspiele von Ulrichs, den ich für den feinsten, klarsten und gewissenhaftesten Selbstbeobachter seiner eigenen urnischen Psyche halte, und der von Louise Michel, auf Grund deren Aufzeichnungen uns Karl v. Levetzow in den Jahrbüchern eine vortreffliche Charakterstudie geliefert hat.

Ulrichs schreibt[6]:

„Der Urning zeigt als Kind ganz unverkennbaren Hang zu mädchenhaften Beschäftigungen, zum Umgang mit Mädchen, zum Spielen mit Mädchenspielzeug, namentlich mit Puppen. Wie sehr beklagt ein solches Kind, daß es nicht Knabensitte ist, mit Puppen zu spielen, daß der Weihnachtsmann nicht auch ihm Puppen bringt, und daß man ihm mit den Puppen seiner Schwester zu spielen verbietet! Solches Kind zeigt Wohlgefallen am Nähen, Stricken, Häkeln, an den weich und sanft anzufühlenden Kleidern der Mädchen, die es am liebsten selbst tragen möchte, an farbigen seidenen Bändern und Tüchern, von denen es sich gerne einzelne Stücke aufbewahrt. Den Umgang mit Knaben, deren Beschäftigungen, deren Spiele, scheut es. Das Steckenpferd ist ihm gleichgültig. Am Soldatenspielen, dem liebsten Zeitvertreib der Knaben, hat es keinen Gefallen. Es flieht der Knaben Raufereien, deren Schneeballwerfen. Am Ballspiel findet es wohl Gefallen, aber nur mit Mädchen. Auch wirft es den Ball mit der zarten und schwächlichen Armstellung der Mädchen, nicht mit dem kräftigen Armgriff der Knaben. Jeder, welcher einen Urning als Knaben beobachten konnte und mit einiger Aufmerksamkeit wirklich beobachtete, wird dies bestätigen oder doch ganz ähnliches. Sollte das alles Verstellung sein? Die geschilderten Eigentümlichkeiten habe ich an mir persönlich schon längst nicht nur gekannt, sondern sie sind mir auch stets auffallend gewesen, ohne daß ich jedoch gerade etwas Weibliches in ihnen erkannt hätte. Im Jahre 1854 teilte ich dieselben auch einem meiner Verwandten mit, als etwas mir Auffallendes, was wohl mit meiner geschlechtlichen Natur zusammenhängen möge. Weil dieser jedoch mir diesen Gedanken ausredete, so ließ ich ihn fallen. Erst 1862 habe ich ihn wieder aufgegriffen: weil mir nämlich Gelegenheit ward, auch andere Urninge zu beobachten, und ich den weiblichen Habitus merkwürdigerweise bei allen sich wiederholen sah, wenn auch variierend in den einzelnen Zügen. Auch bei den Weibern variiert ja der weibliche Habitus in den einzelnen Zügen. Über mich selbst, als Kind von 10—12 Jahren, folgendes. Wie oft seufzte meine gute Mutter: „Karl, du bist nicht so, wie andere Jungen!" Wie oft sagte sie warnend: „Wenn du nicht anders

---

[6]) Ulrichs, Inclusa, pag. 27 ff.

wirst, wirst du ein Sonderling." Das Knabenmäßige, das einmal nicht in mir war, brachte alles Warnen, aller Zwang, alles Animieren zur Teilnahme am Schneeballwerfen usw. nicht in mich hinein. Ich war eben schon ein Sonderling, nämlich von Natur. — Als könnte durch künstliche Gewöhnung an Schneeballwerfen usw. das Knabenmäßige erzeugt werden! und als wäre nicht vielmehr die Antipathie gegen das Schneeballwerfen nur das Symptom einer anderen Individualität. Dieses meines weiblichen Wesens wegen bin ich schon als Knabe mancher Demütigung unverschuldet ausgesetzt gewesen. Als ich im Jahre 1844, 18½ Jahre alt, das Gymnasium verließ, um zur Universität abzugehen, sagte mir beim Abschiede eine wohlmeinende ältere Freundin: „Karl, werden Sie recht männlich!" und ein Geistlicher: „Erhalten Sie sich Ihren kindlichen Sinn!" Männlichkeit also haben beide in meinem damaligen Wesen nicht wahrgenommen. Als ich im November 1862 einzelne Züge meines Wesens aufzeichnete, sie damals ausdrücklich als weiblichen Habitus bezeichnete, und die Aufzeichnung mehreren meiner Verwandten vorlegte, schrieb einer derselben an den Rand hinzu: „Einen solchen weiblichen Habitus glaube ich an Karl allerdings stets wahrgenommen zu haben."

Vergleichen wir nun damit, was uns v. Levetzow aus Louise Michels Kinderzeit berichtet[7]):

„In den Kinderspielen zeigte es sich schon. Keine Lieblingspuppe, keine Küchengeräte, kein Mutter- und Hausfrauenspiel, wie bei anderen kleinen Mädchen. Sie ist ein rechter Wildfang und wenn nicht ein Buch oder Großvaters Erzählungen von der ersten Revolution das frühreife kleine Wesen an den Stuhl, in die Stube fesseln, tollt es durch Garten und Ställe oder zieht sich von einem Troß gezähmter Tiere umgeben in die alte Turmstube des Hauses zurück, wo es den Stürmen und Gewittern lauscht und allerhand Bubenstreiche ausheckt: so z. B. alle Taschen mit Kröten und Wasserfröschen anzufüllen und sie unliebsamen Leuten zwischen die Füße zu werfen. Dann sind es wieder mit dem Cousin Jules Kletterpartien von Ast zu Ast in den hohen Bäumen, die schließlich in einer wüsten Prügelei enden, weil Jules mit richtigem Instinkt herausgefühlt hat, daß Louise „une anomalie" ist, und es ihr sagt. Eine beliebte Unterhaltung ist auch das Jagdspiel: Die Hausschweine stellten die Eber vor, und wir, mit brennenden Besen als Fackeln, galoppierten mit den Hunden hinterdrein und machten dabei einen Höllenlärm mit Schäfertuten, die wir Waldhörner nannten. Meist endete es mit einem zwangsweisen Zurücktreiben der Schweine in ihren Stall; manchmal aber auch damit, daß sie in das Wasserloch des Küchengartens plumpsten; sie grunzten verzweifelt, bis man sie wieder herauszog, und das war nicht immer leicht. Es mußten Leute mit Stricken dazu geholt werden, die dann auf uns schimpften. Ich genoß ganz besonders den Ruf, „wie ein wildes Fohlen" zu spielen, berichtet Louise. Ihre Spielkameradschaft mit Jules entspricht genau dem Verhalten der Knaben in der vorpubischen Lebensperiode: „Vom Mädchen reißt sich stolz der Knabe". Die ernsteren Unterhaltungen, von denen uns Louise erzählt, waren dramatische Darbietungen: Die Ereignisse von 1793 oder die Verbrennung von Johannes Huß oder andere ähnliche Episoden gaben der Geschichte den Vorwurf ab. Louise spielte darin vorzugsweise „Männerrollen".

Auch die weibliche Eitelkeit fehlt ihr ganz. Sie läuft zerrissen herum, wie ein toller Junge, und es macht ihr Freude. „Meine Mutter war damals eine Blondine mit blauen, freundlichen, sanften Augen und langem, lockigen Haar, so frisch und hübsch, daß ihre Freundinnen lachend behaupteten: „Es ist nicht möglich, daß das häß-

[7]) Jahrb. f. sex. Zwischenst., Jahrg. VII, 1, pag. 345 ff.

liche Kind von Ihnen ist." Ich für meine Person, groß, mager, zerzaust, wild und wagemütig, wie ich war, sonnenverbrannt, und oft mit Rissen und Löchern in den Kleidern, die mit Nadeln zusammengesteckt waren, wurde mir vollständig gerecht und es machte mir Spaß, daß man mich häßlich fand. Meine arme Mutter kränkte sich oft darüber."

Ganz ähnlich ist die folgende Schilderung, die Anne v. den Eken[8]) von der Kindheit einer ihr bekannten Urninde gibt:

„Sie ist als jüngste Tochter einer sehr strengen, aber „schrullenhaften" Mutter erzogen. Letztere beschäftigte sich viel lieber mit wissenschaftlichen Werken, als mit ihren Kindern und dem Hauswesen. Die ältere Tochter ist sehr weiblich und vollkommen normal. Die Jüngste hatte keinerlei Interesse für Puppen oder Mädchenspiele, sie sammelte Käfer, Eidechsen, Schlangen und alle möglichen anderen Dinge, um die sich sonst nur Knaben kümmern. Sie stahl ihren bereits erwachsenen Brüdern Zigarren, rauchte aber am liebsten eine Pfeife, die sie, in Ermangelung von Tabak, — mit getrockneten Nußblättern stopfte. Weibliche Handarbeiten waren ihr zuwider. Sie verschaffte sich ein vollständiges Schreinerwerkzeug und verfertigte allerhand Möbelstücke. Mit Vorliebe strich sie auch Mauern und Gartenzäune an, und zwar völlig kunstgerecht. Als erwachsenes Mädchen machte sie ganz allein weite Fußtouren durch die Wälder, übernachtete in Köhlerhütten, Schafställen oder Heustadeln, ohne jede Furcht. Als die gedachte junge Dame erwachsen war, hatte sie einen sehr männlich gebauten Körper, starke Knochen, schmale Hüften, flache Brust, breite Schultern und sehr große Hände und Füße. Das Profil des Kopfes war sehr männlich und energisch, das Organ auffallend tief. Niemals hat sie einen Mann geliebt, trotzdem sie nun schon 40 Jahre alt ist. Sie besitzt absolut keine weibliche Eitelkeit, Toilettenfragen sind ihr ein Greuel. Am liebsten ginge sie in Männerkleidern. Sie hängt mit großer Zärtlichkeit an einer sehr weiblich veranlagten Dame, mit der sie nun schon seit Jahren zusammen wohnt und die sie vollständig beherrscht — wie manche Männer ihre Frauen."

Treffend wird in diesen Berichten die mangelnde Eitelkeit urnischer Mädchen hervorgehoben. Nicht ohne Grund sagt ein feiner Kenner der urnischen Psyche: „Auf ein junges Mädchen, welches bei einem Spiegel achtlos, ohne hineinzusehen, vorübergehen kann, wenn es sich ankleidet, auf einen Knaben, der mit großem Vergnügen immer wieder zu demselben zurückkehrt, muß man achthaben, denn beide verraten oft hierdurch frühzeitig ihre urnische Natur."

In der Reifezeit zeigen sich bei urnischen Knaben und Mädchen allerlei von der Norm abweichende Erscheinungen. Der Stimmwechsel tritt oft überhaupt nicht ein, manchmal erstreckt er sich über eine lange Zeit, nicht selten macht er sich verhältnismäßig spät, mit 19 oder 20 Jahren, bemerkbar; sehr viele haben nach der Mutation noch die Neigung, Sopran oder Fistelstimme zu singen, andere, die nicht mutiert haben, sind imstande, durch methodische Übungen ihr Organ wesentlich zu vertiefen.

So berichtet ein hervorragender urnischer Baritonsänger: „Meine Stimme hat nie einen merklichen Umschwung oder Übergang gehabt, mit 23 Jahren konnte ich Sopran singen und kann es noch heute

---

[8]) A. v. den Eken, l. c. p. 18.

(30 Jahre), tiefere Sprech- und Singtöne habe ich erst durch Schule und Übung erlangt." Während die Vergrößerung der Stimmbänder ausblieb, vergrößerten sich in diesem Fall während der Reife um so mehr die Brüste, die, wie ich mich durch Inspektion und Palpation überzeugte, tatsächlich einen weiblichen Charakter tragen. Oft werden junge Urninge wegen ihrer hohen hellen Stimme geneckt, so schreibt ein urnischer Arbeiter: „Meine Stimme ist nicht gebrochen, man nannte mich in Arbeiterkreisen mit 19 Jahren wegen meiner hellen Stimme: „Gretchen". Bei vielen bleibt die Stimme ohne männliche Kraft. Wie Ulrichs in Memnon mitteilt, begegnete er einst in München einem 32jährigen Urning[8a]) „von vorwiegend weiblicher Erscheinung, die nur ein starker Bartwuchs virilisierte. Ihm ist die Luftröhre, soweit äußerlich sichtlich, durchaus weiblich gebaut. Vom Adamsapfel ist, wenigstens äußerlich, keine Spur vorhanden." Dieser sagte ihm: „Bis zum 18. Jahre hatte ich eine sehr schöne Mezzosopranstimme und sang oft und gern. Dann trat die Mutation ein, sehr schwierig, länger als zwei Jahre dauernd, wonach die Stimme beim Sprechen zwar tief, aber etwas belegt ward, während die Singstimme ganz ausblieb. Allein sang ich seitdem oft „in der Fistel." Urnische Mädchen bekommen zur Zeit der Pubertät oft eine tiefere Stimmlage. Ich kenne einen derartigen Fall, wo ein Spezialarzt für Halskrankheiten, weil er einen Kehlkopfkatarrh annahm, mehrere Monate die Stimmbänder pinselte. Eine urnische, jetzt 25jährige Journalistin berichtet: „In der Reifezeit trat der Adamsapfel stärker bei mir hervor. Ich bekam eine Singstimme, die sich nur bis zum C zwischen der dritten und vierten Linie erstreckt, dagegen das tiefe C des Basses umfaßt. Ich pflege Lieder und anderes stets in einer tieferen Oktave des Soprans, also im Tenor zu singen. Man sagt allgemein, ich hätte auch einen Tenorklang." Der Bartwuchs stellt sich bei urnischen Jünglingen oft sehr spät, oft auch recht spärlich und ungleich ein. Dagegen ist hie und da bei urnischen Knaben ein mit Schmerzhaftigkeit verknüpftes Anschwellen der Brüste zur Reifezeit zu beobachten.

In Krafft-Ebings Psychopathia sexualis (S. 259) findet sich die Autobiographie eines urnischen Arztes, welcher vom 13.—15. Jahr Milch in den Brüsten hatte, die ihm ein Freund aussaugte, während hingegen urnische Mädchen häufig recht mangelhafte Brustentwickelung darbieten. Bei urnischen Knaben kommt nicht selten ein besonders üppiger, an das Weib erinnernder Wuchs des Haupthaares vor, hingegen weist die Körperbehaarung urnischer Mädchen oft virile Anklänge auf. Von pathologischen Störungen findet man bei urnischen Jünglingen verhältnismäßig häufig Migräne und Chlorose, zwei Krankheiten, von denen sonst mehr das weibliche Geschlecht heimgesucht wird. Bei urnischen Mädchen findet man im Gegensatz hierzu die Pubertätsanämie äußerst selten, jedoch tritt nicht selten die Menstruation bei ihnen verhältnismäßig spät ein, vor allem bei den virileren homosexuellen Frauen. So berichtet Näcke[9]) von einer 32jährigen Zahnärztin:

„Sie war schon zweimal verlobt gewesen, im letzten Augenblicke aber dem Bräutigam entlaufen. Männer geliebt hatte sie nie, nur Frauen. Mit 17 Jahren bekam sie zuerst die Regel und seitdem hat sie diese nur einmal im Jahre. Wie die Ärzte festgestellt haben sollen, wäre der eine Eierstock atrophisch." Auch von der Sarolta Vay berichtet Krafft-Ebing: „Die

---

[8a]) Ulrichs, Memnon pag. 124.

[9]) Näcke (kriminologische und sexologische Studien. Zum Kapitel der Transvestiten nebst Bemerkungen zur weiblichen Homosexualität. pag. 252).

Menses stellten sich erst mit 17 Jahren ein, verliefen immer schwach und ohne Beschwerden."

Man wendet auch hier ein, daß alle diese Abweichungen vom Sexualtypus in der Kinder- und Reifezeit noch keinen sicheren Schluß auf Homosexualität zulassen, daß diese Lebensperiode ohnehin in geschlechtlicher Hinsicht indifferenziert ist, daß sicherlich oft Knaben und Mädchen, Jünglinge und Jungfrauen vorkommen, die trotz starker Androgynie und sexueller Inkongruenzen später völlig heterosexuell werden. Namentlich dürften die der Homosexualität verwandten Übergangsformen in der Kindheit oft ähnliche Vorstadien wie die Homosexualität aufweisen; so zeigen auch der Transvestit und die Transvestitin oft schon in früher Jugend ihrem Geschlecht nicht entsprechende Züge, und sicherlich werden auch manche Passivisten, Succubisten, Masochisten schon als Knaben nicht sehr männlich, weibliche Aktivisten, Incubisten, Sadisten in ihrer Mädchenzeit nicht sehr weiblich gewesen sein, wiewohl sie nachher das andere Geschlecht lieben, also heterosexuell geartet sind. In solchen Fällen pflegt dann aber das Verhalten zu den beiden Geschlechtern anders zu sein als beim urnischen Kinde.

Eins kann jedenfalls als sicher gelten. Ist ein Kind urnisch, so entwickelt sich aus ihm ein homosexueller Mensch, und zwar mit derselben unabänderlichen Notwendigkeit, mit der sich aus dem „Normalkinde" ein heterosexueller Mensch entwickelt. So steigt die urnische Persönlichkeit als ein Ganzes elementar aus der Tiefe der Individualität empor. Wären die gleichgeschlechtlich empfindenden Menschen nur in der Richtung des Geschlechtstriebs und sonst körperlich und seelisch in nichts von dem Durchschnitt der heterosexuellen Menschen unterschieden, wären die urnischen Männer ebenso von Männlichkeit erfüllt wie die heterosexuellen Männer und Frauen, dann wären sie in der Tat die monströsen Erscheinungen, als welche sie heute noch so vielfach gelten. Da dies aber nicht der Fall, haben wir allen Grund, eine mit sich selbst in so weitgehender Übereinstimmung stehende Erscheinung als eine Variante des genus homo sapiens, als eine Übergangsstufe anzusehen, wie solche in der Natur nirgends fehlen. Freilich dürfen wir uns hier bei der Beurteilung der Persönlichkeit als einer Einheit nicht an einen einzigen Teil halten, der, wenn er auch der Geschlechtsteil ist, doch immer nur ein Teil bleibt.

Andererseits ist hinsichtlich des Pubertätsverlaufs konträrsexueller Personen allerdings nicht außer acht zu lassen, daß ohnehin bis in die zwanziger Jahre hinein psychisch und physisch die Jünglinge eine sichtlich weibliche, die Mädchen eine puerile Beimischung zeigen: erstere tritt beispielsweise in der Bartlosigkeit, der noch nicht stark entwickelten Muskulatur dem sehr empfänglichen und oft ausgesprochen sanften Gemüte des Jünglings zutage, während die virile Note beim Mädchen (im Backfischalter) in den noch schwach entwickelten Brüsten und Hüften, der fehlenden Fettbildung, sowie einer stärkeren Agilität und Aktivität des Charakters und Geistes zum Ausdruck kommt. Es ist wohl denkbar, daß mit dieser gleichzeitigen Bisexualität des Körpers, Geistes und Geschlechtstriebes die Natur ausdrücken wollte, daß der Jüngling und die Jungfrau in dieser, für die Ausbildung und Vervollkommnung ihrer eigenen Individualität so eminent wichtigen Lebensperiode sich noch nicht in den Dienst der Zeugung stellen sollten, daß ihnen vielmehr auch die Möglichkeit gegeben ist, durch Anlehnung an eine sie liebende und leitende Person desselben Geschlechtes geistig empfangend ihre indifferente Geschlechtssehnsucht zu befriedigen. Ich kann mir wohl vorstellen, daß spätere Zeiten, in denen die gleichgeschlechtlich liebenden Menschen von der Verkennung, Verachtung, Verfolgung und dem Vorwurf der Verführung befreit sind, unter denen sie jetzt noch schwer zu leiden haben, ähnliche Probleme aufwerfen und in den Kreis ihrer Erörterungen ziehen werden, Zeiten, in denen man dem Ausspruche Nietzsches mehr Rechnung tragen wird, der lautet: „Es ist mehr Vernunft in deinem Leibe, als in deiner letzten Weisheit."

Jedenfalls sollten wir eine Naturerscheinung nicht deshalb als „wider die Natur" proklamieren, weil sie sich anscheinend nicht in das Weltbild hineinfügt, das wir nun gerade für das natürliche halten. Mit der Vorstellung, daß die Homosexualität etwas Naturwidriges oder Widernatürliches sei, hängt nun aber auch die Auffassung zusammen, die selbst unter Fachgelehrten noch weit verbreitet ist, daß der Geschlechtstrieb aus dem Stadium relativer Indifferenziertheit, die ihn bis in die ersten Jahre nach der Reife charakterisiert, durch äußere Einwirkungen nach der homosexuellen Richtung abgelenkt werden könnte, oder daß es sogar regelmäßig äußere Einwirkungen dieser Altersperiode sind, die hierfür entscheidend sind. Träfe das wirklich zu, dann würde der Geschlechtstrieb eine Ausnahmestellung unter den übrigen Geschlechtscharakteren einnehmen. Entwickeln sich doch alle, von den eigentlichen Genitalien bis zu den Brüsten der Frau und dem Barte des Mannes aus der bisexuellen Anlage durch ein indifferenziertes Stadium hindurch endogen, mag diese Präzisierung nun in das intrauterine Leben oder erst in die Jahre der Pubertät fallen.

Wäre eine solche Ausnahmestellung des Geschlechtstriebes an sich schon unwahrscheinlich, so sprechen auch die Tatsachen, die sich dem Beobachter natürlich nur aus der Erfahrung des Lebens und der Fülle des Materials erschließen können, entschieden dagegen. Es kann an sich nicht bestritten werden, daß es auch für den Geschlechtstrieb ein Stadium der Indifferenziertheit gibt, wenn auch schon in diesem Stadium die der Persönlichkeit adäquate Triebrichtung deutlich für den tiefer dringenden zum Ausdruck kommt. Daß diese sich durch äußere Eindrücke in ihrer Entwickelung nicht aufhalten oder ablenken läßt, das beweisen die zahllosen Fälle, in denen bei normalgeschlechtlichen Jünglingen und jungen Mädchen, die jahrelang, sei es aus eigennützigen Motiven oder aus selbstloser Freundschaft, Anhänglichkeit, Verehrung, Dankbarkeit — ausschließlich homosexuellen Geschlechtsverkehr unterhalten haben, mit dem Zeitpunkte der abgeschlossenen Entwickelung der präformierte heterosexuelle Trieb unwiderstehlich zum Durchbruch kommt, der sie nicht selten aus den Armen des Freundes und der Freundin in die der Gattin und des Gatten treibt.

Umgekehrt verkehren viele jugendliche Homosexuelle viele Jahre lang in Unkenntnis ihrer eigentlichen Veranlagung ausschließlich normalgeschlechtlich, bis auch bei ihnen die eigentliche Triebrichtung mit elementarer Gewalt durchbricht. Die auslösende Ursache ist meist die Begegnung mit einem adäquaten Sexualobjekt, niemals aber kann diese selbst den eigentlichen Grund der homosexuellen Triebrichtung bilden. Wirken doch während der Entwickelung jedes einzelnen so mannigfache sexuelle Anreize auf ihn ein, daß der Sexualität reichlich Gelegenheit geboten ist, auf die ihr adäquaten zu reagieren.

Der oberflächliche Beobachter ist leicht geneigt, von dem Zeitpunkt an, in dem im Subjekt diese Reaktion auf ein eindrucksfähiges Objekt eintritt, die Homosexualität zu datieren, indem er die Wirkung als die Ursache nimmt. Tatsächlich aber kann der adäquate Außenreiz nur dort wirken, wo er in einem Menschen eine adäquate Aufnahmestelle trifft. Der inadäquate Reiz hingegen gleitet reaktionslos ab.

Das Gesagte zusammenfassend geben wir folgende Übersicht der Wahrscheinlichkeitsdiagnose des urnischen Kindes.

I. Eigenstatus:	Urnischer Knabe:	Urnisches Mädchen
	Er bevorzugt Mädchenspiele, meidet ausgesprochene Knabenspiele, hat viel Mädchenhaftes im Charakter und Benehmen, häufig auch im Aussehen (Bemerkungen der Umgebung: „er ist das reine Mädchen").	Sie bevorzugt Knabenspiele, hat Abneigung gegen weibliche Handarbeiten, Näschereien usw., viel „Knabenhaftes" in Wesen, Bewegungen, oft auch im Aussehen (Bemerkungen: „sie ist wie ein Junge").
II. Verhalten gegenüber dem andern Geschlecht.	Er befindet sich lieber in Gesellschaft von Mädchen. Seelische Fixierung an die Mutter.	Sie tummelt sich lieber mit Knaben. Innigeres Verhältnis zum Vater.
III. Verhalten gegenüber dem eigenen Geschlecht (unbewußt erotisch gefärbt).	Instinktive Zurückhaltung und Schamhaftigkeit gegenüber Knaben. Oft schwärmerische Verehrung eines Lehrers oder Mitschülers.	Die Schamhaftigkeit ist gegenüber Mädchen größer. Häufig Schwärmerei für eine Lehrerin, Mitschülerin oder eine andere weibliche Person.

Jedes dieser Symptome beweist für sich noch keine Homosexualität; finden sich aber bei einem heranwachsenden Knaben oder Mädchen alle Punkte gemeinsam vor, so kann man mit einer an Sicherheit grenzenden Wahrscheinlichkeit annehmen, daß es sich um einen Urning oder eine Urninde handelt.

FÜNFTES KAPITEL.

Die Diagnose der männlichen und weiblichen Homosexualität.

Sexuelle Inkongruenzen.

a) Andersgeschlechtliche Einschläge auf körperlichem Gebiete.

a. Genitalapparat.

Wenden wir uns nun der Erörterung der Frage zu, ob und inwieweit die Geschlechtscharaktere erwachsener männlicher und weiblicher Homosexueller von dem heterosexuellen Durchschnittstypus abweichen, so empfiehlt es sich, mit den markantesten Geschlechtsunterschieden beginnend, allmählich auf die weniger scharf differenzierten übergehend, ein Stück nach dem andern zu untersuchen. Wir gehen dabei von der Grundanschauung aus, daß ein Wesen, das männliche Keime und Keimstöcke: — Samen und Hoden — besitzt, als ein männliches, jedes, das weibliche Keimzellen, Eier und Eierstöcke, Ovarien hat, als weibliches anzusehen ist, wollen aber hier gleich auf den extremsten Fall hinweisen, daß bei einer äußerlich völlig weiblichen Person, die, weil sie nur Frauen liebte, als homosexuell galt, Spermasekretion aus der Harnröhre ermittelt wurde, ein Fall, auf den wir bei der Differentialdiagnose von Homosexualität und Hermaphroditismus noch zurückkommen werden. Der erste Abschnitt, mit dessen Beschaffenheit bei Homosexuellen wir uns zu beschäftigen haben, ist der Genitalapparat.

Er zeigt bei urnischen Männern und Frauen keinerlei nennenswerte Abweichungen von der Norm. Testes, prostata und penis sind bei Urningen nach Form und Größe genau so beschaffen, wie bei Heterosexuellen. Die Mitteilung von Havelock Ellis, daß die Geschlechtsorgane Homosexueller bei beiden Geschlechtern zuweilen übermäßig, häufiger noch geringer entwickelt seien als in der Norm „mit einer leichten Annäherung an den Typus des Kindes", konnte ich auf Grund meiner Beobachtungen nicht bestätigen. Regelwidrigkeiten wie Kryptorchismus und Phimose kommen gelegentlich vor, anscheinend aber nicht häufiger als bei Heterosexuellen. Phimose ist vielleicht ein wenig mehr verbreitet. Eine Reihe von Fällen kenne ich, in denen Homosexuelle sie beseitigen ließen, in der Annahme, durch den Eingriff beim Weibe potent zu werden. Doch hatte das keinen Einfluß. Azoospermie und Aspermie scheint sehr selten zu sein.

Bernhardi,[1]) der den Samen von vier passiven Homosexuellen zu untersuchen Gelegenheit hatte, wollte gefunden haben, daß „nicht nur durchaus jede Spur von Spermatozoen fehlte, es mangelte auch das Sekret der Samenbläschen, was durch das Nichtvorhandensein der Spermakristalle klar erwiesen war. Die entleerte Flüssigkeit, der der Name Same in keinem Falle zukam, war hellweiß, fast durchsichtig, wenig schleimig und gelatinierte selbst nach längerer Zeit nicht vollkommen." Anderweitig ist diese Angabe jedoch nicht bestätigt.

In einigen Fällen besteht Aspermie; in den „Geschlechtsübergängen" habe ich das Bild eines Gynäkomasten gebracht, der trotz starker libido auf den Vollmanntypus im Orgasmus noch nie eine Ejakulation hatte. Im 28. Jahre stehend hatte er bisher nur dreimal eine geringe Schleimabsonderung, und zwar stets im Schlaf. Ich kenne noch zwei weitere Fälle von älteren Urningen, bei denen niemals eine Ejakulation — trotz libido und Orgasmus — stattgefunden hat.

Auch unter dem Mikroskop unterscheiden sich die Spermatozoen Homosexueller nicht von denen Heterosexueller, möglich, daß einmal eine weitere Verbesserung optischer oder sonstiger Hilfsmittel qualitative Differenzen erkennen läßt. Bisher sind solche jedenfalls an den Keimzellen selbst nicht nachweisbar. Epispadie sah ich in keinem Fall. Hypospadie ist außerordentlich selten, ich fand sie relativ häufiger bei Heterosexuellen als bei Homosexuellen. Vollkommen falsch sind die Angaben der älteren Literatur über eine besondere Beschaffenheit des Penis bei Homosexuellen.

Sie stützen sich besonders auf Tardieu,[2]) der auf Grund von 133 Beobachtungen den Penis der Homosexuellen wie folgt beschreibt: „nach vorn zugespitzt, hundepenisartig, hinten dick, vorn dünner werdend; überhaupt ist er im großen und ganzen bei aktiven Päderasten schwach, bisweilen gleichsam ein wenig gedreht, gewunden, so daß das Orificium urethrae seitwärts gestellt ist. Trotzdem bereits Casper und Liman diesen angeblichen Erkennungszeichen jede Bedeutung abgesprochen haben, gibt es noch jetzt gerichtliche Sachverständige, die ihnen einen Wert beilegen; so äußerte sich in dem Prozeß des wegen Mordes angeklagten Radfahrers Breuer in Trier ein älterer Arzt, daß er aus dem nach vorne zugespitzten Penis des Ermordeten und dem anus infundibuliformis Breuers (den ich bei der von mir vorgenommenen Nachuntersuchung nicht bestätigen konnte) annehme, daß zwischen dem Verstorbenen als aktivem und dem

---

[1]) Bernhardi, W., Der Uranismus, Lösung eines mehrtausendjährigen Rätsels, Berlin 1882. p. 27.

[2]) Tardieu, Etude médico-legale sur les attentats aux moeurs. Paris 1858.

Angeschuldigten als passivem Päderasten ein analer Verkehr bestanden habe. Auch die Angabe Coutagnes[3]), daß bei aktiven Päderasten eine ringförmige Furche an der Grenze des vorderen und mittleren Drittel der Eichel vorkomme, ist nicht ernst zunehmen.

In dem gleichen Maße wie das hundepenisartige Glied h.-s. Männer ist die keulenförmige Clitoris h.-s. Frauen, von der Mantegazza spricht, ein Phantasieproduckt. Martineau[4]) geht sogar noch weiter, er gibt an, daß die Clitoris der Lesbierinnen „derartig voluminös und vorspringend sei, daß sie einen Höcker vom Volumen des Daumens eines erwachsenen Menschen bilde". In einem Fall will er sogar eine Clitoris von Kleinfingerlänge beobachtet haben, während Parent-Duchatelet solche von Zeigefingerdicke und 7—8 cm Länge beschreibt, und Moreau de Tours (in „Aberrations du sens génésique") eine von Penisgröße. Forberg[5]) zitiert Nicolas Venette, nach welchem ein gewisser Plater bei einer Frau eine Clitoris von der Länge eines Gänsehalses beobachtet haben will.

Alle diese Deformitäten haben, soweit sie nicht überhaupt in das Reich der Fabel gehören, mit der Homosexualität, mit der sie in Zusammenhang gebracht werden, an sich nichts zu tun. Es sind vielmehr, ähnlich wie die Hypospadia des Mannes, pseudohermaphroditische Entwicklungsanomalien, die manchmal, aber nach meiner Erfahrung nur äußerst selten, mit homosexuellem Empfinden vergesellschaftet sind.

Der Fall Martineaus, in dem die Clitoris einer Lesbierin fast durchbissen war, so daß er große Mühe hatte, die Blutung des gefäßreichen Organs zu stillen, stellt sicherlich ein sehr vereinzeltes Vorkommnis dar.

Für vollends hinfällig halte ich die Hypothese Mantegazzas und anderer, daß sich die ursprünglich normale Clitoris erst durch den weiblichen Verkehr selbst so enorm vergrößert und deformiert hat. Martineau unterscheidet von diesem Gesichtspunkt aus die Clitorisdeformierung infolge von Masturbation und Sapphismus (la déformation clitoridienne, résultant de la masturbation ou du sapphisme) von der physiologischen (malformation physiologique, s'il n'y a ni masturbation ni sapphisme) und gibt eine getreue Schilderung, wie man beide Arten voneinander unterscheiden könne. Da unseres Erachtens die „physiologische" Clitoris permagna mit Homosexualität nichts zu tun hat, die artifizielle aber kaum je vorkommt, erübrigt es sich, auf diese differentialdiagnostischen Spitzfindigkeiten einzugehen. Auch die sonstigen Angaben über Genitalveränderungen bei homosexuellen Frauen, die sich zum Teil auch Rohleder zu eigen macht — die bläulich und rötlich verfärbte vulva und vagina, die hypertrophischen, statt rosa graubraunen labia minora, die gerunzelten labia majora, der klaffende introitus vaginae, der entzündete meatus urinarius externus, das, wenn vorhanden, erschlaffte oder verdickte Hymen — Veränderungen, die teils durch den tactus, teils durch die tribadische frictio genitalium, vor allem aber auch durch cunnilinctio entstehen sollen, kann ich auf Grund meines Materials nicht bestätigen. In einem Fall sah ich bei einer virilen Urninde aus Stettin die eine der kleinen Labien nach Art einer sogenannten Hottentottenschürze 5 cm lang herunterhängen. Die Person, die auch eine männliche Bildung des

---

[3]) Coutagne, Lyon méd. 35, 36.
[4]) Martineau, Leçons sur les déformations p. 25.
[5]) Forberg, Antonii Panormitae Hermaphroditus. 1908, pag. 305.

Kehlkopfes mit sehr tiefer Stimme hatte, kam zu mir, weil sie das Gebilde für einen penis hielt.

Häufiger als hypertrophische fand ich bei homosexuellen Frauen, namentlich bei virilen, atrophische Abweichungen von der Norm, eine Annäherung an den Befund, wie ihn Krafft-Ebing hinsichtlich einer von ihm beobachteten Urninde wie folgt beschreibt:

„Der Mons veneris ist mit dichten dunklen Haaren bedeckt. Genitalien vollkommen weiblich, ohne Spur von hermaphroditischen Erscheinungen, aber auf der infantilen Stufe eines 10jährigen Mädchens stehen geblieben. Die Labia majora berühren sich fast vollständig, die minora haben hahnenkammartige Form und prominieren über die großen. Die Clitoris ist klein und höchst empfindlich. Frenulum zart, perineum sehr schmal, Introitus vaginae enge, Schleimhaut normal. Hymen fehlt (wahrscheinlich angeboren), ebenso die Caruncalae myrtiformes. Vagina derart enge, daß die Einführung eines Membrum virile unmöglich wäre, überdies höchst empfindlich. Ein Coitus hat bisher jedenfalls nicht stattgefunden. Uterus wird durchs Rectum etwa wallnußgroß gefühlt, derselbe ist unbeweglich und retroflektiert.“

Vor allem sind Uterus und Ovarien homosexueller Frauen oft auffallend klein. Das Hymen fand ich in der Mehrzahl von mir beobachteter Fälle erhalten, namentlich bei virileren Frauen oft sehr konsistent.

Viele Urninge sind sich der Mangelhaftigkeit ihrer Betätigungsweise wohl bewußt; sie sprechen, mit unverhohlenem Neid auf die Heterosexuellen, von dem „so bequemen Apparat des Weibes“, viele Urninden von der so vollkommenen Vereinigung der Frau mit dem Manne. Aber diese objektive Anerkennung reicht nicht aus, um den subjektiven Negativismus zu überwinden.

Stark virile homosexuelle Frauen empfinden das Fehlen eines membrum nicht selten als ein entschiedenes Manko; es sind mir mehrere bekannt, bei denen die Vorstellung eines Vakuum, einer bei ihnen klaffenden Lücke so stark war, daß sie in zwar sehr naiver, aber durchaus ernst gemeinter Weise den Arzt fragten, ob es nicht möglich sei, ihnen auf operativem Wege, etwa durch Plastik aus der Bauchhaut, ein Glied zu bilden, das organisch mit ihrem Körper verbunden sei. Fast ebenso störend, wie diese Frauen den Mangel, empfinden manche extrem feminine homosexuelle Männer den Besitz der männlichen Genitalien.

Manche kneifen sie beim Entkleiden zwischen die Oberschenkel, andere binden sie nach oben fest, um sie zu cachieren, wieder andere erwägen, nicht etwa nur um den homosexuellen Trieb zu unterdrücken, den Gedanken der Kastration.

Heliogabal soll, wie römische Historiker berichten, von den Ärzten verlangt haben, daß sie ihm anstelle der männlichen Genitalien weibliche herstellten.

Auch Hammond berichtet von einem Fall, in dem ein Effeminierter sich seine Genitalien abschneiden lassen wollte.

Wie weit die naive Abneigung mancher Urninge gegen ihre Genitalien gehen kann, zeigt die folgende Stelle aus der Schrift „Urningsliebe" von H. Marx: „Der Urning kann nichts dafür, daß der Schöpfer ihn mit einem seinen Leib schändenden Organ geschaffen hat, das für den Urning gänzlich unbrauchbar ist. Wollte ein Urning einen solchen ihn schändenden Körperteil gebrauchen, um als Mann mit dem Weibe Liebe zu genießen, so wäre er einfach ein Mann und dazu ein verkommenes, naturwidriges Geschöpf."

Wenn allerdings Lukian die erste Ausführung der Kastration überhaupt auf gleichgeschlechtliche Betätigung zurückführen zu können meint, indem ein Mann, „der zuerst einen anderen Mann wie ein Weib nahm, sei es mit Gewalt oder List, diese Roheit ausführte", so ist dies eine ebensosehr jedes Beweises entbehrende Annahme, wie die von Moll[6]) zitierte Angabe Dupouys, daß in der Prostitution des Mannes der Ursprung der Kastration zu suchen sei. Dagegen scheint die noch heute bei den Australnegern geübte Mica-Operation[7]), die darin besteht, daß die Unterseite des Penis vom Scrotum bis zur Fossa navicularis aufgeschlitzt wird, wobei also durch Freilegung der Harnröhre eine künstliche Hypospadie erzeugt wird, (artificial hypospadiasis, vulvapenis, subincision, introcision) — mit dem gleichgeschlechtlichen Leben dieser Völker in Beziehung zu stehen. Während Creed[8]) und andere in ihr eine Art Malthusianismus sehen, den Versuch der Eingeborenen, aus Gründen der Ernährung die Geburtenziffer einzuschränken, erklären von Reitzenstein[9]) und andere sie für eine „Art von Homosexualität."

Von besonderer Wichtigkeit ist es, die Beziehungen zwischen der homosexuellen Veranlagung und einer so bedeutsamen Erscheinung des Sexuallebens wie der Menstruation zu untersuchen. Zunächst kommen hier die homosexuellen Frauen in Betracht, bei denen man nach ihrer körperlichen Beschaffenheit die gleichen Verhältnisse wie bei den heterosexuellen voraussetzen müßte. Das Beobachtungsmaterial läßt indessen ganz entschieden den Schluß zu, daß gewisse Menstruationsanomalien und -besonderheiten bei homosexuellen Frauen auffallend häufig, jedenfalls entschieden häufiger vorkommen, als bei normalen. Zunächst tritt die Periode bei einer großen Anzahl homosexueller Frauen verhältnismäßig sehr spät ein, — — besonders häufig wird das 17. Jahr angegeben — — vielfach tritt sie nur selten, beispielsweise nur alle 2 oder 3 Monate, und in vielen Fällen nur sehr spärlich, ein bis zwei Tage lang, auf. Auch die nervösen Begleiterscheinungen der Menstruation sind bei homosexuellen

---

6) A. Moll, Conträre Sexualempfindung. A. a. O. p. 42.

7) Cf. Karsch, Das gleichgeschlechtliche Leben der Naturvölker p. 68—82.

8) J. M. Creed, in Australian Medical Gazette II, 1883, p. 95 nach T. P. Anderson Stuart, in Journal and Proceedings of the Society of New South Wales, 1896, Sydney XXX, 1897.

9) F. von Reitzenstein, Der Kausalzusammenhang zwischen Geschlechtsverkehr und Empfängnis in Glaube und Brauch der Natur- und Kulturvölker. Berlin 1909.

Frauen meist nur wenig ausgesprochen; oft hört man von ihnen die Versicherung, daß ihr Unwohlsein ihnen nicht die geringsten Beschwerden bereite, so daß sie es kaum bemerkten. Die Tatsache der Menstruation scheint vielen homosexuellen Frauen überaus unangenehm und peinlich zu sein. Viele geben das direkt zu. Oft habe ich gefunden, daß Urninden, die sonst ihrer virilen Art entsprechend nicht im geringsten prüde und zurückhaltend sind, erröten und verlegen werden, wenn man nach ihrem Unwohlsein fragt. Was Krafft-Ebing von der Gräfin Vay anführt: „Besprechung menstrualer Vorgänge perhorresziert S. sichtlich, das sei etwas ihrem männlichen Bewußtsein und Fühlen sehr Zuwideres" entspricht der Erfahrung, die ich an sehr vielen homosexuellen Frauen machte.

Wir wissen, daß periodische Erscheinungen, wie sie beim Weibe die Ovulation mit sich bringt, auch beim männlichen Geschlechte vorkommen. Dieselben können sich sowohl somatisch als Blutungen aus Nase, Mund oder After bekunden als auch psychisch in Verstimmungen und nervösen Beschwerden, die wir als „molimina menstrualia" bezeichnen, zum Ausdruck gelangen.

Beiden Erscheinungen begegnen wir in unserem Beobachtungsmateriale bei homosexuellen Männern häufig. Ein besonders krasser Fall betraf einen jungen Aristokraten, der vom 15. Jahre an regelmäßig monatlich so heftige mit Schleimhautblutungen verbundene Beschwerden hatte, daß er während der Dauer derselben das Bett hüten mußte. Da zufällig diese Perioden zeitlich mit der Menstruation der Stiefmutter zusammenfielen, pflegte der Vater dann scherzend zu sagen: „Meine Damen haben wieder einmal ihr Unwohlsein". Ein anderer mir bekannter Uranier leidet seit seinem 14. Lebensjahre alle 28 Tage an Migräne, zugleich an heftigen Rücken- und Kreuzschmerzen. Dieselben waren Veranlassung, daß seine Mutter öfter bemerkte: „das ist ja bei dir wie bei uns." Neuerdings — Patient ist jetzt 36 Jahre alt — haben die Erscheinungen wesentlich nachgelassen, doch tritt immer noch vierwöchentlich eine hochgradige Mattigkeit auf.

Manche der als Menstruationsäquivalente angegebenen Veränderungen erscheinen als solche recht fraglich, so der von Blüher[10]) mitgeteilte Casus. Blüher schreibt: „Der Mann hat bekanntlich normalerweise auch gewisse „Perioden", die der weiblichen Menstruation entsprechen, nur daß die Regelmäßigkeit geringer ist und sich keine lokal-physiologischen Begleiterscheinungen einstellen. Mir ist aber ein Fall bekannt, wo bei einem homosexuellen Liebespaar der etwas jüngere Geliebte alle vier Wochen ziemlich regelmäßig ein Wundwerden der Präputialschleimhaut mit leichten Sekretionen bekam, so daß an diesen kritischen Tagen, ganz wie bei normalen Ehen, der Verkehr unterbrochen werden mußte."

Ein schwedischer Urning entwirft folgende Schilderung seiner „Menses": „Seit meinem 14. Lebensjahre habe ich alle 28 Tage Menstrualbeschwerden, die etwa 6 Tage währen: plötzliche Hitze und Kälte, Wallungen nach dem Kopfe, Rückenschmerzen, die Brustwarzen

---

[10]) Jahrbuch f. sex. Zwischenstufen Bd. XIII. Heft 4. Juli 1913. p. 414.

schmerzen und pulsieren. Geschmack im Munde wie von Blut. Meine Haut wird fleckig; Depression; ausgesprochener Wunsch eine echte, von einem Mann sehr geliebte und bewunderte Frau zu sein."

Vor allen Dingen scheinen aber periodische psychische und nervöse Verstimmungen, die man als Menstruationsäquivalente ansprechen kann, bei Homosexuellen vorzukommen. Im Zusammenhange damit steht es wohl auch, daß wir in den Lebensjahren, die dem Klimakterium der Frau entsprechen, auch bei homosexuellen Männern ungewöhnlich oft psychischen Störungen, vorwiegend depressiver Art, begegnen, die eine auffallende Analogie zu den klimakterischen Psychosen des weiblichen Geschlechts darstellen. Überhaupt ist das, was Kurt Mendel als Klimakterium des Mannes beschrieben hat, eine bei Urningen ganz besonders häufig zu beobachtende Erscheinung. Homosexuelle Frauen hinwiederum werden von den Beschwerden der Wechseljahre fast gar nicht betroffen. Auch die offenbar mit der inneren Sekretion bei ihnen zusammenhängenden Ernährungsstörungen, aus denen der Altjungferntypus resultiert, werden bei Urninden sehr viel seltener beobachtet, als bei normalsexuellen Frauen.

Von Wichtigkeit wäre es bei h.-s. Männern und Frauen, die Sekrete der Genitaldrüsen auf ihren Geschlechtscharakter mikroskopisch zu untersuchen. Im Schleim der weiblichen Harnröhre und vagina wird besonders auf den Nachweis von Sperma, in dem der männlichen Urethra auf periodischen Abgang von Blutkörperchen zu achten sein. Bereits vor einigen Jahren wies Prof. Paul Albrecht (cfr. Jahrb. 1. p.) darauf hin, daß in regelmäßigen Zwischenräumen im Urin beim Manne weiße Blutkörperchen auftreten, drei bis vier Tage deutlich nachweisbar sind, um dann wieder zu verschwinden. Er erblickt in diesem Vorgange „eine Art Menstruation". Einen ganz besonders merkwürdigen Fall teilt Dr. Arnold Heymann, Düsseldorf[10a]) mit. Es handelte sich um einen 17jährigen Gymnasiasten, der bei normalen äußeren Genitalien in regelmäßigen vierwöchentlichen Zwischenräumen durch die Harnröhre unter starken Kreuz- und Leibschmerzen Blut ausschied. Die Untersuchung ergab in der Nähe der rechten Beckenwand einen Körper von Form und Größe einer Birne, der sich bei der Operation als Gebärmutter erwies. Auch waren Eierstöcke vorhanden. Der Liebestrieb des Patienten war zuerst auf das weibliche Geschlecht gerichtet, später entstand eine liebesartige Freundschaft zu einem Kameraden. Dieser Fall ist ein vollkommenes Seitenstück zu der von mir mitgeteilten Beobachtung der Spermaabsonderung aus der weiblichen Harnröhre einer anscheinend h.-s. Frau.

Das Gemeinsame beider Fälle ist: bei einem Urning innerlich weibliche, bei einer Urninde innerlich männliche Sekretion.

Unter den sich in der Reife deutlicher markierenden Geschlechtsunterschieden sind für den Mann die tiefere Stimme

---

[10a]) In Nr. 29 1906 der Wiener klinischen Rundschau unter dem Titel „Heterotypischer Pseudohermaphroditismus femininus externus".

und der Bart, für die Frau die vollen Brüste und breiten Hüften besonders typisch. Bei homosexuellen Männern und Frauen zeigen alle diese Geschlechtscharaktere häufig sehr deutliche Abweichungen vom heterosexuellen Durchschnittstypus.

b. Stimme und Sprache.

Auf Anomalien des Stimmwechsels bei Homosexuellen wies ich schon bei Besprechung der Pubertät hin. Wir wollen die dort angeführten Beispiele zunächst noch durch Schilderung der Stimmen zweier urnischer Dichter, des Dänen Andersen und des Amerikaners Whitman ergänzen.

Hansen[11]) schreibt von Andersen: „Eines Tages trug Andersen in der Fabrik, wo ihn die Mutter versuchsweise angebracht hatte, ein Lied vor, und da die Arbeiter erstaunt ausriefen, er wäre ganz bestimmt kein Junge, sondern eine verkleidete Jungfrau, faßte einer derselben Andersen an, um sich über diesen Punkt etwas genauer aufzuklären. „Die anderen Gesellen", erzählt er, fanden diesen rohen Scherz amüsant und hielten mich an Armen und Beinen fest, ich heulte aus vollem Halse und stürzte, schamhaft wie ein Mädchen, aus dem Hause zu meiner Mutter, die mir versprechen mußte, mich nimmer dahin senden zu wollen."

Ganz besonders charakteristisch schildert uns Bertz[12]) das Organ Walt Whitmans, dessen Uranismus er zwingend bewiesen hat: „Wenn auch seine Stimme nicht gerade extrem weiblich gewesen sein mag, jedenfalls nicht bis zum Lächerlichen oder Peinlichen, so näherte sie sich doch zweifellos mehr der weiblichen als der männlichen Klangfarbe. „Seine Stimme war ein weicher Bariton," sagt John Burroughs. „Eine Stimme von gewinnender und einschmeichelnder Freundlichkeit," äußert W. D. Howells. „Seine Stimme hat eine hohe Lage und ist musikalisch," berichtet der englische Arzt Dr. John Johnston. „Es ist seine wunderbare Stimme, die es so angenehm macht, mit ihm zu sein," sagte ein Musikverständiger zu Dr. Bucke. Von einer „Stimme, die mit allen Schattierungen des Tones und der Farbe spielt," spricht Horace Traubel. Und endlich erzählt Isaac Hull Platt, daß ein alter Schüler Whitmans gleichfalls in der Stimme einen seiner besonderen Reize erblickt habe. An anderen Stellen sprechen Burroughs und Bucke allerdings auch von seiner tiefen sympathischen, von seiner tiefen, klaren und ernsten Stimme; aber Bucke fügt gleich hinzu, daß sie wie süße Musik wirkte; sie muß also melodischer gewesen sein, als tiefe Stimmen es zu sein pflegen. Zieht man von alledem, meint Bertz, ab, was auch in dieser Angelegenheit die Schönfärberei der Esoterischen an der Wahrheit retouchiert hat, so wird wohl als Rest ungefähr die Charakteristik übrig bleiben, die Théodore de Wyzewa in die Worte faßt: „Le ton tout féminin de sa voix", [13]) — der völlig weibliche Ton seiner Stimme."

Ulrichs erzählt in Formatrix[14]) von sich selbst: „Es hat mir von jeher Vergnügen gemacht, weiß ich mich allein, in Kopfstimme,

---

[11]) Jahrb. f. sex. Zw. III. Jahrg. Pag. 202 ff.: H. C. Andersen, von Albert Hansen, Kopenhagen.

[12]) Bertz, Walt Whitman, Leipzig 1905.

[13]) Ecrivains étrangers. Paris 1896. pag. 114.

[14]) Ulrichs, Formatrix, pag. 43.

(„durch die Fistel") zu singen. Weiß ich mich allein, so singe ich gern, nie aber in männlicher Stimme, stets durch die Fistel: obgleich ich in Singvereinen ersten, ja zweiten Baß gesungen habe. Bei Männern findet diese Liebhaberei für weiberartige Kopfstimme meines Wissens nie statt. Im Gegenteil, sie pflegt ihnen zuwider zu sein." Hierher gehört auch eine Bemerkung de Joux': „Ganz seltsam ist es, zu beobachten wie viel echte Evasöhne, auch durchaus musikalische, unwillkürlich in der Sopranlage, also mit Kopfstimme, zu singen pflegen, wie häufig sie aus beliebten Opern die Arien der Primadonnen, und nicht die markigen Gesänge der Helden, nachtrállern. Man erzählt sich, Graf L., in Graz, singe die Gounodsche Schmuckarie Margarethens in der Originaltonart wie die Nilson, Baron W., in Wien, Rossinis „Una voce poco fà" trotz einer Rosina-Patti."

Die Gesangsstimmen homosexueller Männer und Frauen scheinen am häufigsten zwischen Alt und Tenor, Mezzosopran und Kontra-Alt zu liegen, der Stimmtimbre erinnert nicht selten an Schilderungen, die uns aus früheren Zeiten über die Kastratenstimmen überliefert sind. Im Jahre 1911 starb im Norden Berlins ein urnischer Altsänger florentinischer Abkunft, Leo d'Ageni. Einst Schüler Liszts war es der Stolz seines Lebens, bei der ersten Parsifal-Aufführung in Bayreuth als Altsänger mitgewirkt zu haben. Seitdem lebte er in Deutschland und ernährte sich teils durch Gesangsunterricht. Er war eine überaus groteske Erscheinung, an der alles gefärbt und unecht war, so daß man nicht wußte, ob er 40 oder 70 Jahre zählte; von diesen Schwächen abgesehen ein Ehrenmann durch und durch. In den Versammlungen des Wissenschaftlich-humanitären Komitees entzückte er die Musik-Sachverständigen mehr noch als durch seine vollkommen natürliche Altstimme durch die weibliche Anmut seines Vortrags.

Er bildete ein Gegenstück zu einer freilich weit größeren Künstlerin, Maria Stegemann aus Stettin, die unter dem Namen Felicitas von Vestvali in den siebziger Jahren des vorigen Jahrhunderts ihre Zeitgenossen begeisterte. Wie ihre Biographin, Rosa v. Braunschweig, erzählt, entwickelte sich unter Mercadantes Leitung ihre Stimme zu einem Kontra-Alt von so phänomenaler Tiefe, daß spekulative Impresarien ihr rieten, Tenorpartien zu studieren.

Namentlich als „Tancred" und „Romeo" in Bellinis „Romeo und Julia" hatte sie einen grandiosen Erfolg. Von einer anderen Urninde, der Michel, erzählt Levetzow[15]) folgende Anekdote:

„Eines Abends verfolgt sie auf ihrem Gange durch einsame Straßen ein Herr mit Liebesanträgen. Anfangs beachtet sie ihn nicht und läßt ihn mitlaufen oder nachlaufen. Schließlich aber, um ein Ende zu machen, dreht sie sich rasch um und singt ihm mit ihrer männlichsten Stimme eine Skala ins Gesicht, immer tiefer und tiefer gehend und den Buchstabennamen der Töne aussprechend, durch den auch überdies noch ein höchst derbes, sehr männliches Wort herauskommt; worauf der nächtliche Liebeswerber erschreckt die Flucht ergreift,

---

[15]) L. M., von Karl Frhr. v. Levetzow-Marseille, Jahrb. f. sex. Zw. VII. Jahrg. Bd. I. pag. 326.

wahrscheinlich in der Meinung, auf einen verkleideten Mann gestoßen zu sein."

Höhe und Tiefe der Stimmen hängen unmittelbar von der Beschaffenheit der Stimmbänder ab. Ihre Länge und Breite bewirken weiter ein stärkeres oder schwächeres Hervorspringen des Schildknorpels, der sich beim Manne als sogenannter Adamsapfel heraushebt, während er bei der Frau unter der weichen Halsrundung äußerlich fast unsichtbar bleibt. Die enge Beziehung, welche zwischen der Sexualität einerseits, Kehlkopf und Stimme anderseits besteht, zeigen der während der Reife eintretende Stimmwechsel und die bei Kastration eintretenden Stimmveränderungen. Es lag daher sehr nahe, bei Homosexuellen das Augenmerk auf den Bau des Kehlkopfs zu richten. Schon Ulrichs tat es, und in exakter Weise geschah es später von Theodor S. Flatau, der namentlich bei homosexuellen Frauen wiederholt „zweifellos Andeutungen eines männlichen Kehlkopfs", teils sogar „entschieden männliche Formen ihres Kehlkopfs" fand. Auch ich beobachtete bei urnischen Frauen häufig das gleiche und konnte bei 463 beliebigen Urningen, die ich hintereinander darauf untersuchte, feststellen, daß 128mal der Adamsapfel nicht, 219mal sehr wenig hervortrat, während er in 116 Fällen den gewöhnlichen männlichen Habitus darbot; einmal war Kropf vorhanden.

In der Tat ist die Neigung, in Fistelstimme zu sprechen oder zu singen, bei den Urningen weit verbreitet. Ich fand sie in 16% meiner Fälle. Ihr entspricht bei homosexuellen Frauen die Neigung, die Stimme zu vertiefen. Im übrigen scheint sowohl die Stimme der homosexuellen Männer als homosexueller Frauen die Mitte zwischen männlicher und weiblicher zu halten, bald der weiblichen, bald der männlichen näher stehend; oft ist sie charakteristisch durch eine schwer zu beschreibende Weichheit, die bei Männern nicht selten mit einer gewissen Geziertheit und Dürftigkeit, bei Frauen mit ein wenig Rauheit und dem verbunden ist, was man als eine Kommandostimme bezeichnet hat.

Schon Martial entwirft ein anschauliches Bild der Uruingsstimme. In dem Epigramm an Carmenion (10. 65.), in dem er sich verbittet, daß dieser ihn Bruder nennt, („quare desine, me vocare fratrem"), er würde ihn sonst Schwester rufen („ne te Carmenion, vocem sororem"), sagt er, „dein Mund säuselt und deine Sprache ist matt, ich rede kräftiger, wenn ich flüstre":

„Os blaesum tibi debilisque lingua:
Nobis sibila fortius loquuntur."

Schon am Telephon treten nicht selten die geziert hohe Stimme des Urnings, die tiefe, sonore der Urninde so deutlich hervor, daß sie mir vor persönlicher Bekanntschaft die Wahrscheinlichkeitsdiagnose gestatteten, die ich nicht nur bei Gesprächen in Berlin, sondern bei Anrufen aus München, Köln, Hamburg, Wien und anderswoher oft bestätigt gefunden habe.

Das Eigentümliche der homosexuellen Stimmlage tritt am markantesten zutage, wenn Laute reflexartig, etwa durch einen Schreck, ausgelöst werden. So erzählte mir ein guter Beobachter, der zufällig bei einer Panik in einem homosexuellen Lokal anwesend war, die ausbrach, als sich plötzlich ein Gast in die Stirn schoß und blutüberströmt zu Boden sank, es sei ganz auffällig gewesen, wie weiblich die Schreie des Entsetzens geklungen hätten, mit denen die Urninge den Vorfall begleiteten. Auch das Lachen klingt bei Urningen oft ungewöhnlich hoch, bei Urninden verhältnismäßig tief.

c. Behaarung.

Hinsichtlich dieses wichtigen Geschlechtscharakters finden sich bei homosexuellen Männern und Frauen oft Abweichungen vom heterosexuellen Durchschnittstypus. Wir nehmen behufs näherer Betrachtung eine Vierteilung vor in Kopfhaare, Barthaare, Schamhaare und Körperhaare.

Das Haupthaar der Urninge ist verhältnismäßig häufig auffallend weich, dünn und gewellt als Einzelhaar und üppig in seiner Gesamtheit, das der Urninden im einzelnen oft relativ kräftig, hart, struppig, als ganzes oft nur bis zum unteren Rande des Schulterblattes reichend, im Gegensatz zu heterosexuellen Frauen, bei denen es sich nicht selten bis zum oberen Rande des Beckens erstreckt.

Die Haarfarbe zeigt kaum Besonderheiten. Von 374 Urningen deutscher Abkunft zwischen 25 und 50 Jahren, die ich nach diesem Gesichtspunkte fortlaufend prüfte, befanden sich 125 Hellblonde, 100 Dunkelblonde, 10 mit rötlichem, 86 mit braunem, 38 mit schwarzem Haar; 12 waren grau, drei weiß, davon einer bereits mit 20 Jahren; bei 83 unter diesen war das Haupthaar von Natur gelockt, während es nahezu ebensoviele selbst kräuselten. Viele Urninge verwenden im Gegensatze zu den Urninden eine große Sorgfalt auf ihre Frisur. Schon im Altertum hießen sie deshalb capillati und comati. Von dem atheniensischen Urning Demetrius Phalereus erzählt Athenaeus (lib. 12 pag. 542): „Sein Haar kräuselte er und gab demselben eine Goldfarbe. Sein Gesicht schminkte er." Die Urninden tragen das Haupthaar gern schlicht, glatt gescheitelt oder ungeordnet. Die komplizierte Damenfrisur verursacht ihnen oft nicht geringe Schwierigkeiten. Viele schneiden sich die Haare kurz, andere würden es gern tun, scheuen aber die Bemerkungen „unvernünftiger" Menschen über ihren „Tituskopf". Bemerkenswert ist, wie auch hier die der Psyche nicht entsprechende Physis früh instinktiv lästig empfunden wird. Sehr anschaulich schildert dies eine Konträrsexuelle in ihrer Lebensbeschreibung[16]: „Man versuchte mich auf meine wilden Haare eitel zu machen und bewunderte den natürlichen Kopfschmuck so lange, bis ich, kurz entschlossen, zum Friseur ging und — mich scheren ließ. Wozu auch dieses unnütze Anhängsel, welches mir beim Laufen und Springen nur hinderlich war? Die Buben hatten das viel bequemer. Weshalb sollte ich es ihnen nicht gleichtun? Der Haarkünstler war zuerst entsetzt über meine Aufforderung, so daß er

---

[16]) Jahrb. f. sex. Zw. Bd. III. Pag. 292 ff. „Die Wahrheit über mich."

mich ganz starr ansah und in den Ausruf ausbrach: „Nein, das ist zu schade! Ich tue es nicht!" „So gehe ich zu einem anderen." Dieses half. Er machte noch einen schwachen Versuch, mich durch Überredung zurückzuhalten, mit dem Hinweis, daß das „prächtige Haar" erst in drei Jahren seine „jetzige Fülle und Länge" wiedererhalten haben würde. „Die soll es ja überhaupt nicht wieder bekommen. Wozu lasse ich denn den Rummel herunternehmen?" Als er sah, daß alles nichts nützte, machte er sich mit einem schweren Seufzer ans Schneiden. Hei, wie forsch kam ich mir nach vollendeter Tat vor! Nun sollte es nur jemand wagen, mich „Mädchen" zu schimpfen, wie es kürzlich Winterfelds Fritz getan! Ich war gerade so gut ein Junge, wie er. Jetzt blickte ich sogar in den Spiegel, was ich sonst für eine höchst überflüssige Sache hielt. „Soll ich das Haar vielleicht brennen?" Ich brach in schallendes Gelächter aus. „O nein, nein! Ich will mich doch nicht zum Dandy herausbilden!" Der Künstler wickelte meinen Zopf säuberlich in Seidenpapier und wollte mir denselben feierlich überreichen. „Was soll ich damit anfangen? Behalten Sie ihn nur!" „Würden Sie ihn für 10 Mark verkaufen?" Gern willigte ich ein. Dafür konnte ich mir ein hübsches Buch anschaffen. Und Bücher, Bücher, die sind stets meine Passion gewesen und auch geblieben. So trollte ich denn wohlgemut nach Hause, wo es natürlich gehörige „Dresche" gab. Was tat das? So etwas schüttelte man bald wieder ab, und an der Hauptsache war nichts zu ändern. Auch kam das redlich erworbene Geld, mit dem ich noch an demselben Tage zum Buchhändler eilte, mit in Betracht."

Es sei hier auch an die für das weibliche Urningtum überaus charakteristische Erzählung Lukians[17]) von der Urninde Megilla erinnert. Sie beginnt mit einer allgemeineren Bemerkung: . . . *τοιαύτας γυναῖκας, ὑπὸ ἀνδρῶν μὲν οὐκ ἐθελούσας αὐτὸ πάσχειν, γυναιξὶ δὲ αὐτὰς πλησιαζούσας, ὥσπερ ἄνδρας,* „solche Weiber dulden nicht einen umarmenden Mann, wollen vielmehr selber, Männern gleich, Weiber genießen". Von der Megilla heißt es dann: *ἡ γυνὴ δεινῶς ἀνδρυκή ἐστιν*: „sie ist gewaltig männlich". Sie liebt *(ἐρᾷν)* die Zitherspielerin Leaena. Megilla und noch eine andere Urninde namens Demonassa, haben eines Abends die noch nichts Ahnende zum Zitherspielen zu sich geladen. Leaena, durch Geschenke veranlaßt, noctem praebet. Von dieser Nacht erzählt nun Leaena folgendes: „Sie küßten mich und umarmten mich und drückten mir die Brüste, wie es Männer tun, wobei Demonassa sogar biß. Plötzlich zog Demonassa ihre ganze Haarfrisur vom Kopfe; es war eine falsche. Sie erschien nun so kurz geschoren, wie ein recht männlicher Athlet. Sie sagte zu mir: „Hast du schon einen so schönen jungen Mann gesehen, wie ich bin?" Ich erwiderte: „Aber ich sehe hier doch keinen jungen Mann, Megilla." Sie: „Mache mich nicht zum Weibe; ich heiße Megillus. Diese Demonassa habe ich einst geheiratet, sie ist mein Weib. *Τὸ πᾶν ἀνὴρ εἰμί.* Ich bin ganz Mann. *Ἐγεννήθην μὲν ὁμοία ταῖς ἄλλαις ὑμῖν· ἡ γνώμη δέ καὶ ἡ ἐπιθυμία καὶ τἄλλα πάντα ἀνδρός ἐστί μοι.* Zwar bin ich ebenso geboren wie ihr anderen Weiber. Meine Seele aber und die Begierde in mir ist die eines Mannes. Darauf habe ich sie wie einen Mann umschlungen. . . Dabei atmete sie heftig und schien über die Maßen Wonne zu empfinden." —

Fast ebenso negativ wie die Urninden gegen den Haupthaarschmuck, verhalten sich viele Urninge gegen den Bartschmuck. Auch hier würden noch mehr als es ohnehin tun, glattrasiert gehen, wenn sie nicht oft in übertriebener Ängstlichkeit fürch-

---

[17]) Dialog. meretr. 5.

teten, beargwöhnt zu werden. Ganz ohne Bartwuchs sind nur wenige Urninge. Unter 500 über 20 Jahre alten befanden sich 14, die keine Spur von Bartwuchs hatten, bei 15 war nur ein leichter Bartflaum vorhanden, weitere 132 zeigten schwachen Bartwuchs, der wesentlich geringer war, als im Durchschnitt bei Männern, während der Rest wenig oder gar nichts Abweichendes aufwies. Im Gegensatz hierzu findet sich bei urnischen Frauen verhältnismäßig oft mehr oder weniger gut entwickeltes Barthaar, aus dessen alleinigem Vorhandensein einen Schluß auf Homosexualität zu ziehen allerdings nicht angängig ist. Eigentümlicherweise sind gerade die eigentlichen Bartdamen, die feminae barbatae (bearded women der Engländer), ähnlich wie wir es bei den Frauen mit großer Clitoris sahen, fast nie homosexuell. Es hat den Anschein, als ob die stärksten Umkehrungen sekundärer Geschlechtscharaktere nicht so oft Begleiterscheinungen der Homosexualität sind wie leichtere und mittelstarke maskuline bezw. feminine Einschläge; die krasseren sexuellen Transformationen kommen öfter isoliert, die schwächeren häufiger kombiniert vor.

Ein gutes Beispiel viriler Bart- und Körperbehaarung bei einer Urninde stellt der von Wilhelm Hammer[18]) beschriebene Fall der von ihm als „Schriftstellerin Ottilie Ehrlich" bezeichneten 24 jährigen Person dar. Er berichtet:

„Die Behaarung ist stark, namentlich unterhalb des Kinnes. Vom Schamberg zieht ein Haarstreifen nach dem Nabel, wie das bei Männern häufig, bei Frauen selten ist. . . . Das Haar ist mäßig kurz geschnitten, emporgekämmt, Ihren Bart läßt sie sich rasieren; die Behaarung an Kinn und Hals ist, wie ich mich durch Betastung der Stoppeln überzeugte, so erheblich, daß mancher gleichaltrige Jüngling froh sein dürfte, wenn er über ähnlich starke Behaarung verfügte." Ähnliches sah ich wiederholt. Wenn homosexuelle Männer sich einen Vollbart wachsen lassen, so wirken sie infolge ihrer weichen Gesichtszüge manchmal wie Bartdamen. Manche gefallen sich darin, einen sogenannten Christuskopf zu tragen mit wehendem Haupt- und Barthaar. So lernte ich in Rom in der deutschen Herberge einen h.-s. Schuhmacher kennen, der sich schon seit Jahrzehnten bei den jungen Kunden großer Beliebtheit erfreut und unter ihnen infolge dieser Haartracht, zum Teil vielleicht auch infolge seiner salbungsvollen Predigerart, den Beinamen „Heiland" führte. Rosegger gibt von dem urnischen Dichter K. M. Vacano, einem höchst seltsamen Doppelmenschen, in seinem Buche: „Gute Kameraden" folgende Schilderung: „V. trug einen Mosesbart und eine Lorgnette, ‚Patriarch und Gigerl' unterschrieb er sich einmal und ein anderesmal sagte er von sich selbst, er sei eine Koquette und ein Betbruder in einer Person."

Ein höchst merkwürdiges Paar wurde mir von einem Kenner der homosexuellen Welt in Paris vorgestellt, ein Maler und eine Malerin, die miteinander kameradschaftlich verheiratet waren, beide urnisch. Er trug einen „Christuskopf", sie einen „Tituskopf". Krafft-Ebing erzählt, daß die Vay, um Bartwuchs zu erzielen, „allerlei Rasierexperi-

---

[18]) W. Hammer, „Die Tribadie Berlins". Großstadt-Dokumente, herausgegeb. v. Hans Ostwald. Bd. 20. pag. 23.

mente" in Anwendung zog. Andere Urninden lieben es, sich wenigstens vor dem Spiegel gelegentlich einen Schnurrbart anzumalen oder anzukleben. Ich besitze eine stattliche Anzahl Photographien, die Frauen mit „schneidigem Schnurrbart" darstellen, den sie sich sehr naturgetreu aufsetzten. Und auch hier wieder das Seitenstück, wobei immer zu beachten ist, daß der extreme Fall nicht so sehr wegen seiner selbst interessiert, als weil der Übertreibung ungleich zahlreichere Beispiele entsprechen, in denen, was dort Handlung wurde, in Neigungen existiert. Es gibt Urninge, die so weit gehen, ihren Bart, wie andere Geschlechtszeichen, zu eliminieren. So heißt es in dem Referat Fränkels[19]) über den urnischen Selbstmörder Blank: „Er legte sein Haar in Locken, zerstörte seinen Bart und stopfte sich Busen und Hüften aus."

Was die Schamhaare anlangt, so ist auch hier bei urnischen Menschen nicht selten der sonst meist so prägnante männliche und weibliche Typus verwischt. Wie in dem erwähnten Hammerschen Falle sieht man häufig längs der Linea alba einen deutlichen Haarstrich zum Nabel ziehen, ferner schneiden die pubes nicht mit der Basis des Mons veneris ab, sondern setzen sich rautenförmig nach oben fort, während sie bei homosexuellen Männern relativ oft nach Frauenart in Dreieckform, mit der leicht konkaven Breitseite nach dem Bauche zu, gruppiert sind. Noch häufiger aber wie die Schamhaare zeigen die übrigen Körperhaare bei Homosexuellen ein charakteristisches Bild.

Unter 500 Homosexuellen zeigte sich bei 98 der Körper überhaupt nicht behaart, bei 78 ungemein schwach, in 176 Fällen, d. i. in 35,2 % unter dem Durchschnittstypus. Unter den übrigen fanden sich viele, die über ihre oft sogar recht erhebliche Körperbehaarung eine instinktive Scham empfanden, beispielsweise sich deswegen genierten, öffentlich zu baden. Manche gehen sogar so weit, die Haare, besonders von der Brust, abzurasieren. Ich konnte dies bei der Körperuntersuchung selbst recht männlich erscheinender Urninge in der Sprechstunde gar nicht selten konstatieren. Namentlich im Altertum scheint unter den Homosexuellen die Enthaarung mit Harz, Pech und anderen Mitteln weit verbreitet gewesen zu sein. Bei Seneca und anderen werden sie aus diesem Grunde, im nur scheinbaren Widerspruch zu capillati, depilati, bei Martial als glabri, bei Juvenal als resinati, bei Persius als leves, bei Kratinos im Titel seiner Komödie als „ἐμπιπράμενοι", „Die Abgesengten", bezeichnet.[19a]) In dem oben er- Epigramme Martials an Carmenion heißt es:

„Tu flexa nitidus coma vagaris:
Hispanis ego contumax capillis.
Laevis pumice tu quotidiano:
Hirsutus ego cruribus genisque."

„Du wandelst einher geputzt mit gekrümmtem Haar, ich mit hispanischem, das gegen Haarkünsteleien sich sträubt. Du bist glatt durch tägliches Bimsteinschaben, ich an Schenkeln und Wangen rauhhaarig."

Wenn wir hiermit nun wieder die Körperbehaarung urnischer Frauen vergleichen, so sehen wir auch hier die vollkommen ent-

---

[19]) Med. Ztg. vom Verein f. Heilkunde i. Preußen. Bd. 22. 1853 pag. 101. (Homo mollis).

[19a]) Cf. nach Bloch, Dieses Handbuch, Bd. I, pag. 413.

sprechenden maskulinen Einschläge. Namentlich die Streckseiten der Extremitäten sind in der Mehrzahl der Fälle auffallend stark behaart, besonders die Beine, etwas seltener die Arme. Als gutes Beispiel diene folgende, durch Inspektion bestätigte Angabe einer Urninde: „Arme etwas, Beine ziemlich behaart. Haarfarbe dunkelblond, Frisur nicht besonders ordentlich, da die Kunst des Frisierens absolut nicht verstehe. Liebe bei Frauen aber sehr gute, schicke Frisur. Leiser Bartanflug ist bei mir vorhanden.“ Ob wohl die Saris im Talmud feminine Homosexuelle waren? Fast könnte man es annehmen, wenn man in Jebamoth Bd. I [20]) ihre Kennzeichen wie folgt liest:

„Er ist ein Mensch, der mit seinem zwanzigsten Jahre noch keine zwei Haare auf seinem Körper hat, und bekommt er diese später, so ist er doch ein Saris. Er hat keinen Bart, seine Haare sind fein und sanft, seine Haut ist glatt: Sein Wasser bekommt keinen Schaum. Er urniniert nicht mit den anderen. Sein Samen ist nicht gebunden, er ist klar wie Wasser. Seine Stimme ist wie die einer Frau.“

d. Milchdrüsen.

Einen weiteren wichtigen Geschlechtsunterschied haben wir in den Milchdrüsen der Säugetiere zu erblicken. Bis zur Reifezeit bei beiden Geschlechtern einheitlich gebildet, tritt im pubischen Alter bei Mädchen und Knaben ein geringes Anschwellen des Brustdrüsenkörpers ein, das beim weiblichen Geschlecht alsbald enorm zunimmt, während es beim männlichen bis auf den Rest der Saugwarze zurückgeht. Dieses Rudiment veranschaulicht besonders deutlich die ursprünglich einheitliche, bisexuelle Anlage der Geschlechtscharaktere, so daß Ulrichs [21]) nicht ganz unrecht hatte, wenn er in Memnon eine Parallele zwischen körperlichem und seelischem Zwittertum ziehend, ausruft: „So wenig der Mann Verfolgung verdient dafür, daß er Brustwarzen an sich trägt, so wenig verdient sie der Urning dafür, daß er nicht Weiber, sondern Männer liebt.“

Den Alten gefiel es, in ihren Hermaphroditen und Amazonen ein Zusammentreffen sowohl männlicher Genitalien und weiblicher Brüste, als weiblicher Geschlechts- mit männlicher Brustbildung plastisch und poetisch festzuhalten, in Wirklichkeit ist aber diese Inkongruenz verhältnismäßig doch nur eine recht seltene. Vollentwickelte männliche Gynäkomastie und weibliche Andromastie sind Raritäten und fallen, wie auch sonst die stärkeren Abweichungen somatischer Geschlechtscharaktere, keineswegs in der Regel mit homosexuellem Empfinden zusammen. Dagegen sehen wir auch hier leichtere Annäherungen an die Bildung des anderen Geschlechts relativ oft, sicherlich viel häufiger als bei Heterosexuellen. Dazu gehört bei homosexuellen Frauen Mikromastie und Stillungsunfähigkeit, bei homosexuellen Männern ein ungewöhnlich großer Warzenhof, deutliche Aus-

---

20) pag. 94/95.
21) Ulrichs, Memnon, p. 26.

bildung der Montgomeryschen Drüsen, Polymastie, starkes Fettpolster anstelle der Milchdrüse.

Ein Wiener Urning, der sehr viel mit Gleichempfindenden verkehrte, schrieb an Ulrichs:[22])

„Besonders oft fand ich die Brustwarzen weit größer, als bei Dioningen, die Brust rechts und links überhaupt voller, runder und fleischiger. Beim Baden erregen wir damit oft der Dioninge Staunen. Hier in Wien gibt es einige mit wahrhaft prachtvollen förmlichen „Brüsten"."

Ein urnischer Heilgehilfe berichtet mir: „Meine Brüste sind so stark entwickelt, daß ich mich oft genierte, mich auszukleiden, da ich oft gefoppt wurde, ich solle ‚mich als Amme vermieten'."

Unter 440 Homosexuellen zeigten 214 den normal männlichen Brusttypus, unter den übrigen 226 befanden sich 5 ausgesprochene Gynäkomasten, darunter ein Fall, in dem die rechte Brustwarze bei Druck ein milchartiges Sekret absonderte; bei 78 fand sich ein relativ großer Warzenhof auf vollen, fleischigen Brüsten, die in den übrigen 143 Fällen ohne großen Warzenhof vorhanden waren, mehrere betonen die starke sexuelle Reizbarkeit der Brustdrüsen, einige ihre zeitweise Schmerzempfindlichkeit, die auch bei mehreren der Krafft-Ebingschen Explorierten hervorgehoben wird.

Ungefähr ebenso häufig, wie bei homosexuellen Männern „volle", finden sich bei homosexuellen Frauen „flache", „platte", „magere" Brüste, es besteht aber auch hier durchaus keine Übereinstimmung mit den übrigen Geschlechtszeichen, so sah ich namentlich bei Viragines oft recht gut entwickelte Brustdrüsenkörper, die im Vergleich zu ihrer sonstigen Männlichkeit frappierten. Ganz nach Männerart sind bei homosexuellen Frauen oft die Saugwarzen gebildet; auch finden sich nicht selten an ihnen kleine Härchen. Gebären homosexuelle Frauen, so besteht fast stets eine große Abneigung, das Kind zu stillen, selbst wenn sie dazu in der Lage sind, was allerdings vielfach nicht der Fall ist. Feminine homosexuelle Männer träumen dagegen ähnlich wie transvestitische nicht selten, daß sie ein saugendes Kind an der Brust liegen haben.[23]) Auch hier sehen wir wieder die instinktive seelische Tendenz, dort, wo etwas körperlich nicht als adäquat empfunden wird, mehr oder minder künstlich nachzuhelfen, vor allem tritt dies natürlich bei transvestitischen Homosexuellen zutage, unter denen die Männer auf die Hervorkehrung eines üppigen Busens, die Frauen auf flachen Brustkorb Wert legen. Es wird dabei auch der Atmungstypus zu beeinflussen gesucht, was Homosexuellen oft nicht schwer fällt. Ich sah homosexuelle Männer mit wogenden Busen und homosexuelle Frauen ohne eine Spur von kostaler Atmung.

Auch bei dem von Wachholz[24]) beschriebenen Fall eines auf Capri lebenden Urnings, stellte der untersuchende Arzt fest, daß „dieser den hohen Atemtypus der Frauen besaß."

Vor einiger Zeit suchte ein sehr femininer Urning Dr. Stabel einmal mit der Frage auf, ob man ihm nicht „durch Paraffininjektion einen weiblichen Busen herstellen könne." Abschlägig beschieden, war er sehr unzufrieden. Umgekehrt fragen virile Urninden gelegentlich, wie der Garrésche Hermaphrodit an, ob man ihnen nicht die Brüste amputieren könne.

---

[22]) Ulrichs, Memnon, p. 130.

[23]) Cf. „Transvestiten" Fall XIII. p. 100 ff.

[24]) Leo Wachholz: Zur Kasuistik der sexuellen Verirrungen. Friedreichs Blätter für gerichtliche Medizin und Sanitätspolizei. 43. Jahrgang. Nürnberg 1892, S. 433 ff.

Ein Seitenstück zu den oben erwähnten Saris unter den Männern, bilden die Ailonith unter den Frauen. Von ihnen heißt es im Talmud[25]): „Sie haben keine Brüste, und die Kohabitation ist ihnen widrig. Sie haben keinen weiblichen Mons veneris. Sie haben eine männliche Stimme."

e. Becken und Figur.

Die weibliche „Figur", auf die von echten Frauen ein ebenso hoher Wert gelegt wird wie von den sie liebenden Männern, ist außer von der Konfiguration der Brüste namentlich von der Breite des Beckens, „den Hüften", und der zwischen beiden Rumpfhälften sich bildenden „Taille" abhängig. Auch hier zeigt sowohl der urnische Männer- wie Frauentypus vielfach den Zwischenstufencharakter. Sein Hauptmerkmal ist das Verhältnis der Beckenlinie zur Schulterlinie (Trochanterenabstand zum Akromialabstand), welches beim weiblichen Geschlecht positiv (Beckenlinie länger als Schulterlinie), beim männlichen negativ (Beckenlinie kleiner als Schulterlinie), beim gynandrischen Typ nahezu gleich ist.

Schulter:	+	—	+ —
Becken:	Weib	Mann	Zwischenstufe

Selbst ein umgekehrtes Längenverhältnis beider Durchmesser gehört bei homosexuellen Männern und Frauen nicht zu den Seltenheiten. Das ungewöhnlich breite Becken fällt oft schon dem Laien, namentlich den Schneidern, beim Maßnehmen auf.

Ein Urning berichtet, bei der militärischen Einkleidung habe der Vorgesetzte gesagt, „er habe wohl bei der Verteilung des Gesäßes zweimal ‚hier' gerufen." Umgekehrt sind homosexuelle Frauen oft schmalhüftig; sie haben keine gute Taille. v. Levetzow[26]) entwirft von der Figur der Michel folgendes Bild: „Sie ist groß, schlank, mager, von flacher Brust und schmalen Hüften, wenig ausgesprochener Taille, so daß sie in Männerkleidern nicht auffällt."

Noch bezeichnender schildert Krafft-Ebing[27]) die Sarolta Vay: „Der Rumpf entspricht durchaus nicht weiblicher Bauart. Es fehlt die Taille. Das Becken ist so schmal und so wenig prominierend, daß eine von der Achselhöhle zum entsprechenden Knie gezogene Linie der Richtung der Geraden entspricht und durch eine Taille nicht ein-, durch das Becken nicht auswärts gedrängt wird .... Das Becken erscheint als ein allseits verengtes mit entschieden männlichem Typus. Die Distanz der vordersten Darmbeinstachel beträgt 22,5 (statt 26,3), die der Darmbeinkämme 26,5 (statt 29,3), die der Rollhügel 27,3 (31), die äußere Conjugata 17,2 (19—20), daher vermutlich die innere 7,7 (10,8) haben wird. Wegen mangelhafter Breite

[25]) Jahrb. f. sex. Zw., Bd. V, 2. Teil, pag. 920 in „Die androgynische Idee des Lebens". Von Dr. L. S. A. M. v. Römer.

[26]) Jahrb. f. sex. Zw., Jahrg. VII. Bd. I. Pag. 326. Louise Michel. Von Frhr. v. Levetzow-Marseille.

[27]) Krafft-Ebing, Psych. sex., 1903, pag. 305 und 306.

des Beckens ist auch die Stellung der Oberschenkel keine convergente wie beim Weibe, sondern eine gerade."

Ähnliche Beckenmaße und Verhältniszahlen fand ich bei Urninden wiederholt, so in einem Falle längsten Schulterumfang 98 cm, längsten Hüftenumfang 86 cm, Taille 70 cm, in einem anderen distantia acromialis 85 cm, distantia cristarum 80 cm Umfang, Taillenweite 68 cm. Ich gebe noch eine Gesamtübersicht der Körpermaße eines männlichen Homosexuellen:

Alter: 27 Jahre 7 Monate. Größe 157 cm. Gewicht 72½ Kilo.

Kopf: Umfang 56/0. Abstand Glabella-Protub. occip. ext. 18, 5. Abst. Tempor. 16, 0.

Brust: Umfang 86/92. Abst. Sternum-Brustwirbeldornfortsätze 20,5. Abst. Acrom. 34,0. Abst. d. mammae 24,0.

Arm: Acrom. — Spitze d. digitus medius 65,5. Acrom. — caput radii 48,5. Acrom. — Oberarm 26,5, Oberarm — Prot. styl. radii 22,0. Umfang Ob.-A. unterhalb des Musc. delt. 29,0. Umf. Unt.-A. an der stärksten Stelle 27,0.

Bein: Abst. Spin. ant. sup. — Malleolus ext. 84,5. Abst. Spin. ant. sup. — Mitte d. Patella 45,0. Abst. Trochanter — Mitte d. Patella 38,5. Mitte der Patella-Malleolus extern. 39,5. Fuß: Ferse — Spitze der großen Zehe 24,0. Umfang Oberschenkel unterhalb d. Dammes 54,5. Unterschenkel an der stärksten Stelle 34,0.

Becken: Gerader Beckendurchmesser 20,5. Abst. Spinae ant. sup. 23,5. Cristae ossium ilium 26,5. Abst. der Trochanteres 30,5. Abst. symphyse-jugulum 49,5. Gesäßumfang 93,0.

Auffallende Merkmale: Gynäkomastie, ausgebild. Mons veneris, hohe Stimmlage, Genu valgum.

Das Wesentliche ist, daß, während wir bei der homosexuellen Frau Schulterumfang 98 cm, Hüftenumfang 86 cm fanden, wir beim homosexuellen Manne ein umgekehrtes Verhältnis, nämlich 86/92 cm Brustumfang zu 93 cm Gesäßumfang feststellten.

Es sei aber auch hier wieder besonders betont, daß nicht ohne weiteres aus Schmalhüftigkeit der Weiber und Breithüftigkeit der Männer Homosexualität geschlossen werden kann. Im ganzen fand ich unter rund 1000 Homosexuellen 352, also über $^1/_3$, ausgesprochen männlich, 344, ebenfalls über $^1/_3$, weiblich behüftet, während man etwas unter $^1/_3$ weder als ausgesprochen weiblich noch männlich in Anspruch nehmen kann. Ziemlich häufig ist bei Homosexuellen ein auffallend hohles Kreuz, so daß eine vom 7. Halswirbel zum Steißbein gezogene Gerade 8 cm und mehr von der tiefsten Einsenkung der Lendenwirbelsäule entfernt bleibt. Diese Eigentümlichkeit ruft oft den Eindruck eines besonders starken Gesäßes bei schmaler Taille hervor. Auch hier beobachten wir wieder das Bestreben, der Natur nachzuhelfen. Während homosexuelle Frauen meist eine große Abneigung gegen die enge Taille und das Korsett haben, bedienen sich homosexuelle Männer nicht selten dieses Marterwerkzeugs, um sich die Taille so schmal als möglich zu schnüren. Mehr als einmal sah ich bei homosexuellen Tanzvergnügungen Urninge ohnmächtig werden, weil sie sich zu eng geschnürt hatten.

Von der Breite des Beckens hängt die Stellung der Beine ab, die bei der homosexuellen Frau oft wie beim Manne mehr säulenartig oder zur X-Form geneigt ist, während bei homosexuellen Männern nicht selten eine Tendenz zu O-Beinen, wenn auch meist nur leichten Grades, nachweisbar ist. Aristoteles[28]) erwähnt ihre „einwärts gebogenen Kniee". Im übrigen bietet das Skelett der Homosexuellen wenig Besonderheiten. In bezug auf die Körpergröße fand ich unter den homosexuellen Männern über $^3/_5$ mittelgroß 160—180 cm, gegen $^1/_5$ über 180 cm und ebensoviel unter 160 cm. Einige haben ungewöhnlich zarte, ihrem Alter nicht entsprechende Figuren. Ein hervorragender, mir persönlich bekannter Schriftsteller, der jetzt Mitte der 40 ist, sagt von sich, daß er den Körperbau eines etwa 15jährigen Jungen habe. Solche zierliche Gestalten sieht man nicht ganz selten unter den Homosexuellen, doch begegnet man auch wahren Enaksgestalten, mit deren Riesenleib dann oft eine übergroße Weichheit um so seltsamer kontrastiert. Unter den homosexuellen Frauen dürfte das Verhältnis der großen, kleinen und mittleren Figuren ähnlich sein. Besonders unter den Virilen stößt man gelegentlich auf sehr starkknochige, große; so war lange Zeit eine als Riesin in einem Panoptikum auftretende Frau ein sehr „angesehener" Gast in den homosexuellen Lokalen Berlins. Aber auch unter den männlichst gearteten Urninden sieht man Miniaturfiguren, die dann durch ihr strammes Auftreten um so sonderbarer wirken.

Im Verhältnis zu dem übrigen Skelett sind bei Urninden die Hände und Füße oft ungewöhnlich groß, bei Urningen klein. Ulrichs legte der „zart gebauten und schön geformten Hand" als urnischem Zeichen besondere Bedeutung bei.

Ich selbst fand folgendes:

Hand:	Klein	Mittel	Groß
Von 500:	224 = 44,8%	151 = 30,2%	125 = 25,0%
Fuß:	Klein	Mittel	Groß
Von 500:	204 = 40,8%	167 = 33,4%	129 = 25,8%

Bei etwa 75% aller Fälle weisen Hände und Füße gleiche Proportionen auf, so daß kleine Hände und kleine Füße korrespondieren; bei etwa 25% findet man Incongruenzen, kleine Hände bei großen Füßen oder umgekehrt.

Homosexuelle Männer tun sich öfter etwas darauf zugute, daß sie weibliche Schuh- und Handschuhnummern tragen müssen, während homosexuelle Frauen oft männliche Schuhe und Handschuhe brauchen. Der Händedruck homosexueller Frauen ist oft besonders kräftig und fest, während er bei homosexuellen Männern oft eigentümlich sanft und geziert ist.

---

[28]) Aristoteles, Schriften zur Naturphilosophie. Übersetzt von Kreutz. Stuttgart 1847. Bd. II, pag. 343.

f. Körperdecken, Muskel-, Haut- und Fettgewebe.

Ehe wir aber auf dieses wichtige Gebiet urnischer Bewegungen kommen, wollen wir zunächst noch die Decken des Knochengerüstes, das Muskel-, Haut- und Fettgewebe homosexueller Männer und Frauen einer Betrachtung unterziehen. Im allgemeinen erscheinen die Formen des männlichen Körpers in ihrer Gesamtheit sowohl wie in der Ausbildung der einzelnen Partien geradliniger und eckiger, die des weiblichen weicher, welliger und mehr abgerundet. Ihren Grund muß diese Verschiedenheit natürlich in der andersartigen Beschaffenheit der anatomischen Unterlagen haben. Diese setzen sich, abgesehen vom Skelett, aus der Muskulatur und dem Unterhautzellgewebe zusammen, dessen Beschaffenheit und Form im Wesentlichen durch seinen Gehalt an Fett bestimmt wird. In der Tat zeigt die Muskulatur beim männlichen und weiblichen Geschlechte erhebliche Unterschiede, die zum Teil durch die ihrerseits wieder von Neigungen und sozialen Gewohnheiten abhängige Tätigkeitsart ausgebildet werden, im Wesentlichen aber bereits in der Anlage gegeben und vorgebildet sind.

Die Muskulatur des Mannes ist in der Regel in der Faser fester und zäher, in der Konsistenz gedrungener und kompakter, die der Frau im allgemeinen schwächer entwickelt, weicher, und da, wo sie durch Übung stärker ausgebildet ist, mehr elastisch als fest. Bei den Homosexuellen beiderlei Geschlechtes finden wir nun zunächst wieder einen Übergangstypus, der bei femininen Urningen und virilen Urninden zu einer gewissen Ähnlichkeit der Muskelbildung führt, die mir so häufig aufgestoßen ist, daß ihr eine charakteristische Bedeutung nicht abgesprochen werden kann. Die Muskulatur zeigt in diesen Fällen Formen, die mit männlicher Zähigkeit weibliche Abrundung oder mit der elastisch schwellenden Konsistenz des weiblichen Muskels die gedrungene scharf konturierte Form des männlichen verbinden.

In ausgesprochenen Fällen finden wir bei Männern einen durchaus weiblichen, bei Frauen einen ausgesprochen männlichen Muskeltyp. Solche Inkongruenzen sind bei Homosexuellen jedenfalls relativ häufiger als bei Normalen. Mir sind durchaus willensstarke homosexuelle Männer bekannt, die trotz größter Anstrengungen, zu denen sie namentlich Ehrgeiz und Furcht vor Spott antrieben, beim Turnen niemals einen Klimmzug zustande brachten, während Urninden nicht selten schon in ihrer Kindheit von ihren männlichen Spielkameraden ihrer Muskelkraft halber gefürchtet wurden. Im Verlaufe des Lebens greifen

Anlage, Neigung und Beschäftigungsart natürlich ineinander, um die Muskelentwickelung immer charakteristischer zu gestalten.

Belegen wir das Gesagte noch durch einige statistische Ergebnisse, so fanden wir unter 500 Homosexuellen, die nach dieser Richtung untersucht wurden, bei 280 oder 56% die Muskulatur schwach, bei 129 oder 25,8% kräftig entwickelt, bei 3,4% (17) fand sich schwache Arm- und starke Beinmuskulatur, bei dem Rest 14,8% (74) konnte die Muskulatur als mittelkräftig bezeichnet werden. Das Fleisch selbst fühlte sich bei 30,4% (152) fest und hart, bei 69,4% (347) weich und schwellend an. Unter den homosexuellen Frauen zeigten sich $^2/_3$ muskulöser als der Durchschnitt heterosexueller Frauen.

Das Unterhautzellgewebe, dessen Entwickelung namentlich mit Bezug auf seine Durchsetzung mit Fett in einem gewissen Antagonismus zu den entsprechenden Muskelgruppen steht, pflegt sich bei den Frauen besonders üppig und schwellend gerade über, um und zwischen den Muskelpartien zu formen, die durch ihre derbere Beschaffenheit und gesteigerte Inanspruchnahme beim Manne seiner Entstehung hinderlich sind; in erster Linie gilt dies für den Schultergürtel und die Arme; die weichen, abgerundeten Formen, die das fettreiche Zellgewebe diesen Körperpartien gibt, nennen die Damen „ein gutes Decolleté". Es gibt nun viele männliche Homosexuelle, die auf ihr gutes Decolleté stolz sind; und, wie ich aus Erfahrung an vielen Beispielen bestätigen kann, nicht ohne Grund. — Ferner pflegt sich bei Männern in vorgerückteren Jahren ein Fettpolster häufig über den Körperpartien zu bilden, die bei der Frau durch die Muskeltätigkeit der Bauchpresse seine Entwicklung nicht begünstigen, der unteren Bauchgegend. Auch hier begegenen wir bei älteren Urninden, die ein stattliches Bäuchlein ihr eigen nennen, nicht selten sehr männlichen Formen.

Hinsichtlich der Körperlinien können wir unter den Homosexuellen drei Gruppen unterscheiden, eine mit runden, vollen Konturen, zu denen man 57,6% rechnen konnte, eine abgeflachte, eckige mit 31,4% und eine mittlere Gruppe, die 11% beträgt; einen abgerundeten Schulteransatz zeigten 61% (305 von 500). Unter den homosexuellen Frauen ist das Verhältnis etwa umgekehrt, $^2/_3$ zeigen eckige, abgeflachte, $^1/_3$ abgerundete Formen.

Die Außenhülle der Körperformen, die Haut, zeigt bei beiden Geschlechtern im allgemeinen verschiedene Beschaffenheit. Abgesehen von den Unterschieden, die Bart- und Körperbehaarung bedingen, ist die Haut des Mannes in der Regel rauher, derber und matter gefärbt, die der Frau weicher, zarter und glänzender. Bei der Beurteilung, wie weit diese Verschiedenheiten auf ursprünglicher Anlage beruhen, gilt es äußere Einflüsse, wie die der Witterung, auf die unbedeckten Partien der Körperoberfläche, insbesondere das Gesicht, die körperlicher Arbeit auf die Haut der Hände, ferner die Erfolge sorgfältiger

Körperpflege und endlich auch die Einwirkung gröberer oder feinerer Kleidung auf die bedeckten Hautpartien nach Möglichkeit auszuschalten. Doch bleibt auch hier zu berücksichtigen, daß diese äußeren Einwirkungen, vielfach auf einer für die sexuelle Individualität charakteristischen ursprünglichen Anlage beruhen; das gilt im gleichen Maße für die Beschäftigung, soweit deren Wahl eigener Neigung entspringt, wie für die mehr oder minder raffinierte Körperpflege, als auch für die Wahl der Kleidung, soweit für dieselbe nicht materielle Rücksichten bestimmend sind. Immerhin zeigt auch dann, wenn wir von diesen Resultaten äußerer Einflüsse absehen, die Haut der Homosexuellen vielfach die Beschaffenheit des anderen Geschlechts.

Meiner Erfahrung nach trifft das besonders für männliche Homosexuelle zu, deren Gesichtshaut oft, trotzdem sie Wind und Wetter in besonderem Maße ausgesetzt waren, zart und rein bleibt, und deren Hände oft trotz anhaltender und anstrengender körperlicher Arbeit eine auffallend weiche Hautbedeckung zeigen, während Urninden meiner Beobachtung nach gerade in bezug auf die Beschaffenheit der Haut nicht so oft einen virilen Typus zeigen, was vielleicht darin seinen Grund hat, daß sie äußerer Umstände halber doch nur ausnahmsweise zu einer solchen körperlichen Aktivität der Lebensführung sich durchringen können, wie sie in erster Linie zur Entwicklung eines männlich derben Hautgewebes erforderlich ist.

In 89,8% fanden wir bei Urningen einen reinen „Teint", bald mehr zart weiß, bald mehr hell gelblich, bald rosig oder rötlich frisch, die Urninden zeigten etwa in der Hälfte der Fälle eine verhältnismäßig dunklere, derbere Hautbeschaffenheit.

Von manchen Seiten wird besonders die „rosige", „gleichsam durchsichtige", „zarte" Haut vieler Urninge hervorgehoben.

Über Walt Whitmans Teint schreibt John Burroughs[29]: „Sein Körper, wenn auch prachtvoll, war in merkwürdiger Weise der Körper eines Kindes, man sah dies an seiner Form, an seiner rosenroten Farbe und an dem zarten Gewebe der Haut."

Mit dem größeren Fettgehalt ihrer Haut hängt vielleicht das geringere Wärmebedürfnis vieler Uranier zusammen. Im allgemeinen faßt sich die Haut der Urninge wärmer an, als die der Personen ihrer Umgebung. Es scheint, daß die im Volke verbreitete Bezeichnung „warmer Bruder" (auch das Wort schwul = schwül meint ähnliches) in dieser Erscheinung ihre physiologische Begründung hat, während der römische Ausdruck homo mollis, ebenso der griechische μαλακός (beide bedeuten weicher Mann), auf die Weichheit der Haut und Muskulatur zurückgeführt werden dürfte. Bemerkenswert für die

---

[29]) John Burroughs, Notes on Walt Whitman as Poet and Person. New-York 1867. — John Burroughs, Walt Whitman, A study. Boston 1896.

starke Gefäßerregbarkeit der Haut ist, daß sich unter 500 männlichen Homosexuellen 352 (70,4%) befinden, die über mehr oder minder starkes Erröten klagen, bei einigen steigert sich diese Disposition zu ausgesprochener Erythrophobie.

Die Schweißabsonderung femininer Urninge riecht nicht selten weiblich, die viriler Urninden männlich, während die Transpirationen maskuliner Urninge oft sexuell indifferent, d. h. weder männlich noch weiblich duften. Das gilt auch von den Ausdünstungen der Haare, besonders der Achselhaare. Gustav Jäger schreibt:[30])

„Über den Ausdünstungsgeruch Homosexueller kann ich nur das mitteilen: Mir, einem Normalsexuellen, riechen alle reifen männlichen Normalsexuellen scharf, brenzlich, säuerlich und nicht angenehm. Dieser eigentümliche männliche Geruch fehlte den paar Homosexuellen, die oder deren eingesendetes Haar ich zu beriechen in der Lage war; ich kann ihren Geruch nur als fade bezeichnen, doch bin ich überzeugt, daß das bei einem „Supervirilen" anders ausfallen würde. So ist ja bekannt, daß der ausgesprochene supervirile Alexander der Große für die Männer wie Veilchen duftete."

Seit altersher ist es bekannt, daß viele Urninge ihre Körperoberfläche mit allerlei Färbemitteln zu verschönern suchen. Manche legen sich Rot auf, manche pudern sich, andere tuschen sich die Augenbrauen mit Kohlenstiften oder färben sich die Haare blond. Gestattete die Mode Schönheitspflästerchen, so waren es sicherlich Urninge, die in der geschickten Anbringung der kleinen „mouches" das größte Raffinement entwickelten. Der römische Geschichtsschreiber Lampridius erzählt von dem urnischen Kaiser Heliogabal: „vultum eodem, quo Venus pingitur, schemate figurabat", „er stellte sich sein Gesicht nach demselben Schema her, nach dem man die Venus malt". Manche feminine Urninge haben eine förmliche Leidenschaft, sich zu bemalen; vielen, die zu mir kamen, verbot ich es energisch, doch sah ich sie, trotzdem sie sonst folgsam waren, immer wieder in diese Liebhaberei zurückfallen. Indes gibt es auch hier wieder viele, die alle Toilettenkünste perhorreszieren. Unter den Urninden befinden sich diese in der Mehrzahl.

---

30) Jahrb. f. sex. Zw. Bd. II. p. 117.

SECHSTES KAPITEL.

Die Diagnose der männlichen und weiblichen Homosexualität.

Sexuelle Inkongruenzen.

β) Andersgeschlechtliche Einschläge auf dem Gebiete des Nerven- und Seelenlebens.

g. Bewegungen und Handschrift.

Ähnlich wie im Körperbau treten auch in den Bewegungen der Homosexuellen beiderlei Geschlechts symptomatische Erscheinungen zutage. Schon die Alten, wie Lukian, Petron und Juvenal hoben hervor, daß man die Urninge vultu incessuque, an Miene und Gang am besten erkenne. Wir wollen die Bewegungen nach den Körperpartien in vier Gruppen teilen: a. Kopfhaltung und -Bewegungen, einschließlich der Gesichtsmimik, b. Bewegungen der oberen Extremitäten, c. des Rumpfes und d. der unteren Extremitäten.

Die mimischen Bewegungen des Gesichts stehen im engsten Zusammenhange mit dem Ausdruck der Gesichtszüge, aus dem sie hervorgehen und zu dem sie zurückkehren. Wir sind gewöhnt, den Gesichtsausdruck des Mannes markanter zu finden, als den der Frau. Die schärfer ausgeprägten und ausgearbeiteten Gesichtszüge verraten in höherem Maße Denk- und Willenstätigkeit. Die weniger bestimmte, infolge leichteren Wechsels der Affekte beweglichere Physiognomie der Frau deutet auf ein Überwiegen des Gemüts über das Verstandesleben. In der Mimik zeichnet den Mann eine gewisse Kürze, Ungezwungenheit und Entschiedenheit, die Frau mehr Schmiegsamkeit, Unentschlossenheit oft bis zur Geniertheit aus.

In der geraden, aufrechten Kopfhaltung beim Manne pflegt sich mehr Selbstbewußtsein, in der leicht schrägen der Frau mehr Selbstgefälligkeit zu dokumentieren. Man könnte vielleicht sagen, daß die Mimik des Mannes in ihrer Gesamtheit mehr eine Bejahung oder Verneinung des Lebens, die der Frau mehr eine Frage an das Leben zum Ausdruck bringt. Doch sind auch hier wie überall, nicht die spezifisch männlichen Eigentümlichkeiten auf das männliche Geschlecht und die spezifisch weiblichen auf das weibliche beschränkt. Nur vom Durchschnitt ist die Rede. Daß Vollmann und Vollweib in der Mimik bemerkenswerte Unterschiede bieten, kann kein Physiognomiker in Zweifel ziehen. Nach dem persönlichen Eindrucke, den ich aus so überaus zahlreichen Beobachtungen gewonnen habe, sind nun aber bei Homosexuellen alle diese Unterschiede bei weitem weniger markant, als bei nicht gleichgeschlechtlich Veranlagten.

Zunächst fällt bei vielen Homosexuellen eine gewisse Unbestimmbarkeit und Veränderlichkeit des Gesichtsausdruckes auf. Es läßt sich oft nicht recht entscheiden, ob mehr männliche oder weibliche Züge darin vorherrschen. Oft wechselte der Eindruck auch so, daß man ihn bald als männlich, bald ebenso ausgesprochen als weiblich bezeichnen könnte.

Bei einer großen Anzahl Homosexueller, sicher aber bei relativ mehr Homosexuellen als Normalgeschlechtlichen kann man eine durchaus im Sinne des anderen Geschlechts ausgeprägte Mimik beobachten. Häufig fand ich bei homosexuellen Männern weiche Gesichtszüge, schmachtenden Ausdruck und Aufschlag der Augen, kokettes Hochziehen der Lippen, zitterndes Beben der Nasenflügel, ein Rückwärtsheben des Kinns und Seitwärtsneigen des Kopfes und andere mimische Bewegungen, die wir als typisch feminin bezeichnen können, und ebenso oft bei homosexuellen Frauen scharfe Züge, festen, oft fast harten Blick, kurze ruckweise Kopfbewegungen und andere charakteristische Zeichen viriler Mimik.

Ein amerikanischer Professor schrieb mir: „In allem, was ich hier niedergeschrieben, ist nicht viel Neues. Es ist immer das alte Lied, welches Sie, mein lieber Doktor, bei Ihrer langen Erfahrung schon genügend kennen. Aber da ist ein Punkt, den ich niemals in der Literatur berührt gefunden, das ist die Physiognomie der Homosexuellen. Ich will mich näher erklären. Vor wenigen Jahren machte ich in Boston die Bekanntschaft eines homosexuellen Malers. Er sah einem Herrn aus Denver so auffallend ähnlich, daß ich später diesen vorsichtig ausfragte — auch die Sprache und Ausdrucksweise waren dieselben —, und nun erfuhr, daß er auch homosexuell sei. Ein zweiter Fall. Vor einiger Zeit war hier ein homosexueller Lehrer, mit dem ich recht befreundet wurde, und der, wie so viele Nordamerikaner, ganz unwissend schien über seine Veranlagung. Er war an einen (normalen) Kollegen sehr attachiert. Letzten Sommer traf ich nun in einem Bostoner Bad einen ausgesprochenen, jungen Homosexuellen von 23 Jahren, der dem Lehrer ganz auffallend ähnlich war, im Äußeren wie in der Stimme."

Vieles Charakteristische wird man nur bei großer Übung herausfinden können. Wer Hunderte von Urningen und Urninden gesehen hat, wird nicht zweifeln, daß sie ganz bestimmte Gesichtstypen aufweisen. So schwer es sich aber definieren läßt, was im Grunde den männlichen oder weiblichen Gesichtsausdruck ausmacht, so wenig kann man dem Laien das Eigentümliche klar machen, das dem Kenner am Urning oft schon beim Anblick der Photographien in die Augen fällt. Würden die Geschlechter dieselbe Kleidung tragen, wäre man vermutlich eher in der Lage, die Übergangsstufen herauszufinden, so beeinflußt die Verschiedenheit in Anzug und Haartracht das Urteil wesentlich. Doch kommt es auch so noch oft genug vor, daß urnische Männer für verkleidete Mädchen und urnische Damen für verkleidete Herren gehalten werden. Lassen sich Urninge, selbst solche, die recht männlich erscheinen, den Bart abnehmen und legen weibliche Kleidungsstücke an, so ist es meist geradezu verblüffend, wie sehr der weibliche Typus, namentlich in der Augenpartie, zum Vorschein kommt. Ich befand mich einmal mit einem urnischen Gelehrten in dem seiner Volkstrachten und Volkssitten wegen bekannten Fischerdorf Volendam am Zuidersee. Wir betraten des Studiums halber eine der eigenartigen Behausungen. Im Laufe der Unterhaltung setzte sich mein Begleiter eine der ortsüblichen Frauenhauben auf. Der Erfolg war überraschend. Die braven Fischerfrauen konnten sich über die Verwandlung gar nicht beruhigen und riefen ein über das andere Mal aus: „Wie ein Mädchen, wie ein Mädchen". Auch ich selbst konnte seitdem nicht mehr den weiblichen Eindruck los werden, der mir in dem Gesichte des Forschers, weil ich darauf nicht achtete, zuvor nie aufgefallen war. Viele Homosexuelle sehen als „Weib bedeutend besser aus wie als Mann". Ich erinnere mich eines urnischen Aristokraten, den ich jahrelang nur in Damentoilette gesehen hatte, in der er sich höchst elegant ausnahm. Als er mich das erste Mal im Herrenanzug besuchte, erkannte ich ihn fast gar nicht wieder, so zu seinen Ungunsten verändert sah er aus. Bei manchen tritt das undefinierbar Weibliche erst im Affekt stärker hervor. Ein Richter schreibt, sein Gesicht sei scharf geschnitten, doch sei ihm von Damen, die seine homosexuelle Natur nicht kannten, bemerkt worden, wenn er lächle, habe er die Augen eines Weibes. Ein urnischer Offizier, der sich durch eine „martialische" Erscheinung (mit etwas breiten Hüften) auszeichnet, teilt mir mit, daß, wenn er sich in Erregung befände, seine sehr großen, blauen träumerischen Augen von gänzlich unbefangener Seite als weiblich erkannt worden seien.

Im Gegensatz hierzu will ich an zwei Beispielen von vielen den Gesichtsausdruck typischer Urninden schildern. Theophil Zolling, der Louise Michel um 1880 interviewt hat, beschreibt sie in seiner „Reise um die Pariser Welt" (Stuttgart 1882), p. 52: „Die hohe nervige überschlanke Gestalt, mit dem großen energischen Kopfe, will nicht zum Frauengewande passen. . . . . In ihrem Angesichte erinnern höchstens die verschnittenen Locken, welche, in der Mitte gescheitelt und hinter die Ohren gestrichen, in ziemlich dichten, beinahe ins Graue spielenden Ringeln rückwärts auf das schwarze Halstuch fallen, und etwa das kleine, charakterlose Kinn an ihr Geschlecht. Starke Backenknochen begrenzen den breitgeschlitzten Mund, dessen dicke, blasse, aufgesprungene Lippen keineswegs zum Kusse einladen, und verdecken die kleinen eisigen Augen, die hinter buschigen Brauen lauern. Unter der kräftig und nicht unedel geschnittenen Nase schattiert sich ein Schnurrbärtchen, das den Neid eines Gymnasiasten erwecken würde. Das Gesamtbild dieser Züge ist vulgär, trotzig abstoßend, hart, mumienhaft, wird aber vermenschlicht durch den Ausdruck physischen und psychischen Leidens, der darüber ausgegossen ist, und den Strahl der Begeisterung, welcher im Affekt in den grauen Augen phosphoresziert und das sonnenverbrannte, vorzeitig gealterte Antlitz verklärt. Man sieht, daß man vor einer Intelligenz, einem Willen und einer Überzeugung steht, die bis zur Schwärmerei und zum Verbrechen gehen kann." Von der

Vay sagt Krafft-Ebing[1]): „Ein nicht unschönes, intelligentes Gesicht, das trotz einer gewissen Zartheit der Züge und Kleinheit aller Partien ein ganz entschieden männliches Gepräge hatte, wenn nicht der schwer entbehrte Schnurrbart fehlen würde. . . . Blick intelligent, Miene etwas verdüstert."

Hier einiges noch über das Aussehen der Homosexuellen. Wir begegnen hier in der Literatur ganz falschen Angaben. So spricht Braunschweig[2]) von der verengerten Lidspalte der Homosexuellen als einem Kainszeichen, Ostwald[3]) von den umschatteten und umflorten, andere sogar von den „fischartigen" Augen[4]) der Urninge, einige heben die bleiche Gesichtsfarbe, andere die Häßlichkeit der Homosexuellen im allgemeinen hervor, die bei Michelangelo sogar der Grund gewesen sein soll, daß er, zu abstoßend für das weibliche, sich dem gleichen Geschlecht zuwandte. Alle diese Behauptungen ermangeln der Materialkenntnis. Jeder, der sehr viele Homosexuelle zu sehen Gelegenheit hat, wird die Gesichter sowohl der männlichen als der weiblichen Homosexuellen als in der großen Mehrzahl wohlgebildet bezeichnen müssen. Viele zeichnen sich durch schöne, seelenvolle Augen, eine feingeschnittene Nase, wohlgeformte Lippen und Ohren, frische Farben, feine, gewellte Haare und gefällige anmutige Züge aus. Manche haben kinderähnliche Gesichter.

Meisner[5]) gibt als besonderes Charakteristikum an, daß Uranier oft jugendlicher aussehen, als sie sind, und sich länger jung halten, als normale Männer. Das gleiche gilt auch für homosexuelle Frauen. Krafft-Ebing betont, daß die bei ihm Rat suchenden Uranier zumeist von auffallender Schönheit der Gesichtszüge und des Leibes, strotzend von frischer Männlichkeit und Gesundheit, lebhaft zuweilen besonders geistvoll und immer „interessant" gewesen seien."

Die Armbewegungen stehen, soweit sie dem Ausdrucke psychischer Regungen dienen, mit der Mimik in engstem Zusammenhange. Wir fassen diese Bewegungsgruppe unter der Bezeichnung „Gesten" zusammen, und finden in ihnen in ganz besonderem Maße die sexuelle Eigenart ausgeprägt. Die festen und ruhigen, der Situation entsprechend bestimmt zustimmenden oder abweisenden, fast immer etwas eckigen Armbewegungen in Verbindung mit den fast nur in der Vertikalebene ausgeführten Rückenbewegungen können wir als mehr männlich, die

---

1) Krafft-Ebing, Psych. sex. 1903, pag. 304 und 305.
2) Braunschweig, Das dritte Geschlecht, p. 11.
3) Ostwald, Männliche Prostitution, p. 60.
4) Cf. Liebchen, Ein Roman unter Männern 1908, p. 4.
5) Meisner, Uranismus, p. 14.

graziösen, unruhigen, oft zu der Situation nicht ganz passenden und das adäquate Maß leicht überschreitenden, fast immer aber abgerundeten Armbewegungen in Verbindung mit einem Drehen und Neigen des Rückens als mehr weiblich ansprechen. Kurze Gesten der Hand geben das virile, biegsame und gezierte, das feminine Bild.

Auch hier finden wir bei Homosexuellen sehr oft die Geschlechtscharaktere verschoben. Auf keinen Fall habe ich bei Normalgeschlechtlichen so häufige und weitgehende Abweichungen vom Geschlechtstypus gefunden wie bei den Homosexuellen, bei denen der ganze hier in Betracht kommende Bewegungsmechanismus oft derart im Sinne des anderen Geschlechts ausgebildet ist, daß man fast von einem „Transgestismus", einer Umkehrung der Gesten, sprechen könnte.

Über die Handbewegungen schreibt ein sachkundiger Korrespondent an Ulrichs[6]): „Fast ebenso verräterisch sind die Bewegungen der Hände. Der Weibling spricht gern mit Affektation und kokettiert und affektiert dabei mit den Händen. Namentlich weiblich ist auch die Art, wie er die Hand zum Gruß darreicht. Selbst bei Mannlingen fand ich meist weibliche Handbewegung. An der Handbewegung habe ich schon in manchem den Urning erkannt, ohne daß ich mich dabei getäuscht hätte."

In innigstem Zusammenhange stehen gerade die Armbewegungen mit der Beschäftigungsart der in Frage stehenden Personen. Sind doch einmal beide von dem gleichen Empfinden und Neigungen diktiert, soweit es sich um zusagende Arten der Bewegung und Beschäftigung handelt, und übt doch andererseits die körperliche Tätigkeit rückwirkend einen sehr bemerkenswerten Einfluß auf den Bewegungsmechanismus der beteiligten Muskelgruppen, in erster Linie den der Arme aus. So bilden sich aus Anlage, adäquater Tätigkeit, Anspannung und Gewöhnung eigentümliche Bewegungsmodalitäten aus, die zu besonders charakteristischen Bildern führen. Wir finden deshalb unter weiblichen Homosexuellen Personen, die mit nerviger Faust den Schmiedehammer, unter männlichen solche, die geschickt und zierlich Stricknadel und Häkelhaken führen.

In recht charakteristischer Weise schildert Martial (7,67) die Bewegungen der Philaenis, deren Leidenschaft für Frauen wilder als die eines Ehemannes, eines maritus, ist. Wie ein junger Mann übt sie sich in den Kampfübungen der Fecht- und Ringschule.

. . . . gravesque draucis
Halteras facili rotat lacerto;
Et, putri lutulenta de palaestra,
Uncti verbere vapulat magistri.

---

[6]) Ulrichs, Memnon, pag. 131.

Mit leichtem Arm schwingt sie Bleigewichte, welche für kräftige Burschen schon schwer genug sind; und wenn in der öltriefenden Ringschule der Fechtmeister einmal mit schwanker Rute unter die eingeriebenen Zöglinge fährt, so wird auch sie nicht verschont. Auch unter den Urninden nachrömischer Zeit gibt es offenbar viele, die ihren Arm besonders gern in der Fechtkunst erproben, so Mademoiselle Maupin, die ihren berühmten Fechtmeister Séranne bald an Geschicklichkeit übertraf, und die, als sie einmal auf einem Ballfest im Palais Royal wegen zärtlicher Zudringlichkeiten zu einer jugendlichen Opernsängerin unliebsames Aufsehen erregte, drei Kavaliere, die ihr deswegen Vorstellungen machten, mit ihrem Degen zu Boden schlug. Als die Vestvali in Leipzig den Hamlet spielte, schrieb der berühmte Kritiker R. v. Gottschall am Schluß seiner Besprechung: „— und um neben der geistigen Auffassung auch das Technische nicht zu vergessen: fechten sahen wir auf der Bühne niemals besser".

Die Rumpfbewegungen haben wir bereits im Zusammenhange mit denen der Arme erwähnt und wollen sie noch kurz in Verbindung mit denen der Beine, zum Gegenstand unserer Betrachtungen machen. Wir gelangen hier zu den gleichen Beobachtungsresultaten wie dort: Drehen und Wiegen des Rückens relativ häufig bei homosexuellen Männern, virile straffe und aufrechte Rückenhaltung bei homosexuellen Frauen.

Der Beinhaltung und den Beinbewegungen wohnt wieder viel Charakteristisches für die sexuelle Individualität inne. Im Sitzen ist das ungezwungene Übereinanderschlagen der Beine oder das Kreuzen der Füße bei zurückgezogenen Unterschenkeln typisch für die männliche, das Neben- und Auseinanderhalten der Beine und Füße für weibliche Eigenart. Ein recht charakteristisches Phänomen ist zu beobachten, wenn man sitzenden Personen zugeworfene Gegenstände mit den Beinen auffangen läßt. Der Mann wird die Beine rasch zusammenbringen, um die Gegenstände festzuklemmen, die Frau die Beine auseinander breiten, um sie in ihrem Schoße aufzufangen. In allen diesen Einzelheiten konnte ich bei männlichen Homosexuellen auffallend häufig den femininen, bei weiblichen den virilen Typus in Haltung und Bewegungen beobachten. Oft wirkt es geradezu verblüffend, wenn man eine virile Urninde mit leger übereinandergeschlagener Beinen und einen femininen Urning mit peinlich nebeneinandergestellten und zierlich nach außen geknickten Fußgelenken Seite an Seite sich unterhalten sieht. Wie fortlaufende Bewegungen stets die sexuellen Eigentümlichkeiten in höherem Maße hervortreten lassen, als vereinzelte, so treten diese beim Gange ganz besonders deutlich hervor. Der Mann pflegt bei aufrechter Rumpfhaltung feste und lange, die Frau bei wiegenden und drehenden Rumpfbewegungen kleine, zierlich trippelnde Schritte zu machen. Auch hier konnte ich die feminine Gangart relativ häufig bei homosexuellen Männern, die virile bei homosexuellen Frauen beobachten, bisweilen in einem Grade, daß der Gang dieser ein feminin tänzelnder, jener ein extrem viril vierschrötiger genannt werden konnte.

Diese Gangart Homosexueller ist so charakteristisch, daß ich oft von meinem Sprechzimmer aus an der Art des Auftretens erkannte, wenn ein Urning in mein Wartezimmer kam.

Ein urnischer Pastor gibt folgende Schilderung von sich: „Es besteht Neigung zu wiegenden Bewegungen, ich suche jedoch diese

Neigung so gut wie möglich zu überwinden, da ich mich äußerst beschämt fühle, wenn jemand etwas Damenhaftes an mir entdeckt. Trotzdem ist letzteres dann und wann schon vorgekommen. Besonders mein Gang wurde schon öfters „damenhaft" gefunden. Die Schritte sind mehr klein, mitunter schlürfend, die Schultern wiegen sich beim Gehen etwas hin und her, wenigstens wenn ich mir keine Gewalt antue, auch die Art und Weise, wie ich mich niedersetze, ist schon aufgefallen". Ein homosexueller Polizeibeamter erzählt, daß eine Dame von ihm sagte: „Der Kommissar mit dem leichten Mädchenschritt." Der Gang eines Menschen ist ohne Zweifel nicht nur von anatomischen, sondern auch von psychischen Faktoren abhängig. Das will sagen, daß zwar die somatischen Verhältnisse des Urnings, die Breite der Hüften, die infolgedessen stärker konvergierenden Oberschenkel, die schwache Entwicklung der Beuge- und Streckmuskeln auf den Gang nicht ohne Einfluß sind, daß aber auch seelische Einwirkungen in Frage kommen. Dafür spricht, daß Urninge, die sich, um sich nicht zu verraten, ruhigere, gravitätische Schritte angewöhnen, leicht bei Erregungen, oft schon beim Laufen, in ihre natürliche Gangart verfallen. Der eben zitierte Polizeikommissar bemerkt: „Meine Schritte waren sehr klein und hüpfend, ich habe es mir aberzogen, es tritt aber immer wieder hervor, sobald ich neben einem jungen, schönen Herren gehe."

Bei manchen Urningen kann man ein eigentümliches Anheben der Rückseite der Beinkleider beobachten, als ob sie eine Schleppe rafften. „Gehe ich über nasse Stellen", schreibt ein Urning an Moll[7]) „so bin ich stets ganz unwillkürlich in Versuchung, mir die Kleider hochzuheben."

Besonders kommen die feminin-graziösen Bewegungen der Homosexuellen im Tanze zur Geltung, dem viele leidenschaftlich ergeben sind. Es gibt Urninge, die nur als Dame, Urninden, die nur als Herr tanzen können.

Die stramme Haltung und Gehweise urnischer Frauen hat oft etwas Militärisches, Decidiertes. Von einer Urninde in Cassel schreibt im Memnon (pag. 201) ein Korrespondent: „Sie ging wie ein Offizier". Unter 500 Urningen waren 279 (55,8 %), deren Schritte klein, zum Teil ausgesprochen feminin waren; jeder Muskeltätigkeit abhold waren 90, 153 hatten eine Vorliebe für wiegende Bewegungen, besonders Tanzen, 113 bevorzugten Fußtouren und Bergsteigen, 22 Turnen, 16 Schwimmen, 6 Reiten, während 77 Neigung zu kräftiger Muskeltätigkeit hatten und 23 energische Sportsleute waren.

Es seien noch einige Bewegungsformen hervorgehoben, die ähnlich wie das bereits erwähnte Fangen von Gegenständen mit sich nähernden Oberschenkeln bei Urninden, sich entfernenden bei Urningen besonders typisch sind. Dazu gehört, daß viele Urninge beim Wasserlassen sich in besonderer Stellung über das Nachtgeschirr niederlassen, während es heterosexuelle gewöhnlich emporheben. Umgekehrt finden wir bei Urninden vielfach die Neigung, im Stehen zu urinieren. So ist in den Akten der Sarolta Vay das Zeugnis einer Familie E. erwähnt, deren Kinder bekundeten, sie hätten wiederholt beobachtet, daß sie sich bei Promenaden hinter einen Baum gestellt habe, um als Mann dem Bedürfnis der Urinsekretion zu genügen, auch auf Aborten hätte sie in aufrechter Haltung die Blase entleert.

Manche homosexuelle Frauen haben eine große Vorliebe, im Herrensattel zu reiten, hingegen gab und gibt es Urninge, die instinktiv dem Reiten nach Frauenart so sehr den Vorrang geben, daß sie sich wie Mario Vacano und ein unter dem Namen Ella Zoyara auftretender Amerikaner als Zirkuskünstlerinnen produzierten. Auch

---

[7]) l. c. p. 161.

das Werfen und Fangen des Balles, wie überhaupt die Arm- und Beinbewegungen im Spiel und Sport sind oft typisch.

Auch die von dem amerikanischen Radiumforscher Professor Dr. Everard *Hustler* studierten Schwingungsphänomene am „*siderischen Pendel*"[7a] verdienen nachgeprüft zu werden. Um die in Frage kommende Erscheinung hervorzurufen, bedarf es eines sehr einfachen Experiments. Man braucht nach Hustler dazu nur einen silbernen Eßlöffel und einen an einem Zwirnfaden aufgehängten goldenen Trauring. Man wickelt das freie Ende des Fadens zweimal über den rechten Zeigefinger und läßt das von dem Ring beschwerte längere Ende über den Daumennagel hängen, gerade über den Eßlöffel, der vor dem Experimentierenden auf dem Tische liegt. Um einer zu frühen Ermüdung vorzubeugen, wird empfohlen, den Ellbogen aufzustützen. Nach einiger Zeit wird der Ring in schwingende Bewegung geraten, die je nach dem Geschlecht des Experimentierenden verschieden ist. Bei einer *männlichen* Person schwingt der Ring *in der Längsrichtung* des Löffels, bei einer *weiblichen* Person in der *Querrichtung*. Wenn eine andersgeschlechtliche Person die freie linke Hand des Experimentierenden berührt, geht der Ring erst in die Ruhelage über, und fängt dann aufs neue zu schwingen an, und zwar in einer gewissen Mittellage, so daß also der Einfluß der zweiten Person deutlich wahrnehmbar ist. Ein urnischer Gelehrter, der Hustlers Versuche nachprüfte, will sie bestätigt gefunden und bei Homosexuellen folgende Abweichungen wahrgenommen haben:

Mann heterosex.	Frau heterosex	Mann und Frau heterosex.	2 Männer beide heterosex.	2 Frauen beide heterosex.	Mann homosex.	Mann heterosex. u. Mann homosex.
‖	⊥	/	‖	⊥	⊥	/

Verstärkte Schwingungen

Viele Urninge haben eigentümliche *Verlegenheitsbewegungen* — wenn sie angeklagt sind, kann man diese besonders häufig wahrnehmen —, streicheln sich verlegen über die Stirn, spielen sich am Ohr, berühren mit der linken Hand den rechten Mundwinkel oder kratzen sich mit dem Finger die Kopfhaut — digito scalpunt uno caput, sagt Juvenal (IX. 131 ff.) von ihnen. Auch das Zerknüllen von weichen Gegenständen, insbesondere von Taschentüchern in der Hand, das Stemmen des im Ellbogen gekrümmten, nach vorn gehaltenen linken Arms in die Taille, das Anlegen des vorderen Handrückens an die Wange sind typische Stellungen. Besonders aber ist der schwer zu definierende Ausdruck und die Bewegungen der Augen bemerkenswert. Schon *Petron* spricht von ihrem weichen *Augenaufschlag*. Viele senken verschämt den Blick, um ihn dann wieder sanft, innig, schmachtend zu erheben. Einer sagte von sich, „er habe treue Hundeaugen", bei andern finden sich folgende Beschreibungen des Augenausdrucks: schwärmerisch, schmelzend, verzückt, träumerisch, verschleiert, schwermütig, matt, fragend, suchend, dann heißt es wieder süßlich, kokett oder kindlich, gewinnend, treu, mild. Hingegen wird der Blick der Urninden fest, ruhig, klar, offen, ernst, sicher, dann wieder als durchdringend, stechend, forschend, fixierend, prüfend, beobachtend, herrisch, streng, scharf, trotzig, finster, düster, ironisch usw. beschrieben.

7a) Vgl. „Das siderische Pendel" von Fr. Kallenberg, München

Seit Ulrichs begegnet man in der Literatur immer wieder der Angabe, daß Homosexuelle nicht pfeifen können. Dies stimmt mit unsern statistischen Feststellungen nicht überein. Unter 500 Urningen standen 385 Pfeifern (77 %) 115 (23 %) Nichtpfeifer gegenüber. Wirklich gut pfeifen allerdings nur wenige; namentlich einen durchdringenden Pfiff hervorzubringen, sind die meisten außerstande, dagegen können urnische Frauen oft ungewöhnlich gut pfeifen; zwei, die ich kenne, treten sogar als Kunstpfeiferinnen auf. Auch Krafft-Ebing[8]) erwähnt eine homosexuelle Malerin, die wegen ihrer virtuosen Fähigkeit sich pfeifend zum Klavier zu begleiten, bekannt war. Beim Räuspern und Schnauben pflegen Urninden den Schleim kurz und kräftig, Urninge oft langsam und zach herauszubefördern. Über das Niesen der Urninge findet sich bei Dio Chrysostomos (orat. 33. p. 410) folgende merkwürdige, auch von Iwan Bloch[9]) mitgeteilte Geschichte: Ein bedeutender Mann rühmte sich, den Charakter und die Eigenschaften eines jeden Mannes aus seinem Äußeren erkennen zu können. Auf den ersten Blick konnte er sagen, ob jemand mutig oder feige, ein Prahler, ein Ehebrecher, ein Kinäde oder was sonst immer sei. Einmal brachte man ihm in einer Stadt einen Menschen von unordentlichem Aussehen, mit Schwielen an den Händen, unregelmäßigem Haarschnitt, mit grobem Gewand. Nach langem Betrachten erklärte er, der Mensch solle gehen, er wisse nicht, wer und was er sei. Im Fortgehen nieste er. Da rief er sofort: „Das ist ein Mann, der geschlechtlich mit Männern verkehrt."

Da Fließ behauptet hat, daß sich unter den Homosexuellen viel Linkshänder befänden, habe ich auch nach dieser Richtung hin mein Material statistisch durchforscht. Als ausgesprochen rechtshändig bezeichnen sich unter den Homosexuellen 87%, als linkshändig 7%, während 6% angeben, links- und rechtshändig, bezw. bei einzelnen Beschäftigungen links zu sein. Nach einer in der Deutschen Medizinischen Wochenschrift veröffentlichten Arbeit über die Häufigkeit der Linkshänder im deutschen Heere waren 1909 „unter 266 270 untersuchten Leuten 10 292 Linkshänder, d. h. 4 v. Hundert." Danach scheinen allerdings unter den Homosexuellen etwa doppelt soviel Linkshänder vorzukommen, wie unter den Heterosexuellen.

Vor allem aber verdient hier eine motorische Ausdrucksform Erwähnung:

die Handschrift.

Unter den Bewegungsarten nimmt sie eine ganz besondere Stellung ein. Es werden zwar bei allen willkürlichen Bewegungen die vorhandenen Empfindungen und Vorstellungen ihren Stempel auf das Bild der Bewegung drücken, beim Schreiben aber werden diese psychologischen Faktoren ein besonders günstiges Feld ihrer Betätigung finden, weil die zum Schreiben erforderlichen Bewegungen der feinsten Abstufung

---

[8]) Jahrbuch f. s. Zw. III. Bd. p. 26.

[9]) Iwan Bloch, Bd. I, Dieses Handbuch, S. 410.

fähig, so daß sie darin vielleicht sogar die verwickelten, beim Sprechen ausgeführten Zungenbewegungen noch übertreffen.

Alle Nüancen des Seelenlebens können in der Handschrift zum Ausdruck kommen. Da sich die Psyche der Frau im allgemeinen von der des Mannes dadurch unterscheidet, daß sie mehr dem Empfinden als dem Wollen und Handeln zugewandt ist, so werden männliche und weibliche Handschriften in wesentlichen Merkmalen differieren.

Wie Schneidemühl[10]) ausführt, pflegen die Handschriften der Frauen in der Regel dünner und zarter, meistens auch schräger, zu sein als diejenigen der Männer. Während die Merkmale für Willensstärke, Tatkraft und Ausdauer nicht selten fehlen, sind solche für Empfindsamkeit und Selbstgefälligkeit öfters vorhanden. Die Handschriften der Frauen pflegen weniger Charakter zu haben, ausdrucksloser zu sein, als die der Männer. Professor Schneidemühl hebt selbst hervor, daß es zwischen den typischen Frauenhandschriften und den typischen Männerhandschriften eine große Anzahl von Zwischenstufen und Übergängen gibt. Oft zeigen die Schriftzüge von Männern direkt weibliche Merkmale und die von Frauen ausgesprochen männliche. Natürlich tragen in solchen Fällen auch die seelischen Eigenschaften der Schreiber überwiegend das Gepräge des anderen Geschlechts. Daneben gibt es nun noch zahlreiche Abstufungen, bei denen in männlichen Handschriften mehr oder weniger zahlreiche weibliche Züge und umgekehrt in weiblichen in größerem oder geringerem Grade männliche Züge vorhanden sein können.

Schon in meinem Buche „Der urnische Mensch" wies ich darauf hin, daß ich bei den Handschriften von Homosexuellen mehrfach in ganz besonders charakteristischer Weise die Merkmale des anderen Geschlechts feststellen konnte, und brachte als Belege dafür die Reproduktion einiger nach dieser Richtung hin besonders prägnanter Autogramme. Es handelt sich hier natürlich nicht um eine Erscheinung, die als solche für die Homosexualität charakteristisch sein könnte, sondern lediglich um den Ausdruck einer im Sinne des anderen Geschlechts abweichenden Persönlichkeit, wie wir sie eben unter Homosexuellen relativ so häufig antreffen. Unter dem großen handschriftlichen Material männlicher und weiblicher Homosexuellen, das mir zur Verfügung steht, finden sich Übergangstypen in überaus großer Zahl, man kann wohl sagen, gewisse für das andere Geschlecht charakteristische Nüancen bei den meisten urnischen Schriftproben. Doch auch ausgesprochen feminine Züge sind bei männlichen und virile bei weiblichen Homosexuellen sicher relativ häufiger anzutreffen, als bei Heterosexuellen. Ganz besonders auffällig ist aber bei manchen Urningen sowohl als Urninden eine große Verschiedenheit ihrer Handschrift, bald markig männlich, bald zierlich feminin.

---

[10]) Schneidemühl, Handschrift und Charakter, Leipzig 1911,

Hammer[11]) hat bei mehreren der in seinem Buche „Die Tribadie Berlins“ beschriebenen Urninden Handschriften beobachtet, die er teils als „geschlechtslos“, d. h. weder typisch männlich, noch typisch weiblich, teils als „dem männlichen Typus nahekommend“ bezeichnet. Mit Recht sagt er: „Wenn diesen graphologischen Zeichen allein auch nicht unbedingtes Vertrauen geschenkt werden darf, so geben sie doch immerhin einen Anhaltspunkt ab, der bei vorsichtiger Verwertung, neben anderen Anhaltspunkten in die Wagschale fallen kann.“

Birnbacher[11a]) schildert die Handschrift der urnischen Sarolta Vay wie folgt: „. . . . die Schriftzüge, so schleuderisch und von zerflossenen Tränen verzerrt sie manchmal sind, haben den Charakter der Festigkeit und Sicherheit, sind echt männliche Züge.“

h. Lebensführung.

Der psychomotorische Charakter, der, wie wir sahen, in Gang und Handschrift zum Ausdruck kommt, drückt meist auch der Lebensführung der Urninge beiderlei Geschlechts seinen Stempel auf.

So finden wir die Energie und Aktivität des urnischen Weibes, ihre Großzügigkeit nicht nur in ihren Schriftzügen, sondern auch in ihrem sonstigen Auftreten vielfach wieder. Sie ist lebendiger, unternehmender, tatkräftiger, aggressiver, heroischer, abenteuerlustiger als das nichturnische Weib und der urnische Mann. Ihr derbburschikoses, in seiner Steigerung nicht selten rücksichtslos-brutales Wesen bildet einen scharfen Kontrast zu der stillen Zurückhaltung, die wir so oft bei homosexuellen Männern finden, dieser oft fast ängstlichen Reserve, die in irgend einer Lieblingsbeschäftigung Genüge findet, sich in Haus, Hof und Garten am wohlsten fühlt, sich in Wissenschaft und Kunst vergräbt, oder sammelt, forscht und reist. Dort ein keckes Draufgängertum, oft massiv ungeschickt, doch meist von erstaunlicher Kaltblütigkeit, hier eine liebenswürdige Verbindlichkeit, eine konziliante Form, die nicht selten etwas Zimperliches oder Serviles an sich hat.

Unternehmungslust und Freiheitsdrang, ein Verhalten, das von den Mitmenschen oft als „unweiblich“ empfunden und gescholten wird, treiben urnische Frauen oft zur Betätigung im öffentlichen Leben, zu geschäftlichen Aktionen und Gründungen, ja zu gewagten Finanzoperationen, die ebenso gut zu einem glücklichen wie zu einem schlechten Ende führen können. Selbst als Jägerinnen und Kriegerinnen stellen sie ihren Mann.

Carpenter[12]) sagt von ihnen: „Sie leben gern außer dem Hause, lieben Spiel und Sport, treiben Wissenschaft, Politik oder selbst

---

[11]) Großstadtdokumente; Berlin und Leipzig.

[11a]) Friedreichs Blätter für gerichtliche Medizin 1891. Nürnberg, Heft 1: Dr. C. Birnbacher: „Ein Fall von konträrer Sexualempfindung vor dem Strafgericht.“

[12]) Carpenter, Das Mittelgeschlecht, p. 35.

Geschäfte. Sie zeigen organisatorische Talente, sehen sich gern in einer verantwortlichen Stellung und wissen sich oft vortrefflich und energisch in einer führenden Rolle zu bewähren. Es liegt auf der Hand, daß ein derartiges Weib bei ihrer eigenartigen Vereinigung von Fähigkeiten oft zu hervorragenden Leistungen befähigt ist, sei es im Berufsleben, oder als Institutsvorsteherin, oder auch als Beherrscherin eines Landes."

Von Christine von Schweden, „der größten fürstlichen Frau aus dem Zwischenstufengeschlecht", sagt Leopold von Ranke[13]): „eine weibliche Arbeit hat sie nie begriffen, . . . dagegen sitzt sie auf das kühnste zu Pferde. Auf der Jagd weiß sie das Wild auf den ersten Schuß zu erlegen. Sie studiert Tacitus und Plato und faßt diese Autoren zuweilen selbst besser als Philologen von Profession."

Eine hochgelehrte Urninde war auch die Jungfrau Anna Maria Schürmann (geb. 1607 zu Köln). Sie sprach ein Dutzend Sprachen, darunter Arabisch, Hebräisch und Griechisch, hatte als Malerin und Bildhauern einen großen Ruf, besaß bedeutende Fachkenntnisse in der Musik und hielt mit Philosophen und Mathematikern ersten Ranges die gelehrtesten Dispute.

Es soll damit nun natürlich nicht gesagt sein, daß alle in dieser Weise tätigen, viril gearteten oder im öffentlichen Leben stehenden Frauen homosexuell sind, sondern nur, daß der Prozentsatz der Homosexuellen unter diesen ein ungewöhnlich hoher, zum mindesten aber ein unverhältnismäßig viel höherer ist als unter den heterosexuellen Frauen.

Überaus wechselvolle Schicksale sind es, die uns entsprechend ihrer Eigenart im Leben der Urninden entgegentreten. Von den vielen Typen, die hier angeführt werden könnten, sei wiederum nur auf wenige Beispiele Bezug genommen. Ein gutes Beispiel bietet die bereits wiederholt erwähnte Felicitas von Vestvali. In Stettin 1829 als Beamtentochter geboren, entflieht sie eines Tages dem elterlichen Hause in Knabenkleidern, um Schauspielerin zu werden. In Leipzig findet sie ein Engagement, geht aber bald nach Paris, wo sie mit unermüdlichem Eifer Gesang studiert. Nach einer Konzerttournee, die sie nach der Insel Jersey führt, sucht sie zur Fortsetzung ihrer Studien Neapel und Florenz auf, debutiert in der Scala in Mailand und bald darauf mit grandiosem Erfolg in London. 1854 zieht sie nach Amerika, was damals noch mehr bedeutete als jetzt, erhält in New York 10 000 Franks Monatsgage und bereist die ganze Union. In Mexiko trägt man ihr die Direktion des dortigen Nationaltheaters an. Rasch entschlossen fährt sie nach Europa, um eine auserlesene Gesellschaft zusammenzustellen; als sie zurückkehrt, macht ihr die mexikanische Regierung sechs herrliche Pferde zum Geschenk und überhäuft sie mit größten Ehrungen. Sie revanchiert sich, indem sie in spanischer Sprache den Figaro singt. Kurze Zeit darauf finden wir sie aber schon wieder in Italien bei der Einweihung des Theaters in Piacenza und dann in Paris, wo Napoléon sie an die Große Oper engagiert. Nach zwei Jahren zog sie aufs neue nach den Vereinigten Staaten. Sie wollte den Amerikanern Gluck nahe bringen. Das Unternehmen scheitert. Erbittert zieht sie sich auf eine Villa bei San Francisco zurück und studiert den Hamlet. In den Rollen Romeo und Hamlet bereitet ihr das Publikum in allen Städten der Union eine enthusiastische Aufnahme. 1868 spielt sie in London

[13]) Leopold von Ranke, „Die römischen Päpste in den letzten vier Jahrhunderten".

22 mal den Romeo, 20 mal den Hamlet und den Petrucchio, von der Kritik als „weiblicher Kean" gefeiert. Nachdem sie bis dahin englisch, spanisch, französisch und italienisch gesungen und gespielt hatte, regt sich plötzlich in ihr die Liebe zur Muttersprache und zum Vaterlande. In Hamburg und Leipzig, dann am Nationaltheater in Berlin, in Wien und anderen deutschen Plätzen gastiert sie mit größtem Beifall, teils in ihren männlichen Rollen, teils als Isabella und Elisabeth. Überarbeitet sucht sie Ruhe auf ihrer Villa im Riesengebirge. Doch untätig konnte sie nicht sein. Sie wirft sich auf Bauspekulationen, kauft Terrains, baut in Warmbrunn die ganze russische Kolonie und läßt in Warschau Bauten ausführen. Da befällt sie eine unheilbare Krankheit und bereitet im Jahre 1880 ihrem talentvollen Leben ein frühes Ende, einem Leben, dessen hervorstechendsten Grundzüge, wie ihre Biographin R o s a v o n B r a u n s c h w e i g schreibt, „Furchtlosigkeit und Edelmut" waren.

Sehen wir an diesem Beispiel die Entfaltung einer urnischen Individualität, die durch das, was sie leistete und der Mitwelt an Kunstgenüssen bot, den Durchschnitt heterosexueller Frauen, ja Männer weit übertraf, so sehen wir am anderen Ende Gestalten, die ihre Tatkraft im entgegengesetzten Sinn zu antisozialen Zwecken gebrauchen. Die große Überzahl steht zwischen diesen beiden Extremen.

Als Fall einer urnischen Schwindlerin und Zeitgenossin der V e s t v a l i führe ich A d e l e S p i t z e d e r an; erst ebenfalls Schauspielerin, dann Äbtissin, darauf Gründerin einer Bank verspielte und verschwendete sie sehr hohe Summen, bis ihre Dachauer Bank zusammenbrach, viele Existenzen vernichtend. Aus dem Gefängnis entlassen, bereist sie als Musikmeisterin einer Damenkapelle die Welt. Einen ihr nicht unähnlichen Hochstaplerinnentyp hatte ich vor einigen Jahren in Berlin zu beobachten Gelegenheit: eine große, starkknochige Urninde aus einfachem Stande, ungewöhnlich befähigt, von faszinierender Tüchtigkeit, aber in der Wahl ihrer Mittel so skrupellos, daß sie immer wieder mit dem Gesetz in Konflikt kam. Eines Tages erschoß sie sich. Auch hier stoßen wir auf eine beachtenswerte Antithese: Die urnische Frau, die am Leben verzagt, greift mit Vorliebe zum Revolver, der urnische Mann nimmt relativ oft Gift. Ich sehe noch lebhaft eine andere Homosexuelle vor mir, ebenso viril wie ihr Bruder feminin, eine bedeutende Spekulantin, die heute viele Tausende an der Börse gewann, um sie morgen wieder zu verlieren. Als man ihr schließlich die alten Familienmöbel, an denen sie sehr hing, pfändete, griff sie zur Pistole. Ihre Freundin, eine schöne blonde Engländerin, rief mich herbei. Ich fand sie in sitzender Stellung tot am Schreibtisch. Die eine Hand hielt die Waffe, mit der sie sich mitten ins Herz getroffen, fest umklammert, während zwischen den Fingern der anderen noch eine halbverrauchte Zigarette saß.

Auf die Frage nach ihren Lieblingsbeschäftigungen erhalten wir von den Urninden Antworten wie folgende: „Arbeit im Haushalt ist mir zuwider. Neigung zu Rudern, Segeln, Schwimmen, überhaupt für ein Leben auf See." — „Interessiere mich für Politik (nicht für Mode), für alles Moderne auf dem Gebiete der Entwickelung der Menschheit, für soziale Fragen. Theater liebe ich, doch mache ich mir nichts aus Operetten und Lustspielen." Von einer anderen: „Frauliche Beschäftigungen liegen mir absolut nicht. Jagen, Schießen, Reiten sind mein Element, Pferde und Hunde meine größte Freude." Und von einer weiteren: „Habe große Neigung für Sport und Kartenspiel (ausdauernd und gut). Große Abneigung gegen weibliche Beschäftigungen."

Wie ganz anders lauten die Antworten der urnischen Männer auf dieselbe Frage. Hier entgegnen von 500 Homosexuellen nicht weniger als 93, daß sie sich für Kochen, Putz und Handarbeiten interessieren, 89 schreiben im allgemeinen: weibliche Beschäftigungen; zusammen sind das 36 %. Diesen stehen 77 gegenüber, deren Hauptinteresse Sport, Jagd und Pferde sind, 68, die Politik und Wissenschaften, 46, die Wissenschaft, Literatur und Politik als Hauptneigung angeben, insgesamt 38 %. Die übrigen 26 % interessieren sich hauptsächlich für Musik, Theater, Romane, Blumen (14 %), sowie für Natur, Kunst und Religion (12 %).

In einem andern Beobachtungsmaterial geben 59 % der Homosexuellen an, daß sie geistige, 10 %, daß sie körperliche Arbeit bevorzugen ,während 31 % beides wechselweise lieben. 30 % bezeichnen sich selbst als mehr produktiv, 60 % als mehr rezeptiv, während wiederum 10 % glauben, daß ihnen beide Fähigkeiten in gleichem Maße innewohnen. In der Lektüre bevorzugen unter 100 45 wissenschaftliche Werke, 32 Belletristik, 30 Dichtungen, 5 Reisebeschreibungen, 15 Kriminalromane, 10 Humoristisches, 8 Zeitungslektüre, 2 Sportlektüre, 2 rein Erotisches. 44 % schreiben Briefe gerne, (vor allem an Freunde), 56 % schreiben Briefe ungern. 29 % aller Urninge sind Sammler der verschiedenartigsten Gegenstände. Es ist hiernach sehr schwierig, eine prägnante Schilderung der so ungemein differenzierten Urningspsyche zu geben, um so schwieriger, je mehr Homosexuelle man kennen lernt. Wesentlich scheint mir zu sein, daß bei ihnen durchschnittlich eine relativ größere Subtilität der drei Seelenqualitäten, des Fühlens, Denkens und Wollens vorhanden ist, als beim heterosexuellen Manne und der virilen Urninde.

Äußere Eindrücke wirken auf den Urning ungleich stärker ein als auf den Vollmann, sein Gemüt ist weniger widerstandsfähig, die Bestimmbarkeit ist bei ihm größer, die Stimmung wechselnder. Freude, Hoffnung, Begeisterung heben ihn höher, Schmerz und Leid drücken ihn tiefer darnieder. Der erbitterte Konkurrenzkampf, ein energisches Eintreten für seine Rechte und Interessen liegen ihm gewöhnlich nicht.

Man kann häufig beobachten, daß in exklusiven Verbänden, namentlich in militärischen und studentischen, urnische Mitglieder wegen ihres höflichen, gefälligen, aufopferungsfähigen Wesens anfangs sehr wohl gelitten sind, im Laufe der Jahre aber Schwierigkeiten haben, weil sie sich nicht der strengen Etikette fügen können und mit Außenstehenden nicht genehme Beziehungen anknüpfen. Die Unterschiede des Standes, der Religion, der Rasse und Nationalität spielen bei dem Urning nicht im entferntesten die Rolle, wie bei dem normalen Manne.

Er besitzt nicht den Stolz, das Selbstbewußtsein, den hohen Ehrbegriff des Vollmannes. Wohl ist er empfindsam und leicht verletzt, aber die Fähigkeit zu hassen scheint ihm abzugehen. Eine Beleidigung durch eine andere, stärkere zu erwidern, ist ihm nicht gegeben. Findet sich doch schon in der Grettissaga (28) der kriegerischen Wikinger der bezeichnende Spruch: „Der Sklave rächt sich, der Arge (d. i. der Urning) nie“. Weniger aus Feigheit, als weil ihm das Gefühl der Rachsucht mangelt, zieht er sich eher zurück. Immer wieder zum Verzeihen geneigt, ist die Großmut, welche der Urning Feinden gegenüber zu zeigen imstande ist, oft geradezu erstaunlich. Freier von Vorurteilen wie der Durchschnittsmann, ist er meist u n f ä h i g, ein hartes Urteil zu fällen. Alle diese Eigenschaften befähigen ihn ungemein zum Vermittler und Überwinder sozialer Gegensätze. Ein pathetischer

Urning schreibt über seine Schicksalsgenossen: „Die zärtlichen Regungen in seiner Brust, sein allzu weiches, leicht erschüttertes Herz, seine zarte Empfindlichkeit und Empfänglichkeit für alles Hohe und Reine, seine Sanftmut, Güte und. unerschöpfliche Langmut — all diese göttlichen Gaben seiner Seele weisen deutlich darauf hin, daß sich der erhabene Weltenlenker in den Urningen ein erhabenes Priestertum, ein Samaritergeschlecht, einen streng keuschen Orden von Männern schaffen wollte, um der mit der wachsenden Kultur Hand in Hand gehenden Entsittlichung der menschlichen Gesellschaft ein starkes Gegengewicht zu bieten."

Oft fehlt es den homosexuellen Männern an Mut und Beständigkeit, gute Vornahmen in die Tat umzusetzen. Der Wille ist beim Urning nicht so schwach — 40%, die sich selbst als willensschwach bezeichnen, stehen 35% gegenüber, die sich willensstark nennen — aber es besteht daneben vielfach ein beträchtlicher Hang zur Bequemlichkeit und Angst vor der Menschen Gerede. Im allgemeinen zieht ihn die geistige Arbeit mehr an als die körperliche. Von vielen wird die Arbeit als große Trösterin empfunden. Der Trieb, andere geistig zu befruchten, ist häufig sehr ausgesprochen. Es resultiert daraus eine bei Urningen weit verbreitete Befähigung zum Pädagogen, zum Volkserzieher im engeren und weitern Sinne. Unterstützt wird dieser Drang durch einen mehr oder weniger bewußten Ehrgeiz, sich vor der Umgebung auszuzeichnen. Besonders an urnischen Bauern und Arbeitern fällt es auf, wie sehr sie ihr Milieu überragen. Mit diesem Ehrgeiz verbindet sich oft eine starke Empfänglichkeit für Beifall und Bewunderung, die aber fast immer in eigenartiger Weise mit einer gewissen Scheu und Bescheidenheit aufzufallen verknüpft ist. Der Urning schafft fast stets aus dem Gefühl heraus. Vorerst kommt bei ihm der Trieb zu empfangen, aufzunehmen, und erst aus der Empfängnis heraus formt und gestaltet er. Seinem starken Gefühlsleben entsprechend ist das ästhetische Empfinden, der Sinn für schöne Formen in Natur, Kunst und im täglichen Leben hochgradig entwickelt.

Über die Intelligenz der Urninge und Urninden im Vergleich zu der der Heterosexuellen ein allgemeines Urteil abzugeben, ist ungemein schwierig; daß viele den intellektuellen Durchschnitt überragen, ist sicher, ebenso sicher aber auch, daß viele ihn nicht erreichen; man wird hier vorläufig wohl auf quantitative Feststellungen verzichten und sich mit qualitativen begnügen müssen.

Den Lichtseiten der urnischen Natur stehen nicht unerhebliche Schattenseiten gegenüber. Wo die Körpermuskulatur zu wünschen übrig läßt, zeigt gewöhnlich die Zungenmuskulatur eine stärkere Aktivität, und so finden wir denn, daß bei den

Urningen, ähnlich wie bei den Frauen, die Redseligkeit oft eine recht beträchtliche ist. Einer bemerkt: „Plappern kann ich für zwei, aber nur mit Damen oder Gleichgesinnten, Herren dagegen genieren mich."

Die Alten hielten sogar, weil feminine Homosexuelle allgemein für geschwätzig galten, umgekehrt redegewandte Männer meist für homosexuell. Selbst Demosthenes entging wegen seiner Redefertigkeit nicht diesem Verdachte, und auch Ausonius spricht von einem „rhetor semivir"[13a]. Mit dieser oft fast euphorischen Stimmungslage ist nicht selten, wenn auch keineswegs immer, eine gewisse Klatschsucht und Boshaftigkeit — 22% sagen selbst, daß sie „an Klatsch Gefallen finden" —, gelegentlich auch ein Hang zur Intrigue und List verbunden, Fehler, die es oft recht schwer machen, sich der Urninge anzunehmen; was aber wollen diese Fehler einzelner Urninge besagen gegenüber der Beurteilung und Behandlung, die man ihnen allen zuteil werden läßt?

Von einigen Autoren wird die Lügenhaftigkeit der Urninge hervorgehoben. Moll[14]) schreibt: „Ein etwas süßliches Benehmen, hinter dem sich nicht selten die raffinierteste Verlogenheit verbirgt, charakterisiert viele Homosexuelle." Er gibt außerdem die Zuschrift[15]) eines Herrn N. N. wieder, die lautet: „Glauben Sie mir, die hysterischsten und verlogensten Weiber, die es gibt, treffen Sie unter uns Urningen an; denn Weiber sind wir ja, das leugnen wir nicht."

Raffalovich[16]) macht Krafft-Ebing den Vorwurf, daß er „die Lügen der verlogensten Rasse, nämlich der Konträren und Perversen, zu bereitwillig aufgenommen habe".

Ähnliches wiederholt v. Notthaft[16a]) und neuerdings Sadger, der sich in einem populärwissenschaftlichen Artikel[16b]) zu dem Satz versteigt: „Die Selbstbeschreibungen von Urningen sind keinen Schuß Pulver wert."

Wie schwerwiegend solche Äußerungen sein können, zeigt, daß sich der Abgeordnete Thaler, als er im Deutschen Reichstag für den Weiterbestand des § 175 eintrat, sich auf diese Äußerung von Raffalovich berief, der erklärt hätte, „daß Krafft-Ebing in seinem Buche die Lügen der verlogensten Rasse, nämlich der Perversen und Konträren, zu bereitwillig aufgenommen und ausgesprochen hätte, daß die Homosexuellen Lügner seien, die, wenn sie von ihrer Kindheit sprächen, sich nur rein zu waschen suchten oder sich durch Leidenschaft oder Gemeinheiten interessant machen wollten."

Alles das sind Fehlurteile, wie jede einseitige Bewertung einer so großen und mannigfach gearteten Menschenklasse, unter denen es natürlich gute und schlechte, sympathische

---

13a) Cf. Bloch, dieses Handbuch I. p. 416.
14) Moll, Kontr. Sex. pag. 179.
15) Moll, ibid, pag. 178.
16) Raffalovich, Die Entwicklung der Homosexualität, pag. 9.
16a) Loc. cit. p. 536.
16b) „Der Wert von selbstverfaßten Lebensbeschreibungen geschlechtlich Verirrter" in „Die Umschau", Frankfurt a. M., 20. Sept. 1913. Sadgers Bmerkungen widerlegt Bloch in „Umschau", Nov. 1913.

und unsympathische gibt. Gehen wir der Lügenhaftigkeit und Unaufrichtigkeit, soweit sie überhaupt vorhanden sind, der Urninge auf den Grund, so werden wir finden, daß sie oft ein Ausfluß übertriebener Scham und Ängstlichkeit, nicht selten eine Ausgeburt der langjährigen Selbsttäuschung oder der Täuschung anderer sind, zu der die wirklichen oder von ihnen vorausgesetzten Anschauungen einer übergroßen Majorität die Urninge veranlassen. Dann und wann mag es sich auch wohl um einen Fall von pseudologia phantastica in Verbindung mit psychischer Debilität auf Grund einer psychopathischen Konstitution handeln, aber alles in allem ist die verallgemeinerte Behauptung homosexueller Lügensucht nichts weiter als ein haltloses Gerede, und soweit sie sich Ärzte zu eigen machen, ein Zeichen, daß diese es nicht verstanden haben, sich das Vertrauen der sie aufsuchenden homosexuellen Männer und Frauen zu erwerben.

Ein gutes Beispiel hierfür gibt Sadger selbst in dem „Fragment der Psycho-Analyse eines Homosexuellen" (Jahrb. f. sex. Zw., Jahrg. IX, p. 339 ff.). Er berichtet hier, wie ein junger Homosexueller zu ihm kommt, um durch Psychoanalyse geheilt zu werden. Zunächst läßt S. den Patienten seine Lebensgeschichte schreiben und tröstet ihn über seine Veranlagung. Nachdem er durch verschiedene Fragen den Zusammenhang des jetzigen Zustandes mit sexuellen Kindheitserlebnissen zu konstruieren versucht hat, stellt er plötzlich dem Patienten gegenüber die Behauptung auf, daß er in ihn, den Arzt, verliebt sei und aus Schamgefühl mit einem offenen Bekenntnis zurückhalte (p. 392). Der Patient weist diese Zumutung ab; er erblicke in S. nur den Arzt und gäbe sich die größte Mühe, alles zu erzählen, aber mehr, als er wisse, könne er nicht sagen. S. bleibt bei seiner Behauptung, er sei verstockt. In der nächsten Sitzung wiederum vergeblicher Versuch, aus dem Patienten herauszufragen, daß er für seinen Vater homosexuell im Alter von vier Jahren empfunden habe. Durch das Zureden eingeschüchtert, kommt schließlich dem Patienten der Gedanke (p. 400): „Um allem vorzubeugen (dem Vorwurf nämlich, nicht aufrichtig zu sein), sagst du auf alles „ja" und gibst alles zu!!" Schließlich gibt S. ihm in der Hypnose Suggestionen, ihm alles, was er in der Kindheit erlebt habe, zu erzählen. Nachdem der Patient durch die immer wiederholten, drängenden Fragen darauf vorbereitet war, was man von ihm wissen will, gibt er in der Sitzung nach der Hypnose in der gewünschten, detailliertesten Weise über sexuelle Kindheitserinnerungen Auskunft und gibt auch zu, daß er in Sadger verliebt gewesen sei. Als aber S. jetzt wieder aus ihm herausfragen will, daß er auch auf seinen Vater sexuelle Wünsche gehabt habe (p. 415 f.; 420), und er dem Patienten wieder Unwahrheit und hartnäckiges Schweigen vorwirft, wird diesem die Behandlung zu lästig; er bleibt fort — und der verlassene Arzt rühmt sich, „welch gewaltig Material aus dem verborgensten Unbewußtsein ihm in nur 11 Sitzungen zu schöpfen möglich war" (p. 423), ja er glaubt, daß bei längerer Dauer der analytischen Behandlung auch der gewünschte Heileffekt nicht ausgeblieben wäre.

Im übrigen gibt es unter den Urningen wie unter den Urninden Kriminelle und Helden. Während aber die Verbrechen der Urninden einem Übermaß von Initiative entstammen, gehen die der Urninge aus einem Zuviel an Schwäche hervor. Daß es auch unter ihnen Tatmenschen im besten Sinne gibt, kann niemand bezweifeln, der die Geschichte der Welt und die Geschichte des Uranismus kennt. Aber es sind doch weniger durch Tollkühnheit imponierende Helden, weniger Gewaltmenschen als Helden einer Idee, Helden des Geistes, der Feder, auch wohl Helden aus Ehrgeiz oder aus Liebe zu den Personen, mit denen oder für die sie kämpfen; oft Helden mit einem Stich ins Schrullenhafte und Sentimentale, wie Friedrich der Große, der testamentarisch zwischen seinen Windspielen sein Grab bestimmt, oder Königin Christine, die, trotzdem ihr Name als Sibylle des Nordens, als Pallas suedica bewundert, in allen Sprachen ertönte, nach kaum zehnjähriger ruhmreicher Regierung dem Thron Gustav Adolfs entsagte, um für immer Stockholm mit dem päpstlichen Rom zu vertauschen. Ob hierbei unbewußt „das sexuelle Moment des Mariendienstes eine Rolle spielte", wie ihre feinsinnige Biographin Sophie Hochstetter meint, mag dahingestellt bleiben.

i. Gegenstandswahl.

(Wohnung und Kleidung).

Wie in seiner Lebensführung, so projiziert sich die Eigenart eines Menschen auch in denjenigen Dingen nach außen, mit denen er sich umgibt, die er seinen Neigungen entsprechend wählt, in seiner Geschmacksrichtung, wobei wir unterscheiden müssen zwischen dem, was ihm für seine eigene Person, und dem, was ihm an anderen gefällt. Das, was ihm an sich selbst gefällt, gibt ihm das individuelle, das, was ihn an anderen anzieht, das sexuelle Gepräge. Auf den Zusammenhang zwischen diesen beiden Geschmacksrichtungen, der ein ganz gesetzmäßiger ist, hier einzugehen, würde, so reizvoll es ist, zu weit führen. Hier wollen wir nur untersuchen, wie der Urning sein Milieu, vor allem seine Wohnung und Kleidung gestaltet. Soweit bei der Einrichtung seiner Behausung bewußt oder unbewußt die Erotik eine entscheidende Rolle spielt, gingen wir bereits oben darauf ein. Davon abgesehen, werden wir in den Gebrauchsgegenständen Homosexueller immer wieder jene eigentümliche Mischung männlicher und weiblicher Tendenzen antreffen, wie sie seine Psyche charakterisiert. Wer sich über die spezielle Eigenart eines Homosexuellen ein Urteil bilden will, sollte nicht versäumen, ihn in seinem Heim aufzusuchen. Oft werden wir zwar nicht viel Typisches wahrnehmen, ebenso oft aber werden wir sehr wertvolle Anhaltspunkte für die Sonderart des Einwohners gewinnen. Das Sprichwort: Sage mir mit wem du umgehst und ich werde dir sagen wer du bist, könnte auch lauten: Zeige mir, womit du dich umgibst, und ich werde dir sagen, wer du bist.

Betreten wir den Wohnraum einer Urninde, so werden die schweren Möbelstücke, die ledernen Klubsessel, der massive Schreibtisch, die ernsten Farben uns oft genug an ein Herrenzimmer gemahnen, während die Urningsstube mit ihren zierlichen Stühlen, Tischen, Spiegeln und Servanten, mit ihren bunten Vorhängen, Tapeten und Bezügen, ihren Nippes, Bildchen und Schleifen, ebenso häufig an ein Damenboudoir erinnern. Im Schlafzimmer des Urnings begegnen wir vielfach einem Himmelbett mit seidenen Decken, in dem der Urninde einer eisernen Feldbettstelle. Bei der Urninde strömt uns oft eine Tabakwolke, beim Urning feiner Parfüm- und Blumenduft entgegen.

Wie weit diese Neigung in extremis gehen kann, möge der folgende Bericht zeigen, den uns ein Urning vom Hochadel entwirft. Die Angaben werden in bemerkenswerter Weise ergänzt durch die Mitteilungen, die er über sein „Gegenstück", eine urnische Sängerin, gibt. Nachdem er über den Tod seiner Mutter und Schwester erzählt, fährt er fort, wie er sich nach seiner Großjährigkeitserklärung das Leben gestaltet: „Meine bisherige Wohnung war mir zu herrenmäßig, ich richtete mir daher in einigen Räumen, die früher von meiner Mutter und Schwester bewohnt waren, eine Wohnung her mit allem Luxus einer eleganten Modedame. Das Schlafzimmer wurde weiß, das Boudoir blau, das Toilettenzimmer rosa, der eine Salon mit gelbem, der andere mit rotem Damast eingerichtet, das Eßzimmer weiß und gold. Marianne und ihre Tochter Julie, die beiden Kammerfrauen, waren nach dem Tode meiner Mutter und Schwester ohne Beschäftigung, beide dem Hause sehr attachiert, und da sie meine Passionen genau kannten, für mich sehr passend. Julie übernahm sogleich meine persönliche Bedienung. Nun füllten sich bald die Kästen mit der besten Damenwäsche, Hemden, Hosen aus feinstem Battist, mit Spitzen und Bändern geziert, seidene und Battist-Unterröcke, ebenfalls mit Spitzen, seidene Strümpfe, Hüte, Schuhe usw., vor allem die schönsten Roben aller Art; es waren ihrer viele, solche für junge Mädchen, und solche für junge Frauen, Ballroben mit und ohne Schleppen, Soiréetoiletten, allerlei Straßen- und Haustoiletten, Deshabillées, Mäntel, Jäckchen, auch Kostüme für Maskenbälle; ich erwähne nur Bäuerin, Spanierin, Baby, Fantasieblumenmädchen, Schäferin à la Watteau, Rokokodame, Maria Stuart, Empirekostüme. Was meine Tageseinteilung anlangt, so nahm ich nach dem Frühstück um 10 Uhr ein laues parfümiertes Bad; nachher kleidete mich Julie an, irgend eine mit Spitzen verzierte Matinee oder ein Hauskleid. Den Vormittag verbrachte ich dann mit Stricken, Häkeln, Klavierspiel, Lektüre. Nach dem Dejeuner, das um 1 Uhr serviert wird, mußte ich mich manches mal noch als Mann kleiden, doch geschah dieses nur selten, da ich mich aus meinem früheren Kreise mehr und mehr zurückgezogen hatte. Die Männerkleider waren mir sehr lästig, meist blieb ich Dame, auch wenn ich ausfuhr und ausging, niemand erkannte meine Verkleidung, ich war eben für den Unterrock geboren. Marianne war als Gardedame herausstaffiert worden. Um 7 Uhr war Dinerstunde, abends pflegte ich öfters das Theater zu besuchen, hierzu kleidete ich mich als junges Mädchen oder als junge Frau, Marianne chaperonierte mich und sah sehr possierlich an ihrem Ehrenplatze aus. Besonders gern besuchte ich ein Operettentheater, dessen Star, eine Sängerin namens Lea, beinahe ausschließlich in Hosenrollen auftrat. Sie war für dieses Genre wie geschaffen, hoch und schlank gewachsen, das Gesicht schön, doch scharf geschnitten mit männlichen Zügen, die Stimme mit merkwürdig tiefem Timbre. Wenn sie als Mann auftrat, war sie ganz Mann, sie ging und bewegte sich als solcher, alles Weibliche war bei ihr verschwunden; sie trug kurz geschnittenes Haar und ging zu Hause stets in Männerkleidern. Auch hörte ich von ihr erzählen, sie fühle sich unglücklich in ihrem Geschlechte. Es drängte mich, ihre Bekanntschaft zu machen. In einem Briefe entwarf ich ihr ein Bild von mir, meinem Fühlen und Denken und drückte ihr den sehnlichsten Wunsch aus, mich ihr vorzustellen. Umgehend erhielt ich eine bejahende Antwort; sie lud mich für den folgenden Tag nach dem Theater zu sich mit dem Beifügen, daß wir allein sein würden. Ich machte sorgfältige Toilette, mein Haar wurde in einen griechischen Knoten gesteckt und mit Brillanten umgeben, in einem langen, mit Seide gefütterten Mantel fuhr ich zu Lea, welche mich in einem schicken Frackanzuge erwartete; sie machte ganz und gar den Eindruck eines feinen jungen Mannes. Als ich eintrat, kam sie verwundert auf mich zu, wir standen einen Moment unter dem Eindrucke, daß wir seelenverwandt, uns gefunden; welche merkwürdige Metamorphose, sie, das Weib, stand da als eleganter Mann und ich, der Mann, als schüchternes Mädchen. Endlich küßte mir Lea galant die Hand und machte mir Komplimente über mein Aussehen und meine Toilette, wir freundeten uns gleich an, wir waren ja ganz dazu geschaffen, uns zu verstehen. Beim Tee sitzend, sprachen wir lange, lange über unser Empfinden und Denken. Erst spät in der Nacht kehrte ich heim. Wir sahen uns beinahe täglich. Ich lernte bei ihr auch einen Prinzen aus königlichem Hause, der im gewöhnlichen Leben Leutnant in einem Kavallerieregiment ist, in einem reizenden, duftigen Kleidchen aus weißem Tautropfentüll mit Maiglöckchen usw. kennen. Er klagte sehr über seine Stellung; wie gern würde er die Uniform mit Mädchenkleidern, den Säbel mit dem Fächer vertauschen, der arme Junge. Bis dahin war ich ganz unschuldig. Durch Lea wurden mir die Augen geöffnet, mein Staunen war groß, doch der natürliche Trieb ist mächtiger als alle Gesetze."

Ein sehr ähnlicher Typus wie dieser Österreicher war der aus Rio de Janeiro stammende Paradeda, den ich persönlich kannte. Ein Korrespondent, der unmittelbar nach seinem tragischen Selbstmord, der unter der Überschrift „Ende einer männlichen Braut" im Jahre 1906 durch die Presse ging, die Wohnung des Verstorbenen aufsuchte, schreibt von ihm: „Tante Didi", wie er von dem Töchterlein der Wirtin angeredet wurde, besaß in jeder Beziehung einen vornehmen Geschmack; ein Blick in das Boudoir, vor allem aber in den mit den allerkostbarsten Toiletten gefüllten Schrank, zeigte, daß es der Pseudo-Komtesse auch nicht an Mitteln gefehlt hat, den verwöhnten Ansprüchen zu genügen. Eine helle Robe ist vollständig aus irischer Handstickerei gefertigt, ihr Wert soll über 3000 Francs betragen. Wir sahen ferner eine weißseidene Bluse mit handgearbeiteter, feiner Spachtelspitze, ein zartes Spitzentaschentuch, das in seiner Feinheit als ein kleines Kunstwerk der Handstickerei angesehen werden darf, weiterhin einen prächtigen Fächer mit künstlerisch ausgeführter Elfenbeinschnitzerei, zartrosafarbene, seidene Jupons, gleichfalls mit kostbaren Spitzen besetzt, und viele andere Sachen, wie sie nur eine Dame von Distinktion und Geschmack zu tragen pflegt. Von gleicher Eleganz war die Fußbekleidung, die in goldfarbenen Halbschuhen, schwarzen Lackschuhen und seidenen Pantoffeln bestand. Die silbernen Toilettengegenstände, wie Haarbürsten usw., tragen unter einer Krone das Monogramm „A. P.". Auch alle Hilfsmittel der Kosmetik waren auf dem

Toilettentisch zu finden. Sie war nicht nur in weiblichen Handarbeiten, in der Herstellung künstlicher Blumen, im Garnieren von Damenhüten usw. sehr geschickt, man erfreut sich nicht nur an ihrem verhältnismäßig guten Klavierspiel, — auch „ihre" Kenntnisse in Küchenangelegenheiten waren erstaunlich, und die Pensionswirtin hat manche gute Lehre aus diesen Kenntnissen schöpfen dürfen. Von Interesse für die Charakteristik des Verstorbenen dürfte es noch sein, daß auf seinen Wunsch der grün tapezierte Salon seiner Wohnung rosafarbene Tapete erhielt und die gleichfalls grünen Plüschmöbel mit rosa Satin überzogen werden mußten, weil ihm diese Farbentönung sympathischer war."

Von einem gewissen diagnostischen Werte ist der Tascheninhalt der Homosexuellen. Auch hier finden wir häufig bei männlichen Homosexuellen Gegenstände, die nach Art und Beschaffenheit besser in das Handtäschchen einer Dame passen würden, und bei Urninden solche, die wir eher in der Hosentasche eines Vollmannes vermuten würden. Von Gegenständen erstgenannter Kategorie seien zierliche Lederportemonnaies und Geldbörsen, Riechfläschchen, Puderbüchsen und -quasten, kleine Spiegel und Kämme, von denen der letzteren kräftige Messer, Korkzieher, voluminöse Brieftaschen, Zigarrenetuis und Feuerzeug besonders erwähnt. Hervorzuheben wäre auch, daß Urninge häufig zarte Seiden- oder Battisttaschentücher, oft mit zierlichen Stickereien oder Spitzen verziert, Urninden vielfach große Sacktücher von derber Leinwand tragen. In der Hand lieben die weiblichen Homosexuellen Stöcke zu tragen, welche umgekehrt viele Urninge nicht mögen.

Bemerkenswert ist auch das Verhalten der Homosexuellen gegenüber Schmucksachen. Unter 500 männlichen Homosexuellen zeigten 215 oder 43 % eine ausgesprochene Vorliebe für Schmuckgegenstände am eigenen Körper, 285 oder 57 % standen diesen Kostbarkeiten ablehnend oder gleichgültig gegenüber. Sehr ähnliche Zahlen fand Schneidenberger an einer anderen Gruppe unseres Materials. Unter 100 äußerten 41 eine große Vorliebe für Schmuck (gern, sehr gern, viel), 46 hatten eine direkte Abneigung gegen Schmuck, 13 % tragen wenig Schmuck oder sind weder dafür noch dagegen. Jedenfalls ist die Zahl derer, die großes Gefallen an Schmuck finden, unter den homosexuellen Männern viel größer als unter den heterosexuellen. Viele überladen sich geradezu mit seltenen Edelsteinen, Brillanten und Perlen (letztere anscheinend bei femininen weniger); ich sah welche, die sogar über ihre Glacéhandschuhe Ringe mit kostbaren Steinen gezogen hatten. Manche legen insgeheim sogar Ohrringe an. Weibliche Homosexuelle tragen dagegen fast nie Ohrringe; ihre Broschen wählen sie sehr einfach; auch Armbänder findet man bei ihnen selten, jedoch sehr häufig Siegelringe, die sonst bei normalsexuellen Frauen selten vorkommen. Bei Herren hat man gelegentlich in Armbändern ein homosexuelles Symbol erblicken wollen. Das trifft nicht zu. Relativ häufig sieht man dagegen feine Kettenringe, womöglich mit Zieraten, an den Fingern von Homosexuellen.

Mehr noch als der Schmuck ist die Kleidung psychognomisch. Wie Gang und Schrift, so ist auch die Tracht trotz der Allgemeinheit ihrer Grundregeln in hohem Maße eine individuell seelische Ausdrucksform[17]). Der instinktive Drang, ganz oder teilweise in der Kleidung des anderen Geschlechts zu gehen, den wir als transvestitischen bezeichnen, ist unter den Homosexuellen seit altersher weit verbreitet. Allerdings keineswegs, wie man früher angenommen hat, nur unter Homosexuellen. Mein Buch „Die Transvestiten" beschäftigt sich sogar in erster Linie mit den heterosexuellen Transvestiten männlichen und weiblichen Geschlechts. Immerhin ist die Anzahl der Transvestiten unter den Homosexuellen ohne Zweifel viel größer, wie unter den heterosexuellen Männern und Frauen.

Absolut genommen gibt es vielleicht ebenso viele nichturnische als urnische Transvestiten. Wenn man aber berücksichtigt, daß die Zahl der Heterosexuellen etwa zwanzigmal so groß als die der Homosexuellen, so ist relativ genommen der Prozentsatz der Transvestiten unter den Homosexuellen ein ungemein viel höherer. Unter 500 Homosexuellen verspüren 48 einen starken Drang, in Frauenkleidern zu gehen, dem sie auch zum größten Teile zeitweise entsprechen; 5 davon tragen im Hause stets Frauenoberkleidung — und außerhalb ihrer Wohnung Herrenober- mit Frauenunterkleidung. Hinsichtlich der Stärke des Verkleidungstriebes gilt für die homosexuellen Männer und Frauen völlig das, was ich auf Grund eingehender Beobachtungen in den „Transvestiten"[18]) ausführte: „In der Tracht ihres eigenen Geschlechts fühlen sie sich eingeengt, unfrei, gedrückt, sie empfinden sie als etwas Fremdes, ihnen nicht Entsprechendes, und Zugehöriges; dagegen finden sie nicht Worte genug, um das Gefühl der Ruhe, Sicherheit und Erhebung, das Glück und Wohlbehagen zu schildern, das sie in der Gewandung des anderen Geschlechts überkommt."

Zu diesen ca. 10 % Totaltransvestiten kommen noch ca. 30 % (151 unter 500) Partialtransvestiten, die, ohne Fetischisten im gewöhnlichen Sinne zu sein, eine wahre Leidenschaft haben, einzelne weibliche Kleidungsstücke zu tragen, etwa lange Strümpfe mit weiblichen Strumpfbändern, Frauenschuhe mit hohen Absätzen, Korsetts usw. Bei 13 erstreckt sich diese Vorliebe auf Fächer. Auch von Heliogabal berichten seine Biographen, daß er „statt des Zepters einen Fächer" trug. Diesen 40 % stehen 301 (60 %) gegenüber, die nicht das geringste Interesse für Frauenkleider oder weibliche Toilettenartikel haben, davon haben aber 48 noch „cisvestitische" Neigungen. Der Ausdruck „Cisvestiten" stammt von einem meiner Patienten. Bald nach Erscheinen meines Transvestitenbuches suchte mich ein sozial ziemlich hochstehender Mann mit der Bemerkung auf, er sei „Cisvestit". Ich wußte zunächst nicht, was er meinte, er erklärte mir dann, daß er nicht den Drang verspüre, in den Kleidern des anderen Geschlechts zu gehen, er hätte aber eine Neigung, die an Intensität der transvestitischen Leidenschaft nichts nachgebe, sich zeitweise als Lakai zu kleiden. Er habe als solcher auch schon zeitweise völlig unerkannt in feinen Berliner Hotels als Aushilfe gearbeitet. Ähnliche cisvestitische Neigungen habe ich wiederholt bei Homosexuellen beobachtet, ohne daß ich allerdings ebensowenig wie für den Transvestitismus behaupten möchte, daß nicht ganz Ähnliches auch unter den Heterosexuellen vorkommt. Einer liebte es als Stallbursche, ein anderer als

---

[17]) Cf. „Die Transvestiten, eine Untersuchung über den erotischen Verkleidungstrieb" von Dr. Magnus Hirschfeld. Berlin 1910. pag. 259—275, „Die Kleidung als Ausdrucksform".

[18]) „Transvestiten", pag. 160.

Schornsteinfeger, ein dritter als Förster zu gehen, mehrere verkleideten sich zeitweise als Arbeiter, andere als Matrosen, einer als Page, zwei, die ich kennen lernte, als Jockei einige sogar als Schüler und Studenten mit Mütze und Band; wieder andere trugen gern bestimmte Volkstrachten, aber nicht etwa nur um sich der Klasse, zu der sie sich erotisch hingezogen fühlten, anzupassen, oder zum Zwecke der Täuschung, — auch das kommt natürlich beides vor — sondern um eine seltsame Doppeltheit ihres Wesens zum Ausdruck zu bringen.

Über die Kleidung eines von ihm in Capri beobachteten Urnings schreibt Dr. Jakubowski[18a]): „Seine auffallende Kleidung bestand aus einer weiten Samtjacke, einem hellgrau seidenen, um den nackten Hals gewundenen Tüchel, silberschwarzen, engen, nur bis zu den Knieen reichenden Beinkleidern, langen, buntseidenen Strümpfen, endlich aus Halbschuhen von Atlas, die mit zierlichen Schleifen und Pompons geschmückt waren. Außerdem trug er stets reich gestickte Damenhemden. Nach meiner, sowie auch der Ansicht der zu derselben Zeit auf Capri weilenden Maler und Bildhauer, entsprach sein Körperbau, zumeist die Hüftgegend und die Füße, einer Frauensperson. Seine tägliche Beschäftigung bildeten Malen und Sticken."

Wiederholt habe ich Urninge gesehen, die es liebten, sich als Knaben anzuziehen; so einen allerdings sehr jugendlich aussehenden Leutnant von 22 Jahren, der sich auf seinem im tiefsten Inkognito verbrachten Urlaub stets als etwa 15jähriger Junge kleidete.

Daß es auch „partielle Cisvestiten" gibt, die nicht mit Fetischisten zu verwechseln sind, sei — um das Dargelegte nicht zu sehr zu komplizieren — hier nur nebenbei erwähnt.

Einen eigenartigen, aber recht bezeichnenden Fall von partiellem Transvestitismus erzählt Ulrichs[19]) aus seinem eigenen Leben. „Bei einer Dame fand ich die Probe eines eleganten Seidenstoffes. Ich erbat sie mir. Mit der Probe ging ich zum Kaufmann, um mir von diesem Stoff Zeug zu einer Weste zu nehmen. Von diesem Stoff hatte er nichts mehr vorrätig. Von ihm befragt, nannte ich nach einigem Zögern ihm meinen Zweck. Da legte er mir „Stoffe zu Herrenwesten" vor. Diese habe ich sämtlich entschieden verschmäht. Ich forderte ausdrücklich der Probe ähnliche Stoffe. Unter den mir nun vorgelegten Stoffen gefiel mir ein äußerst zartes blaßgrünes Seidenzeug. Wiederholt bemerkte dazu der Kaufmann: „Dieser Stoff eignet sich nicht zu Herrenwesten" und: „Es ist ein Stoff zu Ballkleidern für Damen". Allein er fand taube Ohren. Ich ließ mich nicht irre machen. Ich kaufte wirklich von dem Stoff ein Quantum zur Weste."

Wenn Grabowsky[20]) meint, daß der Urning sich nur deshalb verkleidet, um so leichter Männer an sich locken zu können, so zeigt er sich sehr mangelhaft über die Psyche des Urnings orientiert. Nicht selten erstreckt sich der transvestitische Drang homosexueller Frauen besonders auf Uniformen. Ich besitze eine Reihe Photographien schneidiger Offiziere der Kavallerie und Infanterie, hinter denen wohl kaum jemand homosexuelle Frauen vermuten dürfte. Der partielle Transvestitismus erstreckt sich im übrigen bei Urninden auf Herrenpaletots, Herrenhüte, Männerstiefel mit niedrigen Hacken, Stehkragen und Krawatten, eng anliegende Jacketts, Westen, englische Stoffe u. dgl. Es soll natürlich nicht gesagt sein, daß das Tragen dieser unter dem weiblichen Geschlecht so weit verbreiteten Kleidungsstücke den Schluß auf Homosexualität oder auch nur auf Virilität ohne weiteres zuläßt. Nur im Zusammenhang mit den

---

[18a]) Cf. Friedreichs Blätter für gerichtliche Medizin. Nürnberg 1892. p. 431.

[19]) Ulrichs, Formatrix, pag. 45/46.

[20]) Grabowsky, Die verkehrte Geschlechtsempfindung p. 19.

übrigen Zeichen gewinnt diese Erscheinung eine symptomatische Bedeutung.

Oft besteht unter Urningen und Urninden, entsprechend ihrer weder vollmännlichen noch vollweiblichen Artung, eine Vorliebe für geschlechtslose Gewandungen. Viele halten das antike griechische Gewand für das schönste, ein urnischer Künstler bemerkt: „Ich schwärme für lange, wallende Gewänder, trotz der Gewöhnung eines halben Menschenalters schäme ich mich in der gewöhnlichen Männerkleidung, ohne langen Mantel betrete ich nie die Straße, am meisten geniere ich mich im Frack bei Ausübung meines Berufes auf dem Podium, zu Hause trage ich nur schleppende Gewandung." Ein anderer homosexueller Künstler äußerte sich: „Ich liebe Kleidung, die das Geschlecht nicht erkennen läßt, weil diese meinem eigentlichen Wesen entspricht." Und ein urnischer Eisenbahnarbeiter schreibt: „Es tut mir leid, daß der Pelerinenmantel altmodisch wurde." Bezeichnend fügt er hinzu: „Ein schöner Jüngling sollte doch stets einen glatten Überzieher tragen." Andere schreiben, daß sie am liebsten à la Dieffenbach gehen würden, andere, daß sie „Mönchskutten" am schönsten finden. Unter den sogenannten „Naturmenschen", die ebenfalls anschließende Gewänder perhorreszieren, gibt es einige sehr feminine. Wie bei den Urningen ist auch bei den Urninden der Drang nach alterosexueller Kleidung bereits lange vor der Geschlechtsreife nachweisbar. Eine homosexuelle Frau berichtet aus ihrer Jugendzeit: „Ich trug beständig eine große „Sicherheitsnadel" bei mir. Mit derselben befestigte ich das hintere Ende meines Rockes, indem ich es durchzog, an den vorderen Teil des Kleides. So hatte ich die mir leider versagte Hose. Ich muß gestehen, daß ich fast bis zu meiner Universitätszeit den Glauben hegte, der ganze Unterschied zwischen den „Jungens" und mir bestände einzig und allein in der Kleidung, und ich war zuweilen recht unzufrieden darüber, daß man mich von Anfang an durch den Anzug zum Mädchen gestempelt hatte." Besonders gegen Korsett und Schleier haben homosexuelle Frauen oft eine ungemein starke Idiosynkrasie.

Bei manchen homosexuellen Frauen ist der transvestitische Trieb so heftig, daß sie ganz als Mann leben. Ich kenne solche, die dies seit 20, 30 Jahren und länger tun. Man ist oft ganz überrascht, wenn man homosexuelle Frauen oder homosexuelle Männer, die man stets nur in der ihrer Seele adäquaten Tracht sah, zufällig in der sieht, die ihrem Körper entspricht. Neuerdings sind wiederholt homosexuelle Frauen bei der Behörde um die Erlaubnis eingekommen, sich als Männer kleiden zu dürfen; es ist ihnen dies auch meist auf Grund eines ärztlichen Gutachtens gestattet, namentlich wenn sie etwas androgyn gebaut sind, so daß sie in Männerkleidern nicht auffallen.

Ich will den zahlreichen ausführlichen Gutachten, die ich in den Büchern „Transvestiten" und „Geschlechtsumwandlungen" sowie in den Aufsätzen über solche Fälle veröffentlichte, noch einen neueren Fall hinzufügen, in dem ich gemeinsam mit meinem Kollegen Burchard folgendes Gutachten abgab:

„Die 21 Jahre alte Stenographin Bertha B. steht seit nahezu ½ Jahr in unserer spezialärztlichen Beobachtung. Die Wahrnehmungen, die wir während dieser Zeit gemacht, und die Mitteilungen, die wir von ihr selbst erhalten haben, suchten wir nach Möglichkeit dadurch zu ergänzen, daß wir bei Personen ihres Bekanntenkreises Erkundigungen über ihr Wesen und Verhalten einzogen.

Wir haben dadurch ein klares, eindeutiges Bild von der Persönlichkeit der B. gewonnen und geben auf Grund dessen das folgende Gutachten ab:

Vorgeschichte: Bertha B. stammt aus einer littauischen Familie. Die Ehe der Eltern war nicht glücklich, da der Vater starker Alkoholiker war. Er starb im Alter von 56 Jahren infolge einer Gasvergiftung (vermutlich Selbstmord), während die Mutter 49 Jahre alt an Herzschlag starb, nachdem sie die letzten $9\frac{1}{2}$ Monate ihres Lebens in einer Irrenanstalt als unheilbar krank interniert war. Nur die älteste Schwester ist am Leben geblieben, drei darauf folgende Geschwister starben an Lebensschwäche; sie selbst ist das jüngste Kind.

Gehen und Sprechen lernte sie ziemlich spät, mit $1\frac{1}{4}$ bezw. 2 Jahren. Die Entwicklung der späteren Kinderjahre ließ bei B. immer mehr Züge hervortreten, die wir im allgemeinen als charakteristisch für Knaben ansehen. Sie spielte nur mit Jungen und nahm an ihren wildesten Spielen mit solcher Selbstverständlichkeit teil, daß sie von ihren Kameraden völlig als ihresgleichen angesehen und immer nur „Willy“ genannt wurde. Ihre Lieblingsfächer in der Schule waren Turnen und Geographie.

Mit $15\frac{1}{4}$ Jahren stellte sich die Menstruation ein, die seitdem ziemlich regelmäßig auftritt, aber von kurzer Dauer, spärlich und kaum von irgendwelchen körperlichen oder seelischen Erscheinungen begleitet ist.

Ein Anschwellen der Brüste machte sich erst im 20. Lebensjahre bemerkbar, doch haben sich die Brüste überhaupt nur in sehr geringem Grade entwickelt.

In seelischer Hinsicht traten mit zunehmendem Alter die männlichen Züge bei B. B. immer mehr hervor und prägten sich in ihrer beruflichen Tätigkeit, der sie mit Pflichttreue, Ausdauer und Energie nachgeht, sowie in allen ihren Lebensgewohnheiten immer deutlicher aus.

Wie wir von ihr selbst und ihren Bekannten vielfach und stets übereinstimmend gehört haben, sind ihre Neigungen und Gewohnheiten ausgesprochen männliche. Sie ist ausdauernd und couragiert im Sport, besonders im Schlittschuhlaufen, Rodeln und Rudern, tüchtig in jeder Muskelarbeit und mutig körperlichen Gefahren gegenüber. Im Billard- und Kartenspiel nimmt sie es mit jedem Manne auf, verträgt Bier und Kognak gut, weiß aber, wenn sie genug hat und läßt sich nicht zu Exzessen verleiten.

Sie hat das ausgesprochene, ununterdrückbare Verlangen, ganz als Mann leben und sich kleiden zu können und haßt weibliche Beschäftigung ebenso sehr wie weibliche Tracht am eigenen Körper. Dagegen hat sie Interesse für Herrenmoden und legt in Männerkleidung Wert auf guten Schnitt und elegante, namentlich englische Stoffe.

Ihr Liebesempfinden hat sich von jeher in durchaus bestimmter Richtung ausschließlich auf das weibliche Geschlecht gerichtet, während sie mit Männern kameradschaftliche Beziehungen unterhält und an ihren Beschäftigungen und Interessen in jeder Beziehung teilnimmt.

Besonders wertvoll nach dieser Richtung hin waren für uns die Angaben eines jungen Mannes, mit dem die B. seit Jahren kameradschaftlich verkehrt, und der um so weniger Veranlassung hat, ihren Wunsch, in Männerkleidung zu leben, zu unterstützen, als er kein Hehl daraus macht, daß er sie innig liebt, und daß demgemäß dieser ihr Wunsch und die Tatsache, daß er sich seiner Berechtigung nicht verschließen kann, ihm schwere seelische Qualen verursacht.

B e f u n d u n d B e o b a c h t u n g s v e r l a u f. B. B. ist eine gracil gebaute Person von elastischen, bestimmten Bewegungen, ziemlich weichen Körperformen, aber fester, sehniger Muskulatur. Das Knochengerüst zeigt insofern Anklänge an das männliche Geschlecht, als der Schultergürtel die Hüften an Breite übertrifft (98 cm bezw. 86 cm). Die Hände sind klein aber kräftig, die Füße mittelgroß, breit und derb gebaut.

Das Gesicht ist von jugendlicher Weichheit, aber starkknochig gebildet, bestimmt und entschieden in Ausdruck und Mimik.

Die Brüste sind nur wenig entwickelt; die Haut ist weich und zart, das Haupthaar lang und weich, der Körper nicht behaart. Die inneren Organe sind durchaus gesund.

Die bereits in der Vorgeschichte wiedergegebenen Mitteilungen über das Wesen, Verhalten, die Neigungen und Gewohnheiten der B. B. fanden wir während unserer Beobachtungszeit durch eigene Eindrücke durchaus bestätigt.

Es war etwas schwer, in das Seelenleben der B. B. einzudringen, da sie entsprechend ihrer littauischen Stammeszugehörigkeit im allgemeinen zurückhaltend und wenig mitteilsam ist und erst bei längerer Bekanntschaft oder in ungezwungenem geselligen Kreise nach und nach auftaut.

So standen wir zunächst dem dringend und fortgesetzt gleichlautend wiederholten Wunsche der B., Männerkleidung tragen und in jeder Hinsicht als Mann leben zu dürfen, skeptisch gegenüber. Wohl konnten wir uns dem Eindruck von vornherein nicht verschließen, daß der Kern ihrer Persönlichkeit ein überwiegend männlicher ist, wohl überzeugten wir uns durch eigenen Augenschein davon, daß sie in männlicher Tracht einen natürlicheren Eindruck machte, sich freier und ungezwungener bewegte als in weiblicher, doch blieben in Anbetracht der Tragweite und des für ihr ganzes späteres berufliches und privates Leben entscheidenden Bedeutung ihres Schrittes gewisse Bedenken dagegen längere Zeit bei uns bestehen. Wir haben daher die Beobachtung möglichst lange ausgedehnt und hatten während derselben nach und nach immer mehr Gelegenheit, die B. B. in den Grundzügen ihrer Persönlichkeit kennen zu lernen. Je mehr sich uns dabei das eigentliche Wesen ihrer Individualität erschloß, desto deutlicher lernten wir deren überwiegend männliche Komponente erfassen und verstehen.

Das Ernste und Bestimmte im ganzen Auftreten der B. verleugnete sich während der ganzen Beobachtungszeit nicht, obwohl eine etwas schüchterne und bescheidene Zurückhaltung den Eindruck dieser Wesenszüge im Anfange abschwächte.

Niemals haben wir bei B. B. eine Spur von weiblicher Ziererei oder Zimperlichkeit feststellen können. Je ungezwungener und freier sie in ihrem Verhalten uns gegenüber wurde, desto mehr machte sie den Eindruck einer ausgesprochen männlichen Persönlichkeit. Mehr und mehr überzeugten wir uns davon, daß die anfängliche Scheu und Zurückhaltung und ihr gezwungenes Wesen zum größten Teil wohl das Produkt der ihrer Individualität gänzlich fremden Rolle waren, die sie in Frauentracht zu spielen gezwungen ist.

So lernten wir verstehen, daß der Wunsch, diese Rolle von sich zu werfen ihr Lebensbedürfnis ist, das ihrer bestimmten Versicherung nach wichtiger für ihre Existenz ist als Liebe und Freundschaft, ohne dessen Erfüllung ihr Dasein für sie zwecklos und wertlos sein würde.

G u t a c h t e n. Nach den vorausgehenden Schilderungen, aus denen hervorgeht, wie unsere Auffassung über B. B. sich gebildet hat, können wir uns in unserer gutachtlichen Beurteilung des Falles kurz fassen.

Wir haben es hier mit einem jener noch nicht lange wissenschaftlich erkannten und bekannten, aber doch durchaus nicht seltenen

Fälle zu tun, in denen den Kern der sexuellen Individualität das Bedürfnis bildet, in Kleidung, Lebensweise und Tätigkeit nach der Art des anderen Geschlechts zu leben, Fälle, bei denen naturgemäß die Änderung der Tracht als die Vorbedingung, dem Drange der inneren Notwendigkeit folgen zu können, im Vordergrunde des gesamten persönlichen Strebens und Wünschens steht. Da alle übrigen Wünsche, sogar die starken Impulse des eigentlichen Sexualtriebes, hinter diesem Bedürfnis zurücktreten oder doch sich ihm unterordnen, haben wir volle Berechtigung, derartige Personen, die sogenannten „Transvestiten" als einen besonderen, wissenschaftlich wohl umschriebenen Sexualtypus zu bezeichnen.

In der Tat ist für derartig veranlagte Menschen die Möglichkeit, ihren äußeren Menschen durch entsprechende Kleidung dem persönlichen Fühlen gemäß gestalten zu können, eine Lebensfrage.

Auch Bertha B. gehört, wie aus unseren Schilderungen wohl zur Genüge hervorgeht, zu dieser Kategorie.

Unser Gutachten geht demnach dahin: Es handelt sich bei Bertha B. um eine Persönlichkeit, bei der die männliche Sexualkomponente entschieden überwiegt. Es ist daher unserer Überzeugung nach eine Notwendigkeit, daß ihr die Genehmigung erteilt wird, sich dementsprechend kleiden zu dürfen.

k. Sinnesorgane und Nervensystem.

Lassen die vielfältigen zentrifugalen Äußerungen innerer Antriebe, welche wir empirisch untersuchten, auf eine Besonderheit der homosexuellen Psyche schließen, so wird diese Schlußfolgerung noch wesentlich unterstützt durch die Art und Weise, mit der das Zentralnervensystem lust- oder unlustbetont auf die zentripetalen Reize reagiert, welche die peripheren Sinnesorgane von außen treffen. Vor allem kommt hier natürlich ihr Verhalten gegenüber erotisch wirksamen Eindrücken in Betracht. Das haben wir bereits eingehend in den beiden Abschnitten untersucht, in denen wir betrachteten, wie der homosexuelle Mann und das homosexuelle Weib auf Personen des eigenen und des anderen Geschlechts reagieren. Es gibt aber auch von Gefühlstönen begleitete Reizungen peripherer Nervenenden, denen ein sexueller Charakter nicht innewohnt. Die Grenze zwischen diesen zwei Reizbarkeitsgruppen ist nicht immer ganz leicht zu ziehen, und sicherlich laufen zwischen beiden unterbewußte Ideenassoziationen in größerem Umfange, als wir heute bereits wissen. Es muß aber schon ein sehr enragierter Pansexualist sein, der alle angenehmen Empfindungen sexuell deutend, auch den Anblick der Niagarafälle, das Anhören einer Beethovenschen Symphonie, den Geschmack einer Straßburger Gänseleberpastete, als Geschlechtsgenüsse auffaßt. Für den Gegenstand, der uns hier beschäftigen soll, ob und inwieweit die sensorische Reizbarkeit Homosexueller auch außerhalb der Sexualsphäre Besonderheiten darbietet, ist diese Streitfrage zunächst auch von sehr untergeordneter Bedeutung. Daß aber auch hier wieder, und zwar sowohl hinsichtlich der Quantität als der Qualität nervöser Erregbarkeit bei gleichgeschlechtlich Empfindenden, Annäherungen an den alterosexuellen Typus vorhanden sind, ist unverkennbar.

Zunächst etwas über die gefühlsbetonte Affekterregbarkeit im allgemeinen. Unter 100 Urningen betonen nicht weniger als 99 ihr „weiches Gemüt". Die Bezeichnungen der Homosexuellen durch die Alten als *μαλακός* und mollis erscheinen also nicht nur in körperlicher, sondern auch in psychischer Richtung gerechtfertigt. 20% nennen ihre Gemütsart sogar sehr, ungemein oder außerordentlich weich. 26% betonen ihre Neigung zum Weinen. Doch besteht zweifellos bei vielen auch eine starke Empfänglichkeit für Freude. Es will mir sogar scheinen, als ob das Grundtemperament der meisten Homosexuellen ein kindlich heiteres, oft naives ist, das ihnen allmählich erst durch das Leben verkümmert und vernichtet wird.

Bei 7% kann sich der Affekt zu konvulsiven Anfällen, Lach- und Weinkrämpfen steigern, und einige zeigen sogar die seltsame Paradoxie, daß der Gefühlsausdruck mit dem Gefühlseindruck in Widerspruch steht, so daß sie bei Freude weinen, und bei traurigen Anlässen lachen müssen. Vor einigen Jahren suchte mich einmal ein Homosexueller auf, der sehr darunter litt, daß er bei Kondolationen Lachkrämpfe bekam; er hatte sich bei der Beerdigung seines Freundes nicht anders zu helfen gewußt, daß er im Trauerhause den Angehörigen um den Hals gefallen sei, um sein Gesicht nicht sehen zu lassen. Während diese glaubten, er schluchze krampfhaft, hätte er sich vor Lachen geschüttelt; dabei sei sein Kummer ein großer und aufrichtiger gewesen. Im allgemeinen entspricht aber die Entspannung der Art des Affekts, nur die Intensität ist eine besonders heftige. In der Trauer Hadrians, der im übrigen von seinen Biographen recht männlich geschildert wird, um seinen Liebling Antinous, heben die Alten das weibliche Element hervor. So sagt Spartianus (Leben Hadrians Kap. 14): „Antinoum suum, dum per Nilum navigat, perdidit. Quem muliebriter flevit."

Ulrichs[21]) selbst erzählt von sich: „Ich hoffe nicht mein Heiligtum vor die Hunde zu werfen, wenn ich mitteile, daß ich, 31 Jahre alt, bei der Nachricht vom Tode meiner Mutter länger als eine Stunde bitter geweint habe. Etwa fünf Jahre später habe ich einmal am Allerseelentage spät abends vor einem Kirchhofe, in weiter Ferne von ihrem Grab, noch in der Erinnerung an sie recht lange geweint. Höre, sehe oder lese ich eine edle Tat oder einen Zug rührender Liebe, sei es Geschlechtsliebe, dionische wie urnische, oder sei es Mutterliebe, so treten mir sogleich die Tränen in die Augen. Ich habe oft Liebesgedichte gemacht. Wohl die Hälfte ihrer Manuskripte ist mit meinen Tränen benetzt."

Unter den lustbetont empfundenen Sinneseindrücken steht obenan die Musik. Von 100 Homosexuellen verhielt sich nur einer der Musik gegenüber ablehnend, zwei bezeichneten sich als wenig interessiert, alle übrigen, also 98%, stehen in engem Verhältnis zur Musik, für

---

[21]) Ulrichs, Formatrix, pag. 37.

mehrere ist Musik „ein Lebensbedürfnis", auf andere wirkt sie „überwältigend". Sehr viele begeistern sich für Wagner. Doch sind auch Antiwagnerianer dabei. In 8% besteht Hinneigung zu leichter Musik, die meisten anderen bevorzugen „klassische", „ernste", „gute" Musik (35 %).

Unter den Urninden gibt es relativ viel mehr unmusikalische als unter den Urningen.

Das Auge wird hinsichtlich lust- und unlustbetonter Reize ungemein stark von erotischen Eindrücken beherrscht. Abgesehen hiervon werden die meisten anderen indifferent empfunden. Was angenehm ohne erotische Unterströmung wahrgenommen wird, wie etwa eine schöne Landschaft, trägt im Wesentlichen kein geschlechtliches Vorzeichen; auch verdient bei homosexuellen Männern der bereits oben kurz erwähnte große Farbensinn hervorgehoben zu werden. Dies gilt besonders wieder für die feminineren. Bei den virileren findet man häufig eine Vorliebe für eine bestimmte Farbe. Im Altertum wurde als solche grün bezeichnet. Merkwürdig ist, daß in unseren statistischen Unterlagen die der grünen nahestehende blaue Farbe — blau selbst war im Altertum noch unbekannt — eine sehr bevorzugte Rolle spielt. Blau wird viermal so oft als jede andere für die Lieblingsfarbe erklärt. In einem anderen Untersuchungsmaterial wurde von 100 Homosexuellen 21mal blau, violett, lila und blaugrün als bevorzugte Farbe angegeben, rot 4 mal, grün 3 mal, schwarz 2 mal, andere Farben, wie gelb, rosa, nur einmal. Auch unter den homosexuellen Frauen scheint blau am beliebtesten zu sein, an zweiter Stelle stehen schwarz und grau.

Hinsichtlich des Geschmackes findet man bei Homosexuellen vielfach eine lange über ihre Kindheit hinaus andauernde Neigung zu süßen Speisen und Näschereien, während homosexuelle Frauen oft eine Vorliebe für stark gewürzte, „pikante", saure, salzige, ja selbst bittere Speisen zeigen. Sehr bemerkenswert ist das Verhalten urnischer Männer und Frauen gegenüber Tabak und Alkohol. Mindestens $^3/_4$ aller weiblichen Homosexuellen rauchen, teilweise sehr stark, die meisten Zigaretten, nicht wenige auch Zigarren. Eine rheinländische Urninde schreibt: „Rauche seit meinem 8. Jahre, die letzten Jahre besonders stark. Kann Zigaretten, Zigarren, Pfeife, alles vertragen." Viele trinken ungewöhnlich viel alkoholische Getränke, namentlich Bier, auch Kognak und Branntwein, einige bis zur Berauschung. So schreibt Krafft-Ebing[22]) über die Vay: „S. war oft berauscht." Wie ganz anders verhalten sich in dieser Hinsicht die Urninge. 38 % sind Nichtraucher, 54 % mäßige, und nur 8 % starke Raucher. Unter den letzteren gibt es allerdings einige, die 30 und mehr Zigaretten im Tag rauchen. Alkoholabstinent sind 18 %, mäßig oder sehr mäßig trinken 81 %, nur 1 % sind starke Trinker. Nicht weniger wie 46% sind alkoholintolerant, können nur ganz wenig oder keinen Alkohol vertragen. Einige darunter leiden an pathologischen Rauschzuständen, ferner sind auch periodische Trinker mit typisch dipsomanischen Anfällen nicht ganz selten unter Homosexuellen anzutreffen.

Was den Geruch betrifft, so findet sich bei vielen Homosexuellen eine ungemein starke Vorliebe sich zu parfümieren. Schon die Alten, wie Catull, Menander und Eupolis[23]) erwähnen ihren reichlichen Verbrauch von wohlriechenden Salben und Ölen, an deren Stelle in unseren Zeiten ätherische Pflanzenextrakte und Stoffe wie Moschus und Patschouli getreten sind. Früher bedienten sich viele auch eines Riechfläschchens. Ganz im Gegensatz zu vielen Urningen und Frauen zeigen die weiblichen Konträrsexuellen meist eine starke Abneigung

---

[22]) Krafft-Ebing, Psych. sex. pag.

[23]) Catull, 56. 142. „unguentati". Eupolis fragm. 163. *ὅς χαρίτων μὲν ὄζει.* Menander fragm. 274. *ἡδὺ μύρον.* cfr. Bloch, Dieses Handbuch I, p. 414.

gegen Parfüms, dagegen oft eine seltsame Vorliebe für gemeiniglichhin nicht als wohlriechend geltende Substanzen. So schreibt eine Urninde: „Parfüm ist mir zuwider; aber ich liebe den Geruch von gebranntem Kaffee und frischer Wäsche; auch Majoran und Lysol."

Bezüglich der Hautnerven ist neben dem bereits oben (bei der Haut) Erwähnten die große Schmerzempfindlichkeit der Urninge zu bemerken. Über 75 % heben ihre große Empfindsamkeit körperlichen Schmerzen gegenüber hervor, die sich bei einigen bis zu Ohnmachtsanfällen steigert. Andere heben als charakteristisch hervor: „großen Schmerz bei kleinem Leiden, kleinen Schmerz bei großem Leiden." Wie ganz anders lauten die Berichte von Urninden, unter denen viele nichts weniger als wehleidig sind. Als einmal in Havre ein Attentäter auf Louise Michel zwei Revolverschüsse abgab, von denen einer sie nicht unerheblich hinter dem Ohre verletzte, gibt Rochefort über ihr Verhalten bei der ärztlichen Untersuchung folgende Schilderung: „Meine tapfere Freundin ließ voll Heroismus eine erste Operation über sich ergehen. Sie legte sich hin, ohne einen Klagelaut, den Kopf auf ein Tuch gestützt, während die sogleich herbeigerufenen Ärzte die Wunden sondierten und durchsuchten. Obgleich man das Kratzen des Stahles an dem Knochen hörte, stieß Louise nicht einen Schrei aus und erzählte ruhig weiter von ihrer Cousine, die sie in Paris erwartete, und von ihren Tieren . . . ." Allerdings überwinden auch Urninge oft ihre Schmerzen, aber weniger kraft natürlicher Härte, als durch die Kraft der Liebe. So erzählt Platon, daß von den Hellenen, die in antiken Schlachten an der Seite ihrer Lieblinge kämpften, keiner, trotz größter Gefahr, den Freund verlassen haben würde.

Im übrigen weist sowohl das Nervensystem der Urninge als der Urninden zwei charakteristische Merkmale auf, eine ebenso erhebliche Elastizität als Labilität. Ihre Elastizität bewirkt die oft erstaunliche Fähigkeit, mit der sie sich nach heftigsten seelischen Erschütterungen, wie sie ihr Leben ihnen in hohem Grade bietet, oft verhältnismäßig rasch wieder aufzurichten vermögen. Die nervöse Labilität bringt sie dagegen vielfach leicht aus dem Gleichgewicht und läßt sie schließlich meist ausgesprochene Neurastheniker werden. Dabei ist allerdings schwer zu entscheiden, was eine Folge der durch die Homosexualität exogen verursachten Aufregungen, und was auf Rechnung einer von Hause aus nervösen Konstitution zu setzen ist. Unter 500 Urningen erwiesen sich nicht weniger als 336 = 67,2 % mit erheblichen Störungen des Nervensystems behaftet, und sicherlich gab es unter denen, die sich frei von nervösen Störungen erklärten, auch noch manche, deren Nervensystem sich bei näherer Nachprüfung auch nicht als ganz vollwertig herausstellen würde. Unter den 336 litten beispielsweise 75 an starker Schlaflosigkeit, außerdem 5 an Schlaflosigkeit nur bei Enthaltsamkeit, 4 an Schlafsucht, 15 an Migräne, 9 an Kopfdruck, 24 an Schwindelgefühlen, 22 an Zittern, 43 an hochgradiger Mattigkeit, 3 an Ohnmachtsanfällen, 4 an Stottern, 7 an „Herzkrämpfen", Präkordialangst, mehrere an nervösem Erschrecken, andere an Zwangsvorstellungen und sonstigen nervösen Beschwerden. Wir werden in den Kapiteln, in denen wir die Ursache, sowie in dem, in welchem wir über die Folgen der Homosexualität handeln, nochmals auf diese nervösen Zustände zurückzukommen haben, ferner auch dort, wo wir über die forensische Beurteilung der Homosexualität sprechen, da es ein großer Unterschied für die Frage der Beherrschbarkeit des Geschlechtstriebes ist, ob sich das Nervensystem in stabilem oder labilem Gleichgewicht befindet.

SIEBENTES KAPITEL.

Differentialdiagnose zwischen Freundschaft und gleichgeschlechtlicher Liebe.

Trotzdem die Symptomentrias der Homosexualität — das unwillkürliche Angezogenwerden durch Personen des gleichen Geschlechts, das negative Verhalten gegenüber dem anderen Geschlechte und drittens die alterosexuellen Einschläge — einen umgrenzten Erscheinungskomplex darstellt, ist die Diagnose der Homosexualität in vielen Fällen doch wesentlich schwieriger, als es nach diesem einheitlichen Bilde den Anschein hat. Das hat verschiedene Gründe. Was zunächst die Inklination zum eigenen Geschlecht betrifft, so ist hier die oft erhebliche Schwierigkeit zu berücksichtigen, zwischen erotischer und nicht erotischer Anziehung, zwischen Liebe und Freundschaft (l'amour, l'amitié und l'amitié amoureuse) die Grenze zu ziehen, ein namentlich bei jugendlichen Personen oft sehr diffiziler Unterschied. Ferner wird die Erkenntnis durch den Umstand erschwert, daß die für den Geschlechtsakt erforderlichen Vorbedingungen und Veränderungen nicht immer auf seelischen Zuständen beruhen, sondern bei manchen auch reflektorisch durch periphere Reizungen hervorgerufen werden können, mithin also die Möglichkeit des Geschlechtsaktes beim Manne und Weibe kein absoluter Beweis ihrer triebhaften Sexualempfindung ist.

Hinsichtlich der Abneigung gegen das andere Geschlecht ist zu beachten, daß eine solche auch ohne Zuneigung zum eigenen vorkommen kann. Beispielsweise ist dies bei den Asexuellen und Monosexuellen der Fall, jenen seltsamen, bisher wissenschaftlich noch nicht ausreichend studierten Männern und Frauen, die überhaupt keine sexuellen Regungen oder nur — wie uns besonders Rohleder an einigen Krankengeschichten klargelegt hat — „automonosexuelle" d. h. auf sich selbst gerichtete aufweisen. Aber selbst Männer, die sich erotisch durch das Weib gefesselt fühlen, können trotzdem, ja manchmal vielleicht sogar deshalb, ausgesprochene Weiberfeinde sein.

Freuds psychologische Forschungen haben gezeigt, wie oft sich unter der Ablehnung eines Geschlechts verdrängte Anlehnung, unter Abneigung unterdrückte Zuneigung verbirgt. Aus der scharfen Frauenverachtung eines Tilly, Schopenhauer, Strindberg, Weininger, als Revers sexuelles Gefühl für den Mann zu folgern, ist keineswegs angängig, ebensowenig wie es zulässig ist, Homosexualität lediglich aus dem sehr verstiegenen Männerhaß mancher Frauenrechtlerinnen anzunehmen. Ungleich häufiger als eine Sexualablehnung beider Geschlechter ist eine auf beide, wenn auch in verschiedener Stärke gerichtete Zuneigung. Wir gelangen damit zu der wichtigen, jedoch oft ebenfalls nicht leicht zu ziehenden Differentialdiagnose zwischen Homosexualität und Bisexualität.

Nicht minder große differentialdiagnostische Schwierigkeiten können uns die alterosexuellen Einschläge bereiten. Daß sie für viele Fälle von Homosexualität ungemein typisch sind, kann für einen Sachkenner auch nicht dem geringsten Zweifel unterliegen. Aber sie sind oft nur in geringem Maße, in seltenen Fällen vielleicht überhaupt nicht oder wenigstens nicht nachweisbar vorhanden und können andererseits auch bei anderen Formen der Geschlechtsübergänge vorkommen, so die psychischen Einschläge namentlich bei den Transvestiten, die körperlichen bei den Androgynen und Hermaphroditen, und zwar — und das ist das wesentliche — vergesellschaftet mit heterosexuellem Empfinden. Von Bedeutung ist auch, daß alle andersgeschlechtlichen Einschläge ebenso wie die Homosexualität Pseudoformen besitzen, so kann die tiefe Stimme eines Weibes durch chronischen Kehlkopfkatarrh bedingt sein, die anscheinende Weibbrüstigkeit eines Mannes auf Fettsucht beruhen, die Geschlechtsverkleidung keine triebhafte, sondern eine zu bestimmten Zwecken vorgenommene Handlung sein.

Berücksichtigen wir alle diese Möglichkeiten, bei deren Aufzählung wir Raritäten, wie etwa homosexuelle Wahnideen auf paranoischer, hysterischer oder alkoholischer Grundlage absichtlich bei Seite lassen, so wird man verstehen, wenn wir hier nicht der Ansicht von Prätorius beipflichten können, der in einer seiner ausgezeichneten Besprechungen einmal meinte, daß die Diagnose der Homosexualität eine leichte sei. Daß sie dies in einer großen Anzahl der Fälle tatsächlich nicht ist, zeigt, daß es wohl kaum eine Frage gibt, die unter homosexuellen Männern und Frauen so oft erörtert wird, als die, ob jemand, den sie kennen gelernt haben, „auch so sei", ob er wohl „echt" sei, oder nur mitmache, wissenschaftlich ausgedrückt, ob er homosexuell, heterosexuell oder bisexuell empfinde. Auch daß viele Personen erst sehr spät zur Erkenntnis ihrer Homosexualität gelangen, ja sogar Ärzte aufsuchen, um über sich ins Klare zu kommen, zeigt die Schwierigkeit der Diagnose, und auch der Umstand, daß hinsichtlich historischer Personen die Ansichten sich oft schroff gegenüberstehen; so wird Michel Angelos Homosexualität von Thode und Walt Whitmans von Joh. Schlaf ebenso heftig bestritten, wie sie von Prätorius und Bertz behauptet und unseres Erachtens auch bewiesen wurde.

Sprechen bei solchen „Ehrenrettungen“ vielfach falsche Vorstellungen vom Wesen der Homosexualität mit, so läßt sich andererseits nicht leugnen, daß von manchen doch auch bezüglich der Bezeichnung berühmter und nicht berühmter Persönlichkeiten als homosexuell recht unkritisch zu Wege gegangen wird. So werden in den von Karsch mit so immensem Fleiße zusammengestellten Berichten über Päderastie und Tribadie bei den Naturvölkern Homosexuelle, Bisexuelle, Hermaphroditen und Transvestiten bunt durcheinander gewürfelt, so wird von manchen jeder „Damenimitator“ einfach als homosexuell angesehen, oder in jedem überschwänglichen Gedichte oder Briefe an eine Person desselben Geschlechts ohne Prüfung sonstiger Zeichen ein ausreichendes Beweisstück homosexuellen Empfindens erblickt. Das ermangelt der Exaktheit, die auf diesem Gebiete zu erreichen allerdings Sache sorgsamen Studiums und langer Übung ist. Wenn jemand Richard Wagner für homosexuell erklärt, weil er in seiner Geschmacksrichtung, beispielsweise in bezug auf die Kleidung, gewisse weibliche Züge erkennen läßt, und die für sein Werk so bedeutungsvolle, begeisterte Zuneigung König Ludwigs erwidert, indem er schreibt: „Täglich schickt er ein- oder zweimal. Ich fliege dann immer wie zur Geliebten“, so schürft dieser Diagnostiker ebenso an der Oberfläche, als wenn er die Mutter von Cosima Wagner, die Gräfin Marie d'Agoult für konträrsexuell ansehen wollte, weil von ihr, die eine hervorragende „histoire de la révolution de 1848“ schrieb, ein berühmter Kritiker, Heinrich von Breitinger, sagte: „Selten ist wohl von einem Parteimanne, mitten im Sturme des Kampfes, so viel Männlichkeit, Ruhe und Klarheit in der Prüfung der Tagesgeschichte bekundet worden. Die edle Einfachheit der festen großen und reinen Züge der Form erinnern an die aristokratische Haltung unseres großen Historiographen Ranke[1]).“

Es gibt eben außer der Homosexualität und Bisexualität noch viele andere Nüancen und Varianten zwischen dem vollmännlichen und vollweiblichen Typus, ohne deren genaue Kenntnis eine gewissenhafte Diagnosenstellung auf diesem Gebiete nicht möglich ist.

Betrachten wir zunächst den Unterschied zwischen dem Geschlechtstrieb einerseits und ungeschlechtlicher Sympathie andrerseits, so ist die Abgrenzung zwischen beiden Empfindungskomplexen in der Tat oft eine so schwierige, daß manche Autoren einen prinzipiellen Gegensatz zwischen Liebe und Freundschaft nahezu negieren. Zu ihnen gehörte beispielsweise Benedict Friedländer, der in seiner Renaissance[2]) für homosexuelle Geschlechtsneigung die Bezeichnung „physiologische Freundschaft“ einzuführen sich bemühte; zu ihnen rechnen in

---

[1]) Marie Gräfin d'Agoult, geb. Flavigny. Eine Lebensskizze von C. Fr. Glasenapp. Zu „Wegweiser für Besucher der Bayreuther Festspiele 1912“. Bayreuth, pag. 90.

[2]) Benedict Friedländer. Die Renaissance des Eros Uranios. Die physiologische Freundschaft ein normaler Grundtrieb des Menschen und eine Frage der männlichen Gesellungsfreiheit in naturwissenschaftlicher, naturrechtlicher, kulturgeschichtlicher und sittenkritischer Beleuchtung. 1904. Schmargendorf-Berlin.

gewissem Sinne auch Freud und seine Schüler, die unter dem Begriff erotischer Liebe eine viel umfassendere Form der Zuneigung verstehen, als wir im Interesse präziser Forschungsgrundlagen für notwendig halten[3]). Zu ihnen zählt auch Alexander von Gleichen-Rußwurm, der in dem sehr lesenswerten Werk: „Freundschaft, eine psychologische Forschungsreise"[4]) seinen anfechtbaren Standpunkt in Sätzen wie: „Freundschaft ohne Liebe ist nur Bekanntschaft" (p. 292) verrät.

Für den Homosexuellen selbst ist die Trennung zwischen Liebe und Freundschaft um so schwerer, je mehr der ihn sexuell anziehende Typus ein solcher ist, der ihm auch gesellschaftlich, beruflich und im Alter nahesteht. Ein homosexueller Universitätsprofessor, der für Arbeitsburschen inkliniert, wird die Begriffe Freundschaft und Liebe leichter auseinanderhalten, als ein Offizier, der Offiziere liebt, selbst wenn er den militärischen Stand erwählte, um dem ihn, wenn auch vielleicht nur unbewußt, reizendsten Milieu anzugehören. Auf Grund seiner subjektiven Empfindungen schreibt ein 28jähriger Theologe, der „geistig oder sozial mindestens auf gleicher Stufe stehende Personen, die aber einige Jahre älter sein müssen", liebt: „Freundschaft und Liebe sind für uns Homosexuelle nicht leicht zu unterscheiden."

Als Hauptunterschied zwischen Freundschaft und Liebe ist das körperliche Moment anzusehen. Die körperliche Erscheinung des anderen ist es, die den Liebenden anzieht, fesselt, körperlich erregt und schließlich dazu treibt, sich an dem andern körperlich zu entspannen.

Welcher Unterschied zwischen dem kurzen flüchtigen Händedruck sich begrüßender Freunde und dem langen, innigen zweier Menschen, die sich lieben, bei welchen von der Berührungsstelle aus ein Strom wohltuender Erschütterung durch die Reihen der Neurone zum Zentralorgan zieht. Wie verschieden der oberflächliche Kuß zwischen Verwandten von jenem Kontakt der Lippen, bei dem die Summation der Nervenreize zu einer weit im Körper irradierenden Hyperämisierung führt Ein Urning schreibt: „Der Kuß auf die Lippen eines Weibes war mir wie eine Suppe ohne Salz, während ich den Mann inbrünstig küsse und am Küssen nicht satt werden kann." Gerade diese oft schwer zu definierende, stets aber doch deutlich wahrzunehmende Art der Empfindung während der Berührung ist dafür entscheidend, ob eine Beziehung erotischer oder unerotischer Natur ist. Ist sie erotisch, so können schon ganz leichte Berührungen, etwa der Fuß- und Fingerspitzen, der Knie oder Ellbogen, das eigenartige Lustgefühl wachrufen, das bei sexuell abstoßenden Personen unangenehm, bei neutralen als neutral, d. h. belanglos, überhaupt nicht ins Bewußtsein dringt. Die erotische Anziehung unterscheidet sich von der Freundschaft ferner durch ihr plötzliches Auftreten. Bei der Liebe ist die leibliche Gegenwart des Objekts das Beglückendste, die körperliche Trennung das Schwerste. Bei längerer Abwesenheit der geliebten Person fühlt der Mensch eine Verlassenheit, eine Depression, wie sie die ruhige Freundschaft nicht kennt. In ihr herrscht nicht das Gefühl, sondern der Gedanke; die Basis der Freundschaft ist Sympathie der Charaktere, gegenseitige Achtung und Ehrung, sie ruht in ähn-

---

3) Cf. darüber „Naturgesetze der Liebe", pag. 21 ff.
4) Stuttgart, 1911.

lichen Anschauungen, in gleichen ideellen und praktischen Bestrebungen, in gemeinsamen Interessen, im Mitteilungstrieb, in dem durch Furcht vor dem Alleinsein verstärkten Geselligkeitsbedürfnis. Daher ist die Freundschaft eine Verstärkung, die Liebe eine Ergänzung der eigenen Persönlichkeit.

Zur Charakterisierung des Wesens beider Affekte füge ich hier noch eine Gegenüberstellung hinzu, die sich in der Zuschrift eines Homosexuellen befindet, welcher sowohl über die Freundschaft, als über die Liebe in einem reichen Leben viel Erfahrungen gesammelt hat: „Freundschaft", führt er aus, „ist die innige, aber leidenschaftslose Zuneigung zu einem Menschen, das Bedürfnis, über alles, was mich bewegt, mit ihm Gedanken auszutauschen, ihm nahe zu sein in Stunden der Freude und Trauer, ihn zu trösten und zu stärken, das Verlangen, mich selbst im Verzagtsein an ihm aufzurichten, mit ihm meine Freude zu teilen. ‚Liebe', das heiße Sehnen nach einem Menschen und seinem Wesen zu allen Stunden, allen Zeiten, das unendliche Schönheitsgefühl, mit dem seine Gegenwart, mit dem das Bewußtsein allein schon, daß ein solcher lebt, mein Dasein erfüllt, das Aufgehen meiner Person in seine und die daraus sich ergebende Geburt von etwas Anderem, Besserem, Höherem in mir, die Ahnung des Göttlichen im Menschen. Es gibt für mich viele Freunde, ohne daß ich für sie dieses Gefühl der Liebe empfände, es gibt aber keinen geliebten Menschen, der nicht meine innigste treue Freundschaft besäße." Mit Recht deutet hier der Schreiber an, daß Liebe und Freundschaft sich in der Beziehung eines Menschen zu einem anderen nicht ausschließen, daß sie in verschiedener Intensität nebeneinander vorkommen können. Wenn das Feuer der Liebe erloschen, glimmt oft noch die Freundschaft lange erwärmend weiter. So kann zu einer leichten erotischen Anziehung, die nicht zu sexuellen Akten führt, eine sehr entwickelte Freundschaft und auch zu heftiger Liebesleidenschaft kameradschaftliche Schätzung treten.

Noch einige weitere Angaben, herausgenommen aus hunderten ähnlicher, mögen das Gesagte belegen und ergänzen. Die erste rührt von einem Urning, die folgenden stammen von Urninden: „Ich habe mich gewöhnt", schreibt ein homosexueller Philologe, „für das Wort Freundschaft der alltäglichen Sprache das Wort Kameradschaftlichkeit zu setzen. Ein solches kameradschaftliches Verhältnis, in dem äußeres Aussehen, sofern es nicht meinem ästhetischen Gefühl widerspricht, keine Rolle spielt und erotische Momente irgendwelcher Art wegfallen, ist möglich bei gegenseitiger persönlicher Wertschätzung, und der Gemeinschaft e i n z e l n e r geistiger Interessen, während bei der Liebe zwischen Freunden j e d e r Laut des Ich in dem Du wiederklingen wird. Kameraden mögen sich verloben und verheiraten, beim Freunde würde mir Umgang mit dem Weibe der größte Schmerz sein. Ich besitze kameradschaftliche Verhältnisse in der gekennzeichneten Art zu ausgezeichneten, begabten Menschen, doch können sie mir niemals die begehrte Liebe zu dem ersehnten Freunde ersetzen. Liebe kann nur jener erwecken, dessen Körperformen meine Sinne anregen, wenn ich auch seinen Charakter verachten müßte."

Eine homosexuelle Frau schreibt: „Ich habe schon wunderbare Freundschaftsverhältnisse mit Männern gehabt, ich fände ein Freundschaftsverhältnis mit einem Menschen meiner Art auch sehr ideal, hauptsächlich darum, weil man dann ganz verstanden würde. Freundschaft ist ein gutes, treues Zusammenhalten in Freud und Leid, ein rückhaltloser Austausch aller Erlebnisse. Man kann mit einer geliebten Person nicht immer über alles so offen sprechen wie mit einem Freunde, aus vielerlei Gründen. Das Höchste, Süsseste fällt aber in der Freundschaft fort. Ich könnte eventuell einen Freund für eine Geliebte opfern, niemals aber eine Geliebte für einen Freund." Und eine andere: „Freundschaft empfinde ich männlichen Personen gegenüber.

Sie beruht auf Sympathie und gleichen Interessen für Sport und Spiel (z. B. Rudern, Roll- und Schlittschuhlaufen, Billard- und Kartenspiel usw.) Ein solches Freundschaftsverhältnis besteht seit einem Jahre. Beim Schlittschuhlaufen gehe ich als Junge verkleidet und wir flirten gemeinsam mit Mädchen. Zwischen meinem Freunde und mir werden nicht die geringsten Zärtlichkeiten ausgetauscht."

Vergleichen wir mit den Ausführungen Homosexueller die von Heterosexuellen, über die ihrer Natur adäquate Liebe und Freudschaft, so wird uns die Verschiedenheit beider Empfindungskomplexe vollends klar. Ein solcher schreibt:

„Mich interessiert das Problem der Homosexualität objektiv. Subjektiv stehe ich ihm verständnislos gegenüber. Ich kann mir herzliche Sympathie für einen Mann in dem Grade denken, daß ich ihn freundschaftlich umarme. Für die Auslösung sexueller Reize, sowohl passiv als aktiv, mit einem Manne durch irgendwelche Manipulationen fehlt mir aber jeder Nerv. Mir erscheinen die sogenannten Homosexuellen wie die Bewohner eines anderen Planeten, die ich respektiere, aber nicht verstehe. Die Erscheinung im ganzen als ein Laster anzusehen, weil lasterhafte Einzelerscheinungen damit verbunden sind, erscheint mir angesichts der Auswüchse der erlaubten Lüste pharisäisch und philisterhaft.

Ich gestehe, daß es mir überhaupt nicht vorstellbar ist, wie selbst die höchstgesteigerte herzliche Sympathie und Geistesverwandtschaft, auch zu einem außerdem körperlich wohlgebauten Manne, das Bedürfnis nach sexuellem Orgasmus mit ihm wachrufen könnte. Keine moralischen oder sonstigen Gründe hinderten mich, sondern allein der Instinkt, daß ich für meine Bedürfnisse dabei nicht auf die Rechnung käme. Er wäre mir, trotzdem ich vielleicht anerkennen müßte, daß er im künstlerischen Sinne wohlgebauter und anziehender ist, als ein minder schönes Weib, doch nicht „schön" genug.

Auch der Umstand, daß ein Mann, dem ich sehr intensiv freundschaftlich verbunden wäre und der, weil er vielleicht homosexuell veranlagt ist, mir eine Vertrauensfrage stellte, könnte mein subjektives Empfinden nicht ändern. Erklärte er mir, wie das bei Verliebten war, bis auf und seit den Tagen Romeos und Julias, daß nicht bloß sein Leben, sondern auch seine Seligkeit davon abhinge, ob ich und daß ich . . . so fände ich das so rührend, daß ich ihm einen mit Schopenhauerschen Zitaten wohlgespickten Vortrag über das Nichtige unserer Illusionen und speziell dieser hielt — ohne Hoffnung auf Erfolg. Also: Ich kann mir denken, daß ich unter Umständen für einen Freund mein Leben einsetze, aber nicht, daß ich ihm Rechte einräumen könnte, bei deren Ausübung mir die Komik der Situation das einzige Vergnügen bereitete."

Trotz allem ist sicher, daß zwischen Liebe und Freundschaft, von denen jede für sich so viele feine Nüancen und Schattierungen aufweist, die Grenze oft schwer gezogen werden kann. Man denke nur an den von manchen für eine contradictio in adjecto gehaltenen Begriff der platonischen Liebe. Wenn Carpenter[5]) einmal sagt: „Wir wissen von Freundschaften so romantisch und schwärmerisch, daß sie in Liebe überzugehen, von Liebe so seelenvoll und durchgeistigt, daß sie der Sphäre der Leidenschaft entrückt zu sein scheint," so begreifen wir, wie oft die Träger der Empfindungen selbst, geschweige denn Dritte

[5]) Carpenter, c. l. p. 17

nicht wissen, ob das, was sie für jemanden fühlen, Liebe oder Freundschaft ist.

Viel Wahrheit liegt in Nietzsches Ausspruch, daß eine Freundschaft zwischen Mann und Weib nur dann möglich sei, wenn eine kleine physische Antipathie vorhanden sei. Ein wenig verdächtig in bezug auf die geschlechtliche Affinität ist es, wenn jemand gar zu sehr betont, die Frau solle ihm in erster Linie die gute Kameradin, die geistige Gefährtin sein, umgekehrt auch, wenn Leute sich gar so eifrig dafür ins Zeug legen, daß doch eigentlich in jeder Freundschaft Sexualität stecke, daß Liebe und Freundschaft genau genommen identisch seien. Ich will damit nicht etwa sagen, daß diejenigen, welche solches behaupten, bewußt bestrebt sind, den Verdacht gleichgeschlechtlicher Neigungen von sich abzulenken, sondern nur, daß sie, wie es auf dem Gebiete des Geschlechtslebens überhaupt häufig der Fall ist, in ihren eigenen subjektiven, etwa bisexuellen Empfindungen allgemein gültige Gesetze zu erblicken geneigt sind.

Sehr richtig bemerkt Prätorius[5a] einmal gegenüber der von Friedländer vorgenommenen Verquickung freundschaftlicher und geschlechtlicher Empfindungen:

„Nicht dadurch unterscheiden sich Freundschafts- und Liebesgefühle, daß in ersterem Falle es zu keinem, in letzterem Falle zu einem Geschlechtsakt kommt, sondern dadurch, daß bei dem Liebesgefühl der geschlechtliche, wenn auch nur der geschlechtlich-sentimentale Trieb, kurz der Geschlechtstrieb durch den Freund angeregt wird, während bei der Freundschaft die Nähe des Freundes nicht das direkt psychisch und physisch beglückende, die ganze Persönlichkeit durchströmende Lustgefühl auslöst. Ob es zu geschlechtlichen Handlungen kommt, ist gleichgültig, nur besteht in dem einen Fall die Lust und der — mehr oder minder heftige — Trieb zu solchen Handlungen, im anderen Falle dagegen nicht. „Physiologische Freundschaft" im Sinne von Friedländer, also die Freundschaft, welche Freundschaft und doch keine Freundschaft, die homosexuelles Gefühl und doch keine rechte Homosexualität ist, stellt sich dar als ein Ding, das so recht den Namen „Zwitterding", ungesundes, nebelhaftes Gefühl verdient, ein Gefühl weder Fisch noch Fleisch, das sicherlich auch mitunter vorkommen mag, aber zu den großen Seltenheiten gehört." Sinnreicher, als von „physiologischer Freundschaft" zu reden, ist es denn schon gewesen, in Fällen, in denen der sexuelle Charakter des Empfindungskomplexes nicht ganz deutlich hervortrat, von „erotisch betonter" Freundschaft oder, wie Kupffer[6]) es tat, von „Liebfreundschaft" zu reden.

Sehr zu beachten ist bei der Differentialdiagnose zwischen Freundschaft und Liebe die Zeit- und Landessitte. In einem Lande, wo sich das Küssen zwischen Freunden, das Einhaken der Arme unter ihnen zu einer symbolischen Form verflüchtigt hat, werden diese Handlungen eine weit geringfügigere Bedeu-

---

5a) Jhb. f. s. Zw. IX. p. 503.

6) E. von Kupffer, Lieblingminne und Freundesliebe in der Weltliteratur.

tung haben als dort, wo sie von der jeweils herrschenden Mode verpönt sind. Man findet Gegenden, in denen das Tanzen der Männer so üblich ist, wie bei uns das Tanzen der Frauen untereinander. Dort wird ohne nähere Prüfung von Besonderheiten der Tanz von Mann mit Mann als erotisches Zeichen viel weniger in die Wagschale fallen, wie hierzulande, wo er oft direkt verboten ist.

Es hat Zeiten gegeben, in denen sich ein starker Freundschaftsenthusiasmus in Briefen und Versen allgemein zu Zärtlichkeitsausdrücken und Anreden verstieg, wie sie gegenwärtig fast nur noch in wirklichen Liebesbriefen und Gedichten üblich sind. Schillers

„Über alles Glück geht doch ein Freund,
Der's fühlend erst erschafft, der's teilend mehrt."

sein Vers:

„Wem der große Wurf gelungen,
Eines Freundes Freund zu sein",

Goethes

„Selig, wer sich vor der Welt
Ohne Haß verschließt,
Einen Freund am Busen hält,
Und mit ihm genießt,
Was von Menschen nicht gewußt
Oder nicht bedacht,
Durch das Labyrinth der Brust
Wandelt in der Nacht."

verlieren in einem solchen Zeitalter der Empfindsamkeit gedichtet, viel von der Bedeutung, die sie in einer anakreontischer Poesie abholden Epoche besitzen würden. Wer Gleichen-Rußwurms Werk „Die Freundschaft" liest, das besser sein würde, wenn es nicht, selbst bei Winckelmann, Platen und der antiken Jünglingsminne, um das Problem der Homosexualität ängstlich herumginge, „wie die Katze um den heißen Brei", wird vielen Freundschaftspaaren der Weltgeschichte begegnen, bei denen, wie in dem Freundschaftsbündnis unserer Geistesheroen Schiller und Goethe, von gleichgeschlechtlicher Liebe nicht die Rede sein kann. Das Scherzwort, das vor Jahren einmal in der „Jugend" unter dem Bilde ihres Weimarer Doppelmonuments stand: „Schiller, laß die Hand los, Dr. Magnus Hirschfeld kommt," hätte mehr Berechtigung, wenn ich nicht selbst die Grenzen zwischen Freundschaft und Liebe besonders scharf zu ziehen bemüht gewesen wäre.

Von Homosexualität reden wir also nur dann — und damit kommen wir zur differentialdiagnostischen Zusammenfassung dieses Abschnitts — wenn bei einem Manne oder einer Frau die von einer Person desselben Geschlechts ausgehenden distantiellen Sinneseindrücke (besonders die Gesicht und Gehör treffen) als Lust, die durch sie bewirkten proximalen Reize (der Kontakt) als höhere Lust, die von ihr ausgelösten genitalen als höchste Lust empfunden werden.

ACHTES KAPITEL.

Differentialdiagnose zwischen Homosexualität und Pseudohomosexualität.

Fast ebenso schwierig, wie psychische Homosexualität von der Freundschaft, sind manchmal gleichgeschlechtliche Akte ohne und mit psychischer Homosexualität von einander zu unterscheiden. Nur wo das Körperliche ein Ausdruck des Seelischen ist, kann von echter Homosexualität die Rede sein, während für den konträren Sexualverkehr ohne konträre Sexualempfindung der von Iwan Bloch gut gewählte Ausdruck Pseudohomosexualität paßt, der aber nur hierfür, nicht etwa auch für Transvestiten und andere Formen der Geschlechtsübergänge in Anwendung gezogen werden sollte.

Das ganze Problem der Homosexualität wäre wesentlich vereinfacht, wenn der Geschlechtsakt der absolute Ausdruck des Geschlechtstriebes wäre. Dies ist aber — fast möchte man hinzusetzen leider — ohne weiteres nicht der Fall; die Potenz fällt keineswegs immer mit der Libido zusammen.

Für die sich hingebende Frau liegt dies deutlicher zutage. Man denke an das „Gewerbe" der Prostituierten, bei denen nicht die Liebe zu der Person, sondern die zu deren Gelde die treibende Kraft ist. Aber auch die verheiratete Frau sieht in dem Akte oft genug nichts weiter als eine „eheliche Pflicht", der sie sich mit Widerstreben unterzieht, und zwar gilt das nicht nur für die homosexuelle Frau. Wenn es unter diesen nicht wenige gibt, die den Koitus mit dem Manne, trotzdem seine technische Ausführung für sie ein Leichtes wäre, unter keinen Bedingungen vollziehen, so beweist dies gerade, von welcher Bedeutung das Seelisch-Triebhafte in der Homosexualität ist.

Verfolgt man bei dem Geschlechtsakt irgendwelche bestimmte Absichten und Zwecke, oder ist er durch einen anderen Reiz hervorgerufen, als den, welcher vom Triebzentrum im Gehirn zu dem Reflexzentrum im Rückenmark strömt, so können wir ihn für die Richtung des Geschlechtstriebes nicht mehr als beweisend erachten. Nun ist bei dem aktiven Manne die Möglichkeit der geschlechtlichen Vereinigung zwar noch mehr vom

Willen unabhängig, wie bei dem empfangenden Weibe. Trotz aller Vorstellungen, Einbildungen und Bemühungen ist es ihm, wie wir sahen, oft beim „besten Willen" nicht möglich, den Akt zu vollziehen. Gleichwohl ist es aber auch bei ihm durchaus nicht immer der spontan vom Gehirn ausgehende Geschlechtstrieb, welcher zum Verkehr führt, es können vielmehr die hierzu erforderlichen Vorbedingungen auch durch andere Faktoren bewirkt werden, welche mit dem wirklichen Liebes- und Vereinigungstrieb nichts zu schaffen haben.

Dies beruht darauf, daß das Zentrum, welches die Erweiterung der männlichen und weiblichen corpora cavernosa reguliert, ebenso wie das unmittelbar darüber gelegene Zentrum der rhythmischen Muskelkontraktionen, die im Orgasmus die Ausstoßung des Samens beim Manne und des Zervikalpfropfens beim Weibe hervorrufen, ihren Sitz nicht im Gehirn, sondern, wie die klinischen Erfahrungen an Rückenmarkskranken und die Experimente von Brachet, Cayrade und Goltz[2]) bewiesen, im Rückenmark haben, und zwar liegt das Erektionszentrum im Sakral-, das Ejakulationszentrum im Lumbalsegment. Dieses intermediäre Zentrum, in dem die vom Geschlechtstrieb und den Geschlechtsteilen ausgehenden Neurone sich begegnen, kann sowohl vom Zentrum als von der Peripherie in Aktion gesetzt werden. Dabei ist es für unsere Frage praktisch ohne Bedeutung, ob die Ganglienzellen, welche diese Reflexe beherrschen, im untersten Teil des Rückenmarkes (Konus und Epikonus) selbst liegen, dessen Integrität für das Zustandekommen der Erektion und Ejakulation jedenfalls die conditio sine qua non ist, oder ob, wofür L. R. Müller[3]) auf Grund von Tierversuchen und Beobachtungen am Menschen eingetreten ist, das eigentliche Reflexzentrum der Genitalorgane im Beckengeflecht des Sympathikus liegt, dessen Äste sich im Endstück des Markes mit den Ausläufern der höher gelegenen Partien des Zentralnervensystems treffen.

Ich will eine Reihe von Beispielen anführen, welche überzeugend dartun, daß die Genitalreflexe in vielen Fällen auch dann funktionieren, wenn von einer Mitbeteiligung des Geschlechtstriebes gar nicht die Rede sein kann.

Beispielsweise übt die zwischen dem 60. und 70. Lebensjahre so häufig als Alterserscheinung auftretende Vergrößerung der Vorsteherdrüse (Prostatahypertrophie) einen peripheren Reiz auf die Nervi erigentes aus. Es stellen sich bei den alten Herren infolgedessen Erektionen ein, welche sie als ein Wiedererwachen ihres Geschlechtstriebes begrüßen — ein Irrtum, der sie nicht selten veranlaßt, zum Erstaunen erwachsener Kinder und Enkel eine neue Ehe einzugehen. Ein anderes Paradigma sind die Erektionen, welche im Beginn einer

---

[2]) J. L. Brachet, Recherches expériment. sur les fonctions du système nerveux gangl. Bruxelles 1834, S. 250. — J. Cayrade, Recherches int. et experiment. sur les mouvements reflexes. Paris 1864, S. 45. — Fr. Goltz mit Freusberg, Pflügers Archiv 8, 460, 1874. — Sehr eingehend ist die Innervation der Genitalorgane von Langley und Anderson bearbeitet worden, im Journal of Physiology 18, 67 (1895); 19, 71; 20, 372 (1896).

[3]) L. R. Müller, in der Deutschen Zeitschrift für Nervenheilkunde 21 (1902).

gonorrhoischen Infektion auftreten. Die sich entwickelnde Entzündung reizt reflektorisch die zum Rückenmark aufwärts ziehenden Nervenbahnen. In Unkenntnis des drohenden Leidens fassen die jungen Leute die Tumeszenzen als geschlechtliche Erregung auf, der sie häufig genug nachgeben, um so die Infektionskeime weiter zu tragen. Auch die Gliedschwellungen, mit welchen viele Männer in den Morgenstunden erwachen, haben nichts mit dem Geschlechtstrieb zu tun, sondern sind durch die Druckreize der gefüllten Harnblase bedingt. Vor einiger Zeit suchte mich einmal ein verheirateter Homosexueller auf, der sechs Kinder hatte, das siebente stand zu erwarten. Ich fragte ihn, wie dies möglich gewesen wäre. „Das ist doch so einfach," bemerkte er, nicht ohne ein gewisses Selbstbewußtsein, „ich benutze stets meine Früherektionen." Diese Kinder verdanken also nicht dem Geschlechtstriebe, sondern der gefüllten Harnblase des Vaters ihr Leben. Auch die „Aphrodisiaka" sind höchst wahrscheinlich nur „Diuretica"; das will sagen, daß das Renommee, welches einige Nahrungs- und Arzneimittel in bezug auf die Förderung der geschlechtlichen Potenz genießen, ihrem blasenreizenden Einfluß zuzuschreiben ist, dessen indirekte Nebenwirkung der Genitalreflex ist.

Ähnlich wirken auch die alkoholischen Getränke, welche in nicht zu großen Mengen genossen, den Geschlechtstrieb aufstacheln. Die Exzesse in Baccho und Venere werden ja seit alters als zusammengehörig betrachtet. Es kommt hier allerdings hinzu, daß der Alkohol die Kraft der Gegenvorstellungen herabsetzt, während er die Sinnesschärfe zu vermindern scheint. So erklärt es sich, daß Heterosexuelle gelegentlich angeben, sie hätten unter Alkoholeinfluß mit dem Manne verkehrt, Homosexuelle, sie könnten angetrunken mit dem Weibe verkehren.

Schrenck-Notzing machte sich diese Erfahrung zugute, indem er den von ihm hypnotisch behandelten Homosexuellen den Rat gibt, ante coitum größere Alkoholmengen zu sich zu nehmen — ein meines Erachtens nichts weniger als einwandfreies Experiment.

Bei Blasenleiden, wie Blasensteinen, Vesikaltumoren, auch nach Blasenoperationen ist ebenso wie nach operativen Eingriffen am Penis, z. B. nach der Phimosenoperation, ein reflektorischer, vom Geschlechtstrieb unabhängiger Priapismus eine häufige Erscheinung. Einen seltenen hierher gehörigen Fall hatte ich in meiner Praxis zu beobachten Gelegenheit. Ein Patient litt an einem Darmkarzinom, das durch die Blase perforiert war, so daß sich mit Urin vermischt Fäzes durch die Harnröhre entleerten; in einer Nacht erwachte der Patient mit starker Erektion bei sehr schmerzhaftem Innendruck im Penis und völliger Harnverhaltung. Beim Katheterisieren stieß ich auf eine harte Resistenz, die sich schließlich als ein Kirschkern erwies, welcher vom Darm durch die Blase in die Urethra gelangt war. Mit Ausstoßung des Fremdkörpers verschwand sofort die Erektion.

Wie die Schleimhaut der Harnwege, so übt auch die des benachbarten Mastdarmes, die beide entwicklungsgeschichtlich denselben Ursprung in der embryonalen Kloake haben, einen reflektorischen Reiz auf die Nervi pudendi und erigentes aus. Solche zur Erektion führende Mastdarmreizung tritt bei Kindern häufig infolge von Wurmparasiten auf, infolgedessen diese nicht selten zu Masturbationen Veranlassung geben, auch digitale Manipulationen an der Analgegend, die bei vielen eine stark erogene Zone ist, selbst Hämorrhoiden, sogar die Rektalmassage der Prostata, auch Schläge auf das Gesäß können reflektorisch eine partielle oder totale Tumeszenz bewirken.

Die Überfüllung der Ductus ejaculatorii, vor allem die der Samenbläschen mit Spermasekret, bewirkt einen analogen Reflexvorgang, der zu Erektionen und Ausstoßung des Ejakulats in Form von Pollutionen führt. Die Pollutionsträume, welche für die innerliche Richtung des

Geschlechtstriebes von diagnostischer Bedeutung sind, sind sekundäre Folge- und Begleiterscheinungen, nicht etwa der primäre Ausgang der Pollutionen.

Die peripherische Reizung der Nervi erigentes kann endlich auch, und das ist für die differentialdiagnostische Bewertung des Geschlechtsaktes besonders wesentlich, von der Oberhaut des Gliedes und ihrer Adnexe, vor allem den Pubes aus erfolgen. Die Papillarkörper sind in dieser Region mit so zahlreichen und empfindsamen Nervenkörperchen versehen, wie in keinem anderen Hautgebiet.

Von Onanisten wird berichtet, daß durch juckende Hautkrankheiten, durch Reiben des Gliedes beim Klettern am Tau, durch Rutschen auf einem Treppengeländer, durch Kitzel des sich unter dem Präputium ansammelnden Hauttalges die ersten Erektionen erfolgten, welche zur Masturbation führten. Bei dieser geht die Samenausstoßung reflektorisch durch Zusammenziehungen der Muskeln des Ductus deferens, der Samenbläschen und der Prostata, sowie der Musc. ischio- und bulbo-cavernosi vor sich, ohne daß der Geschlechts trieb beteiligt ist, es sei denn — was allerdings auch häufig zutrifft — daß der Onanist sich das Sexualobjekt und den Sexualakt in bestimmter Weise vorstellt. Auch bei den Frauen geben Juckreize, vor allem der pruritus vulvae und Entzündungen der Schamteile oft den ersten Anstoß zur Onanie. Bei vielen weiblichen Onanisten, die ich sah, war eine Entscheidung nicht möglich, ob der hyperämische Reizzustand der Genitalien eine Ursache oder Folge digitaler Manipulationen darstellte.

Die neuroperiphere Reizung der Genitalien kann sowohl durch die eigene als durch fremde Hand, sowie anderweitig vorgenommen werden, ohne daß die Richtung des zentralen, davon gänzlich unabhängigen Geschlechtstriebes beeinflußt, derselbe dadurch womöglich gar „differenziert" wird. So wenig jemand, weil die erste Erektion an einem Tau erfolgte, fortan Stricke lieben wird, so wenig wird er sich sexuell zu Männern, Frauen oder sich selbst hingezogen fühlen, weil von einem dieser drei die erste Erregung ausging. Die Ursache des Geschlechtstriebes liegt viel tiefer, konstitutioneller und komplizierter. Diese Feststellung ist für die Frage der Verführung zur Homosexualität, die uns später noch beschäftigen wird, von großer Wichtigkeit.

Nun können zwar die Gegenvorstellungen vom Gehirn aus so stark sein, daß sie auf die rein periphere Reizungsmöglichkeit einen wesentlichen Einfluß haben; so sagten mir wiederholt Homosexuelle, daß sie sich nur den Geschlechtsakt mit dem Weibe vorzustellen brauchten, um lästige Erektionen zum Verschwinden zu bringen. Andrerseits kann aber auch der Mann, unabhängig von seiner heterosexuellen oder homosexuellen Triebrichtung, in sehr vielen Fällen, namentlich im jugendlicheren Alter, bei einer sinnlich reizbaren Veranlagung sich passiv erregen lassen, vor allem nach langer Entbehrung seiner ihm subjektiv natürlichen Geschlechtsbefriedigung, sei es in der Absicht, sich jemandem gefällig zu erweisen, sich Vorteile irgendwelcher Art zu verschaffen, oder auch nur, um aus Leichtsinn oder Langeweile sich ein Gefühl zu verschaffen, das, wenn es auch der Empfindung bei Stillung des eigenen Triebes nicht gleichkommt, doch ein mehr oder weniger angenehmes Kitzelgefühl ist.

Die relative Unabhängigkeit des zerebralen Geschlechtszentrums vom Geschlechtsapparat ist auch daraus ersichtlich, daß der Geschlechts t r i e b vollständig erhalten sein kann, wenn durch Funktionsunfähigkeit des Rückenmarkszentrums infolge pathologisch-anatomischer Störungen und Zerstörungen eine geschlechtliche Erregung und Befriedigung überhaupt ausgeschlossen ist.

So finden wir bei Tabikern oder anderen Rückenmarksleidenden, bei denen die Reflexstelle in unreparierbarer Weise außer Betrieb gesetzt ist, oft eine fast unverminderte Geschlechts l u s t. Dasselbe gilt auch in den meisten anderen Fällen von Impotenz, gleichviel, ob es sich um eine physische Impotentia coeundi, etwa um Penismangel handelt, oder ob eine Impotentia generandi, etwa Azoospermie, vorliegt. In meinem Buche „Geschlechtsübergänge“ habe ich sehr ausführlich einen Fall (S. 25—33) beschrieben, in welchem bei einer als Mann lebenden Person ein vollkommen determinierter, auf den Mann gerichteter Geschlechtstrieb bei gänzlichem Mangel sowohl weiblicher als männlicher Fortpflanzungszellen bestand. Auch die künstliche Entfernung der Keimzellen hat auf die Richtung des Geschlechtstriebs keinen und auf die Triebstärke nur einen geringen Einfluß. Daher ist auch nur die von Homosexuellen wiederholt geforderte und früher auch ausgeführte Kastration kontraindiziert. Ich sagte einmal einem homosexuellen Russen, der sich darüber gar nicht beruhigen konnte, daß, wenn er den S i t z seines Geschlechtstriebes durchaus los werden wolle, er sich nicht kastrieren, sondern enthaupten lassen müsse. Um das Bild von der U n a b h ä n g i g k e i t z w i s c h e n G e s c h l e c h t s t r i e b, E r e k t i o n u n d E j a k u l a t i o n abzuschließen, sei noch erwähnt, daß auch durch die Reizungen der Leitungsbahnen zwischen Gehirn und Rückenmarkszentrum an einem beliebigen Punkte ihres Verlaufes eine Samenentleerung erfolgen kann. Diesen Nachweis für den Menschen zu erbringen, ist schwierig, wir besitzen aber, von Tierexperimenten[4]) abgesehen, einige sichere Anhaltspunkte; das sind die Beobachtungen, welche man an Erhängten und Geköpften[5]) gemacht hat, in deren Bekleidungsstücken frische Ejakulate gefunden wurden. Ähnliche Wahrnehmungen wurden auch bei einigen Fällen von Genickbrüchen und Frakturen der Wirbelsäule gemacht. Es

[4]) Das älteste hier zu nennende Experiment ist das von Segala, welcher fand, daß Ausbohrung des Rückenmarkes beim Meerschweinchen Erektion und Ejakulation bewirkt; publiziert in den Untersuchungen zur Physiol. und Pathologie von Friedrich und Nasse, Bonn 1835. Reizungen an den Pedunkuli, Pons usw., die Erektion bewirkten, wurden veröffentlicht von Eckhard, Beiträge zur Anat. und Phys., Gießen 1863, und von Budge, Archiv f. path. Anat. 15, sowie zuletzt von Spina in den Wiener med. Blättern 1897; letzterer erzielte experimentell durch Quertrennung des Rückenmarkes bei Meerschweinchen um so sicherer Erektion, je tiefer er den Querschnitt anlegte.

[5]) Vgl. die 1898 in Berlin von A. Götz publizierte Inaug.-Dissertation „Über Erektion und Ejakulation bei Erhängten“, in welcher sich auch die ältere Literatur angegeben findet.

wird wohl niemand behaupten, daß diese Samenentleerungen auch nur das geringste mit dem Geschlechtstriebe zu tun haben.

Ich glaube im Vorstehenden gezeigt zu haben, daß im sexuellen Akte keine absolute Beweiskraft für die Richtung des sexuellen Triebes liegt. Deshalb kann man aus der bloßen Möglichkeit, mit beiden Geschlechtern zu verkehren, nicht ohne weiteres, weder beim Weibe noch beim Manne, auf einen bisexuellen, auf beide Geschlechter gerichteten Trieb schließen. Um sich in konkreten Fällen ein Urteil zu bilden, wird man daher die früher erörterten Unterfragen zu beantworten haben, die sich auf das psychische Verhalten vor, während und nach dem Akt beziehen. Die scheinbar leichteren Liebkosungen fallen dabei für die Erkenntnis der Triebrichtung oft schwerer ins Gewicht, als der ermöglichte Koitus. Je mehr der Geschlechtstrieb beteiligt ist, um so mehr Wert wird von den Partnern auf das Vor- und Nachspiel des eigentlichen Verkehrs gelegt werden, das um so lästiger und unangenehmer empfunden wird, je weniger groß die zerebrale Neigung ist. Namentlich der Kuß ist ein sehr feines Reagens.

Auch bei der Frau ist für die Bewertung des Verkehrs als eines ihrem Triebe entsprechenden ihr Benehmen im Vorstadium und Akt selbst von Belang. Befindet sie sich nicht bereits vor demselben in einem Zustande gesteigerter Libido, so bleiben sehr häufig die von ihr als Orgasmus empfundenen Zuckungen und Schleimabsonderungen im Genitaltraktus aus.

Wie konfuse Anschauungen auch hier noch herrschen, mag eine Episode zeigen, die ich einmal während eines Prozesses erlebte, der gegen eine angesehene Persönlichkeit verhandelt wurde. Der Staatsanwalt wollte die Homosexualität des in anscheinend glücklicher Ehe lebenden Angeklagten feststellen. Zu diesem Zwecke hatte er Zeugen geladen, die unter Eid aussagten, mit dem Beschuldigten vor vielen Jahren onaniert zu haben. Da meinte der anwesende Gerichtsarzt, dessen Wort in seinem Fache sehr viel galt, zu mir: „Sagen Sie, Kollege, wo steckt denn bei dem Manne eigentlich die Homosexualität; wenn es ihm nur um die Onanie zu tun war, hätte er sich doch ebenso gut an seine Frau zu wenden brauchen. Die hätte ihm diese Bitte gewiß auch nicht abgeschlagen.“ Als ich ihm erwiderte, die Homosexualität besteht ja eben darin, daß er sich nicht an seine Frau, sondern an die Mannsleute wandte, fuhr er fort: „Ich kann das nicht begreifen; ob Weiberhand oder Männerhand die Spielerei vornimmt: Onanie bleibt Onanie.“

Unter den Personen, die, ohne homosexuell zu sein, homosexuell verkehren, haben wir drei Hauptgruppen zu unterscheiden; zunächst solche, die es ganz ausschließlich aus Eigennutz tun: männliche Prostituierte, Halbprostituierte, Gelegenheitsprostituierte, Chanteure, Individuen, die wir im II. Teil dieses Werkes näher zu betrachten haben. Hier nur so viel, daß sich hinsichtlich ihrer eignen Sexualempfindung unter ihnen fünf Klassen abheben: *a*) Vollständig heterosexuelle männliche Prostituierte, von denen ein großer Teil mit weiblichen Prostituierten zusammenlebt. β) Bisexuell veranlagte Prostituierte, die in allen möglichen Abstufungen, bald mehr homosexuell, bald überwiegend heterosexuell, vorkommen. Sie wissen vielfach selbst nicht, „was“ sie sind. γ) Feminine homosexuelle Jünglinge, die wie heterosexuelle weibliche Prostituierte gewerbsmäßig, aber ihrer eigenen Geschmacksrichtung entsprechend meist mit älteren Männern verkehren. δ) Viril homosexuelle Prostituierte, die sich „für Geld“ mit älteren, „aus Liebe“ mit jüngeren oder gleichaltrigen abzugeben pflegen. ε) Verhältnismäßig häufig sind endlich unter den Prostituierten überwiegend monosexuelle, sie tun ziemlich indifferent gegen Entgelt, was von ihnen gefordert wird, betätigen sich ihrerseits aber ausschließlich durch Automasturbation, der sie meist ohne Vorstellungen und ohne Beisein zweiter Personen exzessiv obliegen. Unter den weiblichen Prostituierten, die gegen Entgelt mit homosexuellen Frauen verkehren, gibt es analoge Gruppen, doch heben sie sich weniger markant voneinander ab, überhaupt ist der Verkehr von Urninden mit weiblichen Prostituierten bei weitem nicht so verbreitet, wie der entsprechende von Urningen mit männlichen Prostituierten. Dagegen haben die berufsmäßig mit Männern verkehrenden Dirnen oft untereinander lesbische Beziehungen, über deren Ursachen und Verbreitung in späteren Kapiteln noch einiges zu sagen sein wird.

Eine zweite, nicht unbeträchtliche Gruppe von Normalsexuellen, die vorübergehend zu homosexueller Betätigung gelangen, sind die meist jugendlichen Personen, welche den Gegenstand homosexueller Liebe bilden. Trotzdem sie heterosexuell sind, finden sie sich oft aus Gutmütigkeit, Gefälligkeit, Freundschaft, Mitleid, Dankbarkeit, Anhänglichkeit bereit mit dem Homosexuellen geschlechtlich zu verkehren. Solche Verhältnisse sind ungemein häufig. Oft enden sie mit der Verlobung des Normalen.

Der Urning fungiert als Trauzeuge oder Ehrengast bei der Hochzeit, bleibt Freund der Familie, wird Taufpate der Kinder, von denen eins oft seinen Namen erhält, und ist in Notfällen bei der Hand. Eine urnische Frau liebte aufs zärtlichste ein gleichaltriges normales Fräulein, viele Jahre, sie war glücklich, litt aber auch sehr viel, jetzt ist sie abgekühlt, aber die Freundin schreibt ihr noch täglich und kann nicht „auf die ihr so wertvolle und liebe Verbindung verzichten“. Ähnliches kommt oft vor.

Ein Grund, den man von heterosexuellen Leuten aus dem Volke, die sich in jugendlichen Jahren dem homosexuellen Verkehre ergeben, nicht selten als eine Art Entschuldigung angegeben findet, ist die Furcht vor Ansteckung. Namentlich solche, die sich mit 17 oder 18 Jahren gonorrhoisch infiziert haben, äußern, daß sie sich dem nicht noch einmal „aussetzen wollten“.

Der dritte Grund homosexuellen Verkehrs ist für heterosexuelle Männer und Frauen nicht selten M a n g e l a n d e r s g e s c h l e c h t l i c h e r P e r s o n e n. Aus Internaten aller Art, Klöstern, Gefängnissen, Pensionaten, Kasernen, Schiffen, aus der Fremdenlegion, Herbergen und Asylen liegen Berichte über homosexuelle Betätigung als Surrogathandlung, „faute de mieux“, vor.[6]) Offenbar handelt es sich

[6]) Beispiele finden sich:

a) Aus Schulen cfr. p. 390; ferner H. v. K a h l e n b e r g, „Nixchen“ Wien 1904 p. 41; F o r r e s t R e i d, „The Garden God. A tale of two boys.“ London 1906. O c t a v e M i r b e a u, „Sebastian Roch“. Wien und Leipzig 1902.

b) Aus Klöstern bei D o p p e t, Das Geißeln und seine Einwirkung auf den Geschlechtstrieb.

c) Aus Schiffen bei E l l i s u n d S y m o n d s, Das konträre Geschlechtsgefühl (1896) S. 11, Note 1.

auch hier nicht um Homosexualität, sondern um eine Abart der Onanie, selbst wenn immissio in corpus statthat.

Wie wenig diese Personen einen solchen Notbehelf dem natürlichen Verkehre gleichsetzen, mit welcher Naivität sie ihn aber auch oft beurteilen, zeigte mir einmal eine Antwort, die mir in einer urnischen Soldatenkneipe, die ich mir ansah, ein reicher Bauernsohn gab, der bei den Dragonern diente. Auf meine Frage, warum er mit Männern verkehre, erwiderte er: „Um meiner Braut treu zu bleiben." Die meisten Vertreter dieser Gruppe werden allerdings um sich zu entspannen, die solitäre Onanie mit Vorstellungen der mutuellen gleichgeschlechtlichen den Vorzug geben. Krafft-Ebing[7]) meint, daß namentlich oft Töchter höherer Stände, die sorgsam vor Verführung durch Männer gehütet werden, aus Furcht vor Gravidität zu homosexuellen Surrogatakten gelangen.

Wenn Hammer[8]) in einem Dirnenkrankenhaus unter 41 von der Sittenpolizei zur Zwangsbehandlung eingelieferten Mädchen 21 „Lesbierinnen" feststellte, so darf mit ziemlicher Sicherheit angenommen werden, daß von diesen nur ein kleiner Teil homosexuell war, während die übrigen „mitmachten", also als pseudohomosexuell aufzufassen sind.

Alle die genannten drei Gruppen homosexuell verkehrender Heterosexueller haben zweierlei gemeinsam; erstens, daß der homosexuelle Verkehr für sie nur eine vorübergehende Episode darstellt, daß sie völlig normalempfindend bleiben und, sobald ihnen Gelegenheit geboten ist, ehelich oder auch außerehelich mit dem anderen Geschlecht verkehren; zweitens, daß es sich in wenigstens 75% der in Frage kommenden Personen um Jugendliche zwischen dem 15. und 25. Lebensjahr handelt. Ein Fremdenlegionär sagte zu Rebierre[9]): „Geben Sie in das Lager 5—6 Frauen und wir werden wahrscheinlich unsere jetzigen Gewohnheiten aufgeben." In allen Fällen bleibt die Heterosexualität der unerschütterliche Bestand ihrer Wesenheit, genau so wie auch die homosexuelle Wesensart und Triebrichtung durch pseudoheterosexuelle Akte unbeeinflußt bleibt. Denn alle drei Gruppen pseudohomosexueller Heterosexueller finden ihr Seitenstück in pseudoheterosexuellen Homosexuellen. Auch unter diesen

---

d) Aus Gefängnissen bei Wey, zitiert bei Ellis und Symonds S. 13.

e) Aus Kasernen. Tarnowsky, Die krankhaften Erscheinungen des Geschlechtssinns (1886) S. 66. Ellis und Symonds S. 10. Note 1. Raffalovich, Entwicklung der Homosexualität (1895) S. 12.

f) Aus der französischen Fremdenlegion. Cramer, Berliner klinische Wochenschrift Bd. 34. S. 962 (1897) und Gerichtliche Psychiatrie S. 281 (1900). Oscar Wöhrle, Der Baldamus. Cremer, Verlorene Söhne; ferner Gustave Flaubert, „Salambo" Über Beziehungen unter den karthagischen Söldnern.

[7]) Jahrbuch f. sex. Zwischenst. Bd. III. p. 25.

[8]) W. Hammer, Über Prostitution und Homosexualität, zugleich ein Beitrag zur Lehre von den Enthaltsamkeitsstörungen. Monatsschrift für Harnkrankheiten und sexuelle Hygiene, Heft 11, November 1905.

[9]) Rebierre. A. a. O.

gibt es solche, die aus Eigennutz heterosexuell verkehren — man denke nur an die homosexuellen weiblichen Prostituierten -- solche, die sich aus Mitleid oder Dankbarkeit bereit finden, heterosexuellen Wünschen nachzugeben und auch solche, die sich mangels gleichgeschlechtlicher Personen heterosexuell betätigen, gewöhnlich aber auch der von Phantasien begleiteten Solitäronanie den Vorzug geben. Für alle diese im Grunde homosexuellen Personen haben die heterosexuellen Erlebnisse ungefähr die Bedeutung onanistischer Manipulationen. Sie bilden für sie eine vorübergehende Phase und sobald sie können, stellen sie sich wieder auf das ihrer Sexualpersönlichkeit entsprechende Sexualziel ein. Nur eine Gruppe bleibt schwankend, die von vornherein zur dauernden Bisexualität Präformierten. Das Resultat der in diesem Kapitel angestellten Betrachtungen können wir aber nicht besser zusammenfassen als mit zwei Sätzen Krafft-Ebings, der auch hier wieder den Kern der Sache scharf erfaßt hat. In dem Aufsatz über „Weibliche Homosexualität" im Jahrbuch für sexuelle Zwischenstufen[10]) schreibt er: „Es kann nicht genug betont werden, daß geschlechtliche Akte an Personen desselben Geschlechts an und für sich durchaus nicht konträre Sexualität verbürgen. Von dieser kann nur die Rede sein, wenn die physischen und psychischen sekundären Geschlechtscharaktere einer Person des eigenen Geschlechts Anziehungskraft für eine andere haben und bei dieser den Impuls zu geschlechtlichen Akten an jener hervorrufen."

Was die Verwechselung homosexueller Handlungen mit solchen betrifft, die auf gänzlich anderm Gebiete liegen, so werden wir im II. Teil noch darauf zurückkommen, wenn von der gerichtlichen Begutachtung dieser Handlungen die Rede ist. Es gehören hierzu beispielsweise Fälle wie der, in dem auf einem Berliner Bahnhof ein Bereiter wegen Leichenfledderei verhaftet und auch später verurteilt wurde, der sich an den Beinkleidern eines schlafenden Matrosen zu schaffen gemacht hatte. Er gab an, er habe nur aus homosexuell-fetischistischen Motiven die ihm sympathische Hose des Matrosen gestreichelt und geliebkost. Doch schenkte ihm das Gericht keinen Glauben. Tatsache ist, daß recht oft schon homosexuelle Annäherungen für versuchte Taschendiebstähle gehalten wurden. Es kommt aber auch vor, daß Taschendiebe speziell im Gedränge auf Urninge fahnden, sich an deren Hosen anscheinend in sexueller Absicht zu schaffen machen, während sie ihnen in Wirklichkeit nur das Portemonnaie entwenden wollen.

Vor einiger Zeit wurde in Worms ein homosexueller Soldat wegen Verdachtes der Spionage verhaftet, der sich wiederholt heimlich zu einem Franzosen in ein Hotel begeben hatte. Über diesen Fall hieß es in der Presse: Ein eigenartiger Spionagefall beschäftigt zur Zeit die Berliner Kriminalpolizei. Vor kurzem wurde in Worms, wie seinerzeit gemeldet, ein Soldat des 118. Infanterieregimentes namens

---

10) Jahrb. f. sex. Zw., p. 23. Bd. III.

Fritz Z. aus Berlin unter dem dringenden Verdachte des Verrates militärischer Geheimnisse verhaftet. Die Anzeige hatte der 23jährige Hausdiener H. erstattet, der in Mainz im Hotel „Zum Dominikaner" angestellt war. H. hatte beobachtet, wie ein in dem genannten Hotel wohnender Franzose an zwei aufeinander folgenden Tagen den Besuch eines Soldaten empfing, mit dem er sich einschloß. Der Hausdiener will bemerkt haben, daß beide in ihrem Zimmer erregt aufeinander einsprachen, daß sie im Hotelzimmer photographische Aufnahmen machten und daß Z. dem Franzosen ein Paket übergeben habe. Diese Beobachtungen teilte der Hausdiener, der bis vor kurzem als Freiwilliger bei dem Husaren-Regiment Nr. 8 in Paderborn diente, dem Kommandeur des 118. Infanterieregimentes mit. Daraufhin ließ der Oberst das ganze Regiment antreten. Nun sollte der Hausdiener den Schuldigen bezeichnen. H. fand auch den Verdächtigen heraus, der zugab, die Besuche in dem Hotel gemacht zu haben. Es war der Soldat Z., der sofort in Haft genommen wurde. Z. verweigerte lange Zeit jede Auskunft. Schließlich gab er, in die Enge getrieben, an, er sei homosexuell veranlagt, habe den Franzosen in Berlin kennen gelernt und mit ihm Freundschaft geschlossen. Seinen Namen wisse er nicht. Z. bestreitet ganz entschieden, Spionage getrieben zu haben und will den Fremden nur „aus Liebe" besucht haben. Diesen Angaben schenkt aber die untersuchende Behörde vorläufig keinen Glauben. Der Verhaftete hat sich nun entschlossen, die Namen einiger Homosexueller zu nennen, die ihn von Berlin her kennen. Diese Zeugen werden nun auf dem Berliner Polizeipräsidium vernommen. Von ihren Bekundungen wird es abhängen, ob Z., der sich bereits seit sechs Wochen in Untersuchungshaft befindet, von dem schweren Verdachte der Spionage sich wird mit Erfolg reinigen können.

Dieser Fall steht nicht vereinzelt. Ich kenne allein aus Kiel, Cuxhaven und Wilhelmshaven mehr als ein halbes Dutzend Vorgänge, in denen homosexuelle Herren besserer Stände, die sich mit Mannschaften der Marine trafen und intimen Verkehr unterhielten, in Spionageverdacht gerieten. Wenn die beiden Verdächtigen zu ihrer Entlastung endlich den wahren Grund ihrer Beziehungen zugaben, kamen sie meist „aus dem Regen in die Traufe", indem man sie nun wegen homosexueller Verfehlungen verfolgte. Schon aus dem Altertum wissen wir von ähnlichen „Geschichten". So erzählt Dio Cassius (67/11) in seinen Mitteilungen über Domitian, daß „ein junger Mann, Julius Calvaster, der, um in den Senat zu kommen, Tribunendienste tat, auf eigene Art sein Leben rettete. Er war überwiesen bei Antonius, dem römischen Feldherrn in Germanien, dem wegen einer Verschwörung gegen Domitian der Prozeß gemacht wurde, allein im Zelt verweilt zu haben, und konnte sich von dem Verdachte der Teilnahme an der Verschwörung nicht reinigen; da gab er an, sein Verkehr mit dem Feldherrn sei fleischlicher Natur gewesen, und wurde nun freigesprochen."

Besonders häufig sind die Fälle, in denen Studenten und Offiziere wegen Beleidigung zum Duell gefordert wurden, weil sie angeblich mit feindseligen Blicken jemanden „fixierten", während sie in Wirklichkeit nur aus Verliebtheit „den Blick nicht von ihm lassen" konnten.

NEUNTES KAPITEL.

Differentialdiagnose zwischen Homosexualität und Bisexualität.

Die Homosexualität von der Bisexualität abzugrenzen, verursacht gleichfalls nicht selten erhebliche Schwierigkeiten, die dadurch noch vergrößert werden, daß „bisexuell“ bisher nicht, wie Homosexualität, ein einheitlich festgelegter Begriff ist.

Einige, vom Standpunkt der Potenz ausgehend, nennen bisexuell Personen, die fähig sind, außer mit dem einen auch mit dem anderen Geschlechte zu verkehren. Ob dieses Können auf einem nach Befriedigung drängenden Triebe beruht, oder auf eine der im vorigen Abschnitt beschriebenen peripheren Reizungen zurückzuführen ist, bleibt dabei unberücksichtigt. Andere aber, und hier ist in erster Linie Krafft-Ebing zu nennen — der die Bisexualität noch „psychische Hermaphrodisie“ nannte — betonen ausschließlich die seelische Triebrichtung; er sagt, daß „diese Stufe der konträren Sexualempfindung dadurch charakterisiert ist, daß neben ausgesprochener sexueller Empfindung und Neigung zum eignen Geschlecht, solche zum andern vorgefunden wird.“ Wenn Krafft-Ebing unmittelbar darauf sagt: „aber diese ist eine viel schwächere und nur episodisch vorhandene, während die homosexuelle Empfindung als die primäre und zeitlich wie intensiv vorwiegende in der Vita sexualis zutage tritt,“ so ist dies insofern nicht zutreffend, als es sicher auch psychisch hermaphroditische Männer und Frauen gibt, bei denen die heterosexuelle Komponente die homosexuelle an Stärke überwiegt. Drittens wird aber der Ausdruck bisexuell auch vielfach auf die Persönlichkeit selbst bezogen, wobei teils mehr die doppelgeschlechtliche Anlage, teils mehr die dauernde Doppelgeschlechtigkeit der Menschen als Folge der zweigeschlechtlichen Zeugung durch Mann und Weib betont wird.

Je nachdem man mehr die eine oder andere Bedeutung der Bisexualität im Auge hat, wird man die Menge der Bisexuellen enger oder weiter fassen. Wer jeden bisexuell nennt, der nicht nur mit dem einen, sondern auch, wenngleich ohne Libido und Befriedigung, mit dem anderen Geschlecht gelegentlich den Koitus vollziehen kann, wird viel mehr Menschen für bisexuell halten als der, der nur den Geschlechtstrieb für maßgebend erachtet, und noch viel mehr Bisexuelle wird annehmen, wer die zweigeschlechtliche Anlage und Beschaffenheit des Individuums selbst im Auge hat. Einige neuere Autoren haben sogar in einer dauernden Bisexualität des Geschlechtstriebes den eigentlichen physiologischen Normalzustand, und in dem sich nur auf ein Geschlecht erstreckenden Trieb eine durch Verkümmerung hervorgerufene Einseitigkeit erblicken wollen. So bezeichnet Friedländer[1]) als „Kümmerlinge" solche Männer, „deren Fähigkeit zur Lieblingminne durch den Sittendruck in ähnlicher Weise künstlich verkrüppelt worden ist, wie die Füße der Chinesinnen durch den mechanischen Druck der körperlichen Einzwängungsinstrumente".

Auch Wilhelm Fließ[2]) und Heinrich Pudor[3]), der bereits 1893 allerlei Tiefgründiges über die „allgemeine Bisexualität" äußerte, fassen den Begriff sehr weit. Pudor sucht das „doppelgeschlechtliche Fühlen aus der Tatsache der körperlichen Bisexualität" (p. 6) abzuleiten. Er meint, man müsse davon ausgehen, daß die Natur den Menschen nicht mit einem, sondern mit zwei polaren Geschlechtstrieben geschaffen habe, einem aktiven (männlichen) und einem weiblichen (passiven). Diese beiden Geschlechtstriebe seien in unzähligen Varietäten prozentualiter vertreten. Nur durch die Beobachtung, daß Männer nicht gebären, sondern nur zeugen, Frauen nicht zeugen, sondern nur gebären, seien wir zu dem Fehlschluß gelangt, daß die „Männer" genannten Menschen nur männlich, und die „Frauen" genannten Menschen nur weiblich empfinden könnten. Wir verwechselten physiologische und psychologische Veranlagung und Ausbildung. An einer anderen Stelle sagt derselbe Autor: „Man darf heute wohl annehmen, daß alle Menschen bis zu einem gewissen Grade bisexuell sind, daß es sich bei Heterosexuellen und Homosexuellen nur um Gradunterschiede, nicht um absolute Unterschiede handelt, daß der Heterosexuelle nicht ausschließlich heterosexuell, sondern auch homosexuell und der Homosexuelle nicht ausschließlich homosexuell, sondern auch heterosexuell empfindet. Dies in Übereinstimmung mit den Grundgesetzen des Naturlebens und des organischen Lebens, das keine Sprünge, sondern nur Übergänge kennt. Die Natur hat nicht zwei Klassen von Menschen geschaffen, Heterosexuelle und Homosexuelle, sondern sie hat unendliche Spielarten von beidgeschlechtlichen Menschen geschaffen, in denen das heterosexuelle und homosexuelle Empfinden bisexuell in unzähligen, prozentual verschiedenen Mischungen vereinigt ist. In vielen Menschen ist das gleichgeschlechtliche Vermögen, in vielen Menschen ist die andersgeschlechtliche Anlage ganz schwach ausgebildet; im ersteren Falle handelt es sich um die sogenannten Normalmenschen, im zweiten Falle um Anormale oder Homosexuelle. Aber auch im Normalmenschen ist homosexuelles Vermögen, wenn auch meist unbewußt, vorhanden und im Homosexuellen heterosexuelle Anlage, wenn sie auch in diesem Falle selten an die Oberfläche tritt." Entsprechend dieser Ansicht wünscht Pudor, daß statt „Homosexuelle" „homosexuell differenzierte Bisexuelle", statt „Heterosexuelle" „heterosexuell differenzierte Bisexuelle" gesagt werden soll und meint, daß den „sog. Homosexuellen" durchaus nicht, wie sie glauben, das

---

[1]) B. Friedländer, l. c. p. 86.

[2]) Wilhelm Fließ und seine Nachentdecker O. Weininger und H. Swoboda von Richard Pfennig, Berlin 1906.

[3]) Bisexualität. Untersuchungen über die allgemeine Doppelgeschlechtlichkeit der Menschen. Gegen Wilhelm Fließ. Von Dr. Heinrich Pudor. Berlin 1906.

Familienglück verschlossen sei, da ja das „Weib im Manne“ mit dem „Manne im Weibe“ eine Ehe eingehen könne.

In den letzten Jahren hat namentlich die Freudsche Schule das Verdienst, durch das psychoanalytische Verfahren gezeigt zu haben, daß bei fast allen Homosexuellen eine heterosexuelle, bei den meisten Heterosexuellen eine homosexuelle Komponente, wenn man in der Tiefe ihrer Empfindungen und ihrer Vergangenheit schürft, als verdrängter Komplex nachweisbar ist. Gleichwohl erscheint es mir nicht zutreffend, anzunehmen, daß scharf Heterosexuelle und ausschließlich Homosexuelle überhaupt nicht existieren. Das steht mit den Erfahrungstatsachen im Widerspruch, welche es außer Zweifel lassen, daß in der übergroßen Mehrzahl der Fälle die Liebe und der Geschlechtstrieb absolut zielsicher und zielbewußt auf ein Geschlecht lossteuern. Auf welches, das hängt bei dem einzelnen ganz von „dem Gesetz“ ab, nach dem er „angetreten“. Daß Friedländer, Freud, Pudor und andere den Begriff der Bisexualtität so weit fassen, hängt offenbar damit zusammen, daß sie, wie wir oben sahen, in den Begriff der sexuellen Liebe Neigungen einbeziehen, die andere als nicht erotische erachten. Mag das nun letzten Endes begründet sein oder nicht, praktisch und differentialdiagnostisch müssen wir daran festhalten, daß auf der einen Seite scharf akzentuierte Heterosexuelle existieren, die einzig und allein das andere Geschlecht zu lieben imstande sind, wie auf der anderen Seite ebenso rein ausgesprochene Homosexuelle, denen diese Empfindung gänzlich verschlossen ist; außer diesen Gruppen gibt es dann allerdings auch, und zwar ebenso präformiert und an ihrer eigenen Persönlichkeit verankert, Bisexuelle, die unter beiden Geschlechtern sexuell anziehende Personen finden, Pseudohomosexuelle mögen in Wirklichkeit nicht selten Bisexuelle sein, und auch das, was als periodische, tardive, vor allem auch als erworbene oder gezüchtete Homosexualität beschrieben ist, fällt zumeist in den Bereich der Bisexualität.

Vor allem müssen wir, um eine scharfe Differentialdiagnose ziehen zu können, den Begriff Sexualität in allen drei Fällen, dem der Heterosexuellen, Homosexuellen und Bisexuellen gleich annehmen. Wenn wir also im Beginn dieses Buches die Homosexualität als die auf das gleiche, die Heterosexualität als die auf das andere Geschlecht gerichtete Sexualempfindung definierten, für beide die Triebrichtung, nicht die Möglichkeit des Geschlechtsaktes als ausschlaggebend ansahen, so kann auch konsequenterweise für die Bisexualität nur eine sich auf beide Geschlechter erstreckende Libido, nicht die bloße facultas coeundi maßgebend sein.

Wir pflichten hier ganz und gar Numa Prätorius[4]) bei, der einmal in einer seiner Buchkritiken schreibt:

„In vielen Fällen sind überhaupt die sogen. Bisexuellen entweder Homosexuelle, die nur nach dem Geschlechtsverkehre mit dem Manne streben, aber wenn es sein muß, auch mit dem Weib ohne Ekel, aber ohne inneren Trieb verkehren können, oder Heterosexuelle, die instinktiv nur das Weib zum Geschlechtsverkehr aufsuchen, die aber aus Gefälligkeit, Freundschaft, Eigennutz gleichgeschlechtliche Handlungen ohne Ekel, sogar mit lokalem Reiz, aber ohne instinktmäßige Lust dulden."

Ganz besondere Schwierigkeiten bietet diese Differentialdiagnose bei Jugendlichen, vom Erwachen des Geschlechtstriebes bis zum Abschluß der sekundären Geschlechtscharaktere im Beginne der zwanziger Jahre.

Schon Gutzkow erwähnt in den „Säkularbildern" (Frankfurt, 1846, Bd. I. S. 50) die Pubertäts-Bisexualität. Er sagt: „Gewöhnlich geht der Liebe zum Manne eine oft grenzenlose Liebe zum Weibe voraus. Junge Mädchen verlieben sich in ältere, eine Erscheinung, die sich freilich auch bei den Knaben findet: wie ich mir denn bewußt bin, einst als Knabe zu einem meiner Kameraden, der mir jetzt ganz fatal ist, die heißeste Leidenschaft getragen zu haben." In vielen Fällen ist die Frühdiagnose zwar absolut sicher zu stellen. Man findet feminine Urninge und virile Urninden von 16 Jahren, an deren homosexueller Geschlechtsnatur auch nicht der mindeste Zweifel ist, genau so, wie bei manchen auch die Heterosexualität bereits in diesem Alter unverkennbar zutage tritt; aber oft ist es fast unmöglich, ein sicheres Urteil abzugeben. Erkundigt man sich bei jungen Freunden und Freundinnen homosexueller Männer und Frauen nach ihrer eigenen Triebrichtung, wie ich es in hunderten von Fällen zu tun Gelegenheit hatte, so erhält man erstaunlich oft die Antwort: „Wir wissen es selbst noch nicht." Man muß dabei allerdings berücksichtigen, daß viele sich für bisexuell oder unentschieden ausgeben, weil sie sich genieren, homosexuell zu verkehren, ohne es zu sein, oder auch weil sie die Bisexualität für weniger „anrüchig" halten wie die Homosexualität. Aber hiervon abgesehen gibt es doch recht zahlreiche Personen, bei denen noch fünf und mehr Jahre nach der Reife der Geschlechtstrieb in seiner Richtung nicht fest normiert erscheint. Er verhält sich in dieser Hinsicht allen anderen Geschlechtsmerkmalen völlig analog. Sehr richtig bemerkt Iwan Bloch[5]) „Der psychischen Bisexualität entspricht oft genug die körperliche, eine leicht mädchenhafte Nüance beim Knaben, eine leicht knabenhafte beim Mädchen, der Typus des träumerischen Jünglings und des wilden Backfisches."

Genau so wie die primären Geschlechtscharaktere vor ihrer Fixierung eine geraume Zeit in einem unterschiedslosen Zustand persistieren, den man als eingeschlechtlich oder ungeschlechtlich bezeichnen könnte, wenn man nicht aus seiner Vorgeschichte und zukünftigen Gestaltung wüßte, daß er, in der Zusammenfassung des vom Manne und Weibe ererbten, eigentlich doppelgeschlechtlich ist — genau so, wie von der Geburt bis zur Reife die sekundären Geschlechtscharaktere, wie Kehlkopf, Milchdrüse, Behaarung, undifferenziert verharren, bis sie sich nach der einen oder anderen Richtung entfalten — wie schließlich jedes Organ unseres Organismus durch die Doppelgeschlechtlichkeit hindurch zur Geschlechtlichkeit gelangt, ebenso ist es mit denjenigen

---

[4]) Jahrbuch f. sex. Zw. IX. Jahrg. 1908. pag. 506.

[5]) Iwan Bloch, Das Sexualleben unserer Zeit. p. 596.

Teilen des Nervensystems, in denen der Geschlechtssinn und der Geschlechtstrieb ihren Sitz haben.

Von Schilderungen bisexueller Neigung im jugendlichen Alter, deren ich eine Anzahl besitze, will ich wenigstens ein Beispiel geben, einen Bericht, in dem ein überwiegend heterosexueller Jüngling von 20 Jahren, der mit einem älteren homosexuellen Mann in einem harmonischen Freundschaftsverhältnis zusammenlebt, seine Empfindungen niedergelegt hat. Er schreibt:

„Ich bin zurzeit 20 Jahre alt, mittelgroß, sehr kräftig, vollkommen männlicher Erscheinung und höchst männlichen Charakters, schroff, energisch, ohne jede Spur von Weichheit oder Weiblichkeit, verschlossen, unzugänglich, dabei zu tollen Streichen — je mehr Lebensgefahr, desto besser — geneigt, fast übermäßig selbständig, selbstbewußt. Was mein sexuelles Leben anlangt, so ist dasselbe ziemlich früh erwacht. Ich habe mich etwa von meinem 10. Jahre ab sowohl mit Mädchen als auch mit Knaben sexuell vergnügt, anfangs ohne, seit meinem 13. Jahre mit Ejakulation onaniert. Stets fühlte ich mich dabei ganz und gar als der dominierende, männliche Teil. Etwa um mein 16. Jahr wurde ich durch Freunde zu öffentlichen Dirnen geführt, mit denen ich den Koitus mit vollster Potenz, aber ohne rechten Genuß vollzog. Seitdem habe ich selten, im ganzen etwa 10 mal, mit käuflichen Weibern verkehrt, aber nie aus eigentlichem Verlangen, sondern nur aus Neugier oder um in Gesellschaft mitzumachen. Nie ging ich allein zum Weibe, sondern nur mit Freunden und in animierter Stimmung. Diese Enthaltsamkeit resultiert zum Teil aus einer gewissen scheuen Zurückhaltung meines Wesens, die mir die Annäherung an Menschen überhaupt erschwert, zum Teil aus einer stark ausgeprägten ästhetischen Empfindsamkeit, die mich auch bei der sexuellen Auswahl stark beeinflußt. Nur ein schönes Weib kann mich erregen. Die betreffende muß mittelgroß, schlank, kräftig, dunkel, lebhaften, gefälligen Wesens sein. Sie soll in jeder Beziehung mir unterwürfig erscheinen, darf also mich weder an Größe, noch an Geist übertreffen. Die Schilderung Lessings „das Mädchen" paßt so ungefähr auf mein Ideal. In zweiter Linie zieht mich das männliche Geschlecht an. Sehr stark wirkt auf mich hohe Intelligenz, ruhige Güte und Vornehmheit des Auftretens. Demgegenüber spielen die ästhetischen Momente nicht die Rolle wie beim Weibe, wenn ich allerdings auch nicht zu einem, in körperlicher Beziehung geradezu abstoßenden Manne, in nährere Beziehungen zu treten vermöchte. Liegen in letzterer Hinsicht keine Hemmungsgründe vor, so bin ich fähig, auf Grund längerer Bekanntschaft und einer so begründeten seelischen Attraktion einem Manne wirkliche erotisch-seelische Zuneigung entgegenzubringen. Freilich vermute ich, daß in rein sexueller Beziehung der Reiz des Weibes doch größer sein würde, als jemals ein Mann, selbst der geliebteste ihn ausüben könnte. Aber ich kann hierüber keine bestimmten Feststellungen treffen, da ich bisher noch nie ein mich sexuell wirklich anziehendes Weib gefunden habe. So habe ich denn bisher wirklichen vollen Geschlechtsgenuß nur bei einem etwas älteren, zart und schlank gebauten jungen Manne gefühlt, der im übrigen durchaus männlich, intelligent, aber mir gegenüber von etwas weiblicher Hingebung und überdies in körperlicher Beziehung von einer fast mädchenhaften Zierlichkeit ist. Nicht die letztere als solche, sondern ihre Verbindung mit männlicher Denkungsart zieht mich seelisch an. Ich resümiere mich dahin, daß ich in rein sexueller Hinsicht etwa zu 70 % zum Weibe, zu 30 % zum Manne neige. In beiden Fällen handelt es sich um eine wirkliche vorhandene Zuneigung seelischer und sinnlicher Natur. Das habe ich von jeher mit völliger Klarheit gefühlt. Die Empfindungen vor dem Akte waren dem Weibe gegenüber wesentlich animalisch. Dem Manne gegenüber, d. h. dem geliebten Manne gegenüber, waren sie mehr menschlich, sicher aber würde einem geliebten Weibe gegenüber das Gleiche der Fall gewesen sein. Die Empfindungen bei und nach dem Akte hängen von der seelischen Zuneigung ab, die ich dem Betreffenden entgegenbringe. Den bisher von mir gegen Geld gebrauchten Weibern gegenüber habe ich stets Abscheu empfunden. Nicht so bei einem geliebten Wesen, sei es Weib, sei es Mann."

Man wird gut tun, bis zum Beginn der zwanziger Jahre mit der Diagnose Homosexualität ganz besonders zurückhaltend zu sein. Ähnlich wie man in vielen Fällen von Hermaphroditismus externus mit der Entscheidung ob Mann oder Weib warten muß, bis die sekundären Geschlechtscharaktere differenziert sind, wird man bei vielen Jünglingen und Jungfrauen ein sicheres Urteil über die Frage homosexuell oder heterosexuell erst abgeben können, wenn die postpubische Bisexualitätsperiode als völlig abgeschlossen angesehen werden kann. Man muß sich also exspektativ verhalten, aus praktischen Gründen vorderhand Heterosexualität annehmen (und nach Möglichkeit fördern), ohne sich allerdings der Illusion hinzugeben, als ob durch irgendwelchen Einfluß von außen, der Trieb nach der einen oder anderen Seite gedrängt werden könne.

Wie lange oft die Entscheidung schwankt, möge das folgende Beispiel — Bekenntnis eines gebildeten homosexuellen Kaufmannes — zeigen:

„Im Alter von 20—30 Jahren war ich nacheinander in vier bis fünf Mädchen verliebt. Die Anregung dazu ging jedoch meist von ihnen aus, und weiter als bis zum Küssen ist es nie gekommen. Es fiel mir dabei auf, daß sich beim Mädchenkuß keine rechte sinnliche Erregung einstellen wollte, was beim Küssen von gleichaltrigen Freunden stets der Fall war. Vom 23. Jahre ab verkehrte ich mit längeren oder kürzeren Pausen regelmäßig mit weiblichen Prostituierten und hatte dabei auch einen gewissen Genuß. Dabei beherrschte mich aber stets eine unaussprechliche Sehnsucht nach etwas Besserem, nach „dem großen unbekannten Freund", der mir alles wäre, für den ich den letzten Blutstropfen hinzugeben bereit wäre. Die Verwirklichung dieses Traumes schien jedoch von Jahr zu Jahr in weitere Ferne zu rücken. Im Alter von 27 Jahren wollte mich eine junge hübsche Frau zu ihrem Hausfreund machen. Ich ließ mir die Sache anfangs gefallen, machte ihr den Hof, es kam zu Mondscheinpromenaden mit Küssen, welch' letztere mir aber eher unangenehm als angenehm waren, und als endlich einmal die von ihr ersehnte Gelegenheit sich bot, mußte ich zu meiner Beschämung entdecken, daß sich bei mir keine Spur von sinnlichem Verlangen zeigte. Sie nannte mich einen „Ritter Toggenburg" und suchte sich einen anderen. Mein Gemütszustand wurde nun von Jahr zu Jahr trostloser. Ich begann mich mit der Frage vertraut zu machen, ob es nicht besser sei, einem so freudlosen, zwecklosen Dasein freiwillig ein Ende zu machen, als ich einen jungen Mann kennen lernte, der die glänzendste Erfüllung meiner heißen Sehnsucht war; seit dieser Zeit würde ich es als einen Verrat an meinem Geliebten und mir selbst empfinden, wenn ich irgendwie mit einem Weibe in geschlechtliche Berührungen treten würde. Mein Verhältnis zu den „anständigen" Mädchen und der jungen Frau, die mich verführen wollte, war nur Freundschaft, der Verkehr mit den Freudenmädchen nur ein mechanischer Reiz. Er erfüllte mich mit einem gewissen Stolz, griff mich aber körperlich sehr an. Der geschlechtliche Verkehr mit meinem Liebling endlich gewährt mir die größte Lust, die ich mir denken kann, und läßt nachträglich weder körperlich noch seelisch das leiseste Unbehagen zurück. Ich fühle mich im Gegenteil gesünder und arbeitsfreudiger als zuvor, so daß es keinem Zweifel unterliegen kann, daß diese Art des Geschlechtsgenusses für meine Natur die einzig richtige ist."

Ich kenne Beispiele, in denen die Selbstdiagnose „Homosexualität" noch viel später erfolgte, wie in dem soeben mitgeteilten; wir sehen an diesem Falle ferner — und auch hierfür könnte ich manche kasuistische Unterlage beibringen — wie erst der Unterschied in den Empfindungen und dem Verhalten vor, während und nach dem Verkehr die Diagnose vergleichsweise verstattet. Das geht so weit, daß Personen, die sich lange Zeit für bisexuell, ja heterosexuell hielten, nachdem sie homosexuell verkehrten, völlig ihre Bisexualität leugnen.

Auch hierfür ein typisches Beispiel; ein Gewährsmann schreibt:

„Ich liebte Männer von 25 Jahren ab, mit Schnurrbart, aber keinen Vollbart; Soldaten, am liebsten Unteroffiziere, auch Leute aus gewöhnlichem Stande, aber keine vornehmen Herren oder Strichjungen. Betätigung hat mit beiden Geschlechtern stattgefunden, in den letzten zehn Jahren nur mit dem männlichen. Die Empfindung nach dem Akte mit der Frau gewährte keine Befriedigung, ich konnte sie nachher nicht länger mehr bei mir dulden, sie mußte dann sofort aus dem Bett. Küsse tauschte ich viel lieber und inniger mit dem Manne, der mir gefällt, Frauen gebe ich nur den kalten Pflichtkuß. Ich bin verheiratet gewesen, da ich vorher nicht klar war über meine Natur, sonst hätte ich nie geheiratet. Hatte zwei Knaben; einer tot, einer lebt. Bin von der Frau geschieden; sie weiß um meinen Zustand und verurteilt ihn jedenfalls, habe mit ihr nie darüber gesprochen. Bisexualität halte ich für einen Zustand der Unwissenheit und der Furcht. Wenn man sich erst über seine Natur klar geworden ist, und wenn man sich genau fragt, so gibt es nur das eine oder das andere. Jetzt hält einen vielfach die alte Anschauung, Gewohnheit oder auch Denkfaulheit ab, um sich über sein Geschlechtsempfinden klare Rechenschaft zu geben. Ist man aber erst mit sich im reinen, dann wird man nur noch für das eine Geschlecht empfinden."

Die Bedeutung dieser Auslassung liegt im Subjektiven. Wenn Schreiber indessen, wie so viele Menschen auf sexuellem Gebiete, aus seinen Erlebnissen ein objektives Prinzip von allgemeiner Gültigkeit abzuleiten bestrebt ist, so können wir ihm darin nicht folgen, denn es kann keinem Zweifel unterliegen, daß die Bisexualität durchaus nicht immer „ein Zustand der Unwissenheit und Furcht" ist, sondern daß Fälle von dauernd doppelgeschlechtlicher Neigung existieren.

Ulrichs erwähnt in Formatrix (1864) solche unter der Überschrift: „Uranodionäismus" § 81. Er sagt hier: „So kann ich mich namentlich nicht länger versperren gegen die sich mir aufdrängende Überzeugung, daß es Doppelnaturen gibt, welche für Männer wie für Weiber Liebe empfinden. Neros und Commodus' Doppelliebe dürfte durch die Klassiker hinlänglich beglaubigt sein. Nach seinen

Liebesgedichten an Lydia und Ligurinus zu schließen, scheint auch Horaz hierher zu gehören. Auch aus der Gegenwart kenne ich Beispiele. Einer (aus dem nördlichen Kurhessen) trägt an Körper- wie an Gemütsart einen ausgeprägt männlichen Geschlechtshabitus. Er liebt Mädchen wie Burschen, weit überwiegend jedoch Burschen. Eines anderen (eines Bayern) Gemütsart und Benehmen ist weiblich, wenngleich nicht gerade von entschiedener Ausprägung. Derselbe war in seiner Jugend verheiratet mit einem jungen, sehr schönen Frauenzimmer, welche sehr früh starb. Dieselbe will er innig geliebt haben. Jetzt liebt er, und zwar wie mir scheint mit wirklicher Liebe, Burschen, namentlich Soldaten. Ein Dritter (in Norddeutschland, in B.) männlichen Benehmens liebt beides gänzlich mischweise usw."

Seit Ulrichs sind viele Fälle bisexuellen Fühlens bei Männern und Frauen beschrieben worden, wenngleich die uns über die Bisexualität zur Verfügung stehende Gesamtliteratur nicht den Umfang hat, wie die über die männliche und weibliche Homosexualität. Deutlich tritt aus ihr folgendes hervor: Auf der einen Seite stehen überwiegend heterosexuelle Männer und Frauen mit homosexuellen, auf der anderen vorwiegend homosexuelle mit heterosexuellen Einschlägen. Erwachsene Personen mit völlig gleicher Triebstärke nach beiden Geschlechtern dürften selten sein. Auch das klassische Beispiel aus dem Altertum, Julius Cäsar, von dem Curio das oft genannte Wort aufbrachte: „er sei aller Weiber Mann und aller Männer Weib gewesen", ist mehr Satire als Wirklichkeit. Am verständlichsten sind unter den Bisexuellen diejenigen, die einen Typus lieben, welcher sich unter beiden Geschlechtern vorfindet; es sind teils mehr Heterosexuelle, die das sie am Mädchen Anziehende nicht nur unter diesen, sondern auch in gewissen Jünglingstypen empfinden, teils mehr Homosexuelle, die das Jünglingshafte, was sie anzieht, nicht nur im Jüngling, sondern auch in manchen Mädchengestalten wahrnehmen.

Einer von letzteren sagte mir einmal: „Ich liebe Mädchen, aber nur, wenn sie große Ähnlichkeit mit ihren Brüdern haben"; und ein anderer, der sich zu beiden Geschlechtern nahezu gleich stark hingezogen fühlt, schreibt: „Ich erinnere mich eines Geschwisterpaares, eines Jünglings und eines Mädchens, in die ich mich in einem Badeort zugleich verliebte; in den wöchentlich stattfindenden Tanzunterhaltungen schwelgte ich in ihrem Anblick, wenn sie gelegentlich zusammen tanzten, und wußte wahrhaftig nicht, welches von beiden meine Sinne mehr gefangen nahm."

Wiederholt sind Fälle zu meiner Kenntnis gelangt, in denen sich Homosexuelle mit jungen Mädchen verlobten, zu deren Brüdern sie sich sexuell hingezogen fühlten; einige auch, in denen homosexuelle Mädchen den Antrag von Männern annahmen, deren Schwestern sie liebten.

Vor einigen Jahren vergiftete sich ein homosexueller Aristokrat. Er hatte sich in einen jungen Mann verliebt, der völlig heterosexuell war. Um ihn sich zu attachieren, heiratete er seine Schwester, die ihm ähnlich sah. Die bürgerliche Familie des Freundes hatte seine häufigen Besuche ohnehin auf die schöne Tochter bezogen. Die Ehe fiel unglücklich aus. Der Homosexuelle war gänzlich unfähig mit dem gesunden, leidenschaftlichen Mädchen sexuell zu verkehren. Der Schwager, in den er verliebt war, nützte ihn, ohne ihn zu erhören, in unglaublichster Weise aus. Er konnte ihm nichts abschlagen, trotzdem er sah, wie sein bis dahin sparsam verwaltetes Vermögen in leichtsinnigster Weise verschwendet und verspielt wurde. Nachdem er sein Rittergut verkauft hatte, um schließlich völlig ruiniert zu werden, machte er, von seiner Frau als impotent, von seinem Freund als anormal verhöhnt, seinem gescheiterten Dasein durch Gift ein Ende.

Noch ein ähnliches Beispiel will ich anführen, eine Anfrage, die ich vor längerer Zeit erhielt:

„Ich bin verlobt, 22 Jahre alt, habe mich in meinen jetzigen Schwager verliebt, und verlobte mich nur deshalb mit seiner Zwillingsschwester, weil diese ihm außerordentlich ähnlich sah, und mir außerdem durch die Verlobung die Möglichkeit gegeben war, mit meinem Freunde zusammen zu sein, auch wußte ich im Anfang nicht, wen ich mehr liebte. Ich merkte dies erst daran, daß ich bei Abwesenheit viel größere Sehnsucht nach meinem Schwager, als nach meiner Braut hatte, außerdem daran, daß ich geschlechtliche Erregungen hatte, wenn ich ihn küßte, die ausblieben, wenn sie mich küßte. Mein Fall ist groß, schlank, dunkel, kleiner Mund, kleine Hände und Füße, elegant, aus gutem Hause. Zuerst sehe ich auf die Augen, dann auf die Füße. Trotzdem beide die gewünschten Eigenschaften haben, ist mein Gefühl zu meinem Schwager doch ganz anders als zu seiner Schwester. Warum, weiß ich nicht, doch merke ich, daß, seitdem beide älter werden, (sie sind jetzt 19 Jahre) und die Ähnlichkeit abnimmt, — mein Freund hat jetzt schon einen kleinen Schnurrbart — die Liebe zu meiner Braut ab- und zu meinem Freunde zunimmt. Ich möchte wissen, ob ich unter diesen Umständen die Ehe mit meiner Braut eingehen darf." Ich antwortete dem Fragesteller, daß er sich noch einige Zeit abwartend verhalten solle, doch sei er höchstwahrscheinlich zur Ehe nicht tauglich.

Im allgemeinen überträgt sich die Liebe des homosexuellen Mannes vom Bruder auf die Schwester, bei der homosexuellen Frau von der Schwester auf den Bruder. Einen Fall, in dem es sich umgekehrt verhält, schildert Adolf Wilbrandt[5a)] in „Fridolins heimliche Ehe". In dieser nach dem Leben geschilderten Geschichte springt die starke Liebe, welche der Professor der Kunstgeschichte Fridolin für Ottilie empfindet, bei der ersten Begegnung mit dem ihr sehr ähnlichen Bruder Ferdinand auf diesen über. Er sagt zu ihm, den er seinen Ottilius nennt[5b)]: „Sie sind eine andere Ausgabe von ihr, eine Übersetzung in die festere, straffere Sprache der Männlichkeit." Später heißt es dann weiter[5c)]: „Plötzlich fiel ihm Ottilie ein. Es fiel ihm ein, daß er sie ja liebe." Aber welche Veränderung. Es tat ihm nichts dabei weh. Er fühlte keinen Schmerz. Da saß er wieder: der Junggesell Fridolin, der nicht heiraten soll und auch nicht heiraten möchte; nicht mehr der Graf Egmont, der um ein Mädchen seufzt, sondern der Professor Sokrates, der Menschen wirbt, der sich in eine werdende Jünglingsseele vertieft. Er sah gleichsam sich selber zu und mußte lächeln. Es war ihm, als erblickte er hinter einem Schleier das auf ihn geheftete stille, weise Auge der Natur, das ihm lautlos sagte: „Siehst du, mein Sohn, so spiele ich dir mit! Vom Mädchen weg locke ich dich zum Jüngling und von dem führe ich dich zu dir selbst zurück." —

[5a)] Wilbrandt, Adolf, Fridolins heimliche Ehe. Nach Erinnerungen und Mitteilungen erzählt. Dritte Auflage. Stuttgart, Verlag der J. G. Cottaschen Buchhandlung Nachfolger 1899.

[5b)] L. c. p. 186.

[5c)] L. c. p. 187/8.

Ob nicht auch die seltsame Sitte in Queensland, nach der, wie Walter Roth[6]) berichtet, a husband, during the absence of his wife, has bestial rights over her younger brothers in dieser bisexuellen Geschwisterliebe ihre biologische Wurzel hat?

Diesen bisexuellen Männern, die das Virile im Mädchen, das Feminine im Jüngling lieben, sind analog die bisexuellen Frauen, die weiblich „angehauchte" Männer und männlich geartete Frauen lieben, den Männern gegenüber in gewissem Sinne homosexuell, den Frauen teilweise heterosexuell gegenüberstehen, in Wirklichkeit demnach auch bisexuell sind. Hier sind auch die zahlreichen mehr normalsexuellen Mädchen einzureihen, welche sich zwar wesentlich zu Männern, aber doch auch ziemlich stark zu dem Männlichen im homosexuellen und virilen Weibe hingezogen fühlen, sie entsprechen wiederum den jungen Leuten, welche zwar hauptsächlich weibliebend sind, zugleich aber doch auch eine Neigung zu homosexuellen Männern haben, die sie zum mindesten nicht so abstoßen, wie sie der stark virile normalgeschlechtliche Mann abstoßen würde.

Es ist vorgekommen, daß jemand sich in einen als Mädchen verkleideten Jüngling oder ein als Mann verkleidetes Weib verliebte. Bei bisexuellen Naturen pflegt diese Neigung bei der Enthüllung anzuhalten, nicht so bei „unvermischten Uraniern", wofür schon Ulrichs (II. 72) ein gutes Beispiel anführt. Aus Pest wird der folgende Fall gemeldet: Die Frau eines 24 jährigen Geigers verliebte sich in den jungen Violoncellisten seiner Kapelle. Umsonst ermahnte man die Frau H., daß der Violoncellist eigentlich ein Mädchen sei, die Frau verliebte sich mehr und mehr in Béla K. und erklärte rundweg ihrem Gatten, daß sie ihn verlassen werde, um den Violoncellisten mit ihrer Liebe zu beglücken. Der verzweifelte Gatte wandte sich zuletzt an die Polizei, und es wurde offiziell konstatiert, daß der Violoncellist kein Mann, sondern ein Mädchen ist.

Ein ähnlicher Fall findet sich in „Burchards Diarium"[6a]): Ein paar Tage zuvor (Anfang April 1498) hatte man eine Kurtisane, d. h. eine ehrbare Dirne, namens Cursetta, ins Gefängnis geworfen, die einen Mauren zum Freund hatte, der sich in Frauenkleidern bewegte, sich die spanische Barbara nannte und mit ihr verkehrte. Deshalb wurden beide zur Strafe des Ärgernisses zusammen durch die Stadt geführt, sie in einem von oben bis unten offenen, ungegürteten schwarzen Samtkleid, der Maure in seinem Frauengewand, das bis zum Hemd, d. h. bis zum Nabel aufgeschürzt war, so daß jedermann seine Genitalien sah und seinen Betrug erkannte; dabei waren ihm die Arme über den Ellenbogen fest auf dem Rücken zusammengeschnürt. Nach dem Umzug ließ man die Cursetta laufen; der Maure wurde eingekerkert und endlich am Samstag, 7. April 1498, aus dem Gefängnis der Torre di Nona mit zwei andern Räubern herausgeführt, wobei ihnen ein Sbirre auf einem Esel voranritt, der auf der Spitze eines Stockes die beiden Hoden angebunden trug, die man einem Juden herausgeschnitten hatte, weil er sich mit einer Christin vergangen hatte. Sie wurden auf das Flora-Feld gebracht und die beiden

[6]) Walter E. Roth: Notes on Government, Morals and Crime, in North Queensland Ethnography, Bulletin Nr. 8, November 1905. Brisbane 1906.

[6a]) Cf. Ludw. Geiger, Alexander VI. u. sein Hof. S. 190 f.

Räuber hier aufgehängt. Der Maure wurde auf einen Holzstoß gestellt, am Stamm eines Galgens getötet, bekam einen Strick um den Hals, mit dem er an dem Stamm fest angeknebelt wurde. Dann wurde der Stoß angezündet, der aber wegen eines losbrechenden Regens nicht recht brennen wollte; nur die Schenkel verkohlten. —

Von Grillparzer wird erzählt, daß er nur ein einziges Mal für ein weibliches Wesen Liebe empfand. Dieses Gefühl weckte in ihm eine junge Sängerin, die er in einer Hosenrolle als Cherubim in Mozarts „Figaro" gehört hatte. Das ist kein vereinzelter Fall. Ich habe oft wahrgenommen, einen wie starken Eindruck transvestitische Mädchen, gleichviel, ob homosexuell oder heterosexuell geartet, auf manche Urninge ausüben. Ein in der Berliner Urningswelt beliebter Kavallerieleutnant überraschte eines Tages seine Bekannten mehr noch wie mit der Anzeige seiner Verlobung mit der Nachricht, daß er völlig heterosexuell geworden sei. Die Mitteilung wurde vielfach bezweifelt, gewann allerdings dadurch an Wahrscheinlichkeit, daß schon früher sein Fall in Frauenkleidern lebende Jünglinge gewesen waren.

Hier möchte ich auch noch eine feinsinnige Bemerkung Frank Wedekinds[7]) anführen: „Der Dichter, seinem Berufe entsprechend, im wesentlichen rezeptiv, verfällt leicht darauf, an einer Frau nicht dasjenige zu lieben, was sie Weibliches, sondern was sie Männliches an sich hat."

Es gibt aber auch Bisexuelle, die nicht nur verwandte Typen und unter diesen solche mit wenig stark ausgeprägten Sexualcharakteren (manche sagen dionysische) lieben, sondern die sich zu Männern und Frauen hingezogen fühlen, die untereinander ganz unähnlich erscheinen und zudem ausgesprochene Vertreter ihres Geschlechts sind. Geht man aber der Sache auf den Grund, so wird man meistens dann doch gewisse Eigentümlichkeiten herausfinden, die den fesselnden Einzelindividuen beider Geschlechter gemeinsam sind, beispielsweise eine gewisse Art sich zu bewegen, zu lächeln, sich zu kleiden. Es scheint, als ob in solchen Fällen die partielle Attraktion wesentlich stärker ist als die totale.

Manchmal ist es ungemein schwer, etwas Typisches bei den anscheinend so verschiedenen Personen herauszufinden. So hat ein Professor, den ich gut kenne und dessen Geschmacksrichtung ich ziemlich genau verfolgen konnte, einerseits sexuelle Vorliebe für jugendfrische Männer mit kleinen Schnurrbärten, teils mehr eleganten, teils mehr aus dem Volke, andrerseits Neigung zu Mädchen mit drallen Formen, roten Backen, vulgären Manieren, Bauernmädchen, Arbeiterinnen, Dirnen. Er verkehrt sexuell mit beiden.

Über den Grad der Zuneigung schreibt er: „Die Zuneigung zum Manne ist stärker als zum Weib. Durchschnittlich könnte ich sagen, sie ist doppelt so stark. Doch läßt sich dies kaum auf diese allgemeine Weise ausdrücken. Eine mich stark reizende Frau wird mich stärker reizen, als ein Mann, der nicht „mein Fall" ist, und ich wähle lieber ein mir behagendes Weib, als einen Mann, der mir nicht gefällt. Aber unter den Männern finde ich viel öfter sexuell wirkende Typen, als unter den Weibern, andrerseits ist die Sehnsucht nach dem mich reizenden Manne größer, als nach der mich reizenden Frau. Den Verkehr mit dem Weibe kann ich völlig entbehren, den mit dem

---

[7]) Die Fackel, Wien, Nr. 205, VIII. Jahrgg. 11. Juni 1906.

Manne nicht, letzteres wäre Unmöglichkeit!" Über die Art seiner Empfindungen äußert er sich: „Ein längeres Verweilen, ein längeres Anschmiegen und Sichversenken ist beim Manne viel eher möglich, als beim Weibe. Die Vereinigung mit dem Weibe kann nicht das Gefühl der Einheit, des Zusammengehörens, des Verschmelzens in dem Maaße hervorrufen, wie mit dem geliebten Manne. Insbesondere wirkt die Erinnerung an den Akt wohltuender, befriedigender nach dem Akte mit dem Manne als nach dem mit dem Weibe. Die Art der Befriedigung ist die gleiche. Beim Manne ist gewöhnlich ein Plus für den Reiz vorhanden, das Feurig-Männliche, das Süß-Herbe, das zu entbehren mir unmöglich, während das Lieblich-Anziehende des Weibes der nervenpackenden, bezwingenden Gewalt ermangelt."

Eine Erklärung für die Fixierung an so verschiedene Typen unter dem männlichen und weiblichen Geschlecht ist in dem vorliegenden Falle vielleicht darin zu finden, daß der Herr, um den es sich handelt, „Kußfetischist" ist, ferner schien es mir, als ob den ihm zusagenden Objekten ein schwer zu definierender Gesichtsausdruck, in dem sich eine gewisse kecke Natürlichkeit mit naiver Beschränktheit eigenartig mischten, gemeinsam war.

Es gibt auch bei beiden Geschlechtern eine gewisse Art Bisexueller, deren femininer Komponente es wohltuend ist, sich von einem älteren Manne oder einer älteren Frau lieben zu lassen, denen sie sich passiv gern hingeben; gleichzeitig drängt sie aber eine in ihnen vorhandene virilere Komponente auch zu jüngeren männlichen oder weiblichen Individuen, die sie mehr aktiv lieben; ich beobachtete folgende vier Kombinationen. Ein bisexueller Mann oder eine ebenso veranlagte Frau neigt passiv zu älteren Frauen, aktiv zu jungen Männern oder passiv zu älteren Frauen, aktiv zu jungen Mädchen, oder passiv zu älteren, aktiv zu jüngeren Männern oder passiv zu älteren Männern, aktiv zu Mädchen.

Sind beide Triebrichtungen vorhanden, so sehen wir nicht selten, daß in späteren Jahren — oft ist dies schon nach dem dritten Lebensjahrzehnt — die ursprünglich schwächere zurücktritt und schwindet, während die von Anfang stärkere Libido mehr in den Vordergrund tritt. Es hängt das oft mit dem allgemeinen Nachlassen der Sexualität zusammen. Nehmen wir einmal an, um einen zahlenmäßigen Anhalt zu haben, jemand wäre zu 75% homosexuell, zu 25% heterosexuell gewesen und seine beiderseitigen Libido und Potenz verringern sich um 20—25%, so kann die Folge davon sein, daß die heterosexuelle Komponente nahezu erlischt, während die homosexuelle in der absolut noch immer beträchtlichen Stärke von 50% erhalten bleibt. Viele haben nun naturgemäß aus äußeren Motiven zunächst die Heterosexualität betätigt, sind vielleicht auch, um sie besser zu pflegen, eine Ehe eingegangen, bis sie dann wahrnehmen, daß die homosexuelle Neigung keineswegs erloschen ist, vielmehr mit Gewalt unterdrückt, „usque recurret". Geben sie dann dem lange verdrängten Triebe nach, so erwecken sie leicht den Anschein, als liege ein beabsichtigter Übergang von einem zum anderen Geschlecht, „tradive“ oder erworbene Homosexualität vor, während es sich in Wirklichkeit nur um Erscheinungsformen der Bisexualität handelt. In seiner letzten Arbeit, in der Krafft-Ebing die Resultate jahrzehntelanger Erfahrung zusammenfaßt[8]), sagt er: „Niemals habe ich bei sog. erworbener, richtiger tardiver konträrer Sexualempfindung Hinweise auf eine bisexuelle Veranlagung vermißt.“ Auch ich bin mit zunehmendem Umfang meines Beobachtungsmaterials immer mehr zu der Überzeugung gelangt, daß das, was wir früher erworbene, gezüchtete, tardive Homosexualität nannten, aufgeteilt werden muß zwischen Bisexualität und Pseudohomosexualität.“ Dabei ist zu bemerken, daß auch die Bisexualität nicht willkürlich nach der einen oder anderen Seite dirigiert werden kann, — man hörte gelegentlich den Einwand, wenn jemand mit beiden Geschlechtern verkehren könne, möge er sich auf das andere Geschlecht beschränken — sondern daß hier in erster Linie endogen gegebene Schwankungen ausschlaggebend sind, bedingt durch das eigene Lebensalter der Personen, durch den Eindruck begegnender Objekte und verschiedene andere Umstände, unter denen gewisse periodische Einflüsse besondere Beachtung verdienen.

Schon Krafft-Ebing hat Fälle von „erworbener konträrer Sexualempfindung“ beschrieben[9]), in denen „homosexuelle Entgleisungen stets mit Exazerbationen vorhandener Neurasthenie zusammengefallen waren“. Wiederholt habe ich ähnliche Angaben von periodischen Neurasthenikern gehört und bestätigt gefunden, daß sie in gedrückter Stimmung mehr homosexuell, in gehobener heterosexuell fühlten. Der Einwand liegt nahe, daß die nervöse Depression vielleicht erst eine Folge der sexuellen Aberration sei, man kann aber meistens deutlich nachweisen, daß die Depression das zeitlich Frühere ist und außerdem findet man auch das Umgekehrte: homosexuelle Neigungen in gehobener, heterosexuelle in gegenteiliger Stimmungslage. Bei vielen macht der Alkohol durch Herabsetzung der Hemmungen eine vielleicht nur ganz schwache homosexuelle Komponente frei.

Es ist in solchen Fällen die Differentialdiagnose zwischen Homosexualität und bloßem Alkoholexzeß oft recht schwer. Da letzterer viel milder beurteilt wird, kommt man nicht selten in die Lage, ein Urteil abzugeben, welcher von beiden Zuständen vorgelegen hat. Ich habe einmal gemeinsam mit Geh.-Rat Eulenburg einen Regierungsassessor zu begutachten gehabt, der nach einer „schweren Sitzung“ an Kaisers Geburtstag, die sich bis zum anderen Morgen erstreckte, die Frühstück austragenden Bäckerjungen einer kleinen Stadt attackierte, ein andermal hatte ich die Differentialdiagnose bei einem anscheinend völlig heterosexuellen Oberlehrer zu stellen, der sich nach

---

8) Jahrbuch f. sex. Zw. Jahrg. III. p. 8.
9) Jahrb. f. sex. Zw. Bd. III. p. 10ff.

einer großen Kneiperei in Breslau an einem Kellner vergriffen hatte, und besonders häufig hatte ich mich über dieses Thema bei Offizieren der Armee und Marine zu äußern, die sich nach Liebesmählern auf Homosexualität verdächtige Äußerungen und Handlungen zuschulden kommen ließen. Ich gebe als Beispiel im Wortlaut das Gutachten über einen jungen Offizier, wo ich zur Diagnose: „bloße Alkoholintoxikation" gelangte:

Herr Geheimrat T. suchte uns in Begleitung seines Sohnes, des Leutnants Herrn O. T., vor einigen Wochen auf mit der Bitte, denselben auf Grund unserer jahrelangen spezialistischen Beschäftigung mit sexuellen Fragen begutachten zu wollen. Wir haben Herrn T. daraufhin eingehend untersucht und exploriert und uns durch seinen Vater und einen Onkel, Herrn R., möglichst eingehend über sein Vorleben, sein Wesen und seine Gewohnheiten unterrichten lassen und geben auf Grund dessen unser Gutachten im folgenden ab. Herr T. ist beschuldigt, in der Nacht vom 20. zum 21. Oktober v. Js. seinen Burschen durch eine Äußerung, die nach dessen Auffassung einen homosexuellen Charakter getragen hat, beleidigt zu haben.

Es liegt uns nun ob, ein Gutachten darüber abzugeben, ob unserer Überzeugung nach Herr T. zur Zeit der Begehung der Handlung in Anbetracht aller in Betracht kommender Umstände sich in einem Zustande krankhaft veränderter Geistestätigkeit befunden hat, der die freie Willensbestimmung im Sinne des § 51 RStGB. aufhob. Herr T. stammt, soweit es sich ermitteln läßt, aus gesunder Familie, insbesondere liegt eine Belastung in nervöser Hinsicht nicht vor. Er hat sich normal entwickelt und das Gymnasium rechtzeitig absolviert, um sich dann der Offizierslaufbahn zu widmen.

Schon während seiner Gymnasialzeit zeigte es sich, daß er auf den Genuß alkoholischer Getränke in abnormer Weise reagierte.

So berichtet der Vater folgenden Vorfall:

Als Schüler nahm er an einer Feier des Gymnasial-Turnvereins teil, dessen Mitglied er war. Bei dieser Gelegenheit wurde er von den älteren Kameraden gezwungen, viel zu trinken, und übernahm sich so, daß er nach Hause gebracht werden mußte. Er mußte die Treppe hinaufgetragen und ausgezogen werden. Bevor er zum Einschlafen kam, gebrauchte er die verletzendsten Worte gegenüber seiner Mutter, sagte zu ihr u. a.: „Du bist eine Stiefmutter, ich bin ein Stiefkind, ich werde schlecht behandelt und immer zurückgesetzt." Am folgenden Tage wußte er absolut nichts davon. In Anbetracht seiner Intoleranz nahm sich Herr T. vor dem Genusse alkoholischer Getränke nach Möglichkeit in acht, doch konnte er im geselligen Beisammensein nur schwer Schluß finden und begleitete oft noch den letzten Kameraden nach Hause.

Am 13. September v. Js. wurde er Offizier und machte am 17. Oktober eine Geburtstagsfeier im Kasino mit, bei der sehr viel Alkohol, namentlich auch Sekt, konsumiert wurde. Er geriet dadurch in einen Zustand völliger Sinnlosigkeit, schleppte gemeinsam mit einem Kameraden ein Mädchen von der Straße auf sein Zimmer und konnte sich, als er dieses beim Erwachen am nächsten Morgen vorfand, der Vorkommnisse nicht im geringsten erinnern und die Anwesenheit des Mädchens absolut nicht erklären. Wenige Tage darauf, am 20. Oktober, fand wieder eine große Festlichkeit im Kasino statt, das erste Liebesmahl, an dem Herr T. teilnahm. Er trank dabei mehrere Flaschen Tischwein und verschiedene Gläser Bier und wurde wieder derart alkoholvergiftet, daß er sich seiner Angabe nach nicht mehr erinnern kann, wie er aus dem Kasino fortgegangen und zu Bett gekommen ist. Er erwachte am andern Morgen in seinem Bett, ging ahnungslos zum Dienst und fuhr mittags auf einige Tage zu seinen Eltern.

Während seiner Abwesenheit ersuchte sein Bursche nach vorhergegangener Rücksprache mit einem Kameraden um Ablösung und erstattete im Anschluß daran durch den Feldwebel eine Anzeige gegen ihn. Nach Angabe des Burschen soll Herr T. in der Nacht nach seiner Rückkehr aus dem Kasino zunächst Rotwein getrunken und auch den Burschen zum Mittrinken genötigt haben. Er habe diesem dann befohlen, ihm ein Klistier aus einer Spritze, die er zu desinfektorischen Spülungen für den geschlechtlichen Verkehr mit Weibern besaß, zu machen. Das Wasser zum Klistier wurde in einem alten Kochgefäß erwärmt. Auf Einwendungen des Burschen soll nun Herr T. die Redensart gebraucht haben: „Kannst du denn nicht p . . .?" oder „Kannst du mich denn nicht p . . .?", in welcher der Bursche, wie er später bekundete, eine Aufforderung zu homosexuellem Verkehr erblickt haben will und die er demgemäß als Beleidigung auffaßte. Wie bereits erwähnt, will Herr T. nicht die geringste Erinnerung an diese Vorkommnisse haben.

Befund. Die körperliche Untersuchung des Herrn T. ergibt einen völlig normalen Befund der inneren Organe. Abgesehen von einer leichten Asymmetrie des Schädels und der Gesichtsbildung bestehen keine nennenswerten Degenerationsmerkmale. Störungen der nervösen Funktionen, insbesondere der Reflextätigkeit, liegen nicht vor. Die Geschlechtsorgane sind normal entwickelt. An der Rückseite des Gliedes befindet sich unterhalb des Sulcus coronarius am Frenulum eine Fistelöffnung, die sich seiner Angabe nach im Anschluß an eine Gonorrhoe gebildet hat. Die Vorhaut ist aus demselben Grunde seinerzeit gespalten worden und bildet gegenwärtig zwei nach beiden Seiten abstehende Hautlappen. Der Schließmuskel des Afters ist fest, die Analöffnung für einen Finger nur mit Mühe passierbar. Es bestehen nicht die geringsten Anzeichen dafür, daß jemals ein passiv päderastischer Verkehr bei Herrn T. stattgefunden hat.

Irgendwelche femininen Anklänge treten im Körperbau ebensowenig zutage wie im Benehmen, Wesen und in den Neigungen des Herrn T. Der psychische Befund ist, abgesehen davon, daß Herr T. etwas gedrückt erscheint, ein absolut normaler und zeigt insbesondere weder Schwächeerscheinungen auf intellektuellem Gebiet noch Störungen hinsichtlich der Wahrnehmungs- und Urteilsfähigkeit.

Gutachten. Irgendwelche Anhaltspunkte für das Vorliegen homosexueller Neigungen bestehen bei Herrn T. nicht. In den Fällen, in denen solche vorliegen, sind unserer Erfahrung nach meistens irgendwelche Eigenarten auf somatischem oder psychischem Gebiete nachweisbar, die Abweichungen von dem vollmännlichen Typus darstellen. Solche Züge läßt T. sowohl in seiner körperlichen Beschaffenheit wie in seinem Wesen, seinen Gewohnheiten und Neigungen völlig vermissen. Auch die Vorgeschichte gibt nicht die geringsten Anhaltspunkte für das Bestehen homosexueller Neigungen, während es erwiesen ist, daß Herr T. regelmäßigen normalen Geschlechtsverkehr unterhalten hat.

Dagegen unterliegt es keinem Zweifel, daß bei Herrn T. eine erhebliche Intoleranz gegen Alkohol vorliegt, und daß durch den Genuß desselben bei ihm Zustände hervorgerufen werden, in denen sein klares Bewußtsein und die Kritik über sein Handeln und Sprechen völlig ausgeschaltet ist. Es sei hier nur an die kränkenden Worte erinnert, die er in solchem Zustande seiner Mutter gegenüber gebraucht hat. Charakteristisch für das Pathologische dieser Rauschzustände ist auch die völlige Amnesie für das Vorgefallene. Eine solche Intoleranz gegen Alkohol kann sehr wohl bestehen, ohne daß sonst erhebliche Degenerationssymptome oder nervöse Störungen vorliegen.

Am 20. Oktober bestanden für die Entwicklung eines krankhaften Rauschzustandes bei Herrn T. noch deshalb besonders günstige Bedingungen, weil drei Tage vorher, am 17. Oktober, bereits ein schwerer Alkoholexzeß stattgefunden hatte, der gleichfalls eine völlige Bewußtseinstrübung bewirkt hatte.

Ist somit in der Redensart, die er seinem Burschen gegenüber gebraucht hat, wirklich ein homosexuelles Moment zu erblicken und nicht nur eine lediglich unter dem Einfluß des Alkohols hervorgebrachte sinn- und zusammenhanglose obszöne Phrase, so ist diese in offenbarstem Widerspruch zu der gesamten Persönlichkeit des Herrn T. stehende Äußerung zweifellos in einem durch den Rausch krankhaft veränderten Zustand seiner Geistestätigkeit bedingt gewesen. In gleicher Weise erklären sich auch die übrigen auffallenden Handlungen, das Animieren des Burschen zum Weintrinken, sowie die Aufforderung, ihm ein Klistier zu machen, lediglich aus dieser akuten Störung seines Geisteszustandes, ohne daß man homosexuelle Motive vermuten müßte.

Im besonderen bietet auch die Aufforderung, ihm ein Klistier zu machen, absolut nichts Charakteristisches für etwa bestehende homosexuelle Neigungen. Bei unserer sich auf mehrere tausend Fälle stützenden Erfahrung sind wir einem derartigen Zusammenhange kaum jemals begegnet.

Unser Gutachten geht demnach dahin:

Falls Herr T. in der Nacht vom 20. zum 21. Oktober v. Js. seinen Burschen durch eine anstößige Redensart, bezw. ein ungehöriges Ansinnen beleidigt hat, so befand er sich zur Zeit der Begehung dieser Handlung in einem Zustande von Bewußtlosigkeit oder krankhafter Veränderung der Geistestätigkeit, der seine freie Willensbestimmung im Sinne des § 51 RStGB. ausschloß.

Einen merkwürdigen Fall p e r i o d i s c h e r Bisexualität sah ich vor einiger Zeit bei einem Narkotiker. Er betrifft einen an manisch-depressiven Stimmungsschwankungen leidenden Gymnasialprofessor, der in einer Heilanstalt Morphinist geworden ist. Er fühlt im Depressionszustand homosexuell, im Exaltationsstadium und im Morphiumrausch heterosexuell. Das Merkwürdige aber ist, daß in homosexuellen Zeiten seine Stimme sehr hoch ist, oft umschlägt, auch seine Bewegungsart recht weibisch ist, während er in heterosexuellen Zeiten viel tiefer spricht und auch in Gang und Gesten viel viriler wirkt.

In dieses Kapitel periodischer Bisexualität in Verbindung mit zirkulären Störungen des Zentralnervensystems gehört auch der folgende beachtenswerte Fall weiblicher Bisexualität, den K r a f f t - E b i n g im Jahrbuch für sex. Zw.[10]) veröffentlicht hat. Wir geben seinen wesentlichen Inhalt wieder: Frl. X., 36 Jahre, hat in ihrer Blutsverwandtschaft mehrere neuro- und psychopathische Verwandte. Durchaus weiblicher Typus, keine anatomischen Degenerationszeichen. Mit 16 Jahren erwachte eine dezidierte ausschließliche Neigung zum eigenen Geschlecht. Sie verliebte sich in Freundinnen, später in die eigene einige Jahre ältere Schwester. Erotische Träume, gelegentlich von Pollutionen begleitet, hatten nur Amplexus feminarum zum Inhalt. Es genügten ihr Küsse, Umarmungen von Geschlechtsgenossinnen. Es geschah zuweilen, daß sie durch brünstige, stürmische Liebkosungen solcher unliebsames Aufsehen erregte. Mit 22 Jahren erster Anfall einer schweren Hysterie mit mehrmonatlichem Aufent-

[10]) Jahrb. f. sex. Zw. Band III. p. 27 ff.

halt in einer Heilanstalt. Von dieser genesen und von neurasthenischen Beschwerden ziemlich befreit, hatte sie zum ersten Male in ihrem Leben Inklination zu Männern. Sie war schon halb und halb entschlossen, eine von ihrer Mutter dringend gewünschte Ehe einzugehen. Da sie aber fühlte, daß sie doch nicht solche Neigung zum Manne empfand, wie sie das Weib empfinden müsse, Angst vor dem ehelichen Verkehr mit einem Manne hatte, und einen solchen nicht unglücklich machen wollte, lehnte sie eine Heirat ab. Sie geriet bald wieder auf konträrsexuelle Bahnen unter dem Einfluß von Onanie und Neurasthenie, entwickelte sogar mit 26 Jahren Transformationsgefühle, indem es ihr vorkam, ihre Genitalien bildeten sich zu männlichen um, sie harne wie ein Mann, wandle sich geistig und leiblich in einen solchen um. Auch empfand sie gar keine Scham mehr, in Gegenwart eines Mannes Toilette zu machen, während sie sich vor einem Weibe genierte. Diese Transformation schritt aber nicht weiter vor, im Gegenteil kamen wieder Episoden, in welchen sie mit Besserung ihrer Hysteroneurasthenie in Kuranstalten wieder heterosexuell empfand, das ganze Gebiet homosexueller Empfindungsweise zurücktrat, Patientin sich in Ärzte verliebte und ernstlich ans Heiraten dachte. Diese Koinzidenz von gebesserter Neurose mit Wiederkehr von Heterosexualität wiederholte sich noch mehrmals, so daß an zufälliges Zusammentreffen nicht gedacht werden konnte. Ein schwerer neuerlicher Anfall von hysterischer Psychose, der viele Monate dauerte, brachte Patientin in meine ständige Behandlung. Bemerkenswert war, daß während dieser Psychose homo- und heterosexuale Gefühlskreise förmlich um die Herrschaft kämpften, daß eine nymphomanische Periode ausschließlich in heterosexualem Gebiete sich abspielte. Genesen, wurde Patientin einer dauernden antineurasthenischen und suggestiven Kur unterworfen. Der Erfolg war ein sehr befriedigender, insofern es gelang, Masturbation und konträre Sexualität „dauernd" zu bannen. Nur menstrual und im Traumleben erscheinen gelegentlich noch Andeutungen der früheren konträren Sexualempfindung.

In dieser überaus interessanten Beobachtung Krafft-Ebings, möchte ich nur bei der Hervorhebung des Heilerfolges das Wort „dauernd" beanstanden, da durch den inzwischen erfolgten Tod des Meisters die für die Feststellung notwendige Katamnese der Patientin nach längerer Zeit unmöglich geworden ist.

In selteneren Fällen hat es auch bei schwereren Psychosen den Anschein, als ob eine unter normalen Verhältnissen aus den Vorstellungskomplexen völlig ausgeschaltete Bisexualität bei krankhafter Veränderung des Gehirns zutage tritt. Beispielsweise tragen bei sonst völlig heterosexuell fühlenden und lebenden Personen gelegentliche nervöse Zwangsideen einen homosexuellen Charakter:

So suchte mich wiederholt ein 50jähriger Beamter auf; er hatte sich nie seelisch zu männlichen Personen hingezogen gefühlt, war seit 26 Jahren verheiratet, und seine Ehe wäre vollkommen glücklich gewesen, wenn er sich nicht dann und wann mit anderen Frauen abgegeben hätte; er bot weder geistig noch körperlich feminine Zeichen. Der Zwangsgedanke, der sich ihm immer wieder mit großer Intensität aufdrängte, war der, es möchte ihn doch ein Mann per anum gebrauchen. Er litt sehr unter dieser unwillkürlichen Idee, die seinem freien Denken fremd und ungeheuerlich erschien. Möglich, daß auch in ihr eine versteckte homosexuelle Komponente zutage trat, doch sprach alles dafür, daß es lediglich die krasse Obszönität war, die den sittenstrengen Mann wie ein Fremdkörper befiel, ganz ähnlich wie in dem analogen Falle eines katholischen Geistlichen, der sich mir anvertraute. Dieser unglückliche Mann wurde in der Kirche und im Leben unausgesetzt von dem Gedanken beherrscht: die Jungfrau Maria solle ihm anum lambere. Auch in den schwachsinnigen Ideen der Hebephreniker und in den Wahnsystemen der Paranoiker werden gelegentlich Vorstellungen produziert, die einen homosexuellen Charakter zu tragen scheinen, ohne daß sonstige Anhaltspunkte für Homosexualität vorliegen. An sich kann natürlich ein Homosexueller ebensogut an einer schweren Psychose erkranken, wie ein Heterosexueller, doch pflegt dann meist die eigentliche Geisteskrankheit in Form hochgradiger Verblödung oder Verwirrtheit die Situation so zu beherrschen, daß ihr gegenüber die sexuelle Sonderart sehr zurücktritt.

Auch bei den an Beziehungsvorstellungen leidenden Geisteskranken kommt es nicht selten vor, daß sie die Idee haben, man bezichtige sie der Homosexualität, man rufe ihnen homosexuelle Schimpfworte, wie „warmer Bruder", „schwule Sau" und dergleichen nach. Während die an homosexuellen Zwangsvorstellungen laborierenden Heterosexuellen Krankheitseinsicht haben und sich ihres im Grunde genommen heterosexuellen Empfindens völlig bewußt sind, ist der paranoische oder paranoide Heterosexuelle meist tatsächlich davon überzeugt, er sei in einen Homosexuellen verwandelt worden, womit sich dann oft die Wahnidee verbindet, es vollziehe sich bei ihm ein Umwandlungsprozeß zum anderen Geschlecht. Es sind Fälle von Krafft-Ebing beschrieben, in denen die Kranken völlig von der Idee beherrscht wurden, sie seien aus einem Mann in ein Weib verwandelt worden oder umgekehrt. Es wird weiteren Beobachtungen und Untersuchungen, namentlich auch unter Anwendung psychoanalytischer Methoden, vorbehalten sein, festzustellen, ob in solchen Fällen von vornherein eine homosexuelle Komponente vorliegt.

Namentlich wenn bei Männern und Frauen im klimakterischen Alter depressive Zustände sowohl hypochondrischer als melancholischer Färbung mit Wahn- und Beziehungsvorstellungen eintreten, — ich sah solche Fälle wiederholt — ist es oft ungemein schwer zu entscheiden, ob eine tatsächlich bei dem Patienten vorhandene homosexuelle Veranlagung bestand, die zum Ausgangspunkt und Inhalt einer geistigen Störung wurde, oder ob die Homosexualitätsvorstellung nur einen Teil seines Wahnes ausmacht.

Tarnowsky spricht auch von „epileptischer Päderastie[11]). Meistens seien „die epileptischen Päderasten" aktiv. Er führt als Beispiel einen kriminellen Fall seiner Beobachtung an. Ein junger, reicher, anscheinend völlig heterosexueller Mann ging nach einer üppigen Mahlzeit, bei der er viel Wein getrunken hatte, in die Wohnung seiner Geliebten. Als er die Herrin nicht zu Hause traf, ging er in ein Zimmer, in dem ein 14jähriger Bursche schlief, notzüchtigte diesen und, als auf sein Geschrei die Zofe herbeieilte, diese. Darauf schlief er 12 Stunden. Nach dem Erwachen war die Episode mit dem Jungen seinem Gedächtnis völlig entschwunden. Es wurde festgestellt, daß er besonders nach Alkoholgenuß epileptische Anfälle hatte. Nachdem auch Tarnowsky solche wiederholt an ihm beobachtet hatte, wurde das Verfahren eingestellt. Im allgemeinen beeinflußt die epileptische Neurose — die ich im übrigen bei Homosexuellen

---

11) B. Tarnowsky, Die krankhaften Erscheinungen des Geschlechtssinnes. Eine forensisch-psychiatrische Studie. Berlin, 1886, p. 51 ff.

nur sehr selten beobachtet habe — die Homosexualität nur in der Weise, daß sie die Hemmungen in Fortfall bringt und die Impulsivität des Trieblebens steigert. Einen besonders schweren, hierhergehörigen Fall habe ich zurzeit in Begutachtung, einen an Epilepsie leidenden Diener, der in einem Zorn- und Wutanfall einen Jungen zu Tode würgte und dann zerstückelte. Hier wie in anderen Fällen handelt es sich aber von vornherein um eine Vergesellschaftung von Homosexualität und Epilepsie. Zuzugeben ist allerdings, daß sich in den epileptischen Verwirrtheitszuständen ein so völliger Umschwung aller psychischen Faktoren vollzieht, daß auch Äußerungen, die dem Bewußtsein jedenfalls völlig fremd sind und auch dem Unterbewußtsein, soweit sich dieses ermitteln läßt, fernliegen, vorkommen können. So beobachtete auch Burchard bei einem völlig normalsexuellen Epileptiker in Verwirrtheitszuständen homosexuelle Attacken auf Mitpatienten.

ZEHNTES KAPITEL.

Differentialdiagnose zwischen Homosexualität und heterosexuellem Horror.

Wir sahen, daß die Impotenz des Mannes beim Weibe, seine sexuelle Appetitlosigkeit, wie Eulenburg sich einmal treffend ausdrückt, und daß ebenso auch die Frigidität und Anaphrodisie des Weibes im Verkehr mit dem Manne schwer in die Wagschale fallende Anzeichen der Homosexualität sind. Damit ist aber nicht gesagt, daß sie nur bei der Homosexualität vorkommen oder auf konträrer Sexualempfindung beruhen müssen. Seit in den letzten Jahrzehnten die wissenschaftlichen Forschungen über Wesen und Verbreitung des Uranismus in die Öffentlichkeit drangen und namentlich gewisse Prozesse Kenntnis über diese Erscheinung in weite Kreise brachten, haben viele Frauen, von denen ihre Gatten nichts wissen wollten, den Verdacht geschöpft, ihre Männer seien homosexuell, und auch viele Männer, deren Frauen sich als „femmes de marbre" erwiesen, wurden mißtrauisch. Namentlich Frauen habe ich in sehr vielen Fällen erklären müssen, daß ihre dahin gehenden Schlußfolgerungen nicht stichhaltig seien.

Erst vor kurzem habe ich in einer Ehescheidungssache gegenüber den unberechtigten Vermutungen des Mannes das folgende Gutachten abgegeben:

Frau Y., 29 Jahre alt, ersucht uns, ihr auf Grund unserer spezialistischen Erfahrungen ein Gutachten darüber auszustellen, ob bei ihr irgendwelche Anhaltspunkte für das etwaige Vorliegen homosexueller Neigungen bestehen.

Wir kommen diesem Ersuchen nach längerer gründlicher Beobachtung, eingehender Untersuchung und wiederholten Explorationen der Frau Y. im folgenden nach. Frau Y. stammt aus gesunder Familie und ist insbesondere in nervöser Hinsicht nicht belastet. Ihre Entwickelung verlief ohne Störungen, sie zeigte das Verhalten und die Neigungen eines in jeder Beziehung normalen Mädchens. Die Menstruation stellte sich mit etwa 14 Jahren ein, der erste Geschlechtsverkehr fand bei der Verheiratung mit 21 Jahren statt. Frau Y. gibt an, dabei volle Befriedigung gefühlt und ihrem Manne überhaupt immer ein normal sexuelles Empfinden in seelischer und körperlicher Beziehung entgegengebracht zu haben. Ihre Zuneigung habe sich erst infolge der schlechten Behandlung durch ihn und die daraus hervorgegangenen fortwährenden Zwistigkeiten verloren. Geschlechtliche Neigungen irgendwelcher anderen Art will Frau Y. niemals gehabt, insbesondere niemals sich zu Frauen sexuell hingezogen gefühlt haben. Befund: Der Körperbau der Frau Y. ist ein völlig weiblicher. Es liegen nach keiner Richtung hin die geringsten Anklänge an das andere Geschlecht vor, wie wir sie bei homosexuell veranlagten Personen vielfach finden. Ebenso sind Wesen, Benehmen, die Gewohnheiten und Neigungen der Frau Y. ausgesprochen weibliche. Das Gefühlsleben hat bei ihr ein entschiedenes Übergewicht über Logik und Verstandestätigkeit. Sie ist äußerst sensitiv, Stimmungen in hohem Grade unterworfen, schüchtern, ängstlich und leicht gerührt. Obwohl sie mit femininer Hartnäckigkeit an gewissen Vorstellungen und Befürchtungen haftet, zeigt sie wenig selbständigen Willen und scheint fremdem Einfluß in hohem Grade zugänglich. Frau Y. ist von nervösen Zügen nicht frei. Dieselben basieren in ihrer psychischen Überempfindlichkeit und finden ihren Ausdruck in leichten funktionellen Störungen nervöser Art, die ein ausgesprochen weibliches Gepräge tragen. Gutachten: Es handelt sich demnach bei Frau Y. um eine Persönlichkeit von so ausgesprochen weiblichem Typus hinsichtlich ihrer Körperbeschaffenheit wie ihres gesamten Seelenlebens, ihrer Verstandes- und Empfindungswelt, ihres Charakters, ihrer Gewohnheiten, ihrer Eigentümlichkeiten in normaler und auch in pathologischer Hinsicht, daß die Annahme, es könnten bei ihr homosexuelle Neigungen vorliegen, einen inneren Widerspruch bedingen würde. Es liegen unserer sachverständigen Überzeugung nach auch nicht die geringsten Anhaltspunkte für eine solche Annahme vor; dagegen steht der gesamte Befund in völligem Einklang mit den Angaben, die Frau Y. selbst über ihr absolut normales Geschlechtsempfinden macht. Zu der Vermutung, Frau Y. könnte entgegen ihren Neigungen homosexuellen Verkehr gepflogen haben, fehlt jedes Motiv. Sollte es zutreffen, daß sie ihre Schwägerin und andere Frauen zärtlich geküßt hat, wie von der Gegenpartei behauptet wird, so läßt das absolut noch nicht auf homosexuelles Empfinden schließen. Sind doch derartige, oft sehr überschwängliche Zärtlichkeiten gerade bei durchaus normalen Frauen von empfindsamem und anschmiegendem Wesen etwas ganz Gewöhnliches. Unser Gutachten geht demnach dahin: Für die Annahme, es könnten bei Frau Y. homosexuelle Neigungen bestehen, oder sie könnte Geschlechtsverkehr mit Frauen unterhalten haben, liegen keinerlei Anhaltspunkte vor. Dagegen spricht der Befund in jeder Hinsicht gegen eine solche Annahme.

Vor allem muß in allen solchen Fällen immer genau geprüft werden, ob die Abneigung sich nur auf bestimmte Personen oder das ganze andere Geschlecht erstreckt. Namentlich antifetischistische Regungen[1]) spielen bei der sexuellen Aversion oft eine große Rolle, beispielsweise bei manchen Männern Abneigung gegen die Milchdrüsen des Weibes, bei manchen Frauen gegen den Vollbart des Mannes.

---

[1]) Cf. meine Ausführungen „Über Horror sexualis partialis (sexuelle Teilaversion, antifetischistische Zwangsvorstellungen, Fetischhaß)„. Neurologisches Zentralblatt 1911 Nr. 10.

Aber selbst wo das andere Geschlecht in toto „gehaßt" wird, ist keineswegs als Revers Liebe zum eigenen Geschlecht erforderlich. Wilhelm Hammer[2]) zitiert einmal folgende Sätze der anonymen Verfasserin einer Schrift: Prostitution des Mannes[3]):

„Und ins Angesicht, Mann, dir ins Angesicht, du Mannbestie, schleudre ich meinen grimmigen Zorn, meinen heftigen Ekel, meine maßlose Verachtung, ins Angesicht dir und schreie: Ich verachte dich .... Aber was seid ihr mir, was euer Hohn, eure Verdammung, eure Verleumdung! Ab gleitet sie an mir, wirkungslos ab — bin ich doch unabhängig von euch, bin ich doch über euch — bin ich doch frei von euch!"

Wenn Hammer meint, daß hier „ein auf urnischer Grundlage entstandener Männerhaß zu Worte kommt", so ist durchaus noch nicht der Beweis hierfür erbracht. Es ist vollauf berechtigt, wenn Bloch in seinem „Sexualleben unserer Zeit" dem großen Kapitel über Homosexualität ein kleineres voranstellt: „Der Abfall vom Weibe"[4]), das er mit folgenden Worten einleitet: „Ich schicke dem längeren Kapitel über die Homosexualität ein kürzeres über das Zeitphänomen des ‚Abfalls vom Weibe' voraus, um zu verhüten, daß man beide Erscheinungen in einen Topf werfe, und, wie es heute oft geschieht, die männlichen Homosexuellen als ‚Weiberfeinde' für die augenblicklich grassierende geistige Epidemie des Weiberhasses verantwortlich mache. Das wäre die größte Ungerechtigkeit, weil erstens diese Bewegung gar nicht von den Homosexuellen ausgegangen ist, sondern von typisch heterosexuellen Individuen, wie Schopenhauer, Strindberg u. a., und weil zweitens die Homosexuellen als solche gar keine Weiberfeinde sind, es vielmehr nur eine Minorität von ihnen ist, die den misogynen Tiraden eines Strindberg und Weininger Beifall klatscht". In der Tat ist das Gefühl, das die Mehrzahl der Homosexuellen gegen das andere Geschlecht hegt, kein Haß, sondern Gleichgültigkeit.

Ich befinde mich auch hier in Übereinstimmung mit Numa Prätorius, der in einer Kritik[5]) einmal bemerkt, daß bei den meisten Menschen „zwar nur ein Trieb zu einem bestimmten Geschlecht, aber daneben nicht horror, sondern Indifferenz zu dem anderen besteht." Er meint, daß auch der Ekel, der Heterosexuellen vor gleichgeschlechtlichen Handlungen mehr intellektuell, mehr durch die allgemeine Anschauung und Beurteilung begründet, als instinktiv, gefühlsmäßig vorhanden sei. Läge ein wirklicher horror vor, so würden schwerlich so oft und leicht Heterosexuelle den Homosexuellen zu Gefallen sein und Homosexuelle, wenn auch nur durch mechanische

---

[2]) W. Hammer, Die Tribadie Berlins, pag. 97 f.

[3]) I. E., Prostitution des Mannes. Zürich 1896.

[4]) Iwan Bloch, Das Sexualleben unserer Zeit in seinen Beziehungen zur modernen Kultur. Berlin 1909. 18. Kapitel, Der Abfall vom Weibe. p. 530—538.

[5]) Jahrb. f. sex. Zw. Bd. IX. 1908. p. 504.

Reizung „onanieartige Akte" mit dem anderen Geschlecht vornehmen können."

Sicherlich trifft es für einen großen Teil der Homosexuellen wie der Heterosexuellen zu, daß sie dem Geschlecht, zu dem sie sich nicht positiv hingezogen fühlen, nur indifferent gegenüberstehen, vor allem hat für das jugendliche Bisexualitätsalter diese Beobachtung fast allgemeine Gültigkeit, aber für eine recht große Anzahl erwachsener Homosexueller und Heterosexueller gilt diese Regel nicht, ihnen ist der Geschlechtsverkehr mit dem Geschlecht, das sie nicht lieben, oft genug „unmöglich", „grauenerregend", „entsetzlich". Für die Differentialdiagnose ist das Wichtigste, daß die stärksten Äußerungen des Widerwillens und Abscheus gegen das andere Geschlecht nicht von Homosexuellen, sondern von Heterosexuellen herrühren. Eines der bekanntesten Beispiele ist Schopenhauer, der sich nicht genug tun konnte an verächtlichen Bemerkungen „über die Weiber"[6]), das „niedrig gewachsene, schmalschultrige, breithüftige, und kurzbeinige Geschlecht".

Höchst lehrreich zu dieser Frage ist auch eine Beobachtung, welche Wilhelm Ebstein in Göttingen vor einiger Zeit unter dem Titel: „Weiberscheu als Krankheitszustand" im Neurologischen Zentralblatt, 1912 Nr. 1, veröffentlichte. Sie betrifft einen im Ruhezustand lebenden höheren Richter, der zweimal glücklich verheiratet war. Körperlich und auch im Seelischen sonst ganz gesund, hat sich allmählich immer mehr ein Zustand größter Abneigung gegen jedes Sehen und Hören von Frauen bei ihm herausgebildet. Er schreibt selbst: „Meine Krankheit besteht in einer hochgradig entwickelten Weiberscheu. Wenn ich in einem Nebenzimmer auch nur eine Regung höre, die von einer Frau herrührt, so versetzt mich das in nervöse Mißempfindungen, welche stunden- und tagelang anhalten. Ich stehe jetzt im 70. Lebensjahre. Der gedachte Zustand besteht nahezu sieben Jahre. Das erste Auftreten der Krankheit liegt aber weiter zurück. Sie trat zuerst schwach, aber unter sehr heftigen nervösen Erscheinungen im Jahre 1855 auf."

Weiter heißt es: „Erst nachdem ich im Oktober 1881 meine gegenwärtige Wohnung bezogen, wo ich völlig abgeschlossen von allen weiblichen Wesen in meinem Zimmer lebe, hob sich im Laufe einiger Monate mein Zustand in der Art, daß ich wieder schreiben lernte und überhaupt arbeitsfähig wurde. Nur meine Empfindlichkeit gegen jede weibliche Nähe blieb, und hat sich sogar im Laufe dieses Jahres noch erhöht." Auch mit seiner eigenen Frau konnte er schließlich nur noch brieflich verkehren. Von Homosexualität war dabei keine Spur vorhanden. Auch Lessings Wumshäter (engl. woman-hater, Weiberhasser), den er zum Mittelpunkt seines dreiaktigen Lustspiels „Der Misogyn" gemacht hat, ist nicht homosexuell. Oft scheint der Haß gegen das andere Geschlecht auch eine sadistische Grundlage zu haben. So soll der Marquis de Sade selbst ein energischer Frauenfeind gewesen sein. Sein Biograph Bloch sagt von ihm: „Durch alle seine Werke zieht sich dieser fanatische Weiberhaß. Sarmiento in „Aline et Valcour" (II, 115) möchte am liebsten alle Frauen vertilgen und preist den Mann glücklich, der gelernt hat, auf den Umgang

[6]) Schopenhauers Werke, ed. Grisebach, Bd. V. p. 654.

mit diesem „niedrigen, falschen und schädlichen Geschlecht" ganz zu verzichten."[7]) Ein Seitenstück zu dem Ebsteinschen Fall findet sich in einer Schilderung, die vor einigen Jahren[8]) W. Schiemann im „Rußki Archiv" von General Helwig entwirft, der unter Nikolaus I. Kommandant der Festung Dünaburg war. Es heißt da:

„Der alte Helwig war ein Todfeind des schönen Geschlechts und suchte jede Begegnung mit einer Frau zu vermeiden. Einmal aber blieb ihm das Zusammensein mit einer Frau doch nicht erspart, und diese Frau war die Kaiserin Alexandra, die Gemahlin Nikolaus' I. Das Kaiserpaar kam zu einem zweitägigen Besuch nach Dünaburg. Der Kaiser schätzte General Helwig als einen tüchtigen Offizier sehr hoch und erfreute ihn durch einige anerkennende Worte. Am nächsten Tage sollte eine Besichtigung der Garnison und eine Truppenparade stattfinden. Der Zar machte dem Kommandanten den Vorschlag, bei dieser Gelegenheit mit der Kaiserin zusammen im Wagen zu fahren. Helwig aber suchte diese Ehre höflich von sich abzuwenden. „Ich bin noch nicht so alt, Ew. Majestät," sagte er, „daß ich Ihnen nicht zu Pferde folgen könnte." — Doch der Kaiser blieb dabei: „Das glaube ich gern, lieber Helwig. Aber wer könnte meiner Frau besser als du alles zeigen?" — Am andern Tage nahm der Kommandant in gelinder Verzweiflung neben der Kaiserin im Wagen Platz. Kaiserin Alexandra, der ihr Gatte nichts von der Idiosynkrasie Helwigs gesagt hatte, konnte sich über das ungewöhnliche Verhalten ihres Begleiters nicht genug wundern. Der Kommandant war äußerst wortkarg und unliebenswürdig, beantwortete die Fragen der Kaiserin widerwillig und ohne sie dabei anzusehen und drehte ihr meist den Rücken zu. Kaiser Nikolaus ritt neben dem Wagen her, beobachtete den unhöflichen General und hatte seinen Spaß an den Qualen, die jener litt und an der Verwunderung seiner Gemahlin. Gut gelaunt, beschloß der Zar, den Scherz fortzusetzen. Nach der Parade, die zu seiner vollsten Zufriedenheit verlief, dankte er dem Kommandanten und dem kommandierenden General, und um Helwig seine besondere Gunst zu erweisen, sagte er sich bei ihm mit der Kaiserin zum Tee an. Der alte General war sichtlich auf das unangenehmste überrascht. „Ich habe keine Hausfrau. Ew. Majestät!" erwiderte er. „Ich bin ein alter Hagestolz!" — „Warum heiratest du denn nicht? Ich wüßte eine passende Partie für dich." — „Ich bin zu alt, um zu heiraten, Ew. Majestät." — „Ach was, zu alt! Zu einem Dauerritt von ein paar Meilen bist du noch jung genug, zum Heiraten aber behauptest du zu alt zu sein. Nun, ich will dir nicht zur Ehe zureden, aber Tee werde ich bei dir doch trinken. Wir bitten einfach die Kaiserin, die Rolle der Hausfrau zu übernehmen. Geh' und ersuche sie darum!" — Schweren Herzens kam der Alte dem Befehl nach. Der verhängnisvolle Abend kam. Der Teetisch war geschmackvoll arrangiert, es fehlte nicht an Backwerk, Früchten und allerhand Naschwerk. Die Kaiserin war sehr aufmerksam gegen ihren Wirt; sie reichte ihm selbst den Tee und Gebäck, und Helwig, der wie auf Nadeln saß, mußte nicht nur eine Frucht nach der anderen aus den Händen der Kaiserin dankend entgegen nehmen, sondern anstandshalber auch etwas von den Dingen genießen, die ihm eine Frau reichte. Aber das Schlimmste stand dem alten Degen noch bevor. Beim Abschiede reichte ihm die Kaiserin die Hand zum Kusse. Helwig bezwang sich und tat, was die Etikette verlangte. Kaum aber hatten ihn seine Gäste verlassen, so ging er unverzüglich an eine Reinigung seines äußeren Menschen. Er spülte sich nicht nur wiederholt den Mund aus, sondern nahm sofort ein warmes Bad, wechselte seine Leibwäsche und zog eine andere Uniform an. Dann

---

[7]) Bloch, l. c. p. 536.

[8]) Jahrb. f. sex. Zwischenst., Jahrg. V, 2. pag. 1289 ff.

ließ er seine Kleider sorgfältig desinfizieren und alle Zimmer seiner Wohnung durchräuchern. Der Stuhl aber, auf welchem die Kaiserin gesessen hatte, erhielt am nächsten Tage einen neuen Überzug."

Daß ein nicht minder starker heterosexueller Horror auch beim weiblichen Geschlecht vorkommen kann, zeigt nicht nur das obige Zitat aus „der Prostitution des Mannes", sondern allerlei Erfahrungen und Vorgänge des täglichen Lebens, von denen jüngst einer aus New York berichtet wurde. In einem von zwei Damen bewohnten Hause brach eines Tages Feuer aus. Das letzte Zimmer, über das sie verfügten, stand schon in Flammen, als zwei junge Männer eindrangen, um unter eigener Lebensgefahr die beiden Mädchen zu retten. Die männerscheuen Fräulein versuchten, ihren Lebensrettern den Zutritt zu verwehren. Als man sie schließlich doch in das Freie gebracht hatte, waren sie nicht etwa für ihre Rettung dankbar, sondern höchst entrüstet über die „männliche Zudringlichkeit"; sie hätten lieber sterben wollen, als daß sie die „Schmach" männlicher Berührung erduldeten. Zwei Tage später fand man die Mädchen tot in ihrer Wohnung vor. Sie hatten den Tod gesucht, wie sie schrieben, weil ein Mann sie angefaßt hätte.

Es ist hier nicht der Platz, auf alle Gründe einzugehen, die bei der Frau zu sexueller Anaphrodisie, beim Manne zu relativer und absoluter Impotenz führen — einer der häufigsten ist sexuelle Hypochondrie. Trotz der trefflichen Monographie von Otto Adler „Die mangelhafte Geschlechtsempfindung des Weibes. Anaesthesia sexualis feminarum. Anaphrodisia. Dyspareunia. Berlin 1911", und den inhaltsreichen Arbeiten unserer Berliner Kliniker Fürbringer[9]), Eulenburg[10]) über Impotenz, denen sich die von Gyurkovechky[11]), Steinbacher[12]) und Hammond[13]) anreihen, ist hier noch sehr vieles in Dunkelheit gehüllt.

Alles in diesem Abschnitte in Erwägung Gezogene zusammenfassend kommen wir zu dem Resultat, daß das negative Verhalten gegenüber dem anderen Geschlecht ein wichtiges, aber kein allein für sich beweisendes Signum der Homosexualität ist. Es ist nur dann von Wert, und zwar von hohem Wert, wenn es mit einem nachweisbar positiven Verhalten gegenüber dem eigenen Geschlecht vergesellschaftet ist.

---

[9]) Fürbringer, Die Störungen der Geschlechtsfunktionen des Mannes, Wien 1901.

[10]) A. Eulenburg, Sexuale Neurasthenie.

[11]) V. v. Gyurkovechky, Pathologie und Therapie der männlichen Impotenz, Wien und Leipzig 1897.

[12]) J. Steinbacher, Die männliche Impotenz, Berlin 1892.

[13]) W. A. Hammond, Sexuelle Impotenz beim männlichen und weiblichen Geschlechte, Berlin 1891.

ELFTES KAPITEL.

Differentialdiagnose zwischen Homosexualität und den drei übrigen Gruppen der Geschlechtsübergänge: Hermaphroditismus, Gynandromorphie und Transvestitismus.

Nach dem Erscheinen der ersten wissenschaftlichen Arbeiten über das Wesen der Homosexualität, namentlich der von Westphal, Ulrichs, Krafft-Ebing beigebrachten Kasuistik, waren viele Ärzte und Laien, besonders auch viele Urninge selbst geneigt, in jedem Manne, der durch weibliche, und in jeder Frau, die durch männliche Züge auffiel, Homosexuelle zu erblicken. Als man mit größerer Erfahrung aber inne wurde, daß es auch viele Homosexuelle gab, die in ihrem Habitus keinerlei alterosexuelle Einschläge boten, und solche auch gelegentlich bei völlig Heterosexuellen fand, verfielen manche in ein anderes Extrem, und sprachen diesen Anzeichen jede Bedeutung ab.

Beide Meinungen beruhen auf einem Irrtum, der sich aus einer zu geringen Erfahrung erklärt. Daß Homosexuelle unverhältnismäßig häufig psychisch und somatisch andersgeschlechtliche Zeichen darbieten, kann nur ein Nichtkenner der Homosexualität leugnen, aber sie sind keine conditio sine qua non, und wenn H. Marx[1]) einmal sagt, „daß ein Urning kein Mann ist, sondern zum weiblichen Geschlecht gerechnet werden muß“, so ist anzunehmen, daß ihm offenbar nur ganz feminine Urninge zu Gesicht gekommen sind. Nicht minder verfehlt ist es aber, die symptomatische Bedeutung dieser Zeichen deshalb zu negieren, weil sie nicht immer nachweisbar sind; das ist nicht viel anders als dem Bart die Bedeutung eines männlichen Geschlechtszeichens abzusprechen, weil es auch bartlose Männer und Bartdamen gibt, oder der Brust den weiblichen Charakter zu nehmen, weil man auch weibbrüstige Männer und mannbrüstige Weiber kennt.

Daß eine gewisse Neigung hierfür besteht, zeigte mir eine Stelle in einem Aufsatz „Der Sexualismus in der Sprache“ von Dr. Käthe Schirmacher. Hier schreibt diese bekannte Führerin der Frauenbewegung: „Behaupten, daß Männer Frauen- und Frauen Männereigenschaften haben, ist eine Absurdität“ und weiter wörtlich: „Ich entnehme einem Konzertbericht folgendes Urteil: „Die Pianistin spielte

---

[1]) H. Marx, l. c. p. 8.

mit männlicher Kraft." " Ich begreife nicht, wie Frauenarme und -hände Männerkraft entfalten und enthalten können. Denn wenn diese Kraft von einer Frau entwickelt wird, ist es doch eben Frauen- und nicht Männerkraft."

Eine Wahrnehmung zu konstatieren scheint mir nicht unwesentlich: Die stärksten Annäherungen an den entgegengesetzten Geschlechtstypus, wie beispielsweise beim Weibe Klitorishypertrophie und Vollbart, beim Manne Hypospadia peniscrotalis und Gynäkomastie sind häufiger mit Heterosexualität als mit Homosexualität verbunden.

a) Hermaphroditismus. Wenden wir uns nun den verschiedenen Graden sexueller Zwischenstufen zu, so ist eine Verwechselung zwischen Homosexualität und Hermaphroditismus keineswegs auszuschließen. Verschiedentlich haben sich hermaphroditische Männer, und namentlich Frauen, zunächst für homosexuell gehalten, und sicherlich sind nicht wenige Menschen als Homosexuelle durchs Leben gegangen, die in Wirklichkeit Hermaphroditen waren.

Der erste Fall von Pseudohermaphroditismus, den ich in meiner Praxis sah [2]), betraf auch einen Mann, der sich, bis er mich aufsuchte, für eine homosexuelle Frau hielt. Die Angaben, die mir die 44jährige, seit ihrer Geburt als Frau lebende Person über ihren Geschlechtstrieb machte, lauteten:

„Im 13. Lebensjahre traten die ersten geschlechtlichen Regungen auf. Die Richtung des Geschlechtstriebes war immer dieselbe, und zwar wandte sie sich von Anfang dem weiblichen Geschlechte zu. Die Liebesträume bezogen sich stets auf das Weib, sie träumte, daß ein Mädchen sie küßte und an sich drückte, wobei Erektionen der Klitoris eintraten. Ähnliches bemerkte sie auch schon früh beim Berühren oder Umarmen ihrer Schulfreundinnen. Dem Manne gegenüber besteht in sexueller Hinsicht Gleichgültigkeit, vor dem Koitus mit ihm Widerwillen. Vier Heiratsanträge, die ihr im Laufe der Jahre gemacht wurden, lehnte sie ab, zweimal gab sie dem Verlangen von Männern, welche mit ihr kohabitieren wollten, nach, fühlte sich aber nach dem Akt sehr unbefriedigt. Auf die Frage, was sie am Manne abstößt, antwortete sie: „es ist kein Reiz da".

Ihre Neigung erstreckt sich besonders auf 18—24 jährige Mädchen „mit vollen Brüsten und runden Armen", und zwar mehr sanftmütige und gebildete Personen. Zweimal hatte sie ein Freundschaftsbündnis von längerer Dauer, jedesmal etwa drei Jahre, sie war sehr eifersüchtig, bezeichnet aber diese Jahre als die glücklichste Zeit ihres Lebens. Die Art des Begehrens ist mehr männlich aktivisch, die Stärke ihres Geschlechtstriebes groß, nach dem Verkehr mit einer Frau fühlt sie sich erfrischt und gesundheitlich gefördert. Sie ist der Meinung, daß sie homosexuell veranlagt sei. Wenn die Gelegenheit zum sexuellen Verkehr mit einem Weibe fehlte, griff sie zur Selbstbefriedigung, wobei sie sich Frauen vorstellte. Aus dem körperlichen Befund sei folgendes hervorgehoben: Patientin ist 1,72 m groß, wiegt 156 Pfd., ihre Knochen sind stark; Körperkonturen nicht abgerundet, sondern

[2]) Dieser Fall wurde zuerst von mir in der „Monatsschrift für Harnkrankheiten und sexuelle Hygiene", II. Jahrgang 1905, Heft 1, beschrieben.

eckig; Oberarm und Oberschenkel abgeflacht; Fettpolster sehr gering, Muskeln abgesetzt und kräftig, sie hebt mit einer Hand 1½ Zentner, trägt zwei Zentner auf dem Rücken, mich selbst (85 Kilo) hob sie ziemlich leicht empor, Hände und Füße sind groß, besonders die Hände ungewöhnlich kräftig, das Fleisch fühlt sich fest an, sie turnt gern, tanzt gern „als Herr“, ihre Schritte sind ziemlich kurz, ihr Gang ist gerade, doch dreht sie sich etwas in den Hüften, schon als Kind konnte sie „wie ein Bube“ pfeifen. Der Kehlkopf ragt stark hervor, was durch ein Samtband geschickt verborgen wird. Die Stimme ist tief und rauh, Halsumfang 37 cm, die Länge des Halses beträgt von der Incisura thyreoidea bis zum Manubrium sterni 10 cm. Die Schlüsselbeine ragen vor. Thoraxumfang über den Mamillae gemessen, bei der Inspiration 98, in Exspirationsstellung 91 cm. Der Atmungstypus abdominal. Der Warzenhof hat einen Durchmesser von 1½ cm, ist ein wenig umhaart. Mammagewebe nicht nachweisbar. Auf der linken Seite befindet sich, genau in der Mitte der 28 cm langen Verbindungslinie, welche von der Brustwarze bis zum Nabel gezogen werden würde, eine kleine überzählige Brustwarze.

Die Hüftbreite ist bedeutend schmäler als die Schulterbreite; der Schulterumfang beträgt — unter dem „Acromion“ genommen — 106 cm, der Hüftumfang dagegen, am oberen Ende der rima pudendi gemessen, 98 cm, zieht man nur die Vorderseite in Betracht, so ist die Schulter vom Acromion zum Acromion 50 cm, die Hüfte in der Mitte zwischen Nabel und Symphyse von einem Oberschenkel zum anderen 44 cm breit. Das Becken selbst hat einen völlig männlichen Charakter. Der Schädel ist kräftig, die hohe Stirn wird durch die nach unten gekämmte Haarfrisur um ein Wesentliches verkürzt; das Kopfhaar reicht aufgelöst bis zur Mitte der Schulterblätter und ist nicht sehr dicht, bis zum 20. Jahr wurde es in zwei Zöpfen getragen, welche damals bis zur Taille reichten. Jetzt wird es in moderner Damenfrisur getragen. Der Bartwuchs ist sehr stark; der Bart wird an der Oberlippe und am Kinn täglich rasiert. Die Haut ist ziemlich zart und fast unbehaart, nur am Unterarm und am Unterschenkel befindet sich ein leichter Flaum. Die Schambehaarung trägt mehr weiblichen Typus; nur bei genauem Hinsehen bemerkt man Spuren des für Männer charakteristischen Haarstrichs zwischen Nabel und Symphyse. Die Schmerzempfindlichkeit der Haut ist groß. Patientin will immer gesund gewesen sein, so daß sie noch niemals einen Arzt konsultiert hat. Die äußeren Geschlechtsteile zeigen auf oberflächlichen Anblick eine weibliche Form. Man sieht zwei stark entwickelte große Labien, welche sich nach dem Damm zu verbreitern, ziemlich reichlich behaart sind und an der Innenseite prominente Talgdrüsen aufweisen. Die hintere Kommissur der großen Labien grenzt sich nach oben zu scharf ab, während die Labien nach dem Damme zu ineinander übergehen. Der letztere ist ziemlich lang und ist an seinem analen Ende mit Hämorrhoidalknoten besetzt. In der oberen Schamlippe ist ein hühnereigroßes, hodenartiges Gebilde deutlich palpabel. Von demselben geht ein Strang aus, der sich wie ein „vas deferens“ anfühlt. Cremasterreflex nachweisbar. Die linke Schamlippe ist leer, doch gelingt es, von der Unterleibshöhle aus durch den linken Leistenkanal ein hodenartiges Gebilde von der Größe eines Taubeneies herabzudrücken. Es wird angegeben, daß bei dem Geschlechtsverkehr mit Weibern, welcher teils nach Art des normalen Koitus, teils als Cunnilingus vorgenommen wird, im Orgasmus ein schleimiges Sekret „etwa ein Fingerhut voll“ entleert wird, welches aus einer anderen Öffnung als der Harn hervorquillt. Dasselbe geschehe bei der Masturbation. Das Ejakulat wurde mikroskopisch untersucht. Es fanden sich darin sehr zahlreiche völlig normale Spermatozoen. In dem zwischen den großen Labien befindlichen Spalt treten die stark entwickelten Schleimhäute der kleinen Labien zutage. Oben bilden sie ein weithervorragendes Präputium, nach dessen Zurückstreifung erst die undurchbohrte Klitoris sichtbar wird. Diese ist von Smegma bedeckt, zeigt deutlich eine Glans, einen sulcus coronarius, ist in der Ruhe 4, in statu erectionis 7 cm lang. An der Spitze befindet sich ein seichtes Grübchen, welches sich nach unten in einer Furche fortsetzt, die in den schmalen Scheidenspalt übergeht. 6 cm unterhalb der Penisspitze mündet in diese Rinne der Urethralkanal, Hymen ist nicht vorhanden, in die Scheide kann weder mit dem Finger noch mit der Sonde eingedrungen werden, da diese Manipulation mit zu großen Schmerzen verbunden ist, und in Chloroformnarkose nicht untersucht werden konnte. Zieht man die kleinen Labien weit auseinander, so scheint es, als ob die blutigrote Scheide in einer Tiefe von 3 cm blind endigt. Bei der rectoabdominalen Untersuchung fand ich nichts, was als Uterus, Tube oder Ovarien gedeutet werden konnte, dagegen einen wallnußgroßen Körper, der nach Form und Lage den Eindruck einer Prostata hervorrief.

Nach diesem Befunde konnte es nicht zweifelhaft sein, daß es sich bei der Patientin um einen Mann handelte. Würde man sie nur flüchtig inspiziert haben, so hätte man bei der weiblichen Figuration der Pubes, der völlig die Geschlechtsteile verdeckenden Klitoris und der sichtbaren Vulva die Diagnose gestellt: homosexuelle Frau vom ausgesprochenen Typus der Virago. Die auffallend starke rechte Schamlippe ließ verschiedene Deutungen, wie Hernia, Varicen, Oedem zu, erst die eingehende Untersuchung ergab kein homosexuelles Weib, sondern einen heterosexuellen Mann mit Hypospadia peniscrotalis und leichten femininen Einschlägen auf psychischem und körperlichem Gebiet. Übrigens lehnte die Patientin meinen Vorschlag, ihre Metrik zu ändern und als Mann weiter zu leben, ab, da sie das mit dieser Umänderung verknüpfte Aufsehen scheute und fürchtete, ihre geschäftliche Stellung zu verlieren.

Sie lebt also nach außen als homosexuelles Weib weiter, während sie re vera körperlicher Pseudohermaphrodit ist.

Sehr viel schwieriger als in dem vorliegenden war die Differentialdiagnose in dem folgenden Falle, weil hier der körperliche Habitus, vor allem die Brüste und die Genitalien äußerlich ganz weiblich waren. Die Dame war in Ungelegenheiten gekommen, weil sie mit einer Freundin „durchgegangen" war. Ich hielt sie anfangs auch für eine Homosexuelle von nicht einmal sehr starker Virilität. Sicherlich hätte sie auch als solche weiter gegolten, wenn nicht die Untersuchung des schleimigen Sekrets, das sich bei sexueller Erregung aus der Harnröhre entleerte, ebenfalls Spermatozoen ergeben hätte. Der Fall, welcher von sehr großer prinzipieller Wichtigkeit ist, weil er zum ersten Male einwandfrei das innere Vorkommen männlichen Samens bei äußerlich völlig weiblichem Habitus zeigte, wurde von Burchard und mir in der deutschen medizinischen Wochenschrift[3]) und in der Broschüre „Geschlechtsumwandlungen"[4]) publiziert.

In einer kleinen Gemeinde in Ungarn ereignete sich im Sommer 1913 der Fall, daß eine Frau, die seit 11 Jahren in sehr glücklicher Ehe mit einem Landwirt gelebt hatte, sich während einer längeren Abwesenheit ihres Mannes in ein Weib verliebte. Als der Mann, der für einige Jahre nach Amerika ausgewandert war, davon erfuhr, kehrte er sofort zurück. Die von der Kirchenbehörde veranlaßte ärztliche Untersuchung ergab, daß sie in Wirklichkeit ein Mann sei. Darauf wurde die Ehe annulliert. Der Bericht schließt mit den Worten: „Die ehemaligen Gatten umarmten sich und nahmen weinend von einander Abschied. Marie Br. heißt nun Franz Br. und ist nach Schlesien ausgewandert, wo sie, resp. er als Krankenpfleger in einem Spital angestellt wurde. Der Gatte aber hat sich rasch wieder verheiratet."

Auch den umgekehrten Fall, den eines anscheinend homosexuellen Mannes, hinter dem sich ein anscheinend hermaphroditisches Weib verbirgt, habe ich gesehen[5]).

Diese Persönlichkeit suchte mich auf, behufs Ausstellung eines Gesundheitsattestes, welches seitens einer Behörde von ihm erfordert wurde. Es hatte ihm große Überwindung gekostet, sich zu einem Arzte zu begeben.

Er trägt einen Anzug, der in keiner Weise von der bei Herren üblichen Tracht abweicht. Sein hellblondes Haupthaar ist kurz, struppig, ungescheitelt. In seinem zarten hübschen Gesichte findet sich ein spärlicher, flachsfarbener Schnurrbart. Nachdem der jetzt 32 Jahre alte, 1,69 m große und 148 Pfd. schwere F. K. sich entkleidet hat, zeigt sich ein prachtvoller weiblicher Körper. Der Brustumfang ist 90, der Hüftumfang 98 cm. Die Mammae treten als zwei pralle volle Halbkugeln hervor. Die Brustwarzen sind ziemlich groß und von einem rosa gefärbten Warzenhofe umgeben, dessen Durchmesser 5 cm beträgt; in demselben sind einige Montgomerysche Knötchen deutlich sichtbar. Bei der Palpation fühlt man unter der Haut der Brüste ein Gewebe, das vom weiblichen Mammagewebe nicht zu unterscheiden ist. Die Haut ist sehr zart, rein und vollkommen glatt. Die Körperlinien sind abgerundet, namentlich die Schulter-, Oberarm-, Hüft- und Oberschenkelkonturen absolut feminin. Die Hände sind weich und zierlich (Handschuhnummer 7), die Füße klein. Das Fleisch fühlt sich teigig und schwellend an, die Muskulatur ist schwach entwickelt. Die Schritte sind klein und kurz, doch findet beim Gehen kein Drehen in den Schultern und Hüften statt. Patient kann nicht pfeifen. Es besteht keine Neigung zu kräftiger Muskeltätigkeit, Turnen, gym-

[3]) Deutsche Medizinische Wochenschrift, Nr. 52, 1911.

[4]) Geschlechtsumwandlungen (Irrtümer in der Geschlechtsbestimmung). Sechs Fälle aus der forensischen Praxis. Von Dr. Magnus Hirschfeld. Aus „Beiträge zur forensischen Medizin". Band I, Heft 2.

[5]) Dieser Fall wurde von mir in der „Monatsschrift für Harnkrankheiten und sexuelle Hygiene", II. Jahrgang, Heft 5, veröffentlicht.

nastischen Spielen, aber auch nicht zum Tanz, dagegen zum Wandern und Radfahren. Der Atmungstypus ist kostal. Der Kehlkopf tritt am äußeren Halse nicht hervor; die Stimmlage ist mittel; wie Patient angibt, ist sie durch Übung tiefer geworden. Die Sprache ist einfach, nicht geziert; Neigung in Fistelstimme zu sprechen ist nicht vorhanden, eher das Gegenteil. Der Gesichtsausdruck ist weder ausgesprochen männlich noch weiblich, jedenfalls aber mehr weiblich als männlich. Die schönen blauen Augen haben einen ruhigen, sanften, leicht melancholischen Ausdruck. Patient fühlt sich außer seiner Abnormität vollkommen gesund. Es bestehen keinerlei Störungen des Nervensystems, auch keine Migräne und Neurasthenie. Die makroskopische und mikroskopische Untersuchung des Genitalapparates ergab folgenden Befund: Die Schambehaarung ist typisch weiblich. Es sind zwei gut entwickelte Labia majora vorhanden. In die rechte Schamlippe läßt sich ein kleines taubeneigroßes, in die linke ein haselnußgroßes Gebilde vom Leistenkanal aus nach unten drücken. Die Berührung derselben ist mit Schmerzen verbunden. Es ist unmöglich, bei der Palpation zu beurteilen, ob es sich bei diesen Organen um Hoden, Eierstöcke (oder gar um ovotestes) handelt. Beim Herunterziehen scheint es, als ob diese Gebilde mit einem bindegewebigen, runden Strang von geringem Durchmesser in Verbindung stünden, der sich weder wie ein vas deferens noch wie eine Fallopische Tube anfühlt. Zentralwärts von den großen sind die kleinen Schamlippen sichtbar, die ca. 4 cm lang sind und durch eine reichliche Anzahl von Schleimhautfalten auffallen. Streift man sie nach oben auseinander, so erblickt man einen Bürzel, der 2 cm breit und 1 cm lang ist. In der geschlechtlichen Erregung soll derselbe etwa ½ breiter und ein wenig länger werden. Dieser stumpfe Höcker zeigt keine Mündung eines inneren Kanals, dagegen an seiner Oberfläche eine nach oben verlaufende flache Rinne, an deren vaginalem Ende die Urethra mündet. Die unterhalb derselben gelegene hymenlose Öffnung der Scheide ist für eine bleistiftdicke Sonde durchgängig. In einer Tiefe von 14 cm stößt diese Sonde auf den Grund des häutigen Kanals, der keinerlei Vorwölbungen und Öffnungen zeigt, welche man als Portio und Muttermund ansprechen könnte. Die digitale Untersuchung per vaginam ist nicht möglich. Per anum fühlt man keine Prostata. Rectoabdominal ist keine Resistenz palpabel, die als uterus gedeutet werden könnte. Die Monatsregel war nie vorhanden, auch keine vicariierenden menses oder menstruellen Äquivalente. Patient gibt an, daß sich bei dem meist durch Masturbation herbeigeführten Orgasmus etwa 2 Gramm weißlichen Schleims entleeren, welche er für Samenflüssigkeit hält. Die zu zwei verschiedenen Malen vorgenommene mikroskopische Untersuchung des Ejakulats ergab in bezug auf Samenfädchen ein negatives Resultat. Im Gegensatz zu der bisexuellen Mischung der somatischen Geschlechtsmerkmale zeigt der Geschlechtstrieb keine Spur von Bisexualität, ist vielmehr — wie bei einem normalen Weibe — auf den Mann gerichtet. Nach der Geschlechtsreife, welche im 15. Lebensjahre eintrat, trat immer deutlicher ein lebhaftes sexuelles Interesse für männliche Personen hervor, für Mädchen und Frauen bestand niemals auch nur die geringste sexuelle Neigung. Der Gedanke, mit einem Weibe geschlechtlich zu verkehren, ist ihm „widerwärtig". Pollutionsträume hatte stets Berührungen mit Personen männlichen (Patient sagt „desselben") Geschlechts zum Inhalt. Auf dem Theater fesselten ihn Herren mehr wie Damen. Patient fühlt sich von kräftigen, recht männlichen Typen angezogen; zarte, weibliche, namentlich auch die meisten Homosexuellen lassen ihn kalt; uniformierte Stände, besonders Soldaten, bevorzugt er. Die Art seines Begehrens ist passivisch. Er möchte succubus, der Geliebte soll incubus sein. Der Geschlechtstrieb ist stark, ein Akt konnte bisher aber nur selten (immer mit Männern) ausgeführt werden. Er fühlt sich daher unbefriedigt und unglücklich: wünscht, daß, wenn es möglich wäre, seine Natur geändert würde. Wenn andere Männer und Frauen das geschlechtliche Thema berühren, kann er sich eines Neidgefühls nicht erwehren. Patient hat ziemlich starken Willen, keine Furchtsamkeit und ist von sittlichem Ernst und großer Ordnungsliebe. Er liebt geistige und körperliche Arbeit, ist in bezug auf seine Lebensbedürfnisse anspruchslos; raucht aber viel und zwar starke Zigarren, kann auch viel Alkohol vertragen. Er besitzt ein gutes Gedächtnis, hat viel gelesen und gelernt und ist von umfassender Bildung. In erster Linie interessiert ihn Politik; er ist ein großer Verehrer von Bismarck. Musik liebt er sehr. Er spielt sehr gut Klavier. Aus Plastik macht er sich nichts. Dagegen beschäftigt er sich gern mit Blumenpflege. Es besteht nicht der geringste Drang in Kleidern des anderen Geschlechts zu gehen. Er hat weder Neigung für Schmuck, noch für Parfüms, Puder und dergleichen. Er liebt einfache Gewandungen, hohe Kragen, doch spielen die Kleidungssorgen keine Rolle in seinen Gedanken. Hang für weibliche Handarbeiten, Kochen, Putzen ist nicht vorhanden. Seine Schriftzüge sind groß und sicher und erwecken zweifellos den Eindruck, daß sie von einem Manne herrühren. Die Differentialdiagnose läßt sich bei dem 32jährigen, seit seiner Geburt als Mann lebenden Franz K. intra vitam nicht stellen, ja es erscheint sogar fraglich, ob es post mortem möglich sein wird, zu entscheiden, ob diese Person ein Mann oder ein Weib gewesen ist. Als Mann, wie die Behörden und seine Umgebung annehmen, kann er, bei der überwiegenden Anzahl weiblicher Geschlechtscharaktere, dem Mangel männlicher Keimzellen und dem ausgesprochen weiblichen Geschlechtstrieb nicht angesehen werden. Auch nicht als feminin-homosexueller Mann, unter welche Kategorie er sich zu rubrizieren geneigt ist. Aber auch dem weiblichen Geschlechte können wir ihn nicht zuzählen, da er nicht nur niemals menstruiert hat, sondern auch zahlreiche Geschlechtscharaktere zweiter und dritter Ordnung besitzt, welche eine weit über das weibliche Stadium hinausgehende, männliche Entwickelung aufweisen. Ungeschlechtlich kann man ihn auch nicht nennen, da Geschlechsstigmata in großer Fülle vorhanden sind und der Geschlechtstrieb in vollkommener Ausbildung besteht. Ebensowenig ist er aber doppelgeschlechtlich, da aus der Amenorrhoe und Azoospermie hervorgeht, daß weder männliche noch weibliche Fortpflanzungszellen produziert werden. Man kann sagen, daß die sekundären und tertiären Geschlechtscharaktere bei ihm in nahezu umgekehrtem Verhältnis zueinander stehen, indem auf somatischem Gebiete etwa zu 75 % weibliche und zu 25 % männliche, auf psychischem etwa zu 75 % männliche und zu 25 % weibliche Geschlechtszeichen miteinander verbunden sind.

Der Patient, der sich erst nach großem Widerstreben zu den wiederholten Untersuchungen entschlossen hatte, war nicht wenig enttäuscht, als ich ihm die Antwort schuldig bleiben mußte, ob er denn nun eigentlich ein Mann oder ein Weib sei, ihn also, wie er in der ihm eigentümlichen sarkastischen Art meinte, „auf die Sektion vertröstete."

Diese Beispiele, die sich leicht vermehren ließen, zeigen zur Genüge, daß in jedem Falle von Homosexualität zur Sicherstellung der Diagnose eine genaue körperliche Untersuchung unerläßlich ist, die sich auch auf den Genitalapparat, und in zweifelhaften Fällen sogar auf dessen Sekrete zu erstrecken hat.

Auch Kombinationen von Hermaphroditismus und Homosexualität kommen vor, wenngleich anscheinend selten. So erzählte mir auf dem letzten Internationalen Ärzte-Kongreß in London ein englischer Kollege aus seiner Praxis folgenden Fall, von dem er mir auch photographische Aufnahmen übergab. Ein 18jähriges Mädchen konsultierte ihn wegen Amenorrhoe und virilen Habitus: Bartwuchs, Stimmwechsel. Der Kollege stellte eine Hypospadia peniscrotalis fest, nahm männliches Geschlecht an und veranlaßte die Umwandlung. Nach vierjährigem Leben als Mann kam die Person sehr deprimiert zu ihm, sie wolle wieder Mädchen werden, sie wisse mit Frauen nichts anzufangen, dagegen liebe sie einen Mann, mit dem sie, da er ihre Neigung erwidere, die Ehe eingehen wolle. Auf ihr energisches Drängen wurde ihr auch dieser Wunsch erfüllt, und lebt sie nun schon seit 10 Jahren in durchaus glücklicher Ehe. Als ich dem Kollegen, der mich nach meiner Ansicht fragte, sagte, daß seine Patientin wohl ein homosexueller Mann sein dürfte, war er nicht wenig erstaunt.

b) Gynandromorphie. Der androgyne Männer- und der gynandrische Frauentypus sind keineswegs immer an Homosexualität geknüpft. Es gibt gewisse Typen, die man als eunuchoide bezeichnet hat, sie machen, ohne verschnitten zu sein, den Eindruck von Kastraten, besitzen weibliche Körperformen, hohe Stimme, bartlose Gesichter. Meist besteht Azoospermie, vielfach Anorchie. Ihnen entsprechen Frauen, die körperlich viel Männliches haben.

Diese auffallend weiblichen Männer und männlichen Weiber werden oft für homosexuell gehalten, sind aber nicht selten völlig heterosexuell, insofern, als sie Ergänzungen ihrer Individualität unter Typen finden, die dem anderen Geschlecht angehören. Diese sie fesselnden Typen sind allerdings vielfach auch androgyn.

So verfallen weibliche, aber „normale" Männer oft immer wieder auf Mädchen, welche, wenn sie auch nicht homosexuell, so doch recht viril und burschikos sind, mit flachem Busen, schmalen Hüften, kurzen Haaren und kleinem Flaum auf der Oberlippe; ich habe wiederholt mit Erstaunen wahrgenommen, ein wie großes Gefallen manche sogenannte normale Männer an homosexuellen Mädchen und Frauen fanden. Manche dieser femininen Männer lieben recht große, starke, kräftige und üppige Frauen, „Heroinentypen", „Germaniafiguren", „Prachtweiber", andere nur im Aufblühen begriffene Mädchen (Backfische) mit noch wenig entwickelten Körperformen, oder auch ältere Damen, welche schon das 40. Jahr überschritten haben und bereits weniger markante Charaktere ihres Geschlechts aufweisen.

Es sind nicht immer materielle Interessen, wie meist vorausgesetzt wird, wenn sich Burschen von 18 bis 25 Jahren mit reichen älteren Witwen von 50 und darüber vermählen. Viele unter diesen Männern, die selbst ein erfahrener Expert nach ihrem Äußeren und Benehmen zunächst für Urninge hält, sind Masochisten.

Einer der seltsamsten Fälle, die ich sah, war ein sehr femininer Rittmeister, der körperliche Pseudohermaphroditen suchte, — ich verdanke seinem Spürsinn einige meiner markantesten Fälle. Sein Trieb war umso unglückseliger, als diese Hermaphroditen in der Mehrzahl ihrerseits Frauen liebten und seine Zuneigung zu erwidern außerstande waren.

Unter den heterosexuellen Frauen gehören in die gleiche Rubrik alle diejenigen, die das Mißgeschick haben, sich immer in homosexuelle Männer zu verlieben, oder auf solche verfallen, die etwas recht Weiches und Weibliches an sich haben; namentlich bei den berühmten Schauspielerinnen und Künstlerinnen scheint diese Geschmacksrichtung stark vertreten. Weininger hat im VI. Kapitel seines Buches, welches über die emanzipierten Frauen handelt, eine stattliche Reihe solcher Frauen aus der Geschichte zusammengestellt; da findet sich George Sand, von der Mérimée sagt, sie wäre „maigre comme un clou"; diese hatte erst ein Verhältnis mit dem sehr weiblichen Lyriker Musset und dann mit dem nicht minder weiblichen Komponisten Chopin, da ist die italienische Dichterin Vittoria Colonna, die Freundin des homosexuellen Michel Angelo, die bereits oben erwähnte Madame d'Agoult als Schriftstellerin Daniel Stern genannt, Geliebte des femininen Franz Liszt, da ist Madame de Staël, welche sich in August Wilhelm Schlegel, den homosexuellen Hauslehrer ihrer Kinder, verliebte, und Clara Schumann, deren Gatte in seinen Zügen, seinem Wesen und seiner Kunst stark weibliche Züge aufwies. Auch auf Rahel Varnhagen hätte Weininger hinweisen können, an die Varnhagen schreibt: „Wissen Sie, Liebe, warum unser Verhältnis so groß und vollkommen geworden ist? Ich will es Ihnen sagen: Sie sind ein unendlich produzierendes, ich bin ein unendlich empfangendes Wesen — Sie sind ein großer Mann, ich bin das erste aller Weiber, die je gelebt haben."

Dieser Gruppe von Frauen sind diejenigen verwandt, die selbst oft dreißig und darüber, eine große Vorliebe für junge bartlose Studenten, Künstler und Bohémiens haben, endlich auch solche, die für „würdige alte Herren" schwärmen.

Eine in diese Kategorie gehörige Studentin, die in ihrem Aussehen und ihren Charaktereigenschaften sehr viel Männliches hatte, dabei aber völlig „normalsexuell" war, da sie nur für Männer erotische Empfindungen hatte, sagte mir einmal nicht unzutreffend, „sie käme sich wie ein homosexueller Mann vor."

Ähnliches hörte ich von zwei berühmten Schriftstellerinnen mit stark viriler Note, ebenso wie auch feminine, aber frauenliebende Männer nicht selten äußern, sie fühlen sich wie homosexuelle Frauen.

Alle diese Männer und Frauen stehen in ihrer konstitutionellen Wesenheit den Homosexuellen ziemlich nahe, näher als sie glauben, was viele allerdings nicht hindert, im Vollgefühl ihrer „absoluten Normalität" um so lebhafter in die Verächtlichmachung der Homosexuellen, ihrer Nachbarn im Reiche der Natur, einzustimmen.

Auch normalsexuelle Männer, die Bartfrauen lieben, gehören in dieses Zwischenreich. Eine mit einem Vollbart versehene Dame der Pariser Halbwelt erzählte, daß sie, nachdem sie sich anfangs sorgsam rasiert und gepudert hätte, den Bart hätte stehen lassen, nachdem ihr zahlreiche Verehrer versichert hätten „que ses charmes n'en perdraient point de leur valeur". Ich erwähnte bereits oben, daß diese Frauen ebenso wie die hinsichtlich ihrer Stimmwerkzeuge und Brustbildung stark abweichenden Personen selbst meist vollkommen heterosexuell empfinden. So erhielt ich von dem Präsidenten der Kgl. Polizeidirektion Dresden vor kurzem folgendes Schreiben:

„Der Arbeiter August Sch., geboren am 26. Mai 1880 in A., war im Monat Juli dieses Jahres wegen Bettelns bei der Königlichen Polizeidirektion, hier, in Haft. Die abnorme Brustbildung von Sch. wurde bemerkt, und auf Befragen erklärte er sich bereit, sich photographieren zu lassen und gab auch die Einwilligung, daß sein Bild zu wissenschaftlichen Zwecken Verwendung finde. Sch. ist mittelgroß, kräftig gebaut, der Habitus ist im allgemeinen männlich, auch die Beckenbreite ist die des Mannes. Der Körper ist wenig behaart, auch der Bartwuchs an Kinn und Oberlippe ist sehr gering. Sch. erzählte, daß er seit dem 17. Lebensjahre die weibliche Rundung der Brust habe, daß seine geschlechtlichen Empfindungen niemals auf das männliche Geschlecht gerichtet, daß er vielmehr sich zu Weibern hingezogen fühle. Da Euer Hochwohlgeboren vermutlich sich für den Fall interessieren, gestatte ich mir Ihnen 2 Photos zu übersenden." Die beigefügten Bilder zeigten in der Tat ausgesprochene Gynäkomastie, hängende Mammae mit einem großen Warzenhof um die Mammilla.

Hier sind auch die oft zitierten Fälle zu erwähnen, die Herodot bei den Szythen und in neuerer Zeit Hammond[6]) bei den Pueblo-Indianern in Neu-Mexiko beobachteten und beschrieben. Unter Szythenkrankheit verstanden die Alten ein eigentümliches Leiden, durch das die Göttin Venus die Szythen bestraft hätte, weil sie ihren Tempel zu Askalon geplündert hätten; diese Störung bestände darin, daß die Tempelschänder und ihre Nachkommen verweiblicht worden seien; infolgedessen legten sie weibliche Kleider an, verrichteten weibliche Handarbeiten und bekämen auch in ihrem Charakter und in ihrem Äußeren ein weibliches Gepräge. Der berühmte Arzt Hippokrates[7]) übernimmt diese Mitteilungen des Geschichtsschreibers Herodot, meint aber, daß es sich hier nicht um eine göttliche Strafe handle, sondern um eine Folgeerscheinung des beständigen Reitens, wodurch allmählich die Genitalien schrumpften und die Geschlechtslust und Geschlechtskraft schwänden. Infolgedessen ließe dann auch der männliche Charakter nach, an dessen Stelle ein weibisches Wesen träte.

Auch Hammond bringt die von ihm unter den mexikanischen Indianern, den Nachkommen der Azteken, beobachteten Mujerados, deren Erscheinung sehr an die der Szythen erinnert, mit einer durch übermäßiges Reiten verursachten Schwächung des Genitalapparats in Zusammenhang, infolge massenhafter Ejakulationen atrophierten Membrum und Testikel, die Barthaare fielen aus, die Stimme verliere ihre Tiefe, Energie und Körperkraft nähmen ab, das Fettgewebe zu, Neigungen und Manieren würden weiblich. Es ist bemerkenswert, daß weder Herodot noch Hippokrates, noch Hammond uns über die Richtung des Geschlechtstriebs der von ihnen beobachteten Menschen etwas Sicheres zu berichten wissen. Während die Alten diesen Punkt überhaupt nicht berühren, erklärt Hammond, daß die Mujerados, die im übrigen bei den religiösen Zeremonien ihrer Stämme Verwendung fänden, „wahrscheinlich" vornehmen Pueblos zur Päderastie dienten.

Nach der Kenntnis, die wir gegenwärtig über die zahlreichen mannweiblichen Geschlechtsübergänge haben, ist es keineswegs als erwiesen anzusehen, daß es sich in diesen ethnologischen Berichten überhaupt um wirkliche Homosexuelle handelte; auch die Hypothese, daß das Reiten an den hochgradigen seelischen Veränderungen Schuld trägt, hat nicht viel mehr Wahrscheinlichkeit als die Annahme Herodots, der die Göttin Venus dafür verantwortlich machte. Es dürfte sich vielmehr in allen diesen Fällen um Abarten der so mannigfachen endogen-sexuellen Zwischenformen handeln, und zwar im wesentlichen um solche der II. und IV. Gruppe (androgyne Transvestiten).

Für einen Trugschluß halte ich auch die Ansicht v. Leexows, der selbst Kavallerieoffizier, in seiner Schrift (p. 47) „Armee und Homo-

[6]) Hammond l. c. p. 111—117.

[7]) Sprengel: Apologie des Hippokrates. Leipzig 1792, pag. 611.

sexualität" sagt: „Ich möchte wissen, was ein eingeweihter Trainer über Menschen, die viel mit Pferden zu tun haben, und über gleichgeschlechtliche Liebe meint, denn meines Erachtens nach hat Reiten unbedingt etwas mit Homosexualität zu tun."

c) Transvestitismus. Am meisten und längsten hat man den so sehr in die Augen springenden Drang einiger Menschen, in den Kleidern des anderen Geschlechts, am liebsten dauernd, zu leben, als absolutes Erkennungsmerkmal der sexuellen Inversion erachtet. Aber auch er ist es nicht. Viel haben zu diesem noch jetzt in Ärzte- und Laienkreisen weitverbreiteten Irrtum die ersten in medizinischen Zeitschriften wissenschaftlich gewürdigten Fälle beigetragen, wie der in der Medizinischen Zeitung (22. Jahrgang 1853, p. 102: „Homo mollis") von Kreisarzt Fränkel publizierte Fall des unglückseligen Süßkind Blank, und der erste von Westphal[8]) als konträre Sexualempfindung bei einem Manne bezeichnete Fall, bei dem es nach dem gegenwärtigen Stande unserer Kenntnis keineswegs als ausgemacht gelten kann, ob er überhaupt ein Homosexueller war.

Im großen Publikum gelten namentlich Männer, die berufsmäßig als Damendarsteller auftreten, vielfach ohne weiteres als homosexuell. Weniger oft, aber immerhin doch auch ziemlich häufig wird dieser Verdacht gegenüber Frauen geäußert, die Männerrollen spielen (wie etwa in Frankreich Sarah Bernhard, in England Vesta Tilley, in Deutschland die Sandrock und andere). Diese Annahmen sind nicht berechtigt. Ein Transvestit schrieb mir: „Ich war bereits 19½ Jahre alt, und hatte noch nie eine Varieté-Vorstellung besucht, wußte auch nichts von Damendarstellern. Durch das Gespräch zweier Herren, die vor mir saßen, wurde ich erst darauf aufmerksam, daß die vortragende Dame männlichen Geschlechts sei. Einer der Herren ließ dabei eine Bemerkung über die Neigungen fallen, die derartige Individuen ihrem eigenen Geschlecht gegenüber haben sollten. Dem anderen schien das nicht recht glaubhaft, aber der erste versicherte, er wisse es ganz genau, jedes männliche Individuum, das sich weiblich kleide, gehöre zu jener Rasse von Menschen. Ich ging an diesem Abend sehr niedergeschlagen nach Hause und verbrachte eine schlaflose Nacht. Noch lange klangen mir diese Worte im Ohr. Wie kam hier jemand dazu, ohne weiteres über seine Mitmenschen den Stab zu brechen und etwas zu behaupten, was unmöglich wahr sein konnte. Denn ich fühlte doch trotz meiner Sehnsucht nach Weiberkleidern nicht die Spur von einer Neigung zum Manne in mir."

Daß das irrtümliche Urteil über die Damendarsteller — auch für die Damenschneider gilt Ähnliches — revisionsbedürftig sei, ging schon aus der kleinen Studie hervor, die „ein Mediziner" 1901 im III. Jahrgang des Jahrbuches für sexuelle Zwischenstufen unter dem Titel: „Vom Weibmann auf der Bühne" veröffentlicht hatte. Der ungenannte Verfasser hatte an 14 Damenimitatoren („Soubrettenparodisten") Erhebungen und Untersuchungen angestellt. Von diesen waren

---

[8]) Archiv für Psychiatrie und Nervenkrankheiten. II. Band. Berlin 1870. p. 73 ff.: „Die konträre Sexualempfindung, Symptom eines neuropathischen (psychopathischen) Zustandes." Von Prof. Dr. C. Westphal.

8 verheiratet, davon 5 in kinderloser, aber anscheinend glücklicher Ehe, von den ledigen 6 waren 2 vollkommen normalsexuell „begeisterte Verehrer des wirklichen weiblichen Geschlechts", 4 homosexuell. Unter den 8 Verheirateten waren 5 rein heterosexuell, 3 homosexueller Nebenneigungen stark verdächtig. Es waren demnach von 14 Damendarstellern 7, also genau die Hälfte, heterosexuell, 4 homosexuell, 3 anscheinend bisexuell.

Viele Transvestiten unterscheiden sich hinsichtlich der kontrainstinktiven Abneigung, die sie gegenüber der Homosexualität hegen, kaum von anderen Heterosexuellen. Das zeigen viele übereinstimmende Äußerungen zur Evidenz. So schreibt mir einer aus Stuttgart: „Als Transvestit verabscheue ich die Männerliebe. Homosexualität und Transvestitismus sind zwei diametral entgegengesetzte Veranlagungen", ein anderer: „Obwohl ich seit Jahren viel in homosexuellen Kreisen verkehre, ekelt mich der bloße Gedanke an gleichgeschlechtlichen Verkehr direkt an!" Ein dritter berichtet, daß ihm „die Idee der Komplementierung seines idealen Zustandes durch einen Mann nie gekommen ist." Ein vierter: „der Trieb war stets nur auf den coitus cum femina gerichtet, von Homosexualität ist keine Spur vorhanden", und noch ein anderer, ein Offizier, äußert sich wie folgt: „der Hauptinhalt meiner Sehnsucht ist es, vollständig Frau zu sein; ein außerordentlicher Reiz wäre es für mich, dürfte ich mich ganz rasieren, schminken, als Frau kleiden; allerdings recht elegant, dernier cri, doch nicht criard, Unterwäsche fein und seidig, schmale Schuhe, viel Stickerei, kunstvolle Hüte, kurz, wie eine brillant unterhaltene Kokotte;" und nach solcher Erklärung scheint dieser Herr kaum zu merken, wie naiv es wirken muß, wenn er hinzufügt: „von Homosexualität ist keine Spur vorhanden, vielmehr verachte ich Urninge und effeminierte Männer tief."

Ich hatte den Eindruck, als ob der Verkleidungstrieb bei den Homosexuellen mehr eine sekundäre Folgeerscheinung ihrer sexuellen Triebrichtung ist, während er bei den Heterosexuellen die primäre, selbständige Ausdrucksform ihres Seelenlebens ist. Außer den homosexuellen und heterosexuellen Transvestiten gibt es aber auch solche, bei denen der eigentliche Geschlechtstrieb überhaupt fast völlig zurücktritt.

So heißt es in dem von Dr. Iwan Bloch und mir über den 48jährigen früheren Trappistenfrater Josef M., einen ausgesprochenen Transvestiten, erstatteten Gutachten: „Bis heute hat Patient einen geschlechtlichen Verkehr nicht gehabt, da er niemals einen besonderen Drang dazu verspürte, und ausschließlich von dem Gedanken und dem Gefühle beherrscht wird, als Frau zu leben. Er glaubt, daß er von selbst niemals zu einem Geschlechtsverkehre gelangen würde, da er gar keinen Trieb dazu spüre und auch zu schüchtern sei. Der nackte oder halbnackte weibliche Körper übt keinerlei Reiz auf ihn aus. Jedoch war sein geschlechtliches Empfinden auch niemals auf das männliche Geschlecht gerichtet. Von Kindheit an besteht dieser leidenschaftliche Hang bei ihm, sich als Frau zu kleiden. Er hat immer wieder versucht, diesen Hang zu bekämpfen, aber es war vergeblich. Die Folge einer längeren Enthaltsamkeit von der Frauentracht war stets eine schwere geistige Depression. Glücklich fühlte er sich nur in Frauenkleidern, wo er ein ganz anderer wird und die frühere Melancholie und Befangenheit einer inneren harmonischen Stimmung weicht. Sein ganzer seelischer Zustand hängt davon ab, ob er Frauenkleider trägt oder nicht. Für die Befriedigung dieser Neigung würde er sich, wie er sagt, entmannen lassen, ja selbst ins Gefängnis gehen, wenn sie anders nicht möglich wäre. Die weibliche Kleidung bot ihm von jeher Ersatz für alles andere."

Um die Differentialdiagnose zwischen Homosexualität und Transvestitismus recht deutlich hervortreten zu lassen, füge ich den bereits an anderen Stellen von mir publizierten Fällen noch ein bisher unveröffentlichtes Gutachten bei. Es handelt sich um einen Transvestiten von leicht androgynem Typus, aber völlig heterosexuellem Liebesempfinden, den ich gemeinsam mit Burchard begutachtete. Soweit es sich ermitteln läßt, liegt eine erbliche Belastung bei dem Kunsttischler Herrn N. nicht vor. Beide Eltern leben und sind gesund, ebenso drei jüngere Geschwister.

N. selbst hat sich in körperlicher und seelischer Hinsicht normal entwickelt und einen seinen Fähigkeiten entsprechenden Beruf ergriffen, in dem er sich durchaus zufrieden fühlt und es zu einer geordneten Existenz und geachteten Stellung gebracht hat. Seine Erholung findet er in der Musik, die er zwar nicht ausübend, aber verständnisvoll genießend pflegt, und in sportlicher Betätigung. Die Richtung seines Geschlechtstriebs ist absolut normal, ausschließlich dem weiblichen Geschlechte zugewandt. Er lebt seit Jahren in glücklichster Ehe, die kinderlos geblieben ist — aller Wahrscheinlichkeit nach aus Gründen, die in der Körperbeschaffenheit seiner Frau liegen, da N. selbst unsern Feststellungen nach völlig zeugungsfähig ist.

So wäre N. seiner Konstitution und seinem Lebensgange nach als ein durchaus normaler Mensch zu bezeichnen, hätte sich in seiner Individualität nicht schon von frühester Jugend an eine Besonderheit geltend gemacht, deren Wurzeln wir in der Eigenart der geschlechtlichen Persönlichkeit zu suchen haben. Bereits im 8. Lebensjahre beherrschte ihn ein unwiderstehlicher Drang, Mädchenkleider anzuziehen. Schon damals fühlte er, wenn ihm dieses ermöglicht wurde, ein ganz eigenartig wohltuendes Gefühl seelischer Beruhigung und Entspannung. So benutzte er jede nur denkbare Gelegenheit, Garderobenstücke seiner Schwester anzulegen. Während seines späteren Berufslebens nahm dieser Trieb trotz mannigfacher äußerer Schwierigkeiten und starken Ankämpfens unverändert eine beherrschende Stellung im Seelenleben des Herrn N. ein. Seit acht Jahren ist er, wie erwähnt, glücklich verheiratet und hat, da seine Frau diesen Neigungen verständnisvoll gegenübersteht, Gelegenheit, sie in der Häuslichkeit durch Anlegen weiblicher Kleidung bis zu einem gewissen Grade zu befriedigen. Bis zu einem gewissen Grade nur, denn zur vollen Befriedigung und inneren Entspannung seines Triebes ist es für Herrn N. unbedingt erforderlich, wenigstens von Zeit zu Zeit als Frau sich auch im Freien bewegen zu können. Ist ihm dieses längere Zeit hindurch unmöglich, dann stellen sich nervöse Erscheinungen bei ihm ein, von denen er sonst frei ist: innere Unruhe, Grübelsucht, Schlaflosigkeit und ängstliche Träume. Während einer längeren Beobachtungszeit hatten wir Gelegenheit, N. sowohl in Männer- als Frauentracht in unserer Sprechstunde, wie auch in verschiedenen Situationen des täglichen Lebens, so u. a. bei Ausflügen in größerer Gesellschaft, zu sehen, und konnten uns danach ein zusammenhängendes und vollständiges Bild von seiner Persönlichkeit und seiner Eigenart machen. In somatischer Hinsicht zeigt Herr N. weder krankhafte noch irgendwie nennenswerte degenerative Erscheinungen. Eine gesteigerte nervöse Erregbarkeit bekundet sich in den lebhaften Äußerungen der Reflextätigkeit und in einer erhöhten Schmerzempfindlichkeit. Im Körperbau machen sich Anklänge an feminine Bildung insofern bemerkbar, als die Körperformen mehr weich und abgerundet, die Hände und Füße klein und zierlich sind; ferner ist die Taillenweite — allerdings z. T. wohl infolge häufigen

Korsettragens — sehr gering, 72 cm über dem Rock gemessen. Auch die spärliche Körperbehaarung reiht sich diesen Erscheinungen an, während die Genitalien selbst durchaus normal männliche Bildung zeigen, und auch der Samen, wie die mikroskopische Untersuchung ergab, lebendige Spermatozoen und Spermakristalle enthält. In der Haltung, dem Gang und den Bewegungen tritt deutlich eine natürliche Annäherung an den Typus des weiblichen Geschlechts zutage. So macht denn N. auch in Damentracht einen so ungezwungenen, natürlichen Eindruck, daß nichts an ihm an den Mann erinnert, solange man seine tiefe Stimme nicht hört. Man kann sogar entschieden sagen, daß der Gesamteindruck des Herrn N. als Dame harmonischer ist wie als Mann. In der Hauptsache ist das dadurch bedingt, daß seine Stimmung in Frauentracht offenbar eine befriedigtere, ausgeglichenere ist als in Herrenkleidung. Herrn N.s Intelligenz, seine Kenntnisse und Interessen, seine geistige Urteils- und Leistungsfähigkeit entsprechen in jeder Hinsicht seinem recht hohen Bildungsgrade. Energie und Willenstätigkeit sind von gesunder Frische und zielbewußter Konsequenz.

Gutachten. Es liegt bei N. ein ausgesprochener Fall von Transvestitismus vor. Dieser von dem mitunterzeichneten Dr. Hirschfeld zuerst beschriebene und weiter von uns beiden u. a. an einer Reihe von Fällen in der ärztlichen Sachverständigenzeitung geschilderte Zustand stellt eine ursprüngliche und angeborene Mischform beider Geschlechtskomponenten dar, indem die weibliche — gleichsam in Form einer Oberflächenspannung — zur Betätigung femininer Art in Kleidung und Lebensgewohnheiten drängt. Dieser Zustand kann, wie wir es in zahlreichen anderen Fällen beobachteten, ein dauernder sein. Er kann aber auch, wie bei Herrn N., schon in gelegentlicher Befriedigung eine Entspannung erforderlich machen, deren Unterdrücken nervöse Störungen hervorruft, die auf die Dauer sicher schwere krankhafte Zustände mit sich bringen mußten. So ist diese gelegentliche Befriedigung des transvestitischen Dranges eine Notwendigkeit für N., der er ohne Bedenken nachgehen kann, da er in weiblicher Tracht in keiner Weise auffällt und irgendwelche sexuelle Nebenabsicht, wie aus unseren Schilderungen zur Genüge hervorgeht, bei N. absolut ausgeschlossen und undenkbar ist. Unser Gutachten geht demnach dahin: Es besteht bei N. eine angeborene transvestitische Veranlagung, die eine zeitweise Befriedigung dadurch, daß Herr N. sich in Frauenkleidung im Freien bewegt, aus ärztlichen Gründen erforderlich macht, da er andernfalls schweren gesundheitlichen Schädigungen in nervöser Hinsicht ausgesetzt sein würde.

Bei manchen Transvestiten gewinnt es fast den Anschein, als ob der männliche Teil ihrer Psyche sich an ihrem weiblichen sexuell errege, etwa im Sinne des Rohlederschen[9]) Automonosexualismus, als dessen Charakteristikum er bezeichnet, „daß der Trieb auf sich selbst einzig und allein gerichtet ist", und daß „das betreffende Individuum selbst und zwar allein Ausgangspunkt und Endziel des sexuellen Triebes ist". Einige Transvestiten geben an, daß ihr weibliches Spiegelbild sie sexuell errege, andere berichten von autokohabitatorischen Gedanken und Handlungen. Wir können demnach unter den Transvestiten folgende fünf Gruppen unterscheiden: a) die heterosexuellen,

---

[9]) Geschlechtsumwandlungen. Berlin 1912; Die Transvestiten. Berlin 1910.

b) die homosexuellen, c) die bisexuellen, d) die anscheinend asexuellen, e) die automonosexuellen.

Das oben angegebene Zahlenverhältnis, nach dem etwa nur die Hälfte der an Verkleidungstrieb leidenden Personen homosexuelle Neigungen zeigt, die Hälfte heterosexuell ist, dürfte ungefähr der Häufigkeit alterosexueller Einschläge überhaupt entsprechen. Absolut gibt es unter Männern und Frauen ebensoviele heterosexuelle wie homosexuelle Transvestiten. Da es aber überhaupt etwa 20mal so viel Heterosexuelle als Homosexuelle gibt, ist der Transvestitismus und der alterosexuelle Habitus relativ viel häufiger unter Homosexuellen wie Heterosexuellen.

Der springende Punkt bleibt also nach wie vor bei der Diagnose der Homosexualität der exakte Nachweis der konträren Sexualempfindung selbst; wesentlich unterstützt wird diese Diagnose zwar durch das negative Verhalten gegenüber dem anderen Geschlecht, sowie durch die alterosexuellen Einschläge, die aber beide für sich allein genommen eine sichere Diagnose nicht gestatten.

ZWÖLFTES KAPITEL.

Untersuchungsmethode homosexueller Männer und Frauen.

Aus allem, was ich über die Differentialdiagnose der Homosexualität ausgeführt habe, geht hervor, auf welche großen Schwierigkeiten ihre sichere Erkenntnis stoßen kann. Wäre dem nicht so, dann wäre es auch wohl kaum zu begreifen, daß sie sich als Erscheinung so lange verborgen halten konnte. In gewisser Beziehung besteht auch heute noch die Anschauung eines der ältesten Autoren auf diesem Gebiete zu Recht, Tarnowskys[1]), der hervorhob, „wie eingehend ein solches Subjekt untersucht, wie sorgfältig und lange es beobachtet werden muß, bis in welche Einzelheiten sein ganzes Leben zu verfolgen, der Einfluß der Erziehung, des Beispiels, überstandener Krankheiten zu ermitteln ist", „um mit größerer oder geringerer Sicherheit die Frage zu entscheiden, ob im gegebenem Fall die Päderastie ein angeborener Entwickelungsfehler oder eine auf anderem Grunde ruhende Handlung ist".

Handelt es sich nun in einem konkreten Falle darum, festzustellen, ob bei einer Person, die unseres Rates oder Urteils bedarf, Homosexualität vorliegt, so wäre es ein Kunstfehler, wenn wir ihr mit der Frage entgegentreten wollten: Sind Sie homosexuell? Bei sensiblen Naturen kann solche Frage, die einen Menschen vor die plötzliche Preisgabe seines tiefinnersten Geheimnisses stellt, wie ein schwerer seelischer Chock wirken. Ich sah namentlich vor Gericht wiederholt Zeugen, die völlig benommen waren, als diese Frage sie unerwartet traf; bei manchen, nicht bei allen, nahm das Auge einen bald mehr leblos starren, bald namenlos verängstigten Ausdruck an; die Haut des Gesichtes verfärbte sich, der Atem stockte und die Sprache schien für kurze Zeit völlig zu versagen. Wenn auch der Homosexuelle dem Mediziner anders gegenübersteht wie dem Juristen,

[1]) Tarnowsky, l. c. p. 143.

so soll doch auch der Arzt seine Exploration so schonend wie möglich einrichten, vor allem so, daß sich die Schlußfolgerung und das Zugeständnis der homosexuellen Triebrichtung erst allmählich aus den voraufgegangenen Mitteilungen des Patienten zwanglos aus Fragen ergibt, die die Homosexualität zunächst nicht direkt betreffen. Ich kann sagen, daß ich von den vielen Tausenden von Homosexuellen, die zu mir kamen, nicht einen einzigen direkt nach seiner Homosexualität gefragt habe. Der Arzt kann hier zwei Gruppen unterscheiden, Männer und Frauen, bei denen es von vornherein feststeht, daß sie zu ihm kommen, um sich über ihr Sexualleben auszusprechen, und solcher, die ihn wegen verschiedenartiger Beschwerden aufsuchen, die erst indirekt die Vermutung nahelegen, daß sie Folgeerscheinungen eines unbefriedigenden oder unbefriedigten Geschlechtslebens sein könnten. In beiden Fällen wird man guttun, gleichviel, ob das Thema direkt oder erst nach Durchsprechung anderer Klagen angeschnitten wird, ja selbst dann, wenn der Patient uns selbst von vornherein mit dem Bekenntnis seiner Homosexualität entgegentritt, nicht unmittelbar auf die Erörterung der gleichgeschlechtlichen Empfindungen und Beziehungen einzugehen.

Wir müssen immer bedenken, welch starke Überwindung den Betreffenden meist der Entschluß der Aussprache, der Gang zum Arzt kostete. Ich könnte hierfür merkwürdige Beispiele anführen. So berichtete mir einmal ein Student der Theologie, daß er dreimal die Reise von Rostock nach Berlin gemacht hätte, um sich mir anzuvertrauen. Zweimal hätte er vor meinem Hause gestanden und wäre umgekehrt und unverrichteter Sache wieder heimgefahren. Erst beim dritten Male traute er sich hinauf. Ähnliches hörte ich wiederholt. Ich sah manchmal, daß Leute tagelang das Haus, in dem ich wohnte, umkreisten, ehe sie endlich eintraten. Es kam vor, daß Männer und Frauen zu mir kamen, die, als sie mir gegenüber saßen, von ganz anderen Beschwerden, sei es wirklichen oder fingierten, sprachen, als von denen, die zu erörtern sie gekommen waren. Solche großen inneren Widerstände darf der Arzt nicht außer acht lassen.

Ich beginne die mündliche Erkundigung nach dem Sexualleben stets mit der Befragung nach dem normalsexuellen Verhalten; beim Manne beispielsweise damit, ob Verkehr mit dem weiblichen Geschlechte stattgefunden hat, seit wann, in welchen Abständen, ob mit ausreichender Potenz; beim Weibe, ob eine seelische Zuneigung zum männlichen Geschlechte besteht; dem Patienten fällt es viel leichter, sich über die negative Seite seines Zustandes auszusprechen, seine normalsexuelle Frigidität, als über die positive Seite, seine Inklination zum eigenen Geschlecht. Ist das Verhalten zum anderen Geschlecht besprochen, komme ich auf das Thema unfreiwilliger Sexualerregungen im Schlaf und auf die Frage der Masturbation.

Auch hier wird die Auskunft meist bereitwilligst gegeben. Die Befragten wissen, daß die nächtlichen Pollutionen außer dem Bereich ihres Wollens fallen und daß Onanie ein in gewissen Jahren fast allgemeines Vorkommnis ist. Von hier aus kann man dann schon auf die Frage übergehen, ob und welche Vorstellungen bei den Pollutionsträumen und der Onanie die Phantasie erfüllten und ob die Masturbation immer nur allein oder auch mutuell vorgenommen wurde. Damit sind wir dann schon ganz nahe bei dem eigentlichen Beweisthema, den gleichgeschlechtlichen Empfindungen, angelangt. Zunächst werden wir hier nur bei dem rein geistigen, der seelischen Anziehung verweilen und erst allmählich die Frage berühren, ob auch sexuelle Betätigung stattgefunden hat oder Neigung dazu besteht. Ist dies zugegeben, so gehen wir zunächst noch nicht des näheren darauf ein, sondern erkundigen uns genau nach dem eigenen Seelenleben des Patienten, nach androgynen Zügen und Interessen und ausführlich nach seiner Abstammung, den Geschwistern, seiner Erziehung und dem bisherigen äußeren Verlauf seines Lebens. Erst wenn alles dies besprochen, nehme ich die notwendige körperliche Untersuchung unter Berücksichtigung alles dessen vor, was für die Diagnosestellung, wie wir sie oben auseinandersetzten, von Bedeutung ist. Aber auch dann fühle ich mich in vielen Fällen noch nicht vollkommen in der Lage, ein abschließendes Urteil über so lebenswichtige Fragen abzugeben, als die sind, die meiner Entscheidung unterstellt werden. Ich setze vielmehr dem Ratsuchenden auseinander, daß noch ein gedruckter Fragebogen von ihm schriftlich beantwortet werden soll, einmal, damit er sich selbst nochmals recht ruhig alles überlege und klarmache, und dann, damit ich mir den Einblick und die Übersicht verschaffen kann, die ich zur Abgabe meiner Ansicht für erforderlich erachte.

Sowohl bei der mündlichen als schriftlichen Exploration muß der Befragte nicht nur das volle Vertrauen zum Fragesteller haben, er muß auch wissen, daß für die richtige Beurteilung und Beratung seines Falles die volle Wahrheit unerläßlich ist. Die Fragen müssen immer so taktvoll, diskret und vorsichtig gestellt werden, daß das natürliche Schamgefühl des Befragten nicht verletzt wird und es für ihn keine Überwindung kostet, sich dem Arzte zu erschließen. Ferner ist es wesentlich, die Fragen so zu formulieren, daß der Gefragte möglichst wenig merkt, welche Schlüsse aus der Antwort zu ziehen sind. Es müssen also Suggestiv-Fragen vermieden werden. Man hat gegen diese rationell vertiefte Anamnese eingewendet, daß bei ihr leicht subjektive Unwahrheiten und objektive Unrichtigkeiten unterlaufen, und es muß zugegeben werden, daß die Möglichkeit von Fehlerquellen gegeben ist. Sie können jedoch hier, wie in der wissenschaftlichen Forschung überhaupt, durch Exaktheit und sonstige Vorsichtsmaßregeln wesentlich vermindert, ja für die Schlußfolgerungen auf ein Minimum beschränkt werden. Ich bemerke, daß der Fragebogen, den ich den Patienten überreiche, bereits vor 14 Jahren im ersten Entwurf von mir ausgearbeitet und seitdem wiederholt in Gemeinschaft mit mehreren Kollegen von mir überarbeitet und vervollständigt wurde. Trotzdem kann er auf Vollkommenheit noch keinen Anspruch erheben. Den Zweck, dem er in erster Linie dienen soll, die Sicherstellung der Diagnose, erfüllt er auch in seiner jetzigen Fassung schon in ausgezeichneter Weise. Darüber hinaus bietet er eine sehr geeignete Grundlage für statistische Untersuchungen vieler noch nicht genügend geklärter Beziehungen zwischen Homosexualität und anderen Punkten. Der Fragebogen ist so gehalten, daß er von Personen jeden Geschlechts und jeder Geschlechtsneigung beantwortet werden kann.

Ich gebe nun den Fragebogen im Wortlaut wieder, und zwar füge ich als Beispiel die Antworten eines jungen Mädchens hinzu, die ein so eindeutiges Bild geben, daß an der Diagnose: Homosexualität nicht gezweifelt werden kann.

Psychobiologischer Fragebogen.

(Die Fragen bitten wir auf den eingeschlossenen Seiten so zu beantworten, daß jeder Antwort die Nummer der Frage vorgesetzt wird.)

Vorbemerkung. In Ihrem eigenen Interesse und in dem der wissenschaftlichen Forschung bitten wir, Zeit und Mühe nicht zu scheuen, die folgenden Fragen streng wahrheitsgemäß und möglichst genau zu beantworten.

Auf strengste Verschwiegenheit dürfen Sie sich verlassen. Wer Bedenken trägt, den Fragebogen mit seinem vollen Namen, dessen Geheimhaltung unter das ärztliche Berufsgeheimnis fällt, zu unterzeichnen, möge denselben mit einer Nummer oder beliebigen Buchstaben versehen. Bei einigen Fragen, wie z. B. denen, die sich auf die Abstammung und Kindheit beziehen, wäre vorherige Rücksprache mit älteren Angehörigen empfehlenswert. Fragen, die zu beantworten man wider Erwarten Bedenken tragen sollte, bittet man ebenso wie solche, deren Beantwortung man nicht weiß, einfach unausgefüllt zu lassen. Wir bitten ferner, die Fragen, welche kurz zu beantworten sind, am Rande, die übrigen in einer besonderen Anlage, möglichst im Format des Fragebogens, zu erledigen. Erwünscht, jedoch keineswegs notwendig, ist schließlich Beifügung der eigenen Photographie (ev. aus verschiedenen Lebensaltern), sowie einer zweiten, die den ungefähren Typus wiedergibt, auf den sich Ihre Neigung erstreckt.

I. Nationale.

a) Name, Alter, Geschlecht, Rasse, Beruf, Wohnort, Religion.

Agnes W.; 18 Jahre; weiblich; Musikstudierende; Berlin; Jüdin.

b) Verheiratet oder nicht?

Unverheiratet.

II. Abstammung.

1. Leben Ihre Eltern noch, sind dieselben gesund, oder woran leiden sie, bzw. woran und in welchem Alter starben sie?

Eltern leben. — Vater litt an Lungentuberkulose, die, wenn auch nicht geheilt, doch zum Stillstand gebracht ist. — Mutter ist gesund.

2. Waren die Eltern oder Großeltern blutsverwandt (falls ja, in welcher Weise, Cousin und Cousine, Onkel und Nichte usw.)?

   Nein.

3. Kamen Ehen zwischen Blutsverwandten in Ihrer Familie häufiger vor (heirateten z. B. Geschwister von Ihnen Verwandte)?

   Nein.

4. Wie alt waren die Eltern, als Sie geboren wurden? Wie war der Altersunterschied zwischen Vater und Mutter?

   Vater 30, Mutter 29 Jahre.

5. Sind Sie ehelich geboren?

   Ja.

6. Sind Sie mehr dem Vater oder der Mutter ähnlich (körperlich und geistig)?

   Körperlich und geistig mehr dem Vater ähnlich.

7. Wie groß ist die Anzahl der Schwestern und Brüder? Welches ist die Reihenfolge und das Alter der Geschwister, z. B. Bruder, Schwester, ich, Bruder)?

   Habe noch 1 Bruder, 12 Jahre alt.

8. Ist Ihnen bekannt, ob sich die Mutter vor Ihrer Geburt mehr einen Knaben oder ein Mädchen wünschte?

   Mehr ein Mädchen.

9. War das Zusammenleben der Eltern glücklich oder unglücklich? Heirateten die Eltern aus Neigung oder aus äußeren Gründen (Fortpflanzung eines Stammbaums, Geldinteressen usw.)?

   Zusammenleben unglücklich. — Heirat aus äußeren Gründen, jedoch nicht ohne gegenseitige Neigung.

10. Waren die Eltern zu den Kindern mehr zärtlich oder streng? War der Vater oder die Mutter energischer?

    Beide zu mir je nach Laune bald streng (so erhielt ich z. B. zu meinem 6. Geburtstage wegen einer geringfügigen Ungezogenheit keine Geschenke), bald übertrieben zärtlich. Zu meinem Bruder waren beide überwiegend zärtlich. Mutter energischer. Sie ist durchaus der leitende Teil: hat die Geschäftsführung, die Erziehung der Kinder, den Haushalt in der Hand und ist sozusagen der „Mann“ in der Familie, obgleich im Wesen selbst keinerlei männliche Züge hervortreten.

11. Hatten Sie für eins der Eltern größere Sympathien?

    Ich habe für meinen Vater größere Sympathie, die nur eine Zeitlang, als ich von verschiedenen Amouren meines Vaters erfuhr, meiner Mutter als der gekränkten Frau mehr gehörte, sich aber später, als ich mehr Verständnis für derlei Abwege erlangte, wieder meinem Vater zuwandte. — Es ist vorgekommen, daß mein Vater und ich das gleiche Geschöpf liebten, und gewöhnlich war ich eigentlich stolz auf die Übereinstimmung unsers Geschmacks.

12. Litten nähere Verwandte an nervösen oder geistigen Störungen (etwa Krämpfe, Veitstanz, Hysterie, Geistesschwäche, Schwermut oder an Syphilis oder an mangelhafter körperlicher Entwicklung, wie Bruch, Hasenscharte, Ohrmißbildungen, Kropf usw.) und zwar:

a) Unter den Eltern und Voreltern?

Meine Großeltern väterlicherseits starben beide an Krebs. Der Großvater litt an einem Bruch, der sich auf meinen Vater und auf mich vererbte, bei mir aber seit ca. 9 Jahren völlig ausgeheilt ist. Meine Großmutter mütterlicherseits starb an Gehirnschlag, eine Folge zweier vorhergegangener Schlaganfälle.

b) Unter den älteren oder jüngeren Geschwistern?

Nein.

c) In der übrigen Verwandtschaft?

Eine Großtante ist Morphinistin, ihr Sohn starb an Rückenmarksschwindsucht.

13. Wie verhielten sich die Eltern geistigen Getränken (Bier, Wein, Schnaps) gegenüber?

Beide absolut mäßig.

14. Kamen in der Verwandtschaft Selbstmorde vor? Bei welchen Verwandten und aus welchen Gründen?

Nein.

15. Gerieten Verwandte in bemerkenswerter Weise mit den Gesetzen in Konflikt?

Nein.

16. Befinden sich in Ihrer Verwandtschaft viele Unverheiratete über 30 Jahre (namentlich unter den Geschwistern)? Wissen Sie aus welchen Gründen? In welchem Alter befinden sich dieselben?

Nein.

17. Findet sich männliches Aussehen weiblicher und weibliches Aussehen männlicher Familienmitglieder?

Mein Bruder hat, allerdings nur dem geübteren Beobachter kenntlich, etwas weiblichen Typ. Wir pflegten ihm in früheren Jahren deshalb öfter Schmuck umzuhängen oder Mädchenkleider anzuziehen; auch der Spottname „Gretchen mit der Perlenkette" ist ihm bis heute geblieben, wenn er auch entschiedenen Widerwillen gegen diese Bezeichnung zeigte. Der ganze Junge ähnelt meiner Mutter: kleiner Mund, sehr kleine, feine Nase und weniger dunkler Teint als ich.

18. Sind Ihnen in Ihrer Verwandtschaft (Eltern, Geschwister,

Seitenverwandte) Fälle von abnormen geschlechtlichen Neigungen bekannt?

Ein Vetter, Sohn einer Schwester meiner Mutter, 30 Jahre alt, ist homosexuell. — Bei meinem Vater habe ich, trotz seiner Don Juan-Natur, öfter Züge beobachtet, die auf eine, ihm wohl völlig unbewußte Homosexualität schließen lassen. So geriet er einmal in einem Restaurant beim Anblick eines jungen Mannes derartig in Erregung über dessen „fabelhafte Figur", daß er ganz außer sich meinte: „Diesem Mann könnte ich direkt nachgehen!" Ein andermal war er nicht zu bewegen, einen Bissen zu essen, als er einen jungen Menschen, den wir als Gentleman in einem Nachtlokal getroffen hatten, bei einem Orchester die zweite Violine spielend wiedersah. Die Enttäuschung ließ ihn alles andere vergessen.

III. Kindheit und Jugend.

19. Wann lernten Sie Gehen und Sprechen? Wie und wann war die erste und zweite Zahnung?

Ich lernte Gehen mit ca. ¾ Jahren. Ich war nach Aussage meiner Eltern bereits nach wenigen Monaten nicht mehr im Steckkissen festzuhalten und mußte wohl oder übel auf die Beine gestellt werden. — Ich sprach ebenso früh und wurde oft meiner deutlichen Aussprache wegen bewundert: „Das redet wie eine Alte".

20. Litten Sie an Gehirnentzündungen, Schädelverletzungen, Kopfschmerzen, Krämpfen, Veitstanz, Schielen, Zahnabnormitäten, an chronischer Stuhlverstopfung, an Bettnässen, ev. bis zu welchem Alter?

Ich litt bis vor ca. 3 Jahren an Stuhlverstopfung, die einer gestörten Darmfunktion zuzuschreiben ist: mit 3 Jahren trat der Darm einmal heraus und konnte nur mit Mühe wieder reguliert werden. Außerdem litt ich an Gelenkschwellungen (wohl Folgen einer zu starken Dosis Serum anläßlich einer Diphtherie-Erkrankung).

21. Waren Sie ängstlich und schreckhaft, wie war es mit Alpdrücken, nächtlichem Aufschreien? Stotterten Sie?

Dunkle Zimmer versetzten mich in geradezu betäubenden Schrecken. Ich muß das den unverständigen Scherzen meiner jeweiligen Patronessen zuschreiben, die mich z. B. in dunklen Räumen plötzlich vom „Huckepack" zur Erde gleiten ließen, „der schwarze Mann kommt!" kreischten und die Tür zuschlugen. Einen beliebten Spaß verübte eine polnische Köchin, indem sie des Nachts an mein Bett kam und in weißen Laken mit schwarzer Maske die Geisterfrau markierte. — Einmal fand ich eine Postkarte, auf der Faust und Mephisto dargestellt waren. Unsere Kinderfrau — mein Bruder war gerade geboren — erklärte, das sei der „böse Geist", und von da ab begann ein Teufelaberglauben in mir groß zu werden, der sogar meinen bereits mit 10 Jahren zum Atheismus übergehenden Gottesglauben überlebte.

22. Bestand Kauen an den Fingernägeln, Lutschen am Daumen, Bohren in der Nase, Hang zum Herumtreiben, zum Lügen, zum Stehlen, zum übermäßigen Weinen?

Alles nicht.

23. Spielten Sie lieber mit Knaben oder Mädchen? Liebten Sie mehr Jugendspiele, wie Schneeballwerfen, Raufen, Steckenpferde, Soldaten usw. oder zogen Sie weibliche Kinderspiele vor, wie Puppen, Kochen, Häkeln und Stricken?

Ich spielte lieber mit Knaben, weil ihre Wildheit mir sympathischer war. Ich konnte jedoch auch Gefallen an Mädchen finden, saß dann aber gewöhnlich ruhig und plauderte lieber mit ihnen. Im allgemeinen zog ich Jungen vor, und die Mädchen schienen sich über meine Wildheit nur zu beklagen. So lernte ich einmal — ich war noch nicht 6 Jahre alt — auf einem Spielplatz eine kleine Baronesse kennen, die mir gut gefiel. Auf dem Heimweg wurde ich wegen meiner Jungenmanieren gescholten und darüber aufgeklärt, daß man nicht „so" renne, nicht „so" mit den Armen schlenkere und nicht „so" laut sei. Die Gouvernante der Baronesse fand mich zu unerzogen. „Man wirft doch nicht die Beine derartig beim Zeckspielen und schreit und ruft laut über den Platz!" — Mit meinem Bruder spielte ich Schiff, Soldaten oder auch „Rennen". Eine Puppe habe ich niemals zum Ausgehen mitgenommen oder etwa gar zum Vergnügen an- und ausgekleidet. Ich hatte meinen Stock, meine Bücher und einen ordentlichen Run mit dem Wagen durch die Wege lieber als Kochmaschine oder Wiege. Weibliche Handarbeiten machte ich ungern, dagegen fand ich den Holzbrand sehr unterhaltend und habe bis heute die meisten „Obligations-Gaben" in allerlei Nüancierungen auf diese Art fertiggestellt.

24. Merkten Sie, daß Sie anders waren als andere Kinder? Liebten Sie die Einsamkeit? Zogen Sie sich vom Verkehr mit Altersgenossen zurück?

Ich merkte, daß ich anders war als andere Kinder. Ich habe von klein auf sozusagen abseits gestanden. Das trat besonders beim Eintritt in die Schule zutage. Ich war unbeliebt bei meinen Kameradinnen und ließ diese vielleicht gerade deshalb meine Überlegenheit doppelt fühlen. Freundinnen besaß ich wenige, diese wenigen nur pro forma.

25. Sahen Sie vor Ihrer Pubertät auffallend mädchenhaft resp. sehr knabenhaft aus? Wurden Bemerkungen gemacht, wie „er ist wie ein Mädchen" oder „sie ist der reine Junge"?

Ich sah auffallend knabenhaft aus, trug bis zu meinem siebenten Jahre kurze Haare. — „Der reine junge Hund" oder „Du hast entschieden ein paar Glieder zu viel", auch „Junge, Junge, was soll aus dir noch werden, wenn du so wild bist", wurde nicht eben sehr selten geäußert.

26. Besinnen Sie sich auf Träume aus Ihrer Kindheit, namentlich auf solche, die sich häufig wiederholten? Welchen Inhalt hatten solche?

Träume von tiefen Gewässern, die ich durchschwamm, oder von Bergen, die ich überflog, waren häufig. Ebenso sind mir solche, in denen ich mir, allerdings vollkommen kindlich, Geschlechtsteile (von Mädchen) zeigen ließ, erinnerlich.

27. Wie lernten Sie und wofür waren Sie am besten beanlagt?

Für welche Fächer interessierten Sie sich in der Schule am meisten?

Ich lernte ungewöhnlich leicht. Geschichte lag mir, ebenso deutscher Aufsatz und Sprachen. Zeichnen war mir jedesmal ein Fest, und ich galt als ausgezeichnete Turnerin. Dagegen hatte ich keinerlei Befähigung für Mathematik oder Physik. Ich hätte ständig den ersten und nicht den zweiten Platz im Klassenrang behauptet, wäre die Kleine neben mir nicht eine so vorzügliche Rechnerin gewesen.

28. Wurden Sie von Eltern oder Lehrern häufig körperlich gezüchtigt oder sonst empfindlich bestraft? In welcher Weise?

Ich onanierte öfter und wurde deshalb mit Entziehung von Zirkusbesuchen und sonstigen Vergnügungen bestraft, noch häufiger jedoch mit Schlägen. Eigens zu diesem Zwecke hatte sich mein Vater einen Kantschu angeschafft, dessen Lederstriemen mir jedesmal wütende Tränen erpreßten. Mein Unglück war, daß ich nicht weinte oder schrie: man hielt dies für Verstocktheit und verdoppelte die Strafe. Ich war mir stets im unklaren über die Ursachen dieser Härte und verstand nicht, daß man in der erwähnten, mir ganz natürlichen Gewohnheit eine Ungezogenheit erblickte.

29. Wie war Ihre Erziehung? Wurden Sie mit vielen anderen zusammen in Pensionsanstalten, Klöstern, Kadettenhäusern oder im Hause Ihrer Eltern erzogen? Wie war das Leben in den Anstalten? Fanden dort geschlechtliche Verführungen durch Altersgenossen oder durch jüngere oder ältere Personen statt, von weiblicher oder männlicher Seite?

Meine Erziehung lag, wie das die geschäftliche Position meiner Eltern bedingte, zuerst ganz in den Händen uninteressierter Gouvernanten, bald einheimischer, bald ausländischer, die von kindlicher Eigenart oder Individualität keine Ahnung hatten. — Mit 15 Jahren kam ich in ein hiesiges bekanntes Pensionat und fand hier zum ersten Male das sogenannte „Leben“ in einer Form und Fülle, die mich vollkommen berauschten. In der Ferienzeit waren wir völlig unbeaufsichtigt, und es konnten sich die gewagtesten Schwärmereien zu erkennen geben. — Verführungen sind mir nur in zwei Fällen, und zwar seitens älterer, weiblicher Personen bekannt geworden — mit meiner Person geschah nichts dergleichen. — Ich war Angreiferin und doch dabei Leidende in einer Person. — Nach ca. 3 Monaten geriet meine Mutter mit der Vorsteherin in wirtschaftlicher Beziehung in Konflikt, und ich verließ das Pensionat.

30 Bestanden schwärmerische Freundschaften zu Kameraden oder eine ungewöhnliche innige Verehrung erwachsener Personen? Auf wen erstreckten sich diese?

Schwärmerische Freundschaften bestanden zu Kameradinnen und Schwärmereien für Lehrerinnen. Auch in Bücher-Heldinnen, Märchenprinzessinnen usw. verliebte ich mich. Für eine Lehrerin habe ich mich mit 13 Jahren so „begeistert“, daß man mich in ein Sanatorium mitnehmen mußte.

31 Fand ein Zusammenschlafen mit erwachsenen oder nicht erwachsenen Personen (Vater, Mutter, Geschwister, Dienst-

boten oder andere) statt? (Im gleichen Bett, oder im selben Zimmer?) Badeten Sie mit ihnen gemeinsam?

Bis zur Geburt meines Bruders schlief ich mit meinen Eltern zusammen, später bis zum 14. Jahre mit meinem Bruder. Mit diesem habe ich bis zu meinem 10. Jahre auch häufig gemeinsam gebadet.

32. Wann hörten Sie zum erstenmal von geschlechtlichen Dingen sprechen und unter welchen Umständen?

Dessen kann ich mich nicht mehr entsinnen.

33. Hatten Sie geschlechtliche Erlebnisse bereits vor der Pubertät und welcher Art?

Nein.

34. Onanierten Sie? Wann begannen Sie damit? Wie kamen Sie dazu? Fanden Verführungen dazu durch gleichaltrige Personen desselben oder des anderen Geschlechts statt? Bis zu welchem Alter, in welchen Abständen, in welcher Weise und mit welchen Vorstellungen wurde die ev. Onanie vollzogen?

Ja. Den Zeitpunkt des Beginns weiß ich nicht mehr, doch fällt derselbe in die frühe Jugend. Eine Verführung dazu fand nicht statt. Auch gegenwärtig onaniere ich noch, wenn auch nicht regelmäßig: oft monatelang nicht, dann wieder täglich. Ich nahm irgendetwas und preßte es angestrengt gegen den Unterleib; nach wenigen Minuten trat ein Klopfen ein, das später Brennen zur Folge hatte. Zuerst dachte ich dabei an Einspritzungen (Klistiere), später an geschlechtliche Handlungen von Männern an Frauen.

35. Wann etwa trat die Geschlechtsreife ein, bzw. die erste Pollution oder Menstruation?

Mit $13^1/_4$ Jahren.

36. Wann entwickelten sich anderweitige Zeichen der Geschlechtsreife (wie tiefere Stimme, Bartwuchs beim männlichen, Anschwellen der Brüste beim weiblichen Geschlecht)? Bemerkten Sie, falls Sie männlich sind, in dieser Zeit auch ein leichtes Anschwellen der Brüste, falls Sie weiblich sind, auch ein Tieferwerden der Stimme oder die Entwicklung eines leichten Bartflaums?

Bis ungefähr zum 13. Jahre habe ich stets sehr tiefe und rauhe Stimme gehabt. — Bekam um diese Zeit einen leichten Bartflaum. — Äußerliche Entwicklung erst seit ca. 2 Jahren.

37. In welchem Alter fand der erste Versuch eines Geschlechtsverkehrs statt und unter welchen Umständen geschah dies?

Mit 14 Jahren. In unserm Geschäft verliebte ich mich in eine Kokotte, deren Zuneigung ich anfangs durch bloße Schwärmerei, dann durch ganz aus mir selbst entstandene Berührungen und Liebkosungen zu erringen hoffte. Was ich von ihr wollte, war mir selbst unklar; ich geriet nur durch Küsse (auf Hand, Arm, Nacken, Mund, Gesicht) und derlei immer tiefer in das Verlangen nach etwas Großem — und fand auch plötzlich den Weg dazu, als wir einmal eng aneinander gedrückt auf der Treppe saßen, und ich sie plötzlich an der Brust berührte. Sie lehnte allerdings ab, das Verhältnis zwischen uns bestand aber bis vor kurzem noch in bald heftigerer, bald weniger aufregender Form, und ist mir erinnerlich als das Erste, was mich mit geschlechtlichen Dingen in Verbindung gebracht hat.

IV. Gegenwärtiger Zustand.

Bei den unterstrichenen Fragen ist möglichst hinzuzufügen, welche Eigenschaften Sie in derselben Hinsicht bei anderen Personen lieben.

A. Körperliche Eigenschaften und Zustände.

38. Wie ist Ihre Körperlänge und Ihr Gewicht (ungefähre Angaben, wie: klein, mittel groß, genügen)?

Körperlänge: mittel. — Gewicht: ohne Kleidung 105 Pfund. Liebe Frauen, die kleiner sind als ich; möglichst leicht, zierlich.

39. Sind die Muskeln kräftig oder schwach entwickelt? Ist das Fleisch weich oder hart (fest)?

Muskeln mittelmäßig entwickelt (dies liebe ich auch bei anderen), doch bin ich als kräftig bekannt. — Fleisch weich (liebe dies auch bei andern).

40. Welche körperliche Tätigkeit sagt Ihnen am meisten zu, sei es beruflich, sei es als Sport, Spiel usw.? Neigen Sie mehr zur kräftigen Muskelarbeit, Rudern, Reiten oder zu graziösen Bewegungen wie Tanzen, oder sind Sie jeder körperlichen Tätigkeit abhold, ev. aus welchen Gründen?

Gehen, strammes Marschieren, am liebsten im Wind über Felder. Auch schnelles Klettern liebe ich. — Neige mehr zu Rudern usw., auch grabe ich gern. Tanzen liebe ich erst seit kurzer Zeit, und zwar mehr aus Freude an der Bewegung selbst, als um des Vergnügens willen. Ich tanze möglichst zügellos und nie anders als Seite an Seite mit dem Partner; die übliche Form ist mir der nahen Berührung wegen unmöglich.

41. Sind Ihre Schritte klein, langsam, trippelnd oder groß, fest, gravitätisch? Wird der Rumpf beim Gehen ruhig und gerade gehalten, oder findet ein Drehen in den Schultern oder Hüften statt? (Besser von dritten zu beurteilen.)

Schritte sind groß; bei anderen liebe ich wiegenden Gang. — Rumpfhaltung ziemlich leger, auch schlenkere ich gern mit den Armen.

42. Können Sie pfeifen?

Pfeife gern und sehr gut. Begleite mich häufig pfeifend beim Klavierspiel und suche so, da ich keine Stimme habe, diese zu ersetzen.

43. Ist Ihre Haut (der Teint) mehr hell oder dunkel, rein oder unrein?

Sehr dunkel und gewöhnlich auch ganz rein; während der Periode verliert der Teint diese Reinheit des öfteren, jedoch nicht regelmäßig. Bei andern liebe ich sehr hellen und reinen Teint.

44. Ist das Haupthaar lang, dicht, mehr weich oder hart? Wie ist die Körperbehaarung (Arme, Beine, Bauch, Rücken usw.)? Wie ist die Haarfarbe und Haartracht (gescheitelt, ungeordnet, lockig usw.)? Ist schwacher, starker Bartwuchs oder nur Bartflaum vorhanden?

Haupthaar lang und dicht, außerdem weich. Bin am Körper sehr stark behaart. Man nannte mich aus diesem Grunde in früheren Jahren häufig: „Kleiner Affe". Haarfarbe schwarz und schiefer Scheitel auf der linken Seite. Bartflaum. — Liebe bei andern helle Haarfarbe und das Haar möglichst seidig, wirr.

45. Erröten oder erblassen Sie leicht?

Erröte, aber selten.

46. Ist die Schmerzempfindlichkeit groß oder klein?

In Kleinigkeiten (Stiche, Stöße usw.) bin ich empfindlich, bei Krankheiten nach Aussage von Ärzten ungewöhnlich couragiert.

47. Sind Hand und Fuß klein oder groß (ev. Handschuhnummer)? Wie geben Sie gewöhnlich die Hand?

Hand: 6¼. Schmale und lange Finger. Fuß ganz schmal, Größe 38. Gebe die Hand nachdrücklich und fest, so daß man oft sagte: „Du drückst mir ja die Knochen entzwei" oder „Das Mädel hat einen Druck am Leibe!"

48. Wie ist Ihre Schrift? Falls Sie den Fragebogen nicht selbst ausgefüllt haben, bitten wir hier um eine Probe Ihrer Handschrift.

Schrift nicht sehr weiblich. Erhalte stets, wenn ich bei Bestellungen nicht mit meinem Vornamen zeichne, Briefe mit der Aufschrift „Herrn".

49. Sind die Linien des Körpers mehr schlank, eckig oder rund, besonders an den Schultern?

Mehr eckig, an den Schultern rund.

50. Sind Ihre Hüften breiter oder schmaler als die Schultern (Taillenweite)?

Hüften sind schmaler als die Schultern (Taillenweite: 67).

51. Wie sind die Brüste? Voll, rund, mager oder platt? Sind die Brustwarzen oder der Warzenhof besonders groß? Finden sich überzählige verkümmerte Brustwarzenreste bzw. wo?

Brüste etwa wie bei 14jährigen Mädchen. — Warzenhof besonders groß. — Liebe bei andern Brüste wie bei normalen 16—17-jährigen schlanken Personen.

52. Sind die Ohren groß, abstehend, angewachsen, klein, zierlich oder irgendwie auffallend?

Ohren sind mittelgroß, sehr weiß im Gegensatz zur übrigen Hautfarbe.

53. Wie ist das Auge? Welche Farbe hat es? Ist der Blick mehr fest oder unruhig? Sanft, innig oder schwärmerisch, kokett, oder bietet er sonst Eigentümlichkeiten?

Augen groß, schwarz. — Blick mehr fest. — Kann mit Blicken sehr viel erreichen und werde oft auch von mir ziemlich Fremden auf meine „gefährlichen Augen" aufmerksam gemacht.

54. Haben Sie Vorliebe für besondere Gerüche? Lieben Sie Parfüms?

Ledergeruch; Hundegeruch; Narzissen. — Gebrauche selbst wenig Parfüm, nur ausnahmsweise behufs schnellerer Erreichung erotischer Zwecke. — Bei Frauen zieht mich ein Parfüm stets an, und wenn mich ein solches reizt, kann ich einer Frau oft straßenweit folgen.

55. Haben Sie Vorliebe für süße oder bittere, saure, salzige oder stark gewürzte Speisen?

Esse gern saure, salzige und stark gewürzte Speisen, saure Gurken, Senf, Zitronen usw. Bin aber durchaus kein Feind von Süßigkeiten, liebe besonders Obst.

56. Ist der Gesichtsausdruck mehr männlich oder weiblich, bzw. wie finden ihn andere? Photographie erbeten. (Ev. auch derjenigen Person, die Ihrem Geschmack entspricht.)

Gewöhnlich mehr weiblich gefunden bis auf den Mund (Lippen — Bartflaum).

57. Wie ist der Bau des Kehlkopfes? Tritt der Adamsapfel wenig, stark oder gar nicht hervor? Ist die Stimme hoch oder tief, laut oder leise, einfach oder geziert?

Der Adamsapfel tritt wenig hervor. — Stimme tiefer als gewöhnlich bei Frauen. Kann sehr laut, in Momenten der Erregung sehr leise sprechen. (Liebe bei andern leise und weiche Stimme.)

58. Besteht Neigung in Fistel- oder Baßstimme zu sprechen oder zu singen?

Nein, doch singe ich nur tief.

59. Sind Sie linkshändig?

Nein.

60. Bestehen Störungen des Nervensystems, wie Kopfweh, Migräne, Schlaflosigkeit, große Mattigkeit, Unruhe, Zittern, Schwindel?

Schwindel und Mattigkeit nach körperlicher Anstrengung. Ganz besonders von Zeit zu Zeit derartige Unruhe, daß ich entweder stundenlang draußen herumlaufe oder völlig erschöpft für ganze Tage in einen Dämmerungszustand gerate. Früher half dagegen das Zerschlagen irgendwelcher Dinge; ich wurde danach wieder ganz ruhig und befriedigt. Schlaflosigkeit tritt periodisch auf.

61. Sind an den Genitalien oder ihrer Umgebung äußerliche Bildungsfehler vorhanden?

Nein.

B. Geistige Eigenschaften und Zustände.

62. Wie ist Ihre Gemütsart, mehr weich oder hart?

Mehr hart. Bin nicht für Zärtlichkeiten, Verwandtenküsserei usw., auch bei den Eltern nicht. Man hält mich für herzlos, arrogant usw., weil ich lieber dafür gelten will, als bei irgendwelchen Anlässen meine Neigung und Gefühlsbewegungen zu erkennen zu geben. — Liebe bei andern möglichste Unterordnung.

63. Besteht starke Empfänglichkeit für Freude und Schmerz? Ist besonders Neigung zum Weinen oder Lachen vorhanden? (Ev. auch bei nicht entsprechenden Gelegenheiten, wie Weinen vor Freude, Lachen vor Schmerz oder bei Trauer)? Steigert sich das Weinen oder Lachen zu krampfhaften Anfällen?

Starke Empfänglichkeit für Freude und Schmerz. Weine sehr selten, dann aus Nervosität. Bei Erregungen, die mir näher gehen, stöhne ich laut, verspüre dann auch gewöhnlich einen eigenartigen Geschmack auf der Zunge. Bei Traueranzeigen, Todesnachrichten lache ich stets: meistens wandelt sich eine große Erschütterung in Lachen, z. B. beim Anhören des Stückes „Glaube und Heimat" oder überhaupt im Theater. In früheren Jahren bekam ich abends mitunter aus ganz geringfügigen Anlässen Lachanfälle, die sehr lange dauerten, jeden ansteckten und von meinen Bekannten humoristisch „Kicker-Polka" benannt wurden. Das verlor sich aber nach und nach. Weinkrämpfe bekam ich zweimal.

64. Ist Ihr Wesen mehr gleichmäßig ruhig oder sind Sie von Launen abhängig, oft sehr niedergedrückt, oft ausgelassen heiter („himmelhochjauchzend, zu Tode betrübt")?

Bin von Launen abhängig, im Innersten jedoch immer gleichmäßig allen Vorkommnissen gegenüber. Viel Einfluß können diese Launen auf Entschlüsse nicht ausüben.

65. Sind Sie leicht heftig, zornig, erregt, überschwänglich (exaltiert)?

Bin heftig. In Zorn gerate ich nie, ganz besonders nicht, wenn das bei einem event. Gegner der Fall wird. Je aufgeregter der andere, desto ruhiger ich. Bin daher bei Streitigkeiten gewöhnlich im Vorteil.

66. Ist Familiensinn stark oder schwach ausgeprägt? Hängen Sie sehr an Vater oder Mutter? An Häuslichkeit, Heimat, Vaterland?

Familiensinn fast gar nicht ausgeprägt. Hänge weder an meinen Eltern noch an meinem Bruder (was selbstverständlich als im landläufigen Sinne gemeint zu betrachten ist: Liebe, die ganz selbstverständlich erscheinen muß, gehört nicht hierher). Auch an Häuslichkeit, Heimat, Vaterland hänge ich nicht sehr.

67. Besitzen Sie Gutmütigkeit, Liebenswürdigkeit, Selbstaufopferung, Menschenliebe, Liebebedürftigkeit?

Bin weder gutmütig noch liebenswürdig. Menschenliebe auch nicht bedeutend vorhanden, das heißt: sehr wohl „alles verstehen — alles verzeihen". Bin liebebedürftig und kann in Fällen einer erwiderten Neigung der letzten und weitesten Aufopferung fähig sein.

68. Ist starker Ehrgeiz, Überschätzung der Persönlichkeit (oder Unterschätzung), Empfänglichkeit für Bewunderung und Beifall, Hang aufzufallen, Herrschsucht vorhanden?

Empfänglichkeit für Bewunderung und Herrschsucht.

69. Sind Sie redselig, neugierig, verschwiegen? Haben Sie Gefallen an Klatsch? Sind Sie mehr mißtrauisch oder leichtgläubig?

Bin besonders in Gesellschaft sehr schweigsam. Mit meinen Freunden rede ich verhältnismäßig wenig, wenn wir uns erst kennen. Das Liebste ist mir ein Spaziergang zu zweit, während dessen Dauer kein Wort fällt. Auf Reisen bildet dies den besonderen Ärger meiner Begleiter, da ich auch bei den herrlichsten Eindrücken niemals Ausbrüche des Entzückens usw. laut werden lasse, nicht etwa, weil ich nichts fühle, sondern weil ich keine Worte finde und diese bei starken Eindrücken für überflüssig halte. In Briefen dagegen spreche ich vieles aus, ebenfalls ganz Fremden gegenüber, die ich Halbestunden erst kenne. — Klatsch ist mir widerwärtig, ich äußere jedesmal Empörung darüber. — Bin mißtrauisch und leichtgläubig, doch beides gewöhnlich an unrechter Stelle.

70. Wie halten Sie es mit der Religion (fromm, gleichgültig, ungläubig, zu einer Sekte gehörig)? Wie stellen Sie sich zum Übersinnlichen, Wunder- und Aberglauben, Spiritismus, Geistererscheinungen, Ahnungen, Mystik? Haben Sie eigene Erlebnisse zu verzeichnen, auf die sich Ihre Ansicht darüber stützt, welche ev.? Haben Sie Ihren Glauben gewechselt?

Glaube an Gott im Goetheschen Sinne. Bete nicht, besuche keine Kirchen. Den Kinderglauben gab ich bereits mit 10 Jahren auf nach einer Schulbesprechung über die Reformation. — Spiritismus halte ich für Unsinn, dagegen habe ich bis vor wenigen Jahren noch unter jedem Waldstein und Felsen Märchenfiguren gesucht. Zwerge waren mir sympathisch; einen Waldschratt fürchtete und suchte ich auch eine Zeitlang. Besonders zog mich der Gedanke einer Elfenexistenz an: ein Märchen diesbezüglichen Inhalts wurde und blieb mein Liebling viele Jahre. Heute glaube ich an nichts mehr als an die eigene Kraft.

71. Besteht Abenteuersucht? Hang zur Romantik? Hang zum Herumtreiben?

Abenteuerliche Situationen sind mir nie unwillkommen. wage gern etwas Außergewöhnliches zu bestimmten Zwecken.

72. Sind Sie ordentlich (pedantisch) oder unordentlich, pünktlich oder unpünktlich, sparsam oder verschwenderisch? Sammeln Sie etwas? Ev. was?

Sehr unordentlich, peinlich dagegen in bezug auf Wäsche usw. Kann wochenlang ein fürchterliches Chaos in meinen Musikalien mitansehen, ohne mich im geringsten gestört zu fühlen, würde aber alles andere eher tun, als einen gebrauchten Bademantel umzuhängen oder ein Handtuch zu benutzen, von dem ich nicht ganz sicher bin, es ausschließlich selbst gebraucht zu haben. — Bin sehr pünktlich; verschwenderisch. — Sammelte Bildnisse interessanter Frauen, eine Zeitlang auch Briefmarken, außerdem Negerwaffen und sonstige Exotika.

73. Leiden Sie unter zwangsmäßigen Antrieben, Vorstellungen oder Unterlassungen? Ev. unter welchen?

Litt bis vor kurzem unter zwangsmäßigen Antrieben, machte Besuche, schrieb Briefe u. dgl. auf inneres Geheiß und sah auch alle möglichen Gegenstände beweglich, die entweder nicht existierten oder nur durch meine Einbildungskraft lebendig wurden. Wenn ich starke erotische Anwandlungen unterdrücken muß, bemächtigt sich meines ganzen Körpers, der ganzen Person eine an Verfolgungswahn grenzende Unruhe, die einer Depression weicht und schließlich wieder in den gewöhnlichen normalen Zustand übergeht.

74. Sind Sie nachtragend oder versöhnlich?

Bin versöhnlich (gleichgültig nachsichtig beinahe) in kleinen, alltäglichen Vorkommnissen, da ich ihnen keine Bedeutung beimesse. Angriffe gegen etwas Ideelles, Innerstes vergesse ich nie, ganz gleich, ob sie gegen mich oder eine fremde Auffassung gerichtet sind, der ich zustimmen muß.

75. Haben Sie starken oder schwachen Willen, Energie, Furchtsamkeit oder Mut?

Habe absoluten Willen. Energie im Durchführen mir wichtig erscheinender Dinge („du rennst ja doch immer mit deinem Kopf durch die Wand"). Furchtsamkeit im landläufigen Sinne ist mir fremd; bin jedoch in angebrachten Fällen durchaus Anhängerin des Satzes: „Wer sich in Gefahr begibt, kommt darin um". Einmal fand ich eine Maus im Bett, schüttelte sie heraus und schlief ruhig weiter. Bei Gefahren bleibe ich ganz ruhig. Bin einmal überfahren worden, habe aber trotzdem keine Scheu, durch jedes Wagenchaos unbekümmert hindurchzugehen. — Bei andern liebe ich Schutzbedürftigkeit.

76. Haben Sie einen größeren Hang zum Wohlleben oder zur Anspruchslosigkeit, zu geistiger oder körperlicher Arbeit oder zur Bequemlichkeit?

Gehöre zu den Menschen, die alles schätzen und alles ebensogut entbehren können. Speise mit der gleichen Befriedigung im Esplanade-Hotel wie auf Holztisch im Bauernhaus. Lebe wochenlang mit einem Kleid — und finde dasselbe gleichgültige Gefallen an einem täglich dreimaligen Kleiderwechsel im Badeort. Wenn ich etwas haben kann, sehe ich das Entbehren nicht ein, — wenn ich entbehren muß, wünsche ich den Luxus jedoch mit keinem Gedanken. — Ich arbeite gern geistig, finde aber auch

Befriedigung in darauffolgender körperlicher Bewegung (Graben, Laufen usw.).

77. Wie halten Sie es mit dem Trinken und Rauchen? Können Sie alkoholische Getränke vertragen?

Rauche gern und viel. Trinken kann ich ausgezeichnet vertragen, z. B. war ich einmal nach 7 Glas französischen Sekts durchaus nüchtern. — Bei andern liebe ich Rauchen, aber nicht Trinken.

78. Wie sind Gedächtnis, Aufmerksamkeit, Phantasie? Neigen Sie zu träumerischen Wesen? Erfinden Sie gern phantastische Geschichten?

Gedächtnis sehr gut, Aufmerksamkeit gewöhnlich nicht bedeutend, Phantasie bekannt als weitschweifig. Neige seit einiger Zeit nicht mehr überwiegend zu Träumereien, kann mich jedoch immer noch in Gedanken so verlieren, daß ich alles Umgebende vergesse. Phantastische Geschichten erfinde ich nicht.

79. Ist die geistige Beanlagung mehr Neues schaffend oder nachempfindend? Mehr prüfend oder leicht beeinflußbar? Selbständig oder anlehnungsbedürftig (produktiv kritisch oder rezeptiv)?

Beanlagung mehr neuschaffend, produktiv. Komponiere, schreibe auch etwas. — Mehr prüfend. — Absolut selbständig.

80. Besteht Fähigkeit für Mathematik und abstrakte Aufgaben, literarische, künstlerische Veranlagung, wie Talent für Malerei, Plastik usw.? Lesen und studieren Sie viel? Welche Lektüre ziehen Sie vor? (Wissenschaftliche Werke, Dichtungen, Belletristik, Kriminalromane, Humoristisches, Zeitungslektüre)?

Fähigkeit für Mathematik u. dgl. gar nicht, dagegen Veranlagung für Musik. Lese verhältnismäßig wenig, Romane gar nicht. Ziehe Goethe und die Modernen vor. Kriminalromane finde ich langweilig, desgleichen Zeitungslektüre bis auf Politik, doch nur Auslandspolitik. Im übrigen lese ich die Blätter, um genau orientiert zu sein. Zoologische Werke interessieren mich sehr (wollte in früheren Jahren studieren), ebenso Reisebeschreibungen. — Briefe schreibe ich gern, jedoch nicht über Alltäglichkeiten.

81. Wie verhalten Sie sich zur Musik?

Liebe Musik mehr als alles andere, sie hilft mir über vieles hinweg. Bevorzuge alles stark Individuelle: Beethoven, Bach, Chopin. Spiele Klavier, komponiere. — Bei andern liebe ich Verständnis für Musik, das jedoch nicht über mein eigenes hinausgehen darf.

82. Besitzen Sie Neigung zur Schauspielkunst?

Ja. Werde noch heute von alten Bekannten oft gefragt, weshalb ich nicht Schauspielerin geworden sei. Habe früher viel rezitiert und auch selbst geschrieben. Heute habe ich weniger Interesse für das Theater.

83. Welche Persönlichkeiten aus Sage und Geschichte (Ver-

gangenheit und Gegenwart) interessieren Sie am meisten resp. sind Ihr Ideal?

Helden: Dietrich v. Bern, Lederstrumpf in früheren Jahren, heute Friedrich d. Gr., Napoleon, der letztere ganz besonders. Gegenwärtig interessiert mich eine Schauspielerin durch das Menschliche ihrer Kunst und das Rassige, Unkultivierte, Leidenschaftliche ihrer äußeren Persönlichkeit: Tilla Durieux. Weder liebe ich sie, noch schwärme ich für sie, nur diese Vereinigung von Tier und Mensch bei ihr ist mir interessant.

84. Haben Sie Neigung zu bestimmten Beschäftigungen wie Kochen, Putz, Handarbeiten oder wie Sport, Jagen, Schießen usw.? Für welche Gegenstände interessieren Sie sich besonders? Z. B. Politik, Mode, Theater, Pferde, Blumen usw.?

Schieße gern und gut. Habe Neigung für Politik, Theater, Pferde (nicht Pferde rennen). Aus Blumen mache ich mir nichts, verstehe auch nicht, sie zu pflegen. Koche nicht, Handarbeiten verstehe ich schlecht.

85. Nehmen Sie am politischen Leben teil? Sind Sie mehr gemäßigt oder radikal? Bekleiden Sie öffentliche Ehrenämter?

Nein.

86. Fühlen Sie sich in Ihrem Beruf zufrieden, bsw. zu welchem Beruf fühlen Sie sich hingezogen?

Fühle mich absolut für meine Pläne und augenblicklichen Beschäftigungen geschaffen und darin zufrieden.

87. Spielt in Ihren Gedanken die Kleidung eine große Rolle? Lieben Sie mehr einfache oder auffallende, anliegende oder flatternde Gewandungen, hohe Kragen oder freien Hals? Findet sich eine stark ausgesprochene Vorliebe für oder Abneigung gegen Schmuck? Lieben Sie eine bestimmte Farbe, ev. welche?

Nein, d. h. nur nicht im üblichen Sinne: liebe durchaus das Aparte und weiß auch gewöhnlich das Richtige auszuwählen. In modernen „Jung-Damen-Sachen“ sehe ich aus wie ein Baby im Schleppkleid. Liebe einfache Kleidung, möglichst leger (Joppe mit Gurt usw.) und immer freien Hals. — Besondere Vorliebe für Schmuck habe ich nicht, trage aber gern große Ringe. — Bei andern liebe ich Sinn für geschmackvolle Kleidung. — An Farben bevorzuge ich dunkelblau und grau.

88. Sind Sie im allgemeinen mehr beliebt oder unbeliebt? Leben Sie gerne im gesellschaftlichen Verkehr oder mehr für sich abgesondert, einsam? Lieber auf dem Lande, in der Kleinstadt oder Großstadt?

Bin mehr unbeliebt; wo aber einmal Zuneigung zu mir vorhanden, bleibt sie „für die Ewigkeit“, mir nicht selten geradezu lästig. — Lebe lieber für mich. — Wohne lieber in einer Großstadt.

89. Haben Sie besondere Leistungen oder Verdienste aufzuweisen, ev. welche?

Habe einige Kompositionen geschrieben, sonst nichts Besonderes.

C. Geschlechtstrieb.

90. Haben Sie überhaupt geschlechtliche Neigungen oder fehlen dieselben bei Ihnen gänzlich?

Habe solche.

91. Auf welches Geschlecht ist Ihr Geschlechtstrieb gerichtet?

Auf das weibliche Geschlecht.

92. Haben Sie bemerkt, daß Ihre Triebrichtung sich vor, während oder nach der Geschlechtsreife geändert hat oder ist sie stets dieselbe geblieben?

Hat sich nach der Geschlechtsreife geändert, d. h.: für das weibliche Objekt empfand ich von jeher unbewußt wie ein Mann. Bereits mit 12 Jahren hatte ich das Verlangen, von Frauen umarmt und geküßt zu werden und dies selbst bei ihnen zu tun, wobei körperliche Erregungen eintraten. Da ich aber nichts anderes als den natürlichen Verlauf der Liebe kannte, redete ich mich bei Knaben einige Male in einen „Liebes"zustand hinein, der in Wahrheit niemals bestanden hat, denn diese „Liebe" beruhte auf absoluter Schwärmerei (Briefeküssen usw.) und hat mit irgendwelchem geschlechtlichen Verlangen nie das Geringste zu tun gehabt. Im Gegenteil! Einer meiner Vettern, den ich auch sehr „liebte", wollte mich einmal küssen, was mich im Moment der Annäherung geradezu komisch berührte und zurückgewiesen wurde. Dabei war ich nach Ansicht aller andern doch geradezu vernarrt in den Jungen. Ich hatte wohl die gleichen Gefühle für Knaben, die das Mädchen in bestimmtem Alter für ihre Kameradinnen entdeckt, nur daß sie in ihnen den Mann suchen, während ich im Knaben das Mädchen gesucht zu haben erkenne.

93. Welches sind die ungefähren oberen oder unteren Altersgrenzen der Personen, welche Sie anziehen, oder ist Ihnen das Alter gleichgültig?

Das Alter ist mir ziemlich gleichgültig, am liebsten sind mir weibliche Personen zwischen 17 und 20 Jahren.

94. Fesseln Sie mehr Personen, die geistig und sozial über Ihnen oder unter Ihnen stehen, mehr verfeinerte, sanftmütige oder mehr gröbere, kraftvolle Naturen? Geben Sie bestimmten Ständen den Vorzug? Lieben Sie Personen, auf welche Sie erzieherisch wirken können?

Personen, die sich in geistiger Beziehung von mir abhängig fühlen müssen. — Mehr verfeinerte Naturen, doch in keinem Falle von der Gattung des „Veilchens, das im Verborgenen blüht". — Bestimmte Stände bevorzuge ich nicht. — Liebe Personen, auf die ich einwirken, die ich beeinflussen kann.

95. Auf welchen Eindrücken beruht die Anziehung, welche gewisse Personen des Sie anziehenden Geschlechts ausüben?

a) Auf Wahrnehmungen des Gesichtssinns? Was erscheint Ihnen am Gesicht, an der Gestalt besonders schön? Reizt Sie mehr der nackte, bekleidete oder halbverhüllte Körper?

Am Gesicht liebe ich die schmale Form, sodann einen ein wenig offenen, mit vorstehenden Zähnen versehenen Mund und besonders die Augen, die entweder groß und erstaunt aussehen oder von den Lidern halbverschleiert sein müssen. Energische Blicke lassen mich kalt, wie überhaupt noch niemand mit Energie etwas bei mir hat erreichen können. — Die Gestalt liebe ich entweder klein und schmal oder sehr groß und schmal. Vor allem keine starken, knochigen Hüften; ausgeprägte Figuren stoßen mich ab. Schlank muß die Betreffende in jedem Falle sein. Auch schmale Handgelenke liebe ich. — Es reizt mich der halbverhüllte Körper.

b) Auf Wahrnehmungen des Gehörs, d. h. zieht die Stimme der Sie reizenden Personen Sie besonders an?

Die Stimme einer Person kann alles bei mir bewirken. Liebe weiche, lässige Stimme, während eine laute und kräftige mich abstößt.

c) Auf Wahrnehmungen des Gefühls? Übt beispielsweise weiche und schwellende Haut oder hart und straff sich anfühlende Muskulatur auf Sie eine besondere Anziehung aus?

Liebe weiche, möglichst glatte und kühle Haut, besonders in bezug auf Gesicht und Arme.

d) Auf Wahrnehmungen des Geruchs? Werden Sie durch den Ausdünstungsgeruch gewisser Personen erregt oder abgestoßen? Spielt dabei die Ausdünstung bestimmter Körperstellen eine Rolle?

Es gibt einen bestimmten Geruch des Mannes, der mir physisches Übelkeitsgefühl verursacht: ein fettiger, penetranter Dunst. An Frauenkörpern habe ich bestimmte Gerüche nicht wahrgenommen. Im Zustande erotischer Erregung wirkt der weibliche Körper auf mich süßlich.

e) Oder halten Sie die Anziehung für eine rein vorwiegend seelische, auf Eigenschaften des Charakters, Willens, Intellekts usw. beruhende?

Nein, denn ich kann mich in Menschen verlieben, mit denen ich noch kein Wort gesprochen habe und von denen ich nichts weiß.

96 Lieben Sie eine Person wegen solcher Eigenschaften, die Sie selbst ebenfalls besitzen oder die Sie nicht haben, z. B. bzgl. Größe, Haarfarbe, geistiger Bildung usw.?

Gewöhnlich liebe ich das Gegenteil von mir, also: klein, blond, zart, geistig unter mir stehend. Es ist aber auch schon vorgekommen, daß dunkle Typen mich anzogen. Also läßt sich eine bestimmte Norm bei mir nicht aufstellen.

97. Bezieht sich Ihr Geschlechtstrieb auf Personen mit ausgesprochenem Typus des Sie anziehenden Geschlechts (also

auf echt männliche oder echt weibliche Erscheinungen) oder auf weniger ausgeprägte Geschlechtstypen, also Frauen, die in ihrem Äußeren und Charakter Männliches haben, oder Männer, die weibliche Züge aufweisen?

Auf echt weibliche Erscheinungen.

98. Auf welches Geschlecht bezogen sich, bzw. welchen Inhalt hatten Ihre erotischen Träume?

Träume bezogen sich nur auf das weibliche Geschlecht.

99. Erregen im Publikum, auf der Straße, im Theater usw. mehr Damen oder Herren Ihre Aufmerksamkeit? In welcher Gesellschaft fühlen Sie sich am wohlsten?

Mehr Damen. — Fühle mich am wohlsten unter Damen. Übrigens fühle ich mich nicht unbequem belästigt durch event. Kourmacherei der Herren, die in ihrer angeborenen Arroganz eine Abweisung seitens der Frauen für Schauspielerei, Gleichgültigkeit für Unliebenswürdigkeit halten.

100. Interessieren Sie sich mehr für Bilder, Photographien, plastische Darstellungen weiblicher oder männlicher Personen?

Interessiere mich mehr für Darstellungen weiblicher Personen, finde aber den männlichen Bau vom Gesichtspunkt „Kunstwerk“ aus — in tadelloser Reinheit — nicht abstoßend (z. B. Apoll v. Belvedere).

101. Welchem Geschlecht gegenüber sind Sie unbefangener? Besitzen Sie ausgesprochenes Schamgefühl, und ist es weiblichen oder männlichen Personen gegenüber größer?

Unbefangener dem männlichen Geschlecht gegenüber. — Besitze kein ausgesprochenes Schamgefühl, doch ist das vorhandene weiblichen Personen gegenüber größer. Allerdings ist es mir auch schrecklich, von einem Manne mit seinen Augen (also als Weib) betrachtet zu werden.

102. Sind Sie in Ihren Zuneigungen mehr flüchtig oder beständig? Lieben Sie den „Flirt“ (das sogenannte „Poussieren“)?

Unbeständig. — Den „Flirt“ liebe ich nicht.

103. Wie unterscheiden Sie Freundschaft und Liebe? Worauf gründet sich bei Ihnen Ihrer Meinung nach ein Freundschaftsverhältnis? Bestanden Freundschaftsbündnisse von langer Dauer? Kann Freundschaft Ihnen Liebe ersetzen?

Liebe ist bei mir das, was Goethe in dem Satz: „Wenn ich dich liebe, was geht's dich an?“ so ausgezeichnet als den Inbegriff alles Selbstverständlichen, im Grunde Selbstlosen und Unabänderlichen charakterisiert. Freundschaft kann nur auf Gegenseitigkeit und Kenntnis der innersten Eigenschaften beruhen. Des ersteren Gefühls — der Liebe an sich — bin ich nur für Frauen fähig. Wenn ich die Eigenschaften eines Mannes schätzen kann, ist mir ein Freundschaftsverhältnis mit ihm auch möglich. Auf den „ersten Blick“ kann ich für einen Mann nie etwas empfinden. — Freundschaftsbündnisse bestanden zweimal mit Knaben; sobald ich aber von ihrer Seite erotische Neigung bemerkte, zog ich mich zurück. Diese Bündnisse waren nicht von langer Dauer. — Freundschaft kann mir Liebe nicht ersetzen.

104. Gingen Sie eine Ehe ein und aus welchem Grunde? Wie war bzw. ist das Eheleben?

Nein.

105. Hatten bzw. haben Sie Kinder und wie viele? Lieben Sie dieselben? Haben Sie bei denselben Besonderheiten (auch in geschlechtlicher Hinsicht) bemerkt?

Kinder liebe ich nicht.

106. Wie war die Stärke und die Beherrschbarkeit des Geschlechtstriebes? Halten Sie denselben bei sich auf die Dauer für unüberwindlich? Inwieweit wurden die Neigungen unterdrückt, inwieweit wurde ihnen nachgegeben oder wurden sie durch Selbstbefriedigung ersetzt?

Sehr stark, wenig beherrschbar. — Auf die Dauer unüberwindlich. — Neigungen unterdrückt durch Fernhalten von den begehrten Personen; aus Mangel an Gelegenheit konnte ihnen wenig nachgegeben werden; Selbstbefriedigung half nicht, kann die Neigungen nicht ersetzen.

107. Wie oft etwa fand bzw. findet durchschnittlich sexuelle Betätigung statt? Tritt die Befriedigung rasch oder langsam ein?

Jeden 2. bis 3. Tag. — Befriedigung tritt langsam ein.

108. Welche Art der geschlechtlichen Betätigung entspricht Ihrem Empfinden? Bevorzugen Sie beim geschlechtlichen Verkehr eine besondere Abart? Ist Ihr Verhalten beim sexuellen Verkehr mehr männlich aktiv oder weiblich passiv?

Besonders Küsse, und zwar das sogenannte „Trinken“ aus des andern Mund, dann ein Aufeinanderliegen. — Bin aktiv.

109. Bestand Widerwillen oder Gleichgültigkeit gegen den normalen Akt? Fanden trotzdem Versuche statt ihn auszuführen? Welche Empfindungen hatten Sie hernach? Bestand eine Unmöglichkeit resp. ein Hindernis, den normalgeschlechtlichen Akt zu vollziehen? (Impotenz, ev. wodurch verursacht)?

In der Theorie Gleichgültigkeit, in der Praxis Widerwillen. — Versuche fanden statt. — Nachher hatte ich das Gefühl des Ekels, der Lächerlichkeit, der Gleichgültigkeit.

110. Verkehren Sie mit Prostituierten und warum, (z. B. Mangel an anderem Verkehr, besondere Neigung) oder werden Sie durch solche abgestoßen?

Verkehrte (bezw. verkehre) mit einer solchen. Verstand zu Anfang des Verhältnisses nichts von Prostitution; es muß also Zuneigung dem Verkehr zugrunde liegen. Werde durch Prostituierte nicht abgestoßen.

111. Erstreckt sich der Geschlechtstrieb immer nur auf Personen des einen oder auch auf Personen des anderen Geschlechts, in gleichem oder verschiedenem bzw. in welchem Grade (Bisexualität)?

Auf Personen des eigenen Geschlechts.

112. Ist der Verkehr ausschließlich mit Personen des anderen oder auch mit Personen des eigenen Geschlechts möglich? Müssen Sie sich beim Verkehr mit Hilfe der Einbildungskraft eine Person eines anderen Geschlechts vorstellen, als desjenigen, mit welchem Sie verkehren?

Nur mit Personen des eigenen Geschlechts — Nein.

113. Bestand je Neigung zu geschlechtlich unreifen Personen?

Nein.

114. Hatten Sie Neigungen, den von Ihnen geliebten Personen körperliche Schmerzen, seelische Demütigungen, sonstige Schädigungen oder womöglich gar Gewaltakte zuzufügen? (Sadismus).

Seelische Demütigungen, die mir bei aller Freude daran vielleicht doch mehr Schmerzen bereiten als den Betreffenden selbst. — Ferner Brennen mit Zigaretten; Pressen.

115. Hatten Sie den Wunsch, von der geliebten Person eine solche Behandlung selbst zu erleiden? (Masochismus).

Ja: Stechen mit Nadeln, Stoßen, Schlagen, Beißen.

116. Haben Sie eine vorwiegende Leidenschaft für bestimmte Körperteile (Haar, Hand, Fuß, Leberflecke usw.) oder bestimmte Bekleidungsstücke (Wäsche, Schuhe, Handschuhe, Uniform usw.) oder für bestimmte Stoffe, wie Pelz, Samt, Seide, Leder, Lack usw. (Fetischismus)? Reizt es Sie, die Kleidung des anderen Geschlechts anzulegen (Erotischer Verkleidungstrieb)?

Für Hände und Füße, auch für Haar (ein häßlicher Haarwuchs kann mir den schönsten Menschen verleiden). Liebe Wäsche, Schuhe, Seide. — Es reizt mich, männliche Kleidung anzulegen; fühle mich darin bedeutend wohler und gleichsam befreit.

117. Neigen Sie dazu, sich vor anderen zu entblößen (Exhibitionismus)?

Nein.

118. Erregt Sie sexuell nur Ihr eigener Körper (Automonosexualismus)?

Nein.

119. Haben Sie eine Neigung, andere Personen bei Verrichtung diskreter Akte zu beobachten (Voyeurtum)?

Nein.

120. Sind Sie jemals durch Tiere sexuell erregt worden (Zoophilie)?

Nein.

121. Leiden Sie an einer andern, hier nicht erwähnten sexuellen Abweichung von der Norm?

Nein.

122. Falls einer der von Nr. 111—121 erwähnten Triebe vorliegt:

a) Können Sie diesen Trieb erklären? Glauben Sie, daß er auf Verführung, ein bestimmtes Erlebnis in der Kindheit oder im späteren Alter zurückzuführen ist, oder auf eine innere Anlage?

Trieb 111, 114, 115 und 116 beruhen auf innerer Anlage.

b) Wann und bei welcher Gelegenheit entdeckten sie den anormalen Trieb bei sich?

Die Entdeckung der Triebe 111 und 116 geschah schon in früher Kindheit, diejenige der Triebe 114 und 115 im Verkehr mit der unter Nr. 37 und 110 erwähnten Kokotte.

c) Haben Sie diese Neigung betätigt?

Ja.

123. Haben Sie stark gegen Ihre Natur angekämpft? Mit welchen Mitteln und welchem Erfolge? Unterzogen Sie sich einer ärztlichen Behandlung, welcher, mit welchem Ergebnis?

Ja, durch Fernhalten von der geliebten Person, durch Zwingen zum Zusammensein mit jungen Männern usw. — Ohne Erfolg, denn nachher ergriff ich um so temperamentvoller die Gelegenheit, das als unersetzlich erkannte Gefühl für die Frau in irgendwelchen Formen zu betätigen. — Unterzog mich einer psychoanalytischen Behandlung, die mir das drückende Gefühl einer Schuld, die ich bisher in meiner Veranlagung erblickt hatte, absolut nahm.

124. Fühlten Sie sich sehr unglücklich? Litten Sie an Lebensüberdruß, machten Sie Selbstmordversuche? Hatten Sie Konflikte (Unannehmlichkeiten) mit Ihrer Familie, Behörden oder solche anderer Art? Z. B. Erpressungen. Brachte Sie Ihr Trieb in Konflikt mit Ihrer religiösen oder sozialen Anschauung?

Durch das Bewußtsein, nach Ansicht der weitesten, auch meiner eigenen Kreise, ein „Verbrecher" gegen das Naturgesetz zu sein, wurden Lebensmut und Arbeitsfreudigkeit bei mir nicht gerade gehoben. Ich habe auch mehrmals aus diesen Gründen Anläufe zum Selbstmord gemacht, bin aber im letzten Moment jedesmal durch ein starkes Gefühl der Verantwortung meinen Eltern gegenüber davon zurückgehalten worden. Ich tat diese wiederholten Schritte nicht aus Trotz oder dergleichen, sondern von Verzweiflung getrieben, in der ich (infolge Mangels an jeglicher Aussprache oder Verständigung bzw. Aufklärung über meinen Zustand) mein ganzes Leben, besonders das der Zukunft. als etwas Verfehltes, Halbes, Unglückliches ansah. Durch die psychoanalytische Behandlung bin ich zu einer gegenteiligen Ansicht gelangt, und es müßte heute schon etwas mir vorläufig Undenkbares eintreten, wenn ich nochmals ein gewaltsames Scheiden aus diesem Leben ins Auge fassen sollte. — Was meine Familie betrifft, so bezeichnete meine Mutter die Eventualität einer konträren Veranlagung meinerseits als ihr größtes Unglück; infolgedessen Verständnislosigkeit auf ihrer Seite und Mißverhältnis zwischen uns seit Jahren. Mit Behörden hatte ich keine Unannehmlichkeiten, dagegen erhielt ich von privater Seite Verkehrsverbote. — Religiöse Konflikte hatte ich nicht, aber soziale insofern, als man Äußerungen einer mir nicht innewohnenden Veranlagung fordert und verlangt, daß ich Mädchen spielen soll, während ich Mann bin. Dadurch komme ich fortgesetzt in Konflikt mit der Wahrheit und der Auffassung der Welt.

125. Was halten Sie selbst von Ihrem geschlechtlichen Zustand? Glauben Sie schuldig oder schuldlos, krank oder gesund, natürlich oder naturwidrig zu sein? Wünschten Sie, wenn es möglich wäre, daß Ihre Natur geändert würde, oder sind Sie mit Ihrer gegenwärtigen geschlechtlichen Veranlagung zufrieden?

Ich halte mich für schuldlos, ganz gesund und, da eben m e i n e r Natur entsprechend, auch natürlich. Bin mit meiner geschlechtlichen Veranlagung zufrieden und könnte mir eine Verschiebung derselben nach der normalen Seite weder als etwas Erstrebenswertes noch mir überhaupt Mögliches denken.

126. Welche Erfahrungen haben Sie hinsichtlich sexueller Abweichungen, wie Bisexualität, Homosexualität, Masochismus usw. bei anderen gemacht? Verkehren Sie in Kreisen Ähnlichempfindender oder stehen Sie allein? Kennen Sie Leute, die wie Sie empfinden, wie viele etwa? Wie hoch schätzen Sie ihre Zahl und aus welchen Gründen? Haben Sie dieselben bei Angehörigen bestimmter Stände, Klassen, Völker häufiger beobachtet als bei anderen?

Hinsichtlich der Bisexualität bin ich zu der Überzeugung gekommen, daß sie fast häufiger zu sein scheint, als der Normale anzunehmen pflegt. Das ist bei Frauen bzw. Mädchen wohl schon dadurch bedingt, daß sie vor der Ehe, besonders in den sogenannten guten Kreisen, keinerlei Gelegenheit haben, ihren Trieben einen Ausweg zu schaffen, und da meiner Meinung nach den wenigsten (die i c h kennen lernte) auf autoerotischem Wege geholfen ist, verfällt die Mehrzahl auf das bisexuelle Prinzip und schadet sich auch nicht im geringsten dabei; zum mindesten nicht diejenigen, welche sich der Rolle des gleichgeschlechtlichen Verkehrs als eines Notbehelfs bewußt bleiben. Übrigens halte ich es nicht für Verführung, wenn die eine oder andere ganz auf das homosexuelle Gebiet übertritt. Das sind keine „Verführten“, — die Natur bricht sich Bahn und findet ihren Weg, auch wenn der Mensch erst tausend Irrwege gegangen ist. Der „Verführte“ kehrt entweder nach kürzerer oder längerer Zeit im geeigneten Moment in das geläufige, vielleicht nur mißgeleitete Fahrwasser zurück — oder er war eben schon von Geburt an homosexuell und wäre früher oder später, vielleicht erst nach unglücklichen Erfahrungen, auf das Gebiet seiner ureigensten Veranlagung ganz von selbst hingewiesen worden. — Mit meinen Empfindungen stehe ich allein. Das Wesen der Homosexuellen, als einer Gemeinschaft, ist mir auch nicht sympathisch. Ich kann die Richtung nicht gutheißen, die einzig wegen einer gleichen Veranlagung auch eine Gleichheit in den Lebensverhältnissen schaffen will; die Normalen unter sich bilden auch nicht eine geschlossene Phalanx, und keinem Normalen würde es etwa einfallen, an Herrn X. oder Y. irgendwelches Interesse zu nehmen, weil diese auch die Frauen lieben! Das ganze Gebaren der Homosexuellen, soweit ich es kenne, hat aber seinen Kern in dieser Gemeinschaftseinheit, — und ich finde, daß diese Art der Gleichwertung der Selbstverständlichkeit widerspricht, mit der sie gewöhnlich ihre Lage darzustellen pflegen. Aus einer Selbstverständlichkeit heraus interessiert man sich eben nicht für die ähnliche eines Dritten. Man wird hier einwerfen: „Gleich und gleich gesellt sich gern" oder: Künstler und andere Abseitige finden sich ja auch zusammen. Hier aber, meine ich, handelt es sich um eine Gemeinschaft des Geistes, und sie ist ein anerkannteres Bindeglied als die der Sexualität!

127. **Haben Sie sich über den Naturzweck Ihrer eigenen sexuellen Empfindung eine Ansicht gebildet und welche?**

Irgendeine beabsichtigte Wirkung kann ich bis heute meiner Veranlagung nicht zugrunde legen, es sei denn die Möglichkeit konzentrierteren Wirkens auf Gebieten, die der normalen Frau versagt sind. Man wird sich allmählich durchringen müssen zu der Einsicht, daß die geistigen Kinder und Erziehungsprinzipien den gleichen Wert haben können für Welt und Menschen wie die nach bequemer Logik selbstverständlichen und natürlichen Berufe der Frau als Gattin und Mutter. Schon um des Kampfes willen, den die Konträre für das auszufechten hat, was ihrer normalen Schwester mühelos in den Schoß fällt und weil sie erst durch tausend Widerwärtigkeiten hindurch sich den Platz erobern muß, der ihr von Natur aus von Anfang an als etwas gleich Gutes wie Natürliches gebührt, sollte man sie nicht verwerfen.

Auf den ersten Blick mag es manchem ein unbilliges Verlangen erscheinen, eine gewissenhafte Beantwortung so zahlreicher Fragen zu beanspruchen, eine Arbeit, die eine ganze Reihe von Stunden, ja Tagen, in Anspruch nimmt. Die Erfahrung hat aber gelehrt, daß es vielen, namentlich gebildeten Personen geradezu eine innere Genugtuung und Erleichterung gewährt, in dieser Weise sich einmal über sich selbst Rechenschaft zu geben. Wenn einer vollends vom Arzt Rat, Hilfe und Klarheit erheischt, opfert selbst der Beschäftigtste, wenn es zur Erreichung seines Zieles nötig ist, gern die erforderliche Zeit.

Unter anderen besitze ich eine Beantwortung des Fragebogens, deren Umfang nicht weniger als 360 eng beschriebene Quartseiten beträgt. Das Begleitschreiben des Beantworters ist charakteristisch; er schreibt: „Hiermit unterbreite ich Ihnen höflichst die Beantwortung des Fragebogens, die ich am 6. Dezember v. J. begann und heute am

30. Mai 1912 beendete. Ich bitte um Verzeihung, daß sich die Beantwortung so lange hinausgezogen hat und daß sie so sehr lang geworden ist. Ich wollte Ihnen gern alles schreiben und mein Herz ausschütten. Ich mußte auch darum alles schreiben, weil ich mir doch nicht die Fähigkeit anmaßen kann, zu entscheiden, was für die Beurteilung dienlich sein kann und was nicht. Hoffentlich ist es auch möglich, irgend etwas für die Wissenschaft Nützliches herauszusichten. In der Darlegung meines Zustandes habe ich mich ganz allein an mein tatsächliches Empfinden gehalten, auch da, wo ich mich mit Kirche und Gesetz in Widerspruch gesetzt habe. Nur mein Fühlen und mein Sehnen waren mir maßgebend. Ich spreche Ihnen, hochverehrter Herr Doktor, meinen innigsten Dank aus, daß Sie eine Instanz geschaffen haben, wo man sein Denken, seine Gefühle und seine Triebe vor dem Forum der Wissenschaft aussprechen kann . . ."

In manchen Fällen kann es den Sachverständigen nicht dringend genug empfohlen werden, die direkte Befragung durch Konferenzen mit Personen zu ergänzen, die den zu Begutachtenden lange und gut kennen. In erster Linie kommen hier die Eltern, dann die Geschwister und Ehegatten, ferner frühere Ärzte und Lehrer, auch Geistliche sowie Freunde und Freundinnen, sonstige Verwandte und Bekannte in Betracht. Es kann Fälle geben, wo den Aussagen Dritter für die Begutachtung mehr Bedeutung beizumessen ist als den eigenen Bekundungen. In Prof. Dr. G. Aschaffenburgs „Monatsschrift für Kriminalpsychologie und Strafrechtsreform" (1908 Dezemberheft) habe ich einen solchen Fall in einer Polemik mit Herrn Direktor Dr. Knapp in Bethel-Bielefeld behandelt. Eine wesentliche Vervollständigung der Fragebogen bilden auch zusammenhängende Aufzeichnungen, Autobiographieen, Tagebücher, Liebesbriefe und Liebesgedichte.

Es liegt auf der Hand, daß eine so gründliche Untersuchung eines Mannes oder Weibes nicht in einer oder zwei Konsultationen geschehen kann. Es bedarf dazu mindestens einiger Tage, oft länger.

Man kann den Ärzten den Vorwurf nicht ersparen, daß sie in der Erforschung des Sexuallebens eines Menschen oft sehr unmethodisch zu Werke gegangen sind; dem Ansehen ihres Standes war das nicht förderlich. Die Verantwortung des Arztes ist in diesen Fragen um so größer, als sein Votum zum Fatum werden kann — nicht nur für den, der sich an ihn wendet, sondern für den anderen, dessen Geschick sich an das Schicksal des Betreffenden knüpft, und für dritte, die vielleicht besser nicht geboren wären.

DREIZEHNTES KAPITEL.

Einteilung der männlichen und weiblichen Homosexualität. Allgemeine Gesichtspunkte.

Fast alle Autoren, welche eine größere Anzahl von männlichen und weiblichen Homosexuellen zu beobachten und zu studieren Gelegenheit hatten, erkannten alsbald, daß in mehr als einer Hinsicht unter ihnen große Verschiedenheiten vorkommen. In Übereinstimmung damit sehen wir in der Fachliteratur das Bemühen, die Homosexuellen nach bestimmten Gesichtspunkten in Gruppen einzuteilen. Je mehr Homosexuelle allerdings jemand kennen lernte, um so mehr mußte er wahrnehmen, daß auch diese Unterabteilungen nur notdürftige Schemata sind; genau betrachtet gibt es nämlich unter den Homosexuellen ebenso wenig wie unter den Heterosexuellen zwei gleichgeartete. Völlige Übereinstimmung in jeder Beziehung, sowohl der eigenen seelischen und körperlichen Beschaffenheit als im Sexualziel, der Geschmacksrichtung, der Triebstärke und Betätigungsweise wird man nicht nachzuweisen imstande sein. So manche theoretische Meinungsverschiedenheit in der Beurteilung der Homosexualität erklärt sich daraus, daß die Verfechter einer Anschauung zu wenig diese große Variabilität berücksichtigen.

Überschauen wir die bisherigen Einteilungen der Homosexualität, so sehen wir, daß die Autoren in der Hauptsache hierbei von vier verschiedenen Punkten ausgingen. Manche stellten die Beschaffenheit der Homosexuellen voran; andere legten das Objekt der Anziehung, die Triebrichtung, zugrunde, — unterschieden etwa solche, die sich zu jüngeren, von denen, die sich zu älteren Personen hingezogen fühlen —; wieder andere richteten sich nach der Betätigung; hier wäre als Beispiel etwa die alte, noch jetzt vielfach gebrauchte Trennung der Homosexuellen in Aktive und Passive zu nennen. Eine vierte Grundlage der Einteilung endlich bildete bei vielen die **Entstehung** der Homosexualität. Diese ordneten die Fälle im wesentlichen in zwei Kategorien, in die **angeborene** und die **erworbene** Homosexualität.

Wir werden finden, daß die hauptsächlichsten Schriftsteller unseres Faches in ihrer Gliederung des Stoffes bald mehr von den einen, bald mehr von den andern Merkmalen ausgingen. Am weitesten in der Einteilung nach bestimmten Akten ist **Rohleder**[1]) gegangen. Er zerlegt den „Konträrsexualismus beim männlichen Geschlecht" in 4 Unterabteilungen: a) die griechische Liebe, auch Eros oder Pädophilie genannt, bei der, ähnlich wie beim Exhibitionismus, keine koitusartige Vereinigung stattfindet, sondern der bloße Anblick, eventuell mit leichten Liebkosungen, volle sexuelle Befriedigung gewährt. Er führt als typisch für diese Form die Worte eines Patienten, eines jungen Priesters, an, welche lauten: „Nur eine flüchtige Berührung am nackten Arm oder Schenkel genügen mir"; b) den Fellatorismus und homosexuellen Cunnilingus, einen Ausdruck, den man mit Recht bemängelt hat, da cunnus die lateinische Bezeichnung des weiblichen Geschlechtsteils ist; im fellatorischen Akt — die von **Martial** stammende Bezeichnung hängt mit dem lateinischen fellare saugen zusammen — alter membrum alterius in os suscipit, alter membrum suum in os alterius immittit; beim „homosexuellen Cunnilingus" dagegen membrum non in os immittitur, sed solum lingua lambitur. **Rohleder** meint, daß der fellatorische Verkehr den analen „an Scheußlichkeit, dem Allgemeingefühl nach wenigstens, bedeutend übertreffen dürfte"; c) die Päderastie, bei welcher der aktive „Pädikator" von dem passiven „Pathikus", dem Kinäden, zu unterscheiden ist; d) der Konträrsexualismus, worunter **Rohleder** „das Urningtum, welches allen Formen des Homosexualismus mit Ausnahme der Päderastie und des Fellatorismus huldigt", versteht. Er unterscheidet hier wiederum 6 Untergruppen: 1. Onanie resp. mutuelle Onanie, 2. Coitus inter femora, inter crura, 3. Coitus in axillam resp. in axillas, 4. Coitus inter genua, 5. Appressio membri ad partem aliquem corporis alterius, 6. Liebkosungen, Küsse usw.

Meines Erachtens kämen hier nur die mutuelle Onanie, der Coitus inter femora und die diesem sehr nahestehende Appressio membri ad corpus alterius als besondere Gruppen in Betracht. Der Coitus in axillas und der inter genua sind, ebenso wie die von **Rohleder** gleichfalls erwähnte immissio in aurem oder gar die auch schon einmal beobachtete immissio in cavitatem oculi extracti solche Raritäten, daß sie bei einer Systematik besser übergangen werden. Die letzte Gruppe, der konträrsexuelle Verkehr durch Küsse und Liebkosungen, den Rohleder auf eine „hochgradige sexuelle Hyperästhesie" zurückführt, ist kaum von dem zu unterscheiden, was **Rohleder** unter Rubrum a seines Schemas als griechische Liebe schildert.

In analoger Weise teilt **Rohleder** auch den „Konträrsexualismus beim weiblichen Geschlecht" nach der Betätigungsform in fünf Gruppen: a) die mutuelle Masturbation, die frictio mutua vulvae et vaginae; b) die lesbische oder sapphische Liebe, auch amor lesbicus, Sapphismus oder Lesbismus benannt, bei der, ähnlich wie beim heterosexuellen Cunnilingus, die sexuelle Befriedigung dadurch erzielt wird, daß die eine Frau genitalia alterius, praecipue clitoridem, lingua et labiis lambat. osculat et sugat, meist usque ad ejaculationem muci; c) den Tribadismus, worunter die mutuelle frictio genitalium feminarum sine masturbatione verstanden wird. Rohleder unterscheidet hier noch den Tribadismus externus, bei der die eine femina vulvam vel femora ad vulvam alterius fricat, und den Tribadismus internus, bei der ein

---

[1]) Loc. cit. pag. 260 ff. und 449 ff.

Weib versucht, clitoridem in vaginam alterius immittere: d) von dieser trennt er dann noch wieder als eine besondere Gruppe: „den homosexuellen weiblichen Fellatorismus und die Clitoriscohabitation“ ab, bei der eine vergrößerte Clitoris vollkommen die Stelle des membrum virile vertritt und als solche in unam de tribus cavitatibus aut in vaginam aut in os aut in anum immittitur; e) als fünfte Form weiblicher Homosexualität bezeichnet Rohleder eine Form, die sich nicht hinsichtlich der Betätigungsart, sondern in der Richtungsqualität von der vorgenannten vierten unterscheidet, die auf unreife Personen desselben Geschlechts gerichtete „Pädophilia erotica homosexualis feminarum“.

Etwas einfacher als die Rohledersche Einteilung ist die von Chevalier[2]). Er unterscheidet nur drei Formen der weiblichen Homosexualität: den Tribadismus, Clitorismus und Sapphismus, die er, wie folgt, definiert: „La tribadisme est le procédé dans lequel l'accouplement est simulé par le simple contact, accompagné de frottements des organes génitaux externes. Le clitorisme est ce même procédé avec un temps en plus, consistant dans l'intromission vaginale d'un clitoris démensurément long, développé jusqu'à l'anomalie, d'où la rareté de ce modus faciendi. Enfin on réserve plus spécialement le nom de sapphisme au coit buccal, procédé le plus habituel.“

v. Krafft-Ebing dagegen läßt in seiner von vielen Lehrbüchern übernommenen Einteilung das Objekt und die mit ihm vorgenommene Art der Betätigung gänzlich außer acht und fragt fast ausschließlich nach dem Zustand des empfindenden Subjekts. Hiernach unterscheidet er zunächst nach der Ursache die angeborene von der erworbenen konträren Sexualempfindung und teilt die erstere in

„a) die psychische Hermaphrodisie, bei der neben vorwiegend gleichgeschlechtlicher Empfindung Spuren von heterosexueller Triebrichtung bestehen;

b) die eigentliche Homosexualität, bei der jede Neigung zum andern Geschlecht geschwunden ist, und nur sexuelle Neigung zum eigenen besteht;

c) die Effemination, bei der auch das sonstige Seelenleben der konträren Geschlechtsempfindung weiblich geartet ist;

d) die Androgynie, bei der sich sogar die Körperformen dem Geschlecht nähern, dem die Geschlechtsempfindung entspricht.“

Auch die erworbene konträre Sexualempfindung teilt Krafft-Ebing in vier Stufen:

Die erste Stufe, die er als „einfache Verkehrung der Geschlechtsempfindung“ bezeichnet, soll mit dem Zeitpunkt erreicht sein, „wo die Person des eigenen Geschlechts aphrodisisch wirkt“.

Die zweite Stufe ist beim Manne die Eviration = Entmännlichung, beim Weibe die Defemination = Entweiblichung, und zwar nimmt er an, daß sich in diesen Fällen allmählich im Zusammenhang mit der erworbenen konträren Sexualempfindung eine „tiefer greifende und dauernde Umänderung der psychischen Persönlichkeit vollzieht.“

Als dritte Entwicklungsstufe der erworbenen konträren Sexualempfindung schildert v. Krafft-Ebing Fälle, in denen sich auch das körperliche Empfinden im Sinne einer „Transmutatio sexus“ (Geschlechtsumwandlung) umgestaltet, während er als vierte Stufe den Geschlechtsverwandlungswahn annimmt — die Metamorphosis sexualis paranoica —, die ungemein seltenen Fälle ausgesprochener Geisteskrankheit, in denen Patienten überzeugt sind, und meist auch Stim-

---

[2]) Chevalier, L'inversion sexuelle p. 249.

men hören, die bestätigen, daß sie bestimmte, dem andern Geschlecht zugehörige Personen seien.

Diese Vierteilung der erworbenen konträren Sexualempfindung des berühmten Wiener Psychiaters hat in der Fachliteratur wenig Anklang und Eingang gefunden, und auch ihr Urheber scheint ihr schließlich keinen rechten Wert mehr beigelegt zu haben, trotzdem sie sich noch in den nach seinem Tode (1902) erschienenen Auflagen der Psychopathia sexualis findet. Denn in der letzten zusammenfassenden Arbeit, die er 1900 veröffentlichte, hat er den ätiologischen Begriff der erworbenen Homosexualität fast vollständig durch den bedeutend vorsichtigeren zeitlichen Begriff der tardiven Homosexualität ersetzt.

Um so mehr aber hat v. Krafft-Ebings Vierteilung der angeborenen Homosexualität den Beifall der Fachgenossen gefunden. Wir finden sie fast überall teils im Wortlaut, teils mit geringen Modifikationen akzeptiert.

So unterscheidet Hofrat Löwenfeld drei Entwicklungsgrade: I. die psychosexuelle Hermaphrodisie oder das psychosexuelle Zwittertum, bei dem hetero- und homosexuelle Neigungen in einem Individuum vorhanden sind; im Gegensatz zu v. Krafft-Ebing, der in seiner Einteilung der konträren Sexualempfindung darunter nur solche Fälle verstanden wissen wollte, in denen die homosexuelle Empfindung als die primäre wie zeitlich intensiv vorwiegende in der Vita sexualis zutage tritt[3]), unterscheidet aber Löwenfeld hier noch drei weitere Unterabteilungen. Auf der untersten Stufe stehen nach seiner Ansicht die Fälle, in denen neben einer im allgemeinen vollkommen heterosexuellen Richtung des Geschlechtstriebs latente homosexuelle Neigungen bestehen, die sich nur in psychischen Ausnahmezuständen, wie etwa im Traum, im Rausch, im epileptischen Anfall oder Trance Geltung verschaffen. An diese reiht er als zweite Gruppe die Fälle, in denen sich beide Triebrichtungen nebeneinander, bald die eine, bald die andere stärker hervortretend, zeigen, und als zur dritten Stufe gehörig bezeichnet er die Personen, in denen die homosexuellen Neigungen entschieden überwiegen. Als Prototypen dieser letzten Kategorie der Bisexuellen führt er Michel Angelo und Shakespeare an.

Als zweiten Entwicklungsgrad der Homosexualität führt der Münchener Psychiater den Zustand exklusiver Homosexualität an, dem sich dann als dritter die Effemination anschließt, bei der „die ganze Richtung des Denkens, Fühlens und Wollens den weibischen Typus annimmt". Von der Androgynie, der mehr oder minder ausgesprochenen Annäherung der Körperformen an den weiblichen Typus, die v. Krafft-Ebing als vierte besondere Form ansah, meint er mit Recht, daß sie sowohl mit der zweiten als mit der dritten seiner Homosexualitätsstufen verknüpft sein könne.

Vergleichen wir nun die grundlegende und zur Zeit ihrer Aufstellung zweifellos sehr scharfsinnige Einteilung v. Krafft-

[3]) v. Krafft-Ebing: Ps. sex., 1903, p. 251, und Über psychosexuelles Zwittertum, im internationalen Zentralblatt für die Physiologie und Pathologie der Harn- und Sexualorgane, Bd. I, Heft 2.

E b i n g s mit dem gegenwärtigen Stand unserer Erkenntnis, so fragt es sich zunächst, ob es richtig ist, die psychische Hermaphrodisie oder Bisexualität in die Einleitung der Homosexualität mit einzubeziehen. Nach ihrer Wesensart steht sie zwischen der Heterosexualität und Homosexualität; wenn man aber lediglich, was mir jedoch nicht angängig erscheint, die Betätigung mit beiden Geschlechtern berücksichtigen wollte, so rangiert sie zwischen der echten und Pseudo-Homosexualität. Auf alle Fälle aber bildet die Bisexualität eine Gruppe für sich, und ist es daher folgerichtig, sie auch als solche zu behandeln und einzureihen. Es empfiehlt sich deshalb, die Menschen nach ihrem Geschlechtstrieb in drei Gruppen zu teilen: in die große Mehrzahl der h e t e r o s e x u e l l e n Männer und Frauen, in die Minderzahl männlicher und weiblicher H o m o s e x u e l l e r und die B i s e x u e l l e n beiderlei Geschlechts, deren Neigung in verschieden hohem Grade bald weiblichen, bald männlichen Personen zugewandt ist.

Neben diesen drei kämen noch zwei weitere Gruppen in Betracht, die man gelegentlich in der Literatur erwähnt findet: die A s e x u e l l e n und die M o n o s e x u e l l e n. Die Asexuellen, von denen es meines Erachtens überhaupt noch nicht feststeht, ob sie außer bei tiefgreifenden psychischen Störungen tatsächlich existieren, sollen im Zustande völliger sexueller Gleichgültigkeit von jeder geschlechtlichen Vorstellung und Anfechtung Zeit ihres Lebens frei sein. Die spezialistische Erfahrung zeigt, daß nicht selten Personen, die eine von der heterosexuellen Norm abweichende Triebrichtung in geschickter Weise d i s k r e t zu halten wissen, und diese gibt es in großer Menge, von ihrer Umgebung, einschließlich ihrer Hausärzte, für asexuell gehalten wurden. Namentlich bei Gelegenheit gerichtlicher Begutachtungen hörte ich bei Rücksprache mit den näheren Bekannten des Angeklagten immer wieder die Meinung äußern: „wir glaubten bisher, daß er völlig unsinnlich veranlagt sei; wir hielten ihn für frigide, für asexuell." Sicherlich gibt es unter den scheinbar Asexuellen aber auch solche, die der gleich zu erwähnenden Gruppe der M o n o s e x u e l l e n angehören. Bei dieser nach Menge und Art bisher ebenfalls noch nicht völlig geklärten Kategorie sexuell Anormaler bildet die e i g e n e Person nicht nur das Objekt sexueller Betätigung, sondern auch den ausschließlichen I n h a l t sexueller Vorstellungen. K e r t b e n y, bei dem sich zuerst das Wort „monosexuell" im Jahre 1869 als Gegenstück zu dem von ihm ebenfalls gebildeten Ausdruck „homosexuell" findet, definiert sie nur in einem parenthetischen Satz als Menschen, „bei denen geheime Selbstbefleckung zum chronischen Bedürfnisse geworden ist". G u s t a v J a e g e r spricht 1878 in seiner „Entdeckung der Seele"[4]) in ähnlichem Sinne von „m o n o s e x u e l l e r Idiosynkrasie" als einem Zustand, bei dem die Masturbation keiner Phantasie durch Vorstellung eines andern Individuums bedarf. In dem später im Jahre 1900 im II. Jahrbuch für sexuelle Zwischenstufen von Prof. J a e g e r veröffentlichten bisher ungedruckten Kapitel über Homosexualität aus der „Entdeckung der Seele" bezeichnet sein anonymer Gewährsmann Dr. M. die Monosexuellen „als s o l c h e, d i e m i t s i c h s e l b s t a u s k o m m e n", und führt als Beispiel „den

[4]) Pag. 259.

unglücklichen genialen Lenau, diesen geborenen Onanisten" an. Ich selbst schrieb im Jahre 1903 in einer Arbeit, die ich im V. Jahrbuch für sex. Zwischenstufen unter dem Titel: „Ursachen und Wesen des Uranismus" veröffentlichte, folgendes:

„In den Uranfängen der Sprache erhalten sich oft durch Gewohnheit verdunkelte Begriffe. Das Wort Sexus — Geschlecht kommt von sequi — folgen, der Geschlechtstrieb ist ursprünglich nur der Trieb zu folgen, sich anderen anzuschließen, und damit ist er der freilich oft nur leise durchschimmernde psychologische Hintergrund der sozialen Regung. Der Monosexuelle folgt nur sich allein; die wenigen Monosexuellen, die ich persönlich gesehen habe, es waren drei zur Einsamkeit und Eigenbewunderung neigende Onanisten mit ausgesprochener Antipathie gegen beide Geschlechter, zeichneten sich durch den denkbar größten Indifferentismus nicht nur allen Menschen, sondern auch allen Dingen gegenüber aus".

Rohleder[5]) zitiert diese Stelle mit dem Bemerken, daß sie sich am meisten mit dem deckt, was er dann später in mehreren ausführlichen Fällen als Automonosexualismus beschrieben und gelegentlich auch als Sexualegoismus bezeichnet hat, „eine Erscheinungsform des menschlichen Sexuallebens, bei der das betreffende Individuum selbst, und zwar allein, den Ausgangspunkt und das Endziel des sexuellen Triebes darstellt". Von Autoren, die sich mit verwandten Zuständen beschäftigt, seien kurz noch zwei genannt: Havelock Ellis, der unter dem Namen „Autoerotismus die spontanen Geschlechtsregungen ohne irgendwelche direkte oder indirekte Anregung seitens einer anderen Person" verstanden wissen wollte, und Näcke[6]), der Beispiele von Verliebtsein in sich selbst als Narzißmus geschildert hat. Die Verliebtheit in die eigene Person kann sowohl eine homosexuelle als eine heterosexuelle Färbung haben; homosexuell, wenn die betreffenden Männer und Frauen sich als solche betrachten; heterosexuell, wenn sie sich, wie es bei einigen der von mir monographisch behandelten Transvestiten[7]) der Fall zu sein scheint, besonders zu der andersgeschlechtlichen Komponente ihrer Wesenheit hingezogen fühlen. Trotzdem müssen wir aber Rohleder Recht geben, wenn er meint, daß diese Zurückstrahlung des Triebes auf sich selbst weder zum Homo- noch zum Heterosexualismus zu rechnen ist, sondern als Monosexualismus „eine streng abgegrenzte und isolierte" Gruppe darstellt. In einem Fall, den ich kürzlich zu beobachten Gelegenheit hatte, bezogen sich die Phantasien auf das eigene Spiegelbild als incubus, mit dem der Patient als succubus ad ejaculationem masturbierte. Es wirkte geradezu verblüffend, wie der zufällige Anblick der eigenen, zwecks Untersuchung entkleideten Person im Spiegel während der Konsultation einen Zustand höchster geschlechtlicher Ekstase hervorrief.

Es gibt noch mannigfache andere Varianten, die man kaum in eine der genannten fünf Rubriken unterbringen kann. So suchte mich vor einiger Zeit eine Künstlerin von großer Eleganz auf, die sich sexuell nur durch Männer gefesselt fühlte, die selbst als Frauen lebten. Sie hatte auch nach vielem Suchen einen

---

[5]) Rohleder, Geschlechtstrieb und Geschlechtsleben. Bd. II, p. 511 ff.

[6]) Näcke, Psychiatrischen en neurologischen Bladen Nr. 2, 1899. Derselbe, Einige psychiatr. Erfahrungen.

[7]) Hirschfeld, Dr. Magnus: Die Transvestiten. Eine Untersuchung über den erotischen Verkleidungstrieb. Berlin 1910.

normalsexuellen Transvestiten gefunden, mit dem sie sich verheiratete. Wirkliche Frauen waren ihr ebenso antierotisch, wie echte Männer. Wir werden diese sexuell nichts weniger als frigide Frau weder als homosexuell, noch als einwandfrei heterosexuell, ebenso wenig aber auch als bisexuell oder gar als automonosexuell ansehen können.

Als homosexuell kann ich auch kaum eine mir bekannte Frau von ausgesprochener Weiblichkeit bezeichnen, die seit 10 Jahren mit einer ungemein virilen Frau zusammenlebt, welche, weil in weiblicher Tracht zu auffällig, die Erlaubnis bekommen hat, als Mann zu gehen. Die Frau, eine sehr fromme katholische Polin, versichert hoch und heilig, weder sie noch ihre Freundin empfänden gleichgeschlechtlich, sie sei vollkommen Weib, er unbedingt Mann. Ein anderer Fall ist mir bekannt, in dem ein Mann 5 Jahre lang ein Verhältnis mit einem Mädchen hatte, bei der sich in ihrem 28. Jahre eine irrtümliche Geschlechtsbestimmung herausstellte. Es war also ein Mann, allerdings mit regelrechter Vagina, mit dem der Verkehr stattgefunden hatte. Beide hatten so, allerdings unwissentlich, den Tatbestand des § 175 RStrGB. erfüllt. Damendarsteller, sowohl homosexuell als heterosexuell veranlagt, haben mir wiederholt mitgeteilt, wie oft sie von Männern begehrt würden, die es als Beleidigung betrachten würden, wenn man sie als Homosexuelle ansehen würde.

Alle diese Fälle, die sich leicht vermehren ließen, sind mehr als Kuriositäten; sie lehren die kaum zu überbietende Variabilität alles Sexuellen, die Mannigfaltigkeit und Häufigkeit von Grenz- und Übergangsfällen, zugleich aber auch die Schwierigkeit alles Schematisierens. Wir würden unsere Aufgabe, eine in sich gut begründete Einteilung der Homosexualität zu geben, sehr erheblich komplizieren, wenn wir bei der Gruppierung alle neben der Homosexualität vorkommenden Varianten oder auch nur jede innerhalb der Unterabteilungen vorkommende oder mögliche Schattierung ausnahmslos berücksichtigen wollten.

Würden wir dieses tun, so müßten wir, da es hinsichtlich ihrer Sexualität zwei gleiche Individuen überhaupt nicht gibt, auf jede Klassifizierung von vornherein Verzicht leisten. Damit würden wir uns aber dann zugleich eines der wichtigsten Erfordernisse exakter Forschungsmethodik begeben, der systematischen Gliederung der einzelnen Fälle nach ordnenden Prinzipien. Das ist zu weit gegangen, wenn wir uns auch bewußt bleiben müssen, daß stets Verschiedenheiten vorhanden sind, und es sich daher immer nur um Ähnlichkeiten handeln kann.

VIERZEHNTES KAPITEL.

Einteilung der Homosexuellen nach ihrer persönlichen Eigenart.

Zweifellos gibt es unter den Homosexuellen, und zwar unter den homosexuellen Männern sowohl als unter den gleichgeschlechtlichen Frauen, ebenso markante Übereinstimmungs- wie Unterscheidungsmerkmale. Betrachten wir einmal eine größere Urningsgesellschaft oder, noch besser, rufen wir uns in der Erinnerung einen jener großen Urningsbälle zurück, wie sie, von mehr als tausend Homosexuellen besucht, noch vor wenigen Jahren im Dresdner Kasino in Berlin oder in der Salle du Wagram in Paris ein besonders geeignetes Studienobjekt für Massenbeobachtungen boten, da konnte auch der Ungeübte, der wußte, daß die tanzenden Paare aus Homosexuellen bestehen, unschwer zwei Gruppen voneinander unterscheiden: eine Gruppe, die einen durchaus männlichen Eindruck macht, der im gewöhnlichen Leben „niemand etwas anmerkt", kaum der Arzt, geschweige denn der Laie; weder in der Sprache, noch in Erscheinung und Benehmen verraten sie den Urning. Dann gibt es aber noch einen anderen Teil, der in Gesten und Gehaben unverkennbar weibliche Eigenschaften aufweist. Man sieht, wie Baron Teschenberg sich ausdrückte, förmlich die unsichtbare Schleppe. Einige gehen auch in Frauenkleidern, und auch die, welche keine besitzen, haben meist in ihrer Tracht weibliche Einschläge, sei es auch nur im Schmuck oder in Parfüms, in Bändern und Strümpfen, gebrannten Locken und glattrasiertem Gesicht. Viele nähern sich auch in ihren Gesichtszügen, Teint und Haar, in den runden Formen, den breiten Hüften, vor allem auch in ihrer Stimme und Sprache dem Geschlecht, welchem sie am liebsten ganz angehören möchten. Würde man ihre Gespräche hören, ohne sie zu sehen, so könnte man nach deren Inhalt manchmal geneigt sein anzunehmen, daß zwei Damen in lebhafter Unterhaltung begriffen sind. Von den extremsten Fällen sagt v. Krafft-Ebing, daß es „Weiber in Männerkleidung mit männlichem Genitale“ sind, ein Wort, das an den Vers erinnert, mit dem einst der Spötter Martial einen Urning charakterisierte: „pars est una patris, cetera matris habet“ („nur ein Teilchen hat er vom Vater, alles Übrige von seiner Mutter“).

Zwei ganz analoge Gruppen können wir sehen, wenn wir eine größere Veranstaltung weiblicher Homosexueller besuchen. Auch hier findet sich eine Abteilung von Frauen, die in Tracht, Haarschmuck, Haltung und Bewegung, in der Art zu sprechen, zu trinken und zu rauchen etwas ausgesucht Viriles aufweisen; viele haben auch eine rauhe, tiefe Stimme, derbe männliche Gesichtszüge, schmale Hüften, wie überhaupt einen an das „stärkere“ Geschlecht erinnernden Knochenbau. Ihren Namen geben sie unter sich häufig eine virile Form. Daneben aber existiert eine nicht minder große Gruppe homosexueller Frauen, die sich äußerlich von anderen Frauen ihrer gesellschaftlichen Sphäre kaum unterscheiden; sie tragen Toilette und Frisuren nach derselben Mode wie diese, perhorreszieren weder Korsetts, noch hohe Absätze und erscheinen in ihren Gefühls-, Geschmacks- und Gedankenäußerungen so durchaus weiblich, daß sie niemand für homosexuell halten würde. Und doch sind sie es in genau so fixierter Weise wie ihre virilen Schicksalsgenossinnen.

Zwischen den beiden Gruppen homosexueller Männer und Frauen bestehen nicht selten auch insofern Gegensätze, als sie gesellschaftlich wenig miteinander sympathisieren. Die männlicher gearteten Urninge sind geneigt, die femininen etwas von oben zu behandeln, zum mindesten auf sie mit einem gewissen Bedauern herabzusehen; aber auch die femininen mokieren sich gern ein wenig über die männlichen Kollegen, die ihrer Meinung nach so stolz den Mann markieren und doch den Reizen schöner Männer ebenso leicht erliegen wie sie. In gleicher Weise wollen oft die weiblich gearteten homosexuellen Frauen von den „Mannweibern“ nichts wissen, während diese wiederum gern über die homosexuellen „Weibchen“ herziehen. Ein gutes kameradschaftliches Verhältnis und Einvernehmen herrscht dagegen oft zwischen den virilen Homosexuellen beiderlei Geschlechts und ebenso zwischen den feminin Gearteten unter den homosexuellen Männern und Frauen.

Ähnliche Erfahrungstatsachen und Beobachtungen, wie die hier kurz geschilderten, waren es offenbar, die Krafft-Ebing bewogen, die eigentlichen Homosexuellen unter den Männern und Frauen in je drei Untergruppen zu teilen: „a) die Homosexuellen oder Urninge, die ab origine ausschließlich sexuelle Empfindung und Neigung zu Personen desselben Geschlechts haben, bei denen sich aber im Gegensatz zu der folgenden Gruppe die Anomalie nur auf die vita sexualis beschränkt und nicht tiefer und belastend ein auf den Charakter und die gesamte geistige Persönlichkeit einwirkt“, b) die Effeminierten, bei denen die psychische Persönlichkeit, speziell ihre gesamte Gefühlsweise und ihre Neigungen, von der gleichgeschlechtlichen Empfindung beeinflußt ist, u. c) die Androgynen, bei denen das Individuum sich nicht nur in psychosexualer und psychischer, sondern auch in anthropologischer Hinsicht dem seinem Genitalapparat nicht entsprechenden Geschlechtstypus nähert. Die entsprechenden Gradstufen bei der Frau bezeichnete er als: a) Homosexualität, „bei der sich die Anomalie weder durch äußerliche Zeichen, noch durch seelisch-männliche Geschlechtscharaktere verrät, b) als Viraginität, bei der sich das Weib psychisch als Mann fühlt, und c) die Gynandrie, bei der auch somatische Abweichungen vom weiblichen Typus vorhanden sind.

Krafft-Ebing schloß sich in seiner Klassifizierung ziemlich an Ulrichs an, der allerdings über die weiblichen Homosexuellen noch so wenig unterrichtet war, daß er sie überhaupt in seine Einteilung nicht einbezog. In dem § 115 seiner 1864 geschriebenen „anthropologischen Studie" Formatrix schreibt der hannoversche Amtsassessor: „Unter den Urningen scheinen folgende zwei Klassen unterschieden werden zu können, zwischen welchen indes tausend Abstufungen zu konstatieren sind: a) Urninge, in denen das männliche Element, welches ihrem männlichen Körperbau entspricht, überhaupt in allen Stücken vorherrscht, indem es insonderheit ihrem weiblichen Liebestriebe eine gewisse männliche Färbung gibt: also Urninge mit vorwiegend männlichem Habitus, körperlich wie geistig, und zugleich mit vorwiegend aktivem Begehren. Diese scheinen vorwiegend Jünglinge zu lieben, nicht Burschen. Ich möchte sie nennen die „Viriliores" oder „Mannlinge", die männlicheren Urninge b) Urninge, in denen das weibliche Element, welches ihrem weiblichen Liebestriebe entspricht, überhaupt in allen Stücken vorherrscht, indem es insonderheit ihrem männlichen Körperbau eine gewisse weibliche Färbung gibt: also Urninge mit vorwiegend weiblichem Habitus, körperlich wie geistig, und zugleich mit vorwiegend passivem Begehren. Diese scheinen überwiegend Burschen, nicht Jünglinge, zu lieben. Ich möchte sie die „Muliebriores" nennen oder „Weiblinge", die weiblicheren."

Ich halte die Einteilung, welche Ulrichs hier gibt, trotz der auch hier, wie so oft bei ihm, wenig glücklichen Wortbildung und trotzdem manche Einzelheiten in seiner Differenzierung, wie wir noch sehen werden, der Nachprüfung nicht standgehalten haben, doch für weit prägnanter und praktischer als die seines großen Nachfolgers. Großen Scharfsinn beweist Ulrichs in der Wahl der Komparative viriliores und muliebriores statt der entsprechenden Positive; offenbar wollte er damit zum Ausdruck bringen, daß es sich hier nur um Grad-, nicht um Artunterschiede handelt, indem auch die Mannlinge weibliche, die Weiblinge männliche Eigenschaften, nur beide in schwächeren Graden, aufzuweisen haben. Der Unterschied, den Krafft-Ebing zwischen effeminierten und androgynen Männern, sowie zwischen virilen und gynandrischen Frauen macht, ist zu fließend, um die statt der Ulrichsschen Zweiteilung gewählte Dreiteilung genügend zu motivieren, außerdem ist die Androgynie an sich keine stärkere Stufe der konträren Sexualempfindung. Es ist durchaus nicht gesagt, daß Personen mit körperlichen Zeichen des andern Geschlechts, also etwa Männer mit Gynäkomastie oder Frauen mit Androtrichie, auch psychisch ihrem Genitalapparat inkongruent sind; meist sind sie nicht einmal konträrsexuell. Es gibt auch psychisch feminine Männer und virile Frauen, die nicht homosexuell sind, anderseits gibt es Hünen von Männern, die seelisch vollkommene Weiber sind; kurz, alle nur erdenklichen Kombinationen männlicher und weiblicher Eigenschaften kommen vor, so daß die Krafft-Ebingsche Einteilung der Präzision ermangelt, welche wir von einer guten Systematisierung verlangen müssen; es ist auch unerfindlich, weshalb Krafft-Ebing nur die virilen Männer — und die femininen Frauentypen als „Homosexuelle oder Urninge" bezeichnet, da die effeminierten und androgynen Männer-, sowie die virilen und gynandrischen Frauengruppen nach seiner Voraussetzung doch ebenfalls gleichgeschlechtlich fühlen.

Aus allen diesen Gründen scheint es das einzig Richtige, sowohl die homosexuellen Männer, als auch die homosexuellen Frauen nach ihrer Beschaffenheit lediglich in die femininer und viriler Gearteten einzuteilen. Höchstens könnte man noch hinsichtlich des Grades des weiblichen oder männlichen Einschlags Unterscheidungen gelten lassen, indem man bei den homosexuellen Männern leichter und stärker feminine und virile, bei den homosexuellen Frauen hochgradiger und mäßiger virile und feminine unterscheidet. Wie weit das weibliche Empfinden mancher Homosexueller geht, zeigen drastisch die Forderungen, die ein Urning H. Marx[1]) in einer Broschüre aufstellt:

„Die soziale Stellung des Urnings, schreibt er allen Ernstes, sei die der Mädchen und Frauen; er trage auch einen weiblichen Namen. Eltern und Vormünder seien verpflichtet, das Auftreten der urnischen Natur an ihrem Kinde und Pflegekinde der Behörde sofort anzuzeigen. Ist die urnische Natur eines Individuums konstatiert, so ist dasselbe als Urning in das Zivilstandsregister einzutragen, hat einen eigenen Namen anzunehmen und seiner Natur gemäß sich zu kleiden. Im Interesse der Sittlichkeit empfiehlt es sich, daß der Urning das nächtliche Umherstreichen auf den Straßen und öffentlichen Plätzen seines Wohnortes, das Besuchen von Wirtshäusern ohne Begleitung unterläßt und sich überhaupt seiner weiblichen Natur gemäß sittsam und bescheiden aufführt." Entgegengesetzt äußert sich ein homosexuelles Weib in einem hinterlassenen Schreiben[2]): „Bei mir hatte die Natur in der Wahl des Geschlechts einen Fehlgriff getan. Ich fluchte meinem Geschick, das mich nicht als Mann geschaffen hat."

Es bedarf kaum der Erwähnung, daß, ebenso wie eine sich zu weit erstreckende Nüancierung der charakterologischen Beimischung des Femininen beim Manne nicht durchführbar ist, auch eine zu weit gehende Differenzierung seiner virilen Komponente als gekünstelt anzusehen ist. Marc André Raffalovich hat eine solche Mehrteilung versucht, indem er[3]) drei Arten von Homosexuellen unterscheidet:

---

[1]) H. Marx, Urningsliebe. Die sittliche Hebung des Urningtums und die Streichung des § 175 des Deutschen Strafgesetzbuches. Ein Wort an das deutsche Volk, die Männer der Wissenschaft und die Mitglieder des deutschen Reichstages. 1875 in Leipzig erschienen.

[2]) Jahrb. f. s. Zw. III. Bd. p. 34.

[3]) Raffalovich l. c. p.

die Ultravirilisten, die Virilen und die Weiblinge. Die Ultravirilisten würden etwa der Gruppe entsprechen, die Gustav Jaeger als supervirile Homosexuelle bezeichnete. Dieser Ausdruck findet sich in dem 1884 erschienenen III. Teile seines „Lehrbuchs der allgemeinen Zoologie" („Entdeckung der Seele", 3. Aufl., Bd. I, S. 269), wo die betr. Stelle folgendermaßen lautet: „Was mich anfangs am meisten frappiert hat, mir aber jetzt vollständig erklärlich, ja naturnotwendig erscheint: Unter den Homosexualen steckt die merkwürdigste Sorte von Männern, nämlich die, welche ich superviril nenne. Dieselben stehen, vermöge einer individuellen Variation ihrer Seelenstoffe, ebenso über dem Manne wie der Normalsexuelle (sollte heißen: Durchschnittssexuelle) über dem Weibe. Ein solches Individuum ist imstande, die Männer durch seinen Seelenduft zu bezaubern, wie diese — aber in passiver Weise — ihn bezaubern. Da er nun stets in Männergesellschaft lebt, und Männer sich ihm zu Füßen legen, so erklimmen solche Supervirile häufig die höchsten Stufen geistiger Entwicklung, sozialer Stellung und männlichen Könnens." Es ist zuzugeben, daß der männliche Einschlag beim homosexuellen Mann auch einmal stärker sein kann, als er durchschnittlich beim heterosexuellen Manne ist; die Weltgeschichte hat die Namen einiger Feldherren, Staatsmänner und Kunstheroen bewahrt, die an Tatkraft und Geistesschärfe die Mehrzahl der Männer überragten, gleichwohl aber urnisch waren; dennoch empfiehlt es sich und genügt auch vollauf, angesichts der so sehr ineinander überfließenden Gradstufen und Mannigfaltigkeit der Mischungsart männlicher und weiblicher Eigenschaften auch hier nur von stärkeren und schwächeren Graden der Virilität und entsprechend beim homosexuellen Weibe von verschieden starken Einschlägen der Femininität zu reden. Die auf den ersten Blick befremdliche und mit der Lehre von den Zwischenstufen zunächst schwer vereinbare Tatsache, daß homosexuelle Männer viriler, homosexuelle Frauen femininer sein können als heterosexuelle Männer und Frauen, sucht Prof. Jordan-Katte in seiner sehr bemerkenswerten Arbeit, betitelt: „Die virilen Homosexuellen"[4]) dadurch zu begründen, daß es nicht bloß auf das relative Verhältnis der männlichen zu den weiblichen Elementen, sondern auf das nach Stärke und Art verschiedene absolute Quantum beider Komponenten ankommt. Nicht mit Unrecht bemängelt Jordan in diesem Aufsatz, daß von den Fachschriftstellern in der Kasuistik und Theorie die ihrem Geschlechtsapparat entsprechenderen Typen unter den Homosexuellen bisher viel weniger berücksichtigt sind als die psychisch und somatisch stärker von der Norm abweichenden. Er schreibt[5]): „Es ist ein — wenn auch verständlicher — Fehler der neueren Schriftsteller auf dem Gebiete der Homosexualität, daß sie so ganz vorzugsweise den femininen Typus des homosexuellen Mannes schildern und rechtfertigen und den virilen Typus vernachlässigen, der den Heterosexuellen vielleicht ansprechender erscheint als jener. So wird —entsprechend — leider auch immer nur das virile homosexuelle Weib, das männliche Allüren zur Schau trägt, in die Diskussion gebracht und die meist überaus zurückhaltende feminine Jungfrau, die auch den Heterosexuellen oftmals interessiert, weil sie nichts wesentlich Auffälliges darbietet, hintenangesetzt." An einer anderen Stelle gibt der Autor aber selbst hierfür die Erklärung, indem er sagt, daß sich jede menschliche Klassifizierung zunächst wohl oder übel an die markanten und extremen Erscheinungsgruppen halten muß.

---

[4]) Max Katte, Die virilen Homosexuellen, J. f. sex. Zw., Bd. VII, p.

[5]) L. c. p. 94.

Was das Zahlenverhältnis der virilen und femininen Uranier anlangt, so dürfte Iwan Bloch[6]) recht haben, wenn er sagt, daß es nach seinen Beobachtungen ungefähr das gleiche ist. Auch die virilen und femininen Uranierinnen scheinen an Menge einander etwa gleich zu sein.

Mehr theoretisch als empirisch müssen die Schlußfolgerungen angesehen werden, welche viele Autoren bei der Einteilung der homosexuellen Männer und Frauen in die virileren und feminineren aus der persönlichen Beschaffenheit auf die Geschmacksrichtung, die Betätigungsweise oder gar auf die Entstehung und Heilbarkeit ziehen. Wir stoßen auf solche Angaben an vielen Stellen der Fachliteratur; auch ich selbst schrieb in einer meiner ersten Arbeiten über den Gegenstand: „Je femininer ein Mann ist, um so mehr liebt er ausgesprochen männliche Typen, je mehr im Urning die männlichen Züge überwiegen, um so mehr liebt er Individuen, die im Äußern und Charakter etwas Weiblich-zartes haben, Jünglinge, wobei ihm jedoch feminine Urninge zu weibisch zu sein pflegen, und das gleiche gilt für das konträrsexuelle Weib, je mehr Weibliches in ihr ist, je weniger sie von der Norm abweicht, um so mehr liebt sie Frauen, die Männliches an sich haben, kräftige geistesstarke Weiber, Künstlerinnen, Schriftstellerinnen, und je viriler sie selber ist, um so mehr fühlt sie sich von jungen, echt weiblichen Mädchen angezogen.“

Offenbar schwebte bei diesen Schlußfolgerungen den Fachleuten bewußt oder unbewußt die so weit verbreitete, aber auch für den normalen Verkehr noch keineswegs erwiesene Vorstellung von der Anziehung des Gegensätzlichen in der Liebe vor, eine Meinung, die beispielsweise Schopenhauer und nach ihm in noch viel verstärkterem Maße Weininger dahin formulierten, daß stets „dem bestimmten Grade seiner Mannheit der bestimmte Grad ihrer Weibheit entspricht. In Wirklichkeit liegen aber die Anziehungsgesetze viel komplizierter. Ich habe im Laufe der Zeit viele feminine Homosexuelle kennen gelernt, die, trotzdem sie selbst am liebsten in Frauenkleidern gingen, junge bartlose Leute liebten, und sehr virile Frauen, die ich zunächst für gute Freundinnen in unerotischem Sinn hielt, bis ich gewahr wurde, daß die äußerlich und anscheinend auch seelisch so verwandten Typen seit vielen Jahren ein regelrechtes sexuelles Verhältnis miteinander hatten. Ebenso kann man nicht selten vollmännlichen Urningstypen be-

[6]) Iwan Bloch, Das Sexualleben unserer Zeit, 7.—9. Aufl. 1909 p. 551.

gegnen, von denen man — ehe man das Wundern auf sexuellem Gebiet verlernt hat — zu seinem großen Erstaunen hört, daß sie sich für Männer unter 50 Jahren sexuell überhaupt nicht interessieren können. Erst vor kurzem suchte mich ein etwa 25 jähriger Homosexueller auf, der durchaus männlich erschien, dabei aber für Männer mit weißen Vollbärten, und zwar nur für diese, eine große Leidenschaft besaß.

Auch die Meinung von Ulrichs, daß sich bei Urningen mit körperlich und geistig völlig männlichem Habitus aktives Begehren, bei denen mit weiblichem Habitus passives Begehren findet, hält reichlicherer Erfahrung nicht stand. Um von vielen, die diese Anschauung hegen, nur einen anzuführen, erwähne ich Robert Sommer, der meint, daß man zwei Arten der Homosexualität unterscheiden müsse, die passive und die aktive. „Der passive Päderast weise einen deutlichen Typus auf. Häufig bestehe schon in der Jugend Neigung zum Anlegen weiblichen Schmuckes und Kleidung. Dazu komme eine weibisch süßliche für normale Männer widerwärtige Art der Bewegung, welche diese Individuen als dirnenhaft erscheinen lasse. Bei dem aktiven Typus fehle dieses Wesen vollständig. Er sei aus seinen Symptomen kaum erkennbar. Bei den weiblichen Homosexuellen unterscheidet Sommer gleichfalls zwei Typen. Der aktive Typus, gleichsam das Gegenbild der femininen Form des männlichen Homosexuellen, zeige sich im maskulinen Wesen, während die passive Form anscheinend in keiner Weise äußerlich charakterisiert sei."

In Wirklichkeit besteht keine absolute Übereinstimmung zwischen Virilität und Aktivität, Passivismus und Feminismus. Wir lassen dabei zunächst die Frage, mit der wir uns später noch zu beschäftigen haben, unerörtert, ob überhaupt die Einteilung der homosexuellen Männer und Frauen nach ihrer Betätigungsneigung in Aktive und Passive zu Recht besteht. Das eine lehrt jedenfalls eine ausgedehntere Praxis: unter denen, die passiven Pygismus pflegen, gibt es nicht wenige, die ansonsten einen mehr männlichen, als weiblichen Eindruck machen, und andererseits finden sich unter denen, die zur aktiven Immission neigen, manche, die in ihrer Psyche dem Weibe näher stehen als dem Manne. Es kommen eben auch hier alle nur erdenklichen Verbindungen vor, welche lehren, daß die Wahrheit der Wahrscheinlichkeit immer noch weit überlegen ist.

Noch einen Schritt weiter ist neuerdings der Freudschüler S. Ferenczi in Budapest gegangen. In einem Vortrage, den er im September 1911 auf dem Kongreß für Psychoanalyse in Weimar hielt, unterscheidet er die Homosexuellen in zwei Gruppen, die er als Objekthomosexuelle und Invertierte bezeichnet. Bei den Objekthomosexuellen trüge der homosexuelle Trieb den Charakter der erworbenen Zwangsidee eines Neurotikers, die als solche auf psychoanalytischem Wege leicht zu erkennen und zu beseitigen sei. Ganz anders läge es bei den Invertierten, bei denen tatsächlich ein konstitutioneller Zustand vorhanden sei.

Bei einiger Überlegung wird man leicht einsehen, daß die Objekthomosexuellen und die Invertierten im Grunde genommen nichts anderes sind als die Mannlinge und Weiblinge von Ulrichs, daß jedoch hier eine Ansicht wiederkehrt, die sich gelegentlich schon bei den Alten findet, beispielsweise bei Juvenal, wenn er (in satir. II), die Weiblinge in Schutz nehmend, sagt: hunc ego fatis imputo, qui morbum vultu incessuque fatetur, diesem, welcher seine Krankheit — er meint *νοῦσος θήλεια,* die weibische Krankheit — durch sein Mienenspiel und seinen Gang verrät, rechne ich sie als Schicksal, nicht als Schuld an. Die Ferenczische Auffassung, daß die Homosexualität des Virilen „lockerer" sitze als die des Femininen, wird zweifellos auf den ersten Blick für manchen etwas Bestechendes haben, sie hat nur einen Fehler, nämlich den, daß sie mit der Wirklichkeit im Widerspruch steht, die zeigt, daß die Homosexualität der viriler Gearteten ebenso fest mit der Konstitution verknüpft und ebensowenig von dieser abzutrennen ist, wie die der Feminineren.

Recht beachtenswert ist die Einteilung, welche Hans Blüher in seiner Arbeit: „Die drei Grundformen der Homosexualität"[7]) gibt. Er unterscheidet „den invertierten Weibling" — so nennt er den femininen Homosexuellen — von dem „Männerhelden". Er versteht darunter den sich seiner Inversion und der damit verbundenen Aufgaben voll bewußten Homosexuellen, der seine Triebrichtung nicht nur in geschlechtlicher Beziehung betätigt, sondern auch seine erzieherischen Fähigkeiten gegenüber dem eigenen Geschlechte voll zur Entfaltung bringt. Er übt infolgedessen auf jüngere Personen des männlichen Geschlechtes besondere Anziehungskraft aus und spielt im eingeschlechtlichen Milieu namentlich in Jugendbewegungen eine große Rolle. Als dritte Grundform bezeichnet Blüher die „latente Inversion", bei der die homosexuelle Komponente bewußt unterdrückt oder unbewußt verdrängt oder in rein künstlerische oder wissenschaftliche Betätigung sublimiert wird, wobei eine Umsetzung in neurotische Komplexe erfolgt mit stark antihomosexuellen Instinkten. (Verfolgertyp).

Sowohl in homosexuellen als heterosexuellen Kreisen herrscht vielfach die Neigung, die weiblicher gearteten Homosexuellen niedriger zu bewerten, als die männlicheren. Das ist ebenso unangebracht, wie der alte müßige Streit, ob Mann oder Weib höher zu bewerten seien. In der Natur aller ruhen gute Eigenschaften, durch deren Entfaltung sie dem Ganzen förderlich sein können.

---

7) Jahrbuch für sex. Zwischenstufen. Bd. XIII, p. 139 ff., 326 ff., 411 ff.

FÜNFZEHNTES KAPITEL

Einteilung der Homosexuellen nach ihrer Geschmacksrichtung und den Betätigungsformen.

Sind wir auch nicht imstande, aus der Zugehörigkeit zu der virileren oder feminineren Uraniergruppe die Geschmacks- und Betätigungsart eines Homosexuellen abzuleiten, so ist damit keineswegs gesagt, daß diese nicht dennoch im wesentlichen von der individuellen Eigenart eines Menschen abhängig ist. Sicherlich ist die Richtung des Geschlechtstriebes kein freier Willkürakt, nur liegen die Verhältnisse viel komplizierter, als daß sich von der Beschaffenheit des Subjekts die Beschaffenheit des Objekts so leicht ablesen ließe. Für das Vorhandensein solcher Zusammenhänge spricht neben anderen Gründen vor allem die relative Konstanz des anziehenden Typus. Fast so konstant wie die subjektive Sexualpsyche der gleichgeschlechtlich empfindenden Person ist das von ihnen bewußt oder unbewußt begehrte Sexualziel, selbst wenn die Männer oder Frauen, welche Träger der erregenden Eigenschaften sind, in mannigfacher Hinsicht voneinander verschieden zu sein scheinen. Jedenfalls ist das, was die Sinnesorgane der Liebenden erotisch lustbetont als schön empfinden, in ihren Sexualzentren selbst a priori determiniert, wobei allerdings zu beachten ist, daß der Gefühlskomplex, den ein Individuum in einem andern auslöst, durchaus nicht immer ein wechselseitiger ist.

Unter den Homosexuellen selbst herrscht über die relative Festigkeit des Geschmackstypus kein Zweifel; in ihren Unterhaltungen über Gefühlsgenossen spielt die Erörterung dieses Unterscheidungsmerkmals eine ziemliche Rolle, beispielsweise wenn sie die Frage aufwerfen, ob jemand jüngere oder ältere Personen liebe, etwa, um mich einer unter ihnen häufigen Sprechweise zu bedienen, „mit oder ohne Bart“, oder wenn es weibliche Homosexuelle sind, ob eine „Frauen oder Mädchen“ vorzieht. In der Fachliteratur findet sich die Einteilung nach der Triebrichtung nicht so häufig. Planmäßig durchgeführt findet sie sich in meinem „Wesen der Liebe“, woselbst ich die Homosexuellen nach etwa 100 dort veröffentlichten detaillierten Geschmacksschilderungen in drei Gruppen teile: die Ephebophilen, die es zu geschlechtsreifen Jünglingen von der Pubertät bis Anfang der Zwanzig zieht; die Androphilen, welche Personen von diesem Alter ab bis in die Fünfzig lieben, und die Gerontophilen, die von älteren Männern bis zu solchen, die sich bereits im Greisenalter befinden, gefesselt werden.

Rohleder und Bloch[1]) haben diese Einteilung akzeptiert. Moll[2]) schreibt: „Wenn wir verschiedene Homosexuelle betrachten, so ergibt sich, daß das Alter, das sie bevorzugen, durchaus verschieden ist. Der eine liebt geschlechtsunreife Knaben, ein anderer mehr junge Leute, etwa im Alter von 15—18 Jahren, ein dritter nur vollkommen geschlechtsreife, vollentwickelte Männer.“

Dr. v. Römer berücksichtigt in seinem komplizierten Schema der Geschlechtsdifferenzierungen, dessen Klarheit unter allzu großer Gewissenhaftigkeit leidet,[3]) ebenfalls das Alter des Objekts, nimmt es aber nicht als etwas Absolutes, sondern stellt es dem Alter des liebenden Subjekts gegenüber. Danach unterscheidet er vier Gruppen: I. diejenigen, die Personen lieben, die jünger sind als sie selbst, Neoterophile (abgeleitet von νεώτερος der jüngere); II. solche, die ältere lieben: Presbyterophile (abgeleitet von πρεσβύτερος älter), III. solche, die gleich alte lieben: Helikophile (abgeleitet von ἧλιξ der Altersgenosse, und IV. solche, die kein bevorzugtes Alter kennen: Brotophile (abgeleitet von βροτός sterblich).

Zu der letzteren Gruppe ist zu bemerken, daß es in der Tat homosexuelle Männer und Frauen gibt, deren Geschlechtsrichtung innerhalb eines ausgedehnten Altersspielraums belegen ist; so kenne ich mehrere Homosexuelle, die von einer gewissen, männlichen Art des Auftretens und der Bewegung so fasziniert werden, daß sie es demgegenüber gering veranschlagen, ob der Betreffende Anfang der Zwanzig oder Ende der Vierzig ist. Es ist dies aber verhältnismäßig nur selten, viel häufiger findet man, daß der Altersspielraum enger bemessen ist, als er unserer Einteilung in Ephebophile und Androphile entspricht. So gibt es Homosexuelle, die fast nur von jungen Menschen im Beginn der Reife, also vom 14. bis 16. Lebensjahre, andere, die von 16—19 jährigen, oder etwa von 19—25-, 30—40-, 40—60-jährigen angezogen werden. Es ist nicht möglich, alle diese Unterabteilungen bei einer systematischen Gruppeneinteilung zu berücksichtigen. Für verfehlt halte ich den Gesichtspunkt von Römers, das Alter des Liebenden mit dem der geliebten Person in Relationen zu bringen, da, wie die Erfahrung zeigt, die anziehenden Altersstufen verhältnismäßig konstant bleiben, während das Alter des Lieben-

---

[1]) Iwan Bloch l. c. p. 563.

[2]) Moll, Dr. med. Albert, die konträre Sexualempfindung. 1899. p. 33 f.

[3]) Wer soll beispielsweise trotz aller voraufgegangenen Erklärungen folgenden Satz verstehen: „Die Tragweite dieser Unterscheidung fällt sofort auf, wenn man bedenkt, daß der heterophile Orchiphor, der karterophil und presbyterophil ist, in der methebetischen Periode doch eigentlich näher beim homoiophilen Orchiphoren, der presbyterophil und karterophil ist, oder beim normalen heterophilen Metraphoren steht als beim ausgesprochen normalen heterophilen Orchiphoren.“ Jahrb. f. sex. Zwischenst. VI, pag. 348.

den doch weiterrückt. Wer 20 jährige liebt, tut dies mit 20 Jahren meist genau so wie mit 70 Jahren; nach v. Römer würde man ihn mit 20 Jahren als helikophil (Gleichaltrige liebend), mit 18 Jahren als presbyterophil (Ältere liebend), mit 30 als neoterophil (Jüngere liebend) bezeichnen müssen, während wir ihn sowohl mit 18 als mit 80 ephebophil nennen würden. Es kommt zwar vor, daß sich die Altersgrenzen etwas verändern, Männer und Frauen in späteren Jahren etwas Ältere oder Jüngere lieben, wie sie früher taten, doch ist diese Geschmacksveränderung so geringfügig und selten, daß sie vernachlässigt werden kann.

Noch weiter in der Einteilung nach dem bevorzugten Alter wie v. Römer geht Bembo[4]), der die homosexuellen Männer einteilt in diejenigen, die das gleiche Alter suchen — er nennt sie Gemelos (Zwillinge) — und die, welche andere Altersstufen begehren. Diese zerfallen in die Infantilistas, welche sich für Kinder im Säuglingsalter entflammen, wovon er einen Fall kennt, ferner die Pederastas, die sich für unreife Knaben von 13—14 Jahren interessieren, die Pedicones, die Jünglinge lieben, die Filodelfos, welche junge Männer von 20 bis ungefähr 30 Jahre lieben, die Virastas, welche Erwachsene von 30 bis 45 vorziehen, und die Senectas, deren Geschmack sich auf alte Leute von 50 und mehr Jahren richtet.

Ganz ähnlich teilt er auch die von ihm als Saphistas bezeichneten homosexuellen Frauen ein.

Nach unserer gegenwärtigen Erfahrung möchte ich die frühere Dreiteilung nach Altersstufen insofern modifizieren, als es mir entsprechender erscheint, in dieser Hinsicht zwei größere Hauptgruppen und zwei kleinere Nebengruppen zu unterscheiden. Die beiden Hauptgruppen, von denen jede etwa 45% der gesamten Homosexuellen betragen dürfte, sind die Ephebophilen, die Personen vom Beginn bis zum Abschluß der Reife, also im Jünglingsalter von etwa 14—21 Jahren, lieben, und die Androphilen, die zu Personen vom Beginn des Mannesalters bis zum Beginn des Greisenalters neigen. Es sei hier aber nochmals ausdrücklich betont, daß sich die Ephebophilie keineswegs nur bei virilen, die Androphilie bei femininen Homosexuellen findet. Hierzu kommen dann noch zwei Nebengruppen, die Pädophilen und die Gerontophilen, von denen die einen — zweifellos die am unglücklichsten veranlagten — zu noch nicht geschlechtsreifen Personen inklinieren, während die andern nur für Greise sexuelle Empfindungen verspüren. Die an 100% fehlenden 10% aller Uranier teilen sich, wie es scheint, in diese beiden Gruppen zu etwa gleichen Teilen. Für die Frauen gilt dieselbe Einteilung, zwei Hauptgruppen, die parthenophilen und gynäkophilen, und zwei Nebengruppen, die korophilen und graophilen. (παρθένος Jungfrau, γυνή Frau, κόρη Mädchen, γραῦς Greisin.)

[4]) Prof. Max Bembo, La mala vida en Barcelona.

Mit der Vorliebe für eine bestimmte Altersstufe ist die Geschmacksdifferenzierung natürlich keineswegs erschöpft. Es gibt innerhalb jedes Altersspielraums eine Menge bestimmter körperlicher und seelischer Eigenschaften, beispielsweise in bezug auf die Figur, die Farbe der Haare und Augen, auf Wesen, Charakter, Art sich zu bewegen, Bildung, Stand, die für die spontane Anziehung von nicht zu unterschätzender Bedeutung sind. Hier scheitert jede Einteilung an der Fülle der Fälle, wenngleich sich gewisse Gruppen, wie etwa die der nur zu Soldaten neigenden homosexuellen Männer oder die der homosexuellen Frauen, deren Spezialität weibliche Prostituierte sind, ziemlich deutlich aus der Menge herausheben.

Aber auch hier gibt es innerhalb jeder Gruppe immer noch sehr starke Differenzierungen; so finden wir unter den „Soldatenfreiern" solche, die nur für die Mannschaften inklinieren, darunter wieder welche, die fast ausschließlich auf Unteroffiziere, andere, die fast nur auf Offiziersburschen „fliegen"; dann gibt es welche, die sich nur mit Offizieren befassen. Daneben spielen die verschiedenen Truppengattungen eine Rolle. Für viele existiert nur die Infanterie, für andere die Kavallerie, für dritte die Marine. Ich kannte einen Homosexuellen, für den nur die „ersten Garde-Ulanen" von erotischer Bedeutung waren, die ganze übrige deutsche Armee schien für ihn nicht vorhanden zu sein. Vor einiger Zeit hatte ich einen Arzt zu begutachten, der ausschließlich Kavallerie-Offiziere liebte. Da er mit ihnen anderweitig nicht in Konnex kommen konnte, hatte er sie dadurch auf sein Zimmer zu locken verstanden, daß er mit ihnen Geldgeschäfte entrierte. In allen diesen Fällen spielt offenbar der Fetischismus eine beträchtliche Rolle, von dem sich Anklänge übrigens auch bei allen anderen Homosexuellen meist unschwer nachweisen lassen.

Daß es sich hier tatsächlich um Fetischismus handelt, geht daraus hervor, daß, wenn der Fetisch fehlt, an die Stelle der sexuellen Attraktion oft völlige Indifferenz, wenn nicht gar Aversion, tritt; so erzählen Soldatenfreunde, wie völlig „abgekühlt" sie seien, wenn ihre früher geliebten Freunde sie als „Reservisten" aufsuchen. Diese wiederum, meist sehr erfreut über die schon längst ersehnte Zivilkleidung, sind oft nicht wenig verwundert über das gänzlich veränderte Benehmen ihrer Gönner. Ein junger Priester schreibt mir: „Ich bin vollständig homosexuell. Der Typus, der mich anzieht, ist der kräftige, schöne Mann im Alter von 25—40 Jahren. Ob dieser Typus nun blond oder schwarz ist, ist mir gleichgültig, nur muß er sympathische Gesichtszüge und vor allem einen Schnurrbart — aber ja keinen Vollbart — haben, bartlose Männer können mich auf keinen Fall reizen; wie sehr die geschlechtliche Reizung von dem Schnurrbart abhängt, illustriere folgendes: Mein Onkel, — ein höherer katholischer Geistlicher — bei dem ich mich studienhalber aufhielt, hatte einen Kaplan, der jenen kräftigen schönen Typus darstellte, den ich liebe, und welcher als katholischer Geistlicher keinen Bart tragen durfte. Wir beiden verkehrten ganz freundschaftlich miteinander, ohne daß ich meinerseits sexuell von ihm erregt wurde. Ich brachte nun eines Tages einen beim Friseur gekauften Schnurrbart mit heim und bat ihn, er möchte ihn anlegen, was er auch tat. Sofort bemächtigte sich meiner eine tiefe Erregung und ich hatte Mühe, ihn nicht an mich zu reißen und zu verküssen."

Wie ungemein detailliert und spezialisiert die Geschmacksrichtung der Homosexuellen sein kann, mögen noch einige seltenere Fälle belegen. Ich kannte Urninge, die sich erotisch ausschließlich für Schutzleute interessierten, andere, die nur „Studenten mit Schmissen" liebten; einen Urning lernte ich kennen, dessen ausschließliche Leidenschaft Hirten waren. Nach diesen lugte er aus weiter Ferne aus. „Einmal," so erzählte er, „erblickte ich in der Gegend von San Remo oben auf dem Berge einen Hirten inmitten seiner Herde; leider hatte ich meinen Feldstecher vergessen. Da mir seine Gestalt jugendlich erschien, machte ich mich zu ihm auf den Weg, es war ein sehr beschwerlicher Weg durch ein tiefes Tal, wohl über eine Stunde Als ich oben angelangt war, sah ich, daß es ein ganz alter Mann war. So ist es mir mehr als einmal ergangen."

Ein anderer wurde durch den am Nacken stark hervortretenden siebenten Halswirbel mächtig angezogen, andere durch Kahlköpfe; von zwei urnischen Brüdern, die ich in Brüssel kennen lernte, liebte der eine nur „Chasseurs", der andere nur Chauffeure.

Ich kannte einen Urning, der prinzipiell nur mit Rheinländern, Westfalen und Pommern sexuell verkehrte, „ganz ausgeschlossen" seien für ihn Sachsen, Hamburger und Elsässer; einer wurde nur durch Leute, die kurze Shagpfeife rauchten, erregt. Verschiedene Urninge und Urninden teilten mit, daß schöne Menschen sie kalt ließen, dagegen fühlten sie sich angezogen durch Leute von grotesker Häßlichkeit. Überhaupt ist bei den homosexuellen Frauen diese Differenziertheit des Geschmackes ebenso groß. So konnte sich eine mir bekannte Urninde nur für verheiratete Frauen interessieren, eine andere nur für Dienstmädchen, eine weitere wurde durch Pelze, eine andere durch große Ohrringe mächtig angezogen, eine liebte „Frauen nicht unter 200 Pfund".

Wenn Kriegsminister von Einem über die Homosexuellen sagte: „Ich habe aus Broschüren und wissenschaftlichen Schriften gelesen, daß jene Männer, die mit dieser Leidenschaft behaftet sind, sich diejenigen Männer aussuchen, die ihnen die Verkörperung der Stärke und Vollkommenheit zu sein scheinen: z. B. sollen Lastträger, Rollkutscher und Bierkutscher ganz besondere Objekte ihrer Lust sein", so zeigte er sich nur sehr einseitig orientiert.

Ein spekulativer Militärschneider in Berlin, der ein vielbesuchtes Absteigequartier für Homosexuelle unterhielt, hatte in seinen Schränken alle möglichen Uniformspiele hängen, mit denen er ganz nach Wunsch Infanteristen in Ulanen, Land- in Seesoldaten umwandeln konnte. Auch sonstige Requisiten, mit denen er fetischistischen Ansprüchen genügen konnte, fehlten nicht; vom Apachenhalstuch bis zum Priesterkragen, vom Sporenstiefel bis zum Lackhalbschuh „war alles da". Wenn J. A. Symonds[4a]), der viele interessante Beispiele für fetischistische Liebhabereien beibringt, diese objektiv zu erklären sucht durch Strammheit, Sauberkeit, Erdgeruch usw., so trifft dies nur sehr bedingt zu; das Wesentliche liegt in rein subjektiven Gedankenassoziationen, welche der einen Individualität die engen Reithosen, der anderen die weiten Matrosenhosen begehrenswerter erscheinen lassen. Die Verfolgung der Ursachen solcher individueller Absonderlichkeiten bis an die Grenze des endogen Gegebenen geschieht am besten auf psychoanalytischem Wege. Aus einer umfangreichen Statistik, in der ich die Eigenschaften des Liebesobjektes mit der eigenen Person verglich, ergab sich, daß etwa 55 % der Homosexuellen Eigenschaften suchen, die sie selbst besitzen, ca. 45% in gegenteiligen Eigenschaften die Ergänzung ihres Ichs finden.

[4a]) Havelock Ellis und J. A. Symonds, Das konträre Geschlechtsgefühl. (Leipzig 1896) p. 285 ff..

Bedeutsam sind noch folgende Unterscheidungen: zunächst die, ob eine homosexuelle Frau oder ein homosexueller Mann ebenfalls nur homosexuell Empfindende lieben oder nur Heterosexuelle.

Es ist zweifellos, daß, während viele Homosexuelle ebenfalls urnisch Empfindenden bei weitem den Vorzug geben und manchen es in ihrer Neigung keinen Unterschied macht, ob die Betreffenden konträr fühlen oder nicht, eine ganze Anzahl von Urningen ausschließlich zu heterosexuellen Naturen neigen. Oft sind ihnen die Gleich- oder Ähnlichfühlenden direkt antipathisch, sie sind ihnen zu „weibisch" oder zu verwandt. „Wir sind zu gleichartige Naturen, wir passen nicht für die Liebe, wohl aber für die Freundschaft" erwiderte eine berühmte urnische Schauspielerin einer Kollegin, welche ihr ihre Liebe erklärte. Wenn Forel meint: „Der Urning verliebt sich natürlich am ehesten in einen normalen Mann, dessen ‚Frau' er sein möchte", so trifft dies nur für einen gewissen Prozentsatz, sicherlich nicht für die Mehrzahl der Urninge zu.

Ein dritter Teil scheint der Veranlagung der Partner überhaupt keine Bedeutung beizulegen; es können diese sowohl durch Homosexuelle als Heterosexuelle gereizt werden, wofern sie nur im übrigen einem bestimmten Typus entsprechen. Die einen würde man nach dieser Klassifizierung Homoiophile (Gleichliebende), die anderen als Alloiophile (Ungleichliebende), die dritten etwa als Amphiphile (nach beiden Richtungen Liebende) bezeichnen können[5]).

Ferner gibt es homosexuelle Leute, die nur Personen ihres Standes lieben, wobei man die höheren oder niederen Gesellschaftsklassen unterscheiden kann, und solche, die sich nur zu Niedergestellten oder ausschließlich zu Höhergestellten hingezogen fühlen. Zur ersten Gruppe gehörte eines der heftigsten Liebesverhältnisse, das ich beobachten konnte, zwischen dem Postillion und dem Schaffner eines Gepäckwagens, ein anderes zwischen dem Portier und dem Hausdiener eines Hotels, ferner die vielen Verhältnisse, die weibliche Prostituierte mit einander haben; ein in ihrer Zeit viel genanntes Liebespaar waren Anne Bonny und Mary Read, die beide als Seeräuberinnen in Westindien hausten. Die Beispiele der zweiten Gruppe, in der Homosexuelle höherer und höchster Stände, beispielsweise Offiziere oder adelige Damen, sich nur untereinander lieben, sind ebenso wie die dritte und vierte, in denen

---

[5]) v. Römer gebraucht diese Ausdrücke loco citato pag. 335 in etwas anderem Sinne.

Leute aus dem Volke nur an prominenten Stellen Stehende und umgekehrt sozial Hochgestellte nur „Volk“ lieben, so häufig, daß sich die Anführung von Einzelbeispielen erübrigt. Hier schließt sich die Unterscheidung an, ob jemand geistig und sozial unter ihm oder über ihm Stehende liebt. v. Römer spricht von Didaskalophilen (hergeleitet von διδάσκαλος Lehrer), die sich zu solchen hingezogen fühlen, von denen sie lernen können, und von Manthanophilen (von μανθάνοντες Schüler) als solchen, die zu Personen neigen, auf die sie pädagogisch wirken können.

Wir berühren mit dieser Unterscheidung in Lernende und Lehrende schon ein Gebiet, in dem die Trennung nicht mehr so sehr vom Gesichtspunkt der eigentlichen Geschmacksqualität erfolgt, als nach Maßgabe der Betätigung, denn sicherlich ist das instinktive Bedürfnis, ein geliebtes Wesen geistig zu heben, eine Form seelischer Aktivität, während in dem Wunsche, sich an einen stärkeren anzulehnen, geistig von ihm zu empfangen, eine gewisse seelische Rezeptivität und Passivität zum Ausdruck kommt. Wir begegnen hier zwei Worten, die in der Einteilung der Homosexuellen von jeher eine große und, sagen wir es gleich, eine übergroße Rolle gespielt haben, den früher fast allgemein und auch heute noch vielfach nicht nur von Laien, sondern auch von Ärzten und Juristen angewandten unterscheidenden Ausdrücken: aktiv und passiv. Ursprünglich scheinen diese Bezeichnungen nur körperlich gemeint gewesen zu sein, und auch jetzt werden sie vielfach so aufgefaßt.

Es gab und gibt auch gegenwärtig noch Völker, die in der Beurteilung homosexueller Akte einen wesentlichen Unterschied zwischen aktiven und passiven Betätigungsformen statuieren, nur die passiven sind ihnen Gegenstand der Verachtung und des Spottes, während die Aktiven als etwas Gleichgültiges hingenommen werden. Diese Überlieferung aus der Antike hat sich namentlich im ganzen Orient, aber auch in vielen Gegenden Südeuropas und Südamerikas bis auf den heutigen Tag erhalten. Es scheint hier der nicht ganz unberechtigte Gedanke mitzuwirken, daß diejenigen, die sich zu passiven Akten hergeben, fast immer wirkliche Homosexuelle sind, während die aktiven Handlungen nicht selten auch von Bisexuellen oder von Heterosexuellen als Surrogatakte vorgenommen werden.

Gegen die alte Einteilung der Homosexuellen in aktive und passive läßt sich mancherlei geltend machen. Wir wissen heute, daß der Akt der Immission und Susception in anum, von der diese Einteilung ihren Ausgang genommen hat, keineswegs die gewöhnliche homosexuelle Betätigungsform ist; im Gegenteil, diese Verkehrsform wird an Häufigkeit von anderen Betätigungsarten weit übertroffen. Wie will man aber beispielsweise bei der verbreitetsten Verkehrsweise, der mutuellen Masturbation, die Aktiven und Passiven unterscheiden? Gewöhnlich wird derjenige, der den andern berührt, als der Aktive angesehen. Denken wir uns aber die Hohlhand als Substitut der Vagina, eine Vorstellung, die ich gelegentlich von Staatsanwälten in ihren Plaidoyers habe aussprechen hören, so erscheint in der Tat derjenige, der sich der Hand des anderen zur Erzielung seines Orgasmus bedient, als der Aktivere; nicht anders ist es im oralen Verkehr. Hier wird meist derjenige, qui membrum alterius in os suum suscipit, als passiver Teil erachtet, in Wirklichkeit ist er aber vielfach der Aktivere gegenüber demjenigen, der, oft vollkommen passiv daliegend, den Akt an sich vornehmen läßt. Es ist deshalb auch sprachlich vollkommen richtig, wenn in Gerichtsverhandlungen dem Angeklagten zur Last gelegt wird, er habe als Täter membrum in os „genommen", nicht etwa empfangen. Selbst bei dem analen Verkehr kann der Immittierende passiv sein; beispielsweise wenn, wie ich ebenfalls vor Gericht wiederholt habe nachweisen hören, der eine Angeklagte sich nackt auf den nackten Schoß des anderen setzte, und beide so ähnlich ihre Position vertauschten, wie im heterosexuellen Verkehr das Weib als aktiver Incubus mit dem Manne als passivem Succubus.

Streng genommen ist überhaupt jeder sexuelle Verkehr ein mutueller, kein ausschließlich aktiver und passiver; die Partner verkehren eben „miteinander", wenngleich zugegeben werden kann, daß vielfach bei dem einen die Aktivität, bei dem andern die Passivität vorherrscht; meist findet sich aber bei beiden beides, und diese Einteilung ist deshalb nur in einem verhältnismäßig geringen Bruchteil der Fälle durchführbar. In höherem Maße gilt dies noch für die seelische Aktivität und Passivität. Ebenso wie sich in jedes Menschen Wesenheit untrennbar der virile und feminine Anteil mischt, sind auch in seinem Tun stets die aktive und passive Komponente verbunden, wennschon verschieden stark. Urninge, deren Neigung es ist, im Sexualverkehr sehr hingebend zu sein, sind oft in der Anknüpfung von Liebesbeziehungen nichts weniger als passiv, im Gegenteil recht aggressiv.

Hinsichtlich der eigentlichen Sexualakte besteht zwischen den männlichen und weiblichen Homosexuellen eine vollkommene Analogie. Bei beiden können vier Hauptformen unterschieden werden: die manuelle, orale, femorale und anale Betätigung, welch letzterer beim Weibe die membrale entspricht.

I. Die manuelle Verkehrsform wird vielfach auch als mutuelle Onanie bezeichnet. Dieser Ausdruck ist aber nicht zutreffend, da die Onanie meist nur ein Surrogat sonst nicht vorhandener sexueller Befriedigung darstellt, während die mutuelle Onanie gewöhnlich nicht faute de mieux, sondern als die bevorzugte und vollkommen genügende Befriedigungsform vorgenommen wird. Es fehlt hier ein der fellatio, cunnilinctio oder pedicatio entsprechendes Wort, als welches ich die Bildung digitatio vorschlagen würde. Das Wesentliche dieses Aktes besteht in der Vereinigung von Hand und Genitalien, in Betastungen, Berührungen, Umschließungen und schließlich Friktionen des männlichen oder weiblichen Geschlechtsteils. Wie beim Manne das Membrum, so ist bei der Frau Klitoris und Vulva, seltener die Vaginalschleimhaut Zielpunkt der Hand. Die immissio digiti in vaginam more membri ist den homosexuellen Frauen vielfach unsympathisch.

In einer großen Zahl der Fälle sind diese Akte nicht mutuell, sondern der eine Teil wünscht nur den andern usque ad ejaculationem adducere oder von ihm usque ad ejaculationem adduci. Einige legen auf die libido, erectio und ejaculatio des andern keinen Wert, während andere, ohne sich berühren zu lassen, nur diese erstreben. Ich kannte in London einen homosexuellen Bäcker mit dem Beinamen „the Queen", der, wenn er ausging, an einem Abend in Whitechapel oft zehn männliche Personen ad ejaculationem onanisierte, ohne sich anfassen zu lassen: er selbst befriedigte sich schließlich durch Autoonanie. Im Gegensatz hierzu führe ich den Fall eines ca. 24 jährigen jungen Kaufmanns an, der mich mit seinem Vater konsultierte. Er hatte den sehnlichsten Wunsch, von einem Manne an den Genitalien berührt zu werden, hielt sich zu diesem Zwecke oft lange auf Bedürfnisanstalten auf, würde es aber nie über sich gewonnen haben, seinerseits einen Partner anzugreifen. Nicht selten findet eine Anfeuchtung manus vel membri mit sputum statt, dagegen dürfte es nur vereinzelt sein, daß, wie Moll angibt, manus masturbantis vaselino vel oleo linitur (event. in Badeanstalten sapone). Unter homosexuellen Frauen spielt bisweilen die eine mit einer Hand an den Schamteilen der Partnerin, während sie die andere Hand benutzt, um sich selbst zu befriedigen. Nach den von mir in der forensischen und konsultativen Praxis gesammelten Erfahrungen dürfte die Digitatio in etwa 40% der Fälle die von homosexuellen Männern und Frauen ausschließlich geübte Verkehrsform sein.

II. Ebenfalls in etwa 40% der Fälle findet im männlichen und weiblichen Homosexualverkehr die ja auch im heterosexuellen weit verbreitete Vereinigung der feinen Tastkörperchen der Mucosa labialis und lingualis mit denen der Genitalorgane statt. Auch hier ist der Verkehr entweder mutuell, für dessen Bezeichnung eigentümlicherweise in vielen Sprachen eine Doppelzahl (69) ihren Namen hergegeben hat, offenbar, weil deren Ziffern ähnlich zueinander gestellt sind wie die Leiber der sich oral-genital wechselseitig betätigenden Partner oder Partnerinnen; oder aber die Verkehrsart, und zwar scheint mir dies häufiger zu sein, ist eine einseitige, dergestalt, daß der eine Teil nur lambit, der andere nur lambitur.

Was die Ausführung des Aktes betrifft, so folgen wir der Darstellung Rohleders, der hinsichtlich der Männer folgende Beschreibung gibt:[6]) „glans penis in os immittitur et altera pars extra os manet. Fellator hoc modo glandem lingua tangit atque lambendo illam et libidinem propriam et alterius libidinem excitat, saepe usque ad ejaculationem spermatis cum orgasmo. Pars penis, qui extra os manet, nonnumquam eodem tempore manibus fellatoris tergitur i. e. masturbatio mutua huius partis. Rarus est ille modus, quo totum membrum vel partem majorem penis in os alterius immittitur, propterea, quod longitudo penis erigati pressiones faucium producat. Plurimum quidem eo momento, quo ejaculatio incipit, penis ex ore extrahi solet, aliquando autem perversio in tantum gradum pervenit, ut fellator etiam semen ejaculatum alterius in os proprium suscipiat et — horribile dictu — magna cum voluptate consumet. Interdum etiam fellator semen ejaculatum exspuit."

Die später in dem Kapitel über Sapphismus und Lesbismus gegebene Schilderung zeigt die große Übereinstimmung zwischen dem männlichen und weiblichen Lambitus:[7]) „Tota actio, Sapphismus seu Lesbismus nominata, eo modo peragitur, ut una femina faciem suam

---

[6]) Rohleder, Vorlesungen Bd. 2, p. 279.
[7]) Ibidem Bd. 2, p. 474.

inter femora alterius locans labiis et lingua labia majora et minora vulvae lambat, interdum etiam eo modo, ut aut linguam in vaginam immittens lambat aut lingua clitoridem solam sugat usque ad ejaculationem muci perpauci. Nonnumquam etiam cunnilingua clitoridem sugendo mucum apparendum non exspuit, sed devorat, interdum etiam sanguis menstrualis summa cum voluptate lambitur." Die femina lambens wird in der Fachliteratur cunnilinga genannt; der am Weibe vorgenommene Akt heißt cunnilinctio, gleichviel ob er vom Manne oder einer Frau ausgeübt wird. Die femina lambens ist im homosexuellen Frauenverkehr meist die virilere, die femininere Homosexuelle ist oft nur bereit, den Akt an sich vollziehen zu lassen, übt ihn aber selbst nicht aus. Im männlichen Homosexualverkehr, in dem die immissio penis in os auch „irrumatio", die susceptio „fellatio" genannt wird, sind diese Grenzen weniger scharf.

III. Im Verhältnis zum mutuellen und oralen Verkehr ist der femorale bei homosexuellen Männern und Frauen wesentlich seltener, was um so bemerkenswerter ist, als diese Form, in welcher der aktive Teil nach Art des Mannes incubus, der passive nach Art der Frau succubus ist, noch am ehesten als eine imitatio coitus normalis angesehen werden könnte. Beim Manne findet dabei eine appressio membri ad partem aliquam corporis alterius statt. Oft dringt dabei der Geschlechtsteil des einen Partners in die von den Schenkeln unterhalb des Scrotums gebildete Vertiefung (inter femora), in die er dann, gleichwie in die weibliche Scheide, ejakuliert. Bei der Frau findet in völlig analoger Weise eine appressio vulvae ad vulvam aut alteram partem corporis feminae oder auch der Versuch einer immissio clitoridis in vaginam statt. Die Angabe, daß im homosexuellen Frauenverkehr Weiber mit großer Clitoris bevorzugt werden, die dann gleichsam die Stelle des penis vertritt, findet in den Tatsachen keine Bestätigung. Das schon im Altertum gebräuchliche Wort Tribadie bezog sich ursprünglich nur auf den tritus mutuus genitalium, für dessen männliches Pendant ein besonderer Ausdruck nicht existiert.

Der femorale Verkehr wurde unter 100 von mir beobachteten Fällen männlicher und weiblicher Homosexualität in zirka 12 zur Herbeiführung des Orgasmus ausschließlich geübt oder sehr stark bevorzugt.

IV. Verhältnismäßig am seltensten, nämlich etwa nur in den noch restierenden 8 % der Fälle, findet bei männlichen Homosexuellen die Einführung des Gliedes in anum, die sogenannte Pedikation, bei homosexuellen Frauen die analoge Einführung eines künstlichen, meist umgeschnallten Phallus in die Vagina statt. Das Gemeinsame beider Akte ist die Bevorzugung eines fremdartigen, dem männlichen membrum und der weiblichen vagina in ihrer Beschaffenheit möglichst nahekommenden Organs, wobei es psychologisch von nur untergeordneter Bedeutung ist, daß dieses im Fall des Mannes ein dem Körper selbst zugehöriges schlauchförmiges Gebilde, nämlich das rectum ist.

Ein Gewährsmann Molls[8]) berichtet, daß unter 965 Männern, mit denen sein Freund in sexuellen Beziehungen gestanden habe, nur 57, also 5,9 %, immissionem in anum ausgeübt hätten.

---

[8]) Moll, Conträre Sexualempfindung a. a. O. p. 238.

Diese Akte würden vermutlich noch seltener sein, wenn nicht die griechischen Komödienschreiber und römischen Satiriker den Mythus aufgebracht hätten, sie seien die Verkehrsform gleichgeschlechtlich Empfindender κατ' ἐξοχήν. Vielfach werden diese Akte nur probeweise versucht, infolge technischer Schwierigkeiten, beim Manne infolge Widerstandes der engen, bei äußerer Berührung dazu noch oft sich reflektorisch kontrahierenden Sphinkteren sehr bald wieder aufgegeben. Es ist andererseits begreiflich, daß gerade die krassen homosexuellen Praktiken, die sich von den auch im heterosexuellen Verkehr geübten Akten der digitatio, fellatio, cunnilinctio und appressio am markantesten abhoben, den Spott der Humoristen herausforderten. So gehörte ein übernatürlich großer lederner Phallus, den man Olisbos nannte, zu den Requisiten jeder antiken Bühne, und sein durch Vasenbilder vielfach bezeugter Gebrauch verfehlte in den grotesken Komödien nie seine unbändige Heiterkeit hervorrufende Wirkung. In Aristophanes' Lysistrata (Vers 108—110) klagen die Frauen, daß die Milesierinnen sie im Stich gelassen hätten und ihnen nun nicht einmal als Notbehelf ein lederner Phallus von acht Zoll Länge zu Gebote stände. Wie den Lesbierinnen der orale wurde den Milesierinnen nämlich von antiken Schriftstellern mit Vorliebe der instrumentelle Verkehr nachgesagt. Bei Herondas im VI. Dialog unterhalten sich zwei Freundinnen ganz ungeniert über die besten Bezugsquellen dieser Artikel mit Angabe sämtlicher Details. Nach den Angaben von Stoll (Das Geschlechtsleben in der Völkerpsychologie, Leipzig 1908), und vielen anderen[9]) findet man den Gebrauch von Phallen, Godmichés, Bijoux, Consolateurs, Bienfaiteurs, Selbstbefriedigern, Tröstern, Samthänsen oder wie sie sonst heißen mögen, bei fast allen Völkern. „In Atjeh auf Sumatra werden Phalli aus Wachs bereitet. Stoll meint, der Larrio oder „Gebärvater" der Tagalen, ein großes, zangenförmiges Instrument, das zu geburtshilflichen Zwecken dient, sei ursprünglich auch ein „Olisbos" gewesen." Friedrich S. Krauss hat in: Das Geschlechtsleben in Glauben, Sitte und Brauch der Japaner, (Leipzig 1907), eine Anzahl japanischer Olisben teils Gebrauchsgegenstände, teils Votivgaben, aus Papiermaché, Bronze, rotem Siegelwachs, Horn und anderm Material abgebildet.

Von den eingeborenen Frauen Sansibars berichtet Oskar Baumann in der Zeitschrift für Ethnologie 1899 u. a. folgendes: „Die ausgeführten Akte sind: Kulambana = einander lecken, kusagana = die Geschlechtsteile aneinanderreiben, und kujita mbo ya mpingo = sich den Ebenholzpenis beibringen." Manchmal soll dieses Gerät bei ihnen aus Elfenbein gefertigt sein.

In Deutschland habe ich mehrfach bei homosexuellen Frauen einen aus sehr einfachem und billigem Material hergestellten Olisbos angetroffen. Er besteht aus einem etwa fingerdicken Holzstab als Kern, der in ziemlich viel Watte eingehüllt ist. Darum wird eine Leinen-, Mull- oder Cambricbinde kunstgerecht gewickelt und das Ganze mit einem Condom überzogen. Der aktive Teil pflegt dieses Instrument beim Gebrauch an einer Menstrualbinde zu befestigen.

Eine Urninde schreibt: „Es ist merkwürdig, ich fühle meine weiblichen Geschlechtsteile nicht mehr als solche, sondern als männliche. Meine Illusion hat sich so weit darin entwickelt, daß ich mir künstlich einen solchen Geschlechtsteil machte und ihn stets trage. Und noch merkwürdiger — ich empfinde damit Lustgefühle und diese Täuschung wird von der Person, mit der ich geschlechtlich ver-

---

[9]) Antonii Panormitae Hermaphroditus. Übersetzt von C. Fr. Forberg. Herausgegeben von Dr. Wolf-Untereichen. Mit einem sexualwissenschaftlichen Kommentar von Dr. Alfred Kind. Leipzig, 1908, p. 322.

kehre, nicht einmal bemerkt. Natürlich lasse ich die Geschlechtsteile bedeckt. Ich fragte sie einmal, was sie sagen würde, wenn ich nur bloß ein Weib sei. Da meinte sie, dann würde sie mich dennoch lieben, aber ich solle ihr so etwas nicht weiß machen, ich sei ein Mann und sie wollte nichts anderes wissen."

Dem instrumentalen Homosexualverkehr des Weibes und dem analen des Mannes ist gemeinsam, daß hier schärfer als sonst der aktive immittierende Teil, gleichviel ob unter Frauen oder Männern, dem passiven, rezeptiven gegenübersteht, der bei beiden Geschlechtern der femininere zu sein pflegt. Es sei hier noch eine Beschreibung des Pedikationsaktes selbst gegeben, der nach Rohleders Angabe[10]) so ausgeübt wird, daß pars passiva in ventro cubans, nates reflectet. Interdum pars activa, quae paedicator appellatur, genua flexans eo incubat et penem in anum immittit. Eodem tempore paedicator penem alterius in manum suum immittit, ut manustupret. Saepe eo modo actus peragitur, ut pars passiva penem stupratoris in anum proprium (suum) immittit. Saepe membrum oleo perunguent, ne faeces peni adhaereant. Interdum ante actum paululum olei olivarum cum siphunculo, quod therapiae gonorrhoeae habebat, in anum injicitur, ut penis melius importetur. Auch wird angegeben, interdum penem condomatum immitti, ne faeces alterius membro adhaereant. Regula est ejaculatio eius qui penem immittit, interdum etiam eius qui stupratur, saepe eodem tempore pars passiva se manustuprat usque ad orgasmum cum ejaculatione.

Im allgemeinen ist es die Regel, daß der aktive Partner, der in anum oder cum membro artificiali verkehrt, sich nicht auch seinerseits zum passiven Teil dieser Positionen hingibt und umgekehrt, daß der passive sich nicht mit dem Phallus umgürtet oder selbst immissio in anum aktiv vollzieht. Immerhin kenne ich Fälle, in denen homosexuelle Männer, welche dazu neigten, feminine Männer zu pedizieren, gelegentlich auch ihrerseits dem Drange, sei es dem eigenen, sei es dem eines anderen, sich pedizieren zu lassen, nachgaben, und zwar dann mit Vorliebe von normalsexuellen Männern.

Wiederholt berichteten mir Pygisten, daß sie beim Orgasmus des Partners die Empfindung hätten, als ob sich auch bei ihnen innerhalb des Rectums unter starkem Wollustschauder ein Sekret absonderte. Solches wollen sie auch, ohne daß ein wirklicher Analverkehr stattfand, im Traum wahrgenommen haben.

Die relative Seltenheit des analen Verkehrs erklärt sich nicht aus den gesetzlichen Beschränkungen, auch nicht aus Gedankenhemmungen, die in den Akt etwas besonders Unästhetisches hineinlegen, sondern dadurch, daß das instinktive Bedürfnis gerade diese Vereinigung zu vollziehen und dementsprechend die Befriedigung fehlt. Nicht selten stehen der Ausführung im passiven Verkehre auch mechanische Hindernisse, Engigkeit oder Reizbarkeit der Sphinkteren und infolgedessen Schmerzhaftigkeit entgegen.

Daß der Hang zum passiven Pygismus beim homosexuellen Manne stärker ist als bei der homosexuellen Frau, erklärt sich zwanglos aus dem Mangel einer Vagina, die sich manche passive Homosexuelle am liebsten operativ herstellen lassen würden, wie es von Heliogabal und Sporus, dem Liebling Neros, die Geschichte überliefert; ebenso wie stark virile homosexuelle Frauen ernsthaft an Ärzte mit der Frage herangetreten sind, ob ihnen nicht auf chirurgischem Wege ein künstliches Membrum, etwa aus der Bauchhaut oder aus Paraffin, gebildet werden könne.

Der Fall der unglückseligen, von Kreisphysikus Fränkel in Dessau unter dem Titel „Homo mollis" beschriebenen „Stickerin"

---

[10]) Rohleder, Vorlesungen, II. Band. p. 290.

Süßkind Blank[11]) ist nicht der einzige, der die Effeminiertheit so weit trieb, daß mit ihm verkehrende Arbeiter glaubten, ein Weib vor sich zu haben. Ich gebe aus dem in mehr als einer Hinsicht beachtenswerten Originalartikel einige Hauptstellen wieder: „Süßkind Blank brachte es bald zu einer so beträchtlichen Kunstfertigkeit in allen weiblichen Arbeiten, daß er durch seine Stickereien einen großen Ruf und eine gewisse Wohlhabenheit erlangte. Infolge der Beschäftigung mit weiblichen Arbeiten ergab er sich weibischer Eitelkeit, zerstörte sorgfältig seinen Bart, legte sein Haar in Locken, stopfte sich Busen und Hüften aus, und benutzte jede Gelegenheit, sich als Frauenzimmer zu maskieren. Was anfangs nur läppische Affektion sein mochte, wurde allmählich zur anderen Natur, der Ton seiner Stimme, von Natur tief, wurde fein und kreischend und der Gang trippelnd. Blank kam um die obrigkeitliche Erlaubnis ein, sich weiblich kleiden und nennen zu dürfen, und obwohl abschlägig beschieden, zeigte er doch unter dem Namen „Friederike Blank" eines Tages seine Verlobung mit einem fremden Handwerker an. . . . . Um diese Zeit bekam ich einen 17jährigen Schneiderlehrling, der an einem heftig entzündlichen Tripper litt, in Behandlung, und erfuhr, daß derselbe die Krankheit durch einen Beischlaf mit Blank sich zugezogen habe, welcher letztere mit einer vollständig weiblichen Scheide versehen wäre. Die gerichtliche Besichtigung ergab, daß es lediglich Blanks After war, der bisher für eine weibliche Scheide gegolten hatte. Derselbe war dermaßen erweitert, daß ich bequem mit zwei Fingern eingehen konnte. Der Sphinkter war zerrissen, Fetzen desselben, sowie Partieen der hypertrophischen Schleimhaut, hingen zur Mündung heraus. . . . . Im August 1847 wurde er zwischen 10 und 11 Uhr abends in einem Bastionshofe der Festung Torgau festgenommen, wie er in Frauenkleidern nach den dort befindlichen Kasematten zueilte. Es wurde ermittelt, daß Blank, um beim Ausüben des Aktes als Frauenzimmer zu gelten, sich auf den Rücken zu legen, den Steiß nach vorn zu drängen, mit der einen Hand Skrotum und Penis zu bedecken und in die Höhe zu ziehen, und mit der anderen Hand den Penis des Stuprators in seinen After zu leiten pflegte. Im Sommer 1852 besuchten die Lehrlinge B. und K., 16 bis 17 Jahre alt, ein Volksfest; Blank schloß sich an sie an, gab ihnen freie Zeche und begleitete sie auf dem Rückwege, wo er einen angeblich näheren Weg durch ein Gebüsch einschlug. Hier frug er sie, ob sie noch niemals mit einem Frauenzimmer zu tun gehabt hätten. Auf die verneinende Antwort fuhr er fort zu äußern, es sei eine sehr schöne Empfindung, er kenne dieselbe jedoch nur von anderen, da er selbst kein Mann, sondern ein Frauenzimmer sei, und weibliche Kleider nur deshalb nicht trage, weil sie ihn beim Gardinenaufstecken hinderen. Hiernach erbot er sich den Knaben seine weiblichen Geschlechtsteile zu zeigen, forderte sie auf, sich mit ihm niederzusetzen, zog das eine Bein seiner Hose gänzlich aus, legte sich auf den Rücken, zog den Lehrling B. zu sich heran und verfuhr in oben geschilderter Weise."

Es kommt übrigens auch vor, wenngleich wohl sehr selten, daß Frauen sich von anderen Frauen cum phallo pedizieren lassen, ja sogar, daß Männer sich von Frauen in dieser Weise gebrauchen lassen. Vor einiger Zeit richtete eine Dame der besseren Gesellschaft an mich die Anfrage, ob dieser von ihrem Gemahl geforderte Akt — der natürlich weniger in das Gebiet der Homosexualität als in das des Masochismus fällt — vom Gesetz verboten, also strafbar sei, was zu verneinen war, ferner ob er als Ehescheidungsgrund gelten könne, was als wahrscheinlich bejaht werden mußte.

---

[11]) Medizinische Zeitung, 22. Jahrg. 1853, pag. 102. Dr. Fränkel, Homo mollis.

Es ist hierbei zu berücksichtigen, daß bei den meisten Männern und Frauen, und zwar nicht nur bei Homosexuellen, der Anus eine fast ebenso starke erogene Zone darstellt, wie Mund und Hand, vielfach sogar diese an erogener Reizbarkeit noch übertrifft. Daher gehören auch Vereinigungen der digitalen, labialen und lingualen Nervenendigungen mit den analen Terminalkörperchen keineswegs zu den Raritäten, sei es in Form der immissio digiti in anum viri aut mulieris, die sich dann häufig mit dem tactus genitalis manus alterius kombiniert, sei es als anilinctio des Mannes am Manne, des Weibes am Weibe (wie übrigens auch des Weibes am Manne und des Mannes am Weibe). Alter alterius anum lingens altera manu femur ejus amplectitur et genitalia eius fricat, altera anum fricat.

Es gehört zu den vielen forensischen Seltsamkeiten, daß die anilinctio ebenso wie die cunnilinctio im Gegensatz zu der penilinctio nicht strafbar ist. Die homosexuellen Männer und Frauen empfinden sie aber selbst als obszöner als die anderen Akte und schämen sich daher sehr, sie zuzugestehen. Ein fast tragikomisch zu nennender Fall, der das eben Gesagte gut illustriert, trug sich vor einigen Jahren in einer rheinischen Großstadt zu. Dort wurde ein homosexueller Kaufmann infolge von Briefen, die seine Wirtschafterin gelesen und der Polizei übergeben hatte, in ein scharfes Verhör genommen. Schließlich gab er auf eindringliche Vorstellungen zu, membrum alterius in os genommen zu haben. Als dann gegen ihn Anklage erhoben werden sollte, kam er zu mir. Im Laufe der Unterredung gestand er, daß er „eigentlich noch etwas viel Schlimmeres" getan hätte, als er zugestanden, er hätte den lambitus nämlich nicht am penis, sondern am anus des andern vollzogen und ihn dabei masturbiert. Er war nicht wenig erstaunt, als ich ihm sagte: „Das ist ja straffrei". Als er dann dem Gericht mitteilte, daß er den strafbaren Akt angegeben hätte, weil er sich geschämt hätte, den straflosen zuzugeben, wollte man ihm anfangs nicht Glauben schenken, stellte dann aber auf ein ausführlich begründetes Gutachten das Verfahren dennoch ein.

Schwierig sind für den Richter auch oft die für ihn nach bestehendem Recht so wichtigen Feststellungen, ob der penilingus auch tatsächlich die verbotene fellatio war und nicht etwa, wie von dem Verteidiger nicht selten geltend gemacht, jener erlaubte Akt, den Rohleder als homosexuellen Cunnilingus bezeichnet. Ich erinnere mich eines Falles, in dem ein Gerichtsvorsitzender, um sich endlich Klarheit zu verschaffen, bei dieser oft so überaus schwierigen Feststellung seinen eigenen Daumen erst seitlich, dann von vorne mit dem Munde berührte und die Angeklagten ersuchte, nun an ihrem Daumen genau zu demonstrieren, ob der Akt so oder so vorgenommen worden sei.

Mögen diese Unterscheidungsmerkmale kriminalistisch wichtig sein, für die biologische und psychologische Differenzierung und Bewertung der Homosexuellen ist es von ganz untergeordneter Bedeutung, ob die körperliche Entspannung auf die eine oder andere Art erfolgte.

Das präparatorische Stadium, das im Gegensatz zum inadäquaten im adäquaten Verkehr möglichst zu verlängern gesucht wird, vollzieht sich bei allen diesen verschiedenen Betätigungsformen homosexueller Männer und Frauen in gleicher Weise. Genau wie im heterosexuellen Verkehr spielt unter den Aktpräliminarien der Kuß in allen seinen Modifikationen (Lippenkuß, Zungenkuß, „Lutschkuß", Bißkuß) und Prädilectionsstellen (Mund, Wange, Haare, Nacken usw. usw.) die größte Rolle.

Zwischen den vier Hauptkategorien der Betätigungsarten kommen auch Mischformen vor, indem sich etwa eine Homosexuelle, die im allgemeinen nur den tritus mutuus genitalium ausübt, gelegentlich auch eines membrum artificiale bedient, oder indem ein homosexueller Mann bald irrumatio, bald pedicatio vornimmt.

Im allgemeinen aber herrscht hinsichtlich der Vorliebe für einen bestimmten Akt eine sehr weitgehende Stereotypie vor, die sich oft sogar auf ganz detaillierte Begleitumstände erstreckt. So beichtete mir eine homosexuelle Dame, daß eine conditio sine qua non zur Befriedigung für sie an ihr vorgenommene Reizungen der Mammillen durch eine anziehende Person seien; ein homosexueller Mann, daß es „unbedingt nötig" sei, daß bei mutueller Digitatio der Schuh seines Partners auf seinem Fußrücken steht. Ist die Stereotypie der Verkehrsweise auch nur ausnahmsweise eine so hochgradige, so hat es doch eine gewisse Berechtigung, wenn Homosexuelle, die angeschuldigt sind, immissio in os oder anum vorgenommen zu haben, sich spontan erbieten, Zeugen beizubringen, die unter Eid bekunden würden, daß sie sich „immer nur" durch mutuelle Digitation befriedigt hätten.

Allerdings ist zu berücksichtigen, daß namentlich zwei Umstände Ausnahmen von der Regel bewirken; einmal kommt es vor, daß homosexuelle Männer und Frauen eine ihnen bisher unbekannte Art, wie sie wohl sagen, „der Wissenschaft halber" ausprobieren, um allerdings dann meist wieder rasch zu ihrer Façon zurückzukehren. Ferner aber, und das ist häufiger, entscheidet nicht der eigene Wunsch, sondern der des Partners die Verkehrsform. So lassen sich vielfach Homosexuelle im Auslande pedizieren, die eigentlich gar keine Neigung dazu haben, nur weil der normalsexuelle Eingeborene, mit dem sie sich eingelassen haben, oft unter entschiedener Ablehnung anderer Handlungen, darauf besteht. Wir werden später mitteilen, daß Homosexuelle gerade infolge dieses Vorkommens nicht selten Geschlechtskrankheiten mitbringen. Auch Chanteure legen oft in raffinierter Weise Wert darauf, daß der homosexuelle Partner strafbare Handlungen, wie aktive Pedikation, mit ihnen vornimmt, trotzdem dieser sie gar nicht begehrt, weil sie glauben, ihn dann sicherer in ihrer Gewalt zu haben.

Ein moralisches Werturteil, welche homosexuelle Betätigungsform „sittlich höher steht" als eine andere, wie es sich bei B. Friedlaender, Rohleder und anderen Autoren findet, halte ich für unangebracht. Ich habe wiederholt vor Gericht auseinanderzusetzen mich bemüht, daß vom Standpunkt des Arztes zwischen dem „coitus in anum oder manum" der Unterschied nur ein sehr geringer sei. Welche Handlung der einzelne Homosexuelle vornimmt, hängt größtenteils von dem Grad und der Art seiner erogenen Reizbarkeit ab. Je leichter jemand auf homosexuelle Reize reagiert, je homosexueller er also sozusagen ist, um so leichtere Berührungen genügen oft zur zeitweisen Entspannung.

In Wiesbaden befand sich ein Urning, der zur völligen sexuellen Befriedigung kam, wenn er nachts Arm in Arm mit einem Burschen aus dem Volke durch den Wald streifte. Nach einstündigem Gespräche, in dem ihm dieser von seinen Lebensschicksalen erzählte, kam es gewöhnlich ohne jede weitere Berührung zur Ejakulation. Ich behandelte einen Studenten, der seit vier Jahren ein festes Verhältnis mit einem anderen Studenten hat. Letzterer kennt den Zustand seines Freundes, doch gewinnt dieser es nicht über sich, trotzdem sie zusammenwohnen, eine sexuelle Handlung vorzunehmen. Er meint, „die Poesie ihrer Freundschaft könne darunter leiden". Dagegen hat er oft Ejakulationen, wenn der Freund sich ihm auf den Schoß setzt, was bei gemeinschaftlicher Arbeit häufig vorkommt.

Nicht nur in bezug auf die körperliche, sondern auch nach der seelischen Betätigungsweise hat man die Homosexuellen einzuteilen versucht. So hörte ich einmal auf einer der großen englischen Universitäten eine Einteilung der Homosexuellen in die athletischen und ästhetischen, von denen erstere sich mit ihren Freunden hauptsächlich dem Sport, letztere den Künsten und Wissenschaften widmeten. Auch von „Edeluraniern" im Gegensatz zu unedleren hat man gesprochen und als leuchtendes Beispiel der ersteren den von Geßner sanctus paederasta genannten Sokrates angeführt.

Der spanische Autor Bembo klassifiziert die Uranier Barcelonas nach ihren moralischen Unterschieden in: „a) Gute und Schlechte, b) Feinfühlende und Canaillen, c) Gebildete und Ignoranten, d) Intelligente und nicht Intelligente, e) Kluge Schweiger und klatschsüchtige Schwätzer."

Alle diese Unterscheidungen, so bedeutsam sie an sich sind, ließe man besser fallen, teils sind sie zu wenig markant, teils verlieren sie sich im Nebensächlichen oder treffen Merkmale, die keine Besonderheiten der Homosexualität sind.

Das gilt auch von einer weiteren Unterscheidung, der in monogame und polygame Homosexuelle, von denen die ersteren mehr zur Beständigkeit, zu einem sogenannten „festen Verhältnis", die letzteren mehr zur Veränderung geneigt sind. Keineswegs steht es aber mit den Tatsachen in Übereinstimmung, wenn behauptet wird, daß die polygamen, den Wechsel liebenden Homosexuellen häufiger unter den virilen, die monogamen dagegen mehr unter den femininen vorkommen.

SECHZEHNTES KAPITEL.

Einteilung der Homosexualität nach Entstehung und Begleiterscheinungen.

Wir gelangen nun noch zur weiteren wichtigen Zweiteilung der Homosexualität, zu ihrer Trennung vom Gesichtspunkt der Entstehung in angeborene und erworbene Homosexualität. Nachdem v. Krafft-Ebing 1877 in seinem grundlegenden Werk diese als Hauptunterscheidung seinen wertvollen Ausführungen zugrunde legte, ist sie fast allgemein akzeptiert worden, unbekümmert darum, daß v. Krafft-Ebing selbst sie nach stark vermehrter Materialkenntnis wesentlich eingeschränkt hat. In der Einleitung zu dem großen Abschnitt der „Psychopathia sexualis", welcher „die konträre Sexual-Empfindung" überschrieben ist, sagt er, daß diese entweder als „eingeborene Erscheinung" imponiert, wenn sie „mit dem sich entwickelnden Geschlechtsleben spontan, ohne äußere Anlässe, zutage tritt, oder als eine „gewordene, erworbene", wenn „sie sich erst im Verlauf einer anfangs normale Bahnen eingeschlagen habenden Sexualität auf Grund ganz bestimmter schädlicher Einflüsse entwickelt" hat. Sehr wichtig ist aber die spätere, unmittelbar folgende Ergänzung dieses letzten Satzes, welche lautet: „Es ist wahrscheinlich, auf Grund genauer Untersuchung der sogen. erworbenen Fälle, daß die auch hier vorhandene und als unerläßliche Bedingung zu betrachtende Veranlagung in einer latenten Homo- oder mindestens Bisexualität besteht, die zu ihrem Manifestwerden der Einwirkung von veranlassenden gelegentlichen Ursachen bedurfte, um aus ihrem Schlummer geweckt zu werden. Die erworbene konträre Sexualität wäre somit richtiger als eine tardive zu bezeichnen."

Es ist hier nicht der Platz, die umfangreiche Frage nach den Ursachen der Homosexualität aufzurollen. Das soll weiter unten geschehen. Hier sei nur erwähnt, daß als echte, wahre Homosexualität ausschließlich die konstitutionelle, endogene anzusehen ist, in denjenigen Fällen, wo es bei ursprünglich heterosexuellen Personen zu homosexuellen Handlungen kommt, bedarf es zunächst der Feststellung, ob die Akte entsprechend oder entgegen einer wirklich vorhandenen inneren Neigung vorgenommen werden. Letzterenfalls handelt es sich um der Onanie verwandte Manipulationen. Wir werden einen Menschen, der, weil er wochenlang keine Arbeit finden konnte, aus Not schließlich dazu gelangt, dem Rate arbeitsloser Kameraden folgend, die Berliner Friedrichstraße oder die Pariser Boulevards abzulaufen, um sich, bis er wieder Stellung hat, Homosexuellen anzubieten, nicht als homosexuell bezeichnen können, weil er dies eben lediglich „der Not gehorchend, nicht dem eigenen Triebe" tut. Ebensowenig ist ein Mädchen homosexuell, das sich mit allen Fasern ihres Herzens nach einem Manne sehnt, da sich aber keiner ihrer erbarmt, schließlich mit den Umarmungen eines virilen Weibes vorlieb nimmt. Das sind keine echten Homosexuellen, sondern unechte, pseudohomosexuelle.

Chevalier unterschied in ähnlichem Sinne nicht übel Homosexuelle „par gout" und „par calcul", aus Neigung und aus Berechnung. Unter den homosexuellen Männern und Frauen selbst sind verwandte Unterscheidungen seit langem gang und gäbe. Vielfach beschäftigt sie die Frage, ob jemand, den sie kennen lernten, „echt" oder „unecht" sei; im Jargon der Homosexuellen existieren eigentümliche Abkürzungen, die dieser Einteilung entsprechen; so bedeutet in manchen urnischen Kreisen a. s. „auch so", m. m. „macht mit", t. u. „total unvernünftig". Ein urnischer Greis erzählte mir, daß man dafür in seiner Jugendzeit unter den Homosexuellen Berlins noch vielfach die in friederizianischer Zeit übliche Einteilung der gleichgeschlechtlich Verkehrenden in „Passionisten", „Professionisten" und „Okkasionisten" gebraucht habe. Der Jurist Wachenfeld unterscheidet in seinem von Juristen vielzitierten Buch Personen, die „aus Laster" und „aus Krankheit" gleichgeschlechtlich verkehren. In einer höchst eigenmächtigen Nomenklatur will er nur die Lasterhaften als Homosexuelle bezeichnet wissen, während er die Krankhaften Kontrasexuelle nennt. So sagt er: „Moll und alle, welche eine ungewöhnlich große Verbreitung der Kontrasexualität annehmen, verfallen in den Fehler, die Grenzlinie zwischen ihr und bloßer Homosexualität, zwischen Krankheit und Laster, zu verwischen." Noch theoretischer wie Wachenfeld unterscheidet Braunschweig[1]) „anerzogene und angeborene Homosexualität;" er meint: „Der Natur-Urning, der geborene Homosexuelle, ist ein kranker Mensch; der Gewohnheitsurning steht auf der Scheide zwischen krankhaft und lasterhaft; der Geschäftsurning gehört vor den Richter."

Eine ganze Reihe von Autoren, die früher die erworbene und angeborene Homosexualität voneinander trennten, haben

---

1) Braunschweig, Das dritte Geschlecht, 1903, Halle p. 42.

allmählich diese Einteilung fallen lassen und unterscheiden jetzt echte und unechte, oder wahre und falsche, sogenannte Pseudohomosexualität.

In erster Linie ist hier Iwan Bloch zu nennen, der in seinem „Sexualleben"[2]) schreibt: „In den Jahren 1905 und 1906 habe ich mich fast ausschließlich mit dem Problem der Homosexualität beschäftigt und Gelegenheit gehabt, eine sehr große Zahl echter Homosexueller, sowohl Männer als auch Frauen, zu sehen, zu untersuchen und während längerer Zeit zu Hause und in der Öffentlichkeit zu beobachten, ihre Lebensweise, ihre Gewohnheiten, Anschauungen, ihr ganzes Tun und Treiben, auch im Verhältnis zu den nicht homosexuellen Personen gleichen und anderen Geschlechts kennen zu lernen. Und da hat sich mir die unzweifelhafte Tatsache ergeben, daß die Verbreitung der echten Homosexualität als angeborener Naturerscheinung doch eine viel größere ist, als ich früher annahm[3]), so daß ich mich jetzt genötigt sehe, die andere Kategorie der erworbenen, scheinbaren, gelegentlichen Homosexualität, von deren Vorhandensein ich nach wie vor fest überzeugt bin, unter der Bezeichnung „Pseudo-Homosexualität" davon zu trennen und in einem besonderen Kapitel zu behandeln." Der Ausdruck Pseudohomosexualität ist insofern gut gewählt, als er der analogen Bezeichnung Pseudohermaphroditismus entspricht, dem alten Worte für die sexuellen Zwischenstufen ersten Grades, bei denen es sich auch nicht um wahres Zwittertum — das wären männliche und weibliche auf ein und demselben Individuum —, sondern um Scheinzwitter handelt. Bei den zwei anderen Gruppen sexueller Zwischenstufen, den Transvestiten und den Androgynen, gibt es gleichfalls solche vorgetäuschte Formen. Ein Pseudotransvestit wäre beispielsweise ein Mann, der nicht um die starke weibliche Komponente seiner Seele zum Ausdruck zu bringen, Weiberkleider trägt, sondern lediglich, um sich besser verbergen zu können, wie etwa der holländische Gelehrte Hugo Grotius, als er in Frauenkleidern seinen Feinden entwich. Eine pseudoandrogyne Frau wäre etwa eine solche, die nicht infolge innerer Virilität männliche Brust- und Körperkonturen aufweist, sondern, weil „durch ein zehrendes Leiden des Fettpolsters völlig beraubt, der runden weiblichen Formen verlustig gegangen ist." Es kann in allen diesen vier Gruppen Fälle geben, in denen die Unterscheidung zwischen wahren und falschen Erscheinungsformen erhebliche Schwierigkeiten bereitet.

Blühers Einwand gegen den Ausdruck, es gäbe keine Pseudohomosexualität, weil die Natur kein Ψεῦδος kenne, ist insofern unberechtigt, als es doch ein wesentlicher Unterschied ist, ob eine homosexuelle Handlung aus festgewurzelter, innerer Notwendigkeit oder vorübergehendem Mangel, sei es an Geschlechtsverkehr oder Geld, vorkommen kann.

Es sind nun aber keineswegs alle Personen, die bei anscheinend normalsexueller Veranlagung homosexuelle Akte vornehmen, als pseudohomosexuell zu erachten, ein nicht unbeträchtlicher Teil fällt in die zwischen den Homosexuellen und Heterosexuellen stehende Gruppe der Bisexuellen. Es gibt

---

[2]) Iwan Bloch, l. c. p. 541.

[3]) Bloch, Beiträge zur Ätiologie der Psychopathia sexualis, Bd. I, S. 219.

Bisexuelle, die bei überwiegend heterosexueller Triebrichtung homosexuelle Anwandlungen aufweisen, anderseits solche, die bei im wesentlichen homosexueller Beschaffenheit gelegentlich auch von Personen des andern Geschlechts angezogen werden; am seltensten scheinen diejenigen, die homosexuell und heterosexuell zu etwa gleichen Teilen — wie es im Berliner Homosexuellen-Jargon heißt — „halb und halb" sind. Die von v. Krafft-Ebing[4]) in späteren Jahren als tardive, von Näcke als „temporäre" Homosexualität beschriebenen Fälle fallen offenbar, wie diese Autoren auch mit Recht konstatieren, in das Gebiet einer von Haus aus bestehenden Bisexualität, sind also ebenfalls nicht als erworbene Homosexualität aufzufassen. Besonders verdienen unter den temporären Homosexuellen viele in den Reifejahren von 14 bis 21 befindliche junge Mädchen und Männer erwähnt zu werden, bei denen, ebenso wie sich ihr Körper und Geist noch nicht zur völligen Weiblichkeit und Männlichkeit differenziert hat, auch das Geschlechtsleben häufig eine ausgesprochen bisexuelle Färbung aufweist. Die Erfahrung zeigt, daß die übergroße Anzahl dieser Jungfrauen und Jünglinge, selbst wenn vorübergehend die homosexuelle Komponente stark überwog, sich mit Abschluß der Reifeperiode doch, entsprechend ihrer eingeborenen Anlage, vollkommen heterosexuell einstellt.

Endlich sei noch einer Unterscheidung gedacht, die in der Fachliteratur bisher wenig hervorgehoben ist, um so häufiger aber in der forensischen und psychiatrischen Praxis zur Sprache kommt und sicherlich keine geringe Bedeutung beansprucht: die Einteilung der homosexuellen Männer und Frauen in gesunde und nervöse oder, besser ausgedrückt, in solche mit stabilerem oder labilerem Nervensystem. Die stabilen Homosexuellen sind diejenigen, die über ein in sich gefestigtes Nervensystem verfügen, geistig und körperlich gesund sind, vielfach sogar robuster und widerstandsfähiger als das Gros der Heterosexuellen. Diesen stehen die Labilen gegenüber, bei denen eine stärker neuronathische Disposition bewirkt, daß sie nicht etwa nur infolge homosexueller Konflikte hochgradig nervös und sensitiv sind. Sie leiden nicht selten an ungewöhnlich starkem Stimmungswechsel, Überspanntheiten verschiedenster Art, an Neigung zum Alkoholismus, an religiösem oder Verfolgungswahn, vielfach auch an stark hysterischen und hypochondrischen Zuständen, Störungen, die sich auch vielfach in ihrer Familie vorfinden,

---

[4]) v. Krafft-Ebing, Über tardive Homosexualität, Jahrb. f. s. Zw. III. p. 7—20.

und die Grund genug sind, daß, wenn sie einmal als Homosexuelle aus ihrer glatten Bahn geschleudert werden, die Schwierigkeiten des Lebens für sie ganz besonders große, oft kaum überwindbare sind.

Gerade die Homosexuellen, die mit den Behörden in Konflikt geraten, gehören oft vielfach zu der letztgenannten Gruppe, der auch die Mehrzahl derer angehören, die freiwillig und unfreiwillig zur Kenntnis der Gerichts- und Irrenärzte gelangen. Dadurch erhalten diese oft ein einseitiges Bild. Es sind allerdings auch zwischen den stark, leicht und anscheinend nichts weniger als nervösen Homosexuellen die Übergänge so fließend, daß man sich besser auch hier des Komparativs bedient und statt von stabilen und labilen lieber von stabileren und labileren Homosexuellen spricht. Es hat etwas für sich, wenn de Joux in „Die Hellenische Liebe“ [5]) schreibt: „Neben dem kerngesunden, kampfstarken, großgeistigen Uranismus gibt es ein krankhaftes, neurasthenisches, unglückseliges Urningtum.“

Zwanglos ergibt sich schließlich noch aus der Praxis eine letzte Einteilung, die in eine einfache (unkomplizierte) und komplizierte Homosexualität, je nachdem diese für sich allein oder in Verbindung mit anderen Triebanomalien vorkommt. Alle Perversionen, die bei Heterosexuellen beobachtet wurden, kommen auch in der vita sexualis der Homosexuellen vor. Vor allem sind hier die drei Parallelgruppen des Fetischismus und Antifetischismus, Masochismus und Sadismus, Visionismus und Exhibitionismus (Schautrieb und Entblößungstrieb) zu nennen.

Für alle diese Triebabweichungen in Kombination mit männlichem und weiblichem Uranismus könnte ich eine reiche Kasuistik beibringen, wenn ich nicht dadurch den mir nach Inhalt und Bogenzahl gesteckten Rahmen weit überschreiten würde. Über den in der homosexuellen ebenso wie in der heterosexuellen Liebe ungemein verbreiteten Fetischismus gab ich schon oben einige Stichproben. Von antifetischistischen Homosexuellen will ich nur kurz zwei erwähnen, die sich in einer Spezialarbeit von mir über Horror sexualis partialis [6]) beschrieben finden:

„C., früher katholischer Geistlicher, Anfang der 40er Jahre, teilt folgendes mit: Er hätte vor einiger Zeit einen jungen Handwerker kennen gelernt, der in jeder Beziehung, in seinem Äußeren und Wesen, dem Typus entsprochen hätte, den er sich von dem Objekt seiner Zuneigung gemacht hätte. Es hätte sich zwischen beiden ein herzliches Freundschaftsverhältnis gebildet. C. pflegte den Freund abends von seiner Werkstatt abzuholen und nach Hause zu begleiten; „er sei auf diesen Heimwegen so glücklich gewesen wie noch nie zuvor“. Eines Abends gingen beide gemeinsam in den Zirkus. Darauf hätte ihn der Jüngere in seine Wohnung begleitet. Hier hätte er ihn zum erstenmal geliebkost und ihm über sein hübsches Äußere allerlei Schmeichelhaftes gesagt. Der ziemlich naive Handwerker hätte darauf erwidert: „Da sollten Sie mich aber erst einmal nächsten Sonntag

---

[5]) Die Hellenische Liebe, p. 14.

[6]) M. Hirschfeld, Über Horror sexualis partialis (sexuelle Teilaversion, antifetischistische Zwangsvorstellungen, Fetischhaß). Im „Neurolog. Centralblatt“. 1911. Nr. 10.

mit meinem neuen Anzug und meinen gelben Schuhen sehen!" In demselben Moment, wo er das Wort „gelbe Schuhe" gehört hätte, sei jede Erregung bei ihm verschwunden gewesen; es sei ihm unmöglich gewesen, den jungen Mann, dem sein verändertes Wesen völlig unverständlich gewesen sei, noch zu berühren. Er hätte ihm kaum noch die Hand beim schnell herbeigeführten Abschied reichen können. Die mit einem Gefühl starken Widerwillens verbundene Abkühlung erkläre sich dadurch, daß er gegen gelbe Schuhe eine ihm selbst unbegreifliche Aversion verspüre. Er könne mit Menschen, die solche Schuhe trügen, kaum sprechen. Er hätte sogar schon einmal ein Attentat gegen gelbe Schuhe verübt, indem er sich auf Reisen in einem Hotel in tiefer Nacht aus seinem Zimmer geschlichen und auf ein Paar gelbe Schuhe mit einem Taschenmesser eingestochen hätte, die in den Korridor herausgestellt waren.

Freiherr v. R., etwa 50 Jahre alt, ebenfalls homosexuell, hat einen unüberwindlichen Ekel gegen die freiliegende Glans penis, vor allem gegen Membra, an denen die Zirkumzision vorgenommen ist. Es sei ihm aus diesem Grunde ganz unmöglich, mit jüdischen jungen Leuten zu verkehren. Durch eine komisch wirkende, sich nach oben reckende Bewegung seines Kopfes sucht er den Eindruck zu veranschaulichen, den das „dreiste Hervorgucken" der Glans an einem des Präputiums beraubten Membrum auf ihn mache. Eine so entblößte Glans erscheine ihm, als einem „an feine Förmlichkeit gewöhnten Ästheten, indezent, schamlos, frech"."

Bei homosexuellen Frauen findet man dieselben fetischistischen und antifetischistischen Neigungen wie bei heterosexuellen Männern. Findet sich in der Literatur bisher auch noch nicht der Fall einer urnischen Zopfabschneiderin vor, so läßt sich seine Beobachtung bei weiterem Ausbau der Sexualwissenschaft doch schon mit Sicherheit voraussehen.

Sehr oft findet man bei urnischen Männern und Frauen masochistisch veranlagte.

Über einen hierher gehörigen Fall, den ich, wie ich beiläufig bemerke, mit noch 10 anderen Psychiatern zwecks Wiederaufnahmeverfahrens später zu begutachten hatte, berichtet Kind[7]) im Jahrbuch für sexuelle Zwischenstufen, wie folgt:

„Schon in frühester Jugend befand sich Frau Y. in einem Milieu, das infolge von mangelhafter Erziehung und Aufsicht zu erotischer Zügellosigkeit tendierte. Vom 8. Jahre an begannen sexuelle Reizhandlungen mit gleichaltrigen Knaben und Mädchen, sowie mit Erwachsenen. Wäre eine Disposition zur Heterosexualität bei ihr vorhanden gewesen, so hätte sie sich hier schon äußern können. Aber im Gegenteil; sie schaute als Zehnjährige heimlich durch ein Fenster zu, quomodo ancillae patris cauponis ab hospitibus quibusdam futuerentur, und masturbierte hinterher in der Vorstellung, sie sei der betreffende Mann. Auch hatte sie schon damals Orgasmus, wenn sie andere Mädchen lingua manuque befriedigte, ohne sich selber irgendwie zu berühren. Sie zog mit ihrer Familie als Kunstradfahrerin von Varieté zu Varieté und mußte sich mehrfach Männer aufdrängen lassen, deren actiones sie kalt und unbeteiligt über sich ergehen ließ. Weiber dagegen versetzten sie sofort in Exzitation. Der eben genossene Anblick der trikotbekleideten Kolleginnen hinter der Bühne bewirkte, daß sie selbst während ihrer Radfahrproduktion vor dem Publikum vollen Orgasmus bekam. Sie brauchte (und braucht jetzt noch) nur in der Straßenbahn einer schönen Frau gegenüber zu sitzen, um plötzlich „wegzuschwimmen".

[7]) A. Kind, Über die Komplikationen der Homosexualität mit andern sexuellen Anomalien. Im Jahrb. f. sex. Zw., Jahrg. IX, p. 57 ff.

Inzwischen hatte sich auch die masochistische Färbung ihrer Libido völlig ausgebildet. Es ist bei der Y. der Drang vorhanden, ihrer Partnerin um jeden Preis Orgasmus zu verschaffen, und zwar in der Art, daß sie derselben ein blind gefügiges Instrument der Befriedigung ist, sich von ihr aufs rücksichtsloseste zu solchem Zweck gebrauchen läßt, und ihr eine Sklavin sein will, die jeder brutalen Laune und jedem unästhetischen Kitzel der Domina Genüge leisten muß.

Sie hat im Laufe der Zeit eine große Anzahl von Partnerinnen gefunden, fast lauter heterosexuelle Frauen, die teils auf Bitten, teils aus eigener Initiative die entsprechende Gegenrolle übernahmen. Die vorgekommenen Lusthandlungen zwischen beiden Partnerinnen bewegten sich in dem bekannten Kreislauf. Die Y. wurde mit verbalen Insulten gemeinster Art bedacht, geschlagen, getreten, gekratzt, gestochen, debebat pedes, cunnum, anum amicae lingere atque os praebere ad ejus mictionem usw.; denique adesse et adjuvare solebat, quando femina mentula fututoris delectabatur. Szenen der letzteren Art führten übrigens, bei Verkennung der subjektiven Grundlage dieser Handlungen, zu einer schweren Verurteilung der Y. aus § 180 StrGB. Hinzuzufügen ist, daß der maritus der Y., der sie vor drei Jahren heiratete, nur die sekundäre Rolle eines Surrogats in diesem erotischen System spielt. Die Y. bleibt in cohabitatione vollkommen frigid, sobald sie dabei nicht gerauft, gestochen, insultiert oder bespien wird; sie stellt sich dann als Urheber solcher algolagnistischer Aktivität geschwind ein Weib vor und erhält den gewünschten Orgasmus, wenn auch in minderer Höhe.

Die masochistische Tendenz der Y., ihre Unempfindlichkeit gegen Schmerz, die Verkehrung der Schmerz- in Lustempfindung ist absolut nur auf gleichgeschlechtlichen Verkehr eingestellt. Wenn sie sich etwa unversehens an einer Tischkante stößt, schreit sie auf; Scheltworte und Schläge von seiten eines Mannes bringen sie in Harnisch. Dagegen nimmt sie solche, ebenso wie blutunterlaufene Striemen von seiten eines Weibes in regungslosem Entzücken hin."

Seltener als masochistische scheinen unter homosexuellen Männern und Frauen sadistische Neigungen zu sein. Einen Fall, in dem ein homosexueller Sadist im Grunewald einem Burschen plötzlich einen Messerstich in die Brust versetzte, habe ich mit Burchard begutachtet.[8])

Der Schautrieb macht sich dagegen meiner Erfahrung nach bei recht vielen Homosexuellen bemerkbar. Sehr verschiedenartig und ganz von individuellen Neigungen abhängig sind die Objekte, welche die Voyeurs im einzelnen suchen. Am meisten und häufigsten reizt homosexuelle Männer und Frauen wohl die Beobachtung eines Koitus, der von einer ihnen erotisch zusagenden heterosexuellen Person vollzogen wird, entsprechend der starken Anziehung, welche echte Männlichkeit auf Urninge, echte Weiblichkeit auf Urninden ausübt. Aber auch diskrete Akte einzelner Personen und homosexuelle Betätigungen werden von anderen als Objekte des Schautriebs bevorzugt. In Bedürfnis- und Badeanstalten findet man vielfach die hölzernen Zwischenwände mit Metallplatten bedeckt, um das von Voyeurs beiderlei Geschlechts vorgenommene Einbohren von Gucklöchern zu inhibieren. Manche Urninge besitzen ein ganzes Handwerkzeug, in dem Spiegel und Bohrer die Hauptrolle spielen, mittelst dessen sie sich mit geradezu erstaunlichem Raffinement Anblick von Handlungen verschaffen, welche Personen, die keine Ahnung haben, daß man sie belauscht, im geheimen begehen. Der von Moll[9]) vorgeschlagene Ausdruck Mixoskopie trifft

[8]) Veröffentlicht in Aschaffenburgs Monatsschr. f. Kriminalpsych. u. Strafrechtsref., 10. Jahrg., 7. H., Okt. 1913.

[9]) Loc. cit. p. 308.

insofern nicht den Kern der Sache, als μῖξις nur die geschlechtliche Vermischung zwischen Mann und Weib bedeutet, deren Beobachtung keineswegs das ausschließliche Begehren dieser sexuellen Visionisten ist.

Wie bei den Voyeurs das Auge, so feiert bei den Renifleurs (Tardieu) die Nase, bei den Stimmfanatikern das Ohr, bei den „Speicheleckern", den Spermato- und Koprophagen der Geschmack und bei den Frotteuren und Toucheuren der Gefühlssinn Orgien. Für alle diese seltsamen Liebhabereien fand ich unter den Homosexuellen Vertreter in ebendemselben Verhältnis zur Gesamtzahl wie unter den Heterosexuellen.

Ein Berliner „Toucheur" erzählte mir, daß er sein Leben in drei Perioden teilt, die erste, in der er im Gedränge der Stadtbahn, die zweite, in der er auf dem Perron der elektrischen Straßenbahn, die dritte, in der er auf den Stehplätzen der Untergrundbahn Touchierungen vornahm, die seine einzige sexuelle Betätigung bildeten.

Dem Trieb des Schauens entspricht als Kehrseite der Trieb, sich zur Schau zu stellen, der Exhibitionismus, über dessen mannigfache Formen und Ursachen sich vielerlei sagen ließe. Die Berliner Kriminalbeamten, denen sistierte Exhibitionisten vorgeführt werden, haben mir öfter ihre Verwunderung ausgedrückt, daß man im Vergleich zu der Zahl der Exhibitionisten, die sich vor Mädchen entblößen, verhältnismäßig so selten auf homosexuelle Exhibitionisten stößt. Ob dies von einer größeren Schamhaftigkeit der Urninge herrührt oder ob es, was ich für wahrscheinlicher halte, dadurch begründet ist, daß diejenigen, die das Verlangen haben, „etwas zu zeigen", in Bedürfnisanstalten, ohne sich in Gefahr zu begeben, dazu in ausreichendem Maße Gelegenheit haben, dürfte schwer zu entscheiden sein. Vielleicht kommt sogar keine dieser beiden Ursachen, sondern eine dritte unbekannte in Betracht.

Noch seltener als letztgenannte Anomalie sind bei Urningen die auch bei Heterosexuellen nur als große Raritäten vorkommenden Perversionen, beispielsweise die Nekrophilie und der Pygmalionismus.

Von praktisch höherer Bedeutung als die bisherigen ist aber die Komplikation der Homosexualität mit einem Zustandsbilde, das Burchard und ich als sexuellen Infantilismus[10]) beschrieben haben. Er findet sich sowohl bei Hetero- als Homosexuellen und ist dadurch charakterisiert, daß einmal die Personen selbst auffallende Zeichen mangelhafter geistiger und seelischer Entwicklung darbieten, die nicht selten fast die Grenze der Imbezillität erreichen, zweitens daß sie sich meist an unreife oder halbreife Schulknaben oder Mädchen heranmachen, denen sie sich bewußt oder unbewußt auf gleicher Stufe stehend fühlen, und drittens dadurch, daß auch die Äußerungen der Sexualität meist auf dem Niveau kindlicher Spielereien stehen, also Kindlichkeit des eigenen Wesens, Kindlichkeit der Sexualobjekte und Kindlichkeit der Sexualbetätigung.

---

[10]) M. Hirschfeld und E. Burchard, Der sexuelle Infantilismus. In „Juristisch-psychiatrische Grenzfragen". IX. Bd., Heft 5.

Ich gebe als Beispiel das Gutachten über einen forensischen Fall, den Burchard und ich längere Zeit beobachteten:

Vorgeschichte. Die Mutter des Herrn B. soll sehr nervös sein und an Platzfurcht leiden. Er selbst ist der jüngste von drei Brüdern, war als Kind sehr schwächlich und hat an Gehirnhautentzündung und Krämpfen gelitten. Noch während der Schulzeit war er ängstlich und schreckhaft, schlief unruhig und hatte häufig Alpdrücken. In seinem Aussehen und Wesen zeigte er ausgesprochen mädchenhafte Züge, so daß seine Mutter oft sagte, es sei ein Mädchen an ihm verloren gegangen.

In der Schule kam Herr B. nur sehr schwer vorwärts, blieb wiederholt sitzen (in Sexta, Quinta, Unter- und Obertertia und zweimal in Untersekunda) und konnte nur mit großer Mühe das Einjährigen-Zeugnis erlangen. Namentlich fielen ihm die Fächer schwer, die ein verstandesgemäßes Erfassen des Gegenstandes verlangen, wie Mathematik, Physik usw. Er konnte sich nur ein gewisses Maß von Kenntnissen rein gedächtnismäßig einpauken, die er aber nach seiner und seines Bruders Angabe, sowie nach unseren eigenen Feststellungen sehr bald nahezu völlig wieder vergessen hat.

Auch der weitere Werdegang des Herrn B. verzögerte sich infolge der späten Erreichung des Schulzieles und seiner Kränklichkeit beträchtlich, so daß er gegenwärtig mit nahezu 22 Jahren erst im zweiten Jahre seiner kaufmännischen Lehrzeit steht.

Befund. B. ist ein grazil und schwächlich gebauter junger Mann von ausgesprochen knabenhaftem Aussehen, schwacher Muskulatur und zarter Hautfarbe. Die Körperbehaarung ist sehr spärlich, Bartflaum kaum vorhanden, so daß bis jetzt Rasieren noch nicht erforderlich geworden ist.

Es bestehen Degenerationszeichen im Bau der wenig differenzierten und ungleich gebildeten Ohrmuscheln und in der asymmetrischen Bildung des Gesichts, sowie in der Kleinheit des Schädels. Außerdem fällt die lebhafte Muskel- und Gefäßerregbarkeit, sowie eine deutliche Steigerung der Sehnenreflexe auf. Der Befund der inneren Organe entspricht der Norm.

In seelischer Beziehung fällt bei Herrn B. zunächst eine sehr geringe Gefühlsbetonung, ein merkwürdig affektloses Verhalten auf. Der kurz vor der Beobachtungszeit unter besonders tragischen Umständen erfolgte Tod eines älteren Bruders schien nur geringen Eindruck auf ihn gemacht zu haben. Gelegentliche Schwankungen in seiner Stimmung machten einen durchaus oberflächlichen Eindruck, nie schien etwas wirklich tief in sein Gefühlsleben einzugreifen. Infolge einer gewissen Summe auswendig gelernter Kenntnisse und einer durch eine vorzügliche Erziehung bedingten Formgewandtheit macht Herr B. bei flüchtiger Bekanntschaft den Eindruck eines durchaus normalen und unterhaltenden jungen Mannes. Bei näherem Eingehen auf seine intellektuellen Fähigkeiten stellt sich aber sehr bald eine geradezu verblüffende Lückenhaftigkeit seines Wissens, ein erstaunlicher Mangel an geistigem Interesse und eine äußerst gering entwickelte Fähigkeit zu vernunftgemäßem Schließen und Urteilen heraus. Das Verständnis für chronologische Zusammenhänge und historische Beziehungen fehlt ihm völlig. So verlegt er die Reformation in das 18. Jahrhundert. Aus Dramen und Büchern, die er gesehen oder gelesen hat, sind ihm nur einzelne Bruchstücke in Erinnerung, doch kann er sich in keinem Falle des Inhalts und der Gedanken des Gelesenen entsinnen. Er versagt bereits bei einfachen Gedanken- und namentlich Rechenoperationen und ermüdet bei den geringsten geistigen Anstrengungen sehr schnell.

Seine Interessen erstrecken sich nur auf sportliche Fragen und sensationelle Tagesereignisse; politische und wissenschaftliche Artikel liest er nie.

Sein Wesen und Verhalten hat etwas ungewollt Naives und Kindliches. Er ist harmlos mitteilsam und offenbar gar nicht imstande, seine Gedanken und Gefühle irgendwie zu verbergen. Auch in dieser Beziehung macht er den Eindruck einer weit hinter seinem wirklichen Alter zurückliegenden, noch ausgesprochen kindlichen seelischen Entwicklungsstufe.

Gutachten. Es wird Herrn B. zur Last gelegt, daß er beim Rodeln einen vor ihm auf dem Schlitten sitzenden Jungen, den er seiner Angabe nach für 15—16 Jahre gehalten hat, unzüchtig berührt, eventuell mit ihm onaniert haben soll.

Zwei Momente in der seelischen Individualität des Herrn B. sind bei der Beurteilung seiner Verantwortlichkeit für dieses Delikt von Bedeutung. Einmal liegt bei ihm zweifellos in sexueller Hinsicht eine ausgesprochene und, soweit es sich feststellen läßt, ausschließliche Neigung zu Personen des männlichen Geschlechts vor. Es kann für die Beurteilung dieses Zustandes dahingestellt bleiben, ob es sich um eine durch Anlage und Entwicklung fixierte Anomalie der Triebrichtung handelt, oder ob diese sich noch in dem jugendlichen Stadium der unentschiedenen Triebrichtung befindet, das seine Erklärung in der entschieden hinter dem Lebensalter zurückgebliebenen seelischen Entwicklung des B. finden würde.

In dieser abnormen Jugendlichkeit der gesamten Persönlichkeit des Angeschuldigten ist das zweite wesentliche Moment zu sehen.

Seine Anschauungen und Lebensauffassung, seine Urteilsfähigkeit und sein Überlegungsvermögen sind noch in so geringem Maße entwickelt, daß wir das Gesamtniveau seiner psychischen Persönlichkeit wie das eines 16—17jährigen, nicht wie das eines 20jährigen jungen Mannes auffassen und beurteilen müssen. Würde Herr B. das achtzehnte Lebensjahr noch nicht vollendet haben, so könnte man unbedingt den Schutz des § 56 StrGB. für ihn geltend machen, da er die zur Erkenntnis der Strafbarkeit seiner Handlung erforderliche Einsicht nicht besaß. Bei seinem Lebensalter ist dieser Mangel an Einsicht, veranlaßt durch eine entschieden krankhafte Entwicklungshemmung in seelischer Beziehung zweifellos als eine geistige Störung aufzufassen, welche einen Fortfall oder zum mindesten eine erhebliche Minderung sonst normaler seelischer Hemmungen mit sich bringt. In Verbindung mit der homosexuellen Veranlagung bedingt dieser Mangel normaler Hemmungen sicher einen Zustand krankhafter Störung der Geistestätigkeit, der bei dem in Frage stehenden als infantilistische sexuelle Spielerei aufzufassenden Delikt die freie Willensbestimmung im Sinne des § 51 StrGB. ausschloß.

Auf dieses Gutachten hin wurde das gegen B. eingeleitete Strafverfahren eingestellt.

Häufig kommen die verschiedenen Anomalien miteinander kombiniert vor; so ist der Fetischismus (beispielsweise der so häufige Schuhfetischismus) und Visionismus urnischer Personen nicht selten mit Masochismus, der Antifetischismus und Exhibitionismus mit sadistischen Regungen vergesellschaftet, doch kommen bei „polymorph Perversen" auch alle sonst erdenklichen Triebvermengungen vor.

Endlich sei bemerkt, daß auch die quantitativen Anomalien des Geschlechtstriebs, sowohl die bis zur Satyriasis gesteigerte Hyperaesthesia sexualis (Erotomanie, Nymphomanie), wie eine bis zur kompletten Anästhesie geminderte Hypaesthesia sexualis bei urnischen Männern und Frauen relativ ebenso oft wie bei heterosexuellen zu konstatieren sind.

Fassen wir nun die sämtlichen hier gegebenen Einteilungen resümierend zusammen, so gelangen wir in den wesentlichsten Punkten zu folgender Systematisierung.

Wir teilen nach der Richtung ihres Geschlechtstriebs die erwachsenen Männer und Frauen in drei Gruppen:

A. Heterosexuelle (ca. 94%)
B. Homosexuelle (ca. 2%).
C. Bisexuelle (ca. 4%).

Die homosexuellen Männer und Frauen teilen wir ein:

I. Nach ihrer **persönlichen Eigenart** in zwei Gruppen:

a) die virileren (ca. 50%),
b) die feminineren (ca. 50%),

eventuell noch etwas spezifizierter in:

a) die stark virilen (ca .25%),
b) die schwächer virilen (ca. 25%),
c) die schwächer femininen (ca. 25%),
d) die stark femininen (ca. 25%).

II. Nach ihrer **Triebrichtung** in zwei Hauptgruppen:

a) die ephebophilen (ca. 45%),
b) die androphilen (ca. 45%),

zu denen sich zwei Nebengruppen gesellen:

c) die pädophilen (ca. 5%),
d) die gerontophilen (ca. 5%).

Die analogen Gruppen unter den homosexuellen Frauen sind:

a) die parthenophilen (von *παρθένος* Jungfrau) (ca. 45%),
b) die gynäkophilen (von *γυνή* Frau) ca. 45%),
c) die korophilen (von *κόρη* Mädchen) (ca. 5%).
d) die graophilen (von *γραῦς* Greisin) (ca. 5%).

Als weitere Gruppen wären unter den homosexuellen Männern und Frauen nach **Beschaffenheit ihres Sexualziels**, je nachdem sie zu ebenfalls homosexuellen oder heterosexuellen neigen, zu nennen:

a) die homoiophilen (ca. 33 1/3%),
b) die alloiophilen (ca. 33 1/3%),
c) die amphiphilen (ca. 33 1/3%).

III. Nach der **Trieb-Betätigung** unterscheidet man in wenig präziser Weise:

a) die aktiveren homosexuellen Männer und Frauen (ca. 50%),

b) die passiveren homosexuellen Männer und Frauen (ca. 50%).

Die **Akte** selbst zerfallen unter den homosexuellen Männern und Frauen in vier Rubriken:

a) die manuellen (digitatio) (ca. 40%),
b) die oralen (linctio) (ca. 40%),
c) die femoralen (appressio) (ca. 12%),

zu denen viertens hinzukommen

d) die analen bei den Männern, die membralen bei den Frauen (pedicatio und olisbismus[11]) (ca. 8%).

IV. Hinsichtlich ihrer **Entstehung** ist die veraltete Einteilung in eingeborene und erworbene Homosexualität bei beiden Geschlechtern zu ersetzen durch eine Unterscheidung in

a) echte (eingeborene, eigentliche) und
b) unechte (Pseudo-Homosexualität).

— **Uranismus genuinus et spurius.** —

V. Des weiteren sind noch zu unterscheiden:

a) die gesunden oder stabileren homosexuellen Männer und Frauen (ca. 50%),
b) die nervösen oder labileren homosexuellen Männer und Frauen (ca. 50%).

VI. Eine letzte Einteilung der männlichen und weiblichen Homosexualität ist die in

a) einfache (unkomplizierte) } Homosexualität,
b) komplizierte }

— **Uranismus simplex et complicatus.** —

je nachdem sie für sich allein oder mit anderen α) qualitativen oder β) quantitativen Triebanomalien verbunden vorkommt, unter denen folgende besonders zu nennen sind:

Fetischismus — Antifetischismus
Masochismus — Sadismus
Visionismus — Exhibitionismus
Infantilismus — Transvestitismus
Hyperästhesie — Hypaesthesia sexualis.

---

[11]) Gebildet vom griechischen ὄλισβος = membrum artificiale.

Bei diesem ganzen Schema ist zu berücksichtigen, daß es sich nur um Einteilungs*grundsätze*, um einen Leitfaden in der Fülle der Erscheinungen handelt, daß aber zwischen den einzelnen Abteilungen — wie überall in der Natur — die Grenzen nicht absolut scharf sind, sondern fließend ineinander übergehen.

SIEBZEHNTES KAPITEL.

Entstehung und Erklärung der männlichen und weiblichen Homosexualität. Gründe für das Angeborensein der Homosexualität.

I w a n B l o c h hat das Kapitel, welches er in seinem „Sexualleben unserer Zeit"[1]) „der gleichgeschlechtlichen Liebe" gewidmet hat, mit der Gesamtüberschrift: „Das Rätsel der Homosexualität" versehen, und zwar deshalb, weil sie ihm, wie er einleitend bemerkt, „je mehr er wissenschaftlich in sie einzudringen suchte, um so rätselhafter" geworden ist. Auch U l r i c h s hatte schon einige Jahre früher seinen verschiedenen Schriften über den Gegenstand ein zusammenfassendes Titelblatt vorangesetzt, auf dem neben dem Motto: „Vincula frango" die Worte standen: „Forschungen über das R ä t s e l der mannmännlichen Liebe". B l o c h und U l r i c h s sind nicht die einzigen Autoren, die der Homosexualität gegenüber als von einem Naturrätsel sprechen; offenbar geben beide dem Gedanken Ausdruck, welcher unendlich viele kultivierte nicht weniger wie primitive Menschen erfüllte, als sie wahrnahmen, daß außer d e r Liebe, auf welcher der Bestand der Menschheit beruhte, noch eine weniger häufige existierte, die anscheinend keine Früchte trägt.

Es verdient diesem Erstaunen gegenüber erörtert zu werden, weshalb eigentlich die sexuelle Neigung eines Mannes zum Mann, einer Frau zur Frau dem denkenden Menschen so seltsam und dunkel erschien und erscheinen mußte. Der Grund ist in dem menschlichen Kausalitäts- und Utilitätsbedürfnis zu erblicken, das unsere Spezies in hervorragender Weise von den unter uns stehenden Lebewesen unterscheidet. Der Mensch will Wesen und Zweck eines Dinges wissen. Bewußt und unbewußt beherrscht ihn fort und fort diese Frage nach dem Warum und Weshalb. Sie ist auch vollauf berechtigt, denn die Tatsache, daß das meiste, was wir in der Natur sehen, nicht nur kausal bedingt ist, sondern auch einen bestimmten Zweck erfüllt, läßt sich nicht leugnen, gleichviel wie man sich zu dem Problem stellen

---

[1]) Pag. 539—592.

mag, ob es nicht ausschließlich Sache der Wissenschaft ist, nach dem Verhältnis von Ursachen und Wirkung und nicht nach „Zwecken“ zu fahnden. Was die Liebe betrifft, so hat man sich allerdings über ihre Ursache nachzudenken zunächst ebenso wenig bemüßigt gefunden, als man sich etwa über die Ursache der Welt, der Menschheit oder des Lebens den Kopf zerbrach. Dazu war die Liebe etwas viel zu Elementares, bildete zu sehr des Daseins Ausgangspunkt und Mittelpunkt. Umsomehr beschäftigte man sich mit ihren Wirkungen, ihren so ersichtlichen, wenn auch durchaus nicht immer erwünschten Folgen. Was lag näher, als in ihrer bedeutsamsten Folgeerscheinung — der Fortpflanzung — den Zweck der Liebe zu erblicken; man ging aber weiter; man sah in der Zeugung nicht allein den natürlichen Zweck, sondern auch die natürliche Ursache der Liebe. Ging man von diesen Voraussetzungen aus, und wer wollte zweifeln, daß man es tat, dann mußte man allerdings von Menschen, die sich in Liebe solchen Personen zuwandten, mit denen eine Erfüllung dieses Naturzwecks außer dem Bereich der Möglichkeit lag, annehmen, daß sie wider die Natur, „widernatürlich“ handelten, dann mußte man in der gleichgeschlechtlichen Liebe in der Tat zum mindesten etwas höchst Rätselhaftes, Sonderbares erblicken. Nicht mit Unrecht hat freilich Ulrichs bereits in seiner ersten Schrift ähnliche Schlußfolgerungen mit folgenden Worten zurückgewiesen: „Daß unsere Liebesakte zur Fortpflanzung nicht tauglich sind, sowie daß eine innere, unsichtbare Naturgewalt gerade zu solchen unfruchtbaren Liebesakten uns antreibt und nicht zu fruchtbaren: für beides sind wir nicht verantwortlich, sondern die Natur. Der uns obliegenden Verantwortlichkeit genügen wir vollkommen, wenn wir dem Zuge, den eine höhere Hand — Gott oder die Natur — in unsere Brust gepflanzt hat, nicht widerstreben, sondern folgen. Weitere Verantwortlichkeit trifft uns nicht. Beruhigt ihr euch nicht mit dieser Unfruchtbarkeit unsrer Liebesakte, verlangt ihr eine Verantwortung wegen derselben: so fordert diese Verantwortung von jener höheren Hand, nicht von uns.“

Andere Homosexuelle haben sich bemüht, eine Erklärung ihrer gleichgeschlechtlichen Neigungen aus dem Geiste derer heraus zu geben, die aus ihrer leiblichen Unfruchtbarkeit ihre Naturwidrigkeit oder zum mindesten ihre Zwecklosigkeit folgerten; so haben viele der Meinung Ausdruck gegeben, daß die Natur sie von der Verbindung mit dem andern Geschlecht deshalb zurückhalte, um einer Übervölkerung vorzubeugen; manche haben dabei nicht nur die Zeugungsquantität, sondern auch die Zeugungsqualität berücksichtigt und gemeint, daß die Natur durch ihre Unfruchtbarkeit eine Vorbeugung der Degeneration bezweckte. Ich besitze Zuschriften von Urningen, die sich bei Auseinandersetzung dieser Gesichtspunkte auf die Bibelstelle Ev. Matthäi, Kap. 19, v. 12 berufen, wo es heißt: „Es gibt Verschnittene, die vom Mutterleibe also geboren sind...“ Diese Stelle, meinen sie, bezöge sich auf sie. Es ist hier nicht der Ort zu untersuchen, ob und inwieweit diesen Erwägungen eine Berechtigung innewohnt, wir kommen später noch einmal darauf zurück, wenn von der praktischen Bedeutung der Homosexualität die Rede ist; in diesem Abschnitt, in dem wir ihre Ursache zu erkennen uns bemühen, liegt uns zunächst ob, kurz klarzulegen, ob denn überhaupt das Fundament, auf dem der Schluß der Widernatürlichkeit sich aufbaut, daß nämlich die Liebe um der Fortpflanzung willen da ist, zu Recht besteht.

Bloch[2]) faßt seine Ausführungen über diesen Punkt in dem Satze zusammen: „Liebe und Liebesumarmung sind nicht nur Gattungszweck, sie sind auch Selbstzweck, sind nötig für Leben, Entwicklung und inneres Wachstum des Individuums selbst.“ Ich selbst habe in meinen „Naturgesetzen der Liebe“ die Frage nach der Identität von Geschlechtstrieb und Fortpflanzungstrieb eingehend behandelt und halte es für nötig, die wichtigsten Stellen hier wiederzugeben, weil die Klärung dieses Verhältnisses für die Entscheidung, ob die homosexuelle Neigung eine widernatürliche, die homosexuelle Betätigung widernatürliche Unzucht ist, von grundlegender und ausschlaggebender Bedeutung ist. Es heißt dort: Der Einfluß der durch die Liebe hervorgerufenen psychischen Veränderungen auf das unsern Körper beherrschende Nervensystem ist ein ganz enormer.

Alle Freudigkeits- und Glücksgefühle, und welche Affekte vermittelten solche zahlreicher und stärker als die Liebe, beschleunigen den Stoffwechsel der Lebewesen in vorteilhaftester Weise. Blutkreislauf und Herztätigkeit heben sich, Sauerstoffzufuhr und Verbrennung mehren sich, die Ausscheidung der Lebensschlacken wird gesteigert und die Leistungsfähigkeit des Körpers und aller seiner Teile gefördert. Es ist experimentell nachgewiesen, daß Freude das Gesichtsfeld erweitert und Leid es verengert, und es ist kaum zu bezweifeln, daß auch die Funktionen aller anderen Sinnesorgane ähnlich günstig beeinflußt werden. Goethe, als er 17 Jahre alt sich in die Tochter des Leipziger Weinwirts Schönkopf verliebte, schrieb an seinen um 11 Jahre älteren Vertrauten Behrisch: „O, Behrisch, ich habe angefangen zu leben.“ Und viele Jahre später trug er in ein Stammbuch die zwei einzigen Worte ein: „Lieben belebt“. In der Tat ist die Liebe die kräftigste Steigerung unseres Selbst und damit die stärkste Bindung an das Leben; mit der Lebenslust fördert sie einen gesunden, lebensbejahenden Optimismus wie keine andere Empfindung sonst. Indem sie den Egoismus mit dem höchsten Grade des Altruismus verbindet, ist sie das wesentlichste Moment, den Existenzkampf zu mildern. Schillers Wort: „Was ist das Leben ohne Liebesglanz, Ich werf' es hin, da sein Gehalt entschwunden“, entspricht der Seelenverfassung vieler Menschen, für die das Leben ohne Liebe ein wertloses Dasein wäre. Ninon kleidet dies Gefühl in die Worte: „Was wäre die schönste Zeit unseres Lebens ohne die Liebe? Man würde nicht leben, sondern nur vegetieren“; und Goethe wiederum läßt den armen Werther sprechen: „Ich habe verloren, was meines Lebens einzige Wonne war, die heilige, belebende Kraft, mit der ich Welten um mich schuf.“ Unter den Minneregeln (regulae amoris) des 12. Jahrhunderts lautete eine der wichtigsten: „Niemant sol seiner lieb und mynn on ursach (sine rationis excessu) beräubt werden.“ Es ist richtig: wer dem Menschen seine Liebe nimmt, verstümmelt ihn. Würde man wohl ihretwegen so viel gelitten haben und leiden, wenn sie es nicht als höchstes der Glücksgüter verdiente? Die asketische Richtung ist nun zwar der Überzeugung, daß nur der Sexualakt als zweckentsprechend, berechtigt und „natürlich“ angesehen werden könne, der der Fortpflanzung diene; dies sei die ausschließliche Bedeutung der Liebe, die aber trotzdem ein Übel sei,

---

[2]) Iwan Bloch, Das Sexualleben unserer Zeit, pag. 104.
[3]) Magnus Hirschfeld, Naturgesetze der Liebe, pag. 36 ff.

denn „in Sünde" sei der Mensch empfangen. Gab es doch Kirchenväter, die schlechtweg erklärten: „das Weib sei Sünde".

Die christlichen Verfechter der Idee, daß jeder Verkehr, der nicht der Fortpflanzung diene, „sündige Fleischeslust sei", verfahren nicht immer folgerichtig. Sonst dürften sie nicht nur die Mittel zur Verhütung der Empfängnis verwerfen, sondern müßten konsequenterweise auch den Verkehr mit einer Frau vom Beginn ihrer Empfängnis bis zum Ende der Stillungszeit verbieten; der Mann dürfte dann die Gattin, die er bald nach der Hochzeit befruchtete, ein und ein halbes Jahr nicht mehr berühren. Und nach den Wechseljahren, wo die Empfängnismöglichkeit erloschen ist, dürfte ebenfalls ein Verkehr nicht mehr stattfinden, ebenso wie alle Menschen, deren Unfruchtbarkeit festgestellt ist, von der Liebe ausgeschlossen bleiben müßten. Denn alle diese Personen, und es sind nicht die einzigen, können den Zweck, der nach theologischer Auffassung allein zu sexuellen Handlungen berechtigen soll, nicht erfüllen.

Mit der Anschauung, daß der Zweck der Liebe die Fortpflanzung sei, stehen nun allerdings viele Erfahrungen des Lebens nicht im Einklang. Zunächst sehen wir, daß der Verkehr viel häufiger trotz der Fortpflanzung als um der Fortpflanzung willen ausgeübt wird. Und ebenso häufig, wie Liebe ohne Fortpflanzungsmöglichkeit, ist Fortpflanzung ohne Liebe. Wenn Friedrich Nietzsche in der „Morgenröte"[4]) bemerkt: „Die Zeugung ist eine oft eintretende gelegentliche Folge einer Art Befriedigung des geschlechtlichen Triebes: nicht dessen Absicht, nicht dessen notwendige Wirkung," und an anderer Stelle: „Fortpflanzungs trieb ist reine Mythologie", so gibt er wieder, was vor und nach ihm Naturforscher und Philosophen oft ausgesprochen haben, die klarlegten, daß der Mensch nur einen Geschlechtstrieb, aber keinen Fortpflanzungstrieb besitzt. Gewiß, ein Fortpflanzungs wille ist oft vorhanden, aber Trieb und Wille sind nichts weniger als identisch. Dies sollte man endlich erkennen in einer Angelegenheit, die so oft Gegenstand kühler Erwägungen ist, wie die Überlegung, ob und wieviel Kinder man haben möchte. Einige Autoren seien hier noch zitiert: der alte erfahrene Frauenarzt Kisch sagt in seinem Werke „Die Sterilität des Weibes": „Der Geschlechtstrieb ist eine so wechselvolle, in gewissen Lebensperioden den ganzen Organismus des Weibes so überwältigend beherrschende elementare Gewalt, daß ihre Entfesselung der Reflexion über Fortpflanzung keinen Raum läßt, und daß im Gegenteil die Begattung begehrt wird, auch wenn vor der Fortpflanzung Furcht herrscht oder von Fortpflanzung keine Rede mehr sein kann." Theodor von Wächter setzt im „Problem der Ethik"[5]) eingehend auseinander, daß die Auffassung, welche die Liebe gleichbedeutend mit dem Fortpflanzungstrieb ansieht, den Kernpunkt bilde für alle falschen und beschränkten Konsequenzen in den Fragen menschlichen Liebesempfindens, und Rohleder[6]) schreibt: „Man gibt mit dem Worte Fortpflanzungstrieb dem Geschlechtstrieb einen Flicken, der ihm absolut nicht anhaftet und auch nicht anhaften kann."

Nehmen wir aber einmal wirklich in der Verknüpfung von Liebe und Fortpflanzung einen Zweck an, so ist es ebenso wahrscheinlich, ja wahrscheinlicher, daß die Natur es für zweckmäßig hielt, die Fortpflanzung der Liebe als eine keineswegs immer erwünschte Folge beizugeben, um sie sicher zu stellen. Das Einzelwesen hätte kein so großes Interesse, „die Art zu erhalten", weder der Mann als Ernährer der Kinder, noch die Frau, die sie in Schmerzen gebärt,

---

4) Morgenröte, § 503.

5) Ein Problem der Ethik. — Die Liebe als körperlich-seelische Kraftübertragung. Von Th. v. Wächter. Leipzig.

6) Die Zeugung beim Menschen, pag. 32.

wenn die Natur nicht die stärksten Lustgefühle, die Empfindungen höchsten Erdenglücks als Prämie darauf gesetzt hätte.

„Und wäre die Fortpflanzung tatsächlich nicht nur eine Wirkung, sondern e i n Zweck der Liebe, so ist damit noch nicht gesagt, daß sie ihr einziger Zweck ist. Viele Organe und Instinkte dienen mehr als einem Zweck, oft sehr verschiedenen. Die Zunge ist für die Sprache ebenso wichtig, wie für den Geschmack und die Nahrungsaufnahme, der Bewegungstrieb dient der Erhöhung des Stoffwechsels, wie der Erweiterung unserer Kenntnisse. Die Liebe aber wirkt für die Erhaltung des Lebens in dreierlei Weise. E i n m a l, indem sie uns durch Lustempfindungen a n d a s L e b e n fesselt, zum z w e i t e n, indem sie die Einzelwesen a n e i n a n d e r bindet, den Zusammenhang zwischen ihnen herstellt, aus dem sich die Menschheit als höherer Organismus entwickelt, zum d r i t t e n, indem sie Mann und Weib seelisch und körperlich ü b e r s i c h h i n a u s wachsen läßt. — Zusammenfassend könnte man sagen, d e r G e s c h l e c h t s- u n d L i e b e s t r i e b i s t nicht Fortpflanzungstrieb, sondern T r i e b n a c h L u s t- u n d L e b e n s s t e i g e r u n g.

Sobald man anerkennt, daß nicht die Fortpflanzung der ausschließliche Zweck der Liebe ist, verliert die unter dieser Voraussetzung so rätselhafte Erscheinung der Homosexualität ein gutes Stück des Rätselhaften, und in noch höherem Grade, wenn man zugibt, daß die Liebe auch produktiv ist, wenn ihr keine neuen Lebewesen entsprießen, daß auch eine geistige Befruchtung existiert, und der Wert eines Menschen von den Werten abhängt, die er erzeugt, gleichviel ob diese materieller oder spiritueller Art sind. Dient die Liebe vornehmlich dazu, das eigene Glück und das anderer zu vermehren, so ist nicht einzusehen, weshalb sie sich nicht auch auf Personen von demselben Geschlecht erstrecken sollte.

Nun hat man allerdings noch einen andern Punkt herangezogen, um zu beweisen, daß ein sexueller Verkehr zwischen Personen gleichen Geschlechts gegen die Natur ist; den Bau der männlichen und weiblichen Geschlechtswerkzeuge. Diese paßten in anatomischer und physiologischer Hinsicht so absolut ineinander, daß sie unbedingt nur füreinander geschaffen sein könnten. Hat man die Verbindung der Keimzellen im Auge, so trifft es sicherlich zu, daß die beiderseitigen Teile kaum entsprechender zu denken wären; eine andere Frage ist es freilich, ob alle männlichen und weiblichen Keimzellen diese Aufgabe tatsächlich erfüllen sollen. In Wirklichkeit sehen wir, daß, wie in der ganzen Natur, so auch beim Menschen unter hundert Millionen Keimzellen kaum eine dazu gelangt. Wozu diese unvorstellbar große Verschwendung von Lebensstoffen und Liebeskräften? Andererseits ist nicht einmal überall in der Natur die Konjugation der Keime zweier Wesen zur Fortpflanzung erforderlich. Bei vielen Geschöpfen besteht diese lediglich in einer Teilung, Abstoßung und Weiterteilung eigener Zellen, einem einfachen Vorgang, den man als Wachstum über die Grenzen seiner selbst hinaus bezeichnen könnte.

Und wie ist mit der genitalen Kongruenz die psychische Inkongruenz vereinbar, welche Lustgefühl, Potenz und Orgasmus, die Vorbedingungen triebentsprechender Kohabitation, ausbleiben läßt. Warum empfinden viele dieselben starken Ekstasen, welche die meisten beim Koitus verspüren, bei Akten, die nicht zur Fortpflanzung führen können? Ist Lust der Zweck der Liebe, so ist zur Erfüllung dieses Zweckes der paßrechte Gebrauch der Organe sicher nicht in allen Fällen Erfordernis. Schwerlich aber ist es angängig, jemandem vorzuwerfen, daß ihm ein bestimmter, nicht zur Erzeugung von Nachkommenschaft dienender Kontakt ein größeres Lustgefühl gewährt als ein anderer, der diese Möglichkeit in sich schließt.

Aus diesen Empfindungen und Erfahrungen heraus — dem deutlichen Instinkt zum eigenen und ihrem ebenso sicheren Kontrainstinkt gegenüber dem andern Geschlecht — haben sich viele Urninge dahin ausgesprochen, daß die gesetzlichen Bestimmungen über die „widernatürliche Unzucht" wohl gar nicht auf sie gemünzt sein könnten. Ihr Verkehr sei gar nicht wider die Natur, wandten sie ein, sicherlich nicht gegen ihre eigene Natur, die sie doch zu Personen desselben Geschlechts ziehe; jedes Individuum müsse aber „ex natura sua", nicht nach einer ihm fremden Natur beurteilt werden.

Besonders scharf hat Ulrichs diesen Standpunkt im II. Hauptabschnitt seiner ersten Studie betont, der überschrieben ist: „Juristischer Nachweis, daß nach Deutschlands bestehenden Gesetzen Übung angeborener mannmännlicher Liebe, als unter den Begriff naturwidriger Handlungen nicht fallend, straflos ist, und daß daher strafrechtliche Untersuchungen wegen solcher Übung gesetzlich überhaupt nicht statthaft sind, bezw. daß begonnene Untersuchungen sofort einzustellen sind." („Vindex", pag. 38.)

Aus ganz ähnlichen Gründen haben auch viele Homosexuelle und ihre Sachwalter auseinanderzusetzen sich bemüht, daß die von theologischer Seite so oft gegen sie ins Feld geführte Stelle aus dem ersten Kapitel des Römerbriefs (Vers 26 und 27) sich unmöglich auf angeborene Homosexualität beziehen könne, denn hier sei die Rede von „Weibern, die den natürlichen Gebrauch mit dem vertauschten, der wider die Natur ist" (feminae immutaverunt naturalem usum in eum usum, qui est contra naturam) und von „Männern, die den natürlichen Gebrauch des Weibes verließen und in ihren Begierden gegeneinander entbrannten, indem sie, Männer mit Männern, Schändlichkeiten trieben" („masculi, relicto naturali usu feminae, exarserunt in desideriis suis in invicem, masculi in masculos, turpitudinem operantes"[7]). Bei dem homosexuellen Weibe und dem

[7]) Der griechische Text lautet: (v. 26) „*Διὰ τοῦτο παρέδωκεν αὐτούς, ὁ θεὸς εἰς πάθη ἀτιμίας, αἵ τε γὰρ θήλειαι αὐτῶν μετήλλαξαν τὴν φυσικὴν χρῆσιν εἰς τὴν παρὰ φύσιν,* (v. 27) *Ὁμοίως τε καὶ οἱ ἄρρενες ἀφέντες τὴν φυσικὴν χρῆσιν τῆς*

ebenso veranlagten Manne könne vom „Vertauschen und Verlassen" des andern Geschlechts nicht die Rede sein, denn sie hätten ja für dieses vom Erwachen ihres Geschlechtstriebes an nie Liebe empfunden.

Auch Pastor Schall berief sich in der ersten Reichstagsverhandlung (13. Januar 1898), in der die homosexuelle Frage angeschnitten wurde, auf diese Bibelstelle. Er sagte laut Stenogramm: „Ich habe die von Herrn Bebel mitangezogene Petition, die ja von Männern von berühmten Namen aus allen Berufsschichten unterschrieben ist, und von der Herr Bebel sagt, er habe sie selbst unterschrieben, auch bekommen, die eine Aufhebung dieses Paragraphen verlangt, und ich habe wie vor einem Rätsel gestanden, wie es überhaupt möglich ist, daß Männer von öffentlicher Stellung und sittlichem Urteil eine solche Petition einreichen können; denn, meine Herren, es handelt sich doch hier um ein Verbrechen, welches bereits der Apostel Paulus als eine der schlimmsten Versündigungen und Laster des alten Heidentums im Briefe an die Römer im ersten Kapitel hingestellt hat." Demgegenüber sagt Professor Wirz in seiner „vom orthodox-evangelischen Standpunkt" geschriebenen Studie: „Der Uranier vor Kirche und Schrift"[8]) „Nur grobe Unwissenheit und blinder Eifer können gleichgeschlechtliches Empfinden, das ein eingeborener Zustand, ein Naturtrieb ist, in einen Topf werfen mit solcher Degeneration, Entartung und sittlicher Verkommenheit, sei es im alten Rom, sei es in unsern Tagen," und auch der katholische Geistliche, welcher im IV. Jahrbuch für sex. Zw.[9]) die biblischen Unterlagen der Urningsverfolgung kritisch untersucht, meint, daß Paulus offenbar die „subjektiven Momente, welche hier ins Gewicht fallen und eine relative Natürlichkeit bedingen können, ganz aus dem Spiel gelassen" hätte.

Es unterliegt keinem Zweifel, daß sich die Gedankengänge dieser theologischen Kritiker auf eine wirkliche Kenntnis des einschlägigen Menschenmaterials stützen, und die Anschauung der weitaus größten Mehrzahl der homosexuellen Männer und Frauen wiedergeben, die ihre Neigung als etwas empfinden, das sich aus ihrer Persönlichkeit ganz unmittelbar, spontan und elementar ergibt. Unter 1000 Homosexuellen, denen die Frage vorgelegt wurde: „Halten Sie Ihren geschlechtlichen Zustand für etwas Natürliches oder Naturwidriges?" antworteten über 950: „Ich halte ihn für etwas Natürliches", und fast dieselbe Anzahl Homosexueller erwiderte auf die Anfrage, wie sie ihren

---

θηλείας ἐξεκαύθησαν ἐν τῇ ὀρέξει αὐτῶν εἰς ἀλλήλους, ἄρρενες ἐν ἄρρεσιν τὴν ἀσχημοσύνην κατεργαζόμενοι καὶ τὴν ἀντιμισθίαν ἣν ἔδει τῆς πλάνης αὐτῶν ἐν ἑαυτοῖς ἀπολαμβάνοντες." Nach de Wettes Übersetzung: (v. 26) „Um deswillen gab sie Gott schändlichen Lüsten preis. Denn ihre Weiber verwandelten den natürlichen Genuß in den unnatürlichen: (v. 27) und gleicherweise verließen auch die Männer den natürlichen Genuß des Weibes und entbrannten in ihren Begierden gegeneinander, indem sie Mann mit Mann Schändlichkeiten übeten, und so den gebührenden Lohn ihres Irrwahnes an sich selber empfingen."

[8]) Wirz, Prof. Caspar, Der Uranier vor Kirche und Schrift. Eine Studie vom orthodox-evangelischen Standpunkt. Im „Jahrb. f. sex. Zw.", Jahrg. VI, pag. 65 ff.

[9]) Homosexualität und Bibel. Von einem katholischen Geistlichen. J. f. s. Zw., Jahrg. IV, pag. 199 ff.

homosexuellen Trieb erklären, daß sie ihn für angeboren ansehen oder ihn wenigstens auf eine innere Anlage zurückführen zu müssen glauben.

Gewiß können die subjektiven Ansichten und Auffassungen der Beteiligten über die Entstehungsursache ihres sie in so hohem Maße beherrschenden Triebes nicht als ausschlaggebend erachtet werden; ihre Meinungen sollten aber als ein nicht unerhebliches Argument nicht völlig ausgeschaltet bleiben, zumal sich unter den Männern und Frauen, die sich über den Ursprung ihrer Neigung äußern, zahlreiche befinden, die es nicht an abwägender Urteilsschärfe fehlen lassen und ihrer Homosexualität nichts weniger als wohlwollend gegenüberstehen.

Wenn wir über die ebenso bedeutsame wie viel erörterte Frage, ob die Homosexualität „angeboren oder erworben" ist, Klarheit gewinnen wollen, müssen wir möglichst alles prüfen, was für und gegen beide Ansichten gesprochen wurde, um dann mit größter Objektivität zu untersuchen, was dafür und dagegen spricht.

Wir beginnen damit, eine Zusammenstellung der Gründe zu geben, welche für das Angeborensein der Homosexualität ins Treffen geführt worden sind:

I. Die homosexuelle Triebrichtung bricht sich Bahn, trotzdem von allen Seiten in Wort und Schrift, in zahllosen Kunstwerken die Liebe zum andern Geschlecht gerühmt und gefeiert wird, trotzdem oft gerade die, für welche die jugendlichen Homosexuellen besonders schwärmen, diese Liebe nicht genügend preisen können, trotzdem die ganze Umgebung wie eine mächtige Suggestion nach der entgegengesetzten Seite wirkt; sie bricht sich durch, trotzdem man noch nichts von eigentlichem Uranismus weiß; trotzdem man das, was man gelegentlich von gleichgeschlechtlichen Beziehungen flüstern hörte, als etwas Abscheuliches empfindet.

So schrieb mir — unus e multis — ein urnischer Schriftsteller: „Die gleichgeschlechtliche Neigung trat ein, trotzdem der erste sexuelle Anstoß weiblicher Art war, — eine Kindsmagd verführte mich —, trotzdem mir das weibliche Geschlecht durch Erziehung von Jugend an sozusagen auf dem Präsentierteller gereicht wurde und meine Lektüre nur die Weiberliebe verherrlichte."

II. Schon vor der Geschlechtsreife entwickeln sich bei dem Kinde, das später homosexuell wird, charakterologische Züge, die es andersgeartet erscheinen lassen als Kinder, die, wenn sie erwachsen sind, heterosexuell fühlen, namentlich fällt ein mädchenhaftes Wesen bei Knaben, ein knabenhaftes bei

Mädchen in die Augen. Schrenck-Notzing[10]) sieht diesen Nachweis als „für die originäre Anlage zur konträren Sexualempfindung“ beweisend an.

III. Schon lange vor der Pubertät fühlen die Homosexuellen sich zu Personen hingezogen, die ungefähr dem Typus entsprechen, der sie später erotisch reizt; es bleibt ihnen dabei völlig unbewußt, daß es sich hier bereits um Keime sexueller Empfindungen handelt.

Von 500 Urningen, die bereits das 25. Jahr überschritten hatten, antworteten auf die Frage nach dem ersten Auftreten gleichgeschlechtlicher Regungen:

3	mit 4 Jahren	4	mit 8—9 Jahren	68	mit 14 Jahren
5	„ 5 „	22	„ 9 „	48	„ 15 „
5	„ 5–6 „	6	„ 9–10 „	25	„ 16 „
14	„ 6 „	40	„ 10 „	14	„ 17 „
4	„ 6—7 „	32	„ 11 „	18	„ 18 „
15	„ „	54	„ 12 „	4	„ 19 „
6	„ 7—8 „	43	„ 13 „	6	„ 20 „
18	„ 8 „				
71		201		183	

Mithin zwischen 4 und 13 Jahren 272 = 54,4 %

„ 14 „ 20 „ 183 = 36,6 %

Außerdem antworteten:

In frühester Kindheit	5		
Sehr früh	16		
Nicht erinnerlich	24	45 =	9,0 %
		500 =	100,0 %

In einem anderen Untersuchungsmaterial von 930 Fällen ergaben sich ganz ähnliche Zahlen.

Aus den Antworten über das Auftreten der ersten gleichgeschlechtlichen Regungen geht hervor, daß der Verführung durch ältere Personen nicht die Bedeutung zukommt, die man ihr beigemessen hat.

Neuerdings hat Stabsarzt Stier[11]) gegen das Angeborensein der Homosexualität geltend gemacht, daß unter 3000 von ihm in der Kinderabteilung der Nervenpoliklinik der Charité untersuchten nerven- und geisteskranken Kindern und Jugendlichen bis zum Alter von 16 und 18 Jahren (darunter 400 Jugendgerichtsfällen) nicht ein Fall von homosexueller Perversion nachweisbar war, trotzdem er sein Augenmerk darauf richtete. Nur ein einziger Fall bei einem 14 jährigen Knaben, der aus § 175 angeklagt, vom Jugendgericht überwiesen war, kam nach den 3000 Fällen zur Beobachtung.

Zunächst könnte dieses Ergebnis dafür sprechen, daß sich unter den Homosexuellen verhältnismäßig sehr wenig bereits in der Kindheit nervös und psychisch Kranke finden, so daß die später bei ihnen häufig auftretenden Störungen des Zentralnervensystems mehr eine Folge als eine Ursache der homosexuellen Veranlagung sind. Andererseits steht aber der negative Befund der Stierschen Beobachtungen offenbar doch in Widerspruch mit der mit so seltener Übereinstimmung von ungemein vielen Homosexuellen später bekundeten An-

[10]) Loc. cit. p. 194.

[11]) Dr. Ewald Stier, Zur Ätiologie des konträren Sexualgefühls. In „Monatsschrift für Psychiatrie und Neurologie. Herausgegeben von Prof. Dr. C. Bonhoeffer.“ Band XXXII. Heft 3, 1912. p. 221 ff.

gabe, sich deutlich zu erinnern, daß sie sich schon vor dem 16. Lebensjahre stark zu Personen hingezogen fühlten, die ihrer späteren sexuellen Gefühlsrichtung entsprachen; nur wären sie sich wie sie meist hinzufügen, damals noch nicht klar gewesen, daß dabei schon sexuelle Momente mitspielten. Dieser Nachsatz löst den vorhandenen Widerspruch. Eine der Sachkenntnis ermangelnde und auch tatsächlich noch im Latenzzustande befindliche Eigenschaft muß sich selbst einem scharfen Beobachter entziehen, zumal wenn es sich um sexualpsychologische Vorgänge handelt, die, wenn ihr Charakter ausnahmsweise einmal in das Bewußtsein dringt, aus Instinkt und Scham mindestens ebenso streng geheim gehalten werden, wie etwa die kindliche Onanie.

Ich kann deshalb der Schlußfolgerung Stiers, daß „das tatsächlich fast völlige Fehlen solcher Zustände bei Kindern und Jugendlichen" dagegen spricht, daß bei der Homosexualität „überhaupt ein angeborener Zustand" vorliegt, keine Beweiskraft zuerkennen, weil die Prämissen unsicher und die Konklusionen nicht scharf genug sind[12]).

IV. Fast alle homosexuellen Männer und Frauen können sich erinnern, daß ihr bewußter Geschlechtstrieb sich von seinem ersten Erwachen an auf Personen des gleichen Geschlechts richtete. Bereits v. Magnan, der große französische Psychiater, sagt: Die Verkehrung des geschlechtlichen Empfindens (inversion du sens génital) zeigt sich oft schon in früher Jugend, und gerade das ist charakteristisch; nichts spricht deutlicher für die ererbte Beschaffenheit dieser Anomalie, als ihr frühzeitiges Auftreten."

V. Es spricht weiterhin für das Angeborensein der homosexuellen Triebrichtung, daß sich bereits die ersten erotischen Träume (Pollutionsträume) wie auch die späteren auf Personen desselben Geschlechts beziehen.

VI. Das Angeborensein der Homosexualität läßt sich ferner daraus folgern, daß es mit dem ganzen Wesen der Persönlichkeit auf das innigste verschmolzen ist. Der homosexuelle Mann und die homosexuelle Frau unterscheiden sich nicht nur in der Richtung des Geschlechtstriebs von heterosexuellen Männern und Frauen, sondern durch die Sonderart ihrer Individualität. Dies gilt nicht etwa nur für die femininen unter den männlichen und die virilen unter den weiblichen Homosexuellen, sondern auch die anscheinend männlichen unter den homosexuellen Männern und die weiblichen unter den homosexuellen Frauen unterscheiden sich von den markanter akzentuierten Typen ihres Geschlechts.

Bemerkenswert ist folgender Ausspruch eines ausländischen, selbst urnischen Psychiaters: „Ich kann und muß erklären, daß ich nie-

[12]) Vergl. auch die Erwiderung von Dr. Burchard und mir in: Monatsschrift für Psychiatrie und Neurologie, herausgegeben von Bonhoeffer, Bd. XXXII, Heft 6 (1912), p. 549 ff.

mals einen Fall von Homosexualität kennen gelernt habe, dem ich nicht das Prädikat „angeboren" hätte beilegen müssen. In allen von mir untersuchten Fällen — sobald die Betreffenden sich natürlich gaben und ihren äußerlich zur Schau getragenen „Normalmenschen" beiseite ließen — war die Homosexualität etwas so sehr dem ganzen Wesen des Einzelnen Entsprechendes, dem Individuum Adäquates, daß mir jede andere Auffassung als die einer angeborenen sozusagen psychisch konstitutionellen Anlage geradezu unmöglich erschien."

VII. Dafür, daß der homosexuelle Trieb nicht erworben, sondern angeboren ist, spricht auch seine Festigkeit. Wäre er durch äußere Anlässe entstanden, dann, so müßte man folgern, würde er auch einmal durch äußere Einflüsse zum Schwinden gebracht werden können. Es müßten nicht nur Heterosexuelle homosexuell, sondern auch einmal Homosexuelle heterosexuell werden können. Beides steht mit den Ergebnissen einer sehr reichlichen Erfahrung in Widerspruch. Hingegen steht es fest, daß Männer und Frauen von ungewöhnlich starker Willens- und Geisteskraft trotz größter Mühe außerstande waren, die Richtung ihres Geschlechtstriebes umzuändern.

Zwei Beispiele aus vielen ähnlichen Zuschriften mögen das Gesagte bestätigen: Ein Homosexueller aus der Schweiz schreibt: „Von Jugend an bin ich hartnäckig gegen mich angegangen und habe mir die größte Mühe gegeben, meine Neigungen zu beherrschen. Es gelang mir hie und da, aber leider machte ich stets dieselbe Erfahrung; je länger ich anscheinend siegreich den Trieb unterdrückte, um so heftiger kehrte er auf einmal zurück. Hauptsächlich geschieht dies nachts beim plötzlichen Erwachen, wenn die Willenskraft durch den Schlaf vermindert ist. Was habe ich nicht alles angewandt: feste Entschlüsse und Gelübde, Ärzte zu Rate gezogen, Wasserkuren, Hypnose und Elektrizität, systematische Ablenkung der gefährlichen Gedanken durch körperliche Übungen, Ackerbau, Reisen, Militärdienst, Studien, Lesen usw. Ich opferte geliebte Gegenstände; weder Religion noch Philosophie waren mir behilflich. Ich litt stark an Lebensüberdruß. Vier Jahre war ich leidenschaftlich in einen jungen Mann gleichen Alters verliebt, bis derselbe im 24. Jahre starb, ohne daß ich ihm jemals eine Äußerung machen durfte. Es war ein Höllenleben." Und ein urnischer Arbeiter äußert sich wie folgt: „Durch meine sehr fromme Mutter stark zur Religion erzogen, habe ich nach Erkenntnis meines seelischen Zustandes Gott in heißen Gebeten angefleht, er solle mir in meiner Not einen Ausweg zeigen. Als ich sah, daß sich trotz eiserner Beherrschung und ungeheurer Kämpfe mein Zustand nicht änderte. habe ich mein Gottvertrauen verloren."

VIII. Für das Angeborensein sind ferner zwei wichtige Analogieschlüsse anzuführen. Der eine bezieht sich auf die absolute Übereinstimmung der homosexuellen mit der heterosexuellen Gefühlsrichtung in allen ihren seelischen Begleiterscheinungen, ihrem Suchen und Sehnen, Freuden und Leiden, ihren Formen, ihrer oft so idealen und oft nichts weniger als idealen Gestaltung, in ihrer ungemein großen Differenziertheit und ihren sämtlichen Anomalien. Nehmen wir an, daß die Liebe zum andern Geschlecht dem größten Teil der Menschen als von Natur eigen angeboren ist, so dürfen wir aus ihren so analogen Erscheinungen folgern, daß bei einem kleineren Teil der Menschheit auch die homosexuelle Liebe dieselbe Ursache hat.

Wie soll man sich wohl anders als durch die innere Triebrichtung die Erweckung folgenden Gefühlskomplexes, wie er uns ähnlich in vielen Hunderten von Schilderungen entgegentritt, vorstellen: „Kurz bevor ich meine Natur entdeckte", schreibt ein Urning, „hatte ich mein Herz an einen Unteroffizier der Artillerie verloren, einen Mann von stolzer, herrlicher Schönheit. Er wohnte ganz in meiner Nähe. Als ich ihn zum ersten Male auf der Straße sah, blieb ich wie festgewurzelt stehen und blickte ihm nach, bis er mir entschwand. Von nun an sah ich ihn öfter und wie sehnte ich mich nach diesen Begegnungen, und wenn er kam, wie stockte mir der Atem, die Kehle war mir wie zugeschnürt. Gingen wir entgegengesetzt, dann kehrte ich um und folgte ihm, mit den Blicken die wunderbare Gestalt verschlingend. Ich fand bald heraus, um welche Zeit er ungefähr abends aus der Kaserne nach Hause kam. Ich saß dann am Fenster und wartete geduldig, (ein moderner Toggenburg), um ihn bloß für einige Sekunden zu sehen. Wenn sich seine Heimkehr verzögerte, saß ich so wohl eine Stunde und länger, ein Buch oder eine Zeitung in der Hand, bei jedem Säbelklirren zusammenfahrend. Oft fürchtete ich, er könne mein Benehmen bemerken, aber nein, gleichgültig streifte mich sein Blick wie jeden beliebigen anderen Menschen, wenn ich an ihm vorüberging. So ging es viele Jahre, ohne daß ich je gewagt hätte, seine Bekanntschaft zu machen."

IX. Die zweite Analogie, aus welcher der Ursprung der Homosexualität als angeboren gefolgert werden muß, ist folgende. Alle Geschlechtsunterschiede zeigen Abweichungen von der männlichen oder weiblichen Durchschnittsform.

Diese intermediären Typen sind hinsichtlich der Geschlechtsorgane: die Hermaphroditen, hinsichtlich der übrigen körperlichen Geschlechtsunterschiede: die Androgynen, in bezug auf den Geschlechtstrieb; die Homosexuellen und in bezug auf die übrigen seelischen Unterschiede: die Transvestiten. Stellen nun die drei Gruppen der Hermaphroditen, Androgynen und Transvestiten eingeborene Erscheinungen dar, bedingt dadurch, daß für gewöhnlich im Embryonalleben atrophierende Komponenten zur Entwicklung gelangen, so ist wohl zu folgern, daß dies auch für die vierte Gruppe zutrifft.

Ich zitiere hier folgende Stelle aus „Der urnische Mensch"[13]: „Es ist ein Beweis für das Natürliche und Ursprüngliche einer Erscheinung, wenn sich dieselbe in eine fortlaufende Reihe verwandter Naturerscheinungen so einfügt, daß ihr Mangel geradezu einen Ausfall in der lückenlosen Linie bedeuten würde. Für die Erscheinung der Homosexualität trifft dies im vollsten Umfange zu. Es wäre sehr merkwürdig, wenn von den fließenden Übergängen, die sich an jedem Organ, an jeder Funktion von einem zum anderen Geschlechte führend nachweisen lassen, der Geschlechtstrieb ausgenommen wäre. Wenn sämtliche männliche Eigenschaften gelegentlich vereinzelt oder in größerer Anzahl bei einem Weibe und umgekehrt sämtliche weiblichen beim Manne auftreten können, woran auch nicht mehr der mindeste Zweifel bestehen kann, so würde es etwas Außerordentliches sein, wenn der Geschlechtstrieb hier die einzige Ausnahme bilden sollte."

---

[13]) p. 125.

X. Daß die Homosexualität auf angeborener Basis beruht, geht ferner daraus hervor, daß sich in der Blutsverwandtschaft homosexueller Männer und Frauen vielfach ebenso veranlagte Personen oder doch solche befinden, die ausgesprochenen Zwischenstufencharakter tragen.

v. Römer[14]) sagt: „In mindestens 35 % der Fälle tritt der Uranismus familiär auf.“

Ich fand nicht ganz so hohe Ziffern, doch immerhin so beträchtliche — 23,2% —, daß kein zufälliges Zusammentreffen obwalten kann. In nahezu der Hälfte der Fälle handelt es sich um Bruder und Schwester. Unter 58 urnischen Geschwistern, die mir persönlich oder dem Namen nach bekannt sind, finden sich 26 mal Bruder und Schwester, 21 mal homosexuelle Brüder, darunter 2 mal Zwillingsbrüder, 3 mal homosexuelle Schwestern, 6 mal 3, 1 mal 4, 1 mal 5 urnische Geschwister. 29 mal sind sämtliche (2, 3 und 5) Kinder homosexuell, in 7 Fällen hat sich ein Bruder wegen Homosexualität das Leben genommen. Im Falle der 5 urnischen Geschwister berichtet der älteste Bruder, ein mir persönlich bekannter tüchtiger Schriftsteller: „Meine vier jüngeren Geschwister, eine Schwester und 3 Brüder, sind wie ich veranlagt. Mein zweiter Bruder nahm sich mit 28 Jahren das Leben. Er verlobte sich, glaubte aber nach kurzer Zeit das Mädchen nicht wirklich lieben und befriedigen zu können, wurde krankhaft, mißtrauisch gegen seine Umgebung, von der er sich in seiner Anomalie durchschaut glaubte, und erhängte sich in einem Sanatorium. Wir Geschwister sind sämtlich von der Mutter her sehr musikalisch und schöngeistig veranlagt, die Mutter war eine kluge energische Frau von vorzüglichen Gemütseigenschaften. In ihrem Gesicht lag ein männlicher Zug. Sie starb im 50. Jahr an Unterleibskrebs Der Vater skrofulös, schwerhörig, willensschwach, er starb im 58. Jahr nach langjährigem Rückenmarksleiden. Die Mutter meines Vaters hatte in ihrem Tun etwas entschieden Männliches und hatte im Alter einen Bart.“ In der von Krafft-Ebing mitgeteilten Geschichte des Kaufmannes G.[15]) heißt es: „Ein älterer Bruder des G. ist konträrsexual. Auch von zwei Schwestern, die früh starben, ist dies zu vermuten, weil sie nie mit jungen Burschen verkehrten und man sie, statt in der Küche, im Stalle usw. und am liebsten Männerarbeit verrichten sah.“

In einer rheinischen Stadt befinden sich unter 7 Geschwistern 5 homosexuelle Brüder, alle von äußerer Kraft strotzende Persönlichkeiten, und eine homosexuelle Schwester. Der sechste Bruder ist schwerer Dipsomane und angeblich asexuell.

Oft sind die urnischen Geschwister getrennt voneinander aufgewachsen. So berichtet ein höchst femininer Urning von russischer Abkunft, der in Deutschland erzogen wurde: „Meine einzige Schwester, von der ich seit Kindheit getrennt bin, hat fast alle Vorzüge eines Mannes, sie studiert in Petersburg Medizin, raucht und treibt sehr viel Sport; sie schwärmte in der Schule sehr für ihre Lehrerin und lebt mit einer Studiengenossin in enger Freundschaft zusammen.“

Viele homosexuelle Geschwister erkennen sich als solche erst sehr spät, manche überhaupt nicht, auch kommt es vor, daß nur der eine von dem anderen Kenntnis hat, nicht aber umgekehrt. So erfährt jemand von der Veranlagung seines Bruders dadurch, daß er etwa mit dem Gesetz in Konflikt kommt, oder in sonstige Ungelegenheiten

---

[14]) L. S. A. M. v. Römer, Die urnische Familie, Untersuchungen über die Ascendenz der Uranier. Amsterdam.

[15]) Der Conträrsexuelle vor dem Strafrichter. p. 45.

geraten ist, während der „Verunglückte" von der Homosexualität des anderen nichts erfährt. Oft sind es seltsame Zufälle, die zur Entdeckung führen. Ein Beispiel führte ich bereits an, in dem die gelegentliche Rekognoszierung eines Verwandtenbildes durch einen Dritten das Geheimnis enthüllte. Mehr als einmal hat es sich ereignet, daß auf verborgenen Treffplätzen Homosexueller völlig ahnungslose Verwandte einander begegneten.

Nicht selten ist auch eines der Geschwister homosexuell, ein anderes transvestitisch, oder ein homosexueller Bruder hat eine viril aktivistische Schwester, oder eine Urninde einen passivistisch femininen Bruder. Erst vor kurzem suchte mich die Witwe eines Offiziers vor ihrer Wiederverheiratung auf, die mit Vorliebe als Mann geht. Ein Bruder von ihr ist homosexuell, ohne transvestitische Neigungen. Das Gemeinsame in allen solchen Fällen sind alterosexuelle Einschläge der Geschwister, die unendlich variieren. Moll[16]) erwähnt einen ihm bekannten Urning, der, obschon er bereits Mitte der 20er Jahre steht, fast gar keinen Bart hat, und in dessen Familie, obwohl sich in ihr konträre Sexualempfindung nicht zu finden scheint, allgemein nur schwacher Bartwuchs vorkommt.

In dem Gutachten Birnbachers über die Sarolta Vay heißt es p. 15: „. . . als eine letzte Beilage möge auf eine Photographie ihres nun 26jährigen Bruders Peter hingewiesen werden, welche die Gerichtsärzte den Herren Untersuchungsrichtern vorzuzeigen Gelegenheit hatten, die den kleinen jungen Herrn in Magnatenuniform ganz mit dem bartlosen, kindlichen Gesichte einer schönen jungen Dame zur Darstellung bringt." Verhältnismäßig häufig sind auch heterosexuelle Geschwister von Homosexuellen mit Homosexuellen verheiratet.

Relativ oft finden sich auch Homosexuelle in der Vetternschaft. In einer europäischen Fürstenfamilie, welche im Jahre 1880 14 männliche Mitglieder zählte, fanden sich nachweislich vier, wahrscheinlich sogar sechs Urninge. Ich kenne auch Fälle, aber sie scheinen seltener zu sein, wie die unter Geschwistern und Vettern, in denen ein homosexueller Vater, und auch solche, in denen eine homosexuelle Mutter einen oder mehrere homosexuelle Söhne und Töchter besitzen. Nicht selten sind auch Onkel und Neffe homosexuell.

So gab es in Trouville einen homosexuellen Schießbudenbesitzer, der zwei erwachsene homosexuelle Söhne hatte. Alle drei wußten voneinander. In einem urnischen Absteigequartier Berlins spielte sich im letzten Sommer der folgende Vorgang ab. Ein älterer Ausländer fuhr eines Vormittags dort vor, um seinen Besuch für den Abend anzumelden. Er befände sich mit seiner Familie auf einige Tage in Berlin und hätte sich unter allerlei Vorwänden für den Abend freigemacht. Der Wirt versprach für die bestimmte Zeit ein Zimmer zu reservieren und teilte dem ihm bereits seit langem bekannten und geschätzten Kunden mit, er würde ihm heute jemand vorstellen, von dem er glaube, daß er dem Geschmack des Herrn ganz besonders gut entspräche, einen jungen, eleganten Mann, Anfang der Zwanzig, der Herren mit Vollbart liebe, keine Geldsache; dieser hätte sich schon diesen Morgen vor 7 Uhr früh ebenfalls etwas für den Abend bestellt. In gespannter Erwartung betritt der Fremde das Haus, an der Wohnungstür raunt ihm der Wirt zu, daß der junge Herr — auch ein Ausländer — schon da sei. Wer aber beschreibt sein Erstaunen und Entsetzen, als in dem Jüngling, „der alt liebt", ihm sein eigener ebenso ahnungsloser Sohn entgegentritt.

Bei einem älteren Uranier in München sprach eines Tages ein Herr aus einer kleinen Stadt vor. Er kam auf Empfehlung eines

---

[16]) Moll, Kontr. Sex. pag. 153.

gemeinsamen Freundes aus der Provinz. Als im Verlaufe der Unterhaltung der alte Mann zu dem Besucher, der ihm gefiel, zärtlich wurde, bemerkte dieser, sich sträubend: „Ich hatte Sie mir nach der Schilderung meines Freundes viel jünger vorgestellt." „Ach," meinte der Münchener, „dann gilt die Empfehlung gewiß meinem Sohne, der ist auch so, aber leider verreist."

Eine homosexuelle Dame, welche mit einer sehr virilen Urninde im festen Verhältnis lebt, hat einen 19 jährigen Sohn, der sich für einen Urning hält, und es allem Anschein nach auch ist. Die Mutter dieser Dame war zweifellos ebenfalls homosexuell. Ihr etwas femininer, aber nicht homosexueller Gatte, Künstler von Beruf, nimmt an der ihm bekannten Homosexualität seiner Frau keinen Anstoß, nennt ihre Freundin sogar seine Schwägerin.

XI. Daß die Homosexualität in der Organisation des genus humanum belegen ist, findet außerdem eine Bestätigung in ihrer gleichmäßigen Verbreitung in allen Jahrhunderten, unter allen Himmelsstrichen, bei allen Völkern, unter allen Berufen und innerhalb aller Kulturstufen. Ja, es scheint bei allen getrenntgeschlechtlichen Lebewesen, auch im Tierreich und Pflanzenreich, stets eine Gruppe von Einzelwesen zu geben, die nicht von andersgeschlechtlichen, sondern von gleichgeschlechtlichen Partnern angezogen werden.

Schopenhauer, der im übrigen den Ursachen und dem Wesen der Homosexualität ein für seinen so großen Geist erstaunlich geringes Verständnis entgegengebracht hat, legte auf diese Ubiquität besonderen Nachdruck, um zu beweisen, „daß sie irgendwie aus der menschlichen Natur selbst hervorgehen müsse". Wir geben diese Stelle, welche sich in dem „Metaphysik der Geschlechtsliebe" überschriebenen Abschnitt von der „Welt als Wille und Vorstellung" findet, im Wortlaut wieder. Sie lautet: „Auf Seite 620 habe ich der Päderastie beiläufig erwähnt und sie als einen irre geleiteten Instinkt bezeichnet. Dies schien mir, als ich die zweite Auflage bearbeitete, genügend. Seitdem hat weiteres Nachdenken über diese Verirrung mich in derselben ein merkwürdiges Problem, jedoch auch dessen Lösung entdecken lassen. . . . An sich selbst betrachtet nämlich stellt die Päderastie sich dar als eine nicht bloß widernatürliche, sondern auch im höchsten Grade widerwärtige und Abscheu erregende Monstrosität, eine Handlung, auf welche allein eine völlig perverse, verschrobene und entartete Menschennatur irgend einmal hätte geraten können, und die sich höchstens in ganz vereinzelten Fällen wiederholt hätte. Wenden wir nun aber uns an die Erfahrung, so finden wir das Gegenteil hiervon: wir sehen nämlich dieses Laster, trotz seiner Abscheulichkeit, zu allen Zeiten und in allen Ländern der Welt völlig im Schwange und in häufiger Ausübung. Allbekannt ist, daß dasselbe bei Griechen und Römern allgemein verbreitet war, und ohne Scheu und Scham öffentlich eingestanden und getrieben wurde. Hiervon zeugen alle alten Schriftsteller, mehr als zur Genüge. Zumal sind die Dichter samt und sonders voll davon: nicht einmal der keusche Virgil ist auszunehmen (Ecl. 2.). Sogar den Dichtern der Urzeit, dem Orpheus (den deshalb die Mänaden zerrissen) und dem Thamyris, ja, den Göttern selbst, wird es angedichtet. Ebenfalls reden die Philosophen viel mehr von dieser als von der Weiberliebe: besonders scheint Platon fast keine andere zu kennen und ebenso die Stoiker, welche sie als des Weisen würdig erwähnen (Stob. ecl. eth., L. II, c. 7). Sogar dem Sokrates rühmt Platon, im Symposion, es als eine beispiellose Heldentat nach, daß er den, sich ihm dazu anbietenden Alkibiades verschmäht habe. In Xenophons Memorabilien spricht Sokrates von der Päderastie als einer untadelhaften, sogar lobenswerten Sache (Stob. Flor., Vol. 1, p. 57). Ebenso in den Memorabilien (Lib. I. cap. 3. § 8), woselbst Sokrates vor den Gefahren der Liebe warnt, spricht er so ausschließlich von der Knabenliebe, daß man denken sollte, es gäbe gar keine Weiber. Auch Aristoteles (Pol. II., 9), spricht von der Päderastie als etwas Gewöhnlichem, ohne sie zu tadeln, führt an, daß sie bei den Kelten in öffentlichen Ehren gestanden habe, und bei den Kretern die Gesetze sie begünstigt hätten, als Mittel gegen Übervölkerung, erzählt (c. 10) die Männerliebschaft des Gesetzgebers Philolaos usw. Cicero sagt sogar: Apud Graecos opprobrio fuit adolescentibus, si amatores non haberent. Für gelehrte Leser bedarf es hier überhaupt keiner Belege: sie erinnern sich derer zu Hunderten: denn bei den Alten ist alles voll davon. Aber selbst bei den roheren Völkern, namentlich bei den Galliern, war das Laster sehr im Schwange. Wenden wir uns nach Asien, so sehen wir alle Länder dieses Weltteils, und zwar von den frühesten Zeiten an bis zur gegenwärtigen herab, von dem Laster erfüllt, und zwar ebenfalls, ohne es sonderlich zu verhehlen: Hindu und Chinesen nicht weniger als die islamitischen Völker, deren Dichter wir ebenfalls viel mehr mit der Knaben- als mit der Weiberliebe beschäftigt finden; wie denn z. B. im Gulistan des Sadi das Buch „von der Liebe" ausschließlich von jener redet. Auch den Hebräern war dieses Laster nicht unbekannt, da Altes und Neues Testament desselben als strafbar erwähnen. Im christlichen Europa endlich hat Religion, Gesetzgebung und öffentliche Meinung ihm mit aller Macht entgegenarbeiten müssen: im Mittelalter stand überall Todesstrafe darauf, in Frankreich noch im 16. Jahrhundert der Feuertod, und in England wurde noch während des ersten Drittels dieses Jahrhunderts die Todesstrafe unnachläßlich vollzogen; jetzt ist es Deportation auf Lebenszeit. So gewaltiger Maßregeln also bedurfte es, um dem Laster Einhalt zu tun; was denn zwar in bedeutendem Maße gelungen ist, jedoch keineswegs bis zur Ausrottung desselben; sondern es schleicht unter dem Schleier des tiefsten Geheimnisses allzeit und überall umher, in allen Ländern und unter allen Ständen, und kommt, oft wo man es am wenigsten erwartete, plötzlich zutage. Auch ist es in den früheren Jahrhunderten, trotz allen Todesstrafen, nicht anders damit gewesen; dies bezeugen die Erwähnungen desselben und Anspielungen darauf in den Schriften aus allen jenen Zeiten. — Wenn wir nun alles dieses uns vergegenwärtigen und wohl erwägen; so sehen wir die Päderastie zu allen Zeiten und in allen Ländern auf eine Weise auftreten, die gar weit entfernt ist von der, welche wir zuerst, als wir sie bloß an sich selbst betrachteten, also a priori, vorausgesetzt hatten. Nämlich die gänzliche Allgemeinheit und beharrliche Unausrottbarkeit der Sache beweist, daß sie irgendwie aus der menschlichen Natur selbst hervorgeht; da sie nur aus diesem Grunde jederzeit und überall unausbleiblich auftreten kann als Beleg zu dem naturam expelles furca, tamen usque recurret. Dieser Folgerung können wir daher uns schlechterdings nicht entziehen, wenn wir redlich verfahren wollen. Über diesen Tatbestand aber hinwegzugehen und es beim Schelten und Schimpfen auf das Laster bewenden zu lassen, wäre freilich leicht, ist jedoch nicht meine Art mit den Problemen fertig zu werden; sondern meinem angeborenen Berufe, überall der Wahrheit nachzuforschen und den Dingen auf den Grund zu kommen, auch hier getreu, erkenne ich zuerst das sich darstellende und zu erklärende Phänomen, nebst der unvermeidlichen Folgerung daraus, an. Daß nun aber etwas so von Grund aus Naturwidriges, ja, der Natur gerade in ihrem wichtigsten und angelegensten Zwecke Entgegentretendes aus der Natur selbst hervorgehen sollte, ist ein so unerhörtes Paradoxon, daß dessen Erklärung sich als ein schweres Problem darstellt, welches ich jedoch jetzt, durch Aufdeckung des ihm zugrunde liegenden Naturgeheimnisses, lösen werde."

In wie unzureichender Weise Schopenhauer diese Lösung gelang, werden wir weiter unten sehen.

ACHTZEHNTES KAPITEL.

Gründe gegen das Angeborensein der Homosexualität.

Der letzte Beweis für das Angeborensein der Homosexualität ist per exclusionem zu erbringen. Sämtliche Gründe, die von den Autoren, welche annehmen, daß heterosexuelle Menschen die Homosexualität erwerben können, als Entstehungsursache der veränderten Triebrichtung angegeben werden, erweisen sich an Hand ausreichenden Beobachtungsmaterials als nicht stichhaltig. Es sind gegen 100 verschiedene Motive, auf die in einer sehr umfangreichen Literatur die Homosexualität zurückgeführt worden ist. Keiner dieser Gründe hält aber einer sorgsamen Nachprüfung stand, so daß eine unvoreingenommene Untersuchung dieser angeblich so ausschlaggebenden Faktoren zu dem Ergebnis führen muß, daß echte Homosexualität nicht durch äußere Momente erworben werden kann, sondern stets eine absolut endogene, ausschließlich in der angeborenen Konstitution begründete, mit der Individualität eines Menschen untrennbar und unabänderlich verknüpfte Eigenschaft ist.

Bereits in meinem ersten Schriftchen, das ich dem Gegenstande der Homosexualität widmete[1]), bemerkte ich gegenüber Krafft-Ebing: „Deshalb sind wir im Gegensatz zu Frhr. v. Krafft-Ebing, dem auf diesem Gebiet so hochverdienten Autor, der Meinung, daß es Fälle erworbener konträrer Sexualempfindung nicht gibt." — „Das Bewußtwerden eines Triebs darf nicht mit seinem Auftreten verwechselt werden. Es gibt allerdings viele Männer und Frauen, denen erst nach ihrer Verheiratung klar wurde, daß sie eigentlich zum eigenen Geschlecht empfanden. Selbst Krafft-Ebing hebt hervor, daß ohne das prädisponierende Moment der Belastung weder Onanie noch eine beliebige andere Ursache jemals zu konträrer Sexualempfindung führen könne. Er gibt damit zu, daß der angeborene Faktor unentbehrlich ist. Es wäre daher am besten, man ließe den Unterschied zwischen an-

---

[1]) Sappho und Sokrates. Wie erklärt sich die Liebe der Männer und Frauen zu Personen des eigenen Geschlechts? Von Dr. Magnus Hirschfeld. Leipzig 1896, pag. 20 f.

geborener und erworbener konträrer Sexualempfindung, wie ihn ein Autor vom anderen übernimmt, vollkommen fallen. Das „Erwerben" ist lediglich ein Manifestwerden, ein Erwachen des Triebs ganz analog den Umständen, die zu Äußerungen des normalen Triebs führen. Die meisten würden, wenn sie könnten, hier freilich lieber Goethes Rat:

Was du ererbt von deinen Vätern hast,
Erwirb es, um es zu besitzen,

unbefolgt lassen."

Es ist nunmehr unsere Aufgabe, im einzelnen die Gründe durchzugehen, welche von den Anhängern der Erwerbstheorie angeführt worden sind. Iwan Bloch hat das große Verdienst, in einer seiner gründlichen Arbeiten[2]) allein über 60 „occasionelle Momente" zusammengestellt zu haben, aus denen nach einer früher allgemein verbreiteten und auch jetzt noch keineswegs erloschenen Ansicht „die gleichgeschlechtliche Liebe ohne jede originäre Anlage entspringen kann". Das Unzureichende fast aller dieser Motive geht daraus hervor, daß es wohl überhaupt keinen Menschen gibt, der nicht im Leben einem oder mehreren der genannten Faktoren nachdrücklichst und wiederholt ausgesetzt war. Tatsächlich wird von diesen aber nur ein kleiner Teil homosexuell. Der Grund hierfür kann nur in der verschieden gearteten Psyche der Beteiligten gefunden werden, nur die unterschiedliche Konstitution kann bewirken, daß sich Menschen denselben Umständen gegenüber so unterschiedlich verhalten. Deshalb ist das Wesentliche die angeborene Beschaffenheit. Gerade daß diese äußeren Eindrücke mit solcher Leichtigkeit Homosexualität erzeugen, beweist, eines wie geringen Anstoßes es bedarf, den vorhandenen Trieb zu erregen.

Es entspricht vollkommen den Tatsachen, wenn R. Loewenfeld[3]) sagt: „Unter allen den okkasionellen Schädlichkeiten, die nach den bisherigen Ermittelungen für die Ablenkung des Geschlechtstriebes in die homosexuelle Bahn in Betracht kommen können, findet sich keine einzige, die mit Regelmäßigkeit die Inversion nach sich zieht. Den gleichen Schädlichkeiten sind zahlreiche Individuen im Laufe ihres Lebens ausgesetzt gewesen, deren Geschlechtstrieb den heterosexuellen Charakter bewahrt hat. Auch bei hereditär neuropathisch veranlagten Personen können die fraglichen Schädlichkeiten ohne Einfluß auf die Richtung des Sexualtriebes bleiben." Es gibt nach Blochs „Ätiologie der Psychopathia sexualis"[4]) fast nichts, was nicht schon als Entstehungsursache der Homosexualität in Betracht gezogen wurde. Unter den Dingen, die durch ihre Einwirkung Homosexualität erzeugen sollten, befinden sich vielfach die voll-

---

[2]) Iwan Bloch, Beiträge zur Ätiologie der Psychopathia sexualis. Dresden 1903.

[3]) Loewenfeld, Homosexualität und Strafgesetz, pag. 18f.

[4]) Die hinter den Gründen eingeklammerten Seitenzahlen beziehen sich auf Blochs „Beiträge zur Ätiologie d. Psych. sex."

kommensten Gegensätze. So wird als Ursache der Homosexualität angeführt bald zu heißes (Bd. I. S. 21 und 174) bald zu rauhes (S. 33) Klima, Askese (S. 97) und Übersättigung (S. 67, 221), Ehelosigkeit (S. 61) und Vielweiberei (S. 170), Jugend (S. 52) und Greisenalter (S. 53), mangelnder (S. 38) und übermäßiger (S. 68) Geschlechtstrieb, Verehrung (S. 74) und Verachtung (S. 96) der Körperschönheit, Anblick des bekleideten (S. 141) und des nackten Körpers (S. 185, 221), Leben in Arbeiterwohnungen (S. 179) und bei Hofe (S. 179), in Fabriken (S. 184) und auf dem Lande (S. 51). Sadger[5]) erklärt einmal, daß „die regelmäßig zu findende Ätiologie der passiven Päderastie" — das häufige Klistiertwerden durch die Mutter sei.

Als weitere ätiologische Momente, welche bei normalsexuellen gesunden Menschen zur Homosexualität führen könnten, werden Berufe angegeben, die mehr dem weiblichen Charakter entsprechen wie die der Köche, Friseure, Damenschneider, Damenkomiker (S. 65), sehr lebhafte oder irregeleitete Phantasie (S. 70), besonders beim Künstler (S. 74), religiöser Affektzustand (S. 78 ff.), Abnormitäten der Genitalien (S. 126), übermäßige Kleinheit des membrum virile, abnorme Weite oder Kürze der Vagina (S. 172), Gonorrhoe (S. 127), Kastraten- und Eunuchentum (S. 128), körperlicher Hermaphroditismus (S. 130), Onanie (S. 132), chronischer Alkoholismus (S. 137), Opiumgenuß (S. 138), Haschischgebrauch (S. 138), Effemination in Tracht und Sitte (S. 161), Bedürfnis nach Variation in den sexuellen Beziehungen, welches sich zum geschlechtlichen Reizhunger steigern kann (S. 166), Wüstlingtum, Don-Juanismus, Müßiggang und Blasiertheit (S. 171), Verführung, besonders durch Aufsichtspersonen (S. 174) und in Bordellen (S. 177), sowie durch andere Urninge (S. 238), Zusammenwohnen gleichgeschlechtlicher Personen in Kasernen (S. 179), Schulen Pensionaten (S. 180), Kadettenhäusern, Harems (S. 182), Mönchs- und Nonnenklöstern, Gefängnissen (S. 183), großen Hotels (S. 184) und Theatern (S. 185), die öffentlichen Bedürfnisanstalten (S. 185), der Anblick tierischer Geschlechtsakte, sowie das intime Zusammenleben mit Tieren (S. 186), die erotische und obszöne Literatur (S. 186), „auch nicht obszöne Werke wie die Bibel und die Schriften der Kirchenväter" (S. 189), der Anblick geschlechtlich erregender Kunstwerke (S. 200), die Betrachtung des eigenen Spiegelbildes (S. 201), obszöne Photographien (S. 202 ff.) und Bilder (S. 202), obszöne Tätowierungen (S. 210), ferner Besuch von Museen mit antiken und modernen Statuen, noch mehr aber der anatomischen Museen mit plastischen Nachbildungen männlicher und weiblicher Geschlechtsteile (S. 210), sowie der öffentlichen Kunstausstellungen (S. 212), auch Balletts, Tänze, gewisse Darbietungen im Zirkus, Spezialitätentheater, lebende Bilder, Poses plastiques heroischer oder idyllischer Natur, sowie der Anblick von Männern in Damen- und Mädchen in Männerkleidern (S. 214), weiterhin die zufällige Beobachtung männlicher Genitalien, z. B. des väterlichen Membrums (S. 221), eigene abstoßende Häßlichkeit (S. 222), Furcht vor venerischen Leiden (S. 223), abnorme Beschaffenheit der Analgegend (S. 224), Analmasturbation (S. 224), Flagellation der Analgegend (S. 227), Annahme männlicher Lebensführung, namentlich bei Prostituierten (S. 232), umgekehrt weibliche Angewohnheiten bei Männern (S. 233), die Mysogynie des Lebemannes (S. 235), die männliche Prostitution (S. 241). Als besondere Ursachen der weiblichen Homosexualität werden angeführt die „mutuelle Masturbation der Clitoris cum digito et lingua" (S. 244), „Überdruß am Manne, Widerwillen gegen den Verkehr mit dem Manne" (S. 244 und 245), der Wunsch mancher Männer, besonders

[5]) „Fragment der Psychoanalyse eines Homosexuellen". Von Dr. J. Sadger, Jahrb. f. sex. Zw., IX. Jahrg. 1908, 341 ff.

der voyeurs (S. 247) und endlich die „moderne Frauenbewegung, die das Weib auf sich allein stellt und männlich empfindende Charaktere züchtet“ (S. 248).

Der Beweis, daß diese „äußeren occasionellen Momente“ unmöglich für die Entstehung der Homosexualität genügen können, ist leicht zu erbringen. Man kann die aufgeführten Erwerbsmöglichkeiten in vier Gruppen teilen.

In der ersten Abteilung sind die zahlreichen Dinge unterzubringen, die viel zu allgemein verbreitet sind, um überhaupt als einigermaßen vollgültiger Grund in Frage kommen zu können. Da Millionen und aber Millionen Menschen tierische Geschlechtsakte erblicken oder eine Bedürfnisanstalt benutzen, von diesen aber nur ein sehr geringer Bruchteil homosexuell oder bisexuell sind, so kann nach allen Gesetzen der Logik hier unmöglich ein Kausalnexus statuiert werden. Wenn von den vielen, die im heißen oder rauhen Klima, in Arbeiterwohnungen oder bei Hofe leben, die eine sehr lebhafte Phantasie oder ein sehr religiöses Gemüt besitzen, die öffentliche Kunstausstellungen oder Museen aufsuchen, in Schulen oder Pensionaten zusammenwohnen, sich nackt im Spiegel erblickt haben oder onanieren, nur ein ganz verschwindend kleiner Prozentsatz Urninge werden, so müssen die genannten Umstände im Verhältnis zu einer anderen Kausalität, die den Ausschlag gibt, als irrelevant erachtet werden.

Zu der zweiten Gruppe gehören die nicht weniger zahlreichen Momente, bei denen die Verwechselung von Ursache und Wirkung unverkennbar ist. Nicht aus der Ehelosigkeit oder Impotenz eines Menschen entsteht seine gleichgeschlechtliche Neigung, sondern diese hat seine Ehelosigkeit zur Folge, ebenso ist der Widerwillen der Frau vor dem Manne nicht die Ursache, sondern eine Wirkung ihrer homosexuellen Natur. Auch bedingt nicht die weibliche Kleidung eine Umgestaltung des inneren Menschen, sondern der innere Mensch verschafft sich die Kleidung, die ihm zusagt. Die Ursache des Charakters liegt nicht in der Tracht, sondern die Ursache der Tracht im Charakter des Menschen. Ebenso ist es mit dem Beruf. Der Urning wird nicht feminin, weil er Frauenrollen spielt, sondern, weil er feminin ist, bevorzugt er Frauenrollen. An homosexuellen Kunst- und Literaturwerken wird nur derjenige Interesse nehmen, der dafür empfänglich ist. Dem Normalsexuellen wird ein urnischer Roman gleichgültig oder abstoßend sein. Wer keine Jünglingsphotographien liebt, wird sich auch keine kaufen.

Die dritte Rubrik endlich umfaßt jene Hypothesen, die gänzlich eine Kenntnis des Homosexuellen vermissen lassen.

Wer auch nur 200 Homosexuelle untersucht hat, kann nicht schreiben, daß Abnormitäten der Genitalien, abnorme Beschaffenheit der Analgegend, abstoßende Häßlichkeit oder chronischer Alkoholismus zur Homosexualität führen. Es entspricht einfach nicht den Tatsachen, daß der Durchschnitt der Homosexuellen häßlicher, trunksüchtiger oder im höheren Maße mit Genitalanomalien behaftet ist wie der Durchschnitt der Normalsexuellen.

In einer vierten Gruppe handelt es sich um Verwechselungen der homosexuellen Triebrichtung mit Onanie oder Pseudohomosexualität. So scheint eine zu weitgehende Absperrung der Geschlechter, wie sie namentlich bei den islamitischen Völkern üblich ist, in der Tat sowohl unter den ledigen Männern, als den im Harem abgesonderten Frauen homosexuelle Praktiken zu befördern, die aber, wie wir in dem Kapitel „Differentialdiagnose" eingehend auseinandersetzten, für die konträre Sexualempfindung keine Beweiskraft haben.

Einige der angegebenen Gründe beruhen auch auf doppeltem Fehlschluß. So sind die Anhängerinnen der Frauenbewegung im Verhältnis zu der Menge urnischer Frauen viel zu zahlreich, als daß dieser Emanzipationskampf einen ausreichenden Erklärungsgrund für gleichgeschlechtliches Empfinden abgeben könnte, anderseits besitzen allerdings gerade homosexuelle Frauen oft Eigenschaften, die sie zu Vorkämpferinnen für die Rechte der Frau im allgemeinen befähigen.

Wir wollen eine besondere Aufmerksamkeit nun noch denjenigen Gründen zuwenden, von denen am häufigsten angenommen wurde, daß durch sie Homosexualität entstehen kann. Da ist eine der am meisten angeführten Ursachen: Übersättigung durch heterosexuellen Verkehr; durch ausschweifende Betätigung seien Männer der Frauen oder Frauen der Männer überdrüssig geworden und hätten sich „überreizt" dem gleichen Geschlecht zugewandt, eine Vorstellung, wie sie ja auch in den zitierten Bibelstellen zum Ausdruck gelangt.

Auch unter Ärzten und Juristen ist diese Anschauung weit verbreitet. So meint Wollenberg[7]), daß die Homosexualität in den meisten Fällen als das Endprodukt eines lasterhaften Geschlechtslebens betrachtet werden müsse. Und Wachenfeld[8]) sagt: „Den Verkehr mit dem gleichen Geschlecht als einen spezifisch stärkeren Reiz sucht der Roué, der nach Durchkostung aller natürlichen und unnatürlichen Genüsse am Weibe übersättigt ist". Auch Hammer, der sich viel mit der Homosexualität der weiblichen Prostituierten beschäftigt hat, äußert sich dahin[9]), daß „Enthaltsamkeit

---

[7]) Wollenberg. Über die Grenzen der strafrechtlichen Zurechnungsfähigkeit bei psychischen Krankheitszuständen, im Neurologischen Zentralblatt 1899. Nr. 9.

[8]) Wachenfeld in Goltdammers Archiv.

[9]) Hammer, Die Tribadie Berlins.

und Ausschweifung bei Willensschwachen oft zu dem gleichen Ende führen, zu einem Versinken in Gleichgeschlechtlichkeit".

Dr. Käthe Schirmacher[10]) schrieb, als nach dem Vorentwurf zu einem neuen deutschen RStrGB. der Homosexualitätparagraph auf das weibliche Geschlecht ausgedehnt werden sollte, folgendes: „Es gibt besonders eine Kategorie von Frauen, unter denen gleichgeschlechtliche Beziehungen häufig sind, die Prostituierten. Aus welchen Gründen läßt sich mit vier Worten sagen: Aus Ekel am Manne. — Für ihren Verkehr mit dem Manne werden sie nun schon in einer Weise gestraft, die bürgerlichen Tod bedeutet. Sollen diese Leichen nun noch einmal totgeschlagen, soll auch noch der Verkehr mit Frauen unter Strafe gestellt werden? Dann hat die Prostituierte ja nicht in den eignen vier Wänden Ruhe, und das Gebiet der Willkür verschlingt ihr letztes Refugium."

Es liegt ja in der Tat nahe zu vermuten, daß die unter den Prostituierten verhältnismäßig häufige Neigung zu gleichgeschlechtlichen Liebesverhältnissen durch Überdruß am Manne entstanden sei. In Wirklichkeit liegt aber die Sache ganz anders, und zwar im wesentlichen so, daß gewisse sozial und ethisch auf tiefer Stufe stehende Urninden von vornherein durch die absolute Gleichgültigkeit, mit der sie dem Manne gegenüberstehen, mehr als mannliebende Frauen zu rein geschäftsmäßiger Hingabe ihres Körpers prädestiniert sind. Wir werden in dem Abschnitt über die Verbreitung der Homosexualität noch auf die auf den ersten Blick so befremdliche Häufigkeit dieser Erscheinung unter den weiblichen Prostituierten zurückzukommen haben.

Ich habe mir große Mühe gegeben, die Wüstlinge und Roués, die übersättigten Frauen ausfindig zu machen, von denen es heißt, daß sie aus „Raffinement" und Lasterhaftigkeit schließlich auf das eigene Geschlecht verfallen. Es ist mir nicht gelungen. Unter der großen Anzahl Homosexueller, die ich beobachtete, war nicht ein vom Weibe Übersättigter; die meisten hatten nicht einmal vom Weibe gekostet, geschweige denn, daß sie an ihm satt geworden wären. Zweifellos hätten homosexuelle Jünglinge, die eine Vorliebe für ältere Männer haben, solche Wüstlinge kennen lernen müssen. Sie stellen ihr Vorkommen entschieden in Abrede. Es müßte nach Analogie dieser Lebemänner doch auch einmal ein homosexueller Lebemann — und es gibt deren genug — aus Reizhunger auf das Weib verfallen. Es wäre damit vielleicht ein therapeutischer Weg gegeben, die Homosexuellen durch „Übersättigung" zu heilen. Aber es kommt nicht vor. Ich halte nach meinen Forschungen diese Wüstlingspäderasten für ebensolche Fabelwesen, wie die Hexen, von deren Aussehen, Sitten und Gewohnheiten man zur Zeit der

[10]) „Der Abolitionist" 1. I. 1911.

Hexenprozesse auch so ausführliche Schilderungen zu geben wußte.

Groß[11]) hat vollkommen recht, daß ein solcher Umschlag der Geschmacksrichtung außer aller Logik und Wahrscheinlichkeit liegt. Das Variationsbedürfnis hat wohl auf die Art der Betätigung einen Einfluß, nicht aber auf die Neigung des Geschlechtstriebs an und für sich.

Groß[12]) bemerkt zutreffend weiter: „Der sogenannte sexuell Übersättigte ist nicht übersättigt, sondern er empfindet nur, daß von den zwei Wegen, die seiner Natur offen standen — dem heterosexuellen und dem homosexuellen — der erstere für ihn nicht der richtige war, und so gelangt er auf den zweiten Weg." Der Autor fühlt hier den Tatsachen entsprechend heraus, daß es namentlich die Bisexuellen sind, die von vielen als Roués oder zum mindesten als Menschen angesehen werden, die willkürlich das Weib verlassen. Wenn übrigens Hoche und andere Autoren betonen, daß Normalsexuelle aus „Reizhunger" und „Variationsbedürfnis" die Homosexualität erwerben können, so vergessen sie auseinanderzusetzen, worin denn eigentlich dieser Reizhunger besteht. Es scheint fast, als ob die Autoren bei dem Übergang von einem Geschlecht zum andern ausschließlich den analen Verkehr im Auge haben, der doch nur eine, und zwar relativ seltene homosexuelle Betätigungsform darstellt. In der Tat geben ältere Schriftsteller, und selbst noch Mantegazza, als einen Grund der Homosexualität den geringeren Durchmesser des musculus sphincter ani gegenüber dem des sphincter cunni an, ohne zu bedenken, daß doch auch das andere Geschlecht über einen analen Schließmuskel verfügt.

Ebenso scheint Hammer, wenn er einen der Gründe gleichgeschlechtlicher Frauenliebe darin erblickt, daß „lingua pertinacior pene" zu übersehen, daß doch auch der Mann eine lingua besitzt.

An die Potenz, die doch bei den „Überreizten" meist herabgesetzt ist, würde übrigens die immissio membri in anum feminae aut viri größere Anforderungen stellen als der vaginale Verkehr; auch würde sich durch diese Sphinkteren-Hypothese der auch für die weibliche Homosexualität angenommene Überdruß am Manne in keiner Weise erklären lassen.

Havelock Ellis meint einmal, daß zwar nicht Übersättigung, aber „getäuschte Liebe zum andern Geschlecht" den konträren Trieb zur Folge haben kann. Diese Enttäuschung sei stark genug, um jemandem das ganze andere Geschlecht zu verleiden und seine Neigung dem eigenen Geschlecht zuzuführen. Er fügt später hinzu, daß diese Enttäuschung in der normalen Liebe ebenso wie die Verführung „in den meisten Fällen eine entwicklungsfähige organische Anlage, auf welche sie wirken können", voraussetzen. Sollte es hier nicht heißen in allen Fällen, und sollte nicht die organische Homosexualität von vornherein das ursächliche, wenn auch unbewußte Motiv der „Enttäuschung am andern Geschlecht" sein?

Während früher mehr Ausschweifungen für das Entstehen der Homosexualiätt verantwortlich gemacht wurden, hat man neuerdings öfter das Gegenteil behauptet, nämlich daß geschlechtliche Enthaltung „auch den von Geburt Normalsexuellen" zur Homosexualität treiben könne, und zwar nicht nur zu Surro-

---

[11]) Groß: Archiv f. Kriminalanthropologie. 10. Band. 1. und 2. Heft, p. 195.

[12]) A. a. O.

gathandlungen, sondern auch zu „äquivalenten" Handlungen, d. h. es könne ausschließlich durch die Abstinenz der normalsexuelle Trieb in einen konträrsexuellen umgewandelt werden.

Vor allem hat Max Marcuse diesen Standpunkt vertreten und sich dabei auf Schrenck-Notzing, Tarnowsky u. a. berufen. Wir erwähnten schon, daß auch Hammer neben der Ausschweifung ausdrücklich die Enthaltsamkeit als Ursache der weiblichen Homosexualität aufführt und mit Rutgers glaubt, daß „die Abstinenz nicht selten auch dort zu konträren Sexualempfindungen führe, wo diese nicht angeboren war"[13]). Ebenso meint Lehien[14]), daß Homosexualität nicht selten eine Folge keuschen Lebens sei.

So sehr wir bezüglich der gesundheitlichen Nachteile der Abstinenz im allgemeinen mit Max Marcuse übereinstimmen, so wenig scheint uns der Nachweis erbracht, daß wirkliche Homosexualität aus geschlechtlicher Enthaltung hervorgehen kann. Daß Männer und Frauen, die aus irgendeinem Grunde gezwungen sind, längere Zeit des heterosexuellen Verkehrs zu entbehren, „faute de mieux" sich gelegentlich zu gleichgeschlechtlichen Praktiken bereit finden, namentlich, wenn sie von Homosexuellen dazu animiert werden, ist richtig; es sind das aber nichts anderes als onanistische Manipulationen, die ja, mutuell vorgenommen, allerdings äußerlich Homosexualität vortäuschen können. Die Erfahrung zeigt aber, daß solche Heterosexuelle sofort wieder den homosexuellen Verkehr aufgeben, sobald sich ihnen die Gelegenheit bietet, in der ihnen adäquaten Weise zu verkehren. Sehr richtig bemerkt daher Rohleder[15]): „Infolge sexueller Abstinenz wird homosexueller Verkehr, deficiente coitu normali, wohl oft gepflogen, und zwar in den verschiedensten Formen, aber es sind nur homosexuelle Akte. Homosexuelles Fühlen, konträre Sexualempfindung wird dadurch nicht hervorgebracht."

Vielfach hat man behauptet, daß die Onanie, und zwar sowohl die solitäre als auch die wechselseitige, bei beiden Geschlechtern Homosexualität erzeugen kann.

Um von vielen nur zwei Autoren anzuführen, so behauptet Schimmelbusch-Hochdahl in einem Vortrage, den er auf der Hamburger Naturforscherversammlung 1902[16]) über das Thema: „Der Grundirrtum in von Krafft-Ebings Psychopathia sexualis historisch und philosophisch betrachtet", hielt, daß „perverses Sexualempfinden, welches der regsame Forscher Ulrichs „Urningtum" genannt, nicht als angeboren, sondern als durch Masturbation erworben zu betrachten sei."

Und Braunschweig schreibt[17]): „Daß die Onanie ein ganz außerordentliches Düngemittel zur Förderung urnischer Liebhabereien ist, steht fest. Weitaus die meisten Onanisten haben sich in eine Aversion gegen das Weib hineingelebt. Umgekehrt wiederholt sich dasselbe Bild bei den weiblichen Onanisten."

---

13) Zitiert nach M. Marcuse, Die Gefahren der sexuellen Abstinenz für die Gesundheit, Leipzig 1910, pag. 86.

14) Lehien, Dr. H., Geschlechtsleben und Ehe.

15) Rohleder, Vorlesungen über Geschlechtstrieb und Geschlechtsleben des Menschen, Berlin 1907, p. 371.

16) Referat in der Münchener Medizinischen Wochenschrift, No. 47, 1902. Eine gründliche Widerlegung des Schimmelbuschschen Vortrags findet sich im Jahrb. f. sex. Zwischenstufen, Jahrg. IV, pag. 964 ff.

17) l. c. p. 30.

Wie oberflächlich dieser Autor allerdings das ganze Problem erfaßt, geht deutlich aus einer Bemerkung hervor, die sich an einer späteren Stelle [18]) derselben Schrift findet, wo es heißt: „Homosexualität ist ja schließlich Onanie zu Zweien."

Namentlich hat man geglaubt, daß die in Internaten, Knaben- und Mädchen-Pensionaten, Kadetten-, Waisen- und anderen Erziehungsanstalten so weit verbreitete mutuelle Masturbation eine häufige Ursache der Homosexualität abgäbe. In der Tat gibt es manche hochberühmte Schulen besonders in Deutschland und England, aus denen zuverlässige Gewährsmänner übereinstimmend berichten, daß in ihnen seit alters her mutuelle Onanie epidemisch sei. Ich selbst besitze eine größere Reihe hierhergehöriger Berichte [19]). Aber gerade diese ausgedehnte Verbreitung beweist schlagend, daß der Onanie eine entscheidende Bedeutung für die Entstehung der Homosexualität nicht inne wohnen kann. Wenn beispielsweise von 120 Waisenknaben, die unter gleichen Verhältnissen erzogen fast ausnahmslos masturbierten, nachweislich nur einer homosexuell geworden ist, wenn unter 100 Menschen 98 Onanisten sind, und unter diesen sich später nur einer als dauernd homosexuell herausstellt, 2 als bisexuell, 96 als völlig heterosexuell, so werden wir unmöglich die Onanie als ausreichenden Grund homosexueller Triebrichtung ansehen können. Unter den vielen männlichen und weiblichen Personen, die mich wegen Befreiung von Onanie um Rat fragten, befand sich nicht eine, deren seelische Triebrichtung infolge der Masturbation eine Änderung erfahren hatte. Die heterosexuelle Mehrzahl blieb heterosexuell, die homosexuelle Minderzahl homosexuell. Auch die Phantasie-Vorstellungen hatten, soweit vorhanden, gleichbleibend entweder homosexuellen oder heterosexuellen Inhalt. Richtig ist, daß im allgemeinen Homosexuelle die Masturbation noch in einem Alter betreiben, in dem sie bei Heterosexuellen bereits dem Geschlechtsverkehr mit dem andern Geschlecht Platz gemacht hat. Vielfach geschieht dies aus prophylaktischen Gründen. So suchte mich einmal ein höherer protestantischer Geistlicher auf, der mitteilte, daß er seit seinem 20. Jahre — er war 54 — täglich zwei- bis dreimal mit homosexuellen Vorstellungen onaniere, um sich vor Anfechtungen zu schützen, die ihm gefährlich werden könnten.

Man hat sich geäußert, daß Onanie dadurch Homosexualität erzeuge, weil sie die Willenskraft des Onanisten derartig schwäche, „daß er den Mut verlöre, sich an Weiber zu wenden, und daher Männer angehe." Als ob, wie Meisner ganz richtig einem Geistlichen, der diesen Standpunkt vertrat, entgegenhielt, unter heutigen Verhältnissen nicht mehr Mut dazu gehöre ein männliches als ein weibliches Wesen (beispielsweise eine Prostituierte) um Geschlechtsverkehr „anzugehn." Es seien zu diesem Punkte noch die Ansichten zweier Autoren angeführt, von denen der eine der Masturbation, der andere der konträren Sexualempfindung eine besondere Monographie gewidmet hat. Rohleder, der Verfasser von „Die Masturbation" [20]), betont, daß die Onanie wohl als eine Folgeerscheinung der konträren Sexualempfindung anzusehen sei, daß aber von einer Entwicklung der letzteren aus der Onanie nicht die Rede sein könne, und Moll meint: „Ganz entschieden muß ich die Annahme einiger zurückweisen, daß Onanie die Ursache des perversen Triebes sei. Es ist dies

---

18) l. c. p. 54.

19) Ein solcher ist veröffentlicht in Hirschfeld, Der urnische Mensch, Jahrb. f. sex. Zwischenst., Jahrg. V, pag. 28 ff.

20) Dr. med. Hermann Rohleder, Die Masturbation, eine Monographie für Ärzte und Pädagogen. Berlin 1899. Seite 65 und 287.

eine falsche Auffassung, bei der Ursache und Wirkung verwechselt werden; es sind eben sehr viele Urninge gezwungen zu onanieren, weil ihnen eine andere Art der Befriedigung fehlt."

Um Onanie, nicht um Homosexualität handelt es sich oft auch bei einer anderen Ätiologie, die vielfach zur Begründung der Homosexualität herangezogen wird, bei der Verführung.

Ich möchte bei diesem in mehr als einer Hinsicht wichtigen Punkte auf die Ausführungen verweisen, die ich in H. Groß' Archiv [23]) gegeben habe. Es heißt dort: „Auf die Gefahr der Verführung wird in den Motiven des Vorentwurfs ebenfalls hingewiesen. Da dieser Grund auch von anderen Gegnern der Aufhebung des § 175 wiederholt ins Treffen geführt ist, scheint es besonders wichtig, genau zu untersuchen, inwieweit er zutreffend und inwieweit er hinfällig ist. Von einer Verführung zur eigentlichen Homosexualität sprechen die Motive des Vorentwurfs nicht, offenbar, weil sie ja überhaupt in Abrede stellen, daß es homosexuell empfindende Menschen gibt, sondern annehmen, daß alle Menschen, die homosexuelle Akte begehen, Verbrecher sind. die, wenn sie nur den ernsten Willen hätten, genau so gut wie die Mehrzahl anderer Menschen anstatt mit dem eigenen mit dem anderen Geschlecht verkehren könnten. Daß normalsexuelle Menschen sich gelegentlich homosexuell betätigen, ist unbedingt zuzugeben. Es ist aber völlig unrichtig, anzunehmen, daß sie dadurch homosexuell werden. Die Handlung, die sie mit einem Homosexuellen vornehmen, ist in solchen Fällen der Onanie gleichzustellen und auch als solche zu beurteilen. Sowie die Gelegenheit vorhanden ist, wird stets der ihnen eigentümlichen Art der Betätigung bei weitem der Vorzug gegeben. Es ließen sich viele Beispiele dafür anführen, daß junge Männer und Mädchen, die zeitweilig zwischen dem 16. und 21. Jahre . homosexuell verkehrten, sich später vollkommen normalsexuell verhielten. Um nur ein bekannteres, aber sehr typisches Beispiel anzuführen, sei etwa auf den Zeugen im Eulenburg-Prozeß, den Fischer Ernst verwiesen, der beschwor, daß im Jünglingsalter mit ihm homosexuelle Handlungen vorgenommen worden seien, und der dennoch völlig heterosexuell geblieben ist."

Es entspricht vollkommen meinen Erfahrungen, wenn Ellis und Symonds [24]) sagen: „Daß ein Versuch der Verführung, der manchmal nur ein plötzlicher und unüberlegter Akt einer bloß sinnlichen Befriedigung ist, für sich allein einen Geschmack an konträren Praktiken hervorrufen sollte, ist höchst unwahrscheinlich; in nicht abnorm veranlagten Individuen wird er wahrscheinlich Widerwillen .hervorrufen, wie in dem Jugenderlebnisse J. J. Rousseaus."

v. Krafft-Ebing drückt seine analoge Auffassung in der „Psych. sex." einmal so aus: „Es ist kein Fall nachzuweisen, in welchem die Perversität zur Perversion, zur Umkehr der Geschlechtsempfindung geworden wäre." Und auch Moll „möchte es einstweilen

---

[23]) M. Hirschfeld. Kritik des § 250 und seiner Motive im Vorentwurf zu einem Deutschen Strafgesetzbuch. Im Archiv für Kriminalanthropologie und Kriminalistik. Herausg. von Prof. Dr. Hans Groß in Graz. Bd. 38. 1910, pag. 101 f.

[24]) Havelock Ellis und J. A. Symonds. Das konträre Geschlechtsgefühl. Deutsch unter Mitwirkung von Dr. Hans Kurella. Leipzig. 1896. Pag. 245 f.

bezweifeln, ob aus zahlreichen homosexuellen Akten bei Heterosexuellen ein homosexueller Trieb hervorgehen kann."

Man hat nun eingewandt, daß, wenn auch nicht durch die Verführung oder richtiger Ausführung homosexueller Akte eine Umwandlung heterosexuellen Empfindens in homosexuelles stattfinden könne, dies durch die dem Verkehr mit einem Homosexuellen innewohnende Kraft der Suggestion geschehen könne, wie Tarnowsky[25]) sich einmal ausdrückt: durch ein moralisches Kontagium.

So schreibt Hans Freimark[26]) über „Züchtbarkeit der Homosexualität": „Nur ein wenig Psychologie gehört dazu, um zu begreifen, daß manchen Naturen das Besondere, das in den Augen der Allgemeinheit den Homosexuellen anhaftet, interessant und auszeichnend erscheint. Widerstände gegen homosexuelle Akte sind zunächst ja nicht zu überwinden. Das aber, was man als homosexuelles Wesen bezeichnet, wirkt apart, wenn auch vielfach apart im üblen Sinne. Aber das genügt, junge Leute, die sich durch nichts anderes auszuzeichnen wissen, zu veranlassen, dieses „aparte Gebaren" nachzuahmen und sich schließlich in ihm zu verstricken . . . Einmal solche Pose angenommen, wird sie schließlich zur Wahrheit, wozu der Verkehr in den betreffenden Kreisen nicht wenig beiträgt. Eine solche Beeinflussung ist natürlich nur bei jugendlichen Personen möglich. Die aber kommen einzig in Frage. Man hat eingewendet, daß bei der Konstanz des Triebes eine solche Metamorphose nicht wahrscheinlich sei. Da aber von allen Forschern das Bestehen einer gewissen indifferenten Periode zugegeben wird, man auch weiter zugesteht, daß in dieser Periode das Individuum sich einer seiner späteren Art entgegengesetzten Erotik hingeben kann, so kann man die Möglichkeit nicht ausschließen, daß schwache Charaktere vom ursprünglichen Ziel ihrer Entwicklung abgelenkt werden können."

Es handelt sich in diesen Auseinandersetzungen um rein theoretische Erwägungen, der Verfasser spricht ja selbst bescheiden nur von Möglichkeiten, und tatsächlich sind es auch nur Möglichkeiten, deren wirkliches Vorkommen man kaum wird nachweisen können, wobei nicht in Abrede gestellt werden soll, daß vorübergehend einmal völlig normale Leute, namentlich in jugendlichem Alter, eine homosexuelle „Pose" annehmen können. Von einer dauernden Metamorphose kann hier aber ganz und gar nicht die Rede sein. Wäre diese auf suggestivem Wege zu erzielen, dann müßte bei den starken Realsuggestionen, die das Leben dem homosexuell Veranlagten nach der entgegengesetzten Richtung erteilt, bei den Auto- und Fremdsuggestionen, die fortgesetzt auf ihn wirken, bei den Verbalsuggestionen ihnen nahestehender Personen der gleichgeschlechtliche Trieb als Naturphänomen längst erloschen sein. Ist doch

---

[25]) B. Tarnowsky: Die krankhaften Erscheinungen des Geschlechtssinnes. Eine forensisch-psychiatrische Studie. Berlin 1886. Pag. 63.

[26]) Zitiert bei Dr. Max Marcuse, pag. 84.

die Suggestionskraft der gesamten Literatur, die in ihren Romanen und Epen, ihren Dramen und lyrischen Gedichten nahezu ausschließlich die normale Liebe zum Mittelpunkte hat, nicht imstande, den Trieb auf das Weib zu richten. Wenn es dem jungen Mann allmählich klar wird — was meist um das zwanzigste Jahr herum der Fall ist — daß sich sein Begehren von dem seiner Umgebung wesentlich unterscheidet, beginnt gewöhnlich ein Kampf gegen sich selbst, der an Stärke wohl kaum seinesgleichen hat. Ein homosexueller Künstler berichtet und ähnliches hörte ich unendlich oft: „Ich habe ganz furchtbar gekämpft mit Aufgebot meiner ganzen Willenskraft; vergebens; ich habe so gelitten, daß ich eine langjährige Nervenkrankheit bekam. Kaum genesen, begann der aufreibende Kampf von neuem. Als ich merkte, daß sich die ureigenste Natur nicht umwandeln läßt, verfiel ich in eine tiefe, lange Melancholie, die sich — obwohl ich nie äußere Konflikte hatte — bis zum ärgsten Lebensüberdruß steigerte usw.“

Wie sehr ist die ganze Erziehung darauf gerichtet, aus dem urnischen Knaben einen Vollmann zu entwickeln; zu Hause und in der Schule wird er genau so wie die anderen normalen Kinder erzogen, schon früh wird ihm alles förmlich als Schande, zum mindesten als Unschicklichkeit, ausgelegt, was man als dem andern Geschlechte zukömmlich ansieht. Fangen die Kameraden oft schon mit dreizehn, vierzehn Jahren an, für das Weib zu schwärmen, so gibt sich der homosexuelle Jüngling die größte Mühe, es den andern nachzutun, er schämt sich förmlich, daß er noch „keine Flamme“ hat. Sehr häufig tritt auch die erste sexuelle Verführung von weiblicher Seite, namentlich durch Dienstmädchen, ein. Eine ganze Reihe von Urningen erklären auf das allerbestimmteste, daß sie sich genau erinnern, daß die erstmaligen Erregungsversuche vom anderen Geschlecht ausgingen. Aber so wenig ein Heterosexueller durch die ebenfalls nicht seltene erste geschlechtliche Erregung einer männlichen Person homosexuell wird, ebenso wenig wird ein Homosexueller dadurch weibliebend.

Es ist nach alledem zweifellos wohlbegründet, wenn der anonyme Gewährsmann Gustav Jaegers schreibt[27]): „Seit 19 Jahrhunderten sind sogar Vatermord und frechster Raub nicht so verachtet, gehaßt, lange sogar mit Feuertod, dann doch noch mit schwersten Strafen, mit Entehrung, Brotlosmachung, Zerreißung aller Verwandtschaftsbande usw. bedroht wie der Homosexualismus, ja, der bloße Ruf, demselben zuzuneigen. Und siehe da — von antiker Welt gar nicht zu sprechen — bis in das moderne Zeitalter weist die Geschichte uns evident eine Reihe von berühmten Männern nach, welche

[27]) Zitiert nach Jahrb. f. sex. Zwischenst. Jahrg. II, pag. 86 f.

die Welt mit ihren edlen Ideen erfüllten, als Menschen und als Bürger gleich gut waren, wirkten, und sich doch nicht so weit beherrschen konnten, ihre geheime Leidenschaft nicht zu verraten. Fürsten, Mächtige und Reiche, die sich willkürlichst ganze Weiberharems hätten halten oder sich zu willigsten Sklaven von Mätressen hätten machen können, bei freiester Wahl unter allen Schönen der Welt — auch sie ergaben sich dieser sie brandmarkenden Leidenschaft. Kann man sich ein schlagenderes Argument für das Angeborensein denken?"

Einen besonders starken suggestiven Einfluß hat man der Literatur zugeschrieben, und zwar sowohl den wissenschaftlichen als den belletristischen Werken, die sich mit der Frage der Homosexualität beschäftigen. Selbst Autoren wie Schrenck-Notzing[28]) und Cramer[29]) glauben an durch Lektüre bedingte Autosuggestion. Wiederholt habe ich im Gerichtssaal gehört, daß von Staatsanwälten, Richtern und Mitgutachtern die Meinung ausgesprochen wurde, der Angeklagte hätte sich seine Homosexualität vermutlich aus „Krafft-Ebing" „angelesen", als ob es nicht Homosexuelle gegeben hätte, längst ehe von einer wissenschaftlichen Bearbeitung der Frage die Rede war.

Casper[30]) erwähnt den Fall eines Buchhändlergehilfen, der „durch die Lektüre der Alten zur Päderastie gekommen sein will". Ähnliches behaupteten übrigens verschiedene Zeitgenossen von dem Historiker Johannes von Müller, ja selbst von Johann Joachim Winckelmann.

Ich habe einmal, als ein anonymer Autor zur Zeit der großen Sensationsprozesse in der Berliner klinischen Wochenschrift[31]) behauptete, daß „die sexuelle Literatur direkt sexuelle Anomalien erzeugen könne", folgendes erwidert: „Gewiß ist es richtig, daß von der Norm abweichende Personen, die nur eine undeutliche Vorstellung von ihrem Zustande haben, vielfach nach Büchern fahnden, in denen sie Gewißheit und Beruhigung zu finden hoffen, genau so, wie der Nervenkranke nach Schriften über Neurasthenie, der Zuckerkranke nach solchen über Diabetes greift. Es ist auch zuzugeben, daß der sexuell Leidende in vielleicht noch höherem Grade Schriften kauft, als andere, und zwar, weil ihn eine größere natürliche Scheu zurückhält, sich Fachleuten anzuvertrauen, und er — ob mit Recht oder Unrecht, will ich nicht entscheiden — vielfach der Meinung ist, daß die ihm zur Verfügung stehenden Ärzte seiner Familie, seiner Stadt usw. seinen Fall nicht völlig zu beurteilen imstande sind. Erkennen und Entstehen ist nicht dasselbe. So wenig ein unmusikalischer

---

[28]) Dr. A. Freiherr v. Schrenck-Notzing: Die Suggestionstherapie bei krankhaften Erscheinungen des Geschlechtssinnes usw. Stuttgart, 1892. Pag. 195.

[29]) A. Cramer: Die konträre Sexualempfindung in ihren Beziehungen zum § 175 des RStrGB. Berliner klin. Wochenschrift 1897. N. 43. Pag. 964.

[30]) Casper, Handbuch der gerichtlichen Medizin, Berlin 1881, p. 195.

[31]) 1907, No. 50.

Mensch dadurch, daß er Werke über Musik liest, musikalisch wird; so wenig jemand durch Blochs „Ursprung der Syphilis" syphilitisch wird, ebensowenig kann jemand durch Molls „Konträre Sexualempfindung" konträrsexuell werden." Es gibt übrigens eine recht beträchtliche Zahl homosexueller Männer und Frauen — nach meiner Erfahrung sind es mehr als 75 % aller —, die niemals ein Buch über Homosexualität gelesen haben. Es ist auch eine völlig irrige Annahme, daß sich die Schriften von Ulrichs „in den Händen aller Urninge" befinden. Wie wohl wäre Ulrichs gewesen, wenn auch nur der hundertste Teil dieser Behauptung entspräche, dem armen Ulrichs, der sich noch wenige Jahre vor seinem Tode bitter darüber beklagte, daß die Schriften, die er auf eigene Kosten drucken ließ, ihn „an den Bettelstab" gebracht hätten.

Sind die bisher genannten Faktoren solche, die ihre umgestaltende Kraft im wesentlichen erst nach der Reife entfalten, so haben wir nun noch eine Reihe von Umständen zu erörtern, von denen behauptet wurde, daß sie bereits in der Kindheit auf heterosexuell geborene Menschen derart einwirken können, daß die Triebrichtung eine Ablenkung auf das gleiche Geschlecht erfährt. Auch die zuerst von Binet in der Revue philosophique (Paris 1887 No. 8) aufgestellte, später in ähnlicher Weise oft wiederholte These, daß die konträre Sexualempfindung durch „pathologische Assoziationen" in frühester Kindheit, durch einen „choc fortuit", ein psychisches Trauma bedingt sei, ist in Wirklichkeit nur eine bisher durch einwandfreies Tatsachenmaterial nicht erhärtete Hypothese. Wenn es wirklich lediglich darauf ankäme, ob jemand die erste Erektion durch ein Weib oder durch einen Mann gehabt hat, dann müßte die Zahl der Homosexuellen weit größer sein, da nachweislich in den Schulen sehr viele zuerst gleichgeschlechtlich erregt werden. Wie soll aber ein derartiger choc die doch meist im Vordergrunde stehende negative Seite der Erscheinung, die Abneigung gegen das Weib, bei der Urninde die gegen den Mann, erklären und wie vor allem soll er imstande sein, eine solche Umgestaltung der ganzen körperlichen und geistigen Beschaffenheit hervorzurufen, wie sie sich bei den Homosexuellen so häufig findet? Ich erinnere mich der Bemerkung eines Kollegen, dem ich einmal einen Homosexuellen vorstellte, der in jeder Linie seines Gesichts, in der kleinsten Bewegung, in der Stimme und im ganzen Gebaren den geborenen Urning verriet. Der Kollege rief mit feiner Ironie aus: „Wie stark muß bei diesem Manne der choc fortuit gewesen sein!"

Die Ansicht Binets hat besonders bei den Franzosen Anklang gefunden, bei denen ja auch die verwandte Lehre Magnans von den „Obsessions" in psychiatrischen Kreisen große Verbreitung gefunden hat. In der Tat läßt es sich nicht leugnen, daß der auf dasselbe Geschlecht gerichtete Trieb viel Verwandtschaft mit der großen Gruppe von Erscheinungen aufweist, die in der modernen Psychiatrie als Zwangszustände beschrieben sind.

Es kann keinem Zweifel unterliegen, daß dem homosexuellen Drang ein ähnlich obsedierender Charakter innewohnt, wie etwa dem pathologischen Wandertrieb (Dromomanie), der Sammelwut, Pyromanie, Kleptomanie und ähnlichen, abgesehen von der Art des Impulses untereinander, im übrigen sehr verschiedenen Erscheinungen. Es handelt sich im Sinne der bekannten Formulierung Westphals[33]) um ein psychisches Element, das sich bei intakter Intelligenz und Einsicht in den Vordergrund des Bewußtseins drängt, sich trotz Gegenstrebens nicht aus dem Geist des Individuums verscheuchen, läßt und den normalen Ablauf der Vorstellungen durchkreuzt. Lassen wir zunächst einmal die Frage offen, ob und inwieweit die Vornahme der Handlung, in unserm Fall die gleichgeschlechtliche Handlung, zwangsweise bedingt ist (die Stärke des Triebes und die Stärke des Willens sind vor allem dabei in Betracht zu ziehen), so geht ihr doch jedenfalls ein Zwangstrieb voraus, der der normalen Verdrängbarkeit durch Willenseinflüsse ermangelt und seinerseits in Zwangsempfindungen und Zwangsvorstellungen basiert. Auch die von den französischen Autoren, in erster Reihe von Magnan[34]) aufgestellten Kriterien der den Zwangszuständen analogen „Obsessions", zunächst „Impulsion", ein als Zwang empfundener Trieb, dann „Irrésistibilité", die verhältnismäßige Unwiderstehlichkeit, die aber dabei doch vorhandene: „Lucidité", Einsicht, ferner die „Angoisse concommitante", eine von dem Zwang hervorgerufene Spannung und Angst, endlich die „satisfaction consécutive", das Gefühl der Erleichterung und Beruhigung nach „vollbrachter Tat", nach der „Befriedigung" des Triebes, alle diese Symptome treffen auf die Homosexualität an sich zu.

Nun bin ich zwar mit Warda[35]) der Meinung, daß der Ausdruck psychische Zwangszustände — und für das französische „obsessions" (= Besessenheit) gilt das in noch höherem Maße — allmählich zu einem „hindernden Schlagwort" geworden ist; die Bezeichnung „Zwangserscheinung" ist eine viel zu allgemeine, nachdem wir mehr und mehr kennen gelernt haben, daß auch innerhalb der Breite und Gesundheit die Freiheit und Ungezwungenheit unserer Empfindungen, Vorstellungen und Handlungen großen Beschränkungen unterliegt. Das gilt ganz besonders auch von der „Zwangsliebe", gegen deren Aufstellung sich bereits L. Loewenfeld in seinem ausgezeichneten Werk: „Die psychischen Zwangserscheinungen" (Wiesbaden, 1904) wandte.

Laurent hatte in seiner „l'amour morbide" ausgeführt, daß eine Liebesleidenschaft, „welche weder Maß noch Zügel kennt und den Menschen zum Narren mache", als „une véritable obsession" zu erachten sei, die gleich anderen Zwangserscheinungen zu den Syndromen der psychopathischen Entartung (dégénérescence) zähle; er sagt mit Bezug auf Magnans Defination wörtlich: „Ne s'accompagne-t-il pas de cette irrésistibilité caractéristique et en quelque sorte fatale, de cette angoisse concommittante et pénible, de cette con-

[33]) Westphal: Über Zwangsvorstellungen. Berliner klinische Wochenschrift 1877, Nr. 46, nach einem in der Berliner medizinisch-psychologischen Gesellschaft gehaltenen Vortrage.

[34]) Magnan: Psychiatrische Vorlesungen 1884—87, deutsch von Möbius. Leipzig 1892.

[35]) Warda: Über Zwangsvorstellungspsychosen. Monatsschrift für Psychiatrie und Neurologie. Bd. 12, Heft 1, 1902.

science complète de l'état et enfin de cette satisfaction consécutive à l'acte accompli, en un mot de tous les symptômes caractéristiques de l'obsession". Demgegenüber bemerkt nun Löwenfeld ganz mit Recht, daß auch in der normalsten Liebe etwas von einem Zwangszustande stecke, daß die Kriterien der Obsession für sie ebenso zutreffen wie für die krankhafte Liebe, daß jedenfalls die Grenze zwischen pathologischer und physiologischer Liebe vom Standpunkt des Zwangsmäßigen nicht scharf gezogen werden könne. Er zitiert jenen berühmten Vers, welcher das Ungewollte der Liebe so deutlich zur Darstellung bringt, den Vers:

Ich liebe dich, weil ich dich lieben muß,
Ich liebe dich, weil ich nicht anders kann,
Ich liebe dich durch einen Schicksalsschluß,
Ich liebe dich durch einen Zauberbann.

Unter den Bauern herrschte früher vielfach der Aberglaube, daß wer das gleiche Geschlecht liebe, „behext" sei; auch jetzt kommt es noch vor, wie mir aus der Bukowina mitgeteilt wird, daß beispielsweise ein ruthenisches Weib zum Geistlichen geht, mit der Bitte, er möge den Teufel aus ihrem Manne „austreiben", er sei von ihm „besessen", denn er gehe zu Burschen.

Jedenfalls ist mit der einfachen Behauptung, der homosexuelle Trieb gehöre zu den Zwangsvorstellungen oder gar in das Gebiet des impulsiven Irreseins für seine Besonderheit nicht das mindeste erklärt, da er sich hinsichtlich der Zwangsmäßigkeit keineswegs von der auf das andere Geschlecht gerichteten Triebrichtung unterscheidet.

Über die äußeren Anlässe, welche zu „homosexuellen Zwangsvorstellungen" führen, sprechen sich die Vertreter dieser Anschauung verhältnismäßig wenig aus. Immerhin ersieht man gelegentlich, daß auch andere Erlebnisse in Frage kommen sollen als Begegnungen mit einem adäquaten Partner. So berichtet Hammond[36]), daß ein Mann dadurch homosexuell, und zwar Liebhaber der passiven Analimmission wurde, weil er als Kind sah, wie ein Hund sich mit einer Hündin paarte. Er hätte angenommen, daß es sich dabei um Einführung in den After handelte, und hätte, um den Akt nachzuahmen, sich einen Bleistift in den After geführt. Dies sei schmerzvoll, aber auch lustvoll gewesen, und hätte ihn dauernd homosexuell gemacht. Weshalb aber gerade dies eine Kind zum Unterschied von so vielen Tausenden, die demselben „choc fortuit" durch ein Hundepaar ausgesetzt waren, wird nicht gesagt. Die Antwort liegt nahe, weil es von dem Homosexuellen oder seinem Arzt ein Irrtum war, dem Eindruck, den ein zufälliger Vorfall verursachte, eine lebenswendende Bedeutung beizulegen.

Der französischen Auffassung über die Entstehung der Homosexualität steht die Ansicht Freuds[37]) und seiner Schüler insofern nahe, als auch sie okkasionellen Einflüssen — infantilen Sexualerlebnissen — eine sehr hohe ätiologische

---

[36]) Hammond, William, Sexuelle Impotenz beim männlichen und weiblichen Geschlecht. Deutsch von Salinger. Berlin 1892, p. 34 ff.

[37]) Sigm. Freud: Drei Abhandlungen zur Sexualtheorie. Leipzig und Wien 1910.

Bedeutung beimessen. Allerdings wird nach ihrer Auffassung die zwangsmäßige Homosexualität nicht durch den sogenannten „choc fortuit", sondern durch eigentümliche psychische Verarbeitungsvorgänge hervorgerufen, unter denen die Prozesse der „Verdrängung" und „Übertragung" in erster Linie zu nennen sind. Gemeinsam ist der französischen und Wiener Schule auch die Annahme einer endogenen Disposition, der Freud neuerdings sogar eine etwas größere Bedeutung beizulegen scheint.

In den „Drei Abhandlungen" schreibt er:[38])

„Man kann indes den Standpunkt nicht vertreten, als ob mit dem Ansatz der verschiedenen Komponenten in der sexuellen Konstitution die Entscheidung über die Gestaltung des Sexuallebens eindeutig bestimmt wäre. Die Bedingtheit setzt sich vielmehr fort und weitere Möglichkeiten ergeben sich je nach dem Schicksal, welches die aus den einzelnen Quellen stammenden Sexualitätszustände erfahren. Diese weitere Verarbeitung ist offenbar das endgültig Entscheidende, während die der Beschreibung nach gleiche Konstitution zu drei verschiedenen Endausgängen führen kann;" dagegen äußert er sich später in der Anmerkung zu einem Aufsatz „Zur Dynamik der Übertragung",[39]) wie folgt: „Verwahren wir uns an dieser Stelle gegen den mißverständlichen Vorwurf, als hätten wir die Bedeutung der angeborenen (konstitutionellen) Momente geleugnet, weil wir die der infantilen Eindrücke hervorgehoben haben. Ein solcher Vorwurf stammt aus der Enge des Kausalbedürfnisses der Menschen, welches sich im Gegensatz zur gewöhnlichen Gestaltung der Realität mit einem einzigen verursachenden Moment zufrieden geben will. Die Psychoanalyse hat über die akzidentellen Faktoren der Ätiologie viel, über die konstitutionellen wenig geäußert, aber nur darum, weil sie zu den ersteren etwas Neues beibringen konnte, über die letzteren hingegen zunächst nicht mehr wußte, als man sonst weiß. Wir lehnen es ab, einen prinzipiellen Gegensatz zwischen beiden Reihen von ätiologischen Momenten zu statuieren; wir nehmen vielmehr ein regelmäßiges Zusammenwirken beider zur Hervorbringung des beobachteten Effekts an. Δαίμων καὶ Τύχη bestimmen das Schicksal eines Menschen; selten, vielleicht niemals, eine dieser Mächte allein. Die Aufteilung der ätiologischen Wirksamkeit zwischen den beiden wird sich nur individuell und im einzelnen vollziehen lassen. Die Reihe, in welcher sich wechselnde Größen der beiden Faktoren zusammensetzen, wird gewiß auch ihre extremen Fälle haben. Je nach dem Stande unserer Erkenntnis werden wir den Anteil der Konstitution oder des Erlebens im Einzelfalle anders einschätzen, und das Recht behalten, mit der Veränderung unserer Einsichten unser Urteil zu modifizieren. Übrigens könnte man es wagen, die Konstitution selbst aufzufassen als den Niederschlag aus den akzidentellen Einwirkungen auf die unendlich große Reihe der Ahnen."

Es sei dabei hervorgehoben, daß Freud auch bei der Heterosexualität kein Angeborensein eines Triebs oder einer bestimmten Reaktionsfähigkeit, sondern eine erst intra vitam erfolgende Objektwahl durch ausschlaggebende Erlebnisse der frühen Kindheit annimmt. Außer der sexuellen Konstitution sind noch einige andere Momente zu nennen, welche nach Freud die Objektwahl beeinflussen:

---

[38]) p. 81.

[39]) Zentralblatt für Psychoanalyse. II. Jahrg., Heft 4, pag. 167.

die sexuelle Frühreife, von der allerdings schon Loewenfeld mit Recht bemerkt[40]), daß sie sich nach seinen Erfahrungen durchaus nicht konstant bei Homosexuellen findet, und eine erhöhte psychische Haftbarkeit infantiler Sexualerlebnisse, die „bei Neurotikern und Perversen nachweisbar erhöht" sei. Zusammenfassend sagt er: „In die Verursachung teilen sich das Entgegenkommen der Konstitution, die Frühreife, die Eigenschaft der erhöhten Haftbarkeit und die zufällige Anregung des Sexualtriebs durch fremden Einfluß." Sehr geeignet, die Schwierigkeiten der homosexuellen Problemlösung zu vermehren, scheint mir in der Freudschen Lehre der Umstand, daß Freud ähnlich wie Benedict Friedländer den Begriff „Liebe" viel weiter faßt, als wir ihn zu fassen gewohnt sind. Freud selbst sagt in seinem Bostoner Vortrage:

„Ich gebrauchte das Wort in einem viel weiteren Sinne, als Sie gewohnt sind, es zu verstehen. Das gebe ich Ihnen gern zu. Aber es fragt sich, ob nicht vielmehr Sie das Wort in viel zu engem Sinne gebrauchen, wenn Sie es auf das Gebiet der Fortpflanzung einschränken;" hierzu bemerkt Bleuler[41]) mit Recht: „Manche Einwände gegen die Sexualtheorie wären unterblieben, wenn man den Freudschen Begriff des Sexuellen verstanden hätte. Da man aber nur verurteilte und nicht studierte, hat man nicht gemerkt, daß die Freudsche „Libido" ein ungleich weiterer Begriff ist als der gewöhnliche des sexuellen Verlangens. In gewissen Beziehungen gehört all unser Streben, soweit es positiv ist, dazu; trennt der Autor doch seinen Sexualtrieb (beim Säugling) nicht einmal vom Nahrungstrieb."

Am eingehendsten unter den Freudschülern hat sich Joseph Sadger mit der Ätiologie der Homosexualität beschäftigt.[42]) Er hat ihr im Jahre 1909 eine Abhandlung gewidmet, in der er davor warnt, die Homosexualität auf eine einzige Ursache zurückzuführen. Neben der angeborenen Konstitution kämen verschiedenartige Faktoren in Betracht, die in der Kindheit die psychosexuelle Entwicklung beeinflussen. Der Homosexuelle hätte in den ersten Lebensjahren abnorm starke heterosexuelle Neigungen. Unter dem Eindruck von Enttäuschungen, die ihm sein heterosexuelles Ideal raubten, wende er sich dann seinem eigenen Geschlechte zu. Die erste Liebe des Knaben pflege die Mutter zu sein. Später sagt Sadger: „ist's doch ein unsterblicher Wunsch jedes Knaben, die Mutter möge ihn ins sexuelle Leben einführen, am liebsten natürlich an ihrem eigenen Leibe." Wird er von der Mutter enttäuscht, wende er sich dem Vater zu. Damit sei dann der Libido für die Zukunft die bestimmte

[40]) Loewenfeld, L., Homosexualität und Strafgesetz, Wiesbaden 1908, p. 20.

[41]) Jahrbuch für psychoanalytische und psychopathologische Forschungen, herausgegeben von E. Bleuler und S. Freud, II. Band, II. Hälfte, p. 645.

[42]) Sadger, Zur Ätiologie der konträren Sexualempfindung. Medizinische Klinik, 1909, Nr. 2, cfr. Jahrb. f. psychoanalyt. und psychopath. Forschungen, I. Band, II. Hälfte, p. 589. Weitere Arbeiten, in denen Sadger seine Anschauungen über die Homosexualität äußert, sind: Fragment der Psychoanalyse eines Homosexuellen, im Jahrb. f. sex. Zwischenstufen, Jahrg. IX, p. 339—424.

Ist die konträre Sexualempfindung heilbar? Zeitschr. f. Sexualwissenschaft, 1908, p. 712—720, und: Neue Beiträge zur Theorie der Homosexualität, in dem Aufsatz „Ein Fall von multipler Perversion mit hysterischen Absenzen" im Jahrb. f. psychoanalyt. u. psychopath. Forschungen, II. Bd., I. Hälfte, p. 111 ff.

Richtung gegeben. Wichtig scheint aus dem gleichen Aufsatz folgender Satz Sadgers:

„Die Fixierung der männlichen Liebe entstand durch Verdrängung des heterosexuellen Empfindens, wie umgekehrt bei jedem Normalgeschlechtlichen die Unterdrückung des Homosexuellen Voraussetzung ist ... Die letzten entscheidenden Gründe jedoch, warum es zur Verdrängung in der einen oder andern Richtung kommt, sind konstitutionell organischer Art und völliges Rätsel."

In seinen „Neuen Beiträgen zur Theorie der Homosexualität" gelangt Sadger zu dem Ergebnis, daß er durch seine psychoanalytischen Untersuchungen zunächst alles bestätigt gefunden hätte, was er in der früheren Arbeit über die Ätiologie angeführt habe, und fügt dann als neue Erkenntnis nachfolgende Thesen hinzu:

„1. Der Urning leidet an der Abkehr von der Mutter (bezw. ersten Pflegerin), in deren Liebe er sich schwer getäuscht fühlt. Er verdrängt die Mutter, indem er sich mit ihr identifiziert. Eine Reihe typischer Inversionszüge geht auf diese Identifikation zurück, vor allem die harmlosen Liebesäußerungen, sowie das Bestreben, den Geliebten zu belehren und zu unterweisen.

2. Der Weg zur Homosexualität führt über den Narzismus, d. h. die Liebe zu sich selbst, wie man tatsächlich war, oder, idealisiert, gern gewesen wäre.

3. Im Sexualideal des Invertierten finden sich nicht nur Züge früherer weiblicher und männlicher Sexualobjekte, sondern noch vielmehr des eigenen geliebten Ichs.

4. Aufwachsen ausschließlich in weiblicher Umgebung — der Vater kommt hier nicht in Betracht — befördert die Homosexualität beim Manne wie beim Weibe aus Gründen, die noch nicht genügend bekannt sind. Zudem sind Urninge meist einzige Kinder oder einzige Söhne, mit aller Verzärtelung, welche diesen zukommt.

5. Unterstützt wird endlich die Inversion durch den „nachträglichen Gehorsam" gegen die Worte der Mutter, was wieder an die mangelnde sexuelle Aufklärung, ja Abhaltung von allem Geschlechtlichen anknüpft. Ich fand nicht selten, daß die Mutter frühzeitig ihren Kindern — dies scheint für Knaben wie für Mädchen zu gelten — einen selbst ganz harmlosen, doch freundschaftlichen Verkehr mit dem andern Geschlecht als etwas Unrechtes und Anstößiges hinstellte, was in leider nur zu buchstäblichem späteren Gehorsam die Neigung zum eigenen Geschlecht verstärkt."

Gegen diese Sadgerschen Thesen sind zunächst einige tatsächliche Berichtigungen zu erheben. Es ist nicht richtig, daß die Urninge meist einzige Kinder oder einzige Söhne sind.[43]) Unter 500, die daraufhin exploriert wurden, befanden sich nur 67 einzige Kinder, außerdem 54 einzige Söhne.

Es ist auch sehr die Frage, ob eine Verzärtelung urnischer Kinder, selbst wenn sie einzige waren, von den Eltern ausgegangen ist, ob es nicht vielmehr so ist, daß die an und für sich weichere urnische Psyche sich anlehnungs- und hilfsbedürftiger an die Eltern anschmiegte als die robustere und stabilere heterosexueller Kinder, was dann erst die Eltern wiederum zu größerer Zärtlichkeit veranlaßte. Bei homosexuellen Mädchen, die weniger unselbständig sind, kann von solcher ätiologischen „Verzärtelung" vollends nicht die Rede sein. Daß der

[43]) Auch Ernst Neter meint in Heft 25 des Broschürenzyklus „Der Arzt als Erzieher", daß die einzigen Kinder besonders häufig homosexuell wären.

Weg zur Homosexualität über den Narzismus führt, kann höchstens für einen Teil der jungliebenden Homosexuellen zugegeben werden; bei diesen kann man allerdings gelegentlich nachweisen, daß sie im pubischen Alter in ihr Spiegelbild, ihre jugendlichen Photographien verliebt waren, wenn eben der Fall, zu dem sie sich hingezogen fühlten, ungefähr den Typus hatte, den sie selbst in dieser Zeit boten. Bei Homosexuellen, die ältere Personen lieben, ist solche narzistische Periode kaum je auch bei intensivem Befragen festzustellen und kommt sicherlich nicht häufiger vor als bei Heterosexuellen.

Was das von Sadger und anderen Freudschülern hervorgehobene starke Attachement der Homosexuellen an ihre Mutter betrifft, so liegt dieses in der Tat vor, und zwar erstreckt es sich bei fast allen Homosexuellen über die eigene Kindheit hinaus auf die ganze Lebenszeit der Mütter. Wir sahen, daß viele, die ihre Mutter im vorgerückten Alter verloren, sich lange Zeit nicht von diesem Schlage erholen konnten. Es erscheint aber viel naheliegender anzunehmen, daß diese starke Liebe zur Mutter nicht als Ursache der Homosexualität anzusehen ist, sondern als Folge. Abgesehen von seiner feminineren Natur, verweist auch der Mangel eigener Häuslichkeit den Homosexuellen inniger und länger an seine Mutter, besonders wenn diese, was gerade bei homosexuellen Kindern nicht selten, eine stärkere Persönlichkeit ist. Bei Urningen, die eine Ehe eingehen, ist diese Hingabe an die Mutter übrigens nicht so ausgesprochen, vielfach überträgt sich dann dieser nicht erotische, wenn auch äußerlich erotische Liebe leicht vortäuschende Gefühlskomplex auf die Gattin.

Welche Stellung verbleibt in der Freudschen Lehre der konstitutionellen Anlage? Nach Freud und Sadger ist sie doch wesentlich wirksam. Aber in dem von ihnen gegebenen Entwicklungsschema der Homosexualität erscheint sie zunächst überflüssig. Der Ausgangspunkt dieser Entwicklung ist die Fixierung auf das nach Freud primäre heterosexuale Geschlechtsobjekt, für Knaben auf die Mutter. Was von dieser primären Typik der Triebrichtung abweichen läßt, sind exogene Momente, die mit der Konstitution nichts zu tun haben. Sadger zählt eine Reihe dieser Momente auf: „Zufälle", „äußere Umstände", wie er selbst sagt, die nicht in der Persönlichkeit des Subjekts und auch nicht in der des Sexualobjekts liegen. Und die Reaktionsart des werdenden Homosexuellen auf diese exogenen Abläufe ist wieder keine abnorme, konstitutionell vorbedingte, sondern völlig adäquat dem sie erwirkenden äußeren Moment; sie vollzieht sich in den Formen der Freudschen Mechanismen, die jedem, auch dem Heterosexuellen, seine Sexualität bestimmen.

Also die Konstitution, als ererbte Disposition der Triebrichtung, spielt für diese ganze Entwicklung anscheinend keine Rolle. Wenn ihr Freud nun doch einen Platz anweisen will, auf welchem sie mitwirkt, und Sadger ausdrücklich sagt, daß „die letzten entscheidenden Gründe" jedoch, warum es zur Verdrängung in der einen oder anderen Richtung kommt, konstitutionell organischer Art sind, so darf wohl hierin das stillschweigende Zugeständnis gesehen werden, daß die Lückenlosigkeit ihrer Ableitung der Sicherheit ermangelt. Es bleibt eben die Tatsache bestehen, daß sich neben der psychosexuellen Inversion oft gleichzeitig Sexualvarianten sekundärer und tertiärer körperlicher Merkmale finden, die nur konstitutionell und angeboren sein können. Ihr so häufiges Nebeneinander läßt nur den Analogieschluß zu, daß auch die Variation der Triebrichtung endogen bedingt ist. Damit sinkt der Wert aller exogenen Ableitungen der Homosexualität auf ein Minimum.

Wie Freud und Sadger sich die angeborene Konstitution der Homosexualität so recht eigentlich denken, darüber sprechen sie sich nirgends deutlich aus. Immerhin scheinen sie sich etwas Bestimmteres darunter vorzustellen, wie Binet[44]), der die homosexuelle Triebrichtung auf ein accident agissant sur un sujet prédisposé zurückführte und ausdrücklich hervorhebt, daß das „accident" nur die Bedeutung eines beliebigen zufälligen Erlebnisses habe, während unter „prédisposition" eine allgemeine nervöse Hyperästhesie zu verstehen sei.

Dieselbe Vorstellung von der angeborenen Anlage zur Homosexualität findet sich bei zahlreichen Psychiatern; so steht Schäfer[45]) auf dem Standpunkt, daß bei der Homosexualität eine „reizbare Schwäche" des nervösen Zentralorgans vorliege, zu der frühzeitige Eindrücke von Personen desselben Geschlechts hinzugetreten seien. Meynert[46]) erklärt die Homosexualität für etwas zufällig auf dem Boden der Neurasthenie durch Zwangsvorstellungen Gewordenes, und auch Schrenck-Notzing[47]) glaubt, daß außer äußeren Einflüssen insbesondere die neurasthenische Disposition für die Entstehung der Homosexualität von Bedeutung sei.

Erst neuerdings hat Ziehen[48]) in einem beachtenswerten Aufsatz in den Charité-Annalen dies wiederum in der Weise ausgedrückt, daß sexuelle Anomalien stets so entständen, „daß ein ‚determinierendes' Erlebnis die sexuellen Gefühlsbetonungen nicht mit dem normalen Sexualakt verknüpfe, sondern mit irgendeiner anderen Empfindung, Vorstellung oder Handlung. Diese abnorme Assoziation hafte, weil infolge der psychopathischen Konstitution eine Tendenz zur Bildung überwertiger Vorstellungen und Vorstellungsanknüpfungen bestehe."

---

44) Binet, Du fétischisme dans l'amour, Revue philosophique 1887.

45) Dr. Schäfer: Die forensische Bedeutung der in „Vierteljahrsschrift für gerichtliche Medizin usw., dritte Folge, 7. Bd., 2. Heft.

46) Meynert, Klinische Vorlesungen über Psychiatrie usw. 1890, S. 184 ff., zitiert bei Wachenfeld, Homosexualität und Strafgesetz, 1901, p. 70.

47) v. Schrenck-Notzing, Archiv für Kriminalanthropologie Bd. 1 (1898), S. 5 f., zitiert bei Wachenfeld, Homosexualität und Strafgesetz, 1901, p. 70 f.

48) Th. Ziehen, Zur Lehre von den psychopathischen Konstitutionen. In den Charité-Annalen (redigiert von Prof. Dr. Scheibe). XXXIV. (Jubiläums-)Jahrgang. Berlin 1910. S. 272 ff.

In Konsequenz mit dieser Anschauung meint Ziehen, daß es auf den eigentlichen Inhalt einer sexuellen Anomalie gar nicht ankäme, so wenig wie es etwa beim Größenwahn von Bedeutung sei, ob jemand sich einbilde, Gott, König oder Millionär zu sein; das Wesentliche sei bei den Parhedonien nur, daß es sich um Symptome einer psychopathischen Konstitution handle. Er findet deshalb auch die Einteilung der sexuellen Anomalien „nach dem zufälligen Inhalt der Perversität" „naiv", „harmlos" und „oberflächlich". Es ist nicht ohne Interesse, daß sich Moebius einmal desselben Ausdrucks bedient, um gerade die exogenetischen Deutungsversuche zu geißeln; er sagt: „Erklärungen aus dem Milieu beruhen fast stets auf Oberflächlichkeit".

Ich habe diesen Ziehenschen Ausführungen gegenüber in einem Aufsatz im neurologischen Zentralblatt [50]) betont, daß seine Ausstellungen wohl eine Berechtigung haben würden, wenn die Konstitution bei den sexuellen Anomalien tatsächlich nur die von ihm als neuropathische oder psychopathische bezeichnete sein würde. In Wirklichkeit könne aber diese niemals zur Erklärung als ausreichend erachtet werden, vielmehr könne es sich nur um eine zielstrebige individuelle Sexualkonstitution handeln, die auf ein ihrer Eigenart entsprechendes Sexualziel einschnappt. „Das wirklich Entscheidende, ‚Determinierende'," sage ich dort, „ist nicht das auf dem Grunde einer nervösen Konstitution haftende äußere Erlebnis, sondern eine spezifische Konstitution, die sich nur auf Adäquates, Entsprechendes, nicht auf einen beliebigen, zufälligen, gleichgültigen Inhalt einstellt."

Tatsächlich handelt es sich bei der Annahme, daß eine erstmalige und von da ab dauernde sexuelle Exzitation und Attraktion primär durch das reizauslösende Objekt, nicht aber durch die individuelle Beschaffenheit der sexuellen Empfangsorgane im Nervensystem bedingt ist, um eine Theorie, die bisher weder bewiesen ist, noch überhaupt bewiesen werden kann. Denn daß das erstmalige Zusammentreffen des entwickelten Geschlechtssinnes mit dem, was „sein Fall" ist, Lustempfindungen auslösen muß, die, wenn sie stark sind, auch ins Bewußtsein dringen, bedarf als selbstverständlich keiner Erörterung; vergleichen wir aber die Ubiquität geschlechtlicher Reize mit der Rarität der individuellen geschlechtlichen Reaktion, berücksichtigen wir, daß an demselben Objekt, das die einen in Ekstase versetzt, Millionen anderer achtlos und reaktionslos vorübergehen, so liegt es nach allen Gesetzen der Logik klar zutage, daß nur die Beschaffenheit der nervösen Zentralorgane, „die Anlage" es sein kann, welche den Ausschlag gibt. Von dem bestimmten individuellen Gepräge unseres Inneren hängt es ab, was wir als Reiz empfinden, nicht vom Reiz als solchen. Dafür spricht die elementare, zielstrebende

[50]) „Über Horror sexualis partialis (sexuelle Teilaversion, antifetischistische Zwangsvorstellungen, Fetischhaß)." Von Dr. med. Magnus Hirschfeld im „Neurologisches Zentralblatt". 1911. No. 10. Red.: Dr. Kurt Mendel-Leipzig.

Durchschlagskraft, mit der allen Wollen und Wünschen, Einflüssen und Einflüsterungen zum Trotz der Geschlechtstrieb auf sein Objekt lossteuert. Wie viele, die von der Existenz der Homosexualität im allgemeinen und ihrer eigenen keine Ahnung hatten, suchten ohne sich je gleichgeschlechtlich betätigt zu haben, gleich ihren Kameraden heterosexuellen Verkehr auf, bis sie aus dämmerndem Empfinden heraus merkten, „hier ist etwas nicht in Ordnung", um dann früher oder später ihrer Natur und ihres Naturtriebes bewußt zu werden. Und umgekehrt. Wie viele junge Mädchen und Männer betätigten sich in der ersten Äußerung ihrer indifferenten geschlechtlichen Sehnsüchte homosexuell, gingen sogar auf Erziehungsanstalten regelrechte homosexuelle Liebesverhältnisse ein, und sehen wir sie zehn Jahre später, so sind fast alle heterosexuell, nur ein ganz kleiner Bruchteil ist homosexuell, nämlich die, die es a priori, wenn auch unwissentlich, waren.

Geradezu naiv muß einen Kenner sexueller Attraktionsgesetze der Versuch anmuten, die Homosexualität „objektiv" durch die größere Schönheit der Männer und Jünglinge zu erklären; weil ihr schlanker Körper den Anforderungen der Ästhetik mehr entspreche als der der breithüftigen Weiber, meinen die Verfechter dieser Anschauung, empfänden viele homosexuell; nicht selten wird hinzugefügt, daß „bekanntlich auch fast im ganzen Tierreiche das männliche das schönere Geschlecht" sei. Nicht nur Homosexuelle haben ihre Neigung in dieser Weise begründet, sondern auch von Heterosexuellen ist diese Ansicht vertreten worden, so von Driesmanns[51]). Auf die weibliche Homosexualität, die doch unmöglich auf die größere Mannesschönheit zurückgeführt werden kann, wird dabei — wie bei fast allen exogenen Hypothesen — nicht Bezug genommen. Es verdient erwähnt zu werden, daß kein Geringerer als Goethe eine ähnliche Ansicht verfocht. Als in den Gesprächen mit Eckermann eines Tages die Rede „auf die griechische Liebe und Joh. von Müller" kam, entwickelte er, „wie diese Verirrung eigentlich daher komme, daß nach rein ästhetischem Maßstab immerhin der Mann weit schöner, vorzüglicher, vollendeter wie die Frau sei. Ein solches einmal entstandenes Gefühl schwenke dann leicht ins Tierische, grob Materielle hinüber." Er fügt hinzu: „Die Knabenliebe sei so alt wie die Menschheit, und man könne daher sagen, sie liege in der Natur, ob sie gleich gegen die Natur sei." Übrigens hat, während Goethe die homosexuelle Neigung auf die Schönheit des Mannes zurückführt, einer seiner Zeitgenossen, v. Archenholtz[52]) den Abscheu gegen die Homosexuellen durch die Schönheit der Frau erklärt; er bemerkt: „Da das englische Frauenzimmer so schön ist, so übersteigt auch der Abscheu dieser Insulaner gegen die Päderastie alle Grenzen."

---

[51]) Driesmanns, Hch., „Das Geschlechtsempfinden der Griechen" im Magazin für Literatur von Gaulke und Philipps (Berlin) Nr. 51 und 52 vom 22. und 29. Dezember 1900.

[52]) J. W. von Archenholtz, „England und Italien", Leipzig 1787, Bd. II, S. 267. Cf. auch dessen Annalen der britischen Geschichte, Hamburg 1791, Bd. V, S. 352.

NEUNZEHNTES KAPITEL.

Die menschliche Doppelgeschlechtigkeit als Grundlage der männlichen und weiblichen Homosexualität.

(Zwischenstufentheorie.)

Wie aber haben wir uns nun diese spezifische Konstitution der Homosexuellen zu denken, und worauf ist sie zurückzuführen?

War ein Beobachter erst einmal zu der Erkenntnis gelangt, daß die Homosexualität in einer spezifischen Disposition, Konstitution oder Organisation ihren Ursprung hat, so waren für ihn die Richtlinien, auf denen er der charakteristischen Beschaffenheit der eigenartigen Anlage näher kommen konnte, gegeben. In doppelter Hinsicht unterscheiden sich der homosexuelle Mann und die homosexuelle Frau von dem Geschlecht, dem sie nach ihrem Genitalapparat angehören: in der Richtung ihres Geschlechtstriebs, die bei mannliebenden Männern genau so oder ähnlich wie bei mannliebenden Frauen, bei weibliebenden Frauen ähnlich wie bei weibliebenden Männern ist, und zweitens in bezug auf seelische, nicht selten sogar körperliche Eigenschaften, die gleichfalls bei homosexuellen Männern oft weibliche, bei homosexuellen Weibern männliche Einschläge aufweisen. Was lag da wohl näher, als zu folgern, daß sich der Urning an denjenigen Stellen, in denen man den zentralen Sitz dieser Triebe und Eigenschaften zu suchen hat, im Gehirn — funktioneller gesprochen in seiner Seele — von dem vollmännlichen oder vollweiblichen Typus unterscheidet, indem sich bei ihm, ähnlich wie bei Zwittern, dem andern Geschlecht zukömmliche Substrate erhalten haben.

So sehen wir denn, daß man im griechischen Altertum die echte Homosexualität, und zwar die des Mannes sowohl als die des Weibes, fast ganz allgemein als eine androgyne Erscheinung auffaßte, ähnlich wie den von antiken Künstlern so viel dargestellten Hermaphroditen, von dem Christodorus[1]) sagte: „Sieh in dem einen vereint die Reize der beiden Geschlechter". Herodot und Hippokrates sprechen von ihr als der „weiblichen Krankheit" (θήλεια νοῦσος), Parmenides gab in seinem Werk περὶ φύσεως der Meinung Ausdruck, daß gleichgeschlechtlich Liebende entständen, wenn die Samenflüssigkeiten von Vater und Mutter sich bei der Begattung nicht innig genug vermischt hätten; in Platos Gastmahl beruft sich einer der Gäste, Aristophanes, befragt, was er über die Entstehung der Liebe denke, auf den alten Mythus, nach dem es im Anfang drei Geschlechter gegeben habe: Männer, Frauen und Hermaphroditen. Als Zeus sah, daß die Menschen kühner, kräftiger und stolzer wurden, fürchtete er ihren Übermut und, um sie zu schwächen, spaltete er sie in zwei Teile. Diese Teile suchten sich jetzt wiederzufinden, und das nenne man Liebe. Die meisten Menschen suchten das entgegengesetzte Geschlecht: sie seien die Nachkommen der Hermaphroditen; die Nachkommen der urzeitlichen Männer aber fühlten sich nur zu Männern, die der Frauen zu Frauen hingezogen. Noch origineller ist die Fabel, in der Äsop[2]), der zu Solons Zeiten gelebt haben soll, berichtet, worauf die Existenz der Tribaden und ihrer männlichen Gegenstücke, der molles mares, beruhe. Prometheus, der Gott der schaffenden Natur, hätte, als er die Menschen aus Ton formte, die Geschlechtsteile für sich gebildet, um sie den Leibern anzuformen. Als er eines Tages wieder damit beschäftigt war, lud Bacchus ihn zu einem Gelage. Spät und trunken kam er heim und schon halb im Schlaf, griff er fehl und setzte den Weibern die männlichen Glieder („masculina membra feminis"), den Männern die weiblichen an. Diese Beispiele, die sich noch durch Zitate aus Martial, Dio Cassius und vielen anderen vermehren ließen, zeigen die Ansicht der Alten, die, der Natur bescheiden sich fügend, weit davon entfernt, an Willkür und Widernatürlichkeit zu glauben, überzeugt waren, daß nur die Gottheit selbst hier die Hand im Spiele haben könne.

Wie anders die Anschauung des Christentums. Das asketische Prinzip, das schon im normalsexuellen Geschlechtsakt ein notwendiges Übel für den in Sünden geborenen Menschen sah, verfolgte die „Sünde Sodoms" mit Feuer und Schwert. Montesquieu hebt hervor, daß die drei Handlungen, auf welche das Christentum die härteste Strafe — den Feuertod — setzte, sämtlich Phantasiedelikte waren: die Ketzerei, die

---

[1]) Vgl. Palatinische Anthologie Bd. II.

[2]) In den Jamben des Phädrus (Buch IV, Fabel 19) lautet diese äsopische Fabel:

Rogavit alter: „tribades et molles mares
Quae ratio procreasset?" Exposuit Senex:
„Idem Prometheus, auctor vulgi fictilis,
Qui, simul offendit ad fortunam, frangitur,
Naturae partes, veste quas celat pudor,
Quum separatim toto finxisset die,
Aptare mox ut posset corporibus suis:
Ad coenam est invitatus subito a Libero.
Ubi irrigatus multo venas nectare,
Sero domum est reversus titubanti pede.
Tum semisomno corde et errore ebrio
Applicuit viriginale generi masculo
Et masculina membra applicuit feminis."
Ita nunc libido pravo fruitur gaudio.

Hexerei und das Verbrechen „wider die Natur". Zwei dieser angeblichen Verbrechen, denen Hunderttausende zum Opfer fielen, sind als Hirngespinste erkannt; wann endlich wird das dritte folgen? Unter dem Einfluß kirchlicher Verdammung und Verdummung ruhte fast zwei Jahrtausende die wissenschaftliche Betrachtungsweise der Homosexualität, die freilich selbst trotz aller Verfolgungen nie und nirgends erlosch. Sobald man sich aber nach dem reinigenden Ungewitter der französischen Revolution wieder in ernster, unbefangener und eingehender Weise mit der Frage des Uranismus zu beschäftigen begann, kam man bei der Erklärung der Erscheinung rasch wieder auf dieselben Zusammenhänge zurück, die sich schon den Alten aufgedrängt hatten.

Bereits Heinrich Hößli, der ebenso schlichte wie gedankentiefe Putzmacher von Glarus, erkannte die Verbindung homosexuellen Empfindens mit körperlicher Bisexualität. Im II. Bande seines großen, 1838 erschienenen Werkes: „Eros, die Männerliebe der Griechen, ihre Beziehungen zur Geschichte, Erziehung, Literatur und Gesetzgebung aller Zeiten" mit dem Untertitel: „Die Unzuverlässigkeit der äußeren Kennzeichen im Geschlechtsleben des Leibes und der Seele", eines Werkes, welches als erstes unter den neueren das homosexuelle Problem in seiner weit über den Geschlechtsakt hinausgehenden Vielseitigkeit erfaßt hat, heißt es (S. 299): „Die der Männerliebe zugrunde liegende Natur zeigt überall sowohl die weiblichen als die männlichen Hauptzüge und Eigenschaften der Seele und des Gemüts mit allen ihren mannigfachen Kräften und Stimmungen in sich vereinigt."

Sein Nachfolger Ulrichs spricht sich schon in den Briefen an seine Verwandten (1862 geschrieben, 1899 in den Jahrbüchern für sex. Zwischenstufen veröffentlicht) deutlich über dieses Zusammentreffen aus. Im ersten Briefe schreibt er: „Wir enthalten übrigens in mehrfacher Beziehung ein entschieden weibliches Element. Wir sind gar nicht Männer im gewöhnlichen Begriff." Und in dem zweiten Briefe kommen folgende Stellen vor:

„Der Uranier ist eine Spezies von Mannweib." „Uranismus ist eine Spezies von Hermaphroditismus oder eine koordinierte Nebenform von ihm."

Ein anderer Autor, Bernhardi, bezeichnet in einer 1882 zu Berlin erschienenen Arbeit: „Der Uranismus" die Urninge kurzweg als eine „Mißgeburt weiblichen Geschlechts" und dementsprechend die homosexuellen Frauen als „Mißgeburten männlichen Geschlechts".

Am weitesten geht aber in dieser Richtung ein Schriftsteller namens H. Marx. Ich will aus seiner Broschüre (1875 in Leipzig erschienen), welche den Titel führt: „Urningsliebe. Die sittliche Hebung des Urningtums und die Streichung des § 175 des deutschen Strafgesetzbuchs. Ein Wort an das deutsche Volk, die Männer der Wissenschaft und die Mitglieder des deutschen Reichstags", einige Stellen anführen, die, so sonderbar sie manchem vorkommen werden, doch vollkommen ernst gemeint sind und in ihrer wohl der eigenen Individualität entspringenden Konsequenz recht beachtenswert sind. Es heißt da S. 8: „Hat sich einmal die Wahrheit überall Bahn gebrochen, daß ein Urning kein Mann ist, sondern zum weiblichen Geschlecht gerechnet werden muß, so verschwinden von selber die Vorurteile gegen urnische Liebe." Und weiter: „Der Urning kann nichts dafür, daß der Schöpfer ihn mit einem seinen Leib schändenden Organ geschaffen hat, das für den Urning gänzlich unbrauchbar ist. Wollte ein Urning einen solchen ihn schändenden Körperteil gebrauchen, um als Mann mit dem Weibe Liebe zu genießen, so wäre er einfach ein Mann und dazu ein verkommenes, naturwidriges Geschöpf."

Einige Forscher haben versucht, verwandten Anschauungen ein anatomisch-physiologisches Gewand zu geben. So meinte Gley („Revue philosophique, Januar 1884), „die Konträrsexuellen hätten ein weibliches Gehirn bei männlichen Geschlechtsdrüsen, das kranke Gehirn bestimme bei ihnen das Geschlechtsleben, während unter normalen Verhältnissen die Geschlechtsdrüsen das Geschlechtsleben bestimmten; ähnlich spricht auch Magnan (in den „Annales méd. psychol." 1885, S. 458) vom Gehirn eines Weibes im männlichen Körper. Der Amerikaner Kiernan geht bei seiner Erklärung (im „Medical Standard", November 1888) ebenfalls davon aus, „that a femininely functionating brain can occupy a male body and vice versa" und meint, daß die Homosexualität ein bei belasteten Individuen vorkommender Rückschlag in die hermaphroditischen Formen der niederen Tiere sei, zusammenhängend mit „the original bisexuality of the ancestors of the race, shown in the rudimentary female organs of the male".

Alle diese Anschauungen entsprechen im wesentlichen dem, was Ulrichs (1868) in dem lapidaren Satz, mit dem er das zweitausendjährige Rätsel der Homosexualität gelöst zu haben glaubte, zusammenfaßte: anima muliebris virili corpore inclusa. Ulrichs legte auf diese seine Erklärung der Homosexualität einen hohen Wert, unsers Erachtens einen fast zu hohen, wenn man berücksichtigt, daß es sich im wesentlichen nur um eine prägnante Fassung einer Beobachtung handelt, die sich bisher keinem wirklichen Kenner der Homosexuellen hat entziehen können. Er schreibt in „Memnon" (neue Ausgabe p. 15 und 16):

„Der Satz „anima muliebris virili corpore inclusa" wird stehen, einer aufgerichteten Säule gleich, und der Zahn der Zeit wird ihn nicht zerfressen. Seine Konsequenzen für das Sittengesetz werden zu den höchsten Problemen der Weisheit gehören, wenn man längst wird vergessen haben, welch eines Ringens es bedurfte, die Natur zu befreien aus den Händen ihrer Peiniger, und man kaum noch der Völker und Städte bemitleidend gedenken wird, welche einst ihre Verfolgung zum Gesetz erhoben."

Der Gedanke, daß die Abweichung des Geschlechtstriebes vom Geschlechtsapparat mit der ontogenetischen Bisexualität des Embryo in Verbindung stehe, konnte naturgemäß erst auftauchen, als durch die embryologische Wissenschaft in der Mitte des 19. Jahrhunderts festgestellt war, daß sich die Eingeschlechtigkeit der Frucht aus einer ursprünglichen Doppelgeschlechtigkeit entwickelt.

Chevalier, welcher sich in seinem Buche „Inversion sexuelle" (Paris 1893) gegen Binets Theorie der Entstehung der Homosexualität durch assoziative Verknüpfungen wendet, weist dabei als einer der ersten auf die Bisexualität des menschlichen Fötus hin und gibt der Vermutung Ausdruck, daß sich unter gewissen Umständen Spuren der unterdrückten Sexualität erhalten könnten, während bei normaler Evolution „im Kampf der männlichen und weiblichen Streitkräfte" ein Geschlecht den Sieg erringe.

Unabhängig von dem französischen Forscher hatte ich 1896 (unter dem Pseudonym Ramien) eine Broschüre veröffentlich mit dem

Titel: „Sappho und Sokrates. Wie erklärt sich die Liebe der Männer und Frauen zu Personen des eigenen Geschlechts“ (2. Aufl., Leipzig 1902), in der ich auf Grund entwicklungsgeschichtlicher Deduktionen zunächst theoretisch folgende sechs Möglichkeiten der Entwicklung des Geschlechtstriebs konstruierte:

I. Es entwickeln sich männliche Geschlechtsorgane. Der auf den Mann gerichtete Instinkt verkümmert. Mit dem Schwunde der weiblichen Genitalanlage erstarkt der Drang zum Weibe: weibliebende Männer. II. Die weiblichen Fortpflanzungsorgane bilden sich unter Rückbildung der für Frauen fühlenden Nervenzentren. Andererseits tritt unter Verkümmerung der männlichen Geschlechtsorgane der Trieb zum Manne hervor: mannliebende Frauen. III. Die peripheren Geschlechtsorgane entwickeln sich in männlicher Richtung. Dagegen fällt die Differenzierung der nervösen Zentren unvollkommen aus. Männer mit Neigung zu beiden Geschlechtern: männliche Bisexuelle. IV. Die Geschlechtsdrüsen formen sich weiblich. Die Triebzentren bleiben auf mehr oder weniger hermaphroditischer Stufe stehen. Frauen mit Neigung zu beiden Geschlechtern: weibliche Bisexuelle. V. Trotz männlicher Genitalien gehen die Neigungsfasern zum Manne nicht zurück. Hingegen verkümmert mit dem Verschwinden der weiblichen Geschlechtscharaktere der Trieb zum Weibe: mannliebende Männer, Urninge. VI. Es bilden sich weibliche Sexualorgane und auf das Weib gerichtete Zentralstellen, während mit dem Rückgang der männlichen Außenteile der Trieb zum Manne verschwindet: weibliebende Frauen, Urninden.

Diese sechs Entstehungsmöglichkeiten lassen sich in drei Gruppen zusammenfassen. A. Mit der Bildung des einen Geschlechts entwickelt sich der Trieb zum anderen: Heterosexualität. B. Die Differenzierung der Geschlechtsneigungen fällt unvollkommen aus: Bisexualität. C. Mit der Bildung des einen Geschlechts geht der Trieb zum anderen verloren: Homosexualität.

Ich setzte dann auseinander, daß dieses theoretisch konstruierbare Entwicklungsschema in einer ausgedehnten Empirie seine Bestätigung gefunden hätte.

Fast gleichzeitig mit meiner Schrift erschien eine neue Auflage von Krafft-Ebings „Psychopathia sexualis“, in welcher dieser, um die Klärung der sexuellen Probleme so ungemein verdiente Naturforscher ebenfalls eine entwicklungsgeschichtliche Theorie aufstellte, welche in folgenden Sätzen gipfelte: „Die konträre Sexualempfindung ist Verletzung des empirischen Gesetzes der den Geschlechtsdrüsen gleichartigen Entwicklung des zerebralen Zentrums (Homosexualität), eventuell auch desjenigen der monosexualen Artung des Individuums (psychische „Hermaphrodisie“). Im ersten Falle ist das dem durch die Geschlechtsdrüse repräsentierten Geschlecht gegensätzliche Zentrum, welches in paradoxer Weise den Sieg über das zur Herrschaft prädestinierte davonträgt, jedoch bleibt wenigstens das Gesetz monosexualer Entwicklung gewahrt. Im zweiten Falle bleibt der Sieg keinem der beiden Zentren, jedoch eine Andeutung monosexualer Entwicklungstendenz bleibt immerhin insofern, als eines dominiert, und zwar regelmäßig das konträre. Es ist dies um so sonderbarer, als demselben keine entsprechenden Geschlechtsdrüsen, überhaupt kein peripherer Sexualapparat zur Stütze dienen, ein weiterer Beweis dafür, daß das zerebrale Zentrum autonom, in seiner Entwicklung von den Geschlechtsdrüsen unabhängig ist.“

Weder Krafft-Ebing noch ich wußten, daß auch Ulrichs bereits mit ziemlicher Ausführlichkeit dieselbe Hypothese ausgesprochen hatte. Sie findet sich in dem vierten Briefe an seine Verwandten vom 23. Dezember 1862 (also 30 Jahre vor Chevalier), den ich zwei Jahre nach Erscheinen meines Schemas von Ulrichs' Schwester erhielt. Die namentlich in ihrem Schluß sehr denkwürdige Stelle lautet:

„Am männlichen Embryo, namentlich an dem der ersten Monate, sind die Geschlechtsorgane von denen des weiblichen Embryo fast gar nicht zu unterscheiden. Membrum virile und Klitoris unterscheiden sich dann noch gar nicht oder fast gar nicht voneinander. Brustwarzen und Brustdrüsen unterscheiden sich beim männlichen und beim weiblichen Embryo geradezu gar nicht voneinander. Hiernach nimmt man an, daß:

a) in jedem Embryo ein doppelter geschlechtlicher Keim vorhanden sei, ein Keim der Virilität und neben ihm ein Keim der Muliebrität, daß sich aber b) nur der eine Keim entwickle, während der andere nicht zur Entwicklung gelange.

Die Annahme dieses Satzes wird um so wahrscheinlicher, wenn wir uns in der Schöpfung sonst umschauen. Hier finden wir, daß bei der weitaus überwiegenden Mehrzahl der Pflanzengattungen in jedem einzelnen Pflanzenindividuum männliches und weibliches Element nebeneinander nicht nur im Keim vorhanden ist, sondern daß es nebeneinander auch zur vollständigen Entwicklung kommt. Dasselbe finden wir auch im Tierreich, z. B. bei den Schnecken. Jede einzelne Schnecke trägt den geschlechtlichen Dualismus nicht nur im Keim in sich, sondern in einer jeden gelangt auch die Virilität und zugleich auch die Muliebrität zur vollständigen Entwicklung, so daß zwei Schnecken sich gegenseitig begatten und gegenseitig befruchten. Daß aber der Satz b nur die Regel sei, daß hiervon vielmehr auch Ausnahmen vorkommen, beweisen eben die Zwitter, bei denen stückweise beide Keime nebeneinander körperlich zu einer gewissen Entwicklung gelangen. Warum sollte es nun undenkbar sein, daß in einzelnen Individuen die Natur in ihrer Mannigfaltigkeit noch anders zu Werke gehe, daß sie körperlich den männlichen Keim und nicht den weiblichen Keim zur Entwicklung gelangen lasse, geistig dagegen umgekehrt den männlichen Keim nicht zur Entwicklung gelangen lasse, geistig vielmehr den weiblichen Keim in allen seinen Richtungen zur Entwicklung gelangen lasse? Daß sie also in Weichheit des Charakters, in Neigungen zur Beschäftigung usw., in Manieren und vor allem in der Richtung des geschlechtlichen Liebestriebes zu Männern, den Keim der Muliebrität zur Entwicklung gelangen lasse? d. i. daß sie Uranier schaffe? Die Tatsache würde also lediglich diese sein — eine Tatsache, welche meines Erachtens keineswegs so gar absonderlich sein würde:

„Der geschlechtliche Dualismus, welcher ausnahmslos in jedem menschlichen Individuum im Keim vorhanden ist, kommt in Zwittern und Uraniern nur in höherem Grade zum Ausdruck, als im gewöhnlichen Manne und im gewöhnlichen Weibe. Im Uranier kommt er ferner nur in einer anderen Weise zum Ausdruck, als im Zwitter."

Die Erkenntnis des hermaphroditischen Charakters der Homosexualität fügt diese als ein Glied in eine Reihe verwandter Naturerscheinungen, dessen Mangel einen Ausfall in einer lückenlosen Linie bedeuten würde. Es wäre sehr merkwürdig, wenn von den fließenden Übergängen, die sich an jedem Organ, an jeder Funktion von einem zum anderen Geschlechte führend nachweisen lassen, der Geschlechtstrieb ausgenommen wäre.

Wenn sämtliche männliche Eigenschaften gelegentlich vereinzelt oder in größerer Anzahl bei einem Weibe und umgekehrt sämtliche weiblichen beim Manne auftreten können, woran auch nicht der mindeste Zweifel bestehen kann, so würde es etwas ganz Außerordentliches sein, wenn der Geschlechtstrieb hier die einzige Ausnahme bilden sollte.

Das Nichtvorhandensein der Homosexualität wäre demnach ein größeres Rätsel als ihre Existenz, die vielen befremdlicher und naturwidriger erscheint als etwa das gelegentliche Vorkommen eines Bartes beim Weibe oder milchgebender Brüste beim Manne. Wie man nach den Atomgewichten die im periodischen System der Elemente noch fehlenden Stoffe vorausberechnen konnte, ehe man sie fand, wie man aus den Abständen der Planeten die Stelle und die Umlaufsbahn des Neptun beschrieb, ehe man ihn entdeckte, wie man die Zwischenstufen zwischen den Vögeln und Reptilien schilderte, ehe man im Solenhofer Kalkschiefer auf den Archaeopteryx stieß, so hätte ein nachdenklicher Gelehrter die Homosexuellen nachweisen können, ehe er sie von Angesicht zu Angesicht sah.

Mit Recht sagt Dr. Kötscher-Hubertusburg[2]): „Unsere ganze Phylo- und Ontogenie und die Beobachtung der Vererbung muß uns dazu führen, zu gestehen, daß es kein absolutes Weibtier und kein absolutes Manntier gibt, sondern daß in jedem Individuum eine Mischung von beiden zum Tier der betreffenden Art, bei uns zum Menschen, statthat."

Da die „Zwischenstufentheorie"[3]), um die es sich hier handelt, noch vielfach großem Unverständnis und irrtümlichen Auffassungen begegnet, will ich versuchen, sie auch hier noch einmal möglichst klar darzulegen. Zunächst ist zu betonen, daß es sich dabei in erster Linie nur um ein Einteilungsprinzip handelt. Wir verstehen unter sexuellen Zwischenstufen Männer mit weiblichen und Frauen mit männlichen Einschlägen.

Die Voraussetzung dieses Einteilungsprinzips ist demnach eine genaue Erklärung dessen, was männlich und was weiblich ist, und hierin liegt die Hauptschwierigkeit, zumal es neben rein männlichen und weiblichen Eigenschaften auch solche gibt, die weder männlich noch weiblich oder richtiger ausgedrückt, sowohl männlich als weiblich sind. Daß diese gemeinsamen Eigenschaften aber keine völlige Gleichheit der Geschlechter bedingen, steht außer Frage; die Geschlechter mögen gleichwertig und gleichberechtigt sein, gleichartig sind sie nicht. Was aber ist weiblich, was männlich? Weiblich ist zunächst die weibliche Keimzelle, das Ei, sodann die Drüse, in welcher das Ei bereitet wird, der Eierstock, ferner die sich anschließenden Wege und Werkzeuge, in denen die Eizelle aufbewahrt, befruchtet und bebrütet wird, oder durch die sie, falls keine Verbindung mit einer männlichen Keimzelle stattgefunden hat, periodisch wieder ausgeschieden wird; diese Organe sind: Eileiter, Ge-

[2]) Das Erwachen des Geschlechtsbewußtseins und seine Anomalien. Wiesbaden 1907.

[3]) Die Zwischenstufentheorie wurde u. a. von mir behandelt in den Jahrbüchern für sexuelle Zwischenstufen, Sappho und Sokrates, Geschlechtsübergänge, Der Urnische Mensch, Die Transvestiten.

bärmutter, Scheide und Scham. Dem Bau und der Aufgabe dieser Gebilde entsprechend ist das weibliche Becken, in dem diese Teile größtenteils gelagert sind, vom männlichen Becken abweichend in Größe und Form. Dadurch ist die Hüftgegend stärker und die Stellung der vom Becken abgehenden Beine ein wenig anders wie beim Manne. Alle diese Organe befinden sich ungefähr bis zum 14. Lebensjahr, dem Zeitpunkt der Reife des Eies, in einem gewissen Ruhezustand. In diesem Alter aber treten zwei weitere weibliche Eigentümlichkeiten auf, die mit der von nun ab möglichen Ernährung der Frucht in engstem Zusammenhange stehen: die Menstruation — durch die zugleich mit dem unbefruchteten Ei ein fürsorglich bereitetes Schleimhautnest abgestoßen wird — sowie das Wachstum der Brustdrüse. Diese bewirkt, daß jetzt auch der Oberkörper der Frau voller wird, so daß die ganze Figur durch die größere Fülle des oberen und unteren Rumpfabschnittes, die durch die schmalere „Taille" voneinander getrennt sind, ein von der Mannesgestalt erheblich abweichendes Aussehen erhält.

Die stärkeren Hervorwölbungen der Brüste und Hüften gehen in sanften Linien in die benachbarten Körperpartien über; diese Abrundung geschieht durch reichlichere Ablagerung von Fettgewebe. Die sich darüber spannende Haut ist zarter, feiner und glatter als die männliche. Auch ihre Anhangsgebilde, vor allem die Haare, sind dünner, kürzer und weicher, nur das Kopfhaar ist wesentlich länger, während die Körperbehaarung nur schwach ist und die Pubes eine charakteristische, dem Mons veneris entsprechende ▽-Bildung zeigen.

In Übereinstimmung mit ihrem Körperbau, der der Empfängnis, der Aufbewahrung und Ernährung des Kindes so vortrefflich angepaßt ist, erscheint auch im Geschlechtsleben die Frau der empfangende, aufnehmende und mehr passive Teil, welcher dem Manne als dem zeugenden, inkumbierenden und mehr aktiven Partner entgegenstrebt. Seine Aufmerksamkeit und Neigung sucht sie durch stärkere Hervorhebung und Erhöhung ihrer Reize zu gewinnen. Der Aufziehung und Erziehung der Kinder widmet die Frau sich auch über Schwangerschaft, Geburt und Laktation hinaus in höherem Grade als der Mann; daher fällt auch die stillere, häusliche Tätigkeit in der Familie, die Bewirtschaftung des „Nestes", mehr in ihr Bereich. Aber nicht nur im Liebesleben, auch im sonstigen Geistesleben ist die Frau empfänglicher, empfindsamer, gemütvoller, unmittelbarer als der Mann, während ihr die streng abstrakte, schürfend-grübelnde oder auch rein schöpferisch tätige Seite der menschlichen Psyche weniger liegt. Doch genügt ihre Produktionsfähigkeit vollkommen für die verhältnismäßig einfachen, leicht erlernbaren Obliegenheiten fast aller gegenwärtigen Berufe, einschließlich derjenigen, die man gewöhnlich als männliche bezeichnet. Dagegen steht der Beweis noch aus, ob ihre Begabung für die Höchstleistungen der Kultur, in Technik, Kunst und Wissenschaft, ausreicht. Wenn manche Vertreterinnen der Frauenbewegung, wie schon in früheren Zeiten, so in der Gegenwart behaupten, der Mangel an genialischen Leistungen und epochalen Schöpfungen käme daher, weil den Frauen zu ungestörter Entfaltung ihrer Entwicklungsmöglichkeiten bisher keine Gelegenheit gegeben sei, so bin ich mit Wilhelm Ostwald[4]) und anderen der Meinung, daß „die systematische Unterdrückung von seiten der Männer" hier weniger in Betracht kommt, als die natürliche Beschaffenheit der Frauen an und für sich. Immerhin ist zuzugeben, daß wir das Maß geistiger Leistungsfähigkeit beim Weibe nach Quantität und Qualität exakt abzuschätzen bisher noch nicht recht in der Lage sind, daß es sicherlich durch Übung noch wesentlich gehoben werden kann, und

---

[4]) Ostwald vertritt diese Anschauung in seinem Werk: „Große Männer".

daß es unrichtig ist, wenn Weininger und andere „Antifeministen" sich dahin äußern, „daß niemals ein wirkliches Weib die Forderung der Frauenemanzipation erhebe, sondern daß dies durchweg nur männlichere Frauen tun, die ihre eigene Natur mißdeuten, und die Motive ihres Handelns nicht einsehen, wenn sie im Namen des Weibes zu sprechen glauben". (Weininger: Geschlecht und Charakter. Seite 89.)

Gehen wir nun zu der Begriffsbestimmung des Wortes „männlich" über. Männlich sind zuvörderst die männlichen Keimzellen, der Samen, sowie die Drüsen, welche den Samen bereiten, die Testes (Hoden), ferner die von diesen ausgehenden Gänge und Kanäle, deren Wandungen eine Zwischenflüssigkeit absondern, durch welche die Samenzellen nach außen geleitet werden: die Ductus ejaculatorii mit ihren Ausbuchtungen und Anhängen, wie den Samenampullen und der Vorsteherdrüse (Prostata); männlich sind die zum größten Teil außerhalb des Beckens gelegenen Umhüllungen dieser Gänge: das Skrotum und das Membrum virile. Auch beim Manne treten wie bei der Frau mit dem Reifen der Keimzellen weitere Geschlechtseigentümlichkeiten auf; sie stehen aber nicht in so naher Beziehung mit der Fortpflanzung wie die Menstruation und die Brustdrüsen, sind vielmehr Veränderungen und Verstärkungen allgemeiner Körpereigenschaften; so wird die Stimme tiefer und die Haut rauher, indem einerseits die Stimmbänder länger und breiter werden, wobei sie den Kehlkopf nach außen vordrängen („Adamsapfel"), anderseits sich die Haut behaart, besonders reichlich im Gesicht und auf der Brust; auch die Pubes zeigen eine von der weiblichen abweichende, mehr rautenförmig ◇ nach dem Nabel zu sich verlängernde Bildung. Da die Fettpolsterung in der Brust- und Hüftpartie in Wegfall kommt, überhaupt die allgemeine Fettablagerung wohl auch infolge der größeren Aktivität eine geringere ist, erscheinen die männlichen Körperlinien nicht so weich und rund wie bei der Frau, vielmehr treten die ohnehin stärkeren Knochen und Muskeln merklicher hervor. Ein sehr bedeutsamer Unterschied ist ferner, daß die Ausstoßung der Keimzellen nicht wie bei der Frau periodisch und unwillkürlich erfolgt, sondern unregelmäßiger, bewußter und reichlicher vor sich geht. Im Geschlechtsleben ist der Mann mehr der aggressive, aufsuchende, abgebende Teil. Der erste Verkehr bewirkt bei ihm keine der weiblichen Defloration entsprechende Veränderung. Der ganzen Sexualsphäre somit unabhängiger gegenüberstehend ist ihm von Natur mehr Spielraum gegeben, die sonstigen Körper- und Geisteskräfte zu entwickeln, und erscheint er daher als der unternehmendere differenziertere Mensch, während ihm auch geistig das Anmutige und Schmiegsame des Weibes mehr mangelt.

Mit diesen Unterschieden, die allerdings die hauptsächlichsten sind, ist die Besonderheit männlicher und weiblicher Eigenart noch nicht völlig erschöpft. Würden wir jeden einzelnen Teil des menschlichen Körpers in Bau und Aufgabe durchgehen, so würde sich überall eine wenn auch noch so geringe Verschiedenheit in der durchschnittlichen Beschaffenheit der Geschlechter nachweisen lassen, die freilich in allen Fällen nur auf ein kleines Plus oder Minus hinausläuft. So beträgt — um ein beliebiges Beispiel herauszugreifen — die mittlere Größe des Mannes (in Deutschland) 167, die des Weibes 156 cm. Der Mann hat durchschnittlich (nach Bischoff) 41,8 % Muskelgewebe und 18,2 % Fettgewebe, die Frau dagegen nur 35,8 % Muskel-, dafür aber 28,2 % Fettgewebe. Die Kraft der Frauenhand erweist sich mit dem Dynamometer gemessen etwa ein Drittel kleiner als die des Mannes; er kann etwa das Doppelte seines Gewichtes tragen, die Frau ungefähr die Hälfte des ihrigen. Im Blute finden wir beim Manne auf 1 Gramm 5 Millionen, bei der Frau 4—4½ Millionen roter Blutkörperchen, der Gehalt an Blutfarbstoff beträgt beim

Manne 14,5 %, bei der Frau 13,2 %, das männliche Herz schlägt durchschnittlich 72 mal, das weibliche 80 mal in der Minute. Es würde zu weit führen, und auch hier für den Zweck unserer Darlegung ohne Bedeutung sein, wollten wir hier jedes Stück des Körpers für sich besprechen. Wenn ich bereits vor Jahren in meinem Buche „Geschlechtsübergänge" den hypothetischen Schluß zog, daß sich der geschlechtliche Durchschnittscharakter höchst wahrscheinlich bis auf jede einzelne Körperzelle als die Bausteine des ganzen Organismus erstrecken würde, so haben die scharfsinnigen Forschungen, welche in neuerer Zeit Wilson, Rabe, Boveri, van Beneden und andere über die Individualität der Zelle angestellt haben, diese Annahme bestätigt. Diese Forscher nehmen auf Grund ihrer mit den feinsten Beobachtungsmitteln angestellten mikroskopischen Studien an, daß es Spermien (Samenzellen) von männlichem und weiblichem Charakter gibt und höchstwahrscheinlich auch männliche und weibliche Eizellen, vielleicht sogar, wenn wir Halban folgen, hermaphroditische Keimzellen. Die Geschlechter unterscheiden sich in den Eizellen morphologisch voneinander durch eine verschiedene Zahl der Chromosomenkörperchen. Dieser Chromosomenbestand ist auch bei der befruchteten Eizelle, aus der ein Weibchen wird, ein anderer wie bei der, aus welcher sich ein Männchen entwickelt. Dementsprechend findet sich auch bei den Tochterzellen, welche durch unaufhörliche Zweiteilung der Chromosomen aus der einen Ur- oder Mutterzelle hervorgehen, um schließlich den ganzen Organismus als höhere Einheit aufzubauen, je nach ihrer Geschlechtszugehörigkeit ein verschieden starker Chromatingehalt.

Wir können das Bisherige nunmehr dahin zusammenfassen, daß wir die Unterschiede der Geschlechter in vier deutlich voneinander abgrenzbare Gruppen teilen; sie betreffen wie wir sahen:

I. die Geschlechtsorgane,
II. die sonstigen körperlichen Eigenschaften,
III. den Geschlechtstrieb,
IV. die sonstigen seelischen Eigenschaften.

Ein vollkommen weibliches, „absolutes" Weib wäre demnach ein solches, das nicht nur Eizellen produziert, sondern auch in jeder anderen Beziehung dem weiblichen Typus entspräche, ein „absoluter" Mann ein solcher, der Samenzellen bildet, zugleich aber auch in allen übrigen Stücken den männlichen Durchschnittstypus aufweist. Derartig absolute Vertreter ihres Geschlechts sind konstruierte Abstraktionen, in Wirklichkeit sind sie in so extremer Zusammensetzung bisher nicht beobachtet worden, vielmehr hat man bei jedem Manne wenn auch noch so geringfügige Anzeichen seiner Abstammung vom Weibe, bei jedem Weibe entsprechende Reste männlicher Herkunft nachweisen können. Nehmen wir jedoch selbst an, daß Menschen existierten, die, um es zahlenmäßig auszudrücken, zu 100 Prozent männlich wären, oder einen ebenso hohen weiblichen Gehalt besäßen, so steht es doch außer Frage, und auch hier befinden wir uns immer noch auf dem Gebiete einfacher Erfahrungstatsachen, daß sehr vielfach Personen vorkommen, die, trotzdem sie Eizellen tragen, Eigenschaften aufweisen, die im allgemeinen dem männlichen Geschlecht zukömmlich sind, und daß es anderseits Menschen gibt, die Samenzellen absondern, gleichwohl aber weibliche Eigentümlichkeiten erkennen lassen. Da wir im Sprachgebrauch gewöhnlich die Besitzer von Eizellen kurz als Frauen, die Träger von Samenzellen einfach als Männer bezeichnen, gibt es also Frauen mit männlichen, Männer mit weiblichen Einschlägen, und diese Mischformen sind es eben, die unter den Ausdruck „sexuelle Zwischenstufen" gefaßt werden.

Wir können sie, wie die Geschlechtsunterschiede selbst, am übersichtlichsten nach den vier angeführten Gesichtspunkten ordnen. In die erste Gruppe der Zwischenstufen gehören demnach solche, die auf dem Gebiet der Geschlechtsorgane liegen, die Zwitterbildungen im engeren Sinne, sowie die „Scheinzwitter", Männer, die durch weibliche Spaltbildungen an den Genitalien, Frauen, die durch ein gesteigertes Wachstum dieser Organe schon oft genug bei der Geburt zu Irrtümern in der Geschlechtsbestimmung Anlaß gaben. Franz von Neugebauer hat in seinem klassischen Handbuch[5]) über den „Hermaphroditismus beim Menschen" die hier vorkommenden Abstufungen und Kombinationen mit vorbildlichem Fleiß und größtem Verständnis gesammelt und von den verschiedensten Gesichtspunkten aus kritisch gesichtet.

Die zweite Rubrik der sexuellen Zwischenstufen bezieht sich auf körperliche Eigenschaften außerhalb der Geschlechtsorgane.

Hier finden wir Männer mit weiblichem Brustdrüsengewebe (Gynäkomasten), sowie Frauen ohne solches (Andromastie); Frauen mit männlicher Behaarung, etwa männlichem Bart oder männlichen Pubes (feminae barbatae, Androtrichie) und Männer mit weiblichem Haartypus wie weiblichen Pubes, Bartlosigkeit usw., Frauen mit männlichem Kehlkopf (Androglottie) und Männer mit weiblich geformten Stimmbändern und weiblicher Stimmbildung (Gynoglottie), Männer mit weiblichem Becken (Gynosphysie) und Frauen mit Männerbecken[6]) (Androsphysie),

---

[5]) Hofrat Dr. Franz Ludwig von Neugebauer, Direktor der gynäkologischen Abteilung des evangelischen Hospitals zu Warschau: Hermaphroditismus beim Menschen. Leipzig 1908.

[6]) Der Berliner Anatom Waldeyer (vgl. „Das Becken, topographisch-anatomisch usw. Teil II. Bonn 1899. S. 393) sagt bezüglich dieses Organs, bei dem man a priori doch gewiß eine strenge geschlechtliche Differenzierung voraussetzen sollte: „Wir finden auch Weiberbecken vom Habitus der Männerbecken. Die Knochen sind massiver, die Darmbeine stehen steil, die Schambogen

Männer mit weiblichem Knochen- und Muskelbau und Frauen mit männlichem Skelett und männlicher Muskulatur, von männlicher Größe und Figur; Männer mit weiblichen, Frauen mit männlichen Bewegungen, Männer mit dem zarten Teint der Frau, und Frauen mit der derben Haut des Mannes, kurzum, welchen Teil des Körpers wir auch herausgreifen mögen, stets werden wir in nicht zu seltenen Fällen männliche Durchschnittsformen bei Frauen, weibliche bei Männern wahrnehmen können.

Zu der dritten Abteilung sexueller Zwischenstufen, den hinsichtlich ihres Geschlechtstriebes abweichenden Personen, rechnen wir Männer, die Frauen gegenüber mehr zu einem sexuellen Verkehr nach Frauenart, beispielsweise zur Sukkumbierung neigen, die aggressive Weiber sowie masochistische[7]) Betätigungsformen lieben. Diesen entsprechen unter den Frauen solche, die zur Inkumbierung neigen, sexuell sehr aggressiv sind (von Prostituierten, wo hierfür andere Ursachen in Betracht kommen, ist hier natürlich abzusehen), sowie solche, die sadistische Regungen zeigen. In bezug auf die Richtung des Geschlechtstriebs deutet es bei einem Manne auf Femininität, wenn er sich zu Frauen von männlichem Aussehen und Charakter, zu sogenannten „energischen Frauen", manchmal auch zu direkt homosexuellen hingezogen fühlt, oder zu männlich gekleideten sowie zu solchen, die wesentlich gereifter, intellektueller, älter als er selbst sind. Bei der Frau hinwiederum verrät sich die männliche Beimischung in einer Vorliebe für weiblich geartete, sehr anlehnungsbedürftige, sehr jugendliche, oder ungewöhnlich zartbesaitete Männer, überhaupt für solche, die in ihren Zügen, ihrem Benehmen und Charakter dem femininen Typus nahestehen. Endlich gehören in diese Kategorie der Zwischenstufen Frauen, die nicht nur weiblich geartete Männer, sondern auch

---

sind eng, die Beckenhöhle hat eine Trichterform. Meist haben die betreffenden Frauen auch in ihrem übrigen Körperhabitus etwas Männliches (Viragines), doch braucht dies nicht immer der Fall zu sein."

7) Da der körperliche und seelische Sexual-Passivismus, den wir in seiner pathologischen Form nach Krafft-Ebing Masochismus nennen, wie dieser Autor sehr richtig betont hat, eine „Ausartung spezifisch weiblicher psychischer Eigentümlichkeiten" ist, so ist sein Auftreten bei einem Manne zweifellos ein femininer Zug, der nach meiner Erfahrung übrigens auch häufig mit anderweitigen Zeichen der Feminität vergesellschaftet ist. Da umgekehrt der Sadismus — um mit Krafft-Ebing zu reden — „eine pathologische Steigerung" männlicher psychischer Geschlechtscharaktere darstellt, so sind sadistisch veranlagte Frauen männliche Frauen. Demnach zählen wir den Masochismus beim Manne, den Sadismus der Frau zu den in das Gebiet der sexualen Zwischenstufen gehörigen Erscheinungen, während unseres Erachtens der Sadismus beim Manne und der Masochismus der Frau Auswüchse von Instinkten sind, die in dem Triebe wurzeln, der dem Geschlecht des Betreffenden entspricht.

männlich geartete Frauen lieben — oder auch nur letztere — allein oder (ganz nach Art „richtiger“ Männer) Frauen von durchaus weiblicher Art lieben. Das Gegenstück zu dieser Unterabteilung sind Männer, die außer Frauen von männlicher Art auch Männer von femininer Art lieben oder nur diese oder auch (ganz wie Frauen) mehr oder weniger stark ausgeprägte Männertypen (Homosexuelle und Bisexuelle).

In Gruppe IV, unter welche wir die nicht unmittelbar mit dem Liebesleben zusammenhängenden seelischen Eigenschaften begreifen, sind den sexuellen Zwischenstufen beizuzählen Männer von femininer Geistes- und Sinnesart, wie sie sich in ihrer Lebensweise, ihrer Geschmacksrichtung, ihren Manieren, ihrer Sensitivität, vielfach auch in ihren Schriftzügen widerspiegelt, auch Männer, die sich mehr oder weniger wie Frauen kleiden oder ganz als solche leben (Transvestiten), anderseits Frauen von männlichem Charakter, männlicher Denk- und Schreibweise, starker Zuneigung zu männlichen Passionen, männlicher Tracht, natürlich auch Frauen, die mehr oder minder ganz das Leben eines Mannes führen.

Alle andersgeschlechtlichen Einschläge können in sehr verschieden hohem Grade vorhanden sein. Dieser hängt einmal wesentlich vom Lebensalter ab. Am markantesten erscheinen die Geschlechtsunterschiede zwischen dem 20. und 50. Lebensjahre. Vorher im Jünglings- und Jungfrauenalter zeigen auch noch nach der Reife Mädchen oft ein juveniles, junge Männer ein feminines Gepräge. Und auch später in der Rückbildungsperiode nach dem 5. Lebensjahrzehnt stellen sich bei Matronen nach den Wechseljahren oft leichte virile Stigmata ein, während alte Männer häufig viel Frauenartiges bekommen.

Weiter ist von Wichtigkeit, daß alle diese Einschläge isoliert oder kombiniert auftreten können. Es kommen alle nur erdenklichen Verbindungen männlicher und weiblicher Eigenschaften vor. Legen wir der Berechnung der Anzahl möglicher Kombinationen jede der vier Hauptgruppen als ein Ganzes zugrunde, vergegenwärtigen wir uns also, daß erstens die Geschlechtsorgane, zweitens die übrigen körperlichen Eigenschaften, drittens der Geschlechtstrieb, viertens die sonstigen seelischen Eigenschaften männlich, weiblich oder gemischt sein können, so ergeben sich allein daraus 81 Grundtypen der sexuellen Zwischenstufen.

Die Menge der möglichen Variationen ist aber viel größer, wenn wir berücksichtigen, daß ja in jeder der vier Gruppen viele einzelne Attribute zusammengefaßt sind, von denen jedes in Verbindung mit jedem beliebigen anderen, beliebig viele mit beliebig vielen anderen und jedes noch dazu verschieden stark auftreten kann. Nehmen wir in jeder Gruppe nur vier verschiedene Attribute an, z. B. in Gruppe II Haarkleid, Kehlkopf, Brust, Becken usw. (in Wirklichkeit sind es sehr viel mehr), so ergeben sich schon $4 \times 4 = 16$ Einzeleigenschaften, die männlichen, weiblichen oder gemischten Charakter tragen können, das sind an $3^{16} = 43\,046\,721$ Kombinationsmöglichkeiten oder Zwischenstufentypen. Die ausführlicheren Berechnungen dieser sexuellen Varietäten, welche ich gemeinsam mit Professor Dr. K. F. Jordan ausgeführt habe, finden sich in meinem im April 1910 erschienenen Buche: „Die Transvestiten“. Versuchen wir, uns von dieser Vermischung männlicher und weiblicher Substanz wenigstens annäherungsweise eine Vorstellung zu machen, so kann etwa der männliche Einschlag bei einem Weibe, welches sich von dem absoluten Frauentypus nur wenig unterscheidet, auf 1—10% beziffert werden, es kann aber auch wesentlich mehr, etwa 25% betragen. Es können weiter ebenso viele männliche wie weibliche Eigenschaften vorhanden sein, ja es können bei einer Trägerin weiblicher Keimzellen, also einem Weibe, die männlichen Eigenschaften zahlreicher vertreten sein wie die weiblichen, und so gelangen wir nach und nach zu einem Punkte, wo außer den Geschlechtsorganen die Geschlechtscharaktere der drei übrigen Gruppen, der Geschlechtstrieb sowohl als die allgemeinen körperlichen und seelischen Erscheinungen männlich geartet sind. Dieser Typus grenzt an den „absoluten“ Mann, bei dem dann eben auch noch die vierte Gruppe, die Geschlechtsorgane männlich sind. Und nun wiederholt sich dasselbe. Es kann dem Manne nur eine Spur Weiblichkeit beigemengt sein, die Beimischung kann wesentlicher sein, die weiblichen Qualitäten können den männlichen gleichkommen, sie können diese überragen, trotzdem es sich um einen Träger männlicher Keimzellen, also einen Mann handelt, und so kommen wir allmählich wieder zu dem Punkte, wo Gruppe II, III und IV bereits totaliter weiblich, nur Gruppe I noch männlich ist oder gar noch in dieser einzelne Annäherungen an den femininen Typus vorhanden sind. Damit nähern wir uns dann wieder unserm Ausgangspunkt, dem vollkommen weiblichen Geschlechtstypus. Alle diese sexuellen Varietäten bilden einen vollkommen geschlossenen Kreis, in dessen Peripherie die angeführten Zwischenstufentypen nur besonders markante Punkte sind.

Ob nun jemand die sexuellen Zwischenstufen samt und sonders für pathologisch ansieht — ein für einen auf dem Boden der Entwicklungslehre stehenden Biologen meines Erachtens unhaltbarer Standpunkt — oder ob man nur die stärkeren Einschläge von Männlichkeit bei einem Weibe und Weiblichkeit bei einem Manne für pathologisch hält, die schwächeren Grade für physiologisch — wobei es schwer halten dürfte, in der Reihe der unmerklich ineinander übergehenden Typen eine Grenze zu ziehen — oder ob man, wie wir es tun, alle diese Zwischenstufen als sexuelle Varietäten auffaßt (und den Begriff des Pathologischen im Sexualleben von ganz anderen Momenten abhängig macht), alles das sind nebensächliche Entscheidungen gegenüber der Hauptsache, daß wir mit den sexuellen Zwischenstufen als einer weitverbreiteten und bedeutsamen Naturerscheinung zu rechnen haben.

Die „Zwischenstufentheorie“ bezweckt also im wesentlichen nichts anderes als eine Systematisierung, sie will bekannte und verwandte Phänomene methodisch ordnen; mag im Einzelfall die Frage auftauchen, ob die Charakterisierung einer körperlichen oder geistigen Eigenschaft als männlich oder weiblich insofern gerechtfertigt ist, als sie dem Durchschnittstypus des männlichen oder weiblichen Geschlechts auch wirklich entspricht, an dem Faktum, daß in allen vier genannten Gruppen der Geschlechtsunterschiede Mischformen, Geschlechtsübergänge vorkommen, ändert das nichts. Von einer eigentlichen Zwischenstufen theorie kann nach meinem Dafürhalten erst die Rede sein, wenn eine Theorie aufgestellt wird, welche das Vorhandensein und die Häufigkeit solcher Mischformen zu erklären sucht. Diese Erklärung ist ebenso einfach und einleuchtend wie die Lehre von den Zwischenstufen selbst. Sie stützt sich darauf, daß nach den Gesetzen der gemischten oder beiderseitigen Vererbung jedem Kinde, gleichviel ob männlich oder weiblich, das aus der geschlechtlichen Vermischung von Mann und Weib entsteht, väterliche und mütterliche Eigenschaften angeboren sind; es übertragen sich nach den Gesetzen der latenten und alternierenden Vererbung auf jeden Sohn auch noch Eigentümlichkeiten aus der mütterlichen Ahnenreihe beider Eltern, auf jede Tochter Eigenschaften der Vorväter. Der Anteil der konkurrierenden Erblasser ist in jedem einzelnen Fall ein variabler.

Einer der bedeutendsten Forscher, den wir in Deutschland auf dem Gebiet der Vererbung haben, August Weismann[8]), sagt: „Vom Menschen her wissen wir, daß sämtliche sekundären Geschlechtscharaktere nicht nur von den Individuen des entsprechenden Geschlechts vererbt werden, sondern auch von denen des anderen. Die schöne Sopranstimme der Mutter kann sich durch den Sohn hindurch auf die Enkelin vererben, ebenso der schwarze Bart des Vaters durch die Tochter auf den Enkel. Auch bei den Tieren müssen in jedem geschlechtlich differenzierten Bion beiderlei Geschlechtscharaktere vorhanden sein, die einen manifest, die anderen latent. Der Nachweis ist hier nur in gewissen Fällen zu führen, weil wir die individuellen Unterschiede dieser Charaktere nur selten so genau bemerken, allein er ist selbst für ziemlich einfach organisierte Wesen zu führen und die latente Anwesenheit der entgegengesetzten Geschlechtscharaktere in jedem geschlechtlich differenzierten Bion muß deshalb als allgemeine Einrichtung aufgefaßt werden.“

Im Kampf mit der doppelgeschlechtlichen Vererbung liegt diejenige, welche Darwin die geschlechtliche (sexuelle) nannte. Diese bewirkt, daß manche Eigentümlichkeiten nur bei männlichen, andere nur bei weiblichen Sprößlingen zur Entwicklung gelangen. So überträgt der Hirsch das Geweih in der Regel nur den männlichen Nachkommen, das weibliche Tier die milchgebende Drüse nur der weiblichen Nachkommenschaft. Doch sind die Anlagen für diese charakteristischen Geschlechtszeichen auch stets bei den andersgeschlechtlichen Abkömmlingen vorhanden, nur wachsen sie dort wenig oder gar nicht. Auch hier mögen noch zwei Gewährsmänner gehört werden: Darwin[9]) selbst, der seine Betrachtungen mit den Worten

[8]) Weismann: Das Keimplasma, eine Theorie der Vererbung. Jena 1892. S. 467.

[9]) Darwin: Das Variieren der Pflanzen und Tiere im Zustande der Domestikation. 2. Auflage. Stuttgart 1873. Bd. II. S. 59.

schließt: „wir sehen, daß in vielen, wahrscheinlich in allen Fällen die sekundären Charaktere jedes Geschlechtes schlafend oder latent in dem entgegengesetzten Geschlechte ruhen, bereit, sich unter eigentümlichen Umständen zu entwickeln"; sodann der Gynäkologe A. Hegar, der in einer Arbeit „Über die Exstirpation normaler und nicht zu umfänglicher Tumoren degenerierter Eierstöcke"[10]) klarlegt, „daß ursprünglich in jedem Individuum zwei geschlechtsbedingende Momente vorhanden sind, von denen das eine zum Manne, das andere zum Weibe führt." „Diese suchen nicht bloß die spezifischen Keimdrüsen, sondern gleichzeitig auch die anderen Geschlechtscharaktere herzustellen." „Für gewöhnlich überwiegt eine Bewegungsrichtung so, daß nur ein spezifischer Typus geschaffen, während der andere verdrängt wird." Er setzt dann auseinander, daß diese Verdrängung wahrscheinlich auf mechanischen Ursachen beruht — was ich nicht für sehr wahrscheinlich halte — und endet mit den Worten: „es wird (wenn die Verdrängung nicht oder nur teilweise stattfindet) das andere geschlechtsbedingende Moment zur Geltung kommen, und wir sehen so ein Individuum entstehen, welches einen anderen Geschlechtstypus hat als denjenigen, welcher ihm seiner Keimdrüse nach zukommt. Meist sind freilich Gemische männlicher und weiblicher Eigenschaften in den mannigfachsten Kombinationen vorhanden, bis zu jenen feinen Nuancen herab, bei denen wir von einem weibischen Manne und einem Mannweib sprechen."

Das biologische Gesetz, daß in jedem Menschen auch das gegenteilige Geschlecht ruht, bildet die Grundlage für die Entstehung und das Verständnis der sexuellen Zwischenstufen; ich habe es in dem Leitartikel der Jahrbücher für sexuelle Zwischenstufen kurz etwa dahin präzisiert: „alles, was das Weib besitzt, hat wenn auch in noch so kleinen Resten, der Mann, und ebenso sind bei jedem Weibe zum mindesten Spuren aller männlichen Eigentümlichkeiten vorhanden" und in dem Buche „Geschlechtsübergänge": „In jedem Lebewesen, das aus der Vereinigung zweier Geschlechter hervorgegangen ist, finden sich neben den Zeichen des einen Geschlechts die des andern, oft weit über das Rudimentärstadium hinaus, in sehr verschiedenen Gradstufen vor."

Daß die Gradstufen so häufig von der dem Geschlecht im allgemeinen eigentümlichen Durchschnittsform abweichen, wird um so verständlicher, wenn wir in Betracht ziehen, daß der männlichen oder weiblichen Gestaltung stets eine einheitliche Form vorangeht. Aus dieser neutralen Anlage wachsen einige Teile stärker, andere schwächer, und auf diesem „mehr" oder „weniger" der Entwicklung beruht der ganze Unterschied der Geschlechter. So entstehen die in der ersten Gruppe der Geschlechtsunterschiede zusammengefaßten Organe bei beiden Geschlechtern aus der geschlechtslosen Geschlechtsdrüse, an die sich ursprünglich sowohl beim Manne als beim Weibe die Urnieren, Urnierengänge und Müller-

---

[10]) Im Zentralblatt für Gynäkologie. 10. Nov. 1877. S. 297 bis 307.

schen Gänge anschließen, während an der Körperoberfläche in beiden Fällen der Geschlechtshöcker, die Geschlechtsrinne, die Geschlechtsfalten und Geschlechtswülste, die Vorstufen der äußeren Genitalbildung darstellen. In der zweiten Gruppe der Geschlechtsunterschiede ist noch bis kurz vor der Reife die einheitliche Grundlage vorhanden; Brustdrüsen, Behaarung, Kehlkopf lassen im Kindesalter keine Differenz wahrnehmen. Auch hinsichtlich der dritten Gruppe der Geschlechtsunterschiede wird angenommen, daß der Differenzierung des Geschlechtstriebs ein undifferenziertes Stadium vorausgeht [11]), und ebenso sind die seelischen Unterschiede (Gruppe IV), wenn auch in der Kindheit schon vielfach angedeutet (mit Recht bezeichnet der Sprachinstinkt das Kind als Neutrum), so doch nicht im entferntesten so ausgebildet und ausgeprägt wie beim Erwachsenen.

Die Zwischenstufentheorie ist außer den bereits genannten so vielen anderen sachkundigen Autoren anerkannt worden; unter den Naturforschern seien Rohleder, Ellis, Näcke, Karsch, Neugebauer, Möbius, Merzbach, unter Juristen Wulffen, Praetorius, Hans Groß hervorgehoben, von denen der letztere im Archiv für Kriminalanthropologie und Kriminalistik [12]) seinen Standpunkt etwa wie folgt, präzisiert: „Jedes Individuum hat die sexuelle Tendenz, zu welcher es durch seine Konstruktion getrieben wird; sei diese vorwiegend männlich, so werde das Individuum vom Weibe angezogen, und umgekehrt. Da diese Konstruktion nicht bloß vom Bau der Geschlechtsteile abhängt, so kann ein Individuum zwar nach dessen Bau dem einen Geschlecht, nach seiner sonstigen Konstruktion jedoch dem anderen angehören. Homosexualität ist Konstruktionsergebnis."

Es sind aber auch Einwände gegen die Auffassung der Homosexualität als einer intersexuellen Variante erhoben worden. Diese Einwendungen stützen sich auf die an sich zutreffende und auch nie bestrittene Behauptung, daß Homosexuelle einen völlig ihren primären Geschlechtscharakteren entsprechenden Eindruck machen können, anderseits sehr feminine Männer und virile Frauen durchaus homosexuell sind.

Iwan Bloch [13]) meint: „Die Zwischenstufentheorie Hirschfelds, die aus den graduellen Übergängen zwischen den Geschlechtern die homosexuellen Phänomene erklärt, diese interessante Theorie erklärt nur einen Teil der originären Homosexualität. Aber sie versagt da, wo Homosexualität bei Fehlen jeder Abweichung vom Typus auftritt, also z. B. in jenen Fällen, wo männliche Individuen mit durchaus normalem männlichen Körperbau bereits von Kindheit an lange vor der Pubertät streng homosexuell empfanden." Ähnlich äußert sich auch Forel [14]): „Was man zugeben kann, ist, daß die konträre Sexualempfindung samt homosexueller Liebe einer Art partiellen Hermaphroditismus entspricht, in welcher die Geschlechtsdrüsen und die Begattungsorgane die Merkmale des einen Geschlechts besitzen, während das Gehirn zu einem guten Teil diejenigen des anderen trägt." — „Daß gelegentlich ein männlicher Urning auch somatische weibliche Eigenheiten besitzt und ein weiblicher Urning männliche, ist nicht zu leugnen. Die Homo-

---

[11]) Vgl. u. a. Prof. M. Dessoir. Allgem. Zeitschrift für Psychiatrie. 1894. Heft 5.

[12]) Besprechung des Jahrbuchs IV u. V.

[13]) Iwan Bloch: Das Sexualleben unserer Zeit, p. 588.

[14]) Aug. Forel: Die sexuelle Frage, p. 260 u. 264.

sexualität ist vornehmlich rein psychisch. Die ganze Zwischenstufentheorie scheitert aber ferner daran, daß logischerweise eine wirklich sexuelle Zwischenstufe wohl bisexuell oder hermaphroditisch, aber nicht homosexuell fühlen sollte." — „Wenn daher ein Mensch mit durchaus charakteristischen Sexualorganen und sonstigen Merkmalen des einen Geschlechts einzig und allein für sein gleiches Geschlecht sexuell empfindet — und so ist es beim typischen Urning — bleibt dies, trotz allen gekünstelten Gegenargumenten, eine pathologische Erscheinung oder, wenn man will, eine Abnormität, und kann nicht als normale Zwischenstufe bezeichnet werden."

Auch von den Anhängern der „physiologischen Freundschaft" und der „männlichen Kultur", so von Benedict Friedlaender in seiner „Renaissance des Eros Uranios" und vorher von Elisarion v. Kupffer, ist die Zwischenstufentheorie abgelehnt und bekämpft worden. Kupffer wendet sich in der Einleitung zu seinem Werk „Lieblingminne und Freundesliebe in der Weltliteratur", wo er im übrigen in sehr vortrefflicher Weise klarlegt, „welche Quelle der Kraft" durch die Verfolgung gleichgeschlechtlicher Liebe der menschlichen Gesellschaft entgeht", scharf gegen „die kränkelnde Prinzipiensucht unsrer wissenschaftelnden Zeit" (pag. 3); es sei „in humanwissenschaftlichen Kreisen Mode geworden, von einem „dritten" Geschlecht zu reden, dessen Seele und Leib nicht zusammenstimmen sollen"; es seien nicht nur diejenigen zurückzuweisen. „(pag. 16) welche sich in feindseliger Verleumdung ergehen, sondern auch die, die durch ihre krankhaften Theorien vom Urning und von der Effemination alles verwirren und verzerren." „Ich will," schreibt er (pag 16), „ja nicht leugnen, daß es solche extreme Erscheinungen gibt, denn die Natur ist unerschöpflich reich, aber die Lieblingminne deckt sich mit ihnen keineswegs." Er beruft sich dann auf Goethe, welcher mit Recht von J. J. Winckelmann gesagt hätte: „Er hat als Mann gelebt und ist als ein vollständiger Mann von hinnen gegangen."

Die Gegner der Zwischenstufentheorie übersehen zunächst ihren rein systematischen Charakter.

Zwischenstufen zwischen dem männlichen und weiblichen Geschlecht werden eben die Personen genannt, die nicht ausschließlich vollmännliche oder vollweibliche Formationen, sondern Mischungen beider besitzen. „Wenn daher ein Mensch" — ich bediene mich hier absichtlich Forels eigener Worte — mit durchaus charakteristischen Sexualorganen und sonstigen Merkmalen des einen Geschlechts, einzig und allein für sein eigenes Geschlecht sexuell empfindet, — so ist eben diese Verbindung viriler oder femininer Sexualorgane mit einem diesem nicht entsprechenden Sexualtrieb eine Mischform, ein Geschlechtsübergang, eine Zwischenstufe in unserm Sinn. Es wird ferner von den Gegnern zu wenig beachtet, daß feminine Einschläge in der Psyche viriler Männer und virile bei homosexuellen Frauen durchaus nicht immer sehr offenkundig zutage treten, sondern vielfach erst nach sehr sorgsamer Tiefenexploration feststellbar sind; weiterhin, daß jemand an männlicher Aktivität, Energie und sonstigen männlichen Eigenschaften sehr wohl den Durchschnitt der Männer übertreffen, deshalb auch einen sehr männlichen Eindruck machen und gleichwohl eine beträchtliche Menge weiblicher Gemütsqualitäten in sich beherbergen kann und umgekehrt.

Katte hat in einem Artikel „Die virilen Homosexuellen“[15]) eine Brücke zwischen den Gegnern und Anhängern der Zwischenstufentheorie zu schlagen versucht, indem er ausführte, daß sich eine gewisse Supervirilität, beruhend auf einem absoluten Plus des männlichen Elements, sehr wohl mit femininen Eigenschaften verträgt.

Man hat gemeint, die Zwischenstufentheorie passe wohl für die femininen, nicht aber für die virilen Homosexuellen. Das ist vollkommen unzutreffend, da sich beide Gruppen nur durch die Stärke alterosexueller Einschläge, nicht aber prinzipiell unterscheiden.

Von denen, die nicht auf dem Boden der Zwischenstufentheorie stehen, gleichwohl aber die Homosexualität als einen natürlichen und angeborenen Zustand betrachten, haben einige versucht, die Homosexualität auf andere Weise zu erklären. So hat sich B. Friedlaender im wesentlichen die Theorie Gustav Jaegers[16]) zu eigen gemacht, welcher meinte, daß die Homosexualität des Mannes darauf beruhe, daß seine Seelenstoffe mit den Seelendüften des Weibes in Disharmonie stehen, während sie mit denen gleichgeschlechtlicher Personen harmonierten. Noch spekulativer ist die Theorie Hermanns[17]), die dahin geht, daß bei den Homosexuellen das Polaritätsgesetz gestört sei. Der lebende Körper sei ein elektro-chemisches, polargespanntes System, in dem bei den homosexuellen gewisse Isolationen und Hemmungen wegfielen.

Mantegazza[18]) erklärt die angeborene Homosexualität dadurch, daß infolge einer anatomischen Anomalie die nervi erigentes einen fehlerhaften Verlauf zum Mastdarm statt zu den Genitalien genommen hätten und dadurch eine Verlagerung der erogenen Zone bewirkt hätten. Bei dieser Erklärung übersieht Mantegazza nicht allein die homosexuellen Frauen, sondern den größten Teil der homosexuellen Männer, denen die immissio in anum im Fühlen und Handeln fremd ist.

Gleichwohl hat auch diese Meinung Anhänger gefunden; so hat La Cara[19]) eine Beobachtung publiziert, in der er die homosexuelle

---

[15]) Dr. Max Katte: Die virilen Homosexuellen. Im Jahrb. f. sex. Zwischenstufen, Jahrg. VII, p. 94 ff.

[16]) Gustav Jaeger: Entdeckung der Seele. 3. Aufl. 1. Bd. Leipzig 1884, p. 268.

[17]) G. Hermann: Genesis. Das Gesetz der Zeugung. 5. Bd. Libido und Mania. Untersuchungen über Sexualprobleme. Leipzig, 1903 (besprochen von Prätorius im Jahrb. f. sex. Zw., p. 483 ff.).

[18]) Paul Mantegazza: Anthropologisch-kulturhistorische Studien über die Geschlechtsverhältnisse des Menschen. 3. Auflage. Einzig autorisierte deutsche Ausgabe. Jena. S. 120.

[19]) La Cara: Un ermafrodita psicosessuale. Rivista mensile di psichiatria forense, etc. 1902. Nr. 9. Besprochen von P. Näcke im Jahrb f. sex. Zwischenst. V, 2, p. 982.

Neigung eines ephebophilen Homosexuellen auf eine solche vermutliche Nerven-Aberration zurückführt.

Die Erörterungen dieser Gelehrten werden an naiver Ignoranz kaum von der jenes Berliner Schlächtermeisters übertroffen, der vor vielen Jahren mit dem Ersuchen zu mir kam, ich möchte doch feststellen, ob er homosexuell veranlagt sei, er wäre auf diese Vermutung gekommen, weil er im After ein so heftiges Jucken verspüre. Die Untersuchung ergab, daß es sich um eine Verwechslung zwischen Helminthiasis (Wurmkrankheit) und Homosexualität handelte.

Auf ebenso irrtümlichen Voraussetzungen aufgebaut wie Mantegazzas Theorie der Homosexualität ist diejenige Schopenhauers. Wir geben sie gleichwohl in den Hauptstellen des Originals, weil sie von einer Persönlichkeit stammt. die selbst dort, wo sie irrt, zur Sache doch Wertvolles zu sagen weiß.

Schopenhauer[20]) glaubte, daß er „das unerhörte Phänomen, dessen Erklärung sich als ein so schweres Problem darstellt, durch Aufdeckung des ihm zugrunde liegenden Naturgeheimnisses gelöst habe": „Zum Ausgangspunkt dient ihm eine Stelle des Aristoteles in Polit., VI, 16. — „Daselbst setzt dieser auseinander, daß erstlich zu junge Leute schlechte, schwache, mangelhafte und klein bleibende Kinder zeugen; und weiterhin, daß dasselbe von den Erzeugnissen der zu alten gilt: nam, ut juniorum, ita et grandiorum natu foetus inchoatis atque imperfectis corporibus mentibusque nascuntur: eorum vero, qui senio confecti sunt, suboles infirma et imbecilla est." Aristoteles schreibt daher vor, daß, wer 54 Jahre alt ist, keine Kinder mehr in die Welt setzen soll; wiewohl er den Beischlaf noch immer, seiner Gesundheit, oder sonst einer Ursache halber, ausüben mag. Die Natur nun ihrerseits kann die der Vorschrift des Aristoteles zugrunde liegende Tatsache nicht leugnen, aber auch nicht aufheben. Denn, ihrem Grundsatze natura non facit saltus zufolge, konnte sie die Samenabsonderung des Mannes nicht plötzlich einstellen; sondern auch hier, wie bei jedem Absterben, muß eine allmähliche Deterioration vorhergehen. Die Zeugung während dieser nun aber würde schwache, stumpfe, sieche, elende und kurzlebende Menschen in die Welt setzen. Ja, sie tut es nur zu oft: die im späteren Alter erzeugten Kinder sterben meistens früh weg, erreichen wenigstens nie das hohe Alter, sind, mehr oder weniger, hinfällig, kränklich, schwach, und die von ihnen Erzeugten sind von ähnlicher Beschaffenheit. Was hier von der Zeugung im deklinierenden Alter gesagt ist, gilt ebenso im unreifen. Nun aber liegt der Natur nichts so sehr am Herzen. wie die Erhaltung der Species und ihres echten Typus; wozu wohlbeschaffene, tüchtige, kräftige Individuen das Mittel sind: nur solche will sie. Ja, sie betrachtet und behandelt, (wie im Kapitel 41 gezeigt worden) im Grunde die Individuen nur als Mittel; als Zweck bloß die Species. Demnach sehen wir hier die Natur, in Folge ihrer eigenen Gesetze und Zwecke, auf einen mißlichen Punkt geraten und wirklich in Bedrängnis. Auf gewaltsame und von fremder Willkür abhängige Auskunftsmittel, wie das von Aristoteles angedeutete, konnte sie, ihrem Wesen zufolge, unmöglich rechnen, und ebensowenig darauf, daß die Menschen, durch Erfahrung belehrt, die Nachteile zu früher oder zu später Zeugung erkennen und demgemäß ihre Gelüste zügeln würden, infolge vernünftiger, kalter Überlegung. Auf beides also konnte, in einer so wichtigen Sache, die Natur es nicht ankommen

[20]) Schopenhauer: Die Welt als Wille und Vorstellung, p. 646 ff.

lassen. Jetzt blieb ihr nichts anderes übrig, als von zwei Übeln das kleinere zu wählen. Zu diesem Zwecke nun aber mußte sie ihr beliebtes Werkzeug, den Instinkt, welcher, wie in vorstehendem Kapitel gezeigt, das so wichtige Geschäft der Zeugung überall leitet und dabei so seltsame Illusionen schafft, auch hier in ihr Interesse ziehen, welches aber hier nur dadurch geschehen konnte, daß sie ihn irre leitete (lui donna le change). Die Natur kennt nämlich nur das Physische, nicht das Moralische: sogar ist zwischen ihr und der Moral entschiedener Antagonismus. Erhaltung des Individuums, besonders aber der Species, in möglichster Vollkommenheit, sei ihr alleiniger Zweck. Zwar sei nun auch physisch die Päderastie den dazu verführten Jünglingen nachteilig; jedoch nicht in so hohem Grade, daß es nicht von zweien Übeln das kleinere wäre, welches sie demnach wählt, um dem sehr viel größeren, der Depravation der Species, schon von Weitem auszuweichen und so das bleibende und zunehmende Unglück zu verhüten. Dieser Vorsicht der Natur zufolge stellt, ungefähr in dem von Aristoteles angegebenenem Alter, in der Regel eine päderastische Neigung sich leise und allmählich ein, wird immer deutlicher und entschiedener, in dem Maße, wie die Fähigkeit, starke und gesunde Kinder zu zeugen, abnimmt. . . . So veranstaltet es die Natur. . . . Der Zweck, den die Natur dabei hat, wird dadurch erreicht, daß jene Neigung Gleichgültigkeit gegen die Weiber mit sich führt, welche mehr und mehr zunimmt, zur Abneigung wird und endlich bis zum Widerwillen anwächst. Hierin erreicht die Natur ihren eigentlichen Zweck umso sicherer, als, je mehr im Manne die Zeugungskraft abnimmt, desto entschiedener ihre widernatürliche Richtung wird. — Diesem entsprechend finden wir die Päderastie durchgängig als ein Laster, alter Männer. Nur solche sind es, welche dann und wann, zum öffentlichen Skandal, darauf betroffen werden. Dem eigentlich männlichen Alter ist sie fremd, ja, unbegreiflich, Wenn einmal eine Ausnahme hiervon vorkommt, so glaube ich, daß es nur infolge einer zufälligen und vorzeitigen Depravation der Zeugungskraft sein kann, welche nur schlechte Zeugungen liefern könnte, denen vorzubeugen, die Natur sie ablenkt. Daher richten die in großen Städten leider nicht seltenen Kinäden ihre Winke und Anträge stets an ältere Herren, niemals an die im Alter der Kraft stehenden oder gar an junge Leute. Auch bei den Griechen, wo Beispiel und Gewohnheit hin und wieder eine Ausnahme von dieser Regel herbeigeführt haben mag, finden wir von den Schriftstellern, zumal den Philosophen, namentlich Platon und Aristoteles, in der Regel, den Liebhaber ausdrücklich als ältlich dargestellt. Insbesondere ist in dieser Hinsicht eine Stelle des Plutarch bemerkenswert im Liber amatorius, c. 5: *Ὁ παιδικὸς ἔρως, ὄψε γεγόνως, καὶ παρ' ὥραν τῷ βίῳ, νόθος καὶ σκοτίος, ἐξελαύνει τὸν γνήσιον ἔρωτα καὶ πρεσβύτερον.* (Puerorum amor, qui, quum tarde in vita et intempestive, quasi spurius et occultus, exstitisset, germanum et natu majorem amorem expellit.) Sogar unter den Göttern finden wir nur die ältlichen, den Zeus und den Herakles, mit männlichen Geliebten versehen, nicht den Mars, Apollo, Bacchus, Merkur. — Inzwischen kann im Orient der infolge der Polygamie entstehende Mangel an Weibern hin und wieder gezwungene Ausnahmen zu dieser Regel veranlassen: ebenso in noch neuen und daher weiberlosen Kolonieen, wie Kalifornien usw. — Dem entsprechend nun ferner, daß das unreife Sperma, eben so wie das durch Alter depravierte, nur schwache, schlechte und unglückliche Zeugungen liefern kann, ist, wie im Alter, so auch in der Jugend eine erotische Neigung solcher Art zwischen Jünglingen oft vorhanden, führt aber wohl nur höchst selten zum wirklichen Laster, indem ihr, außer den oben genannten Motiven, die Unschuld, Reinheit, Gewissenhaftigkeit und Verschämtheit des jugendlichen Alters entgegensteht. Aus dieser Darstellung ergibt sich, daß, während das in Betracht genommene Laster den Zwecken der Natur, und zwar im Allerwichtigsten und ihr Angelegensten, gerade entgegenzuarbeiten scheint, es in Wahrheit eben diesen Zwecken, wiewohl nur mittelbar, dienen muß, als Abwendungsmittel größerer Übel. Es ist nämlich ein Phänomen der absterbenden und dann wieder der unreifen Zeugungskraft, welche der Species Gefahr drohen, und wiewohl sie alle beide aus moralischen Gründen pausieren sollten, war hierauf doch nicht zu rechnen, da überhaupt die Natur das eigentlich Moralische bei ihrem Treiben nicht in Anschlag bringt. Demnach griff die, infolge ihrer eigenen Gesetze, in die Enge getriebene Natur, mittelst Verkehrung des Instinkts, zu einem Notbehelf, einem Strategem, ja, man möchte sagen, sie baute sich eine Eselsbrücke, um, wie oben dargelegt, von zweien Übeln dem größeren zu entgehen. Sie hat nämlich den wichtigen Zweck im Auge, unglücklichen Zeugungen vorzubeugen, welche allmählich die ganze Species depravieren könnten, und da ist sie, wie wir gesehen haben, nicht skrupulös in der Wahl der Mittel."

Schopenhauer setzt dann näher auseinander, daß bei aller Geschlechtsliebe der Instinkt die Zügel führt und Illusionen schafft, weil der Natur das Interesse der Gattung allen anderen vorgeht; auch für die gleichgeschlechtliche Liebe ergeben sich als letzte Gründe die Zwecke der Gattung, nur seien sie in diesem Falle bloß negativer Art, indem die Natur dabei prophylaktisch verfahre. Schopenhauer schließt diese denkwürdigen Auseinandersetzungen mit dem Satze, daß er durch Darlegung dieser paradoxen Gedanken auch den durch das immer weitere Bekanntwerden seiner von ihnen so sorgfältig verhehlten Philosophie sehr consternierten Philosophieprofessoren eine kleine Wohltat habe zufließen lassen wollen, indem er ihnen die Gelegenheit eröffnete zu der Verleumdung, daß er die Päderastie in Schutz genommen und anempfohlen hätte.

Schopenhauers Behandlung der Homosexualität kann vor dem Forum der Tatsachenforschung insofern nicht zu Recht bestehen, als ja keineswegs vornehmlich nur die Jugend und das Alter gleichgeschlechtlich empfinden, vielmehr wer homosexuell fühlt und handelt, es von der Jugend bis zum Alter in derselben Weise tut. Hier irrt der große Denker; um so mehr scheint er mir aber in einem Punkte den Kern der Sache zu treffen, dort, wo er klarlegt, daß die letzten Gründe homosexueller Neigung Gründe der Gattung sind, nicht Entartung, sondern Verhütung der Entartung.

In Schopenhauerschen Gedankengängen bewegen sich noch drei weitere Autoren, Gyurkovechky[21]), Kurnig[22]) und Grabowsky. Der erstere meint, daß die Homosexualität infolge der Heteroimpotenz entstehe, der andere, daß ihre Ursache „Prokreations-Nihilismus" sei, während Grabowsky[23]) glaubt, daß in Wirklichkeit „der Ekel vor der geschlechtlichen Fortpflanzung bei dem Urning größer sei, als der vor dem anderen Geschlecht." Bewußt ist dies allerdings, wie ich auf Grund sehr vieler Explorationen feststellen konnte, sicher nicht der Fall.

---

[21]) Victor v. Gyurkovechky: Pathologie und Therapie der männlichen Impotenz. Wien und Leipzig. 2. Aufl. 1897. S. 107.

[22]) Kurnig, Der Neo-Nihilismus, Anti-Militarismus, Sexualleben. (Ende der Menschheit.) Leipzig, 1901. — Besprochen von Dr. N. Praetorius im Jahrb. f. sex. Zwischenst. VI, p. 488 ff.

[23]) Norbert Grabowsky, Die verkehrte Geschlechtsempfindung usw. Leipzig, 1894 p. 32.

ZWANZIGSTES KAPITEL.

Ist Homosexualität Entartung, Krankheit oder Varietät?

Mit der Annahme einer spezifischen Konstitution von psychisch-hermaphroditischem Habitus ist unserm Kausalitätsbedürfnis in Sachsen der Homosexualität noch nicht Genüge geschehen. Es tut sich sogleich eine neue Frage auf; wie kommt es, fährt der Forscher fort, daß unter 100 Menschen nur so und so viele von diesem Typus geboren werden; worauf beruht es im Einzelfall, daß jemand mit solcher Anlage zur Welt kommt. Man könnte darauf antworten: es gibt eben nicht nur zwei Geschlechter in absoluter Reinkultur, sondern außerdem Zwischenstufen, die man nicht ohne eine gewisse Berechtigung auch als drittes Geschlecht bezeichnet hat. So wenig wir etwas Genaueres darüber sagen können, weshalb das eine Mal ein Knabe, ein anderes Mal ein Mädchen geboren wird, wissen wir zu begründen, weshalb in anderen Fällen Knaben-Mädchen und Mädchen-Knaben entstehen. Mit dieser einfachen Konstatierung hat man sich nun allerdings nicht abgefunden und angesichts der Seltsamkeit und verhältnismäßigen Seltenheit der Erscheinung auch schwerlich abfinden können. Man hat vielmehr über die Ursachen der spezifischen Sexualkonstitution mancherlei Vermutungen aufgestellt.

Einige Gelehrte, und zwar sind dies namentlich italienische aus der Schule Lombrosos, haben die Homosexualität als Atavismus, als Rückschlagsbildung in jenen Zustand aufgefaßt, der phylogenetisch der Trennung der Geschlechter voraufging. Wir finden diese Anschauung bei Celesia[1]), der in seinen Angaben allerdings sehr wenig zuverlässig ist (so meint er. daß unter den Musikern 60 % homosexuell seien), und vor allem bei dem trefflichen, allzu früh verstorbenen Pasquale Penta[2]), dem ersten Herausgeber eines „Archi-

[1]) Celesia: Sulla inversione sessuale in Lombrosos Archivio di psichiatria: Vol. XXI. 1900. S. 209. — Besprochen von N. Praetorius im Jahrb. f. sex. Zwischenst. III., p. 331 f.

[2]) Vgl. P. Näcke: Penta als einer der besten Kenner und Förderer der Sexualwissenschaft. In der „Zeitschr. f. Sexualwissenschaft", 1908, p. 74 ff.

vio delle psychopathie sessuali" (1896), der in der Homosexualität ebenfalls „ein atavistisches Überbleibsel — sopravivenza —" sah. Auch Bloch hielt anfänglich in seiner kleinen Schrift „Die Perversen" [3]) die Homosexualität für einen Atavismus, der auf frühere Zustände in der Sexualität zurückweise. Andere haben als ätiologisches Moment weniger phylogenetische als ontogenetische Verhältnisse in Betracht gezogen und unter Bezug auf die normale Bisexualität des Embryo die Homosexualität als Hemmungsbildung aufgefaßt. Ich selbst habe in meiner ersten Schrift über den Gegenstand [4]) diesen Standpunkt vertreten. Es heißt dort:

„Den Schlüssel zum Verständnis der gleichgeschlechtlichen Liebe gibt die Entwicklungsgeschichte. Die menschliche Frucht im Mutterleib ist bis zum Ende des dritten Monats wie die der niedersten Organismen während ihrer ganzen Lebensdauer ungeschlechtlich. Es ist bis zu dieser Zeit unmöglich zu unterscheiden, ob das betreffende Individuum ein Junge oder ein Mädchen werden soll.

Analog dem undifferenzierten äußeren Geschlechtscharakter muß auch das geistige Zentrum der Geschlechtsempfindungen ursprünglich einheitlioh sein nach dem entwickelungsgeschichtlichen Grundgesetz, daß mit jedem Organ eine entsprechende Funktion und Idee in wechselseitiger Abhängigkeit verknüpft ist. Würde die Frucht bereits im zweiten Monat etwas wie Liebe empfinden können, so müßte diese alle Wesen, d. h. beide Geschlechter, in gleicher Weise umfassen. In der Uranlage sind alle Menschen körperlich und seelisch Zwitter.

Woher es kommt, daß die eine Frucht sich plötzlich in männlicher, die andere in weiblicher Richtung entwickelt, ist ein Rätsel, dessen Lösung viel versucht, bisher jedoch noch nicht gelungen ist. Wir wissen, daß durch Verkümmerung einiger und Erstarkung anderer Partien ein und derselben Zellenmasse nach einem bestimmten, zum Teil recht komplizierten Bildungsschema die Geschlechtsdrüsen eines Mädchens oder eines Knaben deutlicher und immer deutlicher hervortreten. Doch ist es der Lupe des Forschers sehr wohl möglich, die Reste der ursprünglichen Zwitteranlage bis in das späteste Alter nachzuweisen. Jeder Mann behält seine verkümmerte Gebärmutter, den uterus masculinus, die überflüssigen Brustwarzen, jede Frau ihre zwecklosen Nebenhoden und Samenstränge bis zum Tode.

Es kann uns bei dem verwickelten anatomischen Bau der Geschlechtsorgane nicht wundernehmen, daß der unbekannten Schaffenskraft ihr schwieriges Werk nicht immer bis in alle Einzelheiten gelingt, ja daß in keiner Region des menschlichen Körpers Abweichungen von der normalen Bildungsweise so häufig vorkommen, wie in dieser. In stärkerem oder geringerem Maße mißrät die Formung des äußeren Genitalapparates oft und führt dann zu unvollkommener Gestaltung einzelner Teile (Spaltbildungen der Harnröhre, Uterus bicornis, bipartitus usw.), zu fast gänzlichem Mangel wichtiger Organe wie der Gebärmutter, sowie zu den wahren und falschen körperlichen Zwitterbildungen in ihren mannigfachen Variationen.

---

[3]) Iwan Bloch, die Perversen. In „Moderne Zeitfragen", No. 16, Herausgeber Dr. Landsberg. — Besprochen von N. Praetorius im Jahrb. f. sex. Zwischenst. VIII, p. 836 ff.

[4]) M. Hirschfeld: Sappho und Sokrates. Wie erklärt sich die Liebe der Männer und Frauen zu Personen des eigenen Geschlechts? 2. Aufl., p. 11 ff.

Auch die seelischen Zentralstellen der Geschlechtsempfindung, wo auch im Hirn und Rückenmark ihre Bahnen verlaufen mögen, müssen ihre anfängliche Neutralität aufgeben, und sich entscheiden. Die Regel ist, daß mit der Entwickelung der Außenteile in männlicher Richtung das Triebzentrum zum Weibe erstarkt, während mit der Bildung der weiblichen Geschlechtscharaktere die Neigungsfasern zum Manne sich entwickeln, beide Male wie ein sehnendes Verlangen nach dem einst innegehabten, verloren gegangenen Besitz. Wir dürfen aber mit aller Bestimmtheit annehmen, daß auch hier Residuen des zum Untergang bestimmten Triebes zurückbleiben, gleich der verkümmerten Gebärmutter des Mannes. Sobald es geglückt sein wird, den Geschlechtstrieb genau in seinem ganzen Verlauf zu lokalisieren, wird auch die Auffindung dieser Reste der ursprünglichen Zwitterbildung nicht lange auf sich warten lassen.

Wie im peripherischen bleiben auch im zentralen Abschnitt der Geschlechtssphäre Unvollkommenheiten nicht aus. Ihre Erkennung ist deshalb so ungemein schwierig, weil sie in das dunkle Gebiet jener Entwickelungsfehler fallen, die sich bei der Geburt durch keinerlei greifbare Abnormitäten verraten, und erst im späteren Leben als Änderungen der Funktion hervortreten. Denn wenn auch vor der Pubertät selbst unbewußt Äußerungen des Geschlechtstriebes vorkommen, so wird doch im allgemeinen erst in der Reifezeit das bis dahin unparteiische Zentralorgan in deutlicher Weise für sexuelle Vorstellungen und Gefühle aufnahmefähig.

Demnach haben wir es bei den Abweichungen vom normalen Trieb nicht mit einer Krankheit im gewöhnlichen Sinn zu tun, sondern mit einer angeborenen Evolutionsstörung, welche anatomisch Hemmungsbildungen wie der Hasenscharte, dem Wolfsrachen, der Hypo- und Epispadie, der geteilten Gebärmutter, dem Nabelbruch usw. gleichartig an die Seite zu setzen ist.

Ansprechender als der Vergleich der Homosexualität mit einer Hasenscharte ist der allerdings weniger vom ätiologischen, als vom funktionellen Gesichtspunkt ausgehende mit der Farbenblindheit. Symonds[5]) meinte, daß, wie ein Farbenblinder unempfindlich ist für Strahlen, die auf ein normales Auge besonders erregend wirken, so auch der Konträre emotionelle Werte nicht fühlt, die normalen Individuen als Reize erscheinen, zugleich aber wie der Farbenblinde Werte auf Reize überträgt, die dem Normalen als etwas ganz anderes erscheinen. Ellis, der diese Bemerkung von Symonds erwähnt, ergänzt den Vergleich, indem er auch das Farbenhören[6]) — audition colorée — die Verknüpfung von Farben mit Gehörseindrücken — als eine der Homosexualität analoge Anomalie heranzieht, doch will uns die ursprüngliche Symondssche Bezugnahme auf die Farbenblindheit zutreffender erscheinen. Die Übereinstimmung zwischen der

[5]) Havelock Ellis u. J. A. Symonds: Das konträre Geschlechtsgefühl. Deutsch von Dr. Hans Kurella. 1896, p. 241.

[6]) Vgl. Prof. Dr. med. W. Lohmann, „Die Störungen der Sehfunktionen", Leipzig 1912. Kap. IX. S. 143 ff.

Farbenblindheit und der Homosexualität besteht in einer durch endogene Ursachen bewirkten, von der Mehrzahl abweichenden Gefühlsrichtung.

Diese Gegenüberstellung ist auch insofern bemerkenswert, weil der Farbenblinde zwar die Welt anders sieht als die Majorität der Menschen, gleichwohl aber nicht im gewöhnlichen Sinn als ein Kranker oder Degenerierter, sondern eben nur als Angehöriger einer Minderzahl anzusehen ist.

Auch sonst findet man in der Literatur häufig Vergleiche der Homosexualität mit körperlichen Gebrechen. So vergleicht Burghauser[7]) die Homosexuellen mit Einäugigen und Stotterern. Professor Groß schreibt einmal: „Jede Verurteilung nach § 175 macht mir denselben Eindruck, wie wenn man jemanden strafen wollte, weil er sechs Finger an jeder Hand oder rote Haare hat, weil er gern lebende Maikäfer verzehrt, oder ein Koprophage ist." Andere vergleichen die Homosexuellen mit Lahmen, Buckligen, Taubstummen und Blinden. Ein Urning bezeichnete sich als „Druckfehler", eine Urninde als „Kontrebande" der Natur.

Eine der häufigsten Erklärungen, die sich Homosexuelle selbst von ihrem Zustande geben, — in mir gewordenen mündlichen und schriftlichen Mitteilungen kommt diese Angabe immer wieder — geht dahin, daß sich ihre Mutter während der Schwangerschaft ein Kind entgegengesetzten Geschlechtes gewünscht habe.

Auch homosexuelle Frauen äußern nicht selten die Vermutung, sie seien wohl so geworden, weil ihre Mutter sich einen Sohn gewünscht hätte, doch hörte ich von manchen Urninden auch die entgegengesetzte Meinung aussprechen; sie wüßten von ihren Eltern, daß diese über ihre Geburt sehr erfreut gewesen seien, da sie sich ein Mädchen ersehnt hätten; sie meinen nun, daß sich infolge dieser Sehnsucht um ihren männlichen Kern eine weibliche Hülle gebildet hätte.

So glaubt B. Freimark[8]), daß das Begehren der Mutter, „gleich einer Suggestion die Entwickelung des werdenden Erdenwesens beeindrucken kann."

In ähnlicher Weise suchte der französische Schriftsteller Georges Clarétie auch die Homosexualität Oscar Wildes zu erklären. Er schreibt im Figaro, Paris, 1. April 1907, in einem längeren Aufsatz über „L'auteur de Salomé": „Seine Mutter hatte sich eine Tochter gewünscht, und um sich zu trösten, kleidete sie ihren Sohn während langer Jahre in Mädchenkleider und behängte ihn mit Juwelen wie ein indisches Götzenbild."

Vom streng wissenschaftlichen Standpunkte können diese Annahmen, daß die Wünsche der Mutter auf das Seelenleben des Kindes derart umgestaltend einwirken sollen, nicht viel Wahrscheinlichkeit für sich in Anspruch nehmen.

---

[7]) Burghauser, Liebe in Natur und Unnatur. p. 77.
[8]) Freimark, Der Sinn des Uranismus. p. 13.

Noch zwei weitere Ansichten über das Zustandekommen der Homosexualität finden sich mehrfach bei Homosexuellen und ihren Sachwaltern vertreten; einmal die Meinung, daß Homosexuelle besonders häufig von kinderreichen Eltern abstammen, was sich ja allerdings ziemlich einfach dadurch begründen ließe, daß, je mehr Kinder in einer Familie sind, um so größer die Wahrscheinlichkeit sein wird, daß eins oder mehrere davon urnisch veranlagt sind. Diese Angabe steht mit der obigen von Sadger und Neter, die Homosexuellen seien meist einzige Kinder, in bemerkenswertem Widerspruch.

Eine andere Annahme ist die, daß gleichgeschlechtlich veranlagte Kinder besonders oft die Nachkommen von Vätern sind, die in heterosexueller Beziehung sehr ausschweifend gelebt haben. Ich kann nicht verhehlen, daß ich selbst vielfach diesen Eindruck gehabt habe.

Als krasses Beispiel ist mir der Fall eines Fabrikanten in Erinnerung geblieben, der wegen seiner ehebrecherischen Lebensführung in hohem Maße verrufen war. Sein einziger ehelicher Sohn und Erbe war homosexuell. Er hatte mich aus verschiedenen Gründen ersucht, seinen Vater über seinen Zustand aufzuklären. Ich unterzog mich der schwierigen Aufgabe, dem Manne die ihm völlig unverständliche Triebrichtung seines damals 22 jährigen, stark femininen Sohnes begreiflich zu machen. Als ich glaubte, daß mir dies einigermaßen gelungen sei, rief ich den Sohn, der während der Unterredung angsterfüllt im Vorraum gewartet hatte, herein. Da stürzte der cholerische Alte, der seinen eigenen Trieben stets so ungehemmt Folge gegeben hatte, wutentbrannt auf den bedauernswerten Sohn, und nur mit Mühe gelang es mir, die zum Schlage erhobene Rechte des Vaters zurückzuhalten.

Otto de Joux, der in der Homosexualität ebenfalls „die Rache der durch Ausschweifung beleidigten Natur“ sieht, hat sich in seiner „hellenischen Liebe“ [9]) über ähnliche Zusammenhänge einmal wie folgt geäußert:

„Gesetzt den Fall, der oben gezeichnete wilde Mädchenjäger entschließe sich, Hymen seinen Tribut zu zollen, eine Familie zu gründen, und erzeugt einen Sohn. Die beleidigte, empörte Natur wird sich nun an diesem rächen: die notwendige Reaktion tritt ein; das ungeheure Übermaß an sexuellen Freuden muß, nach den ewigen Prinzipien natürlicher Ausgleichung, sich früher oder später in einem gewissen horror vor denselben verwandeln, wie jeglichem Rausche die öde Ernüchterung folgen muß. Die ausartende Wollust wird nun, wenn auch erst im Leibessprossen des Don Juans, sehr wahrscheinlich in Überdruß und Ekel vor geschlechtlichen Funktionen überhaupt umkippen, sich in eine anormale Kälte, ja vielleicht in eine angeborene unüberwindliche Abneigung vor dem Weibe umwandeln und somit den Keim, die Grundlage zu uranistischen Neigungen im Sohne legen, zur späteren leidenschaftlichen Liebe zum Manne, zum absoluten Uranismus. Der Nachweis für diese Voraussetzung ist unschwer zu erbringen. Man braucht bloß in der Historie berühmter Urninge nachzuschlagen und den Lebenslauf ihrer Erzeuger zu durchforschen. Die Väter eines Karl X., eines Condé, Molière, eines Byron usw. waren

---

9) Otto de Joux: Die hellenische Liebe in der Gegenwart. Psychologische Studien. 1897, p. 21.

der venus vulgivaga leidenschaftlich ergeben; besonders galante Könige und Fürsten hatten oft Söhne, die für die Reize des zarten Geschlechts nicht nur kein Verständnis besaßen, sondern als wütende Weiberhasser gefürchtet waren."

Auch Christine von Schweden sagte einmal zur Begründung ihrer Eigenart: „Mein Vater liebte die Frauen zu viel."

Eine verwandte Theorie über die Entstehung ererbter Homosexualität vertritt merkwürdigerweise auch der Rassentheoretiker W. Hentschel[10]); er meint, daß sich das spätere Geschlecht der Kinder in körperlicher Hinsicht bei der Empfängnis entscheide; daß aber die Psyche des Kindes durch die Frau in ungünstiger Weise beeinflußt werden könne, und zwar dermaßen, daß in einem männlichen Körper weibliches Empfinden und in einem weiblichen männliches Platz greife.

Schon die alten Indier glaubten, daß das Verhalten der Eltern während der Zeugung auf die Entstehung sexueller Zwischenstufen einen Einfluß habe. So heißt es in einem Spruch aus dem Oupnek'hat Porshi: „Wenn in den Nächten, in denen ein Sohn erstrebt wird, eine etwas zu reichliche Kost zu sich genommen wird, so wird, da infolge hiervon der weibliche Samen den männlichen überwiegt, ein Sohn geboren werden, welcher weibliche Formen und Anlagen besitzt. Und wenn in den Nächten, in denen eine Tochter erstrebt wird, der Same des Mannes kräftiger ist als der der Gattin, wird eine Tochter mit männlicher Form und Anlage geboren werden. Und wenn beide Samen in den ungleichen Nächten, wo eine Tochter gezeugt werden soll und in den gleichen Nächten, wo ein Sohn gezeugt werden soll, gleich sind, so wird ein Zeugungsunfähiger und Zwitter geboren. In den gleichen Nächten entsteht alsdann ein männlicher, in den ungleichen ein weiblicher Zwitter."

Eine verwandte, aber mehr modernen Anschauungen Rechnung tragende Hypothese erwähnt Meisner[11]). Danach würde, wenn sich ein männliches Spermatozoon mit einem weiblichen Eichen vereinigt, ein vollmännliches Individuum entstehen; während aus der Vereinigung eines weiblichen Spermatozoons mit einem weiblichen Ovulum ein Vollweib hervorgehen soll, werde diese chemotaktische Anziehung einmal gestört oder irritiert, so daß ein weibliches Samenfädchen in ein männliches Ei gelange oder umgekehrt ein männliches in ein weibliches Ei, so entstehe ein männliches Wesen mit weiblicher Sexualempfindung und umgekehrt ein weibliches Wesen mit männlicher Sexualempfindung."

Noch moderner, aber doch auch nur hypothetisch, ist die Auffassung Richard Semons[12]), der seine Theorie von der Mneme auch auf ein „seltsames, beim Menschen zu beobachtendes Instinktphänomen, die homosexuelle Liebe, d. h. die Liebe zwischen zwei Individuen desselben Geschlechtes" anwendet und zu folgendem Ergebnis gelangt: „Jedes Individuum besitzt die ganze Fülle der Engrammkomplexe des anderen Geschlechts, die nur normalerweise bei ihm nicht ekphoriert werden, nachdem die Alternative, welchen Ast der geschlechtlichen Dichotomie es durchlaufen wird, einmal entschieden ist. Da jedes Individuum somit die Instinktengramme des anderen Geschlechts, wenn auch zunächst eben nur als Engramme, besitzt,

[10]) Hentschel, W., Die Ursachen der Gleichgeschlechtlichkeit. In der Politisch-anthropologischen Revue, Mainummer 1909. Gegen die Hentschelschen Anschauungen wendet sich Dr. E. Wilhelm: Zur Frage der Strafbarkeit des gleichgeschlechtlichen Verkehrs. Eine Erwiderung. In der Politisch-anthropologischen Revue, November 1909.

[11]) Meisner, Der Uranismus, p. 36.

[12]) Richard Semon: „Die Mneme als erhaltendes Prinzip im Wechsel organischen Geschehens." Leipzig 1904.

ist es vielleicht nicht so wunderbar, als es zunächst scheinen möchte, daß sie unter Umständen auch ekphoriert werden können. Das Faktum, daß die Verführung zu homosexueller Liebe besonders bei demjenigen Individuum, bei dem die divergierenden Engramme der normalen intersexuellen Liebe noch nicht ekphoriert sind, verhältnismäßig leicht erfolgen kann, und daß nach der ersten Ekphorie dieser Engramme spätere Ekphorieen sehr erleichtert sind, daß es sich also bei aller Schädlichkeit für die Erhaltung der Art doch um eine generelle, in allen Individuen schlummernde Disposition handelt, wird durch Einführung des Begriffs der mnemischen Dichotomie verständlich gemacht." Mit anderen Worten glaubt auch Semon, daß der erstmalige Verkehr für den Jüngling oder die Jungfrau den Scheideweg darstellt, der ihre ererbte „Mneme" nach der einen oder anderen Seite dirigiert, eine Annahme, die, wie wir oben sahen, mit den tatsächlichen Erfahrungen in deutlichem Widerspruch steht. Auch Prof. de Latamendi in Madrid nimmt eine hermaphroditische Biplastizität, „die Existenz latenter weiblicher Keime beim Manne und latenter männlicher Keime beim Weibe" an; diese latenten Keime können nach der Herrschaft streben und sie mitunter wirklich erlangen.

Bei scharfer Durchdenkung aller dieser Lehren werden wir wahrnehmen, daß ihr gemeinsames solides Fundament die Erkenntnis ist, daß die Homosexualität letzten Endes auf der Mannweiblichkeit des Menschen beruht, daß aber alle Deutungen darüber hinaus mehr oder weniger geistvolle Umschreibungen oder Vermutungen sind.

Nicht nur auf psychologische und biologische Gründe hat man das Vorkommen der Homosexualität zurückgeführt, sondern auch auf chemischem Wege hat man es zu erklären versucht, und zwar nicht allein im Sinne G u s t a v J a e g e r s durch eine auf chemotropistischen Wirkungen beruhende Anziehung und Abstoßung, sondern auch durch den inneren Chemismus.

I w a n B l o c h wirft die Frage auf:[13]) „Wie kommt es, daß die zentralen Organe bei den Homosexuellen nicht den peripheren Geschlechtsorganen entsprechen, obgleich doch letztere embryologisch lange v o r den ersteren ausgebildet werden, also die Zentralorgane sich eigentlich nach den peripheren Teilen richten müßten? Sie tun es aber nicht," und gibt folgende Antwort: „Das läßt sich nur so erklären, daß die Verbindung der Zentralorgane mit den peripheren Organen durch ein d r i t t e s Moment unterbrochen, gestört wird, und d a ß d i e s e s l e t z t e r e e i n e e i g e n t ü m l i c h e W i r k u n g auf die Zentralorgane u n a b h ä n g i g von den K e i m d r ü s e n ausübt." Er meint dann: „Es läge am nächsten, hier an c h e m i s c h e Einflüsse zu denken, an Änderungen im Chemismus der Sexualspannung, die sicher eine große U n a b h ä n g i g k e i t von den Keimdrüsen besitzt, da sie bei Kastraten und Eunuchen erhalten bleiben kann."

Nach den Ausführungen Krehls[14]), die er, wie folgt, zusammenfaßt: „Wenn man auch annehmen muß, daß viele Arten von Zellen schon in der Anlage gleichsam den Stempel ihrer männlichen oder weiblichen Natur erhalten, s o g e w i n n t d i e s e i h r e w i r k l i c h e

---

[13]) B l o c h, Das Sexualleben unserer Zeit, Berlin 1908, p. 589.

[14]) L. K r e h l, Über die Störung chemischer Korrelationen im Organismus, Leipzig 1907.

Ausbildung doch zweifellos wesentlich unter dem andauernden chemischen Einfluß der Ovarien und Testikel," ist eine solche Vorstellungsweise durchaus annehmbar und naturwissenschaftlich haltbar. Alle näheren Details über diese „Sexualhormone" (nach dem Ausdrucke Starlings) sind noch unbekannt, aber früher schon erwähnte Experimente haben ihre Existenz ergeben. „Meines Erachtens," fährt Bloch fort, „kann der anatomische Widerspruch, die naturwissenschaftliche Ungeheuerlichkeit einer weiblichen bzw. unmännlich gearteten Psyche in einem typisch männlichen Körper oder einer weiblich unmännlichen Sexualpsyche bei normal gebauten und normal funktionierenden männlichen Genitalien nur auf diese Weise gelöst werden, wenn man diesen interkurrenten dritten Faktor zu Hilfe nimmt. Diesen kann man aber sehr wohl aus irgendwelchen bereits embryonalen Störungen des Sexualchemismus ableiten. Das würde auch erklären, weshalb die Homosexualität so oft in völlig gesunden Familien auftritt, als eine vereinzelte Erscheinung, die nichts mit der Vererbung oder der Degeneration zu tun hat."

Die chemistische Theorie der Homosexualität hat für den Kenner innersekretorischer Vorgänge in der Tat etwas Bestechendes. Daß sowohl das männliche als das weibliche Geschlecht spezifische Sexualsäfte in die Blutbahn absondert — in meinen „Naturgesetze der Liebe"[16]) bezeichne ich sie als Andrin und Gynäcin — ist unzweifelhaft, aber vieles spricht dafür, daß diese Säfte im wesentlichen nur dazu dienen, die präformierten Sexualcharaktere reifen zu lassen, ihre Entwicklung und Funktion anzuregen, daß also ihr Einfluß, wie Halban[17]) sich einmal ausdrückte, nur ein protektiver ist. Zu denken geben allerdings die Experimente von Steinach, Foges und Lode, durch welche nach Transplantation von Ovarien auf männliche Tiere weibliche Eigenschaften, durch Übertragung von testikulärem Gewebe auf Weibchen männliche Sexualcharaktere künstlich erzeugt werden konnten[18]).

Auch der oben mitgeteilte Fall einer Person, bei der Psyche und Keimdrüsen männlich, alles Übrige einschließlich der äußeren Geschlechtsorgane, weiblich beschaffen war, könnte für die innersekretorische Theorie der Homosexualität in Anspruch genommen werden. Andererseits zeigt aber gerade dieser Fall die relative Selbständigkeit und Unabhängigkeit aller Geschlechtscharaktere und kann auch einfach als eine intersexuelle

---

16) M. Hirschfeld: Naturgesetze der Liebe, Berlin 1912, p. 179, 182.

17) Vgl. besonders den Vortrag von Steinach über die künstliche Umwandlung des Geschlechtes bei Tieren in der Abteilung für Physiologie auf der Versammlung Deutscher Naturforscher und Ärzte im September 1913 in Wien.

18) Vgl. darüber Iwan Bloch, Die Aufgaben der „Ärztlichen Gesellschaft für Sexualwissenschaft", Berliner klin. Wochenschr. 1913, Nr. 18.

Variante gedeutet werden, bei der Keimstöcke und Gehirn männlich, der ganze sonstige Körperbau weiblich präformiert waren.

Immerhin dürfte das weitere Studium der inneren Sekretion zurzeit der vielversprechendste Weg sein, um über die letzten Gründe der Homosexualität zu noch größerer Klarheit zu gelangen. Auch Blutuntersuchungen nach der Abderhaldenschen Methode — von einer berichtete Juliusburger in der Gesellschaft für Sexualwissenschaft Oktober 1913 — könnten wichtige Resultate zeitigen. Schon Bernhardi meinte in seiner mehr als ein Menschenalter zurückliegenden Schrift[18] a) man solle an der Leiche „des Pathicus" Untersuchungen anstellen, „ob nicht die Prostata entwickelter erscheinen als beim Manne, ob Eierstöcke erkennbar oder angedeutet seien." Jedenfalls wäre bei den von Groß und anderen geforderten Obduktionen homosexueller Männer und Frauen[18] b) hierauf ebenso zu achten, als „auf den feineren Bau des Gehirns", über dessen eigentliche Sexualzentren wir bisher so gut wie gar nichts wissen.

An der Stelle, wo Bloch die chemische Theorie der Homosexualität vertritt, begründet er auch die Ansicht, daß sie keine Degenerationserscheinung sei. Schon vorher hat er in dem Kapitel (XVII), das er „die anthropologische Betrachtung der Psychopathia sexualis" bezeichnet hat, unter Bezug auf seine historischen Forschungen eingehend begründet, daß „die echte Homosexualität durchaus unabhängig von der Degeneration und Kultur bei sonst gesunden Menschen vorkommt"[19]). Mit vollem Recht hat Freud[20]) es Bloch als bleibendes Verdienst angerechnet, daß durch ihn „in der Auffassung der Inversion die pathologischen Gesichtspunkte von den anthropologischen abgelöst wurden." Freud selbst wendet sich dann ebenso entschieden wie Bloch gegen die Entartungshypothese der Homosexualität, wobei er vor allem — und auch hier müssen wir ihm beipflichten — klarlegt, eine wie geringe „praktische Bedeutung" der Diagnose „Degeneration" überhaupt zukommt.

Er beruft sich dabei auf Moebius, der unter den Deutschen wohl als hervorragendster Kenner des Entartungsproblems anzusprechen sein dürfte. In einer zusammenfassenden Schrift über Entartung kam er zu dem Ergebnis, daß man, wenn man das weite Gebiet der Entartung überblickt, schließlich einsieht, „daß es sehr geringen Wert hat, Entartung überhaupt zu diagnostizieren". Freud

---

18a) A. a. O. p. 27.

18b) Prof. Dr. Hans Gross, Das somatische Moment bei den Homosexuellen. In Vierteljahrsberichte des W.-h. K. Jhgg. I. S. 428 ff.

19) Dr. Iwan Bloch: Das Sexualleben unserer Zeit, Berlin 1908, p. 517.

20) Sigm. Freud: Drei Abhandlungen zur Sexualtheorie. 2. Aufl. 1910, p. 5.

meint, daß man von Entartung nicht sprechen soll, wenn nicht „1. mehrere schwere Abweichungen von der Norm zusammentreffen; 2. wenn nicht Leistungs- und Existenzfähigkeit im allgemeinen schwer geschädigt erscheinen." Er fährt dann fort: „Daß die Invertierten nicht Degenerierte in diesem berechtigten Sinne sind, geht aus mehreren Tatsachen hervor:

1. Man findet die Inversion bei Personen, die keine sonstigen schweren Abweichungen von der Norm zeigen.

2. Desgleichen bei Personen, deren Leistungsfähigkeit nicht gestört ist, ja die sich durch besonders hohe intellektuelle Entwicklung und ethische Kultur auszeichnen.

Wenn man von den Patienten seiner ärztlichen Erfahrung absieht und einen weiteren Gesichtskreis zu erfassen strebt, stößt man nach zwei Richtungen auf Tatsachen, welche die Inversion als Degenerationszeichen aufzufassen verbieten.

a) Man muß Wert darauf legen, daß die Inversion eine häufige Erscheinung, fast eine mit wichtigen Funktionen betraute Institution bei den alten Völkern auf der Höhe ihrer Kultur war;

b) man findet sie ungemein verbreitet bei vielen wilden und primitiven Völkern, während man den Begriff der Degeneration auf die hohe Zivilisation zu beschränken gewohnt ist."

Bloch und Freud, die beide von verschiedenen Forschungsgebieten zu den gleichen Resultaten gelangten, sind nicht die einzigen, welche die Homosexuellen nicht zu den Degenerierten rechnen. Um noch einige andere zu nennen, die derselben Ansicht sind, sei auf Näcke[21]), Loewenfeld Ellis[22]), Carpenter[23]), [24]), Raffalovich[25]), Rohleder[26]) verwiesen.

Loewenfeld meint, daß „die Eigentümlichkeiten der nervösen Organisation, die zur Homosexualität führen, nicht von einer Art sind, daß sie die psychische oder körperliche Leistungsfähigkeit ungünstig beeinflussen, und dergestalt eine Minderwertigkeit des Individuums, abgesehen von seinem sexuellen Verhalten, bedingen." „Wir können," fährt er fort, „nach dem Angeführten nur zu dem Schlusse kommen, daß die Homosexualität eine Anomalie darstellt, die zwar mit Krankheit und Entartung auf körperlichem und seelischem Gebiete vergesellschaftet vorkommt, in der Mehrzahl der Fälle jedoch eine isoliert bestehende psychische Abweichung von der Norm bildet, die nicht als krankhafter oder degenerativer Natur betrachtet werden kann und den Wert des Individuums als Glied der bürgerlichen Gesellschaft nicht herabzusetzen geeignet ist." Bedeutsam sind auch die Ausführungen, die Loewenfeld schon an einer früheren Stelle macht. Er sagt: „Wir haben bisher die Homosexualität, in gewissem Maße dem Gange unserer Erörterungen vorgreifend, als Anomalie, d. h. Abweichung von der Norm und damit nicht der heterosexuellen Triebrichtung völlig gleichwertig bezeichnet. Dies will jedoch keineswegs besagen, daß die Homosexualität als Krankheitserscheinung oder Äußerung der Entartung aufzufassen ist. Wir kennen zahlreiche Anomalien sowohl auf körper-

---

21) U. a. in Laehrs Allg. Zeitschrift f. Psychiatrie 1902. S. 827.

22) Loewenfeld: Homosexualität u. Strafgesetz, p. 21 f.

23) Edward Carpenter: Homogenic love and its place in a free society. Manchester 1894. S. 25 ff.

24) Havelock Ellis u. J. A. Symonds: Das konträre Geschlechtsgefühl. Deutsche Ausgabe. Leipzig 1896. S. 208.

25) Marc-André-Raffalovich: Uranisme et Unisexualité. Etude sur différentes manifestations de l'instinct sexuel. Lyon, Paris 1896. S. 144.

26) H. Rohleder: Vorlesungen über Geschlechtstrieb u. gesamtes Geschlechtsleben des Menschen. Bd. II, p. 362.

lichem wie auf geistigem Gebiete, die den Träger nicht als krank erscheinen lassen, Kurzsichtigkeit, Farbenblindheit, der Besitz einer sechsten Zehe, sogenannte Muttermäler sind derartige Anomalien, die mit dem Besitze völliger Gesundheit vereinbar sind. Für die Auffassung einer Erscheinung als Äußerung einer Entartung kann andererseits nicht diese allein maßgebend sein, und zwar auch dann nicht, wenn es sich um vererbbare Anomalien handelt, wie Moebius annahm. Es kommt auf die Vergesellschaftung, in der die Anomalie auftritt, die Anwesenheit oder der Mangel anderer Anomalien und die Schwere derselben an, sonst müßten wir den Kurzsichtigen ohne Rücksicht auf seinen sonstigen körperlichen und seelischen Zustand zu den Entarteten zählen."

Nur ein wenig weiter geht Rohleder[27]). Er meint, daß die erbliche neuropathische Disposition und Belastung für den Ausbruch der Homosexualität prädisponierend zu wirken vermag. Bei weitem am stärksten fällt aber in dieser schwierigen Entscheidung Krafft-Ebings Ansicht ins Gewicht, weil er ebenso bedeutend und erfahren als Psychiater wie als Sexologe gewesen ist.

Krafft-Ebing[28]) hatte ursprünglich unter Berücksichtigung der „in fast allen Fällen vorhandenen neuropathischen Belastung" die Ansicht geäußert, „daß diese Anomalie der psychosexualen Empfindungsweise als funktionelles Degenerationszeichen klinisch angesprochen werden muß." Mit der Menge der zu seiner Beobachtung gelangenden Homosexuellen hat er allerdings diesen Standpunkt wesentlich eingeschränkt, und in seiner Arbeit im III. Bande der „Jahrbücher für sexuelle Zwischenstufen" (S. 6) erklärt er ausdrücklich: „Daß die konträre Sexualempfindung an und für sich nicht als psychische Entartung oder gar Krankheit betrachtet werden darf."

Den genannten Autoren stehen nun allerdings eine ganze Anzahl von Irren- und Nervenärzten gegenüber, die in der echten, dauernden Homosexualität stets die Äußerung ererbter psychoneuropathischer Disposition erblicken. So meinte Magnan[29]), der große französische Kenner der Entartung: „Die Verkehrung des geschlechtlichen Empfindens ist nicht eine Krankheit für sich, sondern das Zeichen eines allgemeinen krankhaften Zustandes, ein Syndrom im Bilde der ererbten Entartung", und auch Moebius[30]), der vortreffliche deutsche Interpret Magnans, hat in der geistvollen Schrift: „Geschlecht und Entartung" die Anschauung vertreten, daß die Homosexualität stets eine Form angeborener Entartung sei, er beruft sich dabei besonders darauf, daß stets erbliche Belastung nachzuweisen sei und daß stets auch außerhalb der Geschlechtlichkeit liegende körperliche und geistige Zeichen der Entartung vorhanden wären. Wir sahen bereits, daß die erste Voraussetzung nicht zutrifft, und werden erfahren, daß auch die zweite Prämisse einer Massenbeobachtung gegenüber nicht Stich hält. Übrigens rechnet Möbius (S. 36) die Homosexuellen „nur zu den Leichtentarteten oder wie man gewöhnlich sagt, zu den Nervösen." Ein anderer sehr erfahrener Psychiater — selbst Urning — schreibt: „Meine Studien haben mir kein positives Resultat ergeben. Wohl fand ich in einzelnen Fällen von Homosexualismus hereditäre Einflüsse, die aber bei anderen fehlten. Allerdings fand ich unter Homosexuellen Typen mit ausgeprägten psychischen und körperlichen Degenerationszeichen, andererseits fand ich aber wieder so kerngesunde, harmo-

---

27) A. a. O.
28) v. Krafft-Ebing: Psychopathia sexualis, p. 209.
29) Magnan: Psychiatrische Vorlesungen, IV., V. Heft, S. 38.
30) S. 28 ff.

nische Naturen, daß sich für mich trotz eifrigsten Bestrebens nichts Eindeutiges zur Entscheidung dieser Frage ergab. Allerdings ist ein so verhältnismäßig kleines Material, wie es bisher jedem, auch dem bedeutendsten Forscher vorgelegen hat, nicht geeignet, absolut einwandfreie Schlüsse zu ziehen. Ein entscheidender Beitrag zur Lösung dieser Frage ist wohl nur von der Bearbeitung eines großen einschlägigen Materials zu erwarten."

Ich habe in Gemeinschaft mit dem Kollegen Dr. Ernst Burchard bereits vor Jahren die Beziehungen zwischen Degeneration und Homosexualität einem eingehenden Spezialstudium unterzogen. Wir legten uns zuvörderst die Frage vor, inwieweit die Homosexualität als Teilerscheinung bei Persönlichkeiten auftritt, die ihrer gesamten körperlichen und geistigen Veranlagung nach als Entartete zu bezeichnen sind. Wir gingen dabei von dem jetzt allgemein gültigen Grundsatze aus, daß ein vereinzeltes Degenerationszeichen noch kein Beweis von Entartung ist, daß es in jedem Fall des Zusammentreffens mehrerer solcher Eigenschaften bedarf. Wenn Möbius[31]) sagt: „Kinderliebe ist ein wesentlicher Zug des weiblichen Geistes; wenn ein Mann seine Kinder abscheulich findet, so erregt das kein Bedenken, tut es ein Weib, so ist sie mit Bestimmtheit als entartet zu bezeichnen", so trifft dies für ein normalsexuelles Weib gewiß zu, nicht aber für eine urnische Individualität, zu deren Gesamtbild diese Abneigung gegen Fortpflanzung und Kinder als Teilerscheinung gehört. Ebensowenig werden wir bei einem homosexuellen Manne „sehr weiche Hände" oder starke Brustentwicklung oder Bartlosigkeit ohne weiteres als Stigma der Degeneration, vielmehr als urnisches Stigma ansehen dürfen. Von körperlichen Degenerationszeichen hatte Kollege Burchard folgende für unseren Zweck zusammengestellt[32]):

Abnormer Kopfumfang — Asymmetrie des Hirnschädels — Asymmetrie des Gesichtsschädels — Abnorme Häßlichkeit — Mikro- und Anophthalmus — Fehlen, Colobom der Iris — Farbenungleichheit der Iris — Ektopie und Ungleichheit der Pupillen — Retinitis pigmentosa — Angeborene Kataract — Cysten der Augenhöhle — Schielen, Nystagmus — Die zahlreichen Anomalien im Bau des äußeren Gehörorgans (wie Spitzohr, Darwinsches Knötchen, übermäßig große, sehr stark abstehende Ohren) — Fisteln der Ohrmuschel — Anhänge der

---

31) Stachyologie S. 176.

32) Es wurden besonders folgende Werke berücksichtigt:

Morel: Dégénerescences de l'espèce humain. Paris 1856.

Magnan: Psychiatrische Vorlesungen, Deutsch von Möbius, Leipzig 1891.

Féré: Nervenkrankheiten und ihre Vererbung. — Deutsche medizinische Presse.

Möbius: Über Entartung, Wiesbaden 1900.

Nordau: Über Entartung, Berlin 1893.

Arndt: Biologische Studien (II. Artung und Entartung, Greifswald 1895).

Rhode: Über den gegenwärtigen Stand der Frage nach der Entstehung und Vererbung individueller Eigenschaften und Krankheiten, Jena 1895. (Mit eingehender Literaturangabe über Vererbung bis 1895).

Cohn: Ein Beitrag zur Lehre von der Vererbung. — Deutsche medizinische Presse.

Fuhrmann: Das psychotische Moment, Leipzig 1903.

regio auricularis und regio colli — Kiemengangcysten — Gesichtsspalten — Hasenscharten — Cysten des Zwischenkieferspalts — Anomalien der Zahnstellung und des Zahnbaus — Hoher und spitzer Gaumen — Spaltungen des Gaumens — Auffallend massiver Unterkiefer — Mikro- und Makroglossie — Anomalien des Zungenbändchens — Stottern, Stammeln — Angeborene Abweichungen der Wirbelsäule — Fehlen von Extremitäten und einzelnen Gliedern — Entwickelungshemmungen in der Länge der Finger und Zehen — Polydaktylie, Syndaktylie — Schwimmhäute — Zu harte knochige, zu breite tatzenartige, zu weiche, wie knochenlose, übermäßig feuchte kalte Hand — Klumpfuß, Pferdefuß usw. — Hammerartige Mißbildungen der großen Zehe — Angeborene Luxationen, Neigung zu Luxationen — Größenmißverhältnisse der Extremitäten zum Rumpf — Riesen-, Zwergwuchs — Angeborene Exostosen — Akromegalie — Spina bifida — Mangelhafte Muskelentwicklung — Fehlen einzelner Muskeln — Starke Fettleibigkeit — Multiple Lipome — Hämophilie — Situs inversus — Neigung zu Krampfadern — Aplasie der Arterien — Pigmententartung der Haut (Flecken usw.) — Albinismus — Hornartige Gewächse der Haut — Mangelhafte und abnorme Behaarung — Vorzeitiges Ergrauen — Doppelter Haarwirbel — Ungenügendes Wachstum der Haare — Zartheit der Nägel — Brüche, Bruchanlage — Atresie, Prolapse des Mastdarms — Abnorme Länge des proc. vermiformis — Neigung zu Appendicitis — Überzählige Brüste — Pseudo-Hermaphroditismus — Kryptorchismus - Ektopie der Testikel — Hypospadie-Epispadie — Phimose.

Die einzelnen Stigmata sind in ihrer Bedeutung verschieden zu bewerten; so werden vorzeitiges Ergrauen, Neigung zu Appendicitis, zu Krampfadern und Bruchanlage zusammengenommen weniger zu besagen haben als eine Verbindung von Hasenscharte und Polydaktylie. An die körperlichen Entartungszeichen schließt sich die Neigung zu bestimmten konstitutionellen Erkrankungen an, die man ebenfalls als Entartungszeichen ansieht. Im wesentlichen sind es Rachitis, Tuberkulose, Skrofulose, Diabetes und die Krankheiten der arthritischen Gruppe. Die Anlage zu gewissen nervösen Erkrankungen, der man eine gleiche Bedeutung beilegt, zur Chorea, Basedowschen, Parkinsonschen, Thomsenschen Krankheit, Muskelatrophie, Migräne, Neuralgien, Epilepsie, Hysterie und Neurasthenie leitet uns auf das Gebiet der psychischen Degenerationszeichen über. Hier kommt es für uns weniger auf die ausgesprochen pathologischen Zustände des sogenannten Entartungsirreseins an, die ohnehin von den übrigen endogenen Psychosen schwer zu trennen sind, als vielmehr auf jene psychischen Stigmata, die außerhalb eigentlicher Geistesstörungen den Entarteten charakterisieren.

Es sind dies nach F é r é: Extreme Reizbarkeit des Charakters, Veränderlichkeit der Gefühle und Neigungen, Absonderlichkeit des Geschmacks (z. B. im Alkoholismus und Morphinismus hervortretend); damit im Zusammenhang steht die für den Entarteten charakteristische

Tatsache, daß bei ihm der Impuls zum Handeln stärker ist, als es nach den bestimmenden Motiven der Fall sein sollte. Magnan stellt in den Vordergrund die verringerte Fähigkeit, sich geistig konzentrieren zu können, nebst der Unfähigkeit, lästige Gedanken zu bannen, was zu Zwangshandlungen führt (Platzfurcht, Onomatomanie, Arithmomanie, Selbstmordmanie usw.). Möbius endlich sieht das Wesentliche in der psychischen Unbeständigkeit und Disharmonie, die in Gleichgewichtsstörungen zum Ausdruck gelangt.

Wichtig für die Bewertung psychischer Entartungszeichen ist der Satz, daß diejenigen, welche unter gleichen Lebensbedingungen stehen, eher als andere beurteilen können, was an dem Betreffenden atypisch ist. Hier ist jedoch wieder zu berücksichtigen, daß dem Normalsexuellen vieles atypisch erscheinen wird, was dem spezifisch homosexuellen Empfinden entspringt und mit der urnischen Natur vollkommen harmoniert, so daß von diesem Gesichtspunkt aus von einer Disharmonie der psychischen Persönlichkeit nicht die Rede sein kann. Weiterhin sind auch die nervösen Stigmata in Abzug zu bringen, welche als unmittelbare Folgeerscheinungen der homosexuellen Triebrichtung aufzufassen sind. Wenn wir uns vergegenwärtigen, was die homosexuelle Leidenschaft im individuellen Leben ausmacht, so werden wir begreifen, daß stärkere Alterationen dieser Sphäre auf das mit dem Sexualtrieb so eng verknüpfte Nervensystem besonders nachteilig wirken werden. „Unglückliche Liebe“ steht unter den Ursachen der Neurasthenie obenan, und man sollte nie versäumen, wenn man bei Patienten mit erhöhter Erregbarkeit verbundene nervöse Depressionen findet, das Sexualleben im weitesten Sinn als ätiologisches Moment in Betracht zu ziehen. Gilt das schon für Normalsexuelle, um wie viel mehr für Homosexuelle, deren innere Angst- und Erregungszustände, deren häufig zu Selbstmordversuchen führende Liebeskonflikte, deren qualvolle Unterdrückungskämpfe oft genug eine fortlaufende Reihe psychischer Traumen darstellen. Wir müssen also bei unseren Untersuchungen die auf dem Boden der Entartung und die auf dem der Homosexualität entstandene Neurasthenie wohl unterscheiden.

Wenn wir uns nun nach Ausschluß der mit dem homosexuellen Triebe im unmittelbaren Zusammenhang stehenden Stigmen die Frage vorlegen: Bestehen bei Homosexuellen die körperlichen und geistigen Entartungszeichen in höherem Prozentsatz als bei Normalsexuellen?, so lautet die Antwort: Nein. Burchard und ich fanden unter 200 beliebig ausgewählten Homosexuellen 32 mit ausgesprochenen Degenerationszeichen, also ca 16 %, und zwar waren diese fast sämtlich erblich belastet. Stände die Homosexualität im unmittelbaren Zusammenhang mit der Degeneration, so müßten die Zeichen der Entartung nicht nur bei Homosexuellen, sondern auch die Homosexualität in größerem Umfange bei schwerer Degenerierten nachzuweisen sein. Auch das trifft nicht zu. Man vergleiche die im „Jahrbuch für sexuelle Zwischenstufen“, Jahrg. V, 1, p. 194 ff. von Näcke mitgeteilten Beobachtungen aus der Irrenanstalt Hubertusburg; auch Dr. Burchard sah während seiner mehrjährigen Tätigkeit in der Heilanstalt Uchtspringe unter dem dortigen, überaus zahlreichen Material von Degenerierten schwerster Art nur einen Fall ausgesprochen homosexueller Veranlagung (bei einem Epileptiker).

Steht demnach die Homosexualität keineswegs so oft in Verbindung mit sonstigen Zeichen der Degeneration, daß sie notwendig mit ihr verknüpft erscheint, so bleibt noch der Einwand übrig, und dieser ist erhoben worden, daß die Homosexualität allein für sich ihren Träger zum Degenerierten, zu einem minderwertigen Repräsentanten der Gattung Mensch stempelt. Auch Möbius scheint dieser Meinung zuzuneigen. Er sagt (Stachyologie S. 132): „Mit der Zivilisation wächst die Entartung, d. h. die Abweichung von der ursprünglichen Art. — Eine der wichtigsten Arten geistiger Abweichung besteht darin, daß der Geschlechtscharakter an seiner Bestimmtheit verliert, daß beim Manne weibliche Züge, beim Weibe männliche auftreten." Möbius mißt hier diesen Zügen, deren Komplex eine Einheit bildet, eine Bedeutung bei, die er keinem anderen Stigma allein für sich zuerkennt, und setzt sich mit dem selbst angegebenen Satz in Widerspruch, daß es zur Feststellung der Entartung stets mehrerer Degenerationszeichen bedarf. Um zu entscheiden, ob die Homosexualität für sich eine Entartung bedeutet, muß man sich vor allem über diesen Begriff Klarheit verschaffen, eine durchaus nicht leichte Aufgabe, denn die Erklärung Magnans „Entartung ist ein krankhafter Geisteszustand auf Grund krankhafter Zustände der Erzeuger", sowie die andere Definition: „Entartung ist eine ererbte Abweichung vom Typus, die die durch die Variabilität gezogenen Grenzen übersteigt", rufen sofort die Gegenfragen wach: was ist krankhaft? Was ist der Typus? Was ist die Norm? Welches sind die Grenzen physiologischer Variabilität? Wir können doch unmöglich Lombroso beipflichten, der auf die telegraphische Anfrage des New-York Herald: Was ist ein normaler Mensch? antwortete: „Ein Mensch, der über einen gesegneten Appetit verfügt, ein tüchtiger Arbeiter, egoistisch, geschäftsklug (routiné), geduldig, jede Machtsphäre achtend . . . . ein Haustier."

Gewiß stellt der Homosexualismus die Minorität des geschlechtlichen Empfindens dar, so daß man ihn vergleichsweise als von der Natur der Mehrzahl abweichend und in diesem Sinne als abnormal bezeichnen kann. Sieht man aber von Vergleichen ab und betrachtet ihn rein für sich, objektiv als etwas einmal Bestehendes, so entspricht die ihm eigene Geschlechtsempfindung so sehr dem ganzen Wesen des Uraniers und zeigt so bis ins einzelne gehende Analogien mit der heterosexuellen Geschlechtsempfindung, daß man bei der Homosexualität wohl von einer Abart, einer Varietät, aber nicht von einer Anomalie im pathologischen Sinne reden kann.

Die Ansicht Molls, welche er mit den Worten vertritt: „Zu den krankhaften Erscheinungen rechne ich unter allen Umständen die ausgeprägte Homosexualität. Wo ein solches Mißverhältnis zwischen Körperbildung und seelischer Verfassung besteht, haben wir einen pathologischen Zustand vor uns", wäre richtig, wenn der Homosexuelle körperlich und geistig so konstituiert wäre, wie der Normalsexuelle. Wir haben dargetan, daß ein derartiges Mißverhältnis in Wirklichkeit nicht besteht. Nicht ohne Berechtigung schreibt ein homosexueller Gelehrter: „Ich verspüre nach jeder Auslösung meines Triebes ein so erhöhtes Kraftgefühl, so viel innere Harmonie, eine so arbeitsfrohe Stimmung, daß seine völlige Unterdrückung für mich eine Contradictio in subjecto bedeuten würde." Damit dürfte doch das Prädikat „krankhaft" widerlegt sein. Die Pathologen verstehen unter Krankheit eine den Körper schädigende, meist auch unangenehm empfundene Erscheinung. Die Homosexualität an und für sich verschafft ihren Trägern aber weder Schaden noch Unannehmlichkeiten, diese erwachsen ihnen nur aus den Verhältnissen. Bemerkenswert ist auch der Umstand, daß, abgesehen vom Geschlechtlichen die Homosexuellen sich sehr oft einer erstaunlichen körperlichen und geistigen Gesundheit, Kraft und Zähigkeit erfreuen; erst kürzlich besuchte mich ein 70-jähriger Uranier, der mir mitteilte, daß er nie krank gewesen sei und es im alpinen Sporte, dem er mit Eifer huldigte, noch jetzt mit jedermann aufnehmen könne.

Manche erblicken schon in der relativen Fortpflanzungsfähigkeit der Homosexuellen einen Beweis ihrer Krankhaftigkeit. So sagt Wachenfeld[33]: „Die Homosexualität kann nichts rein Natürliches, Physiologisches sein; denn sonst würde die Natur die homosexuelle Befriedigung, ebenso wie die heterosexuelle, in den Dienst der Fortpflanzung und Arterhaltung gestellt haben.“ Auch Krafft-Ebing schwebte wohl diese negative Seite des homosexuellen Triebes vor Augen, als er ursprünglich meinte:[34] „Die Verletzung von Naturgesetzen ist anthropologisch und klinisch als eine degenerative Erscheinung anzusprechen.“ Wie aber, wenn hier gar kein Naturgesetz verletzt würde, wenn es im Plane der Natur gelegen hätte, Wesen hervorzubringen, für die es nicht normal ist, sich fortzupflanzen? Wie, wenn der Zweck des Geschlechtstriebes nur die Liebe wäre, die stets fruchtbar ist, zeugt und gebiert, auch wenn ihr keine neue Lebewesen entsprießen? Man kann auch produktiv sein, ohne sich fortzupflanzen. Wenn Möbius die Fortpflanzung als wichtigsten Naturzweck[35] bezeichnet, so steht dem Leipziger Psychiater der Leipziger Psychologe Wundt entgegen. Dieser stellt als mittelbaren und unmittelbaren Zweck des Lebens die Erzeugung geistiger Schöpfungen hin.[36] Haben denn Michelangelo, Beethoven und Friedrich der Große ihren Naturzweck verfehlt, weil sie keine Kinder zeugten? Nicht umsonst hat man von geistiger Befruchtung und Zeugung gesprochen. Die Erzeugnisse des Geistes, die Gedanken, sind treibende Kräfte, Entwickler der Menschheit. Auch wer neue Wahrheiten entdeckt und verbreitet, neue Gestalten bildet und formt, ist ein zeugender Förderer. Tolstoi ruft einmal aus: „Möchten doch die Menschen begreifen, daß die Menschheit nicht durch tierische Erfordernisse, sondern durch geistige Kräfte fortbewegt wird.“ Nur der Tatenlose ist nutzlos, zwecklos nur, wer nicht am gemeinsamen Werke der Weiterbildung und Vervollkommnung mitarbeitet. Der Wert eines Menschen hängt von den Werten ab, die er erzeugt. Hand in Hand mit den beiden anderen Geschlechtern hat der Uranismus trotz allem und allem Werte und Werke geschaffen für den einzelnen und die Gesamtheit. Das war des Uraniers, wie jedes Menschen, Pflicht und Zweck.

Können wir die Homosexuellen auch nicht als Degenerierte ansehen, so geht doch aus dem, was ich an früherer Stelle über ihre Abstammung ausführte, mit Sicherheit hervor, daß hereditäre Momente bei ihrer Entstehung eine nicht zu unterschätzende Rolle spielen, was ja bei einer so ausgesprochen angeborenen Erscheinung, wie es die echte Homosexualität ist, von vornherein wahrscheinlich ist. Da es sich um eine Besonderheit des Zentralnervensystems handelt, ist anzunehmen, daß wir hier die Angriffsstelle erblicher Einflüsse zu erblicken haben,

---

[33]) A. a. O. S. 38.

[34]) Psychopathia sexualis S. 248.

[35]) In dem Aufsatz „Über die Vererbung künstlerischer Talente“ sagt Möbius (Stachyologie S. 123): „Das Talent ist dem wichtigsten Naturzweck, der Fortpflanzung, nicht förderlich. Gerade unter den großen Talenten finden wir viele kinderlose Leute.“

[36]) Eisler. Wilh. Wundts Philosophie u. Psychologie in ihren Grundlagen dargestellt. Leipzig 1902. S. 183.

was einerseits dadurch bestätigt wird, daß in der Tat in den Familien vieler Homosexueller Nervositäten aller Art weit verbreitet sind, anderseits dadurch, daß das Nervensystem der Homosexuellen selbst häufig recht labil und unausgeglichen ist.

Recht häufig ist bei den Angehörigen Homosexueller eine leichtere oder schwerere neuropathische Disposition unverkennbar, oder es bestehen Faktoren, von denen wir wissen, daß sie im allgemeinen der stabilen Geschlossenheit des Zentralnervensystems nicht günstig sind.

Bei 6% der Homosexuellen waren die Eltern oder Großeltern blutsverwandt. Da man auch den Altersunterschied als ein für die sexuelle Beschaffenheit der Kinder bedeutungsvolles Moment angeführt hat, habe ich auch nach dieser Richtung mein Material durchforscht. In 10% der Fälle waren die Eltern nahezu gleich alt, bei 9% war die Mutter älter, in 18,7% war der Vater mehr als 10 Jahre älter als die Mutter, in 2% über 24 Jahre, in den übrigen 62,3% war der Vater 1—10 Jahre älter als die Mutter. In 19% der Fälle war der Vater, in 2,4% die Mutter stark dem Alkoholismus ergeben, doch fanden sich auch 16,4% abstinente Väter, 48,2% abstinente Mütter, alle anderen waren mäßig. Bemerkenswert ist, daß in 22,6% der Familien Homosexueller Selbstmorde vorkamen, darunter in 16,7% der Fälle wegen homosexueller Veranlagung, in 13,9% wegen unglücklicher homosexueller Liebe, in 11,1% „aus Schwermut", in 8,3% im Delirium, in 16,7% aus pekuniären und in 33,3% aus unbekannten Gründen.

Es scheint, als ob bei neuropathischen Konstitutionen vielfach die männliche und weibliche Erbmasse stärker balanciert als bei festverankerten Nervensystemen, bei denen sich das Schwergewicht einer dieser beiden Komponenten stabilierter nach dem einen oder andern Pol verschiebt. Deshalb findet man alle sexuellen Übergangsformen, und namentlich auch die Homosexualität, oft mit einer nervösen Labilität vergesellschaftet, wobei allerdings im Einzelfall nicht leicht zu entscheiden ist, was von vornherein vorhanden und was erst infolge der Homosexualität entstanden ist.

Bereits in „Sappho und Sokrates"[39]) führte ich aus, daß, wenn bei konträr Veranlagten Nerven- und Geistesstörungen häufiger sein sollen, wie bei den anderen, dies sicherlich kein Wunder wäre. Ich bemerkte dort: „Jeder Psychiater weiß, wie innige Wechselwirkungen zwischen der Genitalsphäre und dem gesamten Nervensystem bestehen. Es genügt, an das vielgestaltige Bild der Hysterie zu erinnern, deren Namen auf diese Tatsache (ὕστερον, die Gebärmutter) zurückzuführen ist. Daß weiterhin die dauernde ängstliche Geheimhaltung eines angeborenen Defekts, dessen Existenz man anfangs als Sünde und Verirrung, später als Laster, Sittlichkeitsverbrechen oder Geisteskrankheit auffaßt, daß die drückenden Gewissensqualen, der ewige Kampf des willigen Geistes gegen das schwache Fleisch, daß die stete Furcht vor Entdeckung, vor Erpressern, vor Verhaftung, gericht-

[39]) p. 23.

licher Bestrafung, Verlust der sozialen Stellung und der Achtung seitens der Familie und der Mitmenschen, das Gemüt stark affizieren, die Nerven aufreiben muß und Neurasthenie, Melancholie, Hysterie und Selbstmordgedanken erzeugen kann, liegt wohl auf der Hand. Es würde also die konträre Sexualempfindung in diesen Fällen nicht sowohl eine Folge der nervösen Disposition sein, als vielmehr der günstige Nährboden, auf dem die Nervosität im weitesten Sinne zur Entwicklung gelangen kann.

Die Behauptung, daß Urningsliebe die Völker entnerve, suchte schon Ulrichs[40]) durch folgende Ausführungen zu widerlegen:

„Die Oströmer, die durch Urningsliebe doch entsetzlich entnervt hätten sein müssen, waren stark genug, auch das Reich der Ostgoten in Italien zu zerstören. Später waren die Araber stark genug, das westgotische Reich in Spanien zu zerstören und die Türken stark genug, bis vor die Mauern Wiens vorzudringen: und doch ist die Urningsliebe bei Arabern und Türken von jeher ganz besonders stark verbreitet gewesen. Gegenwärtig sind Südslaven und Albanesen die kraftvollsten Stämme nicht nur der Balkanhalbinsel, sondern vielleicht — neben Bergschotten und Dalekarliern — Europas. Hat doch Professor Virchow erst kürzlich aus dem Bau der Schädel der Albanesen prophezeit: „Diesen gehört die Zukunft der Halbinsel". Und doch ist in beiden Volksstämmen Urningsliebe stark verbreitet, namentlich bei den Albanesen. Ebenso verbreitet ist sie bei mehreren der urwüchsigsten und kräftigsten Völker des Erdballes, z. B. den Beduinen und fast allen Stämmen Sibiriens." Und Carpenter[41]) ruft mit wohlberechtigter Ironie aus: „Ob die Dorischen Griechen oder die Polynesischen Insulaner oder die Kelten (von denen bei Aristoteles, Pol. II, 7 die Rede ist) oder die Normannen, oder die Albanischen Bergbewohner, oder irgendwelche andere als kühn bekannte Völker, unter denen die Leidenschaft verbreitet war, von nervöser Degeneration besonders geplagt waren, darüber kann man sehr wohl Zweifel hegen", ein Zweifel, der noch angebrachter erscheint, wenn man an einzelne große Uranier und Uranierinnen unserer und früherer Tage denkt.

Trotzdem wird auch heute noch, selbst in Lehrbüchern und Gesetzesentwürfen immer wieder die Behauptung wiederholt, daß die großen Völker des Altertums „bekanntlich" an dem Laster der Päderastie zugrunde gegangen seien. So schreibt erst neuerdings wieder der gerichtliche Sachverständige Dr. Bischoff[42]) in Wien:

„Die neuesten Gesetzentwürfe haben die Strafbestimmungen gegen homosexuelle Handlungen beibehalten. In der Tat scheint es notwendig, diese Verirrung zu strafen, wo sie nicht durch eine krankhafte Geistesbeschaffenheit begründet ist, um gegen die besonders in Zeiten höherer Zivilisation wachsende Gefahr der weiten Verbreitung derartiger Unzuchtshandlungen dauernd ein wirksames Mittel anwenden zu können. Hat ja doch die luxuriöse und üppige Lebensführung im späteren Kaiserreiche Rom z. B. zu den scheußlichsten Ausschweifungen solcher Art geführt. Es zeigt gerade dieses zeitweilige Anschwellen am besten, daß die Homosexu-

---

[40]) Ulrichs. XII. 42/3.

[41]) Ed. Carpenter, Die homogene Liebe und deren Bedeutung in der freien Gesellschaft. Leipzig (als Manuskript), p. 24.

[42]) Lehrbuch der Gerichtlichen Psychiatrie für Mediziner und Juristen von Dr. Ernst Bischoff, Privatdozent für Psychiatrie und Nervenheilkunde in Wien. Sachverständiger für Psychiatrie des k. k. Landgerichts in Wien. 1912.

alität zum großen Teile nur Laster und nicht Krankheit oder Abnormität ist."

Daß die Homosexualität in Rom und Hellas zur Zeit des Aufstieges dieser Völker und als sie auf ihrem Höhepunkt standen, genau so verbreitet und anerkannt war, wie während des Niederganges, scheint dem Verfasser unbekannt zu sein.

Fassen wir die Ansichten der führenden Autoren auf diesem Gebiet mit unsern eigenen Ermittelungen zusammen, so läßt sich über die wichtige Frage, wie sich Homosexualität und Degeneration zueinander verhalten, kurz folgendes sagen:

1. Ausgesprochene körperliche oder geistige Entartungszeichen sind bei homosexuellen Männern und Frauen verhältnismäßig selten, jedenfalls finden sie sich im Verhältnis zu der Gesamtzahl der Homosexuellen nicht häufiger als unter Heterosexuellen beiderlei Geschlechts.
2. Dagegen findet sich häufig und, wie es scheint, nicht nur als eine Folge der Homosexualität eine stärkere Labilität des Nervensystems vor (oft mit dem periodischen Charakter endogener Stimmungsschwankungen).
3. In den Familien der Homosexuellen finden sich oft eine größere Anzahl nervöser, sowie vom normalen Sexualtypus abweichender Individuen.
4. Die homosexuelle Triebrichtung und der homosexuelle Typus sind in demselben Sinne als ererbte Eigenschaften anzusehen wie die heterosexuelle Triebrichtung und der vollweibliche und vollmännliche Typus.
5. Die Homosexualität allein als Degenerationserscheinung anzusehen, ist nicht angängig: a) weil wir von Degeneration sonst nur sprechen, wo mehrere Degenerationszeichen vorhanden sind; b) weil die Homosexuellen meist körperlich vollkommen gesund, in sich harmonisch und durchaus leistungsfähig sind; c) weil bei allen geschlechtlich differenzierten Arten Varianten vorkommen, die zur geschlechtlichen Fortpflanzung ungeeignet sind.

Der Gedanke, daß die Homosexualität eine sexuelle Varietät darstellt, sei es im Sinne unvollständiger Geschlechtsdifferenzierung, sei es als Übergangsvariante, wurde bereits von mehreren Autoren ausgesprochen, die tiefer in das Wesen der Erscheinung eingedrungen sind. Wir nennen unter ihnen Lydston, Weininger, Ellis, Katte, Aletrino und de Vries.

Lydston[43]) sagte: „Wie es allgemein Varietäten der physischen und psychischen Charaktere gibt, so kann es Varietäten und Abweichungen der anscheinend unangreifbar einheitlichen geschlechtlichen

[43]) Lydston: Addresses and Essays. 1892. pag. 246.

Affinität geben." Otto Weininger[44]) führte aus: „Sollten wirklich alle „Weiber" und alle „Männer" streng voneinander geschieden sein? ... Wir finden stetige Übergänge von Metallen zu Nichtmetallen, von chemischen Verbindungen zu Mischungen, zwischen Tieren und Pflanzen, zwischen Phanerogamen und Kryptogamen, zwischen Säugetieren und Vögeln gibt es Vermittlungen ... Wir werden es nach den angeführten Analogien auch hier von vornherein für unwahrscheinlich halten dürfen, daß in der Natur ein Schnitt geführt sei zwischen allen Maskulinis einerseits und allen Femininis anderseits, und ein lebendes Wesen in dieser Hinsicht einfach so beschreibbar sei, daß es diesseits oder jenseits einer solchen Kluft sich aufhalte."

Havelock Ellis[45]) bemerkt: „So begegnen wir bei dieser Triebumkehr einer Erscheinung, die man sehr wohl als eine „Spielart" bezeichnen dürfte, eine jener organischen Umbildungen, die wir in der ganzen belebten Natur, im Pflanzen- wie im Tierreiche überall wiederfinden."

Ganz ähnlich hat sich der holländische Gelehrte Dr. Aletrino[46]) dahin ausgesprochen, daß der Uranier eine Varietät darstelle, und wohl der größte derzeitige Kenner biologischer Mutationen und Variationen, Professor Hugo de Vries[47]) hat diese Auffassung ausdrücklich bestätigt.

Ein anderer holländischer Autor, Ihlfeld[48]), hebt gleichfalls hervor, daß der Uranismus keine Degenerationserscheinung, sondern eine normale Varietät darstelle. Und Franz von Neugebauer[49]) sagt in seinem großen Kompendium: „So gut wie es unzählige Varianten in dem sexuellen Habitus zwischen Mann und Weib gibt, also sexuelle Zwischenstufen, so ist auch das Existieren psychischer sexueller Zwischenstufen leicht verständlich." Meißner[50]) meint: „Die Annahme, daß Homosexualität eine Krankheit sei, ist sozusagen ein Übergangsstadium, um dies früher gänzlich verpönte Thema überhaupt diskutierbar zu machen."

Freud[51]) äußert sich einmal: „Ich verfechte gleich vielen Gelehrten den Standpunkt, daß der Homosexuelle nicht vor das Forum des Gerichtes gehört. Ich bin sogar der festen Überzeugung, daß Homosexuelle nicht als Kranke behandelt werden müssen, denn der pervers Veranlagte ist deshalb noch lange nicht krank. Müßten

---

44) Otto Weininger: Geschlecht und Charakter, Einleitung pag. 5.

45) Havelock Ellis: Sexual Inversion. 2. Aufl., p. 186.

46) U. a. auf dem 5. internationalen kriminalanthropologischen Kongreß zu Amsterdam vom 9.—14. Sept. 1901. — Vgl. Bericht Näckes im Archiv für Kriminalanthropologie u. Kriminalstatistik von Groß, Bd. 8, Heft 1, besprochen von Dr. Prätorius im Jahrbuch für sexuelle Zwischenstufen, Jahrg. IV, pag. 831 ff.

47) Vgl. Dr. von Römers Aufsatz: Nogmaals het derde geslacht" im Dezember-Heft 1904 von „De nieume Tijd" in Amsterdam, besprochen von Jonkheer Dr. J. A. Schorer im Jahrbuch für sex. Zwischenstufen, Jahrg. VII, p. 920.

48) „Over Uranisme" vom praktischen Arzte Karl Ihlfeld Amsterdam.

49) Franz von Neugebauer, „Hermaphroditismus beim Menschen" (Leipzig 1908).

50) Meißner, Der Uranismus, p. 30.

51) „Die Zeit", Wien, vom 27. Oktober 1905, über die Affaire des Professors Beer.

wir dann nicht viel große Denker und Gelehrte aller Zeiten, von deren perverser Veranlagung wir Bestimmtes wissen, und von denen wir gerade ihren gesunden Geist bewundern, als krankhafte Menschen bezeichnen? Homosexuelle Personen sind nicht krankhaft, sie gehören aber auch nicht vor den Gerichtshof." Und Carpenter[52]) endlich führt folgendes aus: „Früher hielt man es einfach für selbstverständlich, daß diese Erscheinungen nur die Folge von Krankheit und Entartung seien. Aber bei genauerer Betrachtung der Tatsachen fällt es im Gegenteil auf, daß viele solche Menschen durchaus gesunde Vertreter ihres Geschlechtes sind, von kräftiger Muskulatur, wohlproportioniertem Körperbau, von mächtiger Geisteskraft, von hochentwickelten Umgangsformen, und mit keiner irgendwie erkennbaren abnormen oder krankhaften Eigenschaft ihrer physischen Persönlichkeit. Das trifft natürlich nicht auf jeden zu. In einer gewissen Anzahl der Fälle wird man auch schwächlichen Gestalten begegnen, bei denen der Nervenleidende nicht zu verkennen ist."

Auch Katte[53]) faßt in einem bemerkenswerten Aufsatz das Ergebnis seiner Untersuchungen in den Satz zusammen: „Die Zwischenstufen sind nichts anderes als Variationen der Gattung Mensch." Ulrichs fand auch hier schon ein richtiges Wort, indem er an seine Verwandten schrieb[54]): Uranismus ist ein Naturspiel, wie es deren in der Natur tausende gibt", und schließlich hat auch Bloch[55]) die originären Homosexuellen für eine „merkwürdige anthropologische Varietät des genus homo" erklärt.

Einen besonderen Standpunkt in dieser Frage nimmt Dr. von Römer[56]) ein, der im übrigen auch der Meinung ist, „daß man das allergrößte Recht hat zu behaupten, daß der Uranier lediglich als Varietät aufzufassen ist". Er sieht in der Homosexualität nicht sowohl eine Degenerationserscheinung, als vielmehr ein Mittel zur Regeneration.

Seine Auffassung ist etwa folgende:

An einer Stelle der Generationsreihe, die eine Degeneration befürchten läßt, und zwar bei noch nicht ausgesprochen degenerativen, aber doch schon beachtenswert eigenartigen Besonderheiten der Eltern, wird ein homosexuelles Kind geboren. Auf dieses an und für sich meist noch ganz gesunde, vielfach sogar sehr leistungsfähige, aber doch nicht zu weiterer Fortpflanzung bestimmte Individuum wird — wie bei den geschlechtslosen Blüten der Pflanzen — der sonst zur Degeneration führende Strom gewissermaßen abgeleitet, während der Stamm in der gesunden Nachkommenschaft der normalen Geschwister durch diese Entlastung die Degeneration überwindet und zur vollen Kraft zurückkehrt.

---

[52]) Carpenter, Das Mittelgeschlecht, p. 21.

[53]) Prof. Dr. Max Katte: Über den Begriff der Abnormität mit besonderer Berücksichtigung des sexuellen Gebietes, in der „Zeitschrift für Sexualwissenschaft" 1908, p. 399.

[54]) Vier Briefe Karl Heinrich Ulrichs (Numa Numantius) an seine Verwandten, im Jahrb. f. sex. Zwischenstufen, Jahrg. I, p. 50.

[55]) Dr. Iwan Bloch: Das Sexualleben unserer Zeit, p. 558.

[56]) Dr. L. S. A. M. v. Römer: Die erbliche Belastung des Zentralnervensystems bei Uraniern, geistig gesunden Menschen und Geisteskranken, im Jahrb. f. sex. Zwischenst., Jahrg. VII, p. 81 ff.

Der Stammbaum der urnischen Familie wäre demnach etwa der folgende:

M. ——————— W.

(beide in mäßigem oder eins in stärkerem Grade abartig, neurasthenisch und zu degenerativen Zügen neigend).

K_1	K_2	K_3
leicht belastet	homosexuell körperlich unfruchtbar	leicht belastet

regenerierte Nachkommenschaft.

Einen guten Beleg für diese „Regenerationstheorie" bietet eine europäische Herrscherfamilie, und zwar dreimal im Laufe weniger Generationen.

Auch mir hat sich immer wieder die Überzeugung aufgedrängt, daß die Homosexuellen, ohne selbst Degenerierte zu sein, einen Degenerations-Ersatz darstellen, vielleicht weniger nach dem komplizierten Schema von Römers als einfach dergestalt, daß sich die Natur der Homosexuellen als eines Vorbeugungsmittels der Degeneration bedient. Diese Annahme wird durch die Ehen und die Nachkommenschaft der Homosexuellen bestätigt. Ein großer Teil dieser Ehen ist kinderlos. Gehen aber Kinder aus den Verbindungen Homosexueller hervor, so tragen diese zum Unterschied von ihren Erzeugern vielfach den Stempel geistiger Minderwertigkeit, es sei denn, daß durch eine besonders gesunde Ehehälfte ein relativer Ausgleich geschaffen wird. Jedenfalls ist vom rassenhygienischen Standpunkt die Ehe eines oder einer Homosexuellen stets ein sehr gewagtes Unternehmen.

Ich gebe Beispiele homosexueller Deszendenzen:

I. Vater homosexuell, heiratete eine gesunde 5 Jahre ältere Frau. Nach vierjähriger Ehe wurde ihnen ein Sohn geboren, der jetzt 20 Jahre alt ist und bereits zweimal wegen akuter Psychosen in einer Irrenanstalt war.

II. Vater homosexuell. Höherer ausländischer Offizier. Aus seiner Ehe gingen drei Söhne hervor, die sich sämtlich zwischen 20. und 30. Jahr das Leben nahmen.

III. Vater homosexuell, ebenfalls Offizier, hat zwei Töchter, die trotz Wohlhabenheit der Familie der Prostitution anheimfielen. Die eine starb bei Ausübung des Coitus in einem Bordelle an Herzlähmung.

IV. Vater homosexuell, heiratete eine stark virile Frau; vier auffallend schöne Kinder. Der älteste Sohn ebenfalls homosexuell, leidet an Zwangsvorstellungen. Der zweite Sohn, normalsexuell, sehr befähigt, aber „verbummelt", mit 18 Jahren Zuhälter in Paris, später „das Verhältnis" eines reichen Homosexuellen. Die beiden Töchter, sehr nervös, haben mit Künstlern eine glückliche Ehe.

V. Mutter homosexuell, heiratete einen bedeutend älteren, sehr kräftigen Mann, haben drei Söhne, von denen sich der älteste mit 20 Jahren aus unbekannten Gründen erschoß, die beiden anderen sind schwachsinnig.

VI. Vater homosexuell, nahm sich das Leben; sein einziger, jetzt 12jähriger Sohn schwer neuropathisch (u. a. Tic convulsif.).

VII. Vater homosexuell, drei Söhne, eine Tochter; ein Sohn kriminell, zwei Söhne kinderlos verheiratet, der eine Melancholiker; die Tochter sehr hysterisch.

VIII. Vater homosexuell, von sehr hohem Herkommen, ein Sohn imbezill, eine Tochter erotomanisch, ging mit einem Künstler, der vorher „das Verhältnis" ihres Vaters war, und heiratete ihn.

IX. Mutter homosexuell; ihr Gatte erschoß sich, kurz darauf vergiftete sich ihre einzige zwanzigjährige Tochter; ihr Sohn (damals 14 Jahre) jetzt 22 Jahre alt, ist überaus feminin, hat transvestitische Neigungen bei anscheinender Asexualität.

X. Mutter homosexuell, heiratete einen gesunden Richter, haben sechs Kinder. Die älteste Tochter, weder nervös noch homosexuell, heiratete einen Urning, dessen Neigungen sie nicht kannte. Ihre Nachkommenschaft ist unter VII. beschrieben. Das zweite Kind, ebenfalls eine Tochter, ist homosexuell, unverheiratet, sehr befähigt. Es folgen zwei Söhne, von denen der ältere homosexuell, der zweite normalgeschlechtlich, ein menschenscheuer Sonderling ist. Von den beiden jüngsten Töchtern ist die eine schwer nervenkrank (epileptisch), die andere anscheinend ein Urbild der Gesundheit, lebte in glücklicher Ehe, bis eine virile Urninde, eine Freundin der zweiten Tochter, in ihr Leben trat und sie ihrer Familie vollkommen entfremdete.

Es kann nicht bestritten werden, daß den Ehen Homosexueller mit degenerierter Nachkommenschaft auch solche gegenüberstehen, aus denen anscheinend — wohlgemerkt anscheinend — völlig gesunde Kinder hervorgegangen sind; nach meiner Erfahrung sind sie aber in der Minderzahl.

Lassen wir die Entscheidung offen, ob, wie ich es glaube, die Homosexualität ein Ersatz- und Vorbeugungsmittel der Degeneration oder, wie von Römer meint, ein Entlastungsmittel zum Zwecke der Familien-Regeneration ist, die Homosexuellen einfach von der Fortpflanzung eliminiert oder irgendwelchen anderen Zwecken nutzbar gemacht werden sollen, was ich für sehr wahrscheinlich halte, jedenfalls steht fest, daß sie ein Stück der Naturordnung ist, genau so wie es das männliche und weibliche Geschlecht in den für einander bestimmten Typen sind. Begegnen wir doch im Pflanzen- und Tierreich an mehr als einer Stelle der deutlich ausgesprochenen Tendenz, auch dort, wo eine geschlechtliche Fortpflanzung existiert, mehr als zwei Sexualitäten hervorzubringen. Ein wiederholt zum Vergleich herangezogenes Beispiel bieten die Ameisen, Bienen und Termiten. Hier finden wir außer vollentwickelten zeugungsfähigen Männchen und Weibchen die Gruppen der Arbeiter und Krieger, die sich nicht an der Fortpflanzung beteiligen, dafür aber eine andere dem Gemeinwohl förderliche Funktion erfüllen.

Unter manchen anderen hat sich einmal der als Zoologe recht bedeutende Benedict Friedländer treffend über diese Analogie geäußert. In seinen Bemerkungen zu einem Artikel E. Rüdins[57]) sagt er:

„Es ist richtig, daß die reine Homosexualität im allgemeinen einen schweren und besonders für die Rassenerhaltung ins Gewicht fallenden Defekt darzustellen scheint; denn eine Verallgemeinerung dieser Eigenschaft würde jeder Rasse oder Species ein schnelles Ende bereiten. Dennoch kann man, nach dem gegenwärtigen Stande unserer Kenntnisse, kein abschließendes Urteil fällen. Wenn es sich nämlich herausstellen sollte, daß es einen einigermaßen konstanten Prozentsatz von Männern gibt, welche also beschaffen sind, ohne daß sie im übrigen als minderwertig gelten könnten, so müßte dadurch die Auffassung der Homosexualität als einer Abnormität erheblich erschüttert werden. Ja, es könnte sich geradezu die Frage erheben, ob nicht dieser Prozentsatz von Homosexuellen — die dann wirklich eine Art „dritten Geschlechts" darstellen würden — ähnlich zu beurteilen wäre, wie die fortpflanzungsunfähigen sogenannten „Arbeiter" in den Staaten der Hymenopteren. In der Tat ist es recht bemerkenswert, daß gerade bei den höchstsozialen Species einer ganz anderen Tierklasse eine solche weitergehende Differenzierung der Sexualität als offenbare Norm eingetreten ist. Daß nun die Bienenarbeiter im allgemeinen gar keine, und die Homosexuellen der Species Homo sapiens nur unfruchtbare Sexualakte ausführen, und daß erstere auch anatomisch, letztere aber vielleicht nur physiologisch von den eigentlichen Geschlechtswesen abweichen, würde wenig gegen die grundsätzliche Zulässigkeit jenes Vergleiches beweisen; denn die Mannigfaltigkeit der Natur ist unberechenbar, und eine vollkommene Analogie zwischen der Differenzierung der Individuen im Primaten- und Hymenopterenstaate von vornherein nicht zu erwarten. Gerade die Soziabilität erfordert und begünstigt eine Art von Arbeitsteilung: Die Fortpflanzung und die speziellen Aufgaben der Soziabilität stellen beide an die vitale Energie sehr hohe Ansprüche, und es wäre daher am Ende nicht so wunderbar, wenn auch beim Menschen eine solche Arbeitsteilung nicht nur bewußtsozial, sondern auch, wie bei sozialen Insekten, unbewußt-physiologisch durchgeführt wäre. Es kann doch ein rein Homosexueller, wenn er sonst tüchtig ist — (genau so wie eine Arbeitsbiene für ihren Stock) —, für seine Rasse oder sein Volk, und sogar für die Volksvermehrung indirekt mehr leisten, als wenn er selbst eine große Zahl von Kindern in die Welt setzte; nämlich indem er die Lebensbedingungen für die anderen durch seine Arbeit verbessert." . . . Die Ergründung der Zusammenhänge zwischen Soziabilität und sexuellen Übergangsformen bietet vielleicht künftigen Forschern große und tiefe Probleme, die wir heute erst zu ahnen imstande sind.

Fassen wir das über die Entstehung der Homosexualität Gesagte noch einmal kurz zusammen, so sind drei Anschau-

---

[57]) B. Friedländer: Bemerkungen zu einem Artikel E. Rüdins: Zur Rolle der Homosexuellen im Lebensprozeß der Rasse. Aus dem Archiv für Rassen- und Gesellschafts-Biologie, Berlin. 1. Jahrgang. 2. Heft. März 1904. p. 4 ff.

ungen zu unterscheiden: die eine, welche dahin geht, daß die Homosexualität niemals angeboren ist, sondern intra vitam, sei es in der frühen Kindheit oder später erworben wird; eine zweite Annahme, die zwei Arten der Homosexualität kennt, die angeborenen und die infolge sehr verschiedener Anlässe erworbenen Fälle; eine dritte Ansicht, zu der auch wir uns bekennen, die lautet, daß die Homosexualität stets angeboren ist. Die frühere Auffassung, welche den angeborenen Faktor bei der Homosexualität ganz in Abrede stellte, hat unter Fachleuten heute kaum noch Vertreter. Selbst der Verfasser der „Pastoralmedizin“ [58]), wohl der angesehenste ärztliche Gewährsmann der katholischen Kirche, sagt: „Viel öfter, als man bisher angenommen, zeigen sich die sexuellen Funktionen beim Menschen abnorm. Der Kausalnexus ist dabei entweder so gelegen, daß die ursprünglich normale Anlage sich durch Exzesse abnorm gestaltete (Perversität), oder aber, daß die abnorme Funktion auf ererbter krankhafter Veranlagung des Zentralnervensystems beruht. (Perversion.)“

Die Unterschiede zwischen den verschiedenen Gruppen sind nicht ganz so scharf, wie sie erscheinen, da die Anhänger der Erwerbstheorie jetzt ausnahmslos eine Disposition, ein auf einer Anlage beruhendes Entgegenkommen zugeben, während diejenigen, die vom Angeborensein der Homosexualität überzeugt sind, gleichwohl äußere Gelegenheitsurachen anerkennen, von denen allerdings die konsequenteren Vertreter der kongenitalen Lehre meinen, daß sie von ganz untergeordneter Bedeutung sind, da die spezifische Anlage zielstrebig auf die adäquate „Gelegenheit“ lossteuert. Das Für und Wider gegeneinander abwägend gelangen wir unsererseits zu folgendem Schlußresumée:

I. Die echte Homosexualität ist stets ein angeborener Zustand.

II. Dieser angeborene Zustand besteht in einer spezifischen homosexuellen Konstitution des Gehirns.

III. Diese spezifische Gehirnkonstitution ist durch ein besonderes Mischungsverhältnis der männlichen und weiblichen Erbsubstanz gekennzeichnet.

IV. Dieses mannweibliche Mischungsverhältnis ist häufig vergesellschaftet mit stärkerer Labilität des Nervensystems.

V. Zwischen der spezifischen und nervösen Konstitution des Zentralorgans besteht ein kausaler Zusammenhang.

---

[58]) Dr. C. Capellmann, Pastoral-Medizin, 16. Auflage. Aachen 1906, p. 136.

VI. Alle äußeren Ursachen sind nur wirksam beim Vorhandensein der inneren homosexuellen Konstitution.

VII. Die äußeren Ursachen — Anlässe — sind so allgemeine Erscheinungen, daß in 99% der Fälle die angeborene homosexuelle Konstitution früher oder später erwacht und klar in das Bewußtsein tritt.

VIII. Die Homosexualität ist weder Krankheit noch Entartung, noch Laster oder Verbrechen, sondern stellt ein Stück der Naturordnung dar, eine sexuelle Variante wie zahlreiche analoge Sexual-Modifikationen im Tier- und Pflanzenreich.

Viele haben sich bemüht, das Rätsel der gleichgeschlechtlichen Liebe zu lösen; wie aber, wenn hier im Grunde genommen kein größeres Rätsel als sonst bei irgend einer Naturerscheinung vorliegt? Die Frage nach dem „Warum" ist nicht immer nur ein Zeichen tiefgründiger Gelehrsamkeit, sondern häufig auch kindlicher Beschränktheit. Wollte jemand wissen, warum gibt es Säugetiere, oder weshalb Menschen, würde man ihn kaum einer Antwort wert halten, so sehr sich eine Beschreibung der verschiedenen Arten der Säugetiere oder eine Untersuchung der Aufgaben der Menschen verlohnen würde. Wir sehen eben die Tatsache ihrer Existenz als etwas Gegebenes an — und so sollten wir es auch mit dem Uranismus tun —, da die Natur unbegrenzt ist in der Hervorbringung ihrer Wesenheiten, auch solcher, die der Mensch zwecklos nennt — womit nicht gesagt ist, daß sie es sind, sondern nur, daß sie es ihm scheinen, weil sie nicht in die Vorstellung hineinpassen, die er sich jeweils von dem doch in jeder Beziehung so verwickeltem Weltmechanismus macht.

EINUNDZWANZIGSTES KAPITEL.

Behandlung und Prognose der männlichen und weiblichen Homosexualität. Behandlung durch heterosexuellen Verkehr. (Ehetherapie.)

Unter Behandlung der Homosexualität begreifen wir zunächst alle Maßnahmen der Heilkunde, welche die Beseitigung (oder Unterdrückung) homosexueller Empfindungen und Handlungen bezwecken. Die Voraussetzung, von der die Anhänger einer therapeutischen oder auch prophylaktischen Beeinflussung der Homosexualität ausgehen, ist, daß hier ein krankhafter Zustand vorliegt, der heilungsbedürftig und vor allem heilbar ist. Trifft allerdings das zu, was wir im vorigen Kapitel bewiesen zu haben glauben, daß die echte Homosexualität überhaupt keine Krankheit, sondern eine eingeborene, mit der individuellen Konstellation untrennbar verknüpfte sexuelle Varietät ist, dann fallen die Prämissen, auf die sich jedes ärztliche Bemühen zu ihrer Ausrottung in der Hauptsache stützt.

Gleichwohl würde aber dieses Werk sehr unvollständig sein, wenn wir uns mit der Konstatierung der Tatsache: echte Homosexualität ist unausrottbar, begnügen wollten. Denn abgesehen davon, daß es der Charakter dieses Buches als einer möglichst erschöpfenden Darstellung der Homosexualität erfordert, referierend und kritisch auch die Anschauungen derer durchzugehen, die sich bemühten, die Homosexualität, welche sie für ein schweres Leiden hielten, zu heilen, ergeben sich auch für den Arzt, der überzeugt ist, daß die homosexuelle Konstitution und die aus ihr entspringenden Neigungen endogen bedingt sind, wichtige Fragen ihrer Behandlung.

Zunächst ist nicht gesagt, daß mit dem präformierten Charakter der Homosexualität ihre absolute Unzugänglichkeit feststeht. Sind wir doch beispielsweise in der Lage, angeborene Entwicklungshemmungen auf operativem Wege zu beseitigen. Deshalb ist es auch in der

Begründung nicht ganz zutreffend, wenn Schrenck-Notzing[1]) sagt: „Je mehr sich die Zahl der Fälle häuft, in denen bleibende therapeutische Resultate erzielt worden sind, um so geringer erscheint nach unserer Meinung der Anteil, den die erbliche Disposition in der Entstehung dieser Anomalie beanspruchen kann", oder Rohleder[2]), dessen Ausführungen über die Therapie der Homosexualität ich im übrigen für das Beste und Konsequenteste halte, was in diesem Punkte geäußert worden ist, meint, daß „für denjenigen, der die perverse homosexuelle Empfindung für eine eingeborene hält, damit gleichzeitig auch der Wegfall jeglicher therapeutischen Beeinflussung dieses Gefühls gegeben sei, da, was eingeboren ist, nun und nimmer durch eine Behandlung weggebracht werden könne, ebensowenig wie man imstande sei, eine angeborene Heterosexualität durch Behandlung zur Homosexualität zu machen." Die Therapie, die beide Autoren hier in erster Linie im Auge haben, ist die hypnotische Suggestionsbehandlung. Wenn es aber möglich gewesen ist, durch Beeinflussung der Psyche körperliche Veränderungen, wie Brandblasen, hervorzurufen, wenn man Blindheit und Taubheit, Anosmie und Ageusie suggerieren konnte, wenn man tiefgreifende Wirkungen in der Hypnose auf die Menstruationen und Pollutionen ausüben konnte und Medien zu veranlassen vermochte, nach dem Erwachen „etwas zu sehen, was nicht da war, etwas nicht zu sehen, was da war", wenn Hypnotiseure alte Leute davon überzeugten, sie seien wieder Kinder geworden, warum soll es denn so unmöglich sein, angeborenen Homosexuellen vorübergehend Genuß am Weibe zu suggerieren? Es geht auch zu weit, wenn Binswanger[3]) bemerkt, „daß den Aussagen der an perverser Sexualempfindung Leidenden über Erfolge in der Hypnose kein Glauben beizumessen sei". Um so mehr stimme ich aber Krafft-Ebing bei, der — gleich groß als Kenner der Hypnose und der Homosexualität — erklärt[4]), daß selbst die dauerndsten Erfolge der Hypnose „nicht auf wirklicher Heilung, sondern auf suggestiver Dressur beruhen"; „es seien bewunderungswürdige Artefakte hypnotischer Kunst, keineswegs Umzüchtungen der psychosexualen Existenz". Krafft-Ebing führt, als bezeichnend dafür, den glänzendsten Heilerfolg Schrenck-Notzings an, dessen Repräsentant nach vollendeter „Heilung" von sich selbst sagte: „ich fühle immer eine gewisse, nicht zu überwindende Schranke, die nicht auf moralischen Gründen basiert, sondern, wie ich glaube, direkt auf die Behandlung zurückzuführen ist." Der Verfasser der Psychopathia sexualis schließt diese Bemerkungen mit dem Satze: „Jedenfalls beweisen solche „Heilungen" (die hier und vorher bei diesem Worte angebrachten Anführungsstriche finden sich auch im Original) nichts gegen die Annahme des originären Bedingtseins der konträren Sexualempfindung."

Ist also auch dann, wenn die Homosexualität als eine zwischen den Geschlechtern stehende endogene Sexualvariante zu gelten hat, die Heilungsmöglichkeit nicht völlig auszuschließen, so muß um so mehr auf Grund dieser Erkenntnis ihre Heilungsbedürftigkeit in Zweifel gezogen werden. Ist

---

[1]) Dr. Frhr. v. Schrenck-Notzing: Die Suggestionstherapie bei krankhaften Erscheinungen des Geschlechtssinnes, p. 149.

[2]) H. Rohleder: Vorlesungen über Geschlechtstrieb und gesamtes Geschlechtsleben des Menschen. Bd. II, 1907, p. 399.

[3]) Binswanger: Verwertung der Hypnose in Irrenanstalten. Therap. Monatshefte 1892. Heft 3 und 4, p. 167.

[4]) v. Krafft-Ebing: Psychopathia sexualis, p. 311 ff.

die Homosexualität vollends — was ungemein viel Wahrscheinlichkeit für sich hat — ein Vorbeugungsmittel der Degeneration, so erhebt sich die vom rassenhygienischen und entwicklungsbiologischen Standpunkt so ungemein gewichtige Frage, ob die Heilung eines Homosexuellen, deren „conditio sine qua non" nach Schrenck-Notzing[5]) „der geregelte normale Geschlechtsrapport" ist, sich nicht mehr wider die Natur richtet, als die vom Gesetz als widernatürlich bezeichneten Betätigungsformen. So lange auch nur ein Zweifel darüber besteht, ob wir uns nicht an der zukünftigen Generation versündigen, wenn wir den homosexuellen Mann auf das normalsexuelle Weib und das homosexuelle Weib auf den normalsexuellen Mann „dressieren", haben wir keinen Grund, uns der „erfolgreichen Behandlung" eines Patienten „mit konträrer Sexualempfindung bei vollständiger Effemination" zu rühmen, der nach 142 hypnotischen Sitzungen unter „Abbruch homosexueller Beziehungen" jede Woche einmal regelmäßigen Geschlechtsverkehr mit dem Weibe pflegt. Beiläufig bemerkt ist es derselbe Patient, der unter Bezug auf die ihm vorgelesene Krankengeschichte den letzten Brief an Schrenck-Notzing, in dem er ausführlich von seiner „Heilung" berichtet, mit folgender Nachschrift[6]) schließt: „Bitte, bitte, Herr Baron, streichen Sie doch die „großen Hände", ich habe Handschuhnummer $7^1/_4$, das ist doch nicht groß, und ganz weiße gepflegte Hände; noch nie hat jemand gesagt, ich hätte große Hände, bitte, streichen Sie es, ja??", eine Bemerkung, die nicht gerade auf eine radikale Umgestaltung seiner femininen Persönlichkeit schließen läßt.

Mir sind mehrere Fälle in Erinnerung, in denen Homosexuelle von so femininer Beschaffenheit, daß außer ihrem Genitalapparat fast nichts Männliches an ihnen zu entdecken war, Monate, ja Jahre lang auf Veranlassung ihrer Angehörigen hypnotisiert worden waren. Mit negativem Erfolg. Wäre aber tatsächlich Beischlafsfähigkeit mit dem Weibe erzielt worden, so erscheint es keineswegs sicher, ob dadurch dem Homosexuellen ein Dienst geschehen wäre, und selbst wenn dieses zuträfe, bleibt die Frage offen, ob der Arzt die Verantwortung der Folgen solcher Heilungen übernehmen darf. Der alte medizinische Leitsatz „Nil nocere" bezieht sich nicht nur auf den Patienten selbst, sondern auch auf seine Ehehälfte und auch auf seine Nachkommenschaft.

Wir stehen hier auf dem Grunde des Nietzscheschen Wortes: nicht fort sollt ihr euch pflanzen, sondern hinauf. Krafft-Ebing und

[5]) v. Schrenck-Notzing, loc. cit. p. 311.
[6]) v. Schrenck-Notzing, loc. cit. p. 248.

Schrenck-Notzing sind allerdings anderer Meinung. Krafft-Ebing widerlegt den auch ihm schon gemachten Einwand, daß durch Heilversuche an Homosexuellen zwar dem einzelnen ausnahmsweise geholfen, der Gesellschaft aber geschadet werden kann, mit folgendem Ausspruch:[7]): „Wenn ein Conträrsexualer aus ethischen, sozialen oder sonst welchen Gründen eine solche Behandlung verlangt, so kann ihm dieselbe nicht versagt werden. Es ist heilige Pflicht des Arztes, jedem Hilfesuchenden nach Kräften Rat und Hilfe zu gewähren. Das Wohl des Klienten muß dem Arzt immer viel höher stehen als das der Gesamtheit. Diese vermag er reichlich für möglichen Schaden, den er im Einzelfalle ihr zufügt, zu entschädigen, indem er Hygiene und Prophylaxe übt."

Wenn Sadger es wiederholt den Homosexuellen zum Vorwurf macht, daß die meisten von ihnen weder den Wunsch noch die ernstliche Absicht haben, sich heilen zu lassen, so übersieht er, daß der Wunsch fehlt, weil ihnen der Glaube fehlt. Der großen Mehrzahl scheint es als ein Unding, daß etwas zum Schwinden gebracht werden kann, was sie ebenso zu sich gehörig empfinden, wie den Schlag ihres Herzens oder das Atmen ihrer Lungen. Deshalb kommt auch tatsächlich unter 1000 Homosexuellen höchstens einer überhaupt auf den Gedanken, den Arzt aufzusuchen, um sich „kurieren" zu lassen. Vollends unter den homosexuellen Frauen ist der Prozentsatz noch viel geringer.

An Schrenck-Notzing, der versuchen wollte einem Urning durch Hypnose sexuellen Geschmack am Weibe beizubringen, schrieb dieser in großer Empörung: „Die Natur hat mich so erschaffen — sie wird schon wissen warum — und so will ich bleiben. Mir fehlt jedes Verständnis, warum es moralischer sein soll, mit irgend einem, vielleicht bezahlten, Frauenzimmer zu verkehren als mit einem Freunde, den ich lieb habe." Ist es doch vorgekommen, daß ein Urning, den ich wegen Schlaflosigkeit hypnotisierte, mir vor der Behandlung das Versprechen abnahm, daß ich nicht an seiner Homosexualität „herumsuggeriere". Ohne sie — meinte er — wolle er nicht leben. Ähnlich denken viele.

Die Geschichte therapeutischer Maßnahmen gegen die Homosexualität ist verhältnismäßig kurz. Sie erstreckt sich auf die kaum ein halbes Jahrhundert betragende und jetzt schon fast wieder abgeschlossene Epoche, innerhalb derer die Homosexualität als eine Krankheit angesehen wurde. Es gab Zeiten und Völker, in und bei denen sie als eine durchaus natürliche Erscheinung aufgefaßt und als solche dem sozialen Leben eingereiht wurde. Zu anderen Zeiten und bei anderen Völkern sah man wiederum ein verabscheuungs- und strafwürdiges Verbrechen in ihr, das man nur mit Mitteln der Justiz zu tilgen bemüht war. Haben wir für die erste Anschauung ein charakteristisches Beispiel in den Völkern des klassischen Altertums, so standen die Zeiten

[7]) v. Krafft-Ebing, loc. cit. p. 325.

des christlichen Mittelalters völlig unter dem Einfluß der zweiten. Erst die wissenschaftlichen Fortschritte des 19. Jahrhunderts auf medizinischem Gebiete, namentlich das Entstehen der Psychiatrie als eines selbständigen Forschungsgebiets, führte zu der Annahme, es müsse sich bei der Homosexualität um eine pathologische, zum mindesten abnorme Erscheinung, mithin um etwas der Heilung Zugängliches und der Behandlung Bedürftiges handeln. Diese Auffassung rief die mannigfachsten Versuche ärztlicher und nichtärztlicher Behandlung hervor, über deren Wert und Unwert die Meinungen bis zum heutigen Tage noch vielfach auseinandergehen.

Bemerkenswert ist, daß bei allen therapeutischen Vorschlägen und Versuchen fast nur von der männlichen und fast niemals von der weiblichen Homosexualität die Rede ist; weder die Vertreter der Hypnosetherapie noch die Anhänger der Freudschen Psychoanalyse berücksichtigen in ihren Veröffentlichungen die Homosexualität der Frau. Sollte dies vielleicht daher rühren, daß die Homosexuellen nicht sowohl unter ihrer Veranlagung leiden als unter den Konflikten, die eine unmittelbare Folge ihrer sozialen und forensischen Beurteilung sind, daß es die sich daraus ergebenden Mißhelligkeiten und das damit im Zusammenhang stehende Unterdrückungsbedürfnis sind, die sie zum Arzte führen. Sollte dies der Fall sein, so gäbe dies einen wertvollen Fingerzeig, wo die wahre Therapie homosexueller Leiden anzusetzen hat, in erster Linie nämlich nicht bei den Homosexuellen selbst, sondern bei den Vorurteilen, welche die Hauptquelle ihrer Beschwerden sind.

Die grundlegenden Vorschläge über die Therapie der Homosexualität, auf die direkt oder indirekt fast alle späteren Experten fußen, rühren von Krafft-Ebing her. Er schreibt[8]):

„Die Aufgaben der Behandlung bestehender conträrer Sexualempfindung gegenüber sind folgende:

1. Bekämpfung von Onanie und anderen, die Vita sexualis schädigenden Momenten. 2. Beseitigung der aus antihygienischen Verhältnissen der Vita sexualis entstandenen Neurosen. (Neurasthenia sexualis und universalis). 3. Psychische Behandlung im Sinne einer Bekämpfung homosexualer und der Förderung heterosexualer Gefühle und Impulse.

Der Schwerpunkt der therapeutischen Aufgabe liegt nach Krafft-Ebing in der Erfüllung der dritten Indikation. „Nur in sehr seltenen Fällen", sagt er, „vermag bei noch nicht vorgeschrittener erworbener conträrer Sexualempfindung die Erfüllung von 1 und 2 genügen. In der Regel wird die körperliche Behandlung, wenn auch unterstützt durch moralische Therapie im Sinne energischer Ratschläge behufs Meiden von Masturbation, Unterdrückung homosexualer Gefühle und Dränge und Weckung heterosexualer, selbst bei erworbenen Fällen von conträrer Sexualempfindung, nicht ausreichen.

[8]) v. Krafft-Ebing: Psychopathia sexualis, p. 317 f.

Hier kann nur eine Methode der psychischen Behandlung — die Suggestion — Hilfe bringen."

Von den drei Krafft-Ebingschen Heilmitteln der Homosexualität hat in den mehr als dreiundeinhalb Jahrzehnten, seit der große Wiener Gelehrte sie zuerst aufstellte, nur das zweite — die Bekämpfung der Neurasthenie zur Erhöhung der Triebwiderstände — seine Stellung einigermaßen behaupten können. Die dritte — psychische — Behandlungsmethode hat sich einem ungleich größeren und länger verfolgten Beobachtungsmaterial gegenüber, als es Krafft-Ebing zu Gebote stand, bei weitem nicht so bewährt, wie ihre ursprünglichen Verfechter selbst es glaubten und erhofften. Von dem ersten Heilmittel vollends, das Krafft-Ebing anführt, der Bekämpfung der Onanie, verspricht sich heute kaum noch jemand einen Erfolg für die Beseitigung der Homosexualität.

Wir betonten bereits, daß durch Onanie, selbst Jahre lang getrieben, die konträre Sexualempfindung nicht erworben wird. Vom Beginn bis zum Ende der Reifezeit, vornehmlich also in der zweiten Hälfte des zweiten Lebensjahrzehnts, ist die Onanie sowohl unter Homosexuellen als auch unter Heterosexuellen nahezu so allgemein verbreitet, daß sie von einigen Autoren sogar in diesem Alter schon als etwas Physiologisches erachtet wurde. Anfang der zwanziger, vor allem mit Eintritt regelmäßigen Geschlechtsverkehrs pflegt sie in der großen Mehrzahl der Fälle zu schwinden. Bei Homosexuellen scheint sie sich allerdings durchschnittlich etwas länger zu erhalten als bei Heterosexuellen. Das rührt aber lediglich daher, weil der Homosexuelle im allgemeinen schwieriger und später zu einer adäquaten Regelung seines Geschlechtslebens gelangt. Kommt er dazu, so hört auch bei ihm die Selbstbefriedigung bald völlig auf. Das gilt auch für die zahlreichen Homosexuellen, deren Betätigungsweise die mutuelle Onanie ist. Das Ausschlaggebende liegt eben nicht in dem Akt als solchem, sondern in dem Partner, mit dem er vollzogen wird.

Von den Homosexuellen wird übrigens nicht die Beseitigung, sondern das Gegenteil die Ausübung der Onanie oft, wenn auch nicht als ein Heilmittel homosexueller Neigung, so doch als ein Vorbeugungsmittel homosexueller Betätigung angesehen. Nicht selten wird sie von ihnen in recht erheblichem Grade angewandt, um wenigstens für einige Zeit eine sexuelle Entspannung herbeizuführen. In wie exzessiver Weise gelegentlich von diesem Mittel Gebrauch gemacht wird, zeigt der Fall eines uns bekannten Konsistorialrats, der seiner eigenen Angabe nach Jahre hindurch täglich dreimal masturbiert hat, um den Anfechtungen seiner homosexuellen Veranlagung nicht zu erliegen. Trotzdem blieben ihm schwere seelische Kämpfe und Depressionen infolge der gewaltsamen Unterdrückung seines homosexuellen Triebes nicht erspart, die in Verbindung mit den schwächenden Wirkungen der maßlos betriebenen Onanie naturgemäß zu schwerer Neurasthenie führten. Immerhin hat in Fällen geringerer sexueller Reizbarkeit und Bedürftigkeit mäßig ausgeübte Onanie den homosexuellen Trieb oder doch den Drang nach homosexueller Betätigung oft auf kürzere oder längere Zeit hinaus wesentlich abgeschwächt. Es sei aber ausdrücklich darauf hingewiesen, daß an dieser Stelle natürlich nicht von der Onanie als ärztlichem Behandlungsmittel der Homosexualität, sondern lediglich von ihr als einer häufig gewählten Methode der Selbstbehandlung die Rede ist. Als Kuriosum sei ein uns bekannter Fall erwähnt, in dem ein Homosexueller durch die Onanie die denkbar radikalste Beseitigung seiner Veranlagung, den Selbstmord, auszuführen beabsichtigte. Es handelte sich um einen Herrn, der auf Grund einer Anzeige aus § 175 sich in Untersuchungshaft befand. Der Versuch scheiterte an der physischen Unmöglichkeit der Durchführung.

Auch unter den weiblichen Homosexuellen ist die Onanie gewöhnlich in Form der Klitorisfriktion, begleitet von wunschentsprechenden Phantasievorstellungen, als Surrogatakt weit verbreitet. Dabei ist nicht ohne Interesse, daß sowohl bei den weiblichen als männlichen Homosexuellen die Autoonanie vielfach nicht erst bei Ausübung mutueller Akte, sondern bereits bei Eintritt einer stärkeren seelischen Beziehung homosexueller Art nachläßt. So steht seit längerer Zeit ein früher an sehr heftigen Depressionen leidender Oberleutnant in meiner Beobachtung, der viele Jahre nicht davon abzubringen war, mehrmals täglich zu masturbieren. Eines Tages verliebte sich in ihn ein junger Homosexueller, dessen Neigung er heftig erwiderte. Kurz nach ihrer Bekanntschaft wurden sie örtlich getrennt, indem der Offizier nach einer weit entfernten Grenzgarnison versetzt wurde. Der Verkehr beschränkte sich monatelang nur auf zärtliche Briefe. Gleichwohl hörte die vordem inkurabel erscheinende Onanie seit Bestehen des seelischen Liebesverhältnisses definitiv auf.

Ebensowenig wie die Selbstbefriedigung homosexuelle Neigungen zu beseitigen imstande ist, vermögen dies andere Formen nicht adäquater Sexualbetätigung, vor allem der normale Koitus. Wir kommen hier zur Besprechung eines Mittels, das zwar Krafft-Ebing in sein Behandlungsschema nicht mit aufgenommen hat, das aber vor und nach ihm von Ärzten als eine Art Radikalkur homosexuell empfindender Personen vorgeschlagen wurde, zu dem von Rohleder[9]) mit feiner Satire als etwas zu allopathisch bezeichneten Mittel der Ehe. Schreibt doch selbst Schrenck-Notzing in bezug auf die Homosexuellen kurz und bündig: „Man bestimme solche Individuen, temperamentvolle Frauen mit lebhaftem Geschlechtstrieb zu heiraten.“ Und noch neuerdings meint Geijerstam[10]), wenn ein Homosexueller nicht zu hochgradig nervös sei, liege für den Arzt kein Grund vor, ihm von der Ehe abzuraten. Sehr viele Ärzte sind, wie ich bereits in einer früheren Arbeit[11]) an Hand von zahlreichen Beispielen aus dem Leben ausführte, noch heute in dem Irrtum befangen, daß es sich bei Homosexuellen um eine Abirrung handle, die durch Heirat in normale Bahnen gelenkt werden könne. Dies ist ein verhängnisvoller Irrtum. Mancher Urning hört, selbst nicht genügend von der Unauslöschlichkeit seines Triebes unterrichtet, auf den Rat des Arztes und entschließt sich daraufhin zur Ehe. Verheiratet, sieht er nur zu bald, daß der Rat, welchen der Arzt ihm erteilte, ein recht schlechter war.

---

9) H. Rohleder, a. a. O., p. 406, sowie Rohleder, Monographieen über die Zeugung beim Menschen. Bd. III: Funktionsstörungen der Zeugung beim Manne. Leipzig 1913. p. 168 ff.

10) Cf. Zeitschrift für gerichtliche Medizin und Psychiatrie in den Nordlanden. Jahrg. 5, Heft 3.

11) M. Hirschfeld: Sind sexuelle Zwischenstufen zur Ehe geeignet? Im Jahrb. f. sex. Zwischenst., Jahrg. III, p. 39.

Wir wollen typische Beispiele geben von der Ehe eines homosexuellen Mannes mit einer heterosexuellen Frau und einer analogen Ehe zwischen einer homosexuellen Frau und einem heterosexuellen Manne, um zu zeigen, wie sich in vielen Fällen ein derartiges Bündnis gestaltet.

Einer unserer Patienten schrieb:

„Sie wünschen zu wissen, wie ich dazu kam, mich zu verheiraten und welche Erfahrungen ich in der Ehe gemacht habe.

Bevor ich mich dazu entschloß, mich zu verheiraten, war ich in einer höchst traurigen sozialen Lage. Wie Sie wissen, lebe ich in einer großen Stadt. Ich war meinem unglücklichen Triebe, der mich Umgang mit dem eigenen Geschlecht suchen ließ, häufiger gefolgt. Dies mußte bekannt geworden sein, wenigstens hatte ich stets das Gefühl, in manchen Fällen vielleicht unberechtigt, daß man meinen Umgang zu meiden suchte. Zu empfindsam, um in der Lage zu sein, irgend jemand meinen Umgang aufdrängen zu können, zog ich mich immer mehr von Geselligkeit und freundschaftlichem Verkehr zurück. Ich verbrachte Tage und Nächte in Verzweiflung hin, die besten Lebensjahre verstrichen im einförmigsten Einerlei. Dieser traurigen Lage wollte ich ein Ende machen. Meine Altersgenossen waren verheiratet, Familie und einige Bekannten rieten ebenfalls dazu. Aber den Grund, warum ich nicht heiraten wollte, durfte ich niemandem sagen. Dies gehört auch zu den traurigsten Seiten unseres Schicksals, daß wir ein Geheimnis, das unser Innerstes aufs Tiefste bewegt, niemand, nicht einmal den nächsten Anverwandten, anvertrauen können. Ich sah andere Menschen glücklich und zufrieden und w o l l t e auch glücklich werden. Wenn mir auch der innere Drang zur Ehe fehlte, so hoffte ich doch innere Ruhe und Zufriedenheit in derselben zu finden. Um mein Gewissen zu beruhigen, und mich zu vergewissern, ob ich meinen ehelichen Pflichten nachkommen könne, wandte ich mich an einen Arzt. Derselbe sagte mir, ich möge einmal zu einer Puella gehen, um mich zu überzeugen, ob ich imstande sei, den coitus auszuführen. Wenn mir nun auch der Coitus nicht den geringsten Genuß, ja eher Widerwillen bereitete, war ich doch imstande, ihn auszuführen. Ich sagte dies meinem Arzte, und dieser riet mir infolgedessen zur Heirat. Da ich mich noch mehr vergewissern wollte, um meine Zweifel zu beruhigen, wandte ich mich n o c h a n e i n e n auswärtigen, bekannten Arzt, dem ich meinen Zustand und mein Anliegen ausführlich berichtete. Derselbe antwortete mir folgendes: „Da Sie Erektionen haben, können Sie unbedingt ruhig heiraten, ich bin der Meinung, d a ß d a d u r c h a l l m ä h l i c h I h r e c o n t r ä r e n E m p f i n d u n g e n s i c h c a l m i e r e n w e r d e n." Ich wandte mich schließlich an Professor K., der mir schrieb: „Heirat ist möglich, da Potenz besteht. Ich kenne manchen verheirateten Urning, der Familienvater ist. E i n e p r e k ä r e S a c h e i s t i m m e r h i n d i e H e i r a t e i n e s U r n i n g s." Ich habe Ihnen dies, geehrter Herr Doktor, absichtlich etwas ausführlich mitgeteilt, um Ihnen zu zeigen, daß ich nicht ohne große Bedenken in die Ehe ging, die aber mehr oder weniger durch die Herren Ärzte beseitigt wurden. Jedenfalls ging ich mit der Hoffnung und dem Wunsche in die Ehe, daß ich durch dieselbe von meiner Anomalie befreit würde. Nachdem ich Ihnen im Vorstehenden auseinandersetzte, wie ich zur Ehe kam, gehe ich jetzt dazu über, Ihnen meine Erfahrungen während der Ehe mitzuteilen. Schon auf der Hochzeitsreise machte ich die Bemerkung, daß mir die Ausführung des Coitus viel eher eine lästige Verpflichtung war, denn ein Vergnügen. Dabei blieb aber mein Hang zum eigenen Geschlechte bestehen. Ich gab mir die denkbar größte Mühe, mich innerlich und geistig von dieser Neigung unabhängig zu machen, aber vergeblich.

Wie war und ist nun das Verhältnis zu meiner Frau? Ich liebe und schätze meine Frau ihrer vielen ausgezeichneten Eigenschaften willen; wegen der Tiefe des Gemüts, wegen ihrer Pflichttreue, auch finde ich sie körperlich hübsch, aber trotz alledem ist diese Liebe mehr einem innigen Freundschaftsverhältnis ähnlich, wie einer Liebe, wie sie zwischen Eheleuten besteht und die nach meiner Empfindung außer in der moralischen Wertschätzung auch auf einer in sinnlichen und körperlichen Gefallen beruhenden Grundlage aufgebaut sein muß. Bei diesem Mangel an sinnlicher Liebe zu meiner Frau, geht nebenher die sinnliche Liebe zum eigenen Geschlecht. Meine Frau fühlt diesen Mangel an sinnlicher Liebe zu ihr wohl heraus, indem sie mir zuweilen den Vorwurf des Mangels innerer Seelengemeinschaft macht. Wir würden aber ganz glücklich zusammen leben, wenn nicht ein Umstand wäre, der mir das Leben zur Qual macht. Ich lebe in beständiger Furcht vor Entdeckung und Ausstoßung aus der Familie, sowie in dem Bewußtsein, von meinen Mitmenschen verachtet zu sein. Daß ein derartiges Leben mehr eine Qual, denn ein Glück ist, werden Sie verstehen usw.

Als Seitenstück zu diesem gibt uns der folgende gutachtliche Fall einen Einblick in die Ehe eines heterosexuellen Mannes mit einer homosexuellen Frau.

Ein Herr W., normalsexueller, völlig gesunder Architekt, will sich von seiner Frau wegen „Verkehrs mit dem Dienstmädchen“ scheiden lassen, er wünscht von mir ein Gutachten, daß, da seine Frau zweifellos homosexuell, der geschlechtliche Verkehr ihrerseits mit dem Weibe dem Ehebruch gleichzusetzen sei. Frau Elise W., geb. D., 26 Jahre, aus Berlin, ist seit 4 Jahren verheiratet. Ihr Großvater von B. ‚sehr excentrisch, Alkoholist, mit starkem Hang zur Vagabondage, wurde als Amtsrichter seines Amtes entsetzt. Elise ähnelt äußerlich diesem Großvater. Ihr Vater sehr jähzornig. Sie litt als Kind an Krämpfen, Bettnässen, Kauen an den Fingernägeln, hatte ausgesprochene Abneigung gegen Puppenspiele, liebte Schneeballwerfen, Raufen mit Jungen, hatte besonderes Interesse für Rechnen und Mathematik, schon auf der Schule deutliche Neigung für schwache, zierliche, weibliche Personen.

Gegenwärtiger Zustand: Knochengerüst nicht besonders kräftig, Becken schmal, Schädel breit, Körperkonturen eckig, Knochen treten hervor, Oberarm zylindrisch abgeflacht, Oberschenkel schlank, Hände schmal, robust, lebhafter, mehr männlicher Händedruck, Muskulatur schwach, aber fest, Schritte fest, gravitätisch, kann pfeifen, unreiner Teint, Brüste sehr wenig entwickelt, Haupthaar schwach, Haartracht ungeordnet, leichter Bartflaum, große Ohren, ruhiger „herausfordernder“ Blick, männlicher Gesichtstypus, laute Sprache, kann nicht singen, Töne werden in tiefer Alt-, fast Baßstimme herausgebracht. Sie leidet an Schwindel, Herzklopfen, häufigem Farbenwechsel, unruhigem Schlaf, steht nachts oft auf, ahmt während des Schlafs häufig die Bewegungen des Mannes beim Coitus nach.

Gemütsleben mehr männlich, für Freude und Schmerz wenig empfänglich, Familiensinn gering, hatte sehnlichsten Wunsch von Kindern frei zu bleiben. Als im Anfang der Ehe die Periode ausblieb, gab sie sich größte Mühe durch fortwährendes Reiten, Radfahren und Bergsteigen dieselbe „wiederzubekommen“, was auch gelang. Sehr heftig, erregbar, ehrgeizig, Übertreibung der Personalität; — herrschsüchtig, ausgesprochener Hang zum Wohlleben, sehr starker Trieb zum Vagabundieren. Elise blieb nie nachmittags zu Hause, sondern bummelte zwischen 3 und 8 Uhr durch die Straßen Berlins. Nach häuslichen

Szenen bestieg sie sofort das Rad, um tagelang nicht nach Hause zu kommen. Geistige Bildung im allgemeinen oberflächlich, sie studiert am liebsten Prozesse, verfaßt selbst Klagen, mit Begierde las sie Darwins Werke, sie ist sehr veranlagt für Mathematik; künstlerische, literarische Neigungen sind kaum vorhanden. Vorliebe für Pferde, Sport, Schießen, sie interessiert sich für den Techniker- und Seemannsberuf, bevorzugt enganliegende Kleidung, die Schrift würde man für die eines Mannes halten.

Stets entschiedene Neigung zu Personen desselben Geschlechts, Liebesträume bezogen sich ausschließlich auf weibliche Personen. In den Museen und Galerien suchte sie besonders nach „nackten Göttinnen". Vor dem normalen Coitus starker Widerwille, sie fühlte sich durchaus unbefriedigt, erklärte schon in den Flitterwochen, sie könne nicht begreifen, „was man dabei finden könne", sie verlangte von ihrem Manne, daß er nicht incubus, sondern succubus, sie selbst aktiv sei. Der geschlechtslose Umgang mit Damen war sehr geniert, sie verkehrte ungern mit Frauen der besseren Gesellschaft. Bei einer größeren Radpartie nach F. nahmen Damen teil, die zurück einen Wagen benutzten, sie weigerte sich dem Manne gegenüber energisch, mit einzusteigen, „weil sie sich geniere" und fuhr zu seinem Verdruß den ganzen Weg mit dem Rade als einzige Dame unter 12 Herren. Der sexuelle Verkehr wurde bereits im Elternhaus am liebsten mit Dienstmädchen gepflogen. In der Ehe dauerte die Homosexualität unverändert fort. Sie nahm besonders kleine, zarte Dienstmädchen, die sie bald völlig beherrschte. Der Mann, welcher bis zur Ehe überhaupt nichts vom Wesen der konträren Sexualität kannte, wurde erst aufmerksam, als er wiederholt bei unverhofftem Eintreten in seine Wohnung die Frau mit dem Dienstmädchen umschlungen oder letztere zu Füßen der Frau fand. Die Frau hielt sich mit Vorliebe im Zimmer des Dienstmädchens auf. Schließlich setzte sie es durch, daß der Mann das gemeinsame Schlafzimmer mit seiner Frau aufgab. Sie nahm dann bald das Dienstmädchen in das Schlafzimmer und verweigerte dem Manne jeglichen Eintritt. Die noch schwebende Ehescheidung ist erschwert, da das neue bürgerliche Gesetzbuch gegenseitige Abneigung und Einwilligung nicht mehr als Scheidungsgrund anerkennt und der Richter kurz und bündig auf mein Gutachten erklärte: „Ehebruch einer Frau mit einer Frau gibt es nicht."

Unter unsern Fällen finden wir nicht ein einziges Mal durch die Ehe Heilung der Homosexualität, nur selten Besserung, fast stets bleibt der Trieb sich gleich. Ein Weinhändler, der sich später scheiden ließ, berichtet, daß bereits auf der Hochzeitsreise nach Italien die junge Frau sein Interesse für Männer entdeckte; in einem exorbitanten Fall erfuhren wir, daß ein Wirt die erste Nacht nach der Hochzeit statt mit der Frau mit seinem im Hause aufgenommenen früheren Geliebten verbrachte. Die Ansicht Molls[12]), daß die Ehe zum Schwinden der Perversion beitragen kann, halte ich für falsch. Wir greifen noch einige konkrete Beispiele heraus.

In dem Briefe einer Urninde, den Guttzeit[14]) veröffentlichte, heißt es: „Mein Gatte ist ein Ehrenmann, ich schätze ihn um seiner

---

[12]) A. Moll: „Perverse Sexualempfindung, psychische Impotenz und Ehe" in „Krankheiten und Ehe", Bd. III, p. 677.

[13]) H. Rohleder, loc. cit. p. 405.

[14]) Guttzeit, Naturrecht oder Verbrechen, p. 47/48.

vorzüglichen Charaktereigenschaften willen sehr hoch — aber lieben, nein, lieben kann ich ihn nicht. Er hätte wahrlich ein besseres Los verdient, denn er liebt mich wirklich. Nun denn, ich ließ ihn wenigstens niemals merken, welche fürchterliche Qualen mir seine Liebkosungen verursachten, wie namenlos elend ich mich fühlte, wenn ich ihn am Gipfel seiner Wünsche sah. Einmal schützte ich Migräne, ein andermal heftige Zahnschmerzen vor, um mich seiner glühenden Zärtlichkeit entziehen zu können. Ach, wie gerne hätte ich mir täglich einen gesunden Zahn reißen lassen und, wie Berenike, meine Locken geopfert, um mich loszukaufen! .... Nun, der Mensch gewöhnt sich schließlich auch an Daumenschrauben .... Von einem wahrhaft schrecklichen Zorne, der beinahe an Tobsucht grenzte, wurde ich erfaßt, als sich die ersten Zeichen von Schwangerschaft einstellten. Mir das! .... Ich turnte und focht fleißig, nahm eiskalte Bäder und ignorierte absichtlich meinen skandalösen Zustand. Ich haßte das Ungeborene wahrhaftig und schnürte mich, um es zu quälen, so stark, daß mir totenübel wurde. Endlich geschah eine Fehlgeburt."

Ein verheirateter Urning von hoher geistiger Bildung sendet mir folgende beachtenswerte Zeilen: „So siedend heiß das Blut bei dem Anblick eines wahrhaft Geliebten strömt, so träge rinnt es in einem erzwungenen Bunde. Wehe dem Armen, dem die tausend abstoßenden intima eines gemeinsamen Schlafraumes, bei denen der Geruch nicht die kleinste Rolle spielt, die Augen öffnen über vorher nicht geahnte Einflüsse. Kleine eheliche Verstimmungen werden am besten überwunden, wenn die Macht der allgemeinen Liebe in stiller Stunde ihre Triebkraft entfaltet und Koseworte ungesucht auf die Lippen treten. Erwarte diese Wirkung nicht bei einer Pflichterfüllung, zu der du dich anständiger- oder mitleidigerweise wieder einmal nach dem Kalender entschließen mußtest, selten zu Beginn der Nachtruhe, sondern meist erst, wenn du in einem Liebestraum nach deiner Art in der nötigen Verfassung aufwachst. Sage niemand, das seien frivole Enthüllungen, nein, es sind zu ernster Warnung aufgedeckte drakonische Naturgesetze, die oft das Glück eines armen betrogenen Weibes zermalmen, ganz abgesehen von dem schon durch ein Leben der Qualen mürbe gemachten Mann. Wohl fehlt einer ehrbaren Frau der Vergleich, aber ein volles Glücksgefühl kann ihr solche Vereinigung nicht bringen, und je feinfühliger sie ist, desto mehr wird sie eine ihr, wenn auch noch so heroisch verborgene Lebensuntiefe des geliebten Mannes ahnen und — leiden. Warnen, auf das Inständigste warnen lasse sich jeder Homosexuelle, eine Ehe einzugehen. Es ist die lähmendste Unwahrheit und Unwürdigkeit, und da in den meisten Fällen aus hundert Rücksichten keine Befreiung möglich ist, im Innersten ein tägliches Fegefeuer." Ein Homosexueller, der, um einer ihm drohenden Bestrafung zu entgehen, in das Ausland geflohen war, wo er eine reiche Frau heiratete, die sich in ihn verliebt hatte — er hatte ihr nichts verschwiegen — sagte: „Fünf Jahre Gefängnis hätten nicht so schlimm sein können als ein Jahr Ehe."

Ist, wie wir sehen, die Hoffnung, daß die Homosexualität in der Ehe und durch die Ehe schwindet, fast stets eine trügerische, so ist bei einem weiteren Grunde, welcher viele Urninge zur Heirat veranlaßt, bei dem Verlangen nach eigenem Hausstand die Enttäuschung keine so allgemeine. Wie den meisten Menschen, so ist auch dem urnischen eine tief innere Sehnsucht eingepflanzt, mit einer geliebten Person zusammenzuleben, mit welcher er Freuden und Leiden, Gedanken und

Empfindungen teilen kann. Namentlich wenn die Betreffenden älter werden, feste Lebensstellungen errungen haben, in Amt und Würden sind, macht sich häufig das Gefühl der Vereinsamung geltend, um so mehr, wenn sie die gleichaltrigen Freunde und Genossen einen nach dem anderen ihr Weib heimführen sehen. Es kommt hinzu, daß viele Urninge einen ausgesprochenen Familiensinn besitzen, volles Verständnis für das stille, friedliche Glück des eignen Herdes. „Es gibt Urninge, die nichts sehnlicher wünschen, als Familienglück", sagt der selbst urnisch empfindende Arzt van Erkelenz[15]). Deshalb glauben Unkundige von ihnen auch vielfach, daß sie ganz besonders gute Ehemänner abgeben würden. Ein konträrsexueller Herr schreibt uns: „Der Anblick glücklich wandelnder Paare, ja, das Betrachten eines Bildes, auf welchem bräutliches oder Familienglück dargestellt ist, konnte mich oft unter ausbrechenden Tränen in die Einsamkeit jagen." Bei der Urninde ist dieser häusliche Sinn bei weitem nicht so stark entwickelt, vor allem ist der elterliche Instinkt bei ihr gewöhnlich nur in geringem Grade vorhanden; sie macht sich nichts aus Kindern, doch wird bei ihr der Trieb nach eignem Heim vielfach durch den Wunsch ersetzt, versorgt zu sein. Ein Umstand wirkt bei beiden günstig, das Verständnis, welches der homosexuelle Teil oft für die Interessen des anderen durch seine Veranlagung besitzt, der Urning für die Toiletten, die Küche der Frau, die Urninde für den Beruf des Mannes, seinen Sport, seine Politik. Diese Interessengemeinschaft ist oft stark genug, ein erträgliches Zusammenleben herbeizuführen, vorausgesetzt, daß der normale Teil nicht besonders sinnlich veranlagt ist; es bildet sich ein freundschaftliches Verhältnis heraus, wie zwischen Kameraden, zwischen Bruder und Schwester, ein leidenschaftsloses Glück, oft erhellt durch den Glanz, den Kinderaugen über ein Haus auszubreiten vermögen.

Das Verlangen nach Kindern ist beim Urning etwas größer und häufiger als bei der Urninde. Es entspringt weniger einem instinktiven Fortpflanzungstriebe als anderen Gründen, so oft einem pädagogischen Hange, der namentlich vielen virilen Urningen eigen ist. Noch mehr fällt der Wunsch, Nachkommen zu besitzen, beim Eingehen einer Ehe für den Urning ins Gewicht, wenn er der Geburts- oder Geldaristokratie oder gar einem regierenden Hause angehört, so daß die ganze Familie auf den Erben harrt, der die Dynastie, das Geschlecht, die bedeutende Firma fortsetzen soll. Nur wenige besitzen den Mut, in letzter Stunde zurückzutreten, wie der konträrsexuelle Ludwig II. von Bayern gegenüber der von ihm aufrichtig verehrten Braut Herzogin Sophie in Bayern, der späteren Alençon. Nicht selten

[15]) v. Erkelenz: Strafgesetz u. widernatürliche Unzucht. Berlin. p. 11.

sind dagegen bei diesen konventionellen Ehen die Fälle von „rätselhaftem" Selbstmord am Tage vor oder nach der Hochzeit. Viele Homosexuelle glaubten aus Repräsentationsgründen heiraten zu müssen, weil sie für ihre gesellschaftliche Stellung, oder für ihr Geschäft eine Frau „brauchten".

In noch höherem Maße sind praktische Gesichtspunkte bei denjenigen Urningen maßgebend, — und es gibt deren mehr als genug —, welche um der Mitgift willen heiraten. Wiederholt haben uns Homosexuelle mitgeteilt, sie würden keine Ehe eingegangen sein, wenn sie nicht gezwungen gewesen wären, standesgemäß aufzutreten oder ihre Schulden zu decken, „sich zu arrangieren", wie der terminus technicus lautet. In ähnlicher Weise lassen sich auch Urninden durch Rang und Titel des Bewerbers bestimmen, der Stimme ihres Herzens entgegen zu handeln. Gewiß ist es oft schwer, standhaft zu bleiben, wenn die Vermittler mit den „glänzenden Vorschlägen" kommen, allein, sind diese materiellen Gründe bei den Heterosexuellen schon nicht zu billigen, so stellen sie bei den homosexuell Empfindenden ein großes Unrecht dar. Kürzlich wurde mir eine Urninde zur Behandlung gebracht, deren Mutter erklärt hatte, sich ein Leid antun zu wollen, wenn ihre Tochter nicht von ihrer abnormen Frauenfreundschaft und Männerfeindschaft ablassen würde.

Einige Urninge geben als Grund an, sie hätten geheiratet, um nicht für homosexuell gehalten zu werden, ein sonderbarer Grund, aber verständlich, wenn man die Auffassung bedenkt, welche die öffentliche Meinung noch heute vielfach dem urnischen Phänomen gegenüber einnimmt. Namentlich in kleinen Städten kommen ältere Junggesellen, welche viel mit jungen Leuten verkehren und etwas „Mamselliges" an sich haben, leicht in den Verdacht, „Päderasten" zu sein.

Unter 1000 von mir nacheinander beobachteten Urningen waren 854 = 84% unverheiratet, 146 = 16% verheiratet. Von diesen gab etwa die Hälfte an, sie hätten sich aus sozialen Gründen, Geschäftsrücksichten, dem Wunsch, ein bequemes Heim zu haben oder auf Bitten der Eltern verehelicht, ein Viertel bezeichnet als Ursache „Hoffnung auf Heilung der homosexuellen Veranlagung", die übrigen „Mangel an Aufklärung" oder „kameradschaftliche Zuneigung".

Alle Gründe, welche die Homosexuellen zur Heirat veranlassen, entsprechen dem Zweck der Ehe nur insofern, als diese eine wirtschaftliche Verbindung darstellt etwa im Sinne des Allgemeinen preußischen Landrechts, welches den Satz enthielt: „auch zur wechselseitigen Unterstützung allein kann eine Ehe geschlossen werden"; sie entsprechen aber nicht dem natürlichen Grunde, auf welchen diese wirtschaftliche Vereinigung sich stützen muß. Mit vollstem Recht sagt Paul Mongré in seinem Buche „Aus der Landschaft Zarathustras": „reine Konvenienzheirat ist Sünde gegen die Natur, ist widernatürlich. Wie sich die Elemente im Alltagszustande nicht verbinden, sondern nur unter erhöhtem Druck, erhöhter Temperatur, so bedarf auch die eheliche Verbindung einer gewissen Erotik".

Die urnische Louise Michel schreibt: „Ceux qui m'avaient demandée en mariage m'auraient été aussi chers comme frères que je les trouvais impossibles comme maris; dire pourquoi, je n'en sais vraiment rien. . . . j'ai toujours regardé comme une prostitution toute union sans amour." Ein anderes Mal ruft sie aus: „Je n'ai pas voulu être le potage de l'homme."

Für die Homosexuellen gelten in ganz besonderem Maße die Worte, welche Mantegazza in der Physiologie der Liebe im Kapitel über „die eheliche Pflicht" im allgemeinen ausspricht: „Es gibt wohl keine größere Tortur als die, welche ein menschliches Wesen zwingt, sich die Liebkosungen einer ungeliebten Person gefallen zu lassen." Was dem einen zur Lust ist, ist dem anderen zur Last. Welche peinlichen, oft verzweifelten Situationen entstehen, wenn der urnische Teil nicht die geringste Neigung zum Geschlechtsverkehr hat, während der andere sich danach sehnt, bedarf nicht näherer Ausführung. Wohl läßt auch in den Ehen Normalsexueller die gegenseitige Anziehung oft viel zu wünschen übrig, aber nie ist doch der seelische und geschlechtliche Unterschied zwischen den Ehegatten in diesen ein so großer wie in Urnings-Ehen.

Aus einem unbestimmten Schuldbewußtsein heraus gibt sich der urnische Teil vielfach Mühe, dem anderen Liebe und Zuneigung zu bekunden, die in Wirklichkeit nicht vorhanden ist, aber instinktiv fühlt doch der eine, wenn ihm auch die anormalen Neigungen des anderen unbekannt sind, dieses heraus und klagt über Nichtverstandensein, Vernachlässigung und Kälte. Es fehlt eben die wechselseitige Durchdringung der zwei, welche nach Kant erst das ganze Menschenwesen bilden. Namentlich das normale Weib mag in der Liebe nichts Halbes, wer sie nicht stark und mächtig umfängt, wird von ihr nicht geachtet. Aus der Gleichgültigkeit entsteht die Langeweile, aus Langeweile innere Entfremdung, wenn nicht gar Haß.

Der Homosexuelle bringt aber noch die Gefahr eines die Ehefrau in Mitleidenschaft ziehenden Skandals mit in die Ehe. Der Hochzeitstag bietet der homosexuellen Leidenschaft und ihrer Betätigung fast niemals Halt. Legt der Urning sich Schranken auf, so trägt er stets ein unbefriedigtes Gefühl mit sich herum, folgt er seinem Triebe, so kann er nicht nur sich und seine Angehörigen, sondern auch seine Frau und deren Familie in größte soziale Unannehmlichkeiten stürzen. Aus diesem qualvollen Konflikt entspringen oft die traurigsten Folgen. Früher oder später erreichen in den meisten Ehen Gerüchte vom homosexuellen Verkehr des Mannes die Ohren des Weibes. Oft sind es Chanteure, die unter Hindeutung auf den § 175 RStrGB. die Frau ängstigen.

In einer Novelle [16]) des Decamerone erzählt Boccaccio: „Pietro Vinciola, der „die Frauen so gern hat als Hunde die Prügel", überrascht seine Frau, die, um sich für die Vernachlässigungen, die sie von ihrem Manne erleidet, schadlos zu halten, einen jungen Burschen eingeladen hat. Er verzeiht seiner Frau, beglückt, den Burschen, auf den er schon längst ein Auge geworfen hat, bei sich behalten zu können. Die Frau entschuldigt ihren Ehebruch folgendermaßen: „Ich handle bloß gegen die Gesetze, mein Mann handelt gegen die

[16]) Nummer 10 des fünften Tages.

Gesetze und gegen die Natur." „Wenn er wußte, daß ich ein Weib war, warum nahm er mich zur Frau, wenn die Weiber ihm zuwider waren." Heterosexuelle Männer, die homosexuelle Frauen heiraten, sind nicht weniger übel daran. Im Dezember 1905 schoß in Berlin der Artist B. auf die homosexuelle Frau Sch. und verletzte sie schwer. Wegen ihrer Neigungen bereits von zwei Männern geschieden, wohnte diese seit zwei Jahren bei dem Artistenpaar. Ein inniges Freundschaftsverhältnis hatte sich zwischen ihr und Frau B. entwickelt und alle Bemühungen des Gatten, der Freundin seiner Frau die Türe zu weisen, waren an dem Widerstand der Gattin gescheitert. Als eines Tages Frau Sch. die B. zu bewegen wußte, eine Gesellschaft vorzeitig zu verlassen und sich mit ihr nach der Wohnung zu begeben, beschloß B., ein Ende zu machen, er stürmte nach seiner Behausung, und drückte aus unmittelbarer Nähe den Revolver auf die Zerstörerin seines Eheglückes ab. Ähnliche, wenn auch nicht so blutige Eifersuchtstragödien hatte ich wiederholt kennen zu lernen Gelegenheit.

Ein sehr wichtiger Faktor für eheliches Glück sind Kinder, deren Pflege, Erziehung und Versorgung fortgesetzte Ablenkung und Beschäftigung bringen. Besitzen Urninge die potentia coeundi, so pflegt auch die potentia generandi vorhanden zu sein. In Ehen mit urnischen Frauen beobachteten wir häufiger Kinderlosigkeit, als in Ehen homosexueller Männer mit normalen Frauen. Fehlen Kinder, so fehlt das stärkste Bindeglied zwischen den Ehegatten. Die normal empfindende kinderlose Frau ist zudem in ihrem unerfüllten Sehnen den Andeutungen gefälliger Zuträger leichter zugänglich, sie grübelt mehr, und bei ihr ist die Wahrscheinlichkeit größer, daß sie von dritter Seite über die wahre Natur ihres Mannes aufgeklärt sich in Zorn von ihm wendet.

Und doch ist es schwer zu entscheiden, ob in Urningsehen der Besitz oder der Mangel von Nachkommen das wünschenswertere ist. Ganz abgesehen davon, daß auch die Söhne und Töchter von dem Skandal betroffen werden können, mit welchem der homosexuelle Vater stets zu rechnen hat, sind hier die Gesetze der Vererbung sehr zu berücksichtigen. Denn nicht gering ist die Wahrscheinlichkeit, daß von Urningen und Urninden Kinder und Enkel stammen, welche ein ähnliches Schicksal mit auf die Welt bringen, als ihre Vorfahren tragen mußten. Und sind die Nachkommen auch nicht selbst homosexuell, so sind sie doch stets hereditär belastet.

Ein Urning schreibt mir: „Bei meinem Sohne bemerkte ich einmal, daß er nur den Vater küssen wollte, aber nie Frauen. Ich erschrak und machte mir die bittersten Vorwürfe, daß ich Kinder zeugte. Lieber will ich mein Kind tot wissen, als den Qualen ausgesetzt, wie ich sie erdulden mußte und vielleicht noch weiter erleiden werde. Meine Ehe war mein Verderben. Hätte ich den Naturtrieb gekannt, so wie heute, nie hätte ich eine Ehe geschlossen. Ich bin dadurch ein vor der Zeit alter Mann geworden, doch ohne Schuld."

Soviel steht fest: würde die normale Ehehälfte vorher über die Homosexualität der anderen aufgeklärt sein, wären ihr die wahrscheinlichen oder auch nur möglichen Folgen dieser Veranlagung bekannt, sie würde wohl in den meisten Fällen verzichtet haben. Der urnische Teil gibt dem anderen nicht, was er erwartet und worauf er Anspruch hat. Es ist nicht zuviel gesagt, wenn wir behaupten, der über sich selbst unterrichtete Urning, der, ohne sich als solcher zu erkennen zu geben, zur ehelichen Lebensgemeinschaft schreitet, macht sich des Betruges schuldig. In verstärktem Maße gilt das gegenwärtig, wo nach dem neuen Bürgerlichen Gesetzbuche die Ehescheidung auf Grund unüberwindlicher Abneigung nicht mehr zulässig ist. Bloße Andeutungen, man mache sich nichts aus dem sexuellen Verkehr, man betrachte die Ehe nur als gegenseitige Unterstützung, genügen nicht, sie werden meist nicht verstanden. Uns sind mehrere Fälle bekannt, in denen sich später die Männer darauf beriefen, sie hätten ja den Frauen vorher Hinweise gegeben, während in Wirklichkeit die Frauen keine Ahnung des wahren Sachverhalts hatten.

Immerhin wird es Frauen geben, die sich entschließen, auch einem nicht normal empfindenden Manne die Hand zum Lebensbunde zu reichen, vor allem solche, bei denen geschlechtliche Wünsche nicht oder nur in sehr geringem Grade hervortreten. Doch kommen hier sehr starke Selbsttäuschungen vor. Mir ist mehr als ein Fall bekannt, in dem das Mädchen ihre Zuneigung vor der Hochzeit für eine rein kameradschaftliche hielt, um nur zu bald unter furchtbaren Eifersuchtsqualen gewahr zu werden, wie sehr sie sich über den Charakter ihrer Sehnsucht geirrt habe.

Besonders ist mir die Gattin eines polnischen Gutsbesitzers in der Erinnerung, eine sehr sympathische, edle Frau, die nach Berlin gekommen war, fest entschlossen, sich zur Beseitigung ihres Geschlechtstriebes kastrieren zu lassen. Sie hatte einen Mann kennen gelernt, dem sie bei näherer Bekanntschaft mitteilte, daß sie ohne geschlechtliche Empfindungen sei, jede körperliche Annäherung einer männlichen Person sei ihr im höchsten Grade zuwider. Der Mann hatte ihr darauf seine homosexuelle Veranlagung gestanden und beide waren aus praktischen Gründen übereingekommen, eine kameradschaftliche Ehe einzugehen.

Nach etwa halbjährigem Zusammensein verliebte sich die Frau sehr wider Willen aber doch in ihren Mann, sie war außerordentlich eifersüchtig auf seine Freunde, fühlte sich sehr deprimiert und tief unglücklich, und da sie die Versuche ihres Mannes, nun mit ihr doch zu verkehren, als für sie entwürdigend empfand, sah sie den einzigen Ausweg in der Kastration, in der Meinung, im Verhältnis mit ihrem Gatten so die sexuellen Regungen und Aufregungen ausschalten zu können. Als ich ihr diesen Glauben nahm, war sie erst sehr verzweifelt und nur mit großer Mühe gelang es mir, durch eine lang fortgesetzte psychische Kur sie so weit zu bringen, daß sie zu ihrem Manne zurückkehrte, mit dem sie seitdem leidlich zufrieden zusammen lebt.

Vielfach ist auch namentlich in den letzten Jahren, seit sich das Wissen über männliche und weibliche Homosexualität mehr und mehr verbreitet hat, unter den Beteiligten die Meinung aufgetreten, daß es aus verschiedenen Gründen das praktisch Vorteilhafteste sei, wenn Uranier Uranierinnen heiraten. Schon um den vielen, oft so taktlosen Fragen der Angehörigen und Bekannten, warum man denn eigentlich nicht heirate, aus dem Wege zu gehen, sind wiederholt homosexuelle Männer und Frauen übereingekommen, solche Vereinigungen zu schließen, in denen ja, wie man sich das vorher so schön ausmalte und ausmachte, jeder möglichst ungestört seiner eigenen Geschmacksrichtung würde folgen können. In einem Falle, den ich kenne, ging eine Uranierin eine solche Ehe ein, um ein Familiengut in ihren Besitz zu bringen, auf das sie bei Verehlichung Anspruch hatte. Im ganzen sind mir 14 Ehen zwischen Homosexuellen beiderlei Geschlechts bekannt geworden. Fast stets zeigte sich, daß die theoretischen Voraussetzungen in der Praxis nicht standhielten. Unter den 14 Ehepaaren gelangten 3 alsbald wieder zur Scheidung, 4 leben getrennt, und auch die übrigen bereuen mit Ausnahme von 2 Paaren den Schritt, der ihnen vorher so zweckmäßig erschien.

Verhältnismäßig noch die günstigste Eheprognose stellen bisexuelle Männer und Frauen, wobei es allerdings nicht sowohl auf eine nach beiden Seiten mögliche Potenz als vielmehr auf eine nach beiden Richtungen vorhandene libido ankommt.

Daß Pseudohomosexuelle, also normalsexuelle Männer und Frauen, die gelegentlich gleichgeschlechtlich verkehrten, heiraten dürfen, ist klar, da praktisch der nicht entsprechende Verkehr lediglich die Bedeutung einer vor der Ehe vorgekommenen Masturbation hat und so wenig wie diese einer Eheschließung entgegensteht.

Für den echten Homosexuellen aber ist in den weitaus meisten Fällen, wie Féré[17]) sich einmal ausdrückt, „die Ehe eine Hölle". Das Gleiche gilt auch für die homosexuelle Frau. Schon Mantegazza[18]) wies darauf hin, daß so manche Ehe, die unglücklich sei, ohne daß man wisse, warum, es infolge der Homosexualität der Frau geworden sei.

---

[17]) Charles Féré: La castration contre l'inversion sexuelle. Revue de chirurgie 1905.

[18]) Zit. bei A. Moll: Die konträre Sexualempfindung 1899, ohne Quellenangabe. p. 563.

Es ist nach allem schwer zu verstehen, daß ein Mann wie Schrenck-Notzing so energisch den Homosexuellen die Eheschließung empfiehlt, und wir müssen vollkommen Rohleder beipflichten, wenn er demgegenüber bemerkt[19]):

„Ich halte diesen Rat nach alle dem Vorausgegangenen für ganz und gar verfehlt und kann alle Kollegen nicht dringend genug davor warnen! Die Folgen eines derartigen Rates sind unübersehbar und fallen sehr schwer auf den betreffenden Arzt zurück." Noch viel schärfer drückt sich Forel aus, der in seinem Werke: „Die sexuelle Frage", S. 251, von der Ehe der Urninge sagt: „Das ist der großartigste Unsinn und zugleich die schlimmste Tat, die sie begehen können, denn ihre Frauen führen ein Marterleben, indem sie sich sehr bald betrogen, verachtet und verlassen fühlen. . . . Solche Ehen endigen mit tiefster Zerrüttung oder Ehescheidung, und sie wissentlich zu fördern, ist geradezu verbrecherisch. Dagegen, und nicht durch Bestrafung urningischer Liebesverhältnisse zwischen erwachsenen Männern sollte das Gesetz Vorkehrungen treffen.", und Seite 431: „Früher, als man die Homosexualität der Urninge für ein erworbenes Laster hielt, suchte man sie mit Heirat zu kurieren. Heute noch kommt diese soziale Ungeheuerlichkeit vor und wird selbst noch von unwissenden Ärzten empfohlen. — Ihre Frau spielt dann die Rolle einer Haushälterin oder Hauptmagd, die als Nebenbeschäftigung gelegentlich ein paar Kinder auf die Welt setzt. Niemals darf sich ein eventuell zugezogener Arzt zum Mitschuldigen an einer solchen Ehe machen. Forel meint sogar, daß der Arzt die Pflicht habe, „dem Urning mit Anzeige an seine Braut zu drohen, falls er die Missetat wirklich vollbringen will," — ein Rat, den allerdings schwerlich ein Arzt befolgen wird, da es eine Verletzung seines Berufsgeheimnisses bedeuten würde.

Selbst v. Notthafft[20]) erklärt es für „ganz unzulässig, einen Urning, um ihn zu kurieren, einfach einer begehrenden jungen Frau an den Hals zu hängen. Das ist ein großes Unrecht sowohl gegen den kranken Mann, als gegen die gesunde Frau." Und Otto de Joux[21]) bemerkt:

„Auf alle Fälle bleibt die Urningsehe eine Ungeheuerlichkeit, ein ebenso gefährliches als verderbliches Hazardspiel, ja, sie ist oft ein Verbrechen."

Gewiß liegt in dem Verzicht auf eheliches Glück eine der größten Entsagungen, welche einem Menschen auferlegt werden kann, aber zur Unfruchtbarkeit ist man damit nicht verurteilt. Unter den Größten aller Zeiten gab es solche, die nicht Menschen der Ehe waren und sich vielleicht gerade darum leichter frei von vielen Rücksichten und Lasten zu dem, was sie waren, entwickelten. Kann der Homosexuelle auch nicht leibliche, so kann er doch auf allen Gebieten menschlichen Fortschritts geistige Früchte hinterlassen; viele taten es, und jedes strebe danach, im Kleinen oder Großen jeglicher nach seiner Kraft. Und einen Vorzug hat der unverheiratete Urning vor den verheirateten, daß er wenigstens abends in seinen vier Wänden

---

[19]) H. Rohleder, loc. cit. p. 410.

[20]) Cf. Koßmann und Weiß, „Mann und Weib" 1908, II. Bd. p. 539.

[21]) O. de Joux, Die Hellenische Liebe p. 95.

die Maske der Heuchelei ablegen kann, welche der Tag ihm aufzwingt, er hat nicht zu fürchten, daß die Seufzer, die sich seiner Brust entringen, jemanden verletzen.

Was hier von der Ehe Homosexueller gesagt ist, gilt im wesentlichen auch vom außerehelichen Geschlechtsverkehr, über den Schrenck-Notzing äußert: „ein geregelter Geschlechtsverkehr mit dem Weibe erscheint uns auch da zweckmäßig, wo die Triebrichtung und die Effeminatio oder sonstige Perversionen noch in vollem Umfange bestehen". Um den Abscheu zu überwinden, rät er den Alkohol zu Hilfe zu nehmen.

Eine tausendfältige Erfahrung beweist, daß von einer gewohnheitsmäßigen Anzüchtung heterosexuellen Verkehrs bei homosexuellen Personen keine Rede sein kann. Hat doch der größere Teil der Homosexuellen, ohne den Arzt zu fragen, solche Versuche mit negativem Erfolge unternommen.

Moll[22]) trifft hier das Richtige, wenn er in bezug auf diese den Homosexuellen empfohlene „Bordelltherapie" sagt: „In Wirklichkeit ist ein solcher Rat ungefähr dasselbe, wie wenn man einem normal fühlenden Manne sagen würde, er solle den Geschlechtsakt mit dem Manne ausführen und nicht mit dem Weibe."

Übrigens ist es durchaus kein vereinzeltes Vorkommnis, daß Homosexuelle in Befolgung des ihnen von Ärzten gegebenen Rates schwere venerische Krankheiten akquirierten. Sie infizieren sich bei ihren Kohabitationsversuchen offenbar um so eher, weil ihnen dem Weibe gegenüber die erforderliche Erfahrung und Aufmerksamkeit mangelt. Welcher gewissenhafte Arzt möchte wohl die Verantwortung übernehmen, durch ein Heilmittel, das in Wirklichkeit keines ist, einem Patienten die Syphilis indirekt verursacht zu haben. Vor einigen Jahren fragte einmal ein österreichischer Homosexueller, dem dieses Unglück passiert war, bei mir an, ob er den Arzt dafür haftpflichtig machen dürfe[23]). Noch bedenklicher ist natürlich die Verordnung heterosexuellen Verkehrs einem homosexuellen Weibe gegenüber. Hier gesellt sich zu allen übrigen Bedenken noch die Möglichkeit unehelicher Schwängerung.

---

[22]) A. Moll: Die konträre Sexualempfindung, 1899, p. 453.

[23]) Vgl. Amtsgerichtsrat Dr. Eugen Wilhelm, „Die rechtliche Beurteilung des ärztlichen Rates zum illegitimen Geschlechtsverkehr". In „Sexual-Probleme", Septemberheft 1912.

ZWEIUNDZWANZIGSTES KAPITEL.

Über medikamentöse, hygienische, operative und psychische Behandlung der männlichen und weiblichen Homosxualität.

Da Homosexuelle, welche Ärzte konsultieren, vielfach die negative Seite ihres Zustandes, die Impotenz dem Weibe gegenüber, mehr betonen als die positive Hinneigung zum Manne, manchmal sogar diese ganz verschweigen und sich einfach als psychisch Impotente ausgeben, kommt es nicht selten vor, daß ihnen potenzsteigernde Medikamente verordnet werden. Die Hoffnung, durch sogenannte Aphrodisiaka eine auf das andere Geschlecht gerichtete Erregbarkeit hervorzurufen, erweist sich fast immer als trügerisch, da die stimulierende Wirkung der betreffenden Reizmittel sich meist nur in der von der Natur gegebenen sexuellen Triebrichtung bewegt und keine Änderung derselben erzielen kann. Sollte wirklich einmal ein vorübergehender, künstlich hervorgerufener geschlechtlicher Reizzustand, eine Art Priapismus, zu der gefühlsfremden Betätigung mit einer andersgeschlechtlichen Person führen, so ruft die danach zurückbleibende Leere, das Gefühl nicht erreichter seelischer Befriedigung und Entspannung gewöhnlich ein gesteigertes Bedürfnis nach dem der individuellen Triebrichtung entsprechenden Geschlechtsverkehr hervor, so daß also sowohl auf direktem als indirektem Wege durch derartige Stimulantien nur eine Steigerung der originären homosexuellen Triebrichtung bewirkt, keineswegs aber ein nicht oder im Verhältnis zu dem homosexuellen nur minimal vorhandenes heterosexuelles Geschlechtsempfinden geweckt wird.

Es ist dabei natürlich im Prinzip gleichgültig, ob diese Reizmittel anorganischer oder organischer Natur, ob sie tierische oder pflanzliche Produkte sind, ob sie innerlich eingenommen oder äußerlich in Form von Linimenten und Salben appliziert werden. In älterer Zeit bevorzugte man mehr die animalischen Stoffe, wie Moschus und Kanthariden, in neuerer die dem Pflanzenreich entstammenden Yohimbin und Muriacithin. Eine gewisse Rolle in der Geschichte der

Homosexualität spielten derartige Aphrodisiaka dadurch, daß der unglückliche Schweizer Anwalt Desgouttes, dessen furchtbare Liebestragödie Hößli die Anregung zu seinem „Eros" bot, durch den Genuß solcher Mittel, namentlich Alkohol, Zimmt und Kantharidin, seine eigene Potenz steigern und, indem er sie seinem heißgeliebten, völlig heterosexuellen Freunde Daniel Hemmler beibrachte, dessen Erregung wachrufen wollte. Auch hier reagierte der Heterosexuelle naturgemäß nicht in der ihm nicht entsprechenden homosexuellen Triebrichtung, während Desgouttes' homosexuelle Verliebtheit sich bis zur Satyriasis steigerte, die, durch die Gleichgültigkeit des Geliebten zur Raserei geschürt, ihn schließlich zum Lustmord trieb.

Eine andere Gruppe von Mitteln, die therapeutisch zur Anregung des spezifischen sexuellen Empfindens in Betracht kommen, stützt sich auf eine etwas logischere Erwägung. Es handelt sich um Präparate aus den Drüsen des sogenannten innersekretorischen Systems, die durch Absonderung bestimmter Stoffe die Körper zu bestimmten organischen Funktionen anregen, unter denen die chemische Speisung spezifischer Sexualitätscharaktere eine hervorragende Stellung einnimmt. Theoretisch erscheint es nun einleuchtend, daß man dadurch, daß man die normalweiblichen Sexualhormone in Gestalt von Eierstocksubstanz dem Körper einer homosexuellen Frau zuführt, in ihr eine Stoffwechseländerung im Sinne eines normalweiblichen Sexualchemismus anregen und damit auch ihre sexuellen Neigungen in diesem Sinne beeinflussen könnte. Ein analoger Erfolg würde sich beim homosexuellen Manne durch Darreichung normalgeschlechtlicher Hodensubstanz erzielen lassen. Es kämen Substanzen in Frage, die etwa den von mir als Andrin und Gynäcin bezeichneten Stoffen entsprechen würden[1]). Nun sind aber die innersekretorischen Zusammenhänge noch so dunkel und liegen so kompliziert, während hingegen die individuellen Eigentümlichkeiten und Abhängigkeiten so determiniert erscheinen, daß wir auch den praktischen Erfolgen dieser Therapie äußerst skeptisch gegenüberstehen. Ganz besonders würde dies bei Darreichung solcher Präparate per os der Fall sein, da ihre Verarbeitung im Verdauungskanal, und die Frage der Entfaltung ihrer spezifischen Wirksamkeit daselbst durchaus noch nicht geklärt ist.

Ein wenig bessere Aussicht für eine wirkliche Einschaltung der sekretorischen Stoffe in den Stoffwechsel böte nach den von Steinach und anderen vorgenommenen Tierversuchen die operative Transplantation der betreffenden Gewebe in den Körper der in Frage kommenden Personen, doch dürfte schwerlich durch die Homosexualität eine Indikation hierzu gegeben sein.

Selbst die Bluttransfusion wurde, als sie Mode war, Urningen anempfohlen. Homosexuelle sollten sich das Blut Heterosexu-

---

[1]) M. Hirschfeld: Naturgesetze der Liebe, p. 179, 182.

eller eingießen lassen. Als sich Ulrichs[2]) 1869 in Würzburg aufhielt, sprach ihm sogar ein dort Medizin studierender Amerikaner, „dem es mit der wissenschaftlichen Forschung ernst war", persönlich den Wunsch aus, durch Bluttransfusion, und zwar durch Transfusion des Blutes von Ulrichs „einmal auf etwa 14 Tage zum Urning umgewandelt zu werden, um während solcher Zeit an sich selbst Studien über Uranismus machen zu können."

Nicht nur potenzsteigernde, sondern auch potenzherabsetzende Mittel sind bei der Therapie der Homosexualität in Betracht gezogen worden, um die für den Träger häufig so bedenklichen und gefährlichen Folgen einer Betätigung seiner Veranlagung zu mindern. Man hat dabei vielfach behauptet, daß bei den Homosexuellen, abgesehen von der abweichenden Triebrichtung, auch eine größere geschlechtliche Reizbarkeit und Bedürftigkeit vorliege als bei den Normalgeschlechtlichen. An sich scheint mir das nicht der Fall zu sein; doch wickelt sich das Sexualleben der Homosexuellen gewöhnlich nicht in so geregelten Normen und Bahnen ab, wie das des heterosexuellen Mannes oder Weibes, so daß dadurch nicht selten eine stärkere sexuelle Unruhe bedingt wird.

Von den beruhigenden und reizabschwächenden Mitteln kommen in erster Linie die vielfachen Brompräparate in Betracht, die indessen in ihrer fortgesetzten Anwendung, so wie sie erforderlich wäre, um tatsächlich einen nachhaltig abschwächenden Einfluß auf die sexuelle Erregbarkeit auszuüben, so erhebliche Nebenwirkungen für den nervösen Gesamtorganismus bedingen würden, daß ihre Verwendung zur Unterdrückung der Homosexualität als solcher nicht empfohlen werden kann. Zweckentsprechender würde es sein, durch Steigerung der nervösen Widerstandsfähigkeit und der natürlichen Hemmungen eine bessere Beherrschbarkeit sexueller Antriebe zu erstreben. Von Medikamenten kämen in dieser Hinsicht vor allem die zahlreichen neueren Baldrianpräparate, wie Validol, Valyl, Valysan, Bornyval, Adamon usw. in Betracht. Ihre kaum zweifelhafte günstige Wirkung in Einzelfällen dürfte sich aber mehr durch allgemeine, als durch spezifische Wirkungen erklären lassen.

Alles in allem werden Medikamente bei der Behandlung der Homosexualität nur gelegentlich zur Bekämpfung sekundärer Erscheinungen in Frage kommen. Für die Beseitigung oder gar für eine „Umzüchtung" des Triebes sind die Aphrodisiaka ebenso belanglos wie die Antiaphrodisiaka.

Wäre es möglich, durch ein Mittel den Geschlechtstrieb des Homosexuellen zum Schweigen zu bringen, so würde jedenfalls die Umzüchtung eines Homosexuellen in einen Asexuellen seiner immer doch nur fragwürdigen Umwandlung in einen Heterosexuellen vorzuziehen sein. Bemerkenswert sind in dieser Richtung die Worte, mit denen Krafft-Ebing das Kapitel der

[2]) Ulrichs, Formatrix. p. 16 Argonauticus p. 83.

Therapie der konträren Sexualempfindung in seiner Psychopathia sexualis schließt[3]):

„Oft genug ist übrigens der Konträrsexuale schon zufrieden, wenn er bloß sexual neutralisiert werden kann. Hier dient die Kunst dann dem Individuum und zugleich der Gesamtheit.“

Unter denen, die sich mit besonderer Schärfe gegen die Umwandlung des homosexuellen Triebes in den heterosexuellen ausgesprochen haben, müssen vor allem Raffalovich und Grabowsky genannt werden.

Marc André Raffalovich schreibt[4]):

„Der Konträre, der es mit der Heterosexualität versucht, wird ebenso sittenlos werden, wie der geschlechtlich normale Mensch, der es mit der Homosexualität probiert.“ Seine Gegenvorschläge spricht er wie folgt aus:[5]) „Hat man einen Konträren mit ernstem Streben vor sich, so sollte man doch lieber versuchen, ihn zu beschäftigen, zu interessieren, ihm Ziele zu zeigen, die er durch Energie erreichen kann, anstatt einen Mädchenjäger aus ihm zu machen, der später der unglückliche Gatte einer wenig glücklichen Frau und der Vater von Kindern wird, die ebenso viel oder noch mehr als er selbst leiden werden“, und schon früher meint er[6]): „Wenn wir uns Mühe geben, das urnische Kind herauszufinden, es zu vervollkommnen und zu verbessern, wenn wir es ihm erleichtern, enthaltsam, keusch, ernst und pflichttreu zu werden, so sehen wir eine neue Gruppe von Menschen entstehen, die zum Zölibat, zur Arbeit und zur Religion geeignet sein wird, da die Erfüllung ihrer Wünsche nicht von dieser Welt ist.“

Einen ähnlichen Standpunkt nimmt Norbert Grabowsky ein. In seinem Werke „Die verkehrte Geschlechtsempfindung oder die mannmännliche und weibweibliche Liebe“ tritt er lebhaft für die Keuschheit der Homosexuellen ein, an die er folgenden Appell richtet[7]): „Bekämpft also, so rufe ich den Urningen zu, euren Sinnestrieb. Gebet euch nicht der vorgefaßten Meinung hin, als seid ihr in diesem Leben zur Wollust geschaffen. Ihr werdet besser, wenn ihr der Wollust entsagt.“ „Schon die normalen, weibliebenden Menschen[8]) werden um so vollkommener, je mehr sie sich von der sinnlichen Liebe abwenden. Um wieviel mehr noch sollte der Urning Veranlassung nehmen, die Sinnesliebe zu meiden, da die Art der Ausübung seines Triebes für ihn so schwer erreichbar und mit soviel Unannehmlichkeiten verknüpft ist! Nicht beneiden sollte der Urning den Dioning um dessen Liebesgenuß. Sondern der Urning sollte in sich eingehen und erkennen, daß es des Menschen am würdigsten ist, ganz und gar der geistigen Liebe anzugehören.“ Um aber nicht den Eindruck eines bloßen Theoretikers zu machen, unterstützt er seinen Rat mit folgendem Satz:[9]) „Wenn es mir, obwohl es mich harte Kämpfe genug gekostet hat, möglich gewesen ist, mich vom Weibe fernzuhalten, warum sollte es den Urningen nicht

---

[3]) v. Krafft-Ebing: Psychopathia sexualis, p. 325.

[4]) Marc André Raffalovich: Die Entwickelung der Homosexualität, 1895, p. 3.

[5]) p. 7.

[6]) p. 4.

[7]) Norbert Grabowsky: Die verkehrte Geschlechtsempfindung oder die mannmännliche und weibweibliche Liebe, 2. Aufl. 1897, p. 52.

[8]) N. Grabowsky, a. a. O. p. 49.

[9]) A. a. O. p. 51.

möglich sein, sich vom Manne fern zu halten? Stärker als bei mir der Drang zum Weibe wird doch wohl nicht bei den Urningen der Drang zum Manne sein." Der Verfasser scheint sich an dieser Stelle nicht mehr recht zu erinnern, daß er drei Seiten vorher geschrieben hat, wo es heißt:[10]) „Gewiß, gewiß, mit der Enthaltsamkeit ist es ein schweres Ding. Ich kann es nicht leugnen, daß oft, sehr oft ein drückendes Gefühl der Öde mich beschleicht, und daß ich an manchen Tagen hellauf empört bin über mein ganzes Schicksal . . . ja, es kaum noch zu tragen wähne." Ein anderes Mal schreibt dieser Autor: „Merkts Euch: Ekelhaft und tierisch ist aller sexuelle Verkehr, gleichgültig, ob der gewöhnliche, oder der urningische."

Die meisten Anhänger homosexueller Abstinenz berufen sich auf ein hervorragendes Beispiel, auf Sokrates, der in Platos Gastmahl die rein seelische Liebe im Gegensatz zu der leiblichen preist und von dem in demselben Gespräch Alkibiades schildert, wie er allen Verführungskünsten zum Trotz, die Alkibiades aufwandte, um sich mit ihm körperlich zu betätigen, fest blieb. Man könnte einwenden, daß das, was einem Geist wie Sokrates möglich gewesen ist, vielleicht auch nicht zu allen Zeiten seines Lebens möglich war, nicht von jedermann verlangt werden kann; man könnte auch die Frage aufwerfen, warum wohl die Natur in viele Menschen einen so heftigen Drang einpflanzte, wenn seine Befriedigung niemals stattfinden soll. Grabowsky, der übrigens auch ein Buch verfaßt hat, das den Titel führt: „Die Geschlechtsliebe, der Fluch des Menschentums, und ihre Bekämpfung", weiß die Antwort. Sie lautet[11]): „Allerdings, wer sich zu einem enthaltsamen Leben aufraffen will, muß auch den Zweck eines solchen kennen. Dieser Zweck ist das Leben nach dem Tode."

Die Mittel allerdings, die ein abstinentes Leben ermöglichen, teilt uns Grabowsky nicht mit, dagegen finden wir zwei der wichtigsten bei Raffalovich angeführt: Religion und Arbeit. Weit über das historische Mittelalter hinaus bis in unsere Tage vermeinten sehr viele Homosexuelle durch den festen Glauben an übernatürliche Kräfte der Anfechtungen des Fleisches und des Begehrens der Welt Herr werden zu können. Heiße Gebete zu Gott um „Errettung" aus ihrer Gebundenheit, Anrufung der Heiligen, Weltflucht und Bußübungen, Ersatz der Liebessehnsucht durch brünstige Religiösität, nicht selten auch durch religiöse Brunst — man lese das Leben des, wie es scheint, bisexuellen Grafen Zinzendorf[12]) — wurden angewandt,

---

10) A. a. O. 48.

11) N. Grabowsky: Die Geschlechtsliebe, der Fluch des Menschentums, und ihre Bekämpfung, Leipzig. p. 44.

12) Dr. Oskar Pfister: Die Frömmigkeit des Grafen Ludwig von Zinzendorf. Ein psychoanalytischer Beitrag zur Kenntnis

aber nur ganz selten mit Erfolg. In der großen Mehrzahl der Fälle gingen die Homosexuellen in dem langen vergeblichen Ringen nicht ihres Triebes, aber ihrer Glaubensfreudigkeit verlustig

Daß namentlich von geistlichen Ratgebern den Homosexuellen immer wieder die religiösen Heilmittel dringend anempfohlen werden, bedarf kaum der Erwähnung. So heißt es in dem Traktat der Evangelisch-„Protestantischen" Mission „Mara atha": „Darum, du Urning, der du von Gott als normaler Mann zum naturgemäßen Lebensgenuß erschaffen und doch mit aller Gewalt ein Weib sein willst, und du, normalgeschlechtliches Weib, du „Urninde", mit dem widernatürlichen männlichen Empfinden, wir bitten euch: stellt euch in das Licht der göttlichen Majestät und prüfet euch auf Herz und Gewissen: erkennt die Ursache eurer Geistes- und Geschlechtsverwirrung, nehmt die Geisteskraft Gottes als Heilmittel an und macht euch frei von der Geisteskrankheit „Homosexualität", die euer Leben vergiftet, euer Gewissen beschwert, euch um Gesundheit, Glück und Wohlergehen betrogen." „Ein drittes Geschlecht liegt nicht im Schöpfungsplane Gottes". Dr. Capellmann[13]) meint ebenfalls, daß psychische Konträrsexuelle „namentlich dem Seelsorger ein dankbares Objekt zur Rettung" bieten.

Auch hier einige Beispiele aus dem Leben:

Ein Arbeiter schreibt: „Durch meine sehr fromme Mutter stark zur Religion erzogen, habe ich nach Erkenntnis meines seelischen Zustandes Gott in heißen Gebeten angefleht, er solle mir in meiner Not einen Ausweg zeigen. Als ich sah, daß sich trotz eiserner Beherrschung und ungeheurer Kämpfe mein Zustand nicht änderte, habe ich mein Gottvertrauen verloren." Ein zweiter berichtet: „Ich rang zu dem Gott, der mir in der Schule gelehrt war, mich von dem gleichgeschlechtlichen Triebe, den ich für sündhaft hielt, zu befreien. Der Himmel aber blieb taub. Ich kam mir vor wie ein Schiff, das mitten auf dem Ozean den Wellen preisgegeben ist. Obwohl ich in solchen Stunden dann niederkniete, und im Gebete um Erlösung schrie, blieb ich verlassen. Schließlich gerieten darüber alle meine religiösen Anschauungen ins Wanken. Jetzt glaubte ich an nichts mehr. Ich kann nicht mehr glauben." Einige stark religiöse Naturen kommen nach langen vergeblichen Kämpfen zu der Überzeugung, daß ihr Zustand von Gott gewollt sein muß. Ein katholischer Graf sagt: „Die Annahme, meine Gleichgeschlechtlichkeit sei Sünde, Laster, Unnatur, erscheint mir als Beleidigung des allweisen Weltschöpfers." Und ein protestantischer Pfarrer meint: „Wenn ich um meines mir eingepflanzten Triebes willen ein Verbrecher bin, dann ist es der Schöpfer, der mich als Verbrecher erschaffen hat. Das heißt aber doch, den Schöpfer einer Untat bezichtigen. Gott erschafft niemand als Verbrecher. Wer das sagt, lästert Gott." Nur wenige besitzen die Energie, sich mit Hilfe der Religion zur Askese durchzuringen. Im unklaren über die eigene Natur ihrer Neigungen, die sie selbst als niedrige Fleischeslust empfinden, gelangen sie nicht selten, nach Ablegung von Keuschheitsgelübden, zu einem Enthaltsamkeits- und Sittlichkeitsfanatismus, der sich oft genug bitter rächt. So erregte vor einiger Zeit die Verhaftung des Schriftführers einer großen Sittlichkeits-Organisation, eines ehemaligen Geistlichen, Aufsehen, der sich an Knaben vergriffen hatte. Man erschrickt gewöhnlich über den Grad der Heuchelei, der sich anscheinend in solchen und ähnlichen

der religiösen Sublimierungsprozesse und zur Erklärung des Pietismus. Leipzig und Wien 1910.

[13]) Dr. C. Capellmann, Pastoral-Medizin. 16. Aufl. p. 144.

Fällen kundgibt, übersieht aber, daß solche Menschen nicht trotz ihrer Neigungen und Handlungen Sittlichkeitsvereinen angehörten oder Priester wurden, sondern wegen derselben, vergeblich hoffend, hier die Kraft der Entsagung zu finden.

Auch durch intensive Arbeit, und zwar sowohl durch geistige wie durch körperliche, haben viele ihre homosexuelle Neigung zu unterdrücken versucht; „am meisten hilft noch“, schrieb mir einer — und er steht mit dieser Auffassung nicht allein—, „sich abarbeiten, bis man so müde wird, daß gleich der Schlaf eintritt.“ Vielfach hat man behauptet, daß eine Art Wechselwirkung zwischen geistiger und sexueller Produktivität besteht, daß die potentielle Energie des Geschlechtstriebs sich statt in sexuelle in andersartige lebendige Kräfte umsetzen kann. Schon einer der ältesten Philosophen, Plato, von dem ja auch angenommen wird, daß er gleichgeschlechtlich empfand, nannte einmal das Denken sublimierten Geschlechtstrieb, und einer der neuesten, Nietzsche, der mindestens theoretisch volles Verständnis für die homosexuelle Liebe besaß[14]), schreibt: Der Geschlechtstrieb könne an die Maschine gestellt werden und nützlich arbeiten lernen, zum Beispiel Holz hacken oder Briefe tragen oder den Pflug führen. Man muß seine Triebe ausarbeiten.[15]) Bis zu einem gewissen Grade, für eine geraume Zeit und geistig dazu besonders befähigte Menschen mag das zutreffen, für die große Mehrzahl nicht. Von Homosexuellen liegen mir viele Berichte vor, daß sexuelle Enthaltung sie zwar eine Weile in ihrer künstlerischen, wissenschaftlichen oder mechanischen Leistungsfähigkeit zu fördern schien, daß aber sich nach und nach ein Zustand der Unruhe, der Leere und Depression einstellte, der ihre Arbeitskraft wesentlich schwächte, bis dann durch Regelung des Geschlechtslebens ein Ausgleich eintrat. Besonders hat man seit alters auch in sportlichen Kraftleistungen ein Abfuhrmittel sexueller Spannkräfte, hier homosexueller Spannkräfte, erblicken wollen. Die Erfahrung hat gezeigt, daß auch dieser Behauptung nur eine relative, keine absolute Gültigkeit zukommt.

Viele Homosexuelle haben geglaubt, sie könnten durch eine reizlose, abhärtende Lebensweise, das „simple life“ der Amerikaner, durch Rohkost, Enthaltung von Alkohol, Tabak, Kaffee, Fleisch und Gewürzen ihre Libido zum Schwinden bringen. Ich kenne einige, die in Vegetarierkolonien, beispielsweise nach

---

[14]) Vgl. Dr. v. Römer: Stellen aus Friedrich Nietzsches Werken über Uranismus, Homosexualität und Verwandtes, in der Zeitschr. für Sexualwissenschaft, 1908, p. 39 ff.

[15]) Vgl. M. Hirschfeld: Naturgesetze der Liebe, p. 228.

Ascona gegangen sind. Hie und da vermochten sie auf diesem Wege die Triebstärke herab- und das Beherrschungsvermögen heraufzuschrauben, den Trieb selbst in seiner Richtung abzuändern oder ihn abzutöten vermochten sie nicht, diesen immer wieder durchbrechenden Drang, den selbst die härteste Gefängnisstrafe nicht zu ersticken imstande ist. Mit wie tief erschütternden Worten schildert der unglückliche Uranier Oscar Wilde in der Zuchthausballade von Reading Goal, wie sich in der Kerkerzelle noch im Zustand größter Apathie dieses Begehren regt. Es heißt da:

„And all, but Lust
is turned to dust
in Humanity's machine"[16]).

In schlichteren Ausdrücken haben mir oft Homosexuelle erzählt, wie in der Gefangenschaft ihr Trieb fast unvermindert fortbestand.

Einige Male kamen Homosexuelle, darunter ein Professor der Medizin, zu mir, die Morphinisten geworden waren, sei es, um die aus ihrer Abstinenz sich ergebende Unruhe und Schlaflosigkeit zu bekämpfen, sei es, um ihre homosexuelle Neigung zu betäuben. Das erstere gelang ihnen, das letztere nicht.

Da der Homosexualität auf den genannten Wegen der Behandlung so ungemein schwer beizukommen ist, haben manche radikalere Mittel und Methoden empfohlen und angewandt, von denen wir zwei des näheren besprechen müssen: die Isolation und die Kastration. Von dem Gedanken ausgehend, daß die Homosexualität eine „unheilbare Geisteskrankheit" sei, haben Ärzte und Laien vorgeschlagen, die an ihr Leidenden in Irrenanstalten und Spezialanstalten — wie solche ähnlich für Epileptiker und Alkoholiker bestehen — unterzubringen. Es handelt sich dabei weniger um eine Beseitigung der Homosexualität an sich, als um eine Beseitigung der Homosexuellen aus der Gesellschaft.

So wurde in einer zu Köln gefaßten Resolution der evangelischen Sittlichkeitsvereine gefordert, daß alle „wirklich krankhaft Geborenen unter den Homosexuellen" in Heilanstalten untergebracht werden sollten. Am 12. Mai 1905 hielt Pastor Philipps-Plötzensee in der Tonhalle in Berlin einen Vortrag, in dem er laut Bericht ihm nahestehender Zeitungen sagte: Der § 175 muß bestehen bleiben. Wie der Krüppel ins Krüppelheim, wie der Geisteskranke in die Irrenanstalt, so gehört der an einem falschen Triebe Erkrankte in ein Sanatorium, wo er, wenn man will, sogar auf Staatskosten gut gehegt und gepflegt werden kann. In die Freiheit gehört nur der, der diesen falschen Trieb zu zügeln

[16]) Alles im menschlichen Triebwerk ist wie zerstoben, nur die sinnlichen Begierden nicht.

weiß und nicht andere mit hineinreißt. Der Freiburger Stadtpfarrer Dr. Hansjakob[17]) schrieb mir: „Die betreffenden Personen bemitleide ich, weil sie zweifellos unter angeborener Belastung stehen. Ich würde sie auch nicht ins Gefängnis stecken, wohl aber in die Irrenanstalt, weil sie anormal sind.“ Auch Fuchs[18]) schlug „Wohltätigkeitsanstalten für die Behandlung sexueller Perversionen“ vor. Er meint, daß ihre Errichtung ein dringendes Bedürfnis sei, da es vielen der in Betracht kommenden Konträrsexuellen nicht möglich sei, „Zeit und Geld kostende, monatelange Kuren zu unternehmen“. „Man denke nicht“, fährt er fort,[19]) daß die sexuellen Perversionen in niedrigen Kreisen der Bevölkerung um ein Beträchtliches weniger häufig seien, als in den höheren.“ Einige, wie Hans Hyan[20]), haben sogar ernstlich geraten, den Homosexuellen Wohnsitze in einer Kolonie anzuweisen, während schon Professor Geigel in einer Gegenschrift Ulrichs zurief: „Kaufen Sie sich gefälligst mit ihren 25 000 Urningen[21]) am Nordpol an; aber verschonen Sie gütigst unsere Deutsche Erde mit ihrer Gegenwart.“

Burghauser[22]) und Braunschweig suchen die Urninge über die Internierung in eine Irrenanstalt zu trösten. Ersterer meint: Es mag ja traurig erscheinen, sonst ganz normale und gesunde Menschen gewissermaßen in eine Geschlechtsirrenanstalt zu sperren, aber eines mag und muß in dem Gedanken versöhnen, daß sich die „unter sich“ Internierten glücklich fühlen werden. Und Braunschweig[23]) sagt: „Das Irrenhaus, die Besserungsanstalt, das Genesungsheim und der kleine Kreis liebevoller Erziehungsstätten wird dem Homosexuellen Unterkunft bieten. Und die heilsame Einwirkung dort an Ort und Stelle wird die Aussicht auf Befreiung oder Herabminderung der konträrsexuellen Neigungen am ehesten in sich schließen.“ Merkwürdigerweise beschränkt sich die ernstliche Forderung, die Homosexuellen in Irrenanstalten, Kolonien „oder auf einer einsamen Insel“ unterzubringen, nur auf Männer, die urnischen Frauen scheinen weniger „gemeingefährlich“.

Schon Krafft-Ebing bemerkte zu diesen Ideen[24]): „Ganz ungeheuerlich ist der Vorschlag, solche Leute, wenn sie ihrem abnormen geschlechtlichen Drange nicht widerstehen können, ins Irrenhaus zu sperren, wozu eine Berechtigung und Ver-

---

[17]) Cf. Hirschfeld, § 175 im Urteil der Zeitgenossen, p. 64.

[18]) Therapeutische Bestrebungen auf dem Gebiete sexueller Perversionen, im Jahrbuch für sexuelle Zwischenstufen, Jahrg. IV., p. 185.

[19]) A. a. O., p. 186.

[20]) Cf. „Die Welt am Montag“, Berlin, 7. Januar 1905.

[21]) Cit. von dem Abgeordneten Thaler in der 177. Sitzung des Deutschen Reichstages am 31. März 1905, (in der die Petition des Wissenschaftlich-humanitären Komitees, betr. die Abschaffung des § 175 StrGB. beraten wurde), er fügte hinzu: „Damals waren es nur 25 000, jetzt sind es schon 1 200 000.“

[22]) Burghauser: Liebe in Natur und Unnatur, 1909, p. 78.

[23]) M. Braunschweig, Das dritte Geschlecht, 1903, p. 59.

[24]) v. Krafft-Ebing: Psychopathia sexualis, 12. Aufl., 1903, p. 324.

pflichtung doch nur in den seltenen Fällen bestände, wo der Konträrsexuale zugleich an einer Psychose leidet, wegen welcher an und für sich derselbe einer Internierung bedürfte."

Gleichwohl haben neuerlich Angehörige, besonders Eltern von Homosexuellen nicht selten versucht, diese in Irrenanstalten unterzubringen, wo man allerdings meist bereits nach einigen Wochen oder Monaten das Vergebliche eines solchen Vorgehens erkannte. Mir ist ein Kollege bekannt, der auf Veranlassung seines Vaters, der ebenfalls Arzt ist, zur Behandlung in eine geschlossene Anstalt ging, nach einigen Wochen aber bereits vom Chefarzt gefragt wurde, ob er nicht lieber als Assistenzarzt der Heilanstalt angehören wolle, ein Vorschlag, der akzeptiert wurde.

Wiederholt sind auch namentlich in früheren Zeiten Homosexuelle aus freien Stücken in Privatanstalten gegangen. Sie erkannten ihre Unheilbarkeit, fühlten aber anderseits, daß sie nicht lasterhaft waren, und so schien ihnen immerhin das Irrenhaus noch ein entsprechenderer Aufenthalt als das ihnen drohende Gefängnis. Besonders ist mir ein vornehmer Homosexueller in Erinnerung geblieben, den ich in England in einem Asyl für geisteskranke Verbrecher (wie der Engländer sagt, für „verbrecherische Geisteskranke" „criminal lunatics") traf. Er befand sich bereits über 20 Jahre freiwillig in der Anstalt. Ich fand ihn in seinem kleinen hübsch eingerichteten Zimmer, das eine prachtvolle Aussicht über eine weite hügelige Landschaft bot, umgeben von zahlreichen philosophischen und schöngeistigen Büchern, in denen er studierte. Seine Neigung erstreckte sich auf Jünglinge kurz nach der Pubertät. Da ich ihn in Gesellschaft mehrerer Anstaltsärzte besuchte, konnte ich auf das ihm vor mehreren sehr peinliche Thema seiner Krankheit nicht näher eingehen. Wie ich beim Abschied den Wunsch äußerte, er möge sich später doch noch einmal der Freiheit erfreuen, erwiderte er sehr ernst: „Ich habe die Hoffnung aufgegeben, noch einmal gesund zu werden." Als ich nachher mit dem Direktor des Hauses die weiten Höfe und Gartenanlagen der Anstalt durchwanderte, sah ich ihn noch einmal im lebhaften Gespräch mit zwei geisteskranken Mördern. Dieser arme Homosexuelle, der aus einem Pseudo-Verbrecher ein Pseudo-Irrer geworden war, hatte keine Ahnung, wer der Besucher aus Deutschland war, der ihm an jenem Tage die Hand drückte.

Auch in einer dänischen Irrenanstalt meldete sich, wie mir ein dortiger Psychiater berichtete, ein Homosexueller, der sehr religiös war und bat freiwillig um Internierung, weil sein Drang sich mit männlichen Personen sexuell zu betätigen so stark sei, daß er fürchte, sich nicht zurückhalten zu können.

Gegen die Unterbringung der Homosexuellen in Irrenanstalten oder Spezialanstalten spricht sowohl ihre Qualität als auch ihre Quantität. Michelangelo — Johann Joachim Winckelmann — Andersen — ja auch nur Oscar Wilde wegen unheilbarer Homosexualität als gemeingefährlich dauernd in einer Irrenanstalt — es wäre lächerlich, wenn es nicht gar so unsinnig wäre. Man lese das folgende Kapitel über die Verbreitung der Homosexualität, um die Undurchführbarkeit so absurder Ideen zu erkennen. Allein Berlin brauchte, um seine männlichen und weiblichen Homosexuellen unterzubringen, Platz und Mittel für zehntausende von Betten; Paris und London nicht weniger. Derartige Bemühungen, die Homosexuellen „unschädlich zu machen", würden einen Kampf gegen Windmühlen, zum mindesten ein Schießen mit Kanonen nach Spatzen bedeuten.

In noch höherem Grade gilt dies von der gleichfalls wiederholt angepriesenen operativen Behandlung der Homosexuellen durch Kastration. Einige Ärzte wie Rieger[25]) und neuerdings noch der Wiener Psychiater Benedikt haben diese Methode empfohlen, auch die Homosexuellen selbst haben sie gelegentlich in Erwägung gezogen; Laien haben sogar manchmal befürwortet, sie zwangsweise einzuführen, um nach dem Grundsatz: „Womit du gesündigt hast, sollst du bestraft werden" Homosexuelle zu züchtigen und unschädlich zu machen. Auch ich bin einige Male von Homosexuellen, in einem Falle sogar von einer homosexuellen Frau, konsultiert worden, die sich von der Kastration Rettung erhofften.

Ein Urning schreibt: „Da die Sachen so liegen, habe ich mit einigen wohlgesinnten Männern gleicher Anlage die Frage ventiliert, ob wir nicht doch zur Chirurgie unsere Zuflucht nehmen sollen?"

Ch. Féré[26]), der sich eingehend mit der Frage der Kastration der Invertierten beschäftigt hat, berichtet von einem 42jährigen Homosexuellen, der seit frühester Jugend geschlechtlich mit Jünglingen verkehrte. Er versuchte alles, um seinen Trieb los zu werden, auch Hypnose. Trotzdem er nie mit einem Weibe verkehrt hatte, verheiratete er sich zwecks Heilung. Die Ehe dauerte acht Monate. Ein Geschlechtsverkehr mit der Frau war unmöglich. Ein Brüsseler Arzt empfahl dann Brom, dreimal am Tage, und, falls auch das nicht anschlüge, die Kastration, die jedoch von Féré widerraten wurde.

---

25) Rieger, Centralblatt für Nervenheilkunde und Psychiatrie, August 1892.

26) Ch. Féré: La castration contre l'inversion sexuelle. (In der Revue de chirurgie. Felix Alcan, édit., Paris, 10. Mars 1905.) Besprochen im Jahrb. f. sex. Zwischenst., Jahrg. VIII, p. 713 ff. von Dr. N. Praetorius.

Die Befürworter der Kastration gehen von der vollkommen falschen Voraussetzung aus, daß der Sitz der konträren Sexualempfindung im Genitalapparat belegen sei. Will man auf chirurgischem Wege die schadhafte Stelle entfernen, so muß man schon den Kopf beseitigen, in dem sie sich in Wirklichkeit befindet, eine Operation, die ja in früheren Zeiten, als noch auf Homosexualität Todesstrafe stand, auch tatsächlich dann und wann vorgenommen wurde. Wir wissen heute mit Sicherheit [29]), daß die Kastration auf die Richtung des Geschlechtstriebs gar keinen und, nach der Pubertät vorgenommen, auch auf die Stärke des Triebs nur einen unwesentlichen Einfluß hat.

Typisch dafür ist der folgende, ebenfalls von Féré mitgeteilte Fall eines Homosexuellen, der sich beide Testikel beseitigen ließ [30]).

Der betreffende Homosexuelle hat seit dem 5. Jahre Neigung zu Männern. Besonders sexuell wirken reife, behaarte Männer mit tiefen Stimmen. Geschlechtsverkehr mit dem Weibe war nie möglich. Er hat noch niemals seinem Trieb nachgegeben, trotz starkem Drang; er floh, wenn er in Gefahr kam, zu unterliegen. Beging drei Selbstmordversuche. Auf Anraten verschiedener Ärzte und zweier Chirurgen, die ihm die Möglichkeit der Beseitigung seines Triebes durch Kastration versicherten, unterzog er sich der Operation. Sein psychischer Zustand ist seither nur noch schlimmer. Die Neigung zu Männern besteht fort, er hat die gleichen Erektionen, nur ist sein Wille schwächer geworden, weniger widerstandsfähig. Um nicht eine tiefere Neigung zu einem Mann zu fassen, muß er oft den Wohnort wechseln. Er kann sich mit keiner Arbeit mehr wie früher nachhaltig beschäftigen, seine neurasthenischen Störungen nehmen zu; ebenso die sexuellen Zwangsgedanken. Er hat die Selbstmordgedanken aufgegeben, aber er sucht Narcotica, wie Chloral und Opium, um sich zu betäuben."

Im Zentralblatt für Chirurgie äußert sich ein Rezensent über Férés Arbeit wie folgt: „Gegen den Versuch, die unglücklichen pervers Sexuellen durch Kastration heilen zu wollen, erhebt F. seine warnende Stimme an der Hand einer recht bezeichnenden Leidensgeschichte. Es ist auch eine recht oberflächliche Anschauung über Sitz und Wesen solcher individueller homosexueller Veranlagung, die zu einem Vorschlage wie dem obigen, geführt haben mag, und man darf dem Verfasser nur zustimmen, wenn er in ähnlichem Falle einem Patienten, der um Kastration bat, entschieden abriet.

Wir können hinsichtlich der Kastrationstherapie nur unterstreichen, was Rohleder [31]) sagt: „Wer einem Konträrsexuellen die Kastration als Heilmittel gegen seinen Zustand anrät, handelt entweder ganz gewissenlos, oder er hat keine Ahnung von dem wahren Zustande, dem wirklichen Wesen des Homosexualismus, und in diesem Falle soll er von jeglicher Raterteilung absehen. Einen derartigen Rat dann aber zu erteilen, halte ich eben für ein Verbrechen."

Ebenso scharf wendet sich Amtsgerichtsrat Wilhelm [31a]) gegen die Kastration. Er verwirft sowohl ihre therapeutische Anwendung

---

[29]) Vgl. M. Hirschfeld: Kastratenstudien. In d. „Sexual-Probleme", 8. Jahrg. 2 Heft. Februar 1912.

[30]) A. a. O., p. 714 f.

[31]) H. Rohleder: Vorlesungen über Geschlechtstrieb und gesamtes Geschlechtsleben des Menschen, 2. Aufl. 1907, Bd. II, p. 415.

[31a]) In seiner Schrift: „Beseitigung der Zeugungsfähigkeit und Körperverletzung de lege lata und de lege ferenda" in den juristisch-psychiatrischen Grenzfragen VII, Heft 6 und 7.

gegen den krankhaften Geschlechtstrieb als ihre Anwendung als Strafe gegen Sittlichkeitsdelikte, als welche sie neuerdings in ein amerikanisches Gesetz gegen Päderastie übergegangen ist. Er schreibt S. 66): „Daß die Einführung der Kastration als Abschreckungsmittel und als eigentliche Strafe völlig zu verwerfen ist, daß sie die Rückkehr zu einem barbarischen, überwundenen Standpunkt bedeutet, bedarf wohl nicht weiterer Ausführung."

Es kann nach allem bisherigen nicht wundernehmen, daß, nachdem man erkannt hatte, daß der Sitz der Homosexualität im Gehirn zu suchen sei, man auch diese Stelle zu exstirpieren trachtete. In einer Diskussion über die Behandlung der Homosexuellen meinte Dr. Bodländer allen Ernstes, man müsse vor allem die Hirnregion ermitteln, in welcher der homosexuelle Trieb lokalisiert sei, dann könnte man nach Trepanation des Schädels leicht durch Zerstörung dieses Zentrums die Homosexualität beseitigen. Hoffen wir angesichts dieses gutgemeinten Vorschlags, daß das zirkumskripte psychische Zentrum der Homosexualität erst aufgefunden wird, wenn man sich durch die richtige Beurteilung der Homosexuellen von der Überflüssigkeit solcher Operationen überzeugt hat.

Die übrigen Methoden, die sich an das psychische Zentrum wenden, sind weniger tiefgreifend und gefährlich. Es sind im wesentlichen drei Behandlungsweisen zu nennen, die hier in Frage kommen: die Hypnosetherapie, die Freudsche Psychoanalyse und die von Moll neuerdings als „Assoziationstherapie" bezeichnete Milieubehandlung.

Die hypnotische Absuggerierung der Homosexualität ist von Krafft-Ebing inauguriert worden. Die ersten größeren Fachwerke über die konträre Sexualempfindung fielen in die Zeit, als auch die ersten wissenschaftlichen Arbeiten über den Hypnotismus von Frankreich her nach Deutschland drangen, hier weite Verbreitung fanden und, wie man wohl heute bei aller Anerkennung mancher überraschender Erfolge sagen darf, vielfach mit einem Enthusiasmus und einer Überschätzung aufgenommen wurden, denen sehr bald eine Ernüchterung folgte. Was lag näher, als diese psychische Methode bei einem so eminent psychischen Zustand wie der Homosexualität anzuwenden.

In einem Artikel über Suggestionstherapie in Eulenburgs enzyklopädischen Jahrbüchern[32]) bezeichnete Corval die Möglichkeit, die konträre Sexualempfindung mittels Hypnose zu bekämpfen, als „die bedeutendste Errungenschaft auf dem Gebiete der Psychotherapie in letzter Zeit". Krafft-Ebing war von vornherein skeptischer und kritischer. Zwar bezeichnete auch er die Hypnose anfänglich als „das einzige Rettungsmittel", als „eine enorme Wohltat, welche solchen Unglücklichen erwiesen werden kann", fügte aber doch hinzu: „vor Illusionen über den Wert hypnotischer Therapie

[32]) II. Jahrg., Wien und Leipzig 1892.

dürfte zu warnen sein". Auch betonte er, daß nur dort, „wo die Hypnose zum Somnambulismus vertieft werden kann", Erfolge zu erzielen und daß auch diese nicht etwa als „Umzüchtungen" der psychosexuellen Existenz aufzufassen seien, wie dies von Schrenck-Notzing behauptete, sondern lediglich „als bewunderungswürdige Artefacte hypnotischer Kunst". In seinen späteren Publikationen, namentlich der letzten, in der er in der Homosexualität keine Krankheit mehr erblickte, scheint Krafft-Ebing dann fast ganz von der Hypnose zurückgekommen zu sein, wenigstens erwähnt er sie nicht mehr, und auch in seinen trostreichen Schreiben, die er Homosexuellen, die sich an ihn wandten, zuteil werden ließ — ich habe vielfach solche Briefe gelesen —, ist kaum noch von der Hypnose die Rede.

Bedeutend weiter als Krafft-Ebing ging Schrenck-Notzing, welcher der Suggestionstherapie der konträren Sexualempfindung eine vielgelesene Monographie widmete [33]). Er bewegt sich in mancherlei Widersprüchen. Er glaubt einerseits, daß es eines so tiefen hypnotischen Schlafs, wie Krafft-Ebing forderte, nicht bedürfe, meint aber, daß man bei nervösen Homosexuellen „mitunter genötigt sei, die Hypnose durch Narcotica herbeizuführen." Ferner schreibt er, daß die originäre, also angeborene „Gemütsentartung" der Homosexualität unheilbar sei, bringt dann aber eine Reihe ausführlich beschriebener „Heilungen" Konträrsexueller, die offenbar fast ausnahmslos originäre Homosexuelle sind.

Im ganzen sind es nur sechs Fälle, die der berühmteste Hypnotherapeut der Konträrsexuellen anführt, alle waren männlichen Geschlechts, vier zwischen 20 und 30, einer zwischen 30 und 40, einer zwischen 40 und 50 Jahren. Die Zahl der hypnotischen Sitzungen betrug bei dem ersten 45, bei den übrigen 142, 7, 7, 204 und 20; nur der erste konnte in das somnambule Stadium versetzt werden. Die von Schrenck-Notzing erteilten Suggestionen waren fast stets die gleichen, wie sie bereits Krafft-Ebing in einem Schema empfohlen hatte; sie lauteten: 1. Ich verabscheue die Onanie, denn sie macht siech und elend; 2. ich habe keine Neigung mehr zum Manne, denn die Liebe zum Manne ist gegen die Religion, gegen die Natur und gegen das Gesetz; 3. ich empfinde Neigung zum Weibe, denn das Weib ist lieb und begehrenswert und für den Mann geschaffen.

Nur in zwei Fällen, von denen er den einen 2 Jahre 7 Monate, den andern 1 Jahr 8 Monate beobachten konnte, spricht der Autor selbst von Heilung, in zwei Fällen von leichter oder vorübergehender, in einem Fall von bedeutender Besserung, den sechsten bezeichnet er selbst als Mißerfolg.

Es dürfte ohne weiteres klar sein, daß die Zahl und Beobachtungszeit dieser Resultate eine zu geringe ist, und das gilt auch für die von andern Hypnotiseuren veröffentlichten, um von wirklichen Dauererfolgen, von Naturfehler-Korrekturen [34]) zu sprechen. Es ist daher wohl begreiflich, wenn Binswanger [35]) meint, daß den Aussagen der an perverser Sexualempfindung Leidenden über Erfolge in der Hypnose kein Glauben beizumessen ist", und wenn Rohleder [36]) kurz und bündig erklärt: „Heilung der konträren Sexualempfindung durch Suggestion gibt es nicht, ebensowenig wie ein Heterosexueller durch Suggestion homosexuell fühlen würde." de Joux vollends urteilt:

---

[33]) v. Schrenck-Notzing: die Suggestionstherapie bei krankhaften Erscheinungen des Geschlechtssinnes. Stuttgart 1892.

[34]) v. SchrenckNotzing: a. a. O. p. 286.

[35]) Binswanger: Verwertung der Hypnose in den Irrenanstalten. Therapeutische Monatshefte 92, Heft 3 u. 4, p. 167 ff.

[36]) H. Rohleder: a. a. O. p. 403. de Joux, Die Enterbten. p. 77.

„Nur die höhere Charlatanerie kann marktschreierisch verkünden, sie habe die Macht, einem homosexuellen Wüstling den Weg zur Familie zu ebnen, ein entartetes Mannweib zu einem Muster holder Weiblichkeit durch Hypnose umzugeheimnissen."

Bemerkenswert ist, daß auch Forel[37]), der ausgezeichnete Kenner und Forscher auf dem Gebiet des Hypnotismus, meint, daß eine Beseitigung der konträren Sexualempfindung mittelst Suggestion nur da gelingen dürfte, wo sie „weder angeboren, noch durch eine latente Anlage unterstützt" wird, mit anderen Worten bei echter Homosexualität nicht. Selbst Moll, der wohl die größte Anzahl Homosexueller hypnotisiert hat, ersetzt die Suggestions- neuerdings[38]) durch die Assoziationstherapie.

Auch ich bin auf Grund der recht beträchtlichen Anzahl hypnotisierter Homosexueller, die ich längere oder kürzere Zeit nach der Kur zu sehen Gelegenheit hatte, der Meinung, daß angeblich geheilte Homosexuelle entweder nicht geheilt oder nicht homosexuell waren. Wenn Geijerstam[39]) die nach hypnotischer Behandlung wieder auftretenden homosexuellen Anwandlungen und Handlungen euphemistisch als „Rezidive" bezeichnet, die auch bei vielen anderen Leiden nicht ausgeschlossen seien, bei denen man keineswegs von Scheinerfolgen rede, so übersieht der schwedische Autor, daß dem Geschlechtstrieb „Rezidive" in mehr oder weniger langen Zwischenräumen an und für sich eigentümlich sind.

Es ist merkwürdig, daß die Autoren, welche die Homosexuellen im übrigen für unwahr halten, gerade den Aussagen, die sie über ihre unter suggestivem Einfluß erwachte Liebe zum Weibe machen, so viel Glauben beimessen. Die durch Hypnose erzielten Scheinerfolge erklären sich auf dreierlei Weise: Ein Teil sind bewußte Täuschungen der Homosexuellen, die sie begehen, weil die erzielte Heilung für ihr Leben von ausschlaggebender Bedeutung ist. So ließen sich viele Homosexuelle nicht aus eigenem Antriebe, sondern lediglich auf Veranlassung von Verwandten, namentlich ihrer Väter, hypnotisieren, die nur im Falle der Heilung oder doch energischer Versuche hierzu, den materiellen oder sonstigen Zusammenhang mit homosexuellen Angehörigen aufrecht zu erhalten gesonnen waren. Einen Fall kenne ich, wo der höhere Vorgesetzte eines alten Beamten diesem nach einer ihm gemeldeten nicht strafbaren Affäre erklärte, er würde ihn nur im Dienst behalten können, wenn er ein Attest brächte, daß er von der nervösen Störung, auf die er seine unüberlegte Handlung zurückführte, genesen sei; in einem zweiten Fall wollte ein Fabrikant einem homosexuellen Bruder nur im Fall vorhergegangener Heilung eine Existenz verschaffen; in einem dritten machte ein Vater das philologische Weiterstudium seines Sohnes von der Wiederherstellung von seinen krankhaften Trieben abhängig. Ich habe manchen Homosexuellen Vorwürfe gemacht, daß sie die Ärzte über ihren Zustand täuschten und sie dadurch zu irrigen Meinungen veranlaßten, die für

---

37) A. Forel: Die sexuelle Frage, 4. u. 5. Aufl. 1906, p. 293.

38) A. Moll: Handbuch der Sexual-Wissenschaften. VII. Hauptabschnitt I, 5: Medizinisches über die sexuellen Perversionen, p. 661 ff.

39) Cf. Zeitschrift für gerichtliche Medizin und Psychiatrie in den Nordlanden, Jahrgang 5. Heft 3.

andere von so prinzipieller Bedeutung sind. Sie erwiderten, daß sie sich in ihrer Not keinen andern Ausweg gewußt hätten.

Eine zweite Gruppe täuscht den Arzt par complaisance; gutmütig, wie sie sind, möchten sie den Arzt, der sich so große Mühe mit ihnen gibt, auf die tägliche Frage, ob es denn nun besser geworden sei, keine Enttäuschung bereiten. Wir brauchen dabei nicht eine besondere Zuneigung des Homosexuellen zu dem hypnotisierenden Arzt anzunehmen, wie Sadger[40]) tut, der von der hypnotischen im Gegensatz zur psychoanalytischen Behandlung schreibt: „Bisher ward als Heilpotenz höchstens Hypnose und Suggestion geübt, die, wie ich aus einigen Fällen weiß, die erfahrene Hypnotiseure behandelten, darunter selbst Schrenck-Notzing, nie eine dauernde Veränderung bringen. Sie wirken im günstigsten Falle solange, als der Homosexuelle in seinen energischen Hypnotiseur verliebt ist."

Ein dritter Teil endlich täuscht sich selbst, entweder über die eigene Homosexualität, die, wie wir sahen, keineswegs immer leicht zu erkennen ist, oder über die scheinbare Heilung, die eben doch nur eine künstliche Dressur ohne Bestand war. Als die Hypnosebehandlung aufkam, wurde in homosexuellen Kreisen in verschiedenen Versionen eine kleine Anekdote kolportiert, die auch heute noch Beachtung verdient. Ein Berliner Aristokrat, der ein ausgesprochenes Faible für Kavalleristen hatte, begab sich nach Wien, um sich dort mit Hypnose behandeln zu lassen. Als er nach zwei Monaten zurückkehrte, bestürmten ihn seine gleichempfindenden Freunde mit Fragen, ob er denn nun kuriert sei. „Jawohl", sagte er, „aus der Kavallerie mache ich mir nicht mehr so viel, dafür liebe ich aber jetzt die Artillerie".

Wien ist auch die eigentliche Heimat einer zweiten Form psychischer Behandlung der Homosexualität, der von Freud zuerst angewandten Psychoanalyse. Das Wesentliche bei der psychoanalytischen Methode ist „die Möglichkeit einer wirklichen Heilung durch Weckung des latenten, unterdrückten heterosexuellen Triebs bei Niederhaltung des homosexuellen". Voraussetzung und Ausgangspunkt der Methode ist, daß jeder Mensch bisexuell veranlagt ist. Daraus sei zu folgern, daß auch jeder Homosexuelle in der Uranlage heterosexuelle Eigenschaften habe, die er, wie die Psychoanalyse ergebe, in frühester Kindheit verdrängt hat. Diese unterdrückten Komplexe des Ich soll der Psychoanalytiker zurückverfolgen, auch in den Träumen aufsuchen und rekonstruieren. Durch die Aufdeckung und das Bewußtwerden des Unbewußten und Halbbewußten würden tiefverankerte Empfindungen „abreagiert".

Bemerkenswert ist, daß Sadger zu der Überzeugung, „daß alle Menschen, auch die im Geschlechtsleben scheinbar Normalsten, selbst jene, welche den Uranismus am schärfsten verdammen, einer mehr oder minder großen Dosis von Homosexualität nie ermangeln[41]), nicht bei der Behandlung männlicher und weiblicher Urninge gelangte,

[40]) J. Sadger: Fragment der Psychoanalyse eines Homosexuellen. Im Jahrb. f. sex. Zwischenst., Jahrg. IX, p. 346.

[41]) J. Sadger: a. a. O., p. 345.

sondern bei Behandlung der Hysterie und Zwangsneurose nach Freudscher Methode; er schreibt[42]): „Ich weiß, daß die Auffindung dieser Tatsache mich seinerzeit auf das höchste verblüffte. Ganz abgesehen davon, daß ich Homosexuelle, wie wohl alle Kollegen hier in Wien mit Einschluß der Nervenärzte, bis vor wenigen Jahren nur von der Literatur her kannte, ihre Zahl auch naturgemäß weit unterschätzte, war ich am allerwenigsten darauf gefaßt, dem Trieb und Hang zum gleichen Geschlecht just bei der alltäglichsten unter den Neurosen, der Hysterie, als regelmäßiger Wurzel zu begegnen. Und doch, es duldete gar keinen Zweifel, seitdem ich darauf gestoßen worden, habe ich die Homosexualität in keinem einzigen Fall mehr vermißt."

Die von Sadger im Jahrb. f. sex. Zwischenst.[43]) und in der Zeitschrift f. Sexualwissenschaft[44]) mitgeteilten Fälle machen nicht den überzeugenden Eindruck wirklicher Dauerheilungen. Wir wollen den in letztgenannter von ihm selbst als „Paradigma eines glänzenden Erfolges" bezeichneten Fall im Wortlaut Sadgers zitieren:

„Der damals 21 jährige Student wurde mir gesandt, weil ihn seine homosexuellen Neigungen quälten, die besonders auf junge Leute von 14—20 Jahren gerichtet waren, nebstdem noch allerlei masochistische Gelüste. Beim Weibe (einer Prostituierten), dem er bis dahin dreimal beigewohnt (die zwei ersten Male spontan, um zu sehen, ob er überhaupt potent sei, das dritte Mal auf ärztliches, sowie auf Vaters Drängen), fühlte er sich vollkommen impotent. Auf Befragen, ob er schon irgend einmal eine Neigung zum anderen Geschlecht verspürte, erinnert er sich bloß, im 2. oder 3. Lebensjahre einem gleichaltrigen Mädchen in besonders galanter Weise das Gartentor geöffnet zu haben. Von familiärer Belastung weiß er anzugeben, daß ein Bruder der Mutter geisteskrank sei. Die Mutter selber habe immer etwas Burschikoses und Männliches an sich gehabt, der Vater wieder zeigte stets sehr geringe Sinnlichkeit, daneben auch deutlich invertierte Züge, die frühverstorbene Schwester hatte einen knabenhaften Gesichtsausdruck. Sie bevorzugte Bubenspiele und wünschte sich zu Weihnachten mit vier, fünf Jahren ein Schaukelpferd für Knaben. Je eine Cousine väterlicher-, wie mütterlicherseits war unverkennbar amphigen invertiert. Der Kranke selber hatte ein unverhältnismäßig breites Becken und äußerst spärliche Bartentwickelung. Als Kind soll er nur mit Puppen, nie mit Soldaten gespielt haben, er beteiligte sich nie an Knabenspielen und lernte auch sticken.

Demnach ein reiner Fall von Inversion mit masochistischen Zügen. Was ergab nun die Analyse des obendrein sehr intelligenten Kranken? Zunächst etwas sehr Merkwürdiges: Seine früheste Neigung gehörte den Frauen, und zwar nicht einer, sondern gleich einer Anzahl. Die Erstgeliebte war die Mutter, von der er sich freilich später abkehrte. Mit zwei Jahren fühlte er sich mächtig zu einer alten Kinderfrau hingezogen, der er direkt einen Heiratsantrag machte, und welche er später in wiederholten Träumen der Pubertät zu Koitusphantasien benutzte. Etwas später folgte seine besondere Galanterie gegen das gleichaltrige Mädchen, die so auffallend war, daß ihn seine Mutter darüber aufzog und er sich darob sehr genierte und ärgerte. Auch eine Dienstmagd machte in den allerersten Jahren einen tieferen Eindruck auf sein Herz und kehrt in verschiedenen Männertypen wieder. Von homosexuellen Neigungen der ersten Jahre führe ich als stärkste und allerwichtigste die Liebe zu zwei Vettern an,

---

[42]) A. a. O., p. 342.

[43]) Jahrg. IX, p. 341 ff.

[44]) J. Sadger: Ist die konträre Sexualempfindung heilbar? In der Zeitschr. f. Sexualwiss., 1908, p. 712 ff.

mit denen er vom ersten Jahre ab spielte, dann im zweiten Jahre die zu einem 9jährigen Baron, im vierten zu einem Knaben, der ihn masturbieren lehrte, im sechsten und siebenten zu einem Hauslehrer. Im vierten Jahre schlief er aus Anlaß der Entbindung seiner Mutter eine Zeitlang mit dem Vater in einem Bette, woran sich eine Reihe homosexueller Wünsche und Phantasien auf diesen knüpfte. Als dann sein Schwesterchen zur Welt kam, verliebte er sich alsbald auch in dieses. Noch auffälliger sind im siebenten und achten Jahre des Patienten ein paar normalgeschlechtliche Verliebtheiten in drei bis vier gleichaltrige Schulmädel. Wie sich dann herausstellte, gab jede von diesen etwas für einen späteren Typus her, und zwar für Jünglinge sowohl als Mädchen, die später sein Wohlgefallen erregten.

All diese Dinge, die dem Kranken vollständig unbewußt gewesen und erst durch monatelange Analyse sehr mühsam ausgegraben werden mußten, geben ein völlig neues Bild. Sie lehren uns vorerst, wie wenig auch der Intelligenteste sich kennt, wie vorsichtig also selbst die ehrlichsten Angaben aufzunehmen sind. Zweitens, daß auch scheinbar reine Fälle von Inversion der normalgeschlechtlichen Züge nicht entbehren, ja daß die letzteren in großer Zahl vorhanden sein können, ohne doch dem Kranken bewußt zu sein. Zum dritten endlich, daß die Inversion in frühester Kindheit bis zum vierten Lebensjahre inklusive festgelegt wird, wenn sie auch meist erst in der Pubertät zum Bewußtsein gelangt.

Ich sagte oben, daß hinter den gleichgeschlechtlichen Idealen stets wieder das andere Geschlecht zu finden sei. Auch die Heilung geht dann derart vor sich, daß, wenn man die verschiedenen Inversions-Auflagerungen durch Psychoanalyse weggebracht hat, die ursprüngliche Heterosexualität ins Bewußtsein tritt und sich Neigung zum anderen Geschlecht entwickelt, nicht ohne Rückfälle in die Homosexualität, hinter welchen dann wieder ein heterosexuelles zu finden ist. Der oben genannte Patient z. B. hatte schon am zehnten Tage der Analyse den Erfolg zu verzeichnen, daß er beim Onanieren sich nicht Männer mehr vorstellte, sondern direkt ein Mädchen, bald regte sich Verlangen nach einem Koitus mit dem Weibe, dann berichtet er wieder: „Wenn mir jetzt ein Männergesicht gefällt, was ohnehin nur mehr selten geschieht, brauche ich mich nur zu fragen: welches Weib steckt dahinter? was ich binnen einer halben Stunde herausbringe, und alles ist gut und vorüber." Am bezeichnendsten aber ist folgende Episode. Am 19. Tage der Analyse meldet der Kranke einen argen Rückfall. Die männlichen Schenkel auf der Abbildung eines jungen Athleten, der bei Ronacher auftrat, hätten es ihm angetan. Er trage eine kurze Hose, ähnlich einer Schwimmhose. Da aber schon drängte sich eine bezeichnende Zwischenbemerkung ein: „Die Hose ist so gefaltet und gefranst, und das hat mich an die Unterhose eines Weibes erinnert." Ich entgegnete sofort: „Ihr Rückfall in die Homosexualität ist also eigentlich Heterosexualität?" was er anfangs bestreitet. Doch in der nämlichen Stunde bereits erzählte er selber: „Am andern Tag in der Frühe ist dieser homosexuelle Trieb wiedergekommen, und zwar das Verlangen, von einem Manne im Anus koitiert zu werden. Ich stellte mir vor, ich liege auf dem Rücken, die Hände auf dem Rücken gefesselt, und irgendein junger Mensch — Brust und Gesicht ist ganz unbestimmt geblieben, nur die Schenkel waren stark vortretend, es waren die der Athletenfigur und dann hatte er auch diese Schwimmhose an — der koitiert mich." Ich erkläre ihm seine Phantasien. In jener Vorstellung des Athleten mit der Unterhose eines Weibes seien zwei Vorstellungen zu einer verbunden, nämlich einmal wirklich von einem Athleten, also einem besonders starken Manne gefesselt zu werden, und zweitens von seiner Mutter in Unterhosen, die ja nach seiner

Angabe auch so furchtbar stark sei. Er entgegnet darauf: „Ja, in Windeln gewickelt und so gefesselt zu werden. Ich glaube, es wird öfters passiert sein, daß, wenn ich mich in der Nacht naß oder voll machte, die Mutter rasch aufstand, nur in die Unterhosen schlüpfte, mich aus- und natürlich auch wieder einwickelte."

Hier von einem „glänzenden" Erfolge zu sprechen, verrät einen recht beträchtlichen Grad von Optimismus. Ich selbst habe im Laufe der letzten Jahre eine ganze Anzahl von Personen gesehen, die sich einer zum Teil auf einen langen Zeitraum erstreckenden eingehenden psychoanalytischen Behandlung unterzogen, darunter Personen, welche die von Sadger betonte Vorbedingung daß sie „von ihrer Abnormität wirklich befreit sein wollen" und diesen Wunsch nicht bloß wegen eines sie bedrohenden strafgesetzlichen Paragraphen hegen[45]), durchaus erfüllten. Fast übereinstimmend hörte ich von ihnen, daß sie in mancher Beziehung, namentlich in der ersten Zeit der Behandlung, eine günstige Wirkung verspürten; es sei ihnen gewesen — so drückte sich einer aus —, als wäre durch die Psychoanalyse ein Knoten in ihrer Seele gelockert und gelöst worden; von einer Umwandlung des homosexuellen Triebes in einen heterosexuellen konnte dagegen in keinem der zu meiner persönlichen Kenntnis gelangten Fälle die Rede sein. Und einer der erfahrensten Kenner der Psychoanalyse, Dr. Wilhelm Stekel[45]a) schreibt: „Ich habe noch nie eine vollständige Heilung einer Homosexualität durch Psychoanalyse gesehen." Wenn Sadger einmal[46]) von seiner Behandlung der Homosexualität sagt: „Was auch die Psychoanalyse nicht mehr zu lösen vermochte, war dann angeboren, entsprach der sexuellen Konstitution", so erinnert dieser Ausspruch sehr an den ähnlichen Satz von Schrenck-Notzing[47]), in dem auch er die originäre Form der konträren Sexualempfindung als die der Heilung durch Hypnose nicht mehr zugängliche „Gemütsbelastung" bezeichnet.

Beide Autoren geben in diesem Satz die Erklärung für das Unzureichende ihrer Methoden. Es beruht darauf, daß die Homosexualität überhaupt, „der sexuellen Konstitution entsprechend", originär ist, kein psychisches Erlebnis, sondern

---

[45]) Vgl. Jahrb. f. psychoanalytische u. psychopathologische Forschungen. Herausg. v. Bleuler u. Freud. I. Bd. II. Hälfte. Karl Abraham: Bericht über die österreichische u. deutsche psychoanalytische Literatur bis zum Jahre 1909, p. 589.

[45]a) Vgl. Zentralblatt für Psychoanalyse. Dritter Jahrg. Heft 4/5. 1913. S. 200: Stekel, Die Ausgänge der psychoanalytischen Kuren.

[46]) J. Sadger: Fragment der Psychoanalyse eines Homosexuellen. Im Jahrb. f. sex. Zwischenst., Jahrg. IX, p. 347.

[47]) v. Schrenck-Notzing, a. a. O. p. 199.

das Ich selbst als der unzerstörbare Urgrund psychischen Geschehens.

Die „zerteilende" Wirkung, wie sie die Patienten von der Psychoanalyse rühmen, wohnt der dritten psychischen Heilmethode, die A. Moll neuerdings unter dem Namen „Assoziationstherapie" mehrfach[48]) geschildert hat, nicht inne.

Er meint[49]): „Obwohl diese Art Therapie nahe liegt, ist sie bisher fast gänzlich ignoriert worden. Die Methode besteht in der richtigen Leitung des Vorstellungslebens, in der methodischen Ausbildung der normalen und in der methodischen Unterdrückung der perversen Assoziationen. Dabei wird, wie von Freud, theoretisch vorausgesetzt, daß „bei fast allen Perversen eine Brücke vorhanden ist, die zum normalen Geschlechtsleben hinüberleitet." Auf dieser Brücke soll man nun möglichst viel normale Reize in das substituierte Gehirnzentrum hineinschicken, „wo die Vorstellungen lokalisiert sind, die das Weib zum Inhalt haben", während man dementsprechend bei der homosexuellen Frau heterosexuelle Assoziationen in die im Schema als m bezeichnete Stelle senden muß, woselbst „die Vorstellungen, die den Mann zum Inhalt haben, lokalisiert sind". Deshalb soll „homosexuell entwickelten weiblichen Personen möglichst viel der Verkehr mit anständigen jungen Männern gestattet werden", homosexuelle Männer aber sollen „möglichst wenig mit Geschlechtsgenossen und möglichst häufig mit weiblichen Personen, besonders jüngeren, zusammen sein". „Tanzstunden, Sport, gemeinsame Ausflüge, geselliges Zusammensein und andere Gelegenheiten sind gute Mittel, prophylaktisch und therapeutisch zu wirken. Der strenge Abschluß der Geschlechter ist vom Standpunkt der Perversion, besonders der Homosexualität aus, nicht zu billigen." Ganz besonders wichtig erscheint dem Befürworter der Assoziationstherapie die Lektüre; vor allem ist den Homosexuellen Maupassant zu empfehlen. „Der Arzt wird sich mitunter," schreibt Moll[50]), „bei der Empfehlung von Lektüre über Bedenken von Sittenrichtern hinwegsetzen müssen, und er kann gelegentlich selbst eine Lektüre empfehlen, die Moralpredigern geeignet erscheint, das „Schamgefühl gröblich zu verletzen". „Die etwas freiere Schilderung eines Weibes, die sinnlich erregende Schilderung eines Boudoirs oder eines Harems, wie sie sich nicht selten in der erotischen, aber auch in der gewöhnlichen belletristischen Literatur findet, wird zuweilen gute Dienste leisten."

Weiterhin kann man nach Moll mit Vorteil auch Abbildungen zu Heilzwecken benutzen; „leicht verhüllte weibliche Personen oder auch bekleidete, gelegentlich auch wirkliche Aktdarstellungen können Dienste leisten". Ähnlich sollen Theatervorstellungen, lebende Bilder und kinematographische Darstellungen durch den Anblick „weiblicher Personen in erotisch anregenden Kostümen" auf Homosexuelle wirken. Um auf diesem Wege geheilt zu werden, ist „die erste Vorbedingung der Entschluß, an der Behandlung mitzuarbeiten", „der gute Wille zur Mitwirkung". Dieser wird dann fehlen, „wenn der Homosexuelle unter dem Einfluß einer ungeeigneten Umgebung steht, die ihn in seiner Perversion bestärken will. Unter diesem Gesichtspunkt ist auch das Wirken mancher Agitatoren anzusehen, die den Homosexuellen die

---

[48]) Vgl. besonders A. Moll: Handbuch der Sexual-Wissenschaften. VII. Hauptabschnitt 1,5: Medizinisches über die sexuellen Perversionen, p. 661—671.

[49]) A. a. O. p. 662.

[50]) A. Moll, a. a. O. p. 665 f.

Unwandelbarkeit und Unheilbarkeit ihres Zustandes suggerierten." (p. 670.)

Vor kurzem hatte ich Gelegenheit, einen Fall zu beobachten, der recht treffend illustriert, was von dieser sogenannten „Assoziationstherapie" zu halten ist. T., einem seit zwei Jahren verheirateten Homosexuellen, hochgebildeten Akademiker, lag außerordentlich viel daran, seine Frau zu schwängern, die sich ungemein ein Kind wünschte. Es bestand vollkommene impotentia coeundi, trotzdem seit der Hochzeit niemals homosexuelle Betätigung stattgefunden hatte und auch homosexueller Verkehr gänzlich vermieden wurde. T. hatte alles Erdenkliche versucht und war schließlich auch auf die Assoziationstherapie verfallen. Aber weder die schönsten weiblichen Akte. noch der intensive Anblick weiblicher Schönheiten in den bestrickendsten Posen und Kostümen führten seine Potenz herbei, und auch Maupassant ließ ihn im Stich. Da schlug er auf den Rat eines anderen Arztes den entgegengesetzten Weg ein. Er schloß sich abends in sein Studierzimmer ein, besichtigte männliche Aktstudien und las homosexuelle Belletristik. Nachdem er mit diesen Reizen, Vorstellungen und Assoziationen sein Sexualzentrum „geladen", betrat er hochgradig erregt das Schlafzimmer seiner Frau, und es gelang ihm, was er so lange ersehnte: der normale und schließlich auch erfolgreiche Koitus.

Die Mollsche Assoziationstherapie steht im Widerspruch mit dem so ungemein spezifisch differenzierten sexuellen Selektionsprinzip, nach dem nur Eindrücke zur Wirkung kommen, denen die individuelle Beschaffenheit des Sexualzentrums die entsprechend reagierenden Angriffspunkte bietet. Was ich in meinen „Naturgesetzen der Liebe" über die Konstanz und Änderung der Triebrichtung im allgemeinen sagte, gilt hier im ganz besonderen. Es heißt da[51]: „Wenn neuerdings ein Autor[52] den Standpunkt vertreten hat, daß man durch methodisches Hineinsenken von Assoziationen in das Gehirn den Trieb ummodeln könne, so steht diese Anschauung im Widerspruch mit allem, was wir von der spezifischen Haftbarkeit von Sinneseindrücken wissen. Es ist diese Methode nicht viel anders, als wenn man einen Farbenblinden mit den von ihm nicht richtig erkannten Farben umgibt, oder einen Tauben heilen zu können meint, indem man ihn in Konzerte führt. Was Goethe vom Sehorgan sagt: „Wär' nicht das Auge sonnenhaft, die Sonne könnt es nie erblicken", gilt von jedem Sinnesorgan, jeder Sinneszelle, auch vom Geschlechtssinn: ist der Geschlechtssinn nicht frauenhaft, so kann das schönste Weib ihn nicht in Vibration versetzen; es fehlt die Haftstelle."

Es kommt hinzu, daß die Möglichkeit, ausschließlich die gewünschten Eindrücke auf den Patienten wirken zu lassen und

---

51) M. Hirschfeld: Naturgesetze der Liebe. 1912, p. 150f.

52) Zeitschrift für Psychotherapie und medizinische Psychologie. Sonderabdruck aus Band III, Heft 1. Moll, die Behandlung sexueller Perversionen mit besonderer Berücksichtigung der Assoziationstherapie. Stuttgart, 1911.

die nicht gewünschten völlig auszuschalten, im Grunde nur eine rein theoretische ist, da der kleinste sich einschleichende adäquate Reiz auch bei größter Vorsicht und sorgsamster Auswahl alle Mühe des Arztes und des Patienten über den Haufen werfen muß. In den Beispielen, die Moll für die Macht solcher Gewöhnung und Anpassung anführt, verwechselt er augenscheinlich Ursache und Wirkung. Sowohl der Lehrer, den seiner Meinung nach sein Beruf pädophil macht, wird umgekehrt durch seine ihm selbst vielleicht zunächst unbewußte Sympathie zur Jugend in den Beruf geführt; der Ehemann, der im Laufe der Ehe seine alle andern abstoßende Frau immer lieber gewinnt, wird nicht durch Gewöhnung seinen Abscheu überwinden, sondern in der weitaus größeren Anzahl derartiger Fälle durch eine den anderen unverständliche, meist fetischistische Neigung gerade zur Ehe mit dieser Frau veranlaßt sein.

Theoretische Erwägungen und praktische Erfahrungen haben uns übereinstimmend zur Evidenz gezeigt, daß ebensowenig wie medikamentäre, operative, diätetische, die psychischen oder sonstigen Methoden imstande sind, einen Zustand und einen Trieb zu zerstören, der bis an das Lebensende unlöslich der Individualität anhaftet. Nur ein Mittel kann ihn vernichten: der Tod.

Rohleder[53]) trifft durchaus das Richtige, wenn er als Resümee seiner therapeutischen Auslassungen den Satz sperrt[54]): „Die Homosexualität, selbst die psychosexuelle Hermaphrodisie ist therapeutisch durch nichts beeinflußbar, und was für die homosexuelle Triebrichtung gilt, gilt auch für die heterosexuelle.“ Ein wahres Wort über die ärztliche Behandlung der Homosexuellen findet sich auch bei Back[54a]). Dieser offenbar sehr gut unterrichtete Autor sagt: „Was die Natur im Keime verfehlt, das wird der Mensch mit allem seinen Wissen kaum zu korrigieren vermögen, und deshalb mögen sich die Homosexuellen als mundus in mundo ihr Dasein zimmern, hüten aber mögen sie sich vor der Torheit zu heiraten und vor falschen Vorstellungen von unserem ärztlichen Können bei der Behandlung ihrer Anlage, die Suggestion und Elektrizität, Isolierung und Wasser, Licht, Diät und Medizin ebenso wenig imstande sind zu beseitigen, wie es möglich gewesen wäre, einem Mozart seine musikalischen Anlagen zu nehmen oder einem Michelangelo neben seiner Homosexualität die Gottesgabe des Künstlertums“.

Und in der Tat, wie soll man auch erwarten, daß irgendeines der genannten Mittel und Medikamente imstande sein

[53]) H. Rohleder: Vorlesungen über Geschlechtstrieb u. gesamtes Geschlechtsleben des Menschen, 2. Aufl., 1907.

[54]) A. a. O., p. 415.

[54a]) Dr. Georg Back, Sexuelle Verirrungen des Menschen und der Natur, Berlin 1912, p. 674.

sollen, eine Leidenschaft zu vernichten, die weder Furcht vor Strafe, noch die vor gesellschaftlicher Ächtung, vor Familienschande, Verlust der Lebensstellung, vor Erpressungen und sonstigen Unbilden vernichten konnte.

Hören wir noch einige gebildete Homosexuelle selbst. Ein Schweizer Uranier schreibt: „Von Jugend an bin ich hartnäckig gegen mich angegangen und habe mir die größte Mühe gegeben, meine Neigungen zu beherrschen. Es gelang mir hie und da, aber leider machte ich stets dieselbe Erfahrung; je länger ich anscheinend siegreich den Trieb unterdrückte, um so heftiger kehrte er auf einmal zurück. Hauptsächlich geschieht dies nachts beim Erwachen, wenn die Willenskraft durch den Schlaf vermindert ist. Was habe ich nicht alles angewandt: feste Entschlüsse und Gelübde, Ärzte zu Rate gezogen, Wasserkuren, Hypnose und Elektrizität, systematische Ablenkung der gefährlichen Gedanken durch körperliche Übungen, Ackerbau, Reisen, Militärdienst, Studien, Lesen usw. Ich opferte geliebte Gegenstände; weder Religion noch Philosophie waren mir behilflich. Ich litt stark an Lebensüberdruß. Vier Jahre war ich leidenschaftlich in einen jungen Mann gleichen Alters verliebt, bis derselbe im 24. Jahre starb, ohne daß ich ihm jemals eine Äußerung machen durfte. Es war ein Höllenleben." Ein Urning wünscht sogar ein Gesetz, „welches den Seelenärzten anbefehlen soll, wenn sich ein verzweifelnder Uranier an sie um Hilfe wendet, denselben auf elektrischem Wege zu töten, damit er seines grausamen Geschickes, welchem verglichen körperliches Sichtum ein wahres Labsal ist, schmerzlos enthoben werde."

Es gibt viele Uranier, die die Nutzlosigkeit ihres Ringens einsehend, sich alsbald auf den Standpunkt stellen: c'est plus fort que moi. Auch hier möge einer für mehrere sprechen. Ein homosexueller Ungar schreibt: „Unsere Liebe ist genau so, wie die der gewöhnlich Empfindenden, bis in die kleinsten Regungen genau so; was unsere Liebe entstellt, ist die Furcht. Unsere Leute müssen sich ihrer Liebe schämen; das verzerrt ihr Bild. Auf Verführung kann es nicht beruhen, da mich niemand verführt hat. Ich allein, aus eigenem Drange heraus, bot mich zum ersten Male — und wie gerne — meinem Liebsten an. Von einer gänzlichen Unterdrückung des Triebes zu sprechen wäre Unsinn; man würde krank oder verrückt werden. Gleich am Anfange war meine Liebe, obwohl tastend und unbestimmt, doch immer auf Männer gerichtet. Sehr früh, mit ca. 14 Jahren, fühlte ich bereits, daß ich anders war, doch ich konnte es mir nicht erklären, daher wurde ich sinnend und lernte über mich und mein Innenleben nachdenken. Vom Vorhandensein der Homosexualität wußte ich damals noch gar nichts, kam aber nach und nach über mich ins Reine. Nur das eine war schon damals fest: ich haßte bartlose, weibliche und weibische Männer. die flößten mir Ekel ein; während blonde, starke, derbe, schnurbärtige Männer mich rasend verliebt machten, ich ihnen nachlief und alles für sie getan hätte, denn ihre Nähe allein machte mich unsagbar glücklich. Wogegen soll ich ankämpfen? Gegen etwas, was keinen Menschen verletzt? Nein, dagegen habe und werde ich nie ankämpfen! Ich bin nicht krank! Ich war mit meiner Mama diesbezüglich bei Budapester Psychiatern, sie erklärten, an meiner Veranlagung sei nichts zu ändern. Mama war anfänglich sehr unglücklich, jetzt nimmt sie es schon leichter, und ich war, seit ich über meine Psyche im Klaren bin, nicht eine Minute unglücklich. Mit gemeinen Leuten gebe ich mich nicht ab, und erst muß ich jemand sehr, aber schon sehr genau kennen gelernt haben, bevor ich etwas anfange; bin äußerst vorsichtig. Bin sehr leicht erregt; gewiß kann ich meinen Geschlechtstrieb beherrschen, doch nur bis zu einer gewissen Grenze. Wüßte auch nicht, weshalb ich meinen Trieb ganz dämmen sollte, ist doch die Befriedigung auf reinere und ästhetischere Weise zu erlangen als bei Heterosexuellen, und da wird weder Gott, noch können die Menschen etwas dagegen haben. Und wer ein Lüstling ist, der wird es ebensogut als Hetero- wie als Homosexueller sein. Ich suche nur dann Befriedigung, wenn es wirklich schon sehr notwendig ist; etwa alle zwei Monate. Ich küsse meinen Freund heftig, er umarmt mich fest, und während er mich innig an sich preßt und über meine Geschlechtsteile fährt, bekomme ich sofort heftigen Samenerguß. Einsame Onanie ist und war mir immer unbegreiflich."

Lesen wir diese und viele ähnliche Berichte, so kann man nicht zweifeln, daß es sich bei der Homosexualität um einen nicht beherrschbaren Trieb handelt. Von mehreren hundert Homosexuellen, die nach sorgsamer Prüfung die Frage beantworten sollten: halten Sie ihren Geschlechtstrieb für unüberwindlich? antworteten 98% dem Sinne nach: auf die Dauer ja, nur 2% erklärten ihre Leidenschaft für beherrschbar, sagten aber nicht, für wie lange Zeit. Im einzelnen dürfte die Stärke des Triebes und die Kraft der Hemmungen, als deren Resultante uns die sexuelle Betätigung entgegentritt, sehr verschieden sein. Sicherlich gibt es unter tausend homosexuellen Männern und Frauen einige, die ihr Leben lang abstinent leben; ich kenne einige, die erst nach dem 50. Jahr zum ersten Mal sexuell verkehrten, aber das sind doch nur verschwindend geringe Ausnahmen. Dabei brauchen wir nicht anzunehmen, daß das durchschnittliche Bedürfnis der Homosexuellen nach Betätigung größer ist als das der Heterosexuellen, allerdings auch nicht geringer.

Wenn Krafft-Ebing in der Schrift „Der Konträrsexuale vor dem Strafrichter" von der homosexuellen Empfindung sagt[55]): „Sie macht sich in der Regel mit abnormer Stärke geltend, beherrscht in oft geradezu krankhafter Weise das ganze Denken und Fühlen der mit ihr Behafteten und kann zeitweise so heftig sich Befriedigung erzwingen, daß Beherrschung unmöglich wird, umsoweniger, als diese Befriedigung als wohltätig, nötig und natürlich empfunden wird, somit sittliche Gegenvorstellungen nicht zu Gebote stehen", so liegt dies im wesentlichen daran, daß für den Homosexuellen keine Sexualordnungen bestehen, welche es ermöglichen, den Geschlechtstrieb als ein gelöstes Lebensproblem aus seinem Denken und Fühlen auszuschalten. Schon bei homosexuellen Männern und Frauen, die zusammenwohnen, tritt seine Bedeutung wesentlich zurück.

---

[55]) v. Krafft-Ebing: Der Conträrsexuale vor dem Strafrichter, p. 7.

DREIUNDZWANZIGSTES KAPITEL.

Adaptionsbehandlung (Anpassungstherapie) der Homosexualität.

Soll sich nun der Arzt angesichts der Erkenntnis der Unabänderlichkeit der Homosexualität auf den Standpunkt des Nihilismus stellen, soll er die Behandlung Homosexueller ablehnen und die Homosexualität als eine nicht in sein Interessengebiet fallende anthropologische Varietät betrachten? Mitnichten. Wie bei einer körperlichen Wunde durch Absonderung der Druck und Schmerz nachläßt, so entlastet sich eine seelische Wunde durch befreiende Aussprache. Diese lösende, oft geradezu erlösende Wirkung durch Wort und Schrift wird um so wohltätiger empfunden, je mehr Verständnis, richtige und eingehende Beurteilung der Leidende findet. Der in seinem Seelenleben von der Norm Abweichende spürt sehr bald heraus, ob der Arzt, dem er sich anvertraut, Art und Grad seiner Beschwerden begreift. Versetzen wir uns in die Lage eines Menschen, der sich nach vielem Zagen endlich entschließt, eine Beichte abzulegen über Empfindungen, Neigungen und Handlungen, die ihm selbst bald als Schuld und Sünde, bald als geistige Verirrung und Verwirrung, bald als schweres Unglück erschienen sind, über einen Zustand, der ihn mit dauernden Gefahren bedroht. Diese Personen haben das Bewußtsein: „ein Schwert des Damokles pendelt über ihrem Haupte", „sie tanzen auf einem Vulkan". Mehr als zehnmal haben sie sich fest vorgenommen, mit einem Arzt zu sprechen, ihm „alles" zu sagen; ebenso oft brachten sie es nicht über ihre Lippen; sie gingen vor seinem Hause auf und ab und kehrten schließlich um; sie befanden sich im Wartezimmer des Arztes und gingen unverrichteter Sache davon; sie saßen im Sprechzimmer dem Doktor gegenüber und täuschten ihm im letzten Moment irgendeine andere Krankheit, an der sie leiden oder nicht leiden, Kopfweh, Schlaflosigkeit, Hämorrhoiden, vielleicht sogar Impotenz vor und gelangen in ängstlichem Bangen nicht an ihr Ziel. Wenn der Urning sich nun aber endlich ein Herz gefaßt hat, und der Arzt macht ihm zwar keine Vorwürfe, speist ihn aber mit Sätzen ab wie: „Sie bilden sich das gewiß nur ein" oder „Sie haben wohl Krafft-Ebing oder ähnliche Schriften gelesen" (er tat es, aber längst, nachdem sein Fühlen determiniert war) oder „das sind noch Folgen der Onanie", oder der Arzt begnügt sich, ihm Aphrodisiaka oder Nervina zu verordnen, oder läßt ihn — wenn er Anhänger der Hypnosetherapie ist — die Augen schließen und schärft ihm ein: „von jetzt ab werden Sie nur noch für das Weib Liebe empfinden" — dann merkt der Homosexuelle nur zu bald, daß er bei diesem Arzt weder Hilfe noch sachverständigen Rat finden kann.

Nicht selten schrecken einen Homosexuellen auch Bemerkungen ab, die ein Arzt, in manchen Fällen der Hausarzt der Familie, im allgemeinen über die Homosexualität fällte, ohne zu wissen, daß sie das Ohr eines persönlich Beteiligten trafen. So berichtete mir einmal ein Patient, der, ca. 35 Jahre alt, wegen hochgradiger nervöser Angstzustände völlig arbeitsunfähig seit nahezu einem Jahrzehnt mit kurzen Unterbrechungen von einem Sanatorium in ein anderes gegangen war, daß er immer versucht hätte, in allgemeinen Gesprächen herauszuhören, wie der Arzt über die Homosexualität dächte; weil fast alle eine ungünstige Meinung äußerten, hätte er sich niemals entschließen können, die eigentliche Ursache seiner schweren Neurasthenie zu offenbaren.

Der Arzt, der von einem Homosexuellen konsultiert wird, hat die Aufgabe und Pflicht, sich ein Urteil über den Fall erst auf Grund sehr eingehender Exploration zu bilden. Er muß sich ganz genau informieren über das erste Auftreten homosexueller Empfindungen, über Kindheit, Jugend und Reifezeit, über Abstammung und Erziehung des Betreffenden, über seine seelischen und körperlichen Eigenschaften, seine Interessen und Fähigkeiten, er muß nach dem Inhalt der erotischen Träume forschen, nach den Typen und Eindrücken, die ihn unwillkürlich fesseln, nach dem, was ihn sexuell abstößt und anzieht, nach Vorstellungen bei etwaiger Selbstbefriedigung, er muß einen Bericht erhalten, welche sexuellen Akte versucht und vorgenommen wurden, wie sie verliefen, mit welchen Mitteln gegen die unerwünschte Triebrichtung angekämpft wurde. Daran wird sich eine körperliche Untersuchung zu schließen haben, bei der sowohl auf Stigmata neuropathischer und degenerativer Disposition als auf feminine Einschläge beim homosexuellen Mann, auf virile bei der homosexuellen Frau geachtet werden und unmerklich auch ein Blick auf die Kleidung und Unterkleidung der Patienten geworfen werden muß. Alles das wird sich kaum jemals in einer einzigen Konsultation bewerkstelligen lassen, vielmehr wird es einer ganzen Reihe von Besprechungen bedürfen, um ein klares Bild zu gewinnen. Diese methodische Befragung, wobei sich mir der psychobiologische Fragebogen als gutes diagnostisches Hilfsmittel bewährt hat, wird auch den Patienten selbst schon eine nicht unwesentliche Erleichterung bringen. Wie treffend heißt es doch in Goethes „Tasso“ (III, 2):

„Die Krankheit des Gemütes löset sich
In Klagen und Vertrau'n am leichtsten auf.“

Das Ergebnis, zu dem wir gelangen werden, kann ein vierfaches sein. Entweder täuscht sich der Patient selbst über seinen Zustand, er ist überhaupt nicht homosexuell, sondern es liegt einer der im Kapitel über Differentialdiagnose geschilderten Komplexe vor, die zu einer Verwechslung mit Homosexualität führen können. Dann wird man dies dem um Rat Fragenden ausführlich auseinandersetzen und begründen müssen. Oder aber — diese zweite Möglichkeit wird namentlich bei Jugendlichen nicht selten vorkommen — es ist noch nicht möglich, eine sichere Diagnose zu stellen. Dann wird man alles tun, die heterosexuellen Neigungen zu kräftigen, völlige Entfernung aus dem homosexuellen Milieu fordern und die Entscheidung auf kürzere oder längere Zeit, gelegentlich auch wiederholt vertagen. Die dritte Möglichkeit ist, daß es sich um psychischen Hermaphroditismus, um einen Bisexuellen handelt, wobei es dann der Lösung der Unterfrage bedarf, ob und in welchem Grade die eine der beiden seelischen Komponenten das Übergewicht hat. Das vierte Ergebnis endlich kann sein, daß wirkliche, echte Homosexualität vorliegt; was werden wir da tun?

In diesem Falle werden wir die homosexuelle Persönlichkeit — gleichviel ob Mann oder Weib — in erster Linie zu beruhigen haben; wir werden ihr erklären, daß es sich um eine eingeborene unverschuldete Triebrichtung handelt, die nicht als solche, sondern durch die ungerechte Beurteilung, die sie erfährt, ein Unglück darstellt, daß sittlich hochstehende Homosexuelle, worunter nicht nur völlig abstinente zu verstehen sind, „mehr Unrecht leiden, als Unrecht tun“; wir werden weiterhin auseinandersetzen, daß das Unglück, homosexuell zu sein, sehr oft überschätzt wird, daß es viele keineswegs als solches empfinden, und die Homosexualität an sich niemanden hindert, wenn auch gegenwärtig noch vielfach unter erhöhten Schwierigkeiten, ein tüchtiger Mensch, ein sozial nützliches Glied der Gesellschaft zu werden. Wir werden dies durch einige Beispiele aus der Geschichte belegen und dann auch auf die weite Verbreitung der Homosexualität in der Vergangenheit und Gegenwart eingehen, um den sich meist sehr isoliert Fühlenden die quälende Vorstellung der Vereinsamung zu nehmen. Als Angehörige einer großen Menschheitsgruppe wird der Homosexuelle seine Lage ganz anders beurteilen als ein mit dem Stempel der Monstrosität behafteter Sonderling. Das alte Dichterwort: „solamen miseris socios habuisse malorum" bewährt hier oft genug seine bedeutungsvolle Wahrheit.

Die deprimierenden Kohabitations-Versuche mit dem anderen Geschlecht sollen aufgegeben werden, vor allem auch der Gedanke an eine Ehe, die, abgesehen von der Rücksichtslosigkeit anderen gegenüber, nur die eigene Situation zu verschlimmern imstande ist. Etwa zu diesem Zweck angewandte potenzsteigernde Mittel sollen nicht mehr genommen werden, aber auch, von Ausnahmen abgesehen, nicht „beruhigende" Arzneien wie Brom, vor allem nicht Morphium. Solche Medikamente setzen nur die nervöse Widerstandsfähigkeit herab, die gerade gehoben werden soll. Der Steigerung der Nervenkräfte dient vor allem eine nach bestimmten Gesichtspunkten geregelte Lebensweise. Für diese Allgemeinbehandlung wird sich in manchen Fällen, zumal es dem allein stehenden Homosexuellen oft an entsprechender Pflege mangelt, eine roborierende und gleichzeitig kalmierende Kur in einem Sanatorium unter Leitung eines Arztes, dem sich der Patient voll und ganz anvertrauen kann, empfehlen.

Um zu der therapeutisch so wichtigen völligen Klarheit über sich selbst zu gelangen, sind mit dem Patienten, dessen melancholische Gemütsstimmung sich nicht selten bis zu Selbstmordgedanken steigert, noch zwei weitere Hilfsmittel zu besprechen: gute Lektüre und Anschluß an geistig hochstehende Gleichempfindende.

Von geeigneten Schriften leisten, um nur einige wenige zu nennen, auch heute noch Platos Dialoge gute Dienste, ferner Werke wie Gleichen-Rußwurms Freundschaft[1]), Carpenters feinsinnige Arbeiten, die Jahrbücher für sexuelle Zwischenstufen mit ihren zahlreichen biographischen Studien, Platens Tagebücher und Elisarion v. Kupffers Anthologie der Freundesliebe.

---

[1]) A. v. Gleichen-Rußwurm: Freundschaft. Eine psychologische Forschungsreise. Stuttgart, 1911.

Mit Recht schreibt Grabowsky[2]) in Übereinstimmung mit Näcke, Meisner[2a]) und vielen anderen:

„Segensreich hat bereits die Literatur über das Urningtum gewirkt, wieviele Urninge leben in den Provinzen, die eines Tages ihren konträren Trieb merkend, dadurch tief unglücklich gemacht werden, weil sie wähnen, daß sie mit solchem Triebe allein stehen; die in steter Furcht ihre Tage hinbringen, es möchte ihr Trieb einmal entdeckt werden und sie dadurch ihres Ansehens in der menschlichen Gesellschaft verlustig gehen. Aus welchem Jammer werden diese Unglücklichen erlöst, wenn sie nun durch die Literatur erfahren, daß sie keineswegs mit ihrem Triebe allein sind, sondern noch viele, viele Tausende Schicksalsgefährten haben!"

In ähnlicher Weise wirkt die Bekanntschaft charaktervoller Homosexueller, die bereits in den Hafen der Selbsterkenntnis eingelaufen sind. Allerdings bedarf es hier einer gewissen Vorsicht, weil es vorkommen kann, daß der Wunsch nach geistigem Verkehr als Vorwand für körperlichen angegeben wird. So richtete einmal ein Homosexueller, der sich an seinem kleinen Ort sehr vereinsamt fühlte, die flehentliche Anfrage an mich, ob ich ihm nicht die Möglichkeit gewähren könnte, sich mit einem „Leidensgenossen" auszusprechen. Auf wiederholtes Versichern fragte ich bei einem mir in derselben Stadt bekannten, gleichfalls recht vereinsamten Urning an. Nachdem beide sich kennen gelernt hatten, schrieb mir der Bittsteller, er sei sehr enttäuscht, der Leidensgenosse hätte einen Spitzbart und sei schon 50 Jahre alt.

Sehr wesentlich scheint es mir ferner, dem Homosexuellen, der unsern Rat erbittet, klarzulegen, daß auch heute noch die Lehre Platos von dem Unterschied zwischen ethisch sublimierter und körperlicher Betätigung zu Recht besteht. Aus beiden, nicht nur aus der letzten Form, entströmt dem Homosexuellen eine Quelle des Glücks und der Befriedigung. Das geistige Ausleben gleichgeschlechtlicher Liebe ist dem Homosexuellen unbenommen, wenngleich oft genug durch Vorurteile erschwert. Wurde doch erst vor kurzem in einer großen Jugendorganisation, um deren Gedeihen sich Homosexuelle erhebliche Verdienste erworben hatten, von der Majorität der Älteren — dem Elternrat — dahin entschieden, daß nicht etwa nur Personen, die sich homosexuell betätigten, sondern auch solche, die seelisch homosexuell empfänden, auszuschließen seien.

In mannigfachster Hinsicht kann der Homosexuelle nicht nur auf sportlichem Gebiet, sondern auch in Kunst und Wissenschaft und vor allem auf dem großen Felde der Erziehung Äquivalente der Entspannung finden, wirken und schaffen; er kann sich den Interessen derer widmen, deren Gegenwart. Anhänglichkeit und Liebe ihn belebt und erfrischt.

Das war es ja so recht, was die griechischen Philosophen wollten und meinten, vor allem Plato, der „die übertriebene sinnliche Leiden-

---

[2]) Dr. Norbert Grabowsky: Die verkehrte Geschlechtsempfindung oder die mannmännliche und weibweibliche Liebe. P. 17.

[2a]) Meisner, a. a. O. p. 4.

schaft nur deshalb bedauerte, weil sie das Gleichgewicht der Seele stört, den Menschen leicht machtlos, höherer Weisheit unzugänglich und höheren Glücks unwürdig macht". „In diesem Sinne galt ihnen" — wie Gleichen-Rußwurm[3]) so trefflich ausführt — „leidenschaftliche Frauenminne für ebenso verwerflich, wenn nicht für verwerflicher". Der eben genannte Autor faßt an anderer Stelle diesen Gedanken der platonischen und nachplatonischen Philosophie[4]) in folgenden Satz zusammen: „Das Gefühl inbrünstiger Dankbarkeit von Schüler zu Meister, die Süßigkeit des Erfolges von Meister zu Schüler, liebevoller Wettbewerb zwischen Altersgenossen im Guten und Schönen ist der Inhalt ihrer Freundschaftslehre, die zarten Wonnen, die sie verheißt, der Lohn würdiger Neigung von Mann zu Mann"; er schließt das Kapitel, in dem er die antike Jünglingsliebe behandelt, mit folgendem bemerkenswerten Satz:[5]) „Die Stoiker hatten die Sinnenliebe in der Freundschaft mit Achselzucken abgefertigt, die eifrigen Christen verdammten sie mit pathetischer Geste, mit zürnend zum Fluch erhobener Hand."

Übrigens existiert wohl kaum ein Homosexueller, der sich nicht seiner seelischen Triebrichtung entsprechend in sublimierter Form, wenn auch oft ohne daß er sich dessen bewußt wird, betätigt. Daß der Eindruck irgendeiner Gestalt, die unser Auge trifft, lustbetont im Gehirn empfunden wird, dessen kann niemand sich erwehren; sobald sich aber spontan die Sinne an den Reiz heften, ihn suchen und wieder suchen, verschaffen wir uns zentrifugal Lust und betätigen uns. Es hängt nicht zum mindesten von der Stärke der Phantasie ab, inwieweit eine Reizung der Sehnerven bei jemandem das zuwege bringt, was bei einem andern nur Reizungen der Gefühlsnerven vermögen. Ein Beispiel: vor einigen Jahren starb an einer süddeutschen Universität ein alter homosexueller Professor. In seinem Testament hatte er mich zum Erben einer noch jetzt in meinem Besitz befindlichen Sammlung von etwa 3000 männlichen Aktstudien eingesetzt. Er hatte sie sich aus aller Welt, namentlich aus Italien schicken lassen, fein säuberlich aufgezogen und mit Nummern und Zeichen versehen. Bei vielen hatte er die Namen der Originale beigefügt, nach denen sie photographisch aufgenommen waren, stolze, klassische Namen, wie sie noch jetzt in der niederen italienischen Bevölkerung traditionell sind: Cesare und Horatio, Romulo, Vergilio, Adriano, Antonio, manche in hundert und mehr Stellungen. Diese nackten Jünglingsbilder, zum Teil von künstlerischem Wert, zum Teil auch offenkundig zu erotischen Zwecken hergerichtet, bildeten die ganze Freude des alten Universitätsprofessors. Jeder neuen Sendung sah er mit Spannung entgegen, der nur selten eine Enttäuschung folgte. Trotzdem er Antonio und Romulo nie lebend gesehen, stand er mit ihnen auf vertrautestem Fuße; stundenlang versenkte er sich in stillem Glück in ihre Körperformen, umgab sie mit Erlebnissen, die ihn in seine Träume verfolgten. Er war in kameradschaftlicher Ehe ziemlich harmonisch verheiratet. Seine geistig hochstehende Frau hielt ihn für einen gelehrten Sonderling, schätzte sein enormes Wissen, seinen Fleiß und guten Charakter, ahnte aber wohl schwerlich, daß das Wenige, was er ihr im Ehebett gab, eigentlich den Gestalten seiner Träume, Cesare und Aristide, galt, durch deren ideelle Beihilfe sie drei geliebten Kindern das Leben schenkte.

Das Schwierigste, was wir mit dem Homosexuellen zu besprechen haben, ist die Frage der körperlichen Sexualbe-

[3]) A. a. O. p. 77.
[4]) A. a. O. p. 79.
[5]) A. a. O. p. 91.

tätigung. Würden wir uns nur auf rein hygienischen Standpunkt stellen, unbeeinflußt von Vorurteilen und unbekümmert um Gesetzesvorschriften, deren Voraussetzungen sich als irrig erwiesen haben, so würden wir zweifelsohne bemüht sein, das für das jeweils individuelle Befinden nötige Minimum und das erlaubte Maximum nach Maßgabe aller für die Persönlichkeit in Frage kommenden Momente ins Auge fassen. Wir würden das richtige Gleichgewicht zwischen den Reflex- und Hemmungsmechanismen herzustellen suchen, etwa im Sinne des Ausspruches von Feuchtersleben: „Die Leidenschaften wolle man nicht ertöten, wodurch die geheimnisvollen Keime und Triebkräfte des Lebens und der Gesundheit getötet würden; man wisse sie nur gegenseitig zu balancieren, zu mäßigen, zu beherrschen".

So einfach liegt nun allerdings für den ärztlichen Ratgeber die Frage nicht. Hat man doch sogar die Frage aufgeworfen, und sachkundige Juristen neigten dazu, sie zu bejahen, ob sich nicht der Arzt, der einem Patienten den sexuellen Verkehr empfiehlt, strafbar macht.

Einige Autoren, denen das Wohl ihrer Kranken am Herzen lag, haben, ihrer Verantwortung voll bewußt, gleichwohl kein Bedenken getragen, dort, wo sie infolge allzu heftiger Unterdrückung hochgradige Seelenstörungen auftreten sahen, eine Entspannung durch sexuellen Verkehr zu raten, von dem sie wußten, daß er wie ein Spezifikum wirken und das einzige in Frage kommende Heilmittel sein würde.

Ich erinnere mich eines amerikanischen Arztes, und ich könnte zahlreiche ähnliche Beispiele anführen, der an einem permanenten Kopfdruck litt, so heftig, daß ihm alle Lebensfreude getrübt war. Er war schlaflos, nahezu arbeitsunfähig und reiste in der Welt umher von einer Autorität zur andern. Mit dem Tage, wo er sich zur geschlechtlichen Betätigung der homosexuellen Neigungen entschloß, die er bis dahin mit Aufbietung aller seiner Kräfte sublimiert hatte, waren alle seine Beschwerden wie mit einem Schlage verschwunden. Der mißmutige, schweigsame Mensch, dem der Stempel der Verstörtheit und Verzagtheit auf der Stirne stand, war nicht wiederzuerkennen, so frisch sah er aus; er schlief, fühlte den Kopf frei, konnte arbeiten, und sprühende Freudigkeit strahlte aus seinen Augen.

Ein Herr von etwa 50 Jahren suchte einen Schweizer Psychiater auf. Dieser explorierte ihn eingehend und sagte dann: „Für Sie weiß ich nur einen Rat, suchen Sie sich einen Freund." Wiederholt haben mir Kollegen stark neurasthenische Homosexuelle mit einem Begleitschreiben zugewiesen, in dem sie mich angingen, ich möchte, da alle Mittel erschöpft seien, dem Patienten doch raten, wie er in ungefährlicher Weise zu homosexuellem Verkehr gelangen könne[6]).

---

[6]) Vgl. die Arbeit von Dr. E. Wilhelm: „Die rechtliche Beurteilung des ärztlichen Rates zum illegitimen Geschlechtsverkehr". In „Sexual-Probleme", Septemberheft 1912, die sich insbesondere auch

Es ist das viel verlangt, und ich glaube, daß, wie die Verhältnisse heute liegen, ein Arzt es schwerlich übernehmen kann, direkt den homosexuellen Verkehr zu verordnen. Ich halte auch hier ein offenes, ehrliches, abwägendes Verfahren, das dem Patienten nicht nur die Resultate, sondern auch die Motive ärztlicher Überlegungen klarlegt, für das Beste. Man wird zunächst die Gefahren homosexueller Betätigung besprechen, die mit den drei Möglichkeiten der Bestrafung, Erpressung und Ansteckung noch keineswegs erschöpft sind; man wird dem die Vorteile gegenüberstellen, die ein mäßig ausgeübter adäquater Verkehr für Körper und Geist mit sich bringt. Dann wird man auch die Nachteile und den Nutzen sexueller Enthaltung durchnehmen und schließlich noch zweierlei erörtern, einmal wie die Abstinenz leichter bewerkstelligt und ertragen, und zweitens wie die Gefährlichkeiten der Betätigung gemildert werden können. Die schließliche Entscheidung muß der Homosexuelle, wie übrigens auch der Heterosexuelle in diesen privatesten aller Lebensangelegenheiten, selber fällen. Ihm liegt es ob, und von seiner Geschicklichkeit hängt es ab, wie er sein Lebensschiff zwischen Scylla und Charybdis hindurchsteuert. Man könnte da ein Dichterwort variieren: „Zwischen Resignieren und Riskieren bleibt dem Urning nur die bange Wahl.“

Mit der hier geschilderten Behandlung, die man als A n - p a s s u n g s t h e r a p i e oder A d a p t i o n s m e t h o d e bezeichnen könnte, ist die Aufgabe, die der Arzt einem Homosexuellen gegenüber zu erfüllen hat, nur in den seltensten Fällen erschöpft. Es kommen Spezialfragen hinzu, die oft genug von lebenswichtigster Bedeutung für den Patienten sind, Entscheidungen, die eine gründliche Kenntnis sowohl der Homosexualität im allgemeinen als des betreffenden Homosexuellen im besonderen voraussetzen. Wir greifen einige solcher Fragen heraus. Da möchte jemand wissen, ob er sich nicht am besten seiner Naturanlage anpaßt, indem er diese und sich selbst dauernd in ein Land versetzt — und es gibt deren ja genug —, in dem er unbeanstandet von Sitte und Gesetz seinen Empfindungen nachgehen kann; ein anderer will hören, ob er nicht durch Aufklärung seiner Angehörigen über seinen Seelenzustand, vor allem durch Informierung der Eltern, seiner Lage mehr Sicherheit zu schaffen imstande ist; er ersucht den Arzt, dies in geeigneter Weise vorzunehmen. Ein dritter kommt nicht wegen seiner Homosexualität als solcher, mit der er sich abgefunden

---

mit der rechtlichen Beurteilung des Rates zum homosexuellen Verkehr beschäftigt, nämlich p. 617.

hat, sondern weil er besonders intensiv an eine einzige Person fixiert ist, ohne die er nicht leben zu können meint, die aber seine heftige Leidenschaft nicht zu erwidern, ja nicht einmal zu würdigen vermag. Wieder einer — es ist ein homosexueller Beamter oder Offizier — wünscht Rat, ob er nicht seinen Beruf wechseln oder den Abschied nehmen soll, um sich seine Pension zu sichern, da er fühlt, daß er auf die Länge der Zeit seinen Drang zu unterdrücken außerstande ist. Viele, die in der trügerischen Hoffnung auf Heilung eine Ehe eingegangen sind, wollen mit dem Arzt überlegen, wie sie sich nun ihrer Frau gegenüber verhalten sollen.

Eine weitere große Gruppe von Fragen betrifft nicht die Homosexualität selbst, sondern deren Folgeerscheinungen, wobei man wohl zu unterscheiden hat, ob es sich um Folgen handelt, die durch die Anschauungen der Umwelt bedingt sind, oder um Folgen des homosexuellen Geschlechtsverkehrs; in erstere Kategorie gehören vor allem nervöse und psychische Leiden; in die zweite Abteilung sind besonders die Geschlechtskrankheiten zu rechnen, die unter homosexuellen Personen durchaus nicht so selten sind, als man gewöhnlich anzunehmen geneigt ist.

Auf einen anderen Zweig ärztlicher Tätigkeit werden wir im II. Hauptteil einzugehen haben. Es handelt sich um die wichtigen Aufgaben, welche der ärztliche Sachverständige nicht sowohl als unmittelbarer Ratgeber der Homosexuellen, sondern als Gehilfe des Richters, meist des Strafrichters, gelegentlich aber auch des Zivilrichters, zu leisten hat: mannigfach geartete und oft recht komplizierte Aufgaben, deren richtige Lösung gleichfalls nur bei wirklicher Durchdringung des einschlägigen Problems möglich ist.

Betrachten wir einige der aufgeworfenen Fragen des näheren, so unterliegt es keinem Zweifel, daß die Auswanderungsfrage für die Lebenslösung des Homosexuellen eine der bedeutsamsten ist. Ist es richtig, und sicherlich trifft es zu, daß ein großer Teil homosexueller Leiden von den Anschauungen der Umwelt herrührt, also mehr von einem geographischen als biologischen Faktor, so liegt es nahe, durch einen Wechsel der Umgebung diese Leiden wesentlich herabzumildern. Seit alten Zeiten haben daher viele Homosexuelle diesen Weg der Selbsthilfe eingeschlagen. Die Gräber von Ulrichs, Platen und Johann Joachim Winckelmann sind nicht die einzigen homosexueller Märtyrer auf italienischem Boden.

Es gibt wohl kaum einen ausländischen Platz, an dem sich nicht innerhalb der deutschen und englischen Fremdenkolonie Homosexuelle befinden. In allen Staaten Südamerikas, in den romanischen Ländern Europas, vom Orient und Asiens Reichen ganz zu schweigen, überall haben namentlich anglogermanische Homosexuelle sich eine zweite Heimat zu gründen versucht. Einige Orte sind als urnische Anziehungsstätten besonders berühmt geworden, so in Italien Taormina, Capri und Florenz. Noch vor kurzem — nach den unglücklichen Affären, die sich an die Namen Krupp und Allers knüpfen

— errichtete in Capri ein in Frankreich lebender homosexueller Schriftsteller ein prachtvoll gelegenes und ebenso ausgestattetes Haus, das er mit der weithinleuchtenden Inschrift versah: dolori et amori sacrum. Auf Veranlassung eines einflußreichen Verwandten, eines italienischen Marchese, wurde er ausgewiesen.

Viele Homosexuelle gingen erst außer Landes, als sie in Konflikte geraten waren, manche um einem drohenden Strafverfahren, manche, um dem Strafvollzug, manche, um Erpressern zu entgehen, manche auch, nachdem sie bereits eine Strafe verbüßt hatten. Viele wanderten aber auch völlig makellos aus, sei es, um Verwicklungen vorzubeugen, sei es, um sich unbehinderter sexuelle Befriedigung verschaffen zu können, oder auch, um ihre Familie von einem Mitglied zu befreien, das den guten Namen schänden könnte.

Zahlreiche Homosexuelle suchen fremde Länder auch nur vorübergehend auf; so kenne ich einen Juristen, der jährlich mehrmals mit dem Nachtschnellzug aus dem Herzen Deutschlands nach Amsterdam fuhr. Er konnte dort dieselbe Handlung, durch die er sich am Abend zuvor in seiner Heimat strafbar gemacht hatte, am nächsten Morgen straflos begehen. Als neulich einmal vor einem Berliner Gerichtshof ein holländischer Kapitän abgeurteilt wurde wegen tätlicher Beleidigung, begangen durch homosexuelle Liebkosungen, meinte ein Beisitzer, man könne nicht scharf genug mit diesen Fremden ins Gericht gehen, die in Berlin ein Eldorado der Perversität zu erblicken glaubten; dieser Richter wußte wohl kaum, daß ungleich mehr deutsche Homosexuelle im Ausland als ausländische in Deutschland Gastfreundschaft genießen. Es gibt massenhaft deutsche und englische Urninge, die sich prinzipiell nur außerhalb der Landesgrenze sexuell betätigen. In den Week-end-Zügen, die Freitag und Sonnabend von London nach Paris laufen, um Montag zurückzukehren, finden sich stets eine ganze Anzahl Homosexueller, die im Monat ein- bis zweimal die englische Metropole mit der französischen vertauschen, nicht weil sie die Seine der Themse, sondern weil sie die Bestimmungen des Code Napoléon denen der vereinigten Königreiche vorziehen.

Wer in ausländischen Verkehrszentren Studien macht, wird fast überall diese temporären und permanenten Urningstypen buntgemischt wiederfinden. Als Beispiel will ich die europäische Urningskolonie Konstantinopels schildern. Da ist ein früherer österreichischer Offizier, schon seit langem zum Islam übergetreten, mit dem Rang eines türkischen Paschas. Jedermann weiß von seiner Homosexualität, ohne daß jemand Anstoß nimmt. Er findet seine Freunde auf der großen Perastraße, in der Nähe der Kasernen, auf der Galatabrücke. Man sieht nicht selten, daß junge Leute sich ihm ziemlich öffentlich anbieten. Ein Landsmann von ihm, auch schon seit mehr als 20 Jahren dort unten, ist Stammgast der Bäder, die auf beiden Seiten des Goldenen Horns, namentlich aber in Stambul, man kann fast sagen, historische Stätten homosexueller Vergnügungen sind. Seine Vorliebe für die Hammanns hat Einbuße erlitten, seit unter jungtürkischem Regime die Vorschrift ergangen ist, daß die dort bedienenden Osmans und Hassans das 20. Lebensjahr erreicht haben müssen. Diese beiden Österreicher überschritten die Grenzen ihres Landes, weil sie nicht seine Gesetze überschreiten wollten. Ein Dritter, Franzose, von Geburt, hatte dies nicht nötig, da in seiner Heimat die gleiche Straffreiheit wie im Morgenlande herrschte; er nahm jedoch Rücksicht auf die Landessitte, die im Westen als Laster verwarf, was im Osten nur als eine, wenn auch nicht jedermann verständliche Geschmacksrichtung galt. Er war sehr aristokratisch, sehr fromm und sehr monogam, mied Straßen und Bäder und lebte seit langem in einer schönen Villa mit einem schönen Griechen, der sein Sekretär, Vertrauter und Geliebter war. Aus ähnlichen Gründen mochte auch ein Freund des vorigen, ein deutscher Schriftsteller und Forschungsreisender, sein Vaterland verlassen haben; auch er zog ein monogames Verhältnis vor, was ihm aber zu finden bisher nicht gelungen war. Ein anderer Deutscher hatte sich zum Bosporus geflüchtet, weil gegen ihn eine Anzeige erstattet war, und wieder ein anderer war „ausgerückt", nachdem er wegen „widernatürlicher Unzucht im Rückfall" zu einem Jahr Gefängnis verurteilt war. Es waren noch viele sonstige Homosexuelle aus Westeuropa da, namentlich Engländer, von denen man nicht wußte, ob sie das Weite gesucht hatten, weil sie wollten oder mußten. Hinzu kamen Urninge, die in Geschäften, namentlich als Teppichhändler, den Orient bereisten, andere, die sich als Globetrotter hier für einige Wochen oder Monate angesiedelt hatten, und schließlich solche, die auf noch kürzere Zeit zur Erholung oder zum Vergnügen in Byzanz weilten. Zwischen den einzelnen Homosexuellen bestand nur ein geringer Zusammenhang; viele, die schon seit Jahrzehnten derselben Fremdenkolonie angehörten und genau voneinander „Bescheid wußten", kannten sich kaum, ja mieden sich geflissentlich, weil sie fürchteten, sie könnten sich durcheinander kompromittieren oder ihren „guten Ruf" aufs Spiel setzen, den sie meist gar nicht mehr besaßen. Eine ganze Reihe traf sich allerdings abends zwischen 6 und 9 Uhr auf ein Viertelstündchen bei der alten „Baba" oder etwas später auf der „Ottomanischen Bank", beides homosexuelle Treffpunkte in parallelen Seitengäßchen der „grande rue" von Pera. Die Baba war eine noch immer hübsche Matrone mit schlohweißem Haar, ursprünglich von deutscher Abkunft, aber längst orientalisiert. Sie hielt eine maison de passe für Homosexuelle, die sie bemutterte, und die in ihr ein Stück Heimat erblickten. „Es sind alles meine Kinder," sagte sie einmal zu mir, als gegen ein Dutzend im engen Stübchen um sie herumsaßen. Vor allem sorgte sie, daß sich die ziemlich kecken griechischen und türkischen Jungen, die um die Rendezvous-Stunde von Zeit zu Zeit im Türrahmen erschienen, um nicht selten mit einem der Gäste in einem ihrer Fremdenzimmer zu verschwinden, keine Übergriffe erlaubten. Die Ottomanische Bank war ein direktes Männerbordell, das seinen Spitznamen davon erhalten hatte, weil Prostituierte, von Homosexuellen nach ihrem Beruf gefragt, mit Vorliebe zu antworten pflegten, sie arbeiteten auf der Ottomanischen Bank, was dann allmählich die Bedeutung annahm, sie seien bereit, für einige Medjidies den Herrn zu begleiten.

Fragen wir uns, ob den Homosexuellen die Übersiedelung in straffreie Länder anempfohlen werden kann, so ist gegen einen zeitweisen Aufenthalt in ihnen sicherlich nicht viel einzuwenden. Immerhin ist auch hierbei Vorsicht am Platz. Vielfach gründen sich in Ländern, die keine direkten Strafbestimmungen gegen Homosexuelle kennen, Verfolgungen und Erpressungen auf Gesetze und Gesetzesauslegungen, die wir in Deutschland nicht kennen. So ist der Begriff des öffentlichen

Ärgernisses, der bei uns nur dann gegeben ist, wenn jemand, und sei es auch nur ein Polizist, an einer Handlung wirklich Ärgernis genommen hat, in romanischen und vielen anderen Ländern schon erfüllt, wenn jemand hätte Ärgernis nehmen können, beispielsweise wenn eine homosexuelle Berührung zur Nachtzeit auf einer Bank in Parkanlagen stattfand, wo sie ein Dritter zufälligerweise hätte wahrnehmen können. In Nizza bestand jahrelang ein ausgedehntes Erpresserkonsortium, das aus der Unkenntnis der Fremden über den Begriff „öffentliches Ärgernis" Kapital schlug und viele Homosexuelle in Angst und Schrecken versetzte.

Liegen gleichwohl für einen Homosexuellen — vorausgesetzt daß er es sich leisten kann — kaum ernstliche Bedenken vor, einige Wochen im Jahre an einem Platze zu verleben, der für ihn eine Art Refugium darstellt, ist ihm sogar, namentlich wenn er sich in exponierter Stellung befindet, und andere von der Ungestörtheit seiner Position abhängen, eine solche Zeit der Ausspannung und Entspannung wohl zu gönnen, so bildet die dauernde Auswanderung in ein fremdes Land einen Schritt, der sehr gründlich nach allen Seiten überlegt sein will. Den nicht zu bestreitenden Vorteilen stehen meist so erhebliche Nachteile gegenüber, daß vor allem für Personen in vorgerücktem Alter das Endresultat oft nichts weniger als eine Verbesserung ihrer Lage bedeutet. Das Gefühl starker Vereinsamung, das ihn in die Ferne trieb, folgt ihm über das Meer. Gibt er sich ein wenig offener als Homosexueller, so spricht sich seine Eigenart unter den vielfach nicht nur örtlich beschränkten Mitgliedern der Fremdenkolonie nur zu bald herum, und nicht lange, so steht der wegen seiner Liebenswürdigkeit zuerst mit offenen Armen empfangene Landsmann isolierter da als daheim. Man wendet ein, daß doch wenigstens nicht die Gefahr besteht, mit dem Gesetz in Kollision zu geraten, man übersieht aber, daß auch in Ländern mit Strafgesetzen, wie Deutschland, England, Amerika und Rußland, diese nur in verhältnismäßig geringem Maße vorhanden ist, indem unter 10 000 Urningen kaum einer durch ein Ungefähr der Strafe oder Anklage verfällt. Anderseits sind auch Homosexuelle im Auslande oft Unannehmlichkeiten ausgesetzt und genießen als Fremde dann nur selten den Schutz und die Möglichkeiten der Verteidigung, wie sie ihnen in der Heimat zur Verfügung stehen.

Ein Beispiel für viele. An einem kleinen Orte der ligurischen Küste hatte sich ein früherer deutscher Offizier eine Villa als buen retiro errichtet. Er hatte, wie Homosexuelle nicht selten, eine Liebhaberei für Selbstanfertigung photographischer Akte. Als er eben den Bau seines Landhauses beendet hatte, kam der Sindaco des Ortes und teilte ihm vertraulich mit, er stände im Verdacht gleichgeschlechtlicher Neigungen, und müsse daher seine Ausweisung beantragt werden. Der Vater eines seiner Modelle hätte bereits über ihn Beschwerde geführt. Als er die Verstimmung des Fremden bemerkte, ließ er durchblicken, daß der Vater wohl von ihm, dem Sindaco, mit einigen tausend Lire zur Rücknahme seiner Anzeige veranlaßt werden könne. Wohl oder übel entschloß sich nun der Deutsche zur Hergabe einer größeren Summe, worauf ihn dann der edle Bürgermeister und der vermutlich nur imaginäre Vater in Ruhe ließen. Erinnern wir uns auch, daß einer der größten deutschen Urninge Johann Joachim Winckelmann nicht in Deutschland, sondern in Istrien von einem räuberischen Erpresser ermordet wurde, und daß es einem Forschungsreisenden unserer Tage nicht viel besser ging, trotzdem er selbst einmal meinte: ein Abend im Morgenlande sei ihm lieber als tausend Morgen[7]) im Abendlande. Auch ein deutscher Marineoffizier, der während des Boxeraufstandes an der chinesischen Küste eine Bootsfahrt unternahm, von der er niemals wiederkehrte, soll unter ähnlichen Umständen sein Ende gefunden haben. Ich könnte viele Beispiele anführen, in denen deutsche und englische Homosexuelle, die sich mit den Eingeborenen von ihnen bereister Länder einließen, schweren Mißhandlungen, Bedrohungen mit dem Messer und anderen Gewaltakten ausgesetzt waren. Im Karneval von Palermo erhielt vor einigen Jahren ein skandinavischer Homosexueller, der im bewegten Maskentreiben einem 20 jährigen Pierrot einen Kuß versetzte, von dem Vater des Burschen einen so heftigen Faustschlag in das Auge, daß er durch den eingedrungenen Splitter seines Kneifers das Sehvermögen verlor. Wie gemißhandelte Homosexuelle meist, sah er von der Verfolgung des Täters ab.

Man wird es danach verstehen, wenn einmal ein Homosexueller, der „ausgewandert" war, mit den Worten zurückkehrte: „Lieber entrechtet daheim, als vogelfrei in der Fremde". Oft haben Homosexuelle, die, ohne sich in ihrem Lande sexuell betätigt zu haben, durch die Welt geirrt waren, wenn sie nach der Rückkehr die Verhältnisse und Auffassungen ihrer Heimat kennen lernten, tief bedauert, sich so lange des Vaterlandes beraubt zu haben. Denn zu den Empfindungen der Isoliertheit, des Entwurzeltseins gesellen sich bei diesen oft aus nichts weniger als hartem Holz geschnitzten Menschen das Heimweh, die Sehnsucht nach den Angehörigen, namentlich der alternden Mutter, Unlustgefühle, deren Überwindung nicht geringe Kraft erfordert.

Vor allem ist es dem Homosexuellen im Auslande oft auch sehr erschwert, den ihn fesselnden Personen gegenüber jene geistig befruchtende Tätigkeit zu entfalten, von der wir sahen, daß sie in so hohem Maße auf den Spender zurückwirkt. Gewiß gibt es eine ganze Anzahl Anpassungsfähiger, die, wenn sie die Landes**sitte** und Landes**sprache** gut beherrschen, sich nach und nach so akklimatisieren, daß sie auch im fremden

[7]) Gemeint sind Morgen Landes.

Boden Wurzel schlagen, aber bei der weitaus größeren Mehrzahl der Homosexuellen, die ich im Auslande sah — und es waren ihrer nicht wenige und viele geistig hochstehende — konnte ich mich des Eindrucks nicht erwehren, als ob die Fremde ihnen im Grunde doch mehr ein Exil als ein Asyl war. Ich hatte diesen Eindruck lange, ehe ich auf Ulrichs' Grabstein in Aquila den kleinen, aber vielsagenden Zusatz las: „Exul et pauper".

Exul et pauper — verbannt und arm starb Ulrichs, weil er ein Urning war. Wäre er heterosexuell gewesen, so hätte es der aus bester Familie stammende Jurist bei seinem enormen Wissen nach menschlicher Voraussicht in der Heimat wohl nicht nur zum glücklichen Gatten und Vater, sondern auch zu einem wohlbestallten Beamten oder Professor gebracht. Die Armut ist unter allen Verschlimmerungen der Lage eines Homosexuellen sicherlich eine der schlimmsten. Ich habe zwar auch Homosexuelle kennen gelernt, die erklärten, sie hätten sich erst von dem Zeitpunkt an zufrieden gefühlt, als sie nichts mehr hatten, oder richtiger, als sie nichts mehr zu verlieren hatten. Das sind aber doch nur Ausnahmen, meist zu jener seltsamen Urningsgruppe gehörig, deren Geschmacksrichtung sie an und für sich zu den untersten Bevölkerungsschichten treibt. Im Londoner Eastend, in Pariser Apachenquartieren, in den Seemannskneipen von Hamburg, Marseille und Barcelona, in den deutschen Landstreicherherbergen in Rom und Neapel konnten mir Gewährsmänner Homosexuelle vorstellen, die dort als Stammgäste behaglich verkehrten, nachdem sie in ihrem Heimatlande Rang und Besitz freiwillig oder unfreiwillig aufgegeben hatten. In dem bunten Gemisch homosexueller Typen gibt es auch diese Gruppe, im allgemeinen aber ist die materielle Sorge und Not ein Umstand, der den Homosexuellen noch unfreier und unglücklicher macht, als er es infolge seiner Sonderart ohnehin so häufig ist. Für die meisten Homosexuellen aber ist der Existenzkampf in der Fremde, wofern sie nicht von Hause aus mit festen Anstellungen oder Aufträgen fortgeschickt werden, viel komplizierter als im Vaterlande. Ich habe in Paris Homosexuelle aus den gebildetsten Klassen gesehen, die tatsächlich hungerten, und auch in Italien und anderswo sah ich frühere Geistliche und Offiziere, Lehrer und Beamte in Stellungen so untergeordnet und unwürdig, wie sie es selbst und noch weniger ihre Angehörigen, als sie das Elternhaus verließen, schwerlich jemals für möglich gehalten haben würden. Schon aus den Beobachtungen solcher Lebensschicksale heraus habe ich Homosexuellen, die sich mit Fluchtgedanken trugen, weil gegen sie ein Ermittlungs- oder Strafverfahren schwebte, oft geraten, sich lieber für einige Zeit einsperren zu lassen, als sich selbst die Heimat und die Zukunft zu versperren.

Ich habe auch Homosexuellen, die mich um Rat angingen, nie verhehlt, daß ich aus den verschiedensten Gründen Arbeit, geregelte intensive Arbeit, gleichviel ob körperliche oder geistige, für eins der wichtigsten Erfordernisse für ihr Wohlbefinden halte; einmal als Selbstzweck, weil Tätigkeit und Wirksamkeit dem Homosexuellen über vieles hinweghilft, ihn abzulenken und auszufüllen geeignet ist, dann weil sie ihm die beste Gelegenheit gibt, vor allem auch der Familie gegenüber den Beweis seiner Tauglichkeit und Nützlichkeit zu erbringen, dann aber auch als Mittel zum Zweck, um sich für alle Eventualitäten einen äußeren Halt zu sichern neben dem inneren Halt, den nur der Glaube an sich selbst vermittelt.

Für einen großen Fortschritt halte ich es, daß Homosexuelle viel häufiger, wie dies früher der Fall war, ihre nächsten Verwandten, sei es allein, sei es mit Hilfe des Arztes über ihre Sonderart aufklären. Urninden sind darin bisher noch zurückhaltender. Ist auch der Schmerz der Mutter, die Furcht des Vaters, die Sorge der Geschwister zunächst beträchtlich, so überwiegen doch die Vorteile der Offenheit alsbald die Nachteile bei weitem.

Ein Urning schreibt mir:

„Wie ich Ihnen seinerzeit schon erzählte, habe ich mich meiner Mutter mit großem Erfolge anvertraut; nun auch der Gesundheitszustand meines Vaters sich wieder gebessert, hat ihm die Mutter alles von mir erzählt; ich erhielt von ihm einen schönen Brief und ich versichere Sie, jetzt, wo vollkommenes Verständnis und Klarheit zwischen uns herrscht, sind wir durch nur noch innigere Liebe verbunden. Auch bei meinen Freunden hatte ich das schönste Ergebnis durch Aufklärung über mich. Zum Teil waren es Leute, die sich in der schärfsten Weise gegen den Uranismus ausgesprochen hatten; allmählich versuchte ich dieselben wissenschaftlich aufzuklären, um mich schließlich selbst zu erkennen zu geben. War auch die anfängliche Überraschung sehr groß, so habe ich doch nie etwas verloren, sondern noch engere Freundschaft mit ihnen erworben. — Leider gibt es noch so unendlich viel Urninge, die vielfach aus falscher Scham schweigen, würden diese aber erst einmal das schöne Gefühl kennen lernen, das man bei einem solchen Erfolge empfindet, so wäre unserer Sache ein großer Dienst geleistet."

Will man die Angehörigen nicht direkt aufklären, empfiehlt es sich, sie so vorzubereiten, daß „wenn etwas passiert", sie „sich schon immer so etwas dachten". Nicht zu sorgsam verwahrte Bücher über diesen Gegenstand, gelegentliches objektives Berühren des homosexuellen Themas, Äußerungen, man würde nicht heiraten, Rühmen der Freundschaft sind hierher führende Wege.

In besonders übler Situation befinden sich solche Homosexuelle, die mit dem Bekanntwerden ihrer Neigungen nicht nur Freiheit und Ehre, sondern auch Stellung und Vermögen verlieren. Das sind namentlich in Staatsstellungen befindliche Personen, oft auch städtische Beamte. Diese können, wenn ihnen etwas zustößt, ohne Pension auf disziplinarem Wege entlassen werden. Deshalb erwägen Offiziere und Beamte oft, wenn sie so viele Dienstjahre hinter sich haben, daß sie mit der ihnen zustehenden Pension einigermaßen meinen auskommen zu können, ob sie sich nicht lieber durch ehrenvollen Abschied auf alle Fälle sichern sollen: sind sie einmal mit einem Ruhegehalt entlassen, so kann ihnen dieses selbst im Straffall nicht wieder aberkannt werden.

Besonders lehrreich waren in dieser Hinsicht die Parallelfälle der Grafen X. und Y.: beide hohe Offiziere der Potsdamer Garde, beide desselben Deliktes schuldig. Der eine aber, weil bereits pensioniert, behält trotz Rangverlust seine Staatspension, der andere wird ohne sie verabschiedet.

Da sehr viele Homosexuelle neben und oft genug auch durch ihre Anomalie starke Neurastheniker sind, fällt es ihnen meist nicht schwer. Militär- und Spezialärzte zu finden, die ihnen, oft ohne überhaupt etwas von ihrer Homosexualität zu wissen, ihre Dienstunfähigkeit bescheinigen. Wären die Herren nicht homosexuell, so würden sie allerdings nicht daran denken, ihre Pensionierung zu beantragen, und insofern schließt ein solches Vorgehen ein gutes Stück Unehrlichkeit in sich ein. Wie die Anschauungen aber nun einmal liegen, bleibt ihnen oft nur dieser Weg übrig, wie folgendes Beispiel illustrieren möge. Unter mehreren homosexuellen Kriegsgerichtsräten, die ich kenne, befindet sich einer, der beschlossen hatte, freimütig vorzugehen. Er hatte sich nie im Inlande homosexuell betätigt, fürchtete aber, da er seine Widerstandsfähigkeit abnehmen fühlte, auf die Dauer nicht für sich garantieren zu können. So hatte er denn ein Schriftstück aufgesetzt, in dem er ausführte, daß er an zunehmender Homosexualität „litte", und bat, wegen dieser geistigen Erkrankung pensioniert zu werden. Er fragte auch, ob er sein Abschiedsgesuch, das er von mir durch ein entsprechendes Gutachten unterstützt zu haben wünschte, so absenden solle. Ich erklärte mich zwar im Prinzip bereit, seinem Schriftsatz ein motiviertes Attest beizufügen, verhehlte dem ehrlichen Manne aber nicht, daß ich eine Sicherheit, daß die vorgesetzte Behörde ihn auf bloße Homosexualität hin mit Pension entlassen würde, nicht übernehmen könnte. Da ihm dies von zuständiger Stelle privat bestätigt wurde, unterließ er es darauf, seinen Antrag zu stellen.

Man wird vielleicht geltend machen, daß Erwägungen dieser Art nicht mehr in den Rahmen rein ärztlicher Tätigkeit und Behandlung gehören. Das mag teilweise zutreffen. Aber an wen anders soll sich wohl ein Homosexueller in so wichtigen Fragen seiner Lebensgestaltung wenden, wem sonst soll er sein Triebleben anvertrauen als einem sachverständigen Arzte, welcher in der so viele Einzelkenntnisse erforderlichen Materie bewandert und an das Berufsgeheimnis gebunden ist? Mag aber immerhin der eine oder andere meinen — mir scheinen die Bedenken nicht berechtigt —, daß die ärztliche Fürsorge in solchen Fällen leicht zu weit getrieben werden kann, so wird man bezüglich derjenigen Leiden homosexuell empfindender Personen, denen ich jetzt noch einige Worte widmen will, kaum zweifeln, daß sie in das unmittelbare Ressort des Mediziners fallen. Es handelt sich um die seelischen und körperlichen Folgezustände, die durch das Verhalten des Homosexuellen bedingt sind, wobei vorausgeschickt werden kann, daß die seelischen Leiden mehr von der Enthaltung, die körperlichen mehr von der Betätigung homosexuellen Verkehrs herrühren.

Über die Enthaltsamkeitsstörungen haben wir uns bereits mehrfach ausgesprochen. Es sind im wesentlichen ganz dieselben, die wir auch bei heterosexuellen Männern und Frauen finden, die in der Unterdrückung der nach zeitweiser Entspannung drängenden Libido zu weit gehen, Erscheinungen, die man nicht unterschätzen sollte, weil sie „nur nervös" sind oder weil man nicht daran stirbt. Dauernd mit Kopfweh herumlaufen zu müssen, nicht schlafen, nicht arbeiten zu können, stets sexuell unbefriedigt und deprimiert zu sein, über die Stärke solcher Leiden sollte nicht derjenige ein wegwerfendes Urteil abgeben dürfen, der, wenn er geschlechtlich hungrig, sich auch geschlechtlich zu sättigen imstande ist. Es ist recht leicht, solche Klagen, wie ein berühmter Strafrechtslehrer es neuerdings wieder tat, mit dem Satze abzutun: „Die Homosexuellen mögen uns doch endlich mit ihrem Gequieke verschonen".

Ich habe bei Homosexuellen Zustände von Präcordialangst mit starken vasomotorischen Störungen gesehen, wie sie furchtbarer schwerlich gedacht werden können. Neben der Angstneurose scheint mir als Abstinenzleiden besonders gelegentlich eine Art Verfolgungswahn vorzukommen, bei dem es oft schwer zu unterscheiden ist, ob er noch in das Gebiet nervöser Zwangsvorstellungen oder schon in das der Paranoia fällt. Solche Personen bilden sich ein, daß jedermann ihnen ihre Homosexualität anmerke, die Leute beobachteten ihre Hände und lächelten spöttisch, daß sie keinen Verlobungs- und Trauring trügen, im Restaurant zischelte man an den Nachbartischen „verständnisinnig" über den „eingefleischten Junggesellen", in den Hotels merkten Portiers und Kellner gleich, „was los sei", und behandelten sie verächtlicher oder vertraulicher als die übrigen Gäste, auf der Straße fielen Bemerkungen über ihren trippelnden Gang, kurz überall fühlen sie sich beobachtet, geniert; manche erröten fortwährend, andere werden krankhaft mißtrauisch und menschenscheu, wieder andere — und das ist das Schlimmste — flüchten sich zum Alkohol. Überzeugt von der Richtigkeit ihrer Wahrnehmungen und auch dem Arzte gegenüber refraktär, entschließen sich Patienten dieser Art meist schwer und spät, zum Arzt zu gehen, dem sie sich dann häufig erst unter falschem Namen vorstellen. Haben diese Verfolgungsideen bereits sehr lange gedauert, so sind solche Zustände kaum noch zu beseitigen, jedenfalls erfordern sie die größte Mühe und Geduld des Arztes, sowie das Aufgebot seines ganzen Heilapparats, vor allem des psycho- und hydrotherapeutischen, wogegen man mit Medikamenten, für deren Verordnung eine ziemliche Verlockung besteht, recht vorsichtig sein soll.

Ich stehe nicht auf dem Standpunkt mancher Ärzte, die meinen, es käme sowohl bei den seelischen als auch bei den körperlichen Folgezuständen der Homosexualität nur auf das Krankheitsbild als solches an. Es sei gleichgültig, ob eine sexuelle Neurasthenie auf Masturbation oder Abstinenz oder einer Triebanomalie beruhe; ebenso sei eine Syphilis die gleiche, ob sie sich jemand bei einem Manne oder Weibe geholt habe. Erst kürzlich sagte mir ein Syphilidologe, den ich bei einem an Syphilidophobie leidenden Homosexuellen zuzog, er frage prinzipiell keinen Patienten, wo er sich seine Ansteckung akquiriert hätte, er betrachte es als ausschließliche „Privatsache", ob jemand, der ihn konsultierte, homosexuell oder heterosexuell sei. Menschlich ganz vernünftig gedacht, ärztlich weniger.

Es erinnert dieser Standpunkt an den ätiologischen Ziehens, den ich im vorigen Kapitel erwähnte, daß es belanglos wäre, so wenig es von Bedeutung sei, ob ein Megalomane sich für den Kaiser oder Bismarck hielte, ob ein „Parhedoniker" Fetischist, Masochist oder homosexuell sei, die psychopathische Konstitution sei alles. Meines Erachtens muß der Arzt sich bei jedem Patienten über die Art und Richtung seines Geschlechtslebens informieren, tut er es nicht, begeht er eine Unterlassung, die sich, wenn auch nicht immer, so doch häufig für die Behandlung als Kunstfehler erweist, ganz abgesehen davon, daß das Vertrauen des Ratsuchenden zum Arzte ein ungleich größeres ist, wenn er Gelegenheit hat, sich über einen Punkt auszusprechen, der für ihn selbst so wichtig ist, ihm so unmittelbar mit seinen Leiden verknüpft erscheint wie die Homosexualität.

Ich habe selbst Fälle von analer Infektion gesehen, in denen mir Patienten mitteilten, daß der von ihnen konsultierte Arzt sie mit keinem Wort, vermutlich aus übertriebenem Schamgefühl, nach dem Ursprung ihrer Krankheit gefragt habe. Kommen venerische Leiden an dieser Stelle gelegentlich auch wohl bei Heterosexuellen oder bei Homosexuellen ohne voraufgegangenen coitus analis, meist dann wohl durch Selbstinfektion nach nächtlichen Pollutionen aus der infizierten Urethra vor, so sind dies doch große Seltenheiten, und die weitaus häufigste Ursache ist die passive Hingabe zum homosexuellen Verkehr. Immerhin ist der Indizienbeweis, wie Urninge glauben, die sich Ärzte aufzusuchen scheuen, kein absoluter. So beobachtete (laut brieflicher Mitteilung) Iwan Bloch eine zweifelsfreie Übertragung der durch normale Kohabitation mit einem Weibe erworbenen Urethralgonorrhoe eines absolut heterosexuellen Individuums auf die Rectalschleimhaut, höchstwahrscheinlich durch bloßes Überfließen oder auch durch sekundäre Infektion vom verunreinigten Hemde oder Bette aus. Häufiger läßt sich diese direkte Übertragung auf den Darm durch Autoinfektion beim Weibe mit seinem relativ kürzeren Perineum beobachten. Trotzdem die analen Geschlechtsleiden, in erster Linie der Mastdarmtripper, viel seltener die Darmlues, eine spezifisch homosexuelle Erkrankung sind, wäre es irrig, wollte man aus ihrer relativen Häufigkeit einen Schluß ziehen auf die Verbreitung und vor allem auf die Vorliebe für diese Betätigungsart. Viele Homosexuelle, die sonst nur manuell oder interfemoral verkehren, probieren einmal ausnahmsweise diese Form, meist auf Drängen des aktiven Partners, oder aus Neugier, weil sie wissen, daß sie den gleichgeschlechtlich Empfindenden seit alters her als vor allem eigentümlich zugeschrieben wird. Ganz besonders häufig werden diese analen Krankheiten aus dem Auslande, namentlich aus südeuropäischen und orientalischen Gegenden mitgebracht. Ich habe Homosexuelle aus Ägypten, Indien und anderen Ländern tiefunglücklich, mit diesen Krankheiten behaftet heimkehren sehen, die in ihrer Heimat nie anders als manuell verkehrt hatten. Das erklärt sich so. Der im Ausland reisende Homosexuelle ist meist auf normalsexuell veranlagte Eingeborene angewiesen, die gegen Entgelt für ihn „zu haben" sind. Diese aber halten nach alter Tradition nur den passiven Verkehr für etwas Schimpfliches, während sie in der aktiven Immission nicht viel mehr als eine harmlose Abwechslung sehen. Die wirklich Homosexuellen unter den Einheimischen selbst haben aber meist einen festen Freund und erachten es wiederum für ehrlos, sich zu prostituieren. Mir erzählte einmal ein sprachkundiger Homosexueller, wie ihn in Assuan ein Eingeborener ausgelacht habe, als er nur mit ihm masturbieren wollte; dazu brauche er ihn doch nicht, das brächte er doch auch allein fertig. Der verschiedene Standpunkt der beiden Partner bewirkt, daß es in den orientalischen Ländern, und das gilt schon für die meisten Gegenden Italiens und Spaniens, nachdem eine prinzipielle Bereitschaft vorliegt, hinsichtlich der Ausführung des Verkehrs zu einem eigenartigen Feilschen und Sträuben kommt. Der einheimische Heterosexuelle oder Bisexuelle lehnt es ab, auch nur das membrum des Homosexuellen anzufassen, läßt sich aber seinerseits alle Berührungen gefallen und drängt auf aktive Analimmission, die wiederum der diesen Akt perhorreszierende fremde Homosexuelle zurückweist. Manchmal einigen sich dann beide dahin, daß der Homosexuelle membrum alterius in os suum suscipit; diese Form stellt dann gleichsam einen Mittelweg dar, der das, was aktiv und passiv ist, so ununterscheidbar verbindet, daß beide „halbwegs“ auf ihre Kosten kommen. Häufig aber „unterwirft“ (in des Wortes eigentlichem Sinne) sich der nachgiebigere Fremde dem brutaleren Eingeborenen, wobei er dann nicht selten von dem oft unwissentlich akut oder häufiger chronisch Erkrankten Gonokokken oder Spirochaeten acquiriert. Ein deutscher Arzt berichtete mir, daß er unter neun 18—24jährigen jungen Leuten, die ihm der homosexuelle italienische Wirt eines Hotels für seine fast ausschließlich gleichgeschlechtliche Kundschaft vorstellte, drei mit rezenter Syphilis fand; einer hatte eine frische Pustel am Mundwinkel, einer Sklerose an der Glans, der dritte ein frisches Exanthem und Plaques im Halse.

Es soll mit der Betonung dieser Ansteckungsgefahr im Auslande, für die ich noch zahlreiche Einzelbeispiele beibringen könnte, nicht gesagt sein, daß Homosexuelle nicht auch im Inlande Geschlechtskrankheiten erwerben könnten. Namentlich unter den männlichen Prostituierten, die gleichzeitig mit Mädchen verkehren, gibt es recht viele Geschlechtskranke.

Am ehesten stecken sich bei diesen Homosexuelle an, die sich pedizieren lassen. Auch gibt es Prostituierte, besonders in Deutschland, England und Rußland, die den Homosexuellen animieren, bei ihnen Immission vorzunehmen; sie tun es, teils weil sie selbst sehr feminin sind, teils weil sie in den Ländern, wo diese Akte strafbar sind, mehr zu verdienen oder gar zu erpressen hoffen. Nicht selten bilden sich auch zwischen femininen und virilen männlichen Prostituierten, die sich, auf Erwerb ausgehend, fast allabendlich an denselben Stellen treffen, intersexuelle Beziehungen heraus; sie nehmen eine gemeinsame Wohnung, auch kommt es vor, daß der virilere heterosexuelle Prostituierte dem femininen gegenüber, der ihn womöglich liebt, die Rolle eines Zuhälters übernimmt. Es sind dadurch oft sehr komplizierte Ansteckungswege gegeben. In einem Falle konnte ich folgende Stationen feststellen: ein homosexueller Gutsbesitzer suchte mich wegen akuter Urethralgonorrhoe auf; er hatte sie sich während eines kurzen Berliner Aufenthaltes bei einem „Strichjungen von der Friedrichstraße“ geholt, den er gegen seine sonstige Gewohnheit und Neigung pediziert hatte. Er brachte mir diesen Prostituierten, einen früheren Kellner, zur Untersuchung und Behandlung; dieser litt an frischer, wie er angab, ihm selbst bei dem Verkehr mit dem Herrn noch nicht bewußter Analgonorrhoe mit starken entzündlichen Infiltrationen der benachbarten Lymphbahnen am Oberschenkel und der Leistenbeuge. Es ergab sich, daß dieser etwa zwanzigjährige Bursche, der selbst homosexuell war, mit einem höchst verwegenen Kumpan zusammenhauste, den er erst seit einigen Wochen kannte. Dieser, ein „kesser“ Zuhälter, ließ, wie er sich selbst ausdrückte, zwei „Rennpferde" laufen, außer diesem Jungen ein Mädchen, deren beider Erwerb er vertrank und verspielte. Die Puella hatte die Gonokokken heimgebracht, sie auf ihren „Bräutigam" übertragen, der bereits mehrere Male infiziert war. Dieser hatte sie in den Anus des „Weiblings" deponiert, der sie dann an meinen Patienten weitergegeben hatte. So stammen die Ansteckungskeime der Homosexuellen letzten Endes auch meist aus einer weiblichen Vagina, wenn nicht direkt, so doch durch Zwischenträger, als welche fast stets heterosexuelle Prostituierte oder Bisexuelle in Frage kommen.

Übrigens wird der Harnröhrentripper homosexueller Männer keineswegs immer nur auf analem Wege erworben, sondern mindestens ebenso häufig bei interfemoralem Verkehr; das gilt in erhöhtem Maße vom ulcus molle und durum. Relativ am wenigsten gefährlich scheint neben der manuellen die orale Betätigungsform zu sein. Für Gonokokken ist die Mundschleimhaut überhaupt unempfänglich, und auch einen sogenannten „Rachenschanker" sah ich unter mehr als 200 Fällen an Geschlechtskrankheiten leidender Homosexueller, die ich im ganzen beobachtete, nur zweimal. Den einen dieser Fälle hat Bloch[8]) beschrieben. Eine nicht geringe Gefahr für luetische Infektionen involviert zweifellos das bei Homosexuellen oft sehr intensiv betriebene Küssen, sowohl der Lippenkuß, als besonders der Zungenkuß. Vor kurzem verstarb an schwerer Syphilis ein 28jähriger, junger Aristokrat, der sich auf diese Weise angesteckt hatte.

Alles in allem scheinen die Geschlechtskrankheiten unter Homosexuellen verhältnismäßig aber doch wesentlich seltener zu sein als unter Heterosexuellen; die von mir beobachteten zirka 200 Fälle frischer Infektionen bei Urningen erstrecken sich auf rund 10 000 Homosexuelle, unter denen sich aber auch noch eine beträchtliche Anzahl befindet, die früher einmal geschlechtskrank war. In höherem Maße als ihre männlichen Schicksalsgenossen scheinen die homosexuellen Frauen von Geschlechtskrankheiten verschont zu bleiben; verkehren sie unter sich, so ist die Möglichkeit überhaupt so gut wie ausgeschlossen. Ziemlich groß ist dagegen die Gefahr einer luetischen Infektion, wenn sie mit weiblichen Prostituierten verkehren. Schätzungsweise dürfte die Zahl derjenigen Homosexuellen, die sich im Laufe ihres Lebens Geschlechtskrankheiten zuziehen, etwa 10% betragen, eine absolut immerhin beträchtliche Zahl und größer, als man früher anzunehmen geneigt war, relativ allerdings weniger groß, wenn man berücksichtigt, daß unter den Heterosexuellen ca. 50% intra vitam an venerischen Krankheiten leiden.

In ihrem Verlauf unterscheiden sich die Geschlechtskrankheiten Homosexueller, soweit sie die Urethra betreffen oder soweit es sich um eine luetische Allgemeininfektion handelt, kaum von den analogen auf heterosexuellem Wege erworbenen Erkrankungen. Sie erfordern daher auch die gleiche Behandlung und geben dieselbe Prognose. Als sehr hartnäckig erweist sich oft die Analgonorrhoe. Dies rührt offenbar einerseits davon her, daß in der analen Schleimhaut, ähnlich wie

---

[8]) Iwan Bloch: Das Sexualleben unserer Zeit, pag. 414.

in der urethralen, viele Falten und Buchten vorhanden sind, die den Infektionskeimen zum Versteck dienen, anderseits von der schädlichen mechanischen und chemischen Reizung der entzündeten Flächen durch die Defäkation. Nicht selten sieht man ziemlich lange nach scheinbarem Erlöschen des Krankheitsprozesses infolge irgendwelcher Exzesse ein erneutes Aufflammen der Erscheinungen; so sah ich bei einem Engländer, den ich selbst für geheilt hielt, nach einem längeren Ritt, ohne daß eine Wiederholung des Verkehrs stattgefunden hatte, ein heftiges Rezidiv, mehrmals beobachtete ich auch Exacerbationen und Rückfälle nach Alkoholexzessen.

Die Behandlung des Mastdarmtrippers erfordert natürlich in erster Linie eine genaue Sicherstellung der Diagnose, die bei dem besonders reichen Gehalt des Mastdarmschleims an Formelementen sehr gründliche mikroskopische Untersuchungen erforderlich macht. Ebenso selbstverständlich ist es, daß während der Behandlung wiederholte Nachuntersuchungen auf Gonokokken stattfinden müssen, und daß der Fall erst dann als geheilt angesehen werden kann, wenn bei mehreren in größeren zeitlichen Zwischenräumen vorgenommenen Untersuchungen keine Gonokokken mehr zu finden waren. Für die Behandlung selbst gelten in erster Linie die allgemeinen Vorschriften, die bei der Behandlung des Harnröhrentrippers zu berücksichtigen sind. Da eine sekundäre Affektion der Hoden auch bei der analen Gonorrhoe durchaus nicht auszuschließen ist, empfiehlt es sich von vornherein ein Suspensorium tragen zu lassen. Die Diät ist besonders streng zu regeln. Alle Reizmittel, Gewürze, scharfe Säuren und Alkohol sind zu verbieten, eine vorwiegend vegetarische Diät zu empfehlen und vor allem reichlicher Milchgenuß zu verordnen. Ein bei dem Mastdarmtripper besonders zu beachtender diätetischer Gesichtspunkt ist die Notwendigkeit, für leichten Stuhlgang Sorge zu tragen. Eventuell sind milde Abführmittel (Laxinkonfekt) oder Suppositorien zu verordnen.

Von einer medikamentösen Behandlung per os darf man sich nicht viel versprechen, da die betreffenden Stoffe auf den Harnwegen ausgeschieden werden, mithin nicht an die erkrankten Stellen gelangen. Eher wäre dies von dem Gonokokkenserum zu erhoffen, falls es sich weiter so bewährt, wie es den Anschein hat. Vor allem ist eine sorgfältig durchgeführte lokale Behandlung unbedingt erforderlich. Ich habe für eine solche eine 2 bis 3-prozentige Thallinlösung als besonders vorteilhaft gefunden, doch können auch Silberlösungen (Hegonon, Argent. nitr.) mit Nutzen angewandt werden. Eine individualisierende Behandlung wird auch nach dieser Richtung erforderlich sein. Im allgemeinen wird man die Einspritzungen mit einer gewöhnlichen Tripperspritze oder Glyzerinspritze ausführen können, doch wird eine hoch sitzende Erkrankung unter Umständen auch Einläufe mit dem Irrigator erforderlich machen. Die Ausführung der Injektionen behält sich der Arzt am besten selbst vor, da ihre Technik immerhin eine gewisse Übung erfordert.

Als Begleiterscheinungen des Mastdarmtrippers stellen sich nicht selten Geschwürsbildungen und Rhagaden am After ein. Behandlung mit Höllensteinsalbe und eventuelle Ätzungen mit dem Höllensteinstift sind hier angezeigt, doch können auch reizmildernde Anwendungen (Umschläge mit verdünnter essigsaurer Tonerde, Auflegen von Bor-, Zink- oder Salicylsalbe) notwendig werden.

Differentialdiagnostisch kommen einfache, meist durch mechanische Insulte veranlaßte Katarrhe und Entzündungen der Rektalschleimhaut in Betracht, die ganz ähnliche starke Schmerzen und auch Absonderungen hervorrufen wie die spezifische Ansteckung. Häufig leiden auch Homosexuelle an Condylomen, die ebenfalls nicht immer nur nach Gonorrhoe oder Lues auftreten, sondern, wie es scheint, ebenso häufig nach mechanischen Einwirkungen. Ich sah wiederholt spitze Condylome ohne voraufgegangene Infektionen, und zwar scheinen sie sich weniger nach immissio in anum zu entwickeln als nach heftigen Stößen zwischen den Glutaeen ohne Überwindung des Sphinkter. Ihre Behandlung ist eine operative, und zwar können sie nach und nach durch Ätzmittel oder kürzer durch Abtragung mittelst der Schere beseitigt werden.

Fassen wir noch einmal kurz alles über die Behandlung der männlichen und weiblichen Homosexualität Besprochene zusammen, so erkannten wir als gewiß, daß wirkliche Homosexualität durch keine der bekannten Methoden behoben werden kann, weder auf operativem noch medikamentösem noch auf dem Wege irgendeiner psychischen Therapie.

Ein völliger Trugschluß wäre aber die Annahme, daß die Homosexualität, weil der Arzt sie nicht ändern kann, außer den Bereich ärztlicher Wissenschaft und Kunst fällt. Im Gegenteil entschlägt sich der Mediziner eines wesentlichen Faktors seiner Leistungsfähigkeit, wenn er auf die genaue Kenntnis dieser Erscheinung verzichtet. Richtig bemerkt Henrik Dedichen[9]):

„Jeder Arzt sollte diesen Unglücklichen mit Verständnis und Sympathie entgegenkommen, was sie verdienen und was ihre seelischen Leiden wesentlich erleichtern kann. Er ist es seiner Wissenschaft schuldig, an seinem Teile daran mitzuarbeiten, daß ein Vorurteil beseitigt wird, das in der Homosexualität den äußersten Grad sittlicher Verworfenheit sieht."

Der Arzt kann, wenn auch nicht die Homosexualität, so doch den Homosexuellen behandeln. Vor allem wird ihm die ausführlich geschilderte Anpassungstherapie gute Dienste leisten. Wenn der Patient bei mannigfachen nervösen, seelischen und körperlichen Störungen nicht mehr dem Arzt zu verhehlen braucht, daß er ein Homosexueller ist, sei es, weil er sich dessen schämen zu müssen glaubt, sei es, weil er fürchtet, der Arzt werde seine Klagen kurz abweisen, so kann das für beide Teile nur vorteilhaft sein; der Kranke wird lieber zum Arzt gehen, wenn er sich ihm voll und ganz anvertrauen kann, und der Arzt wird ihm dann auch viel eher richtig zu raten imstande sein. Wir müssen danach trachten, daß der Ausspruch Grillparzers nicht mehr zu Recht besteht, der einmal schrieb: „Ich mag nicht beichten; am wenigsten den Ärzten; sie haben kein Verständnis für Krankheiten, die einen Teil meiner Biographie ausmachen. Sie halten das Übel für

---

[9]) In „Tidsskrift for Nordisk Retsmedicin og Psykiatri", 6. Jahrgang, Heft 3.

eine Schwäche der Nerven, was im Gegenteil eine außerordentliche Erregung derselben ist." Ist es auf dem Gebiete der Homosexualität dem Arzt auch nicht vergönnt, ein magister naturae zu sein, vermag er die Natur zwar nicht zu meistern, so kann er um so mehr als tüchtiger minister naturae leisten.

Zweiter Hauptteil.

Die Homosexualität des Mannes und des Weibes als soziologische Erscheinung.

VIERUNDZWANZIGSTES KAPITEL.

Die Verbreitung der männlichen und weiblichen Homosexualität.

Statistische Unterlagen.

In dem ersten Bande dieses Buches beschäftigten wir uns mit den einzelnen Homosexuellen; wir studierten ihr Verhalten gegenüber dem eigenen und dem anderen Geschlechte, sowie ihre sonstigen Eigenschaften; wir legten dar, wie wir sie erkennen und von denen unterscheiden können, denen sie in manchen Punkten ähnlich sind; wir gruppierten sie nach den verschiedensten Gesichtspunkten, suchten eine Erklärung ihrer Eigenart zu geben und besprachen die Vorschläge, die gemacht wurden, sie zu heilen oder wenigstens mit dem Leben in Einklang zu bringen. Hatten wir uns bisher mit dem Homosexuellen als Einzelerscheinung beschäftigt, so wenden wir uns jetzt der Homosexualität als Massenerscheinung zu.

Zu diesem Zwecke wollen wir zunächst ihre Häufigkeit untersuchen, ihre Verbreitung sowohl unter den verschiedenen Schichten der Bevölkerung, als unter den verschiedenen Völkern. Dann wollen wir die Rolle untersuchen, welche sie innerhalb der menschlichen Gesellschaft einnehmen, ihre Symbiose mit den Heterosexuellen, ihre Sammelstätten und Bündnisformen, um schließlich ihre Geschichte in drei Hauptabschnitten zu behandeln, die Geschichte im Altertum bis zu den Gesetzen der ersten christlichen Kaiser, die lange Geschichte ihrer Verfolgung und die deren Abwehr in neuerer Zeit.

Wollten wir diesem zweiten Hauptteil ein Motto voransetzen, so wäre es ein Wort, das Adolf Wilbrand[1]) seinem urnischen Kunstprofessor in den Mund legt: „Ein Unikum? Glaube mir, es gibt ungezählte Existenzen ähnlich wie ich. Man stößt auf sie, man wundert sich über sie, man lacht oder ärgert sich über sie, man findet sie „sonderbar“, aber man zergliedert sie nicht wissenschaftlich, man erkennt sie nicht.“

---

[1]) Adolf Wilbrand, Fridolins heimliche Ehe, p. 62.

Es ist ohne weiteres klar, daß die Frage nach dem Umfang des Uranismus wesentlich ist. Gäbe es beispielsweise, wie der Korrespondent Caspers, Graf Cajus, der sich selbst als Urning bekannte, annahm, auf 10 000 Männer nur einen Homosexuellen, dann wäre diese Erscheinung eine kaum beachtenswerte Rarität, empfände und betätigte sich aber nicht jeder zehntausendste, sondern jeder 50. oder gar jeder 30. homosexuell, dann käme ihr im Volkskörper eine ganz andere Bedeutung zu. Es ist durchaus zutreffend, was Iwan Bloch bereits in seinen „Beiträgen" [2]) bemerkte: „Das Urningtum würde tatsächlich soziale Bedeutung besitzen, wenn die Angabe über die große Zahl der Homosexuellen, speziell derer mit angeborener konträrer Sexualempfindung, richtig wäre."

Dieser soziologische Gesichtspunkt Blochs erscheint mir wichtiger als der kriminologische, der häufiger ins Feld geführt ist, um zu begründen, wie nötig es wäre, über die Ausdehnung der Homosexualität unterrichtet zu sein. So betonte Hans Groß [3]) vor einigen Jahren den Wert einer zahlenmäßigen Feststellung, indem er meinte, „man müsse feste Anhaltspunkte über die Zahl der Konträren und die Begehung homosexueller Handlungen, nötigenfalls unter Beihilfe der Homosexuellen, gewinnen, um die Zahl der Gesetzesübertretungen und die Anzahl der tatsächlich erfolgten Verurteilungen vergleichen zu können. Wenn die Prozentzahl der gesühnten Verbrechen gegen die Zahl der begangenen verschwindend klein sei, so sei der Strafzweck nicht erreichbar; eine Bestrafung einer winzigen Anzahl von Fällen verfalle dem Fluche der Lächerlichkeit. Bei der Zweifelhaftigkeit der Strafbarkeit homosexueller Handlungen bilde dies dann einen Grund mehr für die Straflosigkeit." Einen ähnlichen Gedankengang entwickelte bereits 1869 Kertbeny in seiner Monographie: „§ 143". Der offenbar gut unterrichtete Verfasser rechnet auf die 700 000 Einwohner, welche Berlin damals zählte, 10 000 Homosexuelle. Er nimmt an, daß diese sich einmal die Woche zu Handlungen verleiten ließen, die der Gefahr Verfolgung durch § 143 ausgesetzt seien. Diesen 520 000 Fällen, „welche jährlich Sühne zu fürchten haben", standen im Jahre 1867 57 Fälle gegenüber, welche zur Anzeige gekommen sind; zu einer Verurteilung kam es nur in 18 Fällen, in 35 wurde das Verfahren eingestellt, 4 blieben „unerledigt". Im Jahre 1868 kam in ganz Berlin bloß ein Fall „widernatürlicher Unzucht" zur Anzeige. Der Verfasser von „§ 143" fährt nach diesen Gegenüberstellungen wörtlich fort: „Dehnt man diesen approximalen Kalkul auf alle 1212 größere und mittlere Städte Preußens aus, je nach der Höhe ihrer Bevölkerung — die ganz kleinen Städte und die ungemein große Anzahl der Landbewohner völlig außer acht lassend — so erhalten wir ein Zahlenresultat über wahrscheinlich verübte, jetzt noch strafbedrohte Handlungen, gegen welche die wirklich strafrechtlich verfolgten Fälle sich verhalten wie eine Mücke zu einem Elefanten. Tausende und Tausende begehen stündlich, täglich Handlungen, welche heute noch strafbedroht sind, aber dem Gesetz verfallen jährlich von allen diesen Tätern kaum drei, vier Dutzend. Und diese nicht etwa weil sie das strafbedrohte Vergehen so arg übertrieben, im Gegenteile, nur, weil sie so unglücklich oder so unklug waren, sich zu sehr zu exponieren, weil sie der Denunziation unterlagen, zumeist wohl, weil sie zu mittellos waren, um streng verschlossene Gemächer, treue Diener, willige Kreaturen zu haben, ihres Geliebten wie aller Mitwisser Schweigen zu erkaufen, oder weil

---

[2]) Iwan Bloch, Beiträge zur Ätiologie der Psychopathia sexualis, Tl. 1, S. 215, Dresden.

[3]) Hans Groß, Besprechung des Buches von Wachenfeld: Homosexualität und Strafrecht, Archiv für Kriminalanthropologie usw., Bd. VI., Heft 3 und 4, 1901, S. 361—365.

sie sozial zu niedrig standen, als daß man mit ihnen viel „Federlesens“ gemacht hätte.“ Von ähnlichen Gesichtspunkten ging Bebel aus, als er in seiner ersten Reichstagsrede über den § 175[4]) sagte, daß, wenn ein Strafgesetz nur ausnahmsweise gehandhabt werden kann, oder gehandhabt wird, die Frage entsteht, ob die Strafbestimmung noch aufrecht zu erhalten ist.

Der dritte Gesichtspunkt, von dem aus ein statistisches Fundament in dieser Frage notwendig ist, ist der biologische. Ist es in der Tat richtig — und es hat viel Wahrscheinlichkeit für sich — daß der Uranismus ein Mittel der Aussonderung ist, indem er die zur Fortpflanzung ungeeigneten Personen eliminiert und zu anderen Zwecken aufspart, so beansprucht diese natürliche Selektion eine andere Beachtung, wenn ihr Quotient ein konstanter oder ein variabler ist, eine andere, wenn er nach Prozenten oder nach Promillen rechnet.

Es ist nun von vornherein klar, daß einer Ermittlung der Anzahl der Homosexuellen außerordentlich große Schwierigkeiten entgegenstehen. Diese Schwierigkeit ist zunächst durch jene äußere Anpassung bedingt, welche wir sexuelle Mimikry [5]) nennen.

Genau so wie im Naturreich viele Lebewesen in Farbe und Form ihrer Umgebung so gleichen, daß ihre Feinde sie nur ganz außerordentlich schwer herauszufinden vermögen, so passen sich die Homosexuellen den Formen ihrer Umgebung derart an, daß selbst geschulte Beobachter sie als besonders geartete Menschen schwer herauskennen.

Ich habe bereits eine ganze Reihe von Beispielen angeführt, wie Homosexuelle den ihnen am nächsten Stehenden oft jahre- und jahrzehntelang in dem, was sie am tiefsten erfüllte, unbekannt geblieben sind, und könnte diese Beispiele leicht vermehren. Wie oft ist es vorgekommen, daß sich nahe Verwandte, Brüder, Vettern, ja Väter und Söhne auf homosexuellen Pfaden begegneten, wie oft waren Schulkameraden, Regimentskameraden, Berufskollegen eng befreundet, ohne daß der eine von der Homosexualität des anderen wußte. Wie oft hat einer während seines ganzen Lebens nicht bemerkt, daß der andere, dem er sich so gern anvertraut hätte, „auch so“ war. Bezeichnend ist auch der folgende Fall: Zwei Kunstmaler von Ruf waren seit 20 Jahren innig befreundet. Seit ihrer gemeinsamen Studienzeit duzten sie sich, sahen sich fast täglich und hatten anscheinend kein Geheimnis voreinander. Der eine war verheiratet, der andere Junggeselle. Nur in einem Punkte spiegelten sie sich gegenseitig etwas vor. Beide gaben sich voreinander als große Verehrer des weiblichen Geschlechts, mit dem sexuell zu verkehren ihnen in Wirklichkeit niemals gelungen war. Als des einen Frau starb, vertraute sich in einer langen Aussprache der Witwer endlich dem Freunde an. Groß war dessen Erstaunen, noch größer das des Witwers, als er nun auch von der homosexuellen Artung seines Freundes erfuhr. Sie hatten geschwiegen, weil sie bei der Preisgabe des ängstlich gehüteten Geheimnisses einander zu verlieren gefürchtet hatten. Umgekehrt wird in einem Lande der Anschein einer größeren Verbreitung der Homosexualität dadurch erweckt, daß ihre nicht unter Strafe stehende Betätigung weniger geheim gehalten wird. Besonders für

[4]) Cf. Jahrbuch f. sex. Zwischenst., B. 1, p. 274.

[5]) Cf. Naturgesetze der Liebe, p. 17—19.

die homosexuellen Verhältnisse im Orient hebt Numa Prätorius[6]) diesen Gesichtspunkt mit Recht hervor.

Selbst denjenigen, die eine große Anzahl Homosexueller kennen, ist immer nur ein geringer Prozentsatz von allen bekannt. Trotzdem ich selbst viele tausend homosexuelle Männer und Frauen gesehen habe, kenne ich, wenn ich einmal ein urnisches Lokal aufsuche, um ärztlichen Kollegen Homosexuelle zu zeigen, unter den Anwesenden meist nur 5—10 (gegen 10%), oft noch weniger; es hat mich oft in Erstaunen gesetzt, wieviel neue Gesichter man immer wieder an jenen Plätzen findet. Dasselbe sagten mir auch Kriminalbeamte, die 15 Jahre und länger in dem zuständigen Ressort tätig waren. Ebenso bieten die in die Polizeilisten eingetragenen Homosexuellen für statistische Zwecke kein schlüssiges Material. Diese Listen, welche eingerichtet wurden, um „in vorkommenden Fällen" Anhaltspunkte zu besitzen, entstehen in der Weise, daß zuständige Beamte die Namen derjenigen angeben, von welchen sie direkt oder indirekt erfahren haben, daß sie homosexuell sind; sie umfassen in Berlin 20—30 000 Nummern. Es liegt aber auf der Hand, daß diese Eintragungen nicht nur unvollständig, sondern auch unzuverlässig sein müssen.[7]) Die Sammelplätze Homosexueller geben als solche kein richtiges Bild über die Zahl der Urninge im Verhältnis zu der übrigen Bevölkerung. Die übergroße Mehrzahl der Urninge hält sich von diesen fern und lebt gänzlich zurückgezogen für sich oder mit einem Freunde, bemüht, ihre „Schwäche" als tiefstes Geheimnis vor der Welt, meist auch vor Schicksalsgenossen, zu bewahren. Andere haben wohl einige homosexuelle Bekannte, hüten sich aber gleichwohl, Örtlichkeiten aufzusuchen, die als Treffpunkte urnischer Personen gelten. Immerhin ist es beachtenswert, daß es in Berlin gegenwärtig allein 30—40 Restaurants, etwa 6 Bäder und mindestens ebensoviele Pensionsanstalten gibt, die fast nur von Homosexuellen aufgesucht werden, und daß alle diese Zusammenkunftsstätten meist stark frequentiert sind; auf den früher häufig stattfindenden Urningsbällen in Berlin befanden sich oft nicht weniger als 800—1000 Homosexuelle in einem Saal, von denen ich häufig nur 20—30 persönlich und etwa 50 dem Aussehen nach kannte.

Ebensowenig brauchbar sind die Angaben der eigentlichen Kriminalstatistik. Diejenigen Homosexuellen, welche zur Anzeige und Aburteilung gelangen, bilden erfahrungs- und naturgemäß einen so verschwindend kleinen Bruchteil der wirklich vorhandenen, daß ihre Zahl für eine Abschätzung der Homosexuellen nicht verwertbar ist. Gelangten doch nach der mitgeteilten Berechnung Kertbenys 1868 nur 0,00019% der wahrscheinlich vorgekommenen Fälle zur Anzeige.

Wenn wir uns von den Juristen an die Mediziner wenden, so bleiben auch diese die Antwort schuldig. Völlig zutreffend schreibt Merzbach[8]): „Die Homosexuellen sind zwar aller-

---

[6]) Numa Prätorius bei Besprechung des Artikels von Näcke: Die Homosexualität im Orient bei Groß 16. Bd. 3. u. 4. Heft. S. 353 ff. Im Jahrb. f. sex. Zw. Bd. VII. 2. p. 753.

[7]) Ein naiver Schluß ist es, aus der Vergrößerung der Polizeilisten die Zunahme der Homosexuellen zu folgern, wie es in Leipzig in einem Vortrage (am 18. Januar 1905) Hofprediger Stöcker tat, der meinte: „Die aktuellste Frage ist zur Zeit die homosexuelle. Die Berliner Polizei kannte vor 20 Jahren nur 2000 Urninge, heute sind es schon 20 000."

[8]) Die Lehre von der Homosexualität, als Gemeingut wissenschaftlicher Erkenntnis, von Dr. Georg Merzbach, in der Monats-

orten, auf dem Lande und in den Städten, in der Hütte und in den Palästen, bei den Kulturvölkern wie bei den wilden Stämmen in nicht eben kleiner Zahl anzutreffen, aber es dürfte doch nur wenige Ärzte geben, denen sich Homosexuelle in dieser Eigenschaft als Patienten anvertraut haben. Diesen Umstand erklärt einesteils die begreifliche Scheu des Homosexuellen, sich selbst dem Arzte in einem Zustande anzuvertrauen, den die Gesellschaft mit Ächtung und das Gesetz mit harter Strafe bedroht, anderenteils ihr Bewußtsein, daß sie der Arzt entweder nicht versteht oder ihnen Rat und Heilung doch nicht zu bieten imstande ist."

Wenn manche beschäftigte Ärzte, wie im deutschen Reichstag der elsässische Abgeordnete Höffel, behaupten, die Homosexualität sei sehr selten, denn sie hätten in ihrer Praxis noch nie einen Homosexuellen gesehen, so ist zu bemerken, daß es wohl keinen beschäftigten Arzt gibt, der keinen Homosexuellen gesehen; die Ärzte waren sich bloß dessen nicht bewußt und sollten deshalb ihre Behauptung vorsichtigerweise einschränken, indem sie sagen, sie hätten wissentlich noch keinen Homosexuellen gesehen. Wüßten sie, wieviele und welche Homosexuelle sie in ihrer Tätigkeit gesehen, unwissentlich gesehen haben, ihr Urteil über die Homosexuellen würde vermutlich anders lauten.

Das gilt nicht nur für den einfachen praktischen Arzt, sondern auch für den Spezialarzt, sowohl den für Geschlechtsleiden, als den für Seelenstörungen. Seitdem hervorragende Gerichtsärzte und Psychiater wie Casper, Griesinger, Westphal und Krafft-Ebing in den sechziger und siebziger Jahren des letzten Jahrhunderts dem Gegenstand ihre Aufmerksamkeit zugewandt haben, haben sich die Psychiater für besonders qualifiziert erachtet, nicht nur über das Wesen, sondern auch über die Zahl der Homosexuellen selbständige Urteile abzugeben. Entsprechend ihrer Erfahrung erklärten fast alle die Homosexualität als ein außerordentlich seltenes Vorkommnis. So bezeichnet Kräpelin[9]) die Angabe von Ulrichs in seinem Lehrbuch als wahrscheinlich beträchtlich übertrieben. Noch apodiktischer erklärt Straßmann[10]) die Angaben von Ulrichs zu hoch. Ebenso nennt Cramer[11]) die Zahlen der Literatur zu hoch. Ein wenig vorsichtiger meint Hoche[12]): die Häufigkeit wird wohl überschätzt. Demgegenüber ist es ein Verdienst von Ober-

---

schrift für Harnkrankheiten und sexuelle Hygiene. Heft 1, Jahrg. I. 1904. Herausgegeben von Dr. med. Karl Ries.

[9]) Kräpelin, Kurzes Lehrbuch der Psychiatrie, Leipzig, p. 531, 1887.

[10]) 1896 Straßmann, Lehrbuch der gerichtlichen Medizin, p. 119.

[11]) 1900. Cramer, Gerichtliche Psychiatrie, Jena.

[12]) 1902. Hoche, Handbuch der gerichtlichen Psychiatrie, Berlin.

medizinalrat Näcke[13]), hervorgehoben zu haben, daß die meisten dieser Autoren keine genügenden Sachverständigen seien, weil ihr Material viel zu gering und unter abnormen Verhältnissen beobachtet sei. Daß aber von den sechs Autoren, welche Näcke als wirkliche Sachverständige auf dem Gebiete der Homosexualität aufzählt, nicht ein einziger sich getraute, eine bestimmte Meinung über die Anzahl der Homosexuellen zu äußern, ist sicherlich kein Zufall.

Einige Autoren haben Mitteilungen veröffentlicht, welche ihnen Urninge selbst über die Anzahl der Homosexuellen gegeben haben, teils über die Menge, welche sie überhaupt kennen gelernt haben, teils über diejenigen, welche ihnen in der Stadt, in der sie lebten, bekannt geworden sind.

Ein Patient Krafft-Ebings kennt in einer Stadt von 13 000 Einwohnern 14 Urninge, in einer anderen von 60 000 Einwohnern wenigstens 80, ein Urning hat Moll mitgeteilt, daß ihm in Magdeburg 70, ein anderer, daß ihm in einer Stadt von 60 000 Einwohnern 50 Homosexuelle bekannt seien, ein anderer hat in einer Stadt von 350 000 Einwohnern mit 250 Männern Beziehungen gehabt, ein anderer, der sehr viel gereist ist und sich genaue Aufzeichnungen gemacht hat, will in 20 Jahren gar mit 965 Männern sexuell verkehrt haben. Auch ich besitze eine Reihe ähnlicher Mitteilungen; so kennt ein Urning in Hamburg 60, ein anderer daselbst 14 Homosexuelle, einer in Danzig über 100, ein zweiter in der gleichen Stadt über 50, einer in Braunschweig 82, einer kennt in Hildesheim 15, ein zweiter 8 Gleichempfindende, für Stuttgart gibt ein Homosexueller 130, ein zweiter 40, ein dritter 25 ihm bekannte Urninge an. In Flensburg kennt einer 25, in Elberfeld 30, in Görlitz 10, in Straßburg 40—50, in Triest 24, in Weimar 10, in Bern 10, in Düsseldorf gegen 200, für München gibt einer 100 ihm bekannte Homosexuelle an, ein zweiter will mehrere Tausend kennen. Die Zahl der Homosexuellen in Barcelona schätzen nach Bembo[14]) einige auf 6000, andere auf 18 000, ein weiterer gab sogar 30 000 an.

Ich halte alle diese Angaben für eine Statistik über die Homosexualität für unverwertbar, da es sich doch immer nur um eine beschränkte Gruppe handelt, die einem Urning direkt oder indirekt bekannt geworden ist, namentlich die zahlreichen monogam veranlagten Urninge werden selten bekannt, auch entsprechen die Gerüchte, die über die Homosexualität dieser oder jener Person im Umlauf sind, keinesfalls immer der Wahrheit. Zweifelsohne wohnt auch vielen Urningen die Neigung inne, die Menge ihrer Leidensgefährten zu hoch zu beziffern; doch kommt auch das Gegenteil vor, so hebt Moll mit Recht hervor, daß sich Ulrichs „kaum einer Übertreibung, eher einer Unterschätzung schuldig gemacht hat, wenn er auf 2000 Seelen oder auf 500 erwachsene Männer durchschnittlich einen Urning rechnet".

[13]) Dr. P. Näcke, Die Probleme auf dem Gebiete der Homosexualität, in der allgemeinen Zeitschrift für Psychiatrie und psychiatrisch-gerichtliche Medizin. Bd. LIX, Heft 6, S. 805—829.

[14]) La mala vida en Barcelona. Kap. Uranismo. Von Prof. Max Bembo.

In seiner letzten Schrift[15]) nimmt Ulrichs unter den Völkern deutscher Abstammung durchschnittlich „einen Urning unter etwa 800 Seelen der Bevölkerung an". Er fügt hinzu: „Unter den Magyaren und den Slaven, namentlich unter den Südslaven, ebenso auch unter den germanisierten Slaven, scheint die Verhältnisziffer der Urninge eine etwas höhere zu sein."

Ganz unbrauchbar ist eine von Moll wiedergegebene Statistik eines Urnings, der seine Beobachtungen an einer Bedürfnisanstalt anstellte. Unter 582 Besuchern, welche die Anstalt von 8 Uhr früh bis 12 Uhr nachts besuchten, will dieser homosexuelle Herr, der, wie Moll sagt, „durch seine wissenschaftliche Bedeutung eine Gewähr für seine Mitteilungen gibt," genau bei 100 eine Disposition zur Homosexualität wahrgenommen haben. Er folgerte dies daraus, daß die betreffenden Personen teils ihre Genitalien zeigten, teils andere sehen wollten, teils Erektionen erzeugten. Abgesehen davon, daß diese Zeichen sehr unsicher sind, sollte dieser Gewährsmann wissen, daß in größeren Städten — er stellte seine Beobachtungen in einer Stadt von 400 000 Einwohnern an —, stets einige Toiletten von Homosexuellen sehr bevorzugt, andere sehr wenig aufgesucht werden. In Berlin gibt es eine oder zwei in verschiedenen Stadtgegenden gelegene Bedürfnisanstalten, in denen nahezu der dritte Teil aller Besucher homosexuell ist oder sich zum homosexuellen Verkehr anbietet, während andere in derselben Gegend von Homosexuellen mit Entblößungs- oder Schautrieb nur ganz zufällig benutzt werden.

Als ich einmal an einem mitteldeutschen Landgericht Gutachter war, kam es während der Verhandlung, die sich gegen 16 Angeklagte richtete, zur Sprache, daß der Tatort eine sehr entlegene Bedürfnisanstalt war. Von Heterosexuellen wurde diese Anstalt nach 7 Uhr abends fast gar nicht frequentiert. Einen gewissen Schluß auf die große Verbreitung des Uranismus läßt vielleicht eine andere, sich in Bedürfnisanstalten aufdrängende Erscheinung zu: Die große Häufigkeit von Wandinschriften und Zeichnungen homosexuellen Inhalts. Die Phalli, angemalt mit Kohle oder Blei, nicht selten auch in den Stein gekratzt und in Teer gezogen, rühren in der übergroßen Mehrzahl der Fälle sicherlich von Homosexuellen her. Gelegentlich mögen sie auch von Heterosexuellen an die Wand geworfen werden, doch sind sie dann meist durch weibliche Embleme ergänzt. Ich fand diese Bilder und Inschriften Homosexueller von Chicago über Tanger bis Constanza allerwärts, und weiter Gereiste bestätigen, daß man sie in völlig gleicher Weise in Rio wie Tokio findet[16]).

Etwas bessere Anhaltspunkte, aber auch nur allgemeine, nicht prozentuale, über die Häufigkeit der Homosexualität gibt eine andere, von Urningen selbst gewöhnlich zu Anknüpfungszwecken angewandte „Untersuchungsmethode", die des Inserats[17]).

So gab beispielsweise im Jahre 1901 ein urnischer Philologe in Berlin das folgende Inserat auf: „17—21jährigen Freund sucht 25-jähriger Doktor. „Z" Morgenpost, Schiffbauerdamm 2." Nur 11 von

---

[15]) Kritische Pfeile, p. 12.

[16]) cf. Artikel von Numa Prätorius in Anthropophyteia. Bd. VIII. p. 410 ff. „Homosexuelle Pissoirinschriften aus Paris".

[17]) Jahrbuch f. sex. Zw., Jahrgang V. Band 2. p. 950, Anonym. (Dr. B.) Eine praktische Enquete über die Häufigkeit der Homosexualität in Frühroth, freiradikale Zeitschrift, herausgegeben von Robert Heymann, Nr. 8, 9, 10, 11, 12 und 13. (1901.)

36 Zeitungen nahmen die ihnen übersandte Anzeige auf. Insgesamt antworteten auf das Inserat, das nur einmal erschien, 140 Personen, darunter befanden sich 111 — der Verfasser legte mir später selbst die Briefe vor —, die nahezu mit Sicherheit von Homosexuellen herrührten die sich nach einem „intimen Freund" sehnten. Viele davon geben ganz offen das homosexuelle Gefühl, das nach Erwiderung verlangt, kund. Das angegebene Alter der Briefschreiber schwankte zwischen 16½ und 30 Jahren, vereinzelt fanden sich auch Herren von 35, 39, 40, 46 und noch höherem Alter. Der Verfasser des Inserats meint, die Zahl von 111 Eingängen auf 13 Zeitungen Berlins scheine zwar gering, dabei sei aber zu berücksichtigen, daß ein nur ein einziges Mal gebrachtes Inserat von sehr wenigen Lesern gelesen werde, sowie daß die wenigsten Homosexuellen es wagten, auf Inserate zu reagieren. Demgegenüber bemerkt aber Prätorius ganz richtig[17a]: „Die Anzahl der auf das Inserat eingegangenen Schreiben ist nicht als eine geringe zu betrachten, wie Verfasser meint, sondern als eine relativ große, wenn man bedenkt, wie viele Bedingungen erfüllt sein müssen, bis ein Homosexueller antwortet. (Leser der betreffenden Zeitung, Leser des Inseratenteils, Leser des betreffenden Inserats, Lust zu antworten, Mut zu einem solchen Schritt usw.)."

Ein weiteres Mittel, das einen gewissen Maßstab für die Häufigkeit der Homosexualität bietet, ist die katholische Beichte. Es liegen mir eine ganze Reihe interessanter Mitteilungen katholischer Priester vor, von denen ich wenigstens einige wenige wiedergeben will.

So antwortet ein Geistlicher auf die Frage, ob er auf Grund seiner pastoralen Erfahrung bestätigen könne, daß es Menschen gibt, welchen von Natur aus kein anderer als ein gleichgeschlechtlicher Trieb innewohnt, folgendes: „Schon lange in der Seelsorge tätig, namentlich viel mit Männerseelsorge beschäftigt, kann ich die Existenz sothan gearteter Naturen ganz decidiert bestätigen. Ich lernte von Homosexuellen kennen: Einen Fabrikarbeiter, einen Gesellen — Senior eines katholischen Gesellenvereins —, einen Bauernknecht, einen Professor, eine Sprachlehrerin u. a. m." — Ein anderer Geistlicher schreibt: „Da ich schon frühzeitig von diesen Dingen Kenntnis erhielt, habe ich im Beichtstuhl immer darauf gerichtete Ergänzungsfragen gestellt. Ich frage jedesmal, wenn von Sünden gegen das 6. Gebot die Rede geht: Ist es mit jemand vom anderen oder mit jemand vom eigenen Geschlecht geschehen? Und dabei bediene ich mich eines Tones, aus dem der Pönitent entnehmen kann, daß mich letzteres nicht im mindesten überraschen würde. Im Durchschnitt heißt es dann natürlich: Mit jemand vom anderen Geschlecht. Wenn nun diese Antwort nicht ganz schnell und sicher kommt, frage ich weiter: Mit Personen vom eigenen Geschlecht gar nicht? und befleißige mich womöglich einer noch größeren Freundlichkeit. Da kommt dann nicht selten ein schüchternes „Auch". Ja, es stellte sich schon heraus, daß Sünden mit dem anderen Geschlecht gar nicht vorgefallen waren, sondern nur Sünden solcher Art. Zuletzt erkundige ich mich immer nach den Ursachen und Anlässen. Der Ursachen gibt es dreierlei (nach meinen Erfahrungen nämlich; andere mögen vielleicht wieder anders urteilen): Verführung, Mangel an Gelegenheit, mit Personen vom

---

[17a]) Vgl. die Arbeiten von Numa Prätorius über Inserate, namentlich: „Homosexuelle Inserate", Anthropophyteia Bd. VI, S. 167 ff., und „Ein homosexuelles Inserat und die eingegangenen Angebote", „Homosexuelle Inserate" aus der Pariser Zeitung „Le Supplément" No. 2—3 und Anthropophyteia Bd. VIII S. 244 ff.

entgegengesetzten Geschlechte zusammenzukommen und endlich gleichgeschlechtliche Naturanlage. Letztere Ursache ist die gewöhnliche; und ich glaube, daß auch in den ersteren Fällen immer ein bißchen „Homosexualismus“ mit unterläuft, nur daß oft bloß leichte, schwache Anlässe vorhanden sind. Ich bin der Überzeugung, daß solche Menschen gar nicht so selten vorkommen, fürchte aber, daß sehr viele von ihnen, weil sie nur von wenigen Beichtvätern verstanden und billig beurteilt zu werden hoffen dürfen, ihr Leben lang kein aufrichtiges Bekenntnis machen.“ Ein Dritter sagt: „Ob ich als Beichtvater die Existenz des Homosexualismus als einer objektiv gegebenen Tatsache bestätigen könne? Das kann ich allerdings. Ich habe tausende von Beichten entgegengenommen, habe Männern und Frauen, Greisen und Jünglingen, Landleuten und Städtern, Menschen der obersten und der untersten Stände ins Gewissen geschaut, so tief ins Gewissen geschaut, daß ihr innerstes Leben, ihre innersten Empfindungen, Kämpfe und Gefühle offen vor meinen Blicken lagen, und ich muß den Satz unterschreiben: „Es ist eine Erscheinung, mit der wir uns, als einmal gegeben, abfinden müssen, daß die fleischliche Liebe nicht exklusiv an das entgegengesetzte Geschlecht gebunden ist. Wenn wir auch die Gründe dafür bisher nicht verstanden, so ist doch ein Zweifel darüber ausgeschlossen, daß es eine ansehnliche Zahl von Männern und Frauen gibt, die sich, und zwar mit physischer Notwendigkeit, nicht vom anderen, sondern vom eigenen Geschlecht sexuell angezogen fühlen.“ Ein Vierter antwortet endlich auf Grund einer 30jährigen pastoralen Erfahrung: „Es gibt einen, allerdings sehr geringen, Prozentsatz von Menschen, denen kein anderer, als ein gleichgeschlechtlicher Trieb innewohnt; weit größer aber ist die Zahl derer, die zwar auch vom anderen Geschlecht, in höherem Maße aber vom eigenen sich angezogen fühlen.“

Da die geschilderten Unterlagen für die Gewinnung eines Urteils über das Vorkommen homosexueller Empfindungen höchst unzureichend sind, ist es nur zu begreiflich, daß die Meinungen über die Menge der Homosexuellen früher ganz außerordentlich weit auseinandergingen. In wie hohem Maße dies der Fall war, mögen noch einige Literaturangaben zeigen, die ich den bereits angeführten hinzufügen möchte.

Gustav Jäger[18]) berichtet, daß ein Gewährsmann von ihm auf 50 Männer 1 Homosexuellen annimmt. Es ist dies wohl derselbe Dr. M., der in der später von Jäger in dem Jahrb. f. sex. Zw.[19]) veröffentlichten Abhandlung mitteilt, daß er „auf eine Million Männer 20 000 Mutuelle und Pygisten“ rechnet. Nach den Mitteilungen von Otto de Joux soll die Zahl der Urninge in ganz Europa etwa 5 Millionen betragen, es sollen 4,5 % aller Personen männlichen Geschlechts Urninge, dagegen bloß 0,1 % aller Personen weiblichen Geschlechts Urninginnen sein. Während de Joux den Prozentsatz der homosexuellen Frauen geringer veranschlagt als den der homosexuellen Männer, hält H. Ellis ihn im Gegenteil für wesentlich höher. Er schreibt[20]): „Bei dem berufstätigen, gebildeten Elemente der Mittel-

[18]) Gustav Jäger, Entdeckung der Seele, 3. Aufl., Bd. I, p. 257, Leipzig 1884.

[19]) Jahrb. f. sex. Zw., II. Jahrg. 1900, p. 53: Ein bisher ungedrucktes Kapitel über Homosexualität aus der „Entdeckung der Seele“ von Dr. med. Gustav Jäger in Stuttgart.

[20]) H. Ellis, Psychology of Sex. Band: „Sexual inversion“ p. 29—30.

klasse in England findet sich ein bestimmter Prozentsatz von Urningen, manchmal bis zu 5 %, wenn auch solche Angaben immer nur schätzungsweise bleiben können. Bei den Frauen derselben Klasse scheint der Prozentsatz mindestens die doppelte Höhe aufzuweisen — wenn auch hier die Äußerungsformen unbestimmter und weniger tief sind." Moll schreibt in seiner „Konträren Sexualempfindung"[21]: „Was die Zahl der Urninge betrifft, so ist es unmöglich, genau anzugeben, welchen Prozentsatz der Bevölkerung sie ausmachen"; und etwas weiter: „Ich habe selbst in Berlin etwa 600—700 Urninge gesehen und beobachtet und von etwa 250—350 gehört. Nach diesem ungefähren Bilde kann ich feststellen, daß sich die Zahl der Berliner Urninge mindestens auf 900 beläuft. Daß aber in Wirklichkeit diese Zahl wesentlich überschritten wird, kann ich mit größter Wahrscheinlichkeit sagen. Ob es 3000 oder 10 000 oder sogar, was ich nicht für ausgeschlossen halte, noch mehr Homosexuelle in Berlin gibt, darüber kann ich mit Sicherheit nicht urteilen." v. Römer[22]) glaubt, „daß der Uranismus in einem Minimum von 2 % und in einem Maximum von 33 % vorkommt".

In fast allen sonstigen Literaturstellen, die ich kenne, begnügt man sich damit, die Homosexualität entweder für ein häufiges oder für ein seltenes Vorkommnis zu erklären, ohne allerdings diese Vermutungen des näheren zu begründen. Wenn Voltaire[25]) von ihr sagt: „Ce vice est très-rare parmi nous", so handelt es sich nicht weniger um eine subjektive beweislose Meinung, als wenn de Joux äußert: „Niemand ahnt, welche ungeheure Verbreitung der moderne Hellenismus hat. Jedes Haus hat heute sein Urning-Skelett. Unerkannt, ungeahnt, in trefflicher Maske sitzt der Uranismus, gleichsam in eine Tarnkappe gehüllt, an allen Tischen, nimmt überall am öffentlichen Leben teil und fordert gebieterisch sein Naturrecht."

Angesichts der großen Unsicherheit und Verschiedenheit der Anschauungen (schwankten doch die Verhältniszahlen zwischen 1 auf 2 und 1 auf 10 000), dürfte es wohl berechtigt gewesen sein, was ich selbst in meiner ersten Arbeit über den Uranismus geäußert habe: „Bei dem dichten Schleier, der geheimnisvoll das Geschlechtsleben des Menschen umgibt, entzieht es sich jeglicher Berechnung, in welchem Zahlenverhältnisse diese drei Menschenklassen (gemeint sind die Heterosexuellen, Bisexuellen und Homosexuellen) zu einander stehen; alle bisherigen Untersuchungen und Schätzungen selbst namhafter Forscher sind mehr oder weniger unzuverlässige Vermutungen." Um zu zuverlässigeren statistischen Unterlagen zu gelangen, wandte ich in Gemeinschaft

---

21) A. Moll, l. c. p. 144.

22) Jahrb. f. sex. Zw., VII. Jahrg. Bd. 1, p. 67: Die erbliche Belastung des Zentralnervensystems bei Uraniern, geistig gesunden Menschen und Geisteskranken. Von L. S. A. M. v. Römer.

25) Voltaire, Dict. philos., p. 285.

mit einer Anzahl meiner Mitarbeiter zwei Mittel an: Stichproben und Rundfragen. Wir schlossen, damit wir keine zu hohen Zahlen erhielten, bei beiden Methoden von vornherein Gruppen aus, von denen man hätte annehmen können, daß unter ihnen das homosexuelle Element besonders stark vertreten ist.

Bei den Rundfragen suchten wir Kreise aus, von denen man theoretisch voraussagen durfte, daß in ihnen die Anzahl der Homosexuellen keineswegs größer sein würde als in der übrigen Bevölkerung, das eine Mal Studierende technischer Fächer, das andere Mal Metallarbeiter, beides also zwei besonders „männliche" Berufe. Bei den Stichproben legte ich Wert darauf, daß es sich um gemischte, möglichst indifferente Gruppen handelte, vor allem nicht um den engeren Bekanntenkreis einer Persönlichkeit, in welchem möglicherweise die Menge der gleichgeschlechtlich Empfindenden hätte überwiegen können. Man könnte gegen die Stichproben geltend machen, daß die Homosexuellen nicht selten die Neigung haben, die Zahl der Gleichfühlenden zu überschätzen. Demgegenüber ist zu erinnern, daß von den Berichterstattern ausdrücklich verlangt wurde, nur Personen aufzunehmen, die ihnen positiv als homosexuell bekannt waren, während es offenbar in den meisten der angeführten Kreise den einen oder anderen gibt, der seine Anlage so gut zu cachieren weiß, daß sie auch guten Beobachtern entgeht. Deshalb sind die Resultate auch hier wie in den Enqueten eher als etwas zu niedrig als zu hoch gegriffen anzusehen. Ich lasse nun Beispiele von Stichproben folgen, wobei ich bemerke, daß die sämtlichen Ermittelungen von Personen herrühren, die mir als zuverlässig bekannt waren. Die Berichterstatter sind, soweit sie selbst Urninge sind, mit eingerechnet.

I. Unter einer Gruppe von im ganzen etwa 40 Personen, welche dem höchsten europäischen Adel angehören, befinden sich nach absolut zuverlässigen Informationen zwei, deren Uranismus außer Zweifel steht. 2:40 = 5 %.

II. Ein urnischer Offizier kennt 560 Offiziere aus 10 verschiedenen Regimentern; unter diesen befinden sich 14 Homosexuelle, ziemlich proportional auf alle Chargen verteilt. 14:560 = 2,5 %.

III. Ein Einjähriger eines ostpreußischen Infanterieregimentes gibt an, in seiner Kompagnie 4 Homosexuelle verschiedener Chargen gefunden zu haben. 4:125 = 3,2 %.

IV. Ein zu einer achtwöchentlichen Waffenübung eingezogener urnischer Ingenieur fand in seiner Kompagnie außer sich 2 Urninge, einen Unteroffizier und einen Gemeinen. 3:125 = 2,4 %.

V. Unter 120 Mannschaften und Unteroffizieren einer Kürassierschwadron befanden sich 3 Homosexuelle. Ref. folgert dies nicht etwa daraus, daß sie mit Homosexuellen verkehrten — wenn dies beweisend sei, so wäre der Prozentsatz höher —, sondern aus ihren Angaben und ihrem Gebaren. 3:120 = 2,5 %.

VI. Ein Marineoffizier, der sehr zahlreiche und sorgfältige Beobachtungen angestellt hat, taxiert den Prozentsatz der Homosexuellen in seinem Stande auf 5 unter 100 = 5 %.

VII. Unter 400 französischen Soldaten befanden sich 12 Homosexuelle. 12:400 = 3 %.

VIII. Ein urnisch veranlagter evangelischer Pastor teilt mit, daß er unter seinem geistlichen Bekanntenkreis, der 87 Herren umfaßt, 2 Homosexuelle kenne. Dem einen von beiden gestand er, um sich mit ihm zu beraten, seine geschlechtliche Eigenart und erfuhr zu seiner Überraschung, daß derselbe sich in der gleichen Lage wie er selbst befände. Die Homosexualität des anderen verriet ihm ebenfalls ein unzweideutiges Selbstbekenntnis. 3:88 = 3,4 %.

IX. Ein Priester hat unter 95 katholischen Geistlichen, die er näher kennen lernte, 2 Urninge gefunden. „Beide haben es mir selbst" — so schreibt er — „(extrasakramental) eingestanden, der eine ausdrücklich, der andere so gut wie ausdrücklich. Ein Zweifel ist ausgeschlossen." Der Gewährsmann fügt hinzu, daß nach seiner Meinung die Homosexualität unter der katholischen Geistlichkeit stärker vertreten sei, als unter irgendeinem andern Berufe. 3:95 = 3,15 %.

X. Ein urnischer Briefträger hat unter ca. 1000 Postbeamten eines der größten Berliner Postämter in mehreren Jahren 18 kennen gelernt, von denen er mit einer an Sicherheit grenzenden Wahrscheinlichkeit aussagen kann, daß sie „so" sind. 18:1000 = 1,8 %.

XI. Ein Eisenbahnbeamter kennt unter 300 Beamten seines Distrikts 3 Homosexuelle. 3:300 = 1 %.

XII. Ein homosexueller Lehrer berichtet, daß sich unter 90 Zöglingen eines Lehrerseminars — Internats — 2 Homosexuelle befanden, die es auch jetzt nach Jahrzehnten noch sind. 2:90 = 2,22 %.

XIII. Ein Korpsstudent kannte unter 35 Mitgliedern seiner Korporation 2 Uranier. 2:35 = 5,71 %.

XIV. Ein Student fand in einer größeren Verbindung von durchschnittlich 100 Aktiven im I. Semester 2 Homosexuelle, im II. Semester 2 Homosexuelle, im III. Semester 3 Homosexuelle, im IV. Semester 4 Homosexuelle, im V. Semester 2 Homosexuelle, im VI. Semester 1 Homosexuellen, im VII. Semester 2 Homosexuelle, durchschnittlich unter 100 Studenten: 2,28 Homosexuelle. 2:100 = 2 %.

XV. Ein Gymnasiallehrer kennt unter 152 Lehrern, die er im Laufe der Jahre genauer kennen gelernt hat, 3 Homosexuelle, sich mit eingerechnet. 3:152 = 1,97 %.

XVI. Dr. Numa Prätorius gibt in der Bibliographie des VII. Jahrganges des Jahrbuches für s. Zw.[25a] folgende Stichprobe: „Ich kenne unter der auf etwa 200 sich belaufenden Anzahl der Richter eines deutschen Bundesstaates drei geborene Homosexuelle, die sich untereinander ausgesprochen haben, zwei davon sind ausschließlich homosexuell und einer bisexuell, aber mit sehr stark überwiegender homosexueller Neigung. Die Vermutung liegt nahe, daß außer diesen drei in dem betreffenden Bundesstaat noch weitere Justizbeamte homosexuell sind, denn es wäre wahrlich ein mehr als seltsamer Zufall, daß einzig und allein diese drei, die sich zufällig kennen lernten, homosexuell wären, die sämtlichen anderen aber, von denen eine große Anzahl den Dreien überhaupt persönlich nicht bekannt ist, alle insgesamt heterosexuell wären." (3:200 = 1,5 %).

XVII. Einer urnischen Telegraphengehilfin waren unter 350 Telephonistinnen ihres Amtes 8 als homosexuell bekannt. 8:350 = 2,3 %.

XVIII. Unter 70 Chefs in der Berliner Damenkonfektion sind Berichterstatter 5, unter ca. 200 Angestellten dieser Firma 3 als sicher homosexuell bekannt. Berichterstatter ist heterosexuell. 8:270 = 3 %.

XIX. In einer großen Backwaren-Fabrik kannten sich unter 90 Bäckern 3 als homosexuell. 3:90 = 3,3 %.

XX. In einem Berliner Warenhause befinden sich unter ca. 400 im Lager beschäftigten Personen 6 untereinander bekannte Urninge. 6:400 = 1,5 %.

XXI. Ein Bankangestellter fand unter ca. 100 in einer Berliner Bank beschäftigten Person 2 Uranier. 2:100 = 2 %.

XXII. Ein in einer bekannten Kunstanstalt seit 8 Jahren beschäftigter Urning kennt unter den 400 Zeichnern, Ätzern und Setzern usw. 7 Homosexuelle (sich mit einbegriffen). 7:400 = 1,75 %.

[25a]) Jahrb. f. sex. Zw., VII. Jahrg. 2. Band. 1905. p. 819/20.

XXIII. Ein Urning, der regen gesellschaftlichen Verkehr pflegte, machte die Wahrnehmung, daß sich in jeder größeren Familie innerhalb dreier Generationen, also ca. unter 30 Personen, ein Homosexueller findet. Es stimmt das mit der Beobachtung überein, die ich aus der Kenntnis zahlreicher homosexueller Namen gemacht habe, daß es kaum eine deutsche Standesfamilie gibt, die nicht unter ihren Agnaten einen Homosexuellen zählt. 1 : 30 = 3,3 %.

XXIV. Ein homosexueller 27 jähriger Schlächtergeselle kennt 110 Schlächtermeister und Gesellen. Darunter sind, ihn eingerechnet, ganz sicher 4 Urninge, 1 Meister und 3 Gesellen zwischen 25 und 30 Jahren. Sämtliche haben unserem Gewährsmanne ihre homosexuelle Neigung zugegeben. 4 : 110 = 3,63 %.

XXV. Ein Nichturning kennt unter ca. 200 Angestellten seines Geschäftshauses 2 Homosexuelle. Auch einer der beiden Chefs gilt als Urning. 2 : 200 = 1 %.

XXVI. Unter 2000 Marburger Studenten kannte S. 80 Urninge. 80 : 2000 = 4 %.

XXVII. Einem homosexuellen Schauspieler waren in seiner Laufbahn unter ca. 900 Schauspielern an verschiedenen Bühnen 50 als gleichfalls so veranlagt bekannt geworden. 50 : 900 = 5,5 %.

XXVIII. Unter 60 polnischen Konfirmanden befanden sich 2 feminine, von denen der eine ein Damenschneider, der andere Damenfriseur in Berlin geworden sind. Beide trafen sich später in homosexuellen Lokalen wieder. 2 : 60 = 3,3 %.

XXIX. Unter 200 Mann Personal eines großen Badehotels befanden sich 5 Homosexuelle. 5 : 200 = 2,5 %.

XXX. Unter 80 Angestellten eines Geschäftes für Damenhutfedern in einer rheinischen Stadt waren 3 Homosexuelle. 3 : 80 = 3,75 %.

XXXI. Dr. Merzbach teilt im IV. Jahrgang des Jahrbuches für sex. Zwischenstufen[26]) mit: „In Berlin befindet sich ein Welthaus für Theaterausstattungen, an Kostümen und Requisiten, dessen Besitzer, der mehrere hundert Leute in den verschiedenen Betrieben beschäftigt, mir mitteilte, daß er über 20 Homosexuelle unter seinem Personal kenne, und zwar seien dies gerade diejenigen Herren, die in der Schönheit der Zusammenstellung, überhaupt in der Erfindung von Kostümen, das Hervorragendste leisteten und welche Gehälter bis über 10 000 Mark jährlich bezögen.“ 20 : ca. 400 = 5 %.

XXXII. Von Carpenter, Das Mittelgeschlecht. p. 122, rührt folgende Angabe her: „Nehmen wir die englischen Könige von der normannischen Eroberung an bis auf den heutigen Tag, so haben wir deren etwa 30. Und unter diesen waren drei, nämlich William Rufus, Edward II. und James I. in hohem Grade homosexuell und müssen als regelrechte Urninge bezeichnet werden. Einige andere, wie William III., hatten eine starke Beimischung des gleichen Temperamentes. Drei unter 30 ist schon ziemlich viel, — 10 %, — und wenn man bedenkt, daß Herrscher ihren Beruf im allgemeinen nicht selber erwählen, sondern nur durch das Akzidens ihrer Geburt in diese Stellung kommen, so erscheint dies Verhältnis gewiß merkwürdig.“ „Bedeutet das etwa,“ fügt Carpenter hinzu, „daß der für das große Leben allgemeingültige Prozentsatz ein gleich hoher ist, und nur dann richtig zu erkennen wäre, wenn er unter die scharfe Beleuchtung käme, denen die Throne ausgesetzt sind?“ 3 : 30 = 10 %.

XXXIII. Von 3 der ca. 200 Schüler, mit denen ich selbst das Domgymnasium meiner Vaterstadt besuchte, weiß ich mit Sicherheit, daß sie jetzt homosexuell sind. Sie haben sich mir nach meinen Arbeiten auf diesem Gebiete dekouvriert. Von den drei Schülern,

---

[26]) Jahrb. f. sex. Zw. IV. Jahrg. 1902. Dr. med. Georg Merzbach-Berlin, Homosexualität und Beruf. p. 194.

von denen einer einen Mädchenspitznamen führte, war mir damals nichts darüber bekannt.[27]) 3:200 = 1,5 %.

XXXIV. Diese Ermittelung bezieht sich auf dieselbe Klosterschule R., auf welcher Hoche[28]) Beobachtungen über die Liebesverhältnisse zwischen Primanern als Amantes und Tertianern als Amati angestellt hat. Hoche, welcher zu den Psychiatern gehört, die dem Angeborensein des homosexuellen Triebes widersprechen, sucht seine Annahme dadurch zu stützen, daß er auf die „Liebesverhältnisse" zwischen Schülern hinweist, die später ganz normalsexuell würden. Trotz „schwärmerischer, lyrischer Ergüsse, Mondscheinpromenaden, glühender Liebesbriefe, feuriger Umarmungen und Küsse, gelegentlichen Zusammentreffens im Bett, selten mit Onanie, nie mit Päderastie, entwickelte sich später der Primaner als durchaus normaler Mensch weiter und der Tertianer wurde in Prima selbst wieder ein Amans." Ich verdanke einem urnischen Mitschüler Hoches, dem Grafen X., einen ausführlichen Bericht über das Leben und Treiben auf dem altberühmten Erziehungsinstitut R., welches 1554 in einem alten Cisterzienser-Nonnen-Kloster eingerichtet wurde und zur Zeit, als Graf X. dasselbe besuchte, von Quarta bis Prima gegen 130 Schüler zählte. Die Hälfte davon waren Adelige, Gutsbesitzers- und Offizierssöhne, die anderen meist protestantische Pfarrers- und Domänenpächterssöhne, fast alle aus Sachsen, Brandenburg, Schlesien, Pommern und Posen. X. bestätigt, daß zwischen Älteren und Jüngeren Verhältnisse bestanden, die trotz Liebkosungen, großen Vertraulichkeiten und Eifersuchtsanwandlungen meist „platonischer" Natur waren, hie und da kam es wohl zu sexuellen Akten, die jedoch mehr jugendlichem Gefühlsüberschwang im sexuell noch wenig differenzierten Übergangsstadium, als wirklichen homosexuellen Neigungen entsprangen. Bei den meisten älteren Schülern zeigten sich bereits deutliche Äußerungen ihrer heterosexuellen Natur, denen gegenüber sogar die Mägde der Professoren und Lehrer im Anstaltsgebäude oft einen harten Stand hatten. Alle, die heterosexuell waren, sind heterosexuell geblieben und zum Teil sehr glückliche Ehemänner geworden. Von 7 seiner früheren Schulkollegen weiß Graf X., daß sie jetzt homosexuell sind, und zwar betont unser Gewährsmann, daß gerade bei diesen die von Hoche geschilderten äußeren Liebesbezeugungen viel weniger sichtlich hervortraten, was er auf eine gewisse Scheu und Scham zurückführt, die gleichgeschlechtlich Empfindenden oft schon in der Schule eigen zu sein pflegt. 7:130 = 5,4 %.

Bumke hat gegen die Stichproben eingewandt, daß die Kontrolle ihrer Richtigkeit sich der Nachprüfung entzöge. Demgegenüber hoben Prätorius in der Bibliographie und ich selbst in einer Replik hervor, daß die Stichproben von Personen herrührten, bei denen vorausgesetzt werden durfte, daß sie ihre Angaben ohne Voreingenommenheit machen würden. Gerade die Übereinstimmung der Resultate der Stichproben untereinander und das analoge Ergebnis der Rundfragen zeigt die Zuverlässigkeit dieser Vertrauens-

---

[27]) Wenn Bumke (Jahrb. f. sex. Zw. VII. Jahrg. Bd. 2. p. 817) diese Angaben bemängelt, weil hier von homosexuellen Schülern die Rede ist, so ist dieser Einwand insofern hinfällig, als jene Angaben selbstverständlich nicht von noch in der Schule befindlichen Personen herrühren, sondern von Erwachsenen, die aus der Schule längst entlassen, zurzeit homosexuell sind, und die Zahl ihrer Mitschüler angegeben hatten, von denen sie wußten, daß sie ebenfalls homosexuell sind. Cf. Hirschfeld, „Zur Frage der Häufigkeit homosexueller Vergehen" in der Münchener Medizinischen Wochenschrift 17. Januar 1905. Nr. 3.

[28]) „Zur Frage der forensischen Beurteilung sexueller Vergehen", Neurologisches Zentralblatt 1896, S. 517—568.

personen. Weiterhin machte Bumke gegen die Stichproben geltend, daß die Homosexuellen sicher übertrieben, denn „jeder Alkoholist, Morphinist usw. bezichtigte einen möglichst hohen Prozentsatz seiner Bekannten derselben Schwäche, um seine eigene Widerstandslosigkeit zu entschuldigen, er wende damit nur ein Beschönigungsprinzip an, das jedem ertappten Kinde geläufig ist." Darauf erwidert Prätorius[29]: „Bumke beweist mit diesen Sätzen aufs deutlichste, daß er niemals ernstere vertrauenswürdigere Homosexuelle kennen gelernt hat. Nur von diesen ernsteren Elementen hat aber Hirschfeld die Stichproben bezogen. Diese geben aber die Anzahl der ihnen bekannten Gesinnungsgenossen nicht auf Grund bloßer Mutmaßungen, sondern auf Grund ganz sicherer Kenntnis ab. Daß die angeführten Stichproben vorsichtig aufgenommen sind, beweist z. B. diejenige über den Prozentsatz der Homosexuellen unter dem allerhöchsten Adel Europas. Die Anzahl der bestimmt Homosexuellen wird hier nur auf 2 angegeben, und doch weiß jeder Kenner der Verhältnisse sicher, daß die Zahl 6 für Deutschland allein nicht zu hoch gegriffen ist. Naheliegende Gründe verbieten ein näheres Eingehen auf diese Anzahl."

Das Gesamtresultat der im Jahre 1904 gesammelten 30 Stichproben ergab unter 6611 Personen 132 Urninge gleich 1,99%; im Jahre 1912 stellten wir weitere 35 Stichproben zusammen, die unter 17160 Personen 393 Urninge gleich 2,29% ergaben; also unter insgesamt 23771 Personen 525 Urninge gleich 2,14%.

Ich komme nun auf die zweite Methode zur Ermittelung des Prozentsatzes der Homosexuellen: die Enqueten.

Den Gegenstand unserer ersten Rundfrage bildeten 3000 Studierende der Technischen Hochschule zu Charlottenburg. Es handelte sich hier um eine abgegrenzte, in vieler Hinsicht gleichartige, verhältnismäßig auf hoher geistiger Stufe stehende Personengruppe, deren Tätigkeit ebenso sehr im wissenschaftlichen, wie im praktischen Leben wurzelt, deren Beruf klares, mathematisches Denken erfordert, ein im allgemeinen gesunder, kräftiger, unverkünstelter Menschenschlag, der daher für eine voraussetzungslose wissenschaftliche Untersuchung besonders geeignet erschien. Wir sandten in geschlossenem undurchsichtigem Umschlag an jeden persönlich adressiert und an sämtliche mit gleicher Post das folgende Schreiben ab:

Rundfrage des wissenschaftlich-humanitären Komitees.

Charlottenburg, Dezember 1903.

Sehr geehrter Herr!

Das unterzeichnete Komitee hat sich die Aufgabe gestellt, einige Fragen auf dem Gebiete der Sexualpsychologie wissenschaftlich zu erforschen. Die Ergebnisse unserer Enquete werden voraussichtlich nicht nur von theoretischem Interesse, sondern auch von praktischer Bedeutung sein, da sie früher oder später auf die Gesetzgebung, auf das soziale Urteil und somit auf das Schicksal eines erheblichen Teiles unserer Bevölkerung von Einfluß sein werden.

Da es sich um eine statistische Feststellung handelt, so kann die Aufgabe nur auf dem Wege der Sammelforschung gelöst werden, und da das Objekt der beabsichtigten Feststellung im

---

[29]) Jahrb. f. sex. Zw., VII. Jahrg., Bd. 2, p. 818 (1905).

subjektiven Empfindungsleben liegt, so muß eine für die Zwecke der Statistik hinreichende Zahl von Personen zu freiwilliger und wahrheitsgemäßer Auskunft über den Inhalt ihres intimen Trieblebens gewonnen werden. Wenn wir uns mit dieser Rundfrage zuvörderst an die akademische Jugend wenden, so geschieht es, weil wir bei ihr den sittlichen Ernst, die Bereitwilligkeit und die Fähigkeit sicher voraussetzen dürfen, auf welche wir bei dieser Enquete unbedingt rechnen müssen. Die Hauptfrage, welche wir Ihnen vorlegen, ist folgende: Richtet sich Ihr Liebestrieb (Geschlechtstrieb) auf weibliche (*W*), männliche (*M*) oder weibliche und männliche (*M* + *W*) Personen? Wir bitten Sie, diese Frage auf einliegender Postkarte durch bloßes Durchstreichen und Unterstreichen der Buchstaben *W* und *M* möglichst bald und vor allem streng wahrheitsgemäß zu beantworten. Namen bitten wir nicht zu nennen, dagegen das Alter durch Unterstreichen der zutreffenden Zahl zu bezeichnen.

Indem wir hoffen, daß Sie die kleine Mühe nicht scheuen werden, zur wissenschaftlichen Lösung dieser Probleme beizutragen, zeichnet, auf Wunsch gern zu weiteren Auskünften erbötig, unter Zusicherung strengster Diskretion

Hochachtungsvoll
für das wissenschaftlich-humanitäre Komitee
Dr. med. H i r s c h f e l d.

Die beigefügte Antwortkarte, welche weder auf der Vorder-, noch auf der Rückseite mit geheimen Zeichen versehen war, hatte folgendes Aussehen:

W. *M.* *W.* + *M.*

16. 17. 18. 19. 20. 21. 22. 23. 24. 25. 26. 27. 28. 29. 30.

Von den 3000 Briefen kamen 103 als unbestellbar („unbekannt verzogen", „nicht zu ermitteln") zurück, von den 2897 Personen, welche in den Besitz der Anfrage gelangten, trafen 1756 Antwortkarten ein; von diesen mußten 60 als fraglich oder als unbrauchbar ausgeschieden werden, von den übrigen 1696 hatten 1593 das *W.*, 26 das *M.*, 77 das *W.* + *M.* in völlig einwandfreier Weise unterstrichen; das *W.* + *M.* war von den meisten gleichmäßig unterstrichen, von einigen wenigen war, ohne daß danach gefragt war, das *W.* oder das *M.* durch zwei oder mehrere Striche stärker hervorgehoben worden. Es erklärten sich demnach als:

heterosexuell	1593	von 1696 =	94,0 %,
homosexuell	26	„ 1696 =	1,5 %,
bisexuell	77	„ 1696 =	4,5 %.

Es mußte uns von vornherein klar sein, daß trotz größter Vorsicht unser Schritt — der einzig gangbare und mögliche Weg zur Erhaltung zuverlässiger Resultate — auf Verkennungen und Widerstände stoßen würde. In der Tat blieben diese nicht aus. Namentlich die reaktionäre Presse schleuderte heftige Angriffe gegen uns, bezeichnete die Rundfrage als eine „Unverschämtheit", als eine „Beleidigung" und „Verführung" der akademischen Jugend. Dabei kam es diesen Blättern auf sachliche Unrichtigkeiten wenig an, so berichteten sie, die Rundfrage sei „anscheinend in Hunderttausenden von Exemplaren", ferner, sie sei „der Billigkeit wegen natürlich in offenem Umschlag" verschickt worden. Ein Volksredner drückte in einer öffentlichen Versammlung sein Erstaunen aus, daß „die Studenten nicht dem Dr. Hirschfeld die Fenster eingeworfen hätten". Ein Prediger, Dr. Runtze, sagte auf einer Synodalversammlung in bezug auf die Enquete: „Der Ausdruck „dreist und frech" sei in diesem Falle viel zu milde, er nenne es eine ruchlose Schamlosigkeit, die gegen alles verstoße, was Sitte und Religion fordere." Das Stärkste aber leistete sich ein Pastor Philipps, welcher in einer von ihm zum Kampfe gegen die Unsittlichkeit einberufenen Studentenversammlung im Langenbeckhause (im Hause, das nach dem Arzte seinen Namen führt, welcher sich mit Virchow als einer der ersten gegen die Bestrafung der Homosexuellen gewandt hatte): „Zwei Attentate auf die studentische Ehre" zur Sprache brachte; das eine rühre von einem gewissen Dr. Hirschfeld her, welcher an die Studentenschaft einen Fragebogen verschickt habe, auf dem die Adressaten angeben sollten, ob sich ihre Neigung in natürlicher oder nicht vielmehr in unnatürlicher Richtung bewege, das andere Attentat sei das massenhafte Angebot einer Firma, die ein Vorbeugungsmittel gegen ansteckende Krankheiten fabriziere." „Die Versammlung erhebt" — so heißt es in dem veröffentlichten Protest — „gegen die Zusendung solcher Schändlichkeiten einmütig und feierlich den allerentschiedensten Widerspruch und fordert sämtliche Kommilitonen, denen solche ehrerührige Sendungen zugegangen sind, dringend auf, dem Vorstand des Akademischen Vereines Ethos ihre Namen mitzuteilen, um dann gemeinschaftlich bei der Staatsanwaltschaft gegen die Urheber der Sendungen die Beleidigungsklage zu erheben, damit in Zukunft solchem schnöden Treiben wirksam vorgebeugt werde."

Die Folge dieser Treibereien war denn auch, daß 6 von 3000 Befragten sich für beleidigt erklärten, und ich daraufhin in den Anklagezustand wegen Beleidigung und Verbreitung unzüchtiger Schriften versetzt wurde. Wer sich für diesen Prozeß interessiert, sei auf den eingehenden Bericht verwiesen, der sich im VI. Jahrgange des Jahrbuches f. sex. Zw. (pag. 677—721) findet. Es dürfte genügen, an dieser Stelle nur die kurzen Worte wiederzugeben, die ich am Schlusse der mündlichen Verhandlung zu meiner Selbstverteidigung sagte: „Ich würde glauben, eine Schuld auf mich zu laden, wenn ich, im Besitz der Kenntnisse, welche ich mir auf dem Gebiete der Homosexualität gesammelt habe, nicht alle Kräfte daran setzte, einen Irrtum zu zerstören, dessen Folgen zu schildern die menschliche Sprache zu arm ist. Erst zu Beginn dieser Woche hat ein mir bekannter homosexueller Student der Technischen Hochschule sich vergiftet, weil er homosexuell veranlagt war. In meiner ärztlichen Behandlung befindet sich zurzeit ein Student derselben Hochschule, der sich wegen Homosexualität in die Brust geschossen hat. Vor nur wenigen Wochen habe ich in diesem Saale einer Verhandlung gegen zwei Erpresser beigewohnt, die einen homosexuellen Herren, einen der ehrenwertesten Männer, die ich kannte, zum Selbstmord trieben, von dem ein Zweiter, durch die nämlichen Erpresser bedroht, nur mit Mühe zurückzuhalten war. Solche und ähnliche Fälle könnte ich hundertfach anführen. — Ich glaubte diese Umfrage veranstalten zu müssen, um die Menschheit von einem Makel zu befreien, an den sie einst mit tiefster Beschämung zurückdenken wird: Per scientiam ad justitiam!"

Trotz allem wurde ich zu einer Geldstrafe verurteilt, wenn auch mit der Begründung, daß „der Angeklagte die Tat im Eifer wissenschaftlicher Interessen begangen hat, daß er sich dabei aber in den Mitteln zur wissenschaftlichen Forschung versehen hat." Waren nun zwar diese Anklage und Verurteilung, diese heftigen Angriffe, gewiß recht schmerzhafte Nebenwirkungen der statistischen Untersuchung, so durfte ich mir nicht verhehlen, daß sich Wahrheitssucher oft zur Erreichung ihres Zieles größerer Widrigkeiten aussetzen mußten. Was haben Forschungsreisende auf sich genommen, um ein neues Stück Land dem Wissen zu erschließen, und war nicht auch unser Vorgehen eine Forschungsreise in ein bisher der Kenntnis entzogenes Gebiet?

Schloß nicht der ernste und wissenschaftliche Charakter unserer Fragen, ihre sorgsame Begründung, die Annahme einer Beleidigung von vornherein aus? Die Anfrage ist völlig indifferent, sie enthält keine Behauptung, keine Vermutung, keine Zumutung. Ob der Angefragte normal oder anormal, homosexuell, heterosexuell oder bisexuell ist, ist den Fragestellern an sich gleichgültig. Wo soll da also der Angriff auf die Ehre des anderen liegen? Es kommt hinzu, daß die Antwortkarten ohne Namensnennung, ohne Schriftzüge zurückerbeten wurden, so daß vollkommen die Möglichkeit genommen war, die abweichend gearteten Personen herauszukennen. Nahm trotzdem der eine oder andere ein Ärgernis, so war dies gewiß zu bedauern; wie klein mußte aber dieses Gefühl gegenüber einer Arbeit erscheinen, von der ein Biologe sagt, daß ihre Ergebnisse in der Geschichte der Wissenschaft vom Menschen — eine dauernde Stätte behalten werden.

Die Umfrage schrieben manche, soll eine Verführung der Jugend involvieren, indem junge Leute durch die Enquete erst auf die Homosexualität gebracht werden. Ob wohl durch eine Statistik über die Verbreitung der Farbenblindheit schon jemand farbenblind geworden ist? Solange dies nicht der Fall, halte ich es für ausgeschlossen, daß jemand durch die Frage, ob er homosexuell sei, homosexuell geworden ist. Man muß sehen, mit welcher Bestimmtheit und Sicherheit die 94 % der Studenten und die 96 % der Metallarbeiter ihr W. unterstreichen, mit welcher Einfachheit und Entschiedenheit auf der anderen Seite die 6 % bezw. 4 % das M. oder M + W. markieren, um inne zu werden, daß es die unbeeinflußte Persönlichkeit ist, die uns hier entgegentritt. Die Tatsache, daß bei der zweiten Enquete die Fragestellung im Perfectum („Hat sich ihr Trieb gerichtet?") den Prozentsatz derjenigen, welche sich für beide Geschlechter bekannten, nicht vermehrte gegenüber der ersten Enquete, bei der im Präsens („Richtet sich ihr Trieb?") angefragt war, dieses Ergebnis ist ein deutlicher Hinweis, daß der sexuelle Trieb eine der Persönlichkeit unveräußerlich adhärente Eigentümlichkeit ist, welche weder dadurch, daß man sie erklärt, noch dadurch, daß man sie statistisch feststellt, geändert wird.

Die Antworten, meinen andere, sollen unzuverlässig, der Wahrheit nicht entsprechend, nicht ernst zu nehmen sein. Wir bemerken hierzu, daß sämtliche Karten, die auch nur im geringsten zweifelhaft erschienen, außer Berücksichtigung gestellt worden sind. Es wurden nur diejenigen in Berechnung gezogen, — und das war die übergroße Mehrzahl, 96,4 % —, welche die Buchstaben in gewünschter Weise mit Strichen versehen hatten, ferner solche, welche das Zeichen ihrer Neigung — und zwar war dies fast ausnahmslos das W. — anstatt einfach, doppelt oder mehrfach unterstrichen oder umrahmt hatten, endlich auch die, welche Zusätze beifügten, (etwa: „Vivant omnes virgines!" oder „M. mir einfach unverständlich"), aus denen die beabsichtigte Antwort sicher hervorging. Wer sich einen Witz erlauben wollte, gab dies auch in mehr oder minder gelungener Form d e u t l i c h zu erkennen, ein Spaß, der lediglich darin bestanden hätte, auf einer anonymen Karte den Strich unter einem nicht der Wahrheit entsprechenden Buchstaben anzubringen, erscheint schon deshalb ausgeschlossen, weil einem solchen Scherze jedes charakteristische Zeichen eines Witzes mangeln würde und der Zweck, Heiterkeit zu erzielen, unmöglich erreicht werden könnte. Die völlig sachgemäße und ernste Art der Beantwortung bei 58,5 % entsprach nicht nur der ernsten Art der Frage, sondern auch der Aufnahme, welche nach unseren eingehenden Erkundigungen die Rundfrage bei der übergroßen Majorität der Studenten gefunden hatte. Gerade die Karten heterosexueller Studenten enthielten häufig Zusätze, wie „Den menschenfreundlichen Bestrebungen wünsche vollen Erfolg!" oder „Wünsche Ihrer humanitären Enquete die besten Erfolge"; in ähnlichem Sinne äußerte sich auch eine Reihe von Zuschriften aus den Kreisen der Befragten, vor allem aber teilten uns zahlreiche Studenten, in erster Linie zwei Assistenten der Technischen Hochschule, mit, daß in den Hör- und Zeichensälen, innerhalb der Verbindungen, an Stammtischen, in Kneipen und Studentenheimen die Rundfrage sehr viel besprochen wurde, und zwar häufig scherzhaft, daß aber überall der Ernst des Gegenstandes und die Pflicht hervorgehoben wurde, wahrheitsgemäße Antworten zu erteilen.

Wie die Enquete in Arbeiterkreisen aufgenommen wurde, zeigt u. a. der Brief eines Metallarbeiters, aus dem ich die Hauptstelle gleich hier wiedergeben möchte:

„Nun habe ich in diesen Tagen durch die Tageszeitungen erfahren müssen, daß die Enquete zu einer Klage gegen Sie Veranlassung gegeben hat, weil die Leute durch Ihre diskrete Anfrage in ihrem Sittlichkeitsgefühle verletzt sein wollen. Ich möchte hier als Arbeiter mit Huß sagen: ‚O heilige Einfalt!'. Wie glücklich in dieser Beziehung sind doch wir „einfältige" Arbeiter; denn ich kann wohl sagen, daß die Enquete unter den Arbeitern durchweg als das gewürdigt wurde, was sie sein soll und was sie ist nämlich: Eine wissenschaftliche Forschung."

Wenn gleichwohl ein verhältnismäßig nicht kleiner Teil der Studenten, nämlich 1141 von 2897 = 39,3 %, überhaupt keine Antwort erteilte, so läßt sich dies aus Indifferenz, Unverständnis, Nachlässigkeit, (— wollten antworten, kamen aber nicht dazu, verlegten die Karte, vergaßen, sie in den Briefkasten zu stecken usw. —) und vor allem aus dem Mißtrauen der Befragten erklären, Eigenschaften, mit denen bei jeder Enquete gerechnet werden muß. Ein erfahrener Statistiker teilte mir mit, daß bei den harmlosesten Umfragen — es gilt dies beispielsweise auch bei Arbeitslosen-Statistiken — bei nicht wenigen der Beteiligten ein unüberwindlicher Verdacht besteht, es könnte ihnen aus der Antwort Weiterungen irgendwelcher Art erwachsen. Das anonyme Verfahren schließt diesen Argwohn nicht aus; so meinten verschiedene, die Karten könnten in unauffälliger Weise gekennzeichnet, etwa numeriert sein. Ein urnischer Student schrieb am Tage nach der Versendung sehr verängstigt, wer uns denn seine Adresse und Neigungen verraten hätte. Will man die Möglichkeit einer gelegentlichen falschen Angabe aufrechterhalten, so ist es jedenfalls n a h e l i e g e n d e r, daß einmal ein Homosexueller in seiner Furcht das W. unterstreicht, als daß ein Normalsexueller sich für mannliebend erklärt.

Man kann aus der Scheu und Ängstlichkeit, die bei den Homosexuellen sicher ungleich größer sind, als bei den Normalen, mit Recht folgern, daß sich auch unter den Schweigsamen noch eine ganze Anzahl verschämter Urninge befinden; mehrere, die die Rundfrage nicht beantworteten, weil sie ihren Argwohn nicht überwinden konnten, haben wir später persönlich kennen gelernt.

Es ist dieser Umstand wohl zu beachten gegenüber dem Einwand, der erhoben wurde, daß die Zahl der Nichtbeantworter den Wert der Enqueten erheblich herabdrücke und daß es nicht angängig sei, die gefundene Prozentziffer auf die, welche keine Antwort gaben, zu übertragen.

Auf den ersten Blick will es allerdings scheinen, als ob die Nichtbeantworter sämtlich heterosexuell sein dürften, da die Homosexuellen, in deren Interesse die Enquete veranstaltet wurde, gewiß alle freudig die Gelegenheit wahrnehmen würden, sich einmal in ungefährlicher Weise zu ihrer Natur zu bekennen. Wäre dieses der Fall, wären also alle Nichtbeantworter normal, dann müßten wir die Zahl der Abweichungen mit der Gesamtzahl der Befragten verrechnen. Auch so kämen noch erkleckliche Prozentzahlen heraus, nämlich:

homosexuell 26 von 2897 = 0,89 %,
bisexuell 77 von 2897 = 2,65 %.

Gegen diese Art der Berechnung spricht aber außer der obigen Erwägung noch eine weitere Beobachtung. Würden sich die Homosexuellen in der Tat so unbedenklich an unseren Feststellungen beteiligen, so müßte der Prozentsatz der M. sowie der M + W. in den ersten Tagen nach Versandt der Karten, deren umgehende Rücksendung erbeten wurde, besonders hoch sein; er müßte dann nach und nach, entsprechend dem zunehmenden Übergewicht der W. bis zum Ende des Einlaufes der Antworten sinken. Dies ist nun aber ganz und gar nicht der Fall, wie sich aus folgender Vergleichung ergibt:

I. Enquete.
(Versandt erfolgte am 3. XII. 1903.)

Datum	Zahl d. Antw.	W	M	M + W	Homo- u. Bisexuelle
qis 14. XII. 03.	1566	1474 = 94,1%	22 = 1,4%	70 = 4,4%	99 = 5,8%
bis 1. I. 04.	1696	1593 = 94,0%	26 = 1,5%	77 = 4,5%	103 = 6,0%

Der besseren Übersicht halber fügen wir hier gleich eine spezialisierte Tabelle bei, welche das Steigen und Sinken der Prozentzahlen bei unserer zweiten Enquete veranschaulicht.

II. Enquete.
(Versandt erfolgte am 27. II. 1904.)

Datum	Zahl der Antworten	% der Homosexuellen	% der Bisexuellen	% der Homo- u. Bisexuellen
29. II.	492	1,42	2,84	4,26
1. III.	918	1,10	2,42	3,52
2. III.	1244	1,04	2,64	3,68
4. III.	1563	0,89	2,93	3,82
8. III.	1800	0,94	2,98	3,92
11. III.	1845	1,03	2,98	4,01
15. III.	1884	1,18	3,08	4,25
22. III.	1912	1,15	3,19	4,34

Betrachten wir diese Tabellen, so sehen wir, wie beide Male kurz vor Abschluß der Enquete die Anzahl der Abweichenden etwas in die Höhe geht; namentlich bei den Metallarbeitern zeigt es sich deutlich, daß der Prozentsatz der Abweichenden zuerst ein verhältnismäßig hoher ist, daß er dann längere Zeit abnimmt, um gegen Ende wieder erheblich zu steigen. Daraus geht hervor, daß wir bei den Homo- und Bisexuellen zwei Gruppen unterscheiden können, eine, die in der Tat sofort ihre Karte ausfüllt und absendet, eine andere, die zögert und zaudert, bis sie nach tagelangem Schwanken zu einem positiven Entschluß gelangt. Dürfen wir danach nicht annehmen, daß es noch eine Reihe von Homosexuellen gibt, bei denen die Entscheidung schließlich nach der negativen Seite ausfällt?

Man wird daher schwerlich einen Fehler begehen, wenn man die Prozentsätze der abweichend veranlagten Personen von den Auskunftgebern auf die Befragten überträgt. Im übrigen mag gern zugegeben werden, daß die Genauigkeit der Feststellungen durch die Zahl der Nichtbeantworter leidet. Wer aber daraufhin unseren Enqueten den Vorwurf der Ungenauigkeit macht, dem ist zu antworten, daß es hier auf so genaue Resultate gar nicht ankommt. Ein recht beherzigenswertes Motto, das den 5stelligen Logarithmentafeln Theodor Wittsteins vorgedruckt ist, lautet: „Der Mangel an mathematischer Bildung gibt sich durch nichts so auffallend zu erkennen, als durch maßlose Schärfe im Zahlenrechnen." Für den vorliegenden Fall ist es ziemlich gleichgültig, ob sich der Prozentsatz der Homosexuellen etwas über oder unter 1,5 % befindet, ob der der Bisexuellen ein Geringes über oder unter 5 % liegt.

Hätte man früher die Frage aufgeworfen, ob die Zahl der Homosexuellen nach Hunderten oder Tausenden betrage, so hätte niemand darauf eine Antwort geben können, die mehr als eine unsichere oder höchst willkürliche Annahme gewesen wäre. Jetzt wissen wir, daß wir das Verhältnis der Abweichenden zu den sogenannten Normalen nicht nach Promillen, sondern nach Prozenten zu beziffern haben. Das Ergebnis, daß bei allen Rundfragen und Stichproben stets eine Zahl gefunden wird, die innerhalb derselben Größenordnung, sogar immer in der Nähe von 1,5% gelegen ist, diese außerordentliche Übereinstimmung kann unmöglich auf einem Zufall beruhen, sondern muß von einem Gesetz abhängig sein, von dem Naturgesetz, daß nur 90—95% der Menschen als heterosexuell geboren werden, daß ca. 1½—2% Homosexuelle —, also in Deutschland über eine Million —, die homosexuelle Gruppe der Bevölkerung bilden und daß als Übergang zwischen den Hetero- und den Homosexuellen etwa 4% Bisexuelle restieren.

Ganz besonders auffallend ist die Übereinstimmung unserer Rundfrage mit den Resultaten einer Enquete, die bereits 2 Jahre zuvor Dr. v. Römer in etwas anderer Form und bedeutend kleinerem Umfange unter seinen Kommilitonen in Amsterdam veranstaltete. v. Römer legte 595 Studenten 5 Fragen vor, unter denen die 4. lautete: Fühlen Sie geschlechtlich für Weiber, Männer oder für beide? Die übrigen Fragen bezogen sich auf das Alter der Befragten, sowie darauf, ob sie der Onanie ergeben wären, ob sie im Pubertätsalter gleichgeschlechtliche Akte verübt hatten, endlich, ob die Neigung bestand, Freunde zu küssen. Hierzu ist zu bemerken, daß der Kuß unter männlichen Personen in Holland ein viel selteneres und daher bedeutungsvolleres Vorkommnis ist, als in Deutschland. Die Antworten waren mit denselben Ziffern versehen, wie die Fragen und sollten durch Unterstreichen bestimmter Antwortsmöglichkeiten (wie „ja“, „nein“ usw.) gegeben werden. Von 595 antworteten 308 = 51,7 %, bei uns 58,5 %.

Von diesen erklärten sich für:

Heterosexuell	290 = 94,1 %,	bei uns 94,0 %	oder 0,1 %	weniger,
Heterosexuell	6 = 1,9 %,	bei uns 1,5 %	oder 0,4 %	weniger,
Bisexuell	12 = 3,9 %,	bei uns 4,5 %	oder 0,6 %	mehr,
Homo- u. bisex.	18 = 5,8 %,	bei uns 6,0 %	oder 0,2 %	mehr.

Würde man annehmen, daß alle Schweigenden heterosexuell wären, was aber bestimmt nicht zutrifft, da v. Römer selbst später unter den Nichtbeantwortern Urninge kennen gelernt hat, so wäre das Zahlenverhältnis:

Homosexuell 1,02 %, bei uns 0,89 % oder 0,2 % weniger,
Bisexuell 2,01 %, bei uns 2,65 % oder 0,6 % mehr,
Homo- und bisexuell 3,03 %, bei uns 3,54 % oder 0,5 % mehr.

Die Übereinstimmung zwischen der Charlottenburger und Amsterdamer Studentenenquete beträgt somit über 99 %, die Abweichungen an keiner Stelle 1,0 %, bei den meisten Zahlen kaum ½ %. Ich meine, wer hier von einem Zufall sprechen wollte, könnte mit dem gleichen Recht die Ähnlichkeit eineiiger Zwillinge für eine bloße Zufälligkeit erklären, welche von dem Naturgesetz der Vererbung unabhängig sei. Dabei legen wir natürlich kein Gewicht darauf, daß die Abweichungen so außerordentlich geringfügig sind. Die Gesetzmäßigkeit bliebe bestehen, selbst wenn die Abweichungen zehnmal so groß wären. Auch bei dem von Österlen an 59 351 000 Geburten ermittelten Sexualverhältnis[31]) von 106,3 Knaben zu 100,0 Mädchen kamen in den verschiedenen deutschen Staaten Schwankungen von 107,2 bis 105,2 zu 100,0 vor. Was will dieser kleine Spielraum von 2 % besagen gegenüber der imposanten Konstanz dieser so bedeutsamen Verhältniszahl.

Hatten wir uns mit unserer ersten Rundfrage an akademische Kreise gewandt, so traten wir mit unserer zweiten Enquete an die Arbeiterklasse heran. Wir wünschten, eine Bevölkerungsschicht zu untersuchen, von der man im allgemeinen annahm, daß in ihr das homosexuelle Element nur schwach,[32]) jedenfalls sehr viel geringer vertreten sei, als in mittleren und höheren Volksschichten. Aus der Klasse der Lohnarbeiter in Marxschem Sinne griffen wir die in Berliner Fabriken beschäftigten Eisen-, Metall- und Revolverdreher heraus. Wir wollten eine Abteilung wählen, deren Arbeit so beschaffen ist, daß sie der durchschnittlichen urnischen Konstitution und Individualität nicht besonders verlockend erscheinen kann. Beispielsweise wäre in dieser Hinsicht der Goldarbeiter anders zu bewerten gewesen, als der Eisenarbeiter. Gewerkschaftlich organisierte Männer hatten zudem den Vorzug, daß bei ihnen eine ernstere

---

[31]) Als Sexualverhältnis bezeichnet man das durch die Statistik festgestellte Verhältnis der geborenen Knaben und Mädchen. Man vergl. besonders Österlen, Handbuch der medizinischen Statistik; Goehlert, Über das Sexualverhältnis der Geborenen, Sitzungsbericht der k. Akademie der Wissenschaften, XII, Wien, 1854; auch Sadler, Law of population, London 1830. Eine gute Literaturübersicht über den Gegenstand findet sich in dem Artikel „Sexualverhältnis“, in Eulenburgs Real-Enzyklopädie, III. Aufl., Bd. XXII, p. 417.

[32]) Vergl. u. a. Näcke, Jahrb. f. sex. Zw., V. Jahrg., Bd. 1, p. 197—198.

Lebensauffassung vorausgesetzt werden durfte. Ein bemerkenswerter Unterschied gegenüber unserer ersten Enquete lag in dem Umstand, daß es sich dieses Mal nicht um eine eng begrenzte Gruppe ziemlich altersgleicher, fast ausnahmslos lediger Personen, wie bei den Studenten, handelte, sondern um verheiratete Leute jeden Alters, vom 18. bis über das 60. Lebensjahr hinaus.

Ferner fragten wir bei dieser zweiten Umfrage — es geschah dies nach eingehenden Überlegungen — nicht wie bei der ersten im Präsens nach der Richtung des Geschlechtstriebes, sondern zogen die Vergangenheit mit in die Frage hinein, um zu ermitteln, ob sich dadurch etwa die Zahl derer, welche W + M unterstrichen, erheblich steigern würde, wie das von denjenigen unserer Freunde, die der Bisexualität eine besonders große Rolle zuschrieben, vorausgesetzt wurde.

So richteten wir denn an 5721 Eisendreher, deren Adressen uns vom Verbande deutscher Metalldreher in dankenswerter Weise zur Verfügung gestellt waren, das folgende Anschreiben:

Rundschreiben des Wissenschaftlich-humanitären Komitees.

Charlottenburg, im Februar 1904.

Sehr geehrter Herr!

Hiermit erlaubt sich das unterzeichnete Komitee, Sie höflichst um Ihre Mitwirkung bei der Beantwortung einer wissenschaftlichen Frage zu bitten.

Es ist Ihnen vermutlich bereits bekannt, daß sich der Liebestrieb (Geschlechtstrieb) zahlreicher Männer nicht ausschließlich auf Frauen, sondern teilweise und mitunter sogar ausschließlich auf männliche Personen richtet. Man bezeichnet solche Männer als teilweise oder gänzlich „homosexuell“ (gleichgeschlechtlich veranlagt) und nennt die Veranlagung selbst „Homosexualität“ (gleichgeschlechtliche Veranlagung). Die entsprechende Erscheinung kommt auch unter Frauen vor.

Während wir heute wissen, daß die Homosexualität eine angeborene Eigentümlichkeit darstellt, welche ebenso unverschuldet wie im allgemeinen auch unschädlich ist, und während im Altertum diese Liebe mehr oder minder öffentlich anerkannt und beispielsweise von griechischen und römischen Dichtern ebenso unbefangen besungen wurde wie die Frauenliebe, hat sich im Mittelalter der Aberglaube der Sache bemächtigt und sie völlig verdunkelt. Die unwissenschaftlichen Anschauungen jener Zeit bildeten den Ausgangspunkt für eine ganz übertriebene Verpönung der gleichgeschlechtlichen Liebe (Homosexualität), deren gröbere Formen nach dem Aberglauben jener Jahrhunderte Erdbeben, Pest und andere Himmelsstrafen, wie besonders dicke, gefräßige Feldmäuse, erzeugen sollten. Daher standen auf dem homosexuellen Verkehr, dem sogenannten „Verbrechen wider die Natur“, die allerschwersten Strafen, in Frankreich der Feuertod, der sonst nur noch wegen zweier anderer eingebildeter Verbrechen, nämlich wegen Ketzerei und wegen Hexerei verhängt wurde. Nach dem friesischen Rechte wurde zwischen Selbstentmannung, Lebendigbegraben und Verbrennen die Wahl gelassen.

Die Aufklärung der französischen Revolution hat mit jenen Paragraphen aufgeräumt. Sie fehlen bereits in den Strafgesetzbüchern derjenigen Länder, in denen das bleibende gesetzgeberische Ergebnis der großen Revolution, der „Code Napoléon“, Eingang gefunden oder Einfluß ausgeübt hat. In anderen Ländern, wie auch in Deutschland, finden sich jedoch noch Überreste jener vom Aberglauben erzeugten Strafandrohungen vor, obwohl es doch klar ist, daß durch den homosexuellen Verkehr selbst in seinen gröbsten, nur selten vorkommenden Formen — wenn es sich um freiwillige Handlungen erwachsener Personen handelt — niemandes Rechte verletzt werden und der in Wirklichkeit angerichtete Schaden sogar geringer ist, als der durch den außerehelichen Geschlechtsverkehr mit Frauen entstehende. Denn dieser vernichtet, in Verbindung mit unseren Sittlichkeitsanschauungen, zahlreiche Frauenexistenzen und ist ferner die Hauptquelle für die Verbreitung der Geschlechtskrankheiten.

Die Strafandrohung des § 175 hat praktisch nur die Folge, daß ein besonderes Erpressertum großgezüchtet worden ist und daß jährlich zahlreiche Männer aller Bevölkerungsklassen — Männer, die niemandem etwas zuleide getan haben — durch Furcht vor Schande und entehrender Gefängnisstrafe in Verzweiflung und nicht selten in den Tod getrieben werden.

Mit Recht sind daher viele Blätter, unter ihnen auch die gesamte Arbeiterpresse, für die endliche Ausmerzung jenes mittelalterlichen Überbleibsels eingetreten.

Das unterzeichnete Komitee, welches sich die Aufgabe gestellt hat, das Liebes- und Geschlechtsleben des Menschen, einschließlich der Homosexualität, allseitig und vorurteilsfrei wissenschaftlich zu erforschen, wünscht nun gegenwärtig vor allem die ungefähre Zahl der Homosexuellen in Erfahrung zu bringen. Es ist klar, daß der Prozentsatz nur durch statistische Enqueten gefunden werden kann, und daß diese nur durch Rundschreiben nach Art des vorliegenden ausführbar sind, da es sich ja um die Feststellung von Zuständen des inneren Empfindungslebens handelt. In Anbetracht der Vorurteile, welche noch vielfach auf dem Gegenstande lasten, muß sich die Forschung zur Erlangung brauchbaren statistischen Materials an solche Volkskreise wenden, bei denen die moderne Aufklärung durchschnittlich am weitesten vorgeschritten ist.

Das unterzeichnete Komitee hat vor einigen Monaten ein ähnliches Rundschreiben mit Antwortkarten an ungefähr 3000 Studierende der Technischen Hochschule zu Charlottenburg versandt, mit dem Ergebnis, daß etwa 1700 geantwortet haben, von denen sich nicht weniger als 25 oder 1,5% als rein homosexuell, 77 oder 4,5% als teilweise homosexuell, zusammen also 102 oder 6% als abweichend von der Regel bekannt haben. So wichtig dieses Ergebnis auf alle Fälle ist, so wird es doch ein wenig durch den Umstand beeinträchtigt, daß immerhin mehr als ein Drittel der Angefragten (fast 1300 von 3000) nicht geantwortet hat und daß man natürlich nicht mit Sicherheit wissen kann, ob das Prozentverhältnis unter den Nichtbeantworteten dasselbe ist, wie unter den Beantwortern. Man darf annehmen, daß die meisten der Nichtbeantworter nur auf Grund gewisser prüder Vorurteile ihre keinerlei Mühe oder Kosten verursachende Mitwirkung an einem Unternehmen verweigert haben, welches doch offenbar nur der Wissenschaft, der Aufklärung und der Gerechtigkeit zugute kommen kann.

Das unterzeichnete Komitee hat nunmehr beschlossen, sich an die freidenkende Arbeiterschaft Berlins zu wenden, in der Erwägung, daß das Vorurteil dort durchschnittlich am geringsten und die Zahl der Nichtbeantworter demgemäß am kleinsten sein dürfte. Den Beruf der Dreher haben wir deswegen für unsere diesmalige Enquete ausgewählt, weil die Zahl der organisierten Dreher in Berlin — zwischen 5000 und 6000 — unseren Zwecken am besten entspricht.

Wir bitten Sie, zu bedenken, daß die Lösung dieser Aufgabe einem wissenschaftlichen Zwecke dient und auf keinem anderen

Wege möglich ist, als auf dem hier eingeschlagenen der direkten Befragung, daß sich niemand zu genieren oder Bedenken zu tragen braucht, die Antwortkarte auszufüllen, da dies nur durch einfaches Unterstreichen des Zutreffenden erfolgt und somit die völlige Verschwiegenheit schon durch diese äußere Einrichtung unserer Enquete gewährleistet ist. Die Antwortkarten sind ein *gänzlich unpersönliches* statistisches Material; die von Ihnen abzusendende ist nur eine unter tausenden, und *niemand* kann erfahren, daß diese Karte gerade von Ihnen abgesandt worden ist.

Um völlig unbeeinflußte, ernste und streng wahrheitsgemäße Antworten zu erzielen, bitten wir Sie, die Karte nicht in Gegenwart anderer, sondern allein auszufüllen und abzusenden.

Die Frage, welche wir Ihnen vorlegen, ist folgende: Hat sich Ihr Liebestrieb (Geschlechtstrieb) immer nur auf weibliche (W.), immer nur auf männliche (M.) oder sowohl auf weibliche wie auf männliche (W. + M.) Personen gerichtet?

Wir bemerken hierbei noch ausdrücklich, daß sich unsere Frage nur darauf bezieht, ob Sie eine wirkliche sinnliche Zuneigung empfunden haben, und nicht darauf, ob und inwieweit Sie derselben nachgegeben haben.

Wir bitten Sie nun, die obige Frage auf einliegender frankierter Postkarte durch bloßes Unterstreichen der vorgedruckten Buchstaben W., M. oder W. + M. in folgender Weise zu beantworten:

W. M. W. + M.

bedeutet, daß sich Ihr Trieb immer auf weibliche Personen gerichtet hat.

W. M. W. + M.

bedeutet, daß sich Ihr Trieb immer auf männliche Personen gerichtet hat.

W. M. W. + M.

bedeutet, daß sich Ihr Trieb sowohl auf weibliche wie auf männliche Personen gerichtet hat.

Sollte das Letztere zutreffen und sollten Sie dabei die Beobachtung gemacht haben, daß die eine der beiden Triebrichtungen zu überwiegen pflegt, so bitten wir folgendermaßen anzustreichen:

W. M. W. + M.

bedeutet, daß sich Ihr Trieb zwar auf Personen beiderlei Geschlechts richtete, der Trieb zum Weibe aber entschieden überwog;

W. M. W. + M.

hingegen bedeutet, daß sich Ihr Trieb auf Personen beiderlei Geschlechts richtete, daß aber die Neigung zu männlichen Personen entschieden überwog.

Wir bitten Sie also, die beigefügte Postkarte möglichst bald und vor allem *streng wahrheitsgemäß* in der angegebenen Weise durch Unterstreichen des Zutreffenden zu beantworten und abzusenden. Namen bitten wir nicht zu nennen, dagegen Ihr Alter durch Unterstreichen der zutreffenden Zahl zu bezeichnen.

Indem wir hoffen, daß Sie die kleine Mühe nicht scheuen werden, zur Lösung einer wissenschaftlichen Frage und mittelbar auch zur Ausmerzung eines naturrechtswidrigen und gemeinschädlichen Gesetzes beizutragen, zeichnet

hochachtungsvoll
Die statistische Kommission
des Wissenschaftlich-humanitären Komitees.
Im Auftrage
Dr. med. Hirschfeld.

Die in keiner Weise gekennzeichnete Antwortkarte hatte folgendes Aussehen:

M.	*W.*	*M. + W.*

18. 19. 20. 21. 22. 23. 24. 25. 26. 27. 28. 29. 30.

Zwischen 30 und 40. Zwischen 40 und 50. Zwischen 50 und 60. Über 60 Jahre.

Von den 5721 abgesandten Briefen kamen 1137 (503 mit dem Vermerk „unbekannt verzogen“, 634 mit „nicht zu ermitteln“ usw.) zurück, das sind 19,8%, und zwar rührte diese große Zahl der Retouren zumeist von jüngeren oder älteren Arbeitern ledigen Standes her, die sich in Schlafstellen befanden. In die Hände der Adressaten gelangten 4594 Briefe, die Gesamtzahl der Antworten betrug 1912 = 41,6%, nach den Erfahrungen, die man mit anderen Enqueten in Arbeiterkreisen gemacht hat, und den Voraussagen, die uns von geübten Statistikern gegeben waren, eine verhältnismäßig hohe Zahl.

Es erklärten sich für:

W	1802 =	94,25%
M	22 =	1,15%
W + M	14 =	0,73%
W + M	36 =	1,88%
W + M	11 =	0,58%
Fraglich	27 =	1,41%
	1912 =	100,0%

Es bekannten sich somit als heterosexuell 95,7%, gegen 94,0% bei der I. Enquete, also 1,7% mehr; nicht ausschließlich heterosexuell 4,3%, gegen 6,0% bei der I. Enquete, also 1,7% weniger; homosexuell 1,1%, gegen 1,5% bei der I. Enquete, also 0,4% weniger; bisexuell 3,2%, gegen 4,5% bei der I. Enquete, also 1,3% weniger.

Als vorwiegend oder rein homosexuell bekannten sich:

M 22 = 1,15%, W + M 11 = 0,58%; im ganzen 33 = 1,73%.

Für die Nichtbeantworter dieser Enquete gilt dasselbe, was ich bei der Studenten-Enquete bereits auseinandersetzte, wobei ich besonders auf die Tabelle verweise, welche das Sinken und Steigen der Prozentziffern ausdrückt. Recht bezeichnend war in dieser Hinsicht eine Bemerkung, welche mir ein Urning überbrachte: „Ein ihm bekannter homosexueller Arbeiter habe ihm gesagt, er antworte nicht, sein Geschlechtstrieb ginge keinen etwas an.“ Ich bemerke übrigens, daß sowohl dieser Nichtbeantworter, als auch der Student, welche sich später mündlich als homosexuell bekannten, bei der Berechnung außer acht gelassen wurden, da bei dieser nur die ordnungsmäßig ausgefüllten Karten berücksichtigt werden sollten.

Vergleichen wir die beiden Rundfragen, so läßt sich das Plus von 0,4 % der rein Homosexuellen und 1,3 % der Bisexuellen, welches die Studenten gegenüber den Metallarbeitern aufweisen, in verschiedener Weise erklären. Es könnte davon herrühren, daß, wie es von Näcke und anderen behauptet wurde, die Homosexualität in den höheren Schichten etwas stärker verbreitet ist, als in den unteren Volksklassen, es kann darauf beruhen, daß ceteris paribus der akademische Beruf von urnischen Individualitäten, meistens wohl ohne Kenntnis ihrer eigentlichen Sexualpsyche, mehr aufgesucht wird, als der Schlosserberuf, es kann das Minus bei den Metallarbeitern aber vielleicht auch nur auf die Menge der Retouren zurückzuführen sein, in der Voraussetzung, daß unter den in Schlafstelle befindlichen ledigen Leuten, namentlich den älteren, der Prozentsatz der Abweichenden höher ist, als unter den verheirateten Personen, endlich aber kann auch eine zufällige Divergenz vorliegen, da dieselbe in keinem Falle 2 %, bei den Homosexuellen noch nicht einmal ½ % beträgt, die gefundenen Zahlen also nicht nur in dieselbe Größenordnung fallen, sondern innerhalb dieser sogar nur in kleinen Grenzen variieren.

Auffallend ist es, daß die Anzahl der Bisexuellen bei beiden Enqueten sich fast genau dreimal so groß erweist als die Menge der Homosexuellen, indem sich bei der I. Enquete 1,5% Homo- und 4,5% Bisexuelle, bei der II. Enquete 1,1% und 3,2% ergaben. Bei der v. Römerschen Enquete steht das Verhältnis dagegen wie 1:2, nämlich 1,9% Homo- und 3,9% Bisexuelle. Die Übereinstimmung zwischen unseren beiden Rundfragen ist um so beachtenswerter, als die Fragestellung im Perfektum die Präsenzstärke nicht verändert hat, ja, trotzdem es sich durchschnittlich um ältere Personen handelt, nahm die Zahl derjenigen durchaus nicht zu, welche erklärten, daß ihr Geschlechtstrieb sich während ihres Lebens auf beide Geschlechter erstreckt habe. Es ist dies ein weiterer und wichtiger Beweis dafür, daß auch die bisexuelle Richtung des Geschlechtstriebes eine eingeborene, nicht durch äußere Einflüsse bestimmbare Eigentümlichkeit darstellt, daß auch die Bisexualität durch einen konstitutionellen Komplex gebildet ist, welcher seine Ergänzung in Typen findet, die unter beiden Geschlechtern vorkommen.

Daß zwischen den Heterosexuellen und den Homosexuellen auch noch Übergänge, nämlich Bisexuelle, vorkommen würden, war a priori zu erwarten. Daß sie re vera existieren, haben die drei Enqueten außer Zweifel gestellt. Das Überwiegen der homo- oder heterosexuellen Komponente dürfte sich bei den einzelnen Bisexuellen recht verschieden verhalten. Ein recht femininer Student, welcher M + W unterstrichen hatte, gab, als er sich mir später persönlich vorstellte, folgende Erläuterung seiner Bisexualität: „er fühle zu 99 % für den Mann, „höchstens“ zu 1 % für das Weib.“

Praktisch sind solche Bisexuelle, die so weit nach rechts stehen, ebenso zu bewerten wie die Homosexuellen, sie sind auch annähernd denselben Leiden, Kämpfen und Konflikten ausgesetzt. Die weiter links — den Heterosexuellen näher — stehenden Bisexuellen, können sich im allgemeinen leichter in das Leben der Normalsexuellen fügen, ebenso auch diejenigen, welche in der gleichen Weise heterosexuell und homosexuell fühlen und verkehren können. Man geht schwerlich fehl, wenn man in diesen beiden letzten Gruppen der Bisexuellen die stärksten Widersacher der Homosexuellen sucht; weil sie die homosexuelle Quote ihres Geschlechtstriebes mehr oder weniger leicht unterdrücken oder sublimieren können, nehmen sie dasselbe auch von den rein oder vorwiegend Homosexuellen an.

Die 94—96 % der drei Enqueten, welche das W unterstrichen, stellen ein imposantes Bekenntnis der Liebe des Mannes zum Weibe dar, eine kraftvolle Kundgebung der Art für die Erhaltung der Art; sie zeigen, wie unbegründet die Befürchtungen sind, daß je das urnische Element eines Volkes Wesen und Wert der großen Mehrheit beeinträchtigen könne; sie machen für jeden, der weiß, daß Instinkten Kontrainstinkte entsprechen, aber auch das große Mißverständnis begreiflich, welches so lange in urnischen Menschen Verbrecher sah.

Ziehen wir nun aus unseren Stichproben und Rundfragen den Durchschnitt, so ergeben sich folgende Ziffern:

A. Zahl der Heterosexuellen:

Bei der Charlottenb. Studentenenquete	94,0 %
Bei der Amsterdamer Enquete	94,1 %
Bei der Metallarbeiterenquete	95,7 %
	$\frac{283,8}{3} = 94,6$ %.

B. Zahl der Abweichenden:

Bei der Charlottenb. Studentenenquete	6,0 %
Bei der Amsterdamer Enquete	5,8 %
Bei der Metallarbeiterenquete	4,3 %
	$\frac{16,1}{3} = 5,4$ %.

C. Zahl der Homosexuellen:

Bei der Charlottenb. Studentenenquete	1,5 %
Bei der Amsterdamer Enquete	1,9 %
Bei der Metallarbeiterenquete	1,1 %
	$\frac{4,5}{3} = 1,5$ %.

D. Zahl der Bisexuellen:

Bei der Charlottenb. Studentenenquete	4,5 %
Bei der Amsterdamer Enquete	3,9 %
Bei der Metallarbeiterenquete	3,2 %
	$\frac{11,6}{3} = 3,9$ %.

E. Zahl der vorwiegend Homosexuellen unter den Bisexuellen:

Bei der Metallarbeiterenquete bekannten sich von 3,2 % Bisexuellen 0,58 % oder der 5. Teil als überwiegend homosexuell. Nehmen wir diesen Satz auch bei den Studenten an, was sicher nicht zu hoch ist, so finden wir:

Bei der Charlottenb. Studentenenquete	$^1/_5$ von 4,5 = 0,9 %	
Bei der Amsterdamer Enquete	$^1/_5$ von 3,9 = 0,8 %	
Bei der Metallarbeiterenquete	$^1/_5$ von 3,2 = 0,6 %	
	$\frac{2{,}3}{3} = 0{,}8$ %.	

Ziehen wir die 0,8%, welche sich als vorwiegend homosexuell bezeichnen, zu den 1,5% der ausschließlich homosexuell Empfindenden hinzu, so ergibt sich 2,3% oder für Deutschland, dessen Einwohnerzahl bei der letzten Volkszählung 64 925 993 betrug, 1 493 298 Urninge.

Das Ergebnis der Enqueten mit 2,3% steht mit der oben mitgeteilten der Stichproben — 2,14% — in erstaunlicher Übereinstimmung.

FÜNFUNDZWANZIGSTES KAPITEL.

Die Homosexualität in den verschiedenen Bevölkerungsschichten.

Es ist nun die wichtige Frage zu erörtern, ob und in wie weit die gefundenen Prozentzahlen auf allgemeine Gültigkeit Anspruch haben. Gelten sie für jedes Alter, für beide Geschlechter, für alle Berufsstände? Sind wir berechtigt, die gefundenen Prozentsätze von der Stadt auf das Land, vom Norden auf den Süden, von den unteren und mittleren auf die oberen Volksschichten zu übertragen, stimmen sie für alle Rassen, alle Parteien und Religionsbekenntnisse — treffen sie für sämtliche Völker und alle Zeiten zu? Mit allen diesen Fragen werden wir uns nun im folgenden auseinanderzusetzen haben.

Daß eine Übertragung auf die verschiedenen Altersklassen zulässig ist, kann nach folgender Überlegung unbedenklich bejaht werden. Wir nehmen an, daß die homosexuelle Naturanlage ebenso wie die heterosexuelle und die bisexuelle eine dem Menschen bis zum letzten Atemzuge anhaftende Grundeigentümlichkeit ist. Würden wir daher aus allen Personen einer bestimmten Altersklasse die sexuell Abweichenden ermitteln, so würde stets der gleiche Prozentsatz herauskommen müssen.

Diese theoretische Erwägung findet ihre Bestätigung in dem praktischen Ergebnis unserer Enqueten. Das Alter der von uns befragten Studenten erstreckte sich vom 16.—30. Lebensjahre. Das Durchschnittsalter beträgt nach einer für diesen Zweck hinreichend genauen Schätzung etwas weniger als 23 Jahre. Nun war das Gesamtalter dieser 26 homosexuellen Studenten 581, so daß deren Durchschnittsalter 22,34 Jahre betrug. Das Gesamtalter der 77 Bisexuellen betrug 1728 Jahre, hier kamen auf jeden 22,44 Jahre. Bei den Metallarbeitern ergab eine ähnlich langwierige Berechnung, daß nicht nur das Durchschnittsalter derjenigen, welche $\underline{W}$, $\underline{M}$ und $\underline{W + M}$, sondern auch derer, die $\underline{W + M}$, $\underline{\underline{W} + M}$ und $\underline{W + \underline{M}}$ unterstrichen hatten, stets zwischen 27 und 30 fiel. Aus diesen Zahlen geht hervor, daß die Richtung des Geschlechtstriebes eine der Lebensdauer zukömmliche, mithin vom Lebensalter unabhängige Erscheinung ist. Dies wird nicht nur dadurch bestätigt, daß die Homosexuellenquote bei den Studenten, deren Durchschnittsalter 23 Jahre beträgt, die gleiche ist wie bei den Metallarbeitern, die durchschnittlich etwa 28½ Jahre alt waren, sondern auch durch die Übereinstimmung mit den Stichproben, deren Personengruppen allen möglichen Alterskategorien zugehörten.

Unter 535 Personen, welche nach der Zusammenstellung des Reichsjustizamtes wegen widernatürlicher Unzucht in Deutschland verurteilt wurden, befanden sich:

13	Personen	unter	15	Jahren
102	„	zwischen	15 und 18	Jahren
98	„	„	18 „ 21	„
59	„	„	21 „ 25	„
272	Personen	von 535	unter 25	Jahren
63	Personen	zwischen	25 und 30	Jahren
91	„	„	30 „ 40	„
61	„	„	40 „ 50	„
48	„	über	50	„
263	Personen	von 535	über 25	Jahre.

Demnach sehen wir auch hier, daß nahezu die Hälfte der wegen homosexueller Delikte verurteilten Personen jünger, nahezu die andere Hälfte älter als 25 Jahre ist.

Der Pariser Gerichtsarzt Tardieu[1]) gibt in seinen „notations sur les pédérastes eux-mêmes", die er von der prostitution pédéraste unterscheidet, folgende Altersangaben: „Leur répartition suivant les âges a donné les chiffres suivants:

Au dessous de 15 ans	32
de 15 à 25 ans	84
„ 25 „ 35 „	30
„ 35 „ 45 „	31
„ 45 „ 55 „	28
„ 55 „ 65 „	6
„ 65 „ 70 „	5
Non indiqué	57
	273.

Ganz aufzuräumen ist mit der früher weit verbreiteten, auch noch von Schopenhauer vertretenen Anschauung, daß die Homosexualität im Greisenalter häufiger sei als in anderen Lebensperioden. Sämtliche homosexuelle Greise und Greisinnen, die ich kannte — und ihre Zahl ist nicht gering — bekundeten mir, daß die Richtung ihres Geschlechtstriebes während ihres langen Lebens immer die gleiche geblieben sei, daß sie vor 50, 60 und mehr Jahren seelisch genau so empfanden wie gegenwärtig — der älteste meiner Gewährsmänner war ein über 90 Jahre alter Berliner Homosexueller, der als Jüngling ein Freund Alexander von Humboldts gewesen war.

Wenden wir uns der Frage zu, ob die für das männliche Geschlecht gefundenen Zahlen auch für das weibliche passen, so sollte man theoretisch voraussetzen dürfen, daß die große

1) Loc. cit. p. 171.

Gesetzmäßigkeit, die konstante Proportion, welche wir in der Geburtenziffer beider Geschlechter finden, auch für ihren urnischen Bruchteil gilt. Allerdings sind wir hier mehr auf Vermutungen als auf Berechnungen angewiesen, (deren exakte Gewinnung in ausreichendem Maße bei den Frauen auf noch größere Schwierigkeiten wie beim Manne stoßen dürfte.) Deshalb sind auch die oben erwähnten Angaben der Autoren, die die weibliche Homosexualität für verbreiteter erklärten als die männliche, ebenso unsicher, wie die, welche das Gegenteil sagen. Auch ich kann hier nur nach Eindrücken urteilen. Aus diesen gewann ich, je länger ich mich mit dem Studium der Homosexualität befaßte, immer stärker die Überzeugung, daß ebensowenig wie ein Unterschied in der Wesensart, den Nüancen und Erscheinungsformen der Homosexualität zwischen beiden Geschlechtern besteht, ein solcher in bezug auf die Häufigkeit vorhanden ist. Der gleichen Ansicht ist Rohleder.

In dem Aufsatze „§ 250, der Ersatz des § 175, in seinen eventuellen Folgen für das weibliche Geschlecht“ (Reichsmedizinalanzeiger, 1911, Nr. 3, p. 67) schreibt er in bezug auf die Häufigkeit der weiblichen Homosexualität:

„Statistische Zahlen stehen uns hier nicht zur Verfügung. Meines Erachtens dürfte sie, d. h. die reine Homosexualität und ebenso die Bisexualität, ungefähr die gleiche Verbreitung haben wie die männliche. Es liegt kein Grund vor, warum eine Naturerscheinung, wie die Homosexualität sie ja darstellt, das eine Geschlecht mehr treffen sollte als das andere.“ Ähnlich hatte Rohleder sich schon in seinen „Vorlesungen“[1a]) geäußert: „Es mag wohl ungefähr den Tatsachen entsprechen, wenn man praeter propter die Anzahl der Homosexuellen unter den Frauen ebenso hoch rechnet als unter den Männern, also ca. 2%. Nur dadurch, daß sie in geringerem Grade sich öffentlich zeigen, öffentlich hervortreten, sind sie bisher weniger beobachtet — und unterschätzt worden.“

Für weit häufiger als beim männlichen Geschlecht hält Rohleder beim weiblichen Geschlechte die Pseudohomosexualität und aus ihr sich ergebende „homosexuelle weibliche Akte“. Er sagt infolgedessen in dem erwähnten Artikel (p. 70): „Wenn man in den Motiven zum Vorentwurf zu einem Deutschen Strafgesetzbuch meint, daß die widernatürliche Unzucht zwischen Frauen nicht so häufig sei, so irrt man sehr. Man kann höchstens den anderen Satz gelten lassen, daß sie nicht so sehr in die Öffentlichkeit getreten sei. Daß sie letzteres infolge § 250, wenn er Gesetz werden sollte, weit mehr tun wird als bisher, ist sicher.

Ähnlich sagt Wulffen (Sexualverbrecher, S. 583): „Daß beim Weibe die angeborene konträre Sexualempfindung (und das gilt natürlich auch von der homosexuellen Betätigung) seltener als beim Manne ist, wird kaum behauptet werden können. Daß weniger solche Fälle bekannt werden, liegt daran,

[1a]) Rohleder, Vorlesungen über Geschlechtstrieb und gesamtes Geschlechtsleben des Menschen. Berlin 1907. p. 452, t. 2.

daß das Weib sich hierüber weniger offen ausspricht und hierzu auch weniger Veranlassung hat, da nach deutschem Strafgesetz Tribadie und lesbische Liebe zwischen Weibern straflos ist."

Auch eine der besten Kennerinnen der weiblichen Homosexualität, die sich selbst als urnisch bekennende Schriftstellerin Anna Rüling[2]), schreibt: „Eine genaue statistische Erhebung über die Zahl der homosexuellen Frauen fehlt uns leider noch, doch dürfen wir nach meinen sehr großen Erfahrungen und eingehenden Studien auf diesem Gebiete annehmen, daß das Resultat, das die statistischen Erhebungen des Herrn Dr. Magnus Hirschfeld über die Verbreitung der männlichen Homosexualität ergeben haben, auch auf die Frauen in Anwendung gebracht werden kann."

Die Verfasserin fügt dieser Anschauung eine Betrachtung hinzu, die ein bemerkenswerter Beleg für das ist, was ich oben über die soziologische Bedeutung der Homosexuellenziffer sagte; sie schreibt:[3]) „Demzufolge würde es in Deutschland annähernd die gleiche Anzahl urnischer und lediger Frauen geben. Das ist nicht falsch aufzufassen. Ich will z. B. sagen, es gäbe 2 Millionen lediger und 2 Millionen homosexueller Frauen. Unter diesen 2 Millionen der ledigen befindet sich naturgemäß schon ein größerer Prozentsatz der urnischen, sagen wir 50%, also 1 Million; unter den Homosexuellen befinden sich aber wiederum etwa 50%, die sich infolge äußerer Umstände verheiratet haben, die also den 50% normalsexueller lediger Frauen bei einer Eheschließung im Lichte standen. Die Konsequenzen aus dieser Tatsache zu ziehen sind leicht. Bei möglichster Ehelosigkeit aller Urninden würde die Wahrscheinlichkeit einer Eheschließung für die heterosexuellen Frauen um ein beträchtliches steigen, womit ich freilich nicht gesagt haben will, daß hier etwa ein Universalmittel gegen die alte Jungfernschaft gefunden worden sei, denn die zunehmende Animosität der Männer gegen die Ehe hat ihren Grund vielfach in sozialen Verhältnissen, über welche zu reden hier nicht der Ort ist."

Was nun die Verbreitung der Homosexualität unter den verschiedenen Berufsklassen betrifft, so sind von manchen die von uns veranstalteten Umfragen deshalb beanstandet worden, weil sie sich auf Stände erstreckten, in denen sich nach ihrer Meinung verhältnismäßig weniger Homosexuelle befänden, wie in anderen Berufen.

Bemerkenswert ist nach dieser Richtung der folgende Brief eines süddeutschen Ingenieurs, den wir im Anschluß an unsere erste Enquete erhielten: „Selbst Techniker, sogar früherer Studierender der Technischen Hochschule Charlottenburg, habe ich, was die technisch Gebildeten angeht, mir über den Beitrag, den diese Männer zur Gemeinde der Homosexuellen stellen, schon seit langem ein selbstständiges Urteil gebildet. Derselbe ist äußerst klein. Aus freien

[2]) Jahrb. f. sex. Zw. Jahrg. Bd. 1. 1905. p. 137: „Welches Interesse hat die Frauenbewegung an der Lösung des homosexuellen Problems? Rede von Anna Rüling."

[3]) A. a. O. p. 137/8.

Stücken wird wohl höchst selten ein Uranier den Ingenieurberuf erwählen, einen Beruf, der wie kein zweiter ganze Männer braucht, der Produktivität, Energie, Tatkraft, Umsicht, einen weiten Blick, Organisationstalent und, last not least, Mathematik, viel Mathematik (auch mir ein Buch mit sieben Siegeln) verlangt. Mich persönlich haben brutale, äußere Umstände veranlaßt, diesen meinem ganzen Wesen widerstrebenden Beruf zu ergreifen, und ich glaube und weiß zum Teil, wie mir, so erging es sehr vielen meiner urnischen Kollegen. Hätten Sie unter den Studierenden der Universität zu Berlin oder unter den Musensöhnen einer Malerakademie oder Musikhochschule usw. eine Umfrage gehalten, so hätten Sie ohne Zweifel einen wesentlich höheren Prozentsatz konstatieren können. Das Mittel aus beiden dürfte dann meines Erachtens dem wahren Sachverhalt am nächsten kommen. Da also das technische Fach dem Urning im allgemeinen nicht liegt, dagegen andere Berufe eingestandenermaßen sehr, so darf man von den wenigen Homosexuellen der T. H. zu Ch. nimmermehr einen Schluß auf die relative Seltenheit der Uranier im allgemeinen ziehen."

Richtig in dieser Zuschrift ist, daß in der Tat die Homosexuellenziffer in der gewählten Berufsschicht eher etwas unter als über dem Durchschnitt stehen dürfte. Wir wählten sie aber gerade aus, weil uns daran lag, erst einmal Minimalzahlen zu gewinnen und zwar lieber zu niedrige als zu hohe, um zu ermitteln, ob der Anteil der Homosexuellen an der Gesamtbevölkerung nach Prozenten oder Promillen rechnet. Um feinere Unterschiede zu erweisen bedürfte es vieler weiterer Erhebungen. Vermutlich wird sich dann ergeben, daß manche Berufe ein Durchschnittsplus, manche ein Durchschnittsminus zeigen, während sich die meisten — vor allem die nicht aus freiwilligem Antrieb gewählten — für den Prozentsatz indifferent erweisen werden. Die Bevorzugung mancher Berufe wird zum Teil von der Eigenart der Homosexuellen selbst, zum Teil von ihrer Triebrichtung abhängen, und zwar in beiden Fällen zunächst meist ohne deutliches Bewußtsein dieser Ursache.

Mehr über die eigentlichen Motive pflegen sich die klar zu sein, die ihren Beruf änderten. Späterer Berufswechsel ist unter den Homosexuellen ein recht häufiges Vorkommnis. So ist es beispielsweise der juristische und theologische Beruf, in dem sich viele Homosexuelle, von ihren Eltern gedrängt, recht bald unglücklich fühlen. Nicht wenige von ihnen sah ich „umsatteln", und zwar in Fächer, die von ihrem ursprünglichen weit ablagen, so kannte ich mehr als einen homosexuellen Studenten der Jurisprudenz oder der Theologie, der Schauspieler, Maler oder Lehrer, manchen homosexuellen Offizier, der Schriftsteller oder Sänger wurde. Dabei lassen wir diejenigen außer acht, die, infolge homosexueller Konflikte gezwungen, ihren Beruf aufgaben. Unter Beamten und Offizieren ist deren Anzahl sehr erheblich.

So sicher es nun aber ist, daß bei den verschiedenen Berufskategorien nicht unerhebliche Differenzen vorkommen werden, ebenso sicher erscheint es mir, von ganz geringen

Ausnahmen abgesehen, daß diese aus der bisher gefundenen Größenordnung von 1—10% kaum je herausfallen, und sich bei allen insgesamt um einen innerhalb dieser Größenordnung bewegenden Mittelpunkt bewegen werden, welcher sich höchstwahrscheinlich für die Homosexuellen in der Nähe von 2%, für die Bisexuellen zwischen 3 und 5% befindet.

Zu den erwähnten Ausnahmen dürften nur die maskulinen Frauen- und die femininen Männerberufe gehören. Seit dem genauen Studium der Transvestiten wissen wir aber, daß selbst unter den „Damenkomikern" und Männerdarstellerinnen nicht mehr als die Hälfte homosexuell sind. Daß einige Berufe bezüglich der Homosexuellenziffer überschätzt werden, erscheint mir zweifellos. In einigen Fällen rührt dies von einer größeren Offenheit, in anderen von einer größeren Geneigtheit zum homosexuellen Verkehre her. Ersteres gilt beispielsweise für die Schauspieler, letzteres für Kellner und Friseure. Spricht sich die Homosexualität eines im Vordergrunde des Interesses stehenden Schauspielers oder einer großen Schauspielerin herum, so folgern manche daraus gleich eine große Verbreitung der Homosexualität im Schauspielerstande überhaupt. Wenn vor einiger Zeit eine große Pariser Zeitung schreibt: Ein großer Teil der französischen Schauspieler sei von dieser Seuche erfaßt, oder Fernau[4]) sagt: „Die bekanntesten und obskursten Schauspieler gehören zu dieser Sorte," so sind dies Verallgemeinerungen, die ohne statistische Unterlagen jeder Beweiskraft ermangeln. Erfahrene Sachkenner fanden selbst unter dem Künstlerpersonal größerer Theater selten mehr als zwei oder drei Homosexuelle; eine Ausnahme machen, wenn auch keineswegs immer, Schauspieler, die unter homosexuellen Direktoren stehen, wie etwa die berühmten Meininger unter dem homosexuellen Theaterleiter Chr. Auch unter den Kellnern, die oft als ein besonders homosexueller Stand angeführt werden, übersteigt der Prozentsatz der wirklich homosexuellen nach dem Urteil sehr sachkundiger Berufskollegen sicher nicht die erste Dezimale, höchstwahrscheinlich nicht einmal 5%. Richtig ist nur, daß durch die starke Gelegenheit mit Homosexuellen in Kontakt zu kommen, in diesem Stande der Prozentsatz derer ein relativ hoher ist, die für ein hohes „Trinkgeld" zum homosexuellen Verkehre bereit sind — doch ist diese Bereitwilligkeit nichts weniger als allgemein, auch befinden sich innerhalb der männlichen Prostitution verhältnismäßig viele stellungslose Kellner. Das gleiche gilt für die Friseure.

Wenn Dr. M.[5]), der Gewährsmann Prof. Jägers, in bezug auf die passiven Homosexuellen sagt: „es ist ein Stand, der sie ganz vorzugsweise in sich schließt: Friseure und Barbiere, und zwar so sehr, daß ich die passiven Pygisten bald nur stereotyp „Barbiergesellen" nannte", so stand ihm sicherlich nur ein sehr einseitiges Beobachtungsmaterial zur Verfügung. Auch die sich an diese Bemerkung anschließende Erklärung: „Dieses Gewerbe ist wie geschaffen für passive Pygisten, diese Weiber in Mannesgestalt, es ist eine weibische Beschäftigung und bringt sie zu der ihnen sympathischen Männerwelt in angenehme Beziehungen", ist nur zum kleinsten Teil zutreffend.

Nur unter den Damenfriseuren erhebt sich, ähnlich wie bei den Verfertigern von Damenhüten und Damenkleidern, der Prozentsatz wesentlich höher, und zwar nach sachverständigem Urteil bis gegen 10 vom 100. Ungleich mehr Homosexuelle wie im Kellner- befinden sich nach meinen Erfahrungen und Ermittelungen im Diener-

[4]) L. c.
[5]) Jahrb. f. sex. Zw. Bd. II. p. 108.

beruf, der besonders den femininen Homosexuellen eine gute Gelegenheit gibt, ihren wirtschaftlichen Neigungen Genüge zu verschaffen. Ich kenne Herrschaften, die, ohne selbst homosexuell zu sein, einer homosexuellen Dienerschaft den Vorzug geben, weil sie behaupten, diese seien anstelliger, schmiegsamer, und solider als heterosexuelle Diener und es scheint fast, als handelten diese einsichtsvoller als die, welche entrüstet ihr Personal entlassen, sobald ihnen Klatschgeschichten über deren Homosexualität hinterbracht werden. Oft kommt es auch vor, daß homosexuelle Herren Burschen aus dem Volke, an denen sie Gefallen finden, auf die Dienerschule schicken. Sie nehmen sie dann später als Diener in ihr Haus, um ihr Zusammenleben vor Mißdeutungen zu schützen. Ich kenne eine Reihe Urninge, die diesen Weg einschlugen, um ihren Geliebten, — der allerdings durchaus nicht immer homosexuell ist, — dauernd in der Nähe zu haben. So tat es auch Alexander von Humboldt mit seinem Diener S., dem er dann für vieljährige treue Anhänglichkeit den größten Teil seines Vermögens vermachte. Eine ähnliche Enttäuschung wie seine Verwandten erlebten Verwandte, die auf das reiche Erbe homosexueller Junggesellen spekulieren, oft. So hoch nun aber auch die absolute Zahl homosexueller Diener ist, so scheint sie dennoch nicht den zehnten Teil der Gesamtmitglieder dieses Berufes auszumachen.

Und die Bemerkung de Joux'[6]): „Man kann sagen, jeder dritte männliche Domestike sei Urning", ist ebenso übertrieben, wie die Ansicht Celesias[7]), der in Lombrosos Archiv behauptete, daß sich unter den Musikern bis zu 60% Homosexuelle befinden.

Die gleiche Einschränkung ist auch bezüglich gewisser homosexueller Frauenberufe am Platze. Wenn Anna Rüling schreibt: „Wie der homosexuelle Mann oftmals mit Vorliebe Berufe ergreift, die ans Weibliche anklingen, — z. B. die Damenschneiderei, die Krankenpflege, den Beruf des Koches, des Dieners — so gibt es auch Berufe, denen die urnischen Frauen besonders geneigt sind; wie die Erfahrung lehrt, weisen unter anderen der ärztliche, der juristische, der landwirtschaftliche und der selbst schaffende Künstlerberuf eine besonders große Zahl homosexueller Frauen auf," [8]) so muß auch hier vor Verallgemeinerung gewarnt werden. Das Gleiche gilt auch für die urnischen Frauenrechtlerinnen. Sicherlich hat es viel Wahres für sich, wenn Rüling meint[9]): „Von den ersten Anfängen der Frauenbewegung an bis zum heutigen Tage — sind es zum nicht geringen Teil homogene Frauen gewesen, die in den zahlreichen Kämpfen die Führerschaft übernahmen, die erst durch ihre Energie die von Natur gleichgültige und sich leicht unterwerfende Frau des Durchschnittes zum Bewußtsein ihrer Menschenwürde und ihrer angeborenen Rechte brachten." Andrerseits zeigten mir aber wiederholte Besuche, die ich mit urnischen Frauen in England den Suffragetten, in Deutschland dem Verein für Frauenstimmrecht abstattete, daß auch unter den radikalsten Vertreterinnen der Frauenemanzipation der Prozentsatz der Urninden außerhalb der ersten Dezimale bleibt.

Näcke[10]) teilt die Schätzung einer urnischen Journalistin über die Häufigkeit des Vorkommens der weiblichen Homosexualität in den verschiedenen Kreisen mit. Danach waren unter Frauen in künstlerischen und wissenschaftlichen Berufen 40% homosexuell, unter Feldarbeiterinnen 10%, Fabrikarbeiterinnen 5%, Lehrerinnen 1%, Dienst-

---

6) Otto de Joux, Die Enterbten des Liebesglückes, p. 193.

7) Celesia, „Sulla inversione sessuale" in Lombrosos Archivio di psichiatria. Vol. XXI. 1900. p. 209.

8) Loco citato p. 144.

9) L. c. pag. 144/5.

10) Näcke, Ein Besuch bei den Homosexuellen in Berlin a. a. O.

boten 10%, Prostituierten 5%. Diese wie mir scheint ziemlich willkürliche Schätzung dürfte in bezug auf einige Berufe — namentlich bezüglich der Künstlerinnen zu hoch, hinsichtlich anderer, wie der Prostituierten, zu gering sein.

Gerade bezüglich der letzteren liegen von anderen Seiten sehr viel höhere Schätzungen vor. So behauptet Hammer in der „Tribadie Berlins", daß unter 3000 Dirnen sich mindestens 1000 Lesbierinnen, Rüling[10a]), daß nachweislich unter den Prostituierten 20 % homosexuell veranlagt seien. Diese Autorin fügt eine Erklärung dieser sonderbaren Tatsache hinzu, die im wesentlichen eher das Richtige trifft, als die früher mitgeteilte des Frl. Dr. Schirmacher vom „Ekel am Manne". Sie meint: „Das mag zunächst befremden, scheinen doch Homosexualität und dauernder sexueller Verkehr mit dem Manne das Widersprechendste zu sein, das es geben kann. Auf meine Frage, wie es denn möglich sei, daß eine Urninde zur Prostituierten werde, antwortete mir mehr als einmal ein „Mädchen von der Straße", daß sie ihr trauriges Handwerk rein als Geschäft auffasse; ihr geschlechtlicher Trieb komme dabei gar nicht in Betracht, den befriedige sie bei der Geliebten. Widrige häusliche und wirtschaftliche Verhältnisse hatten diese Mädchen auf die Straße getrieben."

Auch für die Männer gilt die oft geäußerte Ansicht, daß sich in höheren Ständen verhältnismäßig mehr Homosexuelle finden, wie in niederen, trifft nur sehr bedingt zu. Wenn uns ein sehr versiertes Mitglied der Aristokratie mitteilt, daß er persönlich neun deutsche Prinzen aus regierenden Häusern, 14 aus reichsunmittelbaren Familien, 6 aus fremden regierenden Häusern und außerdem 20 Diplomaten kennt, die homosexuell sind, so kann man dieser Zahl als anderes Extrem die des Josiah Flynt[11]) entgegenhalten, der auf Grund zehnjähriger Forschungen unter 50—60 000 Tramps der Vereinigten Staaten — den Ärmsten der Armen — 5—6 000 homosexuelle Vagabunden rechnete, eine Schätzung, die ein Vagabund in Texas, der von ihr hörte, als zu niedrig bemessen erachtete.

Unter den deutschen Landstreichern scheint der Prozentsatz der Invertierten ein nicht ganz so hoher zu sein, immerhin ist er, nach dem, was mir ein so guter Kenner des Vagabundentums, wie Hans Ostwald berichtet und zahlreiche „Kunden" selbst bestätigten, ein nicht unbeträchtlicher.

Der Vers von Béranger

> Les gueux, les gueux
> Ce sont des gens heureux
> Ils s'aiment entre eux.

gilt nicht nur für die französischen Vagabunden. In den Asylen für Obdachlose, den Herbergen zur Heimat bilden wie „auf der Walze" und unter den Brückenbogen, einem nächtlichen Lieblingsaufenthalt der Penner und „Tippsen" (weibliche Vagabunden), homosexuelle Vorkommnisse einen beliebten und keineswegs nur theoretischen Unterhaltungs-

---

10a) Cf. Jahrbuch für sexuelle Zwischenstufen, Jahrg. VII, Bd. 1, p. 148.

11) Cf. Havelock Ellis und J. A. Symonds, Das konträre Geschlechtsgefühl. Leipzig, 1896, Zusatz zu Kapitel I. pag. 269 ff: Homosexualität unter Vagabunden.

stoff. Viele Berliner Homosexuelle suchten und fanden die ihrem eigentümlichen Geschmack entsprechenden Partner in oder vor der „Augustbude" (der Herberge zur Heimat in der Auguststraße) oder der Rochbude, einem seltsamen Platze in der Nähe der Zentralmarkthalle. Ein hochgebildeter homosexueller Ingenieur, den sein ausschließlich „proletarischer" Geschmack auf die Walze und in die Herbergen trieb, gibt folgenden Bericht: „Nicht nur in den Asylen großer Städte habe ich wiederholt genächtigt, sondern mich auch tage-, ja sogar wochenlang in Wander-Arbeitsstätten („Roter Hans" bei Frankfurt a. M., in Hanau usw.) und in der größten derartigen Kolonie Hoffnungstal bei Bernau aufgehalten. Dort konnte ich die proletarische Psyche aus nächster Nähe kennen lernen, wie sonst nirgends. Und wie überrascht war ich, als ich dort, sowohl in der Baracke, in der ich selbst schlief, als auch in den andern, ziemlich ausgedehnte homosexuelle Verhältnisse, ja einen ganzen Konzern gleichgeschlechtlich verkehrender junger Männer beobachtete. Nicht jeder freilich beobachtet das. Das Auge des Homosexuellen aber erkennt das erklärlicherweise leicht, und aus Umfragen ersah ich auch, daß dies vielen dort bekannt war. Namentlich ein junger „Rabe", der besonders „keß" war und der seiner Veranlagung halber allgemein „Lieschen" genannt wurde, bildete einen gewissen Mittelpunkt dieses „Zirkels". Ich selbst hielt mich von diesem Treiben fern, weil die Betreffenden mir zu dreist waren. Ich hörte kürzlich, daß „Lieschen" seiner wohl etwas ungeniert fortgesetzten Umtriebe wegen inzwischen ausgewiesen ist. Auch einige ältere Arbeiter, die periodisch wieder dorthin zu kommen pflegen, sind den meisten „Kolonisten" als homosexuell („warm") bekannt. Aber niemand wirft ihnen deswegen Knüppel zwischen die Beine. Einer von ihnen erfreut sich infolge seines wirklich netten, anständigen Benehmens sogar besonderer Beliebtheit auch bei den (verheirateten) Leitern der Kolonie. Sogar ein Paar der dort amtierenden „Brüder" sind mir als homosexuell bezeichnet worden, einer soll sogar beinahe deswegen seinen Abschied bekommen haben.

„Wie sehr die Homosexualität in den Obdachlosen-Asylen zu Hause ist, ist bereits öffentlich so bekannt geworden, daß ich darüber nichts weiter zu sagen brauche. Alle aus Unkenntnis der Wirklichkeit und gutgemeintem Eifer unternommenen Versuche, sie dort etwa auszurotten, müssen selbstverständlich vergeblich bleiben. Ich will mich verpflichten, wenn ich dort nächtige, stets innerhalb meiner nächsten Umgebung einen oder gar mehrere junge Leute zu homosexuellen Handlungen zu gewinnen. Viele warten sogar förmlich darauf. Einem solchen „Kunden" braucht man nur ein paar „Trittchen" (Strümpfe) oder eine „Staude" (Hemde) zu versprechen, um seiner geschlechtlichen Beihilfe sicher zu sein. Mehr verlangt er nicht, denn er weiß, wie knapp das Geld ist, und etwas Mitleid hat er schließlich auch im Leibe." Mein Gewährsmann fährt fort:

„Ein Musterbeispiel eines homosexuell „geaichten" Kunden lernte ich kürzlich in Berlin kennen. Er war nicht nur durch ganz Deutschland gekommen, sondern auch durch Österreich, Italien bis Rom, und die Schweiz. Überall hatte er leicht homosexuelle „bessere" Bekanntschaften gemacht, die ihm ein auskömmliches Leben sicherten. Jung und hübsch, gebürtig aus Stuttgart, erst 17 jährig, blond und blauäugig, echt germanische Rasse, ist er für virile Urninge erotisch gefährlich. Allerdings vernachlässigt er sein Äußeres sehr, sonst hätte er sicher noch ganz andere „Erfolge" haben können. Trotzdem hatte er überall offene Türe gefunden, in Deutschland wie bei den Mönchen Roms und der Schweiz, von denen er mir manches Stückchen erzählte. Es gibt mithin kein unwahreres Märchen als die Legende von der Zugehörigkeit der Homosexualität zu den besser situierten oder womöglich nur adligen Kreisen. Daß homosexuelle „Fälle" aus diesen Kreisen in erster Linie bekannt werden, liegt lediglich an der mehr exponierten Stellung, welche Homosexuelle dieser Kreise einnehmen. Die Verbreitung der Homosexualität ist in Wirklichkeit in den proletarischen Kreisen mindestens ebenso stark wie anderswo, und im Vagabundentum ist sie sozusagen an der Tagesordnung."

Zweifellos handelt es sich unter den Vagabunden ähnlich wie unter den Gefangenen oft um Surrogatakte, doch gibt es sicherlich unter beiden auch viele echte Homosexuelle. So suchten mich wiederholt strafentlassene Homosexuelle auf, die unter heftiger Sehnsucht nach einem Mitgefangenen litten und sich ernstlich mit dem Gedanken trugen, eine Straftat zu begehen, um zu ihrem Freunde — in einem Falle war es ein lebenslänglich Internierter — zurückzugelangen.

Ein Seitenstück zu diesen Beobachtungen finde ich in dem Bericht, den ein Mann, der sich J. A. nennt, unter dem Titel „Lebenslauf eines Zuchthaussträflings" in der „Tribüne" vom 5. Juni 1907 gibt: Nachdem der Verfasser erzählt hat, daß die jüngeren Gefangenen im Alter von 18—24 Jahren, die im ganzen etwa 28 oder 32 Mann einen gemeinsamen Schlafsaal für sich haben und auch in der Kirche allein auf den ersten Bänken sitzen, von den älteren Gefangenen die „Damen" genannt werden, und daß jede dieser „Damen" einen „Alten" zum Liebsten hat, von denen oft zwei oder drei sich um einen Jungen aus Eifersucht die Köpfe blutig schlagen, erzählt er, daß einer der verrufensten der „Alten", zum vierten Male jetzt im Zuchthause in P., während seiner letzten Strafzeit einen jüngeren Freund hatte und daß beide wie Eheleute miteinander lebten. „Was er hatte, hatte „sie, der „Junge". Als derselbe entlassen wurde, hatte der „Junge" noch 2 Jahre 10 Monate zu verbüßen. Was tut nun der „Alte"? Er verübt ein Verbrechen, von dem er weiß, daß es ihm etwa 2 bis 2½ Jahre Zuchthaus einträgt, damit er ja wieder zu seinem „Jungen" kommt und letzteren kein anderer „Alter" in Beschlag nehmen kann. Und richtig genau nach 5 Wochen passiert der „Alte" wieder ein mit 2 Jahren 5 Monaten Zuchthaus. Ich kann das Gaudium nicht schildern, als er wiederkam. Jeder sagte es ihm ins Gesicht, daß er sich bloß wegen seines „warmen Jungens" so beeilt hätte; selbst die Aufseher sehen, hören und wissen dies alles, können aber nichts dagegen tun. Also der „Alte" lebt jetzt wieder glücklich und zufrieden mit seinem „Jungen" zusammen, und wenn sie jetzt miteinander entlassen werden, werden sie draußen „zusammenarbeiten". Dieser „Junge" ist der Sohn anständiger Bürgersleute, und hat bei einer Rauferei einen Menschen erstochen, wofür er 8 Jahre Zuchthaus verbüßt."

Einen ähnlichen Fall erzählt Wilhelm Cremer aus der Fremdenlegion: Ein Legionär wird nach Oran zum Kriegsgericht gebracht. Sein Freund, den er liebte, war zur Zwangsarbeit (travaux forcés) verurteilt. Da verkaufte er seine sämtlichen Sachen und kam drei Tage nicht in die Kaserne, nur um auch verurteilt zu werden und dem Geliebten folgen zu können.

Unter den homosexuellen Vagabunden gibt es viele, die einst bessere Tage gesehen: Gescheiterte, Entgleiste. In Sizilien, der Provence und anderswo, traf ich solche, die 10 Jahre und länger nichts von ihren Angehörigen, die sie vermutlich längst für gestorben hielten, gehört hatten. Manche von ihnen, die, als sie noch etwas besaßen, in Zusammenhang mit ihrer Anlage immer wieder Erpressern, Räubern und Dieben in die Hände fielen, erklärten, daß ihnen erst wohl sei, seit sie nichts mehr zu verlieren hätten. In Rom lernte ich in der deutschen Herberge einen sehr merkwürdigen Urning kennen, eine Art Bettlerkönig; wegen seines langen Kopf- und Barthaares, seines sanftmütigen Wesens und einer gewissen prophetisch-poetisch-pathetischen Pose nannten ihn die anderen Kunden, von denen ihn namentlich die jüngeren vergötterten, „Heiland“ [12]). Bei nicht wenigen Urningen liegt ein wichtiger Grund zur Vagabondage in nervöser Unrast, die oft genug allerdings auch eine motorische Umsetzung sexueller Unruhe ist. Das gilt in noch höherem Maße wie für die armen für die reichen Vagabunden, dem Seitenstück der Tramps aus wohlhabenden Kreisen, den Globetrottern. Was ich in den „Naturgesetzen der Liebe [13]) von den sexuell unbefriedigten Heimflüchtigen im allgemeinen sagte: „Da reisen diese alleinstehenden Männer und Frauen, von den Beatifikationen des Papstes zum Selamik des Sultans, von den heulenden Derwischs zu den indischen Fakiren, vom Yoshiwara zum Yellowstonepark; da findet man diese unbewußt von sexuellem Drang Getriebenen in Bayreuth und Oberammergau, auf allen mondainen Sammelplätzen, in Monte Carlo und Ostende wie in den Palasthotels am Rande der Sahara und am Ufer der Themse, immer friedlos und rastlos,“ gilt für die Urninge und Urninden der höheren Stände in ganz besonders hohem Grade.

Auch in der gesellschaftlichen Mittelschicht gibt es eine von Ort zu Ort wandernde Gruppe, die freilich wirtschaftlich und sonst auch in vieler Hinsicht ganz anders zu bewerten ist, wie die genannten Gruppen. Ich meine die Geschäftsreisenden, unter denen ich ebenfalls viele Homosexuelle kennen lernte. Manche von ihnen, und damit komme ich wieder zu den bodenständigeren Klassen, besitzen eine Liste homosexueller Gasthausbesitzer, bei denen sie abzusteigen pflegen. Namentlich finden sich auch in diesen Verzeichnissen Hoteliers kleinerer Städte. Es scheint mir, als ob der Prozentsatz der Homosexuellen unter den Inhabern und Leitern der Hotels und Gastwirtschaften etwas größer ist, als unter den Kellnern, von denen ich bereits sprach. Unter den übrigen Angestellten zählt das Küchenpersonal viele Urninge, namentlich die feinen französischen Küchenchefs sind oft homosexuell.

Wie in den Hotels im landläufigen Sinn findet man auch in den von den Franzosen bezeichneten als Hôtels de dieu bezeichneten Hospitälern viele Homosexuelle, und zwar hier in erster Linie unter den Krankenwärtern. Es dürfte wohl kaum ein größeres Hospital geben, in dem sich nicht ein oder mehrere Pfleger befinden, und es sind nicht die schlechtesten. Auch unter den Krankenschwestern kenne ich viele Urninden. Zwei von ihnen, die in einem Charlottenburger Krankenhause angestellt waren, nahmen sich vor einigen Jahren zusammen das Leben. Vom Ärztestand meint Merzbach, daß er nicht zu den von Homosexuellen bevorzugten Ständen gehört. Ich bin von homosexuellen Ärzten aus allen Kulturstaaten aufgesucht worden und erfreute mich ihrer Führung in skandinavischen wie in südeuropäischen Ländern. Es waren unter ihnen wohl alle Spezialfächer vertreten, auch Chirurgie und Frauenheilkunde.

Ich kenne allerdings auch homosexuelle Mediziner, denen die körperliche Untersuchung weiblicher Körper, namentlich das sogenannte Touchieren und das Beklopfen der Brustdrüsenregion, größtes Unbehagen verursachte, einige wußten dies zu umgehen, indem sie

---

[12]) Cf. auch Oskar Wöhrle, Der Baldamus (Stuttgart 1913) p. 62.

[13]) „Naturgesetze der Liebe“, Berlin 1912, p. 245.

Kinderärzte wurden oder sich auf die Leitung von Männerabteilungen in Sanatorien beschränkten. Die Ärztinnen, unter denen es ebenfalls eine beträchtliche Anzahl urnischer gibt, haben es in der Umgebung von Männeruntersuchungen, falls diese ihnen unbequem sind, leichter. Im übrigen scheint mir der Ärztestand, der in Deutschland allein 33 527 (1913) Personen umfaßt, für genauere statistische Untersuchungen vermöge seiner Vorbildung besonders in Betracht zu kommen. Daß diese trotz aller Schwierigkeiten im Interesse der Wissenschaft erforderlich sein werden, steht wohl außer Zweifel.

Gehen wir von den Medizinern auf die anderen akademischen Berufe über, so seien zunächst die Juristen erwähnt. Ihr Beruf wird vielfach nicht aus eigener innerer Neigung, sondern, namentlich in Beamtenfamilien, mehr auf Wunsch der Eltern, aus praktischen Gesichtspunkten ergriffen. Unter den Anwälten scheint mir die Zahl der Homosexuellen ein wenig geringer zu sein, als unter den Ärzten, immerhin sind mir in Berlin allein ungefähr ein Dutzend homosexueller Rechtsanwälte bekannt. Etwas höher ist der Prozentsatz der Homosexuellen im Richterstande, im Verwaltungsdienst und der Diplomatie; auch mehrere homosexuelle Staatsanwälte und Kriegsgerichtsräte lernte ich kennen. Der Gewissenskonflikt, in dem sich Männer befinden, die selbst homosexuell, über Homosexuelle richten, kam mir zu Beginn meiner Tätigkeit besonders schwer vor, er erscheint mir im milderen Lichte, nachdem mir homosexuelle Richter versicherten, daß sie wiederholt bei Beratungen in der Lage gewesen seien, auf ein geringeres Strafmaß hinzuwirken.

Ich weiß Fälle, in denen junge Leute aus § 175 vor einem Richter standen, mit dem sie selbst homosexuell verkehrt hatten. Es gereicht ihnen zur Ehre, daß sie die geängstigten Richter, in einem Falle war es ein homosexueller Untersuchungsrichter, nicht kompromittierten. In Wien ereignete sich allerdings vor mehreren Jahren der Fall, daß sich ein Gerichtspräsident erschoß, dem ein wegen Diebstahls angeklagter Bursche, als er ihn barsch anfuhr — er erkannte ihn nicht wieder — zurief: „Im Votivpark haben Sie anders mit mir gesprochen, wenn Sie auf mich gepaßt haben."

Wie die Juristen, wechseln auch die Theologen, wenn sie sich ihrer Homosexualität bewußt werden, gern den Beruf. Viele behalten ihn auch bei, weil sie glauben, durch religiöse Mittel ihrer am besten Herr zu werden. Oft, wenn auch nicht immer, ist diese Hoffnung trügerisch. Ich habe protestantische und noch mehr katholische Geistliche fast aller Alters- und Rangstufen kennen gelernt, die unter ihrer homosexuellen Anlage schwer litten.

Eine alte Chronik erzählt von einem Bischof zu Bamberg, der im 14. Jahrhundert lebte, sich gerne in Weiberkleider steckte und durch seine unwiderstehliche Begierde nach den Küssen schöner Jünglinge außer Fassung gebracht, sich von seinen Knechten mit Ruten streichen ließ, so oft ihn urnische Gelüste anfielen.

Im XII. Jahrhundert sah sich der Abt Wibald, einer der hervorragendsten Männer der deutschen Geistlichkeit jener Zeit, offenbar durch die Vergehungen der ihm Unterstellten genötigt, in feierlicher Weise einen andern Abt um Auskunft über die Frage zu bitten: „Si virginitatis amittat palmam, qui vel propriis aut alienis manibus vel qualibet alia arte praeter naturalem coitum sibi semen elicuerit." Cf. Jaffé, Monumenta Corbeiens. Bd. I d. Biblioth. Rer. German. 1864.

Ulrichs erwähnt in Formatrix[14]) ein Buch „Enthüllungen über Lehren und Leben der katholischen Geistlichkeit", Sondershausen, 1862, das gesammelte Notizen über eine zahlreiche Reihe katholischer Geistlichen enthält, vorzugsweise aus Süddeutschland, aber auch Frankreich und Belgien, aus der Zeit von 1637—1713 und von 1859—1861, „aus denen hervorgeht, daß dieselben Urninge waren." Unter anderem enthält es in deutscher Übersetzung die aktenmäßigen lateinischen Berichte aus einer Disziplinaruntersuchung wider den Jesuiten Marell am Jesuitengymnasium zu Augsburg aus dem Jahre 1698, deren Originale sich im königlichen Staatsarchiv zu München befinden (veröffentlicht unter dem Titel: „Reverendi in Christo patris Jacobi Marelli S. J. amores. Per Carolum de Lang. Monachii 1815." Dieser Jesuitenpater hatte nacheinander „Liebesverhältnisse" mit zwei Grafen Fugger und einem Grafen Oettingen[15]).

Daß auch die gleichgeschlechtliche Betätigung in Klöstern oft und vielfach recht erheblich war, können wir zahlreichen Schilderungen des Klosterlebens und satirischen Darstellungen aller Zeiten entnehmen. Die psychologischen Momente liegen hier außer in dem Anreiz des eingeschlechtlichen Milieus in den asketischen Neigungen vieler Homosexueller.

Braunschweig erzählt, daß die Insassen des Klosters Eberbach in Ungarn, trotzdem die gleichgeschlechtliche Liebe · ihnen als Todsünde verboten ist, in jedem Jahr ein „Fest der Hochzeit" feiern, während dessen Dauer sich jeder Bruder einen Geliebten hält. „Ich habe", sagt er, „mehrfach und nachhaltig die Beobachtung gemacht, daß der Abtpfarrer in nicht mißzuverstehender Weise einen jüngeren Kaplan liebkoste."

Näcke[16]) zitiert einmal den „gelehrten und geistreichen Vortrag" eines früheren katholischen Geistlichen „Über das Verhältnis von Christentum zum Urningtum", der meinte, daß gerade unter den Priestern viele Homosexuelle seien, weil ihr Wesen und Charakter, sowie das wegen des Horror feminae willkommene Cölibat sie zu dem Priesterberuf hinzöge.

---

[14]) Ulrichs IV, p. 28.

[15]) Im Jahre 1890 hat ein gewisser Karl von Hutten Langs Büchlein deutsch übersetzt herausgegeben: die Knabenliebschaften des Jesuitenpaters Morell (Leipzig, 1890) 1908 erschien ebenfalls in Leipzig von einem Feinde der Homosexuellen und der Jesuiten eine Schrift, betitelt: Boden, Karl, Dr. med.: Zur Homosexualität der Jesuiten. Aktenauszüge aus den Ordensarchiven Oberdeutschlands von Karl Heinrich Ritter von Lang, bayr. Archivdirektor. Als Beitrag zur Frage der Aufhebung des § 175 und des Jesuitenordens, lateinisch und deutsch mit Einleitung. Vgl. auch Bouhours, Père, Sentiments des jésuites touchant le péché philosophique. Paris 1902.

[16]) Cf. Näcke, Dr. P. Archiv f. Kriminalanthropologie und Kriminalistik Bd. XV. Heft 1 und 2.

Aus dem Orient berichtet Näcke[17]), daß die Derwische zu ihrem Prior häufig in sexuellen Beziehungen stehen. Es sei auch noch der Theosoph Andrew Jackson Davis zitiert, der in der 4. Vorlesung der „Harmonischen Philosophie" sagt: „Unter den Inversionisten finden wir die alten ägyptischen Priester der Sonne, verschiedene indische Häupter, Jesus und Paulus, die Asketiker der ersten Jahrhunderte, römisch-katholische Päpste, Bischöfe, Mönche und Priester." 1905 erschien in der Zeitschrift „Das literarische Deutsch-Österreich" ein Artikel von R. C. Capellanus: Die Homosexualität im katholischen Klerus. Eine Fußnote zum Namen des Verfassers lautet: „Verfasser ist katholischer Priester, selbst homogen veranlagt."

In einer amerikanischen Zeitung befand sich einmal ein Artikel, der sich gegen homosexuelle Priester wandte, mit der Überschrift: „We do not wand any more ‚sissy men' in the pulpit."

Im allgemeinen sind homosexuelle Priester, so lange man nichts von ihren Neigungen weiß, in ihren Gemeinden ihres menschenfreundlichen Wesens wegen, sehr beliebt. Zur völligen Askese gelangen nur wenige, manche retten sich in Masturbation. andere führen eine Doppelexistenz, wieder andere töteten sich selbst, wie jener unglückliche Pfarrer Rudolf Stahel in der Schweiz, der an eine befreundete Familie schrieb, als seine Homosexualität ruchbar wurde: „Bald wird es von mir heißen: er hat sich gemordet. Das ist falsch. Es muß heißen: er ist gemordet worden." Von der ganz außerordentlichen Verehrung und Anhänglichkeit, die dieser Geistliche genoß, legen die Predigten Zeugnis ab, die Professor von Schultheß-Rechberg und Vikar Boßhard an seinem Grabe hielten[18]).

Alles in allem dürfte es wohl zutreffen, wenn Freimark sagt: „Es finden sich im Priesterstande nicht wenig Angehörige des dritten Geschlechts, und würde es wohl lohnend sein, eine Geschichte des Priestertums von diesem Gesichtspunkte aus zu schreiben, welche erstaunliche Resultate zeitigen dürfte[19]).

In höherem Maße als die Theologie gehört die Philologie zu den von Urningen erwähnten Fächern. Sowohl die pädagogische Lehrtätigkeit als auch das beschauliche Bücherstudium sind Gebiete, die gleichgeschlechtlich Veranlagte von jeher angezogen haben.

Namentlich „sublimierte" Homosexuelle, die ihren Trieb in platonischer Weise zu vergeistigen trachten, sind unter Philologen häufig. Aber unter den mich aufsuchenden Homosexuellen, die Verkehr pflegten —, auch nicht etwa mit Schülern, befanden sich zahlreiche Lehrer, sowohl akademische als Volksschullehrer. Ebenso gibt es auch unter

---

[17]) Näcke, Die Homosexualität im Orient. In Groß' Archiv, 16. Bd. 3. u. 4. Heft. S. 353 ff.

[18]) Jahrb. f. sex. Zw. Jahrg. VI. 1904. p. 725.

[19]) Vgl. auch Carpenters Aufsatz „Homosexuality and Divination" in „The American Journal of Religious Psychology", June 1912

den Lehrerinnen, namentlich Schulleiterinnen, eine nicht unbeträchtliche Anzahl Homosexueller. Ich kenne Beispiele, in denen sich in den ihnen von ihren Schülerinnen gegebenen Spitznamen treffend ihre Eigenart widerspiegelte.

Noch etwas höher als unter den Männern und Frauen der Wissenschaft ist die Anzahl von homosexuell Veranlagten auf allen Gebieten der Kunst. Beginnen wir mit den bildenden Künstlern. Wenn die Zahl der homosexuellen Künstler, deren Leistungen ihnen einen hervorragenden Platz in der Geschichte ihrer Kunst gesichert haben, einen Rückschluß auf die Verbreitung der Homosexualität in dem betreffenden Kunstzweige überhaupt gestattet, steht die Malerei an einer der ersten Stellen. Ein besonders charakteristisches Bild davon gibt eine Zeitepoche, die als Blüteperiode der Malerei angesehen werden darf, weil in ihr naturgemäß den nach dieser Richtung hin Beanlagten die größte Gelegenheit zur Entfaltung ihres Talents gegeben ist. Unter den markantesten Vertretern der Malerei auf der Höhe der italienischen Renaissance finden wir die relativ sehr hohe Zahl von drei Männern, deren homosexuelle Veranlagung nach den uns über sie bekannten biographischen Tatsachen, ergänzt durch ihre Selbstbekenntnisse, soowie durch die Eigenart ihres Schaffens, als erwiesen angesehen werden darf: Giovanni Antonio Bazzi (von seinen Zeitgenossen bezeichnenderweise „Sodoma" genannt), Michel Angelo und Leonardo da Vinci. Daß auch unter den Malerinnen Frauen mit homosexueller Veranlagung sich einen hervorragenden Namen erworben haben, beweist das Beispiel der berühmten Tiermalerin Rosa Bonheur, an dem wir deutlich erkennen können, wie die der homosexuellen Frau eigentümliche virile Wesenskomponente ihr in der Kraft und Energie ihrer künstlerischen Ausdrucksweise zu statten kommt. Analog diesen Koryphäen sind auch unter den dii minores der Malerei die Homosexuellen in relativ hoher Zahl vertreten; namentlich auch in der Schwarzweißkunst, in der die Linie mit ihrer feinen, dekorativen Wirkung oft in origineller Weise zur Geltung kommt, haben urnische Zeichner, von denen ich einige persönlich kennen lernte, Hervorragendes geleistet.

Daß es auch unter den Meistern der Plastik Homosexuelle gegeben hat, zeigt die antike Tradition, lehren gut verbürgte Überlieferungen der Renaissance, bezeugt das tragische Schicksal des belgischen Bildhauers Duquesnoy, beweisen lebende Künstler mit und ohne Ruf, deren homosexuelle Veranlagung außer Zweifel steht. Etwas geringer als unter den Bildhauern scheint mir die Homosexualität unter den Baumeistern verbreitet zu sein, die zwischen dem Künstler und Techniker stehen, immerhin sind mir im Laufe der Zeit eine ganze Anzahl homosexueller Architekten bekannt geworden.

Das Gebiet der Kunst, auf dem Homosexuelle beiderlei Geschlechts sich seit Anakreon und Sappho aber vor allem betätigt und ausgezeichnet haben, ist die Poesie. Vergegenwärtigen wir uns die psychische Eigenart des homosexuellen Typus, so kann uns das nicht wundernehmen. Weibliche Eindrucks- und männliche Ausdrucksfähigkeit, oft sogar gewisse neuropathische Züge, wie die der Pseudologia phantastica verwandte „Lust zum Fabulieren", geben die Basis, auf der sich die dichterischen Talente der Homosexuellen entwickeln können. Nehmen wir dazu den Weltschmerz, der ihrer meist unverstandenen Liebe entspringt, die Sehnsucht, wenigstens im Lied zu sagen, „was sie leiden", so verstehen wir, daß neben den Anlagen auch Bedürfnis und Neigung die poetische Betätigung der Homosexuellen begünstigen.

Zu allen Zeiten und bei allen Völkern begegnen wir homosexuellen Dichtern. Am unverkennbarsten treten sie uns im klassischen Altertume entgegen, in dem eine der homosexuellen Veranlagung Rechnung tragende Kultur den Dichtern gestattete, sie frei zu bekennen. In „Der Eros und die Kunst" bemerkt Frey einmal: „Fast von der ganzen Dichtung des Altertums kann man sagen, daß sie mit urnischem Geiste durchtränkt ist." Daß der Prozentsatz aber auch zur Zeit des Humanismus kein geringerer gewesen ist, erfahren wir beispielsweise aus Dantes Hölle, in der der Dichter eine große Anzahl der bekanntesten Dichter und Schriftsteller seiner Zeit — unbeschadet seiner hohen Verehrung für ihre Werke und ihre Person — in die Hölle der Sodomiten versetzt. Daß Dichter von höchster Beanlagung bis in unsere Tage die „Hölle der Homosexuellen" kennen lernten, lehrt uns Oscar Wilde. Welche Fülle poetischer Nuancierungen auf dem Boden der homosexuellen Psyche sich entwickeln können, zeigt uns die lange Reihe hervorragender urnischer Dichter, von Walt Whitmans grandioser Epik bis zu Andersens kindlich rührendem Märchentalent. Ohne mich in Einzelbeispiele zu verlieren, will ich aus eigenen Erfahrungen nur hinzufügen, daß mir selbst eine so große Anzahl zeitgenössischer Dichter und Schriftsteller beiderlei Geschlechts mündlich und brieflich ihre homosexuelle Veranlagung bekannten, daß ich berechtigt zu sein glaube, den Prozentsatz für dieses Gebiet künstlerischer Betätigung relativ hoch — sicher aber nicht unter 2% — zu veranschlagen. Ich habe mehr als einmal über die Ironie des Lebens lächeln müssen, wenn sich eine Zeitung über dem Strich gegen die Homosexuellen aussprach, die unter dem Strich, ahnungslos, zwei oder drei Artikel berühmter homosexueller Autoren brachte.

Wenden wir uns nun der Musik zu, so scheint es notwendig, den Eigenarten homosexueller Beanlagung Rechnung tragend, hier zwischen den schaffenden und ausübenden Künstlern, den Komponisten und den Virtuosen zu unterscheiden.

Die Gabe produktiv-musikalischen Schaffens ist, worauf schon Möbius hinweist, eng mit dem Sinn für das Rhythmische, Zahlenmäßige verknüpft. Entsprechend der Beobachtung, daß diese Fähigkeit bei den Homosexuellen in der Regel nicht besonders hoch entwickelt ist, scheint auch die Zahl großer homosexueller Komponisten keine besonders hohe zu sein. Es liegt nahe, hier an die Tatsache zu denken, daß auch das weibliche Geschlecht, trotz ausgedehnter musikalischer

Betätigung, keine großen Komponisten hervorgebracht hat. Ganz so negativ verhält es sich mit dem Urningtum nun zwar nicht, wie das Beispiel des einwandfrei homosexuellen Tschaikowsky und manches anderen noch lebenden Tondichters lehrt. Die einzige komponierende Dame, die ich kennen lernte, war eine sehr virile Urninde.

Ganz anders wie bei den Komponisten liegt die Sache bei den ausübenden Musikern. Hier kommt den Homosexuellen ihr rezeptives Empfinden, ihr Anpassungsvermögen, ihre Befähigung zu stimmungsvollerem, zarterem Vortrag zu statten. Zweifellos ist die Zahl homosexueller ausübender Künstler in allen Zweigen der Musik eine ungewöhnlich große. Schon unter den Berufsmusikern gewöhnlicher Konzertkapellen ist der Prozentsatz relativ hoch, wesentlich höher aber ist er unter den Künstlern mit virtuosem Können. Auch Paganinis Homosexualität oder Bisexualität scheint nach zuverlässigen Angaben ziemlich verbürgt zu sein.

Eine besondere Stellung unter den ausübenden Künstlern nehmen die Sänger, hauptsächlich die Opernsänger, ein, deren künstlerische Betätigung sich aus der musikalischen und schauspielerischen zusammensetzt und uns so zu den darstellenden Künsten überleitet. Dem homosexuellen Sänger kommen oft noch gewisse körperliche Eigentümlichkeiten zu statten, die bei Urningen besonders häufig sind: eine große Modulationsfähigkeit der Stimme, ein weiches, klangvolles Organ. Überwiegend pflegt die Stimmlage homosexueller Männer der Tenor zu sein.

Der französische Gewährsmann von Raffalovich[19a]) berichtet übrigens, daß nach seinen Wahrnehmungen auch „unter den Sängerinnen viele für Frauen seien".

Ein selbst homosexueller Musiker schildert seine Auffassungen und Erfahrungen über die Beziehungen zwischen Homosexualität und Musik in folgender bemerkenswerter Weise:

„Auch die Stellung des Homosexuellen in der bürgerlichen Gesellschaft ist eine der des Künstlers verwandte und treibt ihn dem Künstlerstande zu . . . Entspringt doch die Scheu und Abneigung des „guten Bürgers" gegen die „fahrenden Leute" wie die Abneigung vor dem Homosexuellen einer und derselben Quelle, der Angst vor allem, was anders ist, was wild, unruhig, phantastisch, zwecklos und zweckwidrig und unvernünftig erscheint."

Die seelische Konstitution des Homosexuellen macht es begreiflich, daß er für musikalische Wirkungen äußerst reizbar ist, daß seine Phantasie und Sinne lebhaft darauf reagieren und er leicht unter ihrem Banne steht. In der Tat wird man von den meisten Homosexuellen hören können, daß sie die Musik lieben. In den meisten Fällen nehmen sie aber die Musik nur als ein Stimmungselement, als rein sinnlichen Eindruck, der ihnen etwa irgendwelche Bilder, Farben, Ideen hervorzaubert. Es ist deshalb naturgemäß die romantische, farbigere, sinnlichere Musik, die moderne Musik mit „literarischem" Einschlag, die den Homosexuellen anzieht, während ihm die klassische und ältere, mehr Geistesmitarbeit verlangende gleichgültiger ist. Der Homosexuelle liebt die Stilvermengung, er liebt nicht rein lyrische oder dramatische Musik, Lieder oder Symphonien, sondern die „Programmusik", bei der die Aufeinanderfolge der musikalischen Gebilde durch deutlich festgelegte Bilder, Ideen, durch einen Text bestimmt wird, mehr noch: er liebt — die Oper. Und zwar nicht die klassische, bei der doch schließlich die Musik der Hauptzweck ist, und deren geschlossene Formen, Arien, Ensembles usw. er als den Fortgang des Dramas störend und „unnatürlich" empfindet, sondern

[19a]) Jahrb. f. sex. Zw. Bd. VII. 2. Teil. p. 759/60.

das moderne Musikdrama seit Wagner, speziell Wagner selbst: diese Musikdramen, die — als rein dichterische Leistung bewertet — ohne Musik den Anforderungen der poetischen Technik kaum genügen dürften, die ebensowenig reine Musik sind, diese Gefühlsdramatik, die ihre Steigerung weniger durch dramatisch-logischen Aufbau, als durch Aufeinandertürmung von Ekstasen bewirkt, diese pessimistisch-märtyrerhaft-pathetische Stimmung, diese Musik, die den Text illustrierend, untermalend, gleichsam nur ein Teil des „Gesamtkunstwerkes", doch sein Haupterregungsmittel, streckenweise oft nur Erhöhung des Bühnenvorganges ist, dann wieder durch ein wohlbekanntes „Leitmotiv" ab und zu die Ohren der Hörer erfreuend.

Das Erfassen des Kunstwerkes als Ganzes, der Blick für die Architektonik eines Stückes, einer Sonate, einer Fuge, geht ihm durchschnittlich ab. Künstlerseelen sind die Homosexuellen, Ästheten, aber nicht Künstler aus Dämonie. Es gibt Künstler, die aus Lebensüberfülle zu ihrem Berufe kommen, und solche, die es aus Feinheit, aus Überkultur werden. Zu den letzteren gehören die Homosexuellen. Im großen und ganzen scheint der zu überwindende Widerstand des technischen Materials, das kolossale Üben dem homosexuellen Charakter ferner zu liegen. Selten sind homosexuelle Dirigenten. Hier handelt es sich um die Fähigkeit, Massen zu inspirieren und zu beherrschen.

Hiermit berühren wir schon die Frage musikalischen Produzierens selbst. Die Phantasie, die Einfälle, die Ideen sind oft da, aber es fehlt der schöpferische Antrieb, die Aktivität, die gestaltende, zeugende Kraft und Energie, die den männlichen Anteil am Zeugungsakt des Kunstwerkes haben. Tschaikowsky muß, nach seinen Werken zu urteilen, wohl eine Ausnahmeerscheinung sein. Franz von Holstein (1826/78), der ein feiner Komponist gewesen sein soll, hat indes wohl nie größeres Interesse mit seinen Werken erregt. Karl Storck nennt ihn in seiner Musikgeschichte „eine liebenswürdige, vornehme Natur, vielseitig begabt", und meint, daß sein bestes Werk, die Oper „Der Heideschacht" (1868) wohl der Bühne erhalten bleiben sollte. Auch manche seiner Lieder ergriffen durch ihre etwas wehmütige Schönheit.

Viel häufiger sind, namentlich in neuerer Zeit, Komponisten mit femininem Einschlag, ohne direkt homosexuell zu sein. Hier ist z. B. der Romantiker Robert Schumann zu nennen, der in sich zwei Naturen, den starken Florestan und den zarten Eusebius fühlte. Auch Richard Wagner gehört hierher, desgl. Peter Cornelius, stark unter dem Bann von R. Wagners Persönlichkeit stehend. Er soll bisexuell gewesen sein.

Zum Schlusse sei noch eine Kritik zitiert, die ein unbefangener Kritiker über einen jungen homosexuellen Sänger schrieb: „ . . . Wenn Herr . . . . . . beim Konzertsingen, und vor allem bei einem gewissen feinen, kleinen Genre bleibt, also seine für kundige Ohren ihm von der Natur geradezu aufgedrängte Spezialität sucht und findet, kann er einst ein erster Künstler, eine Persönlichkeit werden..... In dem Augenblick aber, wo er große Töne produzieren will oder gar heldenbaritonale Gelüste bekommt, ist es aus mit dem Klang dieser sonst ungemein klangvollen Stimme, deren Besitzer zudem über ein ganz merkwürdig feinbesaitetes und distinguiertes Etwas in seinem Vortrag verfügt, so daß die Erinnerung daran in der Seele noch lange nachschwingt."

Was nun die Schauspieler anlangt, so bemerkte ich oben bereits, daß die Angaben über die große Häufigkeit ihrer Homosexualität oft übertrieben werden, immerhin schätze ich sie gut doppelt so hoch wie den Durchschnitt, also mindestens 5%. Auch hier kommen wieder verschiedene Momente zusammen, die einen bestimmten Typ unter den Homosexuellen zur Schauspielkunst in hohem Maße befähigen. Seine in der Doppelgeschlechtlichkeit begründete rezeptive Aktivität, sein Anpassungsvermögen, eine gewisse Neigung zur Pose, zur Überschwänglichkeit, oft auch ein Bedürfnis, sich zur Schau zu stellen, sind Eigenschaften, die den Homosexuellen häufig zum Schauspieler qualifizieren.

Als ich einst in einem D.'er Theater einer Aufführung von Oscar Wildes „Eine Frau ohne Bedeutung" beiwohnte, stellte ich fest, daß von den auf dem Theaterzettel verzeichneten Personen mir sechs als homosexuell bekannt waren: neben dem Dichter und seinen beiden Übersetzern waren es drei Darsteller wichtiger Rollen. Nicht nur quantitativ, sondern auch qualitativ nimmt der Urning eine hohe Stufe in der Schauspielkunst ein, wie es unter vielen anderen Iffland, Kunst, Hendrichs, unter den Schauspielerinnen die Vestphali und viele noch lebende bewiesen haben, an deren urnischer Veranlagung kein Zweifel besteht. Auf die Frage, ob Neigung zur Schauspielkunst vorhanden ist, antworteten 50% der befragten Urninge und Urninden ja, 8% mit stark.

Über England schreibt H. Ellis[20]): „Leidenschaftliche Freundschaften unter Mädchen, von den unschuldigsten bis zu den ausgesprochensten Ausschreitungen in der Richtung auf Lesbos, sind außerordentlich häufig in Theatern, sowohl unter Schauspielerinnen als auch vornehmlich unter den Choristinnen und den Balletteusen."

Den Bühnenkünstlern stehen die Variétékünstler nicht nach. Neben den geschilderten Anlagen begünstigt der in vielen Homosexuellen wurzelnde Wandertrieb, ihre Abenteuersucht die Geneigtheit und Geeignetheit für den Artisten-Beruf. Es kommt noch hinzu, daß gewisse Zweige artistischer Kunst, wie Verwandlungskünstler, Sopransänger, weibliche Athleten, virile Soubretten an und für sich schon Varianten der Sexualität in gewissem Grade zur Voraussetzung haben.

Selbst unter den Variétékünstlern, bei denen man solches zunächst nicht voraussetzen sollte, den Ringkämpfern, Athleten, Tier-

[20]) H. Ellis, Sexual Inversion, p. 130.

bändigern, Kunstradfahrern, Kunstreitern, Kunstschützen — und zwar nicht etwa nur unter den weiblichen Vertretern dieser Gattung — sind mir Homosexuelle bekannt geworden. Im Anschluß hieran sei auch bemerkt, daß auch unter den Champions des Sportes, wie den Sportsleuten überhaupt, Homosexuelle nicht selten sind. Auch hier spielt neben eigener Qualifikation sichtlich die Liebe zum Milieu eine gewisse Rolle. Unter den berühmten Jockeys und Herrenreitern befanden und befinden sich auch heute noch eine ganze Anzahl Homosexueller. Auch von einem homosexuellen „Flieger" sind mir mehrere seiner Sportskollegen, namentlich ein berühmter deutscher und französischer Flieger als homosexuell bezeichnet worden.

Ein Gewährsmann von Raffalovich[21]), ein französischer Schriftsteller, der, ohne selbst homosexuell zu sein, „in die Welt der Sodomiter Einblick erlangt hatte", drückt seine Verwunderung aus, daß er die Homosexualität gerade unter den Herkules der Jahrmärkte, den Kraftnaturen der Hallen, den Metzgern der Vororte, sehr verbreitet gefunden habe, und diese Männer liebten nicht etwa den verweichlichten „petit-jésus", sondern den wirklichen Mann. Der französische Autor folgert daraus, daß „diese Leidenschaft nicht einer Nervenschwäche oder einer Armut des Organismus zuzuschreiben sei."

Endlich besitzen urnische Männer in relativ hohem Grade die körperlichen und seelischen Eigenschaften, die sie zur Tanzkunst besonders befähigen. Ihr graziler Körperbau und ihre graziösen Bewegungen, vor allem aber ihre feminine Hingebung, kommen ihnen dabei zu statten. So sind homosexuelle Männer nicht nur auf der Variétébühne, sondern auch im gewöhnlichen Leben oft geschickte und so leidenschaftliche Tänzer, daß sie sogar ihre Abneigung gegen den Geruch und die Berührung des weiblichen Geschlechts überwinden, um ihrer Neigung huldigen zu können. Erst kürzlich führten mir in einem Londoner Urningsklub zwei amerikanische Berufstänzer mit eminentem Können den Tango vor. Dagegen haben Urninden oft wegen ihrer ungelenken Bewegungen und ihrer tieferen Lebensauffassung weniger Beanlagung und Neigung zum Tanzen als normale Frauen.

Nicht so hoch wie unter den Künstlern ist der Prozentsatz rein oder vorwiegend Homosexueller unter den Technikern. Von den Bautechnikern — den Architekten — war bereits die Rede. Auch Maschinentechniker — Ingenieure — und Chemiker sind in unserer homosexuellen Statistik in ziemlicher Anzahl vertreten. Mit Vorliebe lassen sie sich von großen Weltfirmen, besonders der Elektrizitätsbranche, nach außereuropäischen Ländern dirigieren, deren Sitten und Gesetze einem ihrer Natur entsprechenden vorsichtigen „Ausleben" weniger als die der Heimat entgegenstehen.

Ein homosexueller Diplomingenieur, der sich selbst sehr für die Frage der Verbreitung der Homosexualität interessiert, will den bei der Enquete an der Technischen Hochschule zu Charlottenburg gefundenen Satz von 3 Homosexuellen auf 200 an vielen umfangreichen Maschinenfabriken bestätigt gefunden haben; er nimmt einen ähnlichen Prozentsatz auch innerhalb der an der Spitze industrieller Unternehmungen stehenden Personen an. In der Kriminalstatistik steht die Gruppe Industrie und Bergbau, was die absolute Zahl der Verurteilungen aus § 175 anbelangt, an erster Stelle: von 6495 Verurteilten

---

[21]) Jahrb. f. sex. Zw. Bd. VII. 2. Teil. p. 760.

(1902—1910) gehörten 2253 diesen Berufen an. Im Verhältnis zu der Zahl der Berufstätigen dagegen steht diese Gruppe an letzter Stelle: von 100 000 wurden jährlich nur 2,73 verurteilt, gegenüber 4,13 in der Land- und Fortwirtschaft.

Zahlreicher als unter den Technikern sind Homosexuelle und zwar, wie mir scheint, nicht nur absolut, sondern relativ in zwei anderen mit der Industrie eng verbundenen Ständen vertreten, im Kaufmanns- und Arbeiterstand. Besuchen wir die homosexuellen Lokale Berlins, so werden wir gut $^3/_4$ der Anwesenden diesem Stande angehörig finden. Bei den Kaufleuten sind mehrere Branchen stärker mit Urningen durchsetzt als andere.

So sagt Merzbach[22]), und meine Erfahrung stimmt damit überein, „daß wir eine große Anzahl Homosexueller in der Konfektion und in der Fabrikation von Phantasieartikeln finden".

Andere geben an, daß sie viele Homosexuelle an der Börse und im Bankfach kennen gelernt haben, während ein erfahrener Gewährsmann mir versichert, die meisten in der „Nahrungsmittelbranche" gefunden zu haben. Auch homosexuelle Apotheker und Drogenhändler sind vielfach zu mir gekommen. Ein Stand endlich, der nach meiner Erfahrung sowohl in England und Frankreich auffallend stark von Urningen durchsetzt ist, ist der der Kunst- und Antiquitätenhändler. Zwei Urninge schrieben mir, daß ihnen die relativ größte Zahl unter den Kondukteuren begegnet sei. Haben solche Mitteilungen auch nur bedingten Wert, da dort, wo auf Grund individueller Geschmacksrichtungen am meisten gesucht, wohl auch am meisten gefunden werden wird, so geben sie uns von der ubiquitären Verbreitung der Homosexualität ein anschauliches Bild. Im Arbeiterstand ist die Zahl echter Homosexueller unter den ungelernten und gelernten Arbeitern, den Handwerkern, gleich groß. Von einer Reihe gut darüber orientierter zuverlässiger älterer Homosexueller, die ich nach ihren Erfahrungen fragte, behaupteten vier, die meisten Homosexuellen unter den Schlächtern kennen gelernt zu haben, zwei unter den Bäckern, drei sahen die meisten unter Schlossern, zwei unter Schneidern, drei unter Dekorateuren und Tapezierern. Auffallend wenig ist in meinem umfangreichen Homosexuellenmaterial das doch ziemlich verbreitete Gewerbe der Schuhmacher vertreten, ob zufällig oder innerlich begründet, vermag ich nicht zu sagen. In der Kriminalstatistik rangieren der Kaufmannsstand allerdings mit 14,2 % der aus § 175 Verurteilten an dritter, die „Arbeiter und Tagelöhner" mit 6,5 % an vierter Stelle. Zwischen ihnen und der ersten steht an zweiter Stelle die Land- und Forstwirtschaft, aus der mit 34,5 % (1965 unter 6495 in 9 Jahren) fast ebenso viel Verurteilte stammen, wie aus Industrie und Bergbau. Persönlich habe ich in den 18 Jahren sehr viele homosexuelle Gutsbesitzer und Landleute kennen gelernt. Die Ansicht, daß Homosexuelle sich fast nur in Städten vorfinden, bedarf durchaus der Richtigstellung. Die Landbewohner kachieren ihre Neigung nur in noch höherem Maße als die Städter, teils betätigen sie sich an ihren Wohnorten überhaupt nicht, begeben sich vielmehr grundsätzlich zu diesem Zwecke in benachbarte größere Städte, teils unterhalten sie von beiden Seiten sehr verschwiegen behandelte Beziehungen, etwa mit einem ihrer Diener, Kutscher, Knechte oder Volontäre.

---

[22]) Merzbach, Homosexualität und Beruf. Jahrb. f. sex. Zw. Bd. IV. 1902. p. 187 ff.

Den stärksten Satz Homosexueller unter den mit der freien Natur in engerem Konnex stehenden Gewerben zeigen die Gärtner. In Berlin kann nach Angaben von Berufskollegen die Prozentzahl urnischer Gärtner auf 5% beziffert werden, die unter den Inhabern besserer Blumengeschäfte noch wesentlich höher steigt.

Verhältnismäßig gering ist in der Kriminalstatistik der Anteil der Beamten. Es wäre verkehrt, daraus die große Seltenheit überhaupt ihres Vorkommens zu folgern. Schon eine Statistik der Disziplinaruntersuchungen wegen homosexueller Vorkommnisse würde uns eines anderen belehren. In Wirklichkeit gibt es unter den höheren, mittleren und unteren Beamten nicht wenige Homosexuelle, und zwar ebenso bei den staatlichen, als bei den städtischen Behörden, von den Privatbeamten ganz abgesehen.

Nur einige Beamtenkategorien seien herausgegriffen. Ähnlich wie die Richter schienen mir die ersten urnischen Polizeibeamten, die ich kennen lernte, wie ein Widerspruch in sich selbst. Mehr als einmal gingen mich homosexuelle Schutzleute, die in Erpresserhände geraten waren, um Rat an, auch Polizeioffiziere und höhere Polizeibeamte. Merkwürdig ist, daß an manchen Plätzen — außer von den größeren Städten Südamerikas hat man mir dies aus London besonders berichtet — manche der Polizisten sich aus dem homosexuellen Verkehre einen Nebenverdienst verschaffen. Ich kenne eine Insel im Mittelmeer, in deren kleiner Hauptstadt die stattlichen Polizisten sich ziemlich offenkundig den Fremden anbieten. Ein in Buenos Aires tätiger, wegen Homosexualität aus der preußischen Armee verabschiedeter Offizier erzählte mir, daß er dort unten spät nachts einen Wachmann nach einem Bordell gefragt habe, von dem er gehört habe, daß es nicht nur weibliche, sondern auch männliche Insassen beherberge. Der Polizist hätte geantwortet, daß es schon geschlossen sei, doch sei er selber gern bereit, dem Herrn als Ersatz zu dienen. Tatsächlich machte der Deutsche auch von dem Anerbieten Gebrauch.

Die Geschichte des Polizisten, der in einem Parke ein homosexuelles Liebespaar überrascht, sich von dem geängstigten Älteren ein Goldstück in die Hand drücken läßt und erklärt, er würde den Jüngeren zum Schutze bei sich behalten, sich in Wirklichkeit aber bald mit ihm selbst betätigt, spielt allerdings nicht in Südamerika, sondern in Nordeuropa.

Noch eigentümlicher als die Tatsache homosexueller und pseudohomosexueller Polizisten — denn sicherlich sind von denen, die sich bezahlen lassen, nur ein Teil „echt" — ist es vielleicht, daß manche Homosexuelle gerade auf Schutzleute sehr scharf sind, ich kannte einige, die ausschließlich mit solchen verkehrten. Es dürfte da wohl etwas Masochismus mit im Spiele sein.

Recht häufig suchten mich homosexuelle Postbeamte auf. Erst heute, wo ich dies niederschreibe, war ein Elternpaar bei mir, deren einziger Sohn sich vor einigen Tagen vor einen Eisenbahnzug geworfen hatte. Es war ein 25 jähriger Postassistent. In seinem Abschiedsbriefe hatte er die Eltern an mich verwiesen. Unter den Beamtinnen, deren Gesamtzahl ja numerisch hinter der ihrer männlichen Kollegen erheblich zurückbleibt, beträgt der Prozentsatz homosexuell Veranlagter nach den Mitteilungen, die mir namentlich im

Post- und Eisenbahndienst beschäftigte Urninden machten — sicher auch nicht weniger als 2%.

Von vornherein ist anzunehmen, daß die Homosexuellen, wenn sie in allen Kreisen und Ständen vertreten sind, auch im Soldatenstande nicht fehlen, namentlich in einem Lande mit allgemeiner Wehrpflicht. Wollen wir im einzelnen das Vorkommen homosexueller Veranlagung in Heer und Marine ermitteln, so müssen wir neben der Einteilung in diese beiden großen militärischen Komplexe zwischen den unabhängig von ihrem Willen eingestellten „Militärtauglichen" und der Berufssoldaten unterscheiden, wobei letztere wieder in Offiziere und die sogenannten Chargierten des Unteroffizierstandes zu trennen sind. Während bei der Militärtauglichkeit lediglich die Frage der körperlichen Eignung ausschlaggebend ist, sprechen bei den beiden anderen Kategorien äußere Verhältnisse und persönliche Neigung in höherem Maße mit. Der Prozentsatz der militärtauglichen Homosexuellen ist nicht wesentlich anders als das Verhältnis der homosexuell zu den heterosexuell Veranlagten überhaupt. Der Ausfall, den etwa eine übergroße Effemination im Körperbau der Homosexuellen bedingt, kann nicht sehr erheblich sein, da diese Erscheinung fast nie den Grad erreicht, der Dienstuntauglichkeit bedingt, und andrerseits der Gesundheitszustand der Homosexuellen sich nicht wesentlich von dem der anderen unterscheidet, nach Meinung mancher sogar im allgemeinen ein recht guter ist.

Die mir zur Verfügung stehenden Stichproben bestätigen diese Annahme, indem sich hier der Prozentsatz unter den Mannschaften als übereinstimmend mit dem ungefähren Durchschnitt von 2% ergab. Zwischen Armee und Marine dürfte, soweit es sich um die urnische Veranlagung handelt, kaum ein Unterschied bestehen; die homosexuelle Betätigung dürfte unter den Mannschaften der Marine, insbesondere wenn es sich um längere Seereisen handelt, als Ersatzhandlung größer sein. Während der besonderen Triebrichtung wegen viele Homosexuelle ihrer Dienstzeit mit erwartungsvoller, freudiger Spannung entgegensehen, bei manchen allerdings auch Furcht und Zweifel überwiegen, ob sie mit ihren femininen Einschlägen den an sie herantretenden Anforderungen auch gewachsen sein werden, wird nicht selten in ängstlichen Urningen ein Zwiespalt wachgerufen, ob sie bei ihrer Veranlagung den Versuchungen, denen sie während der Dienstzeit im engen Zusammensein mit Menschen, die ihrem sexuellen Geschmacke entsprechen, ausgesetzt sind, widerstehen können. Bei einigen ging diese Sorge so weit, daß sie sich an mich mit dem Ersuchen wandten, ihre diesbezüglichen Bedenken in einem Gutachten der Militärbehörde klarzulegen. Viele Urninge zeigen sich ihrer Individualität entsprechend im Frontdienst wenig brauchbar. Sie sind aber meist gutwillig und anstellig, und so finden wir sie nicht selten alsbald in Stellungen, zu denen sie sich ihren Fähigkeiten nach besser eignen: als Lazarettgehilfen, Musiker, Bureauschreiber, als Ordonanzen, in der Küche oder im Kasino, besonders auch als Burschen. Bisweilen haben homosexuelle Offiziere ihrer eigenen Angabe nach einen guten Blick dafür, gleichveranlagte Soldaten ausfindig zu machen. So erzählte mir ein älterer Offizier, der fast ausnahmslos sexuell mit seinen Burschen verkehrt hatte, daß er bei ihrer Wahl so vorsichtig und sachkundig vorgegangen sei, daß er nicht nur stets auf Nachgiebigkeit gegenüber seinen Wünschen, sondern oft auch auf Erwiderung seiner Gefühle und immer auf Verschwiegenheit gestoßen sei. Relativ weniger Homosexuelle als unter den Mannschaften gibt es im Unteroffizierstand. Die den urnischen Neigungen weniger entsprechenden Erfordernisse des praktischen Militärdienstes sind hier nicht genügend durch Äquivalente, wie sie den Offizier leiten, kompensiert, um ihnen diese Laufbahn als verlockend erscheinen zu lassen. Unter den Deckoffizieren der Marine ist der Prozentsatz ein etwas höherer, weil der Dienst in der Marine gewisse für Homosexuelle anziehende Momente mit sich bringt.

Unter den Offizieren der Armee ist nach den mir zur Verfügung stehenden zahlreichen Mitteilungen der Prozentsatz der Homosexuellen recht hoch, zum mindesten dem Durchschnitt entsprechend, so daß die Schätzung, daß auf jedes Regiment durchschnittlich 2 homosexuelle Offiziere kommen, wohl zutreffend ist. Einer der besten Kenner der Homosexualität beim Militär, K. Frz. v. Leexow sagt in seiner sehr lesenswerten Schrift „Armee und Homosexualität" in bezug auf das deutsche Heer: „Ich kann hier keine Vogelstraußpolitik treiben, ich gebe ruhig zu, wie die Verhältnisse in Wirklichkeit liegen: Unsere Armee ist von den höchsten Stellen bis zum jüngsten Rekruten mit homogenen Elementen durchsetzt. Bei der außerordentlichen Vorsicht, mit welcher der Konträrsexuelle seinen Lebenslauf einzurichten hat, ist es für den Laien natürlich ganz außerordentlich erschwert, einen Einblick zu gewinnen. . . . Kannte ich doch in einem Infanterieregiment nicht weniger als sieben, bei einem Kavallerieregiment drei homogene Offiziere, und bei anderen Truppenteilen lagen die Verhältnisse nicht viel anders. Dabei machte ich häufig die Erfahrung, daß die Kameraden wohl orientiert waren, daß sie — teils achselzuckend — teils lachend darüber hinwegsahen und nur ängstlich darauf hielten, einen Skandal auf alle Fälle zu vermeiden." Daß es auch in fremden Armeen ungefähr das gleiche ist, belegt Leexow durch viele Beispiele. Das Bild, das v. Unruh in seinem Drama „Offiziere" entwirft, dürfte hinsichtlich des numerischen Verhältnisses homosexueller und heterosexueller Offiziere typisch sein. Es liegen im Berufe des Offiziers eine ganze Reihe von Momenten, die den Urning anziehen: die glänzende Uniform, die gesellschaftliche Position, in höherem Grade aber wohl die Aussicht, einen sexuell sympathischen Menschen zum Kameraden und Untergebenen zu bekommen, oft auch die Möglichkeit, sie erzieherisch beeinflussen zu können. Auch der herzliche Ton, der in dem Offizierskorps herrscht, der enge freundschaftliche Verkehr, hat sicher viel Sympathisches für den Homosexuellen. v. Leexow, der selbst ein ausgezeichneter Kavallerieoffizier war, sagt einmal: Der Homosexuelle ist ein besonders guter Soldat, er ist der geborene Berufssoldat. Er ist tapfer und hingebend, voll intelligenter Disziplin. Das widerspricht durchaus nicht dem femininen Einschlag, den viele haben. Eine Truppe, in der sich viele Homosexuelle befinden, hat ein größeres kameradschaftliches Gemeinsamkeitsgefühl! Und an anderer Stelle: „Die Homosexualität gibt dem Soldaten ein anschmiegendes, offenes Wesen, Liebe und Fürsorge für Untergebene, und nicht zuletzt eine hohe Begabung mit auf den Weg. Während der Normalsexuale von Anfang an eine gerade Linie vor sich sieht, wird der Homosexuelle allein schon durch seinen Zustand zum Grübeln angeregt und vieles Denken vertieft den Geist. Der homosexuelle Offizier ist oft Künstler. Es ist ein Etwas, das ihn treibt, das öde Einerlei des Dienstes zu verschönern, es herauszuheben, es menschlich nahe zu bringen, und ich bin gewiß, daß durch solche Arbeit mehr erreicht wird, als durch

Drill und durch stumpfes Einpauken der geforderten Übungen. Während der Normale seinen Dienst um des Dienstes willen tut, verrichtet ihn der Homoerote aus Liebe. Rührend ist es häufig zu sehen, mit welcher Sorgfalt der Vorgesetzte den Untergebenen umgibt, wie er die Zagen aufmuntert, die Ungeschickten belehrt, den Leichtsinnigen zurückhält, den Schwächlichen unterstützt. Aus Gram wurde vor absehbarer Zeit ein Offizier wahnsinnig, weil sein Bursche beim Pferdebaden ertrank. Aber solche Liebe — ich bitte das Wort nicht sinnlich aufzufassen — schafft auch Zuneigung von seiten der Mannschaft, ein seelisches Band umschließt die Herzen und hält fester zusammen als bloße Kameradschaft und Fahneneid. Als Verfasser einst einen homogenen Unteroffizier befragte, ob denn nicht leicht von der Mannschaft geschlechtliche Dinge ausgeplaudert würden, die von konträren Offizieren vielleicht einmal im Rausche begangen seien, erwiderte er die inhaltsschweren Worte: „Wir werden doch nicht die besten Offiziere verraten " v. L. schließt seine Darlegungen mit den Worten: „Wenn wir unser Vaterland zum Höchsten führen wollen, müssen wir fest nach außen hin stehen und nicht im eigenen Fleische wüten. Unsere Staaten sind geeinigt, seit dem großen Kriege, möchte man endlich daran denken, auch den Frieden mit den Hunderttausenden von Homoeroten herbeizuführen, die in unserem Lande leben." Entsprechend dem Prozentsatze der homosexuellen Offiziere ist auch die Zahl derer, die mittelbar oder unmittelbar durch ihre Veranlagung zum Ausscheiden aus dem Berufe gezwungen werden, eine recht beträchtliche. Wenn natürlich auch nur ein Bruchteil das Unglück hat, daß seine Veranlagung bekannt wird, so ist für den Offizier die Chance dazu doch besonders groß, weil er einmal besonders starken Versuchungen ausgesetzt ist und die Gefahr sich zu kompromittieren durch die obligaten Liebesmahle mit ihrem unvermeidlichen Alkoholgenuß noch erheblich steigt. Häuft sich die Zahl homosexueller Affären in einer Garnison, so kommt diese meist in den unberechtigten Ruf, stärker von Homosexuellen durchsetzt zu sein als andere Plätze. Sogar in Scherznamen findet diese Nachrede manchmal ihren Ausdruck, so wurde die ostpreußische Garnison Rastenburg eine Zeitlang nach einigen solcher Vorfälle Päd-rastenburg genannt.

v. Leexow berichtet, daß ein sehr bedeutender englischer General zu einem seiner Bekannten sagte: „Wenn wir keine Offiziere mehr für den Sudan haben, dann stelle ich die verabschiedeten Homosexuellen wieder ein." Unter ausländischen Regimentern steht seit jeher die französische Fremdenlegion besonders in dem Rufe, eine Pflanz- und Pflegestätte homosexueller Beziehungen zu sein. Die jugendlichen Mignons, die sich den älteren Soldaten hingeben, werden „girons" genannt. Von den älteren dürften nur etwa 5—10% wirkliche Homosexuelle sein; der Rest bedient sich der femininen Girons „faute de mieux" aus Weibermangel. Rebierre[23]) nimmt nach seinen Ermittelungen an, daß in den freien Kompagnien dauernd 20%, in den Strafkompagnien bis 80% der Soldaten homosexuellen Verkehr pflegen.

---

[23]) Rebierre, Paul, Joyeux et demi-fous. Paris. 1909. (Nach einem Referat von Dr. Epaulard in den Archives d'anthropologie criminelle, August-Septembre 1909.)

Wir besitzen eine ganze Reihe von Schriften früherer Legionäre in deutscher und französischer Sprache, die sich mit diesem Gegenstand beschäftigen. Es sei nur der Roman „Verlorene Söhne" von Wilhelm Cremer genannt, der mir auch persönlich vieles über das gleichgeschlechtliche Leben in Sidi Bel Abbés und Saida, den Hauptquartieren der beiden Fremdenregimenter, erzählte. Ich gebe einen mir von Cremer freundlichst übersandten Bericht wörtlich wieder:

„Für den Sexualforscher gibt es wohl keine interessantere Menschenklasse als die Legionäre. Man denke sich acht- bis zehntausend junge Männer, meist in den zwanziger Jahren, zusammengesetzt aus allen europäischen Nationen mit starkem Überwiegen des deutschen Sprachstammes (allein ca. 60 %), Menschen, die man geringschätzig verlorene Söhne, verpfuschte oder zweifelhafte Existenzen nennt, Handwerksburschen, Deserteure, Verbrecher, bankerotte Muttersöhnchen, verkommene Genies, und alle diese Menschen losgerissen aus der sozialen Gemeinschaft mit den übrigen auf fünf Jahre zu einem eintönigen Soldatenleben gezwungen, ohne Möglichkeit sich individuell irgendwie zu betätigen und vor allem fast ohne Möglichkeit eines Verkehrs mit dem anderen Geschlecht. Der Legionär hat kein Liebchen. Das ist leicht erklärlich, denn von seiner täglichen Löhnung von einem Sou, vier Pfennigen, bleibt ihm nichts übrig, und wie ein Volkssprichwort sagt: „Ohne Geld keine Liebe". In den Familien der spanischen und französischen Kolonisten der afrikanischen Garnisonstädte ist er gesellschaftlich verrufen und geächtet, und kein Mädchen würde es wagen, sich mit einem Legionär zu zeigen. Ein Verkehr mit Prostituierten kommt nur in Ausnahmefällen vor, wenn ein Legionär Geld aus der Heimat bekommen hat — aber auch dann ist es das gewöhnlichere, daß das Geld mit guten Freunden vertrunken wird.

Einen Ersatz für die fehlende Frauenliebe sucht nun der Legionär in der Pflege engerer Kameradschaft und früher oder später im homosexuellen Verkehr. Über die sexuellen Zustände in der Legion ist unendlich viel gefabelt worden. Die moralische Entrüstung von Leuten, die ihren Bericht über das „Höllenleben" in der französischen Fremdenlegion nicht sensationell genug gestalten können, feiert hier wahre Orgien. Noch vor kurzem wurde in einer Zeitungsnotiz berichtet, wie junge Legionäre von Unteroffizieren gewaltsam mißbraucht wurden, was jeder Kenner der Verhältnisse von vornherein für unmöglich erklären muß.

In Wirklichkeit liegen die Dinge anders, als man es sich gewöhnlich denkt. Wenn man als Soldat zur Legion kommt, bemerkt man zunächst überhaupt nichts von irgendeinem homosexuellen Verkehr oder dergleichen. Auch der Gesprächston ist durchaus nicht so „gemein", wie man es gewöhnlich behauptet. An jedem normalen Philisterbiertisch dürfte mehr „gezotet" werden. Aber nach einiger Zeit hört man den Ausdruck „Giron" und erfährt, daß man damit junge Legionäre meint, die sich von den alten Soldaten sexuell gebrauchen lassen. Meist redet man sehr verächtlich von den Girons, die eine Art männlicher Prostituierter sind, wobei man nicht vergessen darf, daß bei den Geldverhältnissen in der Legion nur selten von einem eigentlichen Bezahlen für solche Hingabe die Rede sein kann. Man lernt auch Liebespaare kennen, unzertrennliche Freunde, die offenbar ein sexuelles Verhältnis haben. Man kann dabei auch meist den weiblichen und männlichen Teil unterscheiden. Sie zanken sich und versöhnen sich wieder wie in einer richtigen Ehe. Jeder kennt den homosexuellen Charakter des Verhältnisses und findet nichts dabei.

Schließlich erfährt man denn auch, daß fast alle älteren Legionäre, wenigstens zeitweise (in den Kolonien, auf Militärposten), homosexuell verkehrt haben. Man erzählt von dem und dem Offizier, daß er „scharf“ auf solche Sachen sei; man beobachtet, wie besonders junge und hübsche Legionäre von älteren Kameraden zum Wein und zu Spaziergängen eingeladen werden. Man lernt echt homosexuelle Menschen kennen, die vielleicht gerade wegen ihrer Veranlagung zur Legion gegangen sind. Hier können sie sich wenigstens offen aussprechen. Und immer wieder erlebt man Eifersuchtsdramen, merkwürdige Geschichten, die in ihrer Art oft rührend sind, so, wenn ein Legionär ein halbes Jahr Zwangsarbeit bekommt, und sein Freund ein paar Uniformstücke verkauft, um so vielleicht ebenfalls bestraft zu dem anderen zu kommen. Man sieht alles, was man sonst in der Liebe sieht: Glück und Unglück, Aufopferung und Treue, aber auch Roheit und Gemeinheit. Alles in allem: kein Legionär wird zum homosexuellen Verkehr gezwungen. Aber die meisten machen früher oder später die Sitte mit, besonders in den Kolonien, wo die Legionäre manchmal Monate auf einsamen Posten zubringen. Sehr groß schien mir die Anzahl der gleichgeschlechtlich veranlagten Offiziere. Hier geht man wohl nicht fehl, wenn man annimmt, daß sie sich gerade wegen ihrer Veranlagung zur Legion gemeldet haben.“

Übrigens ist die Männerliebe in der Fremdenlegion eine traditionelle Institution von der Zeit an, als sie gegen Abd-el-Kader zog und in jahrzehntelangen Kämpfen das französische Nordafrika eroberte, bis 1835, wo viertausend Legionäre sich gegen einen übermächtigen Feind in Spanien verbluteten; vom Krimkriege, in dem sie bei der Belagerung von Sebastopel die gefährlichsten Arbeiten verrichteten, von der Schlacht bei Magenta, in der sie die Österreicher über den Haufen rannten, bis zum mexikanischen Feldzuge, in dem sie unter Bazaine 2000 Mann verloren, und in dem deutsch-französischen Kriege. Schon Ulrichs[24]) bringt den Bericht eines Deutschen aus dem Jahre 1862, der selbst Geliebter eines Unteroffiziers in der afrikanischen Fremdenlegion war.

Ganz ähnlich wie in Algier scheinen die Verhältnisse in Madagascar und Tongking zu liegen. Und auch über die französischen Sträflingsanstalten in Neu-Kaledonien[25]) liegen entsprechende Schilderungen vor, nach denen die „tapettes“, ähnlich wie die „girons“, von ihren Liebhabern aufs eifersüchtigste bewacht und verhätschelt werden.

Bei der Marine kommen neben den geschilderten Anreizen, die der Offiziersberuf an sich für den Homosexuellen in sich birgt, noch andere Momente von erheblicher Bedeutung hinzu. Die Gelegenheit, die er dem Homosexuellen bietet, seiner mehr-

---

[24]) Ulrichs, Memnon, p. 56.

[25]) Vergl. Dr. Robert Heindl, Meine Reise nach den Strafkolonien. Mit vielen Originalaufnahmen. Berlin und Wien.

fach erwähnten Unruhe Rechnung tragen zu dürfen, und vor allem das ausschließlich eingeschlechtliche Milieu, das namentlich für die Konträren von hohem Werte ist, bei denen die negative Seite der Homosexualität, die Abneigung gegen das Weib, besonders stark ausgeprägt ist.

Aus diesem Grunde geben beispielsweise viele Homosexuelle Wilhelmshaven vor Kiel den Vorzug, weil dort die Frau noch in viel höherem Maße zurücktritt. Anziehungspunkte bilden für manche auch die kleidsame Tracht der Matrosen und der Aufenthalt in fernen Ländern, der die leichtere Möglichkeit homosexueller Abenteuer in Aussicht stellt. Es steht damit in Einklang, daß die Verbreitung der Homosexualität unter den Offizieren der Marine etwa doppelt so groß ist, wie in der Armee; nach Ansicht kompetenter Gewährsmänner gibt es kaum ein Kriegsschiff, das nicht einen oder zwei homosexuelle Offiziere an Bord hat. Immerhin ist weder die homosexuelle Neigung noch die homosexuelle Betätigung unter den Seeleuten um so viel häufiger als anderswo, daß die Bezeichnung „le vice marin“ [26]) — Matrosenlaster — vor dem Forum der Statistik standhalten könnte. Der Ausdruck ist um so unberechtigter, wenn man die unglücklichen sexuellen Verhältnisse der Seeleute in Betracht zieht.

Überblicken wir das über die Verbreitung der Homosexualität in den verschiedenen Berufen Ermittelte, so müssen wir es als völlig zutreffend bezeichnen, was einmal Merzbach aussprach, daß wohin auch immer unsere Blicke sich richten, „ob zu den Thronen der Fürsten oder in die Hütten der Armut, ob in die Klausen der Wissenschaft oder in die Gefilde der Künste, ob in die Hallen der Gewerbe oder in die Stätten der Arbeit, überall Homosexuelle zu finden sind. In allen Teilen des Gesellschaftskörpers sehen wir sie ihren Platz ausfüllen, oft sogar recht Gutes leisten, so daß die Entfernung eines Homosexuellen aus seiner Laufbahn oft genug nicht nur einen Verlust für ihn bedeutet, sondern auch für den Stand, dem er angehörte.

Diese Verluste sind oft nicht gering. In der Zeitschrift für Sexualwissenschaft [27]) hat einmal in einer Notiz unter dem Titel „auch eine Verlustliste“ ein Jurist berechnet, daß während 36 Jahre nach Beendigung unseres letzten großen Krieges die Armee wenigstens 1296 Offiziere wegen homosexueller Vergehen verloren hat. Es heißt da: „Im Kriege gegen Frankreich sind jedoch nur 1165 Offiziere gefallen. Der Paragraph würde danach an Offizieren mehr gekostet haben, als der ganze große Krieg.“

Besonders Gutes leistet der Homosexuelle, wie wohl jeder, wenn er in einem Berufe wirkt, der sich mit seiner Neigung deckt, trotzdem gerade das Anpassungsvermögen des Urnings an eine ihm anfangs nicht gelegene Tätigkeit, seine Anstelligkeit oft erstaunlich ist. So schrieb mir einmal ein Homosexueller: „Es ist mit dem Berufe wie mit einer Landschaft. Hat man in der Wüste längere Zeit gelebt und alle ihre Reize kennen gelernt, zieht man sie der

---

[26]) Cf. Jean Bosc: Le vice marin, Confessions d'un matelot. Paris.

[27]) Zeitschrift f. Sexualwissenschaft, Bd. I., pag. 61, Anm.

herrlichsten Vegetation vor." Es war dies die Antwort auf die Frage welche lautete: Zu welchem Berufe fühlen Sie sich hingezogen? Es ist nicht ohne Interesse, auch hier noch kurz einige statistische Daten zu vernehmen. Von 500 Urningen, welche diese Frage beantworteten, fühlte sich der größte Teil zu Berufen hingezogen, in denen sie nicht tätig waren, und zwar 123 oder 25% zu künstlerischen Berufen, darunter 43 insbesondere zum Schauspielerberuf; 24 speziell zu musikalischer Wirksamkeit. Etwas weniger, nämlich 107 oder 21,5% ziehen gelehrte Berufe vor, 28 wären am liebsten Lehrer geworden, 16 Ärzte, 14 Priester, dagegen (und das ist bemerkenswert) nur 5 Juristen. 24 geben Schriftstellerei als Lieblingsberuf an, 5 möchten Forschungsreisende und 3 Astronomen sein. Etwas mehr noch, nämlich 2% (31) erklären sich für praktische Berufe, und zwar 43 für den Kaufmanns-, 27 für den Soldatenstand und 25 für die Landwirtschaft. Acht wünschten Diplomaten, 7 Ingenieure, 4 Kunsthändler zu sein. Daß nur 11% (56) handwerksmäßigen Berufen zuneigen, dürfte daher rühren, daß die Frage überwiegend Personen mit höherer Schulbildung vorgelegt wurde. Unter der bevorzugten Gruppe dieser Berufe stehen obenan die Gärtner mit 11, dann folgen die Diener mit 6 und die Krankenpfleger mit 5 Points. Die übrigen verteilen sich auf alle möglichen Berufe. 16,5% haben keinen bestimmten Lieblingsberuf.

H. Ellis[28]) bemerkt zu den von ihm aufgeführten Beispielen von Homosexualität: „Sie enthüllen die interessante Tatsache, daß sich bei 32 von ihnen, das heißt, bei 68%, künstlerische Begabung in wechselndem Grade vorfinden. Galton fand bei der Untersuchung von etwa 1000 Personen, daß in England allgemein im Durchschnitt etwa 30% künstlerischen Geschmack zeigen."

Wie unter den Angehörigen aller sozialen Schichten und Stände in Stadt und Land, so finden sich Homosexuelle auch unter den Vertretern aller politischen, religiösen und sonstigen Anschauungen. Es ist daher völlig unberechtigt, wenn Gegner sich Homosexuelle immer wieder einander „an die Rockschöße hängen". Das war schon im Altertum, als Sokrates den Schierlingsbecher trinken mußte, ein beliebtes Mittel, sich unbequemer Personen, denen man sonst schwer beikommen konnte, zu entledigen, und ist es bis auf unsere Tage geblieben. Kommt ein Homosexueller von der Rechten zu Falle, so triumphiert die Linke, fällt einer von der Linken, die Rechte. Dabei hatte die Sozialdemokratie ebenso ihren I. B. v. Schweitzer[29]), dessen Mannheimer Skandal mit einem Maurer Lassalle Anlaß gab, sich sehr tolerant über die gleichgeschlechtliche Neigung zu äußern, wie das Zentrum seine „schwarze Ida". Unter diesem Spitznamen führte in den Berliner Urningskreisen der siebziger und achtziger Jahre ein Parteigänger Windthorsts ein Doppelleben, das, wie ein witziger Kopf jener Zeiten meinte, ihm ebenso viele Freunde in den Kreisen der römischen Kirche wie der griechischen Liebe verschaffte. Auch innerhalb der konservativen und liberalen Parteien hat es nicht nur unter

[28]) Studies in the Psychology of Sex, Vol. II, p. 173.

[29]) Cf. H. Friedländer. Viertelj.-Ber. d. W.-h. K., 1910, H. 4, p. 426 f.

den Wählern, sondern auch unter den Gewählten Urninge gegeben. Ich weiß von einem, der sich mir vor seinem Tode anvertraute — und er soll nicht allein stehen — der bei der Beratung des jetzt gültigen Reichsstrafgesetzbuches für die Beibehaltung des Paragraphen 175 stimmte, aus Furcht, für homosexuell gehalten zu werden.

In einer verhältnismäßig kleinen Partei schien es mir, als ob sich in ihren Reihen im Verhältnis mehr Homosexuelle und Feminine befinden, als in anderen, in der anarchistischen. Ob aus ideologischer Schwärmerei, oder weil sie das Gefühl, ungerecht entrechtet zu sein, verallgemeinern, ob aus sexueller Vorliebe für die untersten Schichten oder ob sie aus passivistischem Masochismus die brutale Gewalt der anderen lieben, ist schwer zu sagen, dürfte sich wohl auch nur entscheiden lassen, wenn jemand sich der Mühe unterzöge, eine größere Reihe von Anarchisten einer exakten Psychoanalyse zu unterwerfen.

Völlig unabhängig ist das Vorkommen homosexueller Neigungen von der Religionszugehörigkeit. Selbst dies bedarf der Betonung, da gelegentlich Katholiken [30]) die Meinung vertreten, die Homosexualität sei in protestantischen Ländern häufiger, Evangelische dasselbe von der katholischen, beide von der jüdischen Konfession, alle drei es von den Türken und Heiden behaupteten. Es ist sehr bezeichnend, daß jesuitische Schriftsteller das Reformationswerk von Theodor Beza und Johannes Calvin dadurch zu erschüttern suchten, daß sie ihnen „des mœurs infâmes contre nature" nachsagten und zwar, wie Karsch und Schouten [31]) in den Jahrbüchern f. sex. Zw. nachgewiesen haben, ohne den Schatten eines wirklichen Beweises. Wie steht es nun in Wirklichkeit mit dem Anteil der verschiedenen Religionen am Uranismus? Nach der letzten Volkszählung zählte das Deutsche Reich am 1. Dezember 1910 64 925 993 Einwohner. Davon gehörten die meisten, nämlich 39 991 421 = 61 % dem evangelischen Bekenntnis an, römisch-katholisch waren 23 821 453 = 36 %, Israeliten 615 021 = 0,9 %. Der Rest verteilte sich auf christliche Sekten und andere Bekenntnisse. Vergleichen wir mit diesen Zahlen die Religionsbekenntnisse der in den Jahren 1902—1910 aus § 175 Verurteilten, so sehen wir, daß von insgesamt 5690 Personen ebenfalls die meisten, nämlich 58,3 % evangelisch sind; 2332 = 41 % waren katholisch, 34 = 0,6 % israelitisch. Demnach ist der

30) Selbst Laupts teilt diese Ansicht; vgl. seine Note zu einer Besprechung des Aufsatzes von Dr. Näcke: „Sur la prétendue dégénérescence des peuples romans et particulièrement de la France" in den Archives d'anthropologie criminelle de médecine légale et de psychologie normale et pathologique. 15. April 1908.

31) Jahrb. f. sex. Zw. Bd. IV. p. 291: Theodor Beza, der Reformator.

Anteil der Katholischen an der Bestrafung ein wenig höher und der Prozentsatz der Juden ein wenig geringer, als man nach ihrem Verhältnis zur Gesamtbevölkerung annehmen könnte. Legt man aber der Berechnung zu Grunde, daß auf 100000 Deutsche in den letzten 10 Jahren mit erstaunlicher Gesetzmäßigkeit 5mal 1,5, 4mal 1,4, und 1mal 1,6 (1901) Personen aus § 175 verurteilt sind, und rechnet nun nach, wieviele Verurteilte Evangelische, Katholische und Jüdische auf je 1000000 dieser Bekenntnisse kommen, so ergibt sich, daß auf je 1 Million jährlich entfallen: Evangelische 9,2; Katholische 10,9; Juden 6,2.

Ebenso fand ich bei 10000 von mir beobachteten Homosexuellen, daß der Anteil der verschiedenen Bekenntnisse ihrem prozentuellen Anteil an der Gesamtbevölkerung entsprach. Es traf nicht zu, wenn Iwan Bloch früher[32]) aus dem mustergültigen Familienleben der Juden folgerte, daß „Homosexualität bei ihnen kaum vorkommt", ebensowenig wie es statistisch belegt ist, wenn Friedländer[33]) behauptet, daß „die hebräische Rasse von den in Europa hausenden Völkern am wenigsten zur physiologischen Freundschaft inkliniere". Wenn Friedländer an dieser Stelle sagt, daß in bezug auf die Verbreitung der Homosexualität „unzweifelhaft die arischen Deutschen an erster Stelle stehen", und dann fortfährt: „darauf folgen die Angelsachsen der alten und der neuen Welt nebst einer beachtenswerten Anzahl reiner oder gemischter Slaven. In erheblichem Abstand folgen dann die Romanen und bei weitem zuletzt — auch bei Veranschlagung ihrer geringeren Zahl — die Juden", so ist das eine völlig willkürliche, um nicht zu sagen aus der Luft gegriffene Aufstellung. Die jüdischen Urninge sind nur in dem Sinne in christlichen Ländern selten, wie die protestantischen, von denen man Gleiches behauptet hat, in katholischen Gegenden. Genau so wie mit den europäischen Religionen verhält es sich mit den asiatischen. Sowohl unter den Anhängern des Islams als denen Buddhas und Brahmas ist die Homosexualität kein seltenes Vorkommnis, und ebenso ist sie unter den Gläubigen der chinesischen und japanischen Religionen weit verbreitet. Daß auch das antike Heidentum sie kannte, vor allem die der römischen und griechischen Götterlehre, bedarf kaum noch der Erwähnung. In einem Artikel über die Homosexualität in Albanien[34]) hebt Näcke hervor, daß der „amor masculus" ganz in der gleichen Weise unter den albanischen Muslims existiert — sowohl die ägyptischen Mameluken, als die türkischen Janitscharen bestanden ja zum größten Teil aus ihnen — als unter den christlichen Arnauten, und unter diesen ebensosehr, wie bei den griechisch-orthodoxen als den römisch-katholischen Merediten.

Ihrer eigenen religiösen Anschauung nach sind unter den Homosexuellen alle Richtungen vertreten, vollkommene Freigeister, aber auch sehr bigotte, die keine Messe versäumen. Ich sah manche, die sehr fromm waren, in das Gegenteil umschlagen, aber auch das Umgekehrte kommt vor, namentlich Konvertiten sind nicht selten, protestantische und jüdische Urninge, die zum Katholizismus übertreten. Viele neigen zum Aberglauben. Übrigens vereinigen nicht wenige starke Religiosität mit starker Sexualität. Es verdient erwähnt zu werden,

---

[32]) Bloch, Ätiol. d. Psych. sex. I. p. 61.

[33]) Friedländer, Mitteilungen des Bundes für männliche Kultur. II. Jahrg. 3.

[34]) Cf. Jahrbuch für sexuelle Zwischenstufen. Bd. IX. p. 325 ff.

daß in London lange Zeit ein Hauptsammelplatz der Urninge der Sonntagsnachmittagsgottesdienst in einer anglikanischen Kirche war. Ganz das Gleiche erzählte man mir in Barcelona von einer katholischen Kathedrale. Wenn v. Notthaft[35]) von den Homosexuellen behauptet: „Nicht selten findet man einen ganz infernalen Religions- und Kirchenhaß, welcher zuletzt auf die Weigerung aller Religionsgesellschaften, dem Urning die Betätigung seines Triebes zu gestatten, zurückzuführen ist," so trifft dies nur sehr bedingt zu.

Auch die in der Literatur nicht selten[36]) geäußerte Ansicht, daß „die Zahl von solchen Männern und Frauen in neuerer Zeit bedeutend zugenommen haben mag", halte ich nicht nur für unerwiesen, sondern auch für unwahrscheinlich. Fest scheint mir nur das eine zu stehen, daß — abgesehen davon, daß unsere Zeit die Erscheinung selbst erst richtig begriffen und ihr größere Aufmerksamkeit gewidmet hat — die höhere individuelle Selbständigkeit der Menschen, vor allem der Frauen, bewirkt hat, daß viele, die früher ihr Leben in einem unglückseligen Dämmerzustand oder sklavischer Abhängigkeit verbrachten, jetzt eher klarer und stärker zum Bewußtsein ihrer selbst kommen.

---

[35]) L. c. pag. 537.

[36]) Z. B. auch in der Einleitung von Carpenters „Mittelgeschlecht".

SECHSUNDZWANZIGSTES KAPITEL.

Die Homosexualität in den germanischen, angelsächsischen Ländern und deren Kolonien.

In noch höherem Maße, wie die verschiedenen Stände, Religionen und Parteien lieben es von jeher die Nationen, einander in den Geruch der Homosexualität zu bringen. Ich habe bereits in dem Abschnitt über „Name und Begriff" die Willkür dieses Brauches gekennzeichnet, die noch deutlicher wird, wenn wir nun die einzelnen Völker und Rassen Revue passieren lassen.

Prüfen wir hier die Angaben verschiedener Autoren, so fallen uns zunächst die völligen Widersprüche auf, die freilich nicht zu verwundern sind, da die meisten nur „nach dem Eindruck", der ungemein täuschen kann, urteilen. Trifft beispielsweise das „sicher" Wachenfelds[1]) zu, der schreibt: „Auch ohne statistische Belege ist es „sicher", daß in den romanischen Ländern, die keinen Urningsparagraphen kennen, namentlich in Italien, die Homosexualität in einer Weise verbreitet ist, wie man sie in Deutschland nicht ahnt", oder das „sicherlich" eines Mitgliedes der hohen Aristokratie, das auf Grund einschlägiger Studien in ganz Europa schreibt: „Wenn die Homosexualität für einen Staat den Niedergang politischer Machtstellung bedeutet, so werden England und Deutschland und in Deutschland zuerst Preußen „sicherlich" zuerst untergehen." Ist es richtig, wenn Josef Müller[2]) und Buschan behaupten: „Die Triebanomalie, welche zu homosexuellen Gepflogenheiten führt, liegt den der Natur näher stehenden Völkern fern", oder müssen wir Karsch beistimmen, der nach Beibringung ungemein zahlreicher Einzeltatsachen zu dem Schlusse kommt, daß die Erscheinungen gleichgeschlechtlichen Lebens bei allen Naturvölkern ohne Ausnahme weit verbreitet sind? Solche gegensätzliche Behauptungen ließen sich aus der Literatur noch eine ganze Reihe anführen. Auch unter den Homosexuellen, die viel in der Welt herumgekommen sind, herrschen recht verschiedene Meinungen. Von 500 Urningen, denen ich die Frage vorlegte, ob nach ihren Erfahrungen und Beobachtungen in bestimmten Ländern mehr Homosexuelle anzutreffen seien als in anderen, erklärten 300, daß sie außerstande seien, darüber ein Urteil abzugeben. Von den übrigen 200 meinten 36, daß der homosexuelle Verkehr ungefähr überall in gleicher Stärke bestehe, 23 sind der gleichen Ansicht, fügen aber noch hinzu, daß nach ihrer Meinung durch kein Strafgesetz der Homosexuelle dauernd vom Geschlechtsverkehr zurück-

[1]) Wachenfeld in Goltdammers Archiv.

[2]) J. Müller, Das sexuelle Leben der Naturvölker. Leipzig 1902.

gehalten werden könne; 34 finden, daß in Ländern mit Strafgesetzen der Verkehr stärker und auffälliger sei, als in Ländern, die mannmännlichen Geschlechtsverkehr ignorieren, und zu diesen kommen 17 (eine über Erwarten große Zahl), die meinen, daß im sexuellen Verbot ein Anreiz liege, der die Verbreitung fördere, da „verbotene Früchte am besten schmecken". Die übrigbleibenden Personen nennen alle möglichen Völker, unter denen sie die größte Anzahl Gleichempfindender kennen gelernt haben. Je 20 „Globetrotter" bezeichnen Deutschland und England nach ihrer Wahrnehmung als das homosexuellste Land, 16 Italien, dann folgen Frankreich und Rußland, etliche nennen Nordafrika, andere Nordamerika, wieder andere Südamerika, davon einer speziell Brasilien, einer Argentinien; je drei haben in China und Japan am meisten homosexuelles Leben gesehen, ebenfalls drei unter den Arabern, zwei unter den Negern, mehrere erklärten die Ungarn, einer die Dänen, drei die Schweden, zwei die Holländer, zwei die Schweizer, einer die Österreicher, einer die Spanier, einer die Portugiesen als das nach ihrer vielseitigen Erfahrung am meisten von Homosexuellen durchsetzte Volk. Ein vielgereister Kaufmann berichtet: „Ich habe die Erfahrung gemacht, daß gleichgeschlechtliche Liebe in Frankreich, Spanien, Italien und der Türkei weniger vorkommt als in Deutschland, Schweden und Dänemark." Drei weisen auf die große Häufigkeit der Homosexualität in den russischen Ostseeprovinzen hin. In einer Antwort heißt es: „Ungewöhnlich groß scheint die Zahl der Urninge unter den Kurländern deutschen Stammes zu sein." Ein Dolmetscher endlich, welcher mehrere Erdteile durchzogen hat, teilt mit: „Auffallend viel Urninge fand ich in dem niederen Volke Oberbayerns, das doch wirklich ein kräftiges und gesundes ist."

Unterziehen wir uns der Aufgabe, Volk für Volk hinsichtlich seines homosexuellen Bestandteiles zu durchforschen, so erscheint dies Unterfangen anfangs bei der Fülle der Daten erdrückend groß; bald aber erheben sich berechtigte Bedenken, ob das zu erwartende Resultat der Mühe entspricht, denn die Einzelergebnisse, so interessant sie sein mögen, treten völlig hinter dem Gesamtergebnis zurück, da sich uns überall ein ganz erstaunlich ähnliches Bild bietet. Das Verschiedenartige erscheint ganz geringfügig gegenüber dem Gemeinsamen. Überall gräbt sich die gleiche Leidenschaft die gleichen Kanäle. Überall sehen wir unter den homosexuellen Männern und Frauen dieselben Hauptgruppen, feminine und virile Typen, zwischen denen eine dritte weniger scharf charakterisierte Gruppe steht, überall finden wir neben den rein Homosexuellen zwischen beiden Geschlechtern schwankende Bisexuelle, neben echten Homosexuellen solche, deren Homosexualität zweifelhaft ist und solche, die trotz heterosexueller Veranlagung temporär homosexuell verkehren, und überall finden wir auch hierfür die gleichen Motive: mangelnde Gelegenheit zu normalsexuellem Verkehr, häufiger der aktive Wunsch, von einem homosexuellen Partner materielle oder sonstige Vorteile zu erlangen, und ebenso häufig passive Nachgiebigkeit verbunden mit einem namentlich bei Jugendlichen nicht seltenen Gefühlskomplex von Leichtsinn, Neugierde, Sinnlichkeit, Gutmütigkeit und harmloser Nonchalance. Die Verschiedenheiten beruhen in der Hauptsache in der sozialen Beurteilung seitens der Heterosexuellen, und auch hier lassen sich einige wenige Auffassungsformen unterscheiden, von denen eine der eigentümlichsten die bei einigen Völkern aus sehr alten Zeiten stammende Tradition ist, die nur den sich zum passiven Verkehr hingebenden Partner verachtet, den Akt des Aktiven als chose négligeable ansieht. Im Zusammenhang mit den verschiedenen Auffassungsformen stehen die Ausdrucksformen der Homosexualität, die aber bei weitem nicht so mannigfach sind, wie man nach der Mannigfaltigkeit der sozialen und der damit durchaus nicht immer übereinstimmenden kriminellen Anschauungen erwarten sollte. Überall dieselben Treffpunkte und Sammelplätze, bald etwas versteckter und privater, bald etwas freier, in denen sich die urnische Welt begegnet. Es sind verblüffend ähnliche Typen, die nachts um dieselbe Stunde in Kairo auf dem Fischmarkt, in Rom auf der Piazza Colonna und in Kopenhagen auf dem Rathausplatz stehen, ganz analoge Gestalten, die sich gleichzeitig auf der Perastraße am Goldenen Horn und der Berliner Friedrichstraße anbieten; es sind dieselben Halb- und Ganzprostituierten, die im Hydepark in London, im Retiro in Madrid, im Asakusapark in Tokio, im Prater in Wien und in Paris in den Champs Elysées bestimmte Wege bevölkern, die gleichen Angehörigen der Marine, hier Friesen, dort Basken, die am Seedeich von Cuxhaven, an der Concha von San Sebastian, auf dem Molo von Pola, wie an jeder Hafenpromenade am Atlantischen oder Pazifischen Ozean auf Männerbekanntschaft ausgehen. Gerade das einheitliche Gesicht, das die Homosexualität so weit und doch so völlig unabhängig voneinander trägt, war für mich immer einer der durchschlagendsten Beweise ihrer rein biologischen Ätiologie.

Trotz dieser weitgehenden Übereinstimmung der Erscheinungen lassen die uns bisher zur Verfügung stehenden ethnographischen Quellen sehr viel zu wünschen übrig. Das hat zwei Gründe: die Schwierigkeit der Differentialdiagnose und die sexuelle Mimikry. Ist es schon für den völlig orientierten Forscher häufig recht schwer, zu entscheiden, ob homosexuelle Handlungen auf Grund echter oder vorgetäuschter Homosexualität vorliegen, und sind die äußerlich einander so ähnlichen Formen der Geschlechtsübergänge und Varianten oft nur mit größter Mühe exakt zu bestimmen, um wieviel mehr gilt dies für den bisher völlig ununterrichteten Ethnologen.

Es ist zwar richtig, was Karsch in der Einleitung zu seinem groß angelegten Sammelwerke über das gleichgeschlechtliche Leben der

Völker bemerkt: „Daß zwar nicht unbedingt als homoerotisch anzusehen, aber des Homoerotismus dringend verdächtig sind: 1. die sogenannten Hermaphroditen (Zwitter), Mannweiber sowohl als Weibmänner; 2. die Männer in Weibertracht, die Weiber in Männertracht (Transvestiten Magnus Hirschfelds), 3. die effeminierten Männer und die virilisierten Weiber; 4. die Zölibatäre (ehelose Männer und Frauen)", er wird aber selbst zugeben müssen, daß es größter Detailkenntnis bedarf, um klarzustellen, ob dieser „Verdacht" auch zu Recht besteht. In 50% der Fälle ist er es, wie in dem Kapitel „Differentialdiagnose" auseinandergesetzt wurde, nicht, von präziser Feststellungsmethodik kann aber bisher auf diesem ethnographischen Gebiete überhaupt nicht die Rede sein. Der zweite Grund der Unzuverlässigkeit der Unterlagen ist die sexuelle Mimikry, infolge deren sich nur die markantesten Typen homosexueller Männer und Frauen — und diese sind in der Minderzahl — abzuheben pflegen. Die virileren Gruppen homosexueller Männer, die feminineren homosexueller Frauen entziehen sich meist der Beobachtung. Will man sich hier auf das verlassen, was der Zufall einem in den Weg führt, wird man sehr wenig sehen. Nur das Studium eines gewiegten Kenners ad hoc im Lande selbst gibt ein halbwegs deutliches Bild; er bedarf dazu noch der Unterstützung eines der Landessprache mächtigen Ortsinsassen, möglichst eines eingeborenen und selbst homosexuellen und besser nicht nur eines, sondern mehrerer, die verschiedenen Kreisen angehören. Es gibt Urninge, die jahrzehntelang in einer Stadt leben und doch ganz mangelhaft über die örtlichen Verhältnisse unterrichtet sind. Als ich einmal nach Edinburgh kam, sagten mir schottische Ärzte und ältere Homosexuelle, die infolge meiner Schriften mit mir in Korrespondenz getreten waren, daß es bei ihnen keine urnischen Sammelplätze gäbe. Sie waren sehr erstaunt, als ich ihnen nach den mir von einem Londoner Herrn gegebenen Informationen in der Nähe von Princess Street das Lokal eines homosexuellen Wirtes mit homosexuellem Stammpublikum und eine Reihe anderer homosexueller Sehenswürdigkeiten demonstrierte. Ähnliches erlebte ich oft.

Schon die ersten Autoren, die sich wissenschaftlich mit dem Problem der Homosexualität befaßten, haben, soweit sie nicht einfach die Kasuistik zu vermehren bemüht waren, auf das völkerkundliche Material großen Wert gelegt.

Ulrichs hob bereits in seiner zweiten Schrift Inclusa[3]) im XI. Abschnitt, die: „Allgemeine Verbreitung der urnischen Liebe" hervor und brachte Zitate bei über das Vorkommen homosexueller Betätigung bei den Tyrrhenern, Etruskern, Samnitern, Messapiern, Juden, Kelten, Griechen, Makedoniern, Römern, Arabern, den Persern des Mittelalters, Peruanern und Wilden Nordamerikas. Wenn Karsch[4]) es ablehnt, als ein „Bahnbrecher für eine ethnologische Betrachtungsweise gleichgeschlechtlichen Trieblebens" hingestellt zu werden, um auf Molls „bahnbrechende" Arbeit hinzuweisen, so muß erwähnt werden, daß gerade Moll[5]) im Gegensatz zu Ulrichs den pathologischen Standpunkt gegenüber dem anthropologischen wieder in den Vordergrund gerückt hat, wie er auch bis heute der Hauptvertreter der von Karsch in der Einleitung seines Werkes so unglimpflich behandelten medizinischen Richtung geblieben ist. Wenn Karsch zuerst schreibt, daß vorwiegend „die medizinische Literatur dem gleichgeschlechtlichen Empfinden ganz allge-

[3]) p. 63.
[4]) Karsch, l. c. p. 46.
[5]) Moll, l. c., cf. Titel und p. 663.

mein den Stempel des Krankhaften aufgedrückt hat" und dies schon in der Bezeichnung konträre Sexualempfindung enthalten sei, so setzt er sich 620 Seiten später in diesem Punkte mit sich selbst in einen gewissen Widerspruch. Ich glaube, daß mit größerem Rechte, wie von Karsch Moll, von Freud Bloch das Verdienst zugeschrieben wird, daß „in der Auffassung der Perversion die pathologischen Gesichtspunkte von anthropologischen abgelöst worden sind"[6]. Grade dieser gemeinsame Gesichtspunkt, zu dem Iwan Bloch mehr als Historiker und Kulturforscher, ich mehr als Gegenwartsforscher gelangte, bildete für uns beide, trotzdem anfänglich unsere Ansichten über Ursachen und Beurteilung der Homosexualität voneinander abwichen, von vornherein den starken Boden, auf dem wir uns begegneten. Karsch hat es unternommen, „die Darstellung des gleichgeschlechtlichen Lebens aller lebenden wie ausgestorbenen Völker der Erde" in fünf Bänden zu geben. In dem ersten bereits erschienenen Bande hat er mit Bienenfleiß alles zusammengetragen, was er über die Päderastie und Tribadie bei den Naturvölkern gefunden hat, die er in vier Hauptgruppen teilt, die negroiden, malaiischen, arktischen und amerikanischen Naturvölker. Der 2. Band soll „die mongolischen Kulturvölker", der 3. die Hamiten und Semiten behandeln, der 4. und 5. ist für die arischen Völker vorgesehen. Stehen die weiteren Bände dem 1. an Stärke nicht nach, wie anzunehmen, so hat der Verfasser für seine verdienstvolle Arbeit nicht weniger als 3330 Seiten zu seiner Verfügung. In unserem Buche, das eine Gesamtübersicht über die Homosexualität des Mannes und des Weibes nach dem jetzigen Stande der Wissenschaft geben will, können wir natürlich nur an Hand prägnanter Erfahrungstatsachen eine kurze Übersicht über die örtliche Verbreitung der Homosexualität geben, aus der hervorgeht, daß diese biologische Erscheinung ebensowenig wie die Liebe zwischen Mann und Weib an geographische Grenzen oder Rassenunterschiede gebunden ist.

Wir wollen zu diesem Zwecke nicht wie Karsch von den Naturvölkern aufwärts zu den Kulturvölkern schreiten, sondern, vom eigenen Vaterlande ausgehend, zunächst untersuchen, ob auch die uns benachbarten und verwandten germanischen Länder, wie Holland, Skandinavien, Österreich und die Schweiz eine ähnliche Verbreitung und Form der Homosexualität zeigen, wie Deutschland. An die germanischen sollen sich die ihnen nahestehenden angelsächsischen Völker anschließen, vor allem England und die Vereinigten Staaten von Amerika sowie einige dem englischen Weltreich angegliederten und von ihm stark beeinflußten Staaten, wie die südafrikanische Union. Von den Angelsachsen führt der Weg zu den romanischen Völkern, in erster Linie nach Frankreich und Italien, dann nach Spanien und den von ihnen kolonisierten und in ihrer Kultur abhängigen Staaten Nordafrikas und Südamerikas. Darauf richten wir unser Augenmerk nach den auf der anderen Seite von unserem Mittelpunkt gelegenen slavischen Völkern, auf das große russische Reich und die ihm benachbarten Balkanvölker,

[6]) Freud, Drei Abhandlungen zur Sexualtheorie, 2. Auflage. Leipzig und Wien 1910. p. 5. Anm. 3.

von denen wir dann nach einem Seitenblick auf Ungarn zu den Türken gelangen. Von hier aus kommen wir über Westasien nach Englisch- und Niederländisch-Indien, dann nach China, Japan und Korea, um durch die arktischen Gebiete nach unserem Ausgangspunkt zurückzukehren. Diese Übersicht über die örtliche Verbreitung der Homosexualität würde nicht vollständig sein, wenn wir nicht zum Schlusse über die Verbreitung dieser Erscheinung bei anderen zweigeschlechtlichen Lebewesen einiges sagen wollten.

Zunächst einiges über die Verbreitung der Homosexualität im Deutschen Reiche. Meine literarische Beschäftigung mit der homosexuellen Frage bewirkte, daß ich in steigendem Maße von Urningen und Urninden aus allen Teilen Deutschlands aufgesucht wurde und von ihnen bei gerichtlichen und sonstigen Konflikten mit der Zeit nach allen größeren und vielen kleineren Plätzen Nord-, Süd-, Ost-, West- und Mitteldeutschlands gerufen wurde, wo ich dann meist gute Gelegenheit hatte, die örtlichen Verhältnisse auf homosexuellem Gebiete näher zu studieren. Man hört dann und wann, daß manche Gegenden Deutschlands stärker vom Uranismus durchsetzt seien als andere; so gäbe es auf dem platten Lande und in kleineren Städten nicht nur absolut, sondern auch relativ weniger Urninge als an größeren Orten; auch im Norden unseres Vaterlandes seien sie häufiger als im Süden, besonders viel Urninge fände man in der Rheinprovinz, besonders wenige in Westfalen. de Joux[7]) schreibt: „Nach den Schätzungen vielgereister Urninge wäre Hamburg unter allen deutschen Städten urnisch am schwersten belastet; sie behaupten, jeder vierte Mann wäre dort urnisch, jeder sechste bisexuell veranlagt."

Alles das kann ich nicht bestätigen, kann vielmehr auf Grund meiner so vielseitigen Erfahrungen nur bekunden, daß das Bild, das sich uns in dieser Hinsicht von Königsberg bis Köln, von Kiel bis Konstanz darbietet, ein ganz erstaunlich ähnliches ist. Homosexuelle Geschäftsreisende, die jahrzehntelang Deutschland durchkreuzten, haben mir das bestätigt, und auch die deutsche Reichs-Kriminalstatistik stimmt damit überein, indem ihre Zahlen einen sich über alle Oberlandesgerichtsbezirke gleichmäßig erstreckenden Durchschnitt von Verurteilungen aus § 175 aufweisen.

Auch die Tatsache, daß Stichproben aus einzelnen Gruppen, in denen die Feststellung der Homosexuellen dem Berichtenden

[7]) Die Hellenische Liebe, p. 215. Anm.

auf Grund seiner Beziehungen möglich war, in allen Gegenden Deutschlands annähernd den gleichen Prozentsatz ergaben, spricht dafür, daß die Ausbreitung der Homosexualität überall eine ungefähr gleiche ist, und nur zufällige Schwankungen durch den ständigen Wechsel der Bevölkerung bedingt werden. Diese Beobachtung stützt unsere wissenschaftliche Auffassung vom Wesen der Homosexualität als einer konstanten biologischen Variante der Sexualität.

Wenn man über ein und denselben Platz gelegentlich von dem einen hört, daß dort nichts, von einem anderen, daß dort viel „los" sei, so erklärt sich dies einfach daraus, daß der eine durch irgendwelche Beziehungen und Umstände Einblicke gewinnen konnte, die dem anderen versagt blieben. Man muß seine Ansicht hier oft revidieren. So kam ich früher oft nach Stettin, Nürnberg, Trier und wunderte mich, daß dort scheinbar so gut wie nichts von Homosexualität bemerkbar war, als ich dann aber später von Ortsansässigen und Unterrichteten — beides trifft keineswegs immer zusammen — an die sehr versteckt gelegenen „Schlupfwinkel" der Homosexuellen geführt wurde, fand ich gerade das Gegenteil von dem, was ich anfangs wahrgenommen hatte. Recht bezeichnend ist auch der Brief eines deutschen Aristokraten, der uns zur Verfügung gestellt wurde. Der Betreffende kehrte im Sommer 1897 nach Berlin zurück, nachdem er mehrere Jahrzehnte im Auslande gelebt hatte, um „dem Urningsparagraphen aus dem Wege zu gehen". „Nein, diese Torheit", heißt es wörtlich, „treibe mich da nahezu 40 Jahre im Exil herum, um am Ende meiner Tage zu sehen, daß in der Hauptstadt des Vaterlandes, das ich so schwer vermißte, das urnische Leben unter dem § 175 ausgedehnter, ungezwungener und freier ist, wie nur je an einem Ort im Orient oder Okzident."

Das einzige Land, in dem man sich wie in Deutschland die Verbreitung der Homosexualität zahlenmäßig festzustellen bemüht hat, ist Holland, und es ist sehr bedeutsam, daß, wie oben des näheren ausgeführt, der gefundene Prozentsatz von 2,2 dem unsrigen nahezu vollkommen entspricht.

Holland war auch das erste Land, das, als von Berlin aus die Organisation für die Emanzipation der Homosexuellen in die Wege geleitet wurde, seinerseits diesen Kampf aufnahm, was um so bemerkenswerter war, als seine Gesetze seit fast einem Jahrhundert keine Strafbestimmung mehr gegen die Urninge enthielten. Lediglich die falschen Vorstellungen über das Wesen der Homosexualität und die infolgedessen starken Vorurteile waren es, die man zu modifizieren trachtete. In dieser Bewegung ragten besonders drei Gelehrte hervor, die keine Anfeindungen scheuten, um in Wort und Schrift für die Homosexuellen einzutreten: Dr. L. S. A. M. v. Römer, der vortreffliche Amsterdamer Polizeiarzt Aletrino und Jonkheer Dr. jur. v. Schorer[8]), der Verfasser von „Tweeerlei Maat", und Präsident des wissenschaftlich-humanitären Komitees in Holland. Ihren wissenschaftlichen Anschauungen stand eine reaktionäre Majorität im Parlament gegenüber, ein aus calvinistischen und römisch-katholischen Parteigängern bestehender Block, der unter Berufung auf die Bibel 100 Jahre nach Aufhebung der mittelalterlichen Bestim-

---

[8]) Cf. auch Jahrb. VII, 912 ff., V. 956, Vierteljahrsber. II. 140. 278—87. 361.

mungen gegen den homosexuellen Verkehr eine wesentliche Einschränkung der Straffreiheit durchsetzte. Der von dem streng katholischen Justizminister Dr. Regout kurz vor seinem Tode veranlaßte Artikel 248 bis der am 15. Juni 1911 in Kraft getreten ist, lautet: „Der Mündige, der mit einem Unmündigen desselben Geschlechts Unzucht treibt, wird mit Gefängnis bis zu vier Jahren bestraft.“ Das Mündigkeitsalter beträgt 21 Jahre.

Nach diesem Gesetz sind auch bereits eine ganze Anzahl holländischer Urninge bestraft worden. Einer davon stellte sich mir in London vor. Er hatte mit einem Kameraden, der zwei Jahre jünger als er selbst war, sexuell verkehrt. Vor der Beratung habe der Richter, dem das Schicksal des Angeklagten nahe ging, ihm eine Brücke bauen wollen und gefragt, ob er ihm versprechen wolle, seinen homosexuellen Lebenswandel aufzugeben. Dann würde man dieses Mal noch ein Auge zudrücken. Der Jüngling antwortete: „Ich kann nicht versprechen, was ich nicht halten kann.“ Er wurde zu einer Freiheitsstrafe verurteilt, der er sich durch die Flucht nach England entzog.

Da Regouts ursprüngliche Fassung, die auch den heterosexuellen Sexualverkehr mit Unmündigen unter Strafe gestellt wissen wollte, vor der Einbringung aufgegeben wurde, stellt das neue Gesetz eine Ausnahmebestimmung dar, die unter den Homosexuellen tiefe Erbitterung hervorgerufen und eine ganze Anzahl außer Landes getrieben hat, zumal unmittelbar nach seiner Einbringung die Erpresser „wie Pilze aus der Erde schossen“.

Diese Abwanderung, deren Gründe naturgemäß verschleiert werden, ist für ein so kleines Land um so weniger belanglos, als sich unter seinen Urningen viele materiell und kulturell hochstehende Persönlichkeiten befinden. Es gibt wohl unter den größeren und mittleren Städten Hollands kaum eine, aus der mich nicht im Laufe der letzten 15 Jahre Uranier aufgesucht haben, einige kamen mit ihren Freunden, viele zeichneten sich durch Intelligenz und Charakter aus. Wenn der Psychiater Wertheim-Salomonson[9]) in einem Fachorgan erklärte, „die Homosexualität sei in Holland selten“, so ist dies durch nichts als durch die Geringfügigkeit seiner Erfahrungen belegt. Daß sie auch schon früher nicht selten war, zeigt die große Uranierverfolgung im Jahre 1730[10]), während derer die Generalstaaten von 250 wegen homosexueller Betätigung gerichtlich vorgeladenen Personen 91 verbannten, 31 erwürgen, 15 erhängen, 8 versengen, mehrere enthaupten ließen, zwei in ein Faß mit Wasser und fünf ins Zuchthaus steckten. Mehrere der Sodomiter hätten, wenn sie nicht getötet wären, noch recht gut die völlige Aufhebung des Gesetzes erleben können, auf Grund dessen man sie so grausam hingerichtet hatte. Auch in der nach Abstammung und Sprache der holländischen nahe stehenden vlämischen Bevölkerung ist die Zahl der Urninge nicht gering. Die vlämische Zeitschrift „Ontwaking“, die in Antwerpen erscheint, widmet dem homosexuellen Problem besondere Aufmerksamkeit; auch der 1854 zu Antwerpen geborene Schriftsteller Georges Eckhoud, den Prätorius einen „Bahnbrecher in der künstlerischen Darstellung der Homosexualität“ nennt, ist ein Flamländer. Er ist nicht der einzige Dichter, der in den Niederlanden den Uranismus in Romanform behandelt. Von älteren sei der Amsterdamer Jakob de Haan[11])

---

[9]) Couvée en Wertheim Salomonson: Een geval van Homosexualiteit Psychi. en Neurot. Bladen. 1901/02.

[10]) cf. Jahrb. f. sex. Zw. VIII. Jahrg. p. 365 ff.: Der Uranismus in den Niederlanden bis zum 19. Jahrhundert, mit besonderer Berücksichtigung der großen Uranierverfolgung im Jahre 1730. Von L. S. A. M. von Römer.

[11]) Jakob de Haan. Pijpelijntjes. Amsterdam 1904.

genannt, dessen Pijpelijntjes bei ihrem Erscheinen viel Aufsehen machten, von neueren Exler[12]), dessen psychologischer Roman „Levensleed" Leben und Leiden eines Uraniers naturgetreu schildert.

Sehr ähnlich sind in ihrem Wesen den holländischen die skandinavischen Homosexuellen. Sowohl in Dänemark und Island als in Schweden, Norwegen und Finnland ist der Uranismus ziemlich stark verbreitet. Unter den Dänen gehören ihm von Christian Andersen bis Hermann Bang und vor und nach ihnen viele der bekanntesten Männer an.

In Kopenhagen treffen sich auf zwei langen Straßenzügen, die vor dem Rathaus zusammentreffen, jeden Abend viele Homosexuelle mit ihren Partnern. Auch solche, die sich Herren gegen Bezahlung anbieten, fehlen niemals. Hier wie in Holland — beide Länder besuchte ich in längeren Abständen zweimal unter sachverständiger einheimischer Führung — lernte ich auch einige von Homosexuellen niederster Klasse stark frequentierte Lokale kennen. Prätorius berichtet von Kopenhagen, daß es wohl den größten Soldatenstrich der Welt aufzuweisen habe, doch lauten auch in diesem Punkte die Angaben internationaler Soldatenfreunde, die mit Truppen fast aller Länder sexuellen Verkehr gepflogen haben, verschieden. Auch in Dänemark setzte Anfang der neunziger Jahre eine aufklärende Bewegung ein. Erwähnenswert ist vor allem die ausführliche Arbeit von Tandem[13]), „Den kontrære Sexualfornemmelse", die im Anschluß an einen Artikel von Dr. Knud Pontoppidan überschrieben „Pervers Sexualitet", erschienen war. Diese wissenschaftliche Behandlung der Frage hinderte aber nicht, daß noch zu Beginn dieses Jahrhunderts unter Minister Alberti eine ziemlich große Urningsverfolgung einsetzte, die viele Homosexuelle nach Deutschland trieb und erst aufhörte, als die Lawine Personen höchster Kreise mit sich zu reißen im Begriffe stand. Neuerdings sind in Dänemark Gesetzesänderungen geplant, nach denen der Homosexualverkehr zwischen Erwachsenen freigegeben, jedoch ähnlich wie in Holland ein Schutzalter von 21 Jahren eingeführt werden soll. In Norwegen hat man bereits, bald nach der im Jahre 1905 stattgefundenen Trennung von Schweden, das Gesetz wesentlich gemildert. Man begnügt sich mit Geldstrafe und auch diese wird nur verhängt, wenn ähnlich wie bei Beleidigung derjenige, auf den die Handlung sich erstreckte, Strafantrag stellte. Da dieser aber als Mittäter ebenfalls strafbar ist, kommt das in Wirklichkeit kaum noch in Frage. Es wird mir mitgeteilt, daß auf die Verbreitung homosexueller Betätigung die Aufhebung der alten Strafbestimmungen keinen Einfluß gehabt hat. Wie vor ihnen ist auch jetzt der Uranismus gleichmäßig über das ganze Land verbreitet, ohne allerdings dem nicht Suchenden sonderlich aufzufallen. Sach- und Fachkundige sehen allerdings auch hier mehr, und einer meiner Gewährsmänner, ein vielgereister Uranier, berichtet mir, daß nach seinen Erfahrungen und Erlebnissen Bergen die homosexuellste Stadt der Welt sei. Ich erinnerte ihn, als ich dies hörte, daran, daß in Bergen die ersten auf skandinavischem Boden gegen die Urninge erlassenen Strafbestimmungen erlassen wurden. Es war im Jahre 1164, als im Kirchenrecht des Gulathing der folgende Abschnitt eingerückt wurde: „Wenn zwei Kerle Leibeslust zusammen mischen, und dessen überführt werden, dann sind sie beide friedlose Männer. Wenn sie es aber leugnen und es doch im Kirchspiel ruchbar

---

[12]) M. J. J. Exler, Levensleed. Haag 1909.

[13]) Tandem, Den kontrære Sexualfornemmelse. Fragmenter til Oplysning. In Bibliothek for Laeger. 1. April 1892. p. 205.

wird, dann sollen sie es mit Eisentragen leugnen (Gottesurteil). Wenn sie aber der Sache überführt werden, hat der König die Hälfte ihres Vermögens und der Bischof die Hälfte." Ähnliche Gebote gingen dann im folgenden (XIII.) Jahrhundert auch auf Island, Schweden und Dänemark über. Vorher hatte man in den skandinavischen Gesetzbüchern nur einen Paragraphen, nach dem wegen schwerer Verleumdung derjenige belangt werden sollte, der von jemandem zu Unrecht behauptet, er habe sich von einem Mann passiv schänden lassen; der also Beschuldigte hatte in diesem Falle sogar das Recht, den Verleumder totzuschlagen. Ein eigenartiges Gesetz, wenn man bedenkt, daß die Ausübung mannmännlichen Verkehrs an sich nicht strafbar war. Daß diesen die gewiß nicht degenerierten Nordgermanen und Wikinger aber sehr wohl kannten, geht nicht nur aus diesem Gesetz, sondern auch aus anderen Belegen hervor, die sich bei Westermark und dem „norwegischen Gelehrten"[14]) finden, der den Artikel im IV. Jahrbuch für sexuelle Zwischenstufen verfaßt hat. Die altnordischen Sagas und Gedichte enthalten hierfür viele Zeugnisse. Ein Beispiel für viele. Als der durch seinen Humor ausgezeichnete Isländer Halli kurz nach dem Jahre 1000 Norwegen besuchte, begegnete sein schlichtes isländisches Fahrzeug auf dem breiten Fjord von Drontheim einem vornehmen Schiffe, dessen Herr ihn fragte, wo er die letzte Nacht sein Schiff vertaut hätte. Halli antwortete: „Bei Agdhanes, einem Vorgebirge an der Mündung des Fjords." Dann fragte der Herr weiter: „Stuprierte er (sardh) euch denn nicht, der Agdhe, d. h. der Unhold, den der Volksglaube im Berge von Agdhanes wohnen läßt?" „Noch nicht", meinte Halli, der wohl merkte, daß der Herr, mit dem er Worte wechselte, der König selbst war. „Aber später hätte er es vielleicht getan," fuhr der König fort. „Nein," sagte Halli, „es war ein Umstand, der uns von der Schande rettete. Er verlangte dazu vornehmere Leute als wir waren, und darum wartet er eure Ankunft heute abend ab". „Du bist mir ein großer Worthabicht", brach der König ab. Handelte es sich hier um harmlose Späße von denen nicht einmal feststeht, ob sie der Sage oder Geschichte angehören, so ereignete sich drei Jahrhunderte später auf skandinavischem Boden ein homosexueller „Hofskandal", an dessen Wirklichkeit kein Zweifel besteht. Er betraf den ersten Unionkönig von Schweden und Norwegen, Magnus Eriksson, in Schweden „Smek", „der Schmeichelnde" genannt, der dem alten Geschlechte der Folkunger entstammte. Ähnlich wie sein Zeitgenosse, der englische König Eduard II., wie Heinrich III. von Frankreich und mancher andere Herrscher — aus unseren Tagen sei Karl von Württemberg genannt — geriet er in schwere Konflikte, weil er „den älteren und weiseren Ratgebern jüngere und schönere vorzog"[15]). Sein Liebling war Benkt Algotson, den der König zum Herzog von Finnland und den beiden Hallanden ernannte, eine Gunstbezeugung, die umso mehr auffiel, als der Herzogtitel bis dahin in Schweden niemandem verliehen worden war. Der Unwille der Mißvergnügten und Neider, an deren Spitze 1356 der Königssohn Eric trat, verschärfte sich zu schlimmen Unruhen, als der Regent seinem Liebling zu allen früheren Auszeichnungen die Verwaltung der reichen und wichtigen Provinz Schonen übergab und dem Vater Benkts große Güterkomplexe in Norwegen schenkte. Es kam zu offener Fehde, von allen Seiten verlangte man den Sturz Benkts, doch König Magnus gab ihn nicht auf, und erst der Tod des Kronprinzen Eric im Jahre 1359 und im

---

[14]) Jahrb. f. sex. Zw., Bd. IV., p. 244 ff.: „Spuren von Konträrsexualität bei den alten Skandinaviern."

[15]) Die Hauptquelle für des Königs „damnatissima libido" ist außer den „Revelationes" der Santa Brigitta, der im Jahrhundert nach dem König lebende Geschichtsschreiber Ericus Olai.

Jahre darauf die Ermordung von Benkt Algotson durch seine Feinde von der Magnatenpartei beendeten die verwickelte Situation und ein Drama, das der König, ohne sich von seinem Schmerze erholen zu können, noch 14 Jahre überlebte.

Trotzdem noch drei andere der markantesten Gestalten auf Schwedens Thron, Karl XII., Gustav III. und Gustav Adolfs Tochter, die Königin Christine vielfach in ihrem Lande selbst als Homosexuelle galten, herrschten auch dort dieselben Vorurteile wie in allen christlichen Ländern, die allerdings nicht hinderten, daß der Uranismus in Schweden ebenso verbreitet, (ja nach Ansicht mancher noch verbreiteter) war, als bei den skandinavischen Brüdervölkern.

Die Hauptstadt Stockholm zeigt jedenfalls ein regeres urnisches Leben, als Christiania. Möglich ist es, daß dies von dem größeren Fremdenverkehr herrührt. Eine große Anziehung bilden hier wie in den anderen skandinavischen Ländern für die Urninge die Bäder, aber nicht wie in Rußland, im Orient und anderswo die Dampfbadeanstalten, sondern die Freiluftbäder. Es wird dort von Männern und Frauen noch jetzt wie in der Vorzeit nackt gebadet und das ist auch ein Hauptgrund, weshalb viele homosexuelle Ausländer mit Vorliebe im Sommer nach Nordland gehen. Sie befriedigen allerdings wie die urnischen Inländer in den Bädern nur in vorsichtiger Weise ihren Schautrieb, denn es gilt als verpönt, sich seine Anlage merken zu lassen. Dem Eingeweihten entgehen freilich nicht die meist älteren Personen, die oft stundenlang mit größter Aufmerksamkeit den Bewegungen, Übungen und Spielen der jungen Leute folgen, an denen die jüngeren Urninge selbst unerkannt teilzunehmen pflegen. Mir ist noch heute der melancholisch-gespannte Gesichtsausdruck in Erinnerung, mit dem im Freilichtgymnasium in Christianslund am Oeresund ein alter graubärtiger Mann an den jugendlichen Gestalten hing; er machte einen sehr femininen Eindruck, war der einzige, der sich nicht entkleidet hatte, und wechselte mit niemandem ein Wort.

In der neueren schwedischen Literatur ist sehr wenig zu finden, was auf die Homosexualität Bezug hat. Immerhin besprechen Viktor Rydberg in einem Essay über Römische Kunst die Freundschaft zwischen Hadrian und Antinous, und Dr. Emil Zilliacus in einem 1911 erschienenen Buch „Griechische Lyrik“ die griechische Liebe eingehend mit großer Sympathie.

Von Schweden gelangen wie über Finnland nach Estland, Livland und Kurland, die alle von Homosexuellen stark durchsetzt sind. Von Finnen lernte ich im Laufe der Zeit in Berlin etwa ein Dutzend kennen, die mir sämtlich berichteten, daß in ihrer Heimat urnische Männer und Frauen durchaus nicht selten sind. Ein finnischer Staatsanwalt berichtete mir:

„Die alten schwedischen und germanischen Sagen und Volkslieder enthalten, ebenso wie das finnische Volksepos (Kalevala) wenig, woraus man schließen könnte, daß die gleichgeschlechtliche Liebe in jenen vorgeschichtlichen Zeiten eine größere Bedeutung gehabt hätte. Da jedoch alles, was von der Dichtung der Alten zu unserer Zeit überliefert ist, von späteren Generationen vielfach zensuriert und zum großen Teil erst in späteren Jahrhunderten aufgezeichnet worden ist, ist aus jener Tatsache nicht mit Sicherheit anzunehmen, daß altgermanische Dichtungen und Sagen nicht auch ähnliche Schilderungen von erotischen Freundschaftsverhältnissen zwischen Männern oder zwischen Frauen gekannt haben, wie jene der griechischen Dichtung. Wohl singen auch die altschwedischen Lieder von Freunden, die so innig aneinander gebunden waren, daß sie ihr Leben füreinander aufopferten, oder daß der eine den Tod suchte.

weil für ihn das Leben allen Wert verloren hatte, nachdem der andere gefallen war. Es erzählen auch die Heldensagen von mächtigen Riesenjungfrauen, die in Männerrüstung in Krieg und Vikingfahrt durch Heldenmut und Blutdurst die Männer übertrafen. Hier kann man freilich nur ahnen, aber nichts mit Bestimmtheit wissen über die geschlechtlichen Geheimnisse, welche unter diesen anscheinend Unschuldigen verborgen liegen.

Sobald wir aber auf historischen Boden gelangen, erfahren wir sofort, daß die gleichgeschlechtliche Liebe eine nicht unbedeutende Rolle spielte. So zeigen die auf kanonischem und altjüdischem Recht erbauten schwedischen Gesetzbücher des Mittelalters, daß der Staat der Kirche durch unerhört strenge Strafbestimmungen in der Bekämpfung der „widernatürlichen Greuel" seinen Beistand geben wollte. Der geschlechtliche Verkehr zwischen Männern wurde mit Todesstrafe und fürchterlichen Martern bedroht. Trotzdem läßt uns aber die Geschichte so mancher Könige und hoher Herren wieder und wieder sehen, wie keine Strafandrohung, keine erhabene Pflichtstellung, keine Verfolgungen und Leiden die Männer im hohen Norden, ebensowenig wie die des Südens, von ihrer widernatürlichen Natur hat befreien können.

Es ist mir bekannt, daß die strengen Strafgesetze des Mittelalters (v. d. Jahren 1274 und 1442), ebenso wie die gemilderten Strafbestimmungen des Gesetzbuches vom Jahre 1734 kein toter Buchstabe geblieben sind, sondern immer dann und wann, der rohen Masse zum Vergnügen und „anderen zur Warnung", zur Anwendung gekommen sind. Ich weiß auch aus der Kriminalgeschichte, daß in diesen Prozessen, namentlich in älteren Zeiten, eine summarische und willkürliche Prozeßform, wie in den Hexenverfolgungen, zur Verwendung kam, und daß auch schon kleine Knaben dem Blutdurst und dem Aberglauben früherer Zeiten geopfert wurden.

Erst in der Aufklärungszeit, Ende des 18. Jahrhunderts, kam eine Erleichterung. Der damalige König von Schweden, Gustav III. (ein Sohn der Schwester Friedrichs des Großen von Preußen, Louise Ulrike, die mit Adolf Fredrik, dem Könige von Schweden, verheiratet war) war von den großen Philosophen seiner Zeit beeinflußt; durch sein persönliches Eingreifen wurden nicht nur die Strafgesetze überhaupt, sondern auch namentlich die Strafbestimmungen für „widernatürliche Unzucht" wesentlich gemildert.

Aus der Geschichte König Gustavs III. wird seine große Freundschaft zu mehreren jungen Leuten überliefert. Unter diesen war der schöne, junge, finnische Freiherr Gustav Mauritz Armfelt der bekannteste. In einem Alter von etwas über 20 Jahren hatte der König ihn schon zu seinem Generaladjutanten und zum Generalleutnant befördert, und, wollte man etwas bei dem König erzielen, mußte man stets dafür zuerst den mächtigen Günstling gewinnen, der immer in der Nähe des Königs war und seine Wohnung im Schloß in unmittelbarer Verbindung mit den Privatgemächern des Königs hatte. In den Armen seines Freundes starb Gustaf III. im Jahre 1792, von der Kugel eines Meuchelmörders auf einer Hofmaskerade getroffen.

Im Jahre 1809 wurde Finnland von Rußland erobert, und nun finden wir den schönen Monarchengünstling wieder in der Geschichte unseres Landes. Nach dem Tode Gustavs III. aus Schweden verjagt, kam der schöne Armfelt nach vielen Abenteuern amoureuser Art in die Dienste des für männliche Schönheit nicht unempfindlichen russischen Kaisers Alexander I., der ihn zum Minister für finnische Angelegenheiten und zum Grafen ernannte. Finnland hat diesem merkwürdigen Manne zum großen Teil seine autonome Staatsform zu verdanken.

Schon einige Jahrzehnte nach der Vereinigung Finnlands mit Rußland machte sich wieder ein Mann nicht nur als Wissenschaftler, Ästhetiker, Dichter, großer Redner und Vaterlandsfreund bekannt, sondern gleichzeitig durch seine homosexuellen Neigungen. Dieser Mann hieß Fredrik Cygnaeus, jedem Finnländer bekannt, namentlich durch die nie zu vergessende Rede, welche er auf einem akademischen Feste am 13. Mai 1848 hielt, von welcher Gelegenheit die Erweckung der Nationalitätsgefühle in Finnland ihren Anfang nahm. Cygnaeus vereinte mit den Studenten nicht nur seine Stellung als akademischer Lehrer, sondern es kamen auch viel intimere und zärtlichere Bande in Betracht. Fast übermütig von Natur bemühte sich Cygnaeus nicht übermäßig, seine homosexuellen Empfindungen geheim zu halten. Es verkehrte bei ihm die Jugend frei und ungeniert und ich glaube, daß noch von dieser Zeit her das ziemlich offene Treiben einiger Homosexueller in den akademischen Kreisen der Hauptstadt Finnlands, Helsingfors, herzuleiten ist.

Das jetzige Strafgesetz vom Jahre 1894 bestimmt freilich, daß, wer Unzucht mit jemandem desselben Geschlechts treibt, mit Gefängnis bis zu zwei Jahren bestraft werden soll. Soviel mir bekannt ist, ist jedoch dieser Paragraph, wenigstens nicht in städtischen Gerichten zur Anwendung gekommen. Auf dem Lande hat zwar dann und wann auf Antrag eines ländlichen eifrigen Amtsanwalts ein Unglücklicher eine Strafe von einigen Monaten Gefängnis bekommen, auch dies ist aber sehr selten vorgekommen. Die Rechtslehrer der Universität Helsingfors haben auch in dieser Frage eine ziemlich aufgeklärte Stellung eingenommen. Sowohl der jetzige Professor des Strafrechts Dr. Allan Serlachius, wie schon sein Vorgänger, Professor Dr. J. Forsmen, haben die Ansicht vertreten, daß die Homosexualität zunächst als eine Abnormität oder krankhafte Erscheinung anzusehen sei, und daß es unsicher sei, ob überhaupt in solchen Fällen Strafbarkeit angenommen werden dürfe. Die Staatsanwaltschaft und die Kriminalpolizei finden es unter solchen Umständen angemessen, die Sache dem Privatantrag zu überlassen.

Von manchen der angesehensten Männer des Landes ist es auch jetzt mehr oder weniger publik, daß sie, keine Freunde von Weibern, ihre Sympathien der männlichen Jugend zuwenden. Die meisten Leute nehmen keinen Anstoß daran. Man lacht ein wenig, und in engeren Kreisen werden mehr oder weniger deutliche Witze gemacht. Dabei heißt es dann, gute Miene zu halten und mitscherzen. Ich denke mir, daß diese freie Anschauungsweise daher kommt, daß die Herren, die jetzt in Amt und Würden sind, auch einmal jung waren, und waren sie einigermaßen hübsch, mit den geschlechtlichen Geheimnissen des einen oder anderen Onkels „Farbror“, wie sie ihn nennen, vertraut wurden, somit wissen, wie harmlos die Sache doch eigentlich war; manche denken sicher noch mit dankbarem Gefühl an den guten Alten, bei dem sie in der Studentenzeit ein zweites Heim hatten, immer einen guten Rat und wohlwollende Stütze finden konnten und mit dem sie so manche angenehme und lehrreiche Stunde verlebten.

In diesem Zusammenhange ist wohl zu erwähnen, daß in fast allen mir bekannten Fällen der geschlechtliche Verkehr nur in mutueller Onanie bestand, höchst selten Fellatio von dem älteren an dem jüngeren Freund ausgeführt wurde und Pedikatio in anum fast niemals, wenigstens in diesen Kreisen, vorkam. Unter solchen Umständen ist auch zu verstehen, wie urnische Herren sich oft einer großen Beliebtheit erfreuen konnten, so daß sie, wenn sie zur rechten Stunde in einem von Studenten besuchten Restaurant erschienen, von der ganzen Jugend mit Jubel und Gesang begrüßt werden konnten.

Und dann ging es in starker Kolonne nach Haus zu dem alten Herrn, wo man noch bei Wein und Punsch bis zum grauenden Morgen weilte. Da war das Gespräch für einen, der es zum ersten Male mitmachte, oft sehr gewagt, und war der Student zu schüchtern und ängstlich, wurde er mit donnerndem Marsch in das Schlafzimmer geleitet. Von solchem wilden Anfang entstanden oft innige und dauernde Freundschaftsverhältnisse, die eine Bedeutung für das ganze Leben des jungen Mannes hatten. Weitere Studien wurden durch den Beistand des Freundes ermöglicht und manche Schwierigkeiten ökonomischer oder anderer Art beseitigt.

Daß unter solchen Umständen die Gesellschaft, in welcher es so mancher in seiner Jugend mitgemacht hatte, die Sache nicht so streng verurteilte, ist zu verstehen. Vor 1905, als Finnland noch eigenes Militär hatte, war auch der Betrieb in dem Park hinter der Gardekaserne in Helsingfors sehr bunt und ungeniert."

Von der Verbreitung der Homosexualität ist behauptet worden, daß ungefähr 2,2% der Menschheit ihr zugehöre. Was die Hauptstadt Finnlands, Helsingfors, betrifft, muß ich jedoch sagen, daß mir diese Prozentzahl viel zu klein vorkommt. Mir allein sind ca. 200 reife homosexuelle Männer aus den gebildeten Kreisen in Helsingfors bekannt. Wie viele sind außerdem da, abgesehen von solchen, die es kaum sich selbst einzugestehen wagen, daß sie anders fühlen, als die Menge. Und dann noch die mittleren und niederen Schichten der Gesellschaft. Und die Frauen. Würden Sie die Führerinnen der Frauenbewegung in Finnland heranmarschieren sehen, schon von weitem würden Sie den Typus erkennen, die bärtigen, breitschultrigen Frauen mit ihren jungen Freundinnen.

In den nördlichen Teilen der skandinavischen Halbinsel und Finnlands leben die Lappen, welche eine eigene Nation bilden. Unter ihnen soll auch die Homosexualität sehr verbreitet sein, und zwar soll sie, wie man erzählt, mit religiösen Gebräuchen in Zusammenhang stehen.

So bewegt sich — schließt unser Berichterstatter seine wertvollen Ausführungen — in allen Ländern, unter allen Völkern, das menschliche Leben in denselben Kreisen. Und überall, mehr oder weniger, liegt die verhängnisvolle Verdammung über uns, und wird liegen, bis unwiderstehlich naturwissenschaftlich bewiesen wird, daß die Homosexuellen nicht nur „psychische", sondern auch biologische Hermaphroditen sind, in ihrer Zellenzusammensetzung anders beschaffen, als gewöhnliche Männer und Weiber. Auf dem Wege exakter Naturwissenschaft soll unsere Ehrenrettung voll und ganz und unbesiegbar kommen. Und wir warten —."

Von den Balten war bereits oben kurz die Rede. Es dürfte im baltischen Adel schwerlich eine Familie geben, die nicht ein oder mehrere urnische Mitglieder beherbergte. Viele Homosexuelle aus den Ostseeprovinzen ziehen es vor, ihren Aufenthaltsort im Ausland zu nehmen, besonders sind Dresden, Wiesbaden, Paris und Italien bei ihnen beliebt. Auch der gegenwärtig nächst Eeckhoud erfolgreichste Verfasser urnischer Romane, Pernauhm, ist, wie E. v. Kupffer Deutschrusse.

Ein Aristokrat aus den Ostseeprovinzen schreibt mir: „In den Adelsfamilien Liv- und Kurlands gibt es sehr viele echte Homosexuelle (ich möchte dieselben auf mindestens 10% taxieren), fast ausnahmslos virile. In Estland scheint der Prozentsatz kleiner zu sein, doch liegt dies vielleicht daran, daß die andern Provinzen mit Estland weniger in Berührung kommen, und daher die Homosexuellen dort unbekannter sind. Beim lettischen Volke finde ich auch viele Homosexuelle, und zwar mit stark femininem Einschlag. Jedenfalls sind die Letten mit ganz geringen Ausnahmen stets bereit, die Sache mitzumachen. In den größeren Städten, wie Riga, Libau, Reval, Mitau, gibt es homosexuelle Treffpunkte, die aber sehr schwach frequentiert sind, mit Ausnahme Rigas. Von den kleineren Städten weiß ich nichts. Homosexuelle Prostitution ist in Riga vorhanden, doch in bescheidenen Grenzen. Sie soll in letzter Zeit gefährlich sein. Vor zehn Jahren war es auf dem sogenannten Strich ganz sicher. In den bürgerlichen Kreisen — wie Literaten-, Kaufmanns- und Handwerkerstand — findet man auch häufig Homosexuelle, doch scheint mir der Prozentsatz kleiner als beim Adel.

Da die zum Militär Einberufenen aus dem lettischen und estnischen Volke in die russischen, und nicht in die hiesigen Garnisonen kommen, so weiß ich nur wenig von ihnen; doch nach dem, was ich gehört, geben sie sich, wie fast alle russischen Soldaten, (geringe Ausnahmen abgerechnet), gern den Homosexuellen hin. Besonders in St. Petersburg blüht der Verkehr der Homosexuellen mit den Soldaten nicht weniger als in Berlin und Italien."

Die deutschrussischen Urninge haben mich in einer gewissen Derbheit ihres Wesens immer am meisten an die der deutschen Schweiz erinnert, aus der ich in Berlin und im Lande selbst zahlreiche Homosexuelle kennen lernte. Hauptstätten homosexuellen Verkehrs sind Zürich und Basel, Luzern und Bern, denen sich in der französischen Schweiz Genf anschließt. Ob ein Kanton Strafbestimmungen gegen die Urninge hat oder nicht, hat nach übereinstimmender Versicherung einheimischer Kenner nicht den geringsten Einfluß auf die Betätigung, eher tritt in der deutschen Schweiz, die noch Gesetze hat, der Uranismus etwas merklicher zutage, als in den französischen und italienischen Landesteilen, in denen bereits seit langem keine Verfolgung mehr existiert.

Namentlich an bestimmten Stellen der Quais am Vierwaldstätter-, Züricher-, Genfer- und Luganer See stößt der fremde Urning stets auf gleichempfindende oder zum Verkehr sich anbietende oder bereite Partner. Man könnte daraus folgern, daß der starke Fremdenverkehr für den Uranismus in der Schweiz im wesentlichen verantwortlich zu machen sei. Das würde aber ein Irrtum sein. Man muß allerdings in der Schweiz wie in Italien, Berlin und anderswo unterscheiden zwischen dem homosexuellen Leben, das dem Reisenden entgegentritt und das in der Hauptsache prostitutiven Charakter trägt und dem urnischen Innenleben des Landes selbst, das sich fast nur dem Eingesessenen offenbart. Daß es in der eidgenössischen Bevölkerung viele Eingeborene gibt, denen auch die homosexuelle Anlage eingeboren ist, kann nicht dem mindesten Zweifel unterliegen. In Luzern lernte ich drei Homosexuelle in mittleren Jahren kennen — zwei von ihnen waren Vettern — die lange Zeit ein gemeinsames Unternehmen leiteten, ohne von ihrer gegenseitigen Veranlagung zu wissen. Eine urnische Sammelstätte von internationalem Rufe ist ein Bahnhof in der Schweiz. Man kann die Zahl derjenigen, die in seinen Hallen Männerbekanntschaften suchen, gering gerechnet, auf 20 000 im Jahr, während des Tages auf 60—70 Personen beziffern.

Trotzdem die Sexualheuchelei im Schweizer Lande der englischen nicht viel nachsteht, hat es eine Reihe von Männern hervorgebracht, die sich um eine Besserstellung der Urninge große Verdienste erwarben, vor allem Heinrich Hößli in Glarus, der schon 1836, also zu einer Zeit, als in anderen Ländern von einer Befreiungsaktion noch keine Rede war sich im „Eros" mit größtem Eifer der mannmännlichen Liebe annahm, zu dem sich in unserer Zeit mehrere Schweizer Vertreter der exakten Wissenschaft, wie Caspar Wirz, August Forel und Eugen Bleuler gesellten.

Vom Nachbarland der Schweiz, Tirol, ging mir der folgende Bericht zu: „Im „heiligen Lande" Tirol, so genannt wegen der tief eingewurzelten Frömmigkeit der bäuerlichen Bewohner, kann die Übung des gleichgeschlechtlichen Verkehrs in allen Schichten der Bevölkerung, die bäuerliche nicht ausgenommen, als ebenso verbreitet gelten wie irgend anderswo. Was das Leben und Treiben der Homosexuellen in den Städten wie Innsbruck, Bozen, Meran, Bregenz betrifft, dürfte kein auffallender Unterschied im Vergleich mit anderen gleichgroßen Städten Österreichs zu konstatieren sein. Wie überall gibt es auch dort Promenaden (ebenfalls Striche genannt), welche des Nachts, hauptsächlich in wärmeren Jahreszeiten, von Einheimischen, mehr aber von durchreisenden Fremden, frequentiert werden. Lokale, in denen ausschließlich oder größtenteils Homosexuelle verkehren, gibt es nicht, wohl aber von Arbeitern und Soldaten stark besuchte Kneipen, in denen sich Homosexuelle ihre Freunde suchen, die leicht durch die Bezahlung einer Zeche für intimere Zwecke zu gewinnen sind. Auch die öffentlichen und Bahnhofstoiletten (in Österreich „Logen") sind Treffpunkte, wo sich aufgeklärte und unbewußte Homosexuelle zu finden pflegen, und zwar zu allen Tages- und Abendstunden. Ein geselliger Verkehr unter Homosexuellen selbst kommt sehr selten vor, die meisten, besonders solche, welche eine gesellschaftliche Stellung einnehmen, trachten, ihre erotischen Geheimnisse möglichst voreinander zu verbergen. Die Ursache dieser ängstlichen Reserve ist in dem allen Verständnisses baren Urteil zu suchen, das die spießbürgerliche Klatschsucht der Homosexualität und ihrer Betätigung entgegenbringt. Um einen eventuell erweckten Verdacht abzuschwächen, befleißigen sich viele Urninge lebhaftesten Komödienspieles, pflegen Verkehr mit Mädchen und Frauen, und fallen dann nicht selten bindenden Konsequenzen anheim, die zu einer Ehe wider Willen führen, unter deren Deckmantel sie aber bald wieder im Geheimen dem angeborenen Triebe folgen. Im Fasching, hauptsächlich an Sonntagen und in den drei letzten Festtagen dieser Zeit wagen sich einige, von dem Verlangen geleitet, selbst einmal das Weib zu spielen, aus ihrem Versteck heraus. Auf den Redouten in Innsbruck erschienen in den letzten Jahren ca. 20 weibliche Dominos, deren Maske ein männliches Gesicht, nicht selten Schnurr- oder Vollbart deckte. Einigen Jugendlichen gelingt die Täuschung durch die Toilette und die femininen Bewegungen so gut, daß ihnen ein Preis für die schönste Weibermaske zufällt. Die Gelegenheit sich beim Tanze an Männer schmiegen zu können, bereitet ihnen den erwünschten Genuß. Der Soldatenliebe huldigen hier viele Urninge, weil diese meist leicht und harmlos zum Ziele führt; die relative Weib- und absolute Geldlosigkeit verleiten den jungen Soldaten vom Lande fast stets, homosexueller Werbung Gehör zu schenken. Stark verbreitet ist die mutuelle Masturbation in Mittel- und speziell Klosterschulen, wo nicht selten Priester und Lehrer die Verführer sind. Von 8 geistlichen Professoren, die ich im IV. Kurse des Gymnasiums hatte, bin ich heute von dreien überzeugt, daß sie homosexuell veranlagt waren, und unter meinen Mitschülern (ca. 30—35) kannte ich mehr als die Hälfte, von denen ich wußte, daß sie unter sich sexuellen Verkehr hatten, viele von diesen haben später den priesterlichen Beruf gewählt, den sie vielleicht in ihrer Abneigung gegen das weibliche Geschlecht als ein Refugium betrachtet haben. Auch in der Landbevölkerung, in ganz entlegenen Tälern sind Homosexuelle anzutreffen, die aber, weil ihnen selten ein Gleichgesinnter begegnet, zumeist der Autoerotik verfallen, auch oft dem Drängen folgend heiraten, um sich dann fatalistisch in ihr Schicksal zu fügen. Viele solcher bäuerlichen Homosexueller ergeben sich dann dem Trunke und finden darin Ersatz für das ihnen versagte Liebesglück. Der jugendliche, gesunde Bauernbursche ist vor und nach Eintritt der Pubertät nicht schwer von einem Homosexuellen, der mit ihm umzugehen versteht, zum intimen Sexualverkehre zu bewegen, doch darf das Präludium nicht den Stempel der Liebeswerbung tragen, die ihn ängstlich machen würde. Auf unauffällig kollegialer Basis gewinnt man bald sein Zutrauen, die scheinbar absichtslose Gelegenheit des Zusammenschlafens und die wortlose Werbung führt am besten zum Ziele. Auch nach Erreichung desselben darf mit ihm von Liebe nicht gesprochen werden, es liegt in der Natur des Bauernvolkes, Gefühlskälte zu pflegen oder zu heucheln. Ein mir bekannter Zahnarzt gewann in dem Orte, wo er seine Praxis ausübte, einem Dorfe von 3000 Einwohnern, durch sein geselliges Talent, seine musikalische Tätigkeit und seine Gastfreundschaft mehr als 50 der schönsten Burschen, die seiner Gunst wegen oft in Streit gerieten und sich ihm immer wieder mit gespielter oder wirklicher Leidenschaft hingegeben haben, meistenteils ohne Geld zu fordern oder angebotenes anzunehmen. Ein andrer Homosexueller war mit der Familie eines Bauern bekannt, der drei Söhne im Alter von 14—18 Jahren hatte, die alle in einer Kammer schliefen; so oft der „Freund aus der Stadt" zu Besuch kam, stritten sich die Brüder, in welchem Bett der Gast schlafen sollte, jeder wußte vom andern, was er zu erleben wünschte."

Ein Seitenstück zu dieser Mitteilung ist die folgende aus dem Salzkammergut, die uns mit dem Bilde eines homosexuellen Freundespaares in ländlicher Nationaltracht zuging. „Seit meiner frühesten Kindheit haben sich meine geschlechtlichen Vorstellungen stets nur auf Männer bezogen, auch die Träume. Ich habe noch niemals Lust gehabt, mit einem Weibe zu verkehren, trotzdem ich vom Lande bin, 50 km südlich von Salzburg und mich als sehr hübscher und starker Bursche der Nachstellungen des anderen Geschlechts kaum erwehren kann. Ich bin infolge meines witzigen Charakters überall sehr beliebt, und niemand ahnt, daß . . . Ich bin Vorstand des Volkstrachten-Erhaltungs-Vereins und gehe stets in Landestracht. Der auf dem Bilde neben mir stehende Bursche ist mein Busenfreund und auch so veranlagt wie ich; er ist der einzige Mensch, mit dem ich seit vier Jahren geschlechtlich verkehre. Mir widerstrebt es sehr, mit mehreren zu verkehren, oder gar auf Anträge von Herren, die ich so von heute auf morgen kennen lerne (leider sehr zahlreich) einzugehen, um als Objekt ihrer Lustbefriedigung zu dienen. Meine Landsleute, die Pongauer und Pinzgauer, finden an der gleichgeschlechtlichen Liebe nichts so Gräßliches, wie die halbzivilisierte Menge in der Stadt. Das merkt man auch daran, daß die Salzburger Zeitungen bezügliche Nachrichten aus dem Pongau und dem Pinzgau niemals bringen, trotzdem es bei uns sehr viel „Solche" gibt. Derartige Nachrichten rühren fast stets aus Ober-Österreich, seltener aus der Stadt her. Alle paar Tage liest man aber in den Grazer Blättern bezügliche Fälle: Ursache: die Mischlinge zwischen deutschem und slovenischem Blute sind eben die geborenen Denunzianten."

Wir brauchen uns die letzte Bemerkung, die auf Rechnung des in Österreich so sehr zugespitzen Nationalitätengegensatzes fallen dürfte, nicht zu eigen zu machen, um die Fakten des Einsenders selbst wertvoll zu finden. Gerade Österreich mit seiner starken Völkermischung zeigt, wie sich die homosexuelle Anlage blutwenig darum kümmert ob jemand Bosniake oder Tzscheche, Kroate, Slovene oder Deutschnationaler ist. Im Wiener Prater sehen wir sie allesamt durch ein Band geeint, das stark genug ist, Sprach- und Stammesgegensätze zu überbrücken.

Ich habe bereits im Jahre 1901 in einer medizinischen Zeitschrift einen Artikel über „Die Homosexualität in Wien" veröffentlicht,[17]) in dem ich die urnischen Sammelplätze der österreichischen Metropole schilderte, namentlich auch jene internationale Attraktion, die Prätorius wohl mit Recht als „das größte homosexuelle Bad" bezeichnete[18]). Ich erwähnte in jenem Artikel auch, und zwar war dies vor unserer deutschen Enquete, daß unterrichtete Gewährsmänner die Zahl der Wiener Homosexuellen auf 1 % der Bevölkerung schätzen. Wie Back mitteilt, sind es im Sommer besonders die in der Nähe Wiens befindlichen Kurorte Baden und Vöslau, in deren Parkanlagen sich abends ein reger homosexueller Verkehr entwickelt. Für das internationale Urningtum hat Wien dadurch eine hohe Bedeutung gewonnen, daß es die Wirkungsstätte Krafft-Ebings war. Dieser bahnbrechende Sexualforscher hatte zwar schon vorher in Graz und Prag (1873—1889) seinen Weltruf begründet, aber erst von 1889—1902, als er in Wien lehrte, strömten zu ihm die Homosexuellen aus allen Ländern der Erde. Aus ihrer persönlichen Bekanntschaft gewann Krafft-Ebing immer mehr die Überzeugung, daß bei ihnen nicht nur nicht von Verbrechen und Laster — darüber war er sich bald klar geworden — sondern auch nicht einmal von Krankheit die Rede sein könne.

Österreich gehört zu den ganz wenigen Ländern, in denen gegenwärtig auch noch „die widernatürliche Unzucht" unter Frauen mit Strafe bedroht ist, doch ist seit Jahrzehnten kaum noch ein Fall bekannt, in dem dieses Gesetz in Anwendung gebracht wurde. Ein österreichischer Gewährsmann entwirft von den homosexuellen Verhältnissen seines Landes folgende instruktive Schilderung:

„Über die Verbreitung der Homosexualität in Österreich und seinen Kronländern läßt sich ein abschließendes Urteil insofern nicht fällen, als durch den geheimen Terror vor dem überall sich dokumentierenden Polizeigeist ein großer Teil der Homosexuellen in strenger Zurückgezogenheit lebt. Soweit gewisse Indizien, Nachforschungen und Betrachtungen es gestatten, kann aber immerhin für Wien ein mit Berlin „prozentual" übereinstimmendes Verhältnis angenommen werden. Dem Anscheine nach stellen die Gebildeten das größere Kontingent, doch dürfte dies nur ein Trugschluß sein. Im Volke, wo die prekären Subsistenzverhältnisse ein gut Teil der Jugend der Prostitution zuführen, tritt die angeborene Homosexualität weniger deutlich in den Vordergrund, sie verliert sich im Gesamtbilde der spekulativen gleichgeschlechtlichen Betätigung, die sich allen Erlässen und Verboten zum Trotz ziemlich breit macht. Auch darin halten Wien und die übrigen Landeshauptstädte fast gleichen Schritt mit anderen Großstädten. Wir finden da dieselben Treffpunkte: Öffentliche Gärten,

---

[17]) Hirschfeld, Die Homosexualität in Wien, Wiener klinische Rundschau Nr. 42. 1901.

[18]) Jahrb. f. sex. Zwischenst., Bd. IV., P. 799.

Volkskeller, Bäder, Uferpromenaden, Bedürfnisanstalten, unverbaute Plätze, mehrere Straßen etc.

Unter den hiesigen Urningen trifft man nicht übermäßig viele Effeminierte, namentlich im Rahmen der Prostitution präsentieren sich beinahe vorwiegend virile Erscheinungen. Es ist dies um so erklärlicher, als die meisten jener Männer, die sich in gewinnsüchtiger Weise für homosexuelle Zwecke hingeben, normal veranlagt, sogenannte „franke Burschen" sind. Effeminierte haben wenig Succès und noch weniger Urninge. Bezüglich des sexuellen Verkehrs mit letzteren äußerte ein Homosexueller: „Schwestern unter sich, pfui, das wäre ja Blutschande!" Die umworbenste Persönlichkeit ist und bleibt der Soldat, weil abgesehen von dem bestechenden Eindruck seiner kleidsamen Uniform, die Berufsart ziemlich sichere Gewähr vor erpresserischen Ausschreitungen und dergleichen bietet. Der Soldat seinerseits, in richtiger Erkenntnis der Gefahr und Unverläßlichkeit eines, wenn auch noch so raffiniert betriebenen Strichlebens, strebt mit allen Kräften ein dauerndes Verhältnis an. Viele unter ihnen finden übrigens darin ein Surrogat für jene normalen Genüsse, die ihnen aus unterschiedlichen Gründen oft schwer erreichbar sind, mitunter nicht einmal wünschenswert erscheinen. Allerdings darf der Begriff „dauernd" nicht zu streng aufgefaßt werden. Waren die Beziehungen auch noch so innige, vom Hauche wahrster Zuneigung verklärt, so endet trotzdem fast stets mit der Abrüstung des Mannes das mehrjährige Freundschaftsbündnis. Man trennt sich unter gegenseitiger Versicherung einer liebevollen Erinnerung, eines Briefwechsels ohne es damit ernst zu meinen. Ist der Soldat ins Zivilleben zurückgekehrt, erwecken diese Reminiszenzen meist peinliche Gefühle in ihm, er wird spröde und tut nicht selten „entrüstet".

Was die der Prostitution zugehörigen Zivilpersonen betrifft, rekrutiert das Gros sich aus den bekannten Durchschnittstypen, aus Individuen ohne jegliche Berufsart, verkrachten Existenzen, abgestraften Jungens, die nichts mehr zu verlieren haben, vagierenden Kommis und Arbeitern. Wollte man spezialisieren, so ließen sich eventuell folgende Kategorien als besonders vertreten anführen: Kellner, Schankburschen, Schriftsetzer, Bäcker, Maler, Fleischhauer und die diversen Hilfsarbeiter. Zivilisten sind indes weniger gesucht, da ihnen das Odium der bis zum Erpressen möglichen Geldgier anhaftet.

Äußerst schwierig gestaltet sich der Einblick in das gleichgeschlechtliche Leben der Frauen. Öffentlich werden Fälle von Tribadie nie verlautbart. Bei der Hochverehrung, welche das Weib hierzulande genießt, erfahren derartige Vorkommnisse keinen Tadel, geschweige denn eine Bestrafung. Der Wiener geht sogar in krassesten Fällen mit den beschönigenden Worten „Verrückte Frauenzimmer" zur Tagesordnung über. Damit ist die Sache für ihn erledigt. Zweifellos haben die Urninden ebensolche Treffpunkte wie die Urninge. Bekannt sind in Wien nur zwei Café-Meiereien der inneren Stadt. Wer übrigens nicht mit verbundenen Augen und Ohren in unserem Lande lebt, der gewinnt bald ein klares Bild auch in dieser Richtung. Hier wimmelt es von Masseusen, weiblichen Gesangskomikern, weiblichen Abteilungsvorständen typischen Aussehens, mit kurz geschorenem Haar und männlichem Einschlag in der Kleidung, Gesellschaftsdamen usw. Wir hatten unter anderem lange Jahre einen stadtbekannten weiblichen Omnibus-Expeditor und in letzter Zeit sogar einen weiblichen Jockey bei den Pferderennen in Budapest. Sichere Anzeichen sprechen für eine vorsichtige Restringierung der Tribadie in streng interne Kreise, trotzdem der Urninde die Möglichkeit sich auszuleben hierzulande viel leichter ist als dem Urning, denn abgesehen von der nachsichtsvollen Beurteilung, die ihr vorweg gesichert erscheint, erwecken ihre Entreprisen keine besondere Aufmerksamkeit in der, über weibliche Homosexualität fast gar nicht aufgeklärten Öffentlichkeit. Die mannmännliche Liebe hingegen ist hier jedermann bekannt und begegnet als unduldsames, verpöntes Laster dermaßen der Anfeindung, daß selbst Personen, die der Sache gänzlich fernstehen, sich verpflichtet fühlen, Detektiv zu spielen und unklare Konnexionen, ja selbst harmlose Zusammenkünfte von nicht gleichaltrigen Freunden unter Kontrolle zu stellen, eventuell nachzuforschen und die Polizei zu verständigen. Auf dem Gebiete der Neugierde, Spionage und Denunziation wird in Österreich schier das Unglaublichste geleistet. Es genügt, wenn beispielsweise ein älterer Herr einen jungen Burschen auf der Straße um irgend welche Auskunft bittet, daß mehrere Vorübergehende stehen bleiben, zuhorchen und beim Weggehen den Jungen fragen, was der Herr von ihm gewollt hat. Der Wachmann besitzt den Homosexuellen gegenüber carte blanche. Er kann in Fällen, die ihm, beziehungsweise seiner Phantasie, halbwegs zweifelhaft erscheinen, unverzüglich einschreiten. Ich habe mit eigenen Augen gesehen, wie im Stadtpark am hellen Tage zwei distinguierte Herren, ohne unmittelbare Veranlassung von einem Wachmanne coram publico zur Ausweisleistung verhalten wurden. Einem jungen Burschen, der tatsächlich nicht homosexuell ist, wurde von einem Wachmanne der Stadtpark verboten, weil er längere Zeit am Ufer des Teiches stehend, plötzlich einen neben ihn befindlichen Herrn frug, wie spät es sei. Ein anderer meiner Bekannten erzählte mir, es habe sich eines Tages in einer Tabak-Trafik spontan ein Wachmann vor ihm aufgepflanzt, ihm scharf ins Gesicht gestarrt und gesagt er müsse über höheren Auftrag seine Physiognomie in Vormerk nehmen. Ich selbst wurde einmal, als ich ahnungslos im Prater aus einer Au trat, in der ich ganz allein spazieren gegangen war, von zwei Wachmännern, die, man höre und staune, im Laufschritt herbeikamen, energisch inquiriert, mit wem ich im Gehölze gewesen sei.

Solche Fälle ließen sich an Hunderte erzählen. Grotesk an der ganzen Sache ist, daß ungeachtet dieses drakonischen Vorgehens der Polizei, ihr lustig die Nase gedreht wird. Während sie die Homosexuellen aufs Korn nimmt, tummeln sich Plattenbrüder, Erpresser, männliche und weibliche Straßenhuren des Abends unbekümmert und frech auf den Strichplätzen um sie herum. Selbstredend ist sie im Besitz einer bis in höchste Kreise hineinreichenden Nomenklatur.

Kommen Fakten vor Gericht, werden sie weidlich ausgeschrotet. Das gerichtsärztliche Gutachten konstatiert fast stets volle Verantwortlichkeit. Natürlich! Österreichs medizinischer Schule war es ja vorbehalten, eine Koryphäe zu schaffen, jenen bekannten Professor Benedikt, der in kritikloser Verkennung einer Naturanlage, die Homosexuellen als Verbrecher stigmatisiert und zur Befreiung der Welt von diesen Scheusalen, deren Kastrierung oder Internierung in einem Narrenhause empfiehlt. Aber selbst in den seltenen Ausnahmsfällen wo unwiderstehlicher Zwang oder verminderte Willenskraft diagnostiziert wird, erfolgt erbarmungslos Verurteilung. Als ich vor einigen Jahren Gelegenheit hatte, mit einem Oberlandesgerichtsrate darüber zu sprechen, sagte er mir: „Wir wurden angewiesen, uns nicht durch freisprechende Erkenntnisse in Gegensatz zur Berufungsinstanz zu setzen, welche dieselben prinzipiell kassiert.“ Überflüssig, zu betonen, daß infolgedessen die Chantage hier üppig blüht.

Hat man solchermaßen einen Vorgeschmack von der Tendenz österreichischer Judikatur empfangen, wird es nicht Wunder nehmen, zu hören, daß die gleiche Gerechtigkeit in bezug auf das Motiv, auch hinsichtlich des Angeklagten obwaltet. Ist es ein Mann aus dem Volke oder dem Mittelstande, dann weh' ihm. Ist es ein Mann von Rang und Namen, dann mögen wohl die Schillerschen Verse angebracht sein:

„Ihm dürfen wir nicht rächend nah'n,
Er wandelt frei des Lebens Bahn!“

Bei der Weltfremdheit unserer Richter, deren auswendig gelernte Wissenschaft anläßlich solcher Fälle ihre ganze Hilflosigkeit erweist, kann die Rechtspflege nicht anders beschaffen sein. Nicht umsonst sagt der bekannte Satiriker und Publizist Karl Kraus: „Ich bin es müde, österreichische Richter in Sexualfragen aufzuklären!"

Gebaut auf dieser Basis, kann das neue Strafgesetz wenig Erfreuliches bringen. Allenthalben und stets hört man nur von der Rücksichtnahme auf die öffentliche Meinung, auf das Volksempfinden sprechen. Als ob dieses Argument bei anderen sozialen Fragen jemals in Erwägung gezogen würde. Demgegenüber verhalten sich Österreichs Homosexuelle völlig passiv. Der gebildete Wiener mit seiner eigenartigen Exklusivität, die die an ihm besungene Gemütlichkeit gründlich ad absurdum führt, zeigt auch in dieser Interessensphäre, speziell dort, wo es sich um die Verfolgung idealer Ziele, um gemeinsamen Sinn und gemeinsame Tat handelt, dieselbe hart an Egoismus streifende Tendenz, unbeschadet der traurigen Tatsache, daß hierdurch dem Gegner eminenter Vorschub geleistet wird. Alle Bemühungen, sie aufzurütteln und die Empfindung der Zusammengehörigkeit zu wecken, blieben erfolglos. Nach wie vor geht jeder seine eigenen Wege und kümmert sich des Teufels um das, was die Zukunft bringt. Erst ganz neuerdings wird von der Bildung einer „Wissenschaftlich-humanitären Gesellschaft" berichtet, die nach deutschem Muster auf Gesetzgebung und Bevölkerung aufklärend wirken will.

Wie der aus Deutschland (Mannheim) stammende Krafft-Ebing in Österreich für die Urninge wirkte, so war kurze Zeit nach ihm ein Österreicher für seine verfolgten Brüder in Deutschland tätig, indem er durch Wort, Schrift und Tat den Kampf aufnahm, den die Wissenschaft für ihre Rechte begonnen hatte: Hermann Freiherr von Teschenberg[19]), gemeinsam mit Leo Pavia, Verdeutscher Oscar Wildes.

Mit dem Namen Wildes kommen wir zu der zweiten großen Ländergruppe, die wir in bezug auf den Uranismus einer kurzen Betrachtung unterziehen wollten, der angelsächsischen, in erster Linie zu England. Auch von Britannien haben manche viel gereiste Uranier behauptet, daß es das homosexuellste Land der Welt sei. Es dürfte schwer halten, dies zu beweisen, daß aber der Uranisums dort bei beiden Geschlechtern sehr weit verbreitet ist, darf als sicher gelten.

Wer es bezweifelt, lese die vortreffliche Artikelserie von I. L. Pavia[20]) über: Die männliche Homosexualität in England. Sehr viele seiner Angaben habe ich auf einer dreimaligen Studienreise nach England und Schottland unter Führung englischer Experten durch eigene Anschauung bestätigt gefunden.

Ziemlich ausführliche Schilderungen aus dem englischen Urningsleben finden sich auch schon bei Ulrichs, namentlich in Memnon[21]). Besonders wird der ausgedehnte homosexuelle Bekanntenkreis eines

---

[19]) Cf. Vierteljahrsberichte des wissenschaftl.-hum. Komitees. III. Jahrg. p. 243.

[20]) I. L. Pavia, Die männliche Homosexualität in England mit besonderer Berücksichtigung Londons. Ein Beitrag zur Sittengeschichte. In „Vierteljahrsberichte des wissenschaftlich-humanitären Komitees" I. Jahrg. 1909. p. 362—378; II. Jahrg. 1910, p. 18—51, 397—408; III. Jahrg. 1911, p. 32—49, 166—181, 297—316.

[21]) L. c. p. 137.

„jungen englischen Urnings der distinguiertesten Kreise", der „Viola genannt wurde, beschrieben. In einem vom 12. Januar 1868 datierten Briefe an Ulrichs heißt es: „Das urnische Leben in London ist über jede Vorstellung. In einem luxuriösen Café chantant, das hauptsächlich von 11—1 Uhr nachts stark besucht ist, sind ganze Tische nur von Urningen okkupiert. In der City besteht ein Klub junger Kaufleute, in den ich zweimal als Gast eingeführt ward. Hier ist Uranismus so stark vertreten, daß er die Regel bildet, einen Dioning zeigt man sich heimlich mit den Fingern." Ulrichs fügt hinzu: „England, um den Uranismus auszurotten, bedroht Urningsliebe jetzt gesetzlich mit 15 Jahren schweren Kerkers, etwa Zuchthaus. Alle Natur spottet der Barbarei."

Im Grunde genommen ist es freilich in England, von geringen Modifikationen abgesehen, dasselbe Bild wie überall. Was in Wien der Prater, ist in London der Hydepark, der Union Square New Yorks, heißt hier Leicester Square, die Pariser Alhambra nennt sich an der Themse Colosseum, die Promenaden von Ostende befinden sich am Strande von Brighton, die Horse- und Footguards vertreten die Leib- und Lieblingsregimenter anderer Großmächte, Plymouth ist Kiel und was in Frankreich Chanteur, in Deutschland Preller heißt, wird in England Renter genannt. Einer der größten Sammelplätze internationalen Urningtums ist am Marble Arch in London. Während die Daktylisten bei den Meetings des angrenzenden Hydeparks auf ihre Kosten kommen, suchen die Visionisten und Exhibitionisten die unterirdischen Bedürfnisanstalten auf, vor allem aber treffen sich die Soldatenfreunde in den benachbarten Bars, in denen das Angebot der Life- und Foot-Guards die Nachfrage meist weit übersteigt. Da man militärische Lokalverbote in England nicht kennt, sind es schon seit Jahrzehnten dieselben „Inns" (Restaurants), in denen Soldaten und Homosexuelle Freundschaft schließen.

Charakteristisch für englische Homosexuelle ist eine Form der Betätigung, die uns den Ausdruck „stumme Sünde" verständlich macht. Sie besteht darin, daß sich im Gedränge zwei männliche oder auch weibliche Personen wechselseitig betasten und masturbatorisch vollkommen befriedigen, ohne daß auch nur eine Silbe gewechselt, ja, ohne daß kaum eine Miene verzogen wird. Fremd wie vorher gehen beide post actum ohne Gruß voneinander.

Ein Deutscher erzählte mir, daß er einmal nach einem solchen Verkehr den Partner gefragt hätte, ob sie nicht ein Glas Bier zusammen trinken wollten, worauf er die lakonische Antwort erhalten hätte: „No, Sir."

Auf der Galerie und im Parterre einiger Variétés treffen sich an manchen Abenden Hunderte von Homosexuellen; die Vorgänge auf der Bühne keines Blickes würdigend, knüpfen sie entweder nur Bekanntschaften an, oder geben sich in ausgedehnter Weise, begünstigt von der Dunkelheit und dem Gedränge, dem tactus genitalium oft nach beiden Seiten hin. Ganz dem gleichen Zwecke dienen die Meetings im Hydepark. Während hier ein Methodistenprediger mit steigender Begeisterung das Reich Gottes preist, und neben ihm Männer und Frauen der Heilsarmee fromme Hymnen erschallen lassen, umdrängen sie Leute, deren verzückte Gesichter durchaus nicht immer, wie man zuerst meint, religiöse, sondern vom Nachbarn ausgelöste erotische Lustgefühle widerspiegeln; als aber einmal ein Redner an dieser selben Stelle auftrat, an der man sonst über, für und gegen alles sprechen darf, um mit sachlichem Ernst das homosexuelle Problem zu erörtern, wurde er vom Publikum verhöhnt und von der Polizei entfernt. Das ist England, das noch in unseren Tagen seinen glänzendsten Dichter die Tretmühle treten ließ für eine Handlung, die täglich dort Tausende ungestraft begehen, England, das einem Havelock Ellis die Herausgabe seiner streng wissenschaftlichen psychosexuellen Studien in der Heimat unmöglich machte, ja, dessen Britisches Museum sich weigert, sie auch nur in seinem Katalog aufzuführen; England, in dem auch die von einem ärztlichen Kollegen verfaßte Übersetzung meiner „Geschlechtsübergänge" nicht erscheinen konnte, dessen Privatgesellschaften, einschließlich der „so-parties" aber nur zu oft in ungezügelte Orgien ausarten, bei denen der Entblößungs- und Schautrieb in gleicher Weise befriedigt wird, und in dem einmal ein Mediziner, mit dem ich die homosexuelle Frage erörterte, antwortete: „Hier kann man selbst mit Ärzten oder Juristen nicht über die sexuelle Frage sprechen, entweder haben sie einen Ekel oder eine Erektion." Wenn man eine englische Gerichtsverhandlung verfolgt, die eine homosexuelle Begebenheit zum Gegenstande hat, kann man oft beim besten Willen nicht unterscheiden, ob man es bei den Rechtsvertretern mehr mit einer Weltfremdheit oder bewußter Heuchelei zu tun hat. Bei einem Prozeß in Old Bailey, dem ich beiwohnte, waren zwei typisch Homosexuelle angeklagt, die von einem Polizisten ertappt waren, als der eine the person des anderen, so bezeichnen die englischen Richter euphemistisch das männliche Genitalorgan, in der Hand hielt. Der Verteidiger führte aus, der Polizist hätte die Situation völlig verkannt, der eine Angeschuldigte wäre betrunken gewesen, und hätte sich infolgedessen seine Kleider nicht allein ordnen können. Lediglich dabei wäre ihm der andere behilflich gewesen. Sie wurden freigesprochen. Ebenfalls Freispruch erfolgte in einem anderen Falle, in dem mehrere Homosexuelle in Frauenkleidern festgenommen waren. Bei dieser Gelegenheit meinte der Staatsanwalt: bisher wäre England ja noch glücklicherweise von dieser kontinentalen Pest — er meinte die Homosexualität — verschont geblieben. Kommt es zu einer Verurteilung, so sind die Strafen furchtbar streng. Noch bis zum Jahre 1861 stand auf Pedikation (Buggery) die Todesstrafe, bis 1891 lebenslängliches Zuchthaus. Seitdem trat eine Milderung ein, die dem Richter gestattet, bis auf wenige Jahre Zuchthaus herabzugehen, immerhin noch genug, wenn man bedenkt, daß die Handlung im Jahre 1533 von dem zum Protestantismus übergetretenen Heinrich VIII. (1509—1547) überhaupt erst zum Verbrechen gestempelt wurde. Die Verbesserungen auf der einen Seite wurden durch Verschlimmerungen auf der anderen Seite mehr als ausgeglichen. Während bis 1885 nur der aktive und passive coitus analis strafbar waren — auch immissio in os galt nicht als buggery — wurde von diesem Jahre ab durch die Criminal Law Amendment Act: „Jedes männliche Wesen, welches öffentlich oder im Geheimen irgend einen Akt der groben Unzucht mit einem männlichen Wesen begeht, dem Begehen Vorschub leistet, oder es bewerkstelligt oder zu bewerkstelligen versucht", mit einer Kerkerstrafe bis zu zwei Jahren bestraft. Nach diesem neuen Gesetz wurde 10 Jahre nach seiner Einführung (25. Mai 1895) auch Oscar Wilde abgeurteilt. Die Strafe, die er erlitt, zwei Jahre imprisonment with hard labour, war die höchst zulässige, da sie „ein Maximum von Arbeit mit einem Minimum von Essen" verbindet. Es kommt nicht selten vor, daß Verurteilte bitten, ihnen diese zwei Jahre Kerker gütigst in drei Jahre Zuchthaus umwandeln zu wollen. Die abscheulichste Einrichtung im englischen Gerichtsverfahren sind aber die auch für Homosexuelle sehr verhängnisvollen Kronzeugen, die Komplizen des Angeklagten, denen Freispruch zugesichert wird, wenn sie gegen mitschuldige Täter die Wahrheit eingestehen. Sie spielten auch in Wildes Schulfall eine entscheidende Rolle. Mit berechtigter Empörung ruft Pavia aus: „So mußte der unglückliche Oscar Wilde eine Kerkerstrafe von fast zweijähriger Dauer erleiden, während die Erpresser und Lumpe, die als Kronzeugen gegen ihn aufgetreten sind, obwohl sie ihre früheren Erpressungsakte und ihren geschlechtlichen Verkehr mit Wilde zugaben, ganz frei davonkamen.“ [22]) Die Grausamkeit der englischen Gesetze ist um so größer, als mit schweren Zuchthausstrafen bestraft wird, was viele Tausende täglich ungestraft tun, denn die schweren Strafandrohungen [23]) hindern weder die reichen Urninge in West- noch die armen in East-London, noch die in den Provinzen sich ausgedehnt homosexuell zu betätigen. Wollte oder könnte England diejenigen, die sich nur an einzigen Tagen gegen die antihomosexuellen Bestimmungen vergehen, ernstlich zur Rechenschaft ziehen, es müßte für ihre Unterbringung zuvor mindestens 100 neue Gefangenanstalten bauen.

Die „Conspiration of silence“, die seitens der Presse, Publikum und Polizei gegenüber dem Urningtum in England herrscht, wird nur alle paar Jahre einmal — und das ist schon seit Jahrhunderten so — von einem Skandal unterbrochen, der wie ein greller Blitz das Schlachtfeld beleuchtet, auf das sich alsbald wieder scheinbare Grabesruhe senkt.

Zwei der letzten Fälle betrafen Prinzen von Braganza [24]). Der eine hatte sich während der Krönungsfeierlichkeiten im Jahre 1902 abends spät mit drei Burschen in ein berüchtigtes Quartier nach Southwark begeben — ich sah selbst das sehr obskure Haus. Der Portier, durch die elegante Soiréetoilette des Fremden aufmerksam gemacht, bohrte ein Loch in die Zimmertür des Mieters und rief die Polizei herbei, die den Herzog völlig entkleidet überraschte. Er wurde aus nicht völlig aufgeklärten Gründen freigesprochen, während die drei Burschen Kerkerstrafen erhielten. Weniger gut kam der andere Braganza [25]), ein 59 jähriger römisch-katholischer Priester fort, dessen Fall sich 10 Jahre später zutrug. Er hatte sich an einem jungen Diener Preston vergangen, der kurze Zeit bei ihm beschäftigt war. Ein anderer Diener, vermutlich ein Erpresser, erstattete die Anzeige. Trotzdem der Herzog, der 16 Jahre lang auf St. Helena unter größter Anerkennung als Priester gewirkt hatte, die Aussagen des Jungen bestritt, lautete das Urteil auf 10 Jahre Zuchthaus. Bei Prozessen wie den beiden letztgenannten sprechen die englischen Richter und Zeitungen gern von den durch Fremde eingeschleppten, dem englischen Temperament so fern liegenden Lastern, eine puritanische Überhebung, wie sie unberechtigter und krasser gar nicht gedacht werden kann, könnte man doch eher im Gegenteil behaupten, daß die Engländer die Homosexualität ins Ausland tragen, denn Paris, Florenz, Nizza, Kairo und andere Plätze wimmeln von englischen Urningen, die sich vor den Gesetzen und zahlreichen Erpressern ihrer Heimat flüchten.

In letzter Zeit mehren sich die Zeichen, daß auch in England die starke Mauer scheinheiliger Voreingenommenheit, die zwischen der theoretischen Wissenschaft und der praktischen

---

[22]) L. c. p. 405.

[23]) Wilde hat in der „Ballad of Reading Gaol“ diese „hard labour“ mit erschreckender Plastik wiedergegeben:

„We tore the tarry rope to shreds
 With blunt and bleeding nails;
We rubbed the doors, and scrubbed the floors,
 And cleaned the shining rails:
And, rank by rank, we soaked the plank
 And clattered with the pails.“

[24]) Cf. Jahrb. f. sex. Zw. Jahrg. V. Bd. 2. p. 1267 ff. 1903.

[25]) Cf. Vierteljahrsberichte, Jahrg. III. p. 456 ff.

Befolgung ihrer Errungenschaften steht, ein wenig ins Wanken gerät. Es ist auch kaum anders denkbar, daß die Saat, die Westermarck, Ellis, Carpenter und vor allem Darwin ausgestreut haben, über kurz oder lang selbst auf dem steinigen Boden Englands Früchte zeitigen wird. Ein vielversprechender Anfang war die anläßlich des internationalen Ärztekongresses in London 1913 von mir veranstaltete Ausstellung der „sexual transitions" (Geschlechtsübergänge), die zehn Jahre zuvor noch kaum ausführbar sich nun im Imperial college of science and technology des Interesses und der Anerkennung weiter Kreise zu erfreuen hatte.

Noch um einen Grad versteckter als im United Kingdom spielt sich das homosexuelle Leben in den United States ab. So konnte ich bei einem Besuche von Philadelphia und Boston kaum etwas von Homosexualität wahrnehmen, während mir Besucher aus jenen Städten später versicherten, daß in diesen Zentren der Quäker und Puritaner in intimen Kreisen „kolossal viel los" sei. Immerhin unterscheiden sich die Vereinigten Staaten insofern vorteilhaft von dem vereinigten Königreich, als in ihnen der wissenschaftlichen Literatur über die Homosexualität ein etwas freierer Spielraum gegeben ist, mehr als ein Manuskript wanderte von England über den Atlantischen Ozean, um in Amerika einen Verleger und Drucker zu finden, auch die Gesetze sind weniger drakonisch als im Mutterlande, doch sind die Vorurteile und die Unwissenheit immer noch stark genug. Dabei liegen sichere Anhaltspunkte vor, daß schon in der indianischen Urbevölkerung der Uranismus bekannt war, und daß unter den vielen Völkern, die sich in dem großen Schmelztiegel Amerikas gemischt finden, nicht eines ist von den Yankees und Deutschen bis zu den Negern und Chinesen, das frei von Homosexuellen ist. Hat doch so mancher urnische Offizier und Beamte, dem der europäische Boden zu heiß unter den Füßen wurde, so mancher Kaufmann und Akademiker in der neuen Welt ein neues Leben begonnen, ohne damit den alten Menschen zu ändern, an dessen Eigenart alsbald nach seiner Landung im Zentralpark von New York dieselbe Versuchung herantrat, wie in der Heimat.

Der Prozentsatz unter den Eingeborenen dürfte dem unter den Einwanderern wenig nachgeben. Erst vor kurzem mußte ein Admiral der pazifischen Flotte seinen Abschied nehmen, weil seine Homosexualität offenkundig geworden war. Im allgemeinen scheinen allerdings homosexuelle Skandalaffären weniger häufig vorzukommen als in europäischen Staaten. Dagegen berichten die amerikanischen Zeitungen ungewöhnlich oft von Männern, die in Frauenkleidern und Frauen, die in Männerkleidern aufgegriffen wurden. Oft sind diese Mitteilungen und Vorkommnisse sehr kurios. So mußte ein Mann, der nicht davon lassen konnte, als Frau zu gehen, auf seiner Taille ein Schild mit der Aufschrift tragen: „Ich bin ein Mann“[26]).

Wenn auch nicht alle, so sind doch ein großer Teil der amerikanischen Transvestiten homosexuell. In Chicago wurde mir auf der Clark Street ein Negermädchen vorgestellt, hinter der sich ein männlicher Prostituierter verbarg. Zwei andere Transvestiten dagegen, die ich persönlich kennen lernte, aus San Francisco und New York, waren heterosexuell. Auch stark vergeistigte Homosexualität ist in Amerika häufig; ein gutes Beispiel bietet der Dichter der Kameradenliebe, Walt Whitman, den Bertz den „Yankee-Heiland“ nannte. In einer seiner Dichtungen sagt er:

Ich bin verliebt in das Dasein unter freiem Himmel,
In Männer, die mit dem Vieh leben oder den Hauch des Ozeans oder des Waldes ausströmen,
In Schiffbauer und Steuerleute, in Axt- und Schlegelschwinger und in Rosselenker,
Woche für Woche kann ich mit ihnen essen und schlafen.“

Mit Recht bemerkt dazu sein Biograph Eduard Bertz[27]):

„Seine Schmeichler sind völlig im Irrtum, wenn sie glauben, er habe lediglich in künstlerischer Absicht und zu Studienzwecken mit den Omnibuskutschern des Broadways und den Piloten, Matrosen und Deckarbeitern der Fährboote Kameradschaft geschlossen. Ebenso unzutreffend ist es, wenn Gabriel Sarrazin sagt, es gereiche ihm sehr zur Ehre, daß er diese Vorliebe für die Schichten gehabt habe, die von den Snobs aller Länder das gemeine Volk genannt würden. Nein, diese Kameradschaft war ihm Selbstzweck; sie war ein Zug seiner Natur, der ihn durch seine ganze Laufbahn an „kraftvolle, ungebildete Leute“ fesselte.

Ein urnischer Gelehrter aus dem Staate Colorado schreibt mir:

„In Denver kenne ich eine Menge Homosexueller, persönlich oder vom Hörensagen. In diesem Moment erinnere ich mich an 5 Musiker, 3 Lehrer, 3 Kunsthändler, 1 Pfarrer, 1 Richter, 2 Schauspieler, 1 Blumenhändler, 1 Damenschneider. Ein junger Künstler von ausnehmend feinem Geschmack und nobler Gesinnung gibt Abendgesellschaften, zu denen einige seiner homosexuellen Freunde in Frauenkleidern erscheinen. In Denver gibt es keinen ausgesprochenen „Strich“; männliche Prostituierte trifft man manchmal in dem Capitol-Garten an, aber nicht in großer Anzahl.

Die türkischen Bäder, welche in New York, Boston, Philadelphia und Chicago als Treffpunkte dienen, bieten bei uns wenig. Man trifft selten Homosexuelle in ihnen, doch sind von den 9 Masseuren in den Bädern von Denver 6 als tolerant bekannt und wahrscheinlich selbst „so“.

Unter den zahlreichen türkischen Bädern in New York ist eins am Nachmittag und eins in der Nacht viel von Homosexuellen besucht, in Boston „T. . . str.“, in Chicago „P. . . str.“; in Philadelphia existiert ein Bad, in welchem man Sonnabend Nacht ca. 60 Homosexuelle treffen kann, unter einem homosexuellen Bademeister, der die Aufsicht mit gebührender Rücksicht gegen die Klientel der Anstalt führt. Im allgemeinen kann man sagen, daß die türkischen Bäder in Amerika ein sicherer Ort für Homosexuelle sind. Der Eintrittspreis von 1 Dollar ist genügend hoch, um den gewöhnlichen männlichen Prostituierten fernzuhalten. Die Leute, welchen

---

26) Cf. Transvestiten. p. 362.

27) Jahrb. f. sex. Zw. VII. Jahrg. Bd. 2. p. 153 ff.

man dort begegnet, sind nicht, um zu erpressen, hingegangen. Natürlich sind nicht alle Besucher notgedrungen homosexuell. Urninge von außerhalb scheuen sich nicht, die türkischen Bäder aufzusuchen, während die Einheimischen vorsichtiger sein müssen. Ein Bekannter schreibt mir, daß in einer Badeanstalt einer kleinen Stadt in Ohio der einzige Bademeister, ein Mulatte, absolut homosexuell sei.

In der Nähe von Denver liegt ein Fort mit einigen hundert Mann Besatzung. Letzten Sommer hat sich mir einmal ein Soldat von dort auf der Straße in Denver angeboten. Man hat mir erzählt, daß das in San Francisco und auch in Chicago öfters passiert. Ich entsinne mich, vor längerer Zeit einen Soldaten in San Antonio, Texas, strichend getroffen zu haben, und letzten Sommer einen jungen Matrosen aus Massachusetts. Dieser suchte sich spät nachts auf den Straßen einer Sommerfrische homosexuellen Verkehr. In allen diesen Fällen war es schwer festzustellen, ob die Soldaten „echt" waren oder Prostituierte oder faute de mieux mit Männern vorlieb nahmen. Die Linie ist nie leicht zu ziehen, und heutigen Tags, bei den teuren Zeiten, kann jemand sich leicht bewogen fühlen, auf irgendeine Art etwas Taschengeld zu verdienen.

Das ganze Thema wird hier fast niemals berührt, und nur gezählte Nord-Amerikaner wissen, daß Homosexualität jetzt wissenschaftlich untersucht wird.

Ich will Ihnen nun einiges über die Universität mitteilen, an der ich Professor bin. Wir haben hier ca. 1000 männliche Studenten, unter denen sich wohl der gewöhnliche Prozentsatz von Homosexuellen befindet, aber es ist schwer, das Faktum zu beweisen. Häufig bemerke ich an Studenten alle Merkmale der Homosexuellen. Augenblicklich kenne ich einen, bei dem jeder Zweifel ausgeschlossen ist. Er ist 26 Jahre alt, in Denver geboren, und wohnt seit seinem 8. Jahre hier. Durchaus arm, muß er sehr ökonomisch leben, und hatte ich manchmal Gelegenheit, ihm Konzert-Billette zu besorgen, wodurch ich sein Vertrauen gewann. Seine freie Zeit verbringt er mit dem Aufputzen von Hüten und mit dem Ausdenken von Damenkleidern. Von einigen jungen Leuten spricht er mit Enthusiasmus, aber ich bin überzeugt, daß er sich bis jetzt mit gar keinem Menschen eingelassen hat. Er schwärmt für Musik und feine Parfümerien. Bis dato habe ich nicht gewagt, ihn aufzuklären, da er äußerst empfindlich ist. Über diesen Fall bin ich vollkommen sicher. Außerdem kenne ich zwei Studenten der Jurisprudenz, die immer zusammenhalten und die geneckt werden, wie „Mann und Frau" zu sein. Einer von diesen beiden erzählte mir kürzlich, er wäre im Sommer einen Monat mit einem Schauspieler zusammen gewesen, von dem ich bestimmt weiß, daß er homosexuell ist.

Vor vier Jahren hatte sich ein Student im Ingenieur-Fach in dem Gebäude der „Young Men's Christian Association" mit Jungens eingelassen; er wurde arretiert und nach der Polizeiwache gebracht, wo er sich mit seinem Revolver erschoß. Er war der Sohn eines Professors.

Ein früherer Schüler von mir — jetzt ist er selbst Professor an einer der angesehensten Universitäten in den Ost-Staaten —, der vor 10 Jahren unsere Hochschule verließ, hat sich mir vor 2 Jahren als Urning zu erkennen gegeben. Ein anderer homosexueller Student, der uns vor 3 Jahren verließ, ist jetzt ein begabter Mitarbeiter an einer New Yorker Zeitung. Sein früheres Verhältnis, der nach seinem eigenen Bekenntnis schon jede Art von homosexuellen Handlungen vorgenommen hat, schreibt augenblicklich für eine Zeitschrift in New York. Er setzte kürzlich seine Bekannten durch eine Anzeige seiner baldigen Heirat in Erstaunen. Ein anderer Zögling von uns ist einer der gefeiertsten Schauspieler in ganz Nordamerika. Als Junge bestand er darauf, mit dem Mädchennamen Sadie gerufen zu werden. Ferner kenne ich an unserm kleinen Platz noch einen Homosexuellen, der für seine alte Mutter sorgt und alle häuslichen Arbeiten verrichtet.

Er ist jetzt 45 Jahre alt, früher soll er ein Korsett getragen und stark „rouge" aufgetragen haben. Nicht einmal habe ich jemanden vernünftig über ihn urteilen hören. Wenn eine Truppe vorübergehend im hiesigen Theater spielt, hält er sich gern an der Ausgangstür für die Schauspieler auf; und hier kann ich einfügen, daß die Schauspieler ihm häufig „gefällig" sind.

Vor einigen Jahren graduierte an unserer Universität eine junge Dame, sehr resolut und mit tiefer Stimme. Ich hatte schon immer starken Argwohn, als ich kürzlich von einer befreundeten Dame eine Äußerung über sie hörte, die meine Vermutungen vollauf bestätigte."

Aus Boston geht uns folgende Zuschrift zu:

„Ich freue mich stets, auch über den geringsten Erfolg, welchen Sie über alteingewurzelte Vorurteile erringen. Und auch hier in Amerika täte ein solches Wirken recht not. Jedoch bei der anglo-amerikanischen Heuchelei ist einstweilen noch keine Aussicht vorhanden, daß irgend ein Mann der Wissenschaft Verständnis und Mut genug besäße, den Schleier zu lüften, welcher über dem Wesen der Homosexuellen hierzulande ruht. Und wieviele Homosexuelle habe ich kennen gelernt. Boston, die gute alte Puritanerstadt, zählt sie in die Hunderte und den größten Prozentsatz nach meiner Erfahrung stellen die Yankees aus Massachusetts und Maine, desgleichen New Hampshire. Auch französische Kanadier stellen eine unvergleichlich große Anzahl Homosexueller. Die Unwissenheit über ihr eigenes Wesen ist unter fast allen hiesigen Urningen, welche ich hier kennen lernte, eine ganz erstaunliche. Der moralische Ton ist in der Gesamtheit ein recht niedriger. Das letztere ist wohl Folge des absoluten Todschweigens und der Intoleranz, welche noch niemals und nirgends Moralität gefördert hat. Doch mit dem Anwachsen der Bevölkerung und der sich immer mehr verbreitenden Intelligenz wird auch hier die Zeit kommen, wo man dem Rätsel der Homosexualität näher treten muß. Auch hier wie drüben erstreckt sich das Urningtum auf alle Klassen. Von den Slums des Northends bis in die hochfashionable Back Bay. Es sind mir von zuverlässigen Homosexuellen Namen genannt worden, welche sich bis in die höchsten Kreise Bostons, New Yorks und Washingtons erstrecken, Namen, welche mich mit unsagbarem Erstaunen erfüllten. Auch habe ich die Wahrnehmung gemacht, daß die Bisexualität ziemlich verbreitet sein muß, obgleich ich gestehe, daß ich den Mitteilungen homosexueller Freunde, welche behaupten, daß die Neigung zum weiblichen Geschlecht den größeren Teil ihres Ich beherrsche, recht skeptisch gegenüberstehe. Wesen und Handlungen stehen oft in direktem Widerspruche zu ihren Behauptungen. Ich amüsiere mich oft, wenn mir derartiges versichert wird, und ich solche Leute überall treffe, wo keine Frauen zu finden sind."

Über die ebenfalls „in den Staaten" weitverbreitete weibliche Homosexualität ist neuerdings ein Aufsatz in H. Groß' Archiv, Bd. 55, p. 141—147 (Leipzig 1913), „Die konträre Sexualempfindung des Weibes in den Vereinigten Staaten von Amerika" von Douglas C. McMurtrie, New York, erschienen.

Daß auch die Amerikaner bald dieses, bald jenes Volk für die Homosexualität verantwortlich machen, bedarf kaum der Erwähnung, so behauptete kürzlich ein Kriminalbeamter aus den Südstaaten, daß die männliche Prostitution sich erst mit der Einwanderung der italienischen Vergazzi in jenen Territorien verbreitet habe; besonders wird immer gesagt, die Amerikaner behaupten, daß die unter ihnen wohnende gelbe Bevölkerung der Männerliebe stark ergeben sei. Diese Bemerkung dürfte in ihrem positiven Teile zutreffen, dagegen kaum in dem negativen, daß nämlich die weiße und schwarze Bevölkerung es weniger seien.

Daß der indianischen Urbevölkerung der Uranismus nichts weniger als fremd war, bezeugen die verstreuten, aber sehr miteinander übereinstimmenden Mitteilungen zahlreicher Forscher. So schrieb schon 1697 Hennepin,[28]) von den Illinois, sie seien „schamlos bis zum Laster gegen die Natur und steckten manche ihrer Knaben in die Kleidung der Weiber, weil sie dieselben als solche benutzten. Diese verrichteten dann weibliche Arbeiten und zögen weder auf die Jagd noch in den Krieg." — Ebenso de Lahontan: die Illinois und alle andern Mississippi-Stämme hätten einen unglückseligen Hang zur Sodomie. Heriot[30]) erzählt, daß es bei den Illinois, den Sioux von Louisiana und den Bewohnern von Florida und Yucatan junge Männer gab, die weibliche Kleider annahmen und zeitlebens behielten. Sie fanden Befriedigung in Ausführung der niedrigsten Arbeiten des andern Geschlechts und heirateten niemals, doch beteiligten sie sich an allen religiösen Zeremonien, und infolge dieser außergewöhnlichen Lebensart erschienen sie ihren Stammesgenossen als Personen einer höheren Würde.

Nach J. Marquette[31]) veranlasse ein Aberglaube manche Illinois und Nadowessier, schon in jungen Jahren Weiberkleider anzulegen und ihr Lebenlang zu tragen; sie verheiraten sich niemals und suchen ihren Ruhm darin, daß sie sich zu Arbeiten erniedrigen, welche die Frauen verrichten; sie ziehen zwar mit in den Krieg, aber sie dürfen sich dabei nur der Keule bedienen, niemals aber Bogen und Pfeil gebrauchen, welche ausschließlich Waffen der Männer sind. Sie wohnen allen Zauberspielen und auch den Festtänzen bei, die zur Ehrung des Kalumet veranstaltet werden, sie singen dort, dürfen aber nicht tanzen; sie werden in den Ratsversammlungen aufgerufen, in denen man ohne ihren Einfluß nichts entscheiden kann, und gelten infolge ihrer außergewöhnlichen Lebensführung für Manitoos, d. h. für Genies oder auserlesene Menschen.

Ganz ähnlich berichtet de Charlevoix[32]) von den Irokesen (Kanadiern), von denen andrerseits der Deutsche von Gagern[33]) mitteilt, der Freund gelte ihnen mehr als die Gefährtin. Die Seminolen, die heutigen Rothäute in Florida, haben nach Powell[34]) die Einrichtung der fellowhood oder Bruderschaft. Zwei junge Männer beschließen, als Freunde inniger denn Brüder zu leben, einander jedes Vertrauen zu schenken und einander in jeder Gefahr zu beschützen.

Den Berdashe- oder Bardache- (auch Icoocooha-) Tanz der Dacota schildert Catlin[35]). Der Tanz wird jährlich und außerdem bei jeder Neuwahl eines Bardache aufgeführt. Dies ist ein Mann in Weiberkleidung, der sein ganzes Leben die Rolle eines Weibes spielen

---

[28]) R. P. L. Hennepin, Nouvelle decouverte . . . dans l'Amérique 1697 p. 219.

[30]) G. Heriot, Travels through the Canadas 1867, p. 278.

[31]) J. Marquette, Récit de voyages et de découvertes, 1675, p. 52.

[32]) P. F. X. de Charlevoix, Hist. et déscript. gen. de la Nouvelle France 1744, VI, p. 4.

[33]) H. C. C. F. von Gagern, Die Resultate der Sittengeschichte, Bd. V/VI. 1882. p. 85.

[34]) V. Report of the Bur. of Ethnol. of the Smithsonian Inst. Wash. 1887. p. 469.

[35]) C. Catlin, Manners, Customs of the Indians 1841. p. 124 f.

muß. Für die außerordentlichen Vorrechte, deren er sich erfreut, darf er auch die unwürdigsten und erniedrigendsten Pflichten nicht ablehnen. Er ist immer der einzige seines Stammes, wird zugleich als Arzt und als heilig betrachtet, und man gibt ihm jährlich ein Fest. Bei den Crows (Krähen-Indianern) erwähnt schon Prinz zu Wied ihrer Bardaches; noch genauere Angaben verdanken wir A. B. Holder[36]) über die „Boté" genannten Männer. Das Wort „Boté" bedeutet bei den Crows von Montana „nicht Mann, nicht Weib", während die Washington-Indianer diese Leute „burdach", d. h. halb Weib, halb Mann nennen. Die Bote, die übrigens auch bei den Schoschoni (Schlangen-Indianer) vorkommen, suchen ihre geschlechtliche Befriedigung ausschließlich in Fellatio. Sie bilden eine Klasse in jedem Stamm und knüpfen freundschaftliche Beziehungen mit ihresgleichen in andern Stämmen an, so daß sie auch über die einschlägigen Verhältnisse der Nachbarstämme genau unterrichtet sind. Sie verrichten weibliche Arbeiten mit solcher Anstelligkeit und Willigkeit, daß sie auch bei der weißen Bevölkerung häufig Beschäftigung erhalten.

Bisweilen haben sie an Weibes Stelle jahrelang vertraulichen Umgang mit ein und demselben Manne und leben mit diesem gleichsam in richtiger ehelicher Gemeinschaft, gewöhnlich aber sind sie bereit, jedem Manne zu willfahren, der ihre Dienste verlangt.

Ähnliche Mitteilungen liegen auch über die nordpazifischen Rothäute vor, von der Nordwestküste, Kalifornien und aus Nordmexiko, deren für religiöse Zwecke künstlich effeminierte Mujerados durch die klassische Beschreibung Hammonds[37]) eine besondere Berühmtheit erlangt haben. Mit eigentlicher Homosexualität scheinen diese absichtlich impotent gemachten Halbkastraten aber sehr wenig zu tun zu haben.

Ähnlich wie die nordamerikanische ist die südafrikanische Union ein Tochterland holländischer und englischer Ansiedler, die auch ihre Moralanschauungen dem fremden Boden als ein Stück vaterländischer Kultur einpflanzten. Auch hier wird uns der Bericht eines eingesessenen Sachkenners — aus Johannesburg — in die urnischen Verhältnisse der Kolonie einen guten Einblick gewähren; er schreibt:

„Homo- und Bisexualität sind in Transvaal stark verbreitet — erstere ungefähr in gleichem Verhältnisse wie in London, letztere wahrscheinlich in größerem Maße, oder um mich genau auszudrücken, bisexuell veranlagte Männer werden sich hier infolge der Verhältnisse mehr wie anderswo dem homosexuellen denn dem heterosexuellen Verkehr hingeben. Es sind mir hier einige Fälle von intimen Beziehungen zwischen Männern bekannt, wo es mir wahrscheinlich erscheint, daß dieselben nicht bestehen würden, wenn die hiesigen englischen Anschauungen dieselbe Freiheit im heterosexuellen Verkehr gestatten würden, wie dies z. B. in Frankreich der Fall ist.

Aber auch eine Reihe anderer Umstände tragen dazu bei, den homosexuellen Verkehr zu fördern. Die Gründung und Aufrechterhaltung eines eigenen Haushaltes erfordert hier auch für den Mittelstand große Mittel, „süße Mädel" kosten, wie überall, viel Geld, Bordelle existieren nicht, und die weibliche Prostitution genügt kaum den bescheidensten Ansprüchen, ganz abgesehen davon, daß, da es

[36]) Holder in The New York Med. Journal 1889. S. 124 ff.

[37]) W. A. Hammond, Sexuelle Impotenz b. dem männlichen und weiblichen Geschlecht. 1891. p. 111.

keine Kontrolle gibt, die Gefahr der Ansteckung sehr groß ist. Dazu kommt, daß Mieten hier sehr teuer sind. Ein anständiges Zimmer kostet £ 4—6, eine Wohnung von zwei Zimmern mit Badezimmer £ 10—15 monatlich, weshalb es mehr wie in Europa vorkommt, daß zwei Bekannte oder Freunde sich zusammentun und Zimmer oder Wohnung teilen. Natürlich ist in vielen, vielleicht den meisten, Fällen das Verhältnis der Zusammenwohnenden ein rein freundschaftliches, bei irgendwelcher homosexueller oder bisexueller Anlage sind aber intimere Beziehungen die natürliche Folge, um so mehr, als Entdeckung und selbst Verdacht beinahe ganz ausgeschlossen sind. Ganze Häuser sind für möblierte Einzelzimmer eingerichtet — keine Partei kümmert sich um die Nachbarn — bis 12 Uhr ist die Haustüre offen — niemand kontrolliert die Ein- und Ausgehenden. Es ist nichts Ungewöhnliches, daß Freunde, die auf den Minen angestellt sind und sich in der Stadt verspäteten, um 12 Uhr nachts anklopfen und bitten, man möchte sie für die Nacht beherbergen, was darauf hinausläuft, daß zwei Freunde das Bett teilen, ohne daß jemand etwas daran findet. Dabei handelt es sich nicht etwa um gewöhnliche Arbeiter, sondern um gutgestellte Leute aus guter Familie, denen der Gedanke, mit einem nicht einmal sehr intimen Freunde das Bett zu teilen, eher kommt, als der uns Kontinentalen viel näher liegende, im Hotel ein Zimmer zu nehmen. Marcel Prévost sagt in den Demi-Vierges, daß der Held eine den „hommes-à-femmes" eigene Abneigung gegen die Berührung seines Körpers durch einen Mann gehabt habe. Diese Abneigung, die ich selbst bei sehr sinnlich veranlagten heterosexuellen Freunden beobachtete, ist nach meiner Erfahrung bei Engländern viel seltener zu finden. Das hier stark ausgeprägte Sportsleben bringt es zudem mit sich, daß jeder seinen Freunden seine physischen Vorzüge des öftern ad oculos demonstriert. Alles dies begünstigt ohne Zweifel homosexuellen Verkehr.

Auch auf den um Johannesburg gelegenen Minen sind die Verhältnisse ähnliche wie in der Stadt selbst, von den weiter wegliegenden Minen wird gesagt, daß, da mit Ausnahme weniger verheirateter Frauen die ganze Ansiedlung aus jungen Männern besteht, intime Beziehungen zwischen den Beamteten und Angestellten an der Tagesordnung seien, doch glaube ich, daß dies zum mindesten etwas übertrieben ist. Was die südafrikanischen Garnisonen anbelangt, so sind dieselben zum Teil in kleinen Städten stationiert (Potchefstrom, Pietermaritzburg, Robert Heights bei Pretoria), und die Verhältnisse daselbst sind wohl die gleichen wie bei andern Kolonial-Truppen.

Trotzdem aber Homosexualität in allen Abstufungen hier nach meinen Erfahrungen stark verbreitet ist und trotz des wenig schmeichelhaften Renommees, dessen sich unsere Stadt erfreut, so bietet Johannesburg keineswegs mehr Gelegenheit zu homosexuellem Verkehr als eine Stadt gleicher Größe (ca. 200 000 Einwohner) Englands und des Kontinents. Die Stadt dehnt sich über eine große Oberfläche aus — die Wohnhäuser sind meist Einfamilienhäuser mit etwas Garten — was dem Nachtleben natürlich Eintrag tut, die Bars werden um 12 Uhr geschlossen, und die Theater und Variétés sind bescheiden, sowohl was Quantität als auch Qualität anbelangt. Engländer, die besuchsweise hierher kommen, sind von der Spießbürgerlichkeit dieser als Sündenpfuhl verschrienen Stadt schmerzlich enttäuscht, und wenn sie homosexuell veranlagt sind, so wünschen sie sich schnellstens nach London zurück. In Kapstadt sind die Verhältnisse ähnlich wie hier; was der Stadt an Einwohnerzahl abgeht, wird durch Fremde, Matrosen und dort stationierte Soldaten wett gemacht. Durban ist eine Kleinstadt und bietet, trotzdem es Hafenstadt ist, nicht mehr als eine Kleinstadt des Kontinents. Während des südafrikanischen Krieges soll dagegen von englischen Offizieren homosexuellem Verkehr stark gehuldigt worden sein.

Ziemlich zahlreiche Homosexuelle sind mir hier in allen Klassen der Bevölkerung bekannt, sowohl unter akademisch gebildeten Leuten, Beamten, Lehrern, Offizieren, höheren Angestellten usw., als auch unter Leuten der niedrigeren Schichten, wie Minenarbeitern, Handwerkern, Ladengehilfen, Kellnern und Coiffeurs, wobei natürlich ist, daß man den Homosexuellen der tiefern Klassen öfter begegnet als den den höheren Klassen angehörenden und um ihre geschäftliche und soziale Stellung besorgten Invertierten. Einige sehr ausgesprochene Fälle von Homosexualität sind mir auch unter den sogenannten „Cape-Boys" vorgekommen, d. h. den Bewohnern der Kap-Kolonie, die einen bescheidenen Einschlag weißen Blutes haben, europäische Schulung genießen und in der Kapkolonie ungefähr die gleichen Rechte wie der Weiße haben. Ob sich unter der eingeborenen schwarzen Rasse, Zulus, Basutos, Shangans usw., Fälle von Homosexualität vorfinden, entzieht sich meiner Beurteilung und könnte bloß von Ansiedlern und Missionaren beurteilt werden, die jahrzehntelang in Verkehr mit diesen Rassen standen.

Meine persönliche Ansicht geht dahin, daß der Engländer aller Klassen und die hiesige männliche Bevölkerung — Weiße von englischer, schottischer, irischer, holländischer und deutscher Abkunft — dem homosexuellen Verkehr im allgemeinen nicht so schroff gegenüberstehen wie dies bei den Bewohnern des europäischen Kontinents der Fall ist, und gelegentlichen Exkursionen ins Gebiet der Homosexualität keine allzugroße Bedeutung beimessen. Der gelegentlich im Scherz gebrauchte Ausdruck „If you can't get a woman, take a man" dürfte, zynisch, wie er ist, der Lage ziemlich genau entsprechen.

Der § 21 der Immorality-Ord. von 1903:

„Every male person who —

a) knowingly lives wholly or in part on the earnings of prostitution;

b) in any public place solicits or importunes for immoral purposes shall be guilty of an offence and liable on conviction to imprisonment with hard labour for a period not exceeding three years, and to whipping not exceeding twenty-four strokes in addition to such imprisonment,"

wurde anno 1908 insofern verschärft, als Abschnitt „b", wie folgt, abgeändert wurde:

„b) in public or in private aids or is a party to the commission by any male person of any act of gross indecency with an other male person."

In die Öffentlichkeit gelangen diesbezügliche Fälle äußerst selten und haben meines Wissens bloß zwei Fälle im Laufe der letzten sieben Jahre das öffentliche Interesse erregt.

Der erste Fall betraf einen Turnlehrer (Professor of physical culture) in Pretoria, der sich an Negern verging und, glaube ich, zu zwei Jahren „hard labour" und Rutenhieben verurteilt wurde, der zweite Fall beschäftigte das Publikum in hohem Maße, als homosexuelle Beziehungen in Verbindung mit einer Mordaffäre eine Rolle spielten. Mit der aus Mann, Frau und einigen Kindern bestehenden Familie eines Minenarbeiters (das Einkommen eines solchen variiert hier von 25—80 Pfund Sterling monatlich, wovon allerdings Getränke, Wetten und die Börse meist viel verschlingen) lebte vor 4—5 Jahren ein nach den Urteilen seiner Freunde sehr ruhiger und netter jüngerer Mann, der aber im Laufe der Zeit nicht nur der Liebhaber der Frau, sondern auch der Geliebte des Mannes wurde, und zwar waren sämtliche Beteiligte und auch ein hiesiger Geistlicher, der sich bemühte Ordnung zu schaffen, sich über die Lage klar. Nach und nach stellten sich aber Differenzen ein; der Mann, ein roher Patron, mißhandelte die Frau und fand den Mieter, der zudem die Partei der Frau ergriff, nicht mehr gefügig. Und das Ende war, daß der jüngere Mann den Gatten auf dem Felde rücklings erschoß. Vor Gericht kam die ganze Geschichte heraus, und der Mörder wurde zum Strang verurteilt. Der Fall erregte großes Aufsehen und die öffentliche Meinung war dem Mörder sehr günstig. Aber trotz eines von einem großen Teil der hiesigen Bevölkerung, die in der Verführung des jungen Mannes durch den älteren einen Milderungsgrund sah, unterzeichneten Gnadengesuches wurde das Urteil vollzogen. Der Fall passierte ca. 4—5 Jahre zurück und ist Ihnen vielleicht aus englischen Zeitungen bekannt.

In Johannesburg war bis vor einigen Jahren der abends ziemlich verlassene Marktplatz der Rendezvous-Platz der Homosexuellen. Daselbst wurden auch religiöse und politische Meetings abgehalten, die zu Bekanntschaften Anlaß gaben. In einer etwas abseits gelegenen Bedürfnisanstalt spielten sich besonders Samstag abends die tollsten Szenen ab, und die Polizei schloß die Augen. Seither ist diese Bude aber abgebrochen und der Marktplatz überbaut worden, und nun sind die Straßen um das Postgebäude herum die beliebteste Promenade.

In Durban sind die im Zentrum der Stadt gelegenen ‚Public Gardens und in Kapstadt die „Parade“ (der Exerzierplatz) die Orte, wo Homosexuelle zu finden sind, doch spielt sich alles in sehr bescheidenen Grenzen ab. Bars und Restaurants, die besonders von Homosexuellen frequentiert werden, existieren hier nicht. Dagegen sollen einige billige Kinematographen-Theater von Homosexuellen stark frequentiert werden.

Männer und Jungens, die ausschließlich von homosexueller Prostitution leben, sind mir persönlich nicht bekannt, obwohl man mir einige Personen als derart ihr Leben fristend bezeichnete. Dagegen ist die Zahl derer, die aus Freude an der Sache, oder auch ohne solche, homosexuellem Verkehr zugänglich sind und Geldgeschenke gerne annehmen, ziemlich groß. Meist sind es bar-men, Kellner oder Coiffeurs oder Leute, die es auf keinem Posten lange aushalten.

Eine Garnison gibt es hier nicht und kommen bloß ausnahmsweise größere Mengen von Soldaten in unsere Stadt. Welcher Prozentsatz davon homo- oder bisexuell veranlagt ist, ist von Fernstehenden schwer zu bestimmen; ein Kenner der Verhältnisse, der selbst einige Monate in einem Kavallerie-Regimente diente und ziemlich zuverlässig ist, hat unter 450 Mann acht Homosexuelle gefunden. In diesem Fall waren Geschenke ausgeschlossen, doch glaube ich, daß gegen finanzielle Vorteile ein viel größerer Prozentsatz homosexuellem Verkehr zugänglich ist.

Charakteristisch für Johannesburg dürfte der Umstand sein, daß eine relativ große Zahl der in Südafrika geborenen Jungen von 15 bis 20 Jahren sich gegen sehr bescheidene Beträge hergeben, und wird dieser Zustand den hier zahlreich vertretenen Griechen in die Schuhe geschoben. Beinahe an jeder Straßenecke ist ein Grieche als Händler etabliert, und zwar sind seine Spezialität Früchte, Schokolade, Bonbons, Zigaretten und alkoholfreie Getränke, die in einem hinter dem Laden gelegenen Zimmer ausgeschenkt werden. Diese Greek-Shops werden von Jungens jeden Alters stark frequentiert, und sollen den Willfährigen unter ihnen die vorhandenen Leckereien frei zur Verfügung stehen. Ein mir bekannter und hier aufgewachsener Homosexueller behauptet, daß ein jeder dieser Griechen mehrere Jungens gratis mit Zigaretten und Süßigkeiten versorge, und will aus Erfahrung sprechen. Mangel an Erziehung und Aufsicht und die große Selbständigkeit der hiesigen Jugend leisten diesem Wesen natürlich Vorschub. Soviel ich höre, liegt der Gründung eines „Boys Club“ durch den hiesigen Bischof der Wunsch zugrunde, die heranwachsende Jugend dem Besuche dieser Greek-Shops zu entfremden.

Fälle von Erpressung sind mir nur höchst selten zu Ohren gekommen. Von einem Falle ist mir bekannt, in dem die Polizei auf Verlangen eines hiesigen Geschäftsmannes dem Vorgehen einiger zweifelhaften Charaktere ohne viel Federlesens Einhalt tat. Übrigens sind die Zeiten hier so schlecht, daß es nicht viel zu erpressen gibt!

Ich erlaube mir, nachstehend einige Zahlen anzuführen, für deren Richtigkeit ich insofern garantieren kann, als sie jedenfalls nicht zu hoch gegriffen sind.

Nach meinem Wissen befinden sich:

unter	450	Mann eines engl. Kavallerieregiments	8	Homosexuelle
„	596	Mitgliedern eines hiesigen Klubs	2	„
„	46	Angestellten eines hiesigen Finanzhauses	2	„
„	120	Angestellten eines hiesigen Warenhauses	3	„
„	24	Bewohner eines hiesigen Chambre garnie-Hauses	4	„
unter	1236	. . . .	19 = ca.	1,5%

Daß auch in der eingeborenen afrikanischen Urbevölkerung die männliche und weibliche Homosexualität weit verbreitet ist und war, wird durch zahlreiche Reiseberichte bestätigt, die Karsch zusammengestellt hat.

So ist — um nur einige wenige Stichproben zu geben — die Tribadie bei den Hottentottinnen durch Gustav Fritsch[38]) einwandfrei festgestellt. Die Meinung von Bartels[39]), daß frühzeitige Tribadie die Ursache der „Hottentottenschürze" sei, scheint mir allerdings nicht erwiesen. Nach Baumann[40]) soll bei der männlichen Negerbevölkerung Sansibars die konträre Triebrichtung ziemlich häufig vorkommen. Ihre Häufigkeit beruhe auf dem Einfluß der Araber, welche zusammen mit den Komorensern und den Swahilimischlingen dort eine ausgedehnte männliche Prostitution unterhielten. Sie leben hauptsächlich in Ngambo und betrieben ihr Handwerk ganz öffentlich, manche von ihnen trügen Weiberkleidung und bei den Tänzen könne man sie unter den Weibern sehen. Männer von angeborener konträrer Sexualität zeigten auch dort von Jugend auf keinen Trieb zum Weibe, finden vielmehr an weiblichen Arbeiten Vergnügen. Sobald ihre Angehörigen dies bemerken, fügen sie sich ohne Widerstreben dem Tatbestand dieser Eigenheit; der junge Mann lege Weiberkleider an, trage das Haar nach Weiberart geflochten und benehme sich völlig als Weib, sein Verkehr bestehe hauptsächlich aus Weibern und männlichen Prostituierten, geschlechtliche Befriedigung suche er in Pedikation und beischlafähnlichen Akten. In ihrer äußeren Erscheinung seien die angebornen konträren Männer von den männlichen Prostituierten nicht zu unterscheiden, gleichwohl machten die Eingeborenen unter ihnen einen scharfen Unterschied, indem sie die Berufsmäßigen verachteten, das Verhalten der so Geborenen dagegen als Willen Gottes zu dulden pflegten.

Auch konträrsexual veranlagte Weiber sind nach Baumann unter der Negerbevölkerung Sansibars nicht selten, sie tragen in häuslicher Zurückgezogenheit Männerkleidung und zeigen auch Vorliebe für männliche Verrichtungen. Sie erkennen ihresgleichen teils an der männlichen Haltung, teils daran, daß ihnen die weibliche Kleidung nicht steht, und suchen geschlechtliche Befriedigung teils bei diesen, teils bei normalen Weibern, die sich aus Zwang oder Gewinnsucht dazu hergeben. Die ausgeführten Akte bestehen in Frik-

[38]) Gustav Fritsch, Die Eingeborenen Südafrikas. 1872, p. 351.

[39]) Ploß-Bartels, Das Weib in der Natur- und Völkerkunde 8. A. 1905.

[40]) Cf. Zeitschrift für Ethnologie, Jahrg. 31, 1899, S. 668 ff.

tionen, Cunnilingus oder gegenseitiger Beibringung eines Ebenholzpenis. Tribadie wird wie Päderastie nach arabischen Gesetzen bestraft, ebenso die Anfertigung künstlicher Penes.

Im Kongolande trafen schon 1606 die beiden Priester Azeveredus und Sequerius[41]) in Loanda, der Hauptstadt von Angola, Leute, die, obgleich Männer, das weibliche Geschlecht nachahmten und sich nach weiblicher Art kleideten. „Sie verheirateten sich, gleich als ob sie Weiber wären, mit Männern und rechneten sich dies noch als Ehre an.“ Man nannte sie Chibados. Auch Labat berichtet von den „Schmutzereien“, die die Neger bei ihren Versammlungen trieben, sowie von unzüchtigen Tänzen und daß der erste Opferpriester Ganga Ya Chibanda gewöhnlich weiblich gekleidet sei und „Große Mutter“ genannt werde. Nach Tessmann[42]) sind die Loango ihrer Päderastie wegen ziemlich bekannt. Er hält es für zweifellos, daß ein gewisser Prozentsatz unter den Negern überhaupt, ebenso wie bei der arischen Rasse, gleichgechlechtlich veranlagt sei. Nach Hammer[43]) kommt auch bei den Dualla Päderastie unter Jünglingen in gleichgeschlechtlichem Sinne vor, desgleichen bei den Mädchen wechselseitige Befriedigung. Bei den Bangala findet sich sowohl mutuelle Masturbation, wie Pedikation unter Männern sehr häufig und bringt gar nicht oder nur wenig Schande, während der Coitus in anum mit einem Weibe früher mit dem Tode, jetzt mit schwerer Geldbuße bestraft wird. Nach van der Burgh[44]) sollen mannscheue Mädchen sogar getötet werden. Aus Dahomey berichtet Rich. Burton[45]), daß die ehelosen „Amazonen“, die den Titel „Königliche Weiber“ mit den Eunuchen gemein haben, in einer Stärke bis zu 10 000 die Leibgarde des Herrschers bilden. Sie wollen nicht Weiber sein, sondern „Männer“.

Mischlich gibt Mitteilungen über gegenseitige Befriedigung der Frauen durch einen künstlichen Penis (Madigo), was vor der englischen Invasion mit dem Lebendigbegrabenwerden oder dem Verkauf in die Sklaverei geahndet wurde.

Einen tribadischen Fall auf der Insel Maintirano berichtet Roux[47]) von einer 50 jährigen Witwe, die nach dem Tode ihres Mannes männliche Kleidung anlegte und sich um die Gunst ihrer Landsmänninnen bewarb, die sie reichlich bezahlte. Nach Erschöpfung ihrer Mittel entschloß sie sich zur Heirat mit einer bejahrten Frau.

Daß afrikanische Neger in abhängigen Stellungen — wie sie sich in größeren Mengen in der ägyptischen Armee oder als Diener bei marokkanischen Größen finden — je nach der Veranlagung ihrer Herren auch homosexuellen Zwecken dienstbar gemacht werden, bedarf kaum der Erwähnung.

---

[41]) Petrus Jarric, Thesaurus Indicus. Tom III. 1616, p. 482.

[42]) Günther Tessmann, Gleichgeschlechtliches Leben Pangwe —. Ms. 1909.

[43]) Cf. Geschlecht und Gesellschaft. Bd. IV. 1909, S. 193.

[44]) van der Burgh, Dictionnaire Français-Kirundi 1903.

[45]) Richard F. Burton, A mission to Gelele, king of Dahomey, 1864.

[46]) Cf. Anthropophyteia Bd. VI, S. 96.

[47]) Cf. Bulletin et mém. de la Société d'anthropologie de Paris vol. VI. p. 218.

SIEBENUNDZWANZIGSTES KAPITEL.

Die Homosexualität in den romanischen Ländern und deren Kolonien.

Wenden wir uns nun der dritten zivilisierten Staatengruppe der romanischen Völker zu, so fällt unser Blick zunächst auf das geistig und politisch hervorragendste Land dieses Kulturkreises, auf Frankreich. Man hat, als neuerdings wieder einmal infolge unserer Sensationsprozesse das alte Märchen von dem vice allemand auftauchte, darüber polemisiert, ob die gleichgeschlechtliche Liebe häufiger in Frankreich oder in Deutschland vorkomme. Dr. Laupts, der sich um die wissenschaftliche Erkenntnis dieser Materie in Frankreich große Verdienste erworben hat, der Verfasser der größten französischen Monographie über diesen Gegenstand[1]), versichert, sie sei in seinem Lande wesentlich seltener als in unserem. Näcke[2]) schließt sich ihm an, während Prätorius[3]), der sich mit der Homosexualität beider Länder eingehend beschäftigt hat, wiederholt erklärt hat, daß sie diesseits wie jenseits der Vogesen in gleicher Weise verbreitet sei, und einige Autoren, wie von früheren Wachenfeld, von neueren Fernau[4]) sogar behaupten, daß sie dort stärker „grassiere" als hier. Ich selbst bin bei dreimaligem Aufenthalt in Paris und mehrfacher Anwesenheit in Nord- und Südfrankreich nach eigenen Beobachtungen und Mitteilungen französischer Urninge, von denen ich viele persönlich kennen lernte, mit Prätorius zu der Überzeugung gelangt,

---

[1]) Laupts (Docteur) (G. Saint-Paul), L'homosexualité et les types homosexuels. (Nouvelle édition de perversion et perversité sexuelles. Préface d'Emile Zola. Paris 1910.)

[2]) Paul Näcke, Die Homosexualität in den romanischen Ländern. Zeitschrift f. Sexualwissenschaft Nr. 6. p. 359—364.

[3]) Prätorius, A propos de l'article du Dr. Laupts sur l'homosexualité dans les archives d'anthropologie criminelle. März 1909.

[4]) Fernau, Herm., Die Homosexualität in Frankreich. In den Sexualproblemen. Dezember 1909.

daß ein wesentlicher Unterschied in dieser Hinsicht zwischen beiden Nationen nicht besteht. Für den Eingeweihten hat die Ähnlichkeit zwischen französischen und deutschen Urningen sogar geradezu etwas Verblüffendes.

Es gibt allerdings Forscher, denen im Ausland manches neu und typisch erscheint, weil sie gründlichere Forschungsreisen in der Fremde als in der Heimat unternommen haben. Wenn beispielsweise Oscar Méténier in „Vertus et Vices allemands"[5]) einen homosexuellen Ball, den er im Dresdner Kasino in Berlin besuchte, eingehend als Berliner Spezialität beschreibt, so hätte er nur auf den Montmartre steigen brauchen, wo er bei Vantier dasselbe Schauspiel haben konnte, die gleichen Masken und Typen, das gleiche Leben und Treiben, ja, wie ich mich bei meinem Besuch überzeugte, zum Teil sogar dieselben Personen aus dem urnischen Globetrottertum. Daß die männliche Homosexualität von dem Unbeteiligten in Frankreich verhältnismäßig weniger bemerkt wird, als bei uns, rührt in erster Linie davon her, daß es seit mehr als 100 Jahren kein Gesetz mehr kennt, das homosexuelle Angelegenheiten an die Öffentlichkeit zerrt, infolgedessen auch keine Bewegung, die sich Gehör verschaffen muß, um ungerechte Bestimmungen beseitigen zu helfen, und auch keine öffentlichen Bloßstellungen durch Ehrabschneider und Erpresser. Es ist das unvergängliche Verdienst Frankreichs, daß es das erste Kulturland war, das den Urningsparagraphen wieder aus seinen Gesetzbüchern ausmerzte, und gerade „die Vermeidung der schmutzigen und skandalösen Untersuchungen, welche so häufig das Familienleben durchwühlen und erst recht Ärgernis geben"[6]), war ja das Hauptmotiv zu seiner Beseitigung. Damit ist nun allerdings nicht gesagt, daß der Urning in Frankreich „auf Rosen gebettet" ist. Er begegnet dort demselben Unverständnis, derselben Verkennung seines Wesens und seiner Handlungen, wie in den Nachbarländern, und das ist auch der Grund, daß er dort ebensowenig wie anderswo seinen Uranismus zugesteht. Die Scheu, das Thema zu berühren, es selbst objektiv zu erörtern, ist dort eher noch größer als bei uns. Wagte doch nicht einmal ein Zola, — der um des einzigen Dreyfus willen, den er zu Unrecht verurteilt glaubte, sein j'accuse in die Welt schleuderte — sich der Tausende anzunehmen, von denen er genau wußte, unter welchem Vorurteil sie litten. Halten es doch die beiden wissenschaftlichen Hauptvertreter der homosexuellen Materie in Frankreich — Laupts und Simac — noch heute für nötig, pseudonym ihre Anschauungen zu vertreten. Besonders bezeichnend für die Stimmung in Frankreich ist, daß viele Urninge überhaupt nicht wissen, daß die gegen sie gerichteten Gesetze längst aufgehoben sind. Als ich einmal von Marseille nach Paris fuhr, stieg auf einer Station, — ich glaube, es war in Nimes — ein junger weißgekleideter Franzose in das Coupé, dessen in der Eile ungehemmte Bewegungen sogleich den Urning verrieten. Ich kam mit ihm in ein Gespräch, in dessen Verlauf er mir erzählte, daß sie ihn in seiner Heimat nach Boildieus Oper „Die weiße Dame" nannten. Wir unterhielten uns über die Lage der Urninge in Frankreich, und als ich bemerkte, daß doch wenigstens der urnische Verkehr als solcher nicht strafbar sei, bestritt er dies mit aller Entschiedenheit. Das Gleiche behauptete noch kürzlich ein Homosexueller in Lyon. Wie konstant das französische Urningsleben seinen Charakter bewahrt hat, mit und ohne Gesetze, zeigen die Schilderungen von Pisanus Fraxi[7]),

---

[5]) Paris 1904.

[6]) Chauveau et Faustin, Théorie du code pénal, Tome VI, p. 110.

[7]) Cf. Bloch, „Sexualleben" p. 574.

die Mitteilungen Tardieus[8]), die Polizeimemoiren von Carlier[9]) und vor allem die Briefe der Liselotte[10]).

Madame, die zweite Gattin Philipp von Orleans, schrieb an eine Jugendfreundin am 3. Oktober 1705: „Wo habt ihr denn gesteckt, du und Louise, daß ihr die Welt gar so wenig kennt? Wollte man alle diejenigen köpfen, welche für Männer in Liebe erglühen, möchten wir wohl nur recht wenige Ritter übrig haben, die wir lieben könnten. Es gibt hier solche in allen Schattierungen, Männer, welche die Weiber hassen wie den Tod, und die immer nur Männer lieben können. Mylord von R . . . gehört zu diesen. Andere wieder lieben nur unreife Knaben, doch diese sind in der Minderzahl; die meisten beten Jünglinge von 17 bis 25 Jahren an." L. Taxil[11]) erwähnt, daß zu seiner Zeit nicht nur in Paris eine aufsichtsführende Abteilung für männliche Prostituierte organisiert war, sondern daß sogar am polizeiärztlichen Komitee eine „sous-brigade des pédérastes" bestand.

Daß homosexueller Verkehr auch schon unter den Vorfahren der heutigen Franzosen, den Galliern, gepflegt wurde, bestätigen Stellen bei Strabo, Athenäus, Diodorus[12]) und anderen.

So erzählt Diodorus Siculus, nachdem er von der Wildheit der Gallier berichtet hat, daß sie es nicht für Schande halten, mit geliebten jungen Männern auf Tierfellen zu ruhen. Wie noch heute der sog. „schwule Weg" im Tiergarten dasselbe Bild bietet, wie er unter der Regierung des alten Fritz geboten haben soll, und vermutlich unter der des Großen Kurfürsten geboten hat, so tragen die homosexuellen Alleen der Champs-Elysées auch noch jetzt das gleiche Gepräge, wie unter Napoléon und unter Ludwig XIV. Nur etwas internationaler dürften mit den Erscheinungen des Verkehrs Angebot und Nachfrage, etwas durchmischter die Völker geworden sein. Mancher petit-jésus der Boulevards begann seine „Lauf"bahn in der Berliner Friedrichstraße. Ich bat einmal einen in Paris lebenden Urning aus dem Elsaß, mir einen echten petit-jésus zu zeigen. Die homosexuellen Elsaß-Lothringer ziehen aus begreiflichen Gründen die französische der deutschen Reichshauptstadt vor, ich kenne sogar mehrere, die nach dem Frankfurter Frieden nur deshalb nach Frankreich optierten, um nicht unter ein ihnen bis dahin unbekanntes Strafgesetz zu gelangen, ähnlich wie 1866 Hannoveraner (wie Ulrichs) sich nur deshalb der Welfenpartei anschlossen, weil Preußen einen Urningsparagraphen hatte, Hannover nicht. Ich bat also einmal in Paris einen mir bekannten Elsässer, mir einen echten petit-jésus zu zeigen; es währte nicht lange, da sagte er: „voilà!", indem er mich vor der Großen Oper auf einen zierlich trippelnden garçon mit geschminktem, gekräuseltem Puppenkopf aufmerksam machte. Er sah aus wie 18, mochte aber wohl fast doppelt so alt sein. Mit graziösem „merci, monsieur" nahm er die ihm gebotene Zigarette. Als ich ihn fragte, woher er sei, antwortete jedoch der petit-jésus plötzlich in unverfälschtem Berliner Tonfall: „Na, wenn Sie es denn wissen wollen, Herr Doktor, jeboren bin ick uf 'm Wedding, erzogen in der Ackerstraße, Hof, vier Treppen links". Es stellte sich heraus, daß ich ihm von einer Moabiter Gerichtsverhandlung, in der ich als Sachverstän-

---

[8]) Ambroise Tardieu: „Die Vergehen wider die Sittlichkeit", deutsch von Theile 1860.

[9]) Paris 1855.

[10]) Cf. Aus den Briefen der Herzogin Elisabeth Charlotte von Orléans (1652—1722). Ein Beitrag zur Bisexualität im 17. u. 18. Jahrhundert. Zusammengestellt von Herm. Michaelis, Magdeburg. In Vierteljahrsberichte. IV. Jahrg. p. 62 ff. 1912.

[11]) L. Taxil, La prostitution contemporaine, p. 283, 356.

[12]) Angegeben von Hößli a. a. O. II. p. 234 ff.

diger zu tun hatte, persönlich bekannt war. Sein Taufname war Johannes, der in Berlin in Hannchen, in Paris in Jeanette umgewandelt war.

Während das Berliner und das Pariser Strichleben kaum nennenswerte Unterschiede aufweisen, sind in Paris die homosexuellen Bäder häufiger und freier, die homosexuellen Lokale seltener und wechselnder als in Berlin. Fernau erwähnt von Restaurants „la mère Gilbert", deren Inhaber, la mère, ein früherer männlicher Prostituierter ist und die bekannte Palmyre-Bar auf der Place blanche, ähnlich der eingegangenen (neuerdings wieder auferstandenen) Maurice-Bar, ein Restaurant nach Art des früheren Bülow-Casinos in Berlin. Der eigenartigste urnische Sammelplatz, den ich in Paris sah, befand sich in der Nähe der Place de la Bastille, eine Mischung von Bad und Restaurant. An einem oder zwei Abenden der Woche trafen sich hier mehr als 100 Urninge, entkleideten sich, gingen dann in warme oder kalte Bassins, bewegten sich in Heißlufträumen, um dann in einen dunklen Raum zu verschwinden, in den von Zeit zu Zeit Dampf hineingelassen wurde. In dem dichten Wassernebel, der ein gegenseitiges Erkennen unmöglich machte, nahmen sie auf einer in der Mitte der Dampfkammer stehenden kreisrunden Treppe Platz, die nach oben spitz zulief und bildeten so in Paaren dicht aneinander gedrängt eine Menschenpyramide. Die Mehrzahl von ihnen versetzte sich hier in sexuelle Ekstase. Wenn nach einer Viertelstunde der Dampf allmählich nachließ und aufhörte, gingen sie ermattet unter die Dusche und begaben sich dann, in große, weiße Bademäntel gehüllt, in den Restaurationsraum; dies war ein langgestreckter Saal, an dessen Wänden rechts und links in nischenartig parallelen Reihen, den Mittelweg freilassend, Tische und Bänke standen. An diesen nahmen die Urninge, wie alte Römer drapiert, Platz, tranken Rotwein, aßen Spezialgerichte, plauderten und scherzten, während auf einer Bühne ein junger Homosexueller das Klavier bearbeitete, ein anderer die Zither schlug und dazwischen ein sehr beliebter urnischer Volkssänger von grotesker Komik — ein Seitenstück zur Berliner „Miecke" — seine immer wieder bejubelten Lieder vortrug von den koketten petits gens, die von klapprigen vieux gens gefolgt die Boulevards entlang trotten, von der fetten Marcelle, der von den Apachen, die er so liebte, erschlagen wurde, und den beiden Freunden, die sich unverbrüchliche Treue bis zum Grabe schwuren: „erst stach einer tot den andern, dann stürzt' sich jeder ins Meer". Sehr beliebt sind in Paris die von Homosexuellen für Homosexuelle gegebenen Empfänge, Jourfixe, Fünfuhrtees. Bei fast allen spielen musikalische Vorträge eine große Rolle; einige sind stark ästhetisierend.

Die meisten Homosexuellen, die ich hier und sonst in Paris kennen lernte, stammten aus der Provinz; über diese ließe sich noch vieles sagen[13]). Namentlich in Nizza, Marseille Bordeaux, Pau, Biarritz, Lyon und Lille machte ich beachtenswerte Studien. Ich muß es mir aus Raummangel versagen, darauf einzugehen, um noch einiges über das französische Nordafrika zu bringen. Ein dortiger Arzt schreibt mir:

„Wer den Boden Nordafrikas betritt und die Städte und Stätten Algeriens und Tunesiens[14]) durchwandert, wird erstaunt sein, in wie

[13]) Vgl. auch Chavagny, L'homosexualité dans l'armée. Rev. de l'hypnot. et psychol.-physiol. Paris, 1908/9. Bd. 23. p. 39.

[14]) Bezüglich der Nomenklatur sei hier folgendes bemerkt: Der Franzose nennt die Kolonie Algier l'Algérie, die Regentschaft Tunis la Tunissie. Die Hauptstädte heißen Alger und Tunis. Wir sprechen

eigenartiger Weise sich hier Orient und Okzident, französisches und arabisches Leben, Islam und Christentum, berühren und mischen. Sie *mischen* sich mehr in der alten Kolonie Algerien, wo man vielfach gewaltsam französiert hat und das Leben der Einheimischen in die romanische Schablone pressen wollte. Sie bestehen mehr *nebeneinander* in der Regentschaft Tunesien. In dieser, die heute kaum weniger Eigentum der Franzosen ist als Algerien, hat man, durch mancherlei Erfahrungen belehrt, den Arabern ihre Sonderexistenz möglichst belassen, in ihr privates Leben so wenig als möglich, in ihr öffentliches, nur soweit es die unbedingten *allgemeinen* Interessen erforderten, eingegriffen.

Während in Tunesien das Arabertum als kompakte Einheit dem Abendländer gegenübersteht, bestehen in Algerien zwischen den Gruppen der einheimischen Bevölkerung ethnographisch tiefgehende Unterschiede. Westlich und in den Gebirgen wohnen die Kabylen, ein hamitisch-berberischer Volksstamm, östlich und nach der Wüste zu die eigentlichen Araber. Die Kabylen, ein ursprünglich seßhaftes und ackerbautreibendes Volk, sind, durch Enteignungspolitik getrieben, vielfach in die großen Städte — Alger, Constantine — ausgewandert. Hier vermischten sie sich mit den dort schon ansässigen Arabern und bilden teils den Kern der die niedere Arbeit verrichtenden Bevölkerung, teils rückten sie als Kaufleute und Gewerbetreibende in den Mittelstand auf. Die Beamten in Verwaltung und Justiz, die großen Kaufleute und ihre Angestellten sind in Algerien und Tunesien Franzosen oder Abkömmlinge von solchen, die mittleren und niederen Stände der europäischen Bevölkerung bilden im Westen — Oran — vielfach Spanier, im Osten — Tunis — Italiener. In Alger selbst findet man Spanier *und* Italiener, sowie deren Nachkommen. Einen großen und wichtigen Bestandteil aller algerischen und tunesischen Plätze bilden die Juden, die im Westen, speziell Alger, ganz europäisiert, im Osten, besonders in Tunesien, noch sehr orientalisch geblieben, in allen Schichten der Bevölkerung, als reiche Leute und Proletariat, als Kaufleute, Händler, aber auch sehr viel als Handwerker — namentlich in Tunis — anzutreffen sind.

Dies Völkergemisch, interessant genug für jeden, der offenen Auges zu wandern versteht, spiegelt sich auch in unserer besonderen Frage wieder.

Die Homosexualität ist, wo es sich beiderseits um Europäer handelt, im französischen Nordafrika die gleiche wie in den übrigen Mittelmeerstädten überhaupt. Daß es unter den wohlsituierten eingewanderten und einsässigen Europäern eine nicht geringe Anzahl von Homosexualen gibt, ist sicher; daß viele, wie im Süden häufig, sich hetero- *und* homosexual betätigen, ebenso. Sie zu beobachten aber ist schwer. Man fürchtet ebenso wie bei uns die Chantage, Erpressung, mindestens aber das gesellschaftliche Achselzucken. Kurz, wer etwas zu verlieren hat, reserviert sich, gerade so wie im Norden. Immerhin kann man durch Befragen geeigneter Persönlichkeiten mancherlei erfahren; solche Angaben sind natürlich sehr mit Vorsicht zu verwerten. Von den Bisexuellen resp. sich bisexual Betätigenden

---

demgemäß von Algerien und Tunesien als Ländern, von Alger und Tunis als Städten. Die christlichen Einwohner benennen wir, dem dort üblichen Sprachgebrauch folgend, nach ihrer europäischen Abstammung; wir nennen sie entweder allgemein Europäer oder Franzosen, Italiener, Spanier; diese können also eingewanderte oder dort geborene Christen sein. Selbst in der zweiten und dritten Generation bezeichnen sich die Leute noch vielfach nach ihrem Ursprungsland. Als Algerier (Algérois) klassifizieren sich in Alger fast nur die eingeborenen Juden. Als Araber bezeichnen wir alle Muhammedaner, gleichgültig, ob Araber, Berber, Kabylen, Beduinen, Türken.

abgesehen, scheint nach meinen Ermittlungen der Prozentsatz in Algier, Tunis etwa dem unserer großen Mittelstädte gleichzukommen.

Ungenierter als die Ansiedler bewegen sich natürlich die Fremden. Als solche kommen vor allem Vergnügungs- und Geschäftsreisende, Franzosen, Deutsche und Engländer in Betracht. Auch wohlgestellte arabische Kaufleute aus der Provinz und dem Süden fallen unter diese Kategorie.

Viel leichter zu überschauen und überaus reichlich ist das Angebot. All das Volk, das sich um die einlaufenden Schiffe und Eisenbahnzüge häufig unter der Firma Fremdenführung drängt, alle „apaches" und „voyous" der großen Städte, bieten sich, namentlich dem allein reisenden Fremdling, mehr oder minder unverblümt und zudringlich an. Wer sucht, wird auch unter dem anständigen Teil der Bevölkerung Anschluß finden können. Italiener und Spanier sind in diesem Punkte freier, Franzosen reservierter. Manche, viele Jahre überdauernde Freundschaft ist, wie uns wohl bekannt, aus einer zunächst zufälligen Annäherung entstanden. In den kleinen Städten läßt das Angebot sehr nach, dafür gibt es weit weniger üble Elemente. Eigentlich Homosexuelle sind unter den sich Anbietenden nicht häufiger, eher seltener als bei uns. Prostituierte, worunter wir solche verstehen, die ausschließlich von homosexuellen Akten leben, findet man nur in den größten Städten, Alger, Tunis. Diese zeichnen sich häufig durch eine gewisse Eleganz aus, haben manchmal gewisse weibliche Allüren, einen tänzelnden Gang, schmachtende Blicke angenommen. Die Prostituierten sind oft recht geschäftliche Burschen; um bestehen zu können, müssen sie sich der passiven Pedikatio hingeben, da sie auch von Arabern viel frequentiert werden. Im übrigen werden, unter Europäern, die für den intimen Verkehr allerorts üblichen Grenzen in der Regel nicht überschritten.

Die Gefahren, denen der Homosexuale ausgesetzt ist, sind die gleichen wie in nördlichen Ländern, besser gesagt, den romanischen Südstaaten. Raub und Erpressung auf Grund homosexualer Handlungen können ebenso leicht vorkommen, wie bei uns. Wer sich mit gemeinem Straßengesindel und öffentlichen Prostituierten abgibt, wird dem leichter zum Opfer fallen, als wer wählerischer ist. Die Verbrecher beuten die Unkenntnis der Sprache und Landesgesetze ihres Opfers, sowie seine Scheu, mit den einheimischen Behörden in derlei Dingen zu tun zu haben, aus. Namentlich die sonst so praktischen und kühlen Engländer leisten in ihrer Angst geradezu Naives; am sichersten bleiben die Franzosen, die sich in Nordafrika mehr zu Hause fühlen und wissen, was verboten und nicht verboten ist.

Rechtlich gilt für Europäer ohne jede Einschränkung der französische code pénal. Homosexuelle Akte als solche sind nicht strafbar, können es aber, wie übrigens der normale Verkehr, unter gewissen Umständen, z. B. wenn es sich um Verkehr im Freien, Verführung von Minderjährigen handelt u. a. m., werden. Fremde, deren Gebaren zu unliebsamem Aufsehen führt, laufen Gefahr, ausgewiesen zu werden, wenn man sich auch seitens der Behörden ohne Not nicht leicht in diese Angelegenheiten mischt. Auch eine Überwachung auffälliger Persönlichkeiten kommt vor. Im ganzen sollen jedoch die französischen Behörden in den großen Städten nicht sehr rigoros sein, immerhin ist ein Zusammentreffen mit ihnen nicht angenehm. Die Zeitungen behandeln homosexuelle Fragen und Vorkommnisse in der Regel vom Standpunkt des Sittenskandals aus, ohne Verständnis der Einzelheiten des Falles.

Soweit also Europäer untereinander in Frage kommen, sind die Verhältnisse nicht viel anders als in den übrigen christlichen Ländern des Mittelmeergebiets überhaupt; sie ändern sich aber und gewinnen sehr an Interesse, sobald Araber das Gebiet betreten.

Wie sich der Koran selbst zu der Frage stellt, wissen die wenigsten. Immerhin scheinen homosexuale Neigungen, wie aus den Erzählungen der „Tausend und eine Nacht" hervorgeht, nicht als Ruhmestitel gegolten zu haben. Jedenfalls steht der Islam, dies darf doch wohl als sicher gelten, den homosexuellen Fragen freier gegenüber als das Christentum. Von dem Privatleben der feineren Araber wissen wir nicht allzuviel, selbst in Alger und Algerien wenig, in Tunis aber, wo das Arabertum eine in sich geschlossene Majorität bildet, fast gar nichts. Selbst dem besteingeführten Europäer zeigt der Araber nur einen ihm gut dünkenden Ausschnitt seines Lebens, und in diesen wird er seine vita sexualis sicher nur in den seltensten Fällen einbeziehen.

Es will uns trotzdem scheinen, daß wahre Homosexualität nicht selten, Bisexualität aber unter den Arabern häufig sei. Dem Fremden, der in den Straßen der großen algerischen Städte, speziell aber in Tunis selbst, wandelt, kann es zustoßen, daß ihm von vornehm und fein gebildeten Arabern sehr unzweideutige Anerbietungen gemacht werden. Auch lernt man wohl ab und zu auf gesellschaftlichem Wege arabische Homosexuelle kennen. Ein Teil der hier wiedergegebenen Aufschlüsse rührt von solchen her. Homosexuelle Lupanare sind uns weder in Algerien noch in Tunesien bekannt geworden; vielleicht existieren in der Stadt Tunis solche für Araber, unsere Gewährsleute wußten allerdings nichts davon. Notwendig sind solche Lupanare nicht, sie werden vollkommen durch die arabischen Bäder — Hammans — ersetzt. Über diese, die einen wichtigen Faktor in dem sozialen Leben der Muhammedaner bilden, seien hier einige nähere Angaben gemacht. Es bestehen in allen arabischen Städten resp. Stadtteilen eine Anzahl arabischer Bäder, deren wöchentlichen Gebrauch der Koran vorschreibt. Die meisten sind sehr dürftig eingerichtet; ein, meist künstlich erleuchteter Empfangssaal mit Matten, auf denen, in Laken gewickelt, die Gläubigen nach dem Bade ruhen, plaudern, wohl auch spielen und Zigaretten rauchen; dahinter die oft wenig anheimelnden Wasch-, Bade- und Schwitzräume. Der Preis eines solchen Bades ist minimal, und man hat gegen eine kleine Nebengebühr das Recht, im Hamman zu übernachten. Der Vormittag ist für die Frauen, der Nachmittag und die Nacht ausschließlich für Männer bestimmt. Homosexualität blüht hier recht üppig; häufig sitzen eine Reihe geeigneter Persönlichkeiten wechselnden Alters im Vorraum und bieten ihre Dienste als Masseure neben den eigentlichen, sozusagen angestellten Badewärtern an, oder man holt für einen besser situierten Badenden einen „Masseur" nach Wunsch aus der Nachbarschaft.

Die Sicherheit auch gegen Diebstähle soll nichts zu wünschen übrig lassen. Die französische Polizei verlangt in größeren Städten, daß jeder, der im Hamman übernachtet, seinen Namen in eine Art Fremdenbuch einschreibt resp. einschreiben läßt, das ziemlich genau kontrolliert wird. Auch hat sie den Aufenthalt jugendlicher Personen in den Vorräumen der Bäder mancherorts verboten.

Der beliebteste Aufenthaltsort am Tage für die Araber, die bekanntlich immer Zeit haben, sind die unzähligen kleineren und größeren Cafés, wo man für 1 bis 2 Sous ein Schälchen Kaffee oder Tee trinkt, Karten oder Domino spielt, raucht, plaudert oder gar nichts tut vom frühen Vormittag bis zum späten Nachmittag. Sehr viele Araber haben, ganz wie bei uns, ihr Stammcafé, wo sie täglich verkehren; man gruppiert sich nach der landsmannschaftlichen oder Stammeszugehörigkeit oder auch wohl nach Ständen und Gewerben. Wer einen Araber wiederzufinden wünscht, erfragt oder besucht ihn am besten in seinem Café. Eine ähnliche Rolle spielen die Barbierstuben; auch hier versammelt man sich keineswegs nur zum Bart- oder Kopfrasieren; man verbringt viele Stunden dort, schließt Geschäfte ab, klatscht, raucht, spielt usw. Es ist sicher, daß an all diesen Orten homosexuale Bekanntschaften angeknüpft werden, aber ein Café mit besonders prononciertem homosexualem Verkehr konnten wir weder in Alger noch in Tunis in Erfahrung bringen. Hingegen wurden uns in beiden Städten Barbierstuben gezeigt, in denen zweifellos derartige Bekanntschaften vermittelt wurden. Vermutlich sind die Eigentümer dieser Barbierstuben, ähnlich wie die Wirte homosexueller Lokale bei uns, selbst zumeist Homosexuale. In den arabischen Cafés verkehren auch die zahlreichen Märchenerzähler, blinden Sänger und Musikanten des Orients, ferner treten Tänzerinnen auf, sogenannte Ouled Nails, ein Beduinenstamm aus der Wüste, oder prostituierte Jüdinnen. Viel echter und bodenständiger sind in den algerischen Plätzen die kabylischen Knabentänze. Diese sind in den meisten Städten öffentlich nur während des Monats Rhamasan erlaubt; sie entsprechen aber in der Tat einer wirklichen Volkssitte. Wir sahen sie bei einer Wanderung durch die — in vieler Beziehung sehr interessanten — arabischen Quartiere von Constantine. Es sind ein oder mehrere Jünglinge, etwa 16 bis 20 Jahre alt, die zu den Klängen der einförmigen Musik tanzen; sie legen Hosen und Schuhe ab und tanzen im Hemde und gestickten Jäckchen. Man gibt einige Sous. Wer etwas Besonderes tun will, befeuchtet ein halbes oder ganzes Frankstück leicht mit der Lippe und heftet es an die Stirn des Tanzenden. Dafür dankt der tanzende Jüngling in orientalischer Weise sehr innig, indem er die Hand aufs Herz legt und sich besonders anmutig und ausdrucksvoll bewegt. Im übrigen ist die Gesellschaft, in der man sich befindet, wenig gewählt: schmierige Hammals (Lastträger) und anderes Volk, aber der sich ruhig gebende Fremde wird stets zuvorkommend behandelt und ist vollkommen sicher. Im Monat Rhamasan beteiligen sich an diesen Tänzen die Söhne der besten Familien; ihre Gebräuche, alles natürlich etwas verfeinert, sind die gleichen. Etwas homosexuell Betontes haben diese Tänze an und für sich nicht. Immerhin wirken diese Tänze sicher stark auf die Phantasie homo- oder bisexuell veranlagter Zuschauer, und die manchmal sehr anmutigen und graziösen Tänzer werden viel umworben; auch mag sich unter ihnen eine Reihe Kynäden befinden; die Kenntnis des letzten Wie im arabischen Volksleben ist ja so schwer zu gewinnen.

Von Bädern, Cafés, Barbierstuben abgesehen, ist die große Vermittlungsstelle, wie für die Anknüpfung aller Beziehungen, so auch der homosexualen die Straße, auf welcher der Araber, wie jeder Südländer, lebt und webt. In den Basaren, auf den Plätzen vor den großen Cafés, in den Hauptstraßen der europäischen Viertel, am Hafen, in der Umgebung der Bahnhöfe, überall bieten sich Araber unter jedem Vorwand an. Ihre Zudringlichkeit an den großen Fremdenplätzen ist teilweise geradezu beispiellos. In den ganz großen Städten findet man auch eine Reihe öffentlicher Prostituierter, die, in oft sehr eleganter arabischer Kleidung, ihrem Gewerbe nachgehen; darunter tadellos schöne Leute. Diese sind wie anderwärts „les grandes cocottes", ziemlich teuer. Alles übrige sind Gelegenheitsanerbieten; man ist hierbei mit jedem Preis zufrieden und vielfach durchaus anständig. Wer ein bißchen zu wählen versteht, soll unschwer die Bekanntschaft sehr honetter arabischer junger Leute machen können und weder geprellt werden, noch sonst eine Unannehmlichkeit haben. Alle unsere Gewährsleute rühmten die Anhänglichkeit und Treue der Muhammedaner, die als Diener und Freunde bei ihnen aus- und eingingen. Selbst sehr intime Beziehungen wurden fast nie in gemeiner Weise ausgenützt, wie sich überhaupt die oft den untersten Volksschichten entstammenden Araber und Kabylen häufig sehr vorteilhaft in ihrem Charakter von den christlichen Mittelmeerbewohnern unterscheiden und sich durch sanftes und gefälliges Wesen auszeichnen.

In rechtlicher Beziehung sind die Europäer, auch im Verkehr mit den Arabern, dem code pénal unterworfen. Für die Araber untereinander sollen besondere Bestimmungen, eine Mischung von scherifischem und französischem Recht gelten. Jedenfalls ist die französische Behörde aus mancherlei Gründen in Fragen der Sittenpolizei Arabern gegenüber sehr duldsam; von selbst mischt sie sich — soweit nicht öffentliche Interessen in Frage kommen — wohl kaum je ein, und die Araber zeigen noch weniger Neigung als sonst, in derlei Fragen den französischen Kadi in Anspruch zu nehmen. Gegen arabische Prellereien und Erpressungen wird streng vorgegangen — wenn solche den Behörden bekannt werden. Auf manchen kleinen, aber von Fremden viel besuchten Plätzen kontrolliert wohl auch die Polizei den Verkehr zwischen Arabern und Fremden als solchen und regelt die „Fremdenführung" sehr rigoros. Von der großen Heerstraße entfernte kleinere Plätze weisen sehr reinliche Verhältnisse auf; das Angebot ist gering und diskret, aber wo arabische und kabylische Bevölkerung lebt, überall gelegentlich vorhanden[14a]).

Sehr im Gegensatz zu der männlichen bildet die weibliche Homosexualität in Frankreich einen beliebten Vorwurf der Schriftsteller; sie sehen in ihr nichts weiter als eine interessante Absonderlichkeit des Geschmacks, die man der Frau, wie alles, gern nachsieht.

Sehr interessante Einblicke in die Beziehungen homosexueller Frauen in Paris gewährt ein 1912 von F. Baumann in der Hamburger „Zeitschrift"[15]) veröffentlichter Artikel. Auch im französischen Nordafrika soll unter den christlichen wie muselmännischen Frauen der gleichgeschlechtliche Verkehr eine häufige Erscheinung sein; er wird aber, trotzdem er von Außenstehenden toleriert wird, wie der Geschlechtsverkehr überhaupt, sehr geheim gehalten. Taruffi[16]) erwähnt die marokkanischen Wahrsagerinnen, die Sahacat, d. i. Fricatrices, genannt werden. Sie stehen allgemein im Rufe, daß sie von Frauen, die ihnen gefallen, als Honorar für ihre Weissagungen Hingabe zu lesbischem Verkehre verlangen.

Überschreiten wir die Grenzen Frankreichs nach den drei ihm benachbarten romanischen Reichen Belgien — Italien — Spanien, so ist zunächst bezüglich Belgiens zu bemerken, daß die dortigen homosexuellen Verhältnisse den französischen nahezu vollkommen gleichen. Brüssel verhält sich zu Paris wie Ostende zu Nizza und Lüttich zu Lille.

Auch in Belgien stand mehrere Jahrhunderte hindurch auf homosexuelle Betätigung die Todesstrafe — einer der berühmtesten belgischen Künstler, Jerôme Dusquesnoy, fiel „convaincu de Sodomie" ihr zum Opfer. Allmählich wurden auch hier die Gesetze und Auffassungen milder, bis schließlich Straffreiheit eintrat, dabei aber keine Kenntnis, geschweige denn Anerkennung der urnischen Natur, nur Duldung, jederzeit bereit, wie der Prozeß gegen den Schriftsteller Eekhoud (Inkriminierung von „Escal Vigor" als unzüchtige Schrift) zeigte, in das Gegenteil umzuschlagen. Wie in Frank-

---

14a) Vgl. auch den Aufsatz v. N. Prätorius: „Über gleichgeschlechtlichen Verkehr in Algerien und Tunis" in Krauß' Anthropophyteia Bd. VII, p. 179—189.

15) 3. Jahrg. Heft 2. p. 54 ff.

16) Taruffi, Caesare, Hermaphroditismus und Zeugungsunfähigkeit, deutsch von Dr. med. Teuscher. Berlin, 1903.

reich, Italien und anderen Ländern entziehen sich auch in Belgien die monogamen Beziehungen zurückgezogen lebender Homosexueller den Blicken Fremder, oft selbst den Augen Nahestehender. Was auf der Oberfläche schwimmt und deshalb leicht ein verzerrtes Bild vortäuscht, ist die gewerbsmäßige und Gelegenheitsprostitution, die namentlich auf dem Damm von Ostende und an einigen Stellen in Brüssel verbreitet ist und vielfach wie an dem berüchtigten Platze hinter der Brüsseler Börse mit Chantage eng vergesellschaftet auftritt. Nicht selten wurden in Brüssel fremde Homosexuelle auch in dunkle entlegene Winkel gelockt und, falls sie nicht alles herausrückten, was sie bei sich führten, von den Helfershelfern der Lockvögel schwer gemißhandelt. Ich habe mehr als einmal in Berlin auf solche Weise in der belgischen Hauptstadt erworbene Kopf- und Armwunden verbunden. Nach Prätorius[17]) soll Brüssel kein homosexuelles Bad, dagegen „zahlreiche homosexuelle Wirtschaften" besitzen, eine Wahrnehmung, die ich nicht bestätigen konnte.

Am interessantesten in urnischer Hinsicht fand ich in Brüssel das Leben auf der rue haute. Besucht man hier die Ballsäle niederster Volksschichten, Lokale, in denen meist eine große Drehorgel oder eine Ziehharmonika die jeweils zündendsten Melodien aufspielt und die nur selten jemand mit Kragen betritt, so kann man, sofern beide Geschlechter in etwa gleicher Anzahl vertreten sind, folgende Beobachtung machen. Nur etwa die Hälfte der Männer tanzen immer mit Frauen, mehr als ein Viertel tanzen ausschließlich mit Männern und ein letztes Viertel sieht man sich bald mit Mädchen, bald mit ihresgleichen drehen. Auch unter den Frauen gibt es eine ganze Anzahl, die darauf bedacht sind, immer nur weibliche Partner zu haben und Aufforderungen von Männern „höflich, aber bestimmt" ablehnen. Viele der gleichgeschlechtlichen Paare zeichnen sich durch sichtliche Hingabe aneinander aus; Wange an Wange, Knie an Knie gelehnt, verschmelzen ihre Körper unter dem Einfluß der einschmeichelnden Musik förmlich miteinander. Die meisten tanzen immer nur mit einer bestimmten Person. Ich habe mich oft mit diesen eingeschlechtlichen Paaren aus dem niedersten Volke unterhalten — wie in Brüssel, auch in Bastia, Palermo, Triest und vielen anderen Städten — und erfuhr, nachdem ich das Vertrauen der Leute mehr als durch Zigaretten und Getränke durch eine gewisse Technik mit ihnen zu reden, gewonnen hatte, daß von den eingeschlechtlichen Paaren, namentlich denen, die immer zusammen tanzen, die meisten zweifellos homosexuell sind; gewöhnlich sind es beide, gelegentlich auch nur der eine der beiden Partner. Sie verabscheuen, wie sie versichern, das andere Geschlecht, wohnen und schlafen zusammen, leben, soweit bei ihrer Armut davon die Rede sein kann, in vollkommener Gütergemeinschaft, und die Art, wie sie für einander eintreten, erinnert sehr an die Bündnisse, die uns aus anderen Orten und Zeiten als Blutsbrüderschaften geschildert werden. Vor einigen Jahren wurde in Brüssel ein homosexueller Schuhmacher mit seiner Frau wegen homosexueller Kuppelei verhaftet. Man beschlagnahmte bei ihnen zahlreiche Albums mit Photographien junger Leute; die Bilder wurden den nachfragenden Urningen zur Auswahl vorgelegt, und die Originale dann zu einer verabredeten Stunde in die Wohnung der Schuhmachersleute bestellt.

Eine sehr große Anziehungskraft hat von jeher auf die Homosexuellen aller Länder Italien ausgeübt. Namentlich unter den deutschen, englischen und russischen Urningen gibt es viele, die Jahr für Jahr die Zeit herbeisehnen, wo sie sich nach

---

[17]) Jahrb. f. sex. Zw. Jahrb. IV, p. 800.

Italien zurückziehen können, um wenigstens für einige Wochen „auf gesetzlichem Boden“ zu leben. Viele haben sich auch dauernd dort niedergelassen. An einigen Plätzen, wie Rom, Neapel und Florenz kann man geradezu von urnischen Kolonien reden. Auch Capri[18]) wird von altersher, und zwar vermutlich schon vor jener Zeit, wo Tiberius hier seinen Palast besaß, bis auf unsere Tage, wo auf dem Tiberiusfelsen ein Dichter seine prächtige Villa mit der Inschrift versah: „amori et dolori sacrum“, von Urningen bevorzugt und auch in und um Taormina haben sich viele angesiedelt. Aber auch aus und an vielen kleinen Plätzen von der ligurischen Küste abwärts über Etrurien und die Abruzzen bis nach Sizilien habe ich Urninge aus dem Norden kennen gelernt. Den einen lockten mehr die Reste antiker Kunst, den anderen die Reize der Natur, das sonnige Klima, fast alle aber mehr oder minder auch die Milde der Gesetze und „die paradiesische Schönheit des Menschenschlages“.

Mancher berühmte Urning und mancher, der längst für tot galt als er starb, hat in italienischer Erde, fern von der Heimat, seine letzte Ruhestatt gefunden;[19]) so liegt Winckelmann in Triest auf dem Lapidario civico, Platen in Syrakus im Garten der Villa Landolina, Ulrichs auf dem Campo santo in Aquila, zu denen sich neuerdings in Neapel Hermann von Teschenberg gesellte. Trotzdem der homosexuelle Fremde für das gastfreie Italien größte Sympathie empfindet, völlig bodenständig wird er doch nur selten; meist ist er in seinem homosexuellen Verkehr auch nur auf Eingeborene angewiesen, die sich ihm — ohne selbst „echt“ zu sein — äußerer Vorteile halber zur Verfügung stellen. Den wirklich homosexuellen Italiener, der aus wirklicher Neigung gleichfühlende Freunde sucht und findet — ebenso auch die gleichfühlende Italienerin — lernen die Fremden vielfach überhaupt nicht kennen. Daß sie in beträchtlicher Anzahl in allen virilen und femininen Abstufungen existieren, ist ganz zweifellos. Nur dürfte der Prozentsatz schwer eruierbar sein, um so schwerer, als sie von den zahlreichen Bisexuellen und Pseudohomosexuellen kaum unterschieden werden können. Vor allem Süditalien trägt in dieser Hinsicht schon ein stark orientalisches, vermutlich sich bereits auf antike Traditionen gründendes Gepräge, das auch anderweitig zum Ausdruck gelangt, z. B. in der nonchalanten Beurteilung aktiver gegenüber der scharfen Verurteilung passiver Betätigung. Erachten es doch selbst käufliche junge Männer für unter ihrer Würde, den Partner, den sie zu pedizieren jederzeit gegen Entgelt bereit sind, ihrerseits zu berühren, oder gar ihm immissionem in irgendeine „cavitatem“ ihres Körpers zu gestatten.

Wenn übrigens Prätorius meint, daß es in Italien kaum homosexuelle Striche gibt, so kann ich mich dem nicht ganz anschließen. Ich wüßte nicht, wie man das uns in der Gal-

---

[18]) Sper, Dr. A., Capri und die Homosexuellen. Eine psychologische Studie. Oranienburg-Berlin.

[19]) Cf. „Drei deutsche Gräber in fernem Land“. In Vierteljahrsberichte des Wiss.-hum. Komitees. Jahrg. I, 1909. p. 29 ff.

leria Vittorio Emanuele in Mailand und Galleria Umberto in Neapel entgegentretende Treiben, das abendliche Getriebe vor dem Café Aragno in Rom und am Quatro Canti in Palermo, um nur einige wenige Beispiele anzuführen, anders titulieren sollte. Von zahlreichen mir von in Italien lebenden Homosexuellen zugegangenen Berichten will ich wenigstens einen wiedergeben, der zugleich ein Beleg für den im Kapitel „Behandlung" von mir vertretenen Standpunkt ist, daß Italien keineswegs, wie so oft angenommen wird, die beste Lösung der sich aus der homosexuellen Veranlagung ergebenden Schwierigkeiten ist.

Es heißt da: „Italien gilt vielen als das Dorado der Homosexuellen. Aber wie irrig diese Meinung ist, erfährt man, sobald man sich einige Zeit in Italien aufhält. Daß die homosexuelle Veranlagung dort bei weitem nicht so verbreitet zu sein scheint wie in den nordischen Ländern, ist schon mehrfach betont worden. Andrerseits tritt sie keineswegs so selten auf, wie manche anzunehmen geneigt sind. So sind mir bei sechsmonatigem Aufenthalt mindestens acht ausgesprochen homosexuelle Italiener und ein Bisexueller begegnet. Von den ersteren sind vier ältere Männer, die andern jüngere unter diesen zwei, die eine Vorliebe für ältere Männer haben. Dies Ergebnis meiner Beobachtungen ist nicht zu gering zu veranschlagen in Anbetracht dessen, daß ich infolge meiner mangelhaften Kenntnis der Landessprache verhältnismäßig mit nur wenigen Italienern in Berührung kam, bei der Annäherung an homosexuelle Kreise mit Rücksicht auf meine gesellschaftlichen Beziehungen zu Landsleuten große Vorsicht walten lassen mußte, und der „bessere" Italiener, wie ich mir habe sagen lassen, seine homosexuelle Neigung mindestens ebenso wie der gleichartige Deutsche nach Möglichkeit zu verbergen sucht.

Mag aber auch die wahre Homosexualität nur in geringem Maße in Italien verbreitet sein, so ist es um so mehr die homosexuelle Betätigung. Charakteristisch in der Hinsicht war mir der Ausspruch eines Urnings: „Für Geld kann ich in Italien jeden haben, selbst den Sindaco". Dies ist übertrieben, enthält aber einen guten Kern Wahrheit. Es ist überraschend, wie viel junge Leute in Rom und Neapel durch Blicke oder durch Erwidern eines ihnen zugeworfenen Blickes ihre Bereitwilligkeit zu einer Annäherung zu erkennen geben, und nach meinen Beobachtungen sowohl wie nach den Mitteilungen, die mir von Italienern gemacht wurden, glaube ich behaupten zu dürfen, daß in den genannten Großstädten die italienischen Jünglinge im Alter von 15—18 Jahren sich in der Mehrzahl homosexuell betätigen. Hierbei sehe ich ab von der wechselseitigen Onanie, die die jungen Leute auf Schulen und besonders in den in Italien zahlreichen Internaten untereinander betreiben, habe vielmehr lediglich den homosexuellen Verkehr mit mehr oder weniger älteren Männern und namentlich Fremden im Auge. Wird ein junger Mann in der Gesellschaft eines Ausländers gesehen, gerät er alsbald in den Verdacht homosexuellen Verkehrs, insbesondere dann, wenn der Ausländer ein Amerikaner, Engländer oder Deutscher ist. Namentlich stehen die sich vorübergehend in Rom aufhaltenden Deutschen im Rufe der Homosexualität. Ein mir bekannter, gebildeter Italiener von etwa 18 Jahren, der trotz seiner Jugend einen sehr intensiven heterosexuellen Verkehr unterhielt, aber sich ausnahmsweise auch homosexuell betätigte, verstieg sich zu der ungeheuerlichen Behauptung, daß die Deutschen, die nach

Rom kommen, zu — 90% homosexuell seien. Diese Behauptung stützte er hauptsächlich auf Erzählungen aus dem Kreise der römischen Jeunesse dorée, in der er verkehrte und in dem nach seiner glaubwürdigen Angabe solche Dinge einen beliebten Gesprächsstoff bildeten. Ich vermute, daß diese geradezu lächerliche Ansicht im Gefolge der Eulenburg-Prozesse entstanden ist. Will man in Rom einen Deutschen als homosexuell verdächtigen, so sagt man von ihm: è della tavola (oder tavola rotonda), d. h. er gehört zur Tafelrunde, soll heißen zu dem Liebenberger Kreise. Auch von Angehörigen der deutschen Kolonie wurde mir gegenüber als eine beklagenswerte Folgeerscheinung jener Prozesse hervorgehoben, daß in Rom die Deutschen im Geruche der Homosexualität stehen. Um sich nicht verdächtig zu machen, scheuen sich in der Regel die jungen Italiener — wenigstens soweit sie den besseren Ständen angehören —, sich in Begleitung von älteren Ausländern in der Öffentlichkeit zu zeigen, und zwar selbst dann, wenn ein geschlechtlicher Verkehr zwischen ihnen und dem Ausländer nicht stattfindet. In Neapel trat ein mir unbekannter Mann mit dem Anerbieten an mich heran, daß er mir einen bello ragazzo verschaffen wolle, und auf meine Frage, wie er zu solchem Anerbieten komme, erwiderte er, er hätte mich in Gesellschaft eines jungen Neapolitaners spazierengehen gesehen. Erwerbssinn und Sinnlichkeit sind die Beweggründe für die homosexuelle Betätigung des jungen Italieners. Ganz ohne Entgelt pflegt auch der wirklich homosexuelle Jüngling sich dem älteren Manne nicht hinzugeben. Mindestens ein kleines Geschenk erwartet selbst der echte Homosexuelle. Ein junger Mann, den ich kennen lernte, erklärte es zwar für „brutto", Geld zu nehmen, bat aber, ihm ein neues Jackett zu schenken. Und es sind nicht etwa bloß Jungen niederer Volkskreise, die sich für Geld hingeben. Die Entgeltlichkeit ist die conditio sine qua non auch bei den Jünglingen der besseren und besten Stände.

Entsprechend der sozialen Stellung wird ebenso wie in Deutschland der Liebeslohn bemessen. Ein römischer Student, dessen Forderung von 10 Lire dem um ihn werbenden Ausländer zu hoch schien, meinte, unter dem könnte doch ein junger Mann wie er es nicht tun. Ein Unteroffizier war geradezu entrüstet über ein Angebot von 5 Lire; auf die Aufforderung, seinerseits seine Bedingungen zu nennen, erklärte er in gekränktem Stolze, daß noch nie ein Ausländer es gewagt habe, ihm ein ihn so erniedrigendes Angebot zu machen, und daß bei dieser Geringschätzung seiner Person jede weitere Verhandlung ausgeschlossen sei.

Die Sucht nach Gelderwerb, die, wie dargelegt, bei der Hingabe des Italieners eine so große Rolle spielt, zeitigt auch die unerfreuliche Erscheinung, die so vielfach in Verbindung mit dem homosexuellen Verkehr auftritt: die Chantage, im Italienischen „ricatto" genannt. Daß eine solche in einem Lande, in dem eine dem § 175 entsprechende Strafbestimmung nicht besteht, überhaupt möglich ist, erregt bei dem Nichtkenner der italienischen Verhältnisse Befremden. Gilt ihm doch Italien als das Land der Freiheit für den homosexuellen Verkehr.

Irrig ist aber zunächst schon die Ansicht von der völligen Straffreiheit. Straflos ist zwar der homosexuelle Verkehr an und für sich. Er wird aber unter den gleichen, besonderen Umständen wie der außereheliche heterosexuelle Verkehr bestraft, und dies ist — abgesehen von dem Mißbrauch eines Abhängigkeitsverhältnisses, der Unzucht mit Kindern unter 12 Jahren, der Gewalttätigkeit und ähnlichen Qualifikationen — dann der Fall, wenn er erstens öffentlich geschieht, und zweitens mit unbescholtenen Personen, die das 16. Lebensjahr noch nicht vollendet haben. Letzterenfalls freilich nur auf Antrag. Der Begriff der Öffentlichkeit wird sehr ausgedehnt ausgelegt; so wird z. B. als ein öffentlicher Ort, wie man mir gesagt hat, schon die — wohl von innen nicht verschließbare — Kabine einer Badeanstalt angesehen. Diese gesetzlichen Bestimmungen dienen nun vielfach als Handhabe für die Chantage. Erleichtert wird dies dadurch, daß der Italiener sich frühzeitig entwickelt, und man sich infolgedessen leicht über sein Alter täuscht. Sowohl in dem einen wie in dem anderen Falle gehen nun die Erpressungen unter Androhung von Anzeigen nicht etwa nur von den angeblich in ihrer Sittlichkeit Verletzten selbst aus, sondern oft auch von deren Eltern und sonstigen Angehörigen, die sich gegen Zahlung eines Schweigegeldes bereit erklären, von Stellung eines Strafantrags Abstand zu nehmen. In dieser Weise wird auch dann vorgegangen, wenn eine Verletzung des Schutzalters überhaupt nicht in Frage kommt. Es wird schlankweg behauptet, der andere Teil habe sich strafbar gemacht, und man rechnet darauf, daß der Fremde sich einschüchtern läßt. Dieser Zweck wird vielfach schon durch die Scheu vor Scherereien mit der Polizei oder vor einem Skandal erreicht. Man findet sich ab, um sich nicht weiteren Belästigungen auszusetzen. Kommt es doch vor, daß jugendliche Erpresser manchmal selbst dann, wenn eine geschlechtliche Berührung gar nicht stattgefunden hat, dadurch auf ihr Opfer einzuwirken suchen, daß sie sich tagelang an seine Fersen heften. In einem Falle verfolgte in Rom ein Junge einen Herrn nachts mehrere Stunden, stieg mit ihm in die Straßenbahn, lief, als der Herr sich eine Droschke nahm, andauernd neben her und hatte die Frechheit, in einer Hauptstraße Roms von hinten an die Droschke hinanzuspringen, um dem Herrn einen Schlag über den Kopf zu versetzen. Schon eine kurze Unterhaltung, die an sich unverfänglich ist, genügt manchmal dem Jungen oder seinen Helfershelfern, um die Erpresserschraube anzusetzen. Hierbei ist es keineswegs Voraussetzung, daß die Anrede von dem Herrn ausgegangen ist. „Was haben Sie mit meinem Bruder gemacht?" oder „Was haben Sie meinem Freunde zugemutet?", herrscht plötzlich ein anderer Junge, der „unversehens" dazukommt, den Herrn an, welcher sich im Gespräch mit dem ersten Jungen befindet oder solches auch wohl bereits beendet hat. „Sie haben ihm unsittliche Anträge gestellt" oder so ähnlich heißt es weiter. Alsdann wird mit der Guardia (Polizei) gedroht, um durch diese Einschüchterung den Boden für die Geldforderung vorzubereiten, oder sie, falls schon gestellt, zu unterstützen. Nur größte Energie kann hier retten. Dies mag folgendes Beispiel lehren.

Ein Deutscher hatte in Rom mit einem dort studierenden 20-jährigen Italiener aus Ancona ein Verhältnis. Die intimen Zusammenkünfte der beiden fanden teils in der Pension des Deutschen statt, teils in der Wohnung des Studenten, für die diesem der Mietpreis von dem Deutschen zur Verfügung gestellt wurde. Da dem Studenten die freiwilligen Geldspenden seines Freundes nicht genügten, versuchte er mehr Geld aus ihm herauszuziehen. Er schwindelte zunächst vor, daß ihm seine Wohnung auf sofort gekündigt sei, weil er unerlaubte Beziehungen zu dem Ausländer unterhalte, und seine Zimmerwirtin mit Mitteilung an seine Eltern gedroht habe, falls er nicht sogleich, ohne das für den eben angebrochenen Monat im voraus gezahlte Mietgeld zurückzuerhalten, ausziehe. Er bat seinen Freund nun flehentlich ihm eine größere Summe zu geben. Als dieser sich ablehnend verhielt, beschloß man „aufs Ganze zu gehen". Hierzu wurde von dem Studenten einem älteren Bekannten die Rolle seines Schwagers aus Ancona zugeteilt. Bei der nächsten Zusammenkunft in der Wohnung des Deutschen, die der Student angeregt hatte, gab sich dieser so zärtlich wie nie zuvor. Da wurde plötzlich an die Tür geklopft, und herein stürmte mit drohend erhobener Faust ein vierschrötiger Geselle, der angebliche „Schwager", Schmähworte ausstoßend gegen den „mißratenen Jungen", der sich zitternd wie Espenlaub in eine Zimmerecke geflüchtet hatte und wehklagend rief: „O mio cognato, mio cognato da

Ancona!"[20]) Der Deutsche, zunächst noch in gutem Glauben, daß die Zimmmerwirtin des Studenten ihre Drohung wahr gemacht habe und der aus Ancona herbeigeeilte Schwager dem Familienangehörigen zu Leibe wollte, versuchte vergeblich, den Eindringling wieder aus dem Zimmer hinauszuschieben oder doch an die elektrische Klingel zu gelangen. In diesem kritischen Momente erschien, durch den Lärm herbeigerufen, das Zimmermädchen, und kurz entschlossen gebot dieser der Deutsche, den padrone (Pensionsinhaber) herbeizurufen, der denn auch alsbald erschien und auf Wunsch des der italienischen Sprache nicht genügend mächtigen Deutschen den „cognato" nach seinem Begehr befragte. Der „cognato" erzählte von den angeblichen brieflichen Mitteilungen an die Eltern des Studenten und fügte hinzu, er sei deshalb von Ancona herübergekommen, um nach dem rechten zu sehen, und wünsche die Angelegenheit mit dem Deutschen zu ordnen. Der padrone verfehlte nicht, seine Zweifel an der Richtigkeit der Angaben zu äußern, machte auch den „cognato" auf die unangenehmen Folgen einer Verleumdung aufmerksam und kehrte dann zu dem Deutschen zurück, den er von jenen Angaben in Kenntnis setzte. Nach längerem Hinundherreden erklärte sich der Deutsche bereit, die verlangte Unterredung später in Gegenwart des padrone an einem dritten Ort zu gewähren. Nunmehr entfernte sich der „cognato", nachdem ihm auf Befragen versichert war, daß sich der Student inzwischen entfernt habe. In Wahrheit befand sich freilich der Student noch im Zimmer des Deutschen, wo er während und nach der Unterredung zwischen dem „cognato" und dem padrone jammerte: „Was hast Du getan? Warum gleich so heftig? Hättest Du meinen Schwager nicht so hart angelassen, hätte er mit sich reden lassen. Nun werden wir beide ins Gefängnis kommen." Auf letztere Äußerung kam er immer wieder zurück, obwohl ihm — der Wahrheit entsprechend — von dem Deutschen bedeutet wurde, daß das, was zwischen ihnen vorgefallen wäre, nach italienischem Gesetz nicht strafbar sei. Weiter wehklagte er, was aus ihm werden sollte, und stöhnte, daß ihn sein Schwager totschlagen werde. Dann wollte er wiederum fort, obwohl ihm gesagt wurde, daß er Gefahr laufe, seinem wütenden Schwager noch vor dem Hause zu treffen, und im nächsten Augenblicke erklärte er, sofort zu seinen Eltern nach Ancona reisen zu wollen. Kurzum er tat ganz kopflos — die Komödie wurde vortrefflich gespielt. Schließlich wurde er fortgeschickt mit der Weisung, sich zu der Unterredung mit dem „cognato", an der wegen Behinderung des padrone nunmehr ein Rechtsanwalt teilnehmen sollte, einzufinden. Bevor der Student ging, steckte der Deutsche seine Pistole in die Tasche mit dem Bemerken, daß er diese zur Vorsicht mitnehmen werde, was ersichtlich Eindruck auf den Studenten machte. Nachträglich entschloß sich der Deutsche, der sich inzwischen klar darüber geworden war, daß es sich um ein Komplott handelte, jegliche Auseinandersetzung mit dem „cognato" zu vermeiden. Er sowohl wie der bereits telephonisch angerufene Rechtsanwalt blieben deshalb der Zusammenkunft fern — und damit war die Sache zu Ende. Sowohl der „cognato" als auch der Student haben nichts mehr von sich hören oder sehen lassen. Der Plan der beiden Spießgesellen lag klar zutage: man rechnete darauf, daß der Deutsche, durch den Überfall eingeschüchtert, um gut Wetter bei dem sichtlich entrüsteten „cognato" bitten und, sei es aus eigenem Antriebe, sei es auf die ihm dann zu machenden Andeutungen hin, sich bereit erklären würde, durch Zahlung einer Buße den Zorn der in ihrer Ehre gekränkten Familie zu beschwichtigen, d. h. sich loszukaufen.

Weniger günstig war der Ausgang eines ähnlichen Abenteuers eines anderen Deutschen in Neapel. Dieser hatte auf der Straße die

---

[20]) Ach mein Schwager, mein Schwager aus Ancona!

Bekanntschaft eines jungen Neapolitaners gemacht, der sich schon seit mehreren Jahren zu gleichgeschlechtlichem Verkehr für Geld hergab, und hatte sich mit ihm in ein Absteigequartier begeben, nachdem er ihm vorher als Entgelt 10 Lire versprochen hatte. Die beiden hatten sich eben halb ausgekleidet, als es an die Tür pochte. Als der Fremde öffnete, drängten sich zwei Burschen ins Zimmer, die sich als Brüder des Jungen ausgaben, dem Herrn vorhielten, daß er über ihre Familie Schande gebracht habe, und ein Schweigegeld verlangten, widrigenfalls die Sache zur Anzeige gebracht würde. Nach längerem Verhandeln kam eine Einigung dahin zustande, daß sich der Deutsche mit 100 L., die er den Dreien gab, abfand. Der Junge hatte die naive Unverfrorenheit, den Vorgang einem andern in Neapel seßhaften Deutschen, mit dem er schon seit Jahren in Beziehungen stand, zu erzählen; als ihm dieser die Schändlichkeit seines Vorgehens zu Gemüte führte, erwiderte er: „Die Fremden, die nach Italien kämen, hätten viel Geld, er aber hätte keins, und da sei es ganz in der Ordnung, jene zu rupfen." [21]) In dieser Äußerung zeigt sich gleichzeitig die den Süditalienern nachgesagte Nichtachtung fremden Eigentums. So werden denn in Italien bei Gelegenheit des homosexuellen Verkehrs auch vielfach Diebstähle verübt. Einem Deutschen wurde am hellen Tage, nachdem er in einem Park an entlegener, im übrigen menschenleerer Stelle mit einem Italiener verkehrt hatte, seine goldene Uhr regelrecht geraubt, und der Italiener schämte sich nicht, am nächsten Tage vor dem Hotel des Deutschen, der mit anderen Gästen draußen stand, vorbeizustolzieren — er wußte, daß die Scheu vor einem Skandal den Beraubten abhalten würde, ihn festnehmen zu lassen.

Es ist aber nicht Schaden an Hab und Gut allein, den man in Italien bei Liebesabenteuern zu besorgen hat, man ist auch der Gefahr körperlicher Beschädigungen ausgesetzt. Kommt es auch nicht gleich zu Mord und Totschlag, wie s. Zt. bei Winckelmann, so soll doch ein Messerstich dessen, der sich in seinen Erwartungen auf Gewinn getäuscht sieht, keineswegs zu den Seltenheiten gehören."

Auffallend ist die späte und geringe Beachtung, welche die wissenschaftliche Seite homosexueller Fragen in Italien gefunden hat, trotzdem doch von hier die moderne Kriminalistenschule, welche sich anderswo viel mit ihr beschäftigte, ihren Ausgang genommen hat. Als ich Lombroso in Turin und den alten Mantegazza in Florenz sprach, war ich erstaunt, wie geringe Erfahrungen und Kenntnisse über die männliche und die weibliche Homosexualität sie bei ihrem fundamentalen Wissen auf benachbarten Gebieten gesammelt hatten. Einzig und allein Pasquale Penta [22]), der leider 1904 nur 45 Jahre alt, als Professor der Psychologie und Kriminalanthropologie in Neapel starb, hat dem Problem die verdiente Aufmerksamkeit gewidmet.

Vom Urningstum in Spanien hörte man früher verhältnismäßig wenig. Homosexuelle Weltenbummler berichteten mir,

---

[21]) In dem Aufsatz: Erotische Ausdrucksweisen der Sorrentiner Landbevölkerung, in der Anthropophyteia von Krauß, Band VII, Leipzig 1910, hebt Spectator hervor, es habe sich eine anscheinend nicht unbedeutend florierende Industrie zur Ausbeutung homosexueller Fremden in der dortigen männlichen Landbevölkerung gebildet.

[22]) Näcke, Zeitschrift für Sexualwissenschaft 1908. p. 74 ff. „Penta als einer der besten Förderer der Sexualwissenschaft."

Pentas Ansichten finden sich in seinen Schriften: „I pervertimenti sessuali nell'uomo e Vicenzo Verzeni strangulatore di donne" 1893. „Archivio delle psichopatia sessuali", 1896. „Rivista mensile di Psichiatria Forense, Antropologia criminale e Scienze affini", Lezioni di Psichiatria, dettate nell'anno scolastico 1899—1900.

sie hätten außer einer ziemlich aufdringlichen und gefährlichen Prostitution in den Fremdenzentren — wie auf der Puerta del Sol in Madrid oder der Rambla in Barcelona — wenig oder nichts Typisches gesehen. Es ist immer die gleiche Erfahrung. Das national-homosexuelle Leben, dessen Gestalt schon den heterosexuellen Einheimischen verborgen bleibt, verschließt sich in seiner Tiefe den der Landessprache und Landessitte unkundigen Fremden fast völlig. Nur der urnische Ausländer, der viele Jahre im Lande lebt, gewinnt allmählich einen „Einblick hinter die Kulissen", der ihn gewöhnlich aber auch nur einen Ausschnitt kennen lernen läßt. Am meisten lernt der Sachkundige kennen, wenn er mit eingeborenen Urningen verschiedener Art Geschmacksrichtung und Bildung Fühlung nimmt. Dies ist der Weg, auf dem ich vorzugehen pflege und auf ihm habe ich auch auf den iberischen Halbinsel wichtige Kenntnisse sammeln können.

Als ich in San Sebastian spanischen Boden betrat, war einer der ersten Eindrücke, die ich empfing, ein offensichtlich urnisches Freundespaar im Kasino. Ein etwa 30jähriger und ein 20jähriger Vollblutspanier lauschten Hand in Hand der schönen Musik; die liebkosenden Blicke, mit denen sie einander verzehrten, hätten über den Charakter ihrer Beziehungen selbst dann keinen Zweifel gelassen, wenn sich nicht der urnisch-feminine Typus des älteren dem Kenner allzudeutlich verraten hätte. In einer Pause begrüßte sie ein spanischer Urnings-Dandy, ein junger eleganter Weibling, dessen Schleppe man förmlich rauschen hörte. Vor dem Kasino auf der Concha boten sich baskische „Strichjungen" an, die nichts weniger als vertrauenswürdig ausschauten; man teilte mir später mit, daß die „anständigen" sich um die neue Kirche zum buen Pastor aufzustellen pflegen. An den Abenden beobachtete ich in fast jedem der dicht bevölkerten Bordells, die ich mir ansah, — sechs an der Zahl — unter den etwa 10—15 Insassinnen spanische Freundinnenpaare „aus Lesbos". Wenn eine mit einem Freier verschwand, ließ die andere die Flügel hängen und wurde erst wieder munter, wenn die andere die Treppe herunterstieg, die von den Bettzimmern abwärts führte. Sie eilte der Freundin entgegen, umarmte und küßte sie, tanzte mit ihr die „chonta" und blieb fest an ihrer Seite, ohne daß die Partner, die Kolleginnen oder Besucher Anstoß daran nahmen. Ähnliches sah ich im Café de la Magdalena in Madrid und anderen Flamengo-Lokalen (Tanzvarietés), in denen sich Männer aus dem Volke die Mädchen holen, mit denen sie sich in die Schlafgemächer des Hauses zurückziehen. In Madrid suchte ich zwei deutsche Homosexuelle auf, die mit dem wissenschaftlich-humanitären Komitee in Beziehungen standen. Der eine, ein Gelehrter, lebte 15, der andere, ein Diener, 7 Jahre in Spanien. Beide waren einander unbekannt. Der Gelehrte, der mit einem Torero in fester Freundschaft lebte, wußte von der Homosexualität in Spanien fast nichts. Hätte ich mich allein auf seine Auskünfte verlassen, so hätte ich annehmen müssen, daß der echte Uranismus unter den Spaniern höchst selten sei. Umso mehr wußte der Diener. Er führte mich zu Don Carlos — genannt Donna Carolina — der seit 24 Jahren den beliebtesten urnischen Rendezvousplatz der iberischen Halbinsel unterhält. Don Carlos, der mit seiner Frau und seinem Freund zusammenwohnt, erzählt, daß er, wenig gerechnet, im Tage drei, im Jahre gegen 1000, seit er sein Quartier leitet, an 20 000 verschiedene

Uranier zu Gesichte bekommen hat, von denen $^4/_5$ Spanier und Portugiesen und etwa nur $^1/_5$ Ausländer waren. Unter den Mitgliedern der Diplomatie, die seine Stammgäste waren, befanden sich auch zwei urnische Japaner. Ich traf dort „las camelias", zwei urnische Zwillingsbrüder, „la malva loca", die verdrehte Malve, „la munneca" (die Puppe), einen jungen Diener, der seinen Namen von dem kindlichen Puppengesicht führte, das für manche Homosexuelle typisch ist; ferner sah ich dort „Madame Antonia", eine sehr elegante Modistin und seine Konkurrenten, der „la Imperatriz", die Kaiserin, genannt wird, eine große stattliche Erscheinung, die fast nur mit Toreros verkehrt: auch „la Presidenta", einen reichen Kaufmann aus Zaragossa, lernte ich kennen, und „la tia del pueblo" (die Tante vom Dorfe), einen homosexuellen Bauern. Aber nicht nur dem femininen Typus spanischer Uruinge begegnet man bei Donna Carolina, sondern häufiger dem völlig virilen und dazwischen dem wohlsoignierten und parfümierten zierlichen Stutzer, der zu dem Carnatero, dem Ochsentreiber, in Liebe entbrannt ist und für dessen bunte camisa de flanela (Flanellhemd), seine Albagetas (weiße Bastschuhe), seine weiten Manchesterhosen und womöglich gar für seine Piajos (pulices) schwärmt. Der großen Nachfrage entspricht natürlich auch das Angebot, vor allem kommen in die casa de la Carolina Soldaten, besonders solche der Escorta real, sowie Matrosen, Husaren und namentlich guardias (Schutzleute), allerdings in nichts weniger als amtlicher Eigenschaft. Ähnlich wie hier, nur nicht so lebhaft, geht es bei la Ricarda, auch Sindientes, die Zahnlose genannt, zu. Dieser wohnt mit seinem Freunde la Pepa (Pepe gleich Joseph) und zwei Frauen, Lola und Leonora, zusammen, die seit langer Zeit in einem festen homosexuellen Verhältnis leben, das oft von starken Eifersuchtszenen unterbrochen. ist. Die weibliche Homosexualität ist überhaupt in Spanien nicht weniger verbreitet wie die männliche; sehr bekannt ist in Madrid eine Marquesa, die den Namen „la Gloria" führt. Sie unterhält verschiedene Kokotten und Sängerinnen, hat häufig Skandale, ist eine Stammgästin niederster Bordelle und Tabernas und duzt alle Droschkenkutscher und Blumenverkäuferinnen. Das hindert ebensowenig ihr Erscheinen bei den Festen der Aristokratie, wie es ihrem Seitenstück, dem Marquis mit dem Spitznamen la casta Susanna (die keusche Susanne) in seiner Beliebtheit geschadet hat, daß er bereits achtmal wegen Erregung öffentlichen Ärgernisses 500 Peseten zahlen mußte, weil er sich nicht enthalten konnte, in Bedürfnisanstalten ihm präsentierte membra zu berühren. Auch von einem der geschätztesten Bühnendichter neuerer Zeit, der namentlich in der Damenwelt sehr beliebt ist, weiß man, daß er Maurer, Kutscher und Toreros nicht nur platonisch liebt. Seine Freunde aus dem Volke erzählen, daß er, wenn er mit ihnen schläft, nie vergißt, Notizbuch und Füllfederhalter auf das Kopfkissen zu legen, um sogleich seine schönen Verse zu Papier zu bringen, die ihm während der Betätigung einfallen. Auch einer der berühmtesten und vergöttertsten Espadas, — ich lernte ihn in Barcelona persönlich kennen, — steht im Rufe der Homosexualität, die unter den Stierkämpfern keine Seltenheit ist. Hat ein homosexueller Matador einen Liebling aus dem Volke, so pflegt er ihn zu seinem mozo de estoque (Stockjungen) zu machen, d. i. seinem Gehilfen, der hinter der Barriere stehend ihm während des Kampfes stets zur Hand ist, vor allem ihm auch den Degen und das rote Tuch überreicht. Die Toreros ihrerseits haben vielfach auch homosexuelle Gönner, denen sie, gleichviel, ob sie hetero- oder homosexuell, sehr anhängen. Haben sie ihnen doch oft genug ihre Ausbildung zu verdanken. Es kommt nicht selten vor, daß sie den Stier statt dem Präsidenten einem Freunde widmen. Ich sah solches selbst in Barcelona. Im übrigen stehen die Stierkämpfe noch heute genau so wie vor hundert Jahren im Mittelpunkte des Volksinteresses. Fast die ganze Unterhaltung der Spanier dreht sich um die Toreros und Corridas; sie sparen und versetzen Hab und Gut, um einen berühmten Stierkämpfer zu sehen, und es ist charakteristisch, daß an den Tagen vor den Stierkämpfen das Angebot auf den Strichen durch die Jungen aus dem Volke, die sich das Eintrittsgeld in die Arena verdienen wollen, mehr als verdoppelt ist. Die männliche Straßenprostitution gilt mit Recht in ganz Spanien von San Sebastian bis Malaga als aufdringlich und gefährlich. Oft wird so gearbeitet, daß zwei Männer einen gut aussehenden Jungen als Lockmittel ausschicken. Reagiert der einsame Spaziergänger auch nur ein wenig, so erscheinen sie plötzlich mit dem Schreckruf: „Was haben Sie getan?“ auf der Bildfläche und schüchtern den Unglücklichen ein, indem sie sich als Polizeibeamte (Policia falsa) gerieren. Ein solcher Anschlag (attraquo) im Retiro von Madrid erregte vor einigen Jahren besonderes Aufsehen, weil sein Opfer, „Donna Emilia“, ein sehr geschätzter katholischer Geistlicher aus Nordspanien war. Nicht so schlimm wie die madrilenische ist die andalusische Prostitution. In Sevilla gehören ihr, ähnlich wie in Ägypten, fast alle Stiefelputzer an; während sie die Schuhe reinigen, suchen sie durch nur dem Eingeweihten merkliche Berührungen und Positionen, die sie sich zu geben wissen, ein Verständnis herbeizuführen. Geht der Herr auf ihre Anerbietungen ein, so stellen sie ihr Putzzeug einfach unter eine Bank, geben ein Zeichen, man solle ihnen folgen und führen den Betreffenden in ein nahegelegenes Frauenbordell, wo man beiden gegen geringes Entgelt ein Zimmer zur Verfügung stellt. Aus der Selbstverständlichkeit, mit der dieses geschieht, geht hervor, daß es sich um einen ganz alltäglichen Vorgang handelt. Die Gefährlichkeit der spanischen Prostitution hat als Folge, vielleicht auch als Ursache, daß sich ihrer fast nur die vorübergehend im Lande befindlichen Fremden bedienen. Diese allerdings in hohem Grade. So sagte mir ein Alhambraführer in Granada, der Herren für den Abend Tanzjungen anbot, daß von den Reisenden ohne Frauen gut die Hälfte, wenn er ihnen seine Kupplerdienste zur Verfügung stellte, nicht Mädchen, sondern „garçons“ zu haben wünschten. Einem Engländer aus dem Hotel Washington Irving hätte er sogar einmal jeden Abend vier „garçons“ verschaffen müssen. Dieses „Nachtlager von Granada“ hätte sich an fünf aufeinanderfolgenden Abenden wiederholt und täglich 100 Peseten gekostet. Es gibt übrigens in Spanien — ähnlich wie in Italien — englische und deutsche Urninge, die sich ganz akklimatisiert haben, ausgezeichnet die Landessprache sprechen, ganz die Gewohnheiten der neuen Heimat annehmen, dabei sich vom Verkehr mit ihren Landsleuten zurückziehen, deshalb für Sonderlinge gelten, auch mit Urningen wenig verkehren und nur einen eingeborenen Freund haben, in dessen Interessen, und seien sie den ihren noch so abgelegen, vollkommen hineinleben, sie nach Möglichkeit auch finanziell fördern. Oft dauert es ein Jahr und länger, bis sie die Zuneigung und das Vertrauen dieses meist normalen, ihnen innerlich fremd gegenüberstehenden Cataloniers, Andalusiers, Arragonesen, so weit gewonnen haben, daß es auch zu sexuellem Verkehr kommt. Dafür dauern dann diese Beziehungen aber auch oft sehr lange Zeit, oft Jahrzehnte.

Eins der wenigen wissenschaftlichen Werke, die über die Homosexualität in Spanien geschrieben sind, rührt von de Quirós und Aguilaniedo [23]) her. Die Autoren beschreiben 19 von ihnen beobachtete Uranier mit Kopf- und Körpermaßen, sie unterscheiden echte Invertierte, die sich als anderes Geschlecht fühlen und Pseudoinver-

[23]) C. Bernaldo de Quirós und J. M. L. Aguilaniedo, Verbrechertum u. Prostitution in Madrid. Sexualpsychologische Bibliothek, her. von Iwan Bloch. Bd. III. S. 237—277.

tierte „aus Laster", ferner Dimorphe, die aktiv und passiv auftreten und Bisexuelle, sie betonen, daß nicht alle der Pädikation huldigen und daß manche bei männlichem Typus eine weibliche Psyche besäßen. Die männlichen Prostituierten, die, den untersten Klassen entstammend, auch in Spanien vorkämen, seien teils geborene Invertierte, teils nur lasterhaft; sie benutzten den homosexuellen Verkehr oft nur zum Zwecke des Diebstahls, des Raubes, ja, des Mordes. Dies werde dadurch erleichtert, daß Spanien, speziell Madrid, der Homosexualität sehr feindlich gesonnen sei, wenngleich jetzt weniger als in früherer Zeit. Auch mit der weiblichen Homosexualität beschäftigen sich die Verfasser. Es gäbe auch in Spanien eine für homosexuelle Frauen bestimmte weibliche Prostitution.

In neuerer Zeit ist in einigen Monographien, la mala vida en Madrid, la mala vida en Barcelona[24]), la Prostitucion[25]) das Thema in ähnlicher Weise noch etwas ausführlicher behandelt worden. Es werden namentlich interessante Details über die große Verbreitung der Homosexualität in Spanien beigebracht, doch scheint allen diesen Autoren die deutsche Fachliteratur, wenigstens im Original, unbekannt geblieben zu sein.

Über die weibliche Homosexualität, die er Safismo o Feminasexualismo nennt, gibt Bembo wertvolle Aufschlüsse. Die Zahl der „unisexuales femininas" steht nach ihm in Spanien im gleichen Verhältnis zur Bevölkerung wie der „Homosexualismus"; er sagt: „ich habe Gelegenheit, Feminasexuelle zu behandeln, und meine Aufzeichnungen darüber lassen mich die Behauptung aufstellen, daß Madrid diejenige spanische Stadt ist, wo sie am meisten zu finden sind; dann kommt Barcelona, Sevilla und Galicia. Er meint, daß die offen zur Schau getragene Virilität der Frau nachgelassen hat. „Man kannte früher den Typus der Virago, des Mannweibes, aber diese Art des Auftretens war ihnen nachteilig, und er verschwand von der Bildfläche. Die Feminasexuelle ist jetzt mit Sorgfalt darauf bedacht, daß nichts in ihrer Erscheinung männlichen Charakter aufweise, aber sie muß sich Gewalt antun, denn das Gesetz der Inversion fordert ihre Vermännlichung." Interessant ist folgende Bemerkung: „Wir bemerken bei den Sapphistinnen eine ausgesprochene Vorliebe für die Poesie und die Musik, welche zuweilen eine „sinestesia génito-musical" erreicht, wie Dr. Ingenieros in zwei merkwürdigen Fällen beobachtet hat, die er in seinen Publikationen über das Strafgefängnis in Buenos Aires erzählt. Ferner berichtet er: „Die Chantage ist auch beim Feminasexualismus tätig, aber nicht so verbreitet wie beim Homosexualismus."

In dem von Spaniern und Portugiesen entdeckten, besiedelten und kulturell stark beeinflußten Mittel- und Südamerika ist der Uranismus gegenwärtig in allen Einzelstaaten eine weitverbreitete Erscheinung. Es liegen mir darüber eine sehr große Anzahl von Mitteilungen zuverlässiger Beobachter vor. Sie sind zwar nicht eingehend genug, um zuverlässige Schlüsse über die prozentuale Verbreitung der Veranlagung zu gestatten. Doch sind sich alle Beobachter einig, daß im Durchschnitt und dem allgemeinen Eindrucke nach die angeborene Homosexualität unter den Bewohnern dieser Länder ebenso häufig

---

[24]) „La mala vida en Barcelona" por Pro.f Max Bembo. Estudio II, Uranismo.

[25]) Barcelona o. J.

auftritt wie in Europa, ferner daß man auch allen andern Varianten der Sexualität, dem körperlichen Zwittertum in allen Nuancen des Hermaphroditismus und der Androgynie, der psychischen Feminität der Männer und Virilität der Frauen, Transvestitismus usw. dort ebenso häufig begegenet, wie bei uns.

In einem dieser Berichte heißt es:

„Besonders im Rufe homosexueller Neigungen steht in Südamerika der katholische Klerus. So werden die Homosexuellen in Chile „Jacinthos" genannt, nach einem katholischen Orden, der sich früher vorwiegend mit Knabenerziehung beschäftigt hat. Es erinnert der Ursprung dieses Ausdruckes an die in Österreich im Volke vielfach übliche Redewendung „jemanden einen Kapuziner machen", was die Vornahme der masturbatio ad ejaculationem, namentlich alterius bedeutet. Die Bekanntschaft mit homosexuellen Praktiken ist in allen Kreisen der Bevölkerung, die als Objekt gleichgeschlechtlicher Betätigung in Frage kommen können, in Südamerika überaus gewöhnlich. Von der seemännischen Bevölkerung der Hafenstädte bis zu den Naturburschen auf den abgelegenen „Estancias" Argentiniens und „Haciendas" Mexikos, soll man nach Mitteilungen urnischer Kolonisten kaum einen jungen Mann treffen, der nicht „Bescheid weiß" und gelegentlich sich aus Zuneigung oder des Verdienstes halber zum gleichgeschlechtlichen Verkehr hingibt. Die Frühreife der Bevölkerung hat zur Folge, daß die Jungen bereits in früherem Alter als bei uns sexuell empfinden und daher auch in homosexueller Beziehung meistens eher aufgeklärt sind. Sie sind oft recht zudringlich in ihren Anerbietungen; so kann man in Buenos Aires die Frage: „Es usted caliente?" von 12—14 jährigen Schuhputzern nicht selten hören. Ganz wie in Europa spielt auch in Südamerika das Militär in der männlichen Prostitution eine große Rolle; an manchen Plätzen scheint sie fast das Monopol der Soldaten zu sein. Nicht nur die Mannschaften, sondern auch die den besseren Ständen entstammenden Offiziersanwärter, Kriegs- und Marineschüler sind vielfach für Geld zu haben. Am ausgesprochensten ist das Militärangebot in den großen Städten, Santiago, Rio de Janeiro, Buenos Aires usw. Erpressungen und Diebstähle sollen von den Soldaten nur selten verübt werden, sie betrachten diese Betätigung meist als einen ehrlichen Nebenerwerb und bewahren dem homosexuellen Freund oft ein dauerndes dankbares Andenken. So berichtete ein früherer deutscher Offizier, der seiner urnischen Veranlagung halber nach Brasilien gehen mußte, daß er in Rio mehrfach mit einem Sergeanten verkehrt habe. Er traf diesen, der heterosexuell war, nach Jahren in Rio Grande del Sul wieder. Es war ihm bekannt geworden, daß er sich inzwischen der Revolution angeschlossen und sehr arge Grausamkeiten verübt hatte. Um so mehr war er erstaunt, als er ihn durch das Wiedersehen auf das höchste erfreut und in rührendster Weise anhänglich fand. Ein Beruf, der neben dem militärischen ein starkes Kontingent zur südamerikanischen Prostitution stellt, ist der der Polizisten, die sich großenteils aus dem Soldatenstande rekrutieren. Aus nahezu allen größeren Städten der südamerikanischen Staaten liegen Mitteilungen über die Bereitwilligkeit der Polizei zu homosexuellem Verkehre vor. So erzählte ein Herr, daß ihm in Rio de Janeiro ein Polizist auf seine Frage nach einem Bordell, bei der er die Ansicht, daß er ein Männerbordell suche, habe durchblicken lassen, sich selbst zur Verfügung gestellt habe. Übrigens habe ich zuverlässige Angaben über die Existenz homosexueller Bordells nicht erhalten, doch behaupten viele, daß es namentlich früher solche in allen großen Städten gegeben habe; speziell wird es von Santiago und Buenos Aires berichtet. Auch der Bau des Panamakanals soll eine — ebenso wie eine weibliche von Chinesen organisierte und ausgeübte — männliche Bordellprostitution mit sich gebracht haben, deren Sitz auf der atlantischen Seite Colon, auf der pazifischen La Boca sein soll.

Von Erpressungen hört man im allgemeinen in Südamerika etwas weniger als bei uns. Dagegen sollen Diebstähle gelegentlich gleichgeschlechtlichen Verkehrs häufig sein. Wenn übrigens in einer argentinischen Druckschrift [26]) in bezug auf homosexuelle Erpressungen gesagt wird: „Der Selbstmord des 53 jährigen Vizekonsuls v. Sch. hier geschah infolge solcher Bedrängnisse; bis aufs Blut von jenen Verworfenen gepeinigt, griff der Unglückliche zum Revolver", so ist zu bemerken, daß dieser ausgezeichnete, mir persönlich gut bekannte Beamte Erpressungen zum Opfer fiel, die ihn von Berlin aus nach Buenos Aires verfolgten. Es seien übrigens aus dieser Broschüre, die von einem Gegner der Homosexuellen, aber von einem offenbar gut orientierten, herrührt, noch einige Einzelheiten wiedergegeben. Es heißt hier:

„Das Ergebnis der Umfragen des Dr. Hirschfeld, wonach auf 100 Männer 2 anormale kommen, dürfte auch für Buenos Aires zutreffen. Gezählt hat sie niemand, und zu erkennen geben sie sich auch nicht ohne weiteres, woraus doch wohl hervorgeht, daß sie selbst fühlen, sie sind auf dem unrechten Wege. . . . Das Publikum im allgemeinen hat keine Ahnung von der Ausdehnung dieses unnatürlichen Lasters, welches hier ausschließlich als „Päderastie" bezeichnet wird, obgleich die „Wissenschaftlichen" in Deutschland streng zwischen Päderastie und Homosexualität unterscheiden. Wir sind hier noch nicht „so weit", haben auch keinen Paragraphen aufzuheben; dagegen dieselbe Erpressung, wie sie z. B. in Berlin geübt wird. . . . Die Uranier haben ihre bestimmten Lokale und Verkehrszentren; unter letztern spielen gerade die fashionablen Straßen eine Hauptrolle. In der Avenida de Mayo, Florida, Entre-Rios-Callao sind sie zu finden, besonders in der Nähe der Bedürfnisanstalten. Die männliche Prostitution geht auf den Strich wie die weibliche, ist ihren Kunden auch ebenso leicht kenntlich. Der aufmerksame Beobachter wird in vorgerückter Nachtstunde nicht selten sonderbaren Paaren begegnen; ein gutgekleideter, allem Anschein nach wohlsituierter Mann kommt mit einem Burschen, der seinem ganzen Aussehen nach absolut nicht zu dem Freundes- oder Verwandtenkreise des anderen gehören kann: es ist der Typus eines Compadrito, blaßgelbe Gesichtsfarbe, bartlos, den Chambergo auf dem Kopf und ein Tuch um den Hals. Die beiden waren in einer jener armseligen Posadas, deren Ausstattung in bezug auf Sauberkeit schlechter ist als das Logis der Heilsarmee. In der Nähe der Avenida de Mayo und Entre Rios befindet sich eine solche, eine andere nicht weit vom Polizeidepartement. Der wohlhabende Mann, der sich mit einer professionsmäßigen „Marica" einläßt, riskiert immer ausgeplündert zu werden. In einem von solchen Subjekten besuchten Café, nahe der Once, erzählte ein kachektisches Individuum mit dem Spitznamen „Corbatita" seine jüngsten Erlebnisse. Sie endeten regelmäßig darin, daß er den anderen in Angst und Schrecken versetzt und ausgebeutet hatte. Wenn ihm der Anormale fünf Pesos gab, so entgegnete „Corbatita" mit ausgestreckter Hand weiter nichts als „Mas!" Die beiden befanden sich auf der Straße, und „Corbatita" drohte Skandal zu machen. Erschreckt holt der andere einen weiteren Fünfer aus der Tasche. „Mas!" Er gibt dem Unverschämten noch einen. „Mas!" Noch einen Fünfpesoschein. Dann läßt der Erpresser sein Opfer los, und dieses verschwindet beschämt und entrüstet um die nächste Ecke. Aber der Unglückselige fällt das nächste Mal doch wieder einem solchen Elenden in die Hände.

---

[26]) „Buenos Aires bei Nacht. Schattenbilder aus der südamerikanischen Metropole". Von Dr. Treffies. Buenos Aires 1904.

Oder die „Marica" begleitet einen in dessen Wohnung. Das ist noch gefährlicher für den anderen. Denn er will natürlich jeden Skandal im Hause vermeiden. Das beutet dann der „Marica" in frechster Weise aus und geht nicht fort, bis der andere ganz gehörig „geblutet" hat. Es kommt aber auch anders. So begegneten wir in der Straße Belgrano, in der Höhe von 2000, in einer empfindlich kalten Mondnacht gegen 2 Uhr einem kleinen Auflauf, der für den achtlosen Passanten nichts weiter als eine der gewöhnlichen Kollisionen zwischen verschiedenen Individuen war. Die Sache verhielt sich aber so. Der Protagonist war ein junger, nicht unsympathischer Bursche mit einem wahren Mädchengesicht; er gestikulierte heftig und erzählte das Vorgefallene. Er habe zu seinem hier in der Nähe wohnenden „Freunde" gehen wollen; auf sein Klopfen öffnete ihm aber nicht dieser, sondern eine andere Person und fuhr ihn grob an. Er antwortete ebenso und so kam es zu einem Skandal und Tätlichkeiten. Zum Beweise zeigte der Bursche einen blutenden Finger. Außer dem Vigilanten standen noch ein paar junge Männer neben dem Aufgeregten und lachten still vor sich hin. Es waren Kumpane des Erstgenannten. Auf der Comisaria verhört, konnte der junge Bursche mit dem Mädchengesicht natürlich keine Erklärung für seinen nächtlichen Besuch geben, und so schrie ihn der Kommissär ohne weiteres an: „Callese, ya sè de que se trata: sois un p . . . sin verguenza!" und verdonnerte den vielversprechenden Jüngling zu der üblichen Strafe wegen „desorden".

Die passiven Urninge putzen und schminken sich oft nach weiblicher Art, in dieser Hinsicht sehr den weiblichen Prostituierten ähnelnd. Auch legen sie sich gerne die Namen bekannter oder berühmter Weiblichkeiten bei. Aus der Sammlung seien folgende erwähnt: Maria Stuart, La Pampa, Lola, Lucrecia, Delia, Mafalda, Yolanda, la bella Otero, Carmencita, la Marquesa de Malaspina, la Princesita, la Sirena, Maria Antonieta, Elvira, Aurora, Estrella, Magda, Manon, la Condesa del Lago, Rosita de la Plata usw. Ein ganz rares Subjekt war A r t u r o J ä g e r alias „Aida". Dieser oder diese fühlte nicht nur weiblich in einer Beziehung, sondern in jeder: er wollte erobert sein wie ein keusches Mädchen, und dann verlangte er eine „Eheschließung" in optima forma, mit weißem Schleppenkleid und allen üblichen Festlichkeiten und Zeremonien, die gesetzliche natürlich ausgenommen. Aber statt deren wurde ein Kontrakt aufgesetzt, auf dessen genaue Beobachtung „Aida" drang, andernfalls sie das „Band" löste und sich als „verwitwet" erklärte. Noch etwas Auffallendes hatte er an sich: er bediente sich niemals eines unanständigen Wortes, und die anderen hatten sich in seiner Gegenwart danach zu richten, sonst war die Freundschaft sofort aus. Wie das Bild zeigt, war sein Äußeres nicht unsympathisch. Sohn wohlhabender Eltern, sollte er im Alter von zwanzig Jahren sich mit etwas beschäftigen, und bekam ein Pöstchen im Regierungsgebäude. Dort fiel er nicht auf, ausgenommen durch seine „ungewöhnliche" zarte Sprache; keins der leider so beliebten Kraftworte kam über seine Lippen. Unter seinen Kollegen befand sich einer, der bedeutend älter war als J., aber oft in dessen Abteilung kam und sich mit den jungen Leuten unterhielt. Nach und nach entwickelte sich zwischen beiden eine intime Freundschaft, und sie waren stets unzertrennlich beisammen. Schließlich kam es zu einer Hochzeit im angedeuteten Sinne: „sie" in Weiß, er im Frack und weißbehandschuht. Auch die Wohnung wurde eingerichtet, wie es bei solchen Anlässen üblich ist. Indes das „Idyll" dauerte nicht lange; aber doch über ein Jahr; dann erfolgte die „Scheidung". „Aida" blieb allein in ihrem Häuschen, betrachtete sich als Witwe. Nach und nach tritt sie jedoch wieder in die „vida social" ein, macht neue Bekanntschaften, läßt sich den Hof machen, nimmt teil an Festen, jedoch immer „anständig". Alle Zweideutigkeiten waren in ihrer Gegenwart verpönt. Schließlich, um „üblen

Nachreden" ein Ende zu machen, „verheiratete" sich „Aida" zum zweiten Male, ebenfalls mit großem Pomp. Mit ihrem neuen „Ehegespons" war sie sehr zufrieden; jedoch es dauerte wieder nicht lange: „Aida" hatte sich die Schwindsucht zugezogen und starb ein halbes Jahr später. Dieses Individuum fühlte durchaus weiblich und war stets nur passiv, niemals aktiv. Sich hinzugeben war sein höchster Genuß. Im Süden der Stadt gab es einmal zwei Männerbordelle; die Nachbarschaft machte sie aber unmöglich. Sicher gibt es auch jetzt solche, aber ihres Bleibens ist nicht lange an ein und derselben Stelle. Tatsache ist, daß dieses Laster mehr verbreitet ist, als das indifferente Publikum glaubt, und daß ebenfalls sehr hochgestellte Herren zu den Konträren gehören, so der bekannte und von einem drastischen Witzblatt arg verspottete L., dem man auch einen weiblichen Namen beilegt."

Unter dem weiblichen Geschlechte herrschen ganz ähnliche Zustände: „Einer der in letzter Zeit bekannt gewordenen Fälle ist der der Spanierin Carmen Sanchez, die sich mit ihrer Freundin Marcela Garcia „verheiratete" und dann — aus materiellen Interessen — mit einem schon bejahrten Dänen. Daß die ärztliche Untersuchung der Frau diese als normal erkannte, will nichts heißen: ebensowenig wie der Urning braucht die Urninde physiologische Anomalien aufzuweisen, um konträr zu fühlen. Wie es heterosexuelle Männer gibt, so auch normale Weiber, die sich hier für Geld oder aus anderen Gründen mit konträrsexuell empfindenden Frauenzimmern einlassen. Wenn sich eine Urninde mit einem Mann verheiratet, so geschieht dies aus materiellem Interesse oder zwingenden Gründen; ebenso umgekehrt beim homosexuellen Manne."

Der Verfasser, in dessen Bericht sich Sachkenntnis und Unwissenheit so naturwüchsig mischen, schließt seine Ausführungen mit folgenden Sätzen:

„In der Presse der europäischen Hauptstädte kann man Annoncen finden des Inhaltes, daß eine Dame die Bekanntschaft einer anderen zu machen sucht, mit ihr in Korrespondenz zu treten wünscht oder eine „Freundin" sucht. Vielfach handelt es sich dabei um homosexuell Veranlagte. In der hiesigen Presse begegnet man solchen Inseraten nicht, überhaupt keinen zweideutigen, wie z. B. die deutschen Zeitungen massenhaft enthalten. Ist Buenos Aires also sittlicher? Buenos Aires, wo den ganzen Tag hindurch die unanständigsten Worte gebraucht werden — Flüche, welche in Deutschland Abscheu und Entsetzen erregen würden! Wo kein anständiges Mädchen oder Frau über die Straße gehen kann, ohne belästigt zu werden! Merkwürdige Extreme! ... Weiter auf dieses Thema einzugehen, ist nicht am Platze; ich überlasse das gern den „Spezialisten", die in Urningen eine wissenschaftliche Rarität erblicken und sich nicht ekeln, solchen Individuen bis in die tiefsten Tiefen ihres anormalen Seelenlebens nachzusteigen."

Ich gebe im Anschluß hieran noch den Bericht, welchen mir der Jefe der Policia de la Capital Federal der Republica Argentina über die dortigen Verhältnisse übersandte:

La Policía de la Capital, especialmente la de Investigaciones, dedica especial vigilancia para la represión de los actos que constituyan delitos ó simples faltas relacionadas con la moralidad. —

Felizmente este vicio de la pederastía no tiene aquí el desarollo que en otros paises, y yá, sea por la falta de ambiento ó el celo de las autoridades que lo combaten con rigor, sus autores son señalados con profunda repugnancia por el público que coopera con la policia á curar ese mal. —

El homosexualismo se nota en las esferas sociales inferiores, entre los presos de las carceles y depósitos de contraventores, y especialmente entre los vagabundos que pululan por las inmediaciones del Puerto, cuya extension presenta facilidades para que aquellos consuman sus actos de pederastía, á consecuencia también de la clase de gente que transita esa zona, y otros de malas costumbres. —

Por lo común el pederasta activo desciende de á bordo ó es un sujeto acostumbrado á robar en esa zona, que duerme en los wagones del ferro-carril que corren á lo largo de los diques, ó en los declives del terreno, que fué antes lecho de rio no completamente rellenado todavía; Y el pasivo, es casi siempre el de menor edad vagabundo, fugado del hogar de sus padres, iniciado en la senda del vicio y del robo por el ladron y generalmente cada uno de estos tiene un apodo femenino, y entre ellos mismos se llaman la querida de fulano. — Este elemento también se encuentra entre vendedores de diarios, que hacen vida análoga á los anteriores. —

La policía cumpliendo los preceptos de la Ley penal que protege á los menores hasta los 15 años, de cualquier sexo, en los casos de violación ò estupro, procesa á los autores y los somete á la justicia ordinaria y á aquellos los arresta también con el propósito de que amparados por el Defensor de Menores, sean asilados en sitios especiales, como ser la Colonia Agrícola de Menores de Marcos Paz. —

Ese vicio también lo suelen ejercer sujetos que ocupan empleos de dependientes en el comercio ó que no se ocupan en nada, pero ellos no recurren á aquellos sitios solitarios sinó que por el contrario se sitúan en las inmediaciones de los mingitorios públicos del centro de la ciudad ó en los bancos de las plazas y avenidas y allí incitan al hombre que elijen con tocamientos etc. pero con mucha frecuencia son víctimas del candidato elejido los que suelen maltratarlos y denunciarlos á los agentes del órden público. —

Otros pederastos pasivos viajan clandestinamente en coches por las calles centrales, vestidos con ropas de mujer, é incitan como las cocottes al traseunte, y una vez que este sube al vehiculo, aprovechan de las emociones que saben causar confundiendo en el sexo y les sustraen carteras y dinero ó el reloj, y después en el trayecto consiguen burlar á sus víctimas escapando en los mismos carruajes. —

Las Secciones de Robos y Hurtos y Seguridad Personal de Investigaciones, tiene prontuariados á numerosos sujetos y los persigue permanentemente. — En su casi totalidad son extranjeros.

Auch hier wieder der typische Seitenhieb auf die „extranjeros".

Dafür, daß homosexuelle Betätigung und demnach natürlich auch homosexuelle Veranlagung in Mittel- und Südamerika lange vor der Invasion der Europäer verbreitet waren, sprechen die Berichte der Kolonisten aus der Eroberungszeit, die päderastische Betätigung als ein geradezu spezifisches „Laster" der Eingeborenen bezeichnen, wie beispielsweise de Castillo, ein Waffengefährte des Cortez von den mittel- und südamerikanischen Indianern und besonders den Azteken schreibt: „Erant quasi omnes sodomia commaculati."

Eine Mitteilung, die für das Vorkommen der Homosexualität in der vorspanischen Zeit von Bedeutung ist, wurde Dr. Burchard von dem langjährigen evangelischen Landesgeistlichen Venezuelas, Dr. Vogt in Caracas, gemacht. In den den Hockergräbern der europäischen Steinzeit ähnlichen Grabstätten der Indianerhäuptlinge aus dem Stamme der „Andinos" (Bergindianer der venezuelischen und kolumbischen Anden) findet man stets neben dem an Schmuck und

Geräten kenntlichen Skelett des Häuptlings ein weibliches Skelett, das seiner Lieblingsfrau: Pastor Vogt wußte nun aus eigener Erfahrung zu berichten, daß er zweimal in solchen Gräbern neben dem Häuptlingsskelett ein zweites ausgesprochen männliches Skelett — und zwar offenbar das eines jungen Mannes, in einem Falle mit eben durchbrechenden Weisheitszähnen, gefunden habe. Pastor Vogt hatte daraus den Schluß gezogen, daß es sich hierbei um ein homosexuelles Verhältnis gehandelt habe. In Mittelamerika hat schon 1540 Castaneda bei dem Aztekenvolke der Tahus gleichgeschlechtliche Gepflogenheiten beobachtet. Es gab unter ihnen Männer in Frauentracht, die anderen Männern als Geliebte dienten und sie sogar ehelichten. 1645 beschuldigte de Ribas[27]) die Tubares jenes „unnennbaren Lasters"; doch nur die ihm (passiv) ergebenen habe man mit Spitznamen benannt und mit Schimpfworten verspottet. Auch die Mexikaner besitzen einige Sagen von Riesen, den Quinames, welche roh, übermütig und der Pedikation von Männern und Frauen ergeben waren. Quetzalcotl, der Gott der Zeugung bei den Azteken, wurde mannweiblich gedacht. De Gomara[28]) schildert besonders die Bewohner der Provinz Pànuco (am Golf von Mexiko) als „große Sodomiten".

Der Bischof de las Casas[29]) meint, daß die Päderastie deshalb so stark von den Indianern getrieben worden sei, weil das Volk geglaubt habe, daß auch seine Götter sie ausübten und daran Wohlgefallen fänden. So habe in Verapraz der Gott Chin die Sodomiterei selbst eingeführt. Zwar sollen die von Norden eingewanderten und unter den andern Stämmen zur Oberherrschaft gelangten Azteken in den von ihnen unterworfenen Gebieten strenge Strafen gegen die Päderastie verhängt haben. Es wurden sogar besondere Justizbeamte bestellt, um in den unterjochten Landesteilen auf solche Übeltäter zu fahnden. Infolgedessen geriet nach de Sahagun[30]) schon vor der spanischen Invasion die Päderastie in einzelnen Provinzen in Mißkredit, so in San Salvador. In Tlascalan standen die Päderasten zwar nicht unter einem Strafgesetz, wurden aber von der Gesellschaft verachtet, wie Weiber behandelt und beschimpft. In Nicaragua soll nach de Gomara schon 1564 die Strafe für (passive) Pedikation in Steinigung bestanden haben, da „es ja im Lande eine Kaste anerkannter Freudenmädchen gab". In Tenochtitlan (Mexiko) stand nach de Mendieta[31]) auf Pedikation unter Männern die Todesstrafe, und zwar sowohl für den aktiven wie für den passiven Teil. Nach andern[32]) sollten in ganz Mexiko gemäß den Gesetzen von Anáhuac nicht nur die der Pedikation Überführten, sondern auch die in Weiberkleidern ergriffenen Mannspersonen mit dem Strick gestraft werden. War der wegen Sodomiterei Gefangene aber ein Geistlicher, sollte er in einigen Gegenden lebendig verbrannt, in andern erdrosselt oder sonstwie vom Leben zum Tode gebracht werden. In Tezcuco wurde Pedikation unter Mannspersonen gleichfalls mit dem Tode bestraft, und zwar wurde der aktive Partner an einen Pfahl gebunden und durch übergehäufte Asche erstickt, dem Passiven wurden die Eingeweide durch den After herausgerissen, dann ward auch er mit Asche bedeckt, Holz hinzugeworfen und der Haufe angezündet. So

---

27) A. Perez de Ribas, Historia de Sa. Fée 1645 p. 11 u. 171.

28) Fr. Lopez de Gomara, Historia de las Indias 1564. IV, 4, fol. 441.

29) Nueva bibl. de autores espan. I. 1909.

30) F. Bern, de Sahagun, historia gen. de Nueva Espana. 1829/30. III, 26.

31) G. de Mendieta, hist. eccles. Indiana. Mexico, 1870. p. 137.

32) I. A. Thevet, La cosmographie univ. 1575. II fol. 999.

nach den Gesetzen des Königs Nezahuaicojatl.[33]) Auch bei den Tlascalanern stand auf Päderastie die Todesstrafe. Der Fanatismus gegen die auch nur Verdächtigen ging schließlich so weit, daß zu Ende des 16. Jahrhunderts ein Mann, der sich öffentlich in Weiberkleidern blicken ließ, auf der Stelle erschlagen wurde. Das Gleiche geschah den Kupplern. — Über Tribadie scheinen bei den eigentlichen Naturvölkern Mexikos zwar keine Nachrichten vorzuliegen, dagegen haben die Azteken die gleichen oder wenigstens gleichgrausame Strafen verhängt gegen ihre Betätigung, wie gegen bloß verdächtige Transvestitinnen, so daß man wohl annehmen darf, daß auch Tribadie keineswegs bloß vereinzelt vorgekommen ist.

In Yucatan auf Cap Catoche, an der Laguna de Terminos und in Tabasco fanden die Spanier bald nach der Entdeckung des Landes in und bei den Tempeln plastische Darstellungen pedikatorischer Akte[35]). — Am Atitlan-See wird Homosexualität schon aus dem 12. Jahrhundert berichtet; als die Olmequen die Hauptstadt Guatemala erobert hatten, mußte jede Stadt und jedes Dorf zwei zu päderastischen Zwecken bestimmte junge Männer jährlich an die neue Regierung abliefern, was Bastian[36]) auf das Bestehen staatlicher Bordelle schließen läßt. Brasseur de Bourbourg[37]) bemerkt noch, daß in Mittelamerika zu szenischen Aufführungen und Balletts fast nur männliche Personen verwendet seien, welche auch die weiblichen Rollen spielen mußten. Auch in den Spielhallen sollen neben weiblichen Prostituierten solche männlichen Geschlechts zur Unterhaltung der Gäste gedient haben.[38])

Bei den Cunas und Chocos auf dem Isthmus trafen die Spanier öffentliche Sodomiterei an, auch auf die Bewohner von Careca soll deswegen 1513 nach Gomara Balboa seine Doggen losgelassen haben, denen u. a. der Bruder des Königs nebst 40 Genossen zum Opfer fiel. Bei den Cueva, Careta u. a. herrschte nach Oviedo um die Mitte des 16. Jahrhunderts nicht nur männliche Prostitution, sondern die Kaziken und andere Vornehme hielten sich sogar Harems von Jünglingen (mozos). — In Venezuela, sowohl in Coro wie in Cumana, gab es nach Gomara gleichfalls viele Sodomiten, die in allen Stücken den Weibern glichen, „außer daß sie nicht gebären konnten". Auch bei den Chibcha in Sa. Marta fanden die Spanier Bildwerke mit pedikatorischen Akten, die auch von den Zamora[39]) bestätigt werden. — In Bogota wurde Sodomie wie Diebstahl und Meuchelmord gestraft, den Übeltätern gemeinen Standes wurden Nasen und Ohren abgeschnitten, danach wurden sie aufgeknüpft. Den Vornehmen verschnitt man zu ihrer Bestrafung nur das Haar, oder man zerbrach ihnen die Knöpfe ihrer Hemden. — In Cali (Neu-Granada) wurden laut Gomaras Bericht der Pedikation Schuldige nach den Gesetzen Nemequenes (15. Jahrhundert) unverzüglich durch qualvolle Foltern zum Tode befördert oder mit Auspeitschen und Abschneiden der Ohren und Nasen bestraft. — Auch bei den Laches muß nach Pie-

[33]) Fr. Saverio Clavigero, Storia antica del Messico. 1780/81. I, 272; II, 132 u. 486.

[35]) Gonz. Fernand. de Oviedo y Valdes, histor. gen. y natur. de las Indias. 1547. IV, 51.

[36]) Ad. Bastian, Der Mensch in der Geschichte. 1860. Bd. III. S. 308.

[37]) Brass. de Bourbourg, hist. des nations civil. du Mexique. 1857/59. II, 67.

[38]) Diego de Landa, Rélation des choses de Yucatan. 1864. p. 162.

[39]) Al. de Zamora, hist. de provinc. de San Antonio. 1702. Lib. XXI, 1.

drahita[40]) Päderastie Sitte gewesen sein, wenn sie auch nur dem Herrscher förmlich gestattet war, denn es galt als Herkommen, daß der sechste Knabe, den eine Frau gebar, ohne dazwischen ein Mädchen zur Welt gebracht zu haben, als Kinäde (Cusmos) erzogen wurde.

Die Berichte von einem der Sodomie ergebenen Riesenvolk, das an der Punta Sa. Helena in Ecuador gelandet, die dortigen Einwohner mit seinen Lüsten arg bedrängt haben soll, sind der Sage zuzuweisen. Ihr Untergang durch himmlisches Feuer scheint christliche Beeinflussung zu verraten. Daß hingegen bei den peruanischen Eingeborenen selbst Päderastie im Schwange war, geht klar hervor aus dem Bericht von der Thronbesteigung des Inca Roca[41]), der alsbald die Päderasten verbrennen ließ und fortan den Feuertod nicht nur für die Schuldigen selbst, sondern auch für ihre ganze Ortschaft verhängte. Die Inka gingen mit der ganzen Strenge des Gesetzes gegen die Sünden wider die Natur vor. Das 20. Gesetz lautete: „Wer die Sünde der Sodomie begeht, soll gewürgt und gehenkt werden und sterben und hierauf mit allen seinen Kleidern verbrannt werden; und ebenso wer sich mit irgend einem Tier vergeht". Doch soll Päderastie nach Garcilasso de la Vega, der selbst von Mutterseite ein Inkasprößling war, immer insgeheim betrieben sein. Auch in der Hochlandsprovinz Huayllas und in Chincha ging Capac Yupanqui gegen die Päderasten mit dem Scheiterhaufen vor. Hierdurch wurde der Kontrainstinkt der Masse derartig gesteigert, daß, wenn ein Bürger der Hauptstadt Cusco einen andern im Streit aus Unbesonnenheit einen Päderasten gescholten hatte, er selbst als ehrlos angesehen und viele Tage hindurch als infam behandelt wurde, weil er ein solches Wort auch nur in den Mund genommen hatte. Doch mußten schon unter dem Nachfolger des Capac Yupanqui, dem Inka Sinchi Roca, die alten Gesetze, wie es heißt, auf Anstiftung der Frauen, wieder in nachdrückliche Erinnerung gebracht werden. Die Spanier trafen zur Zeit ihrer Invasion in Peru, vorwiegend im Küstenland in Quito und in Guyaquil, die Päderastie als allgemein von der Volkssitte geduldet an, Spuren davon fanden sie jedoch so gut wie an allen Orten des Landes. Dokumente dafür sind uns außer in den historischen Berichten noch heute zugänglich in den Resten keramischer Darstellungen pedikatorischer und anderer päderastischer Szenen, die als Urnenfunde in altperuanischen Grabstätten entdeckt wurden[42]). Auch der peruanische Sprachschatz scheint in dieser Beziehung sehr reich ausgestattet gewesen zu sein. — Von Tribadie liegt weder bei den peruanischen Naturvölkern noch bei den Inka anscheinend irgend welche Nachricht vor. Da jedoch der Sonnentempel zu Cusco stets bis zu 1500 auserwählter Sonnenjungfrauen, die zur Keuschheit verpflichtet waren, beherbergte, erscheint Stolls[43]) Vermutung, daß es unter diesen wohl zu homosexuellem Verkehr gekommen sei, nicht ungerechtfertigt.

Nach Dom. de Santo Thomas[44]) stand in den durch die Inka nicht unterworfenen Teilen von Peru die Sodomiterei als etwas Heiliges in hohem Ansehen. In den Tempeln beschäftigte, wie Weiber gekleidete junge Männer wurden von Kindheit an auf dieses Amt hingewiesen und auf dasselbe vorbereitet. Dasselbe bestätigt Cieca de

---

[40]) L. Fern. Piedrahita, hist. gen. de las Conquistas del nuev. reyno de Granada. 1688. I, 46; II, 5.

[41]) Fern. de Montesinos, Momor. antigu. hist. y pol. del Piru. 1642. cap. 9, 16, 18.

[42]) Im Anthropophyteia. III. 1906, S. 420.

[43]) Otto Stoll, Das Geschlechtsleben in der Völkerpsychologie. 1908. S. 978.

[44]) Pedr de Cieca de Leon, La cronica del Peru. 1554. cap. 64.

Leon. Beide frommen Spanier machten natürlicherweise den Teufel dafür verantwortlich. — Unter den Indianern der peruanischen Anden wurden noch 1820/22 Männer beobachtet, welche halb wie Frauen gekleidet, sich öffentlich mit den Freudenmädchen zeigten und in Sprache und Gebärden täuschend dem andern Geschlecht glichen. Sie waren unter dem spanischen Namen Maricones bekannt. Pöppig[45]) erklärt es für zweifellos, daß es sich bei diesen indianischen Weibmännern um Freudenjünglinge gehandelt habe, die aus dem geschlechtlichen Verkehr mit Männern ein Gewerbe gemacht hätten.

Auch in Paraguay haben die Jesuiten während ihrer 200 jährigen Herrschaft die Päderastie trotz des Ehezwanges für die Eingeborenen nicht auszuretten vermocht. Ebensowenig konnte die Verhängung harter Freiheits- und Prügelstrafen etwas ausrichten, ja die Obern der S. J. mußten sich in ihren Erlassen bisweilen sogar gegen die Patres selbst wenden, damit ihnen „die Schönheit der Burschen nicht zum Fallstrick werde".

Nach Alvez do Prado[48]) gab es 1795 unter den Guaycuru Männer, welche in allen Stücken hätten Weiber sein wollen. Sie kleideten sich wie Frauen und beschäftigten sich mit weiblichen Arbeiten. Sie hießen Cudinas, d. h. Verschnittene. Die Moluchen haben Zauberer von beiden Geschlechtern. Die männlichen Zauberer werden bei ihnen und den Puelchen nach Falkner[49]) gezwungen, ihr Geschlecht zu verlassen und weibliche Kleidung anzulegen und dürfen nicht heiraten. Schon als Kinder werden sie zu diesem Stand ausgesucht, wobei man besonders auf diejenigen sieht, die schon in ihrem frühesten Alter ein weibliches Betragen äußern, sie werden alsdann sogleich in Weiberkleider gesteckt.

Die Araukaner, die Urbewohner von Chile, haben nach Nunez de Pineda y Bascunan[50]) die Sodomie allerdings für verächtlich und verwerflich gehalten, doch mit dem Unterschied, daß nur der Partner dadurch beschimpft wurde. Diese, Hueyes genannt, trügen sich auch nach Art der Weiber und übten vorzugsweise das Amt des Zauberers aus, sie hätten auch nicht selten von den Spaniern Erfüllung ihrer geschlechtlichen Wünsche begehrt. Auch Guevara[51]) berichtet noch 1898, daß Päderastie bei den Araukanern nicht nur geduldet war, sondern daß die Päderasten dort sogar eine Gilde bildeten. Diese (Hueyes) bildeten hauptsächlich den Stand der ärztlichen Zauberer. Sie trügen das Haar lang und schmückten sich mit weiblichen Zieraten, und Männer wie Frauen erwiesen ihnen Achtung.

Ziehen wir das Resumée aus diesen Quellen, so ergibt sich, daß auch in Spanisch- und Portugiesisch-Amerika die Homosexualität eine ubiquitäre Erscheinung ist und jederzeit war. Ihre Beurteilung war freilich grundverschieden, bald sah man in ihr etwas „Heiliges", bald hielt man sie für das todeswürdigste Verbrechen. In beiden Fällen war die Ursache die gleiche — man verstand sie nicht.

---

45) In Ersch und Gruber, II, 17 (1840) S. 357.

48) Cf. von Eschwege, Journal von Brasilien, II. 1818, p. 265.

49) Thom. Falkner, Beschreibung von Patagonien. A. d. Engl. 1775 S. 144.

50) Cf. Collecion de historia de Chile. tom. III. 1863.

51) Thom. Guevara, hist. de la civilizac. de Araucania 1898, p. 215 f.

ACHTUNDZWANZIGSTES KAPITEL.

Die Homosexualität in Osteuropa und Asien.

Auf die slawische Völkergruppe übergehend, beginnen wir mit Rußland, über dessen sich homosexuell betätigende Bewohner schon in den achtziger Jahren des vorigen Jahrhunderts eine wissenschaftlich bedeutsame Arbeit — allerdings mehr kasuistisch als kritisch wertvoll — erschien. Sie rührt von dem Petersburger Professor der Medizin, Tarnowsky, her.

Leider behandelt seine „forensisch-psychiatrische Studie", wie er sie nennt, auch wiederum hauptsächlich die sich dem Beobachter ja immer zunächst aufdrängende prostitutive Seite der Erscheinung, während sie die sublimierteren Formen, die zweifellos auch unter slawischen Völkern weit verbreitet sind — ich kenne viele Beispiele — kaum streift. Tarnowsky erwähnt als Hauptstätten homosexueller Betätigung die Badeanstalten, in deren Einzelzellen seit altersher mit den Badedienern homosexueller Verkehr gepflogen wird. Die Badediener betreiben nach ihm ihr Geschäft „kartellmäßig", bilden sozusagen „geschlossene Vereine", haben feste Taxen, verteilen die Einnahmen untereinander und halten darauf, daß keine Erpressungen vorkommen. Besucher Rußlands erzählten mir oft, daß ihnen in Badeanstalten Badediener von verschiedenem Alter und Typus vorgeführt wurden, jüngere und schönere kosten mehr als ältere; unberechtigte Mehrforderungen stellten sie selten. Außer den Badedienern sind zu homosexuellem Verkehr besonders geneigt die Droschkenkutscher, dann die Hauswärter und Handwerksburschen. Alle diese, wie überhaupt die Leute aus dem Volke, stehen mit größter Gemütsruhe der „herrschaftlichen Spielerei" oder dem „Edelmannsspiel", wie sie es unter sich nennen, gegenüber, fühlen sich durch Anträge keineswegs beleidigt, eher geschmeichelt, nehmen sie an oder lehnen sie ab, ohne sich kaum jemals an die Polizei zu wenden. Im wesentlichen dürfte es sich bei dieser „herrschaftlichen Spielerei" wohl um mutuelle Onanie, Fellatio oder Irrumatio handeln, um so mehr als von jeher unter dem strafbaren Tatbestand des Mujelojstwo — wörtlich Mannesbeischlaf — immer nur Pedikation verstanden wurde. Die ersten weltlichen Gesetze dagegen, — vorher gab es nur kirchliche — finden sich in den Kriegsartikeln Peters des Großen, was um so verwunderlicher ist, als dieser Herrscher in der Fachliteratur vielfach auf der Liste der historischen Urninge aufgeführt wird. Anfangs standen nur Körperstrafen auf „Päderastie", nur wenn bei ihr Gewalt angewandt wurde, Todesstrafe oder lebenslängliche Galeerenstrafe, 1832 wurde zu den Rutenstreichen Deportation nach Sibirien gefügt, das Gesetzbuch von 1845 setzte letztere allein fest, für die dann 1900 4—5 Jahre Zuchthaus eingesetzt wurde. Also auch hier wie in fast allen Ländern in fast jedem neuen Gesetzbuch eine Abänderung der alten Bestimmung, ein Zeichen der auf diesem Gebiete herrschenden Unsicherheit.

Ich selbst kenne die russischen Verhältnisse nicht aus eigener Anschauung, habe aber zahlreiche Urninge aus Rußland in Berlin kennen gelernt, darunter intellektuell sehr hochstehende, viele erschienen mir sentimentaler und melancholischer als der Durchschnitt der Urninge anderer Länder.

Auch für die weibliche Homosexualität ist Rußland ein fruchtbarer Boden. Es gibt dort zahlreiche virile Frauen. Unter den russischen Studentinnen in Genf, Zürich, Paris gibt es viele homosexuelle Liebespaare. Von den mir von russischen Urningen zugegangenen Berichten will ich einen wiedergeben:

„Geistige Homosexualität ist beim russischen Volke sehr verbreitet. Ich habe junge Burschen gesehen, welche sich für Ältere dermaßen begeisterten, daß sie bereit waren, sich zu allem hinzugeben. Das Pagenkorps, die Rechtsschule und das St. Petersburger Lyzeum galten immer für Anstalten, wo die Homosexualität stark herrscht. Das große russische Epos „Russischer Eros“, welches zu den bibliographischen Raritäten gehört, leider aber noch in keine europäische Sprache übersetzt ist, schildert in realster Weise die Erlebnisse eines Zöglings des Pagenkorps. Auch Kropotkin spricht davon in seinen Memoiren. Mir hat es noch vor fünf Jahren ein 15jähriger Page bekräftigt, welcher selbst nicht so veranlagt war. Auch haben mir Kadetten des Marinekorps von den dort herrschenden Praktiken erzählt. Ebenfalls Lyzeisten. Es versteht sich, daß hier von Prostitution keine Rede sein kann. Als ich Zögling der Moskauer Kriegsschule war, kam es oft zu homosexuellen Verhältnissen, obgleich die jungen Leute Gelegenheit hatten, sich heterosexuell zu betätigen. Aus der jetzigen russischen Aristokratie sind mir eine ganze Anzahl als homosexuell bekannt, auch unter den Mitgliedern des Reichsrats gibt es mehrere. Übrigens habe ich bemerkt, daß virile Homosexualität seltener ist als feminine.

Besondere homosexuelle Treffpunkte gibt es kaum, aber in jedem größeren Bade, von denen in jeder Stadt mehrere vorhanden sind, trifft man junge Leute, die zum homosexuellen Verkehr bereit sind. Ich habe von denselben erfahren, daß die Hauptklienten Militärpersonen bilden, besonders sehr viele junge Leutnants. Also die männliche Prostitution ist sozusagen in den Bädern reguliert, wo man für fünf Rubel die Auswahl hat. Nie ist noch daselbst ein Skandal vorgekommen, da die Polizei bei den Badinhabern in Sold steht, und die Jungen mit ihrer Lage sehr zufrieden sind, da sie sich ein Kapital zusammensparen. Zweimal habe ich in Bädern junge Leute von wahrer homosexueller Anlage gefunden, welche sehr aktiv auftraten und geradezu aggressiv wurden, auch das Geld verschmähten, um aktiv zu sein. Auf den Straßen der größten Städte sieht man auch Prostituierte in beschränkter Anzahl; die Polizei kennt sie, und Chantage kommt fast nie vor. Prozesse werden vermieden, da ja die höchste Aristokratie mit auf dem Spiele steht und man in sexuellen Dingen in Rußland sehr tolerant ist, doch muß alles hinter geschlossenen Türen vor sich gehen. In Kavallerie-Regimentern ist die Homosexualität nach mir von Soldaten gemachten Aussagen recht verbreitet. Auch Polen hat viele Homosexuelle.“

Letzten Satz haben wir hier zu bestätigen Gelegenheit, denn wie auf die gebildeten Russen hat auch auf die ihnen stammverwandten Polen und Tschechen, das von slawischen Elementen ja selbst so reichlich durchsetzte Berlin von jeher eine große Anziehungskraft besessen. Namentlich homosexuelle Gutsbesitzer aus Russisch-Polen haben mich vielfach aufgesucht. Von einem geistig sehr hochstehenden, der früher vielfach herkam, hörte ich kürzlich, daß er sich verheiratet und bald darauf erschossen habe.

Für besonders gefährlich gelten die tschechischen Preller: So schreibt ein offenbar gut orientierter Autor, daß „der tschechische Preller dem Bedauernswerten, dem er eben noch seinen Körper unter aufdrängerischem Anpreisen feilgeboten, am liebsten den letzten Blutstropfen aussaugen" möchte. Im übrigen hat fast jede böhmische Stadt eine Božena — wörtlich Göttin — und Marischka; das sind dort Lieblingsnamen Homosexueller für besonders feminine Leidensgenossen.

Ehe ich mich den Südslawen zuwende, möchte ich noch einiges über das von nord- und südslawischen Völkern begrenzte, in seiner Herkunft noch immer nicht ganz geklärte Volk der Magyaren sagen. Unter den mir bekannt gewordenen homosexuellen Ausländern nehmen nach den Holländern die Ungarn unmittelbar die zweite Stelle ein. Ich will daraus nicht den Schluß ziehen, daß die Homosexualität unter den Magyaren häufiger sei als anderswo, trotzdem es auffallend ist, daß Ulrichs allerdings ohne nähere Begründung dies behauptet. Aus der alteingesessenen ungarischen Gentry sind mir eine ganze Reihe Homosexueller bekannt geworden, aber auch im Volke sind sie zahlreich vertreten.

Dementsprechend ist auch an aufsehenerregenden homosexuellen Skandalen in Ungarn niemals Mangel gewesen, bald ist es eine in Frauenkleidern sich vergnügende homosexuelle Gesellschaft, die umzingelt und ausgehoben wird, bald ein homosexueller Eifersuchtsmord, wie der des unglückseligen Ferencz D., bald der Raubmord an einem Homosexuellen, wie der[1]) des Privatiers Szilasi durch den Studenten Ciszkay, der die Aufmerksamkeit auf sich lenkt, oder gar eine Geschichte wie die der ungarischen Sarolta Vay, die sich in Männerkleidern mit einer Freundin trauen ließ. Solche Fälle, die von Zeit zu Zeit die Decke der Verborgenheit, die über das ganze homosexuelle Leben ausgebreitet ist, explosiv durchlöchern, geben eine entfernte Vorstellung von der Ausdehnung und der Art dessen, was nie an die Oberfläche dringt. Auch Kertbeny, der Schöpfer des Wortes homosexuell, war ein Ungar.

Einer unserer dortigen Korrespondenten berichtet:

„Im gegenwärtigen Ungarn gibt es zahlreiche homosexuelle Staatsmänner, Politiker, Journalisten, die eine erste Rolle spielen. Auch in den Ministerien kenne ich Minister, Sektionschefs und Räte, sowie kleine Beamte rein magyarischer Abkunft, unauffälligen Aussehens, zu welchen ich selbst Beziehungen hatte, und solche, die alle charakteristischen Allüren zeigen, von denen man öffentlich spricht, es sicher weiß, und die dennoch in ihren Stellungen bleiben können. Im Gesetze kommt diese Toleranz leider nicht zum Ausdruck, um so mehr bei der Handhabung desselben. Alle Prozesse, die ich kannte, sind im Sand verlaufen. Ich selbst war oft in der Lage, zum Schutze von in Erpresserhände geratenen Freunden den Polizeichef anzurufen. Stets willfahrte man mir, ohne auch nur die Namen meiner Freunde zu erfragen. All das geschieht sowohl aus angeborener Toleranz, als auch aus dem sicheren Wissen von der großen Verbreitung der Homosexualität in hohen und höchsten

[1]) Cf. Artikel Morde an Homosexuellen V.-B. 2/1911 p. 26 u. ff.

Kreisen. Der Sohn eines unser ersten Magnaten ist ebenso wie sein Vater homosexuell. Wegen dieser Veranlagung und seiner übertriebenen Frömmigkeit zirkulierte im Parlament der folgende Witz: „Bei seiner Geburt schon zeigte sich die Frömmigkeit, sowie die Weiberscheu des Grafen, denn er wollte die Brust der Amme nicht nehmen, so daß ihm sein Vater einen jungen Jesuitenpater gab, bei dem er willig saugte". Dennoch ist er ein wegen seiner Feinheit sehr angesehenes Mitglied des ungarischen Hochadels. Ich glaube eher zu wenig als zu viel zu sagen, wenn ich die Zahl der Homosexuellen im ungarischen Magnatenhause, wie im Parlament, auf mindestens 10% schätze. Aber auch die breite Masse des ungarischen Volkes ist tolerant und im höchsten Grade gutmütig, infolgedessen homosexuellen Handlungen gegenüber (auch ohne Entgelt) entgegenkommend. Bei einer Flasche Wein im gemütlichen Plaudern offenbart sich bald die enthusiastische, zu brüderlichen Gefühlen sehr geneigte Natur des Ungarn, die sich im schnellen Anbieten des „du" äußert. Dieses „Bruderschaft-Trinken" ist ein feierlicher Akt mit herzhaftem Küssen, und wenn die Musik das Ihrige dazu tut, wiederholen sich Kuß und Umarmung so häufig, daß der Übergang zum homosexuellen Akt nur eine Frage des Taktes seitens des homosexuellen Partners ist. Ich hatte unzählige Erlebnisse dieser Art, selbst mit Freunden, die extrem heterosexuell waren und in dem Exzeß nur eine beinahe selbstverständliche Steigerung der Verbrüderungs-Ekstase sahen. Es würde zu weit führen, wollte ich auch nur die interessantesten dieser Abenteuer erzählen, die je nach dem Temperament des andern sentimental oder lustig und wie in der Stimmung, so auch im Verlauf sich ganz verschiedenartig abspielen. Die eigentlichen Homosexuellen sind in Ungarn, wenn man nicht gerade „ihr Fall" ist und sie absichtlich Erkennungszeichen geben, nicht leicht zu erkennen; so sehr ist der männliche, sozusagen heterosexuelle Typus vorherrschend. Allerdings gibt es auch effeminierte Gestalten. Ich kannte sogar 2—3 Konstabler (Schutzmänner) von auffällig weibischen Allüren. Die übergroße Mehrzahl jedoch ist männlich oder sucht (mit Erfolg) so zu erscheinen. Die Homosexualität ist in allen Budapester Gesellschaftsschichten sehr verbreitet.

Trotz der enormen Verbreitung der Homosexualität haben die Homosexuellen in Ungarn keine Treffpunkte, die allein ihnen dienen, wie sie in Berlin so häufig sind. In den Budapester Parks, an wenig erhellten Stellen, sieht man abends viele lauernde Augen. Bevorzugt sind die Parks in der Nähe der Kasernen. Der „Elisabetplatz" ist so bekannt dafür, daß nur ganz Vorurteilslose oder Harmlose hingehen. Eine große Zahl „Logen" ist schon an den Männern und Jungen erkenntlich, die in größerer oder geringerer Entfernung an den Trottoirrändern stehen, mit dem Gesicht verdächtig nach den Buden, wie der Türke beim Gebet nach Mekka schaut. Vor allem die Bäder dienen der Zusammenkunft. Vom frühen Morgen ab gibt es in den Dampfbädern, deren etwa 20 existieren, Gelegenheit zum Anschluß. Die Leute sitzen so dicht beisammen, daß absichtliche Berührungen als zufällige gelten können, wenn der andere nicht reagieren will. An Nachmittagen sind die Homosexuellen mehr unter sich. Die Badediener machen, wenn man nicht auf sie selbst reflektiert, gegen geringes Entgelt gern die Vermittler. Zur Prostitution geneigt sind Soldaten, Matrosen der Donaudampfer, Hausdiener, Friseure, Dienstmänner, Hotelportiers, Kellner, Theater- und Konzertbilletteure, Konstabler, Gerichtsschreiber, sowie alle Diurnisten (Tagschreiber in Ämtern und bei Anwälten), kleine Beamte, Tramway- und Eisenbahnschaffner, Handlungsgehilfen; ich kannte auch Detektivs; ich verkehrte mit ihnen und gelegentlich schützten sie mich. Weder die Homosexuellen, noch die Prostituierten treten in Ungarn auffällig in den Vordergrund. So groß die Toleranz, ebenso groß ist auf der anderen Seite das Bestreben, den in Ungarn ohnehin stark prononcierten sexuellen Ton nicht noch schriller erklingen zu lassen."

Wir kommen nun zur Balkanhalbinsel. Hier interessieren uns zunächst die Bulgaren, dieses griechisch-thrakisch-römisch-gotisch-südslawische Mischvolk, das sich mit tatarisch-mongolischen Stämmen in der Wolgamündung verbunden hat und stark von Türken durchsetzt ist. Nicht nur ihr Umfang und ihre zentrale Lage, sondern noch ein anderer Grund ist es, der sie uns mit Aufmerksamkeit betrachten läßt. Bulgaren hießen während des Mittelalters im größten Teile Westeuropas bis nach England die Homosexuellen; das auch jetzt noch im englischen Gesetzbuch befindliche Wort Buggery für Päderastie leitet sich vom Namen dieses Volksstammes ab. Wer danach aber ein besonders reges homosexuelles Leben in Bulgarien zu sehen erwartet, wird sehr enttäuscht sein.

Sofia gehört zu den wenigen Hauptstädten der Erde, in denen man kaum eine homosexuelle Prostitution finden wird, nur ganz vereinzelt machen sich leise Anklänge davon im Borisgarten bemerkbar. Man sieht auch sehr wenig feminine Typen, nicht mit Unrecht nannte ein Kenner die Bulgaren ein brutales Männervolk. Trotzdem sind aber unter ihnen Männerfreundschaften mit erotischem Beigeschmack häufig.

Bulgarische Weiber sind nämlich sehr zurückhaltend, weil ein Mädchen, das nicht mehr Jungfer ist, nur sehr schwer einen Mann findet, — dadurch haben ledige Burschen, die aus Geldmangel oder Ansteckungsfurcht nicht zu Prostituierten gehen können oder wollen, viel weniger Gelegenheit zu ihnen entsprechendem Verkehr und verfallen auf Surrogate. Als ich die bulgarische Landbevölkerung an einem griechischen Ostersonntag auf der Festwiese ihren slavischen Nationaltanz exerzieren sah, fielen mir die leidenschaftlichen Umschlingungen auf, mit denen sich die Männer begrüßten, die Unzertrennlichkeit und Herzlichkeit, mit denen viele stundenlang miteinander tanzten. Wenn sie sich auf den Rasen niederließen, sah man vielfach die Hand des einen in der Hosentasche des anderen. Ein Gewährsmann, der lange unter den Bulgaren gelebt hat, bestätigte mir, daß er dies gleichfalls oft wahrgenommen hat.

Die Häufigkeit und Öffentlichkeit, mit der diese anderswo verdächtig erscheinende Pose eingenommen wird, läßt freilich eher den Schluß zu, daß sie harmlosen Charakters ist. Mein Gewährsmann, ein homosexueller Deutscher, berichtet mir, daß unter 70 Gendarmen, Unteroffizieren, gemeinen Soldaten und Bauernburschen, mit denen er während seines zweijährigen Aufenthaltes im Lande sexuellen Verkehr anknüpfen wollte, sich nur zwei ablehnend verhielten, sie sagten, „so etwas machen Bulgaren nicht", hatten aber wohl die Pedikation im Auge, die tatsächlich sehr selten zu sein scheint, zum Unterschied von wechelseitiger Masturbation, die sehr häufig ist und coitus inter femora, der ziemlich oft vorkommen soll, wobei wilde oscula üblich sind. Die 68 Bulgaren, mit denen der Gewährsmann verkehrte, vollzogen fast sämtlich den Akt in dieser Weise.

Selten hört man von homosexuellen Skandalen; immerhin wirbelte vor einigen Jahren eine Erpressungsaffäre, in die ein makedonischer Diener und ein westeuropäischer Konsul verwickelt waren, viel Staub auf. —

Ich sah auf der Festwiese von Sofia auch zahlreiche Albanesen in ihrer kleidsamen, dunkelumränderten weißen Tracht. Diesem auch Arnauten genannten nichts weniger als degenerierten Volksstamme, ausgezeichnet durch körperliche Tüchtigkeit und Schönheit, begegnen wir in der homosexuellen Literatur häufig, seitdem Hahn in seinen „albanesischen Studien" von den eigenartigen, noch heute existierenden Männerbündnissen berichtet hat, die unter feierlicher Entgegennahme der Eucharistie von den Popen in den Kirchen eingesegnet werden, zu gegenseitigem Schutz auf Leben und Tod. Die muhammedanischen Arnauten schließen entsprechende Bündnisse, begnügen sich aber, zum Zeichen ewiger Blutbrüderschaft, damit, einander in den Finger zu stechen und das Blut auszusaugen. Das gleiche geschieht, wenn sich ein griechisch- oder römisch-katholischer Christ mit einem Moslem vereinigt; auch das kommt vor; sind doch beide Nachkommen der Illyrier, die noch vor Thrakern und Hellenen die Halbinsel bewohnten. Der türkische General Achmet Bei schrieb 1864 an Ulrichs:[2]) „Ein liebender Albanier ist imstande, jemanden, der seine Eifersucht rege macht, auf der Stelle zu ermorden. Auf seinen männlichen Geliebten macht er Gedichte und schwört ihm ewige Treue."

Während Hahn diese schwärmerischen Freundschaften für unsinnlich hält, „etwa von der Art, wie Sokrates die griechische Liebe in Platons Symposion schildert", sind Näcke[3]), sein Gewährsmann und andere der Meinung, daß ihnen auch ein körperlich-sexueller Charakter innewohnt, der, wenn auch nicht gerade zur Pedicatio — an diese dachte in erster Linie Hahn — doch zu Umarmungen, Küssen, Digitationen, gelegentlich auch zum Coitus inter femora führt.

So schreibt Bethe: „Mich versichert Professor Weigand-Leipzig, der Albanien, insbesondere Elbassan, Korytsa, Berat, aus eigener Anschauung und eingehenden Studien kennt, daß jene Verhältnisse sehr realer Natur sind, trotz ihrer idealen, schwärmerischen Auffassung, von der er auch einige poetische Proben gesammelt hat; jeder ‚trim', d. i. Palikar, Held, habe seinen ‚dasure' d. i. Liebling: ein altüberlieferter Volksbrauch sei nicht zu verkennen."

Neuerdings hat man die geweihten albanischen Männerbündnisse als ein Überbleibsel der hellenischen Verbindungen zwischen Männern und Jünglingen erklärt, die wie Erich Bethe aus den in Fels gehauenen Inschriften der Insel Thera sicher nachgewiesen hat, namentlich bei den Dorern feierlich und fest geschlossen wurden. Diese im Tempel des Apollo eingesegneten Bündnisse waren, so meint man, dem

---

[2]) Ulrichs, V. p. 10.

[3]) Näcke, Über Homosexualität in Albanien. Im Jahrb. f sex. Zw. Bd. IX. p. 325 ff.

Volke eine so altgeheiligte Institution, daß die christliche Kirche, die, um Boden zu fassen, so vielen heidnischen Gebräuchen Rechnung tragen mußte, wohl oder übel auch in dieser Hinsicht an die Stelle des Apollotempels trat. Verhält es sich so, und es klingt plausibel, so ist nur schwer einzusehen, weshalb sich nur gerade an dieser Stelle die Reste alten Hellenentums erhalten haben.

Hahn[4]), der als österreichischer Konsul lange Zeit im Lande lebte, gibt folgende Schilderung der „knabenliebenden Gegen": „Des Gegen Gefühl für seinen Knaben ist rein wie das Sonnenlicht. Es stellt den Geliebten einem Heiligen gleich. Es ist das Höchste und Erhabenste, was das menschliche Herz überhaupt zu fassen vermag... Der Anblick eines schönen Jünglings erzeugt in ihm Bewunderung und öffnet die Türen seines Herzens dem Genusse, welchen die Betrachtung dieser Schönheit gewährt. Die Liebe bemächtigt sich seiner in dem Grade, daß sein ganzes Denken und Fühlen in ihr aufgeht. Ist er in des Geliebten Nähe, so versenkt er sich in dessen Anblick. Ist er fern, so denkt er nur an ihn. Erscheint der Geliebte unverhofft, so gerät er in Verwirrung. Er wechselt die Farbe, wird bald rot, bald blaß. Das Herz schlägt ihm hoch und benimmt ihm den Atem. Auge und Ohr hat er nur für den Geliebten. . . . Er vermeidet es, ihn mit der Hand zu berühren. Er küßt ihm nur die Stirn. . . . Ihn besingt er, ein weibliches Wesen nie."

Über die gleichgeschlechtlichen Anlagen und Gebräuche der den Albanesen benachbarten und in Tracht und Sitte nahestehenden Völker wie der Montenegriner, Dalmatiner, Serben wissen wir verhältnismäßig wenig. In Belgrad fiel mir das verhältnismäßig reichliche Angebot serbischer Soldaten zu homosexuellen Zwecken auf. Auch ist bemerkenswert, wie oft sich unter den in Pest, Wien, Berlin und Paris studierenden Serben Homosexuelle befinden, ein besonders unrühmliches Beispiel bot der Serbe Spaso Kragujewicz, der vor einigen Jahren zu einer schweren Freiheitsstrafe in Budapest verurteilt wurde, weil er in Berlin und Wien Homosexuelle, mit denen er das Lager geteilt, in ihren Betten zu erdrosseln versucht hatte.

In den Volksliedern in Serajewo soll hie und da auf Homosexualität Bezug genommen werden.

In Belgrad wurde vor einigen Jahren ein nur aus Herren bestehender Verein ausgehoben, dessen eine Hälfte „geschminkt und gepudert" war, und Frauenkleidung trug. Die in Haft genommenen Mitglieder gestanden, daß in Belgrad noch andere geheime Klubs dieser Art existieren, denen nicht nur Zivilpersonen, sondern auch Offiziere angehören.

In noch höherem Maße als die letztgenannten Völker interessieren uns aus historischen Gründen von den gegenwärtigen Balkanbewohnern die Griechen. Auch hier gehen die Meinungen auseinander. Während noch Greverus[5]) in der Mitte des vorigen Jahrhunderts behauptete, daß die Päderastie in der Neuzeit in Griechenland genau noch so wie im Altertum blühe, wird dies von anderen sehr energisch bestritten, jedenfalls sind heute dort die Auffassungen über die Jünglings- und Männerliebe von denen im alten Hellas toto coelo verschieden, was schon aus den antihomosexuellen Strafbestimmungen hervorgeht,

---

[4]) Hahn, Albanesische Studien. 1854. p. 166.

[5]) Greverus, J. P. E., Zur Würdigung, Erklärung und Kritik der Idyllen Theokrits. 2. Auflage. Oldenburg 1845.

die, wenn auch nicht durchgeführt, gegenwärtig die strengsten in ganz Südeuropa sind.

Zahlreiche griechische Homosexuelle lernte ich in Konstantinopel kennen, dessen Bevölkerung bekanntlich wie die Smyrnas zum großen Teil aus Griechen besteht. Von den die grande rue de Pera auf und ab wandelnden männlichen Prostituierten sind die Mehrzahl Griechen, während ihre an und auf der Galatabrücke herumlungernden Kollegen hauptsächlich Armenier und Nachkommen spanischer Juden sind, die hier ebenso wie auf der Calverstraat in Amsterdam ein nicht unbeträchtliches Kontingent zur männlichen Prostitution stellen. Muhammedanische Jünglinge bieten sich auf der Straße viel weniger an, bilden dagegen den fast ausschließlichen Bestandteil der in fast allen Bädern — den altberühmten Hammams — gegen Entgelt für Moslems und Christen verfügbaren Personen.

Über die Homosexualität in der Türkei existieren, ebenso wie über die Persiens, des zweiten Hauptlandes Muhammeds, viele falsche Angaben. Man stellt es vielfach so dar, als ob es hier einen eigentlichen Uranismus in unserem Sinne überhaupt nicht gäbe, es handele sich um normalsexuelle Menschen, die ganz willkürlich, und zwar wäre dies ein fast allgemeiner Usus, bald so bald so verkehrten, etwa wenn ihre Frau menstruiere, zu irgendeinem Osman oder Muhammed der von ihnen frequentierten Hammams gingen, oder etwa gar nur — wie der Ethnologe Gustav Fritsch für Persien behauptet — im Sommer mit Männern verkehrten, weil die Frauen in der heißen Jahreszeit zu stark dufteten. Nichts ist unrichtiger als solche Behauptungen. Es mag sein, daß die Zahl derer, die zeitweise mit dem gleichen Geschlecht verkehren, ohne homosexuell zu sein, in Gegenden beträchtlicher ist, in denen auf der Päderastie, namentlich auf der aktiven, kein Makel ruht und die Gelegenheit zu ihr durch das Angebot und die leichte Ausführbarkeit in den Bädern eine besonders große ist. Es handelt sich dann um onanistische Praktiken. Daß es aber daneben ganz echte Homosexuelle gibt, die rein seelisch zu Personen des eigenen Geschlechtes in heftiger Liebe entbrennen und nur für dessen Vorzüge Verständnis haben, mit dem anderen Geschlecht hingegen nicht oder nur sehr widerwillig sexuellen Umgang pflegen, ist ganz sicher, wenn auch schwer feststellbar.

Wie sehr die Mohammedaner den psychischen Charakter der homosexuellen Liebe erfaßt haben, zeigen die Poesien eines Hafis, der dichtet: „Zarteres, als dein Wangenrot, holder Knabe, gibt es nicht", eines Sadi, der von seinem Geliebten singt:

„Seine Schönheit war die Kibla [6]) meines Augensternes."

Übrigens haben sich nicht nur die Dichtungen Michelangelos und Shakespeares die Verstümmelung antihomosexueller Kommentatoren gefallen lassen müssen. Der Professor Dr. Paul Horn in Straßburg scheut sich nicht, in seiner „Geschichte der persischen Literatur" [7]), die auf wissenschaftlichen Charakter Anspruch erheben zu können glaubt, offen zuzugeben, daß er den Text eines Liebesliedes von Abû Câlich wie folgt umänderte:

„Ein schönes Christenkind (eigentlich ein Knabe) hat Abû Câlich aus Herât zu einem Liebesliede begeistert, das wir in Prosa wiedergeben:

---

[6]) Die Kibla ist das Zeichen in den Moscheen, welches dem Betenden die Richtung angibt, wo Mekka liegt. (Der Rosengarten des Sadi. Aus dem Persischen übersetzt von Nesselmann 1864.)

[7]) „Geschichte der persischen Literatur" von Dr. P. Horn, Professor in Straßburg. (Leipzig 1901.) p. 78.

Ihr Glaube höllisch, himmlisch ihr Gesicht und Wuchs
Gazellenäugig, ringellockig, tulpenwangig;
Die Lippe als hätte eines chinesischen Malers Pinsel
Auf Moschus Zinnober aufgetragen. —
Schenkte sie ihre Schönheit den Negerinnen,
So würden ohne Zweifel die Türkinnen auf sie eifersüchtig
werden usw."

In einer Anmerkung sagt der Autor: „im Original handelt es sich um Neger- und Türkenknaben." Die Türken führen schon untereinander selten Gespräche über sexuelle Dinge, es sei denn, daß sie sehr intim miteinander sind, Andersgläubigen enthüllen sie sich in dieser Beziehung überhaupt nicht; gleichwohl hatte ich durch Vermitteilung eines jungen armenischen Bey und eines türkischen Arztes aus Haidar Pascha in Stambul und Brussa (Kleinasien) die Gelegenheit, homosexuelle Mohammedaner kennen zu lernen, darunter mehrere von ausgesprochener Femininität. Die Zahl polygamer Türken und Perser, die sich zu homosexuellem Verkehr der Straßen- und Badeprostitution bedienen, sind die Minderzahl. Die Monogamen sind bei weitem häufiger. Entweder haben sie ihren Freund, wenn er unter ihnen steht, in irgend einer Stellung bei sich, als Diener, Koch, Verwalter, Sekretär — ich war bei einem solchen Freundespaare in ihrer Villa am Bosporus zu Gast — oder beide Partner gehen unabhängig voneinander ihren Berufsgeschäften nach, und verbringen nur die freien Stunden miteinander. Solche monogamen Beziehungen sind meist so unauffällig, daß selbst die nächste Umgebung, die mit dem Urning jahrelang unter einem Dache lebt, wie seine Verwandten und sein Personal ihren wahren Charakter nicht merken, geschweige denn ein Ethnograph. Es gibt persische und türkische Sprichwörter, die besagen, wie vorteilhaft es ist, der Geliebte eines Großen zu sein, eins, das in freier Übersetzung lautet: „Das meiste erreicht ein Mann mit seinem Gesäß, entweder indem er sich darauf setzt und arbeitet, oder indem er es einem großen Herrn zur Verfügung stellt."

Auch der zum Großwesir und Schwiegersohn des Sultan Suleiman aufgestiegene Rustan — von Geburt ein Kroate — wird von Stern[8]) und anderen als homosexueller Emporkömmling bezeichnet.

Der Koran verbietet den homosexuellen Verkehr nicht an sich, wendet sich vielmehr nur gelegentlich wie bei der Erzählung, die von der Verletzung des Gastrechtes an den bei Lot abgestiegenen Fremden handelt, gegen die Ausschweifungen der Sodomiter, die, nachdem sie ihre Wollust bei Frauen gekühlt, noch in ihrer Zügellosigkeit Männer begehren. Ein ausdrückliches Gesetz gegen den mannmännlichen Verkehr findet sich in keiner Sure des Korans, auch nicht in der vierten, die von dem geschlechtlichen Leben handelt. Wie Prätorius[9]) mitteilt, sollen sogar die Hodschas im Unterricht einen mündlichen Ausspruch überliefern, der den Armen gestattet, sich statt der dritten und vierten Frau einen Jungen beizulegen.

Der Orientreisende v. Maltzahn, der vermutlich mit dem v. Maltzahn identisch ist, über dessen aufsehenerregenden Prozeß Ulrichs in den „kritischen Pfeilen" berichtet[10]), teilt mit[11]), daß sich sogar im Vorhofe der Kaaba in Mekka Burschen zum homosexuellen Verkehre anbieten.

---

[8]) Bernhard Stern, Medizin, Aberglaube und Geschlechtsleben in der Türkei. Mit Berücksichtigung der moslemischen Nachbarländer und der ehemaligen Vasallenstaaten. Berlin 1903.

[9]) Aufs. i. d. Anthropophyteia.

[10]) L. c. p. 63 ff.

[11]) A. Moll, l. c. p. 102.

Allerdings herrscht auch in muhammedanischen Ländern vielfach eine ähnliche Unkenntnis der Bestimmungen über homosexuelle Betätigung, wie wir sie in romanischen kennen lernten; auch unter Forschungsreisenden begegnen wir Meinungsverschiedenheiten, so bejaht Baumann die Bestrafung, während andere sie negieren. Wie gleichgültig man im Grunde die ganze Angelegenheit betrachtet, zeigt die Tatsache, daß man nichts dabei findet, wenn ein muhammedanischer Jüngling mit einem christlichen Manne oder ein älterer Moslem mit einem jungen „Franken" in sexuelle Beziehungen tritt, während selbst der leichteste Flirt zwischen einem Ungläubigen und einer türkischen Frau die schwersten Gefahren für beide Teile im Gefolge hat. Ist doch selbst der Besuch eines muhammedanischen Bordells den Christen an den meisten Plätzen fast ebenso streng verboten wie der einer Moschee. Die meisten Muhammedaner, selbst die, welche sich für Lohn den Fremden anbieten, verweigern diesem allerdings, sich passiv hinzugeben, sondern wollen ihrerseits aktiv vorgehen, oft lehnen sie sogar jede Berührung des Partners ab. Die Gründe sind, daß sie nach Tradition und Instinkt sich zu demütigen glauben, wenn sie sich einem Fremden gegenüber zum Weib erniedrigen, während sie sich ihm umgekehrt überlegen fühlen, wenn sie ihn zum Weibe machen. Es kommt hinzu, daß die noch unverheirateten Muhammedaner sehr wenig Gelegenheit haben, heterosexuell zu verkehren, da die Mädchen und Frauen abgeschlossen in den Frauengemächern leben und auf der Straße, die sie nur tiefverschleiert betreten dürfen, von Männern nicht angeredet werden dürfen. In den Harems selbst soll urnischer Verkehr häufig sein, besonders die „auparischtaka" benannte cunnilinctio.

Was in bezug auf die Homosexualität für die Türken und Perser gilt, trifft für die Muhammedaner im allgemeinen zu, sowohl für die in Arabien, Ägypten und am Mittelmeer als für die im tieferen Asien. Hier sei noch kurz eines Volkes gedacht, dessen homosexuelle Sitten uns neuerdings durch einen Aufsatz in den Sexualproblemen von Theo Herrmann näher gebracht wird, der Sarten, die in dem früher von Persern bewohnten Turkestan ansässig sind. Wenn auch die Auffassungen des Autors der neueren wissenschaftlichen Erkenntnis nicht Rechnung tragen — er nennt die Päderastie bald die Nationalkrankheit, bald das Grundlaster der Sarten — so ist doch das von ihm beigebrachte Material sehr der Beachtung wert.

Wie stark der homosexuelle Verkehr in diesem Volke geübt wird, zeigt ein landesübliches Sprichwort, das lautet: „Es gibt ebensowenig ein Gräslein, das die Sense nicht gestreift, als einen Knaben, den kein Mann berührt." Auch hier scheinen wie in anderen muhammedanischen Ländern äußere Gründe die homosexuelle Betätigung zu fördern, vor allem die strenge Absonderung der Geschlechter im Frauen- und Männerabteil, ferner Sparsamkeitsrücksichten, da der Kaufpreis der Frauen ein verhältnismäßig hoher ist, den viele der ärmeren Sarten sowohl unter den Landarbeitern und Hirten, als unter den städtischen Kleinkrämern, Fabrikanten und Teebudikern nicht aufbringen können. Wie viele unter ihnen echte Homosexuelle oder Bisexuelle, wie viele nur Pseudohomosexuelle oder Verlegenheitshomosexuelle sind, dürfte ungemein schwer zu sagen sein. Daß alle diese Kategorien vertreten sind, ist nicht zweifelhaft. Es gibt hier eine Menschenklasse, die in ganz besonders hohem Maße das Ziel homosexueller Begehrlichkeit ist, die Batschas, junge, gutgewachsene Burschen aus dem Volke, namentlich solche mit dunklen, strahlenden Augen, die eigene Schulen besuchen, die Batschbosliks, in denen sie von alten Leuten, die selbst früher Batschas waren, in körperlichen Übungen und geschmeidigen Tänzen, heiligen und unheiligen Gesängen, heiteren Späßen und Wortspielen unterrichtet werden. Haben sie das alles gelernt, dann produzieren sie sich unter freudiger Erwartung, die sich meist zu Bewunderung und Begeisterung steigert, auf echt orientalischen Festlichkeiten, die die Sarten auf den Höfen ihrer Häuser veranstalten und die Basmen genannt werden. Der Mittelpunkt dieser Feste sind die Batschas, die durch ihre Tänze und Lieder, begleitet von Trommeln und Flöten, die Zuschauer förmlich berauschen. Welche Rolle diese Jünglinge spielen, zeigt folgende Schilderung: „Der Batscha erfreut sich großer Liebe und Volkstümlichkeit. Die Männer verlieben sich in ihn, verfertigen ihm zu Ehren Verse, seinetwegen richten sie sich zugrunde, lassen Weiber und Kinder im Stich, seinetwegen kommt es oft zu blutigen Eifersuchtshändeln und zum Totschlag. So kamen im Jahre 1906 im einheimischen Teil Taschkents der Batschen wegen wiederholt blutige Dramen vor, was die Richter des Syr-Darja-Gebietes veranlaßte, die Veranstaltung von Basmen zu verbieten. Dessenungeachtet erhielten sich die Basmen in früherer Blüte. Zur Zeit der Chane hatten die Basmen noch viel weitere Verbreitung. Am Hof des Chans gab es gewöhnlich einen ganzen Staat von Batschen, und der Lieblingsbatscha des Chans übte größere Macht aus als der erste Wesir (Minister). Für die allerhübschesten Batschen im Syr-Darja-Gebiet gelten die Sairamaschen. Hochgewachsen, graziös, mit matter Gesichtsfarbe, schwarzen, brennenden Augen und zarter Stimme machen sie einen großen Eindruck auf die Menge. Um ihre Liebe bemühen sich, wie um ein großes Glück, einflußreiche, begüterte Sarten. Der Unterhalt eines solchen Batschas kostete nicht wenig — bis 1000 Rubel im Jahr — was dem praktischen Sarten außerordentlich viel erscheint."

Eine ähnliche Stellung, wie die Batschas bei den Männern, haben die Batschenmädchen bei den Sartenfrauen, die sie ebenfalls durch Gesänge, Spiele und Mimik unterhalten. Im übrigen sind es nicht nur die Sarten, die in Turkestan, Samarkand und Buchara homosexuellen Verkehr pflegen, sondern auch die Männer und Jünglinge persischer, kirgisischer und russischer Abkunft. Alle wetteifern förmlich in seelischer und nicht nur in dieser, sondern auch körperlicher Urningsliebe, wenngleich auch hier die leichteren Formen erotischer Zärtlichkeit, namentlich gegenüber der Pedikation, bei weitem zu überwiegen scheinen.

Diese Angaben stimmen ganz überein mit einer Arbeit, die schon im Jahre 1900 von der Choven[12]) veröffentlichte; er führte aus, daß

[12]) Choven, v. der, Über sexuelle Perversionen im Orient. (Obozrénié psiahiatrii V. 1900).

in allen Städten Asiens von den Ufern des Marmarameeres bis zum Yang-tze-kiang den jungen Burschen, genannt Batscha, die Tänze und Gesänge übertragen seien, die ganz und gar die Rolle unsrer Schönheiten aus dem Variété erfüllten. Kritische Berichte über diesen Artikel bringen P. Kéreval[13]) in den Archives de Neurologie und Numa Prätorius[14]).

Um die Darstellung der Liebes- und Ehegebräuche im alten und modernen Indien hat sich Richard Schmidt[15]) hervorragende Verdienste erworben. Doch hat ihm die Fülle heterosexuellen Materials für die Darstellung der gleichgeschlechtlichen Liebe wenig Raum gelassen, auch mangelt ihm hierzu anscheinend die erforderliche Objektivität und Vorurteilslosigkeit. Wenn nun im folgenden der Versuch gemacht werden soll, Schmidts Arbeiten nach dieser Richtung hin zu ergänzen, so kann es sich für einen Nicht-Sanskritisten bei dem gewaltigen Umfang der indischen Literatur, die noch dazu bis jetzt keineswegs vollständig in abendländische Kultursprachen übersetzt ist, naturgemäß nur um die Zusammenstellung gelegentlicher Lesefrüchte handeln; eine vollständigere methodische Darstellung muß einer kundigeren Feder späterer Tage vorbehalten bleiben. Doch auch mit dem Wenigen wird der Beweis möglich sein, daß schon dem ältesten indogermanischen Kulturvolk die gleichgeschlechtliche Liebe nichts Unbekanntes war und daß die Gelehrten und Weisen dieses Volkes sich bereits auf dem Wege zu einer wissenschaftlichen Erklärung dieses sexuellen Problems befanden.

Zwar läßt sich aus den älteren Werken der vedisch-brahmanischen Periode nicht allzuviel Bestimmtes anführen. Die Übersetzer scheinen sich manchmal selber im Ungewissen zu befinden, und die Kommentatoren schweigen sich über derartige Stellen beharrlich aus. Wir müssen uns daher hier mit einer bloßen Aufführung gefundener Stellen begnügen.

So finden sich im Rig-Veda, dem ältesten Lieder- und Hymnenbuch der indischen Literatur, u. dem Atharva-Veda, der ältesten Sammlung von Zaubersprüchen viele Sätze, in denen auf die Androgynie der Gottheiten Bezug genommen wird (Rig-Veda VIII, 33, 19; Ludwig Bd. II Nr. 599)[16]); Rig-Veda I. 164, 16 (L. II. Nr. 951); Atharva-Veda VIII, 8. 25 (L. III, p. 525); Rig-Veda X, 85, 36 (L. II, Nr. 905); Rig-Veda X, 60. 7 (L. II Nr. 996); von Brahma heißt es an zwei Stellen der Çvetâçvatara-Upanishad IV. 3:

Du bist das Weib, du bist der Mann, das Mädchen und der Knabe,
Du wächst, geboren, allerwärts, du wankst als Greis am Stabe.

und V, 10:

Er ist nicht weiblich, nicht männlich,
Und doch ist er auch sächlich nicht,

---

[13]) 24. année Märznummer 1902 p. 236 ff.

[14]) Jahrbuch f. sex. Zw. Bd. V, 2, p. 953.

[15]) Rich. Schmidt, Beiträge z. ind. Erotik. 1902. Liebe und Ehe i. alten und modernen Indien. 1904. Kamasutra des Vatsyayana. 3. A. 1907.

[16]) Rig-Veda, übers. v. Alfr. Ludwig, 5 Bde. 1876—1888.

Je nach dem Leib, den er wählte,
Steckt er in diesem und dem.[21])

Ein interessantes Stück ist in der kurzen Garbha-Upanishad folgender (III.) Abschnitt[23]): „Beim Überwiegen des väterlichen Samens entsteht ein Mann, beim Überwiegen des mütterlichen Samens ein Weib, beim Gleichgewicht des Samens beider ein Zwitter; bei Benommenheit des Gemüts entstehen Blinde, Lahme, Bucklige und Zwerge. Geht der durch die beiderseitigen Winde eingepreßte Same entzwei, so wird auch der Körper zwiefach und es entstehen Zwillinge."

Eine ebenso große Rolle wie das Problem der göttlichen Androgynie spielt in der indischen Literatur die Erscheinung menschlicher Geschlechtsverwandlung. Nur eine der vielen uns bekannten Geschlechtsverwandlungssagen sei angeführt:

Im Matsja-Purana wird dem Manu ein Sohn Ida geboren. Bei einer Rundreise durch seine Besitzungen gerät dieser aus Versehen in einen Hain, in dem einst Çivas Gattin Parvatî zur Unzeit von Weisen gestört war. Infolgedessen hatte Çiva seiner Gattin versprochen, daß jeder Mann, der diesen Hain betreten würde, sich in eine Frau verwandeln solle. So wird denn auch Ida sogleich verwandelt und zu einer Idâ. Durch ein Pferdeopfer an Çiva wird sie zu einem Zwittergeschöpf (kimpurusha), Namens Sudyumna zurückverwandelt, welches abwechselnd einen Monat Mann und einen Monat Weib war.

Einen bisexuellen Charakter trägt die zu großer Berühmtheit gelangte Legende von Rishyasringa (Mahab. III, 110 ff[28]). Er ist der auf wunderbare Weise von einer Gazelle geborne Sohn eines Heiligen und wächst (ein altindischer Simplizissimus) in einer Einsiedelei im Walde auf, ohne irgend einen andern Menschen außer seinem Vater je gesehen zu haben. Vor allem hat er nie ein Weib erblickt. Einst entstand nun im Reich des Königs Lompada eine große Dürre und die Weisen des Landes erklärten, daß die Götter erzürnt seien und es nur dann regnen würde, wenn es dem König gelinge, Rishyasringa in sein Land zu bringen. Des Königs Tochter Santa übernimmt nun die Aufgabe, den jungen Heiligen in das Land zu locken.

Aus künstlichen Bäumen und Sträuchern wird eine schwimmende Einsiedelei hergestellt, in welcher Santa zum Wohnsitz des Rishyasringa segelt. In der Nähe der Waldeinsiedelei angekommen, steigt die Königstochter ans Land und benutzt die Abwesenheit von Rishyasringas Vater, um sich dem jugendlichen Büßer zu nähern. Sie gibt ihm herrliche Früchte und köstlichen Wein und schmiegt sich in zärtlicher Umarmung an ihn, der da glaubt, einen Knaben, wie er selbst einer ist, vor sich zu haben. Darauf kehrt das Mädchen wieder

---

[21]) P. Deussen, 60 Upanishads d. Veda 1897, S. 300 und 306.
[23]) Deussen, l. c. S. 608.
[28]) Winternitz, l. c. S. 342.
Holtzmann, Ind. Dagen. I, 109.
Holtzmann, Mahabar. I, 25; II, 78.
Jacobi, l. c. S. 141.
H. Lüders in Nachricht. d. Götting. Gesellsch. d. Wissenschaft. 1897 und 1901.

auf ihre Insel zurück, da sie das Nahen des alten Einsiedlers bemerkt. Der Alte über die Aufregung seines Sohnes verwundert, fragt ihn, was geschehen sei. Dieser berichtet nun sein Erlebnis mit folgenden Worten:

Ein Schüler mit geflochtnem Haar war hier, ganz weiß von Angesicht,
Mit schwarzen Augen und lächelndem Munde, mit schmalem Leib und hoher Brust.
Wie wenn im Mai der Kuckuck singt, so lieblich klang es, wenn er sprach, — —
Dann faßte mich der Knab' am Haar und zog mein Haupt zu sich hinab
Und setzte seinen lieblichen Mund auf meinen Mund und machte da
Ein klein Geräusch; das machte, daß mir ein Schauder durch die Glieder fuhr.
Nach diesem Schüler sehn' ich mich; wo er ist, möchte ich immer sein.
Mir ist so übel, im Herzen so weh', seit ich ihn nicht mehr sehen kann.

Darauf der Vater:
„Mein Sohn, in also schöner Gestalt geh'n Teufel in den Wäldern um,
Um frommer Leute Buß' und Heil zu stören; traue ihnen nicht!" —

Kaum ist der Vater fortgegangen, so begibt sich Rishyasringa auf die Suche nach seinem vermeintlichen jungen Freunde. Bald hat er die schöne Santa gefunden, wird von ihr auf die schwimmende Einsiedelei gelockt und in Lompadas Reich entführt. In dem Augenblick, wo der junge Heilige das Land erblickt, beginnt es in Strömen zu regnen. Der König aber macht ihn zu seinem Schwiegersohn, nachdem er den alten Einsiedler durch reiche Geschenke versöhnt hat. Wie beliebt dieser Schwank war, zeigt nach Winternitz der Umstand, daß er in verschiedenen Versionen auch in Tibet, China und Japan bekannt ist und selbst in der Einhorn-Sage des Abendlandes Spuren hinterlassen hat. Äußerungen hochgesteigerter Freundschaftsgefühle zwischen Männern begegnen uns — ein Beispiel für viele — in „Mricchakatika" (S. 88): „Zweierlei freilich ist hier auf dieser Welt Männern über alles lieb, — Freund und Weib", und (S. 184) beabsichtigt Maitrêya, seinem Freunde Tscharudatta in den Tod zu folgen: „Mein Freund, denkst du vielleicht, ich könnte ohne dich noch mein Dasein fristen? . . . Ich kann nun einmal getrennt vom lieben Freunde nicht länger leben . . . ich will dies Leben von mir werfen und dem lieben Freunde folgen." —

Wenn wir uns heute der Anfänge einer Sexualwissenschaft rühmen, so können wir darin bereits die alten Inder als unsre Vorläufer begrüßen, die hierüber schon eine umfangreiche und eingehende Literatur hinterlassen haben, der gegenüber Ovids Ars amatoria zu einer bloßen Liebesfibel wird. — Wenn auch nicht zeitlich, so doch inhaltlich steht an der Spitze dieser ganzen Literaturgattung Vatsyayanas Kamasutra, d. h. „Kamas Gesetz", ein Werk, dessen Entstehen zwischen das II. vorchristliche und VI. nachchristliche Jahrhundert zu setzen ist. Es ist kein Originalwerk, sondern das Sammelbecken der Meinungen älterer Meister, ein Auszug aus zum Teil außerordentlich umfangreichen Werken seiner Vorgänger. Auf alle Fälle ist es aber ein verhältnismäßig altes Erzeugnis der Sanskrit-Literatur und enthält eine Fülle Stoffes, der uns auf anderm Wege nicht mehr (oder noch nicht wieder) zugänglich ist. Außerdem besitzen wir zu Vatsyayanas Werk noch einen ältern- und wertvollen Kommentar von Yasodhara aus dem VII. bis VIII. nachchristlichen Jahrhundert, dessen Kenntnis uns Richard Schmidts fleißige Übersetzungskunst gleichfalls zugänglich gemacht hat[29]). Sowohl auf die männliche als auch auf weibliche Homosexualität wird in diesen Werken Bezug genommen.

Als die gebräuchlichste Form gleichgeschlechtlichen Verkehrs unter Männern galt bei den alten Indern das Auparisthaka, der Coitus ore conficiendus, also irrumatio oder fellatio. Das Kamasutra (fol. 165) bezeichnet als solche, die hauptsächlich os suum munera vulvae verrichten lassen, trtiya prakrtit, das dritte Geschlecht. Dieses ist von zweierlei Art, entweder vom Aussehen einer Frau, si coitus oralis a viro in femina exercetur, oder vom Aussehen eines Mannes. Diese letzteren sollen aber ihre Wünsche verheimlichen und, falls sie einen Mann kapern wollen, das Geschäft eines Masseurs betreiben. Während des Massierens drücke der Betreffende die Schenkel des Geliebten, indem er sie mit seinen Gliedern gleichsam umarmt. Bei vorgeschrittener Vertrautheit berühre er die Verbindungsstelle der Schenkel samt der Schamgegend et illius membrum, cum erectum esse intelligit, manu fricans excitet und tadle ihn gleichsam mit Lächeln wegen seiner Aufgeregtheit. Wenn er von dem Manne, obwohl dieser das Merkmal erwachter Begierde trägt und die perverse Art des Masseurs durchschaut hat, nicht aufgefordert wird, das Auparisthaka auszuführen, so schreite er von selbst dazu: von dem Manne aber dazu aufgefordert, widerstrebe er und nur unter Sträuben willige er ein. — Die Ausführung des Aktes hat folgende acht Stufen (fol. 167), quorum confectio duplex est, exterior et interior. Modi exteriores sunt hi: I. Penem manu comprehensum ad labra adducens atque feriens contra os moveat; hic modus mensus est. — II. Manu glandem operiens labrisque a latere sine dentium cooperatione premens „haec hactenus" tranquillans inquiat, hic morsus lateralis est. — (fol. 168.) III. Porro invitata labris conclusis illius partem anteriorem premens atque quasi adducens dimittat, hic est forceps exterior. — Sequuntur modi interiores: IV. Hic invitatus, postquam glans praeputio denudata est, penem paulo longius introducat usque ad glandis nodum et ille anteriorem partem labris premens exspuat (sive emittat), hic est forceps interior. — V. Si penis manu comprehensus sicut labrum corripitur, osculatio est. — VI. Cuius in confectione si glans undique linguae parte feritur atque lambitur vel si lingua in orbem circumagitur, contactio est. — VII. Huiusmodi penem libidine semi-introductum semel atque iterum crudeliter premat, deinde dimittat, hic est suctus pomi amri. — VIII. Ad viri voluntatem penem devoret, premat usque ad finem (donec semen ejaculetur), haec est devoratio. — Auch bei diesen einzelnen Phasen muß der Betreffende immer wieder tun, als mache er nur ungern mit, auch können zur Erhöhung des Genusses verliebte Schreie und ebensolche Schläge ausgeteilt werden. — Außer diesen Amateur-Masseurs, die Yashodara (fol. 67) zu den Eunuchen rechnet, da sie weder das Wesen des Mannes noch das des Weibes besitzen, erweisen nach dem Kamasutra (fol. 172) vor allem junge schöngeschmückte Sklaven ihren Herren jene Gunst, wenn diese nämlich von kühlem Temperament (wohl gegen Weiber) abgelebt (man sieht, daß die Fabel von den abgelebten homo-

---

[29]) Das Kamasutra des Vatsyayana, übers. von Rich. Schmidt. 3. A. 1907.

sexuellen Roués schon auf ein respektables Alter zurückschaut), übermäßig dick sind oder an Frauen keinen Gefallen finden. Y a s h o d a r a zitiert dazu eine Strophe, welche besagt, daß die Sklaven vertrauenswürdig und schön geschmückt sein sollen und daß der Bart noch nicht sprießen darf, da letzteres für einen Fehler gilt. — Schließlich besorgen das aber auch gewisse Urbani, die einander befreundet sind, gegenseitig, (fol. 173) indem sie auf beiderseitigen Genuß bedacht sind.

Je nach dem Grade ihres Verlangens begehen sie den Akt nacheinander oder gleichzeitig inversis corporibus. — Nach S c h m i d t[30]) soll im heutigen Indien an Stelle des Auparisthaka zumeist die Pedikation getreten sein. — V a t s y a y a n a nennt (fol. 128) das Auparisthaka als besonderes Kennzeichen der Bewohner des Binnenlandes, der Flüsse Vipar, Satadru, Iravati, Candrabagha, Vitasta und Sindhu, während die Bewohner der südlichen Gegenden (fol. 145) die Pedikation, sowohl beim Manne wie bei der Frau vorziehen sollen. Zum Schluß des Abschnittes warnt V a t s y a y a n a (fol. 174, wie auch schon fol. 169) jedoch die Brahmanen, Minister und Ratgeber der Könige davor, das Auparisthaka bei sich ausführen zu lassen, da sie dadurch sonst ihren guten Ruf und ihre Würde beeinträchtigen und der Makel der Schimpflichkeit, der jener Sache anhaftet, schwer zu tilgen sei; und zwar wird die Ausführung des Auparisthaka sowohl bei einem Manne wie bei einem Weibe einschließlich der Ehefrau gerügt, denn V a s i s t u s sagt nach Y a s o d h a r a (zu fol. 170): „Qui in ore uxoris suae legitimae coitum conficit, illius manes XV annos non edunt", d. h. nehmen die gespendeten Ahnenopfer nicht an. — Auch M a n u s Gesetzbuch, d. h. das Dharmasastra, das den Namen des M a n u trägt, aber erst dem 2. bis 3. nachchristlichen Jahrhundert entstammt, gebietet nach S c h m i d t[31]): „Wer mit einem Manne o d e r mit einer Frau auf einem Kuhwagen, im Wasser oder am Tage als Zweigeborner (Brahmane) geschlechtlich verkehrt, soll bekleidet ein Bad nehmen" und ein anderes Gesetz lautet (ibid.): „Wenn der Mann den Koitus mit einem Manne oder bei einem Weibe anders als in der Vulva, in die Luft (wohl coitus interruptus), im Wasser, am Tage oder auf einem Kuhwagen aufführt, soll er bekleidet ein Bad nehmen."

Ebenso kannten die alten Inder bereits den amor lesbicus, wenn auch, wie fast überall, die Nachrichten hierüber spärlicher vorliegen. So finden wir bei Y a s o d h a r a (zu fol. 173) eine Strophe, in der es heißt, daß gewisse Haremsdamen, die miteinander vertraut sind, wenn sie keine Männer erlangen können, inter se in vulvam voluptatem ore conficiunt. — Auch Susruta kennt noch (II, 2)[32]) die Tribaden: „Si uxor maritum in imo ponit atque ita coitum init, filia nascitur, quae sicut vir agit. Quamvis enim muliebri forma praedita, tamen sicut vir feminam ascendit ejusque vulvam sua ipsius vulva perfricat." — V a t s y a y a n a gibt auch (fol. 192) den Rat, daß man beim Freien ein Mannweib, d. h. ein Mädchen mit dem Aussehen eines Mannes, vermeiden soll. Auch in dem V. Abschnitt über die fremden Frauen kommt V a t s y a y a n a noch einmal (fol. 295) auf die gegenseitige Befriedigung der Weiber untereinander zurück, die die Milchschwester, Freundin oder Sklavin nach Art eines Mannes schmücken und ihr Verlangen stillen durch an Form gleiche Glieder in Gestalt von Knollen, Früchten oder künstlichen Phalli. — Eine merkwürdige Ansicht äußert Y a s o d h a r a noch (zu fol. 80): „Denn so gut die Frau in der Vereinigung mit dem Manne empfängt, ebensogut auch infolge der Vermischung mit einer andern

[30]) S c h m i d t, Liebe u. Ehe. S. 263.
[31]) S c h m i d t, Beiträge s. 535.
[32]) S c h m i d t, Liebe u. Ehe. S. 281.

Frau," so heißt es im Susruta: „Wenn Frau und Frau zur Begattung schreiten, lassen sie gegenseitig Samen entströmen, woraus ein knochenloses Wesen entsteht." — Auch auf sakralem Gebiet erscheint die Tribadie hier eine Rolle zu spielen. Denn auch in Indien gibt es nach Schmidt[33]) Gebräuche, ähnlich denen der Bona Dea im alten Rom, an denen nur Frauen teilnehmen, während die Männer davon ausgeschlossen sind. Nacktheit der Teilnehmerinnen soll dabei oftmals ein Haupterfordernis der Feier sein.

Über das gegenwärtige Indien schreibt ein Korrespondent Molls, daß er gleich am ersten Abend seiner Ankunft in Bombay eine Zusammenkunft mit einem Eingeborenen hatte, der sich ihm für zwei Rupien hingab. In Poona, einer Gebirgsstadt in der Nähe Bombays, verkehrte er an einem Abend mit drei Eingeborenen. Der eine war ein Kutscher. Er fragte ihn, ob er ihn zu einem Mädchen führen solle, und auf die verneinende Antwort bat er ihn zu ihm auf den Kutschersitz zu kommen. „Obwohl wir uns kaum verständigen konnten," schreibt er, „wußten wir beide was die Glocke geschlagen hatte. In Madras und in anderen Teilen des südlichen Indiens sei es nicht anders. Wenn ich darauf ausgehe," fährt er fort, „finde ich jeden Abend mit Leichtigkeit einen Eingeborenen, mit dem ich für Geld und gute Worte geschlechtlichen Umgang haben kann."

Zahlreiche Berichte über die Verbreitung der Homosexualität erhielt ich aus Niederländisch-Indien. Holländische Urninge suchen sich dort nämlich mit Vorliebe als Beamte, Kaufleute und Ärzte einen Wirkungskreis, und viele von ihnen kamen auf ihren europäischen Urlaubsreisen zu mir und machten mir Mitteilungen, die durch Literaturangaben von Forschungsreisenden wertvoll ergänzt werden.

Erst vor kurzem hielt sich ein holländischer Forstbeamter in Berlin auf, der im Verlauf eines mehr als 15 jährigen Aufenthalts dortselbst mit über 100 Sundanesen, Javanesen und Maduresen in sexuellen Verkehr getreten war. Einen ganz reinen Fall von ausschließlicher Homosexualität will er unter den Eingeborenen allerdings nur ein einziges Mal beobachtet haben, nämlich in Pali (Mittel-Java), wo ein verheirateter Javane mittleren Alters unzertrennlich mit einem jüngeren, jetzt 25 jährigen Landsmann zusammen lebt, ohne jemals sein Weib berührt zu haben. Sonst hätten die Javaner, mit denen er Umgang gepflogen, ihm immer geantwortet, daß sie mit beiden Geschlechtern verkehrten, sie hielten den homosexuellen Verkehr für harmlos und weniger gefährlich (hinsichtlich Ansteckung), „es mache ihnen Vergnügen, und sie bekämen noch Geld dazu, was könnten sie mehr verlangen". Die jüngeren Leute, sagte mir dieser Gewährsmann, seien, bis sie verheiratet sind und Kinder haben, ohne Ausnahme zugänglich, allerdings nicht jedem Fremden, sondern nur denen, die sie kennen und die ihre Sprache verstehen. Fast allgemein zur sexuellen Verfügung gegen Lohn ständen die jüngeren Kutscher, auch viele ältere, namentlich die der Mietkutschen in größeren Städten. Da man mit dem Kutscher Seite an Seite oder Rücken an Rücken in engem Kontakt säße, steigerte sich die Körperberührung ganz allmählich zu intimeren Akten. Drei Einrichtungen sind es, die auf den zahlreichen Inselgruppen zwischen Asien und Australien dem Leben der Homosexuellen ihren besonderen Stempel aufdrücken, wenn auch nicht in gleichmäßiger Verbreitung: die Tanzjungen, in Atjeh an der Nordküste von Sumatra „sedatti" genannt; die gemeinschaftlichen

---

[33]) Schmidt, Liebe und Ehe. S. 17.

Schlafhäuser der unverheirateten jungen Männer vom Tage ihrer Beschneidung (8.—12. Lebensjahr) bis zu ihrer Eheschließung und die Männerbünde. In den Männerhäusern übernachten auch die Fremden des Orts, und sollen geschlechtliche Handlungen zwischen diesen und den Insassen, sowie der zusammenwohnenden Jünglinge untereinander sehr gewöhnlich sein. Auch in den muhammedanischen Priesterschulen, den „santri", in denen junge Leute vom 12.—22. Jahre zusammenschlafen, soll mutuelle Masturbation ein alltägliches oder wohl richtiger allnächtliches Vorkommnis sein. Als Zeichen eines Knabenhauses findet man über der Tür vielfach eine hölzerne Figur angebracht, die einen Mann darstellt, der mit beiden Händen sein in Erektion befindliches Glied umfaßt hält. Auch die Türen selbst zeigen eingeschnitzt ähnliche Bilder. Ich erhielt vor einiger Zeit aus Niederländisch-Neu-Guinea von einem Urning solche Holzfigur und Tür eines Männerhauses, deren Entfernung neuerdings die europäischen Regierungen angeordnet haben, übersandt und verleibte sie ebenso wie die Photographien javanischer Tanzknaben unserer sexo-ethnographischen Sammlung ein. In seinem Buche „Atjeh en de Atjehers" (1877, p. 63) schreibt Kruigt über diese Tanzknaben: „Bei den Atjeh (NW.)[34]) erheitern Knaben von 9—12 Jahren, die Sedattis, meist von Nias eingeführt, teils in Seide gekleidet und mit goldenen und silbernen Hand- und Fußspangen geziert, die Männerwelt am Abend und während der Nacht durch Gesang und Tanz. Den meisten Oberhäuptern gehören einige dieser Sedattis als persönliches Eigentum, sie liefern aber gewöhnlich ein Paar davon an die Bevölkerung ihrer abgelegenen Pflanzungen zu deren Vergnügen. Die zur Bewachung dort zurückgebliebenen Leute ergeben sich, ohne Frauen, mit den jungen Tanzknaben geschlechtlichem Verkehr. Nach Jacobs[35]) soll in Atjeh Päderastie nicht verbreiteter sein als in jedem anderen, auch europäischen Gemeinwesen. Ebenso ist Tribadie nach demselben Gewährsmann unter den älteren Mädchen und Frauen keine Seltenheit, jedoch auch nicht häufiger als anderswo. Die Gandrungs[36]) von Bali (Ost-Java) sind gleich den atjehischen Sedatti Knaben im Alter von 10—12 Jahren, die als Mädchen verkleidet Tänze aufführen. Ihre Kleidung besteht aus einem prächtigen Sarong mit dem um die Hüften geschlungenen Salendang, dessen Enden frei herabhängen. Dazu kommt noch ein hochaufgebauter, reichverzierter Kopfschmuck und bisweilen prächtige Armbänder und ein Fächer. Männer aller Stände und Rangstufen der balinesischen Gesellschaft huldigen ihnen und führen mit ihnen Tänze auf. Tribadie soll nach Jacobs dort beinah in gleichem Maße, doch heimlicher mit Hilfe von Pisangfrüchten, wächsernen Instrumenten oder bloß Finger und Zunge betrieben werden. Auch besitzt der balinesische Sprachschatz Worte für Frauen in Mannskleidern, wie für als Männer gekleidete Tempeldienerinnen. — Während auf Bali päderastischer Liebesbefriedigung kein Hindernis im Wege steht, soll auf dem benachbarten Lombok Päderastie sowie das Auftreten von Gandrungs streng verboten gewesen sein.

Die Bewegungen, welche die vielfach weißgeschminkten Tanzjungen, die javanisch auch „selawaddan" heißen, mit den Fingern, Hand- und Armgelenken ausführen, sollen, wie mir mein Gewährsmann berichtet, sehr feminin sein. Übrigens tragen sich bei den Maduresen, wie auch sonst vielfach in Niederländisch-Indien, Männer und Frauen vollkommen gleich. Nur tragen die Frauen niemals Kopfbedeckung, so daß der Verkleidungstrieb transvestitischer Männer sich

---

[34]) I. A. Kruigt, Atjeh en de Atjehers, 1877, p. 63.

[35]) Jul. Jacobs, Familie- en Kampongleven op Gr. Atjeh, 1894, I, 80 ff.

[36]) Jul. Jacobs, Eenigen Tijd onder de Baliers, 1883, p. 13 f.

auch nur auf die Barhäuptigkeit erstreckt. Wenn sich auf Java Prinzen oder Regenten eine Ballettruppe halten, so besteht diese nicht selten zumeist aus Jünglingen in Frauengewändern. — Bei den Malaien in Ost-Java [37]) kennt man männliche und weibliche Personen mit von Kindheit an bestehenden konträrsexuellen Neigungen, welche sich in jeder Lebensrichtung äußern. Sie führen in beiden Geschlechtern die Bezeichnung Wandu. Ihre geschlechtliche Befriedigung soll durch bloße Berührung herbeigeführt werden. — Auf der kleinen Insel Madura an der javanischen Nordküste wird die Päderastie öffentlich gepflegt, ohne daß irgend etwas Tadelnswertes darin erblickt wird, sogar Kriminalfälle rasender Eifersucht sind daselbst nicht selten [38]).

Hinsichtlich Borneos hatte schon 1846 Hupe [39]) hervorgehoben, daß bei den Dajaks die Päderastie allgemein sei, und daß man solchen Menschen noch eine besondre Achtung bekundete. Eine geschlossene und hochgeehrte Päderastengesellschaft bilden die Basirs, die sich den Bilians, den Priesterinnen, anschließen, sich wie diese kleiden und mit ihren kräftigen Stimmen einen Sängerchor bilden, auch dienen sie als Ärzte, Wahrsager und Zauberer und lassen sich von den Männern zu gleichen Zwecken wie die Priesterinnen gebrauchen. Auch nach Hardelands [40]) Versicherung sind die Basire als Weiber gekleidet, sie werden bei Götzenfesten und zu sodomitischen Praktiken gebraucht, manche sind förmlich an andre Männer verheiratet. Desgleichen versichert Perelaer [41]), gleichgeschlechtlichen Verkehr treffe man bei den Dajaks in allen Ständen unter beiden Geschlechtern an, und er sei in ihren Sitten so tief eingewurzelt, daß man annehmen könne, es gäbe nur wenig Männer, welche sich seiner nicht schuldig gemacht hätten. Er kommt auch in der Religion zum Ausdruck, indem sich die Dajaks das Jenseits eben so von Bilians (Tempeldirnen), ähnlich den muhammedanischen Huris, wie von Basirs als dajakischen Ganymeden bevölkert denken. Auch die Manangbali der See-Dajaks kleiden sich nach Ling-Roth [42]) als Weiber und lassen sich als solche behandeln. Wenn es ihnen gelingt, einen jungen Mann zu bereden, die Nacht bei ihnen zu schlafen, entlassen sie ihn bei Tagesanbruch mit einem Geschenk und prahlen mit ihrer Eroberung. Wenn es die Vermögensverhältnisse eines Manangs irgend gestatten, nehme er sich einen Ehemann, um seine angenommene Würde als Weib noch vollständiger auszugestalten, zeige sich auch alsdann sehr eifersüchtig. Der Manangbali ist stets eine Person von großem Einfluß, nicht selten bringt er es zum Dorfvorstand, auch fungiert er häufig als Friedensrichter, so daß er bei den See-Dajaks geradezu als Staats- bzw. Stammeseinrichtung besteht.

Brooke [43]) erzählt, daß auf Celebes unter den Bugis manche Männer ihr Leben hindurch als Frauen und manche Frauen als Männer gekleidet gingen und auch den Beschäftigungen und Pflichten der angenommenen Geschlechter sich unterzögen. Dazu geeignete Knaben werden häufig den Rajahs als Geschenk angeboten und erlangen oft großen Einfluß auf ihren Herrn. — Auch unter den Bugis

---

[37]) Cf. C. Memse, Handbuch der Tropenkrankheiten, Bd. I, 1905, p. 210.

[38]) Cf. Bijdragen tot de taaland en volkenkunde van Nederlandsche Indie, 1889, p. 380.

[39]) In Tijdschrift v. Neerlands-Indie. 1846, S. 127.

[40]) A. Hardeland, Dajakisch-Deutsch. Wörterbuch. 1895.

[41]) M. T. H. Perelaer, Enthnogr. Beschrijving d. Dajaks. 1870. p. 32 ff.

[42]) H. Ling-Roth, The Natives of Sarawak. 1896. I, 270.

[43]) Cf. R. Mundy, Narrative of events in Borneo and Celebes. 1848. I, 61 und 82.

an der Ostküste von Borneo gab es effeminierte Männer, Tjelebei genannt[44]), die eine besondere Neigung für schöne wohlgebaute Jünglinge verrieten und diese mit Liebkosungen zu überschütten versuchten, nicht selten jedoch auch Objekte aller möglichen Prellereien wurden. Außer diesen Tjelebei kennen die Makassaren und Buginesen noch einen besondern aus Päderasten bestehenden Stand, die Bissus[45]), die auch als Priester und Zauberer fungieren.

Tahiti besaß nach Wilson[47]) eine Klasse von Männern, welche sich wie Weiber kleideten, weibliche Beschäftigungen trieben, denselben Gesetzen unterworfen waren wie die Weiber und gleich diesen die Gunst der Männer zu gewinnen strebten; sie zogen dabei diejenigen allen andern vor, welche mit ihnen zusammen lebten und auch ihrerseits allem Umgang mit Weibern entsagten. Solche Männer hießen Mahhous. Sie erwählten die angedeutete Lebensweise bereits in früher Jugend und wurden vorzugsweise von den vornehmsten Anführern begehrt und unterhalten. Auch von den Weibern wurden diese Menschen nicht verachtet, sondern beide lebten miteinander in Freundschaft. Ellis[48]) fügt hinzu, daß dieser Brauch nicht nur die Sanktion der Priester fand, sondern sogar auf das vorbildliche Beispiel einer Gottheit zurückgeführt wurde.

Auf den Sandwichs-Inseln sollen nach Bastian[49]) Fälle von wahrer Leidenschaft und Liebe unter den Männern nicht zu den Seltenheiten gehören. Als stärkster Beweis der Freundschaft gilt der Namenstausch[50]). Umarmungen mit Nasenberührung ist die leidenschaftlichste Art der Begrüßung. Mehrfach wird von leidenschaftlichen, sogar eifersüchtigen Freundschaften zwischen Personen männlichen Geschlechtes berichtet[51]), von Freundschaften, die zwischen Angehörigen derselben Insel oder verschiedener Inseln, deren Bewohner, auch wenn sie miteinander in Feindschaft lebten, doch diesen Freundschaften keine Hindernisse bereiteten, oder sogar zwischen Eingeborenen und Personen fremder Rassen geschlossen werden. Solche Freunde waren einander tayo. Dagegen beruht nach Karsch der von Ulrichs[52]) angeblich aus Dumont d'Urville entlehnte Bericht über förmlich priesterlich eingesegnete urnische Liebesbünde auf einem Irrtum. D'Urville berichtet nichts davon. Auf den Fidschi-Inseln finden[53]) pedikatorische Akte bei der Beschneidungsfeier der Jünglinge statt. Auch existieren unter den jungen Leuten dort Waffenbündnisse intimer Art wie zwischen Verheirateten, die beim Eingehen einer wirklichen Ehe gelöst werden. Bei solchem kriegerischen Liebesverhältnis endet nicht selten nach dem Fall des einen auch der andere durch Selbstmord. — Nach B. Seemann[54]) hat auch jeder nichtmilitärische Fidschianer seinen Busenfreund, an den er sich durch die stärksten Bande leidenschaftlicher Zuneigung gefesselt fühlt.

Lesbische Liebe soll bei den obszönen Frauentänzen der Pubertätsweihen junger Mädchen der Tami-Insulaner an der Ostküste Neu-

---

44) Cf. Indisch Archief. 1850. p. 442.
45) Cf. Verhandeling. d. Kon. Akademie v. Wetenschapp. 1872.
47) J. Wilson, A. Missionary Voyage to the Southern Pacific Ocean, 1799, p. 311 f.
48) W. Ellis, Polynesian Researches, 1834/35, I, 340.
49) A. Bastian, Z. Kenntnis Hawaiis. 1883. p. 35.
50) I. Jarves, History of the Hawaiian Islands. 1843. p. 90.
51) Dumont d'Urville, Voyage au Pole Sud. 1840/46. IV, 343.
52) K. Ulrichs, Memnon. 1868. p. 97.
53) Thom. Williams, Fiji and the Fijians. 1860. I, 45.
54) Berth. Seemann, Viti. Cambridge 1862. p. 192.

Guineas vorkommen.[55]) — Von den Neuen Hebriden erzählt Sommerville[56]) von einer alten „Lady", die als Häuptlingswitwe unabhängig gelebt, bei den religiösen Tänzen sich das Gesicht wie ein Mann bemalt und mit den besten Tänzern getanzt habe.

In Neu-Caledonien herrscht nach dem Marinechirurg V. de Rochas[57]) ein „gräßliches unqualifizierbares Laster". Foley[59]) berichtet, daß Päderastie dort Volkssitte sei. Die Männer stehen untereinander in einer mit Päderastie eng verflochtenen, vielleicht auf ihr beruhenden Waffenbrüderschaft, die sich eines starken Konkurrenzneides seitens der weiblichen Buhlerinnen erfreut.

Sehr häufig soll, wie mir mitgeteilt wird, die weibliche Homosexualität auf den holländischen Antillen, besonders in Curaçao unter den Mischlingen (Holländern, Spaniern und Negern) sein. Es gibt dort viele Frauen, die zu zweit zusammen leben. Natürlich besteht auf allen diesen Inseln, wie sonst überall, die liebliche Gewohnheit, daß ein Volk von einem andern behauptet, daß erst durch sie die gleichgeschlechtliche Liebe eingeschleppt worden sei. Auf Java werden bald die Europäer, bald die Araber, von denen es einige Tausende als Kaufleute auf der Insel gibt, bald die Chinesen von einheimischen und reisenden Heterosexuellen dafür verantwortlich gemacht. Zu dieser irrtümlichen Auffassung trägt viel die Beobachtung bei, daß häufig Personen verschiedener Rassen, die sich gesellschaftlich fremd gegenüberstehen, geschlechtlich miteinander verkehren. So gibt es in Meester Cornelis bei Batavia einen besonderen Strich, auf dem sich europäische Soldaten mit Javanern abgeben. Namentlich von den chinesischen Arbeitern, die nach Sumatra, Banka und Biliton kommen, wird ähnlich wie in Nordamerika behauptet, daß sie fast alle Pedikation pflegen. Als Ursache wird das Fehlen von Frauen angenommen, die bekanntlich nicht aus Asien mitgenommen werden. Oft hält sich übrigens eine chinesische Kongsie (Arbeitsgruppe) eine javanische Frau zum gemeinsamen Gebrauch. Auch die Angabe von Ant. de Morga[60]), daß auf den Philippinen der Homosexuellen-Verkehr, der auch unter den Frauen dort ziemlich häufig vorkommen soll, erst durch die Spanier und vor allem durch die Chinesen eingeführt sein soll, muß mit Recht bezweifelt werden.

Die mongolischen Völker, namentlich die Chinesen, teilen mit zahlreichen Nationen das Geschick, von den vielen, die den Splitter im Auge des anderen eher sehen, als den Balken im eigenen, als besonders der Päderastie ergeben geschildert zu werden, schon die ältesten Reiseschriftsteller erzählen geheimnisvoll, daß bei ihnen „die Sünde, die man nicht nennen darf", „das Laster der Asiaten", stark im Schwange sei. Auch hier hat erst die neuere Forschung, und zwar nicht sowohl die rein ethnologische als die sexualwissenschaftliche mehr Licht gebracht.

Eine der ersten zuverlässigen Arbeiten erschien im Jahrbuch für sexuelle Zwischenstufen unter dem Titel[61]): Nan shok, die Päderastie in Japan, von meinem Freunde, dem früheren Lektor in Berlin,

---

[55]) Cf. Zeitschrift f. Ethnologie Jahrg. 34. 1902. p. 333.

[56]) Im Journal of the anthropol. Institute of Gr.-Brit. XXIII. 1871.

[57]) Victor de Rochas, La Nouvelle Caledonie 1862.

[59]) Im Bullet. de la Société d'anthropologie de Paris. Ser. 3, tom. II. 1879. p. 604 u. 675.

[60]) Ant. de Morga, The Philippine Islands. Transl. by Stanley, 1868, p. 304.

[61]) Jahrb. f. sex. Zw. Bd. IV. p. 264 ff.

Sujewo Iwaya; es folgte im nächsten Bande ein kurzer Artikel über die Ainofrauen[62]). Kurze Zeit darauf erhielt ich eine wertvolle Studie eines homosexuellen Diplomaten, der 10 Jahre in Japan lebte; sie ist bei Krauß[63]) veröffentlicht. Dann kam das Werk von Karsch[64]) über das gleichgeschlechtliche Leben der Ostasiaten, gestützt auf zahlreiche Literaturquellen. Alle authentischen Forschungen bestätigen, was nach dem gegenwärtigen Stande der Wissenschaft theoretisch vorausgesetzt werden konnte: alle Arten gleichgeschlechtlicher Beziehungen, nahezu dieselben Orte homosexueller Betätigung wie in Europa; das gleiche Schauspiel von Angebot und Nachfrage in den Anlagen von Tokio und Yokohama, Tientsin und Peking, wie im Zentralpark von New York und im Tiergarten von Berlin. Die Unterschiede von Rasse, Sprache und Tracht erscheinen fast geringfügig gegenüber dem gemeinsam Typischen. Mit demselben Rechte, wie eines der beliebtesten Lokale der Berliner männlichen Halbwelt den stolzen Namen Mikado führt, könnte sich ein von Homosexuellen frequentiertes Teehaus der japanischen Hauptstadt nach irgendeinem europäischen Herrschertitel benennen. Es wird behauptet[65]), daß in Japan die Männerliebe mehr im Süden, besonders in dem durch die Tapferkeit seiner Bewohner berühmten Satsuma, in China mehr im Norden, nach anderen mehr an der Ostküste in und um Shanghai und Hongkong zu Hause sei; ich glaube aber, daß alle diese Angaben über ein örtliches Plus oder Minus mit größter Vorsicht aufzunehmen sind, ebenso wie die der Nachprüfung sehr bedürftigen Angaben, daß es einige Stände seien — man nennt vor allem die Bonzen, Mandarinen und Militärpersonen — die hauptsächlich homosexuellen Verkehr pflegten. Es ist nicht nur per analogiam klar, sondern wird auch durch eingehendere Forschungen bestätigt, daß, wie anderswo, so auch in China alle Gesellschaftsklassen, vom Sohn des Himmels oder wenigstens seiner Familie herab bis zum geringsten Kuli, von Homosexualität durchsetzt sind, ohne daß die Sache selbst oder die ihr Anhangenden auch nur der geringsten Mißachtung ausgesetzt wären. Sie wird im allgemeinen als sozial vollkommen gleichberechtigtes Institut neben der heterosexuellen legitimen oder illegitimen Liebe angesehen. „Ich werde dich pedicieren" gilt hier wie auch im klassischen Altertum[66]) als mehr oder minder scherzhafte Drohung.

Unter den Kaisern zählt Karsch aus der Zeit vom 3. vorchristlichen bis zum 19. nachchristlichen Jahrhundert nicht weniger als ein reichliches Dutzend auf, die der gleichgeschlechtlichen Liebe ergeben waren. Den Beginn macht ein ungenannter Kaiser der Han-Dynastie (206 a. Chr. bis 263 p. Chr.), der von einem seiner Minister sich völlig beherrschen ließ. Nach Matignon[67]) bildet diese Notiz die erste literarische Erwähnung der Päderastie in China. — Kaiser Gaiti (7. Jahrh. a. Chr.) hatte beständig einen jungen Mann von schöner Figur um sich, welchen er zu den höchsten Stellen erhob, so daß dieser bald der eigentliche Kaiser war, ja er wollte ihm so-

[62]) Jahrbuch f. sex. Zw. V, 2. p. 240 f.: Der Bart der Ainofrauen von W. Cohn-Antenorid.

[63]) Das Geschlechtsleben in Glauben, Sitte und Brauch der Japaner von Dr. Friedrich S. Krauß. Leipzig 1907. p. 81 ff. „Die Verbreitung der Päderastie in Japan. Eine Studie von Doriphorus-Tokio."

[64]) Das gleichgeschlechtliche Leben der Ostasiaten, München.

[65]) Cf. Iwaya, l. c.

[66]) Cf. Catullus, c. 16: pedicabo ego vos et irrumabo.

[67]) J. J. Matignon, Superstition, crime et misère en Chine. 3. éd. 1902. p. 194.

gar, wie einst Jao dem Schun (2225 a. Chr.), den Thron abtreten. — Die Kaiser Hoti (89—106 p. Chr.), Schunti (126—145) und Huenti (147—168) wählten ihre Lieblinge vorzugsweise aus den Kreisen der Verschnittenen, während Kaiser Itsong (gest. 873 p. Chr.) den seinigen vom Stallknecht zu hohen Ehren erhob und Tschoangtsang (924—936) und Hoeitsong (11. Jahrhundert) mehr den Schauspielerstand bevorzugten. Kaiser Tschinghoa (1466 bis 1488) schenkte seine Gunst wieder einem Verschnittenen, während Kaiser Tschienlung (18. Jahrhundert) seinen Liebling Che-Scheng, einen Mandschu niedern Standes, zum ersten Minister beförderte. — Sein Sohn, Kaiser Kia-king (1795—1821), liebte wieder vorzugsweise Schauspieler und soll die Päderastie besonders in der Nordprovinz Petschili begünstigt haben. — Die Institution kaiserlicher Beischläfer soll sogar bis in die neueste Zeit unter staatlicher Sanktion und kultusministerieller Aufsicht in einem besonderen Palaste bestanden haben.

Über gleichgeschlechtlichen Verkehr unter den Bonzen wird schon aus dem 9. nachchristlichen Jahrhundert berichtet und derselbe auf Weibermangel zurückgeführt. Die höheren Beamten (Mandarinen) pflegen sich stets von ihrem Pfeifenträger begleiten zu lassen, dem nicht selten auch die Rolle des Lieblings zufällt. Diesem Gebrauch sollen ganz besonders die Beamten der chinesischen Sittenpolizei huldigen. Der Chinese bezeichnet seinen Liebling als Kindlein, Brüderchen, Kätzchen, scherzhaft wohl auch als Räuberjunge. Die Objekte gleichgeschlechtlicher Neigungen rekrutieren sich im allgemeinen aus zwei, allerdings wohl kaum scharf getrennten Schichten, den Sian-Kôn, d. h. jungen Herren, mondänen Professionells, die von Jugend auf durch körperliche und geistige Erziehung durch einen Tschakaeul (Manager) auf ihren späteren Beruf vorbereitet werden, in demselben je nach Veranlagung eine mehr oder minder glänzende Rolle spielen und nicht selten unter Protektion ihrer Liebhaber auch ihre amtliche oder private Karriere machen, und der allgemein zugänglichen Gelegenheitsprostitution, die ihrem Gewerbe in Bordells mit einem Tarife von 1—4 Mk., Rasierstuben, Gasthäusern, Theatern und auf den Kanalbooten nachgeht.

Der Schauspielerstand soll sowohl zur ersten, wie zur zweiten Klasse ein ganz besonders starkes Kontingent stellen, wozu noch bemerkt werden mag, daß auf der chinesischen Bühne, wie auf der antiken und mittelalterlichen des Abendlandes, auch die Frauenrollen von jüngeren männlichen Personen (oder Eunuchen) dargestellt wurden. Hierüber gibt Henri Borel folgende Schilderung: „Besonders für den Künstler, welcher die Königstochter Han-Lee Hoa darstellte, habe ich sehr große Bewunderung. Diese Han-Lee Hoa war gar keine Frau, es war ein Mann, der diese Frauenrolle spielte. Als ein chinesischer Freund, mit welchem ich der Vorstellung beiwohnte, mir sagte, daß in Amoy niemals Frauen in Theaterrollen auftreten, und daß diese Han-Lee Hoa in der Tat ein Mann sei, wollte ich es ihm nicht glauben. Ich habe absichtlich in meiner obigen Beschreibung betont, wie geschmeidig und fein weiblich der Körper Han-Lee Hoas war, und wie alle ihre Bewegungen jenes Innig-Zarte, Sanfte und Ruhige hatten, welches nur manche Frauen und niemals Männer besitzen. Auch war ihr Körper sehr zart und geschmeidig, beinahe gleich einem Blumenstengel, so schlank und zart vom Boden sich erhebend und in ihren Augen war wundersames Licht. . . . Wie er so absolut erhaben diese Frauenrolle spielen konnte, wird für mich stets ein Rätsel bleiben, das sich vielleicht nur durch die Annahme lösen läßt, daß dieser einfache Chinese, seiner Größe sich gar nicht bewußt, in der Stunde, wo er auf der Bühne auftritt, ein begnadeter Künstler ist, einer jener Künstler, die immer verborgen bleiben und keinen Namen hinterlassen, an die aber derjenige, der so glücklich war, ihnen einmal zu begegnen, sein Leben lang mit dankbarer Bewunderung denkt. Dieser Schauspieler ist denn auch der erste unter der Truppe. Er ist speziell für die Darstellung erster Frauenrollen erzogen, kann aber auch Männer-Heldenrollen spielen."[68])

Die Bordellbesitzer sollen nicht selten ihre männlichen Schutzbefohlenen zahlungsfähigen Reflektanten zu Gastereien ausleihen. Denn der bessere männliche Prostituierte pflegt sich in China vor seinen weiblichen Genossinnen durch größere geistige Ausbildung und Regsamkeit zu seinem Vorteil zu unterscheiden. So geschieht es in Nord-China, der Provinz Petschili mit Peking, der Hauptstadt, und Tientsin, dem chinesischen Sodom, so unter den mittleren Breiten in Shanghai und Sutschau, der großen Seidenstadt, von der auch in dieser Beziehung das chinesische Sprichwort gelten soll: „Oben ist der Himmel, hier unten aber ist Sutschau.", so auch in den südlichen Provinzen in Fokien und Kuangtung (Kanton). — Aber auch in der Fremde vermag der Chinese diese Neigungen nicht zu verleugnen, sei es als Bergwerksarbeiter in Holländisch-Indien, sei es als Kuli in den Pflanzungen Javas und Sumatras oder in den kalifornischen Chinesenstädten.

Daß eine so alte und so weit verbreitete Sitte auch in der Literatur und Dichtung ihren Niederschlag finden mußte, ist ohne weiteres anzunehmen. Nur zwei Proben lyrischer Gedichte als Beispiele vieler. Fei-tschang dichtet:

Denk' ich traurig, daß ich meinen Schatz nicht sehen soll,
Auf den roten Treppensteinen steh' ich kummervoll.
Wenn der Vorhang sich beweget, hoff' ich, er sei da,
Und wenn sich der Donner reget, daß sein Wagen nah.
Ach, im Norden sind die Frauen alle wunderschön,
Und es mögen wohl die Schlauen ihm den Kopf verdrehn.

Und Kaiser Hou-tschou (583—588):

Es weilt jetzt mein Geliebter im Staate Yen im Nord,
Drum schweift von der Wei-fluß-Buche mein Blick in die Ferne fort.
Stets heft'ger wird mein Kummer beim hellen Mondenlicht,
Wenn auch vor der Brüder Blicken der Tränenquell versiegt.
Ich kann dem Geliebten nicht künden, wie weh es mir ums Herz,
Den Saiten meiner Zither vertrau ich meinen Schmerz.

Wenn Forke[69]) hierzu bemerkt (S. XIII): — „Ein eigentümlicher Zug der chinesischen Lyrik ist, daß in den meisten Gedichten die redende Person eine Frau (?) ist und die ganze Situation vom weiblichen Standpunkt aus beschrieben wird. Vielleicht gestattet die chinesische Sitte, welche Liebesverhältnisse im europäischen Sinne fast ganz ausschließt, dem Manne nicht, seine Gefühle offen zur Schau zu tragen, und nötigt ihn, sie seiner Geliebten zuzuschreiben", — so erscheint diese Erklärung insofern nicht stichhaltig, als sich hinlänglich genug Gedichte finden, deren Verfasser ohne Scheu ihre Gefühle für die Geliebte zum Ausdruck bringen. Viel einleuchtender wird jedem nicht Voreingenommenen die Erklärung erscheinen, daß es sich in den genannten Liedern um Bekundungen stark gesteigerter Freundschaft oder direkt gleichgeschlechtlichen Liebesgefühles handelt, dessen Darlegung Forke mit seiner gewundenen Ausführung anscheinend aus dem Wege gehen wollte. Auf jeden Fall erscheint eine eingehende Nachprüfung der Originaltexte von seiten sexualwissenschaftlich nicht ganz unerfahrener Sinologen unbedingt geboten.

---

[68]) Henri Borel, Weisheit u. Schönheit aus China. Deutsch v. E. Keller-Soden. 1898. p. 181.

[69]) Blüten chinesischer Dichtung v. II. Jahrhundert an bis VI. Jahrhundert p. Chr. übersetzt von A. Forke 1898.

Als Dichter, der die gleichgeschlechtliche Liebe ganz besonders feierte, nennt Karsch Li-Tai-Pu (699—762), der unter den Dichtern seiner (der Tang-) Zeit unbestritten die erste Stelle einnahm und auch noch heute in aller Munde ist. Er besang nicht nur die Liebe, sondern auch den Wein und ist in dieser Hinsicht am besten mit dem 6 Jahrhunderte später lebenden Perser Hafis zu vergleichen. 742 kam der Dichter an den glänzenden Hof des kunstliebenden Kaisers Ming-Hoang (712—762), (bei Forke: Hsüan-Tsung), wo sich zwischen Dichter und Kaiser ein Freundschaftsverhältnis entspann, das in den Annalen der chinesischen Geschichte wohl einzig dastehen dürfte. Der Kaiser ging in seiner Zuvorkommenheit gegen den Dichter so weit, daß er ihm einmal höchst eigenhändig das Mahl serviert haben soll. Doch wurde der Dichter durch Intriguen von des Kaisers Favoritin, die er durch satirische Anspielungen verletzt hatte, gestürzt und starb nach einem genialen Wanderleben 762. Unter den von Forke übersetzten Gedichten finden sich zwei, „Die Kameraden" und „Das Geleit" (S. 129), die die Männerfreundschaft preisen. Das letzte Gedicht teilt auch Karsch mit. Andre sind von C. H. Florenz[70]) übersetzt. — Bemerkt sei noch, daß Li-Tai-Pu einmal das Freundespaar Pau-schu und Kuan-yi erwähnt, die Forke (S. 135) den Hellenen Damon und Phintias vergleicht.

Kong-fu-tse (551—478 a. Chr.), der Begründer der chinesischen Morallehre, nimmt der Gleichgeschlechtlichkeit gegenüber lediglich einen prophylaktischen Standpunkt ein, indem er die Jugend vor einem derartigen Verkehr warnt: „Meidet einen inversen Mann. aber ohne daß es aussieht, als ob ihr ihn miedet; denn das würde ihn in einen euch gefährlichen Feind verwandeln". Ferner wird auch den Knaben von der Teilnahme an Gastmählern und dem Besuch von Schauspielhäusern abgeraten. Im XVII. Jahrhundert schreibt Navarrete (1, 13) von einer Bestrafung der Pedikation durch Verurteilung zur Dienstleistung in den Militärgarnisonen an der Großen Mauer, also durch disziplinare Strafversetzung; aber wenn alle, so meint er resigniert, die diesem Laster huldigen, bestraft würden, so müßte China entvölkert werden und die Große Mauer eine ungeheure Garnison erhalten.

Gleichgeschlechtliche Befriedigung wird nach G. Schlegel (1866) von den chinesischen Frauen, besonders in den Südprovinzen, mit instrumentaler Beihilfe gepflegt. Ehescheu, vielleicht aus gleichgeschlechtlichen Gründen, soll viele Chinesinnen in die taotistischen und buddhistischen Nonnenklöster führen, nicht selten aber auch zum Selbstmord treiben oder, wie de Joux[71]) mitteilt, dazu veranlassen, ihren Mann aus der Welt zu schaffen, um in ruhiger Weibergemeinschaft leben zu können. In der Provinz Kanton existiert nach den Mitteilungen von Brandts[72]) ein Weiberbund, „Die goldne Orchideengesellschaft", deren Mitglieder, falls sie sich verehelichen, verpflichtet sind, bei ihren Eltern zu leben und ihren Mann nur zu Neujahr und an den Quartalsfesten zu besuchen. — Von starker Virilität bei Chinesinnen wird mehrfach berichtet. Als Beispiel sei die chinesische Jungfrau von Orléans Mu-lan angeführt, die als Stellvertreterin ihres altersschwachen Vaters und unmündigen Bruders 12 Jahre Kriegsdienste tat. Als sie die Kriegsgewandung ablegte, sprachen die Kampfgefährten:

„Zwölf Jahre waren's, seit sie dient' in unserm Heere,
Dennoch haben nie geahnt wir, daß sie eine Jungfrau wäre."

---

[70]) In Mitteilungen d. deutschen Gesellsch. f. Natur- und Völkerkunde Ostasiens i. Tokio. 42. Heft. Juli 1889. Bd. V, S. 44 ff.

[71]) O. de Joux, Die Enterbten des Liebesglücks. 1893. S. 219.

[72]) M. von Brandt, Sittenbilder aus China. 2. A. 1900. S. 25.

Dem letzten mir aus der Republik China zugegangenen Berichte entnehme ich folgende Einzelheiten:

„Wie groß der Prozentsatz der Homosexuellen zurzeit bei den Chinesen ist, läßt sich schwer feststellen. Fragt man einen gebildeten Chinesen nach Homosexualität, männlicher Prostitution oder gar Knabenbordellen, so weiß er nichts davon, hat nie davon gehört, ja weist mit Entrüstung eine derartige Frage zurück: „So etwas gibt es bei uns nicht“, selbst wenn er wiederholt an großen Essen mit „sing-sang-boys“ teilgenommen hat. Mir persönlich sind unter reichlich einem halben Hundert Chinesen, mit denen ich geschlechtlich oder sonst verkehrte, nur zwei echte Homosexuelle bisher begegnet, ein fünfundzwanzigjähriger Hotelangestellter (viril) und ein vierzigjähriger Kaufmann mit stark femininem Einschlag.

Homosexuelle Praktiken einschließlich pedicatio finden sich in Internaten, Kasernen, Schulen, sind bei den niedersten Volksklassen (Kulis) infolge Geld- und Weibermangels allgemein verbreitet, und bei reichen und gebildeten Chinesen bilden sie eine Spielart der Liebe entsprechend dem Spruche „variatio delectat“. Das aus allen Provinzen in Peking und den offenen Hafenplätzen zusammenströmende Gesindel stellt die meisten männlichen Prostituierten. Ein weiterer Teil rekrutiert sich aus den Schaubudenkünstlern der Messen und Märkte: Akrobaten, Schauspielern, Gauklern, deren jugendliche Elemente findige Unternehmer bei schlechten Zeiten den Eltern für eine Reihe von Jahren abmieten oder bei Hungersnöten abkaufen, aus entlaufenen Kindern und jungen Landstreichern, letztere bilden zumeist die Insassen der Knabenbordelle. Badediener und Bordellzutreiber gehören gleichfalls mit zur männlichen Prostitution, gehen in verkehrsreichen Straßen auf Geschäft und Strich. Aufgefallen ist mir, daß bessere Prostituierte meist ein Taschentuch, das der Chinese doch sonst nicht kennt, in der Hand tragen.

Unter dem Mandschuregime war in Peking das österreichische Glacis, wo sich Soldatenkneipen, Bordelle und allerlei anrüchige europäische und amerikanische Lokale befinden, jahrelang der frequentierteste Strichpunkt, ein weiterer die Stadtmauer am Hatamön und Chienmön, und bessere Prostituierte, namentlich die Bordellzutreiber in schwarzer Robe, wagten sich auch ins Legationsviertel, wo es ja auch nicht an Kunden fehlte. Von Zeit zu Zeit wurden diese Striche polizeilich gesäubert, ernstlicher geht man gegen sie unter der jetzigen republikanischen Regierung vor.

Im Mai 1910 brachte die Peking Daily News einen Artikel aus der Feder eines hervorragenden amerikanischen Missionars, der folgenden Passus enthielt: „The foreign concessions in the treaty ports of the „far east“ are Sodoms and Gomorrhas, worse, I believe, than Sodom and Gomorrha of old, because more intelligently, more deliberatly, wicked. All the vices of our western civilisation are pouring into the east.“ Und unter dem 28. Mai ds. Js. schrieb die gleiche Zeitung in einem Leitartikel: „Undesirable establishments“ bei Besprechung des Treibens am österreichischen Glacis: „— — prostitutes and catamitcs infect the neighbourhood, and every form of vice is indulged without let or hindrance from the authorities, foreign or chinese.“ Daraufhin erfolgte seitens der chinesischen Polizei die Vertreibung der „catamites“ mit dem Erfolge, daß diese ihren abendlichen Bummel nur etwas weiter die Straße hinauf, gegen das italienisch-japanische Glacis verlegten.

Diese Prostituierten sind für geschlechtliche Betätigungen jeder Art zu haben, doch wird fellare und passive pedicatio von ihnen bevorzugt. Zu letzterer bieten sich alle an, ohne bei dem Akte eine Erektion zu bekommen, wohl weil der aktive Chinese dies nicht liebt (vide Matignon), richtiger vielleicht, weil sie als normalgeschlechtlich keinerlei Reiz dabei empfinden. Ihre Kunden sind zumeist die fremden

Soldaten und unter diesen speziell die Franzosen. Die Preise bewegen sich hier zwischen 20—50 Cents. Besseren Prostituierten, die in die Wohnung kommen, zahlt man 1—2 Dollars.

Die Chinesenstriche auf der Stadtmauer sind seit kurzem völlig verschwunden, dafür ist aber ein fremder Soldatenstrich entstanden, der auch seine Kunden hat. Hier stehen die Franzosen obenan, ihnen zunächst Italiener und Amerikaner, während andere Nationen nur höchst selten vertreten sind.

Knabenbordelle, die früher zahlreich gewesen sein sollen, gibt es jetzt nur noch vereinzelt, und selten kommt da ein Fremder hinein. Ein in Tientsin viel frequentiertes — man sagt, es wäre das einzige — hatte ich Gelegenheit mit einem Eingeweihten zu besuchen. Es befindet sich außerhalb der japanischen Niederlassung in einer chinesischen Herberge niedersten Ranges. Die Knaben dort gehören teils zum Personal des Hauses, sind wohl oft auch Herbergsgäste, was daraus zu entnehmen, daß, wie mir mein Begleiter sagte, fast bei jedem Besuche neues Material da ist. An dem betreffenden Abend standen vier Jungen, davon der jüngste etwa 14, der älteste 20 Jahre alt, zur Verfügung. Die obligate Taxe (an den Wirt) für eine Stunde Aufenthaltes beträgt 2 Dollars. Die Jungen sind zu allem erbötig. (Cf. auch Otto Ehlers, Im fernen Osten, Aufenthalt in Tientsin, wo Detring ihm die „sing-sang-Boys“, „eine Spezialität Tientsins“ zeigte.) Einen Strichpunkt besitzt Tientsin gleichfalls. Auch in Peking lernte ich ein Haus kennen, in dem der Verkehr mit besseren Jungen (Theaterschülern, auch Schauspielern) angebahnt wird. Das Haus befindet sich im Prostituiertenviertel, außerhalb Chien mön. Von dem „manager“ chinesisch höflichst begrüßt, wurden wir in den Empfangsraum geführt, dann wurden uns mit heißem Wasser getränkte Handtücher zum Waschen des Gesichts und der Hände gereicht sowie Tee und geröstete Erdnüsse gebracht. Nach einiger Zeit trat ein gutgekleideter etwa 18jähriger Junge ein und meldete uns, daß gleich noch einige seiner Freunde kommen würden. Nach etwa einer halben Stunde, während welcher uns der Junge mit dem Manager Gesellschaft leistete, kamen drei weitere ganz hübsche Jungen, von denen der jüngste, ein äußerst zartes Bürschchen, etwa 12, die beiden anderen etwa 16—17 Jahre zählten, die sich uns ungeniert vertraulich näherten. Dann wurde ein blinder Saitenspieler hereingeführt und der Tisch mit einer Fülle von Obst, Kuchen und sonstigen chinesischen Schleckereien bedeckt. Als Getränke gabs für die Jungen Limonade, für uns Bier. Nun sang einer nach dem anderen in der Fistel, unter Begleitung einer Art Guitarre, ein chinesisches Lied — die Verve des Kleinsten war großartig —; sie setzten sich nach dem Abtreten zu uns. Zwischen Essen und Trinken gab es eine lustige ausgelassene Unterhaltung. Nach ungefähr einer Stunde bedeutete uns der Manager, daß die Jungen nach Hause müßten. Zum Abschied überreichte uns noch jeder ein Kuvert mit seiner Adresse (und der Adresse des Empfangshauses), dann entfernten sie sich mit dem Wunsche auf Wiedersehen. Die Rechnung für dieses „Vergnügen“ betrug ca. 25 Mark. Damit ist der Verkehr mit diesen Jungen angebahnt. Man schreibt nun dem Gewünschten, ladet ihn ein paarmal in ein gutes Restaurant zum Essen, macht ihm Geschenke und kommt so früher oder später zum Ziele. Wohlhabende Chinesen lassen es sich Hunderte von Dollars kosten, freilich finden sich unter den Schauspielern oft ausgesucht schöne Leute. Daß sich reiche Chinesen hübsche Jungen oder Eunuchen zu diesem Zweck als Diener im Hause halten, ist überflüssig zu bemerken, auch die Fremden machen es so. Homosexuelle gibt es aus wohlbekannten Gründen, wie überall im Auslande, auch unter den Fremden in Tientsin und Peking nicht wenige. Aber wenn es selbst die Spatzen auf den Dächern pfeifen, daß sie „so“ sind, im persönlichen Verkehr wissen diese Herren nichts davon, haben von Homosexualität nichts gehört und wollen nichts davon wissen. Wozu auch? „Wir haben, was wir brauchen, wir sind hier sicher, was kümmern uns die anderen!" — Einen Strafparagraphen à la „175" kennt das chinesische Strafgesetzbuch nicht. Erpressung aus diesem Grunde ist unbekannt. Wie man den Verkehr beurteilt? Der Gebrandmarkte ist nur, wer sich zum Verkehr hergibt. Wird es bekannt, „verliert er sein Gesicht", setzt sich dem Spotte aus, wird „ta-pi-ku" genannt. Der Liebhaber dagegen ist ein Mann von Geschmack, dem seine Mittel solche Extravaganzen gestatten.

Geschlechtskrankheiten wie Gonorrhoe des Rectums, syphilitische Geschwürsbildungen und Wucherungen am Anus, Kondylome, Bubonen sind bei männlichen Prostituierten nicht selten. Als Kuriosum will ich noch anführen, daß sich unter 50 ein Polydactylus, ein Monorchist, ein Kryptorchist und ein Albino befanden. Von einer Literatur über den gleichgeschlechtlichen Verkehr, ähnlich der Nan-shok-Literatur Japans, ist mir nichts bekannt geworden. Das vielverrufene „Chin-ping-mei" scheint entgegen der Ansicht Karschs und anderer nichts derartiges zu enthalten. Mein Freund Dr. Rudelsberger-München hat es auf meinen Wunsch daraufhin durchgesehen und schrieb mir, daß sich alle Schilderungen dieses großen pornographischen Werkes ausschließlich auf heterosexuelle Extravaganzen beziehen. Auch in dem mir vorgelegten, dazu gehörigen Illustrationsbande konnte ich kein diesbezügliches Bild finden. Ich habe mich oft bemüht, für meine Sammlungen ein Bild aufzutreiben, wie es Laufer vor einigen Jahren in der „Anthropophyteia" publizierte und beschrieb; was mir aber gebracht wurde, waren solche allerneuesten Datums für Globetrotter aufgemacht oder miserable Fälschungen. Unter den vielen schönen, neuen wie alten, erotischen Bildern und Arbeiten, die mir während meines bisherigen hiesigen Aufenthaltes zum Kaufe angeboten wurden, fand sich auch nicht ein einziges, das einen homosexuellen Akt dargestellt hätte."

Wie wenig das Volk im Grunde genommen an homosexuellem Verkehre Anstoß nimmt, lehrt wohl am besten die Tatsache, daß die Eltern selbst sowohl Töchter als Söhne oft schon in jugendlichem Alter an öffentliche Häuser abgeben, weil sie glauben, ihnen so eine bessere Zukunft zu sichern, als sie selbst sie ihnen zu bieten vermögen. Vater und Mutter besuchen ihre Kinder auch an diesen Stätten, und beiderseits wird auf die Aufrechterhaltung guter Familienbeziehungen trotz des Gewerbes, das unsrer allgemeinen Auffassung so schmachvoll erscheint, großer Wert gelegt. Lieber noch als in Bordelle verhandeln manche Eltern ihre Söhne an vornehme Herren, womöglich gar als Pfeifenträger an einen Mandarinen, obwohl sie genau wissen, daß sie nicht nur Pfeife, Mantel und Laterne, sondern auch den Leib ihres Herrn tragen; sie bereiten sie sogar durch körperliche Eingriffe und einen Unterricht, ähnlich wie wir ihn bei den Batschas kennen, auf ihren späteren Beruf vor und spiegeln sich in ihnen, wenn sie es in ihrer Laufbahn zur höchsten Stufe bringen, zu einem Sian-Kon, dem mit allem erdenklichen Luxus umgebenen Geliebten eines reichen Chinesen, der in kostbaren Seidengewändern herumgetragen wird.

Sprachlich zwar von den monosyllabischen Chinesen verschieden, ethnographisch aber mit ihnen verwandt erscheinen die Japaner, die, wahrscheinlich zu Beginn des ersten vorchristlichen Jahrtausends, die von der Südspitze Koreas bis über den 45. Breitengrad hinausreichende Inselgruppe in Besitz nahmen und dort das Reich der „aufgehenden Sonne" begründeten. Schon der Missionar Japans, der spanische Jesuit Franciscus Xaverius, zog 1549, nur 7 Jahre nach der durch den Portugiesen Mendez Pinto 1542 erfolgten Entdeckung der Inselgruppe, in seinen Predigten gegen das „unsägliche Laster" los. Noch ältere Daten bieten uns die einheimischen Quellen. So berichten u. a. die 720 p. Chr. in 30 Büchern vollendeten Japanischen Annalen (Nihongi)[73]) aus dem III. nachchristlichen Jahrhundert von der innigen Freundschaft zweier Shintopriester, von denen der eine seinem Freunde unmittelbar im Tode nachfolgte und auch im gleichen Grabe mit ihm bestattet wurde. Das Verhältnis selbst nennt der Japaner Naushoku oder Daushoku, den aktiv Liebenden Naushokuka oder Okitsu, den Effeminierten Okama, während die Kosenamen für den jugendlichen Geliebten wieder äußerst zahlreich sind; unter ihnen sind Kosho als Geliebter eines Samurai (Ritter) und Chigo als Geliebter eines Bodzu (Bonzen) hervorzuheben. Derartige Verhältnisse sollen besonders in den südlichen Provinzen, auf Kiushiu, vor allem in dem auch durch seine Porzellane berühmten Satsuma verbreitet sein. Jedenfalls kann man nicht das erst im VI. nachchristlichen Jahrhundert erfolgte Eindringen des Buddhismus und den von ihm geforderten Zölibat seiner Priester und Mönche dafür verantwortlich machen; denn schon der altjapanische Militäradel, die Samurai, pflegten neben ihren Frauen junge Männer als Koshu zu halten, ein Verhältnis, das, dem kriegerischen Charakter der Kaste gemäß häufig zu festen Blutsbrüderschaften führte, in seiner Leidenschaftlichkeit nicht selten Eifersuchtsszenen und Duelle veranlaßte und durch manche einer gewissen Romantik nicht entbehrende Züge auch eine literarische Darstellung fand, die besonders in der Tokugawa-Zeit (1603—1867) florierte und noch bis in die Gegenwart hineinreicht.

Als prominente Persönlichkeiten nennt in dieser Hinsicht Florenz (361) besonders den Kanzler und Feldherrn Oda Nobunaga (1532—1582), der die weltlichen Machtgelüste der großen buddhistischen Klöster brach und das Ashikaga-Shogunat beseitigte. Als von ihm protegiert und seinem Protektor treu ergeben lernen wir Hide-

---

[73]) Karl Florenz, Geschichte der japan. Literatur. 1906. S. 56. Karsch, l. c. S. 75.

yoshi (gest. 1598) kennen, der es vom ehemaligen Stalljungen zum Feldherrn und Staatsmann brachte, zugleich aber auch von der Kunst eines Utamaro (cf. unten p. 621) in Gesellschaft des schönen Jünglings Ishida Mitsunasi dargestellt wurde. — Auch soll Tsunayoshi, der fünfte Takuwara-Shogun, (1680—1709), stark der Jünglingsliebe gehuldigt haben. — Nach Ansicht vieler Japaner sollen die Liebhaber von Jünglingen männlicher und tüchtiger, die von Weibern schlaffer und manchmal liederlicher sein. Die japanische Volksmeinung deckt sich hier mit der Ansicht des Griechen Platon. Die starke Volksvermehrung in der Takuwara-Periode (1603 bis 1867) bedingte auch ein Anwachsen der geschlechtlichen Bedürfnisse, so daß in dieser Zeit auch die allgemein zugänglichen Teehäuser mit ausschließlich männlichen Personen, den Yaro, aufkamen. Auch die Theater stellten, wie in China, ein starkes Kontingent, zumal hier wie dort lediglich männliche Personen beschäftigt wurden. Desgleichen brauchte auch in den Gasthäusern sowohl in den Städten und Flecken als auf der Landstraße keinerlei Geschmack Not zu leiden; ebensowenig wie in den Bordellen, deren weibliche wie männliche Insassen unter behördlicher Kontrolle standen und auf einen Tarif von 3—6 Mk. verpflichtet waren. So sollen im 18. Jahrhundert in Yeddo (Tokio) allein 60 Bordelle mit etwa 225 männlichen Insassen bestanden haben, die hier wie auch anderswo auf Verlangen gleichfalls zu privaten Gastereien ausgeliehen werden konnten. Doch wurden im 19. Jahrhundert die Polizeivorschriften für die Teehäuser und Knabenbordelle allmählich strenger gehandhabt, bis sie endlich gegen 1840 zum Teil verboten und mit Beginn der neuen Ära (1868) völlig (?) abgeschafft wurden, natürlich um die Straßenprostitution desto lebhafter aufblühen zu lassen.

Es liegt nahe, daß das gleichgeschlechtliche Leben auch in der japanischen Literatur [74]) einen bedeutenden Niederschlag ergeben hat. Leider ist noch bei weitem nicht alles bekannt gegeben, namentlich fehlt auf dem Gebiete der Lyrik noch jeder Nachweis, und selbst die eingehendsten Darstellungen japanischer Literaturentwickelung beschränken sich hier auf spärliche Proben.

Ganz besonders reich an Chigo-Monogatari (Jünglingsgeschichten) ist die Muromachi-Periode (1334—1460). Florenz führt mehrere auf, von denen eins als Beispiel erwähnt sei: Der Held des Toribe-yama-Monogatari (die Geschichte vom Toribeberg) ist ein Laienmitglied der buddhistischen Kirche, namens Mimbu-kyo, aus dem Ostland. Bei einem Besuch in Kyoto lernt er den jungen Fiyi-no-Ben, Sohn eines Staatsrates, kennen und schließt mit ihm einen Liebesbund. Als er kurze Zeit darauf nach seiner Heimat zurückkehrt, wird Ben vor trauriger Sehnsucht krank. Die um ihn besorgten Eltern erfahren den Grund seines Leidens und schicken nach dem Freunde, doch stirbt Ben noch vor seiner Ankunft. Mimbu erfährt dies unterwegs, geht die Eltern zu trösten und begibt sich dann nach Toribeno, wo Ben begraben liegt, um dort durch seine eigene Hand zu sterben. Doch mißlingt sein Vorhaben, worauf er sich als Einsiedler in die Berge zurückzieht, um für das Seelenheil des Geliebten zu beten. Einige Zeit später verschwindet er spurlos.

Aus dem letzten Jahrzehnt des 16. Jahrhunderts stammt die Erzählung „Shizuno-Odamaki“ (Der Fadenknäuel) [75]), das ungedruckte Erzeugnis eines ungenannten Verfassers, das aber gleichwohl noch jetzt fast jeder junge Mann von Kagoshima auswendig wissen soll. Es ist eine echte Samurai-Geschichte und schildert das zwei Jahre dauernde Liebesverhältnis des 23 jährigen Samurai Yoshida-Daizo mit dem

---

[74]) Eine ziemlich reichhaltige Bibliographie siehe im Jahrbuch für sexuelle Zwischenstufen, Bd. II, 1900. S. 439.

[75]) Florenz l. c. S. 361. Karsch, l. c. S. 110.

jüngern Hirata Sangoro. Beide nehmen an dem zweiten Kriege Japans gegen Korea (1597) teil. Als Yoshida hier gefallen ist, sucht und findet auch Hirata den Heldentod durch Feindeshand. Die Novelle schließt mit den Worten: „Hiratas Tod war die alleinige Folge seines dem Yoshida gegebenen Treuversprechens, und dessen aufopfernde Freundschaft nötigte ihm selbst solch tragisches Schicksal auf. Allein solche Blüte ritterlicher Tapferkeit der feudalen Zeit ist ja allen bekannt und auch wie diese Art Liebesverkehr viel gepriesen und diese Art Sterben viel bejammert wurde." Wir sehen, daß die gleichgeschlechtliche Liebe hier im fernsten Osten dieselben Früchte zeitigte wie im klassischen Hellas zu Sparta und Theben.

Als der begabteste und populärste Novellist späterer Zeit gilt Ihara Saikwaku (1642—1693) aus Osaka. Er ist der spezifische Vertreter realistischer Erotik sowohl auf heterosexuellem als auf gleichgeschlechtlichem Gebiet, dem altrömischen arbiter elegantiarum Petronius nicht nachstehend, ja an Eindringlichkeit und Drastik der Schilderungen ihn noch übertreffend. Als sein Hauptwerk auf homosexuellem Gebiet gilt das 1687 veröffentlichte „Nanshoku-Okagami" (Der große Spiegel der Männerliebe).

Saikwaku schildert, wie in früheren Zeiten die der gleichgeschlechtlichen Liebe ergebenen Jünglinge und Männer echt männliches Auftreten gezeigt hätten, die jungen Männer seiner Zeit dagegen vielfach der Untätigkeit verfallen seien und sich sogar in weiblicher Kleidung gefielen. Seine Schilderungen erstrecken sich über alle Gesellschaftsklassen. Die Krieger (Samurai) pflegten, auch wenn sie ein Weib genommen und Kinder gezeugt hätten, dennoch der Jünglingsliebe ergeben zu bleiben; denn beide Arten von Liebe seien doch durchaus verschieden, die Schönheit des Weibes eine durchaus andere als die des jungen Mannes. — Als Vorbilder stellt er den 66 jährigen Hanimon und den 63 jährigen Mondo hin; diese lernten einander als 19-, bezw. 16 jährige Jünglinge kennen, fast ein halbes Jahrhundert lebten sie so in immer gleicher Frische ihre Tage dahin, ohne je ein Weib zu berühren. Ferner schildert er die Liebe zweier Söhne von Shinto-Priestern, des jungen Okura zu dem achtzehnjährigen Geki, die nach zweijähriger Dauer Okuras Tod trennte, worauf Geki von Okuras Vater als Adoptiv- und Schwiegersohn aufgenommen wurde. —

Nach Iwaya-Tokyo beherbergen die südlichen Provinzen Japans (Kyushu, besonders Satsuma), in denen die Päderastie von alten Zeiten her (schon um das Jahr 1200 spielte sie bei den Rittern und Daimyos, den Fürsten, eine große Rolle) ganz besonders verbreitet ist, auch zugleich die männlichste und robusteste Bevölkerung.

Ein anschauliches Bild gleichgeschlechtlichen Lebens im heutigen Japan entwirft der erwähnte Doriphorus[76]). Nach ihm lebt, wenn sich auch äußerlich die Anschauungen über gleichgeschlechtliche Liebe geändert haben, die alte Auffassung der Samurai im stillen in wohl kaum verminderter Weise weiter, und ihr Hauptträger ist nach wie vor der Soldatenstand geblieben. Doriphorus schildert, wie jüngere Soldaten von hübschem Äußern sich oft einer ganzen Schar von Bewerbern erfreuen; wie in den jüngsten Kriegen gegen China und Rußland auf den Schlachtfeldern der Mandschurei die Soldaten für ihren geliebten Kameraden das Leben in die Schanze schlugen und sich einem gewissen Tode opferten, nur um ihrem geliebten Freunde das Leben zu erhalten. Und die gleichen Verhält-

[76]) Doriphorus bei Krauß, l. c. S. 159 ff.

nisse sollen auch in der Marine herrschen. — Ebenso sind unter den Geschäftsangestellten oft einige die bevorzugten Lieblinge der andern oder stellen sich besonders geschätzten Kunden zur Verfügung. Auch die Schülerfreundschaften sollen, zumal in den Alumnaten, selten einer erotischen Unterströmung entbehren. Besonders aber soll die gleichgeschlechtliche Liebe unter den Studenten verbreitet sein. Daß die Japanerinnen und Chinesinnen auch gleichgeschlechtliche Liebe pflegen, geht aus den zahlreichen erotischen Bildern hervor, die nicht selten von großen Künstlern, wie Utamaro herrührend, die lesbische Liebe zum Vorwurf haben. Im übrigen weiß selbst Karsch von Frauen wenig Einzelheiten beizubringen. Er berichtet nur (S. 118) von einem überaus schönen jungen Mädchen im Yoshiwara zu Yeddo, dem die Männer stark, aber erfolglos den Hof machten, während es für dichterische Wettkämpfe als japanische Sappho und Bootfahrten mit den Freudenmädchen schwärmte. — Von der zahlreichen anmutigen weiblichen Dienerschaft vornehmer Japanerinnen berichtet Maron[77]) ziemlich eindeutig, doch ohne weitere Details. Natürlich beweist dies geringe Material noch keineswegs das Nichtvorhandensein derartiger Neigungen. Andere Momente lassen sogar ziemlich stark darauf schließen, so die reiche Zahl japanischer „Blaustrümpfe", die im 10. bis 11. Jahrhundert fast ausschließlich die Literatur ihres Vaterlandes vertraten. Unter ihnen zeichneten sich nach Florenz (S. 207) besonders zwei aus, die Hofdame Murasaki Shikibu die geistig hochbegabte Verfasserin des 1004 vollendeten Genji-Monogatari, der Erzählung vom Prinzen Genji, und ihre Zeit- und Standesgenossin Sei Shonagon, die Verfasserin der „Makurano-Soshi", der „Kopfkissen-Hefte", einer Sammlung von Essays über alle möglichen Dinge. Während jene bei aller virilen Begabung — ihr Vater pflegte oft zu sagen: „ich wollte, du wärest ein Junge!" — dennoch immer noch weibliche und mütterliche Züge aufwies, zeichnete sich diese nach Florenz (S. 220) durch Sarkasmus und rücksichtslos zur Schau getragene geistige Überlegenheit aus. Es war für sie eine wahre Wonne, andere zu ducken, und namentlich den auf ihr Wissen stolzen Männern deutlich zu zeigen, daß auch eine Frau ihnen mindestens ebenbürtig sein könne. Sie ließ sich furchtlos mit jedermann in Disputationen ein, an witziger Schlagfertigkeit war ihr niemand gewachsen. Sie soll auch eine starke Sake- (Reisschnaps, Arrak)-Trinkerin gewesen sein, war niemals verheiratet, hatte aber häufige Liebschaften, die jedoch ihr Herz nicht tief berührt zu haben scheinen. Zur Frau und Mutter war sie offenbar nicht geschaffen. Der kulturgeschichtliche Wert ihrer Essays ist vielleicht noch größer als der des Genji-Monogatari, da Frau Murasaki trotz allem Realismus immer noch Rücksichten obwalten ließ, welche die Shonagon nicht kennen wollte und „mit männlicher Faust" manches ans Licht zog, was die zarter fühlende Murasaki im Verborgenen ließ.

Es unterliegt wohl keinem Zweifel, daß wenn erst einmal die japanische Literatur in weiterem Umfange durch Übersetzungen zugänglich sein wird, sie uns noch manche Blüte gleichgeschlechtlicher Dichtung offenbaren wird. Die bisherigen Proben haben gezeigt, daß sie in dieser Beziehung der hellenisch-römischen Literatur nur wenig nachstehen dürfte.

Mancherlei Material nicht nur über männliche, sondern auch über weibliche Homosexualität im transvestitischen Gewande bietet die Geschichte der japanischen Bühne.

---

77) Herm. Maron, Japan und China. 1863. I, 44.

Florenz teilt mit, daß schon im XII. Jahrhundert die Shirabyoshi, die weißgekleideten professionellen Sängerinnen und Tänzerinnen, immer als Mann verkleidet waren. Zu Anfang des XVII. Jahrhunderts begründete O-Kuni, eine ehemalige Tänzerin des Shinto-Tempels von Idzumo, zu Kyoto im Verein mit dem Ronin (deklassierten Samurai) Nagoya Sanzaburo das moderne japanische Theater. Er tanzte in weiblicher, sie in männlicher Tracht. Ihr Erfolg rief viele Nachahmungen hervor. Besonders nahmen die Dirnen von Kyoto und Yeddo an den Schaustellungen, die ihnen zugleich als Reklame für ihre persönlichen Reize dienten, regen Anteil; die Keisei-Kabuki (Dirnen-Theater) entstanden. Doch verbot bereits 1629 die Regierung aus Sittlichkeitsgründen nicht nur die Dirnentheater, sondern überhaupt jedes Auftreten von Frauen auf der Bühne. Ein noch schärferes Verbot erging 1645 mit strengen Strafverfügungen. Doch hat, wenn wir uns der auch im Abendlande gastierenden Sada Yakko erinnern, die Neuzeit hierin eine Milderung eintreten lassen.

Japan ist übrigens das einzige Land, in dem auch Männern das Anlegen von Frauenkleidern außerhalb der Bühne gesetzlich verboten ist[78]). Es scheint dies daher zu kommen, daß hier wie in China die Geschlechtsverkleidung oft zu unlauteren Vorspiegelungszwecken benutzt wurde. So erzählt Renon die Geschichte eines Abenteuers, das einem französischen Seeoffizier auf der Reise nach China passiert ist: Derselbe habe sich bei einer Theatervorstellung in die Heldin des Stückes verliebt und sie durch Vermittelung eines der offiziellen Kuppler, welche gleichsam zur Theatergesellschaft gehören, auf den anderen Abend zu sich bestellen lassen. Die Schöne sei unter Begleitung von Laternenträgern und Musikanten erschienen. Im Schlafzimmer habe sie sich dann zum Entsetzen des Offiziers als eine Person männlichen Geschlechts entpuppt.

In Korea, dem Land der Morgenröte, soll das männliche Geschlecht nach Karsch (S. 130) sehr weibischen Aussehens und Wesens sein. Die Knaben, die bis zu ihrer Verheiratung lange Zöpfe und Mittelscheitel tragen, erlangen hierdurch etwas so stark Mädchenhaftes, daß sie leicht und oft mit ihren Altersgenossinnen verwechselt werden. Aber auch die erwachsenen Männer sollen vielfach dieses weibische Aussehen bewahren. Dagegen zeigen die koreanischen Frauen hinwiederum oft recht männliche Eigenschaften. So wurde die 1895 von den Japanern ermordete Königin Min der einzige Mann in ihrem Lande genannt. Bezeichnend ist, daß zwei koreanische Ärzte, die mich nach dem internationalen Ärztekongreß in London aufsuchten, um noch Näheres über die „sexual transitions" zu erfahren, versicherten, „in Korea gäbe es dergleichen nicht".

Gleichgeschlechtliches Leben tritt allerdings in Korea bei dem Mangel an Theatern, Teehäusern und Bordellen weniger sinnfällig an die Öffentlichkeit als in China und Japan. Gleichwohl berichten sowohl P. Dallet[79]), ein französischer Missionar, daß „Sodomie und andre Verbrechen gegen die Natur in Korea

---

[78]) Cf. Iwaya 270 und Transvestiten.

[79]) C. H. Dallet, hist. de l'église de Corée. 1874. I, 155.

häufig vorkommen und die Mönchs- und Nonnenklöster Stätten unzüchtigen Lebenswandels seien, wie auch der deutsche Arzt Scheube[80]), daß Pedikation viel getrieben wird, besonders in der Hauptstadt Saoul. Von Hesse-Wartegg[81]) gibt an, daß im Palast zu Saoul junge hübsche Pagen das Regiment führen.

Beenden wir nun unseren Rundgang, indem wir von Korea nach dem benachbarten Sibirien gehen, um von dort über die Länder an der Polargrenze wieder nach unserem Ausganspunkt, dem nördlichen Europa, zurückzukehren, so ist zu bemerken, daß auch bei den arktischen Völkerschaften des hohen Nordens den Forschungsreisenden schon frühzeitig feminine Sitten und Gebräuche bei Männern, maskuline bei Frauen aufgefallen sind, die sie oft, wenn auch sicherlich nicht selten ohne Berechtigung, mit Homosexualität identifizierten. Der eigentliche Uranismus, dessen Erkenntnis einen tiefen Einblick in das ihrem Verständnis fast unzugängliche intimste Gefühlsleben der betreffenden Stämme voraussetzen würde, hat sich den Berichterstattern meistens entzogen. Sie konnten uns höchstens Analogieschlüsse verstatten. Bei den Bewohnern der nördlichen Polargegenden, den Hyperboräern, wird das Verständnis abnormaler Sexualveranlagung noch dadurch erschwert, daß sie vielfach im Gewande geheimnisvoller religiöser Riten und Gebräuche auftritt. Das bisexuelle Moment, das vielleicht einen Grundzug des Priesterstandes überhaupt darstellt, spricht sich hier deutlich in der Priesterkaste der Schamanen aus.

Als wesentlichste Gruppen der Hyperboräer, deren Rassenzugehörigkeit zu entwirren noch immer nicht gelungen ist, müssen wir, den Küsten des Polarmeeres folgend, die Tschuktschen, Korjaken und Eskimos ansehen. Bei den ersteren soll die homosexuelle Betätigung besonders auffällig in die Erscheinung treten. Schon Wrangel[82]), der im ersten Drittel des vergangenen Jahrhunderts diese Gegenden bereiste, hatte dieses bemerkt; er erstaunte darüber um so mehr, „da die Bewohner doch keinen Mangel an Weibern hatten." Spätere Forschungsreisende, besonders Jochelson[83]) und Bogoras[84]), wiesen auf die Zusammenhänge zwischen Uranismus und der im Schamanismus zutage tretenden Verweiblichung hin. Sie unterscheiden in dieser drei Grade. Im ersten beschränkt sich der durch die Gottheit in ein Weib verwandelte Priester auf das Anlegen weiblicher Haartracht. Der zweite Grad wird gekennzeichnet durch Annahme weiblicher Kleidung und gestattet die Ehe und Kinder-

---

80) B. Scheube, Die vener. Krankheiten i. warm. Ländern. S. A. 1902. S. 15.

81) E. von Hesse-Wartegg, Korea. 2. A. 1904. S. 155.

82) F. von Wrangel, Reise längs der Nordküste von Sibirien, herausgegeb. von Ritter 1839. II, 227.

83) Jochelson. Cf. Memoirs of the American Mus. of natur. history vol. XIII. 1910.

84) Cf. American Anthropologist. vol. III/IV. 1901—1902.

zeugung. Der dritte Grad bezeichnet erst die vollständige Verwandlung. Ein junger Mann nimmt plötzlich die Sitten und Beschäftigung von Weibern an. Seine Sprechweise schlägt von der männlichen in die weibliche um. Gleichzeitig verändert sich sein Körper in seinen Fähigkeiten und Kräften. Auch sein ganzes seelisches Wesen ändert sich. Ganz allgemein gesprochen wird er ein Weib mit den leiblichen Eigenschaften eines Mannes. Er beginnt sich als Weib zu fühlen, sucht die Gunst und das Wohlwollen von Männern zu gewinnen. Die andern jungen Männer wetteifern mehr, als er nur wünschen kann, um seine Zuneigung. Aus seinen Freiern sucht er sich einen Liebhaber und nimmt nach Ablauf einer gewissen Zeit einen Ehemann. Die Ehe wird mit den auch sonst üblichen Feierlichkeiten vollzogen und dauert oftmals bis zum Tode des einen der beiden Partner. Das Volk hegt eine außerordentliche Ehrfurcht vor diesen verwandelten Schamanen, die auch in ihren Sagen Ausdruck gefunden hat. Auch glauben sie von jedem verweibten Mann, er habe unter den Geistern einen besonderen Schützer, der als das wahre Haupt der Familie gilt und dessen Anordnungen der Effeminierte vermittle, wodurch in einem solchen Haushalt natürlich die Stimme des „Weibes" an Übergewicht gewinnt. — Auch Weiber sollen sich bisweilen in Männer metamorphosieren und als solche junge Mädchen heiraten. Waren sie nun bereits vorher verheiratet oder legten sie sich nach der Umwandlung der Nachkommenschaft halber noch einen Nebenmann zu, so bildete sich nach Bogoras' Berichten eine ménage à trois, die sich in vollkommener Harmonie abspielt. Bogoras hebt hervor, daß widernatürliche Laster den Tschuktschenweibern geläufig und ein getrockneter Renntiermuskel das zu seiner Befriedigung beliebteste Werkzeug sei. Nach Jochelson[85]) waren auch bei den Korjaken in Weiber verwandelte Schamanen keine Seltenheit. Sie gingen Ehen mit Männern ein, und eine bereits vorhandene Frau wurde alsdann zur Nebenfrau des neuen Mannes degradiert. Die künftigen Schamanen seien häufig nervöse junge Männer, die an hysterischen Anfällen leiden, während deren die Geister mit ihnen verkehren. Auch werden Märchen erzählt, nach denen in alten Zeiten verwandelte Schamanen sogar Kinder zur Welt gebracht haben. Die ganze Einrichtung indessen, die sich unter den Tschuktschen bis auf den heutigen Tag behaupten konnte, soll gegenwärtig bei den Korjaken in Abnahme begriffen sein. Den verwandelten Schamanen erkennt man an seiner Tracht, den langen, weiten und gestreiften Weiberhosen. Auch bei ihren Göttern und zahlreichen Gestalten der Sage ist das Geschlecht wandelbar, und die Überlieferung, daß Männer zum Geburtsakt schreiten mußten, keine Seltenheit. —Von Verwandlung weiblicher Schamanen in Männer hat Jochelson Spuren in den Volksmärchen gefunden. Sie wurden von den Korjaken für sehr mächtig gehalten, und nur die Geburt eines Kindes konnte den vollständigen oder wenigstens zeitweiligen Verlust der schamanistischen Kraft zur Folge haben.

Georgi[86]) berichtet, daß die Kamtschadalen den gleichgeschlechtlichen Verkehr fast öffentlich betrieben hätten. Doch scheint unter der Herrschaft der Russen sich diese Landessitte beträchtlich geändert zu haben, denn Erman versichert, daß auf seiner Reise (1828/30) ihm von dem abnormen Hang zu männlichen Beischläfern, welche sich ehedem viele Kamtschadalen neben ihren Ehefrauen hielten, nicht ein Beispiel vorgekommen sei; man habe ihm aber in Tigilsk von der ehemaligen Allgemeinheit dieser Sitte ziemlich unumwunden erzählt. — Nach Weller haben auf Kamtschatka auch Weiber mit Weibern Unzucht getrieben.

---

[85]) In Memoirs of the Americ. Mus. of natur. hist. vol. X. 1905.

[86]) Georgi, Beschreibg. all. Nationen d. russ. Reiches. 1776 bis 1777. III, 332.

Auf Alaska gibt es nach Dall[87]) Weiber, welche sich weigern, Männer zu ehelichen und es vorziehen, selbst männlichen Beschäftigungen, wie Jagen und Fischen, nachzugehen.

Von den Aino auf den Kurilen teilt Kracheninnikow mit, daß sie ebenso wie die Korjaken und Kamtschadalen ihre Kojiktschutschi oder verweibten Männer hätten und daß sie im gleichgeschlechtlichen Umgang nichts Unerlaubtes oder Anstößiges fänden. Scheube[88]) berichtet von dem Kranichtanz der Aino; die Pausen dabei werden von den jungen Frauen oder Mädchen mit gegenseitigen Neckereien häufig obszöner Natur ausgefüllt. Die bekannte uralte Sitte der Aino, den Mädchen einen Bart zu tätowieren, hat Cohn-Antenorid[89]) auf den Einfluß eines gleichgeschlechtlich veranlagten Fürsten, von Römer[90]) auf die androgynische Gottheitsidee der Aino zurückzuführen versucht. — Nach Lisianski[91]) führen bei den Eskimos die Männer in Weibertracht den Namen Schopan oder Schupan; sie leben mit Männern zusammen und vertreten bei diesen in allen Dingen die Stelle der Weiber. Auch zeremonielle Eheschließungen sollen bisweilen für solche Verhältnisse begehrt werden. — Dawydow[92]) berichtet: „Es gibt auf Kadjak Männer mit tätowiertem Kinn, die nur weibliche Arbeit verrichten, stets mit den Weibern zusammenwohnen und gleich diesen Männer, manchmal sogar zu zweien haben. Solche nennt man Achnutschik. Sie werden keineswegs verachtet, sondern genießen Ansehen in den Ansiedlungen und sind meistens Zauberer. Der Konjage, der statt eines Weibes einen Achnutschik hat, wird sogar als glücklich betrachtet. Die Eltern bestimmen den Sohn schon in frühester Kindheit dazu, wenn er ihnen mädchenhaft erscheint. Die allgemeine Verbreitung der Päderastie auf Kadjak (sowie für die Kamtschadalen und Aleuten) wird auch von Schelechow[93]) bestätigt.

Die Grönländer besitzen nach Knud Rasmussen[94]) Märchen tribadischen Inhalts, auch berichten Holm und Fr. Nansen[95]) mehrfach von Mädchen und Frauen, die ganz die Lebensart der Männer führten und sich in Männertracht kleideten.

Fassen wir das über die ethnographische Verbreitung Gefundene zusammen, so ergeben sich folgende Sätze:

1. Es gibt kein Volk und kein Land, bei dem nicht sowohl unter den Männern und Frauen neben der Mehrheit, die sich zum andern Geschlecht hingezogen fühlt, eine nicht unbeträchtliche Minderheit existiert, die teils ausschließlich, teils daneben von Personen des eigenen Geschlechts angezogen wird.

2. Bei allen Völkern gibt es Personen, die, ohne selbst homosexuell zu sein, namentlich im jugendlichen Alter, gleich-

---

[87]) W. H. Dall, Alaska and his resources. 1870. p. 139.

[88]) In Mitteilungen d. Deutsch. Gesellsch. f. Nat.- und Völkerkunde Ostasiens. Hft. 3, 1880—1884.

[89]) Im Jahrb. f. sex. Zwischenst. Jahrg. V, 1903.

[90]) Ibid.

[91]) Urey Lisianski, A voyage round the world. 1814. p. 199.

[92]) In Acta soc. scient. Fennic. tom. IV, 2. 1856. p. 281.

[93]) In Zeitschrift f. Ethnol. Jahrg. III. Berl. 1871. p. 149.

[94]) Knud Rasmussen, Nye Mennesker, Kopenhagen 1905, p. 202.

[95]) Frithjof Nansen, Eskimo-Leben, übersetzt von Langfeldt, 1903 p. 104.

geschlechtlich verkehren, und zwar aus verschiedenen Gründen, unter denen Mangel an heterosexuellem Verkehr und der Wunsch einer besseren Lebensgestaltung die hauptsächlichsten sind.

3. Die beiden genannten Gruppen stehen zueinander im Verhältnis von Nachfrage (Gruppe 1) und Angebot (Gruppe 2); es verkehren aber auch vielfach Angehörige ein und derselben Gruppe, vor allem solche der ersten, untereinander.

4. Die Forschungsreisenden sehen überall in erster Linie die sich gegen Entgelt anbietenden Personen — die homosexuelle Prostitution —, in zweiter Linie die stärker durch ihr Äußeres oder ihre Gewohnheiten (Kleidung) vom Geschlechtstypus abweichenden Personen, also die virileren Frauen und feminineren Männer. Die sich vom Typus ihres Geschlechts nicht oder nur wenig abhebenden homosexuellen Männer und Frauen entgehen ihnen fast völlig (sexuelle Mimikry); ebensowenig nehmen sie die sich auf das Haus beschränkenden monogamen Beziehungen wahr. Daher geben ihre Mitteilungen ein ebenso einseitiges wie unvollständiges Bild, zumal ihnen die für differentialdiagnostische Schlüsse notwendigen Vorkenntnisse fast gänzlich fehlen.

5. Der Behauptung, welcher man selbst in der auf Wissenschaftlichkeit Anspruch erhebenden Literatur nicht selten noch begegnet, daß die Homosexualität ein Produkt der Überkultur und ein Stigma völkischer Dekadenz sei, widersprechen sichergestellte Beobachtungen bei Völkern, denen gegenüber aller Verdacht ausgeschlossen ist, daß Verfeinerung der Sitten, Überdruß am Normalen und Überkultur in irgendeiner Richtung von Einfluß gewesen sind. Schon Friedrich von Hellwald schrieb 1875, daß Homosexualität nirgends häufiger als gerade unter wilden Stämmen zu finden sei. Von Völkern gilt hier dasselbe wie von Individuen; die abgelebten homosexuellen Wüstlinge sind auch in der Ethnologie zur Fabel geworden.

6. Die Beurteilung der Homosexualität läßt ethnographisch drei Stufen erkennen. Sie folgen sich in der Kulturentwicklung zeitlich, finden sich aber, da die Kulturhöhe der Völker eine verschiedene, dennoch gleichzeitig vor.

Die erste Stufe ist die der naiven Tolerierung und Nutzbarmachung der Homosexualität. Die Gleichgeschlechtlichkeit tritt hier schon als sozialer Faktor auf, indem die ihr Zugehörigen als unterschiedliche Stammesgruppe erkannt, anerkannt und für gewisse soziale Funktionen verwandt werden. Diese sind für die Virilen teils kriegerischer Art (Beispiel: der ἱερὸς λόχος der Thebaner), teils pädagogischer Art (Beispiel: die kretisch-dorische Jugenderziehung); für die Feminineren sind es Dienstbarkeiten im weitesten Sinne, häusliche Arbeiten, sanitäre Verrichtungen (Florida). Die Mittelgruppe, die weder ausgesprochen viril und feminin, aber doch zugleich beides ist, erhebt sich vielfach über das Niveau der Stammesgenossen als Priester, Zauberer, Ärzte, Weise, Seher, Dichter, Sänger und Künstler.

Auf der zweiten Stufe gewinnen die sexuellen Kontrainstinkte der Mehrheit die Oberhand; sie führen zu einer Verfolgung der Homosexuellen, deren allgemeine konsequente Handhabung sich jedoch überall in der Praxis als undurchführbar erweist, und die daher nur in Ausnahmefällen zur Vollstreckung gelangt. Dabei hat Prätorius[97]) recht, wenn er ausführt: „daß in den Ländern, wo Straffreiheit existiert, die Homosexualität nicht stärker in die Öffentlichkeit tritt als in Ländern mit Strafandrohung, ja daß sich eher das Gegenteil behaupten läßt". Ebenso scheint zuzutreffen, was Urninge auf Grund ihrer Erfahrungen vielfach angeben, daß im ganzen mit der Strafverfolgung die Quantität homosexueller Handlungen zu-, die Qualität homosexueller Beziehungen abnimmt; die homosexuelle Prostitution und Halbprostitution wächst auf Kosten monogamer Zusammengehörigkeit.

Die dritte Stufe ist die der gedanklichen Durchdringung und wissenschaftlichen Erforschung der Homosexualität und verwandter Naturerscheinungen; das beste Beispiel hierfür bietet zurzeit Deutschland. Gelegentlich schließt wie bei Plato die dritte Stufe sich unmittelbar an die erste an, doch blieben dies bisher Ausnahmen ohne Durchschlagskraft.

7. In jedem Volke herrscht die Gepflogenheit, und zwar besteht hier kein Unterschied zwischen Natur- und Kulturvölkern, Altertum und Neuzeit, von einem anderen, und zwar meist einem ihm feindlichen zu behaupten, daß es die Homosexualität bei ihm eingeschleppt haben. Wie die Franzosen vom deutschen, sprechen die Bulgaren vom türkischen, die Japaner vom chinesischen, die Argentinier vom brasilianischen Laster; so sprachen auch schon die Römer von griechischer Liebe, die Griechen von persischen Gewohnheiten. Vollkommen irrtümlich ist auch die Annahme Richard Burtons, die er in den „Arabian nights" vertritt, daß die Päderastie als endemische Erscheinung an geographische Grenzen gebunden sei. Ihr Verbreitungsbezirk, den

---

97) Jahrb. f. sex. Zwischenst., Jahrg. IV., p. 800.

er sotadische[98]) Zone nennt, soll sich von den Grenzländern des Mittelmeers nach Kleinasien erstrecken, dort schmäler werden, um sich in Indochina wieder zu erweitern, soll dann von China bis zu den Südseeinseln reichen und schließlich ganz Amerika umfassen, bei dessen Entdeckung sich die „sotadische Liebe" überall vorfand. Mit Recht wandte sich schon J. A. Symonds[99]) gegen diese Auffassung seines Landsmanns, indem er viele Völker außerhalb dieses Bezirks namhaft machte, unter denen die Homosexualität genau so verbreitet und beurteilt wird wie in der „sotadischen Zone".

8. Trotz der Verschiedenheit der Beurteilung ist die Übereinstimmung homosexueller Erscheinungsformen und die Gleichheit homosexuellen Lebens von den primitivsten bis zu den kultiviertesten Völkern unter allen Rassen und Klassen so ungemein groß, daß es ganz unmöglich ist, daß hier etwas anderes als ein tief in der Menschheit wurzelndes Naturgesetz obwalten kann.

[98]) Vgl. oben p. 25.
[99]) Symonds, Ein Problem der heutigen Ethik, 1896.

NEUNUNDZWANZIGSTES KAPITEL.

Die Homosexualität im Tierreich.

Das Kapitel über die Verbreitung der Homosexualität würde unvollständig sein, wenn wir nicht auch noch der Verbreitung dieser Erscheinung bei anderen Lebewesen, insonderheit bei den Tieren, einige Worte widmen würden.

Das Vorkommen homosexueller Betätigung bei Tieren ist bisher wissenschaftlich noch wenig erforscht, noch weniger naturgemäß das Bestehen homosexueller Neigungen, deren Feststellung besonders lange und gründliche Beobachtungen erforderlich machen würde. Daß solche einstweilen selten durchgeführt sind, kann nicht weiter wundernehmen, wenn man die Kürze der Zeit in Betracht zieht, seit der das homosexuelle Problem Gegenstand wissenschaftlicher Forschung ist. Das vorliegende Material beschränkt sich daher im wesentlichen auf gelegentliche Einzelbeobachtungen, die als Kuriosa angesprochen wurden und für uns nur gewissermaßen als Stichproben in Betracht kommen können. Immerhin bieten sie so viel Charakteristisches, daß sie mancherlei Schlüsse gestatten und vor allem wertvolle Anregungen und beachtenswerte Hinweise für weiteres Forschen geben. Die einzige bisher existierende zusammenfassende Arbeit über „Päderastie und Tribadie bei den Tieren (auf Grund der Literatur)" rührt von dem Berliner Zoologen Prof. Karsch[1a]) her.

Im Gegensatz zu der früheren Auffassung, die Casper noch in der Mitte des vorigen Jahrhunderts vertrat, daß Homosexualität bei Tieren überhaupt nicht vorkomme, wissen wir heute, daß wir ihr nahezu in allen Gruppen des Tierreiches, soweit wir von differenzierten geschlechtlichen Regungen überhaupt sprechen können, begegnen.

In der Proklamation an die Bürger von Konstantinopel aus dem Jahre 559 nennt Kaiser Justinian die gleichgeschlechtlichen Akte „verabscheuungswerte und des göttlichen Zornes würdige" Handlungen, deren sich nicht einmal die unvernünftigen

[1a]) Jhb. f. sex. Zw. Bd. II, S. 126—161.

Tiere schuldig machten, und der heterosexuelle Transvestit Ulrich von Lichtenstein, der es ablehnte, sich mit Mannen, die „den Mann minnen" im Turnier zu messen, hebt in seinem „Frauenbuch" vom Jahre 1257 dabei hervor, daß nicht einmal das Tier dergleichen tue. Es heißt darin[1]):

„Stat daz wol, daz nu diu man
Mit einander daz begant,
Des vogel noch tier niht willen hant."

Die gegenteilige Ansicht aus gleichem Affekt verfocht der Reichstagsabgeordnete Heckscher, der im deutschen Parlament Homosexualität „Hundemoral" nannte, eine Bemerkung, die sich später im Prozeß gegen Harden Oberstaatsanwalt Isenbiel zu eigen machte. Von Männern der Wissenschaft sagt Eduard Meyer[2]): „Die Homosexualität ist bei Menschen und Tieren überall verbreitet" und Westermark[3]) schreibt: „Diese Erscheinung, der wir auch bei den Tieren sehr oft begegnen, kommt wahrscheinlich, wenigstens sporadisch, bei allen Rassen der Menschheit vor und ist bei manchen Völkern so verbreitet, daß sie als eine nationale Gewohnheit gelten kann", wozu er in einer Anmerkung noch erweiternd hinzufügt: „Die Mitteilung, die Homosexualität sei bei diesem oder jenem Volke unbekannt, bedeutet selbstverständlich noch nicht, daß sie nicht insgeheim geübt wird."

Da unsere Kenntnis vom Seelenleben der Tiere äußerst beschränkt ist, wird es schwer sein, im Einzelfalle zu unterscheiden, ob es sich um homosexuelle Akte infolge von Mangel andersgeschlechtlicher Partner oder von Täuschungen irgendwelcher Art oder um Wahlbevorzugung des eigenen Geschlechts handelt. De Kerville[4]), der im Jahre 1896 in der Pariser Entomologischen Gesellschaft über homosexuelle Betätigung von Maikäfern berichtete, hob diesen Unterschied bereits hervor, indem er, ähnlich wie bei den Menschen, von „pédérastie par nécessité" und „pédérastie par goût" sprach. Er glaubte, solche männliche Maikäfer zu den letzteren zählen zu dürfen, die trotz der Anwesenheit von Weibchen anderen Männchen den Vorzug gaben. Ulrichs glaubte, die passiven Partner männlicher Maikäferpaare deshalb als urnisch ansehen zu müssen, weil sie fast regelmäßig auch in ihrem Körperbau an das weibliche Geschlecht erinnerten, beispielsweise dicker wären, als andere Männchen.

Ein anderer Umstand, aus dem man bei Tieren auf Homosexualität aus Neigung schließen könnte, würde sein, wenn

---

[1]) p. 614. 20.

[2]) Eduard Meyer, Geschichte des Altertums. Bd. I, 2. II. A. 1907. S. 94.

[3]) Edward Westermark, Ursprung und Entwicklung der Moralbegriffe. Bd. II. Kap. 36. 1909.

[4]) De Kerville, H. G., Perversion sexuelle chez les coléoptires mâles e. t. c. Bulletin de la Société entomologique de France du 26. II. 1896.

man sie trotz der Gegenwart andersgeschlechtlicher Individuen fortgesetzt und **ausschließlich** mit ihren Geschlechtsgenossen verkehren sehen würde. Solche Beobachtungen lassen sich naturgemäß nur bei Haustieren oder bei Tieren in der Gefangenschaft anstellen, und sind hier in der Tat — namentlich bei Hühnern, Entenvögeln und Tauben — mehrfach gemacht worden.

Es ist naheliegend, daß wir auch bei Tieren wie beim Menschen den Ausgang homosexueller Neigungen in ihrer ursprünglich zweigeschlechtlichen Anlage zu sehen haben. Der körperliche Hermaphroditismus ist im Tierreich als Normalzustand weit verbreitet; bei den Ringelwürmern und Weichtieren noch vorherrschend, finden wir ihn vereinzelt noch bei Wirbeltieren, namentlich bei Fischen. Nicht selten finden wir aber bei höheren Tieren Zwitterbildungen aller Art als **Ausnahmeerscheinungen**, besonders Halbseitenzwitter bei den Schmetterlingen, Pseudohermaphroditen bei den Wiederkäuern und mannigfaltige androgyne Stigmata bei allen Tierarten, sexuelle Varianten in der Färbung und Körperbildung der Insekten, dem Gefieder der Vögel, in den Zahn-, Geweih- und Behaarungstypen, sowie der Milchdrüsenentwickelung der Säugetiere, kurz nach jeder Richtung hin[6]).

Vielfach nehmen Tiere in vorgeschrittenerem Alter körperliche Geschlechtscharaktere des anderen Geschlechts an. Bei manchen Tieren ist es ferner die Regel, daß Männchen Funktionen und Gewohnheiten des Weibchens übernehmen und umgekehrt. Bei bestimmten Fisch- und Vogelarten ist die Brutpflege Sache der Männchen, während wir bei Insekten, bisweilen aber auch bei höheren Tieren, die Weibchen als Beschützer und Ernährer der Familie finden. Bei einzelnen Arten sind sie von der Natur zu diesem Behufe besonders „kriegsmäßig" ausgestattet. Was hier die Regel ist, tritt bei anderen Tierarten vorübergehend und unter dem Zwange äußerer Umstände auf.

---

[6]) Zahlreiche Beispiele dafür, sowie für Begattungsaversion und gleichgeschlechtliche Intimitäten finden sich in **Brehm's** Tierleben, so Bd. II. S. 263 (Lippenbär), S. 275—76 (Hühnerhund und Waschbär), S. 453 (Siebenschläfer), S. 627, 629 u. 633 (Hasen); Bd. III. S. 18 (Elefant), S. 167 (Auchenia vicugna), S. 637 (Pottwal); Bd. IV. S. 20 (Stubenvögel), S. 258 (Sommerrotvogel); Bd. V. S. 425 (Lachtauben), S. 559 (Wachtelmännchen), S. 609 (Truthuhn); Bd. VI. S. 446 (Geier), S. 689 (Emu); Bd. VII. S. 76 (Basilisk), S. 219 (Schlangen), S. 316 (Ringelnatter), S. 404 (Kreuzotter), S. 444 u. 454 (Klapperschlange), S. 471 (Otter), S. 668 ff. (Wasserfrosch), S. 672 (Grasfrosch), S. 701 (Erdkröte); Bd. VIII. S. 8 (Fische), S. 36 u. 45 (Barsch), S. 218 (Quappe), S. 250 (Karpfen), S. 257 (Gründling), S. 277 (Blei), S. 324 u. 333 (Lachs), S. 337 (Lachsforelle), S. 341 (Forelle), S. 396 (Aal), S. 400, 405, 409 (Seeaale), S. 491 (Myxine glutinoia, Inger); Bd. IX. S. 17 u. 18 (Insektenzwitter), S. 85 (der heilige Pillendreher), S. 131 (Maiwürmer), S. 300 (Wespen), S. 391 (Tagfalter), S. 393 (Totenkopf), S. 424 (Schmetterlingszwitter), S. 546 (Sylphiden), S. 562 (Termiten), S. 748 (Bärtierchen); Bd. X. S. 13 (Krebse), S. 60 (Fischasseln), S. 68 (Rankenfüßer), S. 72 (Sacculine), S. 98 (Rädertiere), S. 104 (Gastrotrichen), S. 113 u. 114 (Regenwürmer), S. 119 (Nereiden), S. 139 (Blutegel), S. 154 (Nematoden), S. 169 (Seitenwürmer), S. 187 (Saugwürmer), S. 189 (Diplozoon paradoxon), S. 193 (Zweimäuler), S. 210 (Mikrostomeen), S. 215 u. ff. (Strudelwürmer), S. 220 (Moostiere), S. 241 (Ascidien), S. 249 (Salpen), S. 295 (Ruderschnecken), S. 303, 322 (Schnecken), S. 427 (Auster), S. 577, 605 (Korallen), S. 629 (Spongien).

Im Zusammenhange mit diesen hermaphroditischen Erscheinungen finden wir — analog den Verhältnissen bei Menschen — auch bei höheren Tieren, Affen, Hunden, Wiederkäuern usw., den Geschlechtstrieb in der Jugend indifferenziert. Es besteht oft in der Wahl des Sexualobjekts anfangs eine völlige Kritiklosigkeit gegenüber beiden Geschlechtern. Auch in höherem Alter läßt das sexuelle Unterscheidungsvermögen oft im Zusammenhange mit dem Hervortreten andersgeschlechtlicher Geschlechtscharaktere vielfach nach. Auf Grund solcher entwicklungsgeschichtlicher Erwägungen bezeichnet Bölsche höhere Tiere und auch Menschen, die sich homosexuell betätigen, als „zoologische Reaktionäre".

Hinsichtlich der homosexuellen Betätigung der Tiere können wir folgende drei Gruppen unterscheiden:

1. Tiere, die sich aus Not oder infolge von Täuschung mit geschlechtsgleichen Individuen paaren;

2. solche, bei denen die Entscheidung, ob es sich nicht auch um Neigung handeln kann, zweifelhaft ist, und

3. solche, bei denen man auf Grund der Begleitumstände eine ausgesprochen gleichgeschlechtliche Neigung annehmen muß.

Zur ersten Gruppe müssen wir Haussäugetiere und Vögel zählen, die nach Geschlechtern getrennt, abgesperrt sind und sich untereinander betätigen, ebenso Männchen, die andere Männchen attackieren, kurz nachdem diese den Akt mit einem Weibchen vollzogen und den Duft derselben noch an sich haben, oder solche, die sich mit anderen Männchen in der Nähe von Weibchen paaren, deren Ausdünstungen sie irreleiten. Auch der von Scherer in Sainen neuerdings in der Zeitschrift für wissenschaftliche Insektenbiologie (VIII, II) veröffentlichte Fall, der unter der Überschrift: „Homosexuelle Betätigung eines Zitronenfalters" durch die Presse ging, scheint in diese Kategorie zu gehören. Verschiedene Forscher, die solche Fälle zu beobachten Gelegenheit hatten, nehmen, wie beispielsweise Féré[7]), an, daß ausschließlich diese Formen bei Tieren vorkommen, eine Homosexualität aus Neigung bzw. aus Anlage bei ihnen aber nicht zu finden ist. Eine ganze Reihe in der Literatur veröffentlichter Fälle, die wir unserer zweiten Gruppe zuzählen mußten, erwecken aber berechtigte Zweifel an dieser Auffassung. Schon de Buffon[8]) berichtet von Kühen und Hühnervögeln, die trotz der Anwesenheit andersgeschlechtlicher Tiere ihrer Art sich Individuen ihres eigenen Geschlechts sexuell näherten. Es erscheint sehr fraglich, ob man hierin, wie de Buffon glaubt, nur eine besonders starke Libido zu sehen hat, oder ob nicht

[7]) Féré, Ch., Les perversions sexuelles chez les animaux, Paris 1897.

[8]) De Buffon, G. L. L., Histoire naturelle, 9 Vols. Paris 1770/83.

vielmehr eine spezifische Anlage vorlag. — Auffallend erscheint die Tatsache, daß die Maikäfermännchen, die man bei gleichgeschlechtlichen Paarungen in passiver Rolle fand, fast regelmäßig auch feminine Körperformen zeigten. Diese Weibähnlichkeit ging in einigen Fällen so weit, daß man, wie Doebner[10]) berichtet, zunächst glaubt, es handle sich um Weibchen mit abnormer Fühlerbildung. Es liegt nahe, in solchen Fällen einen Zusammenhang zwischen konstitutioneller Anlage und Neigung anzunehmen.

In einer Reihe anderer Fälle treten derartige Zusammenhänge mit charakteristischer Deutlichkeit zutage; es ist in ihnen die Konstanz der Neigung überdies so einwandfrei beobachtet, daß ich keine Bedenken trage, sie der dritten Gruppe zuzuzählen. Es erscheint allerdings auffallend, daß die hierher gehörigen Beobachtungen fast ausschließlich Haustiere betreffen. Die Annahme von Peters[11]), daß das Zusammenleben mit den Menschen hier störend in den Entwicklungsgang eingegriffen und krankhafte Triebe hervorgerufen habe, ist aber in keiner Weise bewiesen.

Dem widersprechen auch die folgenden, wertvollen Angaben, die ich Herrn Dr. O. Heinroth, I. Assistenten des Berliner Zoologischen Gartens, verdanke, der seit vielen Jahren sich mit der Erforschung der Ethologie und Psychologie der Wasservögel beschäftigt, und der als einer der ersten grundlegende Arbeiten über das Liebesleben und -werben der Anatiden, der Entenvögel, veröffentlichte[12]). Er sagte mir:

„Man kann bei den verschiedensten Entenarten oft die Beobachtung machen, daß sich zwei männliche oder zwei weibliche Tiere miteinander paaren, und zwar handelt es sich hierbei nicht um Akte gewaltsamer Notzüchtigung, sondern die beiden Partner, seien es nun zwei Männchen, Erpel genannt, oder Weibchen, treffen dieselben Vorbereitungen wie zu einer gewöhnlichen Begattung Diese bestehen bei den Brautenten z. B. darin, daß das Männchen zunächst auf das Weibchen zuschwimmt und zum Zeichen der Aufforderung den Schnabel ins Wasser taucht; hierauf legt sich das Weibchen wie tot auf das Wasser, und nach längerem Liebesspiel erfolgt dann die Begattung. Ein ähnliches Spiel sehen wir bei homosexuellen Akten zwischen zwei Männchen: beide tauchen zunächst die Schnäbel ins Wasser; dann legt sich der eine Partner auf das Wasser, und der zweite besteigt es; auch bei dem Verkehr zweier Weibchen miteinander spielt das eine den passiven Teil, der langgestreckt ruhig auf dem Wasser schwimmt, während das andere es besteigt. Auch das Liebesnachspiel ist dasselbe wie nach dem Akt zwischen Männchen und Weibchen: der aktive Partner umschwimmt den ruhig liegen bleibenden femininen Teil. — Es ist auffallend, daß dergleichen homosexuelle Akte zwischen Tieren

---

[10]) Doebner, E. Ph., Über scheinbar abnorme Antennenform bei Melontha vulgaris, Entomologische Zeitung, Stettin, 1850.

[11]) Peters, E., Die Wahrheit über das dritte Geschlecht, Bremen.

[12]) O. Heinroth, Beiträge zur Biologie, namentlich Ethologie und Psychologie der Anatiden. V. internationaler Ornithologen-Kongreß. 1910. Beobachtungen bei einem Einbürgerungsversuch mit der Brautente. Journal f. Ornith. 1910, Heft I, 101—156.

vorkommen, die in größerer Gesellschaft leben, und denen genügend Genossen des anderen Geschlechts zur Verfügung stehen. Man kann fast auf jedem Ententeiche Freundespaare des gleichen Geschlechts beobachten, die getreulich zusammenhalten und sich gegenseitig gegen andere verteidigen. — Bisweilen jedoch werden diese innigen Freundschaften gestört, wenn ein neuer schmucker Erpel oder eine frische Ente hinzukommt, die dann von den normalen Partnern umworben werden. — Neben diesen mehr „bisexuellen" Bündnissen hatte Dr. Heinroth aber auch Gelegenheit, echte homosexuelle Verhältnisse zu beobachten. So erzählte er, daß vor einigen Jahren der Berliner Zoologische Garten ein Paar Trompeterschwäne besaß, die er stets für Männchen und Weibchen hielt; sie hielten stets treu zusammen und begatteten auch einander. Als der männliche Partner starb, wurde das angebliche Weibchen einem holländischen Zoologischen Garten übersandt; es dauerte aber nicht lange, so wurde es von dort mit der erstaunten Bemerkung zurückgesandt, daß es sich ja um ein männliches Tier handele; die manuelle Untersuchung bestätigte in der Tat diese Angabe. Die Verwechselung war in diesem Falle um so erklärlicher, als bei Trompeterschwänen Männchen und Weibchen rein äußerlich schwer unterschieden werden können. Das so entlarvte Männchen wurde nun mit einem Weibchen und Männchen derselben Art in einen Teich gesetzt; es kümmerte sich aber nicht um die feminine Genossin, sondern befreundete sich bald mit dem anderen Männchen, von dem es nach einiger Zeit auch begattet wurde. — Ein Gegenstück zu diesem „femininen Homosexuellen" bildete ein männlicher Ganser, der mit einem anderen in so inniger Freundschaft lebte, daß beide für ein Paar gehalten wurden. Als der weibliche Teil starb, stellte es sich heraus, daß es sich um ein Männchen gehandelt hatte. Der überlebende Genosse suchte alsbald die Freundschaft eines anderen Gansers; dieser war zunächst wenig erbaut von der zärtlichen Annäherung des Männchens und suchte sich seinem Liebeswerben durch die Flucht zu entziehen; nach einiger Zeit jedoch hatte er sich mit ihm angefreundet und ließ sich die Besteigung gefallen. — Die beobachteten echten homosexuellen Verhältnisse zwischen den verschiedenen Entenvögeln zeichneten sich durch ihre Beständigkeit aus; die Freunde hielten Sommer und Winter, oft bis zum Tode zusammen. — Weibliche Freundschaftsverhältnisse werden sehr häufig auch bei Tauben beobachtet; es ist vielen Züchtern bekannt, daß sie oft im Neste zweier angeblich verschieden geschlechtlicher Tauben vier Eier statt zwei vorfinden; es waren zwei weibliche Tauben, welche zusammen lebten, und die nur sehr schwer mit Täubern zusammengebracht werden konnten.

Ähnliche Fälle finden wir bereits mehrfach in der fachwissenschaftlichen Literatur und begegnen ihnen auch bisweilen in Zeitungsnotizen. So berichtete die „Potsdamer Tageszeitung" vom 10. VIII. 1912 von zwei Täubern, die sich paarten. Als die Zeit zum Brüten kam, jagte einer den anderen aufs Nest. Als man ihnen nun ein Hühnerei unterlegte, war die Freude der beiden Täuber groß, und sie stritten sich ordentlich um das Brüten. Als analoge Erscheinungen beim Jagdwild glaube ich die von Raesfeld[13]), Eulefeld[14]), Wurm[15]) u. a. mitgeteilten Beobachtungen auffassen zu dürfen, nach denen die nach männlicher Art gehörnten Ricken, auch wenn kein Hermaphroditismus der Sexualorgane besteht, in der Regel „Geltgeisen" sind und in ihrem Liebesleben von den normalen Ricken entschieden abweichen. —

Wiederholt wurden mir Hunde vorgestellt, die trotz reichlicher Gelegenheit, mit Hündinnen zu verkehren, um diese herumgingen, da-

[13]) Raesfeld, I. v. „Das Hochwild", Berlin 1899.
[14]) Eulefeld, A. „Das Rehwild", Berlin 1896.
[15]) Wurm, Dr. W. „Die Jagdtiere Mitteleuropas", Berlin 1897.

gegen sich in unverkennbar libidinöser Weise männlichen Genossen näherten; mehrere dieser Hunde zeigten „weibliche Einschläge".

Fassen wir unsere Erfahrungen zusammen, so steht es zunächst zweifellos fest, daß homosexuelle Betätigung bei Tieren vielfach vorkommt. Hinsichtlich der Feststellung der Äthiologie stehen wir ähnlichen Schwierigkeiten gegenüber wie bei primitiven Völkern, insofern ein Eindringen in das Seelenleben uns hier wie dort durch den Mangel an Verständigungsmöglichkeit und die namentlich bei den Tieren zu verschiedenartige psychologische Konstitution erschwert ist.

Immerhin weisen manche charakteristische Zusammenhänge mit anderweitigen sexuellen Abweichungen und Analogien mit übereinstimmenden Erscheinungen beim Menschen darauf hin, daß auch bei den Tieren in vielen Fällen eine endogene homosexuelle Triebrichtung besteht, als deren Grundlage wir die in der onto- wie phylogenetischen Entwicklung durchweg nachweisbare bisexuelle Anlage ansehen müssen[16]).

Wenn man demgegenüber einwendet, daß die Homosexualität dann etwas den Entwicklungsprinzipien Zuwiderlaufendes sein muß, so ist dem entgegenzuhalten, daß die Natur durchaus nicht immer auf dem geraden Wege der Fortpflanzung, sondern vielfach auch auf Nebenwegen durch scheinbar unzweckmäßige Entwicklungstypen das Ziel biologischen Fortschritts erreicht, ferner, daß die Fortpflanzung nur eines der Mittel zur Artvervollkommnung ist, dem andere biologische Faktoren ergänzend zur Seite stehen.

---

16) Vgl. die Abhandlung „Gonochorismus und Hermaphrodismus". Ein Beitrag zur Lehre von den Geschlechts-Umwandlungen (Metaptosen). Von Ernst Haeckel, Jena, im Jahrb. f. sex. Zw. Bd. XIII S. 259 ff.

DREISSIGSTES KAPITEL.

Die Rolle homosexueller Männer und Frauen innerhalb der menschlichen Gesellschaft. Symbiose der Homosexuellen.

Überschauen wir das über die Verbreitung des Uranismus Gesagte, so legt sowohl die Quantität als die Qualität der Homosexuellen die Vermutung nahe, daß sie als sozialer Faktor für das Gesellschaftsganze nicht belanglos sind. Diese Annahme findet in den Tatsachen ihre Bestätigung. Wer viele Urninge gesehen hat, für den kann es auch nicht dem geringsten Zweifel unterliegen, daß der Homosexuelle von Natur aus ein eminent soziales Wesen ist, bestrebt über sich hinaus zu wachsen und zu wirken, bemüht teilzunehmen an der Fortentwicklung der sich aus einzelnen zusammensetzenden Gesamtheit. Näcke[1]) bemerkt einmal, daß die „Symbiose mit den wahren Invertierten, die zum großen Teile edle, aufopfernde Menschen seien, den Heterosexuellen nur nützlich sein könne." Wird der Urning ein Einsiedler, ein Einspänner, so sondert er sich selten aus primärem Empfinden ab, sondern meist aus Menschenscheu, die nach und nach in ihm die Oberhand gewann, als er die Erschwerungen gewahr wurde, die sich seiner Entfaltung oft genug schon dann hindernd entgegenstellten, wenn von sexueller Entspannung noch gar keine Rede war. Trotz dieser Widerstände, an denen mancher Urning vor der Zeit zerschellte, ist die Summe der Kulturwerte, ethischer, ästhetischer, und sonstiger, die die Menschheit den Uraniern verdankt, nicht gering zu veranschlagen.

Was große Urninge im großen, leisteten kleine im kleinen. Schon im „Urnischen Menschen"[2]) und den „Naturgesetzen der Liebe" habe

---

[1]) Näcke, P. Angebot und Nachfrage von Homosexuellen in Zeitungen, Archiv für Kriminalanthropologie und Kriminalistik von Gross. 8. Bd. 3. u. 4. Heft, 1902. p. 319/350.

[2]) Der Urnische Mensch, p. 157.

ich ausführlich klarzulegen versucht, daß auch die Liebe, der keine neue Lebewesen entspringen, produktiv ist. Ich fragte: Haben denn Michelangelo und Friedrich der Große ihren Naturzweck verfehlt, weil sie keine Kinder hinterließen; bedeuteten sie nicht dem Ganzen mehr als eine Schar ihrer Zeitgenossen, die zusammen tausend Kinder zeugten? Nutzlos ist nur der Tatenlose, zwecklos nur, wer am gemeinsamen Werke der Vervollkommnung nicht mitarbeitet. Der Wert eines Menschen hängt von den Werten ab, die er erzeugt. In diesem Sinne haben sich die Uranier durch das, was sie bildeten und formten, durch Gedanken und Taten vielfach als treibende Kräfte, Förderer und Vorkämpfer erwiesen und hätten es sicherlich in noch höherem Maße tun können und getan, wenn sie nicht so oft in ihrem Innersten verletzt und verstümmelt worden wären.

Der Berliner Hochschullehrer Josef Kohler hat einmal empfohlen, diejenigen Homosexuellen straflos zu lassen, die bedeutende Leistungen aufzuweisen hätten. Ist dieser Vorschlag auch undurchführbar, so läßt sich der Idee, die ihm zugrunde liegt, daß nämlich durch ein geistiges Plus ein körperliches Manko ausgeglichen werden könne, eine gewisse Berechtigung nicht absprechen. Berg[4]) stellt dies geradezu als Forderung auf. Er sagt: „Die Homosexuellen könnten und sollten uns helfen, höhere Kultur zu schaffen, den Geist, die Kunst und die Schönheit zu befreien. Sie sind es der Gesellschaft sogar schuldig als Ersatz für ihre physische Unfruchtbarkeit.“

Tatsächlich sehen wir, daß man selbst dort, wo die gleichgeschlechtliche Liebe verpönt ist, bei bedeutenden und volkstümlichen Personen oft darüber hinweggesehen hat.

Namentlich tritt dies bei Bühnenkünstlern hervor. So war um die Wende des 18. zum 19. Jahrhundert einer der geschätztesten Männer Berlins, „gleich groß als Patriot und edel als Mensch“, der Schauspieler und Bühnenleiter August Iffland, trotzdem alle Welt, voran die Königin Luise, wußte, daß er homosexuellen Neigungen nachhing. Ähnlich war es einige Jahrzehnte später mit Hermann Hendrichs, der zwar seines Engagements am Kgl. Schauspielhause verlustig ging, als er einmal nachts verhaftet wurde, weil ein von ihm umworbener Soldat Lärm schlug, der aber, als er nicht lange danach die Bühne des Viktoriatheaters betrat, um so enthusiastischer von der über ihn vollkommen unterrichteten Berliner Bevölkerung begrüßt wurde. In Wien war der große Baritonist Theodor Reichmann trotz seiner stadtbekannten Männerliebe Jahrzehnte lang eines der beliebtesten Mitglieder der Hofoper. Noch zahlreiche ähnliche Beispiele homosexueller Künstler und Künstlerinnen aus früherer und jetziger Zeit könnte ich anführen, deren Popularität durch das Bekanntwerden ihrer gleichgeschlechtlichen Neigungen keine Einbuße erlitt. Und wie bei Künstlern ist es bei vielen anderen verdienten und hervorragenden Persönlichkeiten. Als Dante seinen Lehrer Brunetto Latini, einen der gelehrtesten Florentiner seiner Zeit[5]), in der Hölle im Zuge der Päderasten erblickt, redet er ihn mit höchster Ehrerbietung

---

[4]) Leo Berg, Geschlechter, 2. Band der II. Serie der Sammlung „Kulturprobleme der Gegenwart“ p. 166.

[5]) Er lebte von 1220—1294.

an: „Ach Herr Brunetto, seid Ihr hier“ und sieht „betrübten Geistes dann sein treues gutes Vaterangesicht vorüberschweben“. Es heißt von diesem Zuge im 15. Gesang der Hölle:

„Gelehrte sind und Pfaffen hier vereint
Von großem Ruf, die einst besudelt waren
Mit jenem Fehl, den jeder nun beweint.“

Kein Volk hat es bekanntlich in so hohem Maße verstanden, die gleichgeschlechtliche Empfindung dem Staatsganzen nutzbar zu machen wie das hellenische. Von den drei der Homosexualität gegenüber vorhandenen Verhaltungsmöglichkeiten — ihrer Verfolgung, Duldung oder sozialen Ausnutzung — hat es den dritten Weg gewählt und nicht zum Schaden des Landes.

Der estnische Dichter Alexander Freiherr von Ungern-Sternberg[6]) legt dem Archäologen Johann J. Winckelmann[7]) darüber folgende Worte in den Mund: „Was ich auch dem Christentum in die Schuh schütte, ist die Niedertretung und Nichtbeachtung eines köstlichen Instituts, eines Instituts, aus dem das Heidentum seine größten Männer, seine ehrwürdigsten Philosophen, der Staat seine besten Bürger zog. . . . . . Staunen müssen wir, wenn wir erwägen, was alles die Griechen für geistige Kräfte aus dem Institute der Freundschaft hervorzauberten, was sie wirkten, indem sie das innige Zusammenleben der Männer begünstigten, ja sogar es staatlich beförderten. Gleich, wenn die Jahre der Entwickelung vorüber waren, wurde der Knabe den weiblichen Händen genommen und der männlichen Leitung übertragen. Männer von gereiftem Verstand, von Kenntnissen und von Verdiensten um den Staat nahmen sich des jungen Weltbürgers an, und unter der Form der zartesten Anhänglichkeit, der vorsorglichsten Zärtlichkeit wuchs er unter ihrer Leitung zum Manne heran. Es war für den jungen Menschen eine Ehre, eine Auszeichnung, oft viele solche Freunde um sich besorgt zu wissen, und das Streben dieser Männer ging wieder dahin, sich das Vertrauen und die Hingebung der am meisten befähigten Jünglinge zu erwerben. Wählte der, der seine Studien beendet hatte, eine von den vielen Anstellungen im Staate, so sorgte der Freund dafür, daß ihm die Wege geebnet wurden, daß keine Schwierigkeiten ihn hemmten, er sah zu, daß die Leistungen des jungen Mannes glücklich ausfielen, denn er war für sein Wissen, seine Fortschritte verantwortlich, er litt mit ihm, wenn es ihm schlimm ging, auf ihn fiel ein großer Teil der Schmach, wenn man den Unbefähigten für unwürdig zur Führung eines öffentlichen Amtes erklärte, und er triumphierte mit ihm, wenn er den rüstig Ringenden das Ziel erreichen sah. Was ist gegen eine solche seelenvolle Leitung unser kümmerlicher Schuldienst, wo bezahlte Lehrer dem Jüngling ein paar Stunden opfern, sich später aber nicht im mindesten um ihn kümmern? Was ist gegen diese Vorsorge, die das verständige Auge des Vaters mit der sorgsam pflegenden Hand der Mutter gleichsam verbindet, die kalte pflichtmäßige Aufmerksamkeit, die unsere Zeit dem werdenden Menschen und Staatsbürger widmet?“ Die gleiche Anschauung finden wir von Plato bis auf den heutigen Tag mehr oder minder maßvoll ausgedrückt bei vielen Autoren, die sich in die ethische Seite des homosexuellen Problems vertieften, am krassesten wohl bei B. Fried-

---

[6]) 1806—1868.

[7]) Künstlerbilder, 3 Bände. Leipzig 1861. 2. Band: Winckelmann.

länder, wo sie sich zu dem paradoxen Satze versteigt: „nur ein guter Päderast kann ein guter Pädagoge sein".

Neben künstlerischer und pädagogischer Wirksamkeit liegt der Natur vieler urnischer Männer und Frauen sehr eine philanthropische Tätigkeit, die über die Familienliebe hinaus eine innigere Verbindung zwischen isolierteren Einzelwesen derselben Art herzustellen geeignet ist. In mehr als einer, ja fast nach jeder Richtung eignen sich Homosexuelle hierzu in hervorragendem Grade. Schon der chinesische Denker Laotse sagte: „Wer männliches Wesen versteht und gleichzeitig zum weiblichen hält, wird der Mittler der ganzen Welt sein." Zunächst befähigt sie ihre Wesenheit, in der männliche und weibliche Eigenschaften mehr im Gleichgewicht zueinander stehen, beiden Geschlechtern das gleiche Verständnis entgegenzubringen, sie prädestiniert sie, beiden gerecht zu werden, den alten Kampf, der trotz aller Geschlechtsliebe von jeher zwischen beiden Geschlechtern bestand, zu mildern; zum zweiten stellt ihre Neigung zwischen den verschiedenen Jahrgängen desselben Geschlechts eine Brücke her, zwischen jüngeren und älteren Leuten, der reifen Frau und dem reifenden Mädchen, dem heranwachsenden und erwachsenen Manne. Dann aber gleicht die gleichgeschlechtliche Liebe viele Unterschiede aus zwischen Klassen, Kasten, Rassen und Völkern. Wie oft sieht man, daß gerade der urnische Aristokrat eine Vorliebe für den Mann aus der Arbeiterklasse hat, wie häufig kommt es vor, daß sich der nordische Homosexuelle besonders für südländische „interessiert", wie oft fühlen sich christliche Urninden nur von jüdischen, jüdische nur von christlichen angezogen. Sicherlich handelt es sich hier um Attraktionskräfte, die viele hemmende Schranken, so manchen schwerwiegenden Gegensatz auszugleichen geeignet sind.

In den Bekenntnissen des Grafen Cajus[8]) heißt es: „. . . Zwar gehöre ich selbst einer edlen Familie an, und mehr als ich brauche, ward mir zuteil, dennoch sehe ich im Geringsten meinen Bruder, so ist es fast bei uns allen; ich habe Handwerker in den Häusern von Fürsten frei sich bewegend gesehen. Viele Beispiele urnischen Doppellebens könnte ich hier anführen; erst neulich stellte sich mir ein Urning der russischen Aristokratie vor, der das Maurerhandwerk erlernt hatte, um sich in dem ihm so sympathischen Milieu aufhalten zu können. Ich will aber nur einen extremen Fall schildern, der sich vor einigen Jahren in Paris ereignete. Bei einer von mehreren Sicherheitsbeamten dort vorgenommenen Razzia wurde unter anderen Obdachlosen ein in Kleidung und Aussehen vollständig heruntergekommener Mensch mit Namen Henri B. aufgegriffen. Auf die Frage des Polizeikommissars entgegnete B., daß er es nicht nötig habe, ein solches Leben zu führen, da er Millionär sei. Nur aus Liebe zu nächtlichen Streifzügen mit Strolchen und Vagabunden habe er auf Geld und Bequemlichkeit verzichtet. Der Beamte maß diesen Angaben keinen Glauben bei, zog

---

[8]) Casper, Klinische Novellen, Berlin 1883.

dann aber auf Wunsch des Verhafteten bei einem ihm näher bezeichneten Rechtsanwalt der französischen Hauptstadt Erkundigungen ein und erfuhr in der Tat, daß B. bei dem Rechtsanwalt 500 000 Franken deponiert und außerdem von seiner Großmutter ungefähr zwei Millionen Franken geerbt habe. Da B. weiter keine Straftat zur Last gelegt werden konnte, wurde der homosexuelle Freund der Vagabunden wieder entlassen.

Ich selbst habe schon in einer früheren Arbeit ausgeführt: „Die Unterschiede des Standes, der Religion, der Rasse und der Nationalität spielen beim Urning nicht im entferntesten die Rolle, wie bei dem normalen Manne; seine Eigenschaften befähigen ihn ungemein zum Altruisten und Vermittler, zum Friedensstifter und Überwinder sozialer Gegensätze.“ Bertz, der diesen Satz zitiert, wendet sich dabei gegen Moll, der gesagt hat, daß gerade in der Welt der Homosexuellen ausgesprochene Standesunterschiede existieren, die höchstens durch die besondere Art der urnischen Leidenschaften zeitweise verwischt würden. Bertz[10]), der sicher ein sehr guter Kenner des Problems ist, meint: „daß eine tiefe Humanität, der alles heilig ist, was Menschenangesicht trägt, geradezu zur Wesenheit des höheren Homosexuellen gehört, halte ich für unbestreitbar.“

Wenn wir auch nicht so weit gehen können wie Friedländer, der glaubt, daß auch heute noch jede menschliche Vergesellschaftung letzten Grundes auf dem Triebe beruht, den wir den homosexuellen nennen, so ist doch nicht zu leugnen, daß die bewußte und unbewußte Homo- und Bisexualität neben der zur Familiengründung vor allem bestimmten Heterosexualität eines der stärksten Bindemittel ist, welches aus Einzelindividuen eine Gesellschaft, aus den socii eine societas schafft. Es ist auch bemerkenswert, daß gleichgeschlechtliche Akte bisher besonders bei den sozial lebenden Arten beobachtet wurden, wie überhaupt eine Differenzierung der Geschlechter in mehr als zwei nur bei Tieren vorkommt, bei denen auch eine Staatenbildung besteht, wie bei Termiten, Ameisen, Bienen, Wespen, so daß Aristoteles[11]), als er den Menschen als *ζῷον πολιτικόν* bezeichnete, bereits zum Vergleich die Bienen heranzog, auf deren Geschlechtsverhältnisse seitdem mehrfach bei Erörterung der menschlichen Homosexualität Bezug genommen wurde.

Einige Schriftsteller über die Homosexualität, wie Freimark[12]) und vor allem Carpenter[13]), haben zum Ausdruck

---

[10]) Bertz, Jahrbuch f. sex. Zw. Bd. VII, 2. p. 231.

[11]) Aristoteles, Politicorum libri Octo, cum vetusta Translatione Guilelmi de Moerbeka rec. (Fr. Susemihl Lipsiae, Tb. MDCCCLXXII.) S. 7—8: „*Διότι δὲ πολιτικὸν ζῷον ὁ ἄνθρωπος πάσης μελίττης καὶ παντὸς ἀγελαίου ζῴου μᾶλλον, δῆλον.*“ „Es ist klar, daß der Mensch ein in höherem Grade soziales Tier ist als jede Biene und jedes Herdentier.“

[12]) Freimark, Der Sinn des Uranismus, Leipzig. p. 44.

[13]) Carpenter, Über die Beziehungen zwischen Homosexualität und Prophetentum und die Bedeutung der sexuellen Zwischenstufen in früheren Kulturepochen. In Vierteljahrsberichte des WHK. II. Jahrg. p. 289 ff.

gebracht, daß die Homosexuellen durch ihre „mittlerischen" Fähigkeiten ganz besonders für das Priesteramt geeignet erscheinen.

Freimark schreibt: „Wer zur Höherpflanzung der Menschenformen bestimmt ist, den schickt das Leben in den Kampf der differenzierten Geschlechter, daß er sich seines Daseins Gefährtin erringe, um mit ihr vereint edleren vollkommeneren Wesen, als sie beide sind, ein liebendes Elternpaar zu sein. Wer aber zur Höherzeugung des Menschengeistes ersehen, der eint Mann und Weib in sich, damit er Gestalt gebe dem Wissen vom Geiste in den Schmerzen und Freuden der Seele, auf daß es vor die Menschen trete, eine zwingende Kunde ewiger Wahrheit[14])." Carpenter[15]) sucht dafür eine kulturgeschichtliche Erklärung zu geben. Er meint, daß in ganz primitiven Gesellschaftszuständen die „ganz normalen" Männer Krieger und Jäger waren, während sich die Frauen der Haus- und Landwirtschaft widmeten, vielleicht wäre das wilde Leben niemals über diese primitiven Phasen hinausgegangen, wenn nicht Zwischenstufen aufgetaucht wären, die mehr oder weniger femininen Männer, und dementsprechend mehr oder weniger maskulinen Weiber. Es sei ganz natürlich, daß die unkriegerischen Männer und die unhäuslichen Frauen neue Ablenkungen für ihre Energien suchen mußten. Sie suchten andere Beschäftigungen als die des gewöhnlichen Mannes und Weibes, und tun es heute noch. Sie wurden Träumer, Denker, Entdecker und Lehrer und schufen so die ersten „Grundlagen des Priestertums, der Wissenschaft, Literatur und Kunst."

Tatsache ist jedenfalls, daß, wenn Völker die Uranier nicht verfolgten, sie ihrem Wesen leicht etwas Geheimnisvolldämonisches, Mystisch-magisches unterlegten. Es kann dies nicht wundernehmen, da eben unter denen, die von ihnen als Zauberer, Magier, Medizinmänner und Propheten einerseits, als Hellseherinnen, Wahrsagerinnen, Medien und Hexen andererseits teils gefürchtet, teils geliebt waren, stets viele gleichgeschlechtlich Empfindende waren, so daß sich selbst noch ältere Kulturvölker die allmächtige Gottheit vielfach, wenn nicht bisexuell empfindend, so doch bisexuell geartet dachten.

Wir nennen als Beispiel nur Brahma, der in der Hindu-Mythologie oft zweigeschlechtlich dargestellt ist, Çiva, die volkstümlichste unter den indischen Gottheiten, dessen linke Seite oft weiblich erscheint, während die rechte männliche Konturen aufweist, den syrischen Gott Baal, den persischen Mithras, die bärtige Isis der Ägypter, den Aphroditos der Griechen und die nordische Freya, die ebenso wie ihr männliches Seitenstück Friggo mit den Teilen beider Geschlechter abgebildet wurde. In den orphischen Hymnen heißt es: „Zeus war Mann, und Zeus war auch ewige Jungfrau." Von Adonis wird gesagt: „Höre mich, du vielnamige und beste der Gottheiten, du mit deinem anmutigen Haar, der du Jungfrau und Jüngling bist, o Adonis"; ja selbst der 27. Vers der Genesis, welcher lautet: „Elohim erschuf den Menschen nach seinem Ebenbild; Mann und Weib erschuf er ihn" wurde vielfach so ausgelegt, daß damit nicht nur gesagt sein sollte, daß der erste Mensch Hermaphrodit war, sondern daß auch der Schöpfer selbst

---

14) Hans Freimark, a. a. O. p. 41.
15) L. cit. p. 310.

hermaphroditisch war. Weitere Beispiele bringt die wertvolle Arbeit „Über die androgynische Idee des Lebens" von Dr. von Römer, Amsterdam, welche im fünften Bande des Jahrbuchs für sex. Zw. (1903) zu finden ist.

Im übrigen wissen wir aus dem, was ich oben über die Verbreitung der Homosexualität nach Berufen ausführte, daß diese sich keineswegs auf bestimmte Stände beschränkt, sondern daß einzelne Homosexuelle in allen Kreisen und Arbeitsgebieten vorkommen, wo sie überall unbeschadet ihrer Anlage und Neigung ihren Platz ausfüllen, ja oft genug den Durchschnitt ihrer Berufskollegen an Tüchtigkeit übertreffen, vor allem dort, wo es auf eine gute Mischung weiblicher Eindrucks- und männlicher Ausdrucksfähigkeit ankommt.

Als vor einiger Zeit in einer Berliner Lehrerzeitung [17]) ein Lehrer äußerte, daß man in Anbetracht der wissenschaftlichen Forschungsergebnisse sich wohl oder übel mit der Frage beschäftigen müsse, wie die Homosexuellen „auf eine den Zwecken der Gesellschaft fördersame Art" in dieselbe einzureihen wären, erwiderte ich bereits, daß in Wirklichkeit dieses Problem der Symbiose längst gelöst sei, ohne daß allerdings die Mehrzahl der heutigen Menschen sich dessen bewußt sei. „Wo ist, fragte ich, in Berlin ein Kunstfreund, der sich nicht an der Darstellungskunst einer urnischen Tragödin, wo ein Musikfreund, der sich nicht am Gesange eines urnischen Liedersängers erfreut hätte! Bist du denn sicher, ob nicht der Koch, der deine Speisen bereitet, der Friseur, der dich bedient, der Damenschneider, der deiner Frau Kleider fertigt, der Blumenhändler, der deine Wohnung ziert, urnisch empfinden? Vertiefe dich in die Meisterwerke der Weltliteratur, durchmustere die Helden der Geschichte, wandle in den Spuren großer einsamer Denker, immer wirst du von Zeit zu Zeit auf Homosexuelle stoßen, die dir teuer sind, und die groß waren trotz — manche behaupten sogar durch — ihre Sonderart. Ja, weißt du gewiß, ob unter denen, die dir am nächsten stehen, die du am zärtlichsten liebst, am meisten verehrst, ob nicht unter deinen besten Freunden, deinen Schwestern und Brüdern ein Urning ist? Kein Vater, keine Mutter kann sagen, ob nicht eines ihrer Kinder dem urnischen Geschlechte angehören wird."

Noch einiges über die Homosexualität in heterosexuellen Verbänden: schon der Prozentsatz und die allgemeine Verbreitung der Homosexualität läßt den Schluß zu, daß man homosexuell veranlagten Personen in fast allen an Mitgliederzahl umfangreichen Vereinigungen begegnen wird. Eine genauere Prüfung lehrt, daß wir im Vereinsleben meist eine den zu erwartenden durchschnittlichen Prozentsatz übersteigende Zahl Homosexueller finden. Diese Tatsache kann uns nicht in Erstaunen setzen, wenn wir die nach Geselligkeit strebenden Anlagen der Uranier, ihre Familienlosigkeit, ihre mannigfachen Talente berücksichtigen, die sie befähigen, im Vereinsleben eine

---

[17]) Pädagogische Zeitung 33. Jahrgang, Nr. 33, Berlin, 18. August 1904. Leitartikel: Die Erziehung und das dritte Geschlecht von Paul Sommer.

Rolle zu spielen. Hierzu kommt der Reiz, den das eingeschlechtliche Milieu vieler Vereine auf die Homosexuellen schon ihrer besonderen Triebrichtung halber ausübt, und das gesteigerte Interesse, das sie an sportlichen und künstlerischen Betätigungen ihrer Geschlechtsgenossen aus ästhetischen und oft unbewußt sexuellen Gründen nehmen. Der feminine Einschlag ihrer Individualität, der sich vielfach in einem starken Anpassungsvermögen und verbindlichen Formen äußert, macht sie geeignet, die schrofferen Persönlichkeiten ihrer vollmännlichen Kameraden ausgleichend einander näher zu bringen und zusammenzuhalten.

Wir finden sie demgemäß auch vielfach in führender Stellung in eingeschlechtlichen Vereinen, sei es, daß sie solche als Gründer ins Leben rufen, sei es, daß sie zu Vorsitzenden und anderen ehrenamtlichen Vertrauensstellungen gewählt werden. Es kann sich dabei sowohl um Vereine handeln, an denen die Homosexuellen als aktive Mitglieder beteiligt sind, als auch um solche, deren Bestrebungen sie als ältere Gönner und Förderer unterstützen. In beiden Fällen ist es ihnen aber nur möglich, ihre Stellung zu behaupten, solange ihre Veranlagung nicht bekannt wird.

In studentischen Korporationen aller Art kommt die Beliebtheit urnischer Mitglieder darin zum Ausdruck, daß man sie vielfach zu Chargierten wählt und ihnen auch oft die Vertretung der Verbindung beim Besuche befreundeter Korporationen auf anderen Hochschulen anvertraut. Bringt ein gelegentliches Vorkommnis die abnorm-geschlechtliche Veranlagung der Betreffenden zur Kenntnis ihrer Verbindungsbrüder, dann ist das Entsetzen über ihre vermeintliche Immoralität um so größer, je mehr man sich durch dieselbe enttäuscht fühlt. Man vergißt dabei völlig oder ahnt vielmehr nicht, daß gerade die Eigenschaften, um derentwillen man den Vereinsbruder ehedem besonders schätzte, die Grundlagen seiner abnorm sexuellen Veranlagung bilden, um derentwillen man ihn jetzt verdammt. Die besondere Beliebtheit der Homosexuellen beruht ja vorwiegend auf Eigenschaften, die dem spezifischen Einschlag ihrer Individualität zuzuschreiben sind, ihrem weichen, nachgiebigen Wesen, ihren künstlerischen Talenten. Ähnlich wie in studentischen Korporationen ist die gesellschaftliche Stellung der Uranier in Offizierkorps, in denen sie meist sehr wohl gelitten sind, so lange man ihre Veranlagung nicht kennt. An der neuzeitlichen Erweckung gymnastischen Lebens in Deutschland hat das urnische Bevölkerungselement einen sehr erheblichen Anteil. In den Vereinen für Körperkultur, für Schwimm-, Ruder- und Segelsport, den Verbänden für Leicht- und Schwerathletik, in den Vereinigungen für die aus England übernommenen Sports, wie Golf, Hockey und Tennis, in Fußballklubs und den zahlreichen Vereinigungen für Jugendwandern, überall sind es Homosexuelle, die als Mitbegründer, dann aber auch als Teilnehmer eine von den anderen in ihren letzten Ursachen nicht erkannte Wirkung entfalteten. Namentlich die älteren urnischen Vereinsmitglieder haben hier vermöge ihrer natürlichen pädagogischen Anlagen häufig einen großen Einfluß auf die jüngeren Kameraden.

Mir selbst sind homosexuelle Herren bekannt, die aus ihren Mitteln Palästren und ähnliche Institute zur Pflege von Leibesübungen gründeten, diese fortlaufend unterstützten, teilweise auch selbst als Leiter und Lehrer an ihnen tätig waren. Ein Bild aus dem Berliner Volksleben gab ich in den Großstadtdokumenten; es heißt dort: „Wir betreten einen Athletenklub, welcher mit Homosexuellen im Zusammenhange steht. Die zahlreichen Athletenvereine der Hauptstadt setzen sich zumeist aus unverheirateten Arbeitern zwischen dem 18. und dem 25. Lebensjahre zusammen; größtenteils sind es Schlosser, Schmiede oder sonstige Eisenarbeiter. Bei diesen Leuten gilt Kraft, Gefahr, Kühnheit alles. Im Nebenzimmer einer kleinen Gastwirtschaft wird „gearbeitet". Der kleine Raum ist von Öl-, Metall- und Schweißgeruch erfüllt, jener eigentümlichen Ausdünstung, wie sie den Körpern der Eisenarbeiter zu entströmen pflegt. Auf dem Boden liegen Eisenstangen, Hanteln, Gewichte von hundert und mehr Pfund, daneben eine Matratze, auf der gerungen wird. Acht bis zehn kraftstrotzende Athleten sind zugegen, teils in schwarzem Trikot, teils mit entblößtem Oberkörper, Brust und Arme tätowiert. An der Fensterseite des Zimmers steht ein schmaler langer Tisch von Bänken umgeben, auf denen Herren sitzen, deren vornehme Züge und Anzüge mit denen der starken Männer seltsam kontrastieren. Oben am Tisch sitzt der Präsident oder Protektor des Athletenklubs, ein Damenschneider. Kein Uneingeweihter würde in ihm ein Mitglied des Athletenklubs — geschweige denn dessen Präsidenten vermuten. Auf dem Tisch befindet sich eine Sparbüchse, in welche die Gäste ihr Scherflein zur Deckung der Unkosten, Anschaffung von Gewichten und Matratzen tun. Außerdem berichtigen sie die Zechen ihrer Athleten, die vor und während der Arbeit in Selter, Limonade und Zigaretten, nach dem Gewichteheben und Ringen in Bier und Abendbrot bestehen. Die urnischen Freunde sorgen, daß fleißig geübt wird, die plastische Schönheit der Bewegungen, das Spiel der Muskeln wird von den sachverständigen Gönnern eifrig verfolgt, jeder „Gang" auf das lebhafteste kritisiert."

Eine andere Gruppe von Vereinen, an denen die Homosexuellen sich in hervorragender Weise zu beteiligen pflegen, sind die auf religiöser oder gemeinnützig-sozialer Basis beruhenden. Auch hier mag, wie beispielsweise bei den „Jünglingsvereinen", zum Teil das eingeschlechtliche, sexuell zusagende Milieu anreizend mitwirken. Vielfach ist aber auch das Bestreben, den Sexualtrieb abzulenken, zu sublimieren, das sich bewußt, aber auch unbewußt äußern kann, der Grund, daß sich Uranier mit besonderer Hingabe in den Dienst derartig gemeinnütziger Bestrebungen stellen. Die Mäßigkeits- und Keuschheitsvereine in ihren verschiedenen Modifikationen bieten ihnen ein weites Feld zu derartiger Betätigung, und sowohl unter den Rittern vom b l a u e n wie vom w e i ß e n und r o t e n Kreuz habe ich Homosexuelle recht zahlreich vertreten gefunden. Viele Uranier zeigen eine starke Hinneigung zur Religiosität und zum Mystizismus, die sie an Orden, Logen, theosophischen und okkultistischen Gesellschaften Anschluß suchen läßt. Sehr erklärlich bei Uraniern, wie bei sexuell abnorm Veranlagten überhaupt, ist das Bestreben, den Trieb, der mit vielfachen Gefahren für die Betreffenden verbunden ist, möglichst zu unterdrücken, mithin ein starker Zug zur Askese. Daß eine solche gewaltsame Eindämmung natürlicher Triebe nicht ohne Gefahr ist, beweisen die recht häufig vorkommenden Entgleisungen abnorm veranlagter Mitglieder von Sittlichkeitsvereinen.

So wurde in letzter Zeit die Öffentlichkeit dadurch in Erstaunen gesetzt, daß ein Herr, der lange Zeit von der Kriminalpolizei gesucht wurde, weil er sich mit halbwüchsigen Knaben abgab, bei der Verhaftung sich als der Schriftführer der deutschen Sittlichkeitsvereine, Pastor v. H., entpuppte. Ein anderes Beispiel bringe ich in den Großstadtdokumenten: Vor etwa zehn Jahren veranstaltete ein Missionar in einem religiösen Zwecken dienenden Hause große Versammlungen und Feiern, die sich eines ungewöhnlich regen Zuspruchs erfreuten. „Das gewinnende, liebenswürdige Wesen dieses Mannes zog wie ein Magnet." Er war eine Persönlichkeit von angenehmstem Äußern, Mitte der Dreißig, sehr begabt und ein trefflicher Redner. „Er brauchte nur zu bitten, und die Gaben flossen in Massen, überall war er maßgebend, geliebt und verehrt, besonders bei den Frauen." Man fand nicht Worte genug über seine Herzensgüte. Er selber berichtete in den Versammlungen häufig, wie er in den Gefängnissen so oft und gern Trost spendete, wie er nachts junge Menschen in den Anlagen ohne alle Mittel gefunden, sie mit nach Hause genommen und bei sich beherbergt habe. Er hatte dabei ein im Grunde fröhliches Gemüt. Wer ihn auf den sommerlichen Ausflügen des Vereins beobachtete, wie er mit seinen Schülern Kampfspiele veranstaltete, mit ihnen rang und ausgelassen tollte, freute sich ohne Argwohn der anscheinend so harmlosen Freudigkeit des unermüdlichen Gottesstreiters. Eines Tages aber bemächtigte sich tiefe Betrübnis und große Entrüstung des frommen Vereines. Herr W. war wegen unzüchtiger Handlungen mit jungen Männern verhaftet worden. Bei der Gerichtsverhandlung bekundeten 12 Jünglinge, daß W. sie unzüchtig berührt habe, sogar hinter der Kanzel, an der Orgel und in der Sakristei habe er solches getan und jedesmal hinterher mit ihnen gebetet. Er wurde zu einer schweren Freiheitsstrafe verurteilt. Ich verdanke diesen Bericht einem sehr ehrenwerten Uranier, der demselben christlichen Verein angehörte. „Nie hätte ich," so schrieb er mir, „geglaubt, daß dieser geehrte Herr so jäh aus seiner Höhe stürzen könne, daß meine inneren Empfindungen, die ich in harten Kämpfen unterdrückte, um deren Überwältigung willen ich jene fromme Gesellschaft aufgesucht hatte, so denen ihres Leiters glichen. Als sich das geschilderte Trauerspiel zutrug, dachte ich in Demut: ‚Herr, sei mir Sünder gnädig' und bin mit vielen anderen aus dem schwer geschädigten Verein geschieden."

Eine besondere Stellung im Vereinsleben unserer Zeit nimmt die sogenannte „Wandervogelbewegung" ein. Aus dem romantischen Bedürfnis der Jugend als Gegengewicht gegen den Schematismus des Schullebens und die Überkultur der Großstadt erwachsen, ergab sich bald, daß in dieser durchaus eingeschlechtlichen Bewegung, die Jünglinge und Knaben im Drange schwärmerischer Begeisterung, unter prinzipieller Ablehnung der Annäherung an das Weib zueinander zog, eine stark „homoerotische" Komponente steckte[18]). Während für die normalen Jünglinge der Wandervogel mit seinem eingeschlechtlichen Milieu und seinen erotisch gefärbten Jugendfreundschaften nur eine Durchgangsstation des in geschlechtlicher Beziehung noch nicht differenzierten Entwicklungsalters ist,

---

[18]) Blüher, Hans, Die Deutsche Wandervogelbewegung als erotisches Phänomen. Ein Beitrag zur Erkenntnis der sexuellen Inversion, Berlin-Tempelhof 1912.

bleiben die Homosexuellen ihm vielfach auch weiter treu, indem sie als „Führer" ihre pädagogischen Talente und ihre Zuneigung zur heranwachsenden männlichen Jugend betätigen. Es soll damit aber nicht etwa gesagt sein, daß alle „Führer" der Bewegung homosexuell sind.

Denselben Zügen begegnen wir in der Mehrzahl ähnlicher Jugendverbindungen — ich erwähne nur noch die „Boy Scouts" in England[19]) — in den verschiedensten Modifikationen. Wir werden unwillkürlich an jene Blütezeit des klassischen Altertums erinnert, in der die Gleichgeschlechtlichkeit — in der Form der Liebe des reifen Mannes zum heranwachsenden Jüngling — ein so wesentliches Kulturmoment darstellte. Damals spielten Männerbündnisse ausgesprochen erotischen Charakters auf den verschiedensten Gebieten des sozialen Lebens eine überaus bedeutungsvolle Rolle. Wie die Schulen homosexueller Philosophen und Künstler ausschlaggebende Gruppen bildeten, schlossen sich an urnische Offiziere die Untergebenen mit sinnlich gefärbter Hingebung und Treue an.

Richard Wagner äußert sich über diese Verhältnisse einmal im „Kunstwerk der Zukunft" wie folgt: „Diese Liebe, die in dem edelsten sinnlich-geistigen Genießen ihren Grund hatte — nicht unsere briefpostlich-literarische, vermittelte, geistesgeschäftliche, nüchterne Freundschaft — war bei den Spartanern die einzige Erzieherin der Jugend, die nie alternde Lehrerin des Jünglings und Mannes, die Ordnerin der gemeinsamen Feste und kühnen Unternehmungen, ja, die begeisterte Helferin in der Schlacht, indem sie es war, welche die Liebesgenossenschaften zu Kriegsabteilungen und Heeresordnungen verband und die Taktik der Todeskühnheit zur Rettung des bedrohten oder zur Rache für den gefallenen Geliebten nach unverbrüchlichsten, naturnotwendigsten Seelengesetzen vorschrieb." In ähnlicher Weise schreibt Gustave Flaubert über die karthagischen Söldner in „Salambo": „. . . . ohne Familie, wie sie waren, übertrugen sie ihr Bedürfnis nach Zärtlichkeit auf einen der Gefährten. Sie entschlummerten Seite an Seite unter demselben Mantel beim Schimmer der Sterne. Und während sie in aller Herren Länder in blutigen Taten und Abenteuern umherirrten, bildeten sich eigenartige geschlechtliche Vereinigungen, die ebenso ernsthaft waren wie Ehen, wo der Stärkere den Jüngeren im Gewühle der Schlacht verteidigte, ihm über Abgründe hinweghalf, den Fieberschweiß von seiner Stirne trocknete, ja Nahrung für ihn raubte; und der andere, der als Kind vom Wege aufgelesen, später zum Söldner geworden war, belohnte diese Aufopferung durch tausenderlei zarte Fürsorge und Gefälligkeiten einer Gattin." Und weiter: „Bisweilen blieben zwei Männer blutüberströmt stehen, fielen einander in die Arme und starben unter Küssen."

Inwieweit bei den Bluts- und Waffenbrüderschaften in den Männerbünden und Ritterorden des Mittelalters und der Neuzeit homosexuelles Empfinden mitspielt und homosexuelle Betätigung vorkommt, läßt sich gegenwärtig noch nicht übersehen. Von einigen, so von einem mir bekannten russischen Urning, dessen kaukasische Blutsbrüder ich selbst kennen zu lernen Gelegenheit hatte, wird versichert, daß Geschlechtsverkehr (auch wechselseitige Onanie) unter Blutsbrüdern sehr verpönt sei, doch liegen andererseits viele Anhaltspunkte vor, daß alle diese Institutionen

[19]) Cf. Pavia, Männliche Homosexualität in England. A. a. O.

zum mindesten stark von seelischer Homosexualität durchsetzt sind, ja daß diese sogar vielfach, wenn auch nicht immer bewußt, die treibende Kraft ist.

Gehen wir den Wurzeln dieser bei vielen der Kultur zustrebenden Völkern noch vorhandenen Erscheinungen bis zu den Naturvölkern nach, so tritt uns das zu Grunde liegende sexuelle Moment deutlicher entgegen. So schreibt Schidlof[19a]: „Bei vielen polynesischen Völkern besteht der Gebrauch der Blutsfreundschaft, die zwei Männer auf Lebenszeit miteinander eng verbindet. Solche Blutsfreundschaften haben nicht selten einen erotischen Charakter." Man erinnere sich auch an die homosexuellen Zustände, wie sie bei dem Prozeß und der Auflösung des Tempelherrnordens zur Sprache kamen — bei den Deutschmeistern war es ähnlich — und an den berühmten Hochmeister Ulrich von Jungingen, der das Gebiet des Deutschen Ordens mit so viel Tapferkeit gegen Polen und Litauer verteidigte, bis er 1410 in der unglücklichen Schlacht von Tannenberg mit dreißigtausend seiner Getreuen sein Leben ließ. Leexow[20]), der in seiner Schrift viel Beachtenswertes über Homosexualität und Waffenbrüderschaft sagt, meint sogar, daß „die Vermischung des Samens" ähnlich wie die des Blutes „eine Art von Verwandtschaft" bewirken sollte.

In dem Vorstehenden beschäftigte uns die Bedeutung homosexueller Männer im eingeschlechtlichen Vereins- und Gruppenleben. Nicht weniger wichtig ist aber auch die Rolle, die Urninden im eingeschlechtlichen Milieu weiblicher Vereinigungen spielen. Durch ihre virilen Eigenschaften, ihre Selbständigkeit, ihr Interesse für öffentliche Fragen, ihr ausgeprägtes Verstandesleben einerseits, ihre familiäre Unabhängigkeit andererseits erscheinen sie hier von vornherein zu führenden Stellungen berufen. In der Tat begegnen wir der homosexuellen Frau in allen rein weiblichen Vereinsgruppen, geselligen, beruflichen oder sozialen Charakters. Sie ist somit von hervorragender Bedeutung für die in unseren Tagen mächtig emporstrebende Emanzipations- und Selbständigkeitsbewegung der Frauen, die wir kurz als „Frauenbewegung" bezeichnen. Dürfen wir diese natürlich nicht als ausschließlich oder auch nur vorwiegend auf urnischen Elementen basierend ansehen, so sind doch die Zusammenhänge zwischen ihr und der weiblichen Homosexualität vielfache und innige, indem die Urninden, ihren besonderen natürlichen Anlagen entsprechend, sich als Vorkämpferinnen und Bahnbrecherinnen weiblicher Unabhängigkeit vom Manne betätigen. Nicht ohne Berechtigung schreibt Anne v. d. Eken: (a. a. O. p. 13): „Nicht die Frauenemanzipation — die bekanntlich kaum eine Generation alt ist — hat diese männlichen Frauen gezüchtet, (wie sehr viele gedankenlos behaupten), sondern die Natur hat diese Wesen geschaffen,

---

19a) Schidlof, Sexualleben der Australier und Ozeanier.
20) Armee u. Homosexualität, p. 39.

und erst die Frauenbewegung gab ihnen den Platz, wo sie ihren männlichen Geist, ihre hervorragenden organisatorischen Talente für das Wohl ihrer Mitschwestern betätigen konnten. Danken wir ihnen. Denn welche streng weiblich denkenden und empfindenden Frauen entwickeln so viel Energie und Tatkraft, soviel klares zielbewußtes Wollen."

Nicht nur in eingeschlechtlichen, sondern auch in geschlechtlich gemischten Gruppen beteiligen die Homosexuellen beiderlei Geschlechts sich meiner Erfahrung nach zahlreich und intensiv. Der Grund dafür mag oft nur in dem unbewußten Bestreben, Äquivalente für das ihnen fehlende Familienleben zu schaffen, zu suchen sein; auch besondere Beanlagung auf literarischem oder künstlerischem Gebiete mag vielfach den Anstoß zum Eintritt in entsprechende Vereine geben. Am politischen Leben allerdings nimmt der männliche Homosexuelle meiner Erfahrung nach geringeren Anteil als der normale Mann; augenscheinlich entsprechen die vorwiegend praktischen Gesichtspunkte seinen mehr auf vermittelnde Momente gerichteten Anlagen weniger. Die virile Urninde ist dagegen bisweilen eine recht streitbare Politikerin und stellt voll und ganz im politischen Vereinsleben ihren Mann.

Lehrt so eine objektive Würdigung der Homosexuellen, daß sie sich im allgemeinen — von Ausnahmen abgesehen — als eine der Gesamtheit durchaus förderliche und dienstliche Masse erweisen, so wird eine weitere vorurteilslose, rein biologische Prüfung ergeben, daß sie auch für den einzelnen im ganzen mehr vorteil- als nachteilbringend sind. Lassen wir einmal die keineswegs schlankweg zu bejahende Frage außer acht, ob und inwieweit der Geschlechtsverkehr des Urnings, wenn er tatsächlich vorgekommen ist, für den Partner eine Schädigung bedeutet, so steht eins außer Zweifel, daß der positive Nutzen, den die Homosexuellen (selbst unter schweren Verfolgungen) dem einzelnen, dem ihre Liebe galt, und damit der Gesellschaft leisteten, ein eminenter gewesen ist. Wir können auch hier vollkommen Carpenter beistimmen, wenn er im „Mittelgeschlecht"[21]) sagt: „Über einen Punkt scheint mir keine Meinungsverschiedenheit mehr möglich zu sein, nämlich darüber, daß eine beträchtliche Anzahl Mittelgeschlechtlicher höchst wertvolle soziale Leistungen ausführt, und zwar infolge und auf Grund ihrer speziellen Anlage. Diese Tatsache wird nicht so allgemein berücksichtigt, wie man es wohl erwarten sollte, und zwar aus dem einfachen Grunde, weil man den Urning als solchen meist nicht erkennt, und dieser noch die schon erwähnte Neigung hat, sein Empfinden der Öffentlichkeit gegenüber zu verheimlichen. Ohne Zweifel, wenn es allgemein bekannt würde, welche Leute von uranischer

---

[21]) p. 111 f.

Natur sind. dann würde jedermann überrascht sein, so viele unserer großen und führenden Geister unter ihnen zu finden."

Am besten können wir dies wahrnehmen, wenn wir die Liste berühmter Homosexueller überblicken. Man hat es vielfach getadelt, daß die Urninge und deren Vorkämpfer sich so oft darauf berufen haben, daß so viele hervorragende Persönlichkeiten nachweislich gleichgeschlechtlich empfunden haben. Dieser Vorwurf ist unberechtigt. Denn es ist in der Tat ein wertvolles Verteidigungsmittel der Urninge, denen manche nur die Wahl zwischen Irren- und Zuchthaus lassen wollten, darauf hinzuweisen, daß dies nicht nur durch die Quantität, sondern auch durch die intellektuelle und ethische Qualität ihrer Schicksalsgenossen eine absolute Unmöglichkeit sein würde. Nach dem alten Satze „solamen miseris socios habuisse malorum" ist es auch ein Trost für die Homosexuellen, zu wissen, daß Menschen auf so hoher Lebensstaffel innerlich dasselbe litten wie sie, und ein Ansporn für sie, trotz aller drohenden Gefahren aus sich heraus das Beste zu entwickeln. Nicht ganz leicht ist es zu entscheiden, ob der Prozentsatz urnisch Empfindender unter den berühmten Persönlichkeiten ein unverhältnismäßig hoher ist, will sagen, den für die allgemeine Bevölkerung von 2% Homosexuellen und 4% Bisexuellen wesentlich übersteigt. Fast scheint es so. Sicher ist allerdings, daß manche hervorragende Männer grundlos in den Ruf der Homosexualität gekommen sind, ebenso sicher, daß nicht wenige unter ihnen ihr Geheimnis in das Grab genommen haben. Beides kann nicht wundernehmen bei diesen Janusnaturen, über die ein Wissender schreibt: „Jeder Uranide zerfällt in zwei Persönlichkeiten: eine offizielle, die allgemein in schönem Ansehen steht und sich überall Achtung zu verschaffen weiß, da sie tadellose Männlichkeit, peinliche Reinheit der Sitten und Integrität des Charakters nach jeder Richtung hin zeigt, und in eine nicht offizielle, geheime, welche der urnischen Natur den gebieterisch eingeforderten Tribut zollt, der Allgemeinheit jedoch vollkommen unbekannt bleibt." Wir haben ja gezeigt, wie schwer in manchen Fällen die Differentialdiagnose zwischen Homosexualität und verwandten Erscheinungen zu ziehen ist; wir wissen auch, daß das Sexualleben der „Intellektuellen" sich, unabhängig von der Homosexualität, in mehr als einer Beziehung anders abspielt, wie das der großen Masse. Denken wir an so sublime und sublimierende Gestalten wie Immanuel Kant und Sören Kierkegaard, die man, (wenn es das gibt) als asexuell rubrizieren müßte. Auch scheinen unter den ganz Großen bisexuell Geartete, deren weibliche Komponente Männliches und deren männliche Weibliches anzieht, besonders häufig zu sein. Hier bleibt noch viel Wertvolles zu erforschen übrig. Am besten werden wir über die Homosexualität unter namhaften Menschen einen Überblick gewinnen können, wenn wir eine Epoche wählen, in der sich niemand gleichgeschlechtlicher Empfindungen schämte. Dazu eignet sich keine besser als das griechisch-römische Altertum, in dem ein Jüngling ohne Liebhaber ein ähnliches Ansehen hatte, wie in unseren Zeiten ein „sitzengebliebenes Mädchen". Allerdings ist es selbst für jene Zeitperiode unmöglich, eine vollständige Liste berühmter Homosexueller aufzustellen, geschweige denn für später. Libanios[22]) aus Antiochia in Syrien, ein Rhetor und Philosoph des vierten nachchristlichen Jahrhunderts (314—393), der Günstling des Kaisers Julian Apostata, kommt in seiner Rede „für die Tänzer" auch auf die mannmännliche Liebe zu sprechen. Nachdem er eine stattliche Zahl von Männern angeführt hat, die er *ϑηλυδρίαι* d. h. Effeminierte nennt, und viele andere hinzufügt, die „das Männliche begehrten", sagt er: „wollte man alle aufzählen, so würde man dazu wohl ganze fünf Jahre gebrauchen." Was Libanios schon damals nicht vermochte, wird uns heute gewiß nicht gelingen und wird vor allem nicht für Zeitläufe möglich sein, in denen ein jeder seine Homosexualität wie ein noli me tangere hütete. So wird unsere Zusammenstellung nur ein schwacher Versuch sein; aber auch so wird die Fülle und der Klang der Namen, deren Träger zweifellos homosexuell waren, manchem die Augen öffnen.

Wir lassen die Namen aus dem Altertum nun in alphabetischer Reihenfolge mit Quellenangabe folgen.

Agesilaos, bekannter König von Sparta, Sieger in der Schlacht von Koroneia (394 v. Chr.); hochbedeutend als tapferer und entschlossener Feldherr, starb nach langer Regierung im Alter von 84 Jahren. Am bekanntesten ist seine Liebe zu dem schönen Megabathes, deren Geschichte Xenophon (Ages. cap. 5, 4 ff.) erzählt.

Alexander der Große (König 336—323 v. Chr.), einer der größten Eroberer und Weltbeherrscher trotz seiner „unbändigen Leidenschaft für schöne Knaben" (Athen. XIII 603 a). Wichtige Einzelheiten darüber in den Werken der Historiker Dikaiarchos und Karystios (zitiert bei Athenaeus a. a. O.), Plutarch, Leben Alexanders, cap. 67.

Alkaios aus Mytilene (um 600), tapferer Kämpfer, Politiker und berühmter Lyriker; feiert die puerile Schönheit, was die Reste seiner Dichtungen noch deutlich erkennen lassen. Seine Lieb-

[22]) Libanii sophistae orationes et declamationes rec. I. J. Reiske. Bd. III. (Altenburg 1795.) Seite 380.

linge waren: Lykus und Meron. Nachweise: Jahrbuch f. sex. Zw. Bd. VIII S. 637.

Alkibiades, Sohn des Kleinias, aus Athen. „Als Knabe wurde er von vielen Männern geliebt, darunter von Sokrates (s. d.); als er herangewachsen war, liebte er selbst nicht weniger viele". Nepos, Leben des Alcibiades, cap. 2, 3.

Anakreon aus Teos (um 550), lyrischer Dichter, Günstling des Polykrates. Seine ganze Poesie ist der Liebe zu schönen Jünglingen geweiht. Reste seiner Dichtung bei Bergk Bd. III S. 253 ff. Sehr groß die Zahl seiner Lieblinge, von denen die namhaftesten Smerdis, Kleobulos, Bathyllus, Megistes, Leukaspis, Simalos. Nachweise: Jahrbuch Bd. VIII, S. 642 ff.

Antigonos, einer der berühmtesten Feldherren aus der Schule Alexanders des Großen. Er liebte heftig (σφόδρα ἤρα) den Zitherspieler Aristokles. Nachweis: Athen. XIII 603 e.

Ariaios, Freund und Statthalter des jüngeren Kyros in Sardes, einer der Befehlshaber in der Schlacht bei Kunaxa (401 v. Chr.). Seine „Freude an schönen Knaben" bezeugt Xenophon (anab. II b, 28).

Aristides, berühmter athenischer Staatsmann, Marathonkämpfer; vom Volke „der Gerechte" genannt. Seine Liebe zu dem jungen Stesileos erweckte die Eifersucht des Themistokles (s. d.). Nach dem Zeugnis des Ariston war diese Eifersucht der erste Anfang der späteren Feindschaft der beiden bedeutenden Männer. Quelle: Plutarch, Leben des Themistokles, cap. 3.

Aristoteles (384—322 v. Chr.), der berühmte Philosoph, einer der größten Gelehrten aller Zeiten, unterlag nach dem ausdrücklichen Zeugnis des Athenaeus (XIII 566 e) der Schönheit seines Schülers aus Phaselos.

Asklepiades aus Gamo, Lehrer des Theokrit, formvollendeter griechischer Dichter. Elf Epigramme auf schöne Jünglinge sind erhalten. Nachweise: Jahrbuch Bd. IX, S. 261 ff. (Vgl. auch S. 220 ff.)

Athenaios aus Naukratis in Ägypten (zweites Jahrhundert nach Chr.), der Verfasser des „Sophistengastmahles". Das Werk ist eine unerschöpfliche Fundgrube für die antike Sexualität. Zumal das XIII. Buch ist ganz erotischen Fragen gewidmet, besonders dem homosexuellen Problem. Eine eingehende Analyse dieses Buches in „Sexual-Probleme", 5. Jahrgang (1909), S. 812 ff.

Augustus, Caesar Octavianus, Kaiser von Rom (31 v. Chr.—14 n. Chr.); Feldherr und Staatsmann von weltgeschichtlicher Bedeutung. Über seine homosexuellen Neigungen vgl. Sueton, vita divi Augusti cap. 68. (Überwiegend heterosexuell.)

Bacchylides aus Keos (um 505—430 v. Chr.); gefeierter Lyriker, preist die Knabenliebe als Segnung des Friedens. Nachweise: Jahrbuch Bd. VIII S. 658.

Bion aus Smyrna (drittes Jahrhundert v. Chr.); namhafter griech. Dichter (Bukoliker); feiert in seinen Gedichten seinen Liebling Lykidas und andere schöne Hirtenknaben. Nachweise: Jahrbuch Bd. VIII S. 672 f.

Caesar, Caius Julius, der bedeutendste Staatsmann der Römer, einer der größten Feldherren aller Zeiten. In seiner Jugend hieß es von ihm, daß er „allen Männern Weib und allen Weibern Mann" gewesen sei. Nachweise über seine zahllosen homosexuellen Erlebnisse cfr. Antonii Panormitae Hermaphroditus S. 231 ff. Lateinisch nach der Ausgabe von C. Fr. Forberg (Coburg 1824) nebst einer deutschen metrischen Übersetzung und der deutschen Übersetzung der Apophoreta von C. Fr. Forberg. Leipzig 1908. Privatdruck.

Catullus, Caius Valerius, aus Verona, der bedeutendste Lyriker der Römer (87—54 v. Chr.). Catull ist aus dem Altertum das am meisten charakteristische Beispiel für das, was die heutige Wissenschaft bisexuell nennt. Sein „Buch der Lieder" ist ebenso homosexuell wie heterosexuell. Seine homoerotischen Gedichte sind von verzehrender Sinnlichkeit.

Chariton und Melarippos, berühmtes Liebespaar, von dem eine ganz ähnliche Geschichte aufopfernder Freundschaft erzählt wird wie die, welche durch Schillers „Bürgschaft" von Damon und Phintias allgemein bekannt geworden ist. Ihre Liebe wurde vom Delphischen Orakel durch den Mund der Pythia heilig gesprochen (θεία φιλότης). Nachweis: Aelian, var. hist. II 4.

Demetrios Phalereus, zehn Jahre lang (317—307 v. Chr.) Leiter des athenischen Staates; das dankbare Volk errichtete ihm zahlreiche Statuen; bedeutender Staatsmann, ausgezeichneter Redner und Gelehrter. Von seiner Liebe zu dem Jüngling Theognis und der daraus entstehenden Eifersucht anderer Jünglinge berichtet intim Karystios bei Athen. XII 542. Wie er die Liebe des schönen, aber spröden Demokles zu gewinnen suchte, erzählt Plutarch (Demetr. cap. 24).

Epameinondas, einer der größten Feldherren aller Zeiten, der Sieger der Schlachten von Leuktra (371 v. Chr.) und Mantinea (362 v. Chr.). Von seinen Lieblingen ist der bekannteste der jugendliche Asopichos, der „in der Leuktrischen Schlacht den Ruhm des Sieges mit seinem Freunde teilte" (Jacobs, vermischte Schriften III 220). Später Kaphisodoros, „der in der Schlacht bei Mantinea neben ihm kämpfte, an seiner Seite starb und an derselben Stelle mit ihm begraben wurde" (Jacobs a. a. O.). Nachweise: Athen. XIII 605 a. Plut. amat. cap. 17 (mor. p. 761 d.).

Episthenes aus Olynth, namhafter Mitkämpfer im Zuge des jüngeren Cyrus. Von seiner Liebe zu einem schönen Jüngling und der aufopfernden Todesverachtung der beiden erzählt Xenophon (anab. VII 4, 7 ff).

Euripides (um 480—406) gefeierter griechischer Tragiker; man nannte ihn den Entdecker der weiblichen Seele. Sein Liebeshandel mit dem schönen Agathon (vgl. Pausanias); um seine Gunst zu erwerben, brachte er ein Drama Chrysippos auf die Bühne; in diesem Drama war der jugendliche Chrysippos nach dem Vorbilde Agathons vom Dichter erschaffen, während der Dichter sich unter dem Laios verbarg, dessen Wünsche ziemlich unverblümt ausgesprochen wurden. Nachweise: cf. Anthropophyteia, Bd. IX S. 310 f.

Galba, Servius Sulpicius, Römischer Kaiser (68—69 n. Chr.). Seine homosexuellen Neigungen bezeugt Suetonius, vita Galbae cap. 22.

Hadrian, Römischer Kaiser (117—138), friedliebender, trefflicher Regent von hohem Kunstsinn. Seine leidenschaftliche Liebe zu dem schönen bithynischen Jüngling Antinous, der sich freiwillig für den Kaiser opferte, wurde immer wieder von Poesie und bildender Kunst dargestellt. Nachweise: Spartianus, Leben des Hadrian, cap. 14.

Hamilkar, Hasdrubal, Hannibal, die drei tapfersten Feldherren Karthagos, von denen zumal der letzte durch seine Klugheit und Tapferkeit weltberühmt wurde, mit der er Rom jahrelang in Angst erhielt. Ihre homosexuellen Neigungen bezeugten Nepos im Leben Hamilkars cap. 3 u. Livius. Hannibal war der Liebling seines Schwagers Hasdrubal.

Harmodios und Aristogeiton, berühmtes Freundespaar in Athen, die im Jahre 514 v. Chr. den Tyrannen Hipparchus ermordeten. Bis in die späteste Zeit wurden sie als Befreier Athens gepriesen, denen man (erhaltene) Bildsäulen setzte, und die man in Liedern feierte. Der sinnliche Charakter ihrer Freundschaft ergibt sich unzweifelhaft aus Thukydides VI 54.

Heliogabalus, Sonnenpriester zu Emesa in Syrien, römischer Kaiser (218—22 n. Chr.). Von seinen homosexuellen Lüsten berichtet u. a. Lampridius im Leben des Heliogabalus cap. 5 (deutsch im Hermaphroditus, p. 234).

Hieron, König von Syrakus, hochherziger edler Fürst, Beschützer der Künste und Wissenschaften; von Pindar gefeiert; an seinem Hofe verkehrten die berühmtesten Dichter der Zeit, Aeschylus, Simonides, Bakchylides. Über seine Homosexualität sind wir durch Xenophon eingehend unterrichtet (Hieron, cap. 1, 29 ff.). Der bekannteste seiner Lieblinge hieß Dailochos.

Hippothales und Lysis, die Helden des Platonischen Dialoges „Lysis“, in dem gezeigt wird, wie der Ältere seinen Liebling gewinnen und ihn sittlich veredeln kann.

Horatius, Q. Flaccus, gefeierter römischer Dichter (65—8 v. Chr.), Freund des Augustus und Maecenas. Seine auf uns gekommenen Werke sind neben heterosexuellen reich an persönlichen und unpersönlichen homosexuellen Episoden.

Ibykus aus Rhegium (um 550), berühmter Dichter, hieß im Altertum wegen seiner unbändigen Leidenschaft für schöne Jünglinge "ἐρωτομανέστατος περὶ τὰ μειράκια". Seine Poesie galt nur diesen. Lieblinge: Euryalus, Gorgias. Reste seiner Dichtung bei Bergk Bd. III S. 638 ff.

Kallimachos aus Kyrene (um 310—240 v. Chr.), bedeutender griech. Dichter, namhafter Pädagog und Grammatiker, hervorragender Mitarbeiter an der berühmten Bibliothek zu Alexandria. Über seine pädophile Poesie Jahrbuch Bd. IX, zumal S. 264 ff.

Kleomenes (255—220 v. Chr.), einer der edelsten Männer der alten Geschichte, berühmter Herrscher von Sparta, „der geborene Herrscher und König“ (Polyb. V 39). In seiner Jugend war er der Liebling eines Xenares; später liebte er den Panteus, den „schönsten und mutigsten Jüngling in Sparta“. Nach dem freiwilligen Tode des Kleomenes gab sich auch Panteus den Tod. Nachweis: Plutarch, Leben des Kleomenes, cap. 3. 37. 38.

Kritias, der bedeutendste der sogenannten dreißig Tyrannen, die nach dem Peloponnesischen Kriege die Herrschaft über Athen führten. Am bekanntesten ist seine Liebe zu dem schönen Euthydemos; über die starksinnliche Seite dieser Liebe ist nach der von Xenophon (mem. I 2, 29 f.) erzählten Geschichte kein Zweifel möglich.

Likymnios aus Chios (4. Jahrh. v. Chr.), namhafter griechischer Lyriker; feiert die Liebe des Hypnos und Endymion sowie des Hymenaios zu Argynnos. Nachweise: Jahrbuch Bd. VIII S. 658.

Lukianos (2. Jahrh. n. Chr.), namhafter Schriftsteller. Seine Werke sind eine Fundgrube für die Frage der Pädophilie. Nachweis: Christ S. 738 ff.

Lykurgos, der große Gesetzgeber Spartas, einer der größten Staatsmänner aller Zeiten (um 800 v. Chr.), erklärte in seinen Gesetzen, auf denen die sprichwörtliche Tüchtigkeit der Spartaner beruht, daß „niemand ein tüchtiger Bürger sein könne, der nicht einen Freund im Bette habe“. Nachweise: cfr. Hermaphroditus, S. 235.

Martialis, Marcus Valerius aus Bilbilis in Spanien, bedeutender Satiriker (zirka 40—102 n. Chr.). Seine geistsprühenden Epigramme, die das soziale Leben Roms in all seiner Nacktheit schildern, sind eine unerschöpfliche Fundgrube für die Erkenntnis der Selbstverständlichkeit und ungeheuren Verbreitung der Päderastie im damaligen Rom.

Meleagros aus Gardara (letztes Jahrhundert v. Chr.), namhafter griech. Dichter; begeisterter Verehrer der Jünglingsschönheit; 37 Gedichte an schöne Knaben sind erhalten; sie sind analysiert und zum größten Teil übersetzt im „Jahrbuch“ Bd. IX S. 248 ff. Unter seinen zahllosen Lieblingen nimmt Myiskos die erste Stelle ein.

Menon, thessalischer Söldnerführer im Zuge des jüngeren Kyros gegen Artaxerxes (401 v. Chr.). Homosexuelles Verhältnis zu Tharypas bezeugt Xenophon (anab. II 6, 28).

Minos, berühmter prähistorischer Gesetzgeber auf Kreta, führte angeblich die Männerliebe dort ein und sanktionierte sie, um der Übervölkerung vorzubeugen. Quelle: Aristoteles de republ. II 10, p. 1272 Bekk.

Nero, Römischer Kaiser, (54—68 n. Chr.). Ließ sich u. a. den jungen Sporus durch Heiratszeremonie antrauen und verlangte, daß man ihn offiziell als seine Gemahlin anerkenne; lebte mit dem späteren Kaiser Otho in sexuellem Verkehr (Sueton, vita Othonis cap. 2). Quelle: Suetonius, vita Neronis, cap. 28. Tacitus, annales XV 37.

Nerva, Marcus Cocceius, Römischer Kaiser (96—98 n. Chr.). Seine homosexuellen Neigungen erwähnt Helpmann p. 44.

Nikomedes, König von Bithynien. Sein Lustknabe war kein geringerer als C. Julius Caesar, der spätere Herrscher der damaligen Welt. Nachweise ausführlich bei Sueton, vita Dvi Iuli cap. 49. Hermaphroditus S. 231.

Orpheus, Sänger aus Pieria in Thrakien in vorhomerischer Zeit. Wird von ekstatischen Frauen zerrissen, weil er sie verschmähte und mit Jünglingen verkehrte. Nachweis: Ovid, metam. X 148 ff.

Otho, Marcus Salvius, Römischer Kaiser (69 n. Chr.); ehemaliger Liebling Neros (s. d.); seine feminine Natur bezeugt Suetonius, vita Othonis cap. 12.

Ovidius, Publius Naso, berühmter römischer Dichter und Erotiker (43 v. Chr. bis 17 n. Chr.). Sein Hauptwerk, die Metamorphosen, sind reich an pädophilen Episoden. Er selbst huldigte der Frauenliebe, wenn er auch gesteht, sich auch an Knaben zu erfreuen (ars amatoria II 683). Nachweise in Brandts Ausgabe der Ars amatoria (Leipzig 1902), Seite 254 unter Knabenliebe und in Brandts Ausgabe der Amores (Leipzig 1911) S. 236 unter Knaben und Knabenliebe.

Parmenides von Elea, zweiter großer Philosoph der eleatischen Schule, liebte seinen Schüler Zeno. Nachweis bei Platon.

Pausanias aus Sparta, der berühmte Sieger von Platää (479 v. Chr.). Von seinem Liebling Argilius und der starksinnlichen Art ihres Verhältnisses erzählt Nepos im Leben des Pausanias cap. 4, 1.

Pausanias, geistreicher Athener von feinster Bildung und Humanität; besonders bekannt durch die glänzende Rede, die er in Platons „Gastmahl“ zum Preise des Eros hält. Unter seinen zahlreichen Lieblingen nimmt die erste Stelle der schöne Agathon (vgl. Euripides) ein. Hauptquellen: Platon, Gastmahl; Platon, Protagoras p. 315 e. Xenoph. symp. 8, 32, wo er seine Meinung ausführlich darlegt, daß durch päderastische Verhältnisse die kriegerische Tüchtigkeit gesteigert wurde.

Petronius Arbiter, berühmter Schriftsteller Roms (gest. 66 n. Chr.). In seinem umfangreichen Roman, von dessen zwanzig Büchern nur Trümmer erhalten sind, spielt die Jünglingsliebe in allen ihren Formen eine solche Rolle, daß man mit ihrer Schilderung bequem ein größeres Buch füllen könnte.

Phanokles, berühmter griechischer Dichter des dritten Jahrhunderts v. Chr. Dichtete einen Elegienkranz Ἔρωτες ἢ καλοί, in dem er die Liebe zu schönen Jünglingen an Beispielen aus der Welt der Götter und Heroen in glühenden Farben besang. Erhalten ist der Abschnitt von der Liebe des Orpheus zu dem schönen Kalais, die seinen tragischen Tod zur Folge hatte (vgl. Orpheus). Franz Gusemihl, Geschichte der griechischen Literatur in der Alexandrinerzeit. 2 Bände. Leipzig 1891. 1892.

Pheidias aus Athen, gefeierter Bildhauer und einer der größten Künstler aller Zeiten. Schöpfer des olympischen Zeus und vieler anderer Meisterwerke. Die Statue eines schönen Jünglings, der sich die Kopfbinde (ταινία), anlegt, stand in Olympia; in ihr erkannte man seinen Liebling Pantarkes aus Elis. Nachweise: Pausanias V 11, 3.

Philippos, König von Mazedonien, Vater Alexanders des Großen. Er fiel von der Hand des Pausanias, den er vergewaltigt hatte. Nachweise: Hermaphroditus S. 231.

Philostratos (2. Jahrh. n. Chr.), angesehener griechischer Schriftsteller. Von ihm haben wir eine Anzahl anmutiger Liebesbriefe an schöne Jünglinge. Nachweis und Übersetzung von 21 dieser Briefe in Anthropophyteia Bd. VIII, S. 216 ff.

Pindaros aus Theben, (522—442 v. Chr.), größter und gewaltigster aller griechischen Lyriker; seine Epinikien (Liebeslieder) sind voll der Verherrlichung pueriler Schönheit. Er erklärt das Verschwinden des Pelops als einen Raub durch Poseidon, der sich in den Jüngling verliebt hatte. Lieblinge: Agathon und zumal Theoxenos, in dessen Armen er hochbetagt im Theater zu Argos starb. Auf ihn hat er köstliche Lieder gedichtet; ein Fragment ist erhalten, es gilt als eines der vollendetsten Liebeslieder in griechischer Sprache. Nachweise: Jahrbuch Bd. VIII S. 652 ff.

Platon aus Athen (427—347), berühmter Philosoph und Schriftsteller. Schüler des Sokrates. Gründet um 386 in Athen die bekannte Philosophenschule, „die Akademie". Das Thema der Knabenliebe kehrt teils episodisch, teils in breiter Ausführung an sehr zahlreichen Stellen seiner Schriften wieder. Unter seinen Lieblingen, die er in Gedichten verherrlicht, sind namentlich zu nennen Agathon, Dion, Alexis, Aster. Nachweise: Jahrbuch Bd. VIII S. 635. Christ 422 ff.

Polykrates, Herrscher von Samos (gest. 522 v. Chr), hielt sich einen Hofstaat der allerausgesuchtesten Edelpagen; seine Eifersucht auf die Lieblinge des Anakreon. Errichtet im Junotempel eine Statue seines Lieblings Bathyllus. Nachweise: Jahrbuch Bd. VIII S. 642 ff.

Propertius, Sextus, gefeierter römischer Dichter (49—15 v. Chr.). Auch bei diesem Verkündiger der weiblichen Liebe fehlt die homosexuelle Komponente nicht; man vergleiche folgende Stellen seiner Werke (Ausgabe von Rothstein): I 20. II 4, 17 ff. II 30, 30. II 34, 73. III 7, 21 ff. IV 8, 25 ff.

Rhianos aus Kreta (drittes Jahrhundert v. Chr.), Aufseher in einer Knabenringschule, nicht ungewandter Poet. Seine pädophilen Dichtungen im Jahrbuch Bd. IX (S. 267 ff.).

Sokrates aus Athen (469—399 v. Chr.), bekannter Philosoph, vom Delphischen Orakel als der „weiseste aller Sterblichen" erklärt, begeisterter Verehrer der Jünglingsschönheit. Sein Liebling der schöne Alkibiades; doch lehnte Sokrates die sinnliche Betätigung ab und verwarf sie auch bei anderen im Übermaß, wie desgleichen das Übermaß der heterosexuellen Liebe. Hauptquellen: Platon und Xenophons philosophische Schriften.

Solon aus Athen (um 640—560 v. Chr.). Berühmter Staatsmann und Gesetzgeber; einer der sieben Weisen des Altertums. Gefeierter Dichter, der die Jünglinge unter die erstrebenswerten Ideale eines glücklichen Mannes rechnet. Organisiert in Athen die Jünglingsliebe durch staatliche Gesetze, welche sie für die Sklaven beschränken und als Reservatrecht des freien Atheners bestimmen. Bestraft Verführung Minderjähriger und Kuppelei. Reste seiner Dichtungen bei Bergk,

Bd. II. Das Gesetz über die Päderastie: Plut. amat. cap. 4; vit. Sol. cap. 1. Nachweise: Jahrbuch Bd. VIII, S. 627 f.

Sophokles (496—406 v. Chr.), berühmter griechischer Tragiker. Tanzt als 16jähriger Knabe bei der Siegesfeier der Schlacht von Salamis im Chor der Knaben. Im Kriege mit der Insel Samos (441 bis 439) ist er Feldherr der Athener. Freund und Schützling des großen Staatsmannes Perikles und des Geschichtsschreibers Herodot. 443—442 war er Hellenotamias, d. h. Schatzmeister der Kasse des attischen Seebundes. Auch ein priesterliches Amt hat er bekleidet. Allseitig gerühmt wegen seiner Liebenswürdigkeit. War verheiratet; Vater des späteren Dichters Jophon. Liebe zu Epheben und Umgang mit ihnen einwandfrei und mehrfach bezeugt. Lieblinge: der schöne Knabe von Chios; der von Athen; Demophon, Smikrines. Nachweise: Athen. XIII, 582e ff. Jahrbuch Bd. VIII 632—634.

Stesichoros aus Himera (um 640—555), großer und ungemein vielseitiger Dichter; von ihm werden auch παίδεια (Lieder auf schöne Jünglinge) bezeugt. Nachweise: Jahrbuch Bd. VIII S. 652.

Straton aus Sardes, namhafter griechischer Dichter zur Zeit Hadrians. Er veranstaltete eine uns erhaltene Sammlung von Gedichten auf Jünglinge. Die Sammlung umfaßt 258 Gedichte; Straton selbst hat 94 Gedichte beigesteuert; außer ihm sind neunzehn [23]) andere Dichter vertreten; 35 Gedichte sind ohne den Namen des Verfassers überliefert. Dieses „hohe Lied des Eros" ist eingehend analysiert und zum größten Teil übersetzt im „Jahrbuch" Bd. IX, S. 230 ff.

Themistokles, berühmter athenischer Staatsmann, Sieger in der Seeschlacht von Salamis (480 v. Chr.). Bekannt ist seine Liebe zu dem schönen Stesileos, einem Jüngling von der Insel Keos, in den sich auch Aristides (s. d.) verliebt hatte. Quelle: Plutarch, Leben des Themistokles. cap. 3.

Theognis aus Megara (um 540 v. Chr.). Anhänger der Adelspartei bei den inneren Kämpfen seiner Vaterstadt. Berühmter Dichter; erhalten sind 388 Verse politisch-moralischen Inhaltes. Die letzten 160 Verse gelten ganz der Jünglingsliebe. Hauptliebling: der junge adlige Kyrnos, dem das ganze Gedicht gewidmet ist, und dem der Dichter Unsterblichkeit durch sein Lied verspricht. Die Verse atmen zum Teil glühende Leidenschaft; die Gedichtsammlung war lange Zeit in Athen Schulbuch. Ausgabe: Bergk Bd. II. Nachweise: Christ, S. 130 ff. Jahrbuch Bd. VIII S. 628—631. Bergk = Poetae lyrici graeci recensuit Theodorus Bergk. 3 Bde. 4. Auflage. Leipzig 1882.

Theokrit aus Syrakus (um 310—245), berühmter Dichter (Bukoliker): von den dreißig erhaltenen Gedichten sind acht ausschließlich der Jünglingsliebe gewidmet; auch die andern sind voll pädophiler Anspielungen (darunter sehr derb erotische). Nachweise: Jahrbuch Bd. VIII S. 660 ff.

Tiberius, Römischer Kaiser (14—37 n. Chr.). Seine homosexuelle Leidenschaft bezeugt Suetonius, vita Tiberii cap. 44.

Tibullus, Albius, gefeierter römischer Dichter (54—19 v. Chr.). Unter seinen tiefen und sinnigen Gedichten finden sich auch die Marathuselegien, Gedichte auf den schönen Knaben Marathus, die zu dem Schönsten gehören, was der homoerotischen Muse geglückt ist (das 4. 8. und 9. Gedicht des I. Bandes). Fabricius in seiner Ausgabe des Tibullus (Berlin 1881, S. VIII) nennt sie allerdings die widerlichen, ja scheußlichen Produkte einer leider im Süden Europas damals wie noch jetzt besonders im Oriente heimischen Knabenliebe."

---

[23]) Es ist nicht angängig, diese neunzehn Dichter sämtlich einzeln anzuführen. Dazu kommen noch die zahllosen Dichter homoerotischer Gedichte, die in den anderen Büchern der Palatinischen Anthologie uns erhalten sind. Auch diese sind analysiert und zum größten Teil übersetzt im Jahrbuch Bd. IX S. 213—312.

Titus, Flavius Vespasianus, Römischer Kaiser (79—81 n. Chr), milder und weiser Herrscher, genannt „die Liebe und Wonne des Menschengeschlechtes“ (amor et deliciae generis humani). Seine homosexuellen Neigungen bezeugt Sueton, vita Titi cap. 7.

Trajanus (98—117 n. Chr.), Römischer Kaiser, trefflicher Regent und Feldherr. Auf seinem siegreichen Zuge durch den ganzen Orient begleitete ihn ein „Pädagogium, eine Schar schöner Jünglinge, die er tags und nachts in seine Arme rief“. Nachweise: Spartianus, Leben Trajans.

Vergilius, Publius Maro, gefeierter römischer Dichter (70—19 v. Chr.). Unter seinen Gedichten ist ein Lied auf den schönen, aber spröden Alexis (ecl. 2.).

Überblicken wir diese Liste namhafter Homosexueller aus dem Altertum, auf der Herrscher wie Agesilaos und Alexander der Große, Feldherren wie Epaminondas und Caesar, Staatsmänner wie Lykurgos und Aristides, Philosophen wie Sokrates und Platon, Dichter wie Sophokles und Pindar und von römischen Caesaren, neben entarteten wie Nero und Heliogabal, die trefflichsten, wie Trajan und Hadrian stehen, so dürfte allein diese Zusammenstellung genügen, uns den sicheren Beweis zu erbringen, daß ein Volk, das gleichgeschlechtlich empfindenden Personen prinzipiell ihre Entfaltungsmöglichkeiten nimmt, sich selbst Schaden zufügt. Dies wird auch durch die nun folgende Zusammenstellung bestätigt, in der wir alphabetisch geordnet die Namen weiterer Persönlichkeiten, die für homosexuell gehalten werden, bringen.

Auch hier kann es sich nur um eine Auswahl handeln, auch hier dürften manche, wie Shakespeare u. a. nur bisexuell empfunden haben, aber auch hier zeigt die Übersicht derer, die ganz zweifellos homosexuell lebten und fühlten, daß eine Liste verbrecherischer, lasterhafter, kranker oder „minderwertiger“ Menschen anders ausschauen würde. Von Anführung noch lebender Persönlichkeiten wurde selbsverständlich Abstand genommen; hier möge die Versicherung genügen, daß auch unter ihnen viele urnisch sind, auf deren Sein und Wirken die Mitwelt sicher nicht leicht verzichten möchte. Daß unter den homosexuellen Frauen verhältnismäßig Berühmtheiten so viel seltener sind als unter homosexuellen Männern, dürfte darin seinen Grund haben, daß die äußeren Entwicklungsmöglichkeiten für das Weib — auch für das urnische — im allgemeinen immer viel schwierigere waren, als für den Mann, des weiteren darin, daß der männliche Einschlag im Weibe zwar ausreichte, sie über ihr Geschlecht hinaus in die Höhe eines tüchtigen Mannes, besonders eines scharf denkenden und disponierenden Geschäftsmannes, oder eines Abenteurers, auch eines Organisators und Politikers zu heben, sie aber selten darüber hinaus zu der Kraft eines schöpferischen Genies auf dem Gebiete der Kunst, Technik und Wissenschaft befähigte. Mit anderen Worten: das zur weiblichen Intelligenz tretende Männlichkeitsplus steht in seinem Gesamtresultat durchschnittlich dem zur männlichen Grundlage sich hinzugesellenden Weiblichkeitsplus an produktiver Gestaltungskraft nach. Es folgen nun die Namen, wobei wiederholt bemerkt werden muß, daß nicht alle Quellen als gleichwertig zu erachten sind. Vorbildlich dürften die in unseren Jahrbüchern veröffentlichen Urningsbiographien sein, während viele Autoren, namentlich Kertbeny, Frey, Notthafft, de Joux, selbst Ulrichs und Moll, von Ausländern Burton und Pisanus Fraxi viele Namen ohne Angabe von Gründen nennen. Was soll man beispielsweise sagen, wenn auf der Liste von Burton Namen wie Napoleon I. und Saint Beuve figurieren. Zuverlässiger ist die „Naamlijst" des Holländers Helpman[23a]). Aber sowohl unter seinem als auch den hier aufgeführten Namen befinden sich einige, deren Uranismus zwar von den angegebenen Autoren behauptet, aber keineswegs bisher ausreichend mit Beweismaterial gestützt wird. Deshalb sind viele Namen wie Karl v. Holtei, Molière und Tasso, von denen Moll sagt, daß sie „zu den Homosexuellen gezählt werden", von mir fortgelassen worden.

Abu Nowâs, berühmter arabischer Dichter unter Harun al Raschid, der „Sänger der Kinäden", vgl. dieses Handbuch I, 802 bis 803.

Accorso, Franz von, gest. 1292. Berühmter Florentiner Jurist. Vgl. Undine Freiin v. Verschuer. Die Homosexuellen in Dantes Göttlicher Komödie. Jhb. VIII S. 355.

Alberoni, Giulio, 1664—1752, Spanischer Kardinal und Staatsmann im 18. Jahrhundert. Wurde 1720 in Rom wegen seines lasterhaften Privatlebens vor das päpstliche Gericht gefordert; wird als homosexuell bezeichnet in den Briefen der Elisabeth Charlotte von der Pfalz (in der Bibliothek des Stuttgarter Literarischen Vereins). Bd. 88. Vgl. Jhb. XIII. S. 62 u. ff.

Aldobrandini, Tegghiajo, gehörte zu der gleichnamigen berühmten Toskanischen Familie; lebte im 13. Jahrhundert. Aufgeführt bei Dante, Inferno XVI. Gesang, Vers 41, im Zuge der Päderasten. Vgl. Undine v. Verschuer l. c. p. 355.

Alexander I., Kaiser von Rußland, 1777 geb., regierte seit 1801—1825. Freundschaftliches Verhältnis zu Eugen Beauharnais und M. Armfelt (s. Gustav III.) vgl. A. Moll, Berühmte Homosexuelle, Wiesbaden 1910, S. 63.

Alexander VI. (Borgia) eigentlich Rodrigo Lenzuolo, 1431 bis 1503, ab 1492 römischer Papst. Widmete sich erst dem Kriegswesen und der Rechtswissenschaft, durch seinen Oheim Calixt III. zum Bischof von Valencia und päpstlichen Vizekanzler ernannt. Vgl. Actius Syncereus Sannazarius, „Epigrammata". .(Unsicher.)

Allers, bekannter Zeichner. Verfolgung wegen eines homosexuellen Vergehens in Capri, der er sich durch die Flucht entzog, ca. 1902. Seitdem spurlos verschollen.

Andersen, H. Christian, 1805—1873. Berühmter dänischer Märchendichter. Nachweis seiner Homosexualität im Jhb. III. S. 203 durch Alb. Hansen-Kopenhagen.

Anglesey, Marquis of, gest. 1905. Bekanntes Mitglied der englischen Aristokratie von femininem Aussehen; imitierte auf Spezialitätenbühnen Loie Fuller. Vgl. Dühren, Englische Sittengeschichte Berlin 1912. II. Bd. S. 49.

Anna Leopoldowna von Braunschweig-Wolfenbüttel. Homosexuelles Verhältnis mit Juliane von Mengden. Vgl. Stern, Geschichte der öffentlichen Sittlichkeit in Rußland.

Ansbach, Alexander, letzter Markgraf von Bayreuth. Vgl. Vehse, Geschichte der deutschen Höfe seit der Reformation Bd. 40. S. 157. Hamburg 1857. (Unsicher.)

Arnould, Sophie, 1744—1803, berühmte französische Schauspielerin und Opernsängerin, vgl. La nouvelle Sapho ou histoire de la secte anandryne, publiée par la C. R. Paris 1791 und später.

[23a]) Vgl. De Neigung tot het eigen Geslacht. (Baarn.) p. 41 ff.

Audlegh, Mervin, bekannter Lord, wurde 1631 wegen homosexuellen Verkehrs mit seinem Diener hingerichtet. Vgl. Dühren, Englische Sittengeschichte Berlin 1912 II, 11.

August der Glückliche, von Gotha und Altenburg, 1772 bis 1822. Stammvater des gegenwärtigen Hauses in Deutschland und England. Sehr femininer transvestitischer Bisexueller; vgl. Das Quellenmaterial von Karsch im Jhb. Bd. V, S. 615 und 693.

Augustinus, Aurelius, 354—430 aus Tagaste in Numidien. Heiliger und christlicher Kirchenlehrer. Vgl. David und der Heilige Augustinus, zwei Bisexuelle Jhb. II. Bd. S. 289 ff. und Augustinus, Confessiones lib. IV.

Bacon, Francis, Lord Verulam and Saint Albans, 1561—1626, Philosoph, Dichter, auch Kanzler unter König James I. Viele glauben, daß er die Schauspiele, welche Shakespeare zugeschrieben sind, auch die Sonette und andere Gedichte, geschrieben hat. In jungen Jahren war seine Homosexualität bekannt, besonders seine Vorliebe für schöne Diener etc. Vgl. „Is it Shakespeare?“ by a Graduate of Cambridge.

Bang, Herman, berühmter dänischer Dichter, 1858—1912. Vgl. das Lebensbild von Hans Land in „Vierteljahrsberichten“ III. Jahrgg. p. 335 ff. Ein nachgelassenes Manuskript, worin er sich über die Homosexualität äußert, und von dem er bestimmte, daß es nach seinem Tode veröffentlicht werde, wird von seiner Familie und seinem Testamentsvollstrecker (Peter Nansen) noch immer der Öffentlichkeit vorenthalten.

Barbarigo, Marco, 1485 geb. Venetianischer Nobile. Bekannt durch sein homosexuelles Freundschaftsbündnis mit Francesco Trevisano. Vgl. Frey, Eros und die Kunst S. 142. (Unsicher.)

Barnefield, Richard, 1574—1627. Englischer Dichter. Von seinem Leben ist wenig bekannt, aber aus seinen Gedichten, besonders „The affectionate Shepheard“ und „Cynthia“ geht eine unverkennbare Liebe zu schönen Jünglingen hervor. Vgl. „The complete poems of Richard Barnefield“ ed. by B. Grossart, London 1876. Havelock-Ellis, Studies of the Psychology of Sex. S. 23. Philadelphia 1901.

Bazzi, Giovanni Antonio, genannt „il Sodoma“, 1477—1549. Berühmter Maler der Renaissance. Von Mit- und Nachwelt, worauf auch der Beiname hinweist, als homosexuell betrachtet. Vgl. Biographie von Elisar von Kupffer Jhb. IX. p. 71 ff.

Beckford, William, 1759—1844. Englischer Schriftsteller und Millionär. Schrieb unter dem Pseudonym „Lady Harriet Marlow“. Bekannter Weiberfeind. Seine Schriften hatten großen Einfluß auf Byrons Dichtungen. Vgl. Dühren, Engl. Sittengeschichte, Berlin 1912, Bd. II, S. 24.

Benedikt IX. Römischer Papst von 1033—1045. Überaus femininer Urning. Seines lasterhaften homosexuellen Verkehrs halber entsetzt. Vgl. L. Frey, Eros u. die Kunst.

Blavatzky, Helena Petrovna, 1831—1891. Bekannte Theosophin, Tochter des Generals von Hahn. Äußerst männlicher Charakter. Nannte sich „Jack“, wahrscheinlich bisexuell. Vgl. Hans Freimark, Helena Petrovna Blavatzky. Leipzig.

Bolle, Dr. Karl, gest. 1909. Bekannter Dendrologe. Bekannte sich selbst als homosexuell. In seiner Jugend Freund Alexander von Humboldts.

Bonfadio, gest. 1591. Bekannter Geschichtsschreiber. Wegen homosexueller Liebe in Genua verbrannt. Vgl. Jhb. VII, p. 44 ff.

Bonneval, Claude, Alexander, Graf von, später Achmed Pascha, 1675—1747. Abenteurer, der sich im Türkenkrieg unter Prinz Eugen auszeichnete. Trat 1729 zum Islam über. Vgl. Jahrb. VII S. 44 f. und Vandal, Une embassade française sous Louis XV. Paris 1887.

Bonheur, Rosa, 1822—1899. Berühmte französische Tier- und Landschaftsmalerin. Virile Transvestitin. Vgl. Jhb. II.

Bouillon, Kardinal von, Eberhard von der Mark, Erzbischof von Valencia. Berühmt zur Zeit Karls V. Vgl. Jahrbuch VII, S. 44.

Branciforte, von, Päpstlicher Nuntius, vgl. Dühren, Marquis de Sade, Berlin 1904.

Brühl, Heinrich von, 1700—1763. Minister August des III. von Sachsen und Polen, nach ihm die Brühlsche Terrasse in Dresden. Vgl. Vehse, Geschichte der deutschen Höfe seit der Reformation. 33. Bd. Hamburg 1854 p. 139 und 367 und Notthafft, l. c. II. Band p. 558.

Bruno, Giordano, 1548—1600., Berühmter freigeistiger Philosoph. Seine Veranlagung kam als erschwerendes Moment in dem zu seiner Verbrennung führenden Prozeß in Betracht. Vgl. L. Frey, Eros und die Kunst' p. 146. (Unsicher.)

Bulthaupt, Heinrich, geb. 1849, Schriftsteller, Bibliothekar in Bremen. Erwähnt von Meisner in „Uranismus" p. 16.

Byron, George Gordon Noel, Lord, 1788—1824. Bisexuell. Vgl. Byrons Jugendgedicht „Hours of idleness" und den Brief Shelleys an Peacock (1818) (s. Vierteljahrsberichte des W.-h.-K. III. Jahrgang. p. 298—299. Auch Morris' „Life of Byron" und Byrons „Journals." Und Xavier Mayne, „The intersexes" p. 167 ff. und p. 356 ff., wo er schreibt: „Byron was greek in his intellectual and sexual nature, he was Englishman by birth, but Athenian by heart."

Cagliostro, Alexander Graf von, 1743—1795. Erwähnt von Kertbeny in Jhb. VII. p. 44 f.

Cambacérès, 1753—1824, Kanzler des I. Kaiserreiches unter Napoleon I. Urheber des Code Napoléon. Vgl. Jhb. VII, 44 ff.; vor allem Jhb. XIII: Dr. Numa Prätorius, „Cambacérès" p. 22 ff.

Casa, Giovanni della, 1503—1556. Italienischer Dichter, der Plato und Aristoteles übersetzte und die höchsten geistlichen Würden erlangte (Erzbischof von Benevent und päpstlicher Nuntius). Soll angeblich ein Gedicht verfaßt haben „In laudem Sodomiae". Vgl. E. v. Kupffer l. c. p. 96 und 201.

Castlereagh, Robert Stewart Viscount of (später Marquis of Londonderry) 1769—1822. Kriegsminister während der englischen Kriege gegen Napoleon. Beging Selbstmord, um einer Rotte von Erpressern zu entkommen (nach Pavia).

Cellini, Benvenuto, 1500—1571. Berühmter italienischer Bildhauer, vgl. seine von Goethe übersetzte Autobiographie, wo er auf seine homosexuellen Neigungen zu sprechen kommt, bes. Buch I, Cap. IV; Buch III, Cap. VII; Buch IV, Cap. III und VIII.

Changarnier, de, 1793—1877. Französischer General, Gouverneur in Algerien. Nach den Selbstbekenntnissen seines Freundes, des Divisionsgenerals de Lamoricière bei A. Hamond „La France sociale et politique" homosexuell veranlagt.

Chauffours, Etienne Benjamin de, gest. 1726. Edelmann aus Lothringen. Hingerichtet wegen „schändlicher Unzucht". Vgl. Mémoires des Sanson; mis en ordre, rédigés et publiés par H. Sanson, ancien exécuteur des hautes oeuvres de la cour de Paris. Paris 1863.

Christian VII., König von Schweden, Norwegen und Dänemark, 1749 (König seit 1766) bis 1808. Bekannt seiner Palastrevolution wegen und durch die Gefangennahme seiner Frau Karoline Mathilde von England. Schon als Kronprinz homosexuelles Verhältnis mit einem Pagen Sperling und seinem Kammerdiener Kirchhoff. Außerdem homosexuelle Beziehungen (als König) zu Brabdt und dem Grafen Holck. Später von seiner Gemahlin geschieden. Vgl. August Fjelstrup, Ehescheidungsprozeß zwischen König Christian VII. und

Königin Karoline Mathilde nach neuen, bisher unveröffentlichten Urkunden zusammengestellt, Berlin o. J.

Christine, Königin von Schweden, 1626—1689, Tochter Gustav Adolfs. Bekannt durch ihr männliches Auftreten und transvestitische Gewohnheiten. Kameradschaftliche Verhältnisse mit Männern, wies alle Freier ab. Homosexualität aus dem negativen Verhalten gegenüber dem männlichen Geschlechte ihrer starken Virilität und der Freundschaft zu der Gräfin Ebba Sparre gefolgert. Vgl. Jhb. VIII. Höchstetter, und deren Quellen, und Briefe der Elisabeth Charlotte von der Pfalz vom 28. Nov. 1719.

Clairon, Louise, 1723—1803. Eigentlich: Claire Josephe Hippolyte Legris de la Tude, berühmte frz. Schauspielerin, vgl. Mémoires secrets pour servir à l'histoire de la République des lettres vom 11. Juli 1774 und Pierre Pic, Les heures libres 2e série Paris 1910 p. 253; und „La nouvelle Sapho" Abdruck aus dem berühmten Erotikon „L'espion anglais" (auch ins Deutsche übersetzt).

Condé, der Große, 1621—1686, berühmter französischer Feldherr, vgl. Pisanus Fraxi, Centuria librorum absconditorum, London 1879, p. 411.

Conti, Prince Louis Armand de, 1695—1727, natürlicher Sohn von François Louis, vgl. Jhb. VII. p. 44ff. und H. Michaëlis Vierteljahrsberichte des W.-h. K. IV. S. 77.

Cordoba y Aguilar, Gonzalo Fernandez de, 1443—1515. Hervorragender spanischer Heerführer. Vgl. Joannis Meursii Elegantiae latini sermonis Colloquium VII. p. 122.

Cornbury, Lord, englischer Gouverneur des Staates New York unter der Königin Anna, vgl. Dühren, Englische Sittengeschichte, Berlin 1912, Bd. II S. 49.

Correggio, Antonio da, 1494—1534. Italienischer Maler. Vgl. Jäger Jhb. II. 85. (Unsicher.)

Cumberland, Ernest Augustus, Herzog von, 1771—1857, Bruder des Königs Georg III. Er hatte ein Liebesverhältnis mit einem Diener und tötete oder ließ einen zweiten Diener, der davon wußte, töten, um Erpressungen vorzubeugen. Dies im Jahre 1810. Vgl. Dühren, Engl. Sitteng. II. Bd. S. 39.

Cygnaeus, Frederik, finnischer Universitätslehrer und Redner 1807—1881. Homosexuell laut mündlichen Überlieferungen.

Desgouttes, Franz, Advokat in Bern, Dr. der Rechte. Hingerichtet, weil er seinen Liebling Daniel Hemmeler ermordete. Gab dadurch Anlaß zu Hösslis „Eros". Biographie von Karsch im Jhb. Bd. V, 1. p. 557.

Dubois, Guillaume, 1656—1720. Kardinal und Minister. Elisabeth Charlotte von der Pfalz schreibt in ihren Briefen, daß er einen kleinen Favoriten gehabt habe. Vgl. Michaelis Jhb. XIII. p. 62ff.

Duquesnoy, Jérôme, 1612—1654. Berühmter flämischer Bildhauer. Seiner Homosexualität wegen 1654 in Gent verbrannt. Vgl. Biographie von Eeckhoud, in Jhb. II, p. 277ff. und Ph. Baert, Mémoires sur les sculpteurs et architectes des Pays-Bas; und Bulletin de la Commission royale d'histoire. Bd. XIV. S. 76.

Edward II., König von England 1284—1327. Seine leidenschaftliche Liebe zum adligen Piers Gaveston wurde sein Untergang. Er wurde auf schreckliche Weise (man führte ein glühendes Rohr in seinen Anus und zündete seine Eingeweide an) in Schloß Carnarvon in Wales ermordet. Vgl. Dühren, Engl. Sittengesch. II.; L. Frey Eros und die Kunst p. 153 und H. Prutz, Staatengeschichte des Abendlandes im Mittelalter von Karl dem Großen bis auf Maximilian, 2. Bd. Bln. 1887, p. 218 und „Geheime Geschichte der Lieblinge der Fürsten". 2. Teil, Leipzig 1795, S. 188.

Eugen, Prinz von Savoyen, 1663—1736. Berühmter Feldherr in den Türkenkriegen, genannt „Prinz Eugen, der edle Ritter", nach Vehse,

Geschichte der deutschen Höfe seit der Reformation, 12. Band, Hamburg 1852, S. 259, wurde er in Paris Madame Simone und Madame Cansienc genannt und als passiver Päderast bezeichnet.

Euston, Earl of, englischer Aristokrat, war 1889 in der Cleveland Street Affaire verwickelt. Vgl. Dühren, Engl. Sittengesch. II, 43.

Fahrenheid-Beynuinen, von, bekannter Kunstliebhaber, der seine Besitzung in Ostpreußen durch Kunstsammlungen, die dem Publikum zugänglich sind, zu einer über die Provinz hinaus bekannten Sehenswürdigkeit gestaltete. Seine Homosexualität war in den Kreisen Gleichveranlagter kein Geheimnis. Freundschaft mit v. Salpius. Gemeinsames Grabdenkmal mit v. Fahrenheid.

Farnese, Pietro Luigi, 1503—1547. Natürlicher Sohn des Papstes Paul III., von diesem legitimiert und zum Herzog von Parma und Piazenza gemacht. In Piazenza ermordet, weil er angeblich dem schönen Bischof von Farnya Gewalt antun wollte. Vgl. Affio, Vita di Pierluigi Farnese, Mailand 1821.

Findlater, Earl of, der Letzte eines schottischen Adelsgeschlechts, starb 1820. Über seine Homosexualität vgl. die näheren Angaben bei Dühren, Englische Sittengeschichte II, 37—38.

Fitzgerald, Edward, 1809—1833. Englischer Schriftsteller, besonders Übersetzer aus dem Orientalischen. Zweifellos homosexuell. Hatte unter anderen ein inniges Verhältnis mit einem schönen Fischer. Vgl. Fitzgerald, „Life and letters" 2 vols. ed. by Aldis Wright.

Fletcher, John, 1579—1625. Englischer Bühnendichter. Hatte ein durch viele Jahre dauerndes Liebesverhältnis mit dem männlicheren Francis Beaumont, mit dem zusammen er viele Stücke dichtete. Vgl. auch Beaumont in „Chambre's Biographical Dictionary".

Foote, Samuel, 1720—1777. Englischer Bühnenschriftsteller und Komiker. Er war besonders großartig in seiner Darstellung alter Weiberrollen. 1776 wurde er von einem Bedienten wegen eines widernatürlichen Angriffs (criminal assault) angeklagt, jedoch freigesprochen. Vgl. Walter Sichels Biographie von S. T. Foote und den Artikel über ihn in „Dictionary of national biography".

Friedrich I., Herzog von Österreich, gest. 1330. In den Tiroler Chroniken geschildert als tapferer und mit vortrefflichen Gemütsgaben ausgestatteter Mann. Vgl. v. Müller, Geschichte schweizerischer Eidgenossenschaften. III. Bd. p. 25 und Anm. 42.

Friedrich I., König von Württemberg, 1797—1816. Vgl. L. Freiherr von Wolzogen, Memoiren aus dessen Nachlaß mitgeteilt von Alfred Freiherrn von Wolzogen. Leipzig 1851, p. 31; Vehse, Geschichte der deutschen Höfe XVI. und L. Frey, Eros und die Kunst S. 239.

Friedrich II. der Große, von Preußen. 1712—1786. Stand bei den Zeitgenossen im Rufe der Homosexualität. Spottverse, Epigramme des Herzogs von Choiseul. Abgesehen von Biographen, bei denen man Gehässigkeit vermuten könnte (Voltaire, la vie privée, der welfische Onno Klopp), sprechen sich auch sehr gute und ernsthafte Kenner F.'s Büsching, Freyer, Fontane u. a. für seine Homosexualität aus. Er selbst hat sich nicht nur in seiner Korrespondenz sehr frei über die Homosexualität geäußert, sondern sie auch zum Stoffe eigener Dichtungen gemacht (namentlich „Le Palladion" in den Oeuvres posthumes). Ob „Les matinées du roi de Prusse par lui même", worin er ganz offen von seiner homosexuellen Anlage spricht, authentisch sind, erscheint fraglich. Sein Verkehr mit dem weiblichen Geschlecht in jugendlichem Alter würde ebensowenig gegen seine homosexuelle Veranlagung sprechen, wie seine Beziehungen zur

Barbarini, vgl. hierüber Olivier und Norbert, Barbarini Campanini, eine Geliebte Friedrichs des Großen. Berlin 1910. Besonders wichtig seine entschieden erotische Korrespondenz mit Fredersdorf. Die überschwengliche Freundschaft zu Katte und Keyserlingk (Caesarion) fällt noch in die indifferenzierte Jugendzeit, deshalb weniger beweiskräftig. Dagegen wäre zu erwähnen sein entschieden feminines Wesen, das schon sein Vater des öfteren hervorhebt und viele seiner besten Bekannten bestätigen. (U. a. der Arzt Zimmermann.)

Georg III. von England und Hannover 1760—1820. Intimes Verhältnis mit seinem Kammerherrn Lord Bute. Vgl. Raffalovich, Uranisme p. 228 und Havelock Ellis, Sexual inversion II. Bd. p. 21.

Georg, Prinz von Preußen, 1828—1902. Schrieb unter dem Pseudonym Georg Conrad. Einer der ersten Förderer des wissenschaftlich-humanitären Komitees. Vgl. Jahrb. V. p. 1298.

Germiny, Graf von, französischer Advokat, eine „Koryphae der katholischen Partei", wurde am 6. Dezember 1876 in einer Bedürfnisanstalt in den Champs Elysées bei einem homosexuellen Akt mit einem gewissen Chouard überrascht und zu zwei Monaten Gefängnis verurteilt. Vgl. Pisanus Fraxi, Centuria libror. absconditorum. London 1879 p. 435 Anmerk.

Gleim, Johann, Ludwig, Wilhelm, 1719—1803. Deutscher Dichter. Leidenschaftlicher Briefwechsel mit Joh. Georg Jacobi. Seine Briefe, besonders an Jacobi, waren mit fast weiblicher Zärtlichkeit geschrieben. „Gleim war unverheiratet, sein Herz hatte nur für die Freundschaft Raum." Vgl. Körte, Gleims Leben, Halberstadt 1811 und Briefe zwischen Gleim, Wilhelm Heinse und Jacobi, herausgegeben von Körte. Zürich 1806. Über die psychologische Bewertung seiner Briefe vgl. A. Moll, Berühmte Homosexuelle p. 12 ff.

Gordon von Khartoum, den Carpenter im „Mittelgeschlecht" als einen „unserer vortrefflichsten Philanthropen und von urnischem Geiste beseelt" bezeichnet hat. Vgl. Carpenter, Mittelgeschlecht, p. 12.

Gries, Johann, Dietrich, 1775—1842. Bekannter Literaturhistoriker in Weimar und Jena, der mit Goethe, Schiller und Herder freundschaftlich verkehrte. Vgl. Frey, Eros und die Kunst p. 261. (Unsicher.)

Grillparzer, Franz, 1791—1872, berühmtester österreichischer Dramatiker. Wohl bisexuell. Vgl. Hans Rau, Franz Grillparzer und sein Liebesleben, Berlin 1904. L. Frey, l. c. p. 279 und E. von Kupffer, l. c. p. 143.

Guidoguerra, Feldherr Karls von Anjou. Dante erblickt ihn ebenfalls im „Inferno" im Zuge der Päderasten. Vgl. v. Verschuer, Jahrb. VIII. S. 355.

Guincelli, 1240—1276. Dantes verehrter Lehrer, den er im Inferno in die Päderastenhölle versetzt. Vgl. v. Verschuer, Jahrb. VIII. p. 355.

Gustav III., König von Schweden, 1746—1792, homosexuell zufolge zeitgenössischer Memoiren und Briefsammlungen. Er umgab sich mit jungen Edelleuten von schönem Äußerem. Unter diesen seien Adolf Fredrik Muell, Johann Aminoff und Gustav Mauritz Armfelt, alle später Grafen, genannt. Das Gerücht erzählte von dem Erstgenannten, er sei der richtige Vater des Königs Gustav IV. Adolf, da Gustav III. selbst zu geschlechtlichem Verkehr mit seiner Königin nicht fähig war. Armfelt war der mächtigste dieser Günstlinge. Der König sah ihn zum erstenmal auf einer Reise in Spa 1780. Armfelt war damals 22 Jahre alt. Gustav III. wurde von dem jungen Mann dermaßen eingenommen, daß er seinen Günstling in dessen 25. Jahre schon zum Generaladjutant und seinem mächtigsten Ratgeber befördert hatte. Den schönen Armfelt, welcher Finnländer von Geburt war, finden wir nach dem Tode

Gustavs III. und nach Finnlands Vereinigung mit Rußland, als den mächtigsten Günstling des Kaisers Alexander I. wieder. Vgl. dort.

Gustav, Prinz von Schweden und Norwegen, Herzog von Uppland, 1827—1852, berühmt wegen seiner außerordentlichen Schönheit, reich begabt sowohl als Dichter und Komponist; hatte ein ziemlich bekanntes Liebesverhältnis mit einem Adjutanten, dem Leutnant Byström.

Gustav Wilhelm von Mecklenburg-Schwerin, 1851 gestorben; wird von Ulrichs erwähnt. Ulrichs, Argonauticus p. 78.

Hafis, Schems ed-dîn Mohammed, geb. zu Anfang des 14. Jahrhunderts in Schiras, gest. 1389. Der größte Lyriker Persiens; seine Gedichtsammlung „Diwan", die zuletzt von F. v. Bodenstedt übersetzt wurde. Sie enthält viele, die Jünglingsliebe verherrlichende Gedichte. Vgl. dieses Handb. Bd. I, 803.

Harley, Robert, Graf von Oxford, 1661—1724. Englischer Staatsmann und Lordschatzsekretär. Vgl. Kertbeny, Jahrb. VII, S. 44.

Heinrich, Prinz von Preußen, 1726—1802, zeigte in seinem Geschlechtsleben viel Ähnlichkeit mit seinem Bruder Friedrich d. Großen. Lebte in keiner ehelichen Gemeinschaft mit seiner Gemahlin und verheimlichte seine intimen Beziehungen zu seinen Mignons nicht. Unter diesen am bekanntesten Kaphengst und der notorisch homosexuelle Sänger Mara. Die Beziehungen zu dem letzteren werden in der Korrespondenz Goethes an Zelter erwähnt. Die Homosexualität H.'s berichtet u. a. Mirabeau. Fontane und Vehse behandeln sie als etwas Selbstverständliches. Auch der homosexuelle Schriftsteller v. Ungern-Sternberg berührt gelegentlich die Homosexualität des Prinzen. Prinz H. war bei seinen hervorragenden Talenten auf militärischem und künstlerisch-literarischem Gebiete außerordentlich feminin, lebte in Rheinsberg ganz seinen Neigungen in grollender Opposition gegen seinen beneideten Bruder. Weiberfeind und Sonderling zeigte er entschieden Neigung zu Abenteuern und war unsteten Sinnes. Verhältnis mit dem 17jährigen Grafen de la Roche-Aymon. Friedrich der Große soll die Inschrift an einem Freundschaftstempel, welchen Heinrich einem seiner Freunde gewidmet hatte, „testimonium grati animi", ihn verspottend modifiziert haben, indem er die letzte Silbe „mi" durch eine Rosette bedecken ließ. Vgl. Mirabeau, „Histoire secrète de la cour de Berlin ou Correspondence d'un voyeur français". Tome second 1789 S. 98 und 131 und „Les matinées du Roi de Prusse par lui-même", Berlin 1766, S. 29.

Heinrich III., König von Frankreich und Polen, 1574—95. Wegen homosexueller Neigungen sehr bekannt, man nannte seine Regierung „le règne des mignons". Ausführliche Biographie von Römer, Jahrb. IV, S. 572 ff. Bekanntes Spottbild mit der Inschrift „Pars est una patris, cetera matris habet" u. a., abgedruckt als Titelbild zu Römers Biographie.

Hendrichs, Hermann, berühmter deutscher Schauspieler um die Mitte des 19. Jahrhunderts. Ging seiner Stellung am Kgl. Schauspielhause eines homosexuellen Abenteuers mit einem Soldaten halber verlustig.

Henriette, Anna von Orleans, 1644—1670. Erste Frau Philipps v. Orleans (auch homosexuell). Über ihr Verhältnis mit der Gräfin von Monaco vgl. Brief der Elisabeth Charlotte v. d. Pfalz vom 14. Oktober 1718.

Hervey, John, Lord Ickworth, 1696—1743, spielte eine hervorragende Rolle in der Politik seiner Zeit. Wurde unbarmherzig von Pope karikiert, der ihn stets „Lord Fanny" nannte.

Hobart, Miß, Hofdame unter Karl II. von England, vgl. Dühren, Engl. Sitteng. II, 49—53.

Holstein, Franz von, 1826—1878. Bekannter Komponist der „Haideschlacht" und anderer Opern. Vgl. u. a. Meisner, „Uranismus", p. 16.

Hössli, Heinrich, 1784—1864. Schweizer Schriftsteller, Verfasser des „Eros". Vgl. Karschs Quellenmaterial und die Biographie von demselben im Jahrb. V, p. 447 ff. (Anscheinend bisexuell.)

Howard, Katharina, fünfte Gemahlin Heinrichs VIII. von England. Vgl. A. F. Pollard, Henry VIII. Edinburgh 1902 p. 271; und Tytler, Life of King Henry the Eighth, Edinburgh 183 p. 433 ff.

Humboldt, Alexander, Freiherr von, 1769—1859. Verfasser des Kosmos. Soll nie ein Weib berührt haben. Nach zuverlässigen mündlichen Überlieferungen homosexuell. Seinen Freund, der bei ihm als Kammerdiener lebte, setzte er als Universalerben ein. Viele feminine Stigmata, auch seine Handschrift ist charakteristisch.

Iffland, berühmter Schauspieler, 1759—1814. Das Material über seine Homosexualität von Kürschner zusammengestellt. Seine Berufung nach Wien scheiterte an seiner Veranlagung. Bemerkung von Kleist in seinem Briefe: „Wenn das Käthchen von Heilbronn ein Junge gewesen wäre". Vgl. Hajdecki: In der Halbmonatsschrift „Erdgeist" und Vossische Zeitung vom 23. Februar 1908.

James I., König von Schottland, später auch von England, 1566—1625. Seine Favoriten, die er zu großen Stellungen avancierte, mahnen an die Mignons von Henri III., von Frankreich. Die bedeutendsten waren Robert Carr, nachher Lord Somerset, der schöne junge Herzog von Buckingham und Stuart Herzog von Arran. Vgl. Dühren, Engl. Sittengesch. Bd. II, S. 11.

Jodelle, Etienne, 1523—1573. Französischer Dramatiker, der zusammen mit seinen Freunden seine eigenen Werke aufführte. Vgl. Kertbeny, Jahrb. VII, S. 44.

Johann Friedrich der Großmütige, Kurfürst von Sachsen, 1503—1554. Führer des Schmalkaldischen Bundes. Über seine Homosexualität. Vgl. Brief von Philips an Bucer 3. Jan. 1541. In „Publicationen der preußischen Staatsarchive" V. 1880—1891 p. 302.

Johann Wilhelm, Herzog von der Pfalz, Jülich und Berg, regierte 1690—1716. Wegen seiner Prachtliebe bekannt; starb kinderlos. Ihm folgte in der Regierung sein ebenfalls kinderloser Bruder Karl Philipp. Über seine Homosexualität vgl. Brief der Elisabeth Charlotte v. d. Pfalz vom 9. März 1709 und Jahrb. XIII, S. 62 u. f.

Johann XII., römischer Papst von 955—963, abgesetzt von Otto I., deutschem Kaiser. Vgl. Maimbourg, Histoire de la décadence de l'empire.

Julius II., Papst seit 1503—1513, geb. 1443. Eigentlicher Name Giulio della Rovera. Neffe Papst Sixtus' IV. Verlieh einem geliebten Diener die Kardinalswürde. Unter ihm große Verbreitung der Homosexualität bei Bischöfen, Prälaten und Kardinälen. Vgl. Gir. Priuli, Diarion II., 102—104 und III. 42; auch L. Frey l. c. p. 105. Beschützer Bramantes und Michelangelos. Große Verdienste um die Kunst. Bau der Peterskirche.

Julius III., Papst von 1550—1555. Vgl. Ranke, die römischen Päpste in den letzten vier Jahrhunderten. Lpz. 1889.

Jungingen, Ulrich von, gest. 1410 in der Schlacht bei Tannenberg. Berühmter Hochmeister des deutschen Ordens. Als homosexuell u. a. erwähnt bei Ungern-Sternberg. Jahrb. IV. p. 458 ff.

Karl I. von Württemberg, 1823—1891. Seine Homosexualität wurde dadurch bekannt, daß er in einen Skandal verwickelt wurde, der seine Günstlinge — junge Amerikaner — betraf. Vgl. Baron St . . . . r: Hof und Gesellschaft in deutschen Residenzen. Berlin 1895, S. 292 f.

Karl II. und Karl III. von Parma. Vgl. Pisanus Fraxi, Catena librorum tacendorum, London 1885 p. XIV, Anm. 9.

Karl XII., König von Schweden, geb. 1682 (König seit 1697), gest. 1718. Von seiner Weiberfurcht und intimem Verkehr mit den Kriegern seines Heeres wird viel erzählt. Vgl. Anders Fryxell, Berattelser ur svenska historien. Bd. XXI, S. 49, 224, 301. Vgl. auch: „Geschichte Karls XII." von Hofprediger J. A. Nordberg. (Zeitgenosse Karls XII.) und Französische Ministerbriefe: Relation de l'état de la Suède. Oktober 1718. — Seine Freunde waren u. a. Axel Wachtmeister, General Rehnsköld, General Stenbock und Prinz Maximilian von Württemberg.

Karl XV., König von Schweden und Norwegen, geb. 1826, gest. 1854, zeitgenössischer Traditionen zufolge bisexuell, stand in intimem Verhältnis zu einigen Adjutanten.

Katharina II. von Rußland, Sophie Auguste von Anhalt-Zerbst, geb. 1729 (Kaiserin seit 1762). Verheiratet mit Peter III. von Rußland, der auch als homosexuell galt. Bekannte Verhältnisse mit der Fürstin Daskow, mit der Protasow und der Branitzka. Vgl. Stern, Geschichte der öffentlichen Sittlichkeit in Rußland, und Chevalier, Une maladie de la personalité. p. 123. (Wohl bisexuell.)

Kierkegaard, Sören, Dänischer Schriftsteller. Seine Homosexualität behauptet Hansen in seiner Biographie über Andersen Jhb. III. p. 203. (Unsicher.)

Kulke, Eduard, gest. 1894. Dichter und Schriftsteller. Homosexuell nach eigenem Bekenntnis. Biographie von F. Krauss in Jahrb. IX. S. 313.

Kunst, Wilhelm, 1799—1859. Berühmter Berliner Schauspieler. Aus Wien wurde er 1840 wegen eines nächtlichen homosexuellen Skandals ausgewiesen. Vgl. L. Frey 1. c. p. 168.

Kutusoff, berühmter russischer Generalfeldmarschall. Starb an Herzschlag während eines homosexuellen Exzesses mit einem Soldaten im großen Feldzuge gegen Napoléon.

Lamoricière, Christophe, 1806—1865. Französischer Divisionsgeneral. Befehlshaber in Algerien. Homosexuell nach eigenem Geständnis in A. Hamond, La France sociale et politique.

Larochfoucauld, Marquis von, Großcomthur des als homosexuell bekannten Ordens der Rosenkreuzer in Frankreich. Vgl. Otto de Joux, Die Enterbten des Liebesglückes. p. 126.

Latini, Brunetto, 1210—1294. Italienischer und französischer Schriftsteller, Verfasser einer großen Enzyklopädie. Vgl. Verschuer. Jahrb. VIII, S. 354.

Leclercq, Théodore (1777—1851), französischer Dramatiker, vgl. Mémoires de Philarèh Charles, Paris 1876, Bd. I S. 310.

Lefroy, Edward, Cracroft. 1858—1892. Englischer Dichter. Seine Gedichte verraten eine stürmische Bewunderung athletischer Jünglinge. Gab eine Sammlung „Echoes from Theocrit" heraus. (Nach Pavia.)

Leighton, Francis Lord, 1830—1896. Englischer Maler und Bildhauer. Nach Pavia wird seine Homosexualität von maßgebender Seite bekundet.

Leo X., römischer Papst, geb. 1475 (Papst von 1513—1521). Eigentlich Giovanni di Medici. 2. Sohn Lorenzo di Medicis. Mehr für Kunst und Wissenschaft als für Religion begeistert. Vgl. über seine homosexuelle Anlage: Paulus Jovius: „Vitae Leonis" Buch IV.

Leominier, Professor am Collège de France, Mitarbeiter der „Revue des Deux Mondes", vgl. Pisanus Fraxi, Centuria librorum absconditorum, London 1879, p. 411.

Leonardo da Vinci, 1452—1519. Vielseitigster Künstler und Gelehrter der Renaissance. Im Alter von etwa 20 Jahren homosexuellen Verkehrs wegen verurteilt. Inniges Freundschaftsverhältnis zu Cesare Borgia. Starb in den Armen seines Lieblingsschülers Melzi. Unter den italienischen Urningen herrscht die Überlieferung, daß die vier

Jünglingsstatuen an den Sockelecken seines Denkmales in Mailand seine homosexuellen Lieblingsschüler gewesen seien, die er als Modelle und Schüler bei sich aufnahm. Vgl. u. a. L. Frey, l. c. p. 14q und Walter Pater, Die Renaissance, Studien in Kunst und Poesie, Lpz. 1902, und Sigmund Freud, Eine Kindheitserinnerung des Leonardo da Vinci. Wien.

Lorrain, Jean, berühmter französischer Romanschriftsteller. — Numa Prätorius hat Originalbriefe von ihm in Händen gehabt, in denen er sich aufs deutlichste über seine homosexuellen Empfindungen ausläßt.

Ludwig II., König von Bayern, 1845—1886. Seine homosexuellen Neigungen scheinen zweifellos. Über die Aufhebung seines Verlöbnisses mit Sophie, Prinzessin von Alençon, vgl. Beilage zum „Hausdoktor" Nr. 329 1897 vom Verfasser, und Jhb. V, i p. 83 ff. L. Frey, l. c. p. 83 und E. von Kupffer, l. c. p. 166.

Ludwig XI. König von Frankreich, geb. 1423 (König seit 1461), gest. 1483. Bekannte homosexuelle Verhältnisse mit seinen Höflingen und „Beischläfern" Philippe de Commines und Louis de Cressol. Vgl. Müller, Geschichte der schweizerischen Eidgenossenschaften. IV. Bd. p. 621 und Anm. 252 und 253.

Ludwig XIII. König von Frankreich. 1601 (König seit 1610) bis 1643. Seine Günstlinge waren Marquis von Cinq-Mars und Graf de Luynes. Vgl. Batifol „Louis XIII. à vingt ans." und Tallemant des Reaux, Les Historiettes 3. A. Paris 1862. II. Teil p. 87. Prätorius hat eine bisher noch nicht veröffentlichte Arbeit zum Nachweis seiner Homosexualität beendet; er hält es für falsch, daß Cinq-Mars homosexuell war; im Gegenteil, gerade seine Liebe zu Weibern, die ihn oft hinter dem Rücken des Königs aus dem Palast trieb, war mit an der Erbitterung des Königs gegen ihn schuld.

Ludwig XVIII., König von Frankreich (regierte von 1814 bis 1824), hatte nach Thierry ein Liebesverhältnis mit dem Grafen d'Avaray. Vgl. Pisanus Fraxi, Catena librorum tacendorum, London 1885, p. XIV.

Lully, Giovanni Battista, 1633—1687, berühmter französischer Komponist. Vgl. Pisanus Fraxi, Centuria p. 411.

Macdonald, Sir Hector, 1850—1903, englischer Feldherr. Beging Selbstmord infolge der Entdeckung homosexuellen Verkehrs in Ceylon. Vgl. Jhb. V, 2. p. 1322.

Machiavelli, Niccolò, 1469—1521. Italienischer Staatsmann und Geschichtsschreiber, berühmt durch seine Schriften über das Wesen des Staates. Vgl. Kertbeny, Jahrbuch VII S. 44. (Unsicher.)

Magnus Eriksson, König von Schweden und Norwegen, geb. 1316. Wurde König von Schweden im Jahre 1319, heiratete die Gräfin Blanche de Namur und hatte mit ihr drei Söhne. Seine Regierung war unglücklich, zum großen Teil weil er durch Bevorzugung junger Günstlinge Neid und Feindschaft bei den mächtigen alten Familien in beiden Königreichen hervorrief. Besonderes Ärgernis erregte sein Freundschaftsverhältnis zu einem jungen Mann von geringer Geburt, namens Bengt Algotsson, den er zum Herzog ernannte. König Magnus wurde seiner Neigungen wegen Smek (= der Schmeichelnde, Zärtliche) genannt. Er wurde im Jahre 1363 vom Throne verjagt und starb von allen verlassen als Landflüchtiger unglücklich im Jahre 1374. Vgl. Spuren von Konträrsexualität bei den alten Skandinaviern. Jhb. IV. p. 244—263.

Maillard, Jean, französischer Gelehrter des 16. Jahrhunderts. Vgl. dieses Handbuch II, 212.

Manuel I. Kaiser des oströmischen Reiches. 1143—1180. Vgl. Herzberg, Geschichte der Byzantiner. p. 292.

Maria Adelaide von Savoyen, Tochter des Viktor Amadeus, Königs von Sardinien. Homosexuelle Verhältnisse mit Mme. de Maintenon, der Herzogin von Villeroi, Mme. du Ras und der Maréchale d'Etrées. Vgl. Briefe der Elisabeth Charlotte von der Pfalz, vom 4. Nov. 1718 und 26. Mai 1719.

Maria Karolina, Königin von Neapel und beider Sizilien, geborene Erzherzogin von Österreich, Tochter Maria Theresias und Franz' I. 1752—1814. Äußerst männlicher und herrschsüchtiger Charakter, führte die Regierung für ihren schwachen Gemahl Ferdinand I. Vgl. M. Brosch, Königin Maria Karolina von Neapel, in Historische Zeitschr. Bd. 53.

Marie Antoinette von Österreich, Königin von Frankreich. 1755—1793. Tochter Maria Theresias. Soll nacheinander zwei Verhältnisse mit der Gräfin von Polignac und der Prinzessin von Lamballe gehabt haben. Vgl. Essai historique sur la vie privée de Marie-Antoinette d'Autriche, reine de France, 1789, p. 13, und Dreux de Radier, Memoires historiques et anecdotes sur des Reines et régentes de France, Paris 1827, Tome 6me. (Sehr fraglich.)

Marlowe, Christopher, 1564—1593. Englischer Bühnendichter. Mysteriöser Tod bei entstandener Schlägerei wegen „unzüchtiger Liebe". In „Edward the Second" malt er die homosexuelle Liebe in überzeugenden Farben.

Maupin, Mademoiselle de, 1673—1707, sehr virile transvestitische Urninde, Opernsängerin und Fechtmeisterin, deren abenteuerliches Leben, das sie im Kloster endete, bereits Ulrichs in „Prometheus" erwähnte. Über ihre Biographie und ihre Homosexualität vgl. Karsch in Jhb. Bd. V.

Mazarin, Jules, 1602—1661. Kardinal und Erzieher Ludwigs XIV. Vgl. Pierre Dufour, Histoire de la prostitution chez tous les peuples du monde depuis l'antiquité la plus reculée jusqu'à nos jours. 8. Band S. 186. Bruxelles 1861. (Unsicher.)

Medici, Cosimo di. Erwähnt von Kertbeny Jhb. VII. p. 44.

Michel, Louise, 1833—1905. Mit dem Beinamen „la vierge rouge". Französische Revolutionärin. Vgl. v. Levetzows Studie in Jhb. VII, S. 307 ff.

Michel Angelo Buonarotti, 1474—1565. Berühmter Künstler der Renaissance. Maler, Bildhauer, Architekt und Dichter. Homosexualität tritt unzweifelhaft in seinen Sonetten und Briefen zutage. 32 jähriges Freundschaftsverhältnis mit Cavalieri. Nicht erotische Freundschaftsbeziehungen zu Vittoria Colonna. Vgl. Jhb. II. Prätorius, Michel Angelos Urningtum S. 254 ff. auch Ludwig Scheffler, Michel Angelo.

Montmorency, Herzog von, geb. 1595. Von v. Römer in seiner Biographie Heinrichs III. als Homosexueller angeführt. Jhb. IV. S. 572 ff.

Mosenthal, Salomon, 1821—1877. Schauspieldichter. Cf. u. a. Moll, Conträre Sexualempfindung, p. 142.

Müller, Johannes von, 1752—1809. Berühmter Geschichtsschreiber, dessen homosexuelle Veranlagung aus seiner Korrespondenz, besonders an den jungen v. Bonstetten, hervorgeht. Vgl. auch Goethes Bemerkung über ihn in seinen Gesprächen mit Eckermann. Seine Biographie von Karsch in Jhb. IV. p. 349.

Muretus (Muretius), Marc Antoine, 1562—1585. Berühmter Historiker, Philosoph und Jurist. Seiner Homosexualität halber gefangen genommen, entzog sich dem Feuertode durch die Flucht nach Italien. Vgl. Foisset, Bibliographie universelle. L. Frey. 1. c. p. 146.

Neuhoff, Theodor, Baron von, 1686—1756. Der Sohn eines westfälischen Edelmanns, der als Abenteurer die Welt durchstreifte;

1736—1738 König von Korsika. Über seine Homosexualität vgl. Carpenter, Die homogene Liebe S. 79.

Oldenburg, Herzog Elimar von. Von Otto de Joux, dessen Gönner er war, als homosexuell erwähnt.

Orléans, Philipp, Herzog von, Sohn Ludwigs XIII. Hauptquelle die Briefe seiner Gattin, Elisabeth Charlotte von der Pfalz (cf. Michaëlis, Aus den Briefen der Herzogin Elisabeth Charlotte von Orléans Jhb. XIII p. 62 ff.). Am 25. VI. 1721 schrieb sie: „Es ist leider balt 50 jahr, dasz ich von hausz weg bin wider meinen willen undt danck; denn der ehestandt ist mir ebensowenig zugestanden alsz Euch, liebe Louise. . . ." In den Chroniques pittoresques et critiques de l'Oeil de Boeuf (Paris 1823) wird über ihn gesagt: „De plus, un ton, un air, des attitudes féminines, et le goût étrange de s'habiller presque tous les jours en femme, pour se renfermer deux ou trois heures chez le chevalier de Lorrain, son favori."

Paget, Henry Cyril, 1875—1905. Bekannter, sehr frauenhafter Engländer, der in Weiberrollen zu tanzen und zu singen liebte.

Pater, Walter, Horatio, 1839—1904. Englischer Schriftsteller, Kritiker und Gelehrter. Einer seiner Biographen, Benson, „W. Pater, English men of letters series" (London 1906), sagt von ihm: „He was condemned by temperament to a certain isolation; he was outside the world and not of it. His genius was for friendship rather than for love and his circumstances and environment were favourable to celibacy and thus he passed through life in a certain mystery, though the secret is told for those who can read it in his writings." Vgl. auch Carpenter, Das Mittelgeschlecht, p. 114.

Paul II., Formosus, römischer Papst von 1464—1471. Eigentlicher Name Pietro Barbo. Zeigte sich nie ohne Schminke. Wegen seiner großen Rührseligkeit hatte er den Beinamen „Notre dame de la Pitié". Vgl. Prudhomme, Vergehungen der Päpste vom heiligen Peter bis auf Pius den VI. 1793 S. 527 und Gregorovius, Geschichte der Stadt Rom im Mittelalter vom V. bis zum XVI. Jahrhundert. 7. Band, Stuttgart 1894, S. 211.

Peter der Große, Kaiser von Rußland. 1672 (Kaiser seit 1682) bis 1725. Am bekanntesten unter seinen vier Freunden ist Mentschikoff, den er als Bäckerjungen kennen lernte und allmählich zum einflußreichen Kanzler aufsteigen ließ.

Platen-Hallermund, August Graf von, 1796—1835. Berühmter deutscher Dichter. Seine Homosexualität geht zweifellos aus seinen Gedichten und vor allen aus seinen Tagebüchern hervor. Der von Heinrich Heine auf ihn gemünzte Spott in der Reise nach Lucca erregte großes Aufsehen. Freundschaftsverhältnis mit Liebig, vgl. L. Frey, Jhb. VI. S. 357 ff; Moriz Carriere, Liebig und Platen in „Lebensbilder" Leipzig 1890, und vor allem seine Tagebücher, herausgegeben von Scheffler.

Poliziano (Angelo Ambrogini Bassi), 1454—1494. Dichter und Schriftsteller der Frührenaissance, ein Freund Ludovico Sforzas. Übersetzte die Ilias Homers. Vgl. Römers Androgynische Idee des Lebens. Jhb. VII. 2.

Raucourt, Marie Antoinette, 1753—1815. Berühmte französische Schauspielerin, Zeitgenossin der ebenfalls homosexuellen Sophie Arnould, und der Clairon. Vgl. Pierre Pic, Les heures libres. 2e série Paris 1910 S. 253.

Reichmann, Theodor, 1849—1903. Hervorragender Sänger an der Wiener Hofoper und in Bayreuth. Legte seinen homosexuellen Neigungen sehr wenig Zügel an und wurde mehrfach in Skandale verwickelt, was aber seiner großen Berühmtheit keinen Einhalt tat. Vgl. Meisner l. c. p. 17, und „Das perverse Berlin", S. 47.

Rhodes, Cecil, Begründer der südafrikanischen Union, soll homosexuell gewesen sein, ebenso wie seine Schwester. Vgl. Monatsberichte des W.-h.-K. April 1905.

Rimbaud, Jean-Arthur, 1854—1891. Französischer Dichter. Freund von P. Verlaine. Er durchstreifte fast die ganze alte Welt, nachdem 1871 Verlaine auf ihn aus Eifersucht geschossen hatte. Rimbauds Homosexualität bestreitet sein Verwandter Pater Berrichon aufs entschiedenste.

Robert von der Normandie, berühmter Heerführer. Ältester Sohn Williams I., des Eroberers von England. Vgl. Raffalovich, Uranisme et unisexualité p. 189.

Rochester, John Wilmot, Earl of, 1647—1680. Englischer Dichter, Günstling Karls II. War eine der auffallendsten Persönlichkeiten des damaligen sittenlosen Hofes. Verfasser des Päderastendramas „Sodom".

Romano, Giulio, (Giulio Pippi), 1492—1546. Italienischer Maler und Architekt, Schüler Rafaels. Vgl. Kertbeny, Jahrb. VII, S. 44.

Rudolf II. von Habsburg, deutscher Kaiser, 1576—1612. Bekannt wegen homosexueller Neigungen zu seinem Diener Philipp Lang. 16 Jahre mit der Infantin Isabella von Spanien verlobt, ohne sich zur Ehe entschließen zu können. Kunstliebhaber und Förderer der Wissenschaften. Freund Keplers und Tycho von Brahes. Vgl. L. Frey, l. c. S. 151, und Moll, Conträre Sexualempfindung, S. 113 bis 114.

Sadî, berühmter persischer Dichter. Vgl. dieses Handbuch, Bd. I, 803.

Schack, Adolf, Friedrich, Graf von, berühmter Dichter und Literaturhistoriker. In Molls konträrer Sexualempfindung ohne Nachweise als homosexuell bezeichnet. S. 143.

Schlegel, August Wilhelm, von, 1767—1845. Berühmter Kritiker und Orientalist. Bedeutender Übersetzer Shakespeares. 1804 Ehescheidung. Kertbeny Jahrb. VII, p. 44 ff. (Unsicher.)

Schomberg, von, Friedrich Armand, Graf, 1615—1690. Elisabeth Charlotte v. d. Pfalz berichtet ausführlich über seine Homosexualität. Nach dem Edikt von Nantes verließ er den Hof Ludwigs XIV., an dem er eine hervorragende Rolle gespielt hatte, und begab sich nach Brandenburg. Dort prominente Stellung, Général en chef sämtlicher Truppen. Nach dem Tode des Großen Kurfürsten mit Wilhelm von Oranien, seinem Freunde, nach England, dort gefallen. Vgl. Michaelis, Jahrb. XIII. p. 62 ff. und „Das perverse Berlin".

Schweitzer, Johann, Baptist, von, 1834—1875. Vorkämpfer der deutschen Sozialdemokratie. 1862 wegen homosexuellen Verkehrs in Mannheim verurteilt. Lassalle trat bei dieser Gelegenheit für ihn ein und brach für die Homosexuellen eine Lanze. (Vgl. oben p. 522.)

Selwyn, George, 1719—1791. Abgeordneter, hervorragend in der Gesellschaft seiner Zeit. Seine Indifferenz Frauen gegenüber war notorisch. Bei einer Hinrichtung erschien er einst in Weiberkleidern. Seine Homosexualität behauptet, aber nicht erwiesen, vielleicht nur Transvestit.

Sixtus IV., Papst von 1471—1484. Eigentlicher Name Francesco della Rovere. Soll seine Lieblinge zu Kardinälen gemacht haben. Auf ihn bezieht sich der Vers:

Roma quod ab inverso delectaretur amore
Nomen ab inverso nomine fecit amor.

Es wird berichtet, daß er einigen Kardinälen auf ihre Bitte, in der heißen Jahreszeit Sodomie treiben zu dürfen, dies erlaubt habe. Nach Stefano Infesuras „Diarion" bisexuell.

Soleime, de, berühmter Bibliophile. Vgl. Pisanus Fraxi, Centuria p. 411.

Stadion, Emmerich, Graf von, gest. 1900. Österreichischer Schriftsteller. Bekannt als der homosexuelle Freund Vacanos. Bild mit ihm in den „Geschlechtsübergängen".

Stein, Graf von, gest. 1860. Österreichischer General, in türkischen Diensten Ferhad Paschas. Homosexuell nach eigenem Bekenntnis. Erwähnt in Ulrichs „Ara spei".

Sullivan, Sir Arthur, 1842—1900. Komponist des „Mikado" und anderer bekannter Operetten. Seine Homosexualität wird von maßgebender Seite versichert.

Susse, de la, französischer Vizeadmiral unter Napoleon III. Vgl. Mémoires du Comte Horace de Viol Castel, Paris 1883, Bd. II, S. 195—196.

Swift, Jonathan, 1667—1745. Schriftsteller und Prediger. Berühmter Weiberfeind. Krafft-Ebing hielt ihn für asexuell, andere für sublimiert homosexuell.

Swinburne, Algernon Charles, 1837 geb. Bekannter englischer Dichter, der durch seine „Poems and Ballads" (1866) in England heftige Entrüstung erregte und dadurch zu einer Rehabilitierungsschrift fast gezwungen wurde. (Unsicher.)

Symonds, John Addington. Berühmter englischer Literarhistoriker und Schriftsteller. Mitarbeiter von Havelock Ellis. Über seinen Besuch bei Ulrichs in Aquila berichtet Bertz in Vierteljahrsberichte des W.-h.-K. Band I. 1909. p. 5. Vgl. auch Horatio F. Brown, John Addington Symonds, a biography. 2. A. London 1903 p. 467.

Tennyson, Alfred, 1809—1892. Poeta laureatus. Von Carpenter, Mittelgeschlecht, p. 46, als homosexuell genannt.

Tschaikowsky, Peter, 1840—1893. Berühmter russischer Komponist. Homosexuell nach eigenem Bekenntnis. Soll durch Selbstmord geendet haben.

Udall, Nicholas, 1506—1556. Verfasser der ersten englischen Komödie. Im Jahre 1541 wegen homosexuellen Verkehrs angeklagt, gestand er seine Schuld ein und wurde für kurze Zeit eingekerkert. Mußte sein Amt als Head-Master von Eton aufgeben. Vgl. Havelock Ellis, Studies in the Psychology of sex, Sexual inversion, Philadelphia 1901 p. 23.

Ulrichs, Karl Heinrich, 1825—1895. Einer der besten modernen Kenner der lateinischen Sprache. Herausgeber der lateinischen Zeitschrift „Alaudae". Vorkämpfer der Homosexuellen. Selbstbekenntnisse in seinen Schriften und Verwandtenbriefen.

Ungern-Sternberg, Alexander, Freiherr von, 1806—1868. Deutsch-russischer Romanschriftsteller, der in seinen Werken das Problem der Homosexualität vielfach und vielseitig behandelt hat. Hinsichtlich seiner eigenen Homosexualität vgl. Biographie von Karsch, Jahrbuch IV, S. 458.

Vacano, Emil Maria, 1840—1892. Österreichischer Schriftsteller. Homosexueller Freund des Grafen Stadion. Ihr Bild als Freundespaar findet sich in „Geschlechtsübergänge". Bevor er sich der Literatur zuwandte als Kunstreiterin Miß Corinna berühmt und gefeiert. Über seine wechselvolle Lebensgeschichte vgl. Otto de Joux, Die Enterbten des Liebesglückes. p. 230 ff. und L. Frey, l. c. p. 270.

Vandoeuvre, Nicolas, Bourbon de. Englischer Dichter, der um 1536 in London lebte. Über seine Homosexualität vgl. A. Woltmann: „Hans Holbein und seine Zeit". Bd. I. S. 406, Lpz. 1874.

Verlaine, Paul, 1844—1896. Dichter und Schriftsteller. Seinen Werken nach bisexuell. Freundschaftsverhältnis mit Rimbaud, auf den er schoß. E. v. Kupffer, l. c. p. 159 und 203. Moll, Berühmte Homosexuelle.

V e s t v a l i, Felicitas von, (A n n a M a r i e S t ä g e m a n n), 1829—1880. Sehr virile Schauspielerin und Theaterdirektorin. Sang und spielte hervorragend Männerrollen. Über ihre Homosexualität vgl. die Biographie von R o s a v o n B r a u n s c h w e i g im Jahrb. V, i. p. 437.

V i l l a r s, Marschall de, 1653—1734. Französischer Feldherr. Als homosexuell bezeichnet in den Briefen der E l i s a b e t h C h a r l o t t e von der Pfalz.

V i s c o n t i, Philipp Maria, Herzog von Mailand. 1391—1447. Zweiter Sohn des Herzogs L u d w i g von Orleans. Mit ihm starb die männliche Hauptlinie der V i s c o n t i aus. Vgl. v. M ü l l e r, Geschichte schweizerischer Eidgenossenschaften. II. Bd. p. 567/568.

W a l p o l e, Horace, später Earl of Oxford, 1717—1797. Schriftsteller, Kunstliebhaber usw. Galt nach P a v i a als homosexuell. Sein bester Freund war Selwyn.

W h i t m a n, Walt, 1819—1892. Einer der bedeutendsten Dichter des modernen Amerika. Der Nachweis seiner Homosexualität ist in gewissenhafter und überzeugendster Weise von Eduard Bertz in „W. W., ein Charakterbild" im VII. Bande des Jahrbuches (p. 153—287) geführt auf Grund seiner Persönlichkeit, seiner Dichtungen und seiner Beziehungen (das langjährige unzweifelhaft homosexuelle Verhältnis zu Peter Doyle, einem geborenen Irländer, den W. als 19 jährigen Straßenbahnkondukteur kennen lernte). — Eine Entgegnung von Johannes Schlaf veranlaßte Bertz zu einer Monographie „Der Yankee-Heiland" (Dresden 1906), in der der Nachweis von W.s Homosexualität, wenn möglich, noch zwingender als vorher erbracht wird, vor allem kommen in Betracht Kap. III „Leitende Charakterzüge" (S. 37—45) und Kap. XIII (S. 222—232) „Das Evangelium der Kameradschaft". 1907 folgten von Bertz: „Whitman-Mysterien. Eine Abrechnung mit Johannes Schlaf." Berlin. 1908: „Posthumes von Walt Whitman", Zeitschrift f. Sexualwissenschaft Nr. 6, S. 383/4. 1910: Referat über O. E. Lessings Aufsatz: Whitman and his German critics. Vierteljahrsberichte des W.-h.-K. I. Jhgg. p. 420/1. 1911: Goldenes Buch der Weltliteratur, S. 332—333. Neues Kapitel über W. W. (Berlin und Stuttgart). 1913: Referat über „Walt Whitman's Anomaly" by W. C. Rivers, in Jhb. XIII, S. 451—454. Neue heftige Angriffe gegen Bertz erfolgten neuerdings in Frankreich durch B a z a l g e t t e (im Mercure de France), die Bertz in drei „offenen Briefen" im Mercure de France: A propos de Walt Whitman. Paris, 1. Juli 1913, 1. Okt. 1913, und 15. November 1913, schlagend widerlegte. Das Kapitel Whitman-Bertz-Schlaf-Bazalgette ist überaus bezeichnend für die auf dem Gebiete der Homosexualität noch heute geübte Vertuschungsmethode. Eine zusammenfassende Arbeit betitelt „Walt Whitman und die Seinen, eine abschließende Kritik" hat Bertz unter der Feder.

W i l d e, Gozewijn de, holländischer Präsident, wurde 1446 wegen Sünde „gegen die Natur" enthauptet. Jahrb. VIII, 389.

W i l d e, Oscar, 1856—1900. Englischer Dichter, dessen Homosexualität durch seinen Prozeß im Jahre 1895 weltbekannt wurde. Vgl. Laupts, L'Homosexualité et les types homosexuelles (Paris 1910), s. 125 ff. und Biographie von Dr. P r ä t o r i u s im Jahrb. III, S. 265 ff. und O s. S ero , Der Prozeß Wilde und das Problem der Homosexualität. Leipzig 1896.

W i l h e l m III., Prinz von Oranien, später König von England, 1650—1702. Seine Leidenschaft für B e n t i n c k, späteren Herzog von P o r t l a n d, in dessen Armen er starb. Vgl. die Briefe der Herzogin E l i s a b e t h C h a r l o t t e von der Pfalz vom 12. Okt., 4. Nov. und 13. Dez. 1701 (in der Bibliothek des literarischen Vereins in Stuttgart. 1888), die auch seine Günstlinge und andere Homosexuelle Englands nennt.

William II., König von England, 1087—1100. Seine Homosexualität zu seinen Lebzeiten sehr bekannt, wurde durch einen Pfeil erschossen. Vgl. Dühren, Englische Sittengeschichte Bd. II. und Raffalovich .l. c. p. 34 und 222.

Winckelmann, Johann Joachim, 1717—1768, geboren in Stendal, ermordet in Triest durch den Erpresser Arcangeli. Einer der bedeutendsten Kunsthistoriker und Archäologen aller Zeiten. An Lambrecht schreibt Winckelmann: „Mein Auge weint vor innerster Sehnsucht gegen dich. Mein Geist weicht aus den Schranken, wenn ich an dich denke. Nun erkenne ich die Macht der Liebe.“ Als homosexuell erwähnt von Goethe in seiner Schrift „Winckelmann“. Vgl. auch Walter Pater, Die Renaissance, Studien in Kunst und Poesie, Leipz. 1902; Herbert Eulenberg, Neue Bilder, Berlin 1912; L. Frey, l. c. S. 199 ff.; E. v. Kupffer, l. c. S. 112.

Wood, John. Berühmter Edinburgher Philanthrop. Vgl. Dühren, Engl. Sittengeschichte II, 38—39.

Wortley-Montague, Lady Mary, 1713—1776, Reisende, geistreiche Schriftstellerin von stark männlichem Charakter. Vorliebe für männliche Homosexuelle, wie Lord Hervey, nach anderen selbst homosexuell.

Zinzendorf, Nikolaus Ludwig, Graf von, 1700—1760. Gründer der Sekte der Herrenhuter. Wird von Pfarrer Pfister und Kertbeny für homosexuell gehalten (falls ja, stark sublimiert). Vgl. Pfister, Die Frömmigkeit des Grafen von Zinzendorf, Wien. Nr. VIII der Schriften zur angewandten Seelenkunde von Freud.)

Überblicken wir diese Liste, können wir nicht anders, als Forel recht geben, wenn er ausruft: „Das Urningtum hat in der Weltgeschichte eine viel größere Rolle gespielt als man glaubt.“

Aus dem, was ich über die Symbiose des Homosexuellen mit der heterosexuellen Majorität, sei es in kleineren Verbänden, sei es innerhalb der Gesamtheit, sagte, geht schon hervor, daß er den einzelnen, dem er seine Liebe zugewandt hat, in besonderem Maße zu fördern bemüht sein wird. Daß dies tatsächlich der Fall ist, könnte ich durch sehr viele Beispiele aus meiner Erfahrung und viele Zitate belegen.

Die Zahl der heterosexuellen Jünglinge, die auf Kosten Homosexueller höhere Schulen besuchten, Fachunterricht genossen, studierten oder eine künstlerische Ausbildung erhielten, ist Legion. Es gibt viele, die entbehrten und darbten, um ihren Freunden von ihrem Verdienst ein ihren Fähigkeiten entsprechendes Studium zu ermöglichen. Das Beispiel, das ein anonymer Autor an Hand von Tagebüchern in einem „Triumph der Liebe“ betitelten Schriftchen gibt, ist nichts Besonderes. Die große Fürsorglichkeit homosexueller Männer und Frauen für die von ihnen geliebten Personen macht es begreiflich, daß Heterosexuelle so oft Uraniern in aufrichtigster Zuneigung ergeben sind, so daß sie in manchen Fällen sogar, wie ein Homosexueller schreibt, „dem urnischen Herzensfreund, die Vorzüge seines Wesens erkennend, vor der Gattin, ja vor den Kindern den Vorrang lassen, fühlend, daß sie in ihm ein zweites Selbst gefunden haben“. Mehr als einmal sagten mir Heterosexuelle, die in Begleitung ihrer homosexuellen Freunde zu mir kamen, daß sie lieber „ihr Mädchen als ihren Freund missen möchten; ein Weib fänden sie wieder, aber einen solchen Freund nicht“. Allerdings hindert die Sympathie für den einzelnen Homosexuellen sie oft nicht, der Homosexualität als solcher nach wie vor antipathisch gegenüberzustehen. A. v. d. Eken[27]) hebt hervor, „daß fast alle älteren Urninge eifrig bestrebt sind, den jüngeren Freund ethisch auf eine höhere Stufe zu heben". Homosexuelle Frauen stehen hinsichtlich der Opferwilligkeit urnischen Männern nicht nach; wir sehen sie aufs eifrigste für ihre Freundinnen bemüht, keine Arbeit, keinen Weg scheuend, um ihnen Stellungen, oder, wenn es Künstlerinnen sind, Anerkennung zu verschaffen. Ich habe diesen Zug, der ja nicht der homosexuellen Liebe, sondern der Liebe an und für sich eigen ist, oft beobachten können. Das ist keine Schönfärberei, sondern eine einfache Wiedergabe von Erfahrungstatsachen. Erweist sich die homosexuelle Liebe schon in Zeiten ihrer Verfolgung sozial so fördersam, um wie viel mehr muß das der Fall gewesen sein, als sie sich frei entfalten konnte. Wir verstehen, wenn wir uns dies vor Augen führen, die Worte, die Plato im Symposion dem Phädros in den Mund legt: „Keinen größeren Segen kenne ich, als für einen in das Leben eintretenden jungen Mann einen tugendhaften Liebhaber oder für einen Liebhaber einen geliebten Jüngling. Denn das Prinzip, von dem sich alle Menschen, die ein edles Leben zu führen wünschen, leiten lassen sollten, dieses Prinzip, sage ich, ist weder die Verwandtschaft, noch die Ehre, noch der Reichtum, noch irgendein anderes Motiv so gut einzupflanzen imstande, als die Liebe"; wir begreifen, wenn Carpenter die Homosexualität als eine soziale Macht bezeichnet, und Bethe[28]), ohne das biologische Fundament der Homosexualität zu kennen, lediglich auf Grund empirischen Geschichtsstudiums ausruft: „Ist es nicht die wunderbarste Erscheinung in der Geschichte der menschlichen Kultur? Eine Handlung überheißer Sinnlichkeit, unnatürlich, wird zur Sitte, wird anerkannt, geachtet, geheiligt, sie wird das Fundament reinen Strebens, unbedingter Treue, unbegrenzter Aufopferung, hoher Sittlichkeit."

---

[27]) Loc. cit., p. 40.

[28]) Bethe über „Die dorische Knabenliebe, ihre Ethik und ihre Idee", im Rh. Mus. f. Phil., Bd. 62, N.-F., Heft 3, p. 438—475.

EINUNDDREISSIGSTES KAPITEL.

Gruppenleben und Sammelstätten homosexueller Männer und Frauen.

Wenden wir uns nun der Gruppenbildung der Homosexuellen untereinander zu, so wollen wir zunächst zwei weitverbreitete Vorstellungen berichtigen; die eine geht dahin, daß, wenn Homosexuelle mit einander befreundet sind, zwischen ihnen auch ein sexueller Verkehr stattfindet. Nichts ist irrtümlicher als dies.

Ein Urning erzählte mir einmal, daß sein heterosexueller Bruder, dem er sich anvertraut hatte, ihm nicht glauben wolle, daß er mit seinem ebenfalls homosexuellen Kompagnon — beide hatten zusammen ein Bankgeschäft, waren Mitte der Vierzig und ephebophil — nie geschlechtlichen Umgang gehabt hätte. Ähnlich berichtete mir ein österreichischer Aristokrat, der schon seit seiner Schulzeit mit einem gleichveranlagten Schulfreund aus wohlhabender Bürgerfamilie eng befreundet war, daß des letzteren Mutter energischen Einspruch erhob, als sie sich einen gemeinsamen Haushalt gründen wollten. Schon früher war ihnen aufgefallen, daß, wenn er seinen Freund besuchte, sich stets die Mutter oder deren Tochter mit einer Handarbeit in das Zimmer setzte, etwa so, wie man es bei Brautpaaren zu tun pflegt, um sie nicht in Versuchung zu führen. Es stellte sich nun heraus, daß tatsächlich die Mutter der Meinung gewesen war, daß beide, wenn sie allein in der Stube wären, ihren homosexuellen Trieb nicht würden beherrschen können, während sie in Wirklichkeit nichts als bloße Freundschaft verband; das sexuelle Interesse bezog sich bei beiden auf Soldaten. Man übersieht eben leicht, daß die Homosexuellen neben erotischen Bedürfnissen ein naturgemäßes Verlangen nach Aussprache und Verständnis haben, was sie bei Gleichgearteten am ehesten finden.

Eine zweite, nicht selten geäußerte Anschauung, die ebenso unrichtig ist, wie die soeben gekennzeichnete, ist die, daß die Homosexuellen untereinander einen großen Geheimbund bilden mit allerlei Zeichen, Schutz- und Trutzeinrichtungen. In Wirklichkeit liegt es so, daß sie, von kleineren Konventikeln abgesehen, des Solidaritätsgefühls fast gänzlich ermangeln, ja daß es kaum eine zweite Menschenklasse gibt, die sich in so geringem Grade zur Wahrnehmung gemeinsamer Rechts- und

Lebensinteressen zu organisieren verstanden hat, wie sie, so daß im wesentlichen auch heute noch das Wort eines ihrer Schilderer[1]) Geltung hat, daß sie „nichts als eine führerlose, verstreute Zahl rechtloser Parias“ sind.

Der Gründe hierfür sind mancherlei; zunächst bei vielen eine namenlose Scham und Angst, ein anderer könne wissen, daß sie homosexuell sind, selbst, wenn der andere auch homosexuell ist; habe ich doch Fälle erlebt, in denen ein Homosexueller, der wußte, daß sein Bruder homosexuell war, nicht wollte, daß dieser von ihm das gleiche erfuhr. Ferner besteht häufig bei homosexuellen Männern und Frauen eine Antipathie gegen Homosexuelle, namentlich mögen femininere urnische Frauen die männlichen Weibertypen, virilere Urninge die feminineren „nicht ausstehen“, wenn sie nicht etwa gerade sexuell durch sie angezogen werden, was aber selten ist. Ich habe von Urningen sagen hören, daß ihr ganzer Interessenkomplex einschließlich ihrer erotischen Richtung so sehr dem normalsexuellen Teil der Menschheit gehörte, daß für Homosexuelle nichts übrig bliebe. Zu berücksichtigen ist auch, daß die große Geschmacksdifferenzierung insofern eine Annäherung erschwert, als der ephebophile Mann dem gerontophilen, die homosexuelle Frau, die Mädchen niederen Standes liebt, der Urninde, die für elegante Weltdamen empfindet, fast eben so fremd gegenübersteht, wie einer Person des anderen Geschlechts. Lieben aber zwei oder mehrere ein identisches Genre, so fürchten sie wiederum den Wettbewerb. Andererseits werden Verbände größeren Umfanges auch dadurch erschwert, daß es trotz aller Bemühungen schwer hält, das sexuelle Moment völlig auszuschalten, was leicht dann zu allerlei Mißhelligkeiten, vor allem zu Ablenkungen vom eigentlichen Ziele der Korporation, auch wohl zu Eifersüchteleien führen kann.

Aus alledem geht hervor, wie schwer es ist, Homosexuelle selbst für ihre lebenswichtigsten Angelegenheiten, wie beispielsweise für ihre Befreiung von sozialer und gesetzlicher Ächtung, zu sammeln. Kleinere Verbände Homosexueller existieren aber gleichwohl und haben stets existiert, wobei sich nicht verkennen läßt, daß die Grenzen zwischen denen, die lediglich gesellschaftlichen Zwecken dienen und solchen, in denen sexuelle Anknüpfungsabsichten mehr oder weniger bewußt hineinspielen, oft schwer zu ziehen sind. Verhältnismäßig am seltensten sind solche, die den Charakter urnischer Klubs oder Logen tragen, immerhin dürften sie etwas häufiger sein, als selbst eine sorgsame Durchforschung des Materials lehrt, da sie ihrem Charakter entsprechend sehr diskret gehalten wurden.

Von Zeit zu Zeit kommt es vor, daß die Polizei in irgendeinem Orte eine solche homosexuelle Gemeinschaft entdeckt und — oft genug durch Verrat aus eigenem Lager — aushebt. Der von den Mitgliedern dann meist angeführte Einwand, daß das sie einigende Bindemittel lediglich das aus der Gemeinsamkeit der Lebensschicksale sich ergebende Gefühl der Zusammengehörigkeit sei, findet bei der Behörde nur selten Glauben. Wir erwähnten oben einen solchen Fall aus Belgrad; auch in Budapest ereignete sich kürzlich ein ähnlicher.

---

[1]) Das perverse Berlin, a. a. O. p. 102 f.

„Im schönen Wien", schreibt Otto de Joux[2]), „soll es, wenn wir den Schilderungen der Tagespresse Glauben schenken dürfen, einen Prozeß gegeben haben, in welchem ein Uranidenbund, der sich ‚Klub der Vernünftigen' nannte, an das Tageslicht gezerrt wurde. In Rom", fügt er hinzu, „gibt es, in tiefstes Schweigen gehüllt, einen ‚Club degli ignoranti', in Brüssel eine ‚Réunion philantropique', deren unveröffentlichte Statuten vom Geiste des Uranismus, im edelsten Sinne, durchtränkt sind." In Frankreich galten als homosexuelle Orden die Rosenkreuz-Ritter, deren Groß-Komthure der Marquis von Larochefoucauld und der Romanschriftsteller Sar Josephin Péladan — wohlgemerkt nicht Joseph oder Josephine, sondern Josephin — waren. Als Hauptordensregeln waren aufgestellt: Strengste Keuschheit, Tugendübungen und Mildtätigkeit. Mitglieder sollten nur durchaus unbefleckte Männer vom Jünglings- bis zum Greisenalter sein, die noch niemals weibliche Lippen geküßt. In England wurde mir vor Jahren von einem hochstehenden Homosexuellen ein Siegel gezeigt, das das Abzeichen einer sehr geheim gehaltenen Urningsloge sein sollte. Während meines letzten Besuches in England (Sommer 1913) wurde ich in einen urnischen Klub eingeführt, an dessen Spitze ein englischer Major steht. Die wenig komfortablen Klubräume unweit vom Piccadilly-Circus füllten sich erst nach Mitternacht, waren dann aber überaus stark besucht. Die Klubmitglieder — mehrere Hundert — gehören allen Gesellschaftsschichten an. Eine Hauptunterhaltung bildete der Tanz, in dem viele der jüngeren „Urningsfreunde" hervorragendes leisteten. Dühren[3]) gibt verschiedene Literaturbelege, daß im 18. Jahrhundert in London „mehrere geheime päderastische Klubs" existierten. Otto Fürst von Bismarck erwähnt in seinen „Gedanken und Erinnerungen"[4]), daß unter den „Untersuchungen", die er als junger Referendar in Berlin im Jahre 1835 zu führen hatte, den nachhaltigsten Eindruck bei ihm eine in Berlin weitverzweigte Verbindung zum Zwecke der unnatürlichen Laster hinterlassen hätte. Er erwähnt die „Klubeinrichtungen der Beteiligten, ihre Stammbücher, die gleichmachende Wirkung des gemeinschaftlichen Betreibens des Verbotenen durch alle Stände hindurch" und sagt: „Die Verzweigungen dieser Gesellschaft reichten bis in hohe Kreise hinauf. Es wurde dem Einfluß des Fürsten Wittgenstein zugeschrieben, daß die Akten von dem Justizministerium eingefordert und, wenigstens während meiner Tätigkeit an dem Kriminalgerichte, nicht zurückgegeben wurden." Selbst an ganz kleinen Plätzen ist man gelegentlich solchen geheimen Verbindungen auf die Spur gekommen. In einer Großstadt Norddeutschlands gibt es einen Klub Homosexueller mit zahlreichen Mitgliedern, der den Namen führt „zum grünen Jungfernkranz", in einer österreichischen Hauptstadt einen Urningsklub mit dem Namen „entre nous", ein russischer Urningsklub heißt „neuhellenischer Bund". In Moskau existierte lange Zeit ein Klub homosexueller Künstler und Gelehrter, der nur zweimal im Jahr zusammentrat, einmal um Platons Symposion, das anderemal, um das Gastmahl des Trimalchio zu begehen.

Unter den homosexuellen Frauen gibt es ganz entsprechende Vereinigungen. Schon Jean Hervez[5]) erwähnt unter den „Liebesgesellschaften des XVIII. Jahrhunderts" die dem lesbischen Kulte gewidmete Sekte der „Anandrynen". Wie Dühren[6]) im „Marquis de Sade

[2]) Die Enterbten des Liebesglückes. p. 126.

[3]) Engl. Sittengeschichte II. p. 19—30.

[4]) 1898 Stuttgart. I. Band p. 6.

[5]) Hervez, Jean, Les sociétés d'amour au XVIIIe siècle. (Paris 1906.)

[6]) Dühren, Eugen, Der Marquis de Sade und seine Zeit.

und seine Zeit" mitgeteilt hat, schildert H e r v e z die Gebräuche dieser Sekten, wie die Zeremonien bei Aufnahme einer Lesbierin. Beide Autoren stützen sich auf die Schrift „L'Espion anglais", in der sich ein Panegyricus auf die „Freuden zwischen Frau und Frau" findet, und die lesbische Liebe als eine für die Frau körperlich und geistig weniger schädliche, edlere Liebe herausgestrichen wird.

In Berlin erregte vor einigen Jahren ein Beleidigungsprozeß Aufsehen, den die Vorsitzende eines homosexuellen Frauenklubs, der sich „neue Damengemeinschaft" nannte, gegen einen Zeitungsredakteur angestrengt hatte. Eine Berliner Spezialität scheinen die K e g e l k l u b s zu sein, deren Mitglieder ausschließlich homosexuelle Frauen aus dem Volke sind. Von einer etwas weitergehenden Exklusivität abgesehen, unterscheiden sich diese Klubs nicht wesentlich von den Zusammenkünften, die in Berlin und anderen Städten an regelmäßigen Abenden von Homosexuellen in bestimmten Lokalen veranstaltet werden; es ist gewöhnlich eine Person, um die sich die anderen gruppieren, doch bewirtet sich jeder aus eignen Mitteln. Vielbesucht ist seit langen Jahren der „Klub Lohengrin", welcher sich um einen unter dem Namen „Die Königin" bekannten Weinhändler zusammenfand. Während hier die Unterhaltung in musikalischen und deklamatorischen Darbietungen besteht, tragen andere dieser Vereinigungen, wie die „Gemeinschaft der Eigenen", die „Platen-Gesellschaft" einen mehr literarischen Charakter.

Viel häufiger als solche vereinsmäßigen bilden die Urninge unter sich freie gesellschaftliche Z i r k e l. Wenn auch die Mehrzahl der Homosexuellen in selbstgewählter Einsamkeit lebt, die nirgends so erreichbar ist, wie in weltstädtischer Menschenfülle, oder aber sich ausschließlich einer einzigen Person widmen, so ist doch die Zahl derer ebenfalls groß, die mit anderen homosexuellen Personen gesellschaftliche Fühlung und Aussprache suchen. Viele Urninge, die durch ihr Wesen und Wissen jedem Kreise zur Ehre gereichen würden, fühlen sich schließlich in normalen Gesellschaften überhaupt nicht mehr wohl. Die Heuchelei, beispielsweise die ihnen als Junggesellen immer wieder zuerteilten Damentoaste werden ihnen immer peinlicher, und wenn sie erst einmal die Geselligkeit kennen gelernt haben, in der sie sich so geben können wie sie sind, ziehen sich nicht wenige aus anderen Kreisen mehr und mehr zurück.

Im allgemeinen sind derartige Urningszirkel nicht sehr groß, sie umfassen selten weniger als 6 und mehr als 60 Personen, meist sind es ein bis zwei Dutzend, die sich in derartigen „Kreisen" zusammenfinden. Vielfach beschränken sie sich auf eine bestimmte soziale Schicht, gewisse Stände und Klassen, doch werden die Grenzen schon um der Freunde willen bei weitem nicht so streng innegehalten, wie dies bei Normalsexuellen üblich ist. Mancher Urning würde nichts so übel nehmen, als wenn man seinem Freunde, und sei er noch so einfachen Herkommens, die gesellschaftliche Ebenbürtigkeit absprechen würde. Die Angehörigen eines homosexuellen Kreises laden sich gegenseitig ein, veranstalten Privatgesellschaften aller Art, Diners, Soupers, Fünf-Uhr-Tees, an deren Stelle sich bei Homosexuellen aus dem Volk noch die alten Kaffeegesellschaften erhalten haben, geben wohl auch Hausbälle, musikalische Soiréen, arrangieren Picknicks, gemeinschaftliche Ausflüge, Sommerfeste. Ich bin durch mein Eintreten für die Homosexuellen oft ersucht worden solchen Gesellschaften beizuwohnen, und wenn ich auch nur einen ganz kleinen Teil dieser Aufforderungen annahm, so haben sie mir doch einen genügenden Einblick in das gesellige Leben der Urninge verschafft. Außer in Berlin habe ich in Düsseldorf, München, Hamburg und anderen deutschen Städten, ferner in Amsterdam, London, Paris, Rom, Konstantinopel und anderswo solche Gesellschaften mitgemacht und wahrgenommen, wie ungemein ähnlich sie verlaufen: dieselben Typen, dieselben Themen, die gleiche Art des Benehmens hier wie dort. Im allgemeinen geht es auf urnischen Gesellschaften durchaus dezent zu und es kommt nur selten vor, daß — wie Pavia[7]) es namentlich von England berichtet — sexuelle Exzesse in Nebenräumen oder gar größere Orgien stattfinden.

Diese urnischen Gesellschaften kommen in dreierlei Weise zustande, entweder durch zwanglose Besuche oder direkte Einladungen zu bestimmter Stunde, oder dadurch, daß ein Urning oder eine Urninde zur festgesetzten Zeit „empfängt" (jours fixes). In dem 3. Bande der „Berliner Großstadtdokumente" habe ich ausführliche Schilderungen urnischer Gesellschaften gegeben, von denen hier einiges auszugsweise zur Illustration des Gesagten folgen möge:

Sehr bekannt war jahrelang der Sonntag-Nachmittags-Empfang bei einem urnischen Kammerherrn, auf dem viele Personen von Rang und Stand erschienen. Die leibliche Bewirtung besteht hier meist in Tee und Gebäck, die geistige in musikalischen Darbietungen. Letzten Winter war es besonders der Jour fixe eines urnischen Künstlers, der sich großer Beliebtheit erfreute. Der überaus gastfreundliche Wirt empfing seine Gäste, unter denen sich viele homosexuelle Ausländer, namentlich aus den russischen Ostseeprovinzen und den skandinavischen Ländern, sowie auch oft homosexuelle Damen befanden, in einem eigenartigen Zwischenstufengewand, einem Mittelding zwischen Schleppkleid und Schlafrock. Die Musikvorträge, zumal die Gesänge des Hausherrn in Bariton und Alt und das Klavierspiel eines dänischen Pianisten standen künstlerisch auf der Höhe. Man sah dort regelmäßig einen österreichischen Studenten der Chemie, der stets schweigsam da saß, sich aber sichtlich unter seinesgleichen wohlfühlte, und immer wieder kam. Im Frühjahr, als die Zusammenkünfte zu Ende waren, und der Russe Berlin verließ, ging jener Student eines Abends in eine Urningskneipe, ließ sich vom Klavierspieler Koschats „Verlassen" spielen und nahm, als die melancholische Weise erklang, unbemerkt ein Stückchen Zyankali, das ihn in wenigen Sekunden leblos zu Boden streckte. „Selbstmord aus unbekannten Gründen" verzeichnete der Polizeibericht, in Wirklichkeit der Selbstmord eines Homosexuellen, wie er in Berlin etwas Alltägliches ist.

Auch in minder bemittelten Urningskreisen sind in Berlin Gesellschaften sehr beliebt und verbreitet. Ich greife auch hier ein Beispiel aus der Erinnerung heraus. Ein mit Glücksgütern nicht gesegneter Homosexueller beging seinen Geburtstag. In einer kleinen Vorortskneipe hatten sich die Geladenen, darunter seine zwei normalsexuellen Brüder, eingefunden. Man tat sich an Bockwürsten mit Kartoffelsalat gütlich, während der Sohn des Wirtes die Gassenhauer des Tages auf dem Klaviere zum besten gab. Dann trat „Schwanhilde", ein femininer Berliner Urning, auf. Er stellte erst eine Berliner Köchin, welche zum Theater gehen wollte, dar und wirkte besonders belustigend, als er zum Schlusse die Barfußtänzerin Isidora Duncan parodierte. Ein Damenimitator niedrigster Gattung, der zufällig im Vorraum der Wirtschaft saß, wurde gebeten, sein Repertoire vorzutragen. Dazwischen trat ein echter Mann auf, ein Kohlenträger vom Landwehrkanal, ein „schwerer Junge", mit tätowierten Armen, glatt-

[7]) Pavia, Die Homosexualität in England, p. 36 f.

angelegtem Scheitel, gestricktem Sweater und jener eigentümlichen Mischung von Plumpheit und Grazie, wie sie Arbeitern dieser Gattung eigen zu sein pflegt. Er sang eine große Reihe nicht eben prüder Lieder im Berliner Volkston mit vielen Sprachfehlern, ohne eine Spur von Stimme, jeden Satz unterstützt von grotesken Bewegungen, alles in seiner Ungeschicklichkeit aber so zusammenpassend, daß es nicht ohne Wirkung war. Allmählich rückte man Tische und Stühle beiseite, und ging zum Tanze über, bei dem sich eine Episode von schwer wiederzugebender Situationskomik ereignete. Als man mitten im Tanzen war, trat plötzlich — die Polizeistunde war längst überschritten — ein Schutzmann mit strenger Amtsmiene herein. Nur einen Augenblick stockte die fröhliche Stimmung, dann faßte einer der Anwesenden — ein urnischer Musiker — den Schutzmann rasch entschlossen um die Taille und walzte mit ihm los. Dieser war so verblüfft, daß er kaum Widerstand entgegensetzte, eifrig mittanzte und sich bald mit dem Wirtssohn und dem Kohlenträger in die Rolle des begehrtesten und aufgefordertsten Tänzers teilte.

Als ein besonders einschneidendes Ereignis wird namentlich von femininen Urningen im Volke der Abzug zum Militär begangen. Oft versammelt der zukünftige Rekrut einige Tage vorher seine gleichveranlagten Freunde zu einem Abschiedskaffee um sich, wobei diese nicht selten originelle Reden halten, in denen sie den Gegensatz zwischen der femininen Eigenart des Scheidenden und dem männlichen Soldatenberuf zum Ausdruck bringen. Ich gebe als Beispiel aus einem mir vorliegenden Gedicht, das die Unterschrift trägt: „der Musqueteuse in spe gewidmet von ihrem Rudi" einige charakteristische Verse:

Es ist bestimmt in Gottes Rat,
Daß jetzt ein Weibsbild wird Soldat;
Doch dieses Weibsbild ist ein Mann,
Der keine Frauen lieben kann.
Ich rate diesem Weibling sehr:
Bewege dich beim Militär
Zwar keß, doch niemals ordinär,
Zier niemals dich nach Mädchenart,
Ziert auch den Korporal der schönste Bart,
Raff' nicht die Hos' wie einen Rock,
Ergreif' nicht das Gewehr wie einen Damenstock,
Nie mußt du zu graziös dich in den Hüften wiegen
Und nie als wenn du schwebst, durch deine Stube fliegen.

Es folgen nun noch eine Menge guter Ratschläge über sonstige Dienstobliegenheiten, beispielsweise, daß die Koppel nicht mit einem Korsett verwechselt werden darf; dann heißt es weiter:

Denn wenn man dich erkennt: Marstochter unter Söhnen,
Dann wird man um dein Schicksal dich verhöhnen,
Nur am Geburtstag Seiner Majestät
Tanz' auf der Bühne als Spezialität
So fesch und schick wie ehedem,
Dann bist der Kompagnie du ein Problem;
Als Maid verbirgst und zeigst du dein Geschlecht,
Du aber denkst dir: „echt bleibt echt".

Eine Gesellschaft, der ich beiwohnte, fand in den Sälen eines der vornehmsten Berliner Hotels statt. Ein wohlhabender Uranier feierte sein Namensfest. Es waren mit geringer Ausnahme nur Freundespaare zugegen, von denen die meisten schon seit Jahren zusammen lebten: jeder führte sein „Verhältnis" zu Tisch. Dem Festmahl ging im Nebensaal auf einer aufgeschlagenen Bühne eine Theatervorstellung voraus, bei der ausschließlich Homosexuelle mitwirkten. Nach einigen Soloscherzen trug der Gastgeber vortrefflich in Maske und Spiel eine Szene als Falstaff aus den Lustigen Weibern von Windsor vor, dann gab man Nestroys Wiener Posse: „Eine Vorlesung bei der Hausmeisterin". Alle weiblichen Rollen, an denen es in diesem Stücke nicht fehlt, lagen in den Händen femininer Urninge, namentlich erregte ein bekannter Baron in der Titelrolle durch seine natürliche Darstellungsweise stürmische Heiterkeit.

Eine andere Gesellschaft bestand aus lauter homosexuellen Prinzen, Grafen und Baronen. Außer der Dienerschaft, die nicht nur in Bezug auf die Zahl, sondern auch in Hinsicht auf ihr Äußeres besonders sorgfältig ausgewählt schien, unterschied sich die Gesellschaft in ihrem Eindruck kaum von Herrengesellschaften derselben Schicht. Während man an kleinen Tischen opulent speiste, unterhielt man sich anfangs lebhaft über die letzten Aufführungen Wagnerscher Werke. Dann sprach man von Reisen und Literatur, fast gar nicht über Politik, um allmählich zum Hofklatsch überzugehen. Sehr eingehend verweilte man beim letzten Hofball, auf dem das Erscheinen des jungen Herzogs von X. viele Urningsherzen hatte höher schlagen lassen, man schwärmte davon, wie schön er in seiner blauen Uniform ausgesehen habe, von seiner bestrickenden Liebenswürdigkeit, und berichtete, wie man es erreicht hätte, Seiner Königlichen Hoheit vorgestellt zu werden. Dann erzählte man sich Anekdoten über abwesende Urninge der Hofgesellschaft, von denen eine besonders belacht wurde: Ein Fürst war kurz zuvor bei einem homosexuellen Magnaten, von dessen urnischer Natur er so wenig eine Ahnung hatte, wie von der anderer Herren seiner Umgebung, zur Jagd geladen. Der hohe Gast war des Morgens unerwartet früh aufgestanden, um sich im Schloßgarten zu ergehen. Als er den Korridor kreuzte, erblickte er seinen Gastgeber, der in so zeitiger Stunde nicht auf eine Begegnung vorbereitet war, in einem höchst sonderbaren Anzuge oder besser Aufzuge; der sehr korpulente Gutsherr trug eine rotsamtne, mit Blumen und Spitzen reichbesetzte Matinée. Der Anblick dieser Zwischenstufen-Gewandung war so komisch, daß der fürstliche Besucher in einen förmlichen Lachkrampf verfiel.

Es gibt natürlich auch viele urnische Gesellschaften, die ungleich ernsteren Charakter tragen. So sammelte ein alter Berliner Privatgelehrter jeden Winter mehrere Male einen kleinen Kreis um sich in seinem künstlerisch ausgestatteten Heime. Es waren meist nur zehn bis zwölf Herren aus akademischen Ständen zugegen, von denen zwei bis drei nicht homosexuell waren. Der Alte, welcher seine Gäste mit schweren Südweinen, Austern, Hummern und ähnlichen Leckerbissen bewirtete, hatte noch Alexander von Humboldt und Iffland gekannt, war mit Hermann Hendrichs und Karl Ulrichs befreundet gewesen und schien unerschöpflich in der Wiedergabe seiner Erinnerungen. Die Gespräche drehten sich hauptsächlich um das homosexuelle Problem. Da debattierte ein jüngerer katholischer Geistlicher mit einem schon ergrauten evangelischen Pfarrer über Uranismus und Christentum; mehrere Philologen stritten sich über Shakespeares Sonette, während die Juristen und Mediziner die Frage erörterten, inwieweit sich der § 51 des RStrGB., welcher von dem Ausschluß der freien Willensbestimmung handelt, schon jetzt zugunsten der Homosexuellen verwenden ließe. Den ernstesten Charakter unter den Gesellschaften der Berliner Urninge tragen die am Weihnachtsheiligabend veranstalteten Zusammenkünfte. Mehr als an jedem andern Tage fühlt an diesem Feste des Familienglücks der urnische Junggeselle sein einsames Los. Viele würden den Abend noch trauriger verleben, wenn unter den wohlhabenden Homosexuellen nicht stets einer oder der andere wäre, der die Heim- und Heimatlosen um sich sammelte. In den Großstadtdokumenten (Bd. III) habe ich auch die Weihnachtsfeste der Urninge nach dem Leben geschildert.

Vielfach bilden kleinere Kreise von Homosexuellen nur Stammtische, an denen sie sich in regelmäßigen Abständen begegnen, und zwar kommen sie entweder, um nicht aufzufallen, in sonst nur von heterosexuellen Stammgästen besuchten Restaurants zusammen oder sie treffen sich in allgemeinen Lokalen, in denen eine größere Reihe von Tischen mit Homosexuellen besetzt sind. Meist nehmen diese dann einen bestimmten Teil der Wirtschaft ein.

So sind in einem Bierpalast der Friedrichstadt seit vielen Jahren zwischen 8 und 11 Uhr stets an 100 Homosexuelle in den Parterreräumen zu finden. Auch in bestimmte Kaffeehäuser ziehen sich Urninge hin, wobei alle paar Jahre ein Wechsel zu beobachten ist; meist werden auch hier Abteilungen der Wirtschaften besonders bevorzugt. Die selten mehr als zwei oder drei Jahre andauernde Bevorzugung eines Kaffeehauses ist in Berlin meist so zu erklären, daß gewöhnlich die neuesten Etablissements auf Urninge eine große Anziehungskraft ausüben. Den Wirten ist ihre Kundschaft anfangs sehr genehm. Sobald aber das Lokal auch anderweitig viel Zuspruch erhält, fürchten sie, daß an den homosexuellen Gästen, trotzdem sich diese fast immer durchaus reserviert verhalten, die anderen Anstoß nehmen könnten. Sie lassen dann nicht selten durch die Geschäftsführer den auffälligen Urningen Briefchen überreichen mit dem Ersuchen, das Lokal zu meiden, worauf sich dann allmählich auch die anderen zurückzuziehen pflegen, um in eins der mittlerweile neu entstandenen Kaffeehäuser überzusiedeln.

Außer in heterosexuellen Lokalen treffen sich in vielen Städten, namentlich in Berlin, die Urninge in ganz oder fast ausschließlich von Homosexuellen besuchten Restaurants. Die genaue Zahl solcher Wirtschaften ist schwer zu ermitteln, da einige sich sehr geheim halten, sie schwankt auch sehr, da wegen Konzessionsschwierigkeiten viele urnische Restaurants oft ihre Besitzer und urnische Besitzer wiederum ihre Lokale wechseln; so kannte ich einen homosexuellen Gastwirt, der in vier Jahren ein Dutzend urnischer Soldatenkneipen bewirtschaftet hatte.

Ich selbst kenne in Berlin zurzeit 38 „homosexuelle Lokale“ [9]), die sich vom äußersten Westen über die Stadt bis zum weitesten Osten verteilen; am zahlreichsten sind sie gegenwärtig im Südwesten. Doch höre ich in meiner Tätigkeit immer wieder gelegentlich urnische Restaurationen erwähnen, die mir bis dahin unbekannt waren. Jede dieser Wirtschaften hat ein besonderes Gepräge; in der einen halten sich nur ältere, in der andern nur jüngere, wieder in einer

---

[9]) Außer den in den Großstadtdokumenten Bd. III, finden sich ausführliche Berichte über diese homosexuellen Lokale bei Näcke: „Ein Besuch bei den Homosexuellen in Berlin. Mit Bemerkungen über Homosexualität“. Archiv für Kriminalanthropologie und Kriminalistik Band XV, 1904, ferner in der anonymen Schrift: Das perverse Berlin, a. a. O., im Kapitel: Lokale der Homosexuellen p. 128. Über ältere Lokole berichtet Hugo Friedländer im Jahrb. f. sex. Zw. Bd. XIV. N. I. Über Lokale in London und Paris berichten Pavia, Prätorius u. a.

andern ältere und jüngere Leute auf. Fast alle sind gut besucht, an Sonnabenden und Sonntagen meist überfüllt. Wirte, Kellner, Klavierspieler, Coupletsänger sind fast ausnahmslos selbst homosexuell. Manche, wie beispielsweise das frühere Bülowkasino in Berlin, und die Palmyr-Bar in Paris, werden außer von homosexuellen Herren von homosexuellen Damen, meist Freundinnen, besucht.

Man kann diese Lokale in verschiedene Kategorien einteilen, in solche, die fast nur der geselligen Aussprache der Urninge dienen, die für viele ein großes Bedürfnis ist, und in solche, die von Homosexuellen aufgesucht werden, um männliche Personen zu finden, mit denen sie später entweder „aus Liebe" oder gegen Entgelt verkehren können. Beide Gruppen sind, trotzdem viele Wirte sich bemühen, ihre Lokale prostitutionsfrei zu halten, nicht immer scharf von einander zu trennen. Eine besondere Gruppe für sich bilden dann noch die von Homosexueller bevorzugten Soldatenkneipen. Die meisten Lokale bestehen aus mehreren Räumen, in denen sich an den Haupttagen durchschnittlich 50 bis 100 Gäste aufhalten, in einigen weniger, in anderen mehr, jedenfalls kann man an den Sonnabenden und Sonntagen abends insgesamt tausend Urninge und mehr in den Berliner homosexuellen Lokalen finden.

Ein sehr geachteter homosexueller Wirt, der lange Zeit Inhaber einer der beliebtesten Wirtschaften war, in der nur echte Homosexuelle verkehrten, erzählte mir, daß er durchschnittlich jeden Abend mindestens zehn neue Gäste, außer den alten, bei sich gesehen habe, im Jahre über 3000, in den zwanzig Jahren, in denen er das Restaurant besaß, über 60 000 Homosexuelle. Es gibt Lokale für alle Gesellschaftsschichten, hochelegant ausgestattete Bars, in denen der geringste Satz für eine Konsumation eine Mark ist, bis hinunter zu den kleinbürgerlichen Kneipen, wo das Glas Bier zehn Pfennige kostet. Preisaufschläge mit Rücksicht auf den homosexuellen Charakter des Lokals sind nicht üblich, doch werden oft sehr hohe Trinkgelder gegeben, die in einfachen Lokalen nicht selten die Höhe des Verzehrten übersteigen. Viele Herren geben dadurch der glücklichen Stimmung Ausdruck, die sie in diesen Lokalen beseelt, denn viele, die Tag für Tag, oft viele Jahre nie die Masken lüften konnten, fühlen sich hier wie erlöst. Man hat Homosexuelle aus der Provinz, die sich zum ersten Male in solchen Lokalen aufhielten, in tiefer seelischer Erschütterung weinen sehen. In den meisten Kneipen geht es durchaus anständig zu, in vielen ist der Ton ein solcher, daß der Fremde, der sich zufällig einmal in ein solches Lokal verirrt, nicht vermuten kann, daß er sich zwischen lauter Gleichgeschlechtlich-Empfindenden befindet. In anderen Restaurants allerdings lassen feminine Urninge ihrem weiblichen Wesen ungehemmt die Zügel schießen, oft in so ausgelassener Weise, daß sich nicht nur Heterosexuelle, sondern auch virilere Homosexuelle dadurch abgestoßen fühlen. Einige der einfacheren Wirtschaften haben Nebenräume, in die sich hie und da die Partner zum Zwecke geschlechtlicher Betätigung zurückziehen. Es ist das aber streng verboten und hat wiederholt nicht nur polizeilichen Schluß des Lokals zur Folge gehabt, sondern Anklage der Wirte wegen Kuppelei. Personen unter 18 Jahren ist in den letzten Jahren der Zutritt zu diesen Lokalen verboten.

Im übrigen verhält sich die Berliner Polizei ebenso wie die in Hamburg, Köln, Leipzig und an anderen Plätzen diesen Lokalen gegenüber sehr tolerant. Weniger weil sie den Urningen das harmlose Vergnügen ihrer Unterhaltung gönnt — auch das spricht mit — als in der richtigen Voraussetzung, daß diese Sammelplätze ihr die Übersicht über die Homosexuellen und diejenigen Elemente wesentlich erleichtern, die sich durch Erpressung und Diebstahl an ihnen bereichern. Durch Erkundigungen, die sie bei den Wirten, Angestellten und Gästen dieser Lokale eingezogen haben, ist es der Polizei oft gelungen, wichtige Fährten ausfindig zu machen, vor allem Verbrechern auf die Spur zu kommen, die an Homosexuellen Gewalttaten begangen hatten. Außerdem hält man es auch für richtiger, nachdem man die Unmöglichkeit eingesehen hat, die Handlungen der Homosexuellen zu unterdrücken, sie in geschlossenen Lokalen unter sich bekannt werden zu lassen, als daß sie sich in unliebsamer Weise auf öffentlichen Plätzen und Straßen bemerkbar machen, was ohnehin oft genug vorkommt.

Bemerkenswert ist, daß auch die Mitbewohner und Nachbarn der Häuser, in denen sich homosexuelle Lokale befinden, an diesen keinen Anstoß nehmen, trotzdem sie ganz genau wissen, daß es Homosexuelle sind, die dort ein- und ausgehen. In einem Lokal befand sich sogar jahrzehntelang die Kneipe eines vornehmen studentischen Korps unmittelbar über dem homosexuellen Lokal. Ein Schilderer[10]) des Berliner Urningslebens schreibt darüber: „Ob wohl die zukünftigen Richter und Staatsanwälte wissen, wer dort unten verkehrt? Dann möchte ich raten, daß sie vorsprechen und Studien machen. Sie können hier viel, viel sehen und kennen lernen: angeborenes menschliches Elend, wider das es keine Abhilfe gibt."

Eine große Rolle spielt in homosexuellen Lokalen die Musik, die fast nirgends fehlt. Die Klavierspieler und Sänger, denen oft Frauennamen beigelegt werden, sind oft sehr beliebt und werden von den Gästen ebenso wie die Kellner, die oft die Verhältnisse der Wirte sind, mit Komplimenten und freundlichen Worten überschüttet.

Von mir bekannten Klavierspielern nenne ich die Cosima, die Rita, die Miecke, die Pokahuntas, die Sächsin, die Müllerin und die verstorbene Engeln, die sämtlich eine große Attraktion ihrer Lokale waren. Eine noch größere Anziehungskraft aber bildet für viele Homosexuelle der Tanz. Wenn der Urning aus dem Volke sich mit seinem Freunde nach der Musik drehen kann, ist er überselig. Der weibliche Teil schmiegt sich mit sichtlicher Hingebung schmachtend dem männlichen Partner an; die Musik materialisiert sich förmlich in ihnen: wenn der Klavierspieler abbricht, scheint es, als ob sie aus melodientrunkener Tonseligkeit zu rauher Wirklichkeit erwachen. In noch höherem Maße tritt dies bei den Bällen hervor, die von den Wirten urnischer Lokale von Zeit zu Zeit in größeren Sälen veranstaltet werden.

---

[10]) Das perverse Berlin, p. 137 f.

Vielfach werden die homosexuellen Männerlokale auch von urnischen Frauen frequentiert, für die es aber auch separate Lokale gibt, doch sind diese seltener. Es könnte dies zunächst befremdlich erscheinen, da doch die homosexuellen Frauen unbeanstandeter leben, doch ist zu bedenken, daß ihre Scheu, für „so" gehalten zu werden, ebenso groß ist, wie die ihrer männlichen Kollegen, außerdem fast jede froh ist, wenn sie eine „feste" Freundin hat, mit der zusammen sie sich dann möglichst von jeder Öffentlichkeit zurückzieht. Die Wirte und Kellner homosexueller Frauenlokale pflegen virile Urninden zu sein, die meisten bedienen in männlicher Tracht. Charakteristischerweise geht es in den homosexuellen Frauenlokalen im allgemeinen etwas derber zu, wie in den analogen Männerkneipen, so waren die Vorträge in einem Berliner Frauenlokal so obszön, daß die Vortragende, genannt „der Leutnant", wegen Erregung öffentlichen Ärgernisses verklagt und mit Gefängnis bestraft wurde.

In früheren Jahren, vornehmlich um 1900 herum, bildeten die großen Urningsbälle in ihrer Art und Ausdehnung eine Spezialität von Berlin. Hervorragenden Fremden, namentlich Ausländern, die in der jüngsten der europäischen Weltstädte etwas ganz besonderes zu sehen wünschten, wurden sie als eine der interessantesten Sehenswürdigkeiten gezeigt.

Sie sind auch wiederholt beschrieben, so von Oskar Méténier in „Vertus et Vices allemands, les Berlinois chez eux". In der Saison von Oktober bis Ostern fanden diese Bälle in der Woche mehrmals, oft sogar mehrere an einem Abend statt. Trotzdem das Eintrittsgeld selten weniger als 1,50 M. betrug, waren diese Veranstaltungen meist gut besucht. Fast stets sind mehrere Geheimpolizisten zugegen, die acht geben, daß nichts Ungeziemendes vorkommt; soweit ich unterrichtet bin, lag aber nie ein Anlaß vor, einzuschreiten. Die Veranstalter hatten Order, möglichst nur Personen einzulassen, die ihnen als homosexuell bekannt sind. Nach den großen Skandalprozessen des Jahres 1907 wurden diese Bälle, man kann fast sagen — ut aliquid fiat — polizeilich inhibiert, wobei es fraglich ist, ob man gesetzlich dazu berechtigt war. Jedenfalls entsprach damals dieses Verbot der ungünstigen Volksstimmung, um so schmerzlicher traf es viele Homosexuelle, besonders feminine. Ich erinnere mich, daß ich damals Unter den Linden einen mir bekannten alten homosexuellen Grafen mit sehr weibischen Allüren traf, der auf die Frage nach seinem Ergehen sogleich sehr niedergeschlagen berichtete, es ginge ihm nicht gut; ich fürchtete schon, er sei in Erpresserhände gefallen, als er berichtete, er hätte sich für diesen Winter bei dem ersten Pariser Damenschneider ein „wunderbares" neues Kleid arbeiten lassen, nun hinge es im Schrank, denn gerade als es fertig geworden sei, wären die Bälle untersagt und würden wohl nie wieder erlaubt werden. Tatsächlich sind sie nach dreijähriger Pause wieder aufgenommen worden, haben aber ihren alten Glanz noch nicht wieder erreicht. Ich gebe nun die Schilderung eines homosexuellen Männer- und Frauenballes aus den Großstadtdokumenten: „Eines besonderen Renommees erfreut sich der am ersten Sonnabend nach dem ersten Januar veranstaltete Neujahrsball. Als ich diesen Ball vor einigen Jahren mit mehreren ärztlichen Kollegen besuchte, waren gegen achthundert Personen zugegen. Um 10 Uhr abends sind die großen Säle noch fast menschenleer. Erst nach 11 Uhr beginnen sich die Räume zu füllen. Viele Besucher sind im Gesellschafts- oder Straßenanzug, sehr viele kostümiert. Einige erscheinen dicht maskiert in undurchdringlichen Dominos, sie kommen und gehen, ohne daß jemand ahnt, wer sie gewesen sind; andere lüften die Larve um Mitternacht, ein Teil kommt in Phantasiegewändern, ein großer Teil in Damenkleidern, manche in einfachen, andere in sehr kostbaren, viele in selbstgefertigten Toiletten. Ich sah einen Südamerikaner, in einer Pariser Robe, deren Preis über 2000 Franken betragen sollte. Es war dies übrigens derselbe, der später in Breslau als sogenannte „männliche Braut" Selbstmord verübte. Nicht wenige wirken in ihrem Aussehen und ihren Bewegungen so weiblich, daß es selbst Kennern schwer fällt, den Mann zu erkennen. Ich erinnere mich, daß ich auf einem dieser Bälle mit einem auf diesem Gebiete sehr erfahrenen Kriminalwachtmeister ein Dienstmädchen beobachtete, von dem der Beamte fest überzeugt war, daß sie ein richtiges Weib sein müsse, auch ich hatte kaum Zweifel, um in der Unterhaltung mit ihr aber doch wahrzunehmen, daß sie „ein Mann" war. Wirkliche Weiber sind auf diesen Bällen nur spärlich vorhanden, nur dann und wann bringt ein Uranier seine Wirtin, eine Freundin oder — seine Ehefrau mit. Man verfährt im allgemeinen nicht so streng bei den Urningen wie auf analogen Urnindenbällen, auf denen vielfach jedem „echten Manne" strengstens der Zutritt versagt ist. Am geschmacklostesten wirken auf den Bällen der Homosexuellen die ebenfalls nicht vereinzelten Herren, die trotz eines stattlichen Schnurrbartes oder gar Vollbartes „als Weib" kommen. Die schönsten Kostüme werden auf ein Zeichen des Einberufers zumeist mit Tusch empfangen und von diesem selbst durch den Saal geleitet. Zwischen 12 und 1 Uhr erreicht der Besuch gewöhnlich seinen Höhepunkt. Gegen 2 Uhr findet die Kaffeepause, die Haupteinnahmequelle des Saalinhabers, statt. In wenigen Minuten sind lange Tafeln aufgeschlagen und gedeckt, an denen mehrere hundert Personen Platz nehmen; einige humoristische Gesangsvorträge und Tänze anwesender „Damenimitatoren" würzen die Unterhaltung, dann setzt sich das fröhliche Treiben bis zum frühen Morgen fort.

In einem der großen Säle, in welchem die Urninge ihre Bälle veranstalten, findet auch fast jede Woche ein analoger Ballabend für Uranierinnen statt, von denen sich ein großer Teil in Herrenkostüm einfindet. Die meisten homosexuellen Frauen auf einem Fleck kann man aber alljährlich auf einem von einer Berliner Dame arrangierten Kostümfest sehen. Das Fest ist nicht öffentlich, sondern gewöhnlich nur denjenigen zugänglich, die einer der Komiteedamen bekannt sind. Eine Teilnehmerin entwirft mir folgende Schilderung: „An einem schönen Winterabend fahren von 8 Uhr ab vor einem der ersten Berliner Hotels Wagen auf Wagen vor, denen Damen und Herren in Kostümen aller Länder und Zeiten entsteigen. Hier sieht man einen flotten Couleurstudenten mit mächtigen Renommierschmissen ankommen, dort hilft ein schlanker Rokokoherr seiner Dame galant aus der Equipage. Immer dichter füllen sich die strahlend erleuchteten weiten Räume; jetzt tritt ein dicker Kapuziner ein, vor dem sich ehrfurchtsvoll Zigeuner, Pierrots, Matrosen, Clowns, Bäcker, Landsknechte, schmucke Offiziere, Herren und Damen im Reitanzuge, Buren, Japaner und zierliche Geishas neigen. Eine glutäugige Carmen setzt einen Jockey in Brand, ein feuriger Italiener schließt mit einem Schneemann innige Freundschaft. Die in buntesten Farben schillernde fröhliche Schar bietet ein höchst eigenartiges, anziehendes Bild. Zuerst stärken sich die Festteilnehmerinnen an blumengeschmückten Tafeln. Die Leiterin in flotter Samtjoppe heißt in kurzer kerniger Rede die

Gäste willkommen. Dann werden die Tische fortgeräumt. Die „Donauwellen" erklingen, und begleitet von fröhlichen Tanzweisen, schwingen sich die Paare die Nacht hindurch im Kreise. Aus den Nebenräumen hört man helles Lachen, Klingen der Gläser und munteres Singen, nirgends aber — wohin man sieht — werden die Grenzen eines Kostümfestes vornehmer Art überschritten. Kein Mißton trübt die allgemeine Freude, bis die letzten Teilnehmerinnen beim matten Dämmerlicht des kalten Februarmorgens den Ort verlassen, an dem sie sich unter Mitempfindenden wenige Stunden als das träumen durften, was sie innerlich sind. Wem es je vergönnt war, schließt Frl. R. ihren Bericht, ein derartiges Fest mitzumachen, wird aus ehrlicher Überzeugung sein Leben lang für die ungerecht verleumdeten Uranierinnen eintreten, denn er wird sich darüber klar geworden sein, daß es überall gute und schlechte Menschen gibt, daß die homosexuelle Naturveranlagung aber ebensowenig wie die heterosexuelle von vornherein einen Menschen zum Guten oder Bösen stempelt."

Auch in anderen Städten werden homosexuelle Bälle veranstaltet, aber nicht so regelmäßig, und nur selten öffentlich, in Paris finden seit altersher jeden Winter zwei große Urningsbälle am mardi gras und micarême statt, wozu viele Homosexuelle aus London herüberkommen. Sie sind den Berliner homosexuellen Bällen zum Verwechseln ähnlich. Im Gegensatz zu protestantischen ist es in allen katholischen Ländern Sitte, daß feminine Urninge in großer Zahl während des Faschings als Frauen verkleidet Bälle besuchen; oft geben sie sich gar nicht als Männer zu erkennen, sie tanzen mit den Herren, lassen sich von ihnen küssen, umarmen und traktieren, setzen sich ihnen auf den Schoß und genießen alle Freuden ihrer Liebe mit dem Manne ihrer Wahl, der seinerseits ein Mädchen zu liebkosen meint.

„Wie mancher mag schon mit einem holden Mädchen getanzt zu haben glauben, während, was er in den Armen hielt, ein holder Urning war," sagt Ulrichs[13]) einmal in Memnon, wo er ausführlich einen solchen Vorgang berichtet, der sich zwischen echten Männern und Pseudofrauen auf einem Wiener Fiakerball abspielt.

Daß feminine und namentlich transvestitische Urninge im Karneval von der Geschlechtsverkleidung weitgehendsten Gebrauch machen, finde ich durch zahlreiche Mitteilungen aus Köln, München und Italien, auch durch eigene Beobachtungen im Karneval von Nizza bestätigt. Schon Goethe erzählt in seiner italienischen Reise bei der Schilderung des römischen Karnevals: „Im Karneval ziehen viele junge Burschen im Putz der Frauen aus der geringsten Klasse umher, und scheinen sich darin sehr zu gefallen. Kutscher und Bediente sind als Frauen oft sehr anständig und, wenn es junge, wohlgebildete Leute sind, zierlich und reizend gekleidet. Dagegen finden sich Frauenzimmer des mittleren Standes als Pulcinelle, die vornehmeren in Offizierstracht gar schön und glücklich[14])."

Ein nicht unwesentlicher Grund der Verbreitung der Urningsbälle in Deutschland und der großen Anziehungskraft,

---

[13]) Ulrichs, VII, 145.
[14]) Cf. „Die Transvestiten." Kap. 15. p. 461.

die sie auf gleichgeschlechtlich veranlagte Personen ausüben, dürfte übrigens der sein, daß bei uns das Tanzen von Männern und Burschen untereinander auf öffentlichen Tanzböden verpönt, vielfach sogar verboten ist, im Gegensatze zu der gegenüber Mädchen und Frauen herrschenden Auffassung, die von diesem Vorrecht des Miteinandertanzens weitgehendsten Gebrauch machen. Ein guter Beobachter kann denn auch bei fast jedem Tanzvergnügen homosexuelle Freundinnen miteinander tanzen sehen, sie sind daran erkenntlich, daß sie jeden Tanz ausnahmslos miteinander tanzen, die eine stets den Herrn markiert, auch im Kleidungsschnitt, den Verbeugungen und Biegungen den männlichen Einschlag verrät, während die andere sich voller Hingebung an die Partnerin schmiegt und auch in den Pausen keinen Blick von ihr läßt.

In Gegenden, wo Burschen miteinander tanzen — so in allen romanischen Ländern — kann man unter ihnen ganz analoge Erscheinungen wahrnehmen. In Ajaccio war ich einmal Zeuge einer wilden Eifersuchtsszene, die entstand, als ein junger Mann, der immer mit ein- und demselben Herrn getanzt hatte, der Aufforderung eines anderen Folge leistete. Ähnliches sah ich einmal in Metz, wo das Tanzen unter jungen Leuten ebenfalls noch gang und gäbe ist. Ich sah dort in einem Tanzsaal der Vorstadt unter 80 tanzenden Paaren mindestens 5 stark auf Uranismus verdächtige, die mir von einem homosexuellen Arbeiter später als ihm bekannte Gefühlsgleiche bestätigt wurden. . . . Es gibt Homosexuelle besserer Gesellschaftskreise, die mit Vorliebe Gegenden bereisen, wo der Männertanz üblich ist, sie können stundenlang den rhythmischen Bewegungen ihnen sympathischer Paare zuschauen, beteiligen sich auch schließlich selbst inkognito am Tanz mit den Burschen.

Die zahlreichen homosexuellen Restaurants dürften der Hauptgrund sein, daß zwei Arten von Sammelplätzen von Homosexuellen, die in anderen Großstädten sehr beliebt sind, in Berlin eine weniger große Rolle spielen: die Theater und die Badeanstalten.

Unter den Berliner Theatern war es eigentlich nur „Kroll“, das im letzten Viertel des vergangenen Jahrhunderts ein Treffpunkt Homosexueller war, wenn auch nicht in dem Grade wie etwa das Londoner „Colosseum“ oder die „Alhambra“ in Paris; früher in den sechziger und siebziger Jahren begegneten sich vielfach die Berliner Urninge im Foyer des Viktoriatheaters, wo auch der urnische Dichterprinz G. eine nicht seltene Erscheinung war. Während in Asien, namentlich Ostasien, in Ermangelung der Restaurants die Theater noch jetzt die hauptsächlichsten homosexuellen Zusammenkunftsstätten sind, etwa wie es im Orient und Rußland die Badeanstalten sind und es im Altertum die Gymnasien waren, ist es in Europa jetzt nur noch London, wo das Theater unter den Rendezvous-Orten an erster Stelle zu nennen ist. Bald ist das eine, bald das andere Theater en vogue. Wie es in manchen Fällen zugeht, schildert Pavia[14a]) in seinem Bericht über „die männliche Homosexualität in

---

[14a]) Pavia, Die männliche Homosexualität in England mit be-

England", in dem es u. a. heißt: „Das Parterre des Empire-Theaters war am Sonnabend eine Sehenswürdigkeit, desgleichen man wohl anderswo selten gesehen hat. Man stelle sich ungefähr 200 Urninge, Soldaten, Kynäden und Pseudohomosexuelle Kopf an Kopf gedrängt vor; das Licht im Saale diskret genug, um die ‚Intimitäten', die vielfach ausgeübt werden, nicht allzu aufdringlich erscheinen zu lassen, und als besondere Spezialität einen Portier von unverkennbar urnischen Neigungen, welcher Paare, gegen eine mäßige Entrichtung, in die Sicherheit eines der ihm anvertrauten Räume hineinließ, um nach Ablauf von wenigen Minuten an die Türe zu klopfen, weil ein ähnliches Duo Einlaß begehrte." Die eigenartigste Spezialität, die ich auf diesem Gebiete in London sah, war ein Vorstadttheater, dessen Galerie fast ausschließlich von urnischen Lakaien vornehmer Herrschaften besucht war.

Einer großen Beliebtheit erfreut sich das Theater unter den Homosexuellen auch insofern — und das gilt nicht nur für England sondern für alle Orte, in denen es Bühnen gibt — als es ihnen gestattet, einige Stunden Seite an Seite mit ihren Freunden in unauffälliger Weise zu verbringen. Viele sitzen während der ganzen Vorstellung, unbemerkt von ihren Nachbarn, Hand in Hand.

Ich kenne einen vornehmen Uranier in Berlin, der jungen Studenten, an denen er Gefallen findet, anonym teure Plätze zu guten Theaterstücken schickt; gewöhnlich findet er dann auch die Person, an deren Bekanntschaft ihm gelegen ist, abends neben sich. Ein anderer, ein Versicherungsbeamter, der sehr heftig aber unglücklich einen Bureaukollegen liebte, schenkte diesem regelmäßig Theater- und Zirkusbilletts, die er angab, umsonst erhalten zu haben. In Wirklichkeit waren es aber gar keine Freibilletts, sondern waren von ihm bezahlt worden; nur um den Platz neben dem Menschen, der überhaupt nicht wußte, daß er geliebt wurde, inne zu haben. Unter den internationalen Bühnenstädten ist während der Festspielzeit vor allem Bayreuth[15]) ein sehr beliebter Sammelplatz von Uraniern aus aller Herren Ländern, die teils allein, teils mit ihren Freunden dorthin kommen. Besonders soll auf sie die „Männeroper" Parsifal eine große Wirkung und Anziehungskraft ausgeübt haben. Von vielen homosexuellen Paaren, und zwar nicht nur aus niederen Volksklassen, werden in neuer Zeit die Kinematographentheater bevorzugt, und zwar nicht nur zum Zwecke gemeinsamer Unterhaltung, sondern auch um im Dunkeln wechselseitige Kontakte vorzunehmen. In früheren Zeiten waren die Ansammlungen vor den offenen Marionettentheatern ähnliche Prädilektionsstellen der Toucheure und Frotteure; einige von diesen, wie die Guignols in den Champs Elysées, die Kasperletheater in St. Pauli (Hamburg), erfreuen sich noch heute unter Urningen eines internationalen Rufes, zumal Kasperle nicht selten drollige Bemerkungen über die „Warmen" einfließen läßt. Auf dem Spielbudenplatz in Hamburg ruft Kasperle: „Jungs, he het mi anfoten" (er hat mich angefaßt). „He is en Warmen" (er ist ein Warmer). Darauf ruft eine andere Stimme: „Kasperl, geh mit hem, he gif de naher en Daler" (geh

---

sonderer Berücksichtigung Londons, Vierteljahrsber. d. W.-h. K. III. Jhg. p. 45/46.

[15]) Cf. Oscar Panizza, Bayreuth und die Homosexualität. In „Die Gesellschaft' Jahrg. 1895 p. 88 ff. und Hanns Fuchs, „Richard Wagner und die Homosexualität. Unter besonderer Berücksichtigung der sexuellen Anomalien seiner Gestalten." Berlin 1903.

mit ihm, er gibt dir nachher einen Taler). Eine ähnliche Zugkraft haben an vielen Plätzen auch bestimmte Depeschensäle größerer Zeitungen, in denen sich stets vor den neuesten Bildern und Nachrichten eine große Menge beschäftigungsloser Menschen staut, sowie für homosexuelle Frauen die Ausstellungen in Warenhäusern. Namentlich sollen neuerdings die nur Frauen zugänglichen Vorführungen der Mannequins — lebender Modepuppen — von Urninden stark frequentiert werden.

In viel höherem Grade als alle die bisher aufgeführten Orte, die immerhin hauptsächlich nur der Anknüpfung homosexueller Bekanntschaften und Beziehungen dienen, erfüllen die nunmehr zu nennenden B a d e anstalten nicht nur diesen Zweck, sondern auch den der sexuellen Betätigung selbst. Ich erwähnte bereits, daß sie in Deutschland hierfür nicht die Bedeutung gewonnen haben, wie in vielen andern Ländern, namentlich solchen, wo, wie in Österreich, die Dampfbäder mehr oder weniger nach türkischem Muster eingerichtet sind. Ähnlich wie die Lokale kann man auch die Bäder in z w e i Kategorien teilen, in die, welche den Verkehr Gleichveranlagter aus beiderseitiger Neigung vermitteln, und die, welche für den Umgang mit Prostituierten Gelegenheit geben. Aber auch hier sind die Grenzen nicht immer scharf gezogen. Doch gibt es sicherlich eine Reihe homosexueller Bäder in Paris, Wien, Berlin, New York und anderen Städten, in denen ein sexueller Verkehr gegen Entgelt zu den Ausnahmen gehört, während er in anderen Bädern das übliche ist, und zwar nicht nur dort, wo sich Badediener und Masseure selbst zur Verfügung stellen.

Die Besitzer letztgenannter Anstalten setzen sich in Deutschland dadurch, daß sie, wie es im Gesetze lautet, gewohnheitsmäßig oder gewerbsmäßig der Unzucht Vorschub leisten, der Gefahr aus, wegen Kuppelei belangt zu werden. Erst vor einigen Jahren wurde ein Inhaber eines Bades aus diesem Grunde in Berlin zu einem Monat Gefängnis verurteilt. In anderen Ländern kommt mehr der Strafbegriff des öffentlichen Ärgernisses in Frage, der beispielsweise in Paris wiederholt zur behördlichen Schließung der Anstalten führte. Dabei ist aber zu berücksichtigen, daß die Anstaltsinhaber keineswegs immer über die Vorgänge in ihren Bädern unterrichtet sind, namentlich werden häufig Wannenbadeanstalten mit sogenannten Doppelzellen von homosexuellen Pärchen ohne Wissen der Besitzer aufgesucht, um ungestört Verkehr zu pflegen. Auch bei der Untersuchung, die im Jahre 1909 gegen das Maximilianshofbad in München wegen homosexueller Vorkommnisse schwebte, ergab sich aus eidlichen Bekundungen, daß der Inhaber des vornehmen Etablissements von den zwischen den Badewärtern und Badegästen vorgenommenen „unsittlichen Berührungen" keine Kenntnis gehabt, vielmehr selbst, nachdem er davon erfuhr, die Anzeige erstattet hatte. Wie es in homosexuellen Bädern zugeht, habe ich bereits oben[16]) an einem Beispiel aus Paris beschrieben. In meinem Aufsatze „Die Homosexualität in Wien" (Wiener Klinische Rundschau, Nr. 42, 1901) findet sich eine eingehende Schilderung einer großen Badeanstalt der österreichischen Hauptstadt,

[16]) p. 564.

in der sich an einem Tage der Woche mehrere hundert Homosexuelle treffen.

Auch die Volksbäder, Schwimmhallen und Brausebäder bilden nicht selten Treffpunkte Homosexueller; doch werden sie weniger zwecks sexueller Betätigung aufgesucht, als um sich am Anblick sympathischer Gestalten zu weiden. In noch höherem Grade gilt dies von den Luftbädern, Gymnastikhallen. Bezeichnend war, daß in einem der ersten Berliner Lichtluftbäder in der aufgehängten Badeordnung ein Paragraph enthalten war, welcher lautete: „Homosexuelle Herren werden ersucht, sich ihre Anlage nicht merken zu lassen." Tatsächlich wurde später dort einigen homosexuellen Herren der Zutritt verboten, lediglich auf Grund ihrer bekannt gewordenen seelischen Neigung zum gleichen Geschlecht. Im übrigen haben homosexuelle Bäderskandale schon wiederholt zu Gerichtsverhandlungen geführt. So wurde im November 1909 auf ein anonymes Schreiben bei der Budapester Stadthauptmannschaft im Ofener Volksdampfbad des St. Lukas-Bades eine Gesellschaft von 24 Männern und Burschen ausgehoben und zur Oberstadthauptmannschaft gebracht, die später — es waren alles junge ungarische Handwerker, Selcher, Schneider, Färber und Steinmetzen — ebenso wie der Bademeister, Badediener und Besitzer der Anstalt zu Gefängnisstrafen verurteilt wurden.

Daß in vielen Badeanstalten die Badediener die Vermittelung homosexuellen Verkehrs als ergiebiges Nebengeschäft betreiben, ist nach übereinstimmenden Mitteilungen aus verschiedenen Ländern gewiß. Manche dieser Angestellten gründen sich, wenn sie sich eine entsprechende Summe gespart und viele Homosexuelle kennen gelernt haben, eigene Institute, in die sich Urninge besserer Gesellschaftsklassen in tiefstem Inkognito begeben, um dort mit bestellten oder gerade anwesenden Partnern Verkehr zu pflegen.

Eines dieser „M a s s a g e - I n s t i t u t e", das viele reiche Urninge Jahre hindurch frequentierten, wurde in den Berliner Skandalprozessen des Jahres 1907 wiederholt erwähnt. Oft sind die Besucher den Besitzern selbst nur unter Decknamen oder Vornamen bekannt. Andrerseits bedienen sich diese zu eigner Legitimierung gegenüber den nicht ohne Grund mißtrauischen Wirten bei ihrem ersten Kommen gewisser geheimer Stichworte, wie etwa: „Einen schönen Gruß von Tante Sophie." Die Preise, welche die Inhaber solcher Häuser erhalten, oft der gleiche Betrag, den die von ihnen besorgte Person erhält, sind verhältnismäßig nicht hoch, wenn man in Betracht zieht, daß sie stets ein Verfahren wegen Kuppelei riskieren. Namentlich werden sie auch viel von Offizieren auswärtiger Garnisonen benutzt, die sich aus wohlbegründeter Furcht, Erpressern, Verbrechern oder Verrätern in die Hände zu fallen, an diese Vertrauenspersonen wenden, damit sie ihnen etwas „ganz Sicheres" besorgen sollen. Wie mir verbürgt mitgeteilt wurde, gibt es Vermittler, bei denen sich Herren mündlich und schriftlich, ja sogar telegraphisch, Personen unter Angabe aller möglichen fetischistischen Liebhabereien bestellen. Fast alle finden dann zu der bestimmten Stunde das Erbetene vor. Auch für urnische Damen existieren ähnliche Vermittlungslokale.

Es liegt auf der Hand, daß diese Quartiere eine unmittelbare Folge der durch die Verfolgung der Homosexuellen geschaffenen Verhältnisse sind. Diese bewirkt, daß der Urning im Gegensatze zu dem Heterosexuellen seine Privatwohnung nach

Möglichkeit von sexuellem Verkehr freihält, einerseits um das Geheimnis seines Namens zu wahren, andererseits um sich nicht in seinem Hause hinsichtlich seiner Neigung verdächtig zu machen. Er ist daher in viel höherem Maße als der Normale darauf angewiesen, zur sexuellen Entspannung außerhalb seines Hauses gelegene Stätten aufzusuchen. Zu diesen gehören außer den bisher angeführten in fast jeder größeren Stadt gewisse Hotels, die vielfach selbst in Händen von homosexuellen Hoteliers, von Urningen als maisons de passe gebraucht werden.

Die glänzenden Namen dieser Absteigequartiere — Hôtel de la lumière, de la patrie, Albergo d'Eletritta — kontrastieren oft eigenartig mit ihrem obskuren Charakter. Die Urninge kommen hier mit ihren Partnern hin, tragen sich als Onkel und Neffe, als Brüder oder Geschäftsfreunde, die sich von außerhalb verabredet haben, ein, nehmen zwei benachbarte Zimmer, oder eins mit zwei Betten. Halten die Besitzer solcher Häuser selbst Personen für ihre Besucher zum Geschlechtsverkehr bereit, die womöglich gar bei ihnen wohnen, so stehen solche Etablissements den eigentlichen Bordellen, von denen später noch einiges zu sagen sein wird, recht nahe. Eine höhere Stufe wie letztbeschriebene nehmen gewisse Hotels und Pensionate ein, in denen auswärtige Homosexuelle selbst auf einige Zeit, oft Monate, Wohnung nehmen. In Berlin kenne ich etwa zwölf in diese Kategorie gehörende Pensionen, die von homosexuellen Männern und Frauen für ihresgleichen gehalten werden, darunter einige in sehr vornehmem Stil. Manche Urninge wählen sie gern, weil sie sich in ihnen geborgener und ungenierter fühlen. Die Besitzer der Pensionen sind sich oft gewiß nicht darüber klar, daß auch sie dabei Gefahr laufen, mit dem Kuppeleiparagraphen des Strafgesetzbuches in Konflikt zu geraten. Vor einigen Jahren erregte ein Prozeß wegen homosexueller Kuppelei ziemliches Aufsehen, der gegen einen alten Uranier angestrengt wurde, welcher mit einem Freunde im Westen der Stadt ein Pensionshotel führte, das fast nur von homosexuellen Damen und Herren aufgesucht wurde. Trotzdem die Angeklagten — meines Erachtens nicht mit Unrecht — darauf hinwiesen, daß sie keine höheren Preise forderten und erhielten, wie sie in ähnlichen Etablissements üblich sind, ferner, daß sie sich nicht für befugt hielten, zu kontrollieren, was ihre Gäste, zu denen ein vielgenannter Reichstagsabgeordneter gehörte, auf ihren Zimmern mit ihren Besuchern täten, wurden beide zu einer Gefängnisstrafe von einem Monat verurteilt.

In sehr viel höherem Grade als an allen bisher genannten Sammelplätzen vollzieht sich nun aber die Anknüpfung vorübergehender homosexueller Beziehungen (aus denen sich oft auch dauernde entwickeln) an demjenigen Orte, an dem man sich verhältnismäßig am sichersten fühlt, und der zugleich seiner universellen Zugänglichkeit halber jedem Geschmacke die Möglichkeit einer entsprechenden Wahl gestattet: Das ist die Straße. Die Begegnungen zwischen homosexuellem Angebot und Nachfrage spielen sich hier in ganz ähnlicher Weise ab, wie unter Heterosexuellen. Während die Nachfrage naturgemäß nur von Uraniern ausgeht, die Personen suchen, die ihrem so sehr differenzierten individuellen Geschmacke entsprechen, setzt sich das Angebot aus den verschiedensten Elementen zusammen; aus Homosexuellen, die mit der Befriedigung ihrer geschlechtlichen Neigungen materielle Vorteile verbinden möchten, aus Heterosexuellen, denen es lediglich auf die letzteren ankommt und schließlich aus Elementen, denen die Anbahnung sexueller Beziehungen nur das Mittel zum Zwecke verbrecherischer Bereicherung durch Diebstahl oder Erpressung ist.

Die Formen, in denen sich die Begegnungen abspielen, sind in den ihrem Endzweck nach verschiedenen Fällen annähernd die gleichen und nicht wesentlich von denen im Verkehr zwischen Mann und Weib verschieden. Eine häufige Art ist folgende: Der ein Abenteuer suchende Urning bemerkt eine ihm zusagende männliche Person; er trachtet sich ihr bemerkbar zu machen, sieht sie an, bleibt stehen, sieht sich um und wartet, ob der andere auf diese Zeichen reagiert. Scheint ihm dieses der Fall zu sein, so versucht er ihn an einen Ort zu dirigieren, an dem eine Ansprache ungestört bewerkstelligt werden kann, in eine stille Seitenstraße oder vor ein Schaufenster, an eine Anschlag- oder Wettersäule. Auf dem Wege dahin vergewissert er sich nochmals durch Umschauen und Innehalten, ob der Betreffende auch folgt. Sind nun beide an einem geeigneten Orte angelangt und nahe genug beieinander, dann leitet der Uranier, falls der Erwählte ihm nicht zuvorkommt, die Anknüpfung entweder mit einer gleichgültigen Bemerkung über irgend einen Gegenstand in der Schaufensterauslage oder einer Ankündigung an der Anschlagsäule, einer Bitte um Feuer, einer Frage nach der Zeit, einer Äußerung über das Wetter ein. Eine Anekdote, die ich in ähnlicher Weise in verschiedenen Ländern hörte, besagt, daß ein Urning, der in einem Parke einen Soldaten höflich nach der Zeit fragte, nicht wenig perplex war, als er a tempo folgende Antwort erhielt: „Ich besitze keine Uhr, rauche keine Zigaretten, habe keine Zündhölzer, gehe nicht ein wenig mit Ihnen spazieren und gebe mich überhaupt nicht geschlechtlich mit Männern ab." Andere wieder suchen auf Umwegen zum Ziele zu kommen, indem sie den anderen auffordern, sich mit ihnen zu treffen oder sie zu besuchen, sie möchten ihn photographieren, zeichnen, ihm belehrende Bücher, Bilder, Apparate zeigen. Auch eine sonst unmotivierte Einladung zum Glase Bier oder Abendessen läßt die Absicht erraten. Nicht selten kommt es auch vor, daß der Homosexuelle eine beliebige Person, die ihm gefällt, wie einen alten Bekannten begrüßt, um sich auf das Erstaunen des Angeredeten hin zu entschuldigen, er habe ihn mit jemandem verwechselt, der dem Betreffenden ganz außerordentlich ähnlich sei. In anderen Fällen geht die Initiative vom Angebot aus, sei es, daß der Betreffende durch einen, wenn auch flüchtigen — aber von ihm nur zu gut verstandenen — Blick des Homosexuellen auf diesen aufmerksam wird, sei es, daß er auf Grund langer Erfahrung aus gewissen Merkmalen, etwa seinem Äußeren, seinen Bewegungen in ihm den Urning vermutet. Er sucht ihn nun auf sich aufmerksam zu machen, folgt ihm, streift ihn im Vorbeigehen mit dem Ärmel, sieht sich auffällig nach ihm um oder pürscht sich direkt an ihn heran, indem er ihn um Feuer bittet, nach der Zeit oder einer Straße fragt oder auch, falls er seiner Sache sicher zu sein glaubt, ihm direkt sein Angebot macht.

Soweit spielen sich derartige Anknüpfungen ganz analog denen im normalen Sexualverkehr ab. Es ist auch nicht richtig, daß Homosexuelle sich einer geheimen, gleichsam freimaurerischen Zeichensprache zur Verständigung unter sich bedienen.

Bisweilen werden allerdings auch bestimmte Gesten, die auf gewisse Betätigungsarten anspielen sollen, als Verständigungsmittel angewandt: Hinhalten der Faust als Symbol der mutuellen Onanie, mehrmaliges Hervorstrecken der Zunge, das auf coitus oralis hindeuten soll, und ähnliches mehr. In manchen Ländern drückt Kratzen der Kopfhaut, in anderen ein Schlag der rechten Hand gegen die hohlgehaltene linke Faust die Bereitwilligkeit zum sexuellen Verkehre aus. Auch spielende Bewegungen der Finger der in der Kreuzbeingegend gehaltenen Hand bedeuten dasselbe und als internationalstes Ausdrucksmittel ist der zwischen Zeige- und Mittelfinger eingeklemmte Daumen zu nennen, und zwar sowohl für homosexuellen als für heterosexuellen Verkehr. Ein urnischer Leutnant zur See sagte mir, er sei diesem Zeichen in Singapore und Tsingtau ebenso begegnet wie in Island und Grönland. Von anderen wird das Umkippen des Mittelfingers in den Handteller des anderen als ein Zeichen angeführt, mit dem jemand seine urnische Empfindung sagen und die des anderen erfragen will. Oft genügt zur Verständigung ein beim Händedruck ganz leise zugeflüstertes „auch?". Besonderheiten in der Kleidung werden von Homosexuellen ebenfalls oft als Erkennungszeichen angegeben, bei Männern ein Ketten- bei Frauen ein Siegelring am kleinen Finger, bestimmte Schmucksteine wie Saphire, eigenartig geschlungene Krawatten. In den dreißiger Jahren des vorigen Jahrhunderts galt in Berlin ein weißes Taschentuch, welches aus der oberen Rocktasche hervorlugte, als sehr „verdächtig". Auch andere sehen das Tragen des Taschentuches in der Hand als bezeichnend an. Ob die ehemals in Frankreich angewandte Bezeichnung „Chevalier de la manchette" für einen Konträrsexuellen nicht auch in homosexuellen Toiletteneigentümlichkeiten ihren Ursprung hatte? Endlich hat man bestimmte Blumen im Knopfloch als typisch angesehen, namentlich Nelken in England[17]). Doch darf die Bedeutung aller dieser Zeichen nicht überschätzt werden[18]).

Manche Urninge bedienen sich zu ihrer Verständigung der Anschlagsäule, wo sie mit Bleistift nur dem Eingeweihten verständliche Zeichen und Zeitbestimmungen hinkritzeln. Häufiger aber leistet, wenn auch wohl fast stets unbewußt, die Presse den Urningen Mittlerdienste. In manchen Blättern findet man fast täglich mehrere Inserate, die homosexuellen Zwecken dienen, wie „junge Frau sucht Freundin", „junger Mann sucht Freund". Ich gebe hier einige Beispiele derartiger Annoncen wieder, die innerhalb kurzer Zeit Zeitungen verschiedenster Parteirichtungen entnommen wurden.

Alterer Herr, kein Damenfreund, sucht Bekanntschaft mit Gleichgesinnten. Zuschr. erb. u. S. O. 2099 an die Exped. des Blattes.

Alterer Junggeselle wünscht gleichgesinnten „Anschluß", Morgenpost, Bülowstraße.

Herr, 23, sucht Freund. Zuschriften unter „Sokrates" Hauptexpedition, Kochstraße, erbeten.

Junggeselle, gut. Ges., sucht freundschaftl. Verkehr m. led. gleichges. Herrn in ält. Jahren. Off. A. B. 11. Postamt 76.

---

17) Cf. Hichens, „The green carnation". Eine Persiflage Oscar Wildes.

18) Cf. Moll, Wie erkennen und verständigen sich die Homosexuellen untereinander? In Groß' Archiv 9. Band 2. und 3. Heft 1902, S. 157—159 und Besprechungen dieser Arbeiten von Prätorius in Jahrbuch für sexuelle Zwischenstufen Bd. V, 2. Teil p. 993.

Jung. geb. Mann, 29 Jahr, sucht freundschaftl. Verkehr m. energisch herrischem, gut situiertem Herrn. Briefe erbeten unt. T. L. W. Exped. d. Blattes.

Fräulein, anständ., 24 Jahre, sucht hübsches Fräulein als Freundin. Offerten unt. Nr. 3654 an die Expedition erbeten.

Dame, 36, wünscht freundschaftlichen Verkehr. Postamt 16, „Plato".

Herzensfreundin, nette, sucht geistvolle, lebenslustige Dame, 23. Psyche. Postamt 69.

Suche gebildete Freundin, Anfang 30, am liebsten Blondine. Off. u. H. R. 1622 Exped. d. Blattes.

Schneiderin, 22, wünscht „Freundin". Postamt 33.

Wohlhabende lebensfrohe Witwe in den 50er Jahren sucht ebensolche zum gemeinschaftlichen Verkehr. Offerten unter „Fritz".

17 jähriges, vermögendes Fräulein wünscht die Bekanntschaft und treue Freundschaft mit einem ebensolchen Fräulein aus vornehmem Hause zu schließen. Zuschriften unter „Freundschaftsliebe" an die Tagespostexpedition.

Näcke[19]), der sich auch mit dem Gegenstand der homosexuellen Annonce wiederholt beschäftigt hat, teilt einmal folgende ihm von einem Kollegen aus Hamburg aus einem großen Hamburger Blatte stammende Annonce mit: „Frauenfreundschaft." „Gebildete, geistreiche, freidenkende Dame sucht die Bekanntschaft einer reichen Dame zwecks freundschaftlichen Verkehrs. Offerten erbeten an ‚Sappho' hauptpostlagernd Hamburg." In einem anderen Artikel bringt er 25 Annoncen von Weibern, 6 von Männern, in denen Freundschaft mit einer Person des gleichen Geschlechts gesucht wird. Sie stammen aus Münchener Zeitungen, aus denen sie innerhalb fünf Wochen von einem Studenten gesammelt wurden.

Aus einer der größten süddeutschen Zeitungen wurde mir folgende Annonce übersandt: „Distinguierter junger Herr, welcher Maskenbälle und Redouten in schickem Damen-Kostüm besuchen möchte, sucht feinen Herrn, der ihn als Kavalier begleiten will. Briefe unter D. D. 28 506 bef. die Expedition."

Oskar Panizza[19]a) druckte folgendes Inserat als charakteristisch ab: „Welcher junge Bicyclist, Christ, bis 24 Jahre, aus sehr gutem Hause, würde sich ebensolchem (Ausländer) anschließen, um im August eine schöne Radreise nach Tirol zu unternehmen. Erwünscht sehr gutes Äußere, distinguierte Manieren, schwärmerischer Charakter. Beantwortet werden nur Anträge mit Photographie, die sofort retourniert wird. Unter ‚Numa 77' postlagernd Bayreuth." 21. Juli 1894.

Über den Erfolg solcher Annoncen berichtete ich schon oben[20]), wo von der Verbreitung der Homosexualität die Rede war. Ich teilte da mit, daß auf die elfmalige kleine Anzeige eines „25jährigen Doktors, der einen 17- bis 21 jährigen Freund suchte", rund 140 Personen reagiert hatten, unter denen 111 höchstwahrscheinlich homosexuell waren.[21])

---

[19]) Näcke, Homosexuelle Annonce (unter Kleinern Mitteilungen) im Archiv von Groß. Bd. 9, Heft 2 u. 3. S. 217 u. 218, und Näcke, Zeitungsannoncen von weiblichen Homosexuellen im Archiv von Groß. Bd. 10. Heft 3. S. 225—229.

[19]a) Oskar Panizza: „Bayreuth und die Homosexualität" in „Die Gesellschaft" 1895 p. 88.

[20]) p. 471 f.

[21]) Cf. hierzu: Dr. B. (anonym): Eine praktische Enquete über die Häufigkeit der Homosexualität in „Frührot", freiradikale Zeitschrift; herausgegeben von Robert Heymann. Nr. 8, 9, 10, 11, 12 und 13. (1901). Besprechung dieser Arbeit von Dr. Numa Prätorius im Jahrbuch f. sex. Zwischenstufen, Bd. V, 2. Teil p. 950 f.

In den letzten Jahren werden übrigens ähnliche und oft sogar harmlose Annoncen als der Homosexualität verdächtig von den Inseratenannahmen der meisten Zeitungen abgelehnt.

Wie im normalen Verkehre sind auch im homosexuellen bestimmte Straßen und Stadtgegenden als Treffpunkte bevorzugt. Es gibt Urninge, die eine Reihe von Stadtplänen besitzen, auf denen die von Homosexuellen bevorzugten Straßenzüge mit blauen oder roten Strichen markiert sind.

In erster Linie sind dies die belebten Straßen im Zentrum der Stadt, ganz besonders Passagen, die Umgebung der Fern- und Stadtbahnhöfe, in der sich gewöhnlich leicht versteckte Stellen zur Aussprache und Verabredung finden lassen, die Nachbarschaft bestimmter Bedürfnisanstalten und Normaluhren, endlich auch besonders in den Abendstunden die Wege an der Peripherie großer Parkanlagen, deren Winkel oft gleich nach der Begegnung zu einer flüchtigen Betätigung Unterschlupf gewähren. Daß auch die Bürgersteige unmittelbar vor bekannten Treffpunkten der Homosexuellen, Lokalen, Badeanstalten, Theatern, oft der Schauplatz solcher Begegnungen sind, dürfte selbstverständlich sein. Uranier mit einer spezifischen Geschmacksrichtung zieht es naturgemäß in Gegenden, die die ihnen zusagenden Begegnungen in Aussicht stellen. Entsprechend der Bevorzugung bestimmter Typen sind daher in dieser Beziehung die Straßen in der Nähe der Kasernen, der Häfen, der Ladeplätze („Rollmöpse"), der Postanstalten (Depeschenboten), usw. beliebt.

Außer den eigentlichen Strichen, auf denen die Homosexuellen auf- und abzugehen pflegen, gibt es oft im örtlichen Zusammenhang mit ihnen gewisse Punkte, meist sind es Kreuzungsstellen größerer Straßenzüge, an denen die Urninge sowohl wie die sich ihnen anbietenden Heterosexuellen längere Zeit Posto fassen. Von typischen Beispielen solcher Standorte, die aus fast allen Großstädten anzuführen wären, nenne ich die Kranzlerecke an der Kreuzung der Linden in Berlin, den Platz am Stachus in München, die Puerta del Sol in Madrid, den Raadhuspladsen in Kopenhagen, den Fischmarkt in Kairo usw.

Gewissermaßen Reservate gleichgeschlechtlicher Anknüpfung, schon deshalb, weil sie nur Personen des gleichen Geschlechts zugängig sind, stellen auf den Straßen aller Städte die Bedürfnisanstalten dar, besonders die öffentlichen Rotunden für Männer, in denen durch Genitalentblößung Gelegenheit zur sexuellen Anlockung und Erregung geboten wird. Diese Anstalten werden vor allem gern von Leuten aufgesucht, die im Zeigen oder Betrachten der Genitalien ihre Befriedigung finden, von Exhibitionisten und Voyeurs. Ferner bieten sie aber auch die Möglichkeit zu einem besonders ungenierten Angebot, indem Prostituierte namentlich tieferer Kategorien sich oft täglich viele Stunden in ihnen herumdrücken, bald spähend, dann wieder an ihren Genitalien spielend, sobald sie bei einem Besucher Interesse und Entgegenkommen vermuten. Andrerseits gibt es viele Homosexuelle, die mit Vorliebe derartige Lokale aufsuchen, sei es, weil es ihnen genügt, sich durch verstohlene Blicke sexuell zu erregen, sei es, weil die sich dort anbietenden Personen ihrem speziellen Geschmacke entsprechen und sie auf diesem Wege leicht mit ihnen Beziehungen anknüpfen können. Daß das bloße Anschauen oder gar ein flüchtiges Berühren präsentierter Genitalien nichts weniger als ungefährlich ist, zeigt, daß nicht selten die schwersten Erpressungen sich an solche Vorkommnisse angeschlossen haben, beispielsweise die furchtbare Verfolgung des Landgerichtsdirektors H. aus Breslau, der schließlich nach völligem finanziellen und körperlichen Zusammenbruch auf seinen Erpresser schoß. Es entspricht den Tatsachen, wenn damals ein Anonymus bemerkte: „Schon dafür, daß man ihn in der Bedürfnisanstalt nur ansah oder auf seinen entblößten Schamteil blickte, verlangt der Lustbube Entgelt. Und der verschüchterte Homosexuelle, der um nichts in der Welt mit der Polizei etwas zu schaffen haben mag, obwohl ihm doch in dem geschilderten Falle kein Gott und kein Mensch etwas anhaben kann, läßt sich rupfen und fleddern. Es ist fürchterlich, aber es ist leider wahr.“ Es sind immer nur einige bestimmte, meistens in der Nähe von Strichen gelegene Bedürfnisanstalten, die zu derartigen Zwecken von Urningen besucht werden, einige von diesen besitzen geradezu eine internationale Berühmtheit in Urningskreisen. Während man in vielen Rotunden kaum jemals etwas bemerken wird, was auf Homosexualität der Besucher schließen lassen könnte, wird man in anderen wieder den Eindruck gewinnen, daß sie, wie der „warme Kessel“ in Hamburg, nahezu ausschließlich von Urningen besucht werden. Die Inschriften und Zeichnungen, die man in Bedürfnisanstalten antrifft, enthalten oft Hinweise auf die Homosexualität, sei es, daß sie lediglich gleichgeschlechtliche Obszönitäten in Wort und Bild behandeln, sei es, daß sie bestimmte Angebote, Nachfragen oder Verabredungen zum Gegenstand haben. Ich sagte eben, daß die von Homosexuellen am meisten frequentierten Bedürfnisanstalten in der Nähe von bekannten Strichen liegen. Zutreffender würde man sagen müssen, daß diese letzteren sich vielfach den öffentlichen Pissoirs anschließen, so daß sie gewissermaßen Stationen des Striches bilden. So führt in einer mitteldeutschen Großstadt der jeden Abend von zahlreichen Urningen und Prostituierten begangene Strich vom Bahnhof durch eine breite Straße zur Kreuzungsstelle der Anlagen, geht hier durch diese links ab bis zu einem großen Platz und von diesem — dem Strichzentrum — durch die Anlagen weiter zu einem alten Stadttor, im ganzen etwa eine halbe Stunde Weges mit sieben Anstalten als Stationen; in Berlin erstreckt sich ein Strich von einer Bedürfnisanstalt in Wilmersdorf über eine zweite bis zu einem Platz in Charlottenburg, 20 Minuten lang, ganz ähnlich ein Strich in Kopenhagen über vier Austrittsstellen auf einer Strecke von 25 Minuten. Nicht selten kommt es seitens erregter Urninge auf den Bedürfnisanstalten auch zu mutueller Onanie, was schon oft zu Anklagen wegen Erregung öffentlichen Ärgernisses geführt hat. Vielfach ziehen sich auch die Partner in geschlossene Aborte zurück, wo sie vielfach von Wärtern oder Besuchern überrascht wurden. Auch hier werden durch Wandinschriften wie „heute abend 9 Uhr am . . . . denkmal“ Verabredungen getroffen, oder es wird durch Spalten und Löcher in den Zwischenwänden eine Verständigung bewerkstelligt. Diese Gucklöcher dienen auch oft homosexuellen V o y e u r s zur Beobachtung ihres Nachbars bei intimen Verrichtungen; die Visionisten halten sich manchmal sehr lange an solchen Örtlichkeiten auf, bis das benachbarte Abteil von einem Besucher betreten wird, der ihr „Fall“ ist, und der in dem Glauben nicht beobachtet zu sein, durch sein ungeniertes Benehmen, vielleicht auch dadurch, daß er onanistische Handlungen an sich vornimmt, sie für stundenlanges Warten entschädigt. Zu diesem Zwecke werden von solchen Voyeurs nicht selten Öffnungen in die Zwischenwände der Aborte hineingeschnitten oder gebohrt, vorhandene erweitert und vergrößert. Wird dies auffällig, läßt die Verwaltung, wie dies beispielsweise schon auf fast allen Berliner Bahnhöfen geschehen ist, die Gucklöcher durch „Schutzbleche“ verdecken und die Voyeurs müssen „umziehen“. Merkwürdigerweise lockt den echten Voyeur nur die g e h e i m e Beobachtung. So wurde mir einmal von einem aus Schweden heimgekehrten Voyeur, dem gegenüber ich äußerte, daß ihn wohl das nackte Baden angezogen hätte, meine mangelhafte Kenntnis der Voyeurpsyche vorgehalten, der durch den Anblick offen zur Schau getragener Geschlechtsteile keine Genüge geschehe.

Auch die Striche wechseln von Zeit zu Zeit, aber in viel längeren Zeiträumen als die Lokale. So ist der früher sehr belebte Abendstrich im Berliner Kastanienwäldchen zwischen Universität, Singakademie und Opernhaus an dem Tage eingegangen, als die Kaiserpassage eröffnet wurde. Hingegen hat sich ein anderer Strich, im Tiergarten, der im Volksmunde der „schwule Weg" genannt wird, durch Jahrhunderte bis in unsere Tage erhalten, ebenso wie die Striche in den Champs Elysées und im Hydepark. Die Erfahrung zeigt, daß alle homosexuellen Verkehrsstätten von der Behörde immer nur verschoben, disloziert, nie aber unterdrückt werden können.

Als einmal ein Berliner Polizeipräsident bei einer Orientierungsreise meinte, daß eine bessere Beleuchtung dem „schwulen Weg" im Tiergarten den Garaus bereiten könnte, wurde ihm von seinem Begleiter mit Recht erwidert, daß diese Maßregel nur eine Abwanderung derselben Elemente nach einer dunkleren Stelle bewirken würde.

Man sieht auf den homosexuellen Strichen sehr oft seltsame Erscheinungen. So berichtet der Verfasser des „Perversen Berlin": „Am Waterloroufer fiel mir ein Gelähmter auf, der stets in seinem Wagen sitzt. Sobald die Dämmerung hereinbricht, läßt er sich dicht an das Wasser fahren. Hier verbleibt er oft lange Stunden, immer wartend, daß sich jemand zu ihm geselle, mit dem er Beziehungen eingehen könne. Jungen, mittel- und stellungslosen Burschen gewährt er Aufenthalt in seiner Behausung. Wie man mir sagt, um geringes Geld, aber um so mehr Zuneigung. Ob diese Beziehungen geschlechtlicher Art sind, vermag ich nicht zu entscheiden. Der Arme ist schon glücklich, gleichgeschlechtliche Personen, die ihm gefallen, um sich zu wissen, sie zu beherbergen und ihnen Freundlichkeiten erweisen zu dürfen. Mehrmals rühmte man mir die Herzensgüte des Kranken. Von dem Wenigen, das er besitzt, gibt er willig ab. Einmal sah ich einen förmlichen Kreis von Leuten um ihn versammelt. Alle Welt kennt ihn dort und seine Neigungen. Trotzdem hat man ihn gern. Ja, man wacht darüber, daß ihn niemand verhöhnt oder gar Erpressungen an ihm ausübt."

Von einem anderen Original ist in den Großstadtdokumenten die Rede: „Seht ihr dort die ausgedörrte, gekrümmte Gestalt im struppigen Graubart," heißt es dort. Das ist ein russischer Baron, der erspäht sich abends eine einsame Bank, läßt sich dort nieder und ruft „rab, rab"; aus unsichtbaren Wegen tauchen auf diesen Lockruf einige „kesse Schieber" hervor, es sind seine Freunde, unter denen er die „Platten", gewöhnlich 3—5 Mark, verteilt, die ihm von seinem Tageszins geblieben sind." Zu diesen Originalen gehörte auch der „Beschließer des Tiergartens", ein anderer verarmter Homosexueller, bei dem man sich am Eingang des „schwulen Weges" ein „Eintritts-Billett" für 10 Pfennige löste, wofür man dann auch mancherlei Auskünfte erhielt, vor allem ob „die Luft rein" und keine „Greifer" in der Nähe seien.

Eine ganz besondere Rolle bei der Anknüpfung von Beziehungen spielen auch im homosexuellen Leben die großstädtischen Verkehrsmittel, Wagen, Omnibusse, Straßen-, Hoch- und Untergrundbahnen.

In dieser Beziehung sind es in erster Linie die abgeschlossenen Einzelkupees, die häufig von urnischen Liebespärchen als Unterschlupf zu Touchierungen während der Fahrt benutzt werden. Es sind mir in Berlin verschiedene Homosexuelle bekannt, deren Liebesleben sich fast ausschließlich auf den Stadtbahngleisen abspielt, sie umkreisen oft mehrmals den Stadtring, bis der Zufall ihnen ein zusagendes bereitwilliges Objekt in einem von Mitreisenden freien Kupee zuführt. Dabei werden gewisse Kunstgriffe nicht selten ausgeführt, wie Umsteigen in ein leeres Kupee, in einen anderen Zug usw., um ein ungestörtes Beisammensein zu ermöglichen. Oft beschränkt sich das Zusammensein auf der Bahn nur darauf, daß eine Verabredung zwischen den beiden Partnern getroffen wird. Sehr viel werden von homosexuellen Liebespärchen ebenso wie von heterosexuellen zu ungestörtem tête à tête die privaten und intimeren Verkehrsmittel der Großstadt (Droschken und Automobile) benutzt. Der Berliner Droschkenkutscherjargon hat sogar einen ganz bestimmten Ausdruck für solche „Fuhren". Auch die Wasserfahrzeuge aller Art, vor allem Ruder- und Segelboote vermitteln Homosexuellen ungestörte Stunden des Beisammenseins. In Neapel zeigte mir ein Urning einen reichen Voyeur, der mit einem weittragenden Perspektiv den Golf von Neapel nach homosexuellen Liebespärchen absuchte. Wie rasch die homosexuelle Liebe mit allen Zeiterrungenschaften mitgeht, möge der Umstand belegen, daß mir zwei Uranier bekannt sind, die ihren ersten erotischen Kontakt, der zu einem dauernden Verhältnis geführt hat, als Pilot und Fluggast auf einem Aeroplan angeknüpft haben.

ZWEIUNDDREISSIGSTES KAPITEL.

Bündnisformen homosexueller Männer und Frauen.

Lassen wir die mannigfachen Orte, an denen Homosexuelle sich die Befriedigung ihrer seelischen und körperlichen Neigungen verschaffen, Revue passieren, so hat es, oberflächlich betrachtet, den Anschein, als ob unter ihnen der käufliche und auf bloßen Geschlechtsgenuß bedachte Verkehr weit häufiger vorkomme, als höhere Formen der Liebe. Dies trifft aber in Wirklichkeit nicht zu. Man übersieht, daß alles das, was sich innerhalb der vier Wände der Wohnung des Urnings abspielt, der Beobachtung entzogen ist, daß aber nur hier die auf wirklichem Vertrauen und tiefer dauernder Zuneigung begründeten Verhältnisse ihre stille Stätte finden. Die Grundnatur der meisten homosexuellen Männer und Frauen ist eine monogame. Wer viele von ihnen vorurteilslos kennen zu lernen sich bemüht hat, wird wahrnehmen, daß fast alle Uranier nach einem *einzigen* Freund verlangen, und daß auch bei den Uranierinnen *eine* Freundin zu lieben, die große starke Sehnsucht ihres Lebens ist. Wenn gleichwohl die homosexuelle Prostitution so weit verbreitet ist, so rührt dies daher, daß die Anschauungen über die Homosexualität den konträrsexuell Empfindenden dorthin treiben, wo möglichst niemand weiß, wer er ist, auf die Straße, in öffentliche Bäder und Lokale. Würden sich die Anschauungen über die männliche Homosexualität ändern, wären sie etwa nur die gleichen wie über die homosexuellen Frauen, dann würden sicherlich die männlichen Homosexuellen sich ebenso wie diese und die Heterosexuellen hinsichtlich ihres Liebes- und Geschlechtslebens ungleich mehr auf ihre Behausung beschränken, zum mindesten würden sie in der Öffentlichkeit nicht bemerkbarer sein, als die weiblichen Homosexuellen.

Man kann daher auch konstatieren, daß die gleichgeschlechtliche Prostitution, je ungünstiger sich in einem Lande die Gesetze gegen den

Uranismus stellen, um so stärker hervortritt, daß ferner in Ländern, in denen die Auffassungen tolerantere sind, die Hauptkundschaft der Prostitution aus Fremden besteht, die aus Gegenden stammen, wo die Anschauungen über sie schlechtere sind. Der Uranismus der Einheimischen, der mit dem käuflichen Verkehr der Straße wenig zu tun hat, tritt demgegenüber fast völlig zurück.

Im ganzen findet man unter den Homosexuellen dieselben drei Hauptformen sexueller Verbindungen wieder, wie sie sich im heterosexuellen Liebesleben als Produkte innerer Neigungen und äußerer Lebensumstände entwickelt haben: Eheartige Bündnisse, gekennzeichnet durch die Ausschließlichkeit und lange Dauer der Beziehungen, das Zusammenwohnen und den gemeinschaftlichen Hausstand, die Gemeinsamkeit aller Interessen, nicht selten auch durch faktische Gütergemeinschaft. Sie sind unter homosexuellen Frauen etwas häufiger, als unter Urningen; zweitens freiere Liebesverhältnisse von meist nicht so langem Bestand und relativ größerer Selbständigkeit beider Partner. drittens käufliche Betätigung mit homosexuellen oder heterosexuellen Personen, die aus dem Geschlechtsverkehr materielle und zwar meist pekuniäre Vorteile ziehen. Die Grenzen zwischen diesen verschiedenen Kategorien können bei den Homosexuellen nicht immer scharf gezogen werden. Zunächst sind die beiden ersten Gruppen oft schwer zu trennen, weil das Hauptunterscheidungsmerkmal der Staatsehe vom freien Liebesverhältnis — die Sanktionierung — fehlt. Richard Wagner sagt in der Schrift „Ein Problem der griechischen Ethik" von der dorischen Kriegskameradenliebe, daß sie sich nicht weniger fest als ein Ehebund erwiesen habe. Ferner täuscht die finanzielle Abhängigkeit der geliebten von der liebenden Person oft ein prostitutionsartiges Verhältnis vor, während es in das Heterosexuelle übertragen nichts anderes ist, als wenn ein wohlhabender Mann für ein von ihm stark geliebtes Mädchen viel Geld ausgibt, gleichviel ob er sie heiratet oder nicht.

Dem Gedanken, der sich in einer der von Krafft-Ebing[1]) mitgeteilten Autobiographien findet: „Gäbe es eine Ehe zwischen Männern, so glaube ich, würde ich eine lebenslängliche Gemeinschaft nicht scheuen, welche dagegen mit einem Weibe mir etwas Unmögliches erscheint," habe ich von Homosexuellen oft ähnlich Ausdruck geben hören. Sexuelle und materielle Momente sind im Liebesleben oft, ja man kann sagen, immer, so fest verbunden, daß es vielfach eine Unmöglichkeit ist, sie absolut voneinander zu trennen. Hierin sind sich die heterosexuellen und die homosexuellen Bündnisse völlig gleich; bei der Ehe wäre die Mitgift der Frau einerseits, der von dem Manne der Frau gewährte Unterhalt andrerseits zu nennen; im freien Liebesverhältnisse ist meist der Mann, nicht selten aber auch die Frau der

---

[1]) v. Krafft-Ebing, Psychopathia sexualis, p. 249.

finanziell stärkere und abgebende Teil; die Prostituierte beispielsweise lebt vom Gelde des Mannes, das sie oft genug wieder nach eigenem Bedürfnisse mit einer von ihr geliebten Person teilt.

Alles das findet darin seine Erklärung, daß die Liebe und das Geschlechtsleben als hohes Wertobjekt empfunden werden, für die Gegenwerte von den meisten gern geopfert werden. Die Alten sagten mit feinem Instinkt, daß die Liebe ein Kind sei von Überfluß und Mangel, Poros und Penia. Aus diesen Gründen scheint es mir auch recht bedenklich zu sein, im Liebesleben oft so schwer zu beurteilende Begriffe wie die der Abhängigkeit und der Gewerbsmäßigkeit als besonders strafwürdig zu erachten. Nur die Freiwilligkeit der Liebe ist zu schützen. Gewalttätigkeiten, um sich in den Besitz sexuellen oder finanziellen Gewinnes zu setzen, sind zu bestrafen. Mehr ist vom Übel.

Ebenso wie ungeschwächt mit gleicher Liebesstärke fortbestehende Ehebündnisse im normalgeschlechtlichen Leben nur selten sind, zum mindesten eine Abschwächung der grobsinnlichen Libido die Regel ist, wird auch dem monogam veranlagten Homosexuellen das ihm als höchstes Ideal vorschwebende dauernde, auf gegenseitiger gleicher Liebe basierende Freundschaftsverhältnis in nur spärlichen Fällen zur Wirklichkeit. Ist doch für sie die Aussicht, einen Partner zu finden, der ihre Gefühle erwidert, schon darum eine geringere, weil der Prozentsatz gleichempfindender Männer gegenüber den weibliebenden an und für sich ein kleinerer ist und die Neigung vieler Homosexueller sich zudem auf vollmännliche Typen erstreckt, die naturgemäß mehr bei Heterosexuellen zu finden sind, die also ihre Liebe niemals erwidern können. Dasselbe gilt mutatis mutandis von Homosexuellen weiblichen Geschlechts. Es kommt hinzu, daß ebenso wie bei Normalgeschlechtlichen der Partner, wenn er älter wird, dem Geschmack nicht mehr so völlig entspricht wie in jüngeren Jahren.

War der eine von beiden heterosexuell, so ergibt sich eine Lösung der monogamen Beziehung nach einiger Zeit meist von selbst dadurch, daß bei dem Normalen früher oder später der Drang zum Weibe sich mit so unbezwinglicher Gewalt einstellt, daß er ihm nachgeben muß. Auch in diesen Fällen bestehen oft die freundschaftlichen Beziehungen, selbst nach der Verheiratung des Normalen, oft noch jahrelang, bisweilen bis zum Lebensende des einen fort, doch werden sie naturgemäß gewöhnlich weniger innig sein, als die zwischen zwei Homosexuellen, da das gegenseitige Verständnis für ihr verschiedenartiges Liebesempfinden ein geringeres ist, abgesehen davon, daß die Anforderungen der Ehe und des Familienlebens den Heterosexuellen zu sehr in Anspruch nehmen. Mehr aber noch stehen äußere Schwierigkeiten dem Abschluß und der Durchführung fester homosexueller Verhältnisse im Wege, beispielsweise dadurch, daß sie das ersehnte völlige Zusammenleben der beiden Liebenden unmöglich machen. Solche Hindernisse können im Unterschied des Alters und der sozialen Stellung bedingt sein, Momente, die ja auch oft normale Ehen unmöglich machen. Verstärkt werden sie noch dadurch, daß das Zusammenwohnen zweier nicht verwandter Personen des gleichen Geschlechts bei unseren heutigen Kulturbegriffen an und für sich etwas Auffallendes ist, was allerdings für Männer in höherem Grade zutrifft als für Frauen.

Trotzdem bestehen derart eheartige, viele Jahre, bisweilen das ganze Leben ausdauernde feste Freundschaftsbündnisse monogamer

Homosexueller auch jetzt noch vielfach und sind mir in nicht geringer Anzahl bekannt. Carpenter[2]) erzählt von Bündnissen, welche Liebende desselben Geschlechtes oft durch einen langen Zeitraum von Jahren miteinander vereinten „in so unfehlbarer gegenseitiger Zärtlichkeit der Behandlung und Rücksichtnahme, wie sie sich sonst nur in den glücklichsten Ehen kundgibt", und auch Moll[3]) berichtet, daß die Liebe vieler Urninge, die sich in der Jugend entwickelte, mitunter das ganze Leben hindurch bestehen bleibt.

Von diesen Bündnissen führen fließende Übergänge zu den temporären, mehr oder weniger festen Verhältnissen, die auch ganz den analogen Erscheinungen im normalen Liebesleben entsprechen. Wir finden da einmal intime Beziehungen zwischen gesellschaftlich Gleichstehenden, die sowohl durch sexuelle wie durch geistige Interessen für kürzere oder längere Zeit miteinander verbunden sind; derartige Verhältnisse können nach- und nebeneinander in großer Anzahl bestehen; es gibt Urninge, die meinen, daß durch die Vielseitigkeit solcher Beziehungen ihr sozialer Wert erhöht wird. Ein charakteristisches Beispiel derart wechselnder, teilweise gleichzeitig bestehender, aber doch fester und inniger homosexueller Verhältnisse bieten die Beziehungen Heinrichs des III. zu seinen Mignons, die Dr. von Römer[4]) so eingehend geschildert hat. In anderen Fällen wiederum neigen Urninge der höheren Stände dazu, festere Verhältnisse von längerer oder kürzerer Dauer mit Angehörigen der unteren Kreise anzuknüpfen, während Homosexuelle niederen Standes sich oft gern an geistig und gesellschaftlich höher Stehende anschließen, wodurch ebenfalls Beziehungen von sozialem Werte geschaffen werden können, indem das Verständnis der oberen Zehntausend für die Bedürfnisse und Interessen des Volkes gesteigert, und das geistige Niveau sozial tiefstehender, aber emporstrebender Personen gehoben wird. Verbreiten diese die gewonnenen ideellen Werte in ihrem Kreise weiter, kommen sie auch breiteren Schichten zugute. Ihrer Art nach können derartige Verhältnisse so überaus verschiedenartig und mannigfaltig sein, daß eine Schilderung der Einzelheiten Bände füllen könnte. Eine nach außen unauffällige Form für solche Verhältnisse wird oft dadurch hergestellt, daß der besser Situierte den Freund als Privatsekretär, Geschäftsführer, Reisebegleiter, Diener, bei den Persern als „Schenken", bei Türken und Chinesen als Pfeifenstopfer engagiert. Es würde natürlich widersinnig sein, ein derart sekundär aus erotischen

---

[2]) Die Homogene Liebe p. 39.

[3]) Moll, a. a. O. p. 119.

[4]) p. 572 ff.: „Heinrich der Dritte, König von Frankreich und Polen." Im IV. Bande des Jahrbuchs f. sex. Zw.

Gründen hervorgegangenes Abhängigkeitsverhältnis als strafverschärfend bei der gerichtlichen Verfolgung homosexuellen Verkehrs anzusehen, da alle Voraussetzungen eines Zwanges oder einer Verführung dabei fehlen.

Eine ziemlich häufige Erscheinung des homosexuellen Liebeslebens ist das gleichzeitige Bestehen eines monogamen Verhältnisses bei polygamen Beziehungen des einen oder beider Partner. Es gibt Individualitäten, die zu einer derart doppelseitigen Erotik wie disponiert erscheinen. Beispielsweise empfindet ein Urning einem älteren Freund gegenüber feminin, indem er sich hingebend an ihn anlehnt und sich gern lieben läßt, während er jüngeren gegenüber viril fühlt, seinerseits den Verkehr mit ihnen sucht, sie unter seinen Schutz nimmt und in seinem Verhalten ihnen gegenüber aggressiv und aktiv ist. Einer derartigen Natur würde demnach ein dauerndes festes Verhältnis mit einem älteren Homosexuellen und daneben wechselnde flüchtige Beziehungen zu Jünglingen entsprechen. Es sind dies der Bisexualität nahestehende Erscheinungen, aus der sich ähnliche Verhältnisse ergeben; ein monogam homosexueller Freundschaftsbund neben polygamer normalgeschlechtlicher Betätigung des einen Partners. Besonders in eheartigen Frauenfreundschaften der Urninden werden dem „Vater" nicht selten Seitensprünge als gutes Recht konzediert, die dieser, wenn sie die „Mutter" beginge, schwer ahnden würde. Also auch hier gibt es eine doppelte Moral.

Sehr häufig kommt es, namentlich wenn beide Partner homosexuell waren, nach einer grande passion von mehr oder weniger langer Dauer vor, daß eine leidenschaftliche Liebe in kameradschaftliche Freundschaft abklingt. Ich kenne Freundespaare, die, nachdem ihre geschlechtlichen Beziehungen aufgehört hatten, bis zu ihrem Lebensende in treuester Zuneigung verbunden blieben. In einigen Fällen knüpfen die Betreffenden dann überhaupt keine erotischen Beziehungen mehr an, sondern finden in ihrer Freundschaft und anderweitigen Bestrebungen Ersatz, in anderen wieder unterhalten beide oder der eine von beiden nebenbei wechselnden Verkehr mit Personen, die in physischer Hinsicht ihrem Geschmacke entsprechen, ohne daß diese flüchtigen Beziehungen das alte Verhältnis stören. Der Freund bleibt vielmehr dauernd der Vertraute und Mitwisser auch aller erotischen Erlebnisse.

Überblicken wir ein nach Tausenden zählendes Material, so kommen wir zu dem Resultat, daß wir alle die fein nuancierten Abstufungen sexueller Beziehungen, denen wir im normalen Liebesleben begegnen, von festesten, eheartigen Verhältnissen bis zu polygamer Universalität der Neigungen, de facto auch bei homosexuellen Männern und Frauen finden.

Unter 100 homosexuellen Männern und Frauen meiner Statistik hatten durchschnittlich 33 nur flüchtige, wechselnde Beziehungen, 67 langdauernde „eheartige" Bündnisse; 8 der letzteren sprachen von „rein platonischen" Verhältnissen; 59 von den 67 bezeichnen sich als eifersüchtig.

Mit nichts hat Ulrichs seine Zeitgenossen, und zwar die homosexuellen nicht weniger als die heterosexuellen, so frappiert, wie mit seiner Forderung sanktionierter Urningsehen; nichts ist ihm so verdacht worden und hat ihn so sehr in den

Ruf eines Sonderlings gebracht, als diese Idee, die dem einen als ein bizarres Hirngespinst, anderen geradezu als eine Blasphemie erschien. So schreibt Capellmann[5]): „Diese Forderung kann nur gestellt werden von solchen, denen natürliches und göttliches Sittengesetz nur mehr leere Worte sind." Ich kann mich diesen Auffassungen nicht anschließen, finde vielmehr, daß gerade dieser Gedanke zeigt, wie ernst und heilig Ulrichs die homosexuelle Liebe begriff, wobei er sich außerdem auf Beispiele aus der Geschichte und Gegenwart, die wir seit ihm wesentlich zahlreicher kennen gelernt haben, berufen konnte, die beweisen, daß tatsächlich sanktionierte Bündnisse zwischen Personen gleichen Geschlechts ziemlich häufig geschlossen sind.

Über das Eingehen urnischer Liebesbündnisse in Kreta wird bei Besprechung der Homosexualität im Altertum (nächstes Kapitel) ausführlich berichtet. Die wiederholt, unter anderen schon von Urquhart in den dreißiger Jahren des vorigen Jahrhunderts berichtete[9]) Tatsache, daß auch noch im heutigen Griechenland, in Epirus und in anderen entlegenen Provinzen des Balkans sich bisweilen zwei Jünglinge von griechisch-katholischen Priestern ganz in den dortigen Formen der Ehe zusammengeben lassen, wird von Näcke und anderen auf diese uralten hellenischen Traditionen zurückgeführt.

Sehr bekannt geworden sind die mit aller Feierlichkeit vorgenommenen Eheschließungen römischer Cäsaren mit ihren Lieblingen. So hat sich Nero zweimal mit jungen Männern verheiratet: in Griechenland mit Sporus, in Rom mit Pythagoras, der nach Suetonius nicht Pythagoras, sondern Doryphorus hieß, beide Male unter allen Solennitäten der römischen Ehe. Tacitus erzählt: (annal. 15, 37.) „Den Pythagoras heiratete der Kaiser in solenner Hochzeit. Gattin war dabei er selbst. Er ließ sich das hochzeitliche weibliche Haarnetz aufsetzen (flammeum). Zwei Haruspices wurden ausgesandt." (Um aus dem Vogelflug eine gute Vorbedeutung für die Ehe zu entnehmen.) „Nicht fehlten Brautbett und Hochzeitsfackeln." Aurelius Victor (de Caes. 5, 5 und epit. 5, 5) sagt von dieser Hochzeit: „Angetan mit dem Hochzeitsgewande einer Braut, erschien er im versammelten Senate und setzte dem Bräutigam die ihm zuzubringende Mitgift aus. Alle mußten die üblichen Formalitäten erfüllen. Er heiratete nach den Formen der strengen römischen Ehe, der ‚in manum conventio', so daß er sich unter die eheherrliche Gewalt des Mannes begab." Auch Martial schildert Liebesbündnisse, die in Rom unter Feierlichkeiten eingegangen wurden; z. B.:

„Barbatus rigido nupsit Callistratus Apro
  Hac, qua lege viro nubere virgo solet.
Praeluxere faces; velarunt flammea vultus,
  Nec tua defuerunt verba, Thalasse, tibi.
Dos etiam dicta est." (Lib. 12, 42.)

Von des Kaisers Heliogabalus Ehe mit dem Hierokles sagt Lampridius: „Nupsit, ita ut et pronubum haberet." Petronius schildert ausführlich das eheartige Liebesbündnis zwischen dem Urning Enkolpius und seinem „frater" Giton. Um dem Kaiser Helio-

[5]) Pastoral-Medicin. 16. Aufl. Aachen 1906, p. 145.

[9]) „Anastasius: Fahrten eines Griechen im Orient" von Urquhart, einem englischen Gesandten; Deutsch von Lindau; erschienen etwa 1830—1840.

gabalus zu gefallen, sind sogar Heterosexuelle soweit gegangen, mit Männern Liebesbündnisse einzugehen, als wären sie selbst Urninge. Lampridius erzählt: „Erant amici improbi, . . . qui caput reticulo componerant . . . qui maritos se habere jactarent" (cap. 11), sie trugen das weibliche Haarnetz (reticulum oder flammeum) und rühmten sich, gleich dem Kaiser Ehemänner zu haben.

Die Hochzeitsfeste römischer Cäsaren mit Jünglingen, von denen die alten Schriftsteller berichten, waren weder ein Vorrecht der Cäsaren noch der Antike. Die unterbrochene Hochzeitsfeier des Amerikaners Withney mit einem preußischen Ulanen erregte vor einigen Jahren in Berlin großes Aufsehen, aber dieser Fall steht durchaus nicht vereinzelt da. Vor vielen Jahren hatte ich selbst einmal Gelegenheit, einem solchen Vorgang beizuwohnen. Ein Urning, der mein Interesse für dieses noch so wenig erforschte Gebiet menschlichen Lebens kannte, schrieb mir, ob ich der Trauung eines homosexuellen Paares beiwohnen wollte. Ich willigte ein und fand mich zur angegebenen Stunde Sonntag nachmittags in dem bezeichneten Lokal der Friedrichstadt ein. Als ich eintrat, sah ich gegen 50 Herren, die offenbar den besseren Ständen angehörten, in Gesellschaftstoilette versammelt; ein Altar, von Blattpflanzen umgeben, war errichtet, zahlreiche Kerzen brannten; nicht lange, und es erschien ein älterer bartloser Herr in der Tracht eines Geistlichen und betrat den Altar. Auf dem Harmonium wurde ein weihevolles Lied gespielt, in das die Versammelten einstimmten. Unter diesen Klängen zog das Brautpaar, von Brautjungfern, ebenfalls Herren, geführt, ernst und feierlich in den Raum: es waren zwei junge Leute, der eine Ende, der andere Anfang der Zwanziger, beide im Frackanzug, der ältere trug einen Myrtenstrauß im Knopfloch, der jüngere einen Myrtenkranz und einen lang herabwallenden Schleier. Der Pseudogeistliche hielt eine Rede, in welcher er auf die Innigkeit dieser Freundesliebe, den Entschluß, auch äußerlich den Bund zu besiegeln, hinwies, und beide aufforderte, in allen Lagen des Lebens treu zueinander zu halten. Beim Wechseln der Ringe sagte er:

Und nun vereinigt euch das Sakrament,
Bis Zwietracht oder Tod euch trennt.

Dann wieder Musik und allgemeines Beglückwünschen. Auf mein Befragen teilte mir der „Kaplan" — so nannten sie den Geistlichen — mit, daß er zum neunten Male in dieser Weise amtiere[11]).

In Berlin gab es ein urnisches Schauspielerpaar, bei dem der jüngere den Namen des älteren angenommen hat. Ein schwedischer Urning erzählte mir, daß es sein höchster Wunsch wäre, einen Freund zu finden, der seinen Namen führe. Deshalb halte er auch in seiner ausgebreiteten Familie unausgesetzt nach einem urnischen Verwandten Umschau. Er hatte die „fixe Idee", daß er erst, wenn er einen solchen als Freund gefunden hätte, seinen Namen zu Recht führen würde. In urnischen Frauenbündnissen nimmt ebenfalls häufig die „Mutter" den Namen des „Vaters" an und wird in ihrem Bekanntenkreise nur mit diesem angeredet. Und auch hier findet man bei Naturvölkern schon ganz analoge Sitten. So hat man bei den Balondas[12]) und anderen afrikanischen Stämmen regelrechte Verlöbnis-Zeremonien zwischen Freunden beobachtet, bei denen jeder einige Tropfen von seinem Blute in den Trank des anderen fließen läßt. „Dann tauschen sie ihre Namen aus und beschenken sich gegenseitig mit dem Kostbarsten, was sie be-

---

[11]) Geschildert in dem Artikel: Sind sexuelle Zwischenstufen zur Ehe geeignet? Von Dr. Hirschfeld, im Jahrbuch f. sex. Zw. Bd. III. p. 69/70.

[12]) Cf. „Naturgeschichte des Menschen" von J. G. Wood. Band „Afrika" p. 419.

sitzen.[13]) Es liegen auch von anderen Volksstämmen ganz verschiedener Himmelsstriche Berichte über rite geschlossene Männer- und Frauenbündnisse vor.[14]), so erst wieder neuerdings von Breitenstein[15]) und H. Roth[16]), nach denen in Borneo nicht selten die Priester förmliche Ehen mit jungen Männern schließen.

Wiederholt ist es auch vorgekommen, daß Urninge ebenso wie Urninden ohne ihr wahres Geschlecht anzugeben, sich mit Personen ihres Geschlechts verlobten. So notifizierte der von Fränkel als homo mollis 1853[17]) beschriebene Urning Süßkind Blank eines Tages öffentlich unter dem Namen „Friederike Blank" seine Verlobung mit einem fremden Handwerker. Blank tötete sich später, ebenso wie ein „Seitenstück" von ihm, der als „männliche Braut" bekannt gewordene Paradeda, der sich in Paris mit einem Lehrer verlobt hatte, dem er nach Breslau gefolgt war.

Im Verfolg seiner Anschauungen vertrat Ulrichs den Standpunkt, daß das Bündnis eines Homo- mit einem Heterosexuellen — die Beziehungen dieser beiden, nicht die von Urningen untereinander beschäftigte ihn fast ausschließlich in seinen Schriften — zwar ebenso fest und feierlich geknüpft werden solle, die Lösung aber erheblich leichter sein müsse, wie diese, einmal weil der Heterosexuelle „dem Liebesgenuß am Weibe, seiner geschlechtlichen Hauptbestimmung nicht zeitlebens entzogen werden dürfe und zweitens, weil die Ehe wesentlich nur wegen desjenigen ihrer Zwecke für schwer lösbar, bzw. unlösbar erklärt sei, welcher auf Kindererzeugung und Kinderaufziehung gerichtet ist, dieser Zweck aber beim urnischen Liebesbündnis wegfällt."

Häufiger als bei homosexuellen Männern findet man bei homosexuellen Frauen das Bestreben, ihren Beziehungen einen eheartigen Charakter zu geben. H. Ellis[18]) erwähnt einen Fall aus England, in dem eine zeremonielle Trauung zwischen zwei Frauen ohne jede Täuschung vor sich ging. Eine von Geburt inverse Engländerin von hervorragenden geistigen Fähigkeiten verband sich mit der Frau eines Geistlichen, der in voller Kenntnis der Sachlage die beiden Damen in seiner eigenen Kirche vermählte.

Dühren[18a]) teilt mit, daß am 4. Juli 1777 in London eine Frau zu 6 Monaten Kerker verurteilt wurde, die sich, als Mann verkleidet, schon dreimal mit verschiedenen Frauen verheiratet hatte.

In Friedreichs Blättern für gerichtliche Medizin[19]) wird über den Fall eines Mannweibes berichtet, das mehrere Jahre mit einem Weibe

---

13) Cf. auch Livingstones „Expedition nach dem Zambesi" Murray 1865, p. 148. (Zitiert nach Carpenter, Das Mittelgeschlecht, p. 42).

14) Cf. Ulrichs VII, p. 102 und XII, p. 32.

15) Cf. Sexualprobleme 1912, p. 848 und Anm. 93, p. 857: H. Breitenstein, „Einundzwanzig Jahre in Indien", Bd. I. (Leipzig 1899), p. 226.

16) Cf. ibidem und Anm. 94, p. 857: H. Ling Roth, „The Native Tribes", Bd. I, S. 270.

17) Medizinische Zeitung des Vereins für Heilkunde in Preußen Bd. XXII. 1853. S. 102/3.

18) H. Ellis, Sexualinversion. P. 146, Fußnote.

18a) Dühren, Engl. Sittengeschichte II. Band p. 54.

19) „Ein weiterer Fall von konträrer Sexualempfindung" mitgeteilt von Dr. F. C. Müller. 1891, p. 279.

verheiratet war. Als es schließlich doch aufkam, wurde sie in Untersuchung gezogen, wegen Sodomie zum Tode verurteilt und mit dem Schwerte hingerichtet. Die Mühlhaberin, ihr Weib, will von dem Geschlechte ihres „Gemahls" keine Kenntnis gehabt haben. Aus den Gerichtsakten seien einige Stelle wiedergegeben:

„Im Jahre 1717, nachdem sie bei 4 Kontingenten Soldatendienste getan, ging sie in Manneskleidern nach Halberstadt, gab sich für einen Kattunfärber aus, knüpfte mit der Mühlhaberin ein Liebesverhältnis an und heiratete dieselbe noch im selben Jahre. Nach der Hochzeit hätten sie zusammen als vermeinte Eheleute gelebt, wären zusammen zu Tisch und Bett gegangen, sie habe ein von Leder gemachtes, ausgestopftes männliches Glied, woran ein Beutel von Schweinsblasen gemacht und zwei ausgestopfte von Leder gemachte Testiculi gehänget mit einem ledernen Riemen an ihre Scham gebunden gehabt, und wenn sie mit ihrer vermeinten Frau zu Bette gegangen, habe sie derselben solch ein ledern Ding in den Leib gesteckt und solcher Gestalt den Beischlaf mit ihr wirklich verrichtet."

„Einen Mann habe sie niemals erkannt, habe sich auch das lederne Instrument niemalen selbst appliziert oder applizieren lassen, und als dieselbe letzlichen gefragt wird, wie sie gedächte, dergleichen begangene Missetaten vor Gott zu verantworten, so sagt sie: Daß sie sich in Mannskleider gesteckt, das hätten ja mehr Weibsleute getan. Im übrigen wisse sie wohl, daß Gott verboten hätte, daß ein Weib kein Mannskleid anziehen solle, solches ginge aber nur die Weiber an und keine Jungfer. Daß sie sich mit der Coinquisitin öffentlich proklamieren und kopulieren lassen, das dächte sie vor Gott schon zu verantworten." Die „vermeinte" Ehefrau bekundet: „Inquisit habe immer in den Hosen geschlafen und hätte sie ihm nicht dürfen in die Hosen greifen, sie hätte zwar, wenn sie ihn pissen gesehen, angemerkt, daß er die Schuh allzeit ganz naß gemacht, solches wäre ihr verdächtig vorgekommen, und hätte sie zu ihm gesagt: andere Mannsleute können ja so weit pissen und du bepißt allzeit die Schuhe. Er hätte sie aber Bestie und Kanaille geheißen und zu schlagen gedroht."

„Sie lief oft meilenweit nach einem schönen Frauenzimmer." Berichterstatter schließt seine Angaben mit den Worten: „Früher hat man die sexuell Perversen verbrannt, heutzutage erklärt man sie für blödsinnig. Unser Jahrhundert hat ebensowenig die Wahrheit erkannt wie die vorhergehenden, aber wir sind derselben näher gekommen."

B a u m a n n[20]) erzählt aus Paris folgendes Erlebnis:

In einer Maison meublée wohnten zwei in der Mitte der zwanziger Jahre stehende Fräulein. Die eine war eine imposante Erscheinung von ausgesprochenem südländischen Typ mit krausen, schwarzen Haaren. Sie stand als Direktrice einem bedeutenden Modengeschäfte vor. Die andere, eine allerliebste Blondine, hätte als Ebenbild des deutschen Gretchens gelten können, wenn sie blaue Augen, statt der feurigen dunkelbraunen gehabt hätte. Sie war Sekretärin in einer der vielen Privatkliniken. Öfters drang Streit aus der Wohnung dieser Damen zu mir herüber, und ich wurde anfänglich durch das wiederholte, leidenschaftlich ausgesprochene „Je tiens, que tu seras tout à fait à moi, je te le répète une fois de plus!" zur Meinung gebracht, diese Worte seien an den Liebhaber einer der Damen gerichtet, dessen Benehmen dieser nicht volle Garantie für seine Treue biete. Im übrigen schenkte ich der Sache keine Beachtung. Nun traf ich eines Sonntags zufällig in einem der „Robinsons" genannten Restaurants, die in der Umgebung von Bourg-la-Reine unter den Kronen der uralten, gewaltigen Bäume errichtet sind, mit den beiden Damen zusammen. Wir kamen ins Plaudern; bisher hatte sich unser

[20]) A. a. O.

Verkehr auf das beim Begegnen im Hause übliche Grüßen beschränkt. Wie nun das in Paris vorzukommen pflegt, daß sich selbst bei Leuten, die sich völlig fremd waren, ein zufälliges Zusammentreffen an einem Vergnügungsorte rasch zu einem recht gemütlichen Beisammensein gestaltet, so wurde auch beschlossen, daß wir den Tag zusammen verbringen wollten. Nun sah ich, daß beide Damen Eheringe trugen und als ich dieselben frug, ob sie eigentlich verlobt oder verheiratet seien, bekam ich zur Antwort: „Mais nous sommes mariées, nous deux!" Die Betonung, mit welcher das „nous deux" gesagt worden war, machte mich stutzig; mir fiel plötzlich der Streit ein, den ich öfters schon gehört hatte. Da muß ich klar sehen! Ich fragte deshalb nach ihren Männern. Die beiden lachten hell auf, und die Direktrice sagte in einem Tone, als wäre das etwas ganz Natürliches: „Mais voilà, ma petite femme!" indem sie die herzige Blondine an sich zog und dieselbe dabei mit einem Gesichtsausdruck ansah, der kein glühenderes Verlangen bei einem jungen Ehemanne hätte zeigen können, der sein Weibchen in die Arme schließt. Ich muß bei dieser Erklärung außerordentlich dumm ausgeschaut haben, denn die beiden Fräulein brachen in lautes Gelächter aus. „Comme ils sont drôles, les Suisses!" rief der „Mann" aus, und beide machten sich über meine „Verständnislosigkeit" lustig. Das war es aber weniger als wie die Überraschung, daß die Damen die Sache als etwas Selbstverständliches behandelten, die mich momentan staunen ließ. Aus dem, was ich jenen ersten Tag und sodann auch in der Folge, namentlich aus den Gesprächen mit der Sekretärin vernommen hatte, die mir Vertrauen schenkte und öfters mir ihr Leid wegen der Eifersucht ihrer Freundin klagte, will ich einiges hier wiedergeben.

Die beiden Damen, von denen die Blondine eine Pariserin war, die andere aus dem südfranzösischen Departement der Alpes-Maritimes stammte, hatten sich im gleichen Geschäft kennen gelernt. Als sie auf einem gemeinschaftlichen Spaziergange sich auf dem Rasenplatze einer Lichtung des Waldes von Meudon ausruhten, umarmte die Südfranzösin plötzlich ihre Begleiterin und sagte in stürmischer Aufwallung: „Ah, je vous aime!" Dann herzte und küßte sie sie leidenschaftlich, und da kam der Blondine ihre Neigung zum gleichen Geschlechte zum Bewußtsein. Von nun an waren sie unzertrennlich. Sie nahmen eine gemeinschaftliche Wohnung und kauften sich Eheringe zum Zeichen der zwischen ihnen geschlossenen „Ehe", wie sie diese Verbindung selbst nannten. Da sich aber die Direktrice in ihrer anormalen Leidenschaft nicht zu beherrschen wußte, wenn sie sich in Gegenwart ihrer Freundin befand, wurde zur Vermeidung unliebsamer Vorfälle beschlossen, daß die Blondine ihre Bureaustelle wechseln sollte. So kam diese in die Privatklinik, wo bald ein Flirt zwischen der hübschen Sekretärin und einem der Ärzte entstand. Dadurch wurde die letztere ihrem „Manne" untreu, denn der Umgang mit dem Herrn entzückte sie kaum weniger, als der mit der Freundin. Sie war eben nicht, wie diese, r e i n homosexuell veranlagt, und eine angenehme Abwechslung boten ihr auch die Einladungen des Arztes zum Besuche von Theatern usw., wobei, wie sie sagte, die Begleitung eines Kavaliers doch etwas ganz anderes sei, als die einer Freundin.

Es dauerte denn auch nicht lange, bis die letztere von diesem Flirt Kenntnis erhielt. Die Blondine legte ein um so aufrichtigeres Geständnis ab, als sie glaubte, daß ein Flirt mit einem Manne ja nur ein „Amusement passager" von ganz anderer Art sei, als das homosexuelle Verhältnis mit ihrer Freundin. Dieser Meinung aber war die letztere nicht. Sie sagte kategorisch: „Quoiqu'il en soit, de tes caresses cet homme-là consume la même jouissance telle que moi, et j'exige absolument que tu seras à moi seule!" Immerhin gab sie den Bitten der Freundin nach, sich von diesem Arzte zu Vergnügungen führen zu lassen: „Je t'aime trop, pour te contraindre!"

fügte sie der widerwillig gegebenen Erlaubnis bei. Die Liebe der Südfranzösin zur Pariserin war eine schwärmerische. Aber die sinnliche Leidenschaft zugleich eine derart gesteigerte, daß, während ihre Freundin von der erteilten Erlaubnis Gebrauch machte, sie sich mit den peinigendsten Eifersuchtsgedanken quälte und ihr bei der Rückkehr die heftigsten Vorwürfe machte. Ein psychologisches Rätsel blieb mir immer, daß die Blondine die Gewaltherrschaft, welche ihre Freundin auf sie ausübte, ertrug und auch, daß alle die Störungen in der Harmonie dieser „Ehe" rasch vorübergehende waren. Die Sekretärin hatte auf meine diesbezügliche Frage ein einfaches: „Elle m'aime tant!" zur Antwort. Gewiß, sie wurde von der Direktrice sehr geliebt; die Beweise dafür waren zahlreich. Und diese Liebe wurde wenigstens in ihrer sinnlichen Begierde unzweifelhaft aufs wärmste erwidert. Das bezeugten, neben andern Tatsachen, auch die Liebkosungen der beiden, von deren wild-stürmischer Art das Echo beredtes Zeugnis ablegte.

Wenn hier von „Gewaltherrschaft" die Rede ist, welche die männlichere Homosexuelle auf die feminine ausübt, so entspricht dies meiner Beobachtung, nach der die stärksten Fälle sexueller Hörigkeit in den eheartigen Verhältnissen vorkommen, die homosexuelle Frauen miteinander eingehen. Ich könnte hier kaum glaubliche Beispiele anführen, in denen die eine Freundin tatsächlich „Wachs" in der Hand der andern war, in einem Falle, in dem der Ehemann der einen die Freundin samt seiner Ehefrau herauswarf und dann die Ehescheidungsklage einleitete, erklärte die Freundin unverblümt, als ich ihr vorhielt, daß das Verhältnis der verheirateten Frau mit ihr einem Ehebruch gleichzusetzen sei, „es sei doch wohl Ehrensache, daß man für die Geliebte in solchen Fällen einen Meineid schwöre".

Aus Paris wurde 1907 gemeldet, daß die Marquise de Morny und die Schriftstellerin Colette Willy auf das Standesamt gegangen seien, um die Heirat nachzusuchen. Der verblüffte Standesbeamte habe jedoch die Eheschließung abgelehnt, obgleich er bemerkte, daß er „keinen Text gefunden habe, der eine solche Heirat verbiete". d'Estoc (Paris-Eros S. 58) berichtet von einer dreißig Jahre dauernden Tribaden-Ehe. In „The Lancet Clinic"[21]) wird ein mehr als fünfzehnjähriges Bündnis zwischen einer Frau G. und D. beschrieben. Der Schluß des Artikels lautet: „Sie hat in ihrem ganzen Leben nur für diese eine Frau Zuneigung empfunden; sie kann nichts Unrechtes in dieser Liebe finden und hält ihr Bündnis für ebenso heilig wie die Ehe. Dabei wird Frau G. von allen ihren Verwandten und Freunden sehr hoch geschätzt, kurz von allen Menschen, mit denen sie jemals in Berührung gekommen ist, auch hat sie in ihrem Fache wirklich Hervorragendes geleistet. Niemand ahnt, daß ihre sexuelle Veranlagung abnorm ist." Mir selbst ist in Berlin ein Fall bekannt, indem es einer homosexuellen Frau, die als Mann lebte, gelang, daß sie, ohne daß man ihr wahres Geschlecht ahnte, mit ihrer Freundin — sie lebten bereits zehn Jahre zusammen — kirchlich und standesamtlich getraut wurden. Am bekanntesten von ähnlichen Fällen ist wohl der von Krafft-Ebing begutachtete der Sarolta (Charlotte) Gräfin Vay geworden, die unter dem Namen Graf Sandor Vay im Jahre 1888 in Ungarn sich mit einer von ihr schwärmerisch geliebten Lehrerin Marie S. eine von einem Pseudopriester eingesegnete Scheinehe einging.

---

[21]) Übersetzung aus „The Lancet Clinic" vom 2. November 1912. — Vol. C VIII. No. 18. Seite 487/90. Einige Bemerkungen über die Psychologie der „sexuellen Inversion" bei Frauen.

Wie weit das Ehegefühl homosexueller Frauen, die zusammenleben, gehen kann, zeigt nicht nur die volkstümliche Bezeichnung der Partnerinnen als Vater und Mutter, sondern daß tatsächlich beide oft nichts so schmerzlich empfinden, als die Unmöglichkeit, ein eigenes Kind zu besitzen. Manche adoptieren ein fremdes Kind oder halten sich wenigstens als Symbol eine große Puppe. Ein Pariser Mädchen einfacher Herkunft, das mit einer Berliner Künstlerin ein sehr leidenschaftliches Verhältnis hatte, schrieb mir einmal: „Je vis avec une amie, je désirerais vivement avoir un bébé d'elle." Dann ging es weiter: „Comme je sais que vous pouvez tout faire .... auriez vous la bonté de nous indiquer un moyen; nous nous aimons passionnément, donc rien est nous impossible". Ich nahm zuerst einen Scherz an und ließ mir die Französin kommen, um zu erfahren, daß sie in der Unschuld ihres Herzens tatsächlich an die Erfüllbarkeit ihrer Sehnsucht geglaubt hatte. Sie verließ mich ebenso bekümmert wie enttäuscht, als ich ihr die Unentbehrlichkeit des Mannes bei der Fortpflanzung auseinandersetzte.

Ein Beispiel von der Innigkeit solcher eheartigen Frauenfreundschaften findet sich in den „Großstadtdokumenten". Es heißt dort: „Ich behandelte einst eine adlige Dame, die seit vielen Jahren mit einer Freundin zusammenlebte, an einem schweren Nervenleiden. Weder vorher noch nachher habe ich in meiner Krankenpraxis ein so liebevolles Aufgehen eines Gesunden in einen Kranken gesehen, wie in diesem Fall, weder unter Ehegatten, noch selbst bei Müttern, die sich um ihre Kinder bangten. Die gesunde Freundin war keine angenehme Mitbürgerin, sie hatte viel Rücksichtsloses und Eigenwilliges, wer aber diese wahrhaft ergreifende Liebe und Sorgfalt sah, dieses unablässige Bemühen bei Tag und Nacht, hielt ihr um dieses starken Altruismus willen vieles zugute; sie war mit ihrer Freundin tatsächlich wie verwachsen. Berührte man ein schmerzliches Glied der Kranken, zuckte die andere reflektorisch zusammen, jedes Unbehagen der Leidenden spiegelte sich in ihrem Gesichte wieder, mangelhafter Schlaf und schlechter Appetit übertrugen sich auf die gesunde Freundin. Der Fall war übrigens auch dadurch bemerkenswert, daß auch das Personal der Patientin, sowohl Krankenschwester wie Dienstmädchen, einwandfrei urnisch waren."

Daß das Symbol des Ringwechsels sowohl von homosexuellen Männern als Frauen in eheartigen Bündnissen häufig vorgenommen wird, bedarf nach allem wohl kaum der Erwähnung.

Ich führte bereits aus, daß die starke Verpönung des mannmännlichen Verkehrs die männliche Prostitution wesentlich befördert hat; diese Verpönung ist der wesentlichste Grund, daß der Homosexuelle sich scheut, eine von ihm geliebte Person zu sich zu nehmen, sich mit ihr ständig zu zeigen oder sich ihr in sichtlicher Weise zu widmen, weil er stets in Furcht ist, der erotische Charakter dieser Beziehung könne entdeckt, das Verhältnis beargwöhnt werden. Daher sucht er die geistige

Seite seines Sexualtriebes möglichst zu verstecken und die körperliche recht geheim und unerkannt zu befriedigen. Es liegt auf der Hand, daß der Geschlechtstrieb dadurch auf eine tiefere, man könnte auch sagen auf eine tierischere Stufe herabgedrückt wird, andererseits eine Menschenklasse großgezogen wird, die sich aus der vorübergehenden Hingabe ein einträgliches, bequemes Gewerbe schafft.

Es soll damit allerdings nicht behauptet werden, daß diese soziale und gesetzliche Ächtung die ausschließliche Wurzel der männlichen Prostitution ist; daß dies nicht richtig ist, geht schon daraus hervor, daß sie, wenn auch nicht in der gleichen Ausdehnung wie in Ländern mit Strafbestimmungen, in Gegenden und vor allem in Zeiten nachweisbar ist, wo das Verständnis für die gleichgeschlechtliche Liebe ein günstigeres war, als im antiken Griechenland und Rom. Mehr als ein Dichter und Schriftsteller jener Epochen wendet sich mit Eifer bereits gegen Jünglinge, die dem Meistbietenden feil sind. Offenbar gehören zu den Kunden männlicher Prostitution außer denen, die sich nicht festere Verbindungen einzugehen trauen, viele, die bisher das ihrer Triebrichtung voll entsprechende noch nicht gefunden haben, ferner solche, die neben einer stärkeren monogamen Beziehung auf polygame „Seitensprünge" nicht ganz verzichten können und wollen, sowie endlich Leute, die gerade unter den Prostituierten die ihnen seelisch und leiblich zusagenden Typen finden. Für manche Homosexuelle scheint es geradezu ein psychisches Bedürfnis zu sein, zum Teil wohl in einem instinktiven Gefühl der Überlegenheit begründet, den Partner zu bezahlen. Alles in allem sind es fast die gleichen Ursachen, die auch den normalsexuellen Mann zur weiblichen Prostituierten drängen, trotzdem er diese sozial eher noch mehr mißachtet, wie der homosexuelle Mann den Strichjungen.

Auch weibliche Prostituierte gibt es, die nur Urninden zu Gebote stehen. Bloch[21a]) schreibt darüber: „Diese tribadische Prostitution ist besonders umfangreich in Paris. Man nennt sie ‚gouines' oder ‚gougnottes' oder ‚chevalières du clair de lune'[21b]). Auch Tribadenbordelle gibt es in Paris." Unter den Masseusen großer Städte gibt es stets einige, die tribadischen Verkehr gegen Entgelt als Spezialität pflegen.

Was aber treibt den männlichen Prostituierten selbst zu seinem Gewerbe? Hier sind die Ursachen teils endogene, in den individuellen Besonderheiten der Prostituierten gelegene, teils exogene, durch äußere Umstände bedingte. Zu den ersteren gehören in erster Linie gewisse, meistens auf degenerierter Anlage beruhende Schwächen und Defekte der psychischen Konstitution, ein Mangel an Arbeitslust und Energie, der die Betreffenden an körperlicher oder geistig anstrengender und gleichmäßiger Tätigkeit keinen Gefallen finden und sie den mühelosen Verdienst, den sie sich durch Preisgabe ihres Körpers verschaffen können, bevorzugen läßt. Die Bereitwilligkeit zur Prostitution hat ferner eine Abstumpfung des normalen Schamgefühls zur Voraussetzung,

---

[21a]) Bloch, a. a. O. p. 587.
[21b]) Vgl. Martial d'Estoc, Paris-Eros, S. 59.

wie wir ihr ebenfalls besonders häufig bei Degenerierten begegnen, die dann naturgemäß in der fortgesetzten Ausübung dieses Gewerbes sich weiter entwickelt. Der Hang zum Genußleben, zu dessen Befriedigung die Prostitution eine der leichtesten Möglichkeiten bietet, ist für einem sinnlichen Lebensgenuß zuneigende Naturen bei beiden Arten gewerblicher Unzucht ebenfalls häufig das treibende Motiv. Daß die eigene sexuelle Neigung weniger häufig ursächlich in Betracht kommt, geht schon daraus hervor, daß die Zahl der homosexuell veranlagten männlichen Prostituierten gegenüber den heterosexuellen relativ nur klein ist, und unter diesen die Fälle, in denen sich die bezahlte Hingabe auf Personen beschränkt, die dem eigenen Geschmack der Prostituierten entsprechen, ein verschwindend geringer ist.

Es gibt aber eine bestimmte Gruppe von Prostituierten, die durch einen gewissen inneren Drang zum Verkauf ihres Körpers getrieben werden. Es scheint in dem Umstand, daß die Liebesdienste pekuniär belohnt werden, ein Erfordernis ihrer sexuellen Individualität zu liegen. Einige Homosexuelle gaben mir offen zu, daß ihnen nur der b e z a h l t e Verkehr Genuß gewähre. Es wird dadurch auch psychologisch erklärlicher, daß vielfach Jungen der besseren Stände sich für relativ geringes Entgelt prostituieren. Vor einigen Jahren suchte mich einmal ein höchst elegant gekleideter 18jähriger Amerikaner auf, der auf einer Berliner Schule erzogen wurde, um mir folgendes Geständnis zu machen. Er sei Primaner, stamme aus einer Newyorker Millionärsfamilie, sei so gestellt, daß er sich keinen Luxus zu versagen brauche; seit seinem 14. Lebensjahr verspüre er das Verlangen, sich gegen Entgelt Männern hinzugeben. Um von ihnen angesprochen zu werden, setze er sich nachmittags in die Empfangs- und Teeräume der vornehmen Hotels. Ein- bis zweimal die Woche erreiche er sein Ziel, der Verkehr sei nur mit Herren möglich, die ihn reichlich bewirteten und beschenkten, sonst fehlte jede Erregung; er bezeichnete sich selbst als geborene Kokotte. Post actum verabscheue er sich und das so verdiente Geld, er habe es bisher noch nie für sich verwandt, sondern an Wohltätigkeitsinstitute gegeben; trotz aller Reue und Selbstvorwürfe unterliege er aber nach wenigen Tagen wieder seiner „Obsession“.

Gegenüber den inneren Momenten, die zwar in keinem Falle fehlen, aber naturgemäß weniger in die Erscheinung treten, sind die ä u ß e r e n Veranlassungen der männlichen Prostitution mannigfacher und augenfälliger. In erster Linie ist es die materielle Not, die bei den männlichen wie bei den weiblichen Prostituierten als ursächliches Moment in Betracht kommt. Es kann sich dabei sowohl um einen mehr dauernden Zustand wie um eine vorübergehende, durch Arbeitslosigkeit oder Krankheit bedingte Verlegenheit handeln. Der Mehrzahl nach rekrutiert sich aus diesem Grunde die männliche Prostitution aus den niederen, unbemittelten Volksschichten.

Ein Gelegenheitsprostituierter antwortete auf die ihm von einem Kriminalbeamten vorgelegte Frage: warum er sich auf dem Strich herumtreibe, kurz und vielsagend: „um nicht zu stehlen“.

So unglaublich es klingt, es kommt tatsächlich vor, daß mittellose Eltern ihre heranwachsenden Söhne und Töchter — namentlich wenn sie durch ein anziehendes Äußere ihnen dazu besonders geeignet erscheinen — zu diesem traurigen Gewerbe anhalten. Von einem der bekanntesten Berliner Prostituierten wird zuverlässig berichtet und von ihm selbst bestätigt, daß seine eigenen Eltern ihn bereits in seinem 14. Jahre in diese Laufbahn brachten. Ein Urning teilte mir aus der Unterhaltung, die er mit einem Prostitutierten hatte, folgendes mit: „Der Junge erzählte mir, daß ihm seine Mutter gesagt habe, er solle nie Geld fordern, sondern mit dem zufrieden sein, was ihm die Herren freiwillig gäben.“ Ganz erstaunt forschte ich weiter, und es stellte sich heraus, daß seine Mutter selbst das Gewerbe einer Prostituierten in Eisenach betrieb. Hier strömen im Sommer viele Fremde, besonders viele Studenten der umliegenden Universitäten zum Besuche der Wartburg zusammen. Da habe er, als er 17 Jahre alt war, durch seine Mutter einst einen Studenten kennen gelernt, dem er besser als seine Mutter gefallen habe, und habe diese ihn dann dem homosexuellen Verkehre zugeführt.

In vielen, in der Großstadt wohl in den meisten Fällen, wirkt das Beispiel anderer Prostituierter ansteckend oder verführend, sei es, daß diese den betreffenden Jungen direkt auf die angenehme und leichte Erwerbsquelle aufmerksam machen, sei es, daß er durch eigene Beobachtung auf ihr Treiben aufmerksam wird und sich entschließt, ihrem Beispiel zu folgen. Nur ausnahmsweise kommt es vor, — und solche Fälle können nicht scharf genug verurteilt werden — daß ein Homosexueller einen Burschen zur Prostitution verführt, indem er ihn dem Geschäfte, in dem er arbeitet, entzieht. Häufiger schon kommt es vor, daß ein junger Mann, welcher, außer Stellung geraten, sich vergebens bemüht, wieder in Brot zu kommen, die Bekanntschaft eines Urnings macht, mit dem er gegen Entgelt intim verkehrt. Dieser gibt ihm Essen und Kleidung, behandelt ihn gut, führt ihn in bessere Kreise ein, was seiner Eitelkeit schmeichelt. Der bequeme Verdienst, der ihm, falls er selbst homosexuell veranlagt ist, noch dazu Vergnügen bereitet, das Faulenzerleben werden ihm so sehr zur Gewohnheit, daß er nicht mehr davon lassen kann, auch wenn ihm Gelegenheit geboten würde, in ein ehrliches, arbeitsames Leben zurückzukehren.

Sehr oft spielt sich der Vorgang etwa folgendermaßen ab: Ein armer, zerlumpter, hungernder und frierender Junge steht seit Tagen obdachlos an einer Ecke der F.......straße. Bald wird er die feinen „Herrchen“ gewahr, die von 8 Uhr ab Nacht für Nacht stundenlang die Straße auf- und abschlendern, bis sie ein vornehmer Herr anspricht, mit dem sie erhobenen Hauptes von dannen ziehen. Er macht zuerst schüchterne, dann kühnere Versuche, es dem Vorbilde nachzutun und eines Tages glückt es ihm auch. Denn manche der Herren lieben gerade diese ärmlichen Burschen mit ihren schmutzigen Kragen und Schuhen, den fadenscheinigen Röcken und zerrissenen Beinkleidern. Ist es ihnen einmal gelungen, dann halten sie ihre Position fest, es ist ihnen gar zu schlecht gegangen, als daß sie zurücktauschen möchten. Mit den sozialen Ursachen der männlichen Prostitution hängt es auch zusammen, daß sich manche besonders gering entlohnte Berufsklassen diesem Gewerbe als Nebenerwerb ergeben; Schreiber, Depeschenboten, Straßenkehrer, Mitfahrer usw., die teils vorübergehend durch die Preisgabe ihres Körpers sich ein „Taschengeld" verschaffen, teils dauernd ihr Einkommen dadurch zu vergrößern suchen. Es kommt sogar vor, daß Familienväter durch die in ihrer Familie herrschende Notlage dazu veranlaßt werden, sich Homosexuellen, die reife Männer bevorzugen, gegen Entgelt anzubieten. Zeiten wirtschaftlicher Not, Streiks und Teuerungen geben hierzu nicht selten Veranlassung.

Gewisse Sammelplätze der ärmsten und verkommensten Bevölkerung kommen besonders als Brutstätten männlicher Prostitution in Betracht, da eine große Zahl ihrer Besucher mit diesem Gewerbe bereits Bekanntschaft gemacht haben und gern erbötig sind, den Neulingen gegenüber den Lehrmeister abzugeben. Zunächst sind hier die Nachtasyle für Obdachlose zu nennen, in denen der gleichgeschlechtliche Verkehr von den Obdachlosen selbst als surrogative Betätigung viel geübt wird. Es ergibt sich von selbst, daß die Homosexualität hier einen vielfach behandelten Gesprächsstoff bildet. Sie hören dort, daß mancher, der noch voriges Jahr wie sie in der „Palme" oder Wiesenburg einkehren mußte, jetzt „in dufter Schale zur Kieler Woche fährt." Mancher junge Mann, der im Obdach mit der männlichen Prostitution theoretisch bekannt geworden ist, sucht schon am nächsten Tage die erworbenen Kenntnisse praktisch zu verwerten. Ähnlich liegen die Verhältnisse bei der Fürsorgeerziehung. Sehr häufig sind die Zöglinge, namentlich soweit sie der Großstadt entstammen, nicht nur mit der homosexuellen Betätigung, sondern auch mit der Prostitution schon eingehend bekannt und teilen ihre Erfahrungen den in diesen Fragen noch unbewanderten Kameraden nur allzugern mit, die nach ihrer Entlassung Gebrauch davon machen und sich auf diese Weise einen Erwerb schaffen, der ihnen um so willkommener ist, als sie zu anstrengender Tätigkeit oft wenig Neigung haben und es den entlassenen Fürsorgezöglingen bisweilen auch schwer fällt, Arbeit zu finden. Noch böser pflegen in vielen Fällen die Belehrungen zu wirken, die jungen Leuten in Gefängnissen und Strafanstalten von Insassen zuteil werden, die auf diesem Gebiete bereits Erfahrungen gesammelt haben. Werden sie doch meistens von diesen gleich über die naheliegenden Beziehungen der männlichen Prostitution zu kriminellen Handlungen — namentlich Diebstählen und Erpressungen — unterrichtet, wodurch sie in Versuchung geraten, sich der gewerbsmäßigen Unzucht gleich mit der Nebenabsicht zu ergeben, sie zu verbrecherischen Zwecken auszunutzen, eine Verlockung, die bei entarteten und kriminell veranlagten Individualitäten naturgemäß auf besonders günstigen Boden trifft.

Schon aus den verschiedenartigen Motiven, die zur männlichen Prostitution führen, läßt sich entnehmen, daß sie sich aus sehr heterogenen Elementen zusammensetzt, die man von den verschiedensten Gesichtspunkten aus in Gruppen zusammenfassen kann. Zunächst ist eine solche Einteilung der Prostituierten nach ihrer geschlechtlichen Veranlagung in Heterosexuelle und Homosexuelle möglich.

Da bei den ersteren naturgemäß nicht die innere Neigung, sondern nur die Aussicht auf materiellen Vorteil als Beweggrund in Betracht kommt, finden wir vorzugsweise, wenn auch keineswegs ausschließlich, unter ihnen jene Individuen, die mit der Prostitution einen unrechtmäßigen Gelderwerb zu verbinden suchen. Natürlich gibt es auch Normalveranlagte, die sich mit dem ausbedungenen Lohn für ihre Liebesdienste begnügen, namentlich ist dieses dann der Fall, wenn sie durch vorübergehende Not gezwungen werden, sich gelegentlich zu prostituieren oder dieser Verkehr für sie nur einen Nebenerwerb darstellt.

Unter den homosexuellen Prostituierten müssen wir wieder solche unterscheiden, die sich ohne Rücksicht auf ihren eigenen Geschmack jedem preisgeben, von dem sie etwas zu verdienen hoffen, und solche, die mit dem Verdienste auch die eigene Befriedigung verbinden wollen und sich daher nur Männern zur Verfügung stellen, die ihren sexuellen „Fall" repräsentieren. Zur ersten Kategorie gehören Homosexuelle, die selbst „jung" lieben, gegen Bezahlung aber auch älteren Liebhabern gefällig sind. Es gilt für diese, die natürlich die Prostitution auch aus rein materiellen Gründen betreiben, im großen und ganzen dasselbe, was ich über die heterosexuellen männlichen Prostituierten erwähnte. In derselben Weise wie diese verbinden sie mit dem unzüchtigen Verkehr nicht selten Eigentumsvergehen aller Art. Auch kommt bei ihnen eine besondere, ihrer Veranlagung entsprechende Form des Zuhältertums vor, indem sie junge männliche Personen, mit denen sie selbst geschlechtlichen Verkehr unterhalten, auf den „Strich" schicken und sie bisweilen auch als Lockvogel für Erpressungen und ähnliche kriminelle Handlungen benutzen. Die kleine Gruppe homosexueller Prostituierter, die sich auf den ihrer Geschmacksrichtung adäquaten Verkehr beschränkt, wird naturgemäß selten auf verbrecherische Bereicherung ausgehen, abgesehen von den Fällen, in denen sie sich durch Rache oder aus verschmähter Liebe oder Eifersucht zu solchen Schritten hinreißen lassen.

Der Häufigkeit und Ausschließlichkeit nach, in der die Einzelnen dem Unzuchtsgewerbe nachgehen, lassen sich die Prostituierten in gewerbsmäßige und gelegentliche einteilen.

Wenn auch die Heterosexuellen aus begreiflichen Gründen nur in den seltensten Fällen ihr ganzes Leben lang einem ihnen wenig zusagenden, oft sogar abstoßenden Geschlechtsverkehr nachgehen werden und gewöhnlich auch schon deshalb, weil sie in höherem Alter nicht mehr oder weniger begehrt werden, ihr Gewerbe aufgeben müssen, so gibt es doch auch unter ihnen Elemente, die infolge von Indolenz und Gewöhnung an dem bequemen Verdienst und das müßige Leben, viele Jahre hindurch der Prostitution nachgehen und daher mit Recht als Gewohnheitsprostituierte bezeichnet werden können. Daneben unterhalten sie, wie bereits erwähnt, vielfach normalgeschlechtlichen Verkehr; ja es kommt vor, daß sie auch nach der Verheiratung ihr unzüchtiges Gewerbe noch fortsetzen. — Leichter gewöhnen sich homosexuelle „Strichjungen" an die Prostitution, von der sie sich um so weniger trennen können, als der weibliche Verkehr ihnen keinen Ersatz dafür bietet.

Zu der gewerbsmäßigen männlichen Prostitution gehören auch diejenigen — in Berlin gibt es zirka 30 —, die in Weiberkleidern ihrem Gewerbe nachgehen, sich heterosexuelle, meist etwas angetrunkene Männer suchen, denen sie, um den Coitus zu umgehen, vorreden, sie hätten gerade ihre menses; sie könnten sich daher nur auf die „französische Tour" (penilinctio) einlassen. Einige von diesen tragen auch aus tierischer Haut künstlich hergestellte weibliche Genitalien. Ihrer eigenen Triebrichtung nach dürften sie fast sämtlich homosexuell sein. Die weiblichen Prostituierten, die sich im übrigen mit der männlichen Konkurrenz meist gut stehen, weil sie genau wissen, daß ihr Kundenkreis nicht der gleiche ist, sind auf die letztgenannte Gruppe der femininen Männer in Frauenkleidern nicht gut zu sprechen, lassen sie aber gleichwohl selten „hochgehen".

Die Sitze der gewerbsmäßigen männlichen Prostitution sind naturgemäß die großen Städte, in denen sie in einer Vielgestaltigkeit und Mannigfaltigkeit auftritt, von denen man in kleinen Städten keine Vorstellung hat.

Die Menge der sich auf den Straßen von Paris, namentlich auf den großen Boulevards herumtreibenden Prostituierten ist verhältnismäßig nicht so groß, wie in Berlin. Pherander zählte auf den Boulevards des Italiens und Montmartre während der besten „Geschäftszeit" 20—30 käufliche Männer, während er zu derselben Zeit in dem belebtesten Teil der Berliner Friedrichstraße 50—60 beobachtete. Je größer die Stadt ist, umso umfangreicher ist die männliche Prostitution. In Deutschland sind Berlin, Hamburg, München, Dresden, Leipzig, Breslau und Köln die Hauptzentren, welche aus diesem Grunde auch häufig von Urningen aus kleineren Städten oder vom Lande aufgesucht werden. Reine Prostituierte, die ganz von ihrem „Berufe" leben, berechnet Pherander in Berlin auf 400, die Anzahl der Halbprostituierten, welche den gleichgeschlechtlichen Verkehr als Nebenverdienst betreiben, dagegen auf 10—12 000. Von ihren ständigen Quartieren, den großen Städten, aus machen die gewerbsmäßigen Prostituierten nicht selten Ausflüge nach außerhalb. Namentlich bieten Veranstaltungen, die ein großes Publikum anlocken, wie Ausstellungen, Einweihungsfeierlichkeiten, Volksfeste, auch den männlichen Prostituierten Veranlassung, sich in größerer Anzahl an den betreffenden Orten einzufinden. „In Kiel", schreibt ein Herr, „hatte sich während der Kieler Woche, in der alle möglichen Regatten abgesegelt werden, im Sommer 1902 aus Hamburg eine Reihe männlicher Prostituierter eingefunden, um auf Fang und Erpressung auszugehen. Das große Publikum hat gewiß nichts davon gemerkt, während ich selbst nach wenigen Tagen ihre Anzahl, die sich auf 12 belief, festgestellt hatte, und zwar alle in der Düsternbrocker Allee gegenüber den Anlegebänken für Marineboote.

Zum Schauplatz ihrer Tätigkeit wählen sie in erster Linie die belebten Hauptstraßen, in denen einzelne viele Stunden lang suchend auf- und abflanieren, während andere wieder abwartend an bestimmten Standorten, Straßenkreuzungen, Bahnhofs- und Passageeingängen herumstehen. Aber auch die abgelegenen Wege der öffentlichen Parks, namentlich in der Nähe von Bedürfnisanstalten, werden viel von ihnen frequentiert.

Andere wieder halten sich in Lokalen auf, die von Homosexuellen besucht werden, wo sie ihrer eigenen „Aufmachung" und ihrem Geschmacke nach die Wahl zwischen Restaurants von raffiniertester Eleganz bis herunter zu den obskursten Keller- und Winkelkneipen haben. Während Straße und Lokal nur der Anknüpfung der Bekanntschaft dienen, können die „feinen" Prostituierten zum intimen Verkehr den Liebhabern ihre oft mit raffiniertem Luxus eingerichtete Wohnung zur Verfügung stellen, während es. andere vorziehen, mit ihrem Herrn seine Wohnung oder ein Hotel aufzusuchen.

Einigen bringt ihr Erwerb so viel ein, daß sie sich recht luxuriöse Wohnungen leisten können. Je teurer und eleganter sie wohnen, desto größere Ansprüche und Anforderungen stellen sie auch an die Börse ihrer Kunden. Manche erwerben sich durch hohe Preise und Erpressungen ein kleines Vermögen, wovon sie auf ihre alten Tage leben können. Ein sehr berüchtigter und bekannter Berliner Strichjunge aus guter Familie, dessen Hauptgeschäft lange hinter ihm liegt, und der den Eindruck eines vollkommenen Kavaliers macht, wohnt jetzt sehr komfortabel in einem Appartement, das durch seine Ausstattung beweist, wie sehr es sein Besitzer verstanden hat, seine „Ersparnisse" gut anzuwenden. Er soll früher einen ganz enormen Einfluß auf seine Kollegen vom Fach ausgeübt haben, und sein Name wird noch in einer Art Ehrfurcht unter den Berliner Strichjungen genannt. „Ich habe manche andere Wohnung der Prostituierten gesehen", schreibt einer unserer Gewährsmänner, „und mich dabei vom Augenschein überzeugt, daß das Geschäft mehr einbringen muß, als man denken sollte." Ein Berliner Strichjunge, in seiner Jugend der freche Oskar genannt, fährt jetzt, nach dreißigjähriger Tätigkeit, in seiner eigenen Equipage. Ein Strichjunge aus Köln hatte sich, als er wegen Vagabundage in Paris verhaftet und zu drei Jahren Gefängnis verurteilt wurde, in zehn Jahren 80 000 Franken erspart, ein anderer — ebenfalls Rheinländer — in 12 Jahren über 50 000 Mark.

Die Gelegenheits- und Halbprostituierten rekrutieren sich aus allen Berufs- und Gesellschaftsschichten. Besonders sind unter ihnen die jugendlichen Uniformierten vertreten, die ihrer kleidsamen Tracht wegen von den Homosexuellen bevorzugt werden, und deren Beruf eine Anknüpfung auch vielfach erleichtert.

In erster Linie trifft dies für die Hotelangestellten, Pagen und Liftboys, für Messengerboys, Telegraphen- und Paketfahrtboten zu. Ich hatte einen Urning zu begutachten, der an sich selbst Telegramme schickte, um die jugendlichen Telegrammbesteller in seine Wohnung kommen zu lassen, ein anderer pflegte nach einem „roten Radler" zu telephonieren, der ihm irgend eine Besorgung machen sollte.

Um sich anziehender oder begehrlicher zu machen, bedienen sich die prostituierten Männer ganz ähnlicher Anlockungsmittel, wie ihre weiblichen Genossen.

Die Eleganteren, die Klasse-Jungen, wie sie sich in Berlin gern nennen hören, verwenden alle Toilettenkünste, die dazu dienen, jünger und schöner zu erscheinen, genau so wie Bloch[22]) uns dies schon von den antiken Strichjungen geschildert hat, sie schwärzen sich die Augenbrauen, legen rouge auf die Wangen, schminken sich blaß oder braun, bestreichen sich die Lippen mit Lippenpomade, pudern sich, entfernen sich jedes Härchen aus dem Gesicht oder gar vom Körper,

---

[22]) Iwan Bloch, Dieses Handbuch Bd. I p. 333 ff.

brennen und kräuseln sich das Kopfhaar, träufeln sich Tropfen auf die Augenbindehaut, um die Pupillen zu vergrößern, polieren und färben sich die Nägel rosig, säubern sich auf das Sorgfältigste und verwenden auch wohl diskrete Parfüms. Mit demselben Raffinement, mit dem sie sich „raxen", so bezeichnen sie in ihrem Jargon diese Körperpflege, kleiden sie sich an, viel Wert wird auf sogenannte „Reizwäsche" gelegt, bunte Hemden aus feinem Gewebe, auf lange, teure Strümpfe, durchbrochen und bunt gemustert, womöglich von derselben Farbe wie die Krawatten, sie nennen sie selbst „perverse" Strümpfe, auf rosa oder lila Strumpfbänder, farbige Unterhosen und Unterjacken, „kokette" Hosenträger, bunte Westen, dazu Anzüge und Hüte nach neuester, möglichst extravaganter Façon und vor allem recht in die Augen fallende Fußbekleidung, wie Halbschuhe aus Lack mit breiten Bändern und Schleifen oder Schnürschuhe in sattestem Gelb mit Wildleder oder Gamaschen, wie es gerade die allerletzte Mode erheischt. Auch Ringe und Armbänder fehlen selten, dagegen sind Stöcke und Schirme verpönt, in Übereinstimmung mit einer an Fetischhaß grenzenden Abneigung vieler homosexueller Herren gegen diese Gegenstände; so sagte mir einmal ein englischer Homosexueller, daß jede Möglichkeit sexueller Betätigung für ihn ausgeschlossen sei, wenn ein im übrigen noch so anziehender Mensch einen Stock, eine Brille oder Zugstiefel trüge. Viele männliche Prostituierte sind sehr bemüht, bestimmten fetischistischen Geschmackseigentümlichkeiten Rechnung zu tragen. Manche legen aus diesem Grunde hohe Stiefel an mit Sporen oder Sportsanzüge, Sweater, locker geschlungene Halstücher, Jockey- und Schirmmützen; selbst kleine Medaillen oder kleine Lederriemen im Knopfloch erweisen sich schon als Fetische wirksam. Man kann auf dem Berliner Strich, und in Paris und London ist es nicht anders, Matrosen finden, die nie ein Schiff, Bereiter, die nie ein Pferd bestiegen haben, Chauffeure, die nie ein Steuerrad, Soldaten, die nie ein Gewehr in der Hand hielten. Wiederholt sind männliche Prostituierte in Berlin wegen unerlaubten Tragens von Uniformen bestraft worden. Unter den männlichen Prostituierten Berlins gibt es einen in Wilmersdorf geborenen, der stets als Tyroler geht, trotzdem er nie das Weichbild der Stadt verlassen, zwei, die als Förster erscheinen, obwohl der einzige Wald, den sie kennen, der Tiergarten ist, mehrere die stets Schlächteranzüge tragen; das kurioseste aber waren zwei Schulknaben, die jeden Nachmittag zwischen 5 und 7 Uhr auf der Tauentzienstraße Arm in Arm flanierten, mit kurzen Hosen, Schülermützen und Bücher unterm Arm; man hielt sie für 14 jährig, in Wirklichkeit waren es Prostituierte von 22 oder 23 Jahren.

Auf den Pariser Boulevards machte ein Prostituierter gute Geschäfte, indem er sich als Anlockung eines breiten Trauerflors um den Unterarm bediente. Viele Fremde fielen darauf hinein, weil sie sich nicht recht vorstellen konnten, daß dieser Leidtragende ein Preller sein konnte.

Der anspruchsvollere Teil der männlichen Halbwelt erscheint meist erst am Nachmittag auf der Bildfläche. Bis Mittag, oft bis zwei, drei Uhr liegen sie im Bett. Dann folgt die Toilette, die oft eine Stunde in Anspruch nimmt. Der übrige Tag pflegt dann so zu verlaufen, daß nach einem leichten Imbiß im Restaurant — der reichlichere wird für den Abend in Gesellschaft eines „Freiers" erwartet — der Prostituierte seine Nachmittagstour unternimmt, wobei er gewöhnlich an einer anderen Stelle wie des Abends flaniert oder in einem Kaffee- oder Teeraum auf der Lauer liegt. Von 7—10 Uhr macht er eine Ruhepause, entweder in seiner Wohnung, oder auch wohl in einem Konzertcafé oder Theater, um dann die „große Tour" zu beginnen, die um Mitternacht ihren Höhepunkt erreicht und oft erst gegen 3 Uhr und später endet. Bei dem großen Angebot auf dem Prostitutionsmarkt kommt es vor, daß einer zwei, drei oder auch mehrere Abende vergebens läuft, der Durchschnitt findet in der Woche 2 bis 3 Freier, die in der Mode befindlichen doppelt so viel, viele aber auch weniger.

Ein Berliner Prostituierter, der gerade sehr en vogue war, berichtete, daß er im Monat durchschnittlich 20 bis 25 Herren „hätte", im Jahre 300 fast, von diesen seien höchstens 10 Prozent Berliner, 50—60 Prozent seien Provinzler, 30—40 Prozent Ausländer, besonders Russen, Franzosen und Amerikaner. Er führte darüber geschäftsmäßig Buch.

Das Zusammensein des Herrn mit einem Prostituierten spielt sich gewöhnlich in folgender Weise ab: Der Strichjunge sieht einen Herrn an, dieser fängt den Blick auf, beide lächeln sich an, der eine geht dem andern nach, einer bleibt vor einem Laden oder einer Anschlagsäule stehen oder biegt an einer Ecke in eine dunklere Seitenstraße ein. Der andere tut das gleiche. Dann bittet der eine den anderen um Feuer — auch die Nichtraucher unter den Urningen sind zum Zweck der Anknüpfung fast stets mit Zigaretten und Feuerzeug versehen —, und die Unterhaltung beginnt in harmlos tastender Weise: „Schöner Abend heute" oder „wieder recht schlechtes Wetter" oder „gehen Sie noch so spät spazieren?" Nach diesen Präliminarien gehen Geübtere gewöhnlich rasch auf den eigentlichen Zweck ihres Zusammenseins über, wobei zunächst das Wo? erörtert wird. Handelt es sich um einen „feineren" Prostituierten, so schwankt die Wahl zwischen einem Absteigequartier, wofür man sich in der Mehrzahl der Fälle entscheidet, oder der Wohnung des Herrn, die sehr selten, und der des Jungen, die etwas häufiger genommen wird.

Auf dem Wege dorthin wird gewöhnlich der Preis akkordiert, der in sehr weiten Grenzen schwankt. Die Jungen pflegen bei diesem Thema gewöhnlich zu erzählen, welche Beträge sie schon früher erhalten hätten, wobei Unwahrheiten an der Tagesordnung sind. Immerhin ist es nicht selten, daß ein besserer Prostituierter 20 Mk., 50 Mk. und mehr für ein einmaliges Zusammensein erhält, doch sind im allgemeinen die Preise für die männlichen Prostituierten geringer wie für die entsprechenden Klassen der weiblichen. So rechnen sich schon 10-Mark-Jungen zu den „Klasse-Pupen", sehr viele haben 5 Mark „Taxe", und dann geht es herunter auf drei, zwei, eine Mark und noch geringere Beträge. Im allgemeinen sind die professionellen teurer wie die Gelegenheitsprostituierten. Die Bezahlung selbst erfolgt gewöhnlich nicht wie bei den weiblichen Prostituierten vorher, sondern nach vollzogenem Verkehr. Dieser ist, in der großen Mehrzahl der Fälle, ein onanistischer, am zweithäufigsten sind orale Akte, wobei wiederum der lambitus am membrum des Partners öfter vorgenommen zu werden scheint als die immissio membri in os alterius.

Der Homosexuelle bevorzugt im Verkehr mit dem Prostituierten meist aus Angst die straflosen, der Prostituierte aus Gewinnsucht die strafbaren Formen, nach denen er, sei es im Guten oder Bösen, reichliche Entlohnung erhofft. Der gewerbsmäßige Prostituierte läßt es meist nicht zur Ejakulation kommen, es sei denn, daß er selbst homosexuell und der Freier sein Fall ist. Dagegen besitzen sie oft eine große Fähigkeit, Erektionen bei sich herbeizuführen, um so den anderen stärker zu erregen. Legt der Partner auf die Ejakulation des Prostituierten Wert, so erhöht sich dadurch der Preis. Nach dem Akt kommt der finanzielle und meist heikelste Teil des Zusammenseins zur Erledigung. Beide, die eben noch sich an Liebkosungen nicht genug tun konnten, nehmen Abstand und verwandeln sich in kühl kalkulierende Geschäftsleute. War der Preis vorher ausgemacht, was gewöhnlich viel Ungelegenheiten erspart, so begnügt sich der „reelle" Prostituierte mit dem vereinbarten, gewöhnlich noch durch ein kleines Trinkgeld erhöhten Satz, oder er geht, wie er es nennt, auf die „Schmustour", indem er durch Schilderung seiner Notlage, meist unter Hinweis auf seine zerrissenen Stiefel, oder durch Schmeicheleien einen höheren Betrag herauszuschlagen sucht. Diesen beiden „soliden Touren" — ich bediene mich der charakteristischen Ausdrücke dieser Kreise selbst — stehen die beiden „Krampftouren" gegenüber, die „Klautour", bei der es auf „Beischlafdiebstähle", und die „Prelltour", bei der es auf Erpressungen abgesehen ist. Die beiderseitigen Namen werden in dem Zusammensein nicht genannt, auch die Vornamen werden gewöhnlich nicht richtig angegeben. Bei der Verabschiedung wird gewöhnlich eine weitere Verabredung getroffen, die aber oft nur eine Formsache ist, da eine Innehaltung von beiden Seiten stillschweigend nicht vorausgesetzt wird. Der Wunsch fast jedes Prostituierten ist es, ein länger dauerndes Verhältnis zu finden, um für einige Zeit der Unsicherheit seiner Existenz überhoben zu sein. In vielen Fällen lernt er früher oder später einen wohlhabenden Herrn kennen, dessen Geschmack er so sehr entspricht, daß er ihn einige Wochen oder Monate bei sich behält. Häufig nehmen solche Herren dann den Prostituierten mit auf Reisen, wobei sie sich in den Gasthäusern als nahe Verwandte, oft als Onkel und Neffe oder, wenn der Abstand im Eindruck zu groß ist, als Herr und Diener eintragen. Diese Verbindungen halten meist nicht sehr lange vor, da der an Freiheit gewöhnte Junge sich im Umgange als schwierig, oft auch als träge, störrisch und unehrlich erweist, so daß das Verhältnis nicht selten „mit Ach und Krach" nach kurzem wieder in die Brüche geht. Hie und da hält es aber auch länger vor, vielfach bis zur Militärzeit des Jüngeren, oder bis für ihn eine Stellung gefunden ist. Es ist immerhin ein nicht geringer Prozentsatz, der schließlich in dieser Weise von homosexuellen Herren wieder vom Strich gerettet wird.

Die Militärzeit stellt überhaupt im Leben dieser jungen Leute einen wichtigen Wendepunkt dar, als sie ihrer gefährlichen „Lauf"-bahn ein energisches Ende bereitet. Für beliebte „Strichjungen" wird von ihren Freiern und Kameraden nicht selten vor ihrem Abgange zum Militär ein solennes Abschiedsfest gefeiert. Das durchschnittliche Alter, in dem der männliche Prostituierte zu seinem Gewerbe gelangt, ist das 17., doch sind auch jüngere vom 14. ab keineswegs selten. Die meisten können sich wegen der aufrückenden jüngeren Konkurrenz nur 5 Jahre auf dem Strich halten, einige bis zum 25. Jahre. Doch gibt es Virtuosen, die sich mit 36 Jahren noch das Aussehen eines 18-jährigen zu geben wissen, auf dem Berliner Strich kenne ich einen, der seit 20 Jahren Nacht für Nacht seiner gleichförmigen Tätigkeit obliegt; dabei noch jetzt wie achtzehnjährig aussieht. Als sich vor einigen Jahren[23]) die Zentralstelle für Jugendfürsorge in Berlin an das Kgl. Polizeipräsidium wandte mit dem Ersuchen „um Einschreiten gegen das Gebaren minderjähriger Burschen in der Nähe des Bahnhofes Friedrichstraße, da diese Burschen sich hier offensichtlich zum Zwecke homosexueller Prostitution herumtreiben und den Ankommenden sich anböten", indem sie bitte, „eine scharfe polizeiliche Beobachtung eintreten zu lassen und die etwa Überführten der Fürsorgeerziehung zu überweisen", erwiderte der Polizeipräsident, daß dies bereits geschehe, daß es sich dabei aber nicht immer um Minderjährige handelte, sondern daß die sogenannten männlichen Prostituierten vielfach in höherem Alter ständen und nur sich durch künstliche Hilfsmittel, Haartracht, Schminke usw. ein jugendliches Aussehen gäben.

Im allgemeinen aber kommt die Zeit, wo der Prostituierte dem Alter seinen Tribut zollen muß, viel früher heran als für die weibliche Rivalin. Alles Rasieren, „Zurechtmachen" und „Raxen" hilft nichts mehr. Es finden sich zwar noch einige, die den vollentwickelten Mann dem Jüngling vorziehen, aber davon kann man nicht existieren, und so muß man wohl oder übel nach einem anderen Erwerbszweig suchen. Hat man Ersparnisse gemacht, so eröffnet man ein kleines Geschäft oder eine Restauration. Ein Teil kommt zum Militär und danach auf gute Wege, ein Teil findet einen homosexuellen Gönner, der ihn etabliert, viele aber können sich nicht mehr an ein regelmäßiges Leben gewöhnen und werfen sich schließlich ganz dem Verbrecher- oder Zuhältertum in die Arme, zu dem sie auf Grund ihrer Veranlagung und ihres Milieus höchst wahrscheinlich auch ohne ihre Prostituiertenjahre gekommen wären. Eins läßt sich deutlich verfolgen. Kein heterosexueller Prostituierter erwirbt durch Gewohnheit gleichgeschlechtliche Triebe, ebensowenig wird ein homosexuell veranlagter Strichjunge aus Übersättigung am Manne heterosexuell.

Viele „zehren", wenn sie älter werden, „von Erinnerungen", indem sie ihnen als homosexuell bekannte Personen, die ihren Standort kreuzen, um kleine Geldbeträge „anbohren", was sie als „Zinseneinholen" oder „tirachen" bezeichnen. Vielfach führen die männlichen Prostituierten auch Spitznamen, wie Lippenfritz, Füllfeder-Otto, Studentenemil, Fosenrichard; die feminineren Mädchennamen: wie Hundelotte, Lotte aus dem Westen, Georgette, die Wienersche, die „pommersche Gans", besonders viele Namen beziehen sich auf das häufige Aufsuchen von Bedürfnisanstalten, wie Blechkonfektionöse, Rotundelein, Locusblume, Pißtazie. Tardieu[24]) führt folgende „sur-

---

[23]) Cf. Tätigkeitsbericht der Zentralstelle für Jugendfürsorge für das Geschäftsjahr 1905/6.

[24]) Ambroise Tardieu, Étude médico-légale sur les attentats aux moeurs. 5me éd. Paris, 1867, p. 187.

noms" Pariser Prostituierter auf: „Pistolet, la Grille, le Paletot, Macaire, le Gendarm, Coco, Pisse-Vinaigre, Tuyau de Poêle, la Marseillaise, la Nantaise, la Pépée, la Bouchère, la Léontine, la Folle, la Fille à la mode, la Fille à la perruque, la Reine d'Angleterre."

Im übrigen stellt die Ausdrucksweise der Prostituierten ein Gemisch der Verbrechersprache mit dem homosexuellen Jargon dar. In den Großstadtdokumenten[24a]) gab ich noch einige Beispiele: „Die schwule Bande", die „warmen Brüder" oder die „Tanten" teilen sie ein nach ihrer Zahlungsfähigkeit in „Tölen", „Stubben" und „Kavaliere", sich selbst unterscheiden sie in „Klassepuppen", „Pennerjungen", „Raben", „Raubtiere" oder nach der Gegend: in „Kurfürstendammjungen", „Friedrichstraßenjungen", „Tiergartenjungen" etc. Geld haben heißt „in Form sein", in Not sein nennen sie „im Bruch sein", schlafen „pennen", betteln „abwackeln", Furcht vor der Polizei „Lampen haben", kommt ihnen etwas in die Quere, so sagen sie „die Tour sei ihnen vermasselt", fortlaufen heißt „türmen", werden sie von den „Greifern", d. h. den Kriminalbeamten oder den Blauen — das sind die Schutzleute — abgefaßt, so nennen sie das „auffliegen", „alle werden" oder „verschütt gehen". Dann kommen sie erst auf die „Polente", das Polizeibureau, dann ins „Kittchen", das Untersuchungsgefängnis, um dann, wie sie sich euphemistisch ausdrücken, in einen „Berliner Vorort" zu ziehen, darunter verstehen sie Tegel, Plötzensee und Rummelsburg, die Sitze der Strafgefängnisse und des Arbeitshauses. Das Erpressen selbst in seinen verschiedenen Abstufungen nennen sie: „abkochen", „hochnehmen", „prellen", „neppen", „abbürsten", „rupfen", „klemmen"; anzeigen heißt „pfeifen" oder „hochgehen lassen". Jeder Geschlechtsakt hat mehrere besondere Bezeichnungen, beispielsweise heißt die Masturbation „Handarbeit", die fellatio „blasen", die immissio in anum „verkacheln" usw. Die Herbeiführung des Orgasmus nennen sie „fertig machen". Die Ausdrücke, „er ist gut oder schlecht beschlagen", beziehen sich auf die Größe des membrums. Der Charakter eines Prostituierten wird durch die gegensätzlichen Worte „kess", was so viel wie dreist, gewitzt und „dow", was naiv, gutmütig bedeutet, bezeichnet. Ist ein Strichjunge, der in Berlin auch vielfach eine „Pupe" oder ein „Pupenjunge", heißt, selbst homosexuell, so nennt er sich „a. s." (auch so), in den letzten Jahren wohl auch „h. s." (homosexuell). Mit den gleichen Buchstaben werden auch die „Freier" charakterisiert; von einem zum Verkehr bereiten Heterosexuellen sagen sie m. m. (macht mit), in Österreich hat man für heterosexuelle Prostituierte den Ausdruck „franke Burschen"; die Abkürzung t. u. (total unvernünftig) bedeutet einen völlig normalen, was die Bereitwilligkeit zum Geschlechtsverkehr nicht ausschließt. Es ist durchaus nicht leicht zu entscheiden, welcher Kategorie die sich auf den Straßen und in Lokalen Feilbietenden angehören, sehr viele, die absolut normal sind, spielen sich auf „echt" heraus, weil dies die „Freier" unbesorgter macht. Andere, die homosexuell sind, geben sich als ganz normal aus, weil sie meinen, daß sie dies begehrenswerter macht und ihnen eine bessere Bezahlung sichert. Der in Österreich für Homosexuelle viel gebrauchte Ausdruck Busseranten soll von dem beim Billardspiel von hinten a la buzzera (italienisch) geführten Stoß herrühren.

Sehr merkwürdig sind viele nur dem Eingeweihten vertraute Satzbildungen. Die meisten Ausdrücke dieser Geheimsprache haben eine mehr örtliche Verbreitung. So bieten sich in Hamburg oft Leute aus dem Volke Homosexuellen mit den

---

[24a]) Berlins drittes Geschlecht. Großstadt-Dokumente Bd. 3. 15. Aufl., Berlin u. Leipzig, p. 67.

Worten an: „Wir stellen o c k Kommoden um" (wir stellen auch Kommoden um). Als ich bei einer Führung durch St. Pauli diese Worte zum ersten Male hörte, waren sie mir, wie den meisten Fremden, ganz unverständlich. Von meinem Begleiter erfuhr ich ihren Sinn. Vor vielen Jahren lebte in Hamburg ein Urning, der die Gepflogenheit hatte, auf den Arbeitsmarkt zu kommen, wenn sich die Arbeitslosen dort Stellen suchend drängten. Er suchte sich unter den Burschen den aus, der seinem Geschmack am meisten zusagte und fragte ihn auf Hamburger Platt, ob er ihm wohl gegen ein kleines Entgelt helfen wollte, Kommoden in seiner Wohnung umzustellen. Jeder nahm bereitwilligst an und sträubte sich auch nicht, wenn er in der Behausung des Herrn angelangt, wahrnahm, daß dieser ganz andere Wünsche, als die vorgegebenen hatte. Nachdem sich dieser Vorfall mehrfach wiederholt und allmählich herumgesprochen hatte, begegnete es dem Herrn, daß, wenn er auf dem Arbeitsmarkt erschien, ihm bereits eine ganze Anzahl Burschen entgegenkam mit den Worten: „Wir stellen o c k Kommoden um". Nach und nach nahm nun dieser Satz den Charakter eines geflügelten Wortes an, das sich über den Sammelplatz der Arbeitslosen hinaus verbreitete, besonders unter den Schiffern am Hafen, den Obdachlosen der Parks und allen denen, die sich aus Geldmangel gegen eine Kleinigkeit Homosexuellen zum Verkehr anbieten wollten.

Eine verwandte Redewendung in Berlin lautet: „Karl macht Überstunden", womit von jemandem, der im übrigen arbeitet, ausgedrückt werden soll, daß er sich durch homosexuellen Verkehr Nebeneinnahmen verschafft; sie rührt davon her, daß einmal die Mutter eines solchen Burschen, als sein Vater sich erregt darüber aussprach, wo er denn die halben Nächte zubrächte und woher er das Geld bekäme, um sich so schöne Wäsche und Ringe anzuschaffen, beschwichtigend erwidert haben soll: „Du solltest Karl nicht schelten, er macht Überstunden." In Süddeutschland hört man nicht selten von jemand: „Er wohnt in der Gabelsbergergasse", womit ein Urning einem anderen über einen Prostituierten mitteilen will, er werde, falls er mit ihm verkehre, eine Enttäuschung erleben. Als Ursprung dieser Geschichte wird folgendes angeführt. In München sei einmal am Karlsplatz tief in der Nacht ein Fremder von einem Strichjungen angesprochen und aufgefordert worden, mit in seine Wohnung zu kommen, sie sei ganz nahe, in der Gabelsbergergasse. Der Herr, welcher sehr ermüdet war. und keine rechte Lust hatte, gab dem Drängen des Jungen nach, und ging an seiner Seite einen ihm endlos scheinenden Weg, der in einer weit abgelegenen droschkenleeren Gegend endete. Als sich im Zimmer nun beide entkleidet hatten, betastete der Herr seinen Begleiter, wobei ihm, als er „nichts" fühlte, plötzlich die Geduld riß; wütend sprang er aus dem Bett, warf sich in die Kleider und stürzte mit den Worten davon: „und um so etwas lockt mich dieser Mensch nach der Gabelsbergergasse".

Solche Redensarten, die auf einen gewissen Vorfall zurückgehend nur einem kleinen Kreise verständlich sind, von nicht unterrichteten aber ganz anders gebraucht werden, finden sich unter den Urningen fast aller Länder.

Aus Cuzco (Peru) berichtete mir ein Urning, daß die Dortigen von jemandem, der das weibliche Geschlecht meidet und im Verdacht solitärer oder mutueller Onanie stände, zu sagen pflegen, „er **hat** ein Verhältnis mit Señora Manuela". Mein Korrespondent merkte erst allmählich, daß Manuela in diesen Fällen nicht den dort sehr verbreiteten Mädchenvornamen bedeute, sondern von mano = die Hand abzuleiten sei.

Auch die parasitären Anhängsel der Prostitution: das Zuhälter-, Bordell-, Kuppler- und Schlepperwesen, fehlen der gleichgeschlechtlichen Prostitution nicht völlig. Daß sie nicht häufiger sind, dürfte darin begründet sein, daß die vorübergehende und Gelegenheitsprostitution ungemein viel verbreiteter ist als die gewerbsmäßige, ferner darin, daß die männlichen Personen immerhin eine ungleich größere Selbständigkeit besitzen, die vor allen Dingen auch darin zum Ausdruck kommt daß sie ihren Geldverdienst möglichst für sich allein zu behalten und zu verwerten trachten.

So sehen wir, daß es eigentlich nur die unselbständigen, schutzbedürftigen Elemente sind, die sehr jungen und femininen, die in dieser Weise ausgenutzt werden. Der gewöhnlichen Wohnungskuppelei leistet naturgemäß großen Vorschub die für den Homosexuellen besonders schwierige Unterschlupfsfrage; in seine Wohnung den Prostituierten mitzunehmen, trägt er begreifliche Scheu, dieser selbst verfügt aber oft auch nicht über ein ungeniertes oder geeignetes Quartier, ist vielleicht sogar obdachlos; in nicht geschlossenen Räumen wiederum droht die Gefahr der Erregung öffentlichen Ärgernisses. Wir wiesen oben bereits darauf hin, wie leicht sich alle Besitzer von Absteigequartieren, maisons de passe, Bädern, ja selbst von Lokalen und Privatwohnungen der homosexuellen Kuppelei schuldig machen können, und es liegen auch nicht wenig Fälle vor, wo Anklagen mit Aburteilungen aus diesem Grunde erfolgten.

Einen Schritt weiter geht noch der Kuppler, der nicht nur den Raum, sondern auch das Objekt der Betätigung zur Verfügung stellt, sei es gewerbsmäßig gegen oder gewerbsmäßig ohne Entgelt. Hat er die Burschen nun noch bei sich wohnen, nimmt für den Verkehr der Herren mit ihnen seinerseits die Bezahlung entgegen, schafft ihnen dafür Kost und Kleidung an und entlohnt sie nach einem bestimmten Satze oder läßt sich von ihnen die Hälfte oder einen Teil ihres Verdienstes abgeben, so ist das richtige Bordell fertig. Ihre Existenz ist vielfach in Zweifel gezogen, es ist aber ganz sicher, daß sie vorgekommen sind und auch heute noch existieren, wenngleich selten. In China unterschied man bis vor kurzem Weiberbordelle, die in der Hauptsache dem Männerverkehr, ausnahmsweise aber auch dem homosexuellen Frauenverkehr dienten, sowie Männerbordelle, die fast ausschließlich dem homosexuellen Männerverkehr, selten dem Verkehr heterosexueller Frauen dienten, und gemischte Bordelle, in denen alle vier Arten des Verkehrs vorkamen, wenn schon im wesentlichen sowohl die weiblichen als die männlichen Insassen von heterosexuellen und homosexuellen Männern besucht wurden.

Libermann[26]) erzählt, daß um die Mitte des vorigen Jahrhunderts, als er China bereiste, sich allein in Tientsin 800 junge männliche Prostituierte in 35 Bordellen aufhielten.

Aus Peru berichtete mir ein Heterosexueller, daß in fast allen Limenser Bordellen sich außer den weiblichen auch einige männliche Prostituierte zur Verfügung stellten. Ulrichs[27]) veröffentlicht folgende Stellen aus dem Briefe eines türkischen Generals: „In einer Gasse von Galata hat die Göttin der Lust ihr Zelt aufgeschlagen. Diese Häuser existieren in Wirklichkeit, existieren als öffentliche, vom Staate geduldete Anstalten. Ich sah diese Buben, das Haupt umwallt von üppigem Lockenhaar, gekleidet in goldgestickte Kleider, mit vielen Zieraten behängt, das Gesicht reizend geschminkt." „Die Quartiere, die sie bewohnen, sind zugleich als Kaffeehäuser eingerichtet. Üben die Buben ihr Handwerk nicht, so unterhalten sie die Gäste mit Gesang, Tanz, Gaukeleien und Mandolinenspiel. Tag und Nacht sind die Häuser von einer Unzahl von Gästen belagert."

Ich selbst konnte bei meinem Besuch in der Türkei in Galata und auch in Pera keine eigentlichen Knabenbordelle mehr ausfindig machen, dagegen wurde mir eines in Stambul nahe Karabagdsche gezeigt. Es gehörte einem Griechen und enthielt sieben Jungen von 14 bis 20 Jahren, meist Griechen, alle mit Fez. Man trat in ein ärmliches Empfangszimmer, das leer war. Die Jungen schliefen oben in einem Raum zusammen. Der Haushüter fragte, was für einen dschotschuk (Jungen) die Herren ungefähr haben wollen, und brachte dann einige zur Auswahl. Der Besucher zog sich mit einem in ein separates Zimmer zurück, nachdem er vorher dem Wirt 25 Piaster behändigt hatte. Der dtschotschuk erhielt nur ein geringes Bakschisch, das ihm vermutlich der Hausinhaber auch noch abnahm. Diese Bordelle sind nicht auf den Orient beschränkt. Ulrichs schreibt: „Vom Staate zwar nicht de jure vollständig, aber de facto geduldet, existieren sie auch in Neapel, Palermo, Madrid, Lissabon usw. heimlich und vor der Polizei keinen Augenblick sicher, auch in Paris, ja, sogar in Berlin."

Mir selbst liegen verbürgte Schilderungen u. a. aus Marseille, Brüssel, Rotterdam vor. Über Berlin finde ich einen Bericht vor aus dem Jahre 1785, enthalten in den „Briefen aus den Galanterien von Berlin". In einem dieser Briefe, der in seinen Irrtümern und Kontrainstinkten ebenso bemerkenswert ist wie in seinem sachlichen Inhalt, schreibt der Verfasser: „Ich habe Ihnen schon gesagt, daß die Knabenliebe hier sehr im Schwange ist. Ich sagte Ihnen auch schon, daß es hier sogar Häuser gäbe, wo die Bübchen sich, wie die Mädchen in den öffentlichen Häusern, darstellen. Ich konnte mir von der Beschreibung keine Vorstellung machen, die man mir davon gab. Ich gestehe, ich war neugierig genug, mich durch Herrn W . . . hinführen zu lassen. O, Freund, wie bebt der rechtschaffene Mann vor dem Anblick solcher Unflätereien zurück. Eine Versammlung von 10 bis 12 Knaben von verschiedenem Alter — Männer von verschiedenen Charakteren an ihrer Seite — auf jedem Gesichte Frauenwollust — und so weiter. Mit Verwunderung sah ich den Liebkosungen zu, mit welchen die älteren Böcke den jüngeren begegneten. Weder Süßigkeiten noch Unkosten wurden gespart, das Bübchen zu gewinnen. Da trank ein vierschrötiger Bacchant seinem Ganymed aus vollen Weinbechern zu. Dort schmiegte sich ein zweiter zu dem seinigen mit dem wärmsten Gefühle von Entzücken; hier tändelte wieder im Gegenteile ein loser Bube um den Bauchgürtel seines Zeus, und dort verschwand der Sieger mit seinem thrakischen Raube. Kurz, Freund, es übersteigt alle Er-

---

[26]) Libermann. H., Les Fumeurs d'Opium en Chine. Etude médicale. Paris 1862. p. 64 ff.

[27]) Ulrichs, Ara spei, p. 9.

wartung, die man sich von der wilden Brunst dieser Versammlung macht. Ich konnte dem abenteuerlichen Spektakel unmöglich lange zusehen. Der Gedanke erregt schon Grauen in mir — und der wirkliche Anblick, sollte es der nicht auch? — Ich schlich mich bald wieder aus diesem Sodomitentempel zurück. Bestürzt von der Wildheit der menschlichen Leidenschaft — und betäubt von den ekelhaften Eindrücken, die der Anblick derselben auf mich wirkte, kam ich nach Hause. — Ich beteure Ihnen, daß ich meine Neugierde noch bis diese Stunde mir nicht vergeben kann. Seit diesen Tagen mache ich fast täglich neue Entdeckungen. Man versicherte mich, daß diese Ausschweifung erst seit den Zeiten Voltaires hier Mode wurde. Durch den Zusammenfluß der Fremden von allen Nationen wäre dieses Laster noch allgemeiner geworden. Der Italiener habe auch in der kälteren Zone Berlins nicht seinen Geschmack ablegen können, und dies um so mehr, da er hier, gegen Italien gerechnet, ungleich mehrern Reiz an hiesigen Ganymeden fand. Der Reiz der Neuheit, die Schwierigkeiten, die anfangs damit verknüpft waren, und dann die Kaprizen — alles dies trug mit bei, daß man anfing, eine Lieblingsidee aus der Knabenliebe zu machen.

Der erste Eifer ging soweit, daß sich die jungen Bürschchen, die sich der Päderastie bestimmten, durch sichtbare Kennzeichen im Anzuge von den übrigen unterschieden. So war lange Zeit ein Jüngling mit einem starken Haarzopf, stark bepudertem Rücken und einer dicken Halsbinde ein Zeichen, daß er in die Gesellschaft der Warmen gehöre. Die Mitkonsorten wurden aber, da man an den dicken Zöpfen und stark bepuderten Rücken und dergleichen bald als einer neuen Mode ein Wohlgefallen fand und nachahmte, sehr oft in ihrer Erwartung hintergangen.“ So ging es im Jahre 1785 in Berlin zu. Auch in einem Werk [29]) aus der Mitte der vierziger Jahre wird berichtet, daß die Polizei in Berlin ein ordentliches, auf diesem Laster basierendes Bordell aufgehoben hat. Auch Moll [30]) berichtet, daß es früher eine Art Bordell für die männliche Prostitution in Berlin gegeben haben soll, wo ein älterer Mann die „Oberaufsicht“ über die daselbst getriebene Unzucht führte, und wo es natürlich auf Erpressung abgesehen war. Dieses „natürlich“ ist insofern unangebracht, als gerade die Bordellwirte im allgemeinen darauf Acht geben, daß bei ihnen keine Erpressungen vorkommen, um sich nicht selbst in Verwicklungen zu bringen.

Gegenwärtig sind mir eigentliche Bordelle in Berlin nicht bekannt, dagegen hörte ich von einer Anzahl von Quartieren, deren Wirte den Besuchern Burschen besorgen, von denen sich einige gewöhnlich an Ort und Stelle aufhalten; bei mehreren wohnen die Jungen direkt im Hause, so daß an dem Begriff des Bordells nicht mehr viel fehlt.

Verbreiteter als die Bordelle ist zweifellos das homosexuelle Zuhältertum. Dieses tritt so in die Erscheinung, daß ein älterer Bursche, der früher meist selbst Prostituierter war, öfter es auch noch ist, einen jüngeren zum Männerfang anhält, von dessen Erwerb er „ganz oder teilweise“ lebt. Häufiger ist der jüngere ein femininer Homosexueller, der in den älteren heftig

[29]) Cit. bei Ostwald, Das Berliner Dirnentum: Männliche Prostitution, Bd. 5, 4. Aufl. Leipzig.

[30]) A. Moll, l. c. p. 250.

verliebt ist, ähnlich wie eine Dirne in ihren Zuhälter, und der deshalb wie diese alles tut, was man ihm sagt. Es entwickelt sich dann nicht selten ein sexuelles Hörigkeitsverhältnis.

Empfinden die Zuhälter in diesen Fällen meist selber homosexuell oder bisexuell, so gibt es andrerseits auch Verhältnisse, in denen sich ein homosexueller Zuhälter — meist ein herabgekommener, aus seinem Kreise gestoßener Urning — mit einem Burschen, gewöhnlich einem heterosexuellen, zusammentut, dem er beibringt, wie Homosexuelle zu nehmen und hochzunehmen sind. So ergab sich vor einigen Jahren in einem Erpresserprozeß gegen einen Schlächter, der einen Aristokraten zum Selbstmord getrieben hatte, daß der Angeklagte mit einem Grafen zusammenlebte, der ihm augenscheinlich Zuhälterdienste geleistet hatte.

Zwischen Homosexuellen und Zuhältern bestehen noch andere eigenartige Beziehungen. Der Urning aus dem Volk, welcher oft in naiver Weise glaubt, daß das staatliche Recht, welches ihn für einen Verbrecher hält, auch „recht" habe, fühlt sich mit den Zuhältern durch die gleiche soziale Verfehmung und Furcht vor der Polizei verbunden, wobei sich viele, auch aus besseren Kreisen zu ihnen als Typen hingezogen fühlen. Diese Beziehungen finden ihren Ausdruck auch in gemeinsamen Festen. So werden in Berlin von Zeit zu Zeit Herrenabende veranstaltet, mit Liebhabervorstellungen, bei denen die männlichen Rollen alle von Zuhältern, alle weiblichen von femininen Homosexuellen gegeben werden. Das sehr zahlreiche Publikum dieser Theatervorführungen setzt sich ebenfalls teils aus Homosexuellen, teils aus Zuhältern und deren Anhang zusammen. Besonders kommt das Voyeurtum bei diesen Darbietungen auf die Kosten, da bei diesen in geschlossenen Kreisen stattfindenden Vorführungen Szenen mit künstlichen Phalli aufgeführt werden, die jeder Beschreibung spotten.

Zahlreicher als die Zuhälter männlicher sind die Zuhälterinnen weiblicher Prostituierter. Das gemeinsame beider Kategorien besteht in der Homosexualität der Prostituierten selbst, während sonst gerade umgekehrt, im männlichen Betriebe die Zuhälter der Jungen meist heterosexuell, ihre „Freier" homosexuell, im weiblichen die Zuhälterinnen der Mädchen homosexuell, deren Freier heterosexuell zu sein pflegen.

Unsere Gesetze — der Zuhälterparagraph 181a — berücksichtigen übrigens weder die Zuhälterin noch den Zuhälter eines männlichen Prostituierten. Dabei sind die weiblichen Zuhälterinnen durchschnittlich noch brutaler als ihre männlichen Berufskollegen; so ereignete sich im Jahre 1905 in Berlin der folgende Auftritt zwischen einer Zuhälterin H. und ihrer „Freundin" R., über den wie folgt berichtet wird: Im Moabiter Krankenhause wurde die 21jährige Kellnerin H. mit einem Schädelbruch eingeliefert. Auf einer Ballfestlichkeit hatte die H. mehrfach mit einem Herrn getändelt, worauf sie die R. in der Garderobe zur Rede stellte. Es kam zu einer Auseinandersetzung, in deren Verlaufe die R. die H. die Treppe hinunterstieß. Sie blieb schwerverletzt am Fuße der Treppe liegen und erlitt einen schweren Schädelbruch.[31])

Einen verwandten Fall berichtet Baumann[32]) aus Paris; er schreibt: Das zweite Duell homosexueller Frauen, zu dem ich zufällig nachts gegen zwölf Uhr kam, spielte sich zwischen zwei Prostituierten ab, in der Rue Quincampoix, einer der Straßen des übelberüchtigten

---

[31]) Cf. Monatsberichte des W.-h. K. 1905, Nr. IV. p. 10.

[32]) Cf. „Die Zeitschrift", Herausgeber Alber Helms, 3. Jahrg., Heft 2, 26. Oktober 1912 p. 54f: „Duelle homosexueller Frauen in Paris. Ein Sittenbild" von F. Baumann (Paris).

Faubourg-Quartiers, inmitten der Stadt. Aus einer Winkelkneipe schallte mir heftiger Streit entgegen, der in der öden, schmalen Straße ein Echo fand. Es waren Frauenstimmen, die sich darum stritten, wem „la petite Margot“ gehöre. Schallendes Gelächter einiger Burschen von nicht gerade vertrauenerweckendem Äußern begleitete die gegenseitigen Insulten, die sich die Weiber zuriefen. Es ist selbstverständlich nicht ratsam, sich einer solchen Gesellschaft zu zeigen, und so stand ich im Schatten eines Torbogens dieser spärlich beleuchteten Straße. „Si tu n'es pas une canaille, tu sors avec moi!“ rief die eine. Diese in den Apachenkneipen übliche und auch von den Prostituierten akzeptierte Herausforderung war kaum gefallen, als auch schon die beiden Weiber auf die Straße traten. Beide waren, dem Aussehen nach, ältere Prostituierte, ziemlich häßliche, magere Gestalten, um die sich die übrigen Anwesenden gruppierten. Die eine der Hetären zog aus der Tasche ihres Unterrockes ein blinkendes Stilet, während gleichzeitig die andere ihrem Corsage ein Fleischermesser entnahm und sofort auf ihre Gegnerin eindrang. Sie stachen mit einer unbeschreiblichen Wildheit auf einander los. Die paar Burschen, welche die duellierenden Weiber umstanden, munterten sie durch Zurufe auf. Das Schauspiel, das ich so mit ansehen mußte, war ein geradezu grauenhaftes. Wilde Bestien können sich nicht wütender zerfleischen, als diese beiden rasenden Weiber es taten. Die Schauderszene schien mir eine Ewigkeit zu dauern, und doch waren noch nicht fünf Minuten vergangen. als eine der Kämpfenden mit einem Aufschrei zu Boden fiel. „La Tinette a son affaire!“ rief einer und hielt das andere Weib zurück. Dieses stand einen Moment still, setzte sich dann mit einem „Je pense bien! Alors Margot sera la mienne“ auf den Trottoirrand. Im gleichen Moment fuhr in raschem Tempo, unhörbar, eine Patrouille der Agents cyclistes daher. Im Nu waren die drei Polizisten von ihren Velos abgesprungen. Doch es gelang ihnen nur noch, einen der Burschen festzunehmen; die andern hatten die Flucht ergriffen. Sie wurden auch von den Schutzleuten nicht verfolgt, als ich diesen erklärt hatte, daß die Burschen lediglich Zuschauer des Frauenduells gewesen seien. Überdies hatten sie genug mit den Weibern zu tun. Die eine lag entseelt in ihrem Blute. Die andere blutete aus mehreren Wunden und war einer Ohnmacht nahe. Diese wurde raschestens ins Hotel Dieu getragen, in welchem Spitale die Ärzte sieben Stichwunden feststellten, von denen aber keine direkt lebensgefährlich war.

Die Untersuchung des Vorfalles ergab, daß „La petite Margot“, um deren Gunst die beiden Weiber, von denen das eine 38, das andere 46 Jahre alt war, gebuhlt haben, eine vierzehnjährige Prostituierte war, die aber ihrer körperlichen Entwicklung nach als achtzehnjährig gelten konnte. Die Getötete soll manchmal tagelang nur trockenes Brot gegessen und wiederholt Geld, das sie in Ausübung ihres Handwerkes eben eingenommen hatte, dem jungen Mädchen, wenn sie ihr gerade auf der Straße begegnete, eingehändigt haben.“

Eine weitere, im homosexuellen Betriebe relativ stärker als im heterosexuellen verbreitete Kategorie sind die Besorger und Zuführer. Wohlhabende Homosexuelle haben ähnlich veranlagte Freunde, mit denen sie nicht geschlechtlich verkehren, die ihnen aber Personen verschaffen, mit denen sie sich ohne Risiko einlassen können. Es sind dies meist Vertrauenspersonen, die sie als Sekretäre, Reisebegleiter oder Diener beschäftigen, und die sich so in den Geschmack ihres Herrn hineingelebt haben, daß sie genau wissen, womit sie ihn „erfreuen“. Es liegt auf der Hand, daß diese Klasse von „Schleppern“ stark durch die Gefahren und Vorsichtsmaßregeln gefördert wird, die der homosexuelle Verkehr mit sich bringt.

Wie Iwan Bloch in seinem großen Werke über die Prostitution nachweist, hat die Prostitution historisch sich meistens im Anschluß an religiöse Kulte entwickelt, und dementsprechend auch topographisch ihren Ausgangspunkt entweder direkt von den religiösen Verehrungsstätten (Tempelprostitution) genommen oder sich eng an diese angeschlossen, indem die ersten Bordelle in unmittelbarster Nähe berühmter Tempel — namentlich der Liebesgöttin Astarte (Aphrodite) — angelegt wurden. Sowohl die Tempelprostitution wie diese Bordelle galten dem heterosexuellen und homosexuellen Liebesverkehr, beherbergten daher Lustknaben wie Dirnen. Noch jetzt gibt es auf Borneo[34]), Celebes[35]) und sogar unter den zum Christentum übergetretenen Einwohnern der Insel Luzon[36]) Priester, die sich weiblich kleiden und sich gegen Bezahlung zu homosexuellem Verkehr hergeben.

Die „gastliche" Prostitution lehnte sich unmittelbar an die religiöse, indem den oft von fernher kommenden Verehrern der Gottheit neben sonstiger gastfreier auch sexuelle Bewirtung geboten wurde. Bei der völligen Analogie der männlichen und weiblichen Prostitution hinsichtlich ihrer Entstehung im Anschluß an religiöse Kulte ist es selbstverständlich, daß auch die Entwicklung der gastlichen aus der religiösen Prostitution sich in gleicher Weise für den homosexuellen wie den heterosexuellen Verkehr vollzog. Als die religiöse Prostitution sich profanierte, verschwand die gastliche nicht vollständig, wenn auch das Bedürfnis nach ihr mit der leichten Zugänglichkeit der allgemeinen Prostitution immer geringer wurde. In Rudimenten hat sich aber gerade die homosexuelle Form der gastlichen Prostitution bis in unsere Zeit erhalten. Als gesellschaftliche Sitte begegnen wir ihr noch gegenwärtig gelegentlich in homosexuellen Kreisen, sei es, daß der urnische Gastgeber anläßlich einer Festlichkeit Jünglinge zur Ergötzung seiner Gäste einladet, sei es, daß der homosexuelle Wirt einem ebenso veranlagten Logierbesuch einen Bettgenossen für die Nacht zur Verfügung stellt. —

Wie schwer im homosexuellen Verkehr die Grenzen der Prostitution zu ziehen sind, zeigt nichts mehr als das Beispiel der mit Unrecht oft so benannten Soldatenprostitution. So lange es Krieger gibt, haben diese auf homosexuelle Männer eine besonders große Anziehungskraft ausgeübt, und auch unter den Soldaten selbst gab es stets eine erkleckliche Anzahl nicht

---

[34]) Cf. Sexualprobleme, 1912, p. 843: Die sexuelle Moral der primitiven Stämme Indonesiens. Von H. Berkusky. Fortsetzung und Schluß.

Cf. auch ibid. p. 857: Anm. 92: H. Ling Roth: „The Native Tribes" Bd. II, S. 176.

[35]) Ibid. Anm. 95. A. C. Kruyt, Beobachtungen an Leben und Tod, Ehe und Familie in Zentral-Zelebes, Zeitschrift für Sozialwissenschaft, Bd. 6, S. 710.

[36]) H. Kern, Een Spaansch schrijver over den godsdienst der heidensche Bikollers, Bijdragen VI. Folge Bd. 5, S. 231.

nur selbst urnisch veranlagter, die sich gern an Homosexuelle angeschlossen haben. Im allgemeinen pflegen sie es nur während ihrer Militärzeit zu tun, und ließen es schon dadurch zweifelhaft erscheinen, ob es sich wirklich um Prostituierte handelt, die von einer geregelten Arbeit nicht viel wissen mögen. Sehr mit Recht sagt Prätorius[37]) einmal, daß, wenn ein Heterosexueller aus Freundschaft, aus Dankbarkeit usw. ein Bündnis mit einem Homosexuellen eingeht, deshalb ein solches Verhältnis nicht einem prostitutiven gleichgestellt werden könne, zumal wenn für den Heterosexuellen ethische Momente, wie erzieherische Wirkung, Bildung seines Charakters, Förderung seiner Fähigkeiten usw. durch den günstigen, liebevollen Einfluß der Homosexuellen in Betracht kommen. Dies gilt für die Soldatenfreundschaft in ausgesprochenstem Maße.

Die Gründe, welche den Soldaten zum Verkehr mit Homosexuellen veranlassen, sind mannigfach; einmal der Wunsch, sich das Leben in der Großstadt etwas komfortabler zu gestalten, besseres Essen, mehr Getränke, Zigarren und Vergnügungen (Tanzboden, Theater) zu haben; dazu kommt, daß der oft sehr bildungsbedürftige Landwirt, Handwerker oder Arbeiter im Verkehr mit dem Homosexuellen geistig zu profitieren hofft; dieser gibt ihm gute Bücher, spricht mit ihm über die Zeitereignisse, geht mit ihm ins Museum, zeigt ihm, was sich schickt, und was er nicht tun soll; das oft drollige Wesen des Urnings trägt auch zu seiner Erheiterung bei. Weitere Momente sind der Mangel an Geld oder an Mädchen, die dem Soldaten nichts kosten, die Furcht vor Geschlechtskrankheiten und die gute Absicht, der daheim bleibenden Braut treu zu bleiben, der man beim Abschied die Treue geschworen hat, und die in jedem „Schreibebrief" ängstlich an diesen Schwur gemahnt. Als ich einmal in einer urnischen Soldatenkneipe Berlins einen reichen Bauernsohn, der bei den Dragonern diente, fragte, weshalb er mit Männern verkehrte, erwiderte er: „Um meiner Braut treu zu bleiben". Man muß die Innigkeit solcher Beziehungen, den Stolz auf der einen, die Anhänglichkeit auf der andern Seite oft zu beobachten Gelegenheit gehabt haben, um zu erkennen, daß die Vorstellung, welche wir mit dem Worte Prostitution verbinden, die Sache nicht deckt.

Bereits in den „Großstadtdokumenten" sprach, ich mich dahin aus, „daß die Soldatenprostitution in einem Lande um so stärker ist, je mehr die Gesetze die Homosexualität verfolgen. Offenbar hängt diese Tatsache damit zusammen, daß man in Ländern mit Urningsparagraphen von den Soldaten am wenigsten Erpressungen und andere Unannehmlichkeiten zu befürchten hat". Ich zitierte auch an dieser Stelle einen Gewährsmann, der London, wo sich in den belebtesten Parks und Straßen vom Spätnachmittag bis nach Mitternacht zahlreiche Soldaten in unverkennbarer Weise feilbieten, Berlin, Stockholm, wo sogar Patrouillen auf Soldaten fahndeten, die zu dem erwähnten Zwecke „herumstreichen", Helsingfors und Petersburg auf der einen und auf der anderen Seite, Paris, wo er „in 18 Monaten

---

[37]) Bei Besprechung des Buches von Hanns Fuchs: Ideen zur sozialen Lösung des homosexuellen Problems. Leipzig 1906. Im Jahrbuch f. sex. Zwischenstufen, VIII. Bd. 1906 p. 752.

nur Rudimente eines militärischen Striches" nachweisen konnte, sowie Amsterdam, Brüssel, Rom, Neapel und andere Städte ohne Uningsparagraphen miteinander verglich und zu dem Schlusse gelangt, daß in allen europäischen Ländern mit strengen Strafbestimmungen gegen den homosexuellen Verkehr die Hingabe von Soldaten in einer Weise auftritt, die man nicht für möglich halten sollte, wenn man es nicht mit eigenen Augen beachtet hat, während man in Ländern ohne Urningsparagraphen fast nichts von dieser Erscheinung bemerkt. Der „militärische Strich", auf dem die Soldaten einzeln oder in Paaren gehend Annäherung an Homosexuelle suchen, findet sich gewöhnlich unmittelbar an den Kasernen oder unweit dieser vor gewissen Soldatenkneipen. Auch in diesen selbst, die in den Stunden von Feierabend bis zum Zapfenstreich am besuchtesten sind, finden sich vielfach Homosexuelle ein, die die Soldaten freihalten und so Beziehungen mit ihnen anknüpfen. Geschieht dies in stärkerer Weise, so sind diese Lokale meist von kurzem Bestand. Fast immer werden sie dem Militär nach kurzer Zeit durch Regimentsbefehl verboten, nachdem irgend ein Unbekannter gewöhnlich aus Brotneid oder Rachsucht, „gepfiffen" hat. Es tun sich dann stets bald wieder ein oder zwei, auch mehrere ähnliche Lokale in derselben Gegend auf. Würde ein Normalsexueller diese Lokale betreten, er würde sich vielleicht wundern, daß dort so viele feingekleidete Herren mit Soldaten sitzen, im übrigen aber wohl kaum jemals etwas Anstößiges finden. Die hier bei Bockwurst mit Salat und Bier geschlossenen Freundschaften zwischen Homosexuellen und Soldaten halten oft über die ganze Dienstzeit, nicht selten darüber hinaus, vor. So mancher Urning erhält, wenn der Soldat schon längst als verheirateter Bauer fern von seiner geliebten Garnison Berlin in heimatlichen Gauen das Land bestellt, „Frischgeschlachtetes" als Zeichen freundlichen Gedenkens. Es kommt sogar vor, daß sich diese Verhältnisse auf die nachfolgenden Brüder übertragen; so kenne ich einen Fall, wo ein Homosexueller nacheinander mit drei Brüdern verkehrte, die bei den Kürassieren standen.

Über den Charakter dieser Beziehungen habe ich früher einmal[39]) folgende Schilderung gegeben: „Gewöhnlich kommt der Soldat, wenn der Dienst zu Ende, in die Wohnung seines Freundes, der ihm bereits eigenhändig sein Lieblingsessen gekocht hat, dessen gewaltige Mengen hastig verschlungen werden. Dann nimmt der junge Krieger in gesundheitsstrotzender Breite auf dem Sofa Platz, während der Urning, bescheiden auf dem Stuhle sitzend, ihm die mitgebrachte zerrissene Wäsche flickt. Währenddessen werden all die kleinen Einzelheiten des königlichen Dienstes besprochen: was der Alte (Hauptmann) beim Appell gesagt hat; was morgen für Dienst ist, wann man auf Wache muß, und ob man ihn nicht am nächsten Tage irgendwo vorbeimarschieren sehen könne. Schließlich geleitet man ihn bis in die Nähe der Kaserne, nicht ohne vorher die Feldflasche mit Rotspohn gefüllt und die Butterstullen eingepackt zu haben. Am Parademorgen aber steht der Urning an der Belle-Alliance-Straße an der verabredeten Stelle schon ganz früh, um ja noch in der ersten Reihe Platz zu bekommen. Hoffentlich ist sein Soldat Flügelmann, daß man ihn auch ganz genau sieht. Und nachher wird ausgeharrt, bis er zurückkommt, und abends hat er dann Urlaub, dann geht es zu „Buschen" in den Zirkus, nachdem er zuvor die 50 Pfennige, die er an diesem Tage als Extrasold erhielt, in die bei seinem Freunde stationierte Sparbüchse versenkt hat. Ein noch größerer Feiertag aber ist das „Kaisergeburtstagskompagnievergnügen". Da geht der Homosexuelle als „Kousin"

---

[39]) Großstadtdokumente, Berlins drittes Geschlecht, p. 48 f.

mit seinem Freunde hin. In rührender Glückseligkeit tanzt er mit dem Mädchen, mit welchem gerade zuvor sein Soldat getanzt hat, er hat keine Ahnung wie sie aussieht, denn er hat nur auf ihn gesehen, und während er das Mädchen umfaßt hielt, nur an ihn gedacht. Womöglich spricht auch der Hauptmann mit ihm als Kousin seines Gefreiten oder Unteroffiziers. Es kann sich aber auch ereignen, daß der Homosexuelle zu seinem Leidwesen diesem Festtage fernbleiben muß, wenn er nämlich einige Tage zuvor mit einem der anwesenden Offiziere irgendwo an demselben Diner teilgenommen hat."

Hier von Prostitution zu reden, wie es beispielsweise H. Ostwald[40]), diese Bezeichnung lebhaft verteidigend, in dem Buche „Männliche Prostitution" tut, scheint nicht gerechtfertigt.

Wie bedacht die Militärbehörden sind, die Annäherung zwischen Homosexuellen und Soldaten zu verhindern, geht daraus hervor, daß deswegen nicht nur manche Restaurants, sondern auch manche Spaziergänge der Garnison Berlins streng verboten sind, so das Waterloo-Ufer am Halleschen Tore, der Weg am „schwarzen Zaun", unweit des Tempelhofer Feldes, einige Promenaden im Tiergarten. Neuerdings wird in vielen Regimentern in der Instruktionsstunde den Soldaten besonders der Verkehr mit Homosexuellen untersagt, es nützt aber wenig, im Gegenteil, manche Unwissende werden dadurch erst „auf die Idee gebracht", sich homosexuellen Umgang zu suchen. Wirksamer war vielleicht ein Verfahren, das ein alter Wachtmeister von den Gardekürassieren anwandte. Von dieser „Mutter der Schwadron" heißt es in einem Bericht: „Besonders verhaßt war ihm, wenn Briefe aus Berlin an einen Mann der Schwadron kamen. Auch Urlaub gab er an Wochentagen höchst ungern, weil er mit Recht immer Beziehungen zu Homosexuellen witterte. Wenn manch' einer in seiner Schwadron sich von weniger charakterfesten Kameraden nicht auf Abwege zerren ließ, so war das nicht zum mindesten dem braven, alten Gottlieb zu danken. ‚Mein Sohn, du tust mit die warmen Brüder verkehren! Wenn du das nicht läßt, so schreibe ichs an deine Eltern!' So sagte er, väterlich ermahnend, unter vier Augen und blickte dem Kürassier dabei scharf und zugleich mild bis tief in die Seele."

Vollkommen unrichtig ist die Meinung, daß der erste Schritt in den Beziehungen zwischen Soldaten und Homosexuellen immer von diesen ausgeht. Wenn seinerzeit Kriegsminister von Einem im Deutschen Reichstage sagte: „Die Tatsache steht (allerdings) fest, daß unsere Soldaten sich nur mit Mühe der Angriffe erwehren können, die von diesen Buben auf sie gemacht werden", so zeigte er sich über den wahren Sachverhalt wenig orientiert, ganz abgesehen davon, daß schon die Vorstellung, die Riesen unserer Garde könnten sich der Angriffe unserer Urninge nicht erwehren, dem Kenner geradezu lächerlich erscheinen muß. In Wirklichkeit übertrifft das Angebot der sich zur Verfügung stellenden Soldaten die Nachfrage der Homosexuellen meist um ein Beträchtliches. Gewöhnlich ist es ein

---

40) Hans Ostwald, a. a. O., p. 77 ff.

Kamerad, der von den anderen in der Stube gefragt, wo er denn das viele Geld bekomme, wer ihm die schöne Extrauniform gekauft hätte, den einen oder anderen in sein Vertrauen zieht, mitnimmt, und „einführt“. Es ist auch schon vorgekommen, daß sich ein junger Bursch, der sich vorher Männern für Geld feilbot, freiwillig für ein Regiment meldete, das eine recht kleidsame Uniform trägt, weil er glaubte, in der pelzverbrämten Attila und den enganliegenden Beinkleidern, die Sonntags in hohen Lackstiefeln stecken, sein Geschäft einträglicher gestalten zu können.

So sehr seitens der Behörde diesem Treiben entgegengearbeitet wird, so wenig läßt es sich verhindern. Entsprechend dem traditionellen Charakter der Erscheinung begegnet man ihr in bestimmten Regimentern mit besonderer Konstanz und Häufigkeit, namentlich in solchen, deren Uniform dem fetischistisch-ästhetischen Geschmack der Homosexuellen einen besonderen Anreiz bietet. Einer starken Beliebtheit nach dieser Richtung hin erfreut sich daher auch die M a r i n e, deren Garnisonen gesuchte Stätten gleichgeschlechtlichen Verkehrs sind.

Wie wenig dabei Strafverfolgungen nützen, hatte ich kürzlich in Kiel zu erfahren Gelegenheit, wo ich in einem Prozeß Gutachter war, der gegen eine Anzahl homosexueller Herren wegen ihrer Beziehungen zu Matrosen eingeleitet war. Trotzdem sowohl die Herren als auch die Seeleute zu erheblichen Strafen verurteilt wurden, war an dem Abend nach dem Termin, wie mir ein urnischer Student der Kieler Universität versicherte, das Matrosenangebot „auf dem Strich“ nicht nur nicht geringer, sondern bedeutend s t ä r k e r als v o r dem Prozeß.

Im übrigen gibt es kaum eine internationalere Erscheinung, als die ausnahmslos in allen Ländern bestehenden Beziehungen zwischen Urningen, Soldaten und Matrosen.

Einiges noch über die Bekämpfung der Prostitution im allgemeinen. Sie kann nur eine vorbeugende und verhütende sein. Man hat zwar vorgeschlagen, die männliche Prostitution als solche zu bestrafen. Im Vorentwurf zu einem Deutschen RStrGB. ist eine Zusatzbestimmung eingeführt, „wonach mit Gefängnis bis zu zwei Jahren bestraft wird, wer sich zu der Tat g e w e r b s m ä ß i g anbietet oder bereit erklärt“; in Dänemark ist bereits vor einigen Jahren ein analoges Gesetz eingeführt. Diese Strafandrohungen sind u n g e r e c h t, zwecklos und schädlich. U n g e r e c h t, weil die männliche Prostitution vom ethischen Standpunkte nicht anders beurteilt werden kann als die weibliche; a u s s i c h t s l o s, weil eine so tief in sozialen und biologischen Ursachen und Mißständen wurzelnde Erscheinung sich erfahrungsgemäß nicht auf diesem Wege ausrotten oder auch nur eindämmen läßt, und s c h ä d l i c h, weil es nicht gut tut, einer Anzahl junger Leute, von denen die Erfahrung lehrt, daß sie sich in der Mehrzahl später sozial noch gut entwickeln, einen nicht mehr auszulöschenden Verbrecherstempel aufzuprägen, der ihre Zukunft, und dadurch indirekt die Gesellschaft, schwer beeinträchtigt.

Das französische Gesetz vom 11. April 1908 bestimmt: „Minderjährige unter 18 Jahren, die sich gewohnheitsmäßig der Prostitution ergeben, sollen, wenn nötig, durch Richterspruch in eigens zu diesem Zwecke bestimmten Erziehungsinstituten untergebracht werden." Das gleiche kann übrigens bei uns auf Grund der allgemeiner gehaltenen Bestimmungen des Gesetzes vom 2. Juli 1900 über die Fürsorgeerziehung geschehen.

Im übrigen lassen sich gegen die Einfügung des Wortes „gewerbsmäßig" in den § 175 folgende Einwendungen machen: a) der Begriff gewerbsmäßig ist zwar in den Kommentaren zum Strafgesetzbuch (§§ 361, No. 6, 260, 284, 294, 302 d) zu normieren versucht worden, aber dennoch in der praktischen Anwendung unbestimmt und dehnbar, denn 1. nach den Kommentaren kann schon eine einmalige Geldannahme das Merkmal der Gewerbsmäßigkeit bilden, wenn aus ihr festzustellen ist, daß der Empfänger gleiche Fortsetzung beabsichtigte, und der Geldempfang nur das erste Glied in einer beabsichtigten Kette bildete. — 2. Es ist ferner nicht nötig, daß eine Person nicht ausschließlich ihren Lebensunterhalt durch Geldannahme für sexuelle Handlungen bestreite. Es genügt schon, daß ein wesentlicher Teil ihres Lebensunterhaltes dadurch bestritten wird. — Es könnten bei dieser Auffassung auch Freundschaftsverhältnisse zwischen einem Bemittelten und einem minder Bemittelten einen strafbaren Charakter gewinnen. — 3. Ferner ist zu berücksichtigen, daß durch jene Einfügung gewissermaßen ein Schutz und ein Vorrecht der Wohlhabenden gegenüber den Unbemittelten geschaffen wird. Wenn auch nicht wahrscheinlich, so ist es doch nicht ausgeschlossen, daß hin und wieder eine Verkehrung der jetzt bestehenden Verhältnisse stattfindet derart, daß späterhin der Minderbemittelte in ein unter Umständen gefährliches Abhängigkeitsverhältnis von dem Wohlhabenden gerät.

Die Prophylaxe der männlichen Prostitution muß auf die Beseitigung ihrer Ursachen gerichtet sein. Als solche lernten wir in einer Reihe von Fällen, namentlich dort, wo kriminelle Motive mitsprechen, die bestehenden Strafbestimmungen und das herrschende Vorurteil gegen die homosexuelle Veranlagung und den homosexuellen Verkehr kennen. Die Eliminierung dieser beiden Umstände würde mithin schon eine erhebliche Einschränkung der männlichen Prostitution bewirken. Vermutlich würden sich ohne diese Gesetze und Vorurteile in dieser Hinsicht die Beziehungen homosexueller Männer ganz ähnlich gestalten wie die gegenwärtigen homosexueller Frauen, unter denen eine Inanspruchnahme prostituierter Weiber, trotzdem sie so reichlich zu Gebote stehen, nur eine verschwindend geringe Rolle spielt. Die übrigen prophylaktischen Maßnahmen beziehen sich teils auf die persönlichen, in Degeneration und erblicher Belastung beruhenden, teils auf die in sozialen Mißständen begründeten Momente. Alle Bestrebungen, welche eine

Besserung der nervösen und seelischen Gesundheit unserer Bevölkerung, vor allem auch im Sinne der Rassenhygiene und Eugenik dienen, ferner alle die, welche die soziale Notlage auf wirtschaftlichem und moralischem Gebiete zu beseitigen oder zu mildern geeignet sind, tragen wesentlich dazu bei, die Ursache der männlichen Prostitution und damit diese selbst zu beseitigen.

DREIUNDDREISSIGSTES KAPITEL.

Die Geschichte der Homosexualität.

Die Homosexualität im klassischen Altertum.

Nachdem wir über die örtliche Ausbreitung der Homosexualität und ihre Erscheinungsformen in der Gegenwart einen Überblick gegeben haben, soll nun der letzte Hauptabschnitt dieses Werkes ihrer zeitlichen Geschichte gewidmet sein. Bei der Unmöglichkeit, historisch ihrer universellen Verbreitung gerecht zu werden, muß allerdings auch hier auf Vollständigkeit von vornherein Verzicht geleistet werden. Dem einheitlichen Aufbau dieser Arbeit wird es am ehesten entsprechen, wenn wir uns auf den Kulturkreis beschränken, der uns am nächsten steht, den europäischen. Hier werden wir drei Perioden ins Auge zu fassen haben: die Homosexualität im klassischen Altertum bis zur Einführung der auf ihre Betätigung gesetzten Todesstrafe im Jahre 326 durch den zum Christentum übergetretenen Kaiser Konstantin, die Verfolgung der Homosexuellen von jener bis in unsere Zeit und die gegen diese Verfolgung gerichtete Bewegung, die auf dem Boden moderner Natur- und Kulturanschauung erwachsen ist.

Die Wissenschaft ist sich darüber einig, die Wiege unserer Kultur in den vier großen Stromtälern des Nil, Euphrat, Indus und Hoangho zu suchen. Ohne auf den Prioritätsstreit zwischen Ägypten und dem vorderasiatischen Zweistromland näher einzugehen, wollen wir unsere Betrachtung über die Homosexualität im klassischen Altertum mit dem Nilland beginnen.

Wenn auch, wie Breastedt[1]) ausführt, das Studium der ägyptischen Archäologie noch in den Kinderschuhen steckt und überreiches Material einer erschöpfenden Behandlung harrt, so ist doch ein überaus bedeutsamer Fund für die Frage des konträren Geschlechtsverkehrs

---

[1]) H. Breastedt, Geschichte Ägyptens. Deutsch von H. Ranke. 1910.

aus Alt-Ägypten zu verzeichnen, auf den von O e f e l e[2]) aufmerksam macht. Er behandelt den Rachekampf des Horus gegen Set mit eingehenden Details. V o n O e f e l e, der den Text eines von Flinders Petric am Eingang zum Fayûm aufgefundenen Papyrus wiedergibt, schreibt: „Dies Fragment ergibt eine Verbreitung der Päderastie v o r beinah bereits v i e r h a l b t a u s e n d Jahren im alten Ägypten, so daß dieselbe sogar den Göttern in ihrem gegenseitigen Verkehr zugeschrieben und als uralter Gebrauch betrachtet werden konnte.“ — Auch D u p o u y[3]) ist der Meinung, daß bei den Mysterien der Isis und des Osiris in Ägypten homosexuelle Akte vorgekommen seien. — E r m a n[4]) berichtet von cilicischen Gefangenen, die man zur Zeit Ramses' III. (um 1100) zu königlichen L i e b l i n g s s k l a v e n gemacht habe, welche ähnlich den Mameluken der ägyptischen Sultane des Mittelalters später zu hohen Staatsämtern gelangten.

Wie empfänglich viele der alten Ägypter für männliche Jugendschönheit waren, beweist ein von W i e d e m a n n[5]) mitgeteilter Hymnus auf den Gott A m m o n - R a aus der Zeit der 20. Dynastie (1200/1090). Es heißt darin:

Die schöne Gestalt, gebildet von Ptah,
Der Jüngling, der schön ist durch Liebe,
Der schön kommt aus dem Lande von Nordarabien,
Schön von Angesicht, schöner in bezug auf sein Diadem.
Es freuen sich die Götter seiner Schönheiten,
Sie leben, wenn sie ihn sehen.
Es lieben die Götter deinen Anblick,
Die Liebe zu dir geht durch die Welt.
Deine Schönheit erobert die Herzen,
Die Liebe zu dir macht sinken die Arme,
Die Herzen vergehen bei deinem Anblick . . . . .

Nirgends lesen wir auch nur das geringste von einer moralischen, geschweige denn strafrechtlichen Verurteilung gleichgeschlechtlicher Liebe, weder in den Weisheitssprüchen des K a g e m m i (Kemni, IV. Dynastie), des P t a h o t e p (V. Dynastie), A m e n e m h e t s I. (XII. Dynastie), des Schreibers D u a u f u. a.[6]), noch in den Tempelinschriften von Denderah und Edfu[7]), die schon bis in die Ptolemäerzeit hinabreichen, obwohl in letzteren der Geschlechtsverkehr mit Weibern innerhalb der Tempelräume verboten wird, noch in dem berühmten 125. Kapitel des Toten-Buches[8]), das für uns in Ermangelung anderweitiger Kodifikationen bis jetzt die ergiebigste Quelle der altägyptischen Rechtes ist, noch weiß D i o d o r u s (I, 94, 75) davon zu berichten.

Als Kuriosum sei angeführt, daß in der pharaonischen Hofrangliste auch die männlichen Erzieher der königlichen Kinder die Bezeichnung „Ammen“ des Prinzen oder der Prinzessin führten, ein Titel, der in

---

[2]) In Monatsschrift f. prakt. Dermatol., Bd. 29. 1899. Nr. 9, S. 409.

[3]) E d m. D u p o u y, La prostitution dans l'antiquité. 1887. S. 19.

[4]) A d. E r m a n, Ägypten und ägypt. Leben im Altertum. 1885. S. 131 u. 156.

[5]) A. W i e d e m a n n, Die Religion der alten Ägypter. 1890. S. 63 f.

[6]) Am besten zusammengestellt bei H e r m. S c h n e i d e r, Kultur und Denken im alten Ägypten. 1909. S. 139 ff., sonst auch vereinzelt in der älteren Literatur angeführt.

[7]) H. B r u g s c h i. Deutsche Revue. 1880. IV, 4.

[8]) W i e d e m a n n, l. c., S. 132.

seiner Groteskheit schon die Verwunderung des Altmeisters der deutschen Ägyptologie [9]) erregte.

Ein Gegenstück zu diesen männlichen Ammen berichtet Breastedt[10]), wonach unter den Herrschern der 26. Dynastie gegen Ende des VII. Jahrhunderts 60 Jahre hindurch der jedesmalige Hohepriester des Ammon ein Weib war. Auch sonst begegnen uns in der ägyptischen Geschichte, ebenso wie in der des benachbarten Äthiopiens [11]), Frauen von sehr virilem Charakter. So regierte zum Ende der 12. Dynastie nach dem Tode ihres Bruders und Gemahls Amenemhet IV. die Königin Sebeknafrure [12]) fast vier Jahre (1792—1788) das Land, und der Ketzerkönig Amenhotep IV. (Echnathon)[12a]) in der zweiten Hälfte des XIV. Jahrhunderts (18. Dynastie) stand stark unter dem Einfluß seiner Mutter Teje [13]). Unter seinen Vorgängern ist aber vor allem die Königin Hatschepsut, die Tochter Thutmosis' I., Stiefschwester und Mitregentin von Thutmosis II. und III., zu nennen. Sie erscheint nach Lepsius [14]) auf ihren Denkmälern nie als Frau dargestellt, sondern stets in männlicher Kleidung, sogar mit dem falschen Spitzbart der Pharaonen geschmückt, und nur die Inschriften verraten, soweit sie noch erhalten sind, uns ihr Geschlecht. Erman [15]) nennt sie eine ägyptische Katharina II., Breastedt [16]) bezeichnet sie als die erste große Frau, der wir in der Geschichte begegnen. Ihre mehr als 20jährige Regierung ist u. a. durch gewaltige Tempelbauten zu Der-el-bahari ausgezeichnet, in deren Reliefs ihr Leben dargestellt wurde. Der Künstler der Geburtsszene konnte sich nicht enthalten, die Neugeborene als Knabe darzustellen. Wertvoll erscheint hierzu die Bemerkung Wiedemanns [17]): „Eigentümlicher Weise denkt sich nämlich der Ägypter den Verstorbenen, auch wenn er sein irdisches Leben als Frau verbracht hatte, im Jenseits als Mann, bezeichnet ihn daher als Osiris und gibt ihm einen männlichen Seelenvogel." Die Zwischenstufenidee war überhaupt bei den Ägyptern sehr ausgebreitet. Beispielsweise wurde der Nilgott Hapi als bärtiger, kräftiger Mann mit stark entwickelten weiblichen Brüsten dargestellt[18]).

Jünger noch als die wissenschaftliche Ägyptologie ist die eingehendere Kenntnis des babylonisch-assyrischen Altertums, der Wiege der vorderasiatischen Kultur. Wie für das Gebiet der andern semitischen Kulturen, so steht gleichgeschlechtliches Leben auch bei den Babyloniern fest.

So gibt Winckler [19]) eine Ergänzung der bereits von Herodot (I, 199) geschilderten weiblichen Tempelprostitution „nach der unnatürlichen Seite hin" durch die Heiligung der Buhlknaben zu. Ein direktes Zeugnis dafür bieten die Gesetze Hammurabis [20]) (2250

[9]) Rich. Lepsius, Briefe a. Ägypten. 1852. S. 104; ferner Erman, l. c. S. 117 u. a.

[10]) Breastedt, l. c. S. 417.

[11]) Lepsius, l. c. S. 179 u. 217; W. Max Müller, Äthiopien i. Der alte Orient (A. O.) VI, 2. 1904. S. 29.

[12]) Ed. Meyer, Geschichte d. alten Ägyptens. 1887. S. 198.

[12a]) K. Abraham, Amenhotep IV. (Echnathon). Psychoanalytische Beitr. z. Verständnis s. Persönlichkeit u. d. monotheist. Aton-Kultes. In „Imago", 1912.

[13]) Schneider, l. c. S. 18. — [14]) Lepsius, l. c. S. 281.

[15]) Erman, l. c. S. 71.

[16]) Breastedt, l. c. S. 238.

[17]) A. Wiedemann i. alten Orient II, 2. 3. A. 1910, S. 17.

[18]) Wiedemann, l. c. S. 79; Schneider, l. c. S. 413 u. a.

[19]) A. a. O. III, 2/3. 2. A. 1903. S. 61.

[20]) A. a. O. IV, 4. A. 1906. S. 31. §§ 187, 192 u. 193.

a. Chr.), in denen neben den Buhldirnen auch die „Buhlen" genannt werden, in § 187 solche im Palastdienste. Ihr Gewerbe war in Bab-ilu, der Stadt der Gottespforte, ebensowenig anrüchig[21]), wie das ihrer weiblichen Kolleginnen, wenigstens finden wir weder in Hammurabis Gesetzen, noch in den noch älteren und in der Bibliothek Asurbanipals wieder aufgefundenen sumerischen Familiengesetzen[22]) auch nur den geringsten Hinweis auf eine moralische oder gar strafrechtliche Verurteilung ihres Standes. Auch der große Hymnus auf den Sonnengott Schamasch, aus Asurbanipals Bibliothek, als Gott der Gerechtigkeit, der das Gute belohnt und das Böse bestraft, enthält in seiner ausführlichen Aufzählung aller möglichen Vergehen, wie Meineid, Ehebruch, Bestechung, Wucher, Lügen, Benutzung falschen Gewichtes, gottlose Reden usw., nichts über gleichgeschlechtlichen Verkehr.

Ein hohes Lied der Freundesliebe finden wir in dem babylonischen Gilgamesch-(Nimrod-)Epos. Alfr. Jeremias[23]) sagt darüber: „Wie tief empfunden ist die Szene im Gilgamesch-Epos, in der Gilgamesch, der König von Erech, mit Entsetzen sieht, daß sein geliebter Freund Eabani tot ist; es heißt da:

,Was ist das für ein Schlaf, der dich gepackt hat?
Du bist düster und hörest mich nicht!' . . . . .
Da berührte er sein Herz, aber es klopfte nicht;
Da verhüllte er den Freund wie eine Braut.

,Mein Freund ist zu Erde geworden, soll ich auch mich wie er zur Ruhe legen und nicht aufstehen in alle Zukunft?'"

Ein Seitenstück zu der Ägypterin Hatschepsut finden wir in der von der Sage vielfach umrankten Gestalt der assyrischen Königin Semiramis. Hommel[24]) sieht in Sammuramat eine babylonische Prinzessin des IX./VIII. Jahrhunderts, die nach dem Tode ihres assyrischen Gemahls lange Jahre die Regentschaft für ihren minderjährigen Sohn leitete, und schildert sie als eine äußerst energische, virile Frau, welche eine ganze Reihe (mindestens 9) Kriege durch ihre Feldherren führen ließ, so daß es kein Wunder ist, wenn die Sage diese Fürstin mit dem Nimbus einer Weltherrscherin umkleidet hat und sie siegreich bis nach Indien und Libyen ziehen läßt. Auch hier hat einiges historischen Kern, wie daß sie in Medien (Ekbatana) die hängenden Gärten, Wasserleitungen und Straßen anlegen ließ.

In gleicher Weise hat die Sage und Dichtung noch eine spätere hervorragende Persönlichkeit aus der assyrischen Geschichte — hier freilich ad peius — stark umgewandelt. Es ist der König Asurbanipal (668/28), der uns in der griechischen Historik als Sardanapalos entgegentritt. Diodor, wohl auf Ktesias, den griechischen Leibarzt des Artaxerxes II., zurückgehend, berichtet (II, 23) von ihm: „Er lebte ganz wie ein Weib. Unter den Kebsweibern seine Zeit hinbringend, spann er Purpur und die feinste Wolle. Er trug ein Frauenkleid, und sein Gesicht und den ganzen Körper hatte er durch Schminke und andre Mittel der Buhlerinnen so entmännlicht, daß kein wollüstiges Weib weichlicher aussehen konnte. Auch eine weibliche Stimme hatte er sich angewöhnt. . . . Den Trieb der Wollust befriedigte er sowohl mit Männern als mit Weibern. . . . Ein Mann von solcher Sinnesart mußte nicht nur selbst ein schmähliches Ende

---

[21]) Ibid. S. 30, Anm. I; fern. i. A. O. IX, I. 1907. S. 16. Herm. Schneider, Kultur u. Denken d. Babylon. u. Juden. 1910. S. 647.

[22]) A. a. O. IV, 4. S. 43.

[23]) A. a. O. I, 3. S. 6 u. 36. — Cf. auch Iwan Bloch, Ursprung d. Syphilis, Bd. II. 1911. S. 479.

[24]) Fritz Hommel, Geschichte Babyloniens u. Assyriens. 1885. S. 629 ff. Schneider, l. c. S. 44.

nehmen, sondern er führte auch die völlige Zerstörung des assyrischen Reiches herbei." Aristoteles hatte bereits diese Überlieferung in Zweifel gezogen (Pol. V, 8. 14), und seit Alfr. von Gutschmidts Forschungen ist die Überzeugung von der Unglaubwürdigkeit der ktesianischen Berichte als gesicherter Besitz der Geschichtswissenschaft anzusehen.

Wir kennen Asurbanipal[25]), den vierten der Sargoniden, jetzt nicht nur als den machtvollen Herrscher eines Weltreichs, sondern auch als tapfern Krieger, kühnen Jäger (Relief im Berliner Museum), großzügigen Bauherrn und Mäcen der Wissenschaft (Bibliothek). — Ob seine vita sexualis in utramque partem balancierte, läßt sich zur Zeit wohl weder mit Sicherheit behaupten noch bestreiten.

Mit der Idee einer völlig persönlichen Zueigengebung an die Göttin der Liebe (Aschtoret-Astarte) verknüpfte sich auch in Phönikien, wie in Babylon, das Institut der weiblichen Tempelprostitution, zu der sich auch hier das männliche Gegenstück in den Kebalîm (Kalbalîm oder Kalbalonîm) ausbildete. Um die Verlegung ihres Geschlechtes äußerlich zu kennzeichnen, legten diese „Geweihten" Weiberkleider an[26]).

Die Phönikier waren als See- und Handelsvolk auch die bedeutendsten Kulturpioniere der ältesten Zeit. Als erste und nächstliegende Etappe ihrer kolonisatorischen Betätigung kommt Kypros in Frage. Kypros ist als Wiege des Hermaphroditos anzusehen. Diese Gestalt findet ihren Kern in dem Aphroditos[27]), dem männlichen Komplement der Astarte-Aphrodite, der zu Kypros und bei den Pamphyliern verehrt wurde, und bei dessen Festen die Männer in weiblicher, die Frauen in männlicher Kleidung erschienen. Später wird Aphroditos auch in das griechische Mutterland importiert, er wird bei Philochoros und Aristophanes (fr. 702) erwähnt, während seine plastische Darstellung in Hermengestalt als Hermaphroditos[28]) sich erst bei Theophrast (char. 16) nachweisen läßt.

Genauere Nachrichten, wenn auch nicht aus erster Hand, über das Vorkommen gleichgeschlechtlicher Liebe liegen uns aus einer andren phönikischen Kolonie, dem lybischen Karthago, vor. Und zwar war es einer der bedeutendsten Kriegshelden der Punierstadt, Hamilkar Barkas (gest. 228 a. Chr.), der Vater Hannibals, der den jungen Hasdrubal, seinen spätern Schwiegersohn, nach Nepos' Bericht (Hamilc. 3, 2) plus diligebat, quam par erat. — Und von der Liebe des als Feldherr nicht minder tüchtigen Hasdrubal (gest. 220) zu seinem 18jährigen Schwager Hannibal und dem wohl mehr von politischen als moralischen Besorgnissen dagegen diktierten Einspruch der Gegenpartei unter Führung Hannos berichtet Livius (21, 3f.)—

Über die Kultur der auf die Phönikier folgenden kanaanitischen Stämme der Amurri (Amoriter) und der Chabiru (Hebräer, d. h. das

---

[25]) Fr. Delitzsch, Asurbanipal i. A. O. XI, I. 1909.

[26]) Rich. Pietschmann, Geschichte d. Phönikier. 1889. S. 183 u. 222. Cf. hierzu auch das „Hundegeld" als Unzuchtslohn i. Deuteronom. 23, 19 u. die Zusammenstellung der kynes und pornoi i. Apocal. 22, 15.

[27]) In Pauly-Wissowa I, 1894. Sp. 2794.

[28]) In Roschers Lexikon I, 2. 1890. Sp. 2314.

Volk Israel nebst Moabitern, Ammonitern und Edomitern[29]) sind wir vor der Hand größtenteils auf die altjüdischen Berichte angewiesen.

Aus dem schauerlichen Eindruck, den die Umgebung des Toten Meeres machte, schloß schon der judäische Jahvist um die Mitte des 9. Jahrhunderts, daß hier einmal ein schreckliches Gottesgericht infolge einer großen Sünde geschehen sein müsse. Was aber für eine Sünde? — Blinder Eifer ältester bis neuester Zeit las aus dem Bericht des Jahvisten sofort heraus, daß die „Sodomiten" lediglich wegen der beabsichtigten Schändung der zwei von Lot beherbergten Engel den Feuer- und Schwefelregen verdient haben, und hat diesen Namen bis auf unsre Tage zur Brandmarkung ihm unverständlicher Neigungen gebraucht. Diese Eiferer übersehen, daß das von den kanaanitischen Männern beabsichtigte Vergehen gleichgeschlechtlicher Unzucht hier in Idealkonkurrenz mit dem Verbrechen der Notzucht und der für den Orientalen alter wie neuerer Zeit höchst verabscheuungswürdigen Verletzung des heiligsten aller Rechte, des Gastrechtes (cf. v. 8. fin.), erscheint, worauf schon der Kirchenvater Ambrosius[30]) und in neuerer Zeit Luzzato[31]) hinweisen. Auch darf man nicht übersehen, daß die Städte keineswegs um dieses einen Vorkommnisses willen zur Strafe für diese eine, gleichgeschlechtlichen Motiven entsprungene Tat, die noch dazu nur im Stadium des Versuchs blieb, dem Untergang geweiht wurden. Sagt doch der Prophet Ezechiel (16, 49): „Die Missetat Sodoms war Stolz, gesättigt von des Brotes Überfluß reichten sie bei ihrem und ihrer Töchter Müßiggang den Dürftigen und Armen ihre Hand nicht", und der Siracide (16, 9) spricht: „Jahve verabscheute die Einwohner wegen ihrer übermütigen Worte."

Auch verbietet schon die ruhige Überlegung die Annahme, daß die ganze männliche Bevölkerung der beiden Städte homosexuell gewesen sei. Wollte doch in dem Gespräch mit Abraham Jahve der Städte noch schonen, selbst wenn nur wenige (10) Gerechte darin befunden würden (Gen. 18, 32). Und warum mußten auch die Weiber und Kinder dieselbe Strafe erleiden? Denselben Tatbestand wie in der biblischen Geschichte von Lot finden wir in der Erzählung des Richter-Buches (c. 19, bes. v. 22) von dem Frevel der Männer zu Gibea, und zwar noch in verschärfterem Maße: Verletzung des Gastrechts und Notzucht, diesmal als vollendete Handlung mit tödlichem Ausgang. Hier aber rächt nicht Jahve, sondern das Schwert der Volksgenossen den Frevel an den Tätern und ihren Schützern.

Das Institut männlicher Hierodulen, als gleichgeschlechtlicher Tempelprostitution, ist uns im Südstämmereich Juda schon für die Regierungszeit des Rehabeam (933/17) belegt (I. Kön. 14, 24). König Asa (913/873) trieb sie zwar aus dem Lande (15, 12); desgleichen Josaphat (873/49) den Rest der der Unzucht Geweihten, die zur Zeit seines Vaters Asa übrig geblieben waren (22, 17), und zwei Jahrhunderte später sah sich König Josia (640/9) zur gleichen Maßregel veranlaßt (II. Kön. 23, 27).

Auch für das phönikischen und syro-aramäischen Einflüssen noch stärker ausgesetzte Nordstämmereich Israel, in dem u. a. die tyrische

---

29) A. a. O. I, 1 S. 14.

30) Ambrosius, de patriarch. lib. I. c. 6: „die Gastfreundschaft seines (Lots) ehrbaren Hauses, die doch sogar bei den Barbaren unverletzlich ist."

31) Luzzato, Lezioni di teologia mor. isreal. 1870, cap. II, 135: „La principale colpa degli abitanti di Sodoma e Gomorra non era la cosi detta sodomia, ma era la mancanza di pietà verso i poveri ed il brutale oltraggio che permettevansi di fare a chi recavasi appo loro, tendeva ad evitare il concorso dei forestieri." — Cf. auch „Homosexual. u. Bibel" i. Jahrb. IV, 1902. S. 210. u. Casp. Wirz V. D. M., Der Uranier v. Kirche u. Schrift, ibid. VI, 1904. S. 80; 2. A. 1905. S. 48.

Isebel als Gattin des Omriden Ahab (876/54) offiziell den Baal-Kultus begünstigte, dürfen wir das Bestehen männlicher Hierodulen annehmen[32]. Dagegen sind die von Dufour[33]) und in starker Anlehnung an ihn von Schulze-Malkowski[34]) gelieferten grotesken Nachtgemälde päderastischer Baalsverehrung wohl in das Gebiet der Phantasie zu verweisen. Aus der Makkabäerzeit berichtet der Epitomator des Jason von Kyrene (II. Makk. 4, 9 ff.), daß der Hohepriester Jason, eine Kreatur des syrischen Hofes, unterhalb des Tempelberges ein griechisches Gymnasion einrichten ließ und die edelsten Jünglinge ὑπὸ πέτασον ἦγεν (Vulg.: in lupanaribus ponere ausus est). Man darf hierbei, wie Holtzmann[35]) bemerkt, nicht vergessen, daß Jason solche Einrichtungen gar nicht hätte treffen können, wenn er nicht eine große griechenfreundliche Partei hinter sich gewußt hätte; wie denn auch der Epitomator weiter (v. 14) berichtet, daß sogar die Priester des Altardienstes vergaßen und unter Vernachlässigung der Opfer auf den Ringplatz liefen, um der Aufführung nackter Kampfspiele beizuwohnen. — Zwar fanden sich auch Gegner, so Pseudo-Phokylides[36]), ein alexandrinischer Jude des II. vorchristlichen Jahrhunderts, der in seinem Lehrgedicht mehrfach gegen die „männliche Kypris" eifert, den Vätern rät, ihre Söhne gegen die „männliche Verbindung des Eros" zu schützen, und auch den Mädchen verbietet, das „Bett der Männer nachzuahmen". — Nichtsdestoweniger berichtet Josephus (37—95 p. Chr.) in seinem „Jüdischen Kriege" (I, 18, 2) von dem letzten Hasmonäerkönig Antigonos (Matthathias), dem jüngeren Sohn von Aristobulos II., daß der römische Legat Sosius ihn bei seiner Gefangennahme (37 a. Chr.) als „Antigona" begrüßt habe, doch „ließ er ihn nicht wie ein Frauenzimmer ohne Bewachung herumgehen, sondern gefesselt verwahren". Und von Alexander, dem älteren Sohn des großen Herodes aus idumäischem (edomitischem) Geschlechte, erzählt Josephus[37]), daß er drei junge und schöne Eunuchen seines Vaters durch Geschenke εἰς τὰ παιδικὰ verführte und so dem argwöhnischen Vater sogar den Gedanken an ein geplantes Attentat eingab[38]).

Als leuchtendes Vorbild innigster Freundesliebe hat von jeher der Bund zwischen David und Jonathan gegolten, dem David in seinem Klageliede (II. Sam. I, 17 ff.) um den Freund, dessen Liebe ihm „wundersamer gewesen ist denn Frauenliebe" (v. 26), ein dauerndes Denkmal gesetzt hat, das bis auf unsere Tage zu den edelsten Perlen hebräischer Poesie zählt. Die Tiefe dieses Seelenbundes wird uns bei einem Eingehen auf die Berichte des I. Samuelis-Buches (cap. 18, 1—3; 20; 23, 16—18) gegenwärtig und läßt den Argwohn, der aus Sauls Schmähworten hervorklingt (20, 30: „Ich weiß wohl, daß du dem Sohn Isais anhängst, dir selbst und der Scham deiner Mutter zur Schmach", begreiflich erscheinen. Doch darf man nicht vergessen, daß beide verheiratet waren, denn Jonathans Sohn war Meribaal (Mephiboseth, II. Sam. 9, 6), und daß David sogar später durch Gründung eines Harems in echt orientalischer Weise den Glanz seines Hofes zu heben suchte[39]).

---

[32]) Stade, l. c. I. S. 479.

[33]) Dufour, l. c. S. 30.

[34]) Geschlecht und Gesellschaft. 1907. Heft 11.

[35]) Stade, l. c. II. S. 313 und Wellhausen l. c. S. 254.

[36]) Jahrb. f. sex. Zw. VIII. 1906. S. 628.

[37]) Josephus, Bell. jud. I, 24, 7.

[38]) Holtzmann bei Stade, l. c. II, 499 u. Wellhausen, l. c. S. 342.

[39]) David u. Augustin, zwei Bisexuelle, i. Jahrbuch f. sex. Zw. II. 1900. Stade, l. c. I. S. 270.

Wir dürfen das Semitentum nicht verlassen, ohne noch einen Blick auf seine Urheimat Arabien zu werfen. In dem alten Reich der Minäer, der Könige von Machin (XIV. bis VII. Jahrh. a. Chr.) sind von besonderem Interesse die minäischen Hierodulenlisten, in denen wir ein Seitenstück zu den männlichen und weiblichen Quadeschen des kanaanäisch-jüdischen Kultus zu erblicken haben[40]).

Die Herrschaft der Minäer wurde durch die Sabäer abgelöst, die von Nordarabien nach Süden wanderten, und denen 115 a. Chr. die himjarischen Herrscher folgten. Doch blieb der Name Sabäer als Allgemeinbezeichnung bestehen. Hier erscheint auch wieder eine Frau auf dem Throne, die als Königin von Saba in poetischer Verklärung von den späteren jüdischen Chronisten[41]) als Geistesebenbürtige mit König Salomo in Verbindung gebracht wird.

In ihrem Streben von Süden nach Norden traf die semitische Völkerbewegung schon in frühester Zeit auf die Stämme der Chetiter, die wir als Mitani in Syrien schon durch die Tel-Amarna-Briefe des XV. vorchristlichen Jahrhunderts als eine Ägypten und Babylon ebenbürtige Großmacht kennen lernen. Mit dem Chetakönig Chattusar hatte Ramses II. (1292/25) vielfach zu tun. Ihr Gebiet erstreckte sich durch ganz Kleinasien von Lydien bis zum Van- und Urmiasee und südlich weit nach Syrien hinein. Betreffs ihrer Religion stellt die Überlieferung überall für Kleinasien und Nordsyrien die Verehrung einer Göttin, der „großen Mutter" fest, die in Kappadokien Ma (auch Enyo)[42]), in Phrygien Kybele, in Syrien Attar (Astarte), am Idagebirge Rhea[43]) genannt wurde und der zahlreiche Priester und Priesterinnen dienten. Erstere waren, zumal in den westlichen Landschaften, durchweg Verschnittene, Galli. Der Mythos führt den Kultgebrauch der Selbstentmannung auf Attis, den Geliebten der Kybele, zurück und hat in Catulls großartigem Stimmungsbild (c. 63) die packendste Darstellung[44]) gefunden. Der Ursprung des Brauches ist nach Ed. Meyer[45]) darin zu suchen, daß die Selbstentmannung das große Opfer bedeutet, durch das die Verbindung mit der Gottheit vollzogen wird; durch sie gleicht der Mann sich dem Wesen der Göttin an, soweit es irgend möglich ist, er kleidet sich daher auch fortan in Weibertracht und gibt sich der Prostitution preis. Daher vermutet auch Meyer[46]) in den weiblich gekleideten Gestalten der Felsskulpturen des kappadokischen Boghazkoi Männer, d. h. die Priester der Göttin in Frauengewandung. Auch die lydische Sage, die einen Heros oder Gott in sexueller Hörigkeit weibliche Sklavendienste verrichten läßt, ist wohl hierauf zurückzuführen. Wie die einheimische Gestalt hieß, die ihr zugrunde liegt, wissen wir nicht (vielleicht Sandon), bekannt ist nur, daß die Griechen später dies Motiv in ihre Heraklessagen verwoben. — Männliche Hierodulen werden uns ferner von Strabo für das kappadokische (XII, 2, 535), wie für das pontische Komana (XII, 3, 557) nachgewiesen.

---

[40]) O. Weber, Arabien vor d. Islam i. A. O. III, i. 2. A. 1904. S. 18.

[41]) I. Kön. 10.

[42]) Strabo XII, 2, 535.

[43]) Lukian, de dea Syr. c. 15.

[44]) Cf. die Übers. v. H. Griebenow i. Catulls Buch d. Lieder. 1889. S. 36.

[45]) Ed. Meyer, Geschichte d. Altertums. I, 2. 2. A. 1909. S. 649 f.

[46]) Ibid. S. 634.

Aus den Steppen Zentralasiens stammend, drangen die Skythen in frühester Zeit in das südliche Rußland vor und unternahmen von dort als leicht bewegliche Nomadenvölker zahlreiche Raubzüge gegen die vorderasiatischen Reiche. Von ihnen berichtet nun Herodot (I, 105): „Diejenigen Skythen, welche den Tempel (der uranischen Aphrodite) in Askalon (Syrien) geplündert haben[47]), und ihre Nachkommen suchte die Göttin auf ewige Zeiten mit einer Weiberkrankheit (*ϑήλεια νοῦσος*) heim. Das sei, wie die Skythen sagen, der Ursprung dieser Krankheit, und jeder Besucher des Skythenlandes könne sehen, was es für eine Bewandtnis mit den sogenannten Enarern habe."

Es handelte sich, wie Aristoteles[48]) angibt, um Effemination als endemische, dauernde Erscheinung. Genauere Mitteilungen, als sie die kurze Andeutung Herodots hierüber bietet, finden wir in der in die hippokratischen Schriften aufgenommenen klimatologischen Abhandlung *περὶ ἀέρων, ὑδάτων, τόπων* „Über Luft, Wasser und Gegenden"[49]). Sie zeichnen sich durch ihre nüchterne, naturwissenschaftliche Auffassung aus. Nachdem der Verfasser in Kap. 19—21 in sehr anschaulicher Weise die geringe sexuelle Differenzierung der Skythen aus der Natur ihres Landes und ihrer Lebensweise abgeleitet hat, indem er die häufige Impotenz der Männer auf das fortwährende Reiten, die der Frauen auf ihre Korpulenz zurückführt, fährt er in Kap. 22 fort[50]): „Im übrigen sind aber auch die meisten Leute im Skythenlande Eunuchen, gehen weiblichen Berufen nach, gebärden sich und reden genau so wie die Weiber und heißen *ἀνανδριεῖς* (d. h. die Unmännlichen, Weibischen). Dort zu Lande führt man dies auf die Gottheit zurück und verehrt diese Leute und sieht sie für Heilige an (nach Herodot IV, 67 treiben die Enarer auch Wahrsagerei) aus Furcht, es könne jedem andern auch so gehen. Auch mir scheint diese Art von Leidenschaft und alle andern ohne Ausnahme auf göttlichen Einfluß zurückzugehen.... Und doch hat jede dieser Leidenschaften wieder ihr Natürliches und läuft niemals der Natur zuwider. Wie aber gerade dieses Leiden nach meiner Ansicht zustande kommt, will ich erklären[51]). Infolge des beständigen Reitens bekommen die Skythen Flüsse (ziehende Schmerzen in den Lenden), da ihre Füße beständig von den Pferden herabhängen. Später werden sie, falls sie schwer erkranken (die Schmerzen stärker werden), lahm und bekommen Geschwüre in der Hüftgegend (die Hüften ziehen sich krampfhaft zusammen). Sie kurieren sich aber auf folgende Art (nach Bloch ist hier zu ergänzen: falls sie einmal bei einem Sturze mit dem Pferd sich den Kopf verletzt haben). Sobald die Krankheit beginnt, öffnen sie beide Venen hinter dem Ohr, ist nun das Blut ausgeströmt, so kommt Schlaf über sie infolge der Schwächung und sie schlummern ein. Hiernach wachen sie auf, einige wenige gesund, andere krank. Bei einer solchen Behandlung geht, wie mir scheint,

---

[47]) Nach Ed. Meyer, Geschichte d. a. Ägypt. S. 380 ist der von Herodot berichtete Streifzug i. d. J. 625 zu verlegen.

[48]) Aristoteles, Ethic. Nicom. VII, 8, 6.

[49]) Hippocratis opera ed. Kuehn. Tom. I. 1825. p. 555 ff.

[50]) Hippokrates' Werke. Deutsch v. R. Fuchs. Bd. I. 1895. S. 399. Kap. 29 ff.

[51]) Das Verdienst, die folgende Stelle zuerst fachwissenschaftlich aufgeklärt und richtig gestellt zu haben, gebührt Dr. med. Iwan Bloch i. s. Werk „Der Ursprung d. Syphilis" Bd. II. 1911. S. 601 bis 610. Wir geben Blochs Erläuterungen in (. . . .).

der Same zugrunde (d. h. nicht infolge der Venaesectio, sondern infolge der Kopfverletzung). Wenn man nämlich die Venen hinter dem Ohr öffnet, werden die so zur Ader Gelassenen unfruchtbar, und gerade diese Venen, glaube ich, durchschneiden sie. Wenn sie sich alsdann ihren Frauen nähern und nicht imstande sind, geschlechtlichen Umgang mit ihnen zu pflegen, so spüren sie anfänglich gar kein Verlangen danach, sondern verhalten sich ruhig; sofern sie jedoch bei dem zweiten oder dritten Versuch oder bei noch häufigeren Versuchen auch nicht mehr Glück haben, glauben sie die Gottheit, auf welche sie die Schuld schieben, beleidigt zu haben, (da sie den natürlichen Ursprung der auf homosexueller Basis sich entwickelnden Effemination nicht kannten), ziehen Frauenkleider an, gestehen somit ihre Untüchtigkeit ein, leben wie die Frauen und tuen dieselben Verrichtungen wie jene auch."

Dieses Leiden ist durchaus nicht etwa ein nur den Skythen eigentümliches, sondern der Verfasser erklärt zum Schluß ausdrücklich, daß auch bei allen anderen Menschen andauerndes und anhaltendes Reiten jene sexuelle Apathie und Impotenz hervorrufen könne, die als Vorstadium der allerdings den Skythen und einigen anderen Völkern [52]) allein eigentümlichen *νοῦσος θήλεια* zu betrachten ist.

Der Verfasser der genannten hippokratischen Schrift gibt uns aber außerdem noch eine interessante und überaus wichtige Notiz über virile Erscheinungen bei den skythischen Weibern.

Er schreibt Kap. 24 (ed. Kuehn): „In Europa unterscheidet sich das Skythenvolk, welches in der Umgebung des Maiotischen Sees (Asowsches Meer) wohnt, sehr von den übrigen Völkern. Ihre Weiber reiten, handhaben den Bogen, schleudern den Wurfspeer vom Roß herab und kämpfen mit den Feinden, solange sie Jungfrauen sind. Und sie legen die Jungfräulichkeit nicht eher ab, als bis sie drei Feinde getötet haben, und kommen nicht eher mit den Männern zusammen, als bis sie dies Opfer dem Gott nach heimischer Sitte gebracht haben. Sobald aber eine sich einen Mann erwählt hat, ist sie vom Reiterdienst befreit, außer wenn die Notwendigkeit eines allen gemeinsamen Feldzuges bevorsteht. Die rechte Brust aber fehlt ihnen. Denn den Mädchen brennen, wenn sie noch Kinder sind, die Mütter mit einem hierzu hergerichteten und glühend gemachten Eisen die rechte Brust aus, damit sie nicht wachse, sondern alle Kraft und Nahrung sich auf die rechte Schulter und den Arm übertrage." — Diese Schilderung stimmt so ziemlich mit dem überein, was Herodot (IV, 110 ff.) von den Amazonen berichtet. Von einer Verstümmelung der rechten Brust schreibt allerdings Herodot nichts, eine solche ist auch durch die bildende Kunst nicht überliefert, die Legende davon beruht wahrscheinlich auf der nicht ganz sicher gestellten Etymologie (*ἀ–μάζονες*) der alten Autoren. Jedenfalls ist uns durch den Historiker, wie durch den Mediziner eine starke Verbreitung eminent viriler Züge bei den Skythenweibern verbürgt. Die Amazonen der Hsiung-nu, eines mongolischen oder Turkstammes am Baikalsee, schildert der chinesische Dichter Litaipo im VIII. Jahrhundert n. Chr. folgendermaßen:

Die Frauen machen lächelnd zu Pferde ihren Ritt
Mit Backen wie Schalen von rotem Nephrit,
Die flüchtigsten Tiere ihr Pfeilschuß erlegt,
Sie taumeln im Sattel, vom Weine erregt [53]).

---

[52]) ed. Kuehn, tom. III, 218; bei Fuchs Bd. III, 139.
[53]) A. Forke, Blüten chines. Dichtung. 1898. S. 119.

Wir kommen nun zu Hellas.

Bereits F. G. Welcker[54]) äußerte im Gegensatz zu denen, die die Äußerungen gleichgeschlechtlicher Liebe in Griechenland als spätre Dekadenzerscheinung auffaßten, die Meinung, daß diese Liebe schon lange vor der geschichtlich kenntlichen Zeit in Griechenland geübt worden sei, doch konnte er keinen andern Beleg dafür beibringen als die bekannten Erwähnungen des Ganymedesraubes in der Ilias (5, 266; 20, 231).

Wir finden in dieser Erzählung die uralte Form der Liebeswerbung durch den Raub, wie er uns auf homosexuellem Gebiet später in Kreta wieder begegnet. Deutlicher als diese nur kurzen Erwähnungen spricht für das Vorkommen, ja für die Hochschätzung gleichgeschlechtlicher Liebe in der Zeit des Entstehens der homerischen Dichtungen (9. bis 8. Jahrhundert v. Chr.) die Schilderung des Verhältnisses zwischen Achilleus und Patroklos. Zwar hat der Dichter sentimentale Schilderungen ihres Liebesbundes durchweg vermieden, auch sind die beiden keineswegs als einseitig homosexuell Fühlende dargestellt. Schon das 9. Buch (v. 663) schildert uns, wie sie nachts zwar in einem Zelt ruhen, jeder aber an der Seite eines kriegsgefangenen Mädchens; die Briseis rühmt in ihrer Klage um Patroklos dem Toten nach (Il. 19, 297), daß er seinen Einfluß habe aufbieten wollen, damit Achilleus sie nach Beendigung des Krieges als seine eheliche Gattin heimführe. Und Mutter Thetis gibt ihrem im Schmerz um den gefallenen Freund sich verzehrenden Sohn den Rat (Il. 24, 130):

„Gut wär' es, ein blühendes Weib zu umarmen",

den dieser, wie v. 674 zeigt, auch keineswegs verschmäht. Aber doch bildet für ein Drittel des ganzen Werkes, vom 16.—24. Buche, das Verhältnis zwischen den beiden so sehr den Angelpunkt der ganzen Handlung, daß man mit H. Licht[55]) den Schlußteil der Ilias einen Hymnus auf die Männerfreundschaft nennen darf. Daß das griechische Altertum selbst in dem Verhältnis der beiden Helden mehr sah als bloße Kriegskameradschaft und Jugendgenossenschaft, kann durch zahlreiche Literaturstellen bewiesen werden.

In den um etwa um ein Jahrhundert später als die älteren Teile der homerischen Dichtungen entstandnen hesiodeischen Dichtungen (cc. 700 a. Chr.) begegnen wir zuerst dem bei Homer noch nicht vorkommenden Eros. Er erscheint hier „als schönster der ewigen Götter, welcher die Sorgen vertreibt und der Götter und sämtlicher Menschen Herz im Busen bezwingt."

In den sogen. homerischen Hymnen[56]), die mit ihrer Entstehungszeit (nach Ed. Meyer) bis ins VII. Jahrhundert hinabreichen, begegnet uns nochmals (v. 202) der Ganymedesmythos im Anschluß an die homerische Darstellung, nur daß seine sexuelle Wurzel hier unverhüllter erscheint; der Hymnus beginnt mit den Worten:

„Ganymedes, den blonden, entführte Zeus, der Berater,
Wegen der schönen Gestalt, daß unter den Göttern er weile" . . . .

---

[54]) F. G. Welcker, Sappho i. d. Kl. Schriften II. 1845. S. 89.

[55]) H. Licht, Die Homoerotik i. d. homer. Gedichten i. d. Anthropophyteia IX. 1912. S. 291 ff.

[56]) Hymni homerici rec. A. Baumeister. Lips. 1865.

In der Oidipodeia[57]) des Lakedämoniers Kinaithon (763 a. Chr.) findet sich als motivierende Vorgeschichte zu dem aus der Odysee (11, 271) bekannten Sagenstoff von dem Vatermord des Oidipus die Erzählung von dem päderastischen Verhältnis des Laios zu dem Pelopiden Chrysippos und dem hierdurch bedingten Zorn der eheschützenden (γαμόστολος), Hera[58]). Es wäre dies in den uns überlieferten Trümmern der ältern griechischen Dichtung die erste Erwähnung einer Opposition gegen die Jünglingsliebe. Doch darf man nicht übersehen, daß es sich hier um einen Raub wider den Willen der Verwandten handelte, der den Zorn der Götter ohnehin heraufbeschwören konnte. Hierzu stimmen die Schlußworte des Laiosorakels:

„. . . . so hat entschieden
Zeus, der Kronid', gehorsam den grimmen Gebeten des Pelops,
Welchem du raubtest den Sohn . . .[59])."

Größere, wenn auch durch der Zeiten Lauf stark geminderte Ausbeute bieten die Reste der elegischen, jambischen, melischen und chorischen Dichter des VII—V. Jahrhunderts[60]).

So schließt der Kolophonier Mimnermos (um 630) seine Klagen über die Plagen des Alters mit den bezeichnenden Worten:

„Knaben lieben ihn nicht und die Weiber achten nicht seiner[61])."

In besonders hohem Maße scheint Alkaios von Mytilene (600) der Jünglingsliebe gehuldigt zu haben; von ihm, der zugleich ein wackrer Verteidiger bürgerlicher Freiheit gegen die Tyrannis des Myrsilos war, erwähnt Horaz (I. 32) Dichtungen über „des Lykos Reiz mit den schwarzen Augen und Locken[62])", und Cicero sagt in seinen Tusculanen (IV, 33, 71): „Was hat nicht Alkaios über die Liebe zu Jünglingen gedichtet, — und war doch in seinem Staat als so tüchtiger Mann bekannt."

Von Solon von Athen (639—559), den nicht nur das spätere Griechentum unter die Zahl seiner „Sieben Weisen" aufnahm, sondern den auch Ed. Meyer[63]) eine der idealsten Gestalten nennt, welche die Geschichte kennt, und zugleich als die typische Verkörperung des Griechentums seiner Epoche bezeichnet, schreibt Plutarch in seiner Biographie des größen attischen Staatsmanns, (C. 1.) „daß er gegen schöne Jünglinge nicht ganz fest war und nicht Kraft genug hatte, wie die Fechter mit der Liebe zu kämpfen, ist nicht nur aus seinen Gedichten zu ersehen, sondern auch aus einem seiner Gesetze, worin er den Sklaven verbietet . . . . . Knaben zu lieben, so daß er dies unter die anständigen und ehrbaren Neigungen zählt

---

57) Epicorum graec. fragmenta coll. G. Kinkel. Lips. 1877.
58) Wilhelm Christ, Geschichte d. griech. Literatur 4. A. 1905. S. 88.
59) F. G. Welcker, Der epische Cyclus. Rhein. Museum Suppl. II. 1849. S. 315.
60) E. von Kupffer, Lieblingminne u. Freundesliebe i. d. Weltliteratur Lpzg. v. J. (1900). — P. Brandt, Der παίδων ἔρως i. d. griech. Dichtung i. Jahrbuch VIII (1906) S. 621 ff.
61) Kupffer, l. c. S. 20.
62) Hor. c. I, 32, 11. Et Lycum nigris oculis nigroque crine decorum.
63) Ed, Meyer, Geschichte des Altertums. II, 648.

und gewissermaßen die Würdigen dazu auffordert, wovon er die Unwürdigen ausschließt." — Dies beweist auch ein von Plutarch (Amator. 5) überliefertes Distichon des großen Atheners, sowie sein Ausspruch (Fragment 23), daß zu den erstrebenswerten Idealen eines glücklichen Mannes auch *παῖδες φίλοι* gehören.

Über Stesichoros (640—555)[64]), den großen Vorgänger Pindars, berichtet Athenaios (XIII, 631 a), „daß er diejenige Art von Gesängen einführte, welche seit alters Jünglings- oder Lieblingslieder genannt werden".

Und Schillers „frommer Dichter" Ibykos[65])! — Von ihm hebt Platon im Parmenides (p. 137 a) ausdrücklich hervor, daß ihn auch noch im Alter die Leidenschaft zu schönen Jünglingen durchglüht habe. Cicero schreibt in seinen Tusculanen (l. c.): „am meisten von allen scheint, nach seinen Werken zu urteilen, Ibykos aus Rhegium für diese Liebe geglüht zu haben". Ein jüngerer Zeitgenosse des Ibykos, der auch mit ihm zugleich längere Zeit am Hof des Polykrates von Samos verweilte, war Anakreon von Teos (550)[66]). Polykrates war selbst, wenn wir dem Aelian[67]) glauben dürfen, der Jünglingsliebe stark ergeben und hielt zahlreiche schöne Pagen an seinem Hof. Von diesen hatte Anakreon besonders den Smerdis, den Liebling des Polykrates, wegen seiner dunkeln Lockenpracht im Liede gefeiert. Die Liebe des Dichters wird auch von anderer Seite bezeugt. So sagt Maximus Tyrius[68]) (XXVI p. 309): „Smerdis empfing von Polykrates Gold und Silber und was sonst natürlicherweise ein schöner Jüngling von einem Mächtigen, der ihn liebt, erhält; von Anakreon aber Lieder und Lobsprüche und was sonst ein liebender Dichter schenkt."

Doch nicht Smerdis allein entflammte das leicht entzündliche Herz des Sängers. Maximus Tyrius sagt (XXIV, 9 p. 297): „Er liebte alle schönen Jünglinge und pries sie alle; seine Lieder sind voll vom Lobe der Locken des Smerdis, der Augen des Kleobulos und der Jugendschöne des Bathyllos."

Das Fr. 4, das in Geibel's Übersetzung lautet:

„Knabe, du mit dem Mädchenblick,
Dein verlang ich, doch hörst du nicht;
Merkst nicht, wie du die Seele mir
Sanft am Zügel dahinlenkst!"

soll sich auf Kleobulos bezogen haben, von dem der Dichter singt (Bloyk III. p. 1013):

Κλεοβούλου μὲν ἔγωγ᾽ ἐρῶ
Κλεοβούλου δ᾽ ἐπιμαίνομαι
Κλεοβούλου δὲ διοσκέω.

Ernstere Töne in der Jünglingsliebe schlägt Theognis (540) aus (dem nisäischen) Megara an[69]).

Seine Elegien richten sich größtenteils an Kyrnos, einen jungen megarischen Adligen, dem der Dichter mit starker Leidenschaft

[64]) Brandt, l. c. S. 627.
[65]) Brandt, l. c. S. 638 f.
[66]) Brandt, l. c. S. 641.
[67]) Aeliani, Varia historia, Lips. 1819. Lib. IX, 4.
[68]) Maximi Tyrii. Philosophumena, ed. H. Hobein. Lips. 1910.
[69]) Brandt, l. c. S. 628.

zugetan war. Er gesteht, daß er selbst als Knabe sich an wackre Männer angeschlossen habe; so solle Kyrnos nun von ihm lernen. Er verlangt von seinem Liebling vor allem Offenheit; wenn er ihn nicht lieben kann, so soll er es ehrlich eingestehen; er droht sogar, sein Leben zu enden, damit der Jüngling merke, was er an ihm verlor. Auf die Höhe sakraler Chorlyrik wurde aber der Paidon Eros von dem Thebaner Pindaros (522—442)[70]) geführt. Schon in der I. olympischen Ode (476 od. 472) nimmt die Liebe des Poseidon zu dem Tantaliden Pelops einen verhältnismäßig breiten Raum ein. Neben andern Stellen, in denen jugendliche Kraft und Schönheit gepriesen wird (Ol. 8, 19; 9, 94; Nem. 3, 19), sei besonders die 11. olympische Ode (484) hervorgehoben, in der neben der Freundschaft des Achilleus und Patroklos (v. 24) des Ganymedes gedacht wird und vor allem der Eingang der 8. nemeischen Ode mit seiner Gleichstellung der Liebe zu beiden Geschlechtern:

„Heilige Jugend, Botin
Kyprias und himmlischer Wonnen der Liebe,
Die du, thronend auf der Jungfrauen Wimpern,
Auf der Jünglinge Blick,
Einen hier in sanften Zwanges Armen wiegst,
Dort andre stürmisch erregst. . . .“

Unter Pindars Fragmenten finden wir auch das tief empfundene Skolion auf den tenedischen Jüngling Theoxenos, seinen Geliebten, in dessen Armen der greise Dichter, als er zu Argos im Theater einem Schauspiele beiwohnte, verschieden sein soll.

Pindar gedenkt wiederholt der gymnischen Wettkämpfe der Griechen zu Olympia, Delphi, Nemea und auf dem korinthischen Isthmos, wie sie uns auch von andern Orten Griechenlands mit starker Hervorhebung des paiderotischen Elements überliefert werden. So aus dem euböischen Chalkis. Plutarch berichtet (Amat. c. 17 p. 761): „Im Kriege der Thessalier gegen Eretria entstand den Chalkideern ein Retter in der Person des Kleomachos aus Pharsalos, eines Mannes mit der Seele eines Helden. Er sollte zuerst auf die feindlichen Reiter eindringen und fragte daher seinen anwesenden Geliebten, ob er ein Zeuge des Kampfes sein wolle. Der junge Mann bejahte es, küßte und umarmte ihn und setzte ihm den Helm auf. Da ward Kleomachos von kühner Freude ergriffen, nahm die Besten der Thessalier mit sich, feuerte sie mutig an und fiel so über die Feinde her, daß die feindliche Reiterei verwirrt wurde und sich zur Flucht wandte . . . . . so siegten die Chalkideer mit Macht. Jedoch den Kleomachos ereilte der Tod. Sein Grab zeigen die Chalkideer auf dem Markte, wo bis heute noch die große Spitzsäule steht.“

Hesychios hebt hervor, daß seitdem χαλκιδίζειν gleichbedeutend mit παιδεραστεῖν war. Dies bestätigt auch Athenaios (XIII 601 e), der noch hinzufügt, daß die Chalkideer wie auch mehrere andre auf die Ehre Anspruch erhöben, daß aus einem Myrtenhain in der Nähe ihrer Stadt der schöne Ganymedes geraubt sei; mit Stolz

[70]) Brandt, l. c. S. 652.

zeigten sie den Fremden diese Stelle, die sie Harpagion d. h. Raubstätte nannten.

In dem schon durch Theognis berühmten nisäischen Megara wurden bei Beginn des Frühlings die Diokleen, Spiele zu Ehren des Nationalhelden Diokles, abgehalten. Über seinen Tod erzählt man, daß er im Kampfe an der Seite seines Lieblings gefochten und im Augenblick der Gefahr ihn mit seinem Schilde gedeckt und gerettet habe, dabei aber selbst gefallen sei. Ihm zu Ehren wurden später die Diokleia gefeiert, bei denen zum Andenken an seinen Opfertod für seinen Liebling ein Wettkampf der Jünglinge im Küssen stattfand, den Theokrit (XII, 30) schildert:

„Naht sich der Frühling, so sammeln an seinem Grabe sich immer
Jünglinge eifernd im Kampf, um die Palme im Küssen zu ernten;
Wessen Lippen am süßesten sich vermählen den Lippen,
Geht dann heim zu der Mutter, geschmückt, ja belastet mit Kränzen.
Selig ist, wer als Richter entscheidend prüfet die Küsse!"

Im Anschluß an den uralten Kult des Eros in dem boiotischen Thespiae wurden daselbst auch alle fünf Jahr die Erotidien, wie Plutarch (Amat. c. I) in lokalpatriotischem Stolz berichtet, mit überaus prächtigen und glänzenden Kampfspielen gefeiert. Daß neben gymnastischen auch musische Wettkämpfe daselbst ausgefochten wurden, erfahren wir aus dem II. Kapitel von Plutarchs Schrift, und es wird überliefert, daß an denselben auch Preislieder auf den Paidon Eros, wie solche schon Stesichoros gedichtet, gesungen wurden.

Vor allem beweisen, daß gleichgeschlechtliche Liebe, selbst in ihrer sinnlichsten Form, nicht erst ein Produkt der Verfallzeit des Griechentums war, die vom Freiherrn Hiller von Gärtringen auf der Insel Thera (jetzt Santorin), einer der südlichsten Cycladen im Ägäischen Meer, aufgefundenen Inschriften, die, aus dem VII. Jahrhundert stammend, überhaupt zu den ältesten der bisher aufgefundenen Inschriften gehören und an drastischer Eindeutigkeit ihres Inhalts nichts zu wünschen übrig lassen. Daß wir es hier keineswegs mit Obszönitäten zu tun haben, sondern mit der Bekundung einer staatlich anerkannten, altgeheiligten Institution eines Verhältnisses zwischen Männern und Jünglingen, hat niemand klarer ausgesprochen als Erich Bethe, indem er in seiner Besprechung des Hillerschen Werkes über die theräischen Ausgrabungen (1899 ff.)[71]) sagt: „Was uns als unnatürliches Laster erscheint, wird hier öffentlich verkündet, für alle Zeiten unauslöschlich in den Fels gegraben. Beim Fest der Gottheit (den Karneien) spinnt sich das Band; unter seinem Schutz, in seinem Heiligtum wird das Verhältnis besiegelt, der Gott ist Zeuge und heiligt es. Jeder frivole Gedanke liegt weltenfern. Man braucht sich nur die ernste Strenge alter Religionsübungen zu vergegenwärtigen, um zu erkennen, daß wir vor einer heiligen Handlung stehen. Mann und Jüngling verbinden sich zu einem ernsten, ehrwürdigen Bunde unter des Gottes Augen, wie die Ehen im Tempel geschlossen werden." —

Eine ähnliche Institution nimmt Bethe[72]) auch für Theben an, wo nach Aristoteles (cf. Plutarch, Pelopidas c. 18 u. Erotic. c. 17) am Grab des Heros Jolaos, des Genossen des Herakles, die Liebhaber und Geliebten ihre Treuversprechungen tauschten. Zu Aristoteles' Zeiten, so schreibt Bethe, wird man sich in Theben mit einer feierlichen symbolischen Form begnügt haben, die der Eheschließung vor göttlichen Zeugen entsprach. Ursprünglich dürfte aber auch in Theben gerade auf dem heiligen Platz im Angesicht des heroischen

[71]) Cf. Beilage z. Allgemein. Zeitung. 1900. Nr. 15. H. Licht i. d. Zeitschrift f. Sexualwissensch. 1908. S. 491.

[72]) E. Bethe, Die dorische Knabenliebe i. Rhein. Museum Bd. 62. 1907. S. 438 ff.

Vorbildes und Schützers der Jünglingsliebe der Akt wie in Thera ausgeübt worden sein.

Ein ungünstiges Geschick, mehr noch die Verständnislosigkeit der Nachwelt hat es verschuldet, daß von den griechischen Dramen, welche nach den Mitteilungen der Alten in nicht geringer Zahl den Paidon Eros behandelten, nicht ein einziges erhalten blieb, so daß wir hier nur auf dürftige Fragmente und literargeschichtliche Notizen angewiesen sind[73]). Wir brauchen aber nicht die Worte des Athenaios (XIII, 601 a) in Zweifel ziehen, der von der Zeit der beiden großen Tragiker schreibt: „Niemand machte aus der Paiderasteia ein Hehl, so daß Aischylos, der doch ein großer Dichter war, und ebenso Sophokles diese Liebe sogar auf die Bühne brachten. Darum nennen einige die Tragödie geradezu eine Stätte der Päderastie, und die Zuschauer erfreuten sich daran."

Aus dem Dionysosmythos, der alten Quelle tragischer Kunst, schöpfte Aischylos die Tetralogie der Lykurgeia. Hier ist eine interessante Stelle erhalten, die uns das weibische Äußere des neuen Gottes durch den rauhen Thraker Lykurgos schildern läßt:

„Du Fremdling, Weib fast? welche Heimat sandte dich? . . .
Wie kommt das Haarband, wie das Saffrankleid zum Speer,
Wie Busengurt und Myrrhen? das paßt nimmermehr.
Wie hat der Spiegel gar Gemeinschaft mit dem Schwert?
So schlank geschenkelt bist du wohl halb Mann, halb Weib?[74])"

Ob Aischylos selber dem Paidon Eros gehuldigt habe, ist nicht überliefert, wohl aber sind uns aus dem Leben seines großen Nachfolgers Sophokles (496—406) mannigfache Zeugnisse hierfür erhalten. Zuerst die von seinem Zeitgenossen, dem Tragiker Ion von Chios in seinen „Epidemiai" (Reiseerinnerungen) nach persönlichem Erlebnis berichtete Episode aus dem Hause des Hermesilaos, des athenischen Konsuls auf Lesbos (Athen. XIII, 603 e): „Den Dichter Sophokles habe ich in Chios getroffen, als er auf der Fahrt nach Lesbos als Feldherr begriffen war, und ich lernte in ihm einen Mann kennen, der schöne Knaben wohl leiden mochte und bei einem Becher Wein ein angenehmer Gesellschafter war. Es war im Hause des Hermesilaos, der ihm zu Ehren ein Gastmahl gab, und da geschah es, daß der Knabe, der am Herdfeuer stand und den Wein zu mischen hatte, ihm gar sichtlich wohlgefiel. So sprach er denn zu dem Knaben: Willst du wohl, daß mir der Wein recht gut schmeckt?' — ,Natürlich,' antwortete dieser, und Sophokles fuhr fort: ,Dann mußt du selbst den Becher nahe an meine Lippen bringen!' Da nun auf den Wangen des Knaben die roten Rosen aufblühten, sprach er zu einem der Gäste: ,Wie schön ist doch das Wort des Phrynichos:

,Es leuchtet auf den purpurnen Wangen das Feuer der Liebe'. —

Nach einem kleinen Disput wandte sich Sophokles wieder an den Knaben, der eben mit dem Finger ein Hälmchen vom Rande des Bechers nehmen wollte, mit der Frage, ob er das Hälmchen sähe. Da er dies bejahte, sagte der Dichter: ,Nun gut, so blase es mit dem Munde

---

[73]) F. G. Welcker, Die griech. Tragödie. Rhein. Mus. Suppl. 1839. — H. Licht, D. Paidon Eros i. d. griech. Dichtung V. i. d. Anthropophyteia IX, 1912. S. 300 ff.

[74]) Dreysen, l. c. S. 470.

fort, damit du dir den Finger nicht naß machst!' Wie nun der Knabe, um das zu tun, den Becher seinem Munde näherte, zog Sophokles den Becher seinem eignen Munde näher, damit Kopf an Kopf und Wange an Wange käme. Und als sie nun ganz nahe bei einander waren, da umschlang er den Knaben mit dem Arm und küßte ihn. Da klatschten alle und riefen ihm lachend Beifall, daß er den Knaben so schön überlistet hatte, er aber sprach: ,Ich übe mich in der Feldherrnkunst, ihr Freunde, da doch Perikles sagte, ich verstände mich zwar auf die Poesie, aber nicht auf die Strategie. Ist mir nun dieser Feldzug nicht trefflich geglückt?'[75])" —

Athenaios erwähnt (XIII, 604 d), nach einer Mitteilung des Aristotelesschülers Hieronymos von Rhodos, daß der Dichter sogar einmal bei einem zärtlichen Stelldichein ἔξω τείχους (vor dem Tor) das Opfer einer Prellerei geworden sei, wobei er seinen Mantel eingebüßt und dazu noch den Spott des Euripides geerntet habe. Athenaios nennt an dieser Stelle, gestützt auf eine überlieferte Äußerung des Sophokles, den Euripides zwar φιλογύνης, es wird auch von einer zweimaligen Ehe des Dichters gesprochen, doch berichten sowohl Plutarch im Erotikos (c. 24) wie Aelian (V. H. XIII, 4) von einem Liebesverhältnis zwischen ihm und dem Dichter Agathon, obwohl letzterer schon etwa 40 Jahre zählte, wobei Euripides das Auffallende seiner Neigung zu einem „Bärtigen" mit den Worten entschuldigte: „Bei den ,Schönen' erwartet man auch einen schönen Spätsommer". — Agathon, von dessen femininem Charakter Aristophanes in den „Thesmophoriazusen" (v. 13 ff.) eine ergötzliche, wenn auch übertriebene Charakteristik gibt, war keiner der unbedeutendsten Dichter, einer seiner dramatischen Siege gab (416) Gelegenheit zu dem Symposion, das Platon in seinem Meisterdialog verewigt hat, und auch Aristoteles hat für ihn nur Worte der Anerkennung.

Unter des Euripides Werken ist uns das einzige vollständig erhaltene Satyrdrama der alten Bühne der Kyklops überliefert. Tritt uns in dem ernsten Drama der Paidon Eros, soweit es die spärlichen Fragmente erkennen lassen, durchweg in seinem Pathos entgegen, so bot das Satyrdrama, wie schon bei Aischylos und Sophokles, Raum zu seiner humorvolleren Behandlung.

Das zeigt der Kyklops des Euripides. Der Stoff ist der bekannten Erzählung aus dem 9. Gesang der Odyssee vom Abenteuer des Odysseus bei dem unholden Kyklopen Polyphemos entnommen. Als der Kyklop in seiner Trunkenheit die Charitinnen vor sich zu erblicken glaubt, spricht er (v. 581):

„Ich küß' euch nicht! Geht, laßt mich los, ihr Huldinnen!"
(Er greift nach dem alten Seilenos, der vor ihm kauert)
„Mir genügt der Ganymedes hier, ein schöner Kerl,
Bei allen Huldinnen! Schätz' ich stets ein Bübchen doch
Mit einem Bart weit höher als ein Mädchenkinn."
Seilenos (sich wehrend):
„Du irrst dich, Herr! Ich bin des Zeus Ganymedes nicht."
Kyklop (indem er aufsteht und den Alten fortschleppt):
„Bei Zeus, du bist's! Stracks raub' ich dich."
Seilenos:
„Weh mir! Des Weines bittre Hefe schmeck' ich nun!"

---

[75]) E. v. Kupffer, l. c. S. 189. — P. Brandt i. Jahrbuch VIII (1906) S. 632.

Der Kyklop schleppt ihn darauf taumelnd in die Grotte hinein [76]). Aus den Fragmenten der andern dramatischen Dichter hat Licht [77]) Stellen, die sich auf den Paidon Eros beziehen, zusammengestellt.

Spärlich rinnen die Quellen über unser Thema bei Herodot von Halikarnassos (484—425), dem sonst so vielseitigen und reichhaltigen „Vater der Geschichte". Kultur- und Kunstgeschichtliches, Mythologie und Sexualleben führt er in buntem, kaleidoskopischem Wechsel vor unsern Augen vorüber. Namentlich auf letzterem Gebiet ist er eine reiche Fundgrube für die Hochzeits- und Ehegebräuche der älteren Kultur- und Naturvölker. Selbst Erscheinungen, wie den heterosexuellen Analcoitus (I, 61), Incest (II, 131), Zoomixie (II, 46) und Nekrophilie (II, 89; V, 92) erspart er dem Leser nicht. Um so merkwürdiger muß es erscheinen, daß er des Paidon Eros nur an einer einzigen Stelle und auch da in nicht gerade sympathischer Weise gedenkt. Es ist dies die Bemerkung, daß die Perser erst von den Griechen die Jünglingsliebe gelernt hätten.

Aus dem Zusammenhang dieser Stelle geht im Verein mit dem sonstigen völligen Verschweigen des Paidon Eros im Gegensatz zu den zahlreichen Anführungen anderer sexueller Anomalien, Variationen und Aberrationen wohl deutlich hervor, daß Herodot der Erscheinung unsympathisch gegenüberstand. Denn weder gedenkt er beim Zurückbleiben des Herakles auf der Argonautenfahrt (VII, 193) seines Lieblings Hylas, der nach der Sage doch die eigentliche Ursache hiervon war, noch bei der Erwähnung des Aristogeiton und Harmodios (V, 35 u. VI, 123) ihres bekannten Freundschafts- und Liebesbundes. Erklärlich erscheint uns des Halikarnassiers rigorose Stellungnahme durch die Bemerkung des Pausanias im platonischen „Symposion" (C. 9, 182 b), daß „in Jonien und sonst an vielen Orten, welche unter der Herrschaft von Barbaren leben, der Paidon Eros, wie auch die Philosophie und Gymnastik für schimpflich und unerlaubt galten, da den dortigen Machthabern engere Bündnisse freier Männer politisch unbequem werden könnten. — Im 105. Kapitel des I. Buches, sowie im 67. des IV. Buches spricht Herodot von den schon erwähnten skythischen Enarern und I, 175 u. VIII, 104 findet sich der sonderbare Bericht von der Virilisierung der Athenepriesterin bei den Pedasern, einem Volksstamm in der Nähe von Halikarnassos. „Denn so oft denselben und auch ihren Nachbarn ein Unglück bevorsteht, bekommt die Priesterin der Athene einen langen Bart und das hat sich schon dreimal begeben." Man könnte hier vielleicht annehmen, daß diese Priesterin aus gewissen kultischen Gründen einen künstlichen Bart angelegt habe, doch ist Genaueres hierüber wohl noch nicht ermittelt.

Wir kommen zu Thukydides (460—400). Aus seinem Geschichtswerk (460—400) ist für uns besonders die Schilderung bemerkenswert, welche er von der Vertreibung der Peisistratiden gibt.

---

[76]) Die Dramen d. Euripides. Verdeutscht v. J. Minckwitz, Bd. II.

[77]) H. Licht, l. c. S. 315.

Thukydides erzählt (VI, 54 ff.): „Des durch Jugendschönheit ausgezeichneten Harmodios erfreute sich Aristogeiton, ein Bürger aus dem Mittelstande, als begünstigter Liebhaber. Harmodios erhielt aber auch von Hipparchos, dem (jüngeren) Peisistratiden, Anträge; doch ließ er sich zu nichts überreden, sondern beklagte sich darüber beim Aristogeiton. Dieser nahm das in seiner Verliebtheit sehr übel auf, und aus Furcht, der mächtige Hipparchos möchte jenem Gewalt antun, überlegte er, wie er mit seinen Mitteln die Gewaltherrschaft stürzen könne. Hipparchos dagegen, der den Harmodios trotz wiederholter Anträge nicht zu gewinnen vermochte, wollte zwar vor der Hand keine Gewalt gegen ihn gebrauchen, sann aber darauf, sich bei einer minder in die Augen fallenden Gelegenheit, als ob es nicht gerade deshalb geschähe, an ihm durch einen Schimpf zu rächen. Durch eine schimpfliche Beleidigung seiner Schwester auf Veranlassung des Hipparchos fühlte sich Harmodios noch mehr gekränkt, und um seinetwillen wurde auch Aristogeiton noch mehr zur Rache aufgereizt. Sie verabredeten daher alles mit den Teilnehmern der Verschwörung, warteten jedoch die großen Panathenäen ab, den einzigen Tag, wo unverdächtigerweise Bürger, die den Festzug leiteten, sich in Masse bewaffnet zeigen konnten (57). Beim Beginn des Festes war nun Hippias außerhalb der Stadt auf dem Kerameikos inmitten seiner Leibwache mit Anordnungen über die Einzelheiten des Festzuges beschäftigt. Harmodios und Aristogeiton schritten mit Dolchen bewaffnet zur Ausführung. Als sie jedoch wahrnahmen, daß einer ihrer Mitverschworenen sich vertraulich mit Hippias unterredete, da er ja von jedermann sich leicht sprechen ließ, so gerieten sie in Furcht, daß alles entdeckt sei und sie sogleich festgenommen würden. Sie wollten aber doch, wenn irgend möglich, wenigstens noch an dem, der sie gekränkt und durch dessen Schuld das ganze Wagnis veranlaßt war, zuvor noch Rache nehmen und drangen deshalb ungesäumt zum Tore hinein. Da trafen sie den Hipparchos beim Leokorion und fielen unversehens mit äußerster Wut, der eine aus Eifersucht, der andere durch Beleidigung gekränkt, über ihn her, verwundeten und töteten ihn. Aristogeiton entkam zwar für den Augenblick im Getümmel des Volksauflaufes der Leibwache, wurde aber bald ergriffen und später getötet. Harmodios dagegen wurde augenblicklich auf dem Platze niedergemacht. So geschah es, daß gekränkte Liebe für Harmodios und Aristogeiton die erste Veranlassung zu der Verschwörung wurde, während der plötzliche Schrecken sie zu der unbesonnenen Ausführung des Wagnisses hinriß." Thukydides ist der erste Autor, der von dem Liebesbund des Harmodios und Aristogeiton berichtet und dessen Glaubwürdigkeit und Zuverlässigkeit keinen Zweifel zulassen. Wir wissen, daß ihr Nimbus der Vaterlandsbefreier gleichwohl in der attischen Tradition lange fortdauerte, doch blieb auch ihr Ruhm als treue Hüter ihres Liebesbundes ungemindert, dessen Heiligkeit und Unverletzlichkeit mit bewaffneter Hand zu verteidigen, zu rächen und mit ihrem Tode zu besiegeln, sie sich nicht scheuten.

Reiches, ja überreiches Material zur Geschichte des griechischen Paidon Eros hat die „attische Biene"[79]), der Athener Xenophon (430—355) zusammen getragen. Fast keine seiner zahlreichen Schriften ermangelt dessen, so daß er in der klassischen Zeit des Hellenentums neben Platon die Hauptquelle für unsre Untersuchungen bildet, ja in bezug auf Reichtum

---

[78]) Bei Photios cod. CXC.

[79]) Antholog. graec. III, 174.

der persönlichen und historischen Details diesen noch übertrifft, während in späterer Zeit nur noch Plutarch, Lukian und Athenaios sich ihm zur Seite stellen dürfen.

Doch hat er vor diesen den Vorzug, fast durchweg aus unmittelbarer Gegenwart und Umgebung zu schöpfen. Selbst in seinem „Jagdbüchlein" (Kynegetikos) hat er sich nicht enthalten, eine auf den Paidon Eros gegründete Hauptregel lakonischer Jugenderziehung mit einzuflechten (c. 12, 20): „Denn sobald jemand von seinem Geliebten gesehen wird, so sucht jeder sich selbst zu übertreffen; auch spricht, noch tut er etwas Schimpfliches oder Schlechtes, damit er nicht dabei von jenem gesehen werde."

Unter Xenophons historischen Schriften hat man von jeher die „Anabasis", den Feldzug der Zehntausend, wegen der Unmittelbarkeit und Frische der Schilderungen am höchsten geschätzt. Auch für die Beurteilung des Paidon Eros ist sie von hohem Wert. Schon in der Charakteristik der in der Schlacht bei Kunaxa (401) in Vertragsbruch von den Persern ermordeten Feldherren bildet der Paidon Eros ein wichtiges Moment. So wird der auch durch Platons gleichnamigen Dialog bekannte Thessaler Menon als ihm sehr ergeben geschildert (II, 6, 28). Er war in jüngeren Jahren zu Larissa der Geliebte des Aleuaden Aristippos gewesen (Platon, Menon p. 70), später liebte er den Tharypas, „als Bartloser einen Bärtigen", wie Xenophon besonders bemerkt. Auch die hellenischen Söldner führten auf ihrem Rückzug durch das Gebirgsland der Karduchen (Kurdistan) nicht nur kriegsgefangene Weiber, sondern auch Jünglinge als Konterbande mit sich. Typisch ist die Geschichte, die Xenophon von der Intervention des Episthenes erzählt, „als Seuthes die gefangenen Thyner (Ostküste der heutigen Provinz Adrianopel) töten ließ" (VII, 4, 7): „Als nämlich Episthenes bei dieser Gelegenheit einen schönen, bewaffneten Jüngling sah, der gleichfalls sterben sollte, eilte er zu Xenophon und bat ihn, jenen zu retten. Dieser wandte sich an Seuthes mit der Bitte, dem Jüngling das Leben zu schenken und erzählte ihm dabei, daß Episthenes einmal bei Anwerbung einer Schar nur auf schöne Leute gesehen und sich mit diesen sehr brav im Felde gehalten habe. Seuthes fragte den Episthenes daher: „Würdest du wohl für den Jüngling sterben?" — Da hielt Episthenes seinen Nacken hin und sagte: „Hau nur zu, wenn es der Jüngling befiehlt und meiner dafür dankbar gedenken will." — Seuthes fragte darauf den Jüngling, ob er nun den Episthenes statt seiner töten solle. Der ging jedoch keineswegs darauf ein, sondern sagte, Seuthes möge ihnen beiden das Leben schenken. Da umschlang Episthenes den Jüngling und sprach: „Nun mußt du dich mit mir um ihn schlagen, denn im Guten laß' ich dir den Jungen nicht." Da lachte Seuthes und ließ es dabei bewenden."

Aus einer großen Anzahl der überlieferten Inschriften ersehen wir, daß das Attribut der „Schönen" (*καλοί*) als Kollektivbezeichnung für die der Liebe ihrer älteren Geschlechtsgenossen begehrenswerten Jünglinge galt. So erfahren wir auch in Xenophons „Hellenischer Geschichte" (II, 46) gelegentlich des Überfalls bei Phyle (404) den Tod des Atheners Nikostratos, des „Schönen", und II, 3, 56 trinkt Theramenes, der „Danton" der Dreißig, mit grimmen Todeshumor den Giftbecher aufs Wohl seines politischen Gegners Kritias, des „Schönen", den wir auch in Xenophons „Sokratischen Denkwürdigkeiten" (I, 2, 29) und bei Platon (Charmides u. Politeia II, 10 p. 368) als Anhänger des Paidon Eros kennen lernen. Von ganz besonders starker persönlicher Sympathie war Xenophon für den Spartanerkönig Agesilaos (gest. 361/60) erfüllt, dem er eine eigene historische Monographie in Form eines Nekrologs widmete. Hier kommt er im

5. Kapitel auch auf den Paidon Eros des Königs zu sprechen und rühmt dessen Enthaltsamkeit im Liebesgenuß, die so groß gewesen sei, daß beispielsweise er, „der den Megabates, des Spithridates Sohn, liebte, wie nur die heftigste Natur den schönsten Jüngling lieben kann [79a]), doch, als Megabates ihn nach der Landessitte der Perser küssen wollte, sich mit allen Kräften dagegen sträubte". Dabei war, wie mannigfach bezeugt ist, gerade in Sparta der Paidon Eros nach Bethes [79b]) Worten die denkbar innigste Verbindung zweier Geschlechtsgenossen, aus der in reichster Fülle hervor sproßten die edelsten Triebe eigner Vervollkommnung im Wettstreit mit dem andern und unbedingte Hingabe für den Geliebten in jeder Gefahr und bis zum Tode mitten in des Lebens Frühlingsblüte".

Auf dem Gebiet der griechischen Philosophie [80]) hat sich, nach den vorhandenen Fragmenten zu urteilen, zuerst Parmenides (515—460), der große Philosoph der eleatischen Schule, mit sexuellen Fragen beschäftigt. Der gleichnamige platonische Dialog schildert ihn zur Zeit des jungen Sokrates (geb. 469), ganz weißhaarig, edlen Ansehens, etwa 65 Jahr alt, während sein Schüler, Zenon von Kittion, der zugleich auch als sein Liebling galt, etwa 40 Jahre zählte. — Dem Parmenides galt der Eros als kosmogonisch schaffendes und ordnendes Prinzip (fr. 13).

Im II. Teil seines großen, uns nur in Trümmern überlieferten Lehrgedichtes „über die Natur" ist von besonderer Wichtigkeit Fr. 18, das uns allerdings nur in dem etwa neun Jahrhunderte jüngeren Werke des numidischen Arztes Caelius Aurelianus „über akute und chronische Krankheiten" (IV, 9) erhalten ist. Aurelianus schreibt: „Parmenides sagt in den Büchern, welche er über die Natur geschrieben hat, daß durch einen Zufall bei der Empfängnis bisweilen sich feminin unterwerfende Menschen (subacti homines = pathici) entständen. Das heißt in die Sprache unserer Tage übertragen: Schon Parmenides bemühte sich, wie die altindischen Weisen, die Homosexualität auf biologischem Wege zu erklären, er suchte, wie jene, ihre Wurzeln in der Stunde der Empfängnis, sah sie mithin als angeboren an, wie Aurelianus im weiteren dies mit den Worten bestätigt: „Viele medizinische Schulhäupter behaupten außerdem, daß diese Leidenschaft angeboren sei und deswegen mit dem Samen auch auf die Nachkommenschaft gelange." Empedokles von Agrigent (geb. 496) kommt ebenfalls auf das Gesetz der Doppelgeschlechtigkeit der organischen Wesen zu sprechen und erwähnt Fr. 61: „Mischgeschöpfe, hier männer-, dort frauengestaltig".

Von dem Pythagoräer Philolaos von Kroton, einem Zeitgenossen des Sokrates, ist ein auf den Paidon Eros bezügliches Fragment (16) erhalten, in dem es heißt: „Daher haben wir gewisse Vorstellungen und Leidenschaften nicht in unserer Gewalt, wie auch gewisse Handlungen, die auf solchen Vorstellungen und Überlegungen beruhen. Es gibt vielmehr gewisse Motive, die stärker sind als wir."

79a) Cf. Ivo Bruns, l. c. S. 130.

79b) Bethe l. c.

80) Fragmente der Vorsokratiker, griech. u. deutsch von Herm. Diels, 2. A. 1906. Die Vorsokratiker. In Auswahl übers. v. Wilh. Nestle. 1908.

Unter den mehr oder minder aphoristisch überlieferten Fragmenten des Atomistikers Demokritos von Abdera (geb. 460), des „lachenden Philosophen", finden sich mehrere, die die Freundesliebe besonders preisen, so z. B. Fr. 99: Wer keinen einzigen braven Freund besitzt, ist nicht wert zu leben; und 103: Wer niemand liebt, kann meines Bedünkens auch von niemand geliebt werden.

Dem Demokritos ungefähr gleichaltrig war der berühmteste Arzt des hellenischen Altertums, Hippokrates von Kos (geb. 460). Wir konnten seiner schon bei der ϑήλεια νοῦσος der Skythen gedenken; unter seinem Namen veröffentlichte in späterer Zeit eine große Anzahl medizinischer Autoren ihre Schriften, so daß die einzelnen Bestandteile des Corpus Hippocrateum heute nicht mehr ganz leicht voneinander zu trennen und zeitlich zu bestimmen sind[81]). Im hippokratischen, noch jetzt gebräuchlichen Ärzteeid mußte der junge Asklepiade geloben, sich in den Häusern seiner Patienten von geschlechtlichem Verkehr jeglicher Art mit Männern und Weibern, Freien und Sklaven fern zu halten.

In bezug auf das Problem der Zwischenstufen erscheinen folgende Stellen von hohem Interesse „Über die Diät", Lib. I, 28. (Fuchs, I, 303; Kuehn, I, 650):

„Wenn nun die beiden abgesonderten Körper (Samen- und Eizelle) zufällig männlich sind, so nehmen sie je nach dem Vorhandenen zu, und das werden dann Männer von glänzendem Geist und starkem Körper, wofern sie nicht durch die spätere Lebensführung Schaden leiden. Wenn aber vom Manne Männliches, vom Weibe hingegen Weibliches abgesondert wird und das Männliche die Oberhand erlangt, so mischt sich die schwächere Seele mit der stärkeren, denn sie findet in dem Vorhandenem nichts, was ihr mehr verwandt wäre, nimmt doch die kleine Seele die größere auf und die größere die kleinere. Gemeinsam aber beherrschen sie das Vorhandene. Der männliche Körper nimmt zu, der weibliche dagegen ab und wird zu einem andern Schicksal ausgeschieden. Diese Männer sind zwar weniger glänzend als die vorigen, gleichwohl aber werden sie, weil ja das Männliche, welches vom Manne kam, gesiegt hat, männlich und sie tragen diese Bezeichnung mit Recht.

Wird jedoch von dem Weibe Männliches abgesondert, von dem Manne dagegen Weibliches und siegt das Männliche, so nimmt dieses auf dieselbe Art zu, wie das Vorhergenannte, jenes aber nimmt ab. Diese werden Weibmänner (androgynoi) und werden mit Recht so genannt.

(Kap. 29): Das Weibliche aber entsteht auf dieselbe Art und Weise. Wenn nämlich von beiden Weibliches abgesondert wird, so entsteht ein Wesen von höchster Weiblichkeit und größter Schönheit. Ist aber das vom Weibe kommende weiblich, das vom Manne kommende dagegen männlich und siegt das Weibliche, so nimmt es auf dieselbe Art zu und es entstehen mutigere Frauen als die vorgenannten, gleichwohl aber sind auch sie anmutig.

Ist endlich das vom Manne kommende weiblich, das vom Weibe kommende hingegen männlich und siegt das Weibliche, so nimmt es auf die nämliche Art zu und es entstehen verwegenere Weiber als die vorgenannten, man nennt sie männliche Weiber (andreiai).

---

81) Hippokrates' Werke. Deutsch v. Dr. R. Fuchs. 1895. 2 Bde.

Zwei eigentümliche Fälle anscheinender Geschlechtsumwandlung werden in dem VI. Buch der „Epidemien" (Kap. 8, 32) berichtet (Fuchs, II, 291; Kuehn, III, 630): „In Abdera (Thrakien) hatte Phaëtusa, die Haushälterin des Pytheas, früher Kinder gehabt; nachdem ihr Mann aber verbannt worden war, blieb bei ihr der Monatsfluß lange Zeit aus. Darauf stellten sich Schmerzen und Rötung in den Gelenken ein. Nachdem das geschehen war, bekam ihr Körper ein männliches Aussehen, er bekam überall Haare, Bart sproßte hervor, die Stimme wurde rauh und, obwohl wir alles unternahmen, was dazu dienen konnte, den Monatsfluß wieder hervorzurufen, kam er doch nicht, sondern Patientin erlag, nachdem sie noch kurze Zeit gelebt hatte." — Auch Nanno, der Frau des Gorgippos, auf der Insel Thasos, war dieses Schicksal beschieden. Alle Ärzte, mit welchen sie zusammenkam, glaubten, es bestehe nur eine einzige Hoffnung, daß Patientin wieder zur Frau werden würde, wenn nämlich die bei den Frauen natürlichen Vorgänge (Monatsfluß) wiederkehrten. Doch auch bei dieser Patientin konnte man, obschon man alles versuchte, den Monatsfluß nicht wieder hervorrufen, vielmehr starb sie nach kurzer Zeit."

Vorbereitet von den viel geschmächten, in Wahrheit aber, wie sie Bethe nennt, unvergleichlich verdienten Sophisten hat in der zweiten Hälfte des V. Jahrhunderts zu Athen des Sophroniskos und der Phainarete Sohn dem hellenischen Geist und somit der geistigen Entwicklung der gesamten Kulturwelt eine entscheidende Wendung gegeben, von der auch der Paidon Eros nicht unbeeinflußt blieb. Von den Zeiten des ehrwürdigen J. M. Gessner (1691—1761)[82]) bis zu unseren Tagen[83]) ist die Frage über Sokrates' Stellung zum Paidon Eros eine oft diskutierte geblieben. Heute, wo wir an das Problem Sokrates mehr den Maßstab des Sexualforschers als den des Philologen anlegen, dürfen wir das Ergebnis unserer Untersuchungen wohl dahin zusammenfassen, daß Sokrates den pandemischen Eros zu einem uranischen sublimieren, der sinnlichen Betätigung möglichst enge Schranken ziehen wollte, um der geistigen den weitesten Spielraum zu lassen. Er wollte, wie dies M. H. E. Meier[84]) trefflich ausdrückt, Athen zur Stadt der philosophischen Jünglingsliebe machen.

In Athen hielten sich damals in den Bordellen, die eine hohe Steuer trugen, auch Jünglinge feil. In einem dieser Häuser sah Sokrates zum ersten Male Phaedon (Diogenes Laertius II, 105). Dieser unglückliche Knabe war in Elis geboren. Als Kriegsgefangener wurde er auf offenem Markte verkauft, und der Käufer führte ihn der Prostitution zu, um das Geld, das er mit seinem Körper verdiente, für sich zu behalten. Ein Freund des Sokrates kaufte ihn von seinem Herrn, und so wurde er einer der Hauptteilnehmer des sokratischen Kreises. Der Dialog Platos über die Unsterblichkeit trägt Phaedons Namen,

[82]) J. M. Gessner, Socrates sanctus paederasta.

[83]) O. Kiefer, Sokrates u. d. Homosexualität i. Hirschfelds Jahrbuch IX, 1908. S. 199.

[84]) M. H. E. Meier, Paederastie in Ersch u. Gruber, Allgem. Encyclopaedie III, 9. 1837. S. 149 ff.

er gründete später die sogenannte Eleatisch-Sokratische Schule. „Kein Leser Platos", sagt Symonds[85]), „wird die Stelle vergessen, wo Sokrates am Abend vor seinem Tode das schöne lange Haar des Jünglings streichelt und ihm sagt, er würde es bald als Zeichen der Trauer für seinen Lehrer abschneiden müssen".

Die höchste Entwicklung der von Sokrates über den Paidon Eros vertretenen Anschauungen werden wir bei Platon finden, vorerst mag uns die Darstellung Xenophons beschäftigen, der wir wohl ein treueres und subjektiv weniger beeinflußtes Bild von der Persönlichkeit und den Lehren des Sokrates verdanken. Nach Xenophons Schilderung sah es Sokrates nicht als die kleinste seiner Aufgaben an, im täglichen Verkehr seine Schüler und Zuhörer vor den Verlockungen und Gefahren des Eros pandemos eindringlichst zu warnen und ihnen die Hoheit und Heiligkeit des Eros Uranios mit begeisterten Worten zu preisen. Als getreuen Eckart der athenischen Jugend läßt ihn Xenophon in den „Erinnerungen"[86]) auftreten. Vor allem in drei ausführlichen Gesprächen läßt er den Meister die Gefahren des Eros pandemos schildern. Zuerst sucht Sokrates Kritias von seinen aufdringlichen und weitgehenden Bewerbungen um den „schönen" Euthydemos abzubringen, indem er ihm vorstellt (I, 2, 29 f.), „wie wenig es sich für einen freien, edeln und guten Mann zieme, den Geliebten, dem er doch besonders achtungswert erscheinen wolle, zu bitten, wie ein Bettler im Staube knieend und um ein Almosen flehend, und dabei um was für eine Gabe!" Als Sokrates erfuhr, daß Kritobulos den schönen Sohn des Alkibiades geküßt habe (nach Xenoph. Sympos. 4, 12 ff.), vergleicht er mit warnenden Worten in einem Gespräch mit Kritobulos und Xenophon (I, 3, 8 ff.) die Küsse der „Schönen" mit dem Biß der Giftspinne, ja jene seien noch weit mehr zu meiden, da sie nicht nur bei körperlicher Berührung, sondern sogar durch ihren bloßen Anblick gefährlich würden und nur eine längere zeitliche und örtliche Entfernung aus ihrem Bannkreise gegründete Aussicht auf Heilung biete.

Wir dürfen bei einer Würdigung dieser mehr oder minder dramatisch gestalteten Unterredungen die bekannte von Platon zu glänzendster Darstellung gebrachte Ironie des Sokrates nicht übersehen, von der auch ein Abglanz in Xenophons Mitteilungen erscheint. Denn aus all den verschiedenen Tonarten, dem lebhaften Entsetzen über die Tollkühnheit des Kritobulos, der Empörung über Xenophons gleichen Wagemut, der Drastik der Vergleiche schaut der Schalk Sokrates' heraus, der die Unterredung mit den feinsten Blüten attischen Humors würzt, in der Überzeugung, hierdurch mehr zu wirken als durch trocknen Dogmatismus und griesgrämiges Schelten (Memor. IV, 11). — Der gleiche ironische Humor kommt auch in dem dritten, wiederum mit Kritobulos geführtem Gespräch (II, 6) über die Wahl und Gewinnung von Freunden zum Ausdruck, in dem Sokrates den Eros des Kritobulos zur Philia, zur sinnlich unbeeinflußten objektiven Freundschaft umzuwandeln sich bemüht.

Man darf nicht übersehen, daß Sokrates nicht nur gegen die „sexuellen Entgleisungen" im Gebiet des Eros Paidon polemisiert, sondern auch im heterosexuellen Geschlechtsverkehr vor dem Übermaß und Überschwang warnt und zur Enkrateia und Sophrosyne rät. Überhaupt mißt Sokrates, wie aus zahlreichen Stellen der xenophontischen „Erinnerungen" hervorgeht, vom Standpunkt seiner

---

[85]) „Das konträre Geschlechtsgefühl" von Havelock Ellis und J. A. Symonds. Deutsche Original Ausgabe von Dr. Hans Kurella. Leipzig 1896. p. 91.

[86]) Xenophons Erinnerungen an Sokrates. Übertr. v. O. Kiefer. 1906.

Ethik heterosexuell und homosexuell mit gleichgerechtem und gleichstrengem Maßstabe, und es ergibt sich für die heterosexuelle Majorität moderner Kulturvölker keine Möglichkeit, gestützt auf seine Autorität, die homosexuelle Minderheit einseitig zu verurteilen.

Eine Nutzanwendung dieser Ansichten über den Paidon Eros gibt Xenophon in seinem „Symposion", das er im Jahre des Friedens des Nikias (421) den spartanischen Konsul zu Athen, den reichen Kallias, Stiefsohn des Perikles (Plutarch, Perikles 24) und Schwager des Alkibiades (Plutarch, Alkib. 8), zu Ehren seines Lieblings Autolykos, des jugendlichen Faustkampfsiegers, veranstalten und durch Sokrates' Anwesenheit verherrlichen läßt. In stetiger Sublimierung tritt uns im Verlauf dieses Gelages der Paidon Eros entgegen.

Zuerst in grobsinnlicher vulgärer Form in der Person des syrakusischen Gauklers (4, 52). Mit plumper Naivität gibt dieser zu, sich nach Gefallen an der Jugendschönheit seines Kunstschülers zu ergötzen, wobei er jedoch eifersüchtig darüber wacht, daß ihm dabei kein anderer ins Gehege kommt. Er muß sich dafür eine scharfsarkastische Abfertigung von Sokrates gefallen lassen.

Auf einer höheren Stufe treffen wir Kritobulos, der hier als Liebhaber von Kleinias, dem Vetter oder jüngern Bruder des Alkibiades, erscheint. Er repräsentiert die vornehme Jugend seiner Zeit. Bei ihm paart sich das nicht mehr so derb gezeichnete sinnliche Verlangen bereits in lebhaft ausgesprochener Form mit der Bewunderung und der Freude an der Schönheit des um ein geringes älteren Geliebten, zu dem er schon in der Schulzeit die lebhafteste Zuneigung empfunden hatte. Der Geliebte ist ihm ein und alles, nicht oft genug kann er seinen Namen wiederholen, seine Schönheit begeistert preisen und seine Anhänglichkeit und Ergebenheit für ihn versichern. Des Kleinias Anblick ist ihm lieber als alle Schätze der Erde, er zürnt der Nacht und dem Schlaf, daß sie ihm den Anblick des Geliebten entziehen, mit Freuden würde er sich ihm als Sklave zu eigen geben und für ihn selbst durch's Feuer gehen. Seine Rede gipfelt in einem Panegyricus auf die Schönheit, deren Besitz ihm wünschenswerter erscheint als alle Schätze des Perserkönigs. Auf einen verwunderten Einwurf des Hermogenes, des Bruders des Kallias, wie Sokrates diesen Gefühlsüberschwang des Kritobulos so gelassen anhören könne, rühmt sich dieser schalkhaft-ironisch seiner bisherigen, allerdings recht minimalen Erfolge in der Heilung des vom Eros Ergriffenen und muß auf die Einrede des Charmides zugeben, gelegentlich selbst einmal nicht ganz unempfindlich gegen des Kritobulos Schönheit gewesen zu sein. Eine weitere Sublimierung erfährt der Paidon Eros dann in der Schilderung der Liebe des Kallias zu Autolykos. Trotzdem dieser in seiner jugendlichen Siegerschönheit gleich zu Anfang des Symposion durch den fast dithyrambischen Schwung verratenden Vergleich mit „dem in dunkler Nachtstille aufflammenden Feuerschein" eingeführt wird und aller Augen auf sich lenkt, so weiß doch Kallias im ganzen Verlauf des Gelages als ein gefestigter Charakter seine Haltung zu bewahren, über den die Sinnlichkeit keine Gewalt zu erlangen vermag, und darf deshalb auch das Lob des Sokrates (c. 8, 8) voll für sich in Anspruch nehmen. Das ganze ausgedehnte 8. Kapitel füllt die Hauptrede des Sokrates über den Eros Uranios. Ausgehend von seiner Allgewalt, dem alle Wesen unterworfen sind, was durch ein Selbstgeständnis und eine knappe Charakteristik der Anwesenden näher begründet wird, und anknüpfend an die im platonischen Symposion (C. 9) des weitern ausgeführte Unterscheidung zwischen der Aphrodite Pandemos und der Aphrodite Urania führt Sokrates den Beweis von der Superiorität der seelischen Liebe über die rein körperlich-sinnliche. Mit einer wiederholten lobenden Anerkennung für Kallias, die fast wie ein konzilianter Dank für die freundliche Bewirtung erscheint, schließt Sokrates seine Rede.

Wir sahen also, wie Xenophon die anfangs völlig im Fahrwasser gleichgeschlechtlicher Sinnlichkeit gleitenden Gespräche des „Symposion" durch Sokrates' Eingreifen sich in die sublimere Sphäre des rein Psychischen erheben läßt. Ganz ähnlich verfährt er in dem mehr philosophischen als historischen Roman der „Kyropaideia", der die reifste und eigentümlichste Frucht der xenophontischen Muse ist. Durch diesen Roman, den ältesten der uns erhaltenen griechischen Romane, zieht sich wie ein roter Faden die Schilderung von der Zuneigung des vornehmen Meders Artabazos zu dem jüngern Kyros hindurch, die Xenophon gleich zu Anfang (I, 4, 27) einen Logos paidikos, eine Liebesgeschichte nennt, und deren Einfädelung durch Artabazos so bezeichnend geschildert ist, daß wir sie ungekürzt wiedergeben wollen:

„Als Kyros (nach längerem Aufenthalt am medischen Hofe seines mütterlichen Großvaters Astyages) in seine väterliche Heimat Persien zurückkehren sollte, küßten ihn beim Abschied an der Landesgrenze alle seine Verwandten. Ein anderer vornehmer Meder (VI, I, 9 wird er Artabazos genannt) stand, von der Schönheit des Kyros ganz aus der Fassung gebracht, anfangs bei Seite. Als nun die übrigen sich entfernt hatten, trat auch er zu Kyros mit den Worten: ‚Willst du, lieber Kyros, mich allein nicht als deinen Verwandten anerkennen?' — ‚Wie denn, bist du denn auch mit mir verwandt?' — ‚Allerdings.' — ‚Deshalb sahst du mich wohl auch immer so an, denn ich glaube dies mehrmals von dir bemerkt zu haben?' — ‚Ja, auch wollte ich immer schon zu dir herantreten, aber mich hielt, bei den Göttern, eine gewisse Scheu zurück.' — ‚Das wäre doch nicht nötig gewesen, da du ja mein Verwandter bist.' Mit diesen Worten ging Kyros auf ihn zu und küßte ihn. Da fragte ihn der Meder: ‚Herrscht denn auch unter den Persern die Sitte, die Verwandten zu küssen?' — ‚Gewiß, beim Wiedersehen nach längerer Zeit und beim Abschiednehmen.' — ‚Da wäre es nun an der Zeit, daß du mich noch einmal küßtest, denn ich reise, wie du ja siehst, jetzt ab.' — Da küßte ihn Kyros nochmals und wandte sich zur Weiterreise. Aber noch hatte er keine große Strecke Weges zurückgelegt, als der Meder auf schweißtriefendem Roß wieder zurückkam. Als ihn Kyros erblickte, sagte er: ‚Du hast wohl vergessen, mir noch etwas mitzuteilen?' — ‚Nein, bei Gott, ich komme nur nach einiger Zeit wieder zu dir.' — ‚Die Zeit ist aber fürwahr recht kurz, lieber Vetter!' — ‚Wie, kurz? Weißt du nicht, daß mir sogar ein Augenblick ungeheuer lang erscheint, wenn ich deine Gestalt nicht sehe?' — Da lächelte Kyros unter Tränen und hieß ihn beim Abschied gutes Mutes sein, da er ja nach kurzer Zeit wieder zu ihnen kommen werde, wo er ihn dann, so oft er wolle, unverwandten Blickes anschauen könne."

Von dem in den „Erinnerungen" öfter erwähnten Kritias (455—403), wird das folgende merkwürdige Fragment aus einer Schrift „über die Natur der Liebe" überliefert: „Die schönste Form ist bei männlichen Wesen die weibliche und bei weiblichen umgekehrt die männliche." Diese Bemerkung läßt sich in Parallele bringen mit dem Umstand, daß auch die bildende Kunst der Griechen den männlichen Götterbildern einen ausgesprochen weiblichen, den weiblichen einen ausgesprochen männlichen Charakter verlieh, worin Driesmanns[87]) den Ausdruck eines Harmoniegefühls der Griechen im Geschlechtsverhältnis ihrer künstlerischen Darstellungen findet, welches ihnen den Idealtypus in der Vereinigung und Vermischung der jedem Geschlecht zukommenden Vorzüge zeigte.

Im weiblichen Körper sei das männliche, im männlichen das weibliche Element latent vorhanden und die Betonung gerade dieses gewissermaßen unterdrückten Geschlechts in der Absicht, die geschlechtliche Harmonie und menschliche Totalität künstlerisch als höchstes Menschentum zum Ausdruck zu bringen, habe im Gefühl der Griechen gelegen und ein dahin gehendes Bestreben sei in ihren Kunstwerken deutlich zu erkennen. Driesmanns hebt die Aphrodite von Melos (Venus von Milo, Louvre) hervor, die in der ganzen Haltung und Bildung etwas entschieden Männliches zeigt, den männlich-herben Charakter der Hera Ludovisi, den strengen-kriegerischen der Pallas Athene, den knabenhaft-wilden der Artemis (Diana von Versailles, Louvre). Auf der anderen Seite kann man den weichlich-weibischen Habitus des Apollo Kitharoidos, das fast Mädchenhafte des Apollo Sauroktonos und des Eros von Centocelle anführen.

Ganz besonders entwickelt war der Paidon Eros in Kreta.

Ephoros berichtet darüber folgendes: „Eigentümlich ist den Kretern eine Sitte in der Liebe. Denn sie gewinnen sich ihre Lieblinge nicht durch Überredung, sondern durch Raub. Und zwar kündigt der Liebhaber den Verwandten des Jünglings etwa drei oder mehr Tage vorher an, daß er den Raub beabsichtige. Diesen würde es nun zum größten Schimpfe gerechnet, wenn sie den Jüngling verbergen oder ihn nicht den verabredeten Weg gehen lassen wollten, da sie damit eingestehen würden, daß der Jüngling dieses Liebhabers nicht würdig sei. Wenn nun der Raubende nach Stand und auch sonst dem Jüngling gleich oder gar vornehmer ist, so führen sie ein Zusammentreffen herbei, leisten anfangs etwas Widerstand und verfolgen ihn (den Räuber) auch wohl eine Weile, um dem Gesetz zu genügen. Im übrigen lassen sie aber die Entführung willig zu und nur Unwürdigen wird der Jüngling entrissen. Die Verfolgung hört auf, sobald der Jüngling bis zur Behausung (Andreion) des Raubenden gelangt ist. Zur Liebe gibt aber nicht Schönheit, sondern mannhaftes und zugleich sittsames Betragen den Ausschlag. Nachdem nun der Liebhaber den Jüngling beschenkt hat, führt er ihn nach Belieben in irgend eine Gegend des Landes (Herakleides Pont. 3: ins Gebirge oder auf seine Güter), und es geleiten sie die, welche zugegen waren. Dort nun bringen sie gemeinsam zwei (nach anderer Überlieferung drei) Monate, denn länger darf der Jüngling nicht zurückbehalten werden, mit Schmausereien und Jagdzügen zu und kehren sodann zur Stadt zurück. Bei

---

[87]) H. Driesmanns, Das Geschlechtsempfinden d. Griechen i. Magazin f. Literatur 1900. No. 51/52. — Cf. Besprechung von Praetorius im Jahrbuch f. sex. Zw. III. 1901. S. 393.

der Entlassung erhält schließlich der Jüngling ein Kriegsgewand, einen Stier und einen Becher als gesetzliche Geschenke. Er bekommt aber noch mehrere andere Kostbarkeiten, so daß oft auch die Freunde des Liebhabers wegen der Größe der Unkosten eine Beisteuer leisten[88]). Der Jüngling opfert den Stier dem Zeus und bewirtet die Begleiter seiner Rückkehr. Sodann berichtet er, ob ihm der Umgang mit dem Liebhaber angenehm gewesen oder nicht, denn das Gesetz gestattet ihm, wenn ihm bei (nach) dem Raube irgendwie Gewalt angetan wurde, sofort auf Bestrafung anzutragen und jenen zu verlassen. Für schöne und vornehme Jünglinge erachtet man es jedoch als Schande, wenn sie keinen Liebhaber finden, da man dann ihrem Charakter Schuld dafür gibt[89]). Die ‚Parastatai', d. h. Nebenmänner in der Schlachtreihe, aber, denn so nennen sie die Geraubten[90]), stehen in hohen Ehren und bei Wettläufen und Versammlungen haben sie die ehrenvollsten Plätze[91]). Auch dürfen sie sich der vom Liebhaber geschenkten Kleidung als Auszeichnung bedienen und nicht nur zu dieser Zeit, sondern auch als Erwachsene tragen sie besonders ausgezeichnete Kleidung, woran jeder, der einmal „κλεινός", (im Sinne gleich dem attischen *καλός)* gewesen, kenntlich ist. Denn den Geliebten nennen sie kleinos, den Liebhaber aber philetor."

Durch diese Stelle wissen wir, daß im alten Kreta die gleichgeschlechtliche Verbindung unter der uralten Zeremonie des Liebesraubes stattfand, und gewichtige spätere Zeugnisse lassen uns vermuten, daß dies in den ältesten Zeiten auch in andern dorischen Staaten, wie etwa Korinth, der Fall war. Ebenso finden sich in der heroischen Sagendichtung Spuren davon, wir brauchen bloß an den Raub des Ganymedes und den des Pelopiden Chrysippos durch Laios zu erinnern. Daß die gesetzliche Bestimmung: „wenn ihm bei (nach) dem Raube irgendwie Gewalt angetan war . . . ." eine sinnliche Betätigung während der Dauer des Liebesbundes nicht ausschloß, findet darin seine Bestätigung, daß das alte, aus dem V. vorchristl. Jahrhundert stammende Stadtrecht des kretischen Gortyn (Tit. II, § 6 ff.)[92]) auf die gewaltsame Notzüchtigung einer Person, sei es männlichen, sei es weiblichen Geschlechts eine nach Geburt und Stand abgestufte Geldstrafe, die bei Beleidigung von Freigeborenen 100 Stateren (etwa 300 Mk.) betrug, während es im Fall freiwilliger Hingabe sich um nichts kümmerte.

Daß der Paidon Eros als zum Teil staatlich sanktionierte, zum Teil tolerierte soziale Erscheinung des Hellenentums auch in den griechischen Volks- und Gerichtsreden seine Rolle spielen mußte, bedarf keiner weitern Begründung. Wir sehen sogar, wie sich für ihn eine besondere Unterart der epideiktischen (Prunk-) Rede, der Logos erotikos, die

---

[88]) Höck, Kreta. Bd. III. S. 106 übersetzt: So daß wegen der Menge dessen, was er empfangen, auch die Freunde ihren Teil bekommen.

[89]) Cf. Cicero, de re publica ap. Serv. ad Aeneid. IV: Opprobrio fuisse adulescentibus, si amatores non haberent.

[90]) Dies war wohl eine Bezeichnung des späteren Verhältnisses und bezog sich auf die Stellung im Chor und Heere. Cf. *παραστάτης* in Aristoteles, Politik III, 1, 4.

[91]) Dies scheint nach Meier bei Ersch u. Gruber, l. c. für die Dauer des Verhältnisses zu sprechen.

[92]) F. Bücheler u. E. Zitelmann, Das Stadtrecht von Gortyn i. Rhein. Mus. N. F. 40. Suppl. 1885. F. Bernhöft, Die Inschrift von Gortyn 1886. F. G. H. I p. 300 fr. 133.

Liebesrede heranbildete, die weniger die Praxis des täglichen Lebens berücksichtigte, als vielmehr, zumeist angeregt durch das Wirken des Sokrates, sich mit prinzipiellen Untersuchungen über den Ursprung, das Wesen und die Arten der Liebe beschäftigte.

Von den attischen Rednern vor Demosthenes gewährt nach dieser Richtung reichere Ausbeute besonders Lysias (445—380) aus syrakusischem Geschlecht; von ihm ist uns das erste Beispiel eines Logos erotikos, einer Liebesrede, in authentischer Form erhalten. Zwar besaß nach des Sokrates Worten im platonischen Phaidros (c. 10 f. p. 235 c f.) das Altertum noch andre, schon aus den Tagen der Sappho und des Anakreon, die uns jedoch verloren sind. Daß der lysianische Erotikos nicht der einzige seiner Zeit war, beweist uns Platons „Lysis" (204 f.) mit dem Hinweis auf die starke Konkurrenz, die zu jener Zeit die paiderotische Lyrik durch die erotischen Reden fand, in denen die attische Jugend ihren Geist tummelte, und durch deren mehr oder minder glänzenden Esprit sie sich die Neigung der Geliebten zu erringen suchte. Daß aber der Erotikos des Lysias allein erhalten ist, verdanken wir wiederum Platon, der ihn in seinem „Phaidros", dessen Szenerie um 404 anzusetzen ist, als Ausgangspunkt der ganzen Unterredung zwischen Sokrates und Phaidros benutzte. Phaidros, des Pythokles Sohn, aus dem myrrhinusischen Demos, ein großer Bewunderer der lysianischen Rhetorik, hatte im Hause des Epikrates die Rede aus des Lysias Munde gehört und war von ihr so eingenommen, daß er sich das Manuskript ausbat, um sich in ländlicher Einsamkeit noch tiefer in seinen Inhalt zu versenken. Dort trifft ihn Sokrates, und der junge Enthusiast kann nicht umhin, dem Meister im Schatten einer Platane am Ilissosufer die ganze Rede vorzulesen.

Lysias verficht hier die sonderbare These, daß ein Jüngling einem ihn nicht Liebenden eher zu Gefallen sein müsse, als einem Liebenden, und sucht die Richtigkeit dieses Satzes durch eine lange auf antithetischer Charakteristik eines Liebhabers und eines Nichtliebenden aufgebaute Reihe von Gründen zu beweisen. Wir vermögen nicht, wie Blass will, diesen Erotikos als „Erzeugnis bloßen Scherzes und sophistischer Spielerei" anzusehen, „welcher sich darin gefällt, ein möglichst widersinniges Thema mit allem Aufputz der Erfindung und des formellen Schmuckes herauszuputzen"; wir sehen vielmehr in ihm ein Spiegelbild jenes Kampfes, welcher bereits in dem Athen des V. vorchristl. Jahrhunderts über die Berechtigung der gleichgeschlechtlichen Liebe in ihrer sinnlichen Betätigung durch Sokrates angefacht war. Vom Standpunkt moderner Sexualwissenschaft dürfen wir in dem „Liebenden" des Lysias den Typus des rein Homosexuellen erblicken und in den „Nichtliebenden" den Bisexuellen, deren sexuelles Begehren nicht ausschließlich und nicht mit so gesteigerter Energie nach gleichgeschlechtlichem Liebesgenuß verlangte, eine Gruppe, die im Altertum mehr als heutzutage in Erscheinung treten konnte und trat.

Auf Lysias, der mit klarem, nüchternen Blick das Leben seiner Zeit überschaute, folgt Isokrates (436—338), der Theoretiker, der durch die Schule des Sokrates gegangen war, ja, wenn wir dem Schluß des platonischen Phaidros (p. 279 a, c) Glauben schenken dürfen, sogar zu den Lieblingsschülern des Meisters zählte. Es mag darauf hingewiesen werden, daß Isokrates der erste war, der es sich angelegen sein ließ, in aktuellen Tagesfragen durch das geschriebene und vervielfältigte Wort, durch Flugschriften und Broschüren über den Kreis seiner unmittelbaren Zuhörer und Schüler und über die Grenzen seines heimatlichen Stadtstaates hinaus auf weitere Kreise zu wirken, so daß wir in ihm den ersten Publizisten der griechischen Literatur begrüßen dürfen. Des Sokrates Einfluß können wir in des Isokrates Behandlung und Beurteilung des Paidon Eros, wie des sexuellen Lebens überhaupt konstatieren.

Der Schule des Isokrates wird jetzt allgemein ein Dokument über die homosexuelle Liebe zugewiesen, das sehr lange versehentlich unter die demosthenischen Reden geraten war. Es ist die erotische Lobrede auf den Jüngling Epikrates. In seiner Einleitung polemisiert dieser Erotikos wieder ganz im sokratischen Sinne gegen die mißbräuchliche d. h. rein sinnliche Betätigung des Paidon Eros, warnt aber die Jünglinge, sich gegen jene ablehnend und unfreundlich zu verhalten, die mit Anstand und vernünftiger Mäßigung ihren Umgang suchen.

Es wird dann das Idealbild eines attischen Jünglings gezeichnet, der die Freude seiner Eltern ist und auch die Achtung aller Verwandten und Bekannten genießt, und deshalb ein würdiges Objekt für die Zuneigung seines Liebhabers ist. Da der Jüngling auf der Grenze zum Manne, vor seiner Vorbereitung zur Teilnahme am Staatsleben steht, ist es an der Zeit, daß die vorhandenen guten Anlagen weitere Ausbildung erfahren, und der Liebhaber hält es daher für seine Pflicht, um sich auch seinerseits der Zuneigung des Jünglings würdig zu erweisen, ihm als Führer und Leiter in seiner intellektuellen Weiterbildung zu dienen. Er stellt ihm daher die Wichtigkeit eines vernünftigen Lebensplanes vor, den er nur auf Grundlage einer genügenden philosophischen Durchbildung sich formen könne, da die philosophische Durchbildung einer bloß empirischen weit vorzuziehen sei. (§ 37—44.) Dies wird an den Beispielen athenischer Helden und Staatsmänner aus älterer und jüngster Zeit nachgewiesen. Wir finden in diesem Erotikos einen ziemlich ungetrübten Niederschlag des sokratischen Paidon Eros, der das dem Menschen eingeborene physiologische Bedürfnis zu veredeln und zu vergeistigen trachtet und in der Betätigung des Älteren dem Jüngeren gegenüber auch wieder nach der Weise des Sokrates hauptsächlich das pädagogische Moment betont.

Daß die Enthüllung sexueller Intimitäten mit der Zeit ein beliebtes forensisches Kampfmittel bei den attischen Rednern und Politikern wurde, können wir bereits bei Antiphon, Andokides und Lysias mehrfach nachweisen. Doch niemals wurde so zahlreich, so ohne alle sachlichen Gründe und in so skrupelloser Weise davon Gebrauch gemacht, wie zur Zeit des Demosthenes und bedauerlicherweise auch von diesem selbst.

Schon in seiner ersten größeren Rede, die er 355 für Diodoros gegen den Isokrateer Androtion wegen gesetzwidrigen Antrages schrieb, hat er im Interesse der persönlichen Rachsucht seines Klienten, der, wohl ungerechtfertigterweise, von Androtion des Vatermordes bezichtigt war, das Vorleben des Gegners mit rücksichtslosester Schärfe durchwühlt. Er beschuldigt ihn (§ 21 ff., spez. § 57), daß er oft Entehrung und Beschimpfung sich habe gefallen lassen, indem er sich mit Leuten einließ, „die ihn zwar nicht liebten, aber doch bezahlen konnten, wodurch er sich zu einem Handwerksgenossen der gewöhnlichsten Freudenmädchen, einer Sinope und Phanostrate (§ 56) herabgewürdigt und so sich jedes Rechtes der Teilnahme an den gemeinschaftlichen Beratungen, wie überhaupt am öffentlichen Staatsleben unwürdig gemacht habe. Denn schon Solons Gesetze verboten (§ 30 ff.), daß einer, der sich gewerbsmäßiger Unzucht schuldig gemacht habe, Gesetzesvorschläge einbringen dürfe".

In ähnlicher Weise stellte Demosthenes in seiner Rede, die er in einer Bagatellsache, einer bloßen Schlägerei wegen, für Ariston gegen Kono hielt, den Gegner an den Pranger: er gehöre einem Klub an, dessen Mitglieder sich in Selbstironie als Ithyphallen und Autolekythoi (Selbstölkrugträger) bezeichnen. Der erste Name, aus der Komödie entlehnt (Athen. 622 b), erklärt sich als Symbol jugendlicher Sexualpotenz (in Sachsen würde man „Hartmänner" sagen), der zweite bedeutet Leute, die in Ermangelung eines Sklaven sich selbst ihr Ölkrüglein in die Palaistra bringen und sich dessen dort eigenhändig bedienen.

Es ist bei diesem Verhalten des Demosthenes nicht verwunderlich, daß Aischines in seinem Kampf gegen Demosthenes auch seinerseits gegen Timarchos, einen Parteigänger des Demosthenes, eine Untersuchung wegen unzüchtigen Lebenswandels beantragte. Die Rede, die Aischines in dieser Angelegenheit hielt — die Timarchea —, setzt uns in den Stand, so ziemlich den ganzen Abschnitt der Sittlichkeitsparagraphen des attischen Strafrechts kennen zu lernen, da er, um seiner Anklage einen höheren Grad von Feierlichkeit zu geben, einen größeren Teil von ihnen der eigentlichen Prüfung von Timarchs Leben vorausschickt. Wir haben danach in dem paiderotischen Verhältnis ursprünglich zwischen dem Erastes, dem älteren Liebhaber, und dem Eromenos, dem jüngeren Geliebten, zu unterscheiden. Als Erastes konnte jeder auftreten mit Ausnahme der Sklaven. „Denn ein Sklave", so lautet das Gesetz Solons, „soll weder gymnastische Übungen treiben, noch auf den Turnplätzen sich salben, noch soll er einen freigeborenen Knaben lieben, noch ihm nachlaufen, oder er erhält 50 Schläge mit der öffentlichen Geißel." — Unter sich war den Sklaven ein derartiger Verkehr gesetzlich nicht verboten, hier konnte höchstens der betreffende Herr sein persönliches Machtwort sprechen. Es sollte lediglich das Superioritätsgefühl der Freigeborenen durch das Verbot eines allzu intimen Verkehrs zwischen ihren Erben und den Sklaven geschützt werden. „Den Freien aber", so fährt Aischines fort, „hat der Gesetzgeber weder die Liebe noch den Umgang, noch das Begleiten untersagt; auch glaubte er nicht, daß ein Nachteil für den pais die Folge davon sein werde."

Für die Eromenoi, die Geliebten, dagegen war eine ganze Reihe von Schutzbestimmungen erlassen, die Aischines nach den Altersstufen der Eromenoi aufführt. Für die Knaben galten folgende (C. 5 f): „Die Knabenlehrer sollen die Schulen nicht vor Aufgang der Sonne öffnen, sie aber vor Untergang der Sonne schließen, indem hauptsächlich, wie Aischines erläuternd vorausschickt, die Einsamkeit und die Finsternis Anlaß zu Mißbrauch und Verführung geben konnten." — „Auch soll denen, die über das Knabenalter hinaus sind, der Zutritt zu den Schulen nicht gestattet sein, während die Knaben darin verweilen, ausgenommen dem Sohn des Lehrers, seinem Bruder oder Schwiegersohn. Drängt sich aber einer dennoch ein, so soll er mit dem Tode bestraft werden."

„Ferner sollen (C 6) die Turnaufseher (Gymnasiarchen) keinem Älteren irgendwie Zutritt bei den Hermesfesten gestatten. Läßt dies aber ein Turnwart zu und schließt sie (die Älteren) nicht vom Turnplatz aus, so soll ihn die Strafe des Gesetzes über die Verführung der Freien treffen." „Drittens sollen die vom Volk eingesetzten Chorführer (Choregen) über 40 Jahre alt sein." Der platonische Lysis u. a. zeigt indessen, daß alle diese Bestimmungen schon am Ende des V. Jahrhunderts nicht mehr allzu streng genommen wurden.

Ein anderes Gesetz war gegen die Verkuppelung minderjähriger Angehöriger (die schwere Kuppelei des modernen Strafrechts) gerichtet. Es lautet (C. 7): „Wenn ein Vater, Bruder, Oheim oder Vormund oder sonst ein Familienhaupt einen zur Unzucht vermietet, so soll dieser Knabe nicht wegen Unzucht (Hetairesis) angeklagt werden. Wohl aber soll den Vermieter, wie den Mieter die gleiche Strafe treffen. Und wenn der zur Unzucht vermietete Knabe herangewachsen ist, so sei er nicht verpflichtet, den Vater zu ernähren, noch ihm Wohnung zu geben; nur im Todesfalle soll er ihn begraben und die üblichen Gebräuche erfüllen." — Aischines setzt noch hinzu, daß ein verkuppelter und gemißbrauchter Knabe später des Rechtes, öffentlich aufzutreten, verlustig, also atimos, geworden wäre. Für den Fall der Kuppelei von nicht angehöriger, fremder Seite war das Gesetz bestimmt (C. 8): „Wenn einer einen freien Knaben oder ein Weib verkuppelt" — mit seiner Fortsetzung in C. 74 (§ 183): „so befiehlt das Gesetz, sie zu verklagen und, wenn sie überführt werden, mit dem Tode zu bestrafen, weil sie ihre Schamlosigkeit u m L o h n anbieten und denen, die zu Vergehungen zwar Lust haben, aber noch zögern und sich schämen, miteinander zusammen zu treffen, Gelegenheit darbieten, sich zu sehen und zu sprechen."

Sobald aber einer in das Bürgerbuch, das Lexiarchenregister, was etwa unserer militärischen Stammrolle entsprechen würde, eingeschrieben war, was mit dem vollendeten 17. Lebensjahr geschah, er also, wie A i s c h i n e s sagt, bereits das Gute und Böse zu unterscheiden weiß, so galt folgendes Gesetz über die H e t a i r e s i s (C. 9): „Wenn ein Athener sich zur Unzucht brauchen läßt (sich als hetairos in passiver Rolle geriert), so soll ihm nicht gestattet sein:

a) unter die 9 Archonten zu treten, noch
b) ein Priesteramt zu bekleiden, noch
c) vor dem Volke als Anwalt (syndikos) aufzutreten, noch
d) irgendein Amt zu verwalten, sei es im Land oder außerhalb, sei es ein Losamt oder ein Wahlamt. Er soll auch nicht
e) zum Gesandten oder Herold gebraucht werden, noch
f) einen Spruch (in der Bule oder Ekklesia) tun, noch
g) den Opfern des Staates beiwohnen, d. h. überhaupt nicht die öffentlichen Heiligtümer betreten, noch
h) bei den gemeinsamen Festzügen bekränzt sein, noch
i) innerhalb der geweihten Schranken der Volksversammlung sich aufstellen dürfen.

Wenn aber einer dies tut, über den das Urteil ergangen ist, daß er sich habe zur Unzucht gebrauchen lassen, so soll er mit dem Tode bestraft werden. Hierzu trat nun noch für die späteren Lebensjahre das Gesetz über die Prüfung (D o k i m a s i e) der Volksredner (C. 13): „Wenn einer vor dem Volke sprechen will, der

a) seinen Vater oder seine Mutter schlägt, oder sie nicht ernährt, oder ihnen keine Wohnung verschafft, oder wer
b) nicht die Feldzüge mitgemacht hat, die ihm aufgetragen worden, oder wer
c) seinen Schild weggeworfen hat, oder wer
d) s i c h a l s H u r e r *πεπορνευμένος* o d e r B u h l e *ἡταιρηκώς* a u f g e f ü h r t h a t, oder wer er ist,
e) seine väterlichen Güter verschwendet hat oder die, deren Erbe

alle diese schließt das Gesetz von der Rednerbühne aus, diesen verbietet es, als Volksredner aufzutreten. Wenn aber einer diesem Gesetz zuwider nicht allein als Redner auftritt, sondern, so fügt Aischines im eignen Interesse ein, auch als Verleumder sich frech beträgt, und wenn der Staat einen solchen Mann durchaus nicht mehr dulden kann, so fordere ihn einer der Athener, wer will und darf, zur Prüfung (Dokimasia) vor."

Es sind hier die Begriffe der Hetairesis und Porneia festzustellen. Kritiklose Voreingenommenheit hat unter der Hetairesis jede Art gleichgeschlechtlicher Hingabe verstanden. Da dürfte wohl selbst bei nicht allzu rigoroser Anwendung des Gesetzes die Zahl der athenischen Archonten, Priester, Richter, Anwälte, Herolde, Gesandten, Verwaltungsbeamten arg dezimiert worden sein. Eine derartige Interpretation widerspricht jeder historischen Kenntnis. Aischines selbst sagt in einer Anmerkung zum IV. Abschnitt des Gesetzes über die Dokimasie: „denn der Gesetzgeber glaubte, wer seinen Leib zur Schändung vermietet habe, werde auch die Staatsgüter leichtsinnig veräußern.“ Auch C. 22 läßt sich noch anführen: „denn wer einem dies tut und um Lohn dies tut, ἐπὶ μισθῷ, der scheint mit der Hetairesis sich schuldig zu machen“. Das gemeinschaftliche Charakteristikum für beide Vergehen ist also die Entlohnung, der Unterschied aber zwischen ihnen besteht darin, daß der Hetairos sich nur von einem aushalten läßt, der Pornos dagegen, wie es im folgenden heißt, „freiwillig mit vielen und um Lohn sich prostituiert!“

Bestätigt wird dieser Unterschied auch durch den Vorwurf, den Andokides in der Mysterienrede (§ 100) gegen Epichares erhebt: „Ein Mensch, der nicht mit einem Liebhaber zufrieden war, das wäre ihm noch rühmlich gewesen (Aischines sagt 51: „so hätte er noch ziemlich anständig gehandelt“), aber nicht einer, der mit jedem solche Verhältnisse um eines geringen Gewinnes wegen angeknüpft hat“; bestätigt wird es auch in gewissem Sinne durch die weiblichen Parallelen der Hetaira, der Maitresse und der Porne, der Gassenhure.

Der attische Sittenkodex unterschied also zwischen Eromenoi, den freiwillig und nur aus Zuneigung sich Hingebenden, und den Hetairoi und Pornoi, den sich für Entlohnung Prostituierenden, und unter diesen wieder den Hetairos, den individuell Ausgehaltnen, vom Pornos, dem allgemeinen Strichjungen. — Um die Eromenoi kümmerte sich der athenische Staat nicht, die beiden letztern diffamierte er. Gegen den älteren Liebhaber wurde in keinem Falle eingeschritten.

Nach diesem einleitenden und ziemlich ausgedehnten strafrechtlichen Abschnitt geht nun Aischines zu seiner eigentlichen Aufgabe, der Prüfung von Timarchos Leben, über. Er will zwar ein ziemlich reichhaltiges Material aus dem Vorleben des Angeklagten zusammengebracht haben, der zur Zeit des Prozesses in der Mitte der vierziger Jahre stand, indes stehen die Beweise hierfür auf ziemlich schwachen Füßen, ein Mangel, den Aischines nach Kräften durch rhetorische Mittel und Stimmungsmacherei zu Timarchos' Ungunsten zu verdecken sucht. Bedeutsamer sind die Ausführungen des Aischines gegen den Verteidiger des Timarchos, der dem Vermuten nach es dem Kläger zum Vorwurf machte, daß er hier den Paidon Eros verfolge, während ihm doch selbst solche Neigungen durchaus nicht fremd seien, die ja auch bei den Vorfahren und in den Tagen der Heroen hoch gepriesen wurden (C. 54). Dabei gibt Aischines selbst zu, ein Liebhaber schöner Jünglinge gewesen und es auch jetzt noch zu sein, sich in paiderotischen Poesien versucht und nicht selten auch Rivalitäten im Handgemenge zum Austrag gebracht zu haben. Und im Anschluß hieran konstatiert er aufs neue den Unterschied zwischen dem Eros δίκαιος, der rechtlich erlaubten Liebe, und der Hetairesis und Porneia. Denn ebenso wie auf seiten des Erastes die Liebe zu schönen und sittenreinen Jünglingen die Empfindung eines menschenfreundlichen und edeldenkenden Gemütes, die Unzucht mit einem für Geld gemieteten aber Sache eines ausschweifenden und pöbelhaften Mannes sei, so sei es für den Eromenos auch rühmlich, auf unverdorbene Weise geliebt zu werden, schändlich aber um Lohnes willen Buhlerei zu treiben. Von jener Art sei die aus Liebe entstandene Freundschaft des Achilleus und Patroklos und die gegenseitige Anhänglichkeit zwischen Harmodios und Aristogeiton gewesen, die jetzt noch als Wohltäter der Stadt gepriesen würden (C. 57 f). Denn wenn auch Homer das Verhältnis zwischen Achilleus und Patroklos nicht direkt Liebe nenne, so gehe doch aus allem deutlich hervor, daß der Eros die Wurzel ihrer Freundschaft gewesen sei. Von der anderen Art aber seien die Beziehungen zwischen Hegesandros und Timarchos gewesen. Zuletzt führt Aischines noch eine Reihe von Zeitgenossen (C. 63) auf, von denen Kriton, der Sohn des Astyochos, Perikleides von Perithoidai, Polemagenes, Pantaleon, der Sohn des Kleagoras, Timasitheos und Antikles, der Schnelläufer, Timarchos, der aus Rhamnus gebürtige Namensvetter des Angeklagten, und Pheidias, der Bruder des Milesios, als die schönsten ihrer Zeit auch die meisten und züchtigsten Liebhaber hatten und doch von niemand darum getadelt wurden, während Leute, wie „die Waise" Diophandus, Kephisodoros, genannt „Molon", und Mnesitheos, der Sohn des Mageiros, wegen ihres Lebenswandels von allen verachtet wurden (C. 64).

Zum Schluß bemüht sich Aischines, die Richter zur Verurteilung des Angeklagten zu drängen, der „zwar dem Leibe nach ein Mann sei, aber weibische Sünden begangen und sich gegen die Natur geschändet habe" (C. 75). — Wir finden hier, falls keine spätere Interpolation etwa von christlicher Hand vorliegt, zum zweitenmal in der griechischen Literatur das Auftreten jenes Begriffes der widernatürlichen Unzucht[92a]), der sich bis zum modernen Strafrecht erhalten hat. „Schon die Rücksicht auf die öffentliche Zucht und Ordnung, so führt Aischines aus, erfordere die Verurteilung. „Wie könne man fürder Leute bestrafen, die sich bei sittlichen Vergehungen immerhin noch in den Grenzen der Natur (κατὰ φύσιν) gehalten hätten, wenn man Vergehen wider die Natur (παρὰ φύσιν) ungestraft hingehen lasse." Falls die Worte wirklich als echt zu betrachten sind, müßte man hier gegen den Redner den Vorwurf der Inkonsequenz und des logischen Widerspruchs erheben. Denn die Widernatürlichkeit kann doch unmöglich in der Hingabe um Entlohnung, sondern nur in der Hingabe an das gleiche Geschlecht gesehen werden; diese hat er aber im vorhergehenden nicht nur den alten Heroen supponiert, ihre Zulassung durch Solon bestätigt, sondern auch sich selbst dazu bekannt und andere seiner Zeitgenossen darum gerühmt. Auf Grund dieser Erwägungen sind wir geneigt, diese Stelle als spätere Interpolation zu erachten.

Die Durchführung dieses Prozesses war für Aischines ein Parteimanöver. Mag auch das Vorleben des Timarchos nicht ganz einwandfrei gewesen sein, so war er doch wohl kaum schlimmer als viele seines Standes und Alters. Ein solcher Abschaum der Unsittlichkeit, wie ihn Aischines darstellt, wäre wohl schwerlich zu den höchsten Staatsämtern und zu der politischen Genossenschaft des Demosthenes gelangt. Jedenfalls war das Beweismaterial des Aischines juristisch in jeder Beziehung unzulänglich, und der Kläger war sich dessen wohl bewußt, denn mehr als einmal sucht er des langen und breiten die Mangelhaftigkeit seines Zeugenbeweises zu entschul-

---

[92a]) Der Ausdruck παρὰ φύσιν findet sich zum ersten Male in Platos „Phaidros". Vgl. S. 774 ff.

digen, um sich dann jedesmal auf die namentlich in Sittlichkeitssachen mehr oder minder auf Klatsch gegründete oder wenigstens von ihm genährte vox populi zu berufen. Es war ja auch schließlich in der Praxis die Grenze zwischen dem Eromenos und dem Hetairos, zwischen Geschenk und Entlohnung nicht allzu leicht zu ziehen, und die Feststellung eines juristisch faßbaren Tatbestandes in völlig einwandfreier Form begegnete hier sicher nicht geringeren Schwierigkeiten als nach deutschem Strafrecht etwa die Feststellung der nach § 175 strafbaren Handlungen. Es galt für Aischines also vor allem Stimmung gegen den Angeklagten zu machen, und daß ihm dies gelungen, lehrt der für Timarchos unglückliche Ausgang des Prozesses, der dessen fernere bürgerliche Existenz und Tätigkeit völlig unterband und ihn ins Elend der Fremde trieb. Vom Standpunkt des rücksichtslosen Politikers mag der Angriff des Aischines gerechtfertigt erscheinen, vom Standpunkt des Kulturhistorikers indes, so dankbar ihm dieser auch für das überlieferte strafrechtliche und sittengeschichtliche Material sein muß, ist er es nicht.

Wir kommen zur griechischen Komödie, für deren Auffassung der gleichgeschlechtlichen Liebe bereits eine vortreffliche Spezialarbeit von Hans Licht[93]) vorliegt, in der die elf erhaltnen aristophanischen Komödien nebst den Fragmenten dieses „ungezognen Lieblings der Grazien“ und der übrigen attischen Lustspieldichter — für die Fragmente der dorischen und sizilischen Komödie liegen noch keine Vorarbeiten vor — in subtilster Weise behandelt sind und die literarische und sachliche Würdigung des Stoffes außerdem noch durch ein reichhaltiges Glossarium eroticum unterstützt wird.

Wir haben es hier, wie Licht mit Recht bemerkt, mit der übersprudelnden Laune attischen Humors zu tun, die uns ein stark ins Groteske verzerrtes Abbild des wirklichen Lebens bietet, weshalb man sich sehr hüten muß, seine Kenntnis der attischen Jünglingsliebe lediglich aus den lasziven Anspielungen der Komiker zu schöpfen, da man auch hier, ganz wie bei den Rednern, nicht alles als bare Münze hinnehmen darf. Dieser Fehler wäre nach Michaëlis[94]) Bemerkung nicht geringer, als wenn die uns nachfolgenden Geschlechter den Stand unserer Geistlichen nach den Darbietungen Thomas Theodor Heinescher Kunst im Simplizissimus bewerten oder nach E. Thönys Zeichnungen verallgemeinernde Schlüsse auf die Qualitäten unserer Offizierkorps ziehen wollten.

Daß neben den bizarren Späßen, die viel dazu beigetragen haben, daß in späteren Zeiten die Paiderasteia mit analem Koitus, mit dem sie ursprünglich nichts weniger als zusammenfiel, identifiziert wurde, in der Komödie auch die edlere Freude der Hellenen an „ephebischer Schönheit“ zum Ausdruck kommt, möge als Beispiel ein Fragment aus einer Komödie des Damoxenos[95]) zeigen, in dem es heißt:

„Ein Knabe warf den Ball
— An Jahren mocht' er siebzehn zählen wohl —
Auf Kos, wo Götter wandeln, wie es scheint.
So oft uns streifte dieses Knaben Blick

[93]) I. d. Anthropophyteia VII, 1910, S. 128—175.

[94]) H. Michaëlis, Die Homosexualität i. Sitte u. Recht. 1907. S. 30.

[95]) Cf. Comicor. attic. fragmenta ed. Theod. Kock, 1880—1884.

Beim Werfen oder Fangen seines Balls,
Laut schrien wir auf: Wie ist der Knabe schön!
Die Anmut und der Glieder Harmonie
In der Bewegung oder wenn er sprach —
Ein Schönheitswunder! Niemals hört ich je,
Noch sah ich früher solcher Anmut Reiz.
Um Schlimmern zu entgehen, eilt ich fort:
Und ach, schon krankt vor Liebe mir das Herz."

Es geht aus den Komödien des Aristophanes (Plutos, 153—159; Vögel, 704—707), wie übrigens auch aus der *Μοῦσα παιδική* (44, 237, 239), hervor, daß es zwar für unanständig galt, Geld von dem Liebhaber zu empfangen, hingegen aber die Sitte gestattete, Tiere, wie Kampfhähne, Hunde und Pferde, Kleider und auch sonstige Luxusgeschenke anzunehmen.

Die stärkste Förderung erfuhr der von Sokrates gestreute Same durch Platon (427—347), Aristons Sohn aus dem attischen Kollytos, der, wenn auch von den Pythagoräern und Eleaten später nicht unbeeinflußt geblieben, doch die Grundlagen seiner Philosophie auf dem Unterricht des Sokrates aufbaute, dessen Verkehr er von seinem zwanzigsten Lebensjahr (408/7) bis zu des Meisters Tode (399) so gut wie ununterbrochen genießen konnte.

Ihm schloß er sich mit einziger Ausnahme der Apologie, auch in der Form seiner Schriften aufs engste an, die man als eine Wiedergabe der Art auffassen kann, in der Sokrates auch nach Xenophons Zeugnis mit seinen Schülern zu verkehren pflegte. Gleichwohl dürfen wir Platons Dialoge keineswegs als bloß erweiterte Ausgabe wirklicher sokratischer Gespräche auffassen, dazu war Platon ein viel zu selbständiger Denker, sondern es sind eben Platons eigene, wenn auch auf sokratischem Fundament weitergebildete Gedanken, denen er nur als äußeren Rahmen die Form eines im sokratischen Kreise gehaltenen und vom Meister geleiteten Gesprächs gibt. —

Dies gilt namentlich von den Gesprächen, in denen die Liebe, und zwar fast durchgehends die zu dem gleichen Geschlecht, ausführlich behandelt oder gestreift wird. Den Reigen dieser Gespräche eröffnet der „Lysis", ein Dialog, der an die Zuneigung des Jünglings Hippothales zu dem schönen Knaben Lysis, des Demokrates Sohn von Aixone, anknüpfend in Wechselgesprächen zwischen Sokrates, Hippothales, Lysis und Menexenos, dem etwas reiferen Altersgenossen des Lysis, nicht von der Liebe (Eros), sondern von der Freundschaft (Philia) als der den Knabenjahren angemessneren Form geselliger Verbindung handelt. Mit dem Hinweis, daß auch die Freundschaft in ihrem letzten Grund und Wesen der Eros, die im Gegenstand ihrer Neigung ihre Ergänzung suchende Liebe, sei (§ 41), deutet Platon bereits in diesem Jugenddialog auf den wichtigsten Punkt seiner späteren Philosophie des Eros hin und Kiefer[96]) bezeichnet daher den Lysis mit Recht als ein Präludium zu den späteren, deutlicheren und ausführlicheren Abhandlungen über dieses Thema.

Läßt Platon hier den Meister im Kreise von Knaben und kaum dem Knabenalter entwachsenen Epheben weilen, so führt er ihn im

---

[96]) O. Kiefer, Platons Stellung zur Homosexualität i. Jahrbuch VII, 1905, S. 109 ff.

„Charmides“ mit einer Schar gereifterer Jünglinge zusammen, die Sokrates, von der Schlacht bei Potidaia (422) zurückkehrend, in der Palaistra des Taureas antrifft und unter denen Kritias und Charmides, Platons Oheime von Mutterseite her (beide 403 gestorben), besonders hervorragen.

Sokrates wird auf seine Frage, wer zur Zeit von den „Schönen“ der attischen Jeunesse dorée sich durch Schönheit und Verstand auszeichne, von Kritias auf seinen Vetter Charmides, des Glaukon Sohn, verwiesen (Platons Mutter Periktione war eine Schwester des Charmides). Interessant ist die Schilderung des Eindruckes, den des Charmides Eintreten sowohl bei Sokrates wie bei den übrigen Anwesenden erregte. Platon läßt den Meister sagen (C. 3): „Damals jedoch erschien mir jener Charmides als ein Mensch von bewundernswerter Größe und Schönheit, die andern aber alle glaubte ich für seine Verehrer halten zu dürfen, so befangen und erregt erschienen sie mir bei seinem Eintritt; aber auch in seinem Gefolge befanden sich viele andere Liebhaber desselben. Und bei uns Männern war das weniger auffallend; jedoch richtete ich meine Aufmerksamkeit auch auf die Jünglinge und sah, wie keiner von ihnen anderswohin blickte, auch der kleinste nicht, sondern alle ihn wie ein Götterbild anschauten . . . . (C. 4) und als er kam, gab sein Erscheinen viel Stoff zum Lachen; denn jeder von uns, die wir saßen, wollte Platz machen und drängte deshalb seinen Nachbar eifrig zur Seite, damit Charmides sich neben ihm niederließe . . . . Der neue Ankömmling setzte sich zwischen mich und Kritias. Doch jetzt geriet ich in Verlegenheit und meine frühere Keckheit, vermöge der ich ganz leicht eine Unterredung mit ihm führen zu können geglaubt hatte, war ganz weg. Als er aber mich mit seinen Augen auf eine unbeschreibliche Weise anschaute . . . ., da warf ich einen Blick unter sein Gewand und loderte auf und war nicht mehr Herr meiner selbst.“

Selbst einen Sokrates läßt Platon mithin beim Anblick eines schönen Jünglings gefesselt und erregt werden und für den Augenblick die Fassung verlieren. Doch bald gewinnt der Meister diese wieder, um alsdann mit eben diesem Jüngling von der Sophrosyne, der auf Selbsterkenntnis beruhenden und durch sie zu gewinnenden Selbstbeherrschung zu plaudern. Deutlich zeigt dieser Dialog, welch große Rolle die Jünglingsliebe in der attischen Gesellschaft damaliger Zeit spielte.

Auf ein höheres Niveau philosophischer Anschauungen über den Paidon Eros erhebt sich Platon sodann im „Phaidros“, der an den Logos erotikos des Lysias über das Thema, daß man die Liebesgunst eher dem Nichtliebenden als dem Liebenden erweisen müsse (Kap. 6—9), anknüpfend eine zwiefache Ausführung des Sokrates über das Wesen des Eros bietet. Der einzige Zuhörer von des Meisters Worten ist hier der junge Phaidros von Myrrhinus, den spätere Médisance (Diog. Laert. III, 31) zu einem Geliebten Platons gemacht hat[97]). Ausgehend von einer Erörterung des von der Gottheit verliehenen und die Menschen beglückenden Wahnsinns (Enthusiasmos) der Seher, Priester und Dichter gelangt er zu einer Schilderung der menschlichen Seele, welcher der Eros Kräfte aus der Welt der Ideen verleiht.

---

97) K. Prantl, Übersicht d. griech.-röm. Philosophie. 1854. S. 72; cf. auch desselb. Einleitung zu seiner Phaidros-Übersetzung 1885.

So oft der Mensch die Schönheit des Geliebten sieht, regen sich die Schwingen seiner Seele. Doch wenn er wieder von ihm getrennt ist und nach ihm verlangt, dann versiegen die Quellen und die Flügel der Seele schließen sich. Da also Freuden und Leiden in ihr gemischt sind, wird die Seele sich selbst fremd, rast- und hilflos kann sie bei Nacht nicht schlafen und hat am Tage nirgends Ruhe; sehnsüchtig eilt sie dorthin, wo sie den glaubt erblicken zu können, der die Schönheit hat. Darum will sie auch nicht mehr vom Geliebten lassen, sie stellt nichts über ihn und ist bereit, dem Geliebten zu dienen, will bei ihm liegen und in seinen Armen sein. Diesen Zustand aber nennen die Menschen Eros. — Der nicht Geweihte dagegen, der Lust sich hingebend, gebärdet sich wie ein Tier und sucht den Zeugungstrieb zu befriedigen, und indem er frevelhaft Umgang übt, hat er nicht Furcht und nicht Scham davor, widernatürlicher Lust nachzugehen. — In Verbindung hiermit sucht Platon nun weiter das schon bei Parmenides (fr. 1) vorkommende Bild der Seele als eines Zweigespannes zu bringen. Bei den besten Menschen behält hier stets der Wagenlenker die Oberhand und hält seine Rosse zurück, mag auch das unbändige Roß (der Trieb) beim Anblick des Geliebten noch so stürmisch das Gespann fortzureißen suchen. Wenn aber das unbändige Roß hinreichend gezähmt ist, folgt es gedemütigt dem vorsichtigen Denken des Wagenlenkers .... Doch verurteilt Platon auch die Menschen nicht, bei denen infolge einer niedrigeren und unphilosophischen Lebensweise bei Trinkgelagen oder sonst in sorglosen Stunden der sinnliche Trieb, das unbändige Roß, für die lange Entsagung sich ein wenig entschädigt und „das, was die Vielen so glücklich macht (die von der Menge gepriesene Richtung) wählt.“

In anderer Weise nimmt Platon das Thema über die Liebe im „Symposion“ wieder auf. Hatte er sich im „Phaidros“ lediglich mit der Auffassung, die ein Lysias von der Liebe hegte, auseinander gesetzt, so versammelt er im Symposion, dem in seiner Komposition kunstreichsten Dialog, eine ganze Schar aus den verschiedensten Ständen, Berufen und Anschauungskreisen, um sie nacheinander ihr Sprüchlein über den Eros sagen zu lassen, d. h. Platon bemüht sich hier eine möglichst umfassende Enquête über die Anschauungen, die über jene in das soziale Leben des attischen, ja des gesamthellenischen Volkes so tief einschneidende Frage herrschten, zu veranstalten, um seinem Partner dann wieder durch den Mund des Sokrates tüchtig seine Meinung zu sagen. —

Der Zeitpunkt, in den das Symposion verlegt ist, ist das Jahr 416, in dem der Tragiker Agathon zu Ehren seines dramatischen Sieges eine mehrtägige Feier veranstaltete; als Jahr der Abfassung des Dialoges nimmt man 385 oder ein nicht viel späteres an. Die Veranlassung der Gespräche bildet der Umstand, daß mehrere der Versammelten, unter ihnen besonders Pausanias, der Komödiendichter Aristophanes und der Festgeber selbst noch vom vorhergehenden Tage einen tüchtigen „Kater“ haben, weshalb man auf Veranlassung des Arztes Eryximachos sich mit Gesprächen ergötzen will und zwar, um einem lang gehegten Wunsch des Phaidros entgegenzukommen, mit Gesprächen über den Eros.

Phaidros beginnt (C. 6) die Reihe der Redenden, indem er in Anknüpfung an Hesiod, Akusilaos und Parmenides ausführt, daß Eros einer der ältesten Götter (als kosmologisches Prinzip gedacht) sei und den Sterblichen zwei der besten Gaben verleihe, die Scham vor und den Opfermut für den Geliebten. „Könnte man also irgendwie bewirken, daß ein Staat oder ein Heer aus Liebhabern und Lieblingen bestände, so könnten sie ihr Gebiet wohl nicht trefflicher bewohnen, als dadurch, daß sie sich alles Schändlichen enthielten und gegenseitig miteinander wetteiferten."

Nach Phaidros ergreift Pausanias (C. 8) das Wort, um in seiner schon tiefer greifenden Ausführung zu zeigen, daß wie es eine doppelte Aphrodite, eine gemeine „Pandemos" und eine himmlische „Urania" gäbe, so auch einen doppelten Eros, von welchen der pandemische auf Angehörige des weiblichen und männlichen Geschlechts gerichtet sei, bei denen er aber nur den Leib liebe, der himmlische aber allein auf das männliche Geschlecht als das stärkere und vernünftigere. In sophistischer Weise unterwirft er sodann (C. 9) die bestehenden Gesetzgebungen der verschiedenen hellenischen Stämme einer Kritik und bezeichnet u. a. die ionischen, welche sie schlechthin verbieten, als Produkte einer despotischen Gesinnung, der engere Bündnisse freier Männer unter Umständen unbequem werden konnten, „da ja auch die Liebe von seiten des Aristogeiton und die unwandelbare Anhänglichkeit von seiten des Harmodios die Herrschaft der hiesigen Gewalthaber (Peisistratiden) stürzte". Dagegen stellt er in starkem Lokalpatriotismus die attische Gesetzgebung als unübertrefflich hin, welche gerade die rechte Mitte treffe und so das mit Liebe verbundene Streben nach Weisheit fördere, so daß in Athen das wahrhaft richtige Verhältnis bestehe.

In knappen, den Mann der Wissenschaft charakterisierenden Worten verallgemeinert darauf der Arzt Eryximachos (C. 12) des Pausanias Theorie von den zwei Eroten auch auf die übrigen Lebens- und Wissensgebiete, so auf die Heilkunst und Naturkunde, Gymnastik, Ackerbau und Tonkunst, namentlich diese sei „eine Wissenschaft der Liebe in der Töne Zusammenstellung und Zeitmaß"; ferner sieht er sie im Wechsel der Jahreszeiten und der Witterung, im Gottesdienst und in der Wahrsagerkunst.

In einem Mythos erweitert alsdann der Dichter Aristophanes (C. 14) das schon seit den Tagen des Philosophen Empedokles ventilierte Problem der Androgynie, indem er ausführt, wie die Urmenschen teils als Mannweiber (Androgynen), teils als Doppelweiber, teils als Doppelmänner die Erde bevölkerten, wegen ihres übeln Frevelmutes aber von Zeus gespalten wurden. Je nachdem nun einer zu diesem oder zu jenem der drei Geschlechter gehört habe, demnach sei auch der Gegenstand seiner Sehnsucht und Liebe verschieden. Die aus Androgynen Entstandenen sehnen sich beständig nach dem andern Geschlechte. die aus Doppelweibern Entstandenen werden zu Tribaden, während diejenigen, welche ihren Ursprung auf einen Doppelmann zurückführen können, in der Jugend Geliebte (paidika), im männlichen Alter Liebende (Erasten) werden. — Nach einem spöttischen Seitenhieb auf Agathon und Pausanias und deren anscheinend stadtbekanntes Verhältnis schließt der Dichter mit dem Wunsche, daß ein jeder ein solches Komplement fände, das zu ihm als eine andere Hälfte gehöre und das nach seinem Sinne sei.

Als letzter vor Sokrates ergreift nach kurzer dramatisch-dialogischer Unterbrechung nun auch der Festgeber Agathon das Wort (C. 18), um im Stile seiner mit Wortklängen und epigrammatischen Antithesen spielenden Manier weniger die Gaben und das Wirken des Eros als diesen selbst zu preisen als den — in polemischer Wendung gegen Phaidros — jüngsten, glücklichsten, schönsten und besten der Götter, der in den Gemütern und Seelen der Götter und Menschen wohne, am liebsten aber immer in der Gesellschaft der Jugend verweile, weshalb ihm auch jeder freiwillig und gern diene. Doch sei er auch der stärkste der Götter, da er selbst den gewaltigen

Ares bezwang, andererseits auch als Urheber der Harmonie bei Göttern und Menschen der weiseste.

Verfolgen wir den Verlauf des Symposion im ganzen bis hierhin, so tritt uns nicht, wie beim xenophontischen, eine gradlinig verlaufende Klimax entgegen, sondern in stetem Wechsel von Steigerung und Senkung vollzieht sich hier der allmähliche Aufstieg zur Krönung des Ganzen, den Worten des Sokrates. Auf die etwas nichtssagenden Worte des Phaidros folgen des Pausanias temperamentvolle Ausführungen, auf des Eryximachos wissenschaftlich gehaltvolle, aber etwas lederne Deduktionen des Aristophanes feiner und tiefempfundener Mythos, während das Phrasengeklingel des Agathon wieder den Worten des Sokrates zur Folie dienen soll.

Sokrates (C. 22 ff.) gibt zunächst ein Gespräch, das er einst mit der weisen Diotima von Mantineia über dasselbe Thema gehabt habe, und in dem ihn diese von dem Irrtum geheilt habe, als ob Eros ein großer Gott wäre. — Eros sei, weil er auf das Schöne gerichtet sei, selbst nicht schön und gut, aber ebensowenig sei er häßlich oder sterblich oder böse, sondern er sei ein Mittelding zwischen dem Schönen und Nichtschönen, dem Guten und Nichtguten, dem Sterblichen und Unsterblichen, nicht ein Gott, sondern ein Dämon, nicht der Sohn der Aphrodite, sondern des Poros (Fülle) und der Penia (Armut), aber geboren am Geburtstag der Aphrodite. Genau genommen sei jegliche Begierde nach der Glückseligkeit Eros, die Begierde, daß das Gute dem Begehrenden zuteil werde. Die Menschen nennen aber nur die Begierde, welche eine gewisse Art des Guten erstrebe, mit dem allgemeinen Namen des Eros. Auch sei er nicht sowohl auf das Schöne selbst gerichtet, als auf das Begehren, im Schönen zu zeugen. Denn die menschliche Natur hat, sobald sie in ein gewisses Alter getreten ist, den Zeugungstrieb, welcher etwas Göttliches und Unsterbliches ist. Es gibt nun aber eine doppelte Zeugungslust und Zeugungstrieb, der eine dem Leibe nach, und die von ihm Ergriffenen wenden sich zu den Weibern und betätigen sich auf diesem Wege erotisch, indem sie durch Kinderzeugung Unsterblichkeit erstreben. Der andere ist der geistige Zeugungstrieb, und die von ihm Ergriffenen sehnen sich zu zeugen, was der Seele geziemt, d. h. die Tugend. Wer nun von dieser Zeugungslust getrieben wird, geht aus nach dem Schönen, da ja im Häßlichen niemand zeugen mag, und erfreut sich so auch an schönen Leibern, am meisten aber an einem solchen, welcher sowohl leiblich wie geistig (seelisch) schön ist. Mit diesem spricht er von der Tugend, unterweist ihn und erzeugt mit ihm (geistig) das, wozu sie beide in sich die Lust tragen, und erzieht dann auch mit ihm das gemeinschaftlich Erzeugte, und diese Gemeinschaft ist eine viel dauerndere, als selbst die Ehe und jede andere Freundschaft, weil sie durch das Band viel schönerer und unsterblicherer Kinder unterhalten wird, nämlich durch Geisteswerke wie die eines Homer, Hesiod, Lykurgos und Solon. Die vollendete Weihe der Liebe bleibt aber hierbei nicht stehen, sondern wenn er auch mit einem schönen Leibe angefangen und mit diesem einem schöne Reden erzeugt hat, wird er bald inne, daß das Schöne in diesem verwandt sei mit dem Schönen in anderen Leibern, und findet es bald töricht, dem einzelnen Schönen nachzugehen statt dem Schönen in den Leibern überhaupt, wogegen das einzelne Schöne doch nur etwas Geringfügiges ist. Demnächst findet er, daß die Seelenschönheit ehrbarer als die Leibesschönheit sei, und es genügt ihm, wenn, wo er eine schöne Seele findet, auch nur eine geringe Blüte des Leibes da sei, und er wird auch solche lieben und derartige Reden mit ihr zeugen, welche die Jünglinge bessern, damit er darauf das Schöne in den Beschäftigungen und Gesetzen sehen könne. Sodann aber wird es ihm eine Kleinmeisterei erscheinen, dem Schönen im einzelnen nachzugehen, er wird sich vielmehr zu dem Schönen in den Wissenschaften wenden und auch da, nachdem er sich aufs hohe Meer hinausgewagt, viel erhabene Reden und Gedanken in unermüdetem Eifer nach Weisheit zeugen, bis er hier gestärkt eine Wissenschaft sieht, die des Schönen. — Zuletzt sieht er dann das Schöne an sich, das ewig und immer dasselbe bleibt, unter allen Verhältnissen und für alle, das ohne Gestalt ist, an keiner anderen Sache, nicht an der Erde, nicht am Himmel haftet, woran alles, was schön ist, Anteil hat, ohne daß er selbst dadurch affiziert wird. Das ist die rechte Stufenfolge in der Liebe, daß man, ausgehend von dem Schönen am einzelnen Leibe, am Ende stehen bleibe bei dem Schönen an sich. Wem es aber zu teil wird, dieses göttliche Schöne an sich zu schauen, der wird kein schlechtes Leben führen, und, wenn von irgend einem Menschen, so wird man von ihm sagen können, daß er von Gott geliebt und unsterblich sei.

Und so sei Eros der beste Helfer, um zum Besitz der wahren Tugend zu gelangen[99]). — Daß Platon dieses hohe Lied auf den Eros, den leiblichen wie den geistigen, dem Munde einer Frau entstammen läßt, beweist, wie weit entfernt er sich von einer Herabsetzung des weiblichen Geschlechtes wußte. In höchst kunstvoller Weise läßt Platon am Schluß den Beweis für die Ausführungen des Sokrates an der Person des Meisters selbst durch den Mund des von einem Gelage kommenden Alkibiades führen, — in jener Szene, die uns durch die Meisterhand eines Anselm von Feuerbach auch im Bilde dargestellt ist. — Geschickt unterscheidet Alkibiades zwischen dem silenenhaften Äußern des Meisters und seinem Wesen, das die mit ihm Umgehenden unweigerlich in seinen Bann zwinge, und schildert ihn, wie er weit entfernt sich um die Gunst der „Schönen" zu bemühen, diese vielmehr nötige, sich ihm unterzuordnen. So sei es auch ihm ergangen, der teils von jugendlicher Eitelkeit teils von Wissensdrang getrieben den Sokrates auf jede mögliche Weise als Liebhaber habe gewinnen wollen und ihn nach mancherlei anderen Versuchen beim Ringkampf und Gastmahl auch einmal nachts bei sich behalten habe, wobei er ihn förmlich zum Liebesgenuß verlockt und sich sogar an seine Seite unter seinen Mantel gelegt und ihn mit beiden Armen umschlungen habe — und nicht anders aufgestanden sei, als wenn er bei seinem Vater oder ältern Bruder geschlafen hätte. Gleichwohl aber sei es ihm nicht möglich, sich dem Einfluß jenes wundersamen Mannes zu entziehen, und gleich ihm sei es auch andern ergangen, wie dem Charmides und Euthydemos. Mit einer scherzhaften Plänkelei zwischen Alkibiades, Agathon und Sokrates, der nach des Alkibiades Worten wieder alle „Schönen" für sich in Be-

[99]) M. H. E. Meier in Ersch u. Gruber III, 9. 1837.

schlag nehme, endet das Gespräch, das wohl das bedeutsamste Dokument hellenischer Paiderotik genannt werden darf.

In seinem großzügig gedachten politischen Reformwerk, dem „Staat" (Politeia), der unter den Utopien der Weltliteratur einen hervorragenden Platz einnimmt, setzt sich Platon auch nochmals mit dem Paidon Eros auseinander. „Kennst du wohl, heißt es hier u. a. III, 12 (p. 403), eine größere und heftigere Lust als die am Geschlechtstriebe? — Die Art der wahren Liebe aber ist es, einen Sittsamen und Schönen auch besonnen und musisch zu lieben. Nichts Tolles also und der Ungebundenheit Verwandtes darf man zur wahren Liebe hinzubringen. Also darf man auch jene Lust (am Geschlechtstriebe) nicht hinzubringen, noch dürfen Liebhaber und Geliebter Teil an ihr haben, die wahrhaft lieben und geliebt werden wollen. Dergestalt also, wie sich zeigt, wirst du die Sitte feststellen in der von uns gegründeten Stadt, daß der Liebhaber den Jüngling lieben, mit ihm umgehen und des Schönen wegen anhängen darf, wie einem Sohne, wenn es mit dessen guten Willen geschieht; im übrigen aber müsse jeder, um wen er sich auch bemühe, mit diesem so umgehen, daß es auch nie den Schein gewinne, als erstrecke sich ihr Verhältnis noch weiter, sonst verfalle er in den Vorwurf des Unmusischen und Gemeinen." —

In den Nomoi (Gesetze), dem Abschlußwerk seines achtzigjährigen Lebens, deren von mancher Seite bezweifelte Echtheit allerdings durch das Zeugnis des Aristoteles gestützt wird, nimmt Platon schließlich der Homoerotik gegenüber eine durchaus verwerfende Stellung ein. Wie in anderer Beziehung das Werk einen Abfall (Christ) von den früheren Anschauungen über den Idealstaat bedeutet, wie er die Ehe, Erziehung, Verwaltung, Rechtspflege, Kultus und Militärwesen seines fingierten kretischen Zukunftsstaates vom Standpunkt des trockensten Utilarismus in eine subtil ausgeklügelte, aber engherzige Gesetzgebung einschnürt, ebenso verwirft er aus „senilem Empfinden heraus" (Kiefer)[100]) jede Sinnenlust als durchaus sündhaft, die Ehe ist nur ein Propagationsinstitut, die Freundschaft ein rein geistiges Verhältnis und jede sinnliche Betätigung in derselben etwas Widernatürliches. Daß in den Gesetzen auch die Person des Sokrates gänzlich fehlt, mag man als ein bewußtes oder unbewußtes Zugeständnis des Greises Platon darüber auffassen, wie weit er sich mit seinen Altersanschauungen von den Gedanken des auch im höheren Lebensalter noch mitten im Kreise seiner Umwelt stehenden Sokrates entfernt hatte. Es ist wohl nicht zu bezweifeln, daß Platon selbst, der Zeit seines Lebens unvermählt blieb, auch in seinen Jünglings- und Mannesjahren persönlich von den Empfindungen beseelt war, die er so oft in seinen Dialogen schilderte. Doch ist außer einer knappen Notiz Aelians (V. H. IV, 21), die von seiner Liebe zu Dion, dem Schwager des älteren Dionysios von Syrakus (gest. 354), spricht, und der schon erwähnten Mitteilung des Diogenes Laertius (III, 31) über sein Verhältnis zu Phaidros sowie einigen in der Anthologie erhaltenen Epigrammen nichts überliefert. Auch von drei berühmten Schülern Platons wissen wir, daß sie dem Paidon Eros gehuldigt, so war Eudoxos von Knidos der Geliebte des Arztes Theomedon (Diogen. Laert. VIII, 87), Xenokrates von Chalkedon der Liebhaber des Polemon (ibid. IV, 19), und dem großen Stagiriten Aristoteles werden sogar drei Geliebte zugewiesen, nämlich Hermeias, der Herrscher von Atarneus und Assos in Mysien, Palaiphatos (cf. Suidas) und Theodektes aus Phaselos, Athenaios XIII, 566 E). Doch sind derartige erst aus späterer Zeit überlieferte „Histörchen" mit einiger Vorsicht zu übernehmen.

---

[100]) Kiefer l. c. S. 125.

Das gleiche gilt von den Nachrichten des Diogenes Laertios (IV, 21—24, 29 u. 40) über die paiderotischen Verhältnisse zwischen den auf Platon folgenden Schulhäuptern der Akademie — „Polemon liebte den Krates, Krantor den Arkesilaos, Arkesilaos selbst, der der Päderastie in hohem Maße ergeben war, liebte den Leochares aus Myrlea, der auch von Demochares und Pythokles geliebt wurde, und den Demetrios, den schönen Sohn des Demetrios Poliorketes (gest. 284), den Bruder des Antigonos Gonatas, der für kurze Zeit Gemahl der Berenike und König von Kyrene war." — Derartige Nachrichten, wie namentlich die der Stoiker gegen Arkesilaos bei Diogenes Laertios (IV, 40) beruhen vielfach auf Scheelsucht und Klatschsucht.

Wie auf den Lebenspraktiker Lysias in der Entwicklung der attischen Rhetorik der Idealist Isokrates folgte, so folgt in der Philosophie umgekehrt dem Idealisten Platon der Realist Aristoteles, der aber zugleich mit universalem Geiste die naturwissenschaftlichen, erkenntnistheoretischen, ethischen, ästhetischen und politischen Probleme seiner Zeit umfaßte. So verdanken wir ihm auch auf dem Gebiet der Homoerotik in verschiedenster Beziehung manches Beachtenswerte; vor allem suchte er den Weg fortzusetzen, den bereits die Hippokrateer beschritten hatten, den Weg naturwissenschaftlicher Erklärung des Problems.

Er zieht daher nicht nur das Sexualleben des Menschen, sondern auch das der Tiere in den Kreis seiner Beobachtungen und schreibt über die Geschlechtsdifferenzierung und ihre gelegentliche Verwischung in seinem Werke „über die Tiere" (de animalibus III, 16, 2): „Das männliche Geschlecht hat sowohl bei den übrigen Tieren als beim Menschen in der Regel keine Milch, gleichwohl geschieht es bei einigen, wie denn auf Lemnos ein Bock aus den Zitzen, deren er zwei neben der Rute hatte, so viel Milch gab, daß man kleine Käschen daraus machte, und als er zum Bespringen kam, ereignete sich bei einem von ihm erzeugten Sprößling wiederum dasselbe. . . . Auch bei Männern (cf. auch I, 10, 1) läßt sich zuweilen zur Zeit der Mannbarkeit etwas herausdrücken, und beim Saugen kam sie bei einigen schon reichlich zum Vorschein." Bei den Erörterungen über die Pubertätserscheinungen bemerkt er V, 12, 4: „Daher verändern auch die Verschnittenen die Stimme in umgekehrter Weise, die Verschnittenen schlagen nämlich in das Weibliche um." — VII, 1, 1 heißt es: „Der Mann beginnt aber in der Regel zuerst nach vollendeten zweimal sieben (14) Jahren Samen zu führen, gleichzeitig beginnt auch die Behaarung der Scham, wie auch Alkmaion, der Krotoniate, sagt, daß die Pflanzen, bevor sie Samen zu tragen sich anschicken, erst ‚blühen'". Von Tribadie faute de mieux bei den Tauben berichtet er VI, 2. 10: „Ferner auch besteigen die Weibchen einander, wenn kein Männchen vorhanden ist (cf. Plin. hist. nat. X, 79), nachdem sie sich wie mit den Männchen schnäbelten, und ohne einander etwas mitzuteilen (d. h. ohne Befruchtung), legen sie zahlreichere Eier als die durch Zeugung entstandenen; aus ihnen kommen indes keine Jungen, sondern alle derartigen sind Windeier". Von geborenen Eunuchen berichtet VII, 1, 5: „Es bleiben auch manche von Haus aus unmannbar und infolge einer Verkümmerung der Schamteile unfruchtbar, in gleicher Weise bleiben auch Weiber von Haus aus unmannbar"; besonders beachtenswert erscheint folgende Bemerkung in VIII, 2, 5: „Die Natur aller dieser (Amphibien) scheint gewissermaßen verdreht, gerade wie manche Männer ein weibisches, manche Weiber ein männliches Aussehen haben. Wenn nämlich die Tiere in kleinen Teilen eine Verschiedenheit annehmen, so scheinen sie sich nach der Beschaffenheit des ganzen Körpers bedeutend zu unterscheiden. (§ 6.) Dies ist bei den Verschnittenen offenbar; das Tier schlägt nämlich, wenn es eines kleinen Teiles beraubt ist, ins Weibliche um; daher ist es klar, daß auch bei der ursprünglichen Bildung, wofern ein einziges Teilchen der Größe nach sich umgestaltet, sobald dieses ein wesentliches ist, bald ein Männchen, bald ein Weibchen entsteht, wenn es aber ganz hinweg genommen wird, keines von beiden (d. h. ein Individuum neutriusque sexus, eine Zwischenstufe). Es sind dies zwar nur Ansätze zu einer naturwissenschaftlichen Behandlung des Sexuallebens, aber immerhin Ansätze, die auf dem richtigen Wege vergleichender Forschung zustande gekommen sind.

Auch in seiner von seinem Sohn Nikomachos herausgegebenen Ethik kommt Aristoteles bei den Erörterungen über die Unenthaltsamkeit (Akrateia) auf die physiologische Seite des homoerotischen Problems zu sprechen.

Er schreibt dort (VII. 5, 3 ff): „Andere Gelüste und Genüsse sind teils krankhafter Art, teils Folgen von übler Angewohnheit; auch die Lust an männlicher Unzucht gehört hierher, denn sie ist teils Folge von angeborener Naturneigung, teils entspringt sie aus Gewöhnung. Diejenigen nun, bei welchen solche Neigungen natürliche Anlagen sind, die kann niemand unenthaltsam nennen, so wenig wie man die Weiber darum schelten kann, daß sie nicht aktiv, sondern passiv sich dem Manne gegenüber verhalten; und ebenso ist es mit denen, welche durch Gewöhnung mit krankhaften Gelüsten behaftet sind. (5) Solche Neigungen an sich zu haben fällt außerhalb der Bestimmungen der sittlichen Schlechtigkeit. Wenn einer, der sie hat, sie beherrscht oder von ihnen beherrscht wird, so ist das nicht Unenthaltsamkeit im einfachen und eigentlichen Sinne, sondern man bezeichnet es nur so der Ähnlichkeit wegen, gleichwie man auch denjenigen, der sich von dieser oder jener Leidenschaftsaufwallung beherrschen läßt, nur als unenthaltsam mit dem Zusatz in der und der Leidenschaft bezeichnet, aber nicht unenthaltsam schlechtweg nennen darf," d. h. er kann in jeder anderen Beziehung ein tüchtiger und braver Mensch sein (cf. auch Topika VI, 8, 4).

Die rein ethische Seite des Problems behandelt Aristoteles sodann in dem 8. und 9. Buch desselben Werkes, die von der Freundschaft handeln und ehedem eine eigene Schrift περὶ φιλίας bildeten, von den späteren Redaktoren jedoch in die Nikomachische Ethik eingefügt wurden. So heißt es hier, nachdem IX, 9, 10 der Freund das zweite Ich genannt wurde, in IX, 10, 4: „Ich sollte meinen, es sei überhaupt und aus demselben Grunde gar nicht möglich, vielen innig Freund zu sein, aus welchem es auch nicht möglich ist, viele zu lieben. Denn Liebe beansprucht ihrem Wesen nach, der höchste Grad von Freundschaft zu sein. Ein solcher höchster Grad aber findet nur statt in bezug auf ein Individuum und ebenso innige Freundschaft nur gegen wenige. (6) Daß es wirklich sich also verhält, ersehen wir auch aus den Tatsachen des Lebens, denn da kommen nicht viele Freunde in der wirklichen Bedeutung der Kameradenfreundschaft vor, und bei den von den Dichtern besungenen ist immer nur von einem Freundespaar die Rede," und weiter: „Wie es für die Liebenden das allererfreulichste ist, den Gegenstand ihrer Liebe zu sehen, und wie sie diese Sinnesempfindung allen übrigen Sinnesempfindungen vorziehen, weil durch sie allein die Liebe vermittelt wird und entsteht, ebenso ist auch für die Freunde das Wünschenswerteste, mit ihren

Freunden zusammen zu leben. . . . Und was es immer sein möge, worin für jeden das Sein besteht, oder um dessentwillen er zu leben wünscht, immer ist sein Sinn darauf gestellt, in diesem Element vereint mit dem Freunde sein Leben zu führen. Daher trinken die einen mit ihren Freunden, die andern würfeln, noch andere turnen oder jagen oder philosophieren mit ihnen, kurz, jeder verbringt seine Tage mit seinen Freunden in demjenigen, was er selbst in seinem Leben am liebsten treibt und tut. Zusammenleben nämlich ist es, was alle mit ihren Freunden wollen, und daher tun und treiben sie mit ihnen dasjenige, was für sie die Lebensgemeinschaft ausmacht."

Schon in der vor der Ethik geschriebenen Rhetorik hieß es (I, 11, 11): „So macht den Verliebten das Sprechen und Schreiben über den Geliebten und die beständige Beschäftigung mit demselben Freude, indem sie dabei, stets erinnert, gleichsam einen Eindruck vom Geliebten zu empfinden glauben. Und das ist jederzeit der Liebe Anfang, wenn man nicht allein bei der Gegenwart eines Menschen Freude, sondern auch in der Erinnerung an den Abwesenden Liebe fühlt. Darum ist diese auch vorhanden, wenn man durch das Nichtdasein desselben betrübt wird"; und II, 4, 2: „Freunde sind die, welche bereits nur eine Freude und nur ein Leid haben; so auch die, welche dieselben Menschen als Freunde und dieselben als Feinde betrachten, denn ihre Wünsche müssen dieselben sein. So ist denn offenbar der ein Freund, der für den andern dasselbe wie für sich will." „Unter entgegengesetzten Charakteren," sagt Aristoteles VIII, 8, 6, „scheint vorzugsweise diejenige Freundschaft stattzuhaben, welche auf dem Nutzen basiert, so z. B. kann der Arme dem Reichen, der Unwissende dem Gelehrten Freund sein, denn was einer nötig hat, danach verlangt er und gibt dafür anderes als Gegengabe. Daher erscheinen denn auch die Liebhaber zuweilen lächerlich, wenn sie verlangen, ähnlich leidenschaftlich geliebt zu werden, als sie lieben. Wären sie freilich ähnlich liebenswert, dann könnten sie es meinetwegen verlangen; haben sie aber keine ähnlich liebenswerten Eigenschaften, dann ist ihre Prätension lächerlich." — „Zuweilen beklagt sich (IX, 1, 2) der Liebhaber, daß er in dem Verhältnis, das auf Liebe beruht, für seine übergroße Liebe keine Gegenliebe empfange — möglicherweise weil er gar nichts Liebenswürdiges an sich hat —, bald der Geliebte, daß jener, der früher alles mögliche versprach, jetzt nichts von alledem erfüllt. (3) Dergleichen geschieht ihnen aber in solchen Fällen, wo der Liebhaber den Gegenstand seiner Neigung nur um des Genusses willen liebt, der letztere dagegen in dem Verhältnis zu seinem Liebhaber nur seinen Vorteil sucht und beide dann diese Dinge nicht zu gewähren vermögen. Denn wo dies die Motive der Freundschaft sind, da erfolgt die Auflösung derselben, sobald dasjenige, weswegen sie einander liebten, nicht erreicht wird. Denn sie liebten ja nicht einer des andern Selbst, sondern nur etwas, was sie besaßen, und zwar etwas, was nicht bleibend ist, daher denn auch die darauf basierte Freundschaft ebenso vergänglich sein muß."

Viel Interessantes über die Homosexualität findet sich auch in den historisch-politischen Schriften des Aristoteles. Leider ist uns von dem großen Sammelwerk der Politeiai, die über nicht weniger als 158 Staatsverfassungen handelten, nur die der Athener verhältnismäßig vollständig überliefert. Hier polemisiert er u. a. C. 17 gegen die Nachrede, daß Peisistratos der Geliebte Salons gewesen sei. Dies Verhältnis sei schon aus chronologischen Gründen als unmöglich zu erweisen, da man nur die Lebenszeit und das Todesjahr der beiden Männer (Solon gest. 559, Peisistratos gest. 527) in Berechnung zu ziehen brauche." So ganz unmöglich erscheint dies jedoch nicht, da die Einrichtung der solonischen Verfassung in das Jahr 594 und die erste Tyrannis des Peisistratos in die Jahre

560—554 verlegt werden, beider Lebenszeit also um etwa 30 Jahre differiert.

Ergiebiger noch zeigen sich die wahrscheinlich zwischen 338 und 332 geschriebenen Politika des Aristoteles, in denen er u. a. auf den kretischen Paidon Eros zu sprechen kommt und seine staatliche Sanktionierung als prophylaktische Maßregel gegen Übervölkerung begründet. Er schreibt (II, 7, 5): „Und um die Männer zuweilen von dem Umgang mit ihren Weibern zu entfernen, damit sie nicht zu viel Kinder in die Welt setzen, hat er (Minos) die Triebe der Männer gegen ihr eigenes Geschlecht begünstigt. — II, 6, 6 bemerkt er von den Kelten, daß bei ihnen „der Verkehr mit dem männlichen Geschlechte offensichtlich in Ehren gestanden habe . . . wie denn überhaupt alle kriegerischen Völker diese Triebe, sei es gegen das eigene Geschlecht, sei es gegen das andere viel stärker zu fühlen scheinen."

Hier möge noch eine Anekdote von Aristoteles Platz finden, die unter den sog. Apophtegmata des Philosophen (Fr. 33 f.) überliefert ist. Als ihn einst ein schöngestalteter, aber schlecht beleumundeter Jüngling schalt und sagte, er würde sich schon längst aufgehängt haben, wenn er seinen Mitbürgern so, wie er, verhaßt wäre, erwiderte Aristoteles: „Und ich würde mich aufgehängt haben, wenn ich gleich dir von den Mitbürgern geliebt würde."

Einen längeren Abschnitt des V. Buches widmet Aristoteles in dieser Schrift dem Nachweis, daß durch hetero- wie homosexuelle Verfehlungen nicht selten politische Zwistigkeiten und Fehden entstanden sind. So schreibt er (V, 3, 1): „Es entstehen demnach die bürgerlichen Unruhen nie um kleiner Zwecke willen, wohl aber aus kleinen Veranlassungen. Diese kleinen Veranlassungen aber sind dann am fähigsten (Umwälzungen zu erzeugen), wenn sie Personen betreffen, die von Gewicht und Einfluß sind, So geschah es z. B. in Syrakus in den älteren Zeiten, daß die ganze Staatsverfassung sich aus Veranlassung eines Streites zwischen zwei Jünglingen änderte, die wegen eines Liebeshandels miteinander uneinig wurden, während sie eben damals ansehnliche Ämter verwalteten. Da nämlich der eine in Abwesenheit des andern dessen Liebling verführte, und dieser hinwiederum, um sich an dem ersten zu rächen, dessen Frau zur Untreue bewog, so entstand daraus eine Zwistigkeit zwischen beiden, welche durch die Teilnahme der Anhänger von beiden zuletzt die ganze Stadt in zwei feindliche Parteien teilte. . . . So kam auch (V, 8, 9 ff.) der Aufstand gegen die Peisistratiden in Athen daher, daß Hipparchos die Schwester des Harmodios beschimpft, den Harmodios selbst aber insultiert hatte. Nun verschwor sich Harmodios gegen ihn, um seine Schwester zu rächen, Aristogeiton aber um seines Freundes Harmodios willen. — Gegen Periander, den Tyrannen von Ambrakia, verschwor man sich, weil er bei einem Gelage mit seinen Lieblingen einen derselben fragte, ob er schon schwanger von ihm sei. (10) Philippos (von Makedonien) wurde von Pausanias umgebracht, weil er diesen ungestraft von einem seiner Hofleute, dem Attalos, hatte beschimpfen lassen."

Aristoteles hätte seine Bemerkung in der Politika (II, 6, 6), daß alle kriegerischen Völker sexuellen Trieben, sei es gegen das eigene Geschlecht, sei es gegen das andere, ganz besonders unterworfen seien, allein schon durch einen Hinweis auf seine Landesgenossen, die Makedonen selbst, den nördlichsten der griechischen Stämme, begründen können. Unter ihren Herrschern haben wir durch ihn (Pol. V, 8, 9) Archelaos, Amyntas und Philippos II., den Vater Alexanders des

Großen, sowie diesen selbst der gleichgeschlechtlichen Liebe huldigend kennen gelernt.

In seinem „Philippika“ äußerte sich schon der Isokrateer Theopompos, daß Philipp II. alles Lumpengesindel aus ganz Hellas und den Barbarenländern um sich gesammelt habe, Menschen, die „als Männer sich nicht entblödeten, sich den ganzen Körper zu rasieren und zu glätten und als Bärtige miteinander Unzucht zu treiben. Auch führten sie immer zwei oder drei „Lieblinge“ auf ihren Feldzügen mit sich und überließen sich selbst anderen zu gleichen Diensten. Daher hätte man sie wohl mit Recht nicht die Freunde, sondern die „Freundinnen“ des Königs, nicht Soldaten, sondern Huren nennen können.“ Die Übertreibung dieser Ausdrücke entzieht schon an sich der Schilderung einen guten Teil Glaubwürdigkeit. Da ferner Theopompos bereits im Altertum (Nepos, Alcibiades 11) das Epitheton eines „maledicentissimus scriptor“ erteilt wurde, so dürfen wir auch auf dem Gebiet des Paidon Eros seine bissigen Invektionen keineswegs als bare Münze nehmen. Immerhin mag er als Gewährsmann für eine nicht allzu spärliche Verbreitung gleichgeschlechtlicher Liebe auch bei den Makedonen dienen, wie desgleichen seine Angaben über die bisexuelle Natur König Philipps, die auch durch anderweitige spätere Mitteilungen gestützt werden, nicht in Zweifel zu ziehen sind.

Auf Theopompos soll (nach Müllers Vermuten) auch die Stelle des Justinus (VIII, 8) zurückgehen, die von einem Liebesverhältnis des Königs zu seinem jugendlichen Schwager Alexander I. von Epeiros, wieder in schmähenden Worten, erzählt: „Philippos ließ Alexandros, den Bruder seiner Gemahlin Olympias, einen Knaben von edlen Schönheit, im Namen der Schwester nach Makedonien kommen, bot alles auf, ihn durch die Aussicht auf den Thron anzulocken und trieb ihn sodann, Liebe heuchelnd, zu einem unzüchtigen Umgang, um sich einer großen Hingebung desselben, sei es wegen des beschämenden Bewußtseins oder wegen der Verbindlichkeit für den Thron, zu versichern. Als dieser 20 Jahre erreicht hatte, übergibt er die (dem Arrubas entrissene) Herrschaft dem noch ganz jungen Menschen, an beiden ein Frevler.“

Über die Ermordung des Königs findet sich bei Justinus (IX, 6) folgender Bericht: „Inzwischen feiert Philippos (336 zu Aigai) die Vermählung seiner Tochter Kleopatra mit Alexander, den er zum König in Epeiros gemacht hatte. Es war dies ein ausgezeichnet prunkvoller Tag, entsprechend der Größe beider Könige, sowohl dessen, der die Tochter vermählte, als dessen, der sie zur Gemahlin nahm. Auch an herrlichen Spielen fehlte es nicht, und als Philippos, um diesen beizuwohnen, ohne Leibwache hinging, in der Mitte der beiden Alexander, des Sohnes und des Eidams, stößt Pausanias, ein junger Makedonier von Adel, der niemand verdächtig war, in einem schmalen Hohlweg, den er besetzt hatte, den Philippos im Vorbeigehen nieder und macht so den zur Freude bestimmten Tag zu einem abscheulichen Trauertag. Dieser Pausanias hatte in den ersten Jahren der Mannbarkeit von Attalos gewaltsame Schändung erlitten; das Empörende dieser Handlung war aber durch folgende Schändlichkeit erhöht worden. Attalos hatte ihn nämlich zu einem Gastmahl zu locken gewußt und ihn sodann im Zustand der Trunkenheit nicht nur zum Werkzeug seiner eigenen, sondern auch der anderen Gäste Wollust, wie einen gemeinen Hurer, dienen lassen, und unter seinen Altersgenossen zum allgemeinen Gespött gemacht. Voll Verdruß darüber hatte Pausanias oft seine Klagen vor Philippos gebracht. Da er mit mancherlei leeren Hoffnungen nicht ohne Spott hingehalten wurde und überdies seinen Gegner mit der Feldherrnwürde beehrt sah, kehrte er seinen Zorn gegen

Philippos selbst und vollzog die Rache, die er an dem Gegner nicht vollziehen konnte, an dem ungerechten Richter."

Daß auch Philipps Sohn, Alexander der Große, der Liebe zum eignen Geschlecht nicht abhold war, läßt sich durch mehrfache Zeugnisse des Altertums belegen. Zwar sind die Berichte seiner Zeitgenossen uns nur noch in Trümmern und Splittern erhalten, weshalb wir lediglich auf Berichte aus zweiter und dritter Hand angewiesen sind. Unter ihnen berichtet schon Diodoros (XVII, 37, 5) von der Freundschaft zwischen Alexander und Hephaistion, die in dem bekannten Wort Alexanders bei dem Zusammentreffen mit der Mutter des Dareios: „denn auch dieser ist ja Alexander" ihren Ausdruck fand. (cf. Curtius III, 12 und Arrian II, 12, 6).

Nach dem Tode des Freundes (324) betrieb er (Diodor, XVII, 114, 1) die Anstalten zu der Leichenfeier mit solchem Eifer, daß sie nicht nur glänzender wurde als alle Leichenbegängnisse der früheren Zeiten, sondern es auch in der Zukunft nicht möglich war, ihn darin zu übertreffen. Denn er liebte ihn mehr als seine vertrautesten Freunde, und nach dem Tode erwies er ihm eine Ehre, die über alles ging. Er hatte ihn, solange er lebte, allen vorgezogen, wiewohl Krateros sein Nebenbuhler war. Als nämlich einmal einer seiner Vertrauten sagte, Krateros sei nicht weniger geliebt als Hephaistion, erwiderte Alexander, Krateros sei des Königs Freund, Hephaistion aber Alexanders Freund (cf. Plutarch 47). Zuletzt kam auch Philippos, einer seiner Freunde, und brachte einen Spruch vom Ammon, daß man dem Hephaistion als einem Gott opfern solle."

Plutarch berichtet C. 67: „Als Alexander die Hauptstadt von Gedrosien erreichte, ließ er das Heer, um Feste zu feiern, von neuem ausruhen. Er sah hier, wie man erzählt, berauscht dem Wettstreit der Chöre zu, wobei sein Liebling Bagoas, der als Chorführer den Preis davon trug, im vollen Schmuck über das Theater ging und sich neben ihn setzte. Als die Makedonier dies sahen, klatschten sie ihm Beifall zu und schrien, er solle ihn doch küssen, ließen auch nicht eher nach, bis er ihn umarmte und ihm einige Küsse gab." Dieser Bagoas war nach Curtius (VI, 5, 18) ein Verschnittener von ungemeiner Schönheit und noch in der Blüte der Jugend. Nabarzanes hatte ihn ehedem in Hyrkanien dem König geschenkt, um sich in Gunst zu setzen, und seitdem war Bagoas der erklärte Liebling Alexanders geworden (cf. auch Curtius X 1, 4). Nach Plinius (XIII, 9) bezeichneten die Perser mit dem Namen Bagaos die Verschnittenen, welche zu einer Art Herrschaft (heute Vezirat) gelangten. Außer den erwähnten Hephaistion und Bagoas nennt Curtius auch noch zwei andere Lieblinge Alexanders (IV, 8), den Hektor, des Parmenio Sohn, einen „Jüngling in der schönsten Blüte der Jahre, den Alexander wie wenige liebte" und VII, 9 (38) den Excipinus, „einen noch sehr jungen Menschen, den Alexander wegen seiner Jugendblüte lieb gewonnen hatte, und der, obgleich er dem Hephaistion an Körpergestalt gleich, ihm an Anmut, die freilich nicht ein Vorzug der Männer ist, nicht gleichkam".

In der Schlacht von Chaironeia (338) wurde die politische Selbständigkeit der griechischen Stadtstaaten vernichtet, doch der hellenische Genius folgte den Spuren des jugendlichen makedonischen Eroberers bis an die Grenzen des damaligen Universums und fand in den Städten der hellenistischen Diadochenreiche, in Alexandria, Antiochia, Pella und Pergamon nicht minder fördernde Pflegestätten wie in der alten Heimat. Allerdings wurde die geistige und literarische Tendenz in andre Bahnen gelenkt. Der Gelehrte wurde durch die Schaffung der großen Bibliotheken in Alexandria und Pergamon ein selbständiger Typus des geistigen Lebens, und seine Polymathie färbte auch auf die anderen literarischen Gebiete ab. Auch die homosexuelle Literatur blieb hiervon nicht unbeeinflußt.

Kallimachos (310—240), von Ptolemaios Philadelphos an den Hof und die Bibliothek zu Alexandria gezogen, verband mit ausgedehnter Gelehrsamkeit poetische Neigungen, die auch dem homosexuellen Gebiet nicht fern blieben. Unter seinen 65 (erhaltenen) Epigrammen finden sich neben zahlreichen Grabschriften auf tote Jünglinge auch ziemlich viele Liebesgeständnisse an lebendige. Hier nur eine Probe[101]:

Schenke mir ein auf Diokles' Wohl; doch bleibe das Wasser
Fern dem geweihten Pokal, schenke mir lauteren Wein.
Schön ist der Knabe fürwahr, zu schön; wenn einer dies leugnet,
Nun dann bin ich es allein, der sich auf Schönheit versteht.

Asklepiades von Samos, der Lehrer des Theokritos, legt in seine Epigramme die ganze Weichheit eines verliebten Dichterherzens. Bald treibt ihn in stürmischer Regennacht die Sehnsucht vor die Tür des schönen Moschos; bald beklagt er den frühverstorbenen Botrys; bald schildert er uns Eros selbst, wie der schelmische Gott seiner Mutter entläuft, um in der Gesellschaft holder Jugend zu weilen. Einmal sehen wir auch den Dichter mit seinem Liebling Nikagoras fleißig dem Becher zusprechen, bis diesem das Köpfchen niedersinkt und der Kranz von den Locken fällt.

Dioskorides von Alexandria, der unter Ptolemaios III. lebte, scheint in seinen Neigungen sehr wechselnd gewesen zu sein. Kaum dem Theodoros entronnen, ist er sogleich wieder in den Banden des Aristokrates gefangen. Von ihm ist das von Brandt (S. 266) mitgeteilte Epigramm:

Zephyr, wehe du sanft und bring mir gesund meinen Jungen,
Wie du den süßen empfingst, glücklich zum Ufer zurück.
Kürze der Monate Maß, denn selbst nur wenige Tage,
Ewig erscheinen sie dem, welchen die Liebe ergriff.

Der letzte der Dichter, die hauptsächlich auf dem Gebiet des Epigramms ihren Ruhm erwarben, bildet der der kynischen Schule angehörige Meleagros aus dem syrischen Gadara, der selbst ein namhafter Epigrammatiker war und im letzten Viertel des I. vorchristlichen Jahrhunderts eine stattliche Anzahl der besten Epigramme seiner Vorgänger und Zeitgenossen zu einer alphabetisch geordneten Anthologie, dem Grundstock der nach mehrfachen Erweiterungen im X. nachchristlichen Jahrhundert von Konstantinos Kephalas herausgegebenen Sammlung bildet, die wir als Anthologia Palatina kennen.

Der Raum verbietet es, Proben von Meleagros' paiderotischer Lyrik zu bringen, und wir müssen deshalb für weiteres auf Brandts Abbandlung verweisen.

---

[101]) Jahrbuch f. s. Zw. IX (1908), S. 219 ff.

Auch die bukolische Idyllenpoesie, dieses antike „Retournons à la nature“, ist, wenn auch von der älteren Dichtung eines Epicharmos und Sophron beeinflußt, ein Eigengewächs hellenistischer Zeit. Der Begründer und Hauptvertreter der Idyllenpoesie des Altertums ist Theokritos (geb. um 305). Doch nicht alle uns noch erhaltenen Dichtungen Theokrits sind bukolische (ländliche) Idyllen; drei von ihnen (2, 14, 15) bezeichnet man als die städtischen Idyllen, dazu kommen noch mythologische Epyllien, enkomiastische Hymnen (an Hieron und Ptolemaios), Epigramme u. a. In vielen treibt der Paidon Eros sein heiteres, bisweilen auch als *βαρὺς θεός* sein tragisches Spiel.

So im XII., das den Titel Aïtes, die uralte dorische Bezeichnung für den Geliebten (der Liebhaber hieß Eispnelas), führt und der Freude über das Wiedersehen mit dem Liebling, sowie dem Wunsche Ausdruck gibt, daß ihre Liebe immer der ähnlicher werden möchte, wie sie die Megarer empfanden, die dem Attiker Diokles zu Ehren die Wettkämpfe im Küssen eingesetzt hatten (cf. o.).

Die Gedichte XXIX und XXX sind direkt als Paidika überschrieben. Das erste enthält eine Klage über die Treulosigkeit und den Wankelmut eines geliebten Jünglings, während das zweite ein Gespräch eines nicht mehr ganz jugendlichen Liebhabers mit seinem eigenen Herzen enthält: zwar will er den Liebesgedanken entsagen, aber sein Herz belehrt ihn, daß der Kampf mit Eros ein vergebliches Unterfangen ist.

Von Anspielungen auf mythologische Stoffe nennen wir die Erwähnung des Ganymedes (XII, 35; XV, 124; XX, 41), des Achilleus und Patroklos (XXIX, 34), das paiderotische Begehren des Pan und Priapos nach dem schönen Daphnis (Epigr. 3) und die das ganze, dem Freunde Nikias gewidmete, XIII. Gedicht füllende Liebe des Herakles zu dem jugendlichen Hylas, dem er sich widmete (v. 14):

Daß ihm ganz nach dem Herzen werde gebildet der Zögling
Und, seiner selbst wohl mächtig, zum redlichen Manne gediehe.

Von dem Smyrnäer Bion, der längere Zeit seines Lebens als jüngerer Zeitgenosse des Theokritos auf Sizilien lebte, rührt ein Gedicht her, das einen Katalog der berühmten Freundespaare des Altertums enthält:

Glücklich der Liebende, dem sein Lieben belohnt wird;
Glücklich ein Theseus, dem sich ein Peirithoos bot zum Begleiter,
Als sie herunter sich wagten zum unbarmherzigen Hades;
Glücklich Orest in den Nöten des unheilbrütenden Meeres,
Als er an Pylades' Seite des Irrsals Pfade betreten;
Selig Achill, der Pelide, solang ihm Patroklos lebte,
Glücklich im Tod, weil ihm den Gefährten zu rächen vergönnt war.
(Mähly.)

Dem Bion wird neuerdings auch (Christ) das in die theokritische Sammlung (XXIII.) gekommene Gedicht Dyseros (Der unglückliche Liebhaber) zugeschrieben. Es enhält die letzten Klagen eines unglücklich Liebenden, bevor er Selbstmord vor der Tür des Geliebten begeht, und die Rache, die der beleidigte Eros an dem hochmütigen Jüngling vollzieht, indem er den Badenden durch seine marmorne Bildsäule zerschmettern läßt. Ob in den Phainomena, dem astronomischen Lehrgedicht des Aratos aus dem kilikischen Soloi, paiderotische Reminiszenzen aus alten Mythen vorkommen, ist zurzeit noch nicht festgestellt. Wohl aber haben wir von dem Dichter, dessen paiderotische Neigungen schon Theokrit berührt, ein Epigramm, aus dem hervorgeht, daß man die Namen geliebter Jünglinge selbst auf Gräber schrieb, ebenso wie man sie auf Vasen oder Säulen verewigte oder sie in die Rinde der Bäume einschnitt. Es heißt bei Aratos: „Philokles der Argiver ist schön, das verkünden die Säulen von Korinth und die Gräber von Megara. Das steht auch sonst zu lesen bis zu dem Bade des Amphiaraos (eine Quelle in der Nähe des boiotischen Oropos), daß er schön ist. Aber was bedarf es des Zeugnisses der Steine; jeder, der ihn kennt, wird das eingestehen[102].“

Unter den elf von Rhianos erhaltenen Epigrammen sind nicht weniger als sechs auf Jünglinge gedichtet, von denen eins lautet:

Dexionikos stellt im Schatten der grünen Platane
 Jüngst einer Amsel nach, fing sie am Flügel behend.
Könnte ich tauschen mit ihr! Wie gern von dem Knaben gefangen,
 Süß mit der Tränen Tau möcht' ich ihm netzen die Hand.

Eigenartig erscheint die Stellung Zenons aus dem kyprischen Kittion (364—263), des Gründers der stoischen Schule, der nach Sextus Empiricus (P. H. III, 245 u. adv. Ethic. p. 190) den Geschlechtsakt sowohl im hetero- wie im homosexuellen Sinne für ein Adiaphoron erklärt, das seine akzidentellen Eigenschaften erst durch die begleitenden Umstände erhalte. In der Aufstellung des *σπουδαῖος ἔρως*, dessen Wirken darin besteht, den zur Tugend Veranlagten, aber noch nicht darin Vollkommenen völlig auszubilden, nähert sich Zenon wieder der platonischen Lehre.

Ferner heißt es bei ihm und seinen Nachfolgern, nur der Weise sei schön, der Törichte und Schlechte aber häßlich. Die sich zeigende Schönheit (*ἡ ἔμφασις τοῦ κάλλους* oder *τὸ ἐμφαινόμενον κάλλος*) scheint bei den Stoikern die technische Bezeichnung gewesen zu sein für ein Anknüpfungsmittel der Liebe. Diese aber erschien ihnen teils als eine Jagd (cf. Platon Protag. c. 1) auf einen in der Tugend noch nicht vollkommenen, aber zu ihr veranlagten Jüngling und daher die Erotik als die Wissenschaft dieser Jagd. Die Liebe sei ein durch die sich zeigende Schönheit veranlaßter Versuch zum Wohltun oder zur Freundschaftsbezeugung, indem die Liebe nicht auf den sinnlichen Genuß (Synusia), sondern auf das Wohlwollen (Philia) gerichtet sei. Bei Epikuros scheint nach M. H. E. Meier[104]) die Homosexualität keine besondere Betrachtung gefunden zu haben. Über die Reste eines sympotischen Dialogs von ihm schreibt Fr. Ullrich[105]): „Da nun durch den Weingenuß die Gemüter der leichtlebigen jungen Leute erhitzt sind, so kommt das Gespräch von selbst auf den Liebesgenuß. Man erörtert ernstlich die Frage, welcher Zeitpunkt hierfür am günstigsten sei. Epikuros, der erfahrene Lebenskünstler, sucht die Leidenschaften der Jünglinge abzukühlen, er belehrt seine Zuhörer, daß die Sache keinen Nutzen bringe, wohl aber öfter Schaden stifte, indem sie Beunruhigungen und Aufregungen verursache, bei einem Mahle aber und vollends nach einem solchen sei sie sehr nachteilig.

Eine rigorose Stellung gegenüber dem Paidon Eros scheint Diogenes von Sinope († 323), der Stifter der kynischen

---

102) Cf. P. Brandt i. Jahrbuch f. sex. Zw. IX (1908).
104) L. c. in Ersch u. Gruber.
105) L. c. II S. 8.

Schule, trotz seiner sonstigen Ungeniertheit in sexualibus eingenommen zu haben.

Sein Namensvetter mit dem Beinamen Laertios führt darüber (VI, 46, 53 f., 58 f. u. 61) u. a. folgende Anekdoten an: Er habe, als er einen Jüngling mit einem Satrapen zu Tisch gehen sah, denselben fortgezogen, zu seinen Verwandten zurückgebracht und ihrer Aufsicht empfohlen. — Zu einem andern Jüngling, der sich auffällig geschmückt hatte und ihn nach etwas fragte, sagte er, daß er ihm nicht eher antworten wolle, als bis er sein Gewand heraufgenommen und ihm sein Geschlecht gewiesen hätte. — Einmal, als zwei Kinäden sich vor ihm versteckten, rief er ihnen zu: „Scheut euch doch nicht, ein Hund frißt keine Beete (Mangold).“ — Als er einmal nach dem Vaterland eines prostituierten Jünglings gefragt wurde, gab er zur Antwort: „Er ist ein Tegeate“, wodurch er an die Nebenbedeutung des Wortes τέγος (Bordell) erinnerte.

Aristoxenos von Tarent, ein Aristotelesschüler, erzählt Fr. 9 (nach Jamblich, Vit. Pyth. 233) die aus Schillers „Bürgschaft“ bekannte Geschichte von der Freundschaft des Damon und Phintias aus den Tagen des Tyrannen Dionysios, die Aristoxenos aus des Dionysios eignem Munde gehört haben will. — Fr. 25 erwähnt er der Liebschaft zwischen Sokrates und seinem Lehrer, dem Philosophen Archelaos, und Fr. 31a erfahren wir von einer solchen zwischen Alkibiades und Anytos, dem späteren Ankläger des Sokrates. Der Spott des Sokrates über dieses Verhältnis soll nach Aristoxenos den Anytos zu seiner Feindschaft gegen Sokrates getrieben haben.

Von einem Liebesverhältnis zwischen dem Philosophen Empedokles und dem Pausanias aus dem Geschlecht der Asklepiaden weiß Satyros (fr. 12) nach Diogenes Laertius (VIII, 58) zu berichten; ebenso erzählt er von dem Philosophen Stilpon (fr. 19), daß er einst bei einem Gelage die Hetäre Glykera beschuldigte, daß sie die Jünglinge verderbe. Doch diese erwiderte schlagfertig: „Hierin, mein lieber Stilpon, sind wir beide gleich schuldig. Denn auch von dir sagt man, daß du die, welche mit dir verkehren, verdirbst, indem du sie unnütze und verliebte Trugschlüsse lehrst, genau so wie ich. Es ist nun kein Unterschied für die, welche verdorben und unglücklich gemacht werden, ob sie mit einem Philosophen oder mit einer Hetäre verkehren.“ —

Einen Beitrag zur lakedaimonischen Paidagogik gibt Agatharchides von Knidos (um 130) in Fr. 6: „Bei den Lakedaimoniern wurde es für ganz besonders schimpflich gehalten, wenn einer in bezug auf seinen Körper zu wenig männlich erschien oder einen zu starken Bauch hatte, wenn an jedem zehnten Tage sich die Jünglinge den Ephoren nackt zur Kontrolle darbieten mußten. Es inspizierten auch die Ephoren täglich sowohl die Kleidung wie das Lager der Jünglinge. . . . Und als Naukleides, der Sohn des Polybiades, wegen seines schwelgerischen Lebens übermäßig korpulent und wanstig aussah, wurde er von den Lakedaimoniern mitten in die Volksversammlung geführt und von Lysander als ein Schwelger hart gescholten und wäre beinah aus der Stadt vertrieben worden: immerhin drohten sie ihm damit, wenn er nicht sein Leben änderte.“ — Nach Fr. 8 verboten die Ephoren auch den Jünglingen, mit einem gewissen Gnosippos wegen seines schwelgerischen Lebens zu verkehren.

Wie uns Ephoros von Kyme Gewährsmann für den Paidon Eros im alten Kreta ist, so gibt uns sein Zeitgenosse

Theopompos von Chios (geb. 376) interessante Mitteilungen über das gleichgeschlechtliche Liebesleben der alten Etrusker:

„. . . Und sie verkehren zwar viel mit Weibern, aber auch an dem Umgang mit Knaben und Jünglingen ergötzen sie sich. Denn diese sind bei ihnen sehr schön, da sie ja vortrefflich leben und ihren Körper glatt machen. Denn alle gegen Westen wohnenden Barbaren glätten ihre Körper teils mit Pech, teils mit dem Schermesser und besonders bei den Etruskern sind viel derartige Werkstätten und Künstler, welche diese Fertigkeit ausüben, gleich wie bei uns die Barbiere. Wenn sie zu diesen kommen, bieten sie sich ihnen zur Behandlung mit Pech oder Schermesser in jeder Weise dar, ohne Scham, daß sie jemand erblicke oder dazukomme. Es haben diesen Gebrauch aber viele, sogar von den in Italien wohnenden Hellenen, die es von den Samniten und Messapiern gelernt haben."

Auch im römischen Staate lassen sich homosexuelle Betätigungen schon in verhältnismäßig früher Zeit konstatieren.

Der erste Bericht darüber liegt aus der Zeit der Decemviralgesetzgebung vor (449). Livius läßt (III, 57) den Verginius Klage über den Decemvir Appius Claudius führen, weil er die freigeborene Tochter eines Bürgers einem Schützling, dem Lustdiener seines Schlafgemaches, zur Leibeigenen gegeben habe[106]). Aus der Zeit des zweiten Samniterkrieges (326—304) berichtet Livius (VIII, 28), daß ein Wucherer versucht habe, einem schönen Schuldgefangenen Gewalt anzutun. Dem Gefangenen gelang es, obwohl schon blutig gepeitscht, zu entkommen; es entstand ein Auflauf, und der Senat sah sich infolge dieses Vorfalles genötigt, das Institut der Schuldknechtschaft abzuschaffen[107]).

Nach 289, dem Jahr der Einsetzung der Triumviri capitales, muß sich folgender von Valerius Maximus (VI, 1, 10) berichteter Vorfall zugetragen haben: „C. Pescennius ließ als Triumvir capitalis den (Primipilaren) Cornelius wegen unzüchtigen Verkehrs mit einem edelgeborenen Jüngling in das Staatsgefängnis setzen, obwohl derselbe ein verdienter Krieger und wegen seiner Tapferkeit viermal vom Feldherrn zum Anführer der ersten Linie der Triarier ernannt worden war. Cornelius wandte sich an die Tribunen, indem er das Vergehen eingestand, aber Beweise anbot, daß dieser Jüngling öffentlich und unverhohlen das Gewerbe der Unzucht getrieben habe. Allein sie verweigerten ihm ihre Vermittelung. Und so mußte er im Gefängnis sterben. Die Tribunen glaubten, daß der Staat nicht nötig habe seinen Tapferen um ihrer auswärts bestandenen Gefahren willen Freiheit zur Ausgelassenheit in der Heimat zu erteilen." Im Jahre 227 forderte nach Valerius Maximus (VI, 1, 7)[108]) M. Claudius Marcellus (der spätere Sieger von Nola) als Aedilis curulis den Volkstribun C. Sca(n)tinius Capitolinus vor das Volksgericht, weil er seinem (des Marcellus) Sohne unzüchtige Zumutungen gemacht hatte. Scantinius versicherte nachdrücklich, daß er als unverletzliche Person nicht verbunden sei, vor Gericht zu erscheinen, und rief den Beistand der anderen Tribunen für seine Sache an. Allein diese Behörde schlug jede Verwendung ab, welche die Untersuchung wegen jenes Verbrechens hemmen konnte. Der Beklagte wurde dem-

---

106) Cf. Fragmenta histor. graec. ed. Mueller. I, 315 fr. 222. Vgl. darüber auch Dionysios XI, 40 f.

107) Weitere Fälle: Valerius Maximus VI, 1, 9 u. 11; Dionysios, XVI, 8 u. 9, XVIII, 24; Livius, XXIX, 17, 19; XXXIX, 8 ff. u. 42.

108) Auch bei Plutarch, Marcellus c. 2.

nach vorgeladen, und der einzige Zeuge, den man in Anspruch nahm, veranlaßte seine Verurteilung. Es ist nämlich bekannt, daß man den Jüngling vor die Rednerbühne brachte. Hier heftete er seinen Blick zur Erde und beobachtete ein fortwährendes Stillschweigen. Dies verschämte Schweigen bewirkte hauptsächlich, daß er Genugtuung erhielt." Der Prozeß ist insofern besonders bemerkenswert, als an den Namen des Verurteilten später die Herleitung der bekannten Lex Sca(n)tinia geknüpft wurde.

Ein übles Licht auf die Gepflogenheiten der römischen Legionäre wirft die Schilderung des Vibius Virrius aus dem Jahre 211: „ich will nicht sehen, wie meine Vaterstadt (Capua) zerstört und in Brand gesteckt wird und die campanischen Frauen und Jungfrauen und edelbürtigen Knaben zur Entehrung (von den Römern) fortgeschleppt werden (rapi ad stuprum)". Polybios verdanken wir eine sehr wichtige Stelle aus dem römischen Militärstrafrecht. Es heißt VI, 37, 9: „Die Stockschläge sind ferner die Strafe derer, welche im Lager stehlen, ein falsches Zeugnis ablegen oder wenn einer erfunden wird, daß er in der Blüte seiner Jahre seinen Körper mißbrauche" (d. h. sich als Passiver gebrauchen lasse).

In seinen „Attischen Nächten" hat uns A. Gellius das Bruchstück einer Rede des jüngeren Scipio Africanus (gest. 129) aufbewahrt, das sich mit scharfen Invektiven gegen P. Sulpicius Gallus wendet. Es heißt daselbst (VII, 12; ed. Hertz VI, 12): „Denn ein Mensch, der täglich gesalbt vor dem Spiegel sich schmücken läßt, der mit rasierten Augenbrauen, Bart und sogar mit rasierten Schenkeln einhergeht, der als junger Mann bei Gelagen in Begleitung seines Liebhabers mit einer langärmeligen Tunika bekleidet sich auf das niedrigste Bett legt, der nicht nur den Wein, sondern auch die Liebkosungen des Mannes sucht (qui non modo vinosus, sed virosus quoque sit), tut der etwa was anderes, als was Brauch der Kinäden ist?"

Plutarchos berichtet in seiner Biographie des Marius (c. 14)[108a]: „Am meisten aber gefiel den Soldaten des Marius die Unparteilichkeit, die er als Richter bewies, wovon folgendes Beispiel angeführt wird: Sein Schwestersohn C. Lusius diente unter ihm als Offizier. Dieser war in einen jungen Menschen von seiner Kohorte, namens Trebonius, verliebt und machte mehrere Versuche bei ihm, die aber alle abgewiesen wurden. Endlich ließ er ihn zur Nachtzeit durch einen Diener zu sich rufen. Der Jüngling kam, weil er gegen den Befehl nichts einwenden durfte, und wurde zu ihm ins Zelt geführt. Da aber Lusius Gewalt brauchen wollte, zog er das Schwert und stach ihn auf der Stelle nieder. Dies geschah in der Abwesenheit des Marius, der bei seiner Zurückkunft über den Trebonius Gericht hielt. Viele traten als Kläger gegen ihn auf, ohne daß jemand sich seiner annahm; allein er trat selbst mit großer Unerschrockenheit hin, erzählte den Verlauf der Sache und stellte Zeugen auf, daß er schon viele Versuche des Lusius abgewiesen und sich für keinen noch so hohen Preis zu schändlichen Dingen verstanden habe. Marius, voller Verwunderung und Freude, ließ sich den Kranz bringen, womit die Römer rühmliche Handlungen zu lohnen pflegten, und setzte ihn mit eigener Hand dem Trebonius auf, weil er zu einer Zeit, die an guten Beispielen so arm wäre, die schönste Tat verrichtet hätte."

[108a]) Cf. auch Plutarch, Apophthegm. Rom. Mar. 3. Ebenso nimmt Quinctilianus (Institut. III, 11, 14 und Declamat. 3) auf diesen Vorfall Bezug.

Moritz Voigt hat im „Zivil- und Kriminalrecht der Zwölf Tafeln" (1833) unter strengster Kritik der einschlägigen Fälle aufs evidenteste nachgewiesen, daß bis zum Erlaß der Zwölftafelgesetze (450) überhaupt kein Fall einer gerichtlichen Verurteilung homosexueller Vorkommnisse vorliegt, und daß, was auch Mommsen zugibt, in den nächsten Jahrhunderten die von Livius und Valerius Maximus angeführten Fälle sämtlich mit Notzucht konkurrieren und zwar als Mißbrauch der Dienstgewalt seitens militärischer Vorgesetzter, oder gegen Schuldgefangene von seiten der Gläubiger begangen waren, wogegen die Volkstribunen als gegen eine proditio (d. h. treuloses Handeln) mit durchgängig erfolgreichen Kriminalklagen einschritten.

Jedenfalls bestand in der ersten Hälfte des I. vorchristlichen Jahrhunderts bereits das Scantinische Gesetz. Leider sind wir über Inhalt und Fassung desselben ebensowenig wie über die Zeit seiner Entstehung genau unterrichtet. Höchstwahrscheinlich richtete es sich aber nur, wie auch die spätre Lex Julia, lediglich gegen die Verführung, bezw. die Notzüchtigung freigeborener Knaben und Jünglinge[109]). Denn da die Sklaven, die pueri venales, „Sache" ihrer Herren waren, sah der römische Staat durchaus keine Veranlassung, in derartige Verhältnisse einzugreifen. — Über die von der Lex Scantinia festgesetzte Strafe berichtet Quinctilianus (Institut. or. IV, 2, 69): „Ingenuum stupravit et stupratus se suspendit, non tamen ideo stuprator capite ut causa mortis punietur, sed decem milia, quae poena stupratori constituta est, dabit", desgleichen 71: „tu tamen ingenuum stuprasti, solve decem milia" und VII, 4, 42. Es war also eine Geldstrafe von 10,000 As (840 M.) verhängt, was sowohl mit dem frühern Brauch von 227 (cf. o.) wie mit einer Stelle des spätern Paullus übereinstimmt, der gleichfalls für die Kaiserzeit eine Geldstrafe erwähnt. Das Gesetz mag wohl später in Vergessenheit geraten oder laxer gehandhabt sein, denn Juvenalis läßt in seiner II. Satire (v. 43) die Laronia sagen:

Will man Gesetze einmal aufstöbern, so muß man vor allem
An das scantinische gehen; erst richte den Blick auf die Männer
Und durchmustere sie . . . .

---

109) Cf. auch Dr. jur. N. Praetorius i. Jahrbuch I (1899), S. 105: „Soviel scheint aber gewiß, daß nur die Schändung unbescholtener römischer Jünglinge, und zwar wahrscheinlich nur minderjähriger, von jeher bestraft wurde.

Charakteristisch für die milde Auffassung, mit der Anklagen nach der Lex Scantinia betrachtet wurden, ist ein Brief des M. Caelius Rufus aus dem Jahre 50 v. Chr. an den in Cilicien weilenden Cicero. Caelius berichtet, daß er von dem Censor Appius Claudius Pulcher auf Grund der Lex Scantinia belangt worden sei, und er ihn nach demselben Gesetze wieder belangt habe. Der letztere Prozeß sollte vor dem Prätor Drusus verhandelt werden, der mit Erfolg ebenfalls nach der Lex Scantinia hätte belangt werden können: „Komm baldmöglichst, um dich satt zu lachen über das, was hier vorgeht, wie ein Drusus über Sünden gegen das Scantinische Gesetz zu Gericht sitzt". Aus dem Briefe geht klar hervor, daß die erste Anklage nicht aus moralischer Entrüstung war erhoben worden, sondern nur dazu dienen sollte, den Coelius für die Zeit des Schwebens des Verfahrens politisch, aber nicht gesellschaftlich mundtot zu machen.

Als Personen, die gleichgeschlechtliche Neigungen hatten, finden wir erwähnt: den Diktator Sulla (Plutarch, Sulla, c. 2.), L. Lucullus (Plutarch, Luc., c. 43), C. Verres den jüngeren als käuflich (Plutarch, Cicero c. 7) Aulus Gabinius (Cicero, Senatsrede nach Rückkehr aus der Verbannung c. 4.); über das Verhältnis des C. Curio mit dem jungen M. Antonius berichtet Cicero. (Briefe an Att. I. 14, 5; or. pro domo c. 24 und 48; 2. Philip. c. 18.) Von dem Diktator Caesar erzählt u. a. Suetonius, daß er als junger Mann dem König von Bithyen seine Keuschheit preisgegeben habe, worüber noch 30 Jahre später seine dem Triumphwagen folgenden Soldaten unter anderen lustigen Liedern auch das sehr populäre Soldatenlied sangen:

Caesar unterwarf sich Gallien, doch den Caesar Nikomedes;
Im Triumphzug zieht jetzt Caesar, da er Gallien bezwang;
Nikomedes aber triumphiert nicht, der doch Caesarn unterwarf.

Cassius Dio bemerkt hierzu (43, 20): „Was die Soldaten über seinen Umgang mit Nikomedes ihm nachsagten, ärgerte ihn gewaltig. Er wollte sich rechtfertigen und schwur, daß es nicht wahr sei, wurde aber dafür noch obendrein ausgelacht." Caesar ließ sich auch auf heterosexuellem Gebiet mancherlei zuschulden kommen. Suetonius fährt daher (52) fort: „Daß er wegen seiner Unkeuschheit und Ehebrüche in dem allerübelsten Rufe stand, geht am deutlichsten daraus hervor, daß Curio, der Vater, ihn einst in einer Rede „den Mann aller Frauen und die Frau aller Männer" nannte. (71) Weiter sagt Suetonius über ihn: (45) . . . in der Sorgfalt für seinen Körper ging er soweit, daß er nicht nur sein Haar schneiden und den Bart sorgfältig scheren ließ, sondern auch, wie einige ihm vorgeworfen haben, sich die Haare ausrupfen ließ; (47) . . . schlankgewachsene und gebildete Sklaven kaufte er für einen so ungeheuren Preis, daß er sich selbst dessen schämte und derselbe nicht in seine Rechnungen mit eingetragen werden durfte; (76) er übergab Aufsicht und Oberbefehl über die drei in Alexandria zurückgelassenen Legionen seinem unzüchtigen Geliebten Rufio, dem Sohn eines seiner Freigelassenen."

Auch in der römischen Literatur fand die Homosexualität verhältnismäßig früh ihren Niederschlag.

Schon bei Plautus finden sich überaus zahlreiche Anspielungen hierauf. Im Curculio lautet die Ermahnung des Sklaven Palinurus an seinen jungen Herrn Phaedromus (I, 1, 35):

Niemand verwehrt das Gehen auf offener Straße dir,
Wenn nur durch ein umzäuntes Grundstück du den Weg
Nicht suchst, von Ehefrauen, Witwen, unbescholtnen
Jungfraun und freigebornen Knaben fern dich hältst[110]),
So magst du lieben, was du willst.

Es ist charakteristisch, daß bei Schilderungen sexueller Exzesse fast stereotyp Frauen, Mädchen und edelgeborene Knaben in einem Atem genannt werden.

In der Mostellaria heißt es im Zwiegespräch der Sklaven des Kallidamates (IV, 2):

„Mich kennt der Herr.“ —
„Er wird doch wohl sein Ruhepolster kennen.“

Der bekannte Polyhistor und Enzyklopädist M. Terentius Varro aus Reate (116—27) verspottete, wie Bloch[111]) bemerkt, in seiner Satire Eumenides die weibischen Moden der Männer, spricht von den partim venusta muliebriore ornati stola und vergleicht diese Effeminierten wegen ihrer durchsichtigen Gewänder mit den Najaden. Als Gegenstück dazu geißelte er in den Meleagri die ausgesprochen männliche Kleidung mancher Frauen und beschreibt das Kostüm einer à la Atalante aufgeschürzten Jägerin sehr anschaulich: non modo suris apertis, sed paene natibus apertis ambulans, cum etiam Thais Menandri tunicam demissam habeat ad talos. —

Über Augustus schreibt Suetonius (c. 68): „In seinen jungen Jahren wurden ihm mancherlei schändliche Dinge nachgesagt. Sextus Pompeius sagte ihm nach, er lasse sich als Weib gebrauchen; Marcus Antonius, er habe durch Unzucht die Annahme an Kindes statt von seinem (Groß-)Oheim (Caesar) verdient; der Bruder dieses Marcus aber, Lucius Antonius: er habe seine zuerst von Caesar entehrte Keuschheit nachher auch dem Aulus Hirtius in Hispanien für 300 000 Sestertien (52 500 M.) preisgegeben, und um ein zarteres Haar zu bekommen, es an den Schenkeln mit glühenden Nußschalen absengen lassen. (71) Von allen diesen Schmähungen und Verleumdungen widerlegte er den Vorwurf der Päderastie am leichtesten, und zwar durch die Enthaltsamkeit, welche er damals und nachher bewies.

Von der Sittengesetzgebung des Augustus interessiert uns hier die Lex Julia de adulteriis vom Jahre 18 a. Chr. Sie richtete sich auch gegen gleichgeschlechtlichen Verkehr. Dieses Gesetz änderte jedoch nach Numa Praetorius[113]) wahrscheinlich lediglich die Strafe der Lex Scantinia. Aus der Lex Julia ersehen wir, wann Unzucht zwischen Personen männlichen Geschlechtes bestraft wurde; denn die Stellen, welche

---

110) Vgl. darüber Dr. Iwan Bloch im I. Bande dieses Handbuchs, S. 227.

111) Iwan Bloch, Urspr. der Syphilis, Bd. II. S. 568.

112) Ribbeck, l. c. S. 251.

113) Jahrbuch f. s. Zw. I. 1899. S. 106 ff.

uns über den nähern Inhalt des Gesetzes Aufschluß geben, sprechen nur von der Strafbarkeit des Stuprum pueri, d. h. der Schändung des Knaben, des unerwachsenen Jünglings, und zwar erwähnt (der Rechtsgelehrte) Paulus an einer Stelle seiner Sententien, daß nur der puer praetextatus, d. h. der Jüngling bis zum 16. oder 17. Lebensjahr, geschützt sein sollte[114]). Es genügte aber noch nicht, daß der Geschändete minderjährig, bezw. noch puer praetextatus war, sondern er mußte auch unbescholten sein, damit den Schänder die Strafe traf. Dies geht aus folgendem hervor: Das Stuprum einer Frau wurde nur bestraft, wenn die Frau zu den honeste viventes gehörte, d. h. ehrbar und unbescholten war (D. XLVIII, 5 l. 6 pr. u. l. 35 § 1.). — Das Stuprum des puer wird mit dem Stuprum der virgo auf eine Stufe gestellt, und die Lex Julia hat beide gleich behandelt; dies zwingt zu dem Schluß, daß das Gesetz auch nur die Schändung des ehrbaren Jünglings im Auge hatte, nicht den Verkehr mit einem Exoletus, einem männlichen Prostituierten[115]).

Der Schändung, d. h. der immissio penis in anum wurden vermutlich auch andere besonders anstößige geschlechtliche Akte gleichgeachtet; denn Paulus sagt, daß derjenige, welcher stuprum oder sonstiges flagitium impurum an einem puer praetextatus vornimmt, d. h. eine sonstige unzüchtige Schandtat, bestraft wurde. (Paulus Sent. II, 26 § 13: Qui voluntate sua stuprum flagitiumve impurum patitur, dimidia parte bonorum suorum multatur, nec testamentum ei ex maiore parte facere licet.) J. Fr. Christ, historia legis Scantiniae, Hal. 1737, (c. 20), erklärt, daß wahrscheinlich das ore motigerari, d. h. Unzucht per os, zu diesen strafbaren Handlungen gezählt wurde.

Die Strafe der Lex Julia war für den Verführer, Mittäter und Verkuppler bei vollendeter Schändung Todesstrafe, bei bloßem Versuch Deportation (cf. Dig. XLVII, 11 l. 1, 2 Paulus Sent. V, 4 § 14). Ferner auch für den verführten Jüngling Konfiskation der Hälfte seines Vermögens und Unfähigkeit über die Hälfte seiner Güter

---

[114]) Digestae, XLVII, 11 (De ext. crim.) l. 1, 2 (Paulus): Qui puero stuprum abducto ab eo vel corrupto comite persuaserit aut mulierem puellamve interpellaverit quidve impudicitiae gratia fecerit, donum praebuerit pretiumve, quo is persuadeat, dederit perfecto flagitio punitur capite, imperfecto in insulam deportatur, corrupti comites summo supplicio afficiuntur. — Und in den Sententien des Paulus, aus welchen diese Stelle entnommen ist, heißt es noch deutlicher (Paulus Sent. V, 4, § 14): Qui puero praetextato stuprum aliudve flagitium abducto ab eo vel corrupto comite persuaserit . . . . Ferner Dig. XLVIII, 5 (Ad. leg. Jul. de adult. coerc.) 1, 35, 1 (Modestinus libr. primo regularum): Stuprum in vidua vel virgine vel puero committitur. Aus einer Stelle Tribonians in den Institutionen (Inst. IV, 18 de public. judic, 54) könnte man vielleicht entnehmen, daß die Lex Julia die Unzucht zwischen Männern an sich bestraft habe. Diese Stelle beabsichtigt jedoch nur die zu Justinians Zeiten erlassene Strafe unter dem für Sittlichkeitsgesetze gebräuchlichen Sammelnamen „Lex Julia“ anzugeben.

[115]) Ibid.

zu testieren (cf. Paulus Sent. II, 26 § 13). Die wider Willen des Geschändeten vollzogene Stuprierung (Notzucht) wurde ebenfalls mit dem Tode bestraft, wahrscheinlich wurde kein Unterschied gemacht, ob der Geschändete minderjährig oder erwachsen war.

„Qui masculum liberum invitum stupraverit, capite punitur."

Für das Militär scheint das Gesetz unter bestimmten Umständen noch strenger gewesen zu sein. Nach Quintilianus soll über diejenigen, welche im Kriegslager widernatürliche Unzucht verübten, die Todesstrafe verhängt worden sein. Ob die Strafe tatsächlich angewendet wurde, dürfte wohl bezweifelt werden." (Cf. Schrader, Corpus jur. civ. T. I. p. 758, 1832.)

Noch einiges über die Literatur der augusteischen Zeit, aus der am deutlichsten hervorgeht, daß Gesetz und Gesellschaft damals die gleichgeschlechtliche Liebe als solche nicht verwarfen. Da ist P. Vergilius Maro[116]) zu nennen, der in seinem Jugendwerk, den Eclogae, auf den Bahnen Theokrits wandelte.

So behandelt schon die zweite (älteste) Ekloge die unglückliche Liebeswerbung des reichen Herdenbesitzers Corydon um den schönen Alexis, den Liebling seines Herrn. Er tröstet sich mit dem Gedanken. noch einen anderen Alexis finden zu können, wenn dieser ihn andauernd verschmähe.

Unter den Freunden des Horatius[117]) lernen wir den Konsularen Lucius Sestius als jünglingliebend kennen. Der Dichter ermuntert ihn in einem Frühlingsgedicht, das Leben zu genießen, denn (C. I, 4, 16):

Bald deckt dich Nacht und fabelhafte Schatten,
Bald das plutonische Haus, das nichtige, wo du ferner nicht mehr
Die Königswürde beim Gelag erlosest,
Lycidas nimmer bewunderst, den lieblichen, dem jedweder Jüngling
Schon jetzt entbrennt und bald die Mädchen lodern.

Auch dem Elegiendichter Albius Tibullus ist die gleichgeschlechtliche Liebe nicht fremd. Als der jugendliche Marathus dem Dichter manche Sorge bereitet, wendet er sich an Priapus mit der Bitte um guten Rat, wie man die Jünglinge dauernd fessele. Der gartenbehütende Gott antwortet (I, 4, 9 ff.)[118]):

. . . . der Folgsame siegt doch in der Liebe zumeist.
Sträube dich nicht, als Begleiter zu gehen, ob lang auch der Weg scheint,
Ob auch die lechzende Glut dörrend die Fluren versengt,
Möchte er fechten, so spiele du mehr so leicht mit der Rechten,
Gib dir auch Blößen oft, daß er zu siegen vermag.
Dann wird er hold dir gesinnt, läßt süße Küsse sich rauben;
Sträubt er sich auch, er gibt dennoch, so viele du willst;
Rauben läßt er sie erst, bald folgt er von selbst deiner Bitte,
Ja, verlangend umschlingt — er dir den Nacken nachher. —
Du aber, der du zuerst die Liebe verkaufen gelehrt hast,
Wer du auch immer seist, schwer soll die Erde dir sein. . . .
Wen der Dichter besang, der lebt, solang Eichen noch rauschen,
Sterne am Himmel stehen, Wasser in Flüssen noch strömt . . . .
Jeder hat seinen Ruhm und ich berat in der Liebe

---

116) Ferner Ecl. 3, 7, 10. Aen. I. 28, IV, 215, V. 569, X. 323, XII. 390; die Episode Nisus und Euryalus behandeln V. 295, IX. 175, 432.

117) Ferner Ep. 11 und 19. 9. Carm. I. 32, 5. IV, 1. V, 34. Sat. I, 2, 116. I, 4, 27. II, 3, 325. Epist. I. 18, 22, 72. II 2.

118) Ribbeck, l. c. Bd. II. S. 192.

Alle, die unglücklich sind, allen ja helfe ich gern.
Kommen wird einmal die Zeit, da mich als den Meister der Liebe
Hoch im Alter umschwärmt glühend der Jünglinge Schar.
Ach, wie Marathus mich quält mit eigensinniger Liebe!
All' meine Kunst mir versagt, all' meine List mir versagt!
Schone mich, Liebling, ich bitte, sonst werd' ich am Ende zu Schanden,
Da man den Meister verlacht, wenn er sich selber nicht hilft.

Anscheinend ohne homoerotische Wünsche verlief das Leben des Elegikers Sextus Propertius[119]), wenigstens lassen sich weder in seinen Werken noch sonst irgendwo Anhaltspunkte dafür auffinden. Doch war er weit entfernt, die Homoerotik zu befehden, im Gegenteil, als es ihm einmal bei seiner Cynthia oder sonst einer Schönen recht schlecht erging, klagt er (II, 4, 27):

Wer mir von Herzen verhaßt, dem wünsch' ich, daß Mädchen er liebe,
Wen als Freund ich erkannt, mag sich an Jünglingen freun.
Diesem hat oft schon das Herz ein einziges Wörtchen gewendet,
Jene besänftigt man kaum, wenn man sein Blut auch verspritzt.

Eine durchaus heterosexuelle Natur war auch P. Ovidius Naso[120]), der große Liebestheoretiker des römischen Altertums; in seiner Ars amatoria (II, 684) sagt er:

Nicht lieb' ich den Genuß, in dem nicht beide zerschmolzen;
Weniger zieht darum Liebe der Knaben mich an.

Die Berichte des Suetonius und Tacitus über die Ausschweifungen des Tiberius (14—37) sind von der neueren Kritik durchweg für unglaubwürdig erwiesen worden. Schon Adolf Stahr[121]) stellte sie als psychologische Unmöglichkeiten hin und deckte ihre Widersprüche mit den sonstigen Angaben über die Persönlichkeit Tibers auf.

Zwei Stellen des Tacitus richten sich gegen die beiden älteren Söhne des Germanicus und Großneffen des Tiberius, den 30 gestorbenen Nero und den 33 gestorbenen Drusus; ersterem soll der Kaiser (V, 3) Liebschaften mit Jünglingen und Unkeuschheit, letzterem Schändung des Leibes (VI, 24) vorgeworfen haben. Von Tibers Nachfolger, seinem dritten Großneffen, C. Caesar Caligula (37—41) berichtet Suetonius: (36) Seine eigene Keuschheit schonte er ebensowenig als die anderer. Er soll mit dem M. Lepidus Mnester, einem Pantomimen und einigen Geiseln in gegenseitiger Unzucht gelebt haben. Valerius Catullus, ein junger Mann aus konsularischem Geschlechte, erklärte laut, er habe den Caligula geschändet, und ihm selbst sei die Brust infolge der Unzucht mit demselben ganz schwach geworden." (52) .... zuweilen trug er seidene Kleider und einen Frauenmantel ... oder Weibersocken ... zuweilen sah man ihn auch in der Tracht der Venus ... (55) Wen er aber einmal lieb hatte, für den war er bis zum Wahnsinn eingenommen. Den Pantomimen Mnester küßte er öffentlich im Schauspiele, und machte jemand, während derselbe tanzte, auch nur ein geringes Geräusch, so ließ er ihn vor sich bringen und peitschte ihn mit eigener Hand. . . .[122]) Von dem bereits genannten Mnester berichtet Dio Cassius (60, 28) noch, daß er einst, als das Volk ihn auf das angelegentlichste

[119]) El. I, 20. IV, 6, 21. V, 8, 25.

[120]) Ars. am. I, 505. V, 109. Heroid. IX, 72. XXI, 15. Fast. II, 351. Remed. 589. Trist. I, 5, 19. I, 9, 27. II, 3, 43. V, 4, 25. V. 6, 25.

[121]) Adolf Stahr, Tiberius. 1863. S. 283 u. a.

[122]) Cf. M. Kaufmann, Das Sexualleben des Kaisers Nero. Lpzg. o. J. mit ausführl. Angabe der modernen belletrist. Literatur üb. Nero.

bat, bei einem Lieblingsstück aufzutreten, es wagen konnte, hinter der Szene hervor zu schauen und sich damit zu entschuldigen, daß er gerade mit Orestes in einem Liebeswerk begriffen sei.

Auf Caligula soll auch das bekannte Epigramm des Ausonius gemünzt sein:

Tres uno in lectu, stuprum duo perpetiuntur
Et duo committunt, quattuor esse reor.
Falleris, extremis do singula crimina, et illum
Bis numeres medium, qui facit et patitur.

Über Caligulas Nachfolger Tib. Claudius (41—54), den jüngeren Bruder des Germanicus, und Oheim des Caligula, sagt Suetonius (c. 33): die Frauen (Messalina, Agrippina, d. J.) liebte er leidenschaftlich, aber von Männern hielt er sich fern (marium omnino expers).

Die sexuellen Ausschweifungen Caligulas wurden noch überboten durch Nero (54—68), den Stiefsohn des Claudius, der als kaum 17jähriger auf den Thron kam. Suetonius berichtet von ihm (c. 26):

„. . . Den Knaben Sporus, welchen er hatte entmannen lassen, wollte er gar noch in eine Weibernatur verwandeln, ließ ihn unter den gewöhnlichen Hochzeitsfeierlichkeiten samt Mitgift und Brautschleier mit großem Geleit sich zuführen und lebte mit ihm als einer Frau. Darüber machte jemand den treffenden Witz, es würde mit der Welt gut stehen, wenn sein Vater Domitius eine solche Frau gehabt hätte. Diesen Sporus, der wie eine kaiserliche Frau aufgeputzt in einer Sänfte getragen wurde, begleitete er auf die Gerichts- und Handelsplätze in Griechenland und später zu Rom auf den Bildermarkt und küßte ihn dabei oftmals. (29) Seine eigene Keuschheit gab er in dem Grade preis, daß er, nachdem fast alle Glieder seines Körpers durch Unzucht befleckt waren, zuletzt noch eine Art Spiel erfand, wobei er in ein Tierfell gehüllt, aus einem Käfig herausgelassen wurde und nun auf die Schamteile von an Pfählen gebundenen Männern und Weibern losging und dann, wenn er sich völlig ausgetobt hatte, von seinem Freigelassenen Doryphoros erlegt wurde; mit diesem letzteren hatte er sich, in gleichem Verhältnis wie Sporus mit ihm, als Frau verheiratet und machte dabei auch das Schreien und Jammern geschändeter Jungfrauen nach (nach Suet. c. 21 hatte er auch als Tragödienspieler in Maske u. a. die gebärende Kanake gespielt). Von mehreren hörte ich, er habe die feste Überzeugung gehabt, daß kein Mensch keusch oder an irgend einem Teil seines Körpers unbefleckt sei, aber die meisten wüßten ihre Fehler zu verheimlichen und schlau zu verdecken, und daher habe er solchen, die ihm ihre Unkeuschheit offen gestanden, auch ihre übrigen Vergehen verziehen. (35) . . .“

Tacitus (XIII, 17; XIV, 51 u. 60; XV, 37) und Dio Cassius ergänzen die suetonische Biographie durch eine Anzahl ähnlicher Mitteilungen. Tacitus berichtet namentlich von Tigellinus, den der Caesar zum Oberbefehlshaber der prätorischen Kohorten ernannte, nachdem er „ihn zu seinen geheimsten Gelüsten gebraucht“, so daß er sich sogar von einer Sklavin der Oktavia sagen lassen mußte: Oktavias Scham sei reiner als sein Mund (XIV, 60). Dio Cassius (61, 10) fügt hinzu, daß Neros Lehrer, der Philosoph L. Annaeus Seneca, der selbst trotz glänzender Heirat an Buhljungen Gefallen fand, dabei aber ein so strenger Sittenprediger war, daß er Nero bat, ihn nicht zu küssen, diesen zu seinen Männerliebschaften angeleitet habe. Vom psychologischen Standpunkt am interessantesten ist das Verhältnis Neros zu seiner verstorbenen Gattin Poppaea Sabina. Es wird übereinstimmend berichtet, daß er an Sporus so großes Gefallen fand, ihn entmannen ließ und heiratete, weil er mit der Sabina so große Ähnlichkeit hatte. Anderseits teilte er sich selbst wieder die Maske und Rolle der Sabina zu, so dem freigelassenen Pythagoras (Doryphorus) gegenüber. So berichtet Dio Cassius (63, 9): Die weiblichen Masken (in denen Nero auf der Bühne auftrat) waren immer der Sabina nachgebildet, um sie auch noch nach ihrem Tode zu feiern . . . Einer gab, als jemand ihn fragte, was der Kaiser tue, zur Antwort: „Er kreißt", denn Nero stellte gerade die Kanake vor. Den Sporus aber nannte er Sabina, nicht bloß weil er wegen seiner Ähnlichkeit mit ihr entmannt worden war, sondern auch weil sich Nero wie früher mit jener, in Griechenland öffentlich mit ihm vermählte, wobei Tigellinus nach der Vorschrift des Gesetzes, die Ausstattung übernahm. Diese Vermählung feierte ganz Griechenland, indem man unter anderen üblichen Glückwünschen auch den vorbrachte, daß die Ehe mit rechtmäßigen Kindern gesegnet werden möchte. Hierauf wohnten dem Nero Pythagoras als Mann und Sporus als Weib bei, und unter anderem wurde letzterer auch Herrin, Fürstin, Gebieterin betitelt.

Von Neros Nachfolger, dem 73 jährigen Serv. Sulpicius Galba, dem bisherigen Statthalter des tarraconensischen Spaniens, der als erster die Reihe der Soldatenkaiser eröffnet, schreibt Suetonius (c. 22): „Zur Wollust zog er Männer vor, aber nur sehr starke und ausgewachsene. Man erzählte, daß er in Spanien den Icelus, einen seiner alten Beischläfer, als er ihm die Nachricht von Neros Tode brachte, nicht bloß öffentlich mit heftigen Küssen empfangen, sondern auch gebeten habe, er möchte sich unverweilt scheren lassen, und ihn dann beiseite führte."

Gegen Galba erhob sich noch im gleichen Jahre M. Salvius Otho, um seinem Vorgänger wenig Zeit zu lassen, „seine Jugend zu genießen", wie die spottlustigen Soldaten sagten, als sie Galbas Kopf auf einer Speerspitze umhertrugen. Wir haben ihn schon als einen der Freunde Neros kennen gelernt (Suet. 2). Dio schreibt von ihm (64, 8): „sein übriger Lebenswandel und daß er an Sporus (der als einer letzten Getreuen seinen Herrn auf der Flucht begleitet hatte, aber mit dem Leben davongekommen war) seine Lust befriedigte und die andern Günstlinge Neros beibehielt, ließ alle nichts Gutes von ihm erwarten". — Suetonius gibt im Schlußkapitel (12) seiner Biographie folgendes Bild von dem Achtunddreißigjährigen: „säuberlich fast wie die Weiber hatte er einen haarlosen Leib und trug auf dem Kopf wegen Kahlheit eine so passend anliegende Perücke, daß niemand einen Unterschied merkte, ja er ließ sich täglich das Gesicht rasieren und mit feuchtem Brote reiben und trieb es so vom ersten Flaumhaar an, um nie einen Bart zu bekommen; auch habe er das Isisfest oft ganz öffentlich in einem leinenen Priestergewande gefeiert." Juvenalis nennt noch in seiner II. Satire (v. 99) den Spiegel „das Gerät des weibischen Otho" (Othonis pathici). Doch war er bei den Prätorianern allgemein beliebt (Suet. l. c.).

Der dritte, von den germanischen Legionen zum Imperator ausgerufene, Thronprätendent war Aulus Vitellius. Er hatte eine bewegte Vergangenheit hinter sich. Seine Knaben- und ersten Jünglingsjahre brachte er, wie Suetonius (c. 3) schreibt, zu Capreae unter den Lustknaben des Tiberius zu und erhielt dort den Beinamen Spintria (= Sphinkter), und man glaubte, daß seine körperlichen Reize den ersten Anlaß und späteren Grund zur Beförderung seines Vaters gaben. (4) Die Regierung führte er größtenteils nach dem Rat und den Einfällen der gemeinsten Schauspieler und Wagenlenker, namentlich des Freigelassenen Asiaticus. Diesen schändete er als jungen Menschen in wechselseitiger Unzucht, und als er ihm später aus Überdruß entlief, ließ er ihn in Puteoli, wo er Essigwasser verkaufte, wieder ergreifen und in Fesseln schlagen, gab ihn aber gleich wieder frei und trieb wieder seine Lust mit ihm. Zum zweitenmal sodann, da ihm sein Trotz und seine Wildheit zu arg wurde, verkaufte er ihn an einen auf Märkten herumziehenden Gladiatorenfechtmeister, nahm ihn aber, als er bis zum Ende eines Fechterspieles aufbehalten wurde, diesem unversehens wieder und ließ ihn erst frei, als er die Verwaltung einer Provinz erhielt. Am ersten Tage seiner Regierung sodann beschenkte er ihn über der Tafel mit dem goldenen Ringe (Zeichen des Ritterstandes), während er noch am Morgen dieses Tages, da alle für ihn darum baten, aufs strengste seinen Abscheu über eine solche Beschimpfung des Ritterstandes ausgesprochen hatte. (Cf. Tacitus, Hist. II, 95). Dio Cassius berichtet noch (65, 10), daß unter seiner Regierung Sporus als entführtes Mädchen auf der Bühne erscheinen sollte, diese Schmach aber unerträglich fand und sich selbst das Leben nahm.

Eine der ergebnisreichsten Quellenschriften für das homosexuelle Leben der römischen Kaiserzeit ist das Satirenfragment des T. Petronius Arbiter, des arbiter elegantiae am neronischen Hofe. — Petronius hatte in seinem Werk die menippeische Satire zum Roman und zwar zum Erstmodell des Schelmenromans erweitert, in dem sich an lockerem Faden Abenteuer an Abenteuer zu Wasser und zu Lande phantastisch reihen, während reich ausgeführte Episoden hetero- und homosexueller Natur den Gang der Erzählung unterbrechen. Die Handlung spielt in den letzten Jahren des Tiberius, doch nicht ohne Hineinbeziehung von Erscheinungen und Zuständen der neronischen Zeit. Es sind uns von den 16 Büchern des ganzen Werkes nur das XV. und XVI. in größeren Partien und kleineren Bruchstücken erhalten. Die beiden fahrenden Gesellen, Eucolpios und Ascyltos, sind auf ihren Wanderfahrten zusammen mit dem jungen Giton, der den Gegenstand ihrer beiderseitigen Eifersucht bildet, nach, wie Ribbeck[123]) annimmt, Cumae gekommen. Ihre Abenteuer daselbst, deren eines das berühmte „Gastmahl des Trimalchio“ bildet, die Leiden einer Seefahrt und ihre Schicksale im bruttischen Croton bilden den Inhalt der erhaltenen Fragmente. Wilhelm Heinse, der Verfasser des „Ardinghello“, hat die Fragmente 1772 ins Deutsche übertragen und mit kongenialer Erfassung des Stoffes die zahlreichen Lücken, manchmal vielleicht etwas zu reichlich, ausgefüllt, so daß bei der Lektüre dieser Übersetzung immerhin eine Kontrolle durch den Urtext zu empfehlen ist. Im ersten Bande dieses Handbuchs hat bereits Iwan Bloch eine eingehende Würdigung des Romans in sexueller Beziehung gegeben[124]).

---

[123]) Ribbeck, l. c. Bd. III S. 152 ff.
[124]) Dieses Handb. I, S. 520—523.

Von Kaiser Vespasianus (64—79), der, von den syrischen Legionen zum Imperator ausgerufen, die Ära der Kaiser aus dem flavischen Hause begründete, sind keine urnischen Neigungen überliefert. Wohl aber berichtet Suetonius solche aus der Jugendzeit seines Sohnes und Nachfolgers Titus (79 bis 81). C. 7 heißt es bei Suetonius: „Außer seiner Grausamkeit wurde man auch noch auf seine Schwelgerei aufmerksam, weil er die Gelage mit seinen ausgelassensten Freunden oft bis Mitternacht fortsetzte; ebenso auf seine Unzüchtigkeit wegen einer Menge von Lustknaben und Verschnittenen, die er um sich hatte, und wegen seiner auffallenden Liebe zu der Königin Berenike, der er auch die Heirat versprochen haben sollte . . . . . Kurz man glaubte und sagte offen, daß er ein zweiter Nero sei. Allein dieser schlimme Ruf hatte gute Folgen bei ihm und verwandelte sich seit seiner Thronbesteigung in das höchste Lob, als man keinen Fehler mehr, im Gegenteil nur die höchsten Tugenden an ihm entdeckte . . . . . Auch hörte er auf, einige seiner Lieblinge reichlich zu unterstützen und wollte sie überhaupt nicht mehr in öffentlicher Gesellschaft sehen, obwohl sie solche Tanzkünstler waren, daß sie später auf der Bühne eine große Rolle spielten.“

Von des Titus jüngerem Bruder und äußerst unähnlichem Nachfolger Domitianus (81—96) berichtet Suetonius (c. 1): „es ist allgemein bekannt, daß der gewesene Prätor Clodius Pollio, auf welchen es ein Gedicht von Nero unter dem Titel ‚Luscio‘ gibt, ein eigenhändiges Schreiben von ihm besaß und hier und da sehen ließ, worin er ihm eine Nacht versprach; ebenso gab es Leute, welche behaupteten, Domitianus sei auch von Nerva, der später sein Nachfolger wurde, geschändet worden.“ Trotzdem verurteilte er mehrere Mitglieder beider Stände (der Senatoren und Ritter) nach dem Scantinischen Gesetze.

Dio Cassius ergänzt diese Charakteristik in seinem 67. Buche noch durch folgende Mitteilungen: „(2) Aus keinem andern Grunde geschah es, daß er trotz seiner Liebe zu dem Verschnittenen Earinos zur Verhöhnung des Titus, welcher zu den Verschnittenen große Zuneigung fühlte, im ganzen römischen Reich die Entmannung verbieten ließ. (6) Er war nämlich nicht nur träg und feige, sondern auch in Bezug auf Weiber und Lustknaben im höchsten Grade ausschweifend und liederlich.“

In der Dichtung der flavischen Zeit ragen die Poesien des M. Valerius Martialis hervor; so reich wie er hat kein Römer je, weder vor ihm noch nach ihm, das Feuerwerk epigrammatischer Kleindichtung spielen lassen. Hier wird uns auch in stets wechselndem kaleidoskopisch buntem Spiegelbilde das ganze geschlechtliche Leben des kaiserlichen Rom vorgeführt; keine sexuelle Variation und Anomalie wird uns geschenkt, sei es daß uns sein Spiegel in feingeschliffenen Facetten Lebemänner und Lebefrauen in mancherlei Eheirrungen vorführt, sei es, daß er das

Treiben alter Liebhaber oder das freche Gebahren der Kokotten und Kinäden geißelt oder uns Blicke in das Leben und Treiben der Tribaden eröffnet. Da er jedoch mehr die prostitutionelle Seite der zeitgenössischen Homosexualität enthüllt und ihm in dieser Beziehung bereits Iwan Bloch hinreichende Beachtung und Würdigung geschenkt hat, so mag hier auf diese trefflichen Zusammenstellungen verwiesen sein[125]).

Von M. Cocceius Nerva (96—98), dessen wir schon bei Domitianus gedachten, wurde der aus Spanien stammende M. Ulpius Traianus adoptiert, der 98 als erster Ausländer den römischen Kaiserthron bestieg (98—117). Dio Cassius schreibt von ihm (68, 7): „Zwar weiß ich wohl, daß er Jünglinge liebte und gerne Wein trank; er wäre aber hierin bloß zu tadeln, wenn er sich dabei zu Schändlichkeiten und Lastertaten hätte verleiten lassen; so aber konnte er einmal viel Wein vertragen, ohne betrunken zu werden, und gebrauchte auch in der Liebe keinen Zwang. Viel ist in Geschichte und Dichtung älterer wie neuerer Zeit über das Verhältnis des Kaisers P. Aelius Hadrianus (117—138), Traians Vetter, zu seinem Liebling, dem Bithynier Antinous geschrieben worden[126]). Dio Cassius berichtet darüber (69, 11): „In Ägypten ließ Hadrianus auch die sogenannte Stadt des Antinous aufbauen. Antinous stammte aus einer Stadt in Bithynien, die auch Claudiopolis heißt. Er war der Liebling des Hadrianus und starb in Ägypten, sei es nun, daß er in den Nil fiel, wie Hadrianus berichtet, oder daß er ein Opfer wurde, wie es wohl richtiger ist. Wie Hadrianus überhaupt sehr wißbegierig war, so ließ er sich auch auf Wahrsagereien und magische Künste ein. Entweder also aus Liebe zu Antinous oder weil er ihm zu Liebe starb, denn er bedurfte zu dem, was er vorhatte, der freiwilligen Aufopferung eines andern, ehrte er ihn so hoch, daß er an dem Orte, wo er starb, eine Stadt erbauen ließ und sie nach ihm benannte und fast im ganzen römischen Reich ihm zu Ehren Bildsäulen oder vielmehr Brustbilder aufstellen ließ. Am Ende wollte er sogar einen besonderen Stern des Antinous am Himmel sehen und hörte es gerne, wenn seine Gesellschafter ihm das Märchen ausschmücken halfen, daß aus der Seele des Antinous wirklich ein Gestirn entstanden und damals zuerst sichtbar geworden sei.

---

125) Dieses Handbuch I, 395, 399, 406, 411—412, 416, 426.

126) Cf. O. Kiefer i. Jahrbuch f. sex. Zw. VIII (1906), S. 567 ff.

Spartianus teilt über Hadrian und Antionus folgendes mit (c. 10): „(13) Nachdem er Arabien durchreist, kam er nach Pelusium .... verlor aber auch bei einer Spazierfahrt auf dem Nil seinen Liebling Antinous, den er auf eine weibische Art beweinte, und zwar weil er nach einigen für ihn freiwillig als ein Sühneopfer starb, oder nach andern, aus einer ganz andern Ursache, welche des Knaben Schönheit und Hadrians ausschweifende Wollust leicht erraten lassen (cf. u.). Sehr gern sah es daher Hadrianus, daß ihn die Griechen vergötterten und ihm sogar Orakelsprüche zuschrieben, welche aber Hadrianus selbst soll verfertigt haben. ... In der Liebe war er ausschweifend, verfertigte viele Lieder auf seine Lustknaben und schrieb verliebte Gedichte. (22) ... Er entschloß sich, den Eidam des Nigrinus, der sich ehedem wider ihn verschworen hatte, den Ceionius Commodus, einen jungen Mann, dessen schöne Figur ihm gefallen hatte, zu adoptieren. Diesem Entschluß gemäß erklärte er, so sehr auch seine Wahl jedermann mißfiel, diesen Ceionius unter dem Namen (L.) Aelius Verus zum Nachfolger." In der Biographie dieses Caesar Aelius Verus schreibt Spartianus (c. 3): „Diejenigen, welche Hadrians Leben am genauesten beschrieben haben, versichern, daß derselbe des Verus Horoskop sehr genau gekannt und wohl gewußt habe, daß derselbe keineswegs die zum Thron erforderlichen Eigenschaften besitze; er habe ihn bloß adoptiert um seiner sinnlichen Neigung willen und, nach einigen, um dem geheimen eidlichen Versprechen der Adoption als dem Preis des Genusses dieses schönen Mannes Genüge zu leisten. (5) Verus war im Umgang äußerst angenehm, mit den Wissenschaften bekannt, aber, wie einige Mißgünstige melden, bei Hadrianus mehr der Schönheit als seiner vorzüglichen Eigenschaften wegen beliebt."

O. Th. Schulz[127]) und nach ihm O. Kiefer (l. c.) haben in eingehender Prüfung der Quellen die Überlieferung von dem Opfertod des Antinous in das Reich der Legende verwiesen; der kaiserliche Liebling ist nach ihnen das Opfer eines bloßen Unglückfalls geworden. —

Von den Kaisern Antoninus Pius (138—161) und M. Aurelius (161—180) sind keinerlei homoerotische Züge überliefert. Über des letzteren Sohn und Nachfolger Commodus (180—193) schreibt Aelius Lampridius: „(3) Den Sohn des Salvius Julianus, der bei dem Heere den Oberbefehl führte, suchte er, wiewohl vergeblich, zu seinen Lüsten zu mißbrauchen, und von der Zeit an dachte er auf des Julianus Untergang. ... Den von seinem Vater fast siegreich geendeten Krieg ließ er unvollendet ... und kehrte nach Rom zurück. Bei seinem Einzug in diese Stadt wandte er sich öfters zurück und küßte seinen Liebhaber Anteros, der hinter ihm auf dem Triumphwagen stand, ganz öffentlich, welches er im Theater ebenfalls zu tun pflegte. ..."

Unter den Dichtern dieser Zeit ragt in einsamer Größe D. Iunius Iuvenalis (C. 60—140) hervor, der das, was Martialis in Kleinigkeiten mit leichteren Strichen skizzierte, durch grimmige Sittenbilder in weiterem Rahmen darstellte.

Die elfte Satire, die Einladung zu dem Frühstück an Persicus, ist (von v. 143 ab) interessant durch den Gegensatz in der Bedienung, die ein reicher Schlemmer und die ein Mann wie Juvenalis seinen Gästen bietet. Weder üppige Sklaven phrygischen oder lykischen Stam-

---

127) O. Th. Schulz, Leben des Kaisers Hadrian 1904.

mes, noch Musikanten und Tänzer will er als Hausherr seinen Gästen bieten, sondern nur schlichte, unverdorbene Bauernburschen von seinem tiburtinischen Landgut warten auf, die nur der latinischen Mundart kundig, im groben Gewand und mit gestutztem Haar, das nur vom Kamme gescheitelt ist, erscheinen; doch edles Gesicht und edle Scham kennzeichnen den Knaben, der sich noch nicht die Achseln glatt rupfen ließ. — Ebenso wird in der fünften Satire, dem Mahl des reichen Virro, dem der arme Klient Trebius bei minderwertiger Abspeisung zuschaut, die Blüte von Asiens Jugend als Schenkknaben des Gastgebers erwähnt (v. 56); in der sechsten, gegen das weibliche Geschlecht gerichteten Satire will Postumus heiraten; der Dichter stellt ihm alle Schattenseiten und Nachteile dieses Schrittes vor Augen (v. 34):

Warum ins Bett nicht lieber dir legen ein Bürschlein?
Das fängt nicht in der Nacht ein Gekeif an, fordert im Bette
Keine Geschenkchen und murrt nicht, daß du dich schonest und nicht so,
Wie er es habe gewünscht, in Gekeuch und Hitze gerietest.

Unter den Nachteilen der Ehe wird auch der genannt, daß die künftige Gattin die pueros (v. 272) haßt. Das „concumbunt graece" (v. 191) ist wohl in tribadischem Sinne zu fassen. Auf weibliche Homosexualität bezieht sich auch der Abschnitt über die Gladiatorenübungen der Frauen (v. 252—267). Ganz in tribadischem Sinne sind wohl das „inque vices equitant" (v. 311), sowie weitere Details des Kybelefestes zu verstehen (v. 321 ff.).

Sehr charakteristisch für die Verbreitung der Homosexualität in jenen Zeiten ist der Umstand, daß der Biograph des Gegenkaisers Clodius Albinus, Aelius Lampridius, folgendes zu erwähnen für nötig findet: (c. II) „Von Weibern war er ein außerordentlicher Freund, aber ein erklärter Feind der Venus aversa und ihrer Anhänger." Im Jahre 218 n. Chr. gelangte Heliogabalus (Elagabal), vorher Sonnenpriester im syrischen Emesa, im Alter von 15 Jahren (nach anderen von 11 Jahren) auf den Thron (218—222). Er ist wohl der homosexuellste Kaiser; eine gänzlich effeminierte Natur. Die Geschichte seiner Regierung ist nahezu ausschließlich eine Aufzählung seiner sexuellen Erlebnisse.

Dio Cassius berichtet u. a.: Er heiratete viele Frauen und hielt noch viel mehr ohne gesetzlichen Titel in seinem Harem, nicht als ob er ihrer bedurft hätte, sondern um bei dem Liebesgenuß mit seinen Buhlen ihre Kunstgriffe nachzuahmen und sie zu Genossen seiner Schändlichkeiten zu nehmen, indem er sich immer unter ihnen herumtrieb. Viele Unzüchtigkeiten, die nachzusagen oder anzuhören man gar nicht aushalten würde, tat er mit seinem Körper und ließ sich tun. Nur einige Liederlichkeiten, welche vor aller Augen getrieben, nicht verhehlt werden können, will ich erzählen. Er ging bei Nacht in Schenken, durch falsche Haare maskiert, und versah, was die Wirtinnen in solchen Häusern zu tun pflegen. Er kam in berüchtigte Lusthäuser, trieb die Dirnen hinaus und trieb selbst dort mit seinen Lustknaben sein Unwesen; er bestimmte endlich in dem Palast ein eigenes Zimmer für seine Geilheiten, stand nackt wie die Lustdirnen unter der Tür, zog den in goldenen Ringen hängenden Vorhang zurück und suchte die Vorübergehenden mit schmachtender gebrochener

Stimme herbei zu locken. Es kamen denn auch immer welche, die herbeschieden waren. Wie in anderen Dingen, so hatte er auch hierfür seine Aufspürer in Menge, durch welche diejenigen ausgekundschaftet wurden, welche am besten seine unzüchtigen Lüste befriedigen konnten. Dafür mußten sie jedoch zahlen und er tat sich auf solchen Erwerb viel zu Gute, stritt mit den Genossen seiner Ausschweifungen und behauptete mehr Liebhaber als sie zu haben und mehr sich zu erwerben. (14) Dies tat er mit allen, die mit ihm fleischlichen Umgang hatten. Einen begünstigten Mann jedoch hatte er, den er deshalb zum Caesar ernannt wissen wollte. . . . Er vermählte sich einem Gemahl, ließ sich Frau, Gebieterin, Augusta nennen, spann Wolle, trug eine Art Netzhaube und schminkte sich mit Bleiweiß und Karmin die Augen. Einmal ließ er sich den Bart scheren und gab deshalb ein Fest, später aber ließ er sich die Haare ausrupfen, um auch hierin Weib zu sein, oft nahm er auch im Bette Besuche der Senatoren an. (15) Der Gemahl der neuen Augusta war Hierokles, ein karischer Sklave, früher Lustknabe des Gordius, von dem er auch das Wettfahren erlernte, wobei er sich auf eine sonderbare Weise die Gunst Elagabals gewann. Er stürzte bei einem Wettfahren vom Wagen, gerade vor dem Sitz des Kaisers nieder, verlor beim Fallen den Helm und vor ihm stand er mit dem glatten Kinn und dem blonden Lockenhaar und ward alsbald in den Palast fortgerissen. Hier gewann er durch seine nächtlichen Verdienste ihn bald so, daß er hoch zu Ehren kam und mehr als der Kaiser selbst vermochte. Er wollte, um auch hierin die unzüchtigsten Frauen nachzuahmen, dafür angesehen sein und ließ sich oft geflissentlich auf der Tat ertappen, worüber er denn von dem Manne (Hierokles) tüchtig ausgescholten wurde und Schläge erhielt, daß er oft blaue Male im Gesichte davontrug. Jenen aber liebte er nicht bloß mit oberflächlichem Ungestüm, sondern ernstlich und mit nachhaltiger Leidenschaft, so daß er darüber nicht nur nicht unwillig ward, sondern im Gegenteil ihn darob nur umsomehr liebte und ihn sogar zum Caesar ernennen wollte. . . . Die Leibwachen fingen einen Aufstand an und gaben sich nicht eher zur Ruhe, als bis Elagabal in das Lager kam, demütig um sein Leben bat und sich die Auslieferung einiger seiner Schandgenossen abdrängen ließ. Für Hierokles bat er aufs kläglichste und unter Tränen, bot selbst seine Kehle dar und sprach: „Nur den einen laßt mir am Leben, was ihr auch von ihm denken mögt, oder tötet mich lieber.“

In der Zeit von Heliogabalus bis zu dem ersten christlichen Kaiser Konstantin (306—337) sind noch die Kaiser Alexander Severus (222—235) Philippus Arabs (244 bis 249) zu erwähnen, weil sie in Rom zuerst mit schärferen Maßregeln gegen die männliche Prostitution einschritten. Alexander Severus ließ sogar, wie sein Biograph Aelius Lampridius mitteilt (c. 24 und 34), einmal eine ganze Schar römischer „Strichjungen“ aufgreifen und über das Meer deportieren, wobei alle durch Schiffbruch ums Leben kamen.

Es muß noch ein kurzes Wort gesagt werden über die Werke der griechischen Literatur, welche unter römischer Herrschaft entstanden, die Homosexualität zum Gegenstande haben. Auf poetischem Gebiet sind hier die Dichter zu nennen, welche bei

---

[128]) Cf. L. von Scheffler i. Jahrbuch f. sex. Zw. III (1901), S. 231.

der Vermehrung der meleagrischen Sammlung durch Philippos von Thessalonike unter Caligula dem alten Stamm der Epigrammatiker hinzu gefügt wurden. Es sind außer Philippos selbst hauptsächlich Krinagoras von Mytilene, Euenos, Automedon, Erykios von Kyzikos, Boethos von Tarsos, Leonidas von Alexandria, Tullius Laurea, ein Freigelassener Ciceros, M. Argentarius, Tullius Geminus und vor allem Straton von Sardes, der unter Hadrianus oder bald nachher unter dem Titel „Musa paidike" eine Sammlung von Epigrammen auf schöne Jünglinge veranstaltete, welche jetzt den Grundstock des zwölften Buches der Anthologia Palatina bilden. Wir finden hier viel Zartes, doch auch viel Derbes und Unverhülltes, das der Zote, sehr nahe kommt[129]).

Auch die sogenannten Pseudo-Anakreontea sind zum großen Teil wahrscheinlich in der Zeit Hadrians entstanden. Geschickt werden Stoff und Form des Alten von Teos nachgebildet. Bei weitem überwiegt jedoch in dieser Epoche die Prosa und unter dem Erhaltenen die Geschichtschreibung. Einige der hier zu nennenden Historiker kamen bereits früher zu Worte, so der Sikuler Diodoros, der Halikarnassier Dionysios, der Jude Josephus, der Bithynier Flavius Arranius und sein Landsmann Cassius Dio. Von den nur fragmentarisch überlieferten Historiensammlern des II. und III. Jahrhunderts verdient Plutarchos von Chaironeia Beachtung. Er hat nicht nur in seinen Biographien aus dem griechischen und römischen Altertum zahlreiche homosexuelle Einzelheiten überliefert, wobei seine Beurteilung des Problems je nach der benutzten Quelle nicht selten stark zu schwanken scheint, sondern auch in seinen philosophischen Schriften, den sogen. Moralia, die gleichgeschlechtliche Liebe mehrfach eingehend berücksichtigt, so besonders in den Symposiaka, den Tischgesprächen, und in seinem Logos erotikos, der in dem Streit über die Vorzüge des hetero- und homosexuellen Triebes sich mehr auf die Seite der ersteren stellt. Der interessante Dialog läßt den Plutarch in einem ähnlichen Lichte erscheinen, wie den Sokrates des platonischen Phaidros, indem Autobulos, Plutarchs Sohn, einem gewissen Flavianus das Gespräch wiedererzählt, welches sein Vater ehedem an den thespischen Erotidien mit anderen Freunden gehalten habe. In den Dialog ist eine gleichzeitige Liebesgeschichte zwischen der vornehmen, aber schon älteren Ismenodora und dem jugendschönen Bacchion eingewoben. Der Schrift angehängt erscheinen noch die kleinen erotischen Novellen, die *ἐρωτικαὶ διηγήσεις*, von denen die II. und III. gleichfalls dem Paidon Eros gewidmet sind. Neben dem Geographen Strabon ist Pausanias, der Perieget zu nennen, der in seinem antiken „Baedeker" manches hierher gehörige aus älterer Zeit über Sagen und Kulte überliefert hat. Zu erwähnen sind ferner die Dialexeis des Maimo von Tyros, der in diesen „Philosophischen Untersuchungen" sich mehrfach (XVIII—XXI, XXXII u. XXXV) eingehend mit der Homosexualität beschäftigt. Auch dem der Schule der Skeptiker angehörenden Arzt Sextus Empirikus verdanken wir einige wichtige Mitteilungen hierüber, sowie in

---

129) Cf. P. Brandt i. Jahrbuch f. sex. Zw. IX. 1908, S. 219 ff. Cf. id. ibid. VIII, 1906, S. 648 ff.

reicher Fülle dem Diogenes Laertios, dem Geschichtschreiber der antiken Philosophie. Auf dem Gebiete der Sophistik ist Dio Chrysostomos, der Oheim des Historikers Cassius Dio, zu nennen, der sowohl in seiner Schrift „über die Schönheit", im Melankomas II. und in der I. tarsischen Rede sich über die gleichgeschlechtliche Liebe, wenn auch keineswegs sympathisch, äußert. Unter den 73 dem Philostratos zugeschriebenen Briefen meist erotischen Inhalts sind nicht weniger als 21 an Jünglinge gerichtet![130])

Aus dem Kreise der Poikilographen, deren Werke etwa dem „Vermischten" unserer Tageszeitungen ähneln, hat Claudius Aelianus für uns größeres Interesse, da er sowohl in seinen „Tiergeschichten", wie in den „Vermischten Geschichten" (Variae historiae) außerordentlich reichhaltiges Material zu unserer Frage beigesteuert hat.

Von den Paradoxographen, den Erzählern von Wundergeschichten, ist außer Phlegon von Tralles, dem Freigelassenen des Kaisers Hadrianus, der Traumdeuter, Artemidoros von Ephesos aus der Zeit der Antonine anzuführen, der in seinen „Traumdeutungen" auch homosexuelle Träume (I, 78 u. 79 fin.; V, 65 u. 87) zu deuten sucht.

Daß der Naukratite Athenaios in seinen „Deipnosophisten", besonders im XIII. Buche, das den speziellen Titel „Erotikos Logos" führt, eine der Hauptquellen zur Kenntnis des antiken Uranismus hinterlassen hat, ist bereits des öftern erwähnt worden.

Einen sehr breiten Raum hat Lukianos von Samosata der gleichgeschlechtlichen Liebe in seinen Schriften gewidmet, sei es daß er in den Göttergesprächen die alten homosexuellen Mythen parodiert, in anderen die ephebophilen Gelüste der Philosophen und Sophisten geißelt, in seinen Lucius-Roman, ähnlich wie Apuleius[131]), homoerotische Züge hinein verwebt, nach dem Muster Plutarchs in seinen Erotes (amores) die Weiber- und Jünglingsliebe gegen einander abwägt oder endlich, daß er in den Hetären-Gesprächen uns in das Leben und Treiben der Tribaden einführt.

Besonders wichtig erscheint hier wieder der Logos erotikos der „Erotes", der allerdings von einigen Kritikern jetzt dem Lukianos abgestritten wird. Hier werden, wie schon gesagt, die verschiedenen Arten der Geschlechtsliebe einander gegenübergestellt: Theomnestos preist die Liebe der Frauen, Kallikratides die Jünglingsliebe, wobei er, wie es durch den rhetorischen Charakter der Schrift geboten erscheint, den Verkehr mit dem weiblichen Geschlecht herabsetzt und nur als ein notwendiges Übel gelten läßt. Dagegen schildert er den sittsamen, an Geist und Körper ebenmäßig ausgebildeten Jüngling (C. 46 f.) und frägt dann: Wer möchte nicht der Liebhaber eines solchen Jünglings sein? Wer möchte ihn nicht lieben, einen Hermes in der Ringschule, einen Apollo im Saitenspiel, einen Kastor zu Pferde und ein Abbild jeder himmlischen Tugend im sterblichen Körper? Möchten mir doch die Götter verleihen, ohne Unterlaß einem solchen Freunde gegenüber zu sitzen, seine süßen Reden zu hören, ihn zu begleiten und in jeder Sache mit ihm Gemeinschaft zu haben. —

---

[130]) Cf. H. Licht i. d. Anthropophyteia VIII, 1911.
[131]) Cf. id. ibid. IX, 1912. S. 316.

„Stirbt er", ruft er aus, „so will auch ich nicht länger leben und mein letzter Auftrag an meine Freunde wird sein, uns beide in ein gemeinsames Grab zu legen, unsere Gebeine zu mischen und selbst die gefühllose Asche beider nicht zu sondern."

Den Kallikratides sucht nun Theomnestos zu widerlegen, er erklärt alles, was jener zum Lobe des Paidon Eros gesagt hat, für hochmütige und prunkende Reden und redet dafür der Derbheit des sinnlichen Genusses das Wort. Zwischen die streitenden Freunde tritt nun Lykinos, unter dem man Lukianos selbst vermutet hat, und erklärt, daß die Ehe eine für das Leben nützliche und, wenn sie gelänge, selige Sache sei. Die Jünglingsliebe aber gehöre für die Philosophen, sofern sie in den Grenzen keuscher Freundschaft bliebe. Deshalb müßten alle anderen heiraten, den Philosophen aber sei diese Liebe zu gestatten, weil in den Frauen doch keine vollkommene Tugend sei.

Auf dem Boden der Sophistik ist der griechische Roman der Spätzeit entstanden. Den Stoff bildete, wie schon ihr griechischer Titel Logoi erotikoi verrät, durchgängig eine Liebesgeschichte, und wie bereits der alte Xenophon bei seinem Erstroman der griechischen Prosa der Kyropädie der Liebe in beiderlei Gestalten nicht entraten konnte, so blieb die Liebe sub utraque forma auch in alexandrinischer Zeit und später ein notwendiges Requisit des griechischen Romanciers. So finden sich homosexuelle Episoden bei Parthenios in den „Liebesleiden"; in den Ephesiaka des Xenophon aus Ephesos (Liebe des Hippothoos zu Hyperanthes), in „Kleitophon und Leukippe" des Alexandriners Achilleus Tatios[132]), sowie auch in dem Hirtenroman „Daphnis und Chloe" des Longos von Lesbos (IV, 11 ff.). Auch in den erdichteten Briefen, einer Abart des griechischen Romans, finden wir nicht selten die Gleichgeschlechtlichkeit vertreten. Besondere Beachtung verdienen hier die Briefe des Alkiphron, in denen auch die sapphische Liebe ihren Ausdruck gefunden hat.

Fassen wir zusammen, was sich aus einer Durchsicht der zahlreichen Literaturreste des Altertums ergibt, die unsern Gegenstand behandeln und von denen wir hier nur Bruchstücke bringen konnten, so lassen sich folgende Sätze aufstellen:

I. Die Homosexualität war im klassischen Altertum eine überall verbreitete und tolerierte Erscheinung.

II. Die gesetzlichen Bestimmungen, welche über sie erlassen waren, hatten nie auf ihre Betätigung an und für sich Bezug, sondern immer nur auf gewisse Nebenumstände; in erster Linie sollte die sexuelle Freiheit gewährleistet werden, (so wurden Notzucht, Mißbrauch der Dienstgewalt gegenüber Freigelassenen oder Freigeborenen usw. bestraft). Außerdem richteten sich

---

132) Cf. Christ, l. c. S. 845 und von Kupffer, l. c. S. 66 und 70.

die Anschauungen und Vorschriften gegen den Verkauf des männlichen Körpers (die männliche Prostitution). Mit besonderer Klarheit geht dies aus dem Wortlaut der Rede des Aischines gegen Timarchos hervor, in der es heißt: „Ich behaupte auf das bestimmteste, daß zwar die Liebe zu schönen und mäßigen Jünglingen der Menschheit Ehre macht und von Großherzigkeit zeugt, daß es aber von Schamlosigkeit und schlechter Erziehung zeugt, wenn jemand einen freien Knaben zu Ausschweifungen kauft. Geliebt zu werden ist eine Ehre, sich zu verkaufen eine Schande"[133]).

III. Es gab nachweislich im Altertum, gerade so wie in späteren Zeiten, Männer und Frauen, die sich ausschließlich zu Personen des gleichen Geschlechts hingezogen fühlten, und zwar sowohl feminine als virile Homosexuelle in allen Abstufungen; es gab ferner Heterosexuelle, die dem Verkehr mit dem eignen Geschlecht subjektiv abhold waren und auch objektiv nichts von ihm wissen wollten; es gab endlich Bisexuelle, die sexuell zu beiden Geschlechtern neigten. In welchem Zahlenverhältnis diese drei Gruppen zueinander standen, läßt sich jetzt kaum noch feststellen. Da die gleichgeschlechtliche Liebe im öffentlichen Leben und vor allem in der Literatur frei und offen zutage trat, gewinnt man leicht den Eindruck, als seien ihr fast alle Menschen damaliger Zeit ergeben gewesen. Doch ist dies absolut unbewiesen. Häufiger als in der Gegenwart scheint die bisexuelle Betätigung gewesen zu sein, namentlich war der homosexuelle Verkehr bei Jünglingen im indifferenzierten Alter (von der Reife bis zur Verheiratung) nahezu allgemein, außerdem pflegten aber auch viele Ältere neben dem Verkehr mit ihrer Ehefrau homosexuelle Beziehungen.

IV. Der Charakter dieser Beziehungen war bei einigen ein sehr vergeistigter (Sokrates und Phaedon), bei anderen ein sehr sinnlicher (Nero und Sporus), bei den meisten nahm er eine Mittelstellung ein, die zwischen seelischem Geben und körperlichem Nehmen lag (Hadrian und Antinous).

V. Die gleichgeschlechtliche Liebe stand im Altertum in naher Verbindung mit der körperlichen und geistigen Jugenderziehung. In Vorstellung und Wirklichkeit hing sie eng mit kühnen Taten, gymnastischen Wettkämpfen (Sport), politischer Freiheit, philosophischen und wissenschaftlichen Studien, überhaupt mit geistigem Leben und Mäßigkeit im Gegensatze zu orientalischem Luxus zusammen.

---

[133]) Aischines bei Dobson, Oratores Attici, Bd. XII. p. 59.

VI. Dementsprechend trug die männliche Homosexualität im Altertum wesentlich den Charakter der Ephebophilie, des *παίδων ἔρως*, doch sind auch Beispiele ausgesprochener Androphilie (auch Liebe von „Bärtigen" untereinander) überliefert.

VII. Die griechische Kunst, Literatur, Ethik und Kultur, deren außerordentliche Höhe allgemein anerkannt ist, verdanken ihre Blüte nicht zum kleinsten Teil dem Paidon Eros. Mit der Entartung oder Zerstörung der alten Völker hat die antike Homosexualität als solche nichts zu tun, da sie im heroischen Zeitalter, im Aufstieg und in der Blütezeit dieser Völker ebenso nachweisbar ist wie während ihres Niedergangs. Daß der homosexuelle ebenso wie der heterosexuelle Verkehr namentlich unter den Cäsaren zu starken Ausschweifungen Anlaß gab, lag nicht an ihm selbst, sondern an der allgemeinen Leichtfertigkeit, der Üppigkeit und Schwelgerei, besonders der wohlhabenderen Stände jener Zeit. Wer sie um ihrer Ausartungen willen gänzlich verpönte, „schüttete das Kind mit dem Bade aus."

VIERUNDDREISSIGSTES KAPITEL.

Die Verfolgung homosexueller Männer und Frauen durch Gesetz und Gesellschaft.

Das Kapitel, dem wir jetzt unsere Aufmerksamkeit zuwenden, ist das düsterste dieses Werkes, vielleicht eines der düstersten der Menschheitsgeschichte überhaupt. Durch mehr als 1500 Jahre sehen wir unendlich viele Menschen zu Verbrechern gestempelt, viele von ihnen zum Tode verurteilt durch Feuer und Schwert, noch mehr in freiwilligen Tod getrieben; wir sehen Tausende in die Gefängnisse geworfen, ihrer Ehre beraubt, in ihrer Existenz vernichtet, friedlos, freudlos, heimatlos herumgejagt von Ort zu Ort, von Land zu Land, bis sie ihr seelisches Gleichgewicht und die Widerstandskraft ihres Nervensystems verloren und manche in Angst und Qual schließlich von förmlichem Verfolgungswahn befallen wurden; wir sehen eine Menge von ihnen Erpressern und Vampyren als willkommenes Ausbeutungsprojekt preisgegeben, zu einem Leben in Lüge und Heuchelei gezwungen. Und warum dies alles? Um einer Liebe willen, die sich von der der Mehrzahl nur durch die Richtung, nicht durch die Stärke und Art unterscheidet. Wer die Verhältnisse kennt, weiß, daß das angedeutete Maß der Verzweiflung und Schande, dem die homosexuellen Männer und Frauen so lange ausgeliefert waren, nicht übertrieben ist, sondern kaum die völlige Wahrheit erreicht.

Nehmen wir einmal an, es stände fest, daß die, die solches erduldeten, naturgewollte sexuelle Varietäten und keine Verbrecher gewesen waren, und es steht fest, so wird man zugeben müssen, daß wir hier in der Tat eine der grausamsten Folgen menschlicher Unwissenheit vor uns haben. Mit Recht sagt einmal der Strafrechtslehrer Gross: „Wir sind vor unserem Gewissen verpflichtet, diesem Gegenstand die größte Aufmerksamkeit zuzuwenden. Heute sperren wir die Homosexuellen ein, und geschieht dies ohne Berechtigung, so werden so und so viele Menschen ungerecht ihrer Freiheit beraubt, und etwas Ärgeres können wir überhaupt nicht tun."

Ehe wir die Berechtigung der gegen die Homosexuellen gerichteten Strafbestimmungen prüfen, wollen wir untersuchen, wie denn überhaupt diese grimmige Feindseligkeit, diese fast einzigartige Verfolgung in ihrem Triebleben abweichender Personen entstanden ist. Wir müssen hier genau unterscheiden zwischen den Motiven, die den Strafbestimmungen gegen die Homosexuellen zugrunde gelegt worden sind, und den inneren Ursachen, welche dazu führten, daß die Homosexualität als etwas Verächtliches und Verabscheuungswürdiges betrachtet wurde. Wenn wir den psychologischen Motiven nachforschen, denen die Verfolgung der Homosexualität entsprang, müssen wir sowohl das spezifische Seelenleben der Normalgeschlechtlichen als auch das der Homosexuellen berücksichtigen. Dem Heterosexuellen ist das Geschlechtsempfinden des Urnings etwas, wofür seiner subjektiven Sexualität die Reaktionsfähigkeit fehlt. Es ist aber eine in sexuellen Fragen oft zu beobachtende Tatsache, daß eine dem subjektiven Empfinden antipathische Erscheinung nur unter größten Schwierigkeiten objektives Verständnis findet. So erklärt sich in erster Linie psychologisch das Verhalten der Heterosexuellen gegenüber der Homosexualität. Ebenso wie andere Ausnahme- und Übergangserscheinungen auf geschlechtlichem Gebiete — der Hermaphroditismus und Pseudohermaphroditismus, der Transvestitismus und die Androgynie — war der Uranismus den „Normalen" etwas Unheimliches, das in ihnen entweder mystisch-religiöse Verehrung oder Abscheu hervorrief. Namentlich bei Völkern, bei denen Opportunitätsgründe, wie Rücksichtnahme auf die Volksvermehrung, diese instinktive Abneigung unterstützten, rief sie einen heftigen Haß hervor.

Dem primären Horror des Normalsexuellen, der erst sekundär nach Motiven als einer objektiven Erklärung seiner Aversion sucht, entsprach auf seiten der Homosexuellen ein fast ebenso starkes Gefühl der Beschämung und Furcht. Dieses ist nicht erst durch die Verfolgung der Heterosexuellen entstanden, sondern wurzelt zum größeren Teile in der Natur der Homosexuellen selbst.

Diese Erkenntnis drängte sich mir auf, als ich die enormen Widerstände gewahr wurde, unter denen sich Homosexuelle selbst da, wo sie auf volles Verständnis zählen durften, zum Eingeständnis ihrer Neigungen bequemten. Ein süddeutscher Professor der Medizin sagte mir einmal: „Glauben Sie mir, wenn ich über meine Homosexualität nicht zu sprechen vermag, ist es nicht Feigheit, sondern Nervosität. Wiederholt wollte ich zu meinem besten (nicht urnischen) Freunde darüber reden, es war nicht möglich, die Kehle war mir wie zuge-

[1]) Cf. Hirschfeld: § 175 im Urteil der Zeitgenossen. p. 50.

schnürt, ich konnte keinen Laut hervorbringen, es war mir, als ob mein Herz seinen Dienst versagte." Ähnliche Bemerkungen habe ich oft gehört. Erotisch anziehenden Personen gegenüber erweist sich zwar oft die Libido der Scham überlegen, es gibt aber auch Homosexuelle, bei denen infolge solcher Hemmungen ein oft ihnen selbst in ihren Ursachen nicht recht bewußter Prozeß eintritt, den man als „Überkompensation" bezeichnet hat, ein Vorgang, der dadurch charakterisiert ist, daß aus dem starken Ankämpfen gegen die psychische Besonderheit sich eine übermäßige Betonung des Widerspiels entwickelt, die bis zu einer oft fälschlich für Heuchelei gehaltenen Befürwortung möglichst strenger Bestrafung homosexueller Betätigung führen kann. Dieser sinnenfeindliche, asketische Zug beruht auf einer komplizierten Tiefenreaktion, die selbst über heterosexuellen Geschlechtsverkehr noch in unseren Tagen einen Lanz-Liebenfels sagen läßt: „Wir werden später den Menschen nicht mehr durch fleischliche Vermischung, sondern durch Strahlung zeugen," und ähnlich Freimark: „Ist denn der Gedanke gar so wunderlich, daß kommende Geschlechter zum Zwecke der Zeugung des körperlichen Kontaktes nicht bedürfen werden?"[2]).

Auf die Ekelgefühle andersgeschlechtlich und die Schamgefühle gleichgeschlechtlich Empfindender ist es auch zurückzuführen, daß man sich lange Zeit nicht einmal überwinden konnte, den Namen solcher Handlungen auszusprechen. Noch das Allgemeine Landrecht für die preußischen Staaten von 1794 Teil II, Tit. 20, § 1069 spricht von „unnatürlichen Sünden, welche wegen ihrer Abscheulichkeit nicht genannt werden können". Vergleichen wir mit diesen subjektiven Beweggründen die für die Bekämpfung homosexueller Handlungen angegebenen Motive, so stimmt mit ihnen noch am ehesten der kurze Satz überein, mit dem im alten Testament an drei Stellen die Androhung der Todesstrafe erklärt wird; sie lauten: 3. Mose Kap. 18, Vers 22: „Du sollst nicht bei Knaben liegen, wie beim Weibe, denn es ist ein Greuel!" Vers 29: „Denn welche diese Greuel tun, deren Seelen sollen ausgerottet werden von ihrem Volke." und 3. Mose Kap. 20, Vers 13: „Wenn jemand beim Knaben schläft, wie beim Weibe, die haben ein Greuel getan, und sollen beide des Todes sterben, ihr Blut sei auf ihnen." (Nach Luther.) Es ist wohl möglich, daß das Wort Greuel hier nicht nur etwas Abscheuliches schlechthin bedeutet, sondern, daß es den Nebensinn hatte von heidnischem Greuel, da die Juden wie vor und nach ihnen fast alle Völker der Meinung waren, es handle sich hier um von außen eingeschleppte, ihnen selbst fremde Gewohnheiten.

Noch das mittelalterliche Christentum brachte die Homosexualität beständig mit Götzendienst, Heidentum und Ketzerei in Verbindung. Carpenter glaubt in Übereinstimmung mit Westermark[3]), daß die „heftige Verurteilung und Bestrafung der Homosexualität ihren eigentlichen Ursprung mehr darin hatte, daß die allgemeine Meinung sie mit Ketzerei in Verbindung brachte, als daß eine direkte Abneigung gegen die Sache selbst geherrscht hätte; daß also die Motive mehr religiöser als weltlicher Art waren." Für diese Auffassung scheint die sonst schwer begreifliche Tatsache zu sprechen, daß noch die Juristen des XIII. Jahrhunderts die Männerliebe neben

---

[2]) Freimark, Der Sinn des Uranismus p. 41.
[3]) Moral ideas, Bd. 2 S. 489.

der Gotteslästerung und der Ketzerei zu den „crimina ecclesiastica“ zählten.

Daß die gesetzlichen Bestimmungen des Leviticus und Deuteronomiums gegen den gleichgeschlechtlichen Verkehr keineswegs auf Moses zurückzuführen sind, ist von der alttestamentlichen Wissenschaft jetzt durchgängig anerkannt. Chronologische Ordnung in die vielfach verworrenen Schichten des jüdischen Priestergesetzes gebracht zu haben, ist das Verdienst von Stade und Kautzsch. — Als ältester, aber gleichwohl erst im VII. Jahrhundert entstandener[4]) Teil gilt ihnen das sogen. „Bundesbuch“ (2. Mos. 20, 24—32, 19). Dieses verbietet lediglich (22, 18) die Unzucht mit Tieren und bestraft sie mit dem Tode[5]). — Als zweitälteste Schicht gilt der Kern des Deuteronomiums (Kap. 5 bezw. 12—26), der als Fiktion einer letzten Rede Moses' an das Volk unter Konig Josias (623) im jerusalemischen Tempel von dem Priester Hilkia gefunden wurde (2. Kön. 22—23)[6]). Er enthält u. a. Verbote gegen den Kleidertausch der Geschlechter (22, 5) und gegen Kastration (23, 2), die in den phönizisch-syrischen Kulten üblich waren, „denn sie sind Jahve ein Greuel“. Ferner soll es unter den israelitischen Mädchen keine im Dienst einer heidnischen Gottheit „Geweihte“ geben, noch darf es unter den israelitischen Knaben einen „Geweihten“ geben. Auch soll nicht aus Anlaß irgend welches Gelübdes Hurenlohn als „Hundegeld“ in das Haus Jahves gebracht werden, denn beides ist Jahve ein Greuel (23, 19). — Es wird also, kurz gesagt, nur die Tempelprostitution in beiderlei Form verboten, doch keine Strafe verhängt in Gesetzen, wie sie mit den historischen Daten der um 600 entstandenen Königsbücher übereinstimmen. — Stade[7]) ist sogar der Meinung, daß dies Verbot der Hierodulen erst später in das Urdeuteronomium hineingearbeitet sei. 586 brach das Verderben über Juda herein: der kleine jüdische Staat erlag der Übermacht des neubabylonischen (chaldäischen) Heeres unter Nebukadnezar II., Jerusalem und der Tempel gingen in Flammen auf, der König Zedekias und ein Teil des Volkes wurden nach Babylon exiliert, ein geringer Rest mit Jeremia flüchtete nach Ägypten. — In Babylon verfiel ein Teil der Exulanten dem dortigen Kultus[8]). Als Reaktion hiergegen entstand das sogen. „Heiligkeitsgesetz“, zu dem uns ein vorarbeitender Entwurf in Ezechiel (cap. 40—48) vorliegt, dessen Abfassung durch den Propheten selbst zu Tel-Abib am Flusse Chebar keinem Zweifel begegnet[9]). Auch hier wird (Ezech. 43, 7—9) nur die Tempelprostitution verboten. — Das wahrscheinlich gleichfalls auf babylonischem Boden im Kreise der dortigen Priester entstandene Heiligkeitsgesetz haben wir nun in dem Abschnitt des Leviticus Kapitel 17—26 zu suchen. Bezüglich der uns hier interessierenden Verbote dürfen wir aber wohl annehmen, daß, da dieselben in zweimaliger Wiederholung vorkommen (Lev. 18, 22—30 und 20, 13—16), die erste Fassung, die den Männern gleichgeschlechtlichen Verkehr und beiden Geschlechtern den Geschlechtsverkehr mit Tieren als Greuel und Schandtat untersagt, gleichwohl aber nur im allgemeinen eine Austilgung aus dem Volke androht (ἐξολοθρευθήσεται ἐκ τοῦ λαοῦ), worunter man auch bloßen Landesverweis verstehen kann, die ältere Jurisdiktion des Heiligkeitsgesetzes enthält.

---

4) Stade, Gesch. d. Volkes Israel, 1887, S. 634.

5) Kautzsch, D. hl. Schrift des A. T., Beilagen. 2. A. 1894. S. 150.

6) Kautzsch, l. c. S. 166.

7) Stade, l. c. S. 657.

9) E. Kautzsch, l. c. S. 188.

Erst die zweite Fassung (Lev. 20, 13—16) fordert gegen die genannten Vergehen ausdrücklich die Todesstrafe, die hier auch auf das betreffende Tier sich miterstrecken soll. Diese von der ersten doch zu stark abweichende Fassung, als daß man sie als bloße nachdrückliche Wiederholung desselben Verfassers gelten lassen könnte, darf man somit wohl unbedenklich auf das Konto der endgültigen Redaktion des Priesterkodex setzen, die von Kautzsch in das Ende des VI. Jahrhunderts verlegt wird. Esra brachte 458 diesen Priesterkodex mit nach Judäa, doch erst 444 erfolgte seine offizielle Veröffentlichung und die feierliche Verpflichtung der neuen jerusalemischen Gemeinde auf seine Normen. (Nehem. c. 8).

Es ist früher[10]) die Ansicht aufgestellt worden, daß das jüdische Priestergesetz im Einklang mit der legendaren Verheißung Jahves an den mythischen Stammvater des Volkes (Gen. 22, 17), daß seine Nachkommen so zahlreich werden sollten, wie die Sterne am Himmel, und der Sand am Meere, geglaubt habe, zu so drakonischen Bestimmungen gegen den gleichgeschlechtlichen Verkehr der Männer greifen zu müssen, um so auch der geringsten unfruchtbaren Verschwendung von Zeugungsstoff entgegenzutreten. Doch ist der Grund auf anderem Gebiet zu suchen. Jahve, ursprünglich nur der Stammgott des Stammes Juda, war durch seine Priester zum Weltgott befördert, neben dem die Stammgötter der andern Völkerschaften, sowohl der Baal-Berit zu Sichem, wie der moabitische Kamosch, der ammonitische Milkom, der phönikische Tamuz usw. zu Götzen degradiert wurden. Jahve wohnte zu Jerusalem und durfte nur dort verehrt werden, jede andere Kultstätte und Kultform war ihm, d. h. seinen Priestern, ein Greuel. Daher wurde zuerst mit der Beseitigung des Höhendienstes auch die Beseitigung der Tempelprostitution gefordert. Als nun nach dem Fall des jüdischen Staates an die Stelle des weltlichen Königtums die Hierarchie trat[11]), wurden die Bestimmungen, die bis dahin nur für den Tempeldienst galten, auf das ganze Volk als die „Beisassen Jahves" ausgedehnt. — So entstand die von Holtzmann scharf gekennzeichnete, „geradezu widerliche Vermengung juristischer und rein ethisch-religiöser Fragen, die die Signatur des späteren jüdischen Schriftgelehrtentums bildet". — Und mit wie fanatischem Radikalismus auch in anderer Hinsicht die jüdischen Priester vorgingen, beweist die (Esra c. 9—19) dekretierte und rücksichtslos durchgeführte Lösung aller Mischehen zwischen Juden und den benachbarten, stammverwandten Völkern, die in dem exklusiven Jahvismus ihre Wurzel hatte.

Gleichwohl findet sich in der doch nicht spärlichen nachexilischen Literatur der Hagiographen und Apokryphen keine Stelle, die eine praktische Durchführung des Blutgesetzes gegen mannmännlichen Verkehr verriete. Dies blieb erst dem christlichen Mittelalter vorbehalten. Hin und wieder wurde nur von strenger Gesinnten auf die Vorschriften des

---

[10]) U. a. von H. Michaëlis. Die Homosexualität in Sitte und Recht. 1907. S. 25.

[11]) J. Wellhausen, Israelitische u. jüd. Geschichte. 5. A. 1904. S. 183.

Gesetzes Bezug genommen, so von Josephus in der Streitschrift gegen den alexandrinischen Philosophen Apion (II, 24 und 30) und am schärfsten von dem jüdisch-hellenistschen Neuplatoniker Philon von Alexandria (20—54 p. Chr.)[12].

In „de specialibus legibus" (782 C) sagt dieser: „Es hat sich aber in den Städten ein anderes und bei weitem größeres Übel als die Hurerei eingeschlichen, die Päderastie nämlich, deren bloße Erwähnung früher ein gewaltiger Schimpf war, jetzt aber ein Ruhm nicht nur für die Ausführenden, sondern auch für die Leidenden ist, von denen man gewöhnlich sagt, daß sie an der weiblichen Krankheit leiden, die Seele und Körper ergreift und jeden Funken von Männlichkeit erstickt. Denn öffentlich tragen sie das Haupthaar geflochten und geschmückt, bemalen sich das Gesicht mit Bleiweiß, Schminke und ähnlichen Sachen und fetten sich mit wohlriechenden Salben ein. . . . Und nicht erröten sie davor, durch Fleiß und Kunst die männliche Natur zur weiblichen umzugestalten. Gegen diese muß man mit der Todesstrafe vorgehen, wenn man dem Gesetze gehorchen will, das da befiehlt, den Androgynen, der das Gesetz der Natur verletzt, straflos zu töten, keinen Tag, ja keine Stunde leben zu lassen, da er eine Schande seiner selbst, seines Hauses, seines Vaterlandes, ja des ganzen Menschengeschlechtes ist. Der Jünglingsliebhaber muß aber dieselbe Strafe erleiden, weil er nach einem widernatürlichen Vergnügen hascht und die Städte, soviel an ihm liegt, verlassen und leer von Bewohnern macht, indem er die Kindererzeugung vernichtet." Zu bemerken ist hierbei besonders, daß dieser jüdische Schriftgelehrte, den man wohl mosaischer denn Moses bezeichnen kann, nicht mehr den exklusiven Jahvismus als Grund seiner Polemik ins Feld führt — damit hätte der Apologet des Judentums in dem aufgeklärten Alexandria und zu Rom wenig Glück gehabt, sondern daß er seine Ausführungen mit dem Hinweis auf die Bevölkerungsminderung drapiert.

Die biblische Auffassung, daß diese Sünden heidnisch seien, fand ihre volle Bestätigung, als man erfuhr, welche große Rolle die παιδεραστία bei den Griechen und Römern spielte. Es verbreitete sich unter den Christen die Ansicht, daß diese großen Völker dadurch entartet und zu Grunde gegangen seien, trotzdem die alten Geschichtsschreiber doch keinen Zweifel ließen, daß ihre Verbreitung keine geringere war, bevor und als Hellas und Rom in höchster Blüte standen. Als der christliche Kaiser Valentinian das Gesetz[13]) erließ, nach dem die Homosexuellen den „flammis vindicibus" zu überliefern seien, begründete er ihren Feuertod nicht sowohl mit der Sorge für die Sittlichkeit der Untertanen, als mit der für das Staatswohl, weil das Laster „die Volkskraft schwäche".

Begnügte sich das alte Testament bei seinen Verboten mit der bloßen Feststellung, daß die Männerliebe ein Greuel sei, so fügte das neue Testament einen Grund hinzu, der seine Durchschlagskraft bis zum heutigen Tage erhalten hat, den der Übersättigung und Naturwidrigkeit. An der bekannten Stelle im

---

12) Philonis Judaei opera. Francof. 1691.
13) L. 6 Cod. Theod. ad leg. Jul. IX., 7.

Römerbrief (I., 27) ist von Männern die Rede, die den natürlichen Gebrauch des Weibes verlassen haben, ἀφέντες τὴν φυσικὴν χρῆσιν τῆς θηλείας, relictò naturali usu feminae.

Diese Vorstellung, die der alttestamentarischen Vorschrift: „seid fruchtbar und mehret euch" Rechnung trug, hat sich in den Gesetzesvorschriften von Konstantin, der von dem Verbrechen spricht [14]), bei dem „Venus mutatur in alteram formam", bis in unsere Zeit erhalten; hat man doch erst in dem Vorentwurf der Strafrechtskommission vom Jahre 1912 den Ausdruck „widernatürliche Unzucht" durch die Bezeichnung „beischlafsähnliche Handlungen zwischen Personen männlichen Geschlechts" ersetzt. Schon früh bemerkten allerdings die Gesetzgeber, daß die schweren Todesstrafen mit der im Grunde naturwissenschaftlichen Betonung der Widernatürlichkeit doch nicht ausreichend motiviert seien; sie suchten daher nach weiteren Erklärungen, um das Gebot einleuchtender und gottgewollter zu gestalten. Schon Justinian, der zwei Jahrhunderte nach Konstantin lebte, hob in der Novelle 77 hervor, daß diese Menschen vernichtet werden müßten, weil sie sich in der Gewalt des Teufels befänden, ὑπὸ τῆς διαβολικῆς ἐνεργείας συνεχόμενοι, und besonders in der Novelle 141 vom 15. März 559 betonte er, daß diese Handlungen ebenso wie Gotteslästerungen den Zorn des Allerhöchsten — ὀργὴ τοῦ κρείττονος [15]) — entflammten, was er dadurch kundgebe, daß er schreckliche Plagen über Gerechte und Ungerechte ausgieße; als solche nannte er in Sonderheit drei Erdbeben, Hungersnot und Pestilenz. Man erinnert sich bei diesem Motiv an die biblische Geschichte, nach der Sodom und Gomorrha wegen homosexueller Umtriebe vernichtet sein sollen, und an die Plagen, welche als Ursachen der ägyptischen Judenverfolgung genannt wurden.

Karl der Große fügte in seinem Kapitulare noch eine vierte Plage hinzu, die auf die Sünde der Männerliebe zurückzuführen sei: die Sarazenennot: „Dominus talium criminum ultrices poenas per Saracenos venire permisit." Als vollends dann 829 auf dem Pariser Konzil die Bischöfe erklärten: „Die äußeren Gefahren des Reiches, ebenso auch die Hungersnot und die Pestilenz, durch welche das Volk gepeitscht wird, rühren her von den Sünden einzelner, in erster Reihe von der Männerliebe" (Acta concilii Paris. sexti, lib. 3. Kap. 2.), beeilte sich Ludwig der Fromme, indem er diese Worte wiederholte, die unnachsichtliche Verbrennung aller Urninge zu fordern, deren man habhaft werden könne. In den Motiven zu den 1120 auf dem Reichstage zu Neapolis-Sichem beschlossenen Gesetzen des Königreiches Jerusalem findet sich noch eine fünfte Plage auf das Schuldkonto der Urninge gesetzt, die Landplage erschrecklich dicker und gefrässiger Feldmäuse. („edacibus muribus." Wilhelmus Tyrius, belli sacri lib. 12 cap. 13., gestorben etwa 1185). Und noch eine sechste — die inundationes — erwähnt der berühmte sächsische Jurist Carpzovius.

In seinem grundlegenden Buche vom Jahre 1652 stellt dieser protestantische Gelehrte die sechs Landplagen zusammen,

---

[14]) Diese Vorschrift aus dem Jahre 326 n. Chr. lautet: 1. 3 Cod. Theod. ad legem Jul. IX., 7 = 1. 31 C. ad legem Jul. IX., 9.: „Cum vir nubit in feminam viris porrecturam, quid cupiat, ubi sexus perdidit locum, ubi scelus est id, quod non proficit scire, ubi Venus mutatur in alteram formam, ubi amor quaeritur nec videtur? Iubemus insurgere leges, armari iura gladio ultore ut exquisitis poenis subdantur infames, qui sunt, vel qui futuri sunt rei."

[15]) Cf. Agath. historiar. V., 3. 4. 5. 10.

welche die Urninge auf dem Gewissen haben: Erdbeben, Hungersnot, Pestilenz, Sarazenen, dicke Feldmäuse und Überschwemmungen, (Carpzovii practica nova rerum crim. 1652; IIi q. 76, § 5). Bis in die erste Hälfte des XIII. Jahrhunderts finden wir in den juristischen Lehrbüchern diese konkreten Ursachen der Urningsverfolgung angeführt, die von da ab allmählich wieder durch die ursprünglicheren, mehr allgemeinen Motive ersetzt werden. Man bedient sich dabei nicht sowohl der gefühlsmäßigen Begründung der Bibel: „es ist ein Greuel", sondern beruft sich auf das angebliche Volksempfinden, das „in diesen Handlungen nicht bloß ein Laster, sondern ein Verbrechen sieht". Neben dem Volksempfinden finden sich in dem jetzigen Vorentwurf zu einem Reichsstrafgesetzbuche nach dem Vorgange Wachenfelds noch zwei weitere Motive angeführt, die denen Valentinians gleichen: „das Interesse der Allgemeinheit und das unmittelbare Staatsinteresse".

Einen eigenartigen Grund der Bekämpfung der Homosexualität in alter Zeit führt Pausanias in Platons Gastmahl an, wo er von der homosexuellen Liebe sagt: „In Jonien und in anderen griechischen Staaten Kleinasiens, die unter Barbarenherrschaft stehen, gilt diese Gewohnheit als schändlich. Die Liebesverhältnisse teilen den üblen Ruf der Philosophie und Grammatik, weil sie der Tyrannei feindselig gegenüberstehen; denn die Interessen der Herrscher erfordern, daß die Untertanen geistig arm bleiben, und daß es zwischen ihnen keine starken Bande der Freundschaft oder Genossenschaft gibt, welche gerade diese Liebe vor allen anderen Beweggründen zu knüpfen vermag, wie unsere atheniensischen Tyrannen wohl erfahren haben." Das ist ein Motiv, das allerdings für die Straferlasse der ersten christlichen Herrscher wohl kaum maßgebend gewesen sein dürfte. Wenig glaubhaft erscheint auch eine von Aurelius Victor überlieferte Version. Er erzählt (De Caesaribus — in Philippo), daß Kaiser Philippus der erste, der die Urningsliebe mit hohen Strafen belegt habe, gewesen sei. Er hätte einen Sohn gehabt, „der im Schmuck der Jugend prangte". In Rom hätte damals ein junger Mensch gelebt, der mit seinem Körper ein Gewerbe trieb; dieser sah dem princeps juventutis täuschend ähnlich. Des Kaisers Zorn darüber wäre der erste Anstoß gewesen, daß in Rom die zuvor straffreie Urningsliebe mit immer gesteigerten Strafen (zuletzt mit dem Feuertode) belegt worden sei. Aurelius Victor schließt diesen Bericht mit dem Satze: „Verum tamen manet". Trotzdem blieb sie bestehen.

Daß unsere heutigen Gesetze und Auffassungen über die Homosexualität in denen des Juden- und Christentums ihre historische Grundlage besitzen, kann nicht dem geringsten Zweifel unterliegen.

Diese Anschauung ist neuerdings von Wachenfeld[16]) bekämpft worden, der behauptet, daß auch Athen und Sparta wie die

[16]) Wachenfeld, Homosexualität und Strafgesetz, A. a. O.

Römer die homosexuelle Betätigung bestraften, und daß vollends bei den Germanen die „Männerliebe" zu den verpöntesten Straftaten gezählt wurde. Er beruft sich auf Tacitus[17]), der berichtet, daß die „corpore infames", worunter unbestritten namentlich Verüber widernatürlicher Unzucht zu verstehen seien[18]), lebendig begraben wurden". Diese Behauptungen sind, so apodiktisch sie Wachenfeld auch äußert, mehr als zweifelhaft. Denn da der Wortlaut aller dieser Gesetze verloren gegangen ist, sind wir nur auf Vermutungen angewiesen, die sich auf Einzelfälle stützen, und diese sprechen sehr dafür, daß der gleichgeschlechtliche Verkehr in vorchristlicher Zeit überall nur unter ganz bestimmten Qualifikationen bestraft wurde, etwa wenn er, wie angeblich von Timarch[19]), gegen Entgelt vollzogen wurde, oder an Soldaten unter Mißbrauch der Dienstgewalt oder an Minderjährigen.

Sehr mit Recht hat Mittermaier[20]) einmal hervorgehoben, daß es sehr „verkehrt" sei, von einer Bestrafung homosexueller Handlungen zu reden, wenn nur ganz bestimmte Betätigungsformen geahndet werden, „denn es kommt eben nur darauf an, ob sie ohne Qualifikation strafbar ist." Im Gegenteil kann man aus der Tatsache, daß in der Antike die homosexuelle Betätigung nur unter besonderen Bedingungen bestraft wurde, den Schluß ziehen, daß sie im übrigen durchaus nicht verurteilt, sondern gerade durch diese gesetzlichen Einschränkungen als gewissermaßen anerkannte Erscheinungsform des Liebeslebens geregelt wurde.

Was die taciteische Stelle von den „corpore infames" betrifft, so erwähnte schon M. E. Wilda in seinem „Strafrecht der Germanen" (1842 S. 153), daß er „in allen Rechtsquellen fast nicht eine Stelle gefunden habe, die auf Päderastie hindeute", während doch über Ehebruch, Schändung, Inzest usw. die ausführlichsten und unterschiedlichsten Strafbestimmungen gegeben seien. Wilda berichtet dann einiges über das Vorkommen mannmännlicher Geschlechtsbeziehungen bei den alten Germanen und fährt dann fort: „Weitere Spuren finden sich aber in den germanischen Rechtsquellen nicht, und insbesondere nichts von Bestrafung als Vergehen." Damit stimmt eine Bemerkung überein, die sich in dem Aufsatz eines norwegischen Gelehrten[21]) findet: „Auch bei den Nordgermanen sind Strafbestimmungen gegen die Ausübung mannmännlicher Liebe erst durch das Christentum eingeführt worden." Derselben Meinung sind von Sach-

---

17) Tacitus, Germania, Kap. 12. Vgl. auch Tacitus, Annalen I. 73.

18) Baumstark, Urdeutsche Staatsaltertümer 1873. Seite 449.

19) Cf. Aeschines' Rede gegen Timarchos.

20) Vergleichende Darstellung des Deutschen und Ausländischen Strafrechtes. Besonderer Teil Bd. IV. Bearbeitet von den Professoren Dr. Mittermaier, Dr. Liepmann, Dr. v. Lilienthal, Dr. Kohlrausch. Berlin 1906. p. 149

21) Spuren von Konträrsexualität bei den alten Skandinaviern. Mitteilungen eines norwegischen Gelehrten. Im Jahrbuch für sex. Zw. Bd. IV. 1902. p. 244 ff.

kennern u. a. Michaëlis[22]), Prätorius[23]) und Martens[24]). Auch daß noch der bayrische „Ruodlieb" im 10. Jahrhundert das taciteische Ersticken im Sumpf — in der Kloake — für den Ehebruch kennt, spricht eher dafür, daß es sich bei den acht in Niederdeutschland aufgefundenen Moorleichen[25]), von denen nur fünf als männlichen Geschlechts erkannt wurden, eher um ehebrecherische als um homosexuelle Personen handelt.

Für die ältere römische Zeit genügt es, auf Mommsens[26]) Römisches Strafrecht zu verweisen, in dem es heißt: „Bei den aus dem 5. Jahrhundert berichteten wenig gesicherten Fällen versuchter oder ausgeführter Päderastie kommt zu dieser selbst teils Vergewaltigung, teils das Soldatenverhältnis hinzu."

Auch der von Wachenfeld zum Beweise seiner Behauptungen herangezogene Prozeß gegen Valerius Maximus aus dem Jahre 326 v. Chr. wegen „Schändung eines Freigelassenen" läßt sich nicht in dem Sinne verwerten, daß jeder gleichgeschlechtliche Verkehr strafrechtlich geahndet wurde. Denn wie aus der betreffenden Stelle[27]) hervorgeht, erbot sich der Verhaftete, den Genotzüchtigten als gewerbsmäßigen Lustknaben zu erweisen[28]). Bleibt noch die dem Wortlaute nach nicht mehr erhaltene Lex Scantinia zu erwähnen. Daß diese aber ebenso wie die bei einigen hellenischen Stämmen bestehenden Strafvorschriften lediglich einen beschränkenden Charakter trug, vor allem gegen die männliche Prostitution gerichtet war, und keineswegs die homosexuelle Betätigung unter Erwachsenen schlechthin verbot, habe ich in dem vorigen Kapitel über die Homosexualität im klassischen Altertum eingehend klargelegt.

Ist es nach allem eine vollkommen willkürliche Behauptung, daß die homosexuelle Betätigung an und für sich auch ohne qualifizierende Nebenumstände bereits im Altertum strafbar war, so muß doch zugestanden werden, daß bei vielen Völkern Asiens und Europas die gegen die Homosexuellen herrschenden Vorurteile und Antipathien stark genug waren, um den Erlaß strenger Strafbestimmungen zu ermöglichen.

Vor allem ist hier Persien vor dem Islam zu nennen. Mit heiligem Eifer wendet sich der Zendavesta gegen die sinnliche Betätigung gleichgeschlechtlicher Liebe. „Wer Päderastie treibt oder sich zu ihr miß-

---

22) Michaëlis, § 175! Homosexualität in Sitte und Recht. Berlin 1907.

23) Prätorius, Bibliographie, I. Teil, Homosexualität und Strafgesetz von Dr. F. Wachenfeld. Inhaltsangabe und Kritik des Buches. In Jahrb. f. sex. Zw. Bd. IV p. 670 ff. Leipzig 1902. Prätorius veröffentlichte auch die erste ausführliche geschichtliche Darstellung der strafrechtlichen Bestimmungen gegen männliche Homosexualität im J. f. sex. Zw. Bd. I. Leipzig 1899, p. 97 ff.

24) Cf. Zeitschrift für Sexualwissenschaft 1908. p. 197 ff.

25) Cf. Bericht 42 des schleswig-holsteinischen Museums für vaterländische Altertümer. Kiel 1900.

26) Mommsen, Römisches Strafrecht, Leipzig 1899. S. 703, Anm. 3.

27) Val. Max. 6, 1, 10; Mommsen S. 703, Anm. 3.

28) Prätorius, l. c., p. 681.

brauchen läßt, so heißt es Vendidad VIII, 3 i[29]), der ist ein Teufel, ein Verehrer der Teufel, ein Gefäß der Teufel, der ist ein Buhldirne der Teufel, der gleicht einem Teufel und ist selber ein Teufel, der ist vor dem Tode schon ein Teufel und nach dem Tode ein unsichtbarer Unhold." Die Strafe aber, Krankheit und Siechtum des Körpers, folgte nach der Anschauung des Avesta (Vendidad XVIII, 54), diesem Laster auf dem Fuße nach: „Wenn ein buhlerischer Mann nach seinem fünfzehnten Lebensjahr umherläuft, nackt und dem Nichtstun fröhnend, nachdem er sich zum viertenmal hat mißbrauchen lassen, dörren wir ihm die Zunge aus und das Fell." — Man ging in dieser strengen Beurteilung gleichgeschlechtlicher Liebe so weit, daß man überhaupt die Möglichkeit einer Buße leugnete und jeden, der sich in dieser Weise betätigte als der ewigen Verdammnis unrettbar verfallen betrachtete. Als an die Stelle der während der Jugendzeit der zoroastrischen Gemeinde hervorgekehrten Härte und Strenge mehr duldende Milde und Nachsicht trat. sah man sich veranlaßt, das früher unerbittliche Verdammungsurteil etwas abzuschwächen und dem Sünder wenigstens einen Weg zur Rettung seiner Seele offen zu lassen. Durch die Religion und die Hingebung an sie kann auch der tiefstgefallene Mensch wieder mit der Gottheit versöhnt werden. So Vendidad III, 40—42 und VIII, 28—30. Gerade das fortwährende Eifern des Avesta beweist uns aber, daß solche sittlichen Exzesse häufig genug vorkamen. So klagt schon der Vendidad (I, 12), daß in Vehrkana, dem griech. Hyrkanien (Wolfsland), vom Südufer des Kaspi-Sees bis zum Oxus, die unsühnbare Sünde des unzüchtigen Umganges zwischen Männern bestehe[30]), und Herodot erwähnt (I, 135), daß gleichwie die Perser von den Medern die weite weichliche Tracht annahmen, sie von den Griechen die Jünglingsliebe lernten. Es ist diese letztere Ansicht zwar ein starker Irrtum des Halikarnassiers, und er muß sich hier mit Recht die Rüge des spätern Plutarch[31]) gefallen lassen, der ausführt: „Wie können die Perser den Griechen hierfür Lehrgeld schuldig sein, da nach übereinstimmender Annahme bei ihnen die Sitte, die Knaben zu verschneiden, bestanden hat, noch ehe sie das jonische Meer gesehen?" Plutarch spielt hier deutlich auf die Verwendung der Eunuchen nicht nur zu Haremswächtern, sondern auch zu homosexuellen Praktiken an. In Xenophons Roman der Kyropädie wird (II, 2, 28) der Perser Sambaules wegen seiner Vorliebe für einen etwas ungeschlachten Jüngling mit deutlicher Anspielung auf die hellenische Sitte arg gestichelt, und in den Erwägungen des Kyros über die Auswahl seiner Getreuen (VII, 5, 59) fehlen auch die nicht, welche, „von der Natur gezwungen, Jünglinge am meisten lieben"[32]).

Den Grund für die rigorose Stellung des Zendavesta gegenüber gleichgeschlechtlicher Liebe, wie gegen jede andre Art illegitimer sexueller Betätigung, können wir in Übereinstimmung mit Geiger[33]) darin sehen, daß die Religion des Avesta keine Volks-, sondern eine Priesterreligion war. „Der Religion der Avesta-Völker fehlte, so sagt dieser hervorragende Kenner eranischer Kultur, wie man auf den ersten Blick wahrnimmt, vollkommen die poetische Frische und Unmittelbarkeit, welche einer Naturreligion eigen zu sein pflegt. Sie ist daher auch gewiß nicht spontan aus dem Volk heraus entstanden, sondern stellt das Produkt priesterlicher Spekulation dar. Hier sind

---

[29]) Wilh. Geiger, Ostiran. Kultur i. Altertum 1882. S. 214, ibid. S. 341 ff.

[30]) Geiger l. c. S. 125.

[31]) Plutarch, de malignitate Herodoti c. 22.

[32]) Diese Stelle ist von dem Reclam-Übersetzer C. Woyte (S. 336) in ihrer eigentlichen Bedeutung arg verwischt. Xenophon schreibt ausdrücklich παιδικά.

[33]) L. c. S. 328.

die Gottheiten lauter farb- und leblose Wesen, an denen wir durchaus das frische Kolorit vermissen, welches die Gestalten des vedischen und homerischen Pantheons in so glänzender Weise auszeichnet. Der natursymbolische Gehalt der Religion tritt vollständig zurück." Ebenso sind auch die Moralvorschriften des Avesta von einseitigem, rein doktrinärem Priesterstandpunkt aus aufgestellt. Zu bemerken ist allerdings, daß, wie einerseits der Mazdapriester eine Absolution von der Sünde des Fleisches lediglich der Religion und der Hingebung an sie, d. h. seiner Vermittlung vorbehält, er andrerseits auch die Strafe ausschließlich der Gottheit zuweist, ohne irgendwie den Arm weltlicher Gerechtigkeit in Anspruch zu nehmen.

Dies geschah erst um die Mitte des 4. Jahrhunderts, als das Christentum im römischen Reiche Staatsreligion geworden war. Als damals die Todesstrafe auf gleichgeschlechtlichen Verkehr gesetzt wurde, verhielt sich die heterosexuelle Majorität, soweit sie nicht den Homosexuellen direkt feindselig gesinnt war, gleichgültig gegenüber einer Strafverfügung, die für sie selbst bedeutungslos war, während die scheuen Homosexuellen sich stillschweigend duckten und sich nicht wehrten, wenn sie auch in ihrem Innern sich außerstande fühlten, das Gesetz zu befolgen. Allerdings richten sich diese Gesetze nur gegen ganz bestimmte Akte, die für die meisten Homosexuellen keine conditio sine qua non waren. Die häufigeren Formen sexueller Entspannung blieben straffrei, so daß hier ein Ausweg gegeben war, ganz abgesehen von der großen Schwierigkeit des Nachweises eines von zwei in gleicher Weise strafbaren Personen aneinander im geheimen vorgenommenen Delikts. Die starke Abneigung richtete sich im wesentlichen gegen die immissio in anum, von der man nach alter Überlieferung, die sich ja bis zum heutigen Tage erhalten hat, annahm, daß sie die gewöhnliche Art homosexueller Betätigung sei.

Andere Formen wechselseitiger Befriedigung wurden mehr als der Onanie nahestehende leichtere Grade der Unkeuschheit angesehen. Daß in Wirklichkeit der seelische Trieb und der durch ihn herbeigeführte Orgasmus den Ausschlag gaben (demgegenüber die Technik nur eine sekundäre Bedeutung hatte), wußte man nicht. Manche Richter suchten, als sie dies schließlich doch gewahr wurden, den Tatbestand zu erweitern, wobei ihnen die unbestimmte Ausdrucksform der Gesetze zu Hilfe kam, die der Auslegung und der Rechtsübung weitesten Spielraum ließ. Carpzow[34]) forderte sogar, daß die „Selbstschändung" ebenfalls als coitus contra naturam zu erachten und zu bestrafen sei, und noch in neuerer Zeit sprach sich Heffter[35]) dahin aus, daß auch „Unzucht zwischen Personen verschiedenen Geschlechts, Masturbation und Unzucht unter Benutzung lebloser Gegenstände" unter den Begriff der widernatürlichen Unzucht falle und kriminell wie gleichgeschlechtlicher Verkehr zu bewerten sei.

---

[34]) Carpzow, a. a. O. Qu. 76, Nr. 10, 15 ff.
[35]) Heffter, Lehrbuch des Strafrechts. 6. Aufl. § 440.

Ganz konsequent ist in dieser Hinsicht in Europa nur Rußland geblieben, dessen Strafgesetzgebung sich überhaupt erst mehr als 1000 Jahre später als andere christliche Länder mit der widernatürlichen Unzucht befaßte (1447), unter der es bis heute ausschließlich immissio in anum[36]) begriffen hat. Nur auf diese setzte es stetig sich mildernde Strafen, die mit dem Feuertod begannen, später Sibirien, dann Zwangsarbeit und Zuchthaus forderten, um sich neuerdings auf Gefängnis zu beschränken. Am weitesten dagegen ist Österreich in der Ausdehnung gegangen, das allmählich dahin gelangte, jede von Mann mit Mann oder Weib mit Weib vorgenommene Geschlechtsbetätigung mit schweren Kerkerstrafen zu bedrohen[37]). Fast ebenso umfassend sind die englischen Gesetze, welche nur den Verkehr der Frauen untereinander aus dem Spiele lassen, dafür aber „den Mißbrauch der Frau durch den Mann" — womit die pedicatio mulieris gemeint ist — mit einbeziehen. Eine Mittelstellung zwischen seinem russischen Nachbar einerseits, Österreich und England andererseits, nimmt Deutschland ein, das unter „widernatürlicher Unzucht" nur die beischlafähnlichen Handlungen, und unter diesen nur den coitus in anum, in os und inter femora begreift; es läßt damit zirka 40% der Homosexuellen, die sich nur manuell, sei es durch wechselseitige oder einseitige von ihnen oder an ihnen ausgeübte Onanie betätigen, straffrei. Auch der homosexuelle Frauenverkehr steht gegenwärtig nicht unter Strafe. Es ist wiederholt geäußert, daß die Ursache dieser scheinbaren Inkonsequenz in der Unkenntnis der Gesetzgeber zu erblicken sei, die von ihrem Vorkommen nichts wußten. Das dürfte kaum zutreffen. Findet sich doch die lesbische Liebe nicht nur in der Literatur der Alten, sondern auch in der so oft herangezogenen Stelle des Römerbriefes (Kap. I. Vers 26, 27, 32) erwähnt, die mit den vorwurfsvollen Worten des Apostels Paulus beginnt: „Denn ihre Weiber haben verwandelt den natürlichen Gebrauch in den unnatürlichen." Dementsprechend heißt es auch noch in der peinlichen Gerichtsordnung Karls V. im art. 116: „So ein Mensch mit einem Vieh, Mann mit Mann, Weib mit Weib Unkeusch treibet, die haben das Leben verwirkt, und man soll sie der

---

[36]) Cf. Mittermaier, l. c., p. 148.

[37]) Nach der Revision vom 27. Mai 1852 werden nach § 129 als Verbrechen auch nachstehende Arten der „Unzucht" bestraft: I. Unzucht wider die Natur, d. i. a) mit Tieren; b) mit Personen desselben Geschlechts; § 130: „Die Strafe ist schwerer Kerker von einem bis zu fünf Jahren . . . ." Bei Anwendung von gefährlicher Bedrohung, Gewalt, Betäubung erhöht sich die Strafe auf 5—10 Jahre.

gemeinen Gewohnheit nach mit dem Feuer vom Leben zu dem Tode richten."

Im Original:

Straff der vnkeusch, so wider die natur beschicht.

Item so eyn mensch mit eynem vihe, mann mit mann, weib mit weib, vnkeusch treiben, die haben auch das leben verwürckt, vnd man soll sie der gemeynen gewohnheyt nach mit dem fewer vom leben zum todt richten.

Selbst das bis zur völligen Beseitigung jeder Urningsverfolgung (1813) in Bayern geltende Gesetz bestimmte (Teil I Kap. 6, § 10): „Fleischliche Vermischung mit dem Vieh, toten Körpern oder Leuten einerlei Geschlechts, als Mann mit Mann, Weib mit Weib, werden nach vorgängiger Enthauptung durch das Feuer gestraft . . . ."

Daß die Frauen in den Gesetzgebungen der meisten Länder allmählich ausgelassen wurden, oder die Behörden von den Gesetzen, wo sie wie in Österreich und der Schweiz (außer in Glarus, Basel, Solothurn, Neuenburg) bestanden, keinen Gebrauch machten, beruht weniger auf einer Galanterie gegenüber dem weiblichen Geschlechte, als auf Gefühlsmomenten, die sich über das irrelevante und harmlose solcher Handlungen weniger täuschten.

Daß bei der Fortlassung der Frauen gelegentlich auch der Zufall seine Hand mit im Spiele hatte, zeigt das Beispiel Preußens. Hier stand bis zum Jahre 1847 wie in den übrigen deutschen Staaten auch „die widernatürliche Unzucht zwischen Frauenspersonen" unter Strafe. Wachenfeld[39]) schildert, wie diese Beschränkung in das Gesetz gekommen, ohne daß sie beabsichtigt war. Es geschah nämlich durch die Übertragung der ursprünglichen Fassung „widernatürliche Wollust" in Sodomie und der „im Interesse der Fragestellung an die Geschworenen geforderten Rückübersetzung in deutsche Ausdrücke", wobei man versehentlich nur an die Unzucht „zwischen Personen männlichen Geschlechts dachte. Daß man mit der inkorrekten Übertragung eine sachliche Änderung vornahm, ist man sich nicht bewußt gewesen.

Nicht ohne Interesse sind die in den verschiedenen Strafparagraphen mit den Homosexuellen zusammengenannten Missetäter: in erster Linie finden wir die Homosexuellen bis zum heutigen Tage mit Personen vereinigt, die mit Tieren Unzucht treiben, dann mit solchen, die tote Körper benutzen, wobei zu bemerken ist, daß in den meisten Ländern gegenwärtig die Leichenschändung nicht mehr als Straftat aufgeführt wird; nicht selten wurde in mittelalterlichen Gesetzbüchern aber auch die Unzucht zwischen Christen und Juden neben der gleichgeschlechtlichen angeführt, so in dem vom Schwabenspiegel abhängigen deutschen „Land- und Stadtrechtsbuch von 1328", dessen § 132 den Feuertod für alle, die sich mit Menschen gleichen Geschlechts oder Juden vermischten, festsetzte.

Häufig wurde auch der coitus per anum mulieris (nicht der ungleich häufigere per os mulieris) als widernatürliche Unzucht er-

[39]) Wachenfeld, l. c., p. 38..

achtet, eine Schlußfolgerung, die zeigt, daß man vielfach bei dem Begriff contra naturam weniger an das verkehrte Geschlecht, als an die verkehrte Öffnung dachte. Die große Mehrzahl der Gesetzgebungen wollte allerdings von dieser heterosexuellen Erweiterung des Tatbestandes nichts wissen, so daß Wachenfeld die Seltsamkeit hervorhebt, daß ein „Ehemann keine Strafe erleidet, wenn er eine fremde Frau zu widernatürlicher Unzucht verführt, dagegen aber bestraft wird, wenn er mit ihr auch nur natürliche Befriedigung versucht hat". Tatsächlich werden uns aus dem Mittelalter eine ganze Reihe von Fällen[40]) berichtet, in denen Männer enthauptet wurden, weil sie an ihren eigenen Gattinnen naturwidrige Akte ausgeführt hatten. (Contra naturam carnaliter cognoverant.)

Ein ebenso buntes Bild wie der erforderte Tatbestand zeigen auch die auf die homosexuellen Akte festgelegten Strafen. Lange Zeit erstreckte sich diese Verschiedenheit allerdings nur auf die Form der verhängten Todesstrafe. Die üblichste war der Feuertod, wobei, damit von der unnennbaren Sünde auch nicht die geringste Spur übrig bleibe, vielfach die Prozeßakten mitverbrannt wurden; als mildere Strafe galt es, den Körper des Verurteilten, bevor er der „rächenden Flamme" übergeben wurde, mit dem Schwert zu enthaupten.

In England zog man nach dem Fleta-book, einem im 12.—13. Jahrhundert von einem im Fleet-Gefängnis zu London eingekerkerten Richter geschriebenen Gesetzbuch vor, die „Sodomiten bei lebendigem Leibe in die Erde zu vergraben", auch war der Galgen beliebt ebenso wie in Holland, wo aber außerdem das Erdrosseln und Ertränken als Vernichtungsmittel der Sodomiter im Gebrauch war — so wurden 1730 wegen gleichgeschlechtlicher Vergehen 38 Mann erdrosselt, 15 gehängt, je zwei ertränkt und enthauptet. Neben der Todesstrafe war weit verbreitet die Kastration, nach dem alten Rechtsgrundsatze, womit du gesündigt hast, sollst du auch gestraft werden, wobei allerdings in diesem Falle wohl die bis heute noch nicht erloschene Annahme mitwirkte, daß ohne ihre Geschlechtsteile die Homosexuellen ganz nützliche Mitglieder der menschlichen Gesellschaft sein würden. So erfahren wir denn durch Properz, Zonaras und Cedrenus, daß schon Justinian oft anstatt mit dem Tode, mit Abschneiden der Geschlechtsteile gestraft haben soll. Auch die lex Visigothorum setzte auf die Betätigung gleichgeschlechtlicher Liebe als „verabscheuungswürdiges und auf ewig fluchwürdiges Verbrechen" die Strafe der Kastration und Ausstoßung aus der kirchlichen Gemeinschaft (III. 5, 7, 14). Dieses westgotische Gesetz beeinflußte hauptsächlich Spanien und Frankreich; infolgedessen finden sich in dem Fuero Juzgo für Cordoba von Ferdinand III. von Kastilien aus dem Jahre 1299 ausschließlich Kastration und einige Jahre später in dem Fuero Real von Alphons X. aus dem Jahre 1255, gleichsam als Übergang zur ausschließlichen Todesstrafe, Entmannung mit Hängen als Strafmaß angegeben, während in Frankreich die Somme rurale de Jean Bouteiller aus dem Jahre 1479 bestimmt, daß derjenige,

[40]) Man vergleiche hierzu Carpzow: pract. nov. rer. crim. 1652 II. 9. 76. § 18: „quando vir cum femina Venerem praeposteram exercet"; ferner Cella: Über Verbrechen und Strafe in Unzuchtsfällen 1787. Procop. Histor. arc. cap. 20.; ferner Chauveau, théorie du code pénal. tome VI. 1840, S. 173. Über die Häufigkeit der Weiberpädikation berichtet u. a. Parent-Duchâtelet: „De la prostitution dans la ville de Paris. I. S. 225."

welcher dieses Verbrechens zum ersten Male überführt ist, die Testikel, das zweitemal die natürlichen Teile einbüßen und das drittemal lebendig verbrannt werden soll.

Auch der Reichstag von Bergen bestimmte in der zweiten Hälfte des XII. Jahrhunderts, daß, „wenn ein Mann Leibeslust treibt mit irgend einem anderen lebendigen Wesen als einem Weibe", er kastriert werden solle[42]).

Außer der Kastration wurden vielfach noch andere Leibesstrafen gegen Homosexuelle angeordnet, die gleich zu töten man Bedenken trug, so das Ohrenabschneiden, Augenausstechen, Fastenstrafen (besonders in Klöstern), Anschmiedung und vor allem die Prügelstrafe in allen Arten vom Spießrutenlaufen bis zur Anwendung des Staupbesens, der Stäupung, sowie die Brandmarkung.

So findet sich im VII. Jahrbuch f. sex. Zw. ein altes Schimpfbild wiedergegeben, welches in sehr anschaulicher Weise die angebliche Brandmarkung Calvins wegen angeblicher Päderastie darstellt[44]). Bolsec[45]), eine „Kreatur des Bischofs von Lyon", schrieb nämlich 13 Jahre nach Calvins Tode eine Biographie (1577 zu Paris gedruckt), deren V. Abschnitt betitelt ist: „Wie Calvin zu Noyon mit einem heißen Eisen auf der Schulter gebrandmarkt wurde". Darin heißt es: „daß Calvin, der eine Pfarrpfründe und eine Kapelle inne hatte, ob der Sünde der Sodomie überrascht oder überwiesen wurde, weswegen er Gefahr gelaufen hätte, durch Feuer zu sterben, was die gewöhnliche Form der Strafe für eine solche Sünde ist; daß aber der Bischof dieser Stadt aus Mitleid die erwähnte Strafe milderte zur Brandmarkung mit einer glühenden Lilie auf der Schulter." („. . . péché de sodomie, pour lequel il fust à danger de mort par feu, comment est la commune forme de tel péché; mais que l'évesque de la ditte ville, par compassion, feit modérer la ditte peine en une marque de fleur de lys chaude sur l'espaule.")

Bereits das Konzil von Toledo vom Jahre 693 hatte auf das „Verbrechen verabscheuungswürdiger Begierden" 100 Stockhiebe und schimpfliche Scherung des Haupthaares gesetzt, nebst Ausstoßung aus jeder christlichen Gemeinschaft, allerdings nur für Laien, während für Geistliche Amtsentsetzung und lebenslängliche Verbannung genügend schien.

Oft in Verbindung mit Körperstrafen — so in Schwaben[46]) mit Ohrenabschneiden für den, der der Natur abscheuliche Schandtaten versucht —, häufiger aber noch selbständig wurde das Prangerstehen gegen Homosexuelle angewandt, namentlich gegen solche, die gleichgeschlechtlichen Verkehr nur versucht, aber nicht vollführt hatten.

---

[42]) Cf. Jahrbuch f. sex. Zw. Bd. IV. 1902 p. 244: Spuren von Konträrsexualität bei den alten Skandinaviern. Mitteilungen eines norwegischen Gelehrten.

[44]) P. 288: Die vermeintliche Päderastie des Reformators Jean Calvin. Von H. J. Schouten-Utrecht, ehem. Pfarrer in den Niederlanden.

[45]) „Histoire de la vie, moeurs, actes, doctrine et mort de Jean Calvin, jadis grand ministre de Genève. Dedié au révérendissime archevesque, comte de l'Eglise de Lyon et primat de France." (Paris, 1577.)

„Chap. V. Comme Calvin est flestry et marqué d'un fer chaud sur l'espaule à Noyon."

[46]) Nach dem Württembergischen Landrecht von 1586 (S. 271 § 27).

In Frankreich wurde ihnen eine Tafel umgehängt, auf der die Worte standen: „Verderber der Jugend“[47]).

Was es mit dem Prangerstehen auf sich hatte, zeigt eine von Dühren[48]) wiedergegebene Schilderung aus dem Jahre 1810, in der dieses Martyrium eingehend beschrieben wird. Es waren damals sieben Mitglieder eines in Vere Street entdeckten Päderastenklubs zur Schaustellung am Pranger auf dem Haymarket verurteilt. In dem Bericht heißt es: „Der Abscheu, den alle Gesellschaftsschichten über die verabscheuenswerten Handlungen dieser Elenden empfanden, veranlaßte viele Tausende als Zuschauer bei ihrer Bestrafung gegenwärtig zu sein. . . . Um halb ein Uhr kamen die Sheriffs und Cityvorsteher mit mehr als hundert berittenen und mit Pistolen bewaffneten Konstablern und mit hundert Polizisten zu Fuß an. Diese Mannschaft wurde nach dem Old Bailey Yard beordert, wo ein Wagen, der gelegentlich für den Transport Gefangener von den Londoner Gefängnissen zu den Galeeren benutzt wurde, für die Aufnahme der Verbrecher bereit stand. . . . Der erste den Verbrechern dargebrachte Gruß war eine Salve von Schmutz und eine Serenade von Zischen, Zurufen und Verwünschungen, wodurch sie genötigt wurden, sich mit dem Angesicht auf den Boden des Wagens zu werfen. Der Pöbel, insbesondere die Weiber, hatten große Mengen von Straßenkot aufgehäuft, um den Gegenständen ihrer Indignation einen warmen Empfang zu bereiten. . . . Der Schmutzregen hielt während der Fahrt zum Haymarket an. Bevor sie noch den halben Weg zum Orte ihrer Ausstellung zurückgelegt hatten, waren sie schon nicht mehr als menschliche Wesen erkennbar. Wenn der Weg noch länger gewesen wäre, würde der Wagen vollkommen über ihnen mit Unrat angefüllt worden sein. Der Gastwirt, der etwas abseits von den übrigen saß, ein großer starker Bursche, konnte sich nicht so leicht wie die anderen kleineren Männer verbergen. Daher, und auch weil er sehr bekannt war, wurde er mit doppelter Wut bombardiert. Tote Katzen und Hunde, Abfälle, Kartoffeln, Rüben usw. regneten von allen Seiten auf ihn nieder, wobei anscheinend männliche Haltung ihm besondere Verwünschungen eintrug, und nur das Weiterfahren des Karrens seine sofortige Ermordung verhinderte. Um ein Uhr wurden vier von ihnen an einem neuen Pranger ausgestellt, welcher eigens für diesen Zweck angefertigt wurde. Die beiden übrigen, Cook und Amos, genossen die Ehre, allein am Pranger zu stehen. Bevor sie den Platz des Prangers erreichten, waren ihre Gesichter durch Schläge und Kot völlig entstellt und beim Besteigen (des Prangers) sahen sie wie ein Dreckhaufen aus. Etwa fünfzig Weiber erhielten die Erlaubnis, sich im Kreise herumzustellen und bewarfen sie unaufhörlich mit Schmutz, toten Katzen, faulen Eiern, Kartoffeln und mit Blut, Abfall und Dünger enthaltenden Eimern, die von einigen Schlachtern vom St. James Markt herbeigebracht worden waren.“ So geht die Schilderung noch eine ganze Weile weiter.

Daß die Urninge allen Beschimpfungen gegenüber „vogelfrei“ waren, kann um so weniger wundernehmen, als sie in früheren Gesetzen vielfach ausdrücklich für friedlos erklärt wurden, so findet sich im Sachsenspiegel eine Glosse, die lautet: „Dagegen sind andere, welche sich schwerer verwirken als Oberhurer, die unnatürliche Unkeuschheit treiben, das sind die Sodo-

---

[47]) Cf. Michaëlis, a. a. O. p. 86.

[48]) Dühren, Englische Sittengeschichte, Berlin 1912 (Bd. II p. 31 ff.).

miter und Gomorrer, Mörder und Räuber an allen Enden friedlos", und im kirchenrechtlichen Abschnitte des norwegischen Gulathingsgesetzes Kap. 32 vom Jahre 1164 heißt es: „Wenn zwei Kerle Leibeslust zusammenmischen und dessen überführt werden, dann sind sie beide friedlose Männer." Hier wie anderswo bestanden ausdrückliche Strafbestimmungen gegen Personen, die jemanden, der es nicht war, Sodomite geschimpft hatten. Es hatte sich nämlich, und zwar gilt dies auch heute noch für alle Länder und Sprachen, die Sitte eingebürgert, mit Vorliebe Schimpfworte zu gebrauchen, die auf gleichgeschlechtlichen und anderen Verkehr anspielten. In einem internationalen Schimpfwörterlexikon würden diese Ausdrücke einen großen Raum beanspruchen. Bei manchen dieser Schimpfworte hatte sich durch die Häufigkeit ihrer Anwendung der ursprüngliche Sinn vollkommen verflüchtigt, wie bei dem durch Goethes Götz von Berlichingen zu einer gewissen Berühmtheit gelangten Aufforderung zur anilinctio (leck' usw.), mit der bis in unsere Zeit ein Mann aus dem Volke gern einem anderen seine Verachtung bekundet.

In manchen Ländern bestrafte man die Urninge auch mit „Abschaffung", — in Rußland mit Verschickung nach Sibirien, verbunden mit Zwangsarbeit, in Frankreich mit Verbannung auf die Galeeren. Anderswo, wie in Österreich und England, war übermäßig harte oder öffentliche Arbeit ein Zubehör der über Homosexuelle verhängten Kerkerstrafe. Was die hard labour für geistig hochstehende verfeinerte Männer, wie es unter den verurteilten Homosexuellen so viele gab, bedeutete, hat Oscar Wilde in seiner erschütternden Ballade vom Zuchthaus zu Reading, diesem unvergänglichen Dokument von unserer Zeiten Schande, der Nachwelt überliefert.

Am seltensten sind gegen Homosexuelle Geldstrafen in Anwendung gebracht worden, immerhin berichtet Ulrichs, daß 1862 in Hamburg 70 von einem urnischen Kellner an die Polizei verratene Urninge zu der dort üblichen Geldstrafe von 400 Mark Banco, im Unvermögensfalle zu vierwöchiger Gefängnisstrafe verurteilt wurden.

Auch jetzt noch schwanken die Freiheitsstrafen für homosexuelle Akte zwischen einem Tag Gefängnis in Deutschland und lebenslänglichem Zuchthaus in England. Und nichts zeigt vielleicht mehr die Unsicherheit der Gesetzgeber in der homosexuellen Frage, daß dieselbe Tat, welche jenseits des Kanals mit Verlust der Freiheit auf Lebensdauer geahndet werden soll, diesseits des Kanals gänzlich straflos ist, daß sich um eine Handlung, die auf der einen Seite der Alpen mit schwerem Kerker bedroht ist, auf der anderen Seite kein Gesetzbuch bekümmert.

Es gibt auch wohl keine Gesetzesvorschrift sogenannter Kulturvölker, die so vielen Abänderungen unterworfen gewesen ist wie diese.

Wenn wir gegenwärtig lesen, wie in jedem Vorentwurf zu einem neuen deutschen Reichsstrafgesetzbuch die frühere Fassung korrigiert wird, so müssen wir nicht glauben, daß das etwas Neues, etwa durch die moderne wissenschaftliche Forschung bedingte Erscheinung ist: vielmehr sehen wir, daß es früher nicht anders war, daß man niemals recht wußte, was man eigentlich tun sollte; beispielsweise erfahren wir, daß unter den zehn preußischen Entwürfen, welche dem § 143 vom Jahre 1851 vorausgingen, fast jeder den voraufgegangenen Vorschlag aufhob und umgestaltete; die Entwürfe von 1827 und 1830 enthalten im § 360, 3 von Feuerbach und dem bayrischen Gesetz beeinflußt Strafandrohungen gegen Homosexuelle nur im Falle der Erregung öffentlichen Ärgernisses. Der Entwurf von 1833 tritt dieser milden Auffassung entgegen, und die Motive der Entwürfe von 1845 und 1847 führen übereinstimmend aus, daß dieses Verbrechen eine solche Herabwürdigung des Menschen zeige, daß das Strafgesetz darauf Rücksicht nehmen müsse, und die Bestrafung nicht vom Eintritt eines öffentlichen Ärgernisses abhängig machen dürfe. Die rheinischen Stände hatten hierzu einen Antrag eingebracht, welcher wünschte, daß die Tat ignoriert und dem eigenen Gewissen des Täters überlassen werde — links vom Rhein galt nämlich damals noch der Code Napoléon und damit bis zur Einführung des preußischen Strafgesetzbuches im Jahre 1851 die Straffreiheit homosexueller Betätigung. — Dagegen forderten die westfälischen und sächsischen Stände Verschärfung, namentlich erstere wollten Zuchthaus als einzige Strafe. Während der Entwurf von 1830 bei Verkehr mit einer Person unter 18 Jahren als Mindeststrafe zwei Jahre Zuchthaus vorschlug, und ebenso die Entwürfe von 1843 und 1845, drohte der Entwurf von 1851 nur Gefängnisstrafe von sechs Monaten aufwärts an, wobei es dann auch die zwanzig folgenden Jahre verblieb. Das Geschlecht des Täters wurde in den preußischen Entwürfen bis 1847 ebensowenig wie in den übrigen deutschen Entwürfen und Gesetzen nicht genannt. Erst von da ab wird „die widernatürliche Unzucht zwischen Frauenspersonen" nicht mehr unter Strafe gestellt. So schwankt der Paragraph hin und her, so daß man fast sagen kann, daß es nicht nur dem Zufall preisgegeben war, wer unter 100 000 ähnlich Handelnden dem Gesetz zum Opfer fiel, sondern daß auch das Gesetz selbst ein Zufallsprodukt, abhängig von der jeweiligen Zusammensetzung und Stimmung der beratschlagenden Kommission, ist.

Wir wollen nun im folgenden zunächst einen kurzen historischen und dann einen vergleichenden Überblick der gegenwärtig zu Recht bestehenden Gesetze geben: Die ersten staatlichen Strafbestimmungen gegen gleichgeschlechtliche Akte wurden von Kaiser Konstantin und seinen Nachfolgern im 4. Jahrhundert nach Christi Geburt erlassen.

Während vorher in den Beschlüssen der Synoden nur kirchliche Disziplinarstrafen angedroht waren, — so bestimmte die Synode von Elvira vom Jahre 306 im Kanon 71, daß Päderasten auf dem Sterbelager nicht zur Kommunion zugelassen werden sollten, und die Synode von Ancyra (314) setzte spezialisierte Kirchenbußen für diese Sünder fest — erließ im Jahre 326 Konstantin der Große eine Konstitution gegen die gleichgeschlechtliche Liebe, in der es heißt, daß da, wo das Geschlecht seine natürliche Stätte verliert — ubi sexus perdidit locum —, ubi scelus est id quod non proficit scire, wo das Verbrechen vorliegt, dessen Kenntnis sich nicht einmal gezieme, dort, ubi Venus mutatur in alteram formam, die Gesetze sich mit dem Racheschwert, gladio ultore, bewaffnen sollen, ut exquisitis poenis subdantur infames[50]). Nach anderen Quellen[51]) wurde diese Verordnung nicht von Konstantin, sondern erst von seinen Söhnen Konstantinus und Konstans getroffen.

Weder der strafbare Tatbestand noch auch die Strafe sind in dem authentischen Gesetz Konstantins genau angegeben, es wird aber angenommen, daß als „coitus contra naturam" nur die pedicatio bestraft wurde, und zwar die pedicatio mulierum ebenso wie die pedicatio masculorum. Die Unbestimmtheit der angedrohten poena exquisita veranlaßte Valentinian (364—375), die Strafe durch den Feuertod — flammis vindicibus — anzuordnen. „Wir können nicht dulden", fügte Kaiser Valentinian hinzu, „daß Rom, die Mutter aller Tugenden, noch länger durch die effeminati befleckt werde" (non patimur urbem Romam virtutum omnium matrem diutius effeminati in viro pudoris contaminatione foedari et caetera.)[52]). Justinian nahm in seiner Kodifikation des römischen Rechtes die Constantinische Verordnung auf, „milderte" aber die von Valentinian festgesetzte Verbrennung in die Todesstrafe durch das Schwert.

In den Jahren 538 und 539 richtete Kaiser Justinian speziell Proklamationen an die Homosexuellen Konstantinopels mit der dringenden Bitte, doch von ihrem Triebe abzulassen; ihr Tun sei zwar verabscheuungswürdig, doch wolle er für diejenigen, welche sich der Kirchenstrafe seitens des Patriarchen unterzogen, Gnade für Recht ergehen lassen und nur die unbußfertigen und wiederholt rückfälligen Sünder mit den schärferen Strafen treffen, damit nicht Gottes Zorn zu aller Verderben gereizt werde."

Numa Prätorius bemerkt zu diesen Erlassen, daß Justinian danach nicht so sehr die einzelne Handlung, als die zur Gewohnheit gewordene eingefleischte Sünde im Auge hatte; er scheint die Ahnung gehabt zu haben, daß es sich meist um einen tiefeingewurzelten, schwer zu unterdrückenden Trieb handelte.

Daß vom 4. Jahrhundert ab die Todesstrafe in fast allen christlichen Ländern für gleichgeschlechtliche Betätigung eingeführt und durch anderthalbtausend Jahre auch in vielen Fällen vollzogen wurde, daß selbst heute noch auf ihrer Ausübung schwere Freiheitsstrafen stehen, ist zweifellos auf die eben angeführten Kriminalgesetze zurückzuführen, welche unter hierarchischem Einfluß zuerst von den christlichen Kaisern des römischen Reiches erlassen wurden. Es scheint aber, als ob man zunächst, als das römische Recht in die deutschen Volksrechte einzudringen

---

50) 3 Cod. Theod. ad leg. Jul. IX, 7.

51) Cf. Michaëlis, a. a. O. p. 46 und Cod. Theodos. IX, 7, 3, u. Cod. Justin, 9, 30.

52) Die genauen Texte dieser und der folgenden Gesetze finden sich u. a. in der Arbeit von Numa Prätorius im Jahrbuch f. sex. Zw. Band I.: Die strafrechtlichen Bestimmungen gegen den gleichgeschlechtlichen Verkehr historisch und kritisch dargestellt. p. 97—150.

begann, sich nicht so recht entschließen konnte, auch die gegen die Päderastie gerichteten Strafandrohungen in die neuen Gesetzesbücher aufzunehmen; wenigstens lassen sich weder im ostgotischen Recht, nicht einmal in dem speziellen Sittendekret König Athalarichs (536/44), noch in Cassiodors (Variar. lib. IX, 18), noch im langobardischen Recht, noch in der lex Romana Burgundiorum vom Jahre 506 Spuren davon nachweisen. Auch in der Gesetzessammlung König Eurichs (466/84) findet sich noch keine Strafbestimmung gegen gleichgeschlechtliche Akte. Erst die als Breviarium König Alarichs II. (505) bekannte, unter Beihilfe des Klerus entstandene lex Romana Visigothorum griff die Jurisdiktion Kaiser Valentinians auf und bestimmte gegen männlichen Geschlechtsverkehr den öffentlichen Feuertod. In praxi wurde auf Grund dieses Gesetzes allerdings vielfach nur auf Kastration nebst Ausstoßung aus der christlichen Gemeinschaft erkannt. Diese westgotische Lex Romana wurde nach Brunners Deutscher Rechtsgeschichte (I. 358) bis weit in das XII. Jahrhundert hinein als brauchbarstes römisches Rechtsbuch (nebst Alarichs Breviarium) von der christlichen Kirche und den römischen Beamten überall in Anwendung gezogen, wo auf das römische Recht Bezug genommen wurde. Letzteres aber war in Frankreich, Deutschland, England, Spanien und den kleineren Staaten Europas fast ausnahmslos der Fall.

Ähnlich wie Kaiser Justinian erließ auch Kaiser Karl der Große zwei Proklamationen, in denen er sich eingehend mit gleichgeschlechtlichen Handlungen befaßte; es sind dies die Admonitio generalis vom 23. März 789 (ed. Boretius I. 57) und das strenger gehaltene Capitulare generale vom Jahre 802 (ed. Boretius I. 94), in dem er vor allem das häufige Vorkommen dieses Lasters im Mönchstande beklagte, „von dem doch eigentlich für alle Christen die größte Hoffnung auf das Heil kommen, und der darum an Keuschheit und Heiligkeit vollkommener als alle sein sollte. Der Kaiser wünscht, daß niemals wieder solche Klagen an sein Ohr kommen, andernfalls er sowohl von den Tätern, wie von denen, die es zugelassen hätten, eine derartige Buße heischen würde, daß kein Christenmensch, der davon höre, solches fernerhin zu tun sich herausnehmen würde.“ Wir können die Synodalbeschlüsse übergehen, die sich in den folgenden Jahren und Jahrhunderten vielfach mit den „Schandtaten“ der Homosexuellen beschäftigten — namentlich wären die Synoden von Paris (anno 829), Rheims (1049) und London (1102) zu erwähnen —, indem wir auf das corpus decretorum verweisen, in dem der Bologneser Gratian um die Mitte des XII. Jahrhunderts das kirchliche Recht kodifizierte. Hier finden wir (caus. 32, quaest. 7, Kap. 11—15) unter Berufung auf die Kirchenväter Augustinus, Hieronymus und Origenes sowohl die widernatürliche Unzucht zwischen Mann und Weib, wie die zwischen Männern als die schwerste aller Fleischessünden verurteilt. Im Jahre 1232 sah sich Papst Gregor IX. veranlaßt, die Predigermönche aufzufordern, dem Laster namentlich in Österreich entgegenzutreten und die Sünder gleich Ketzern zu behandeln (Rippol. Bullar. praedic. I, 39). Daß der fast um die gleiche Zeit (1230) erlassene Sachsenspiegel Eyke von Repkows ebenso wie das Meißener Rechtsbuch keinerlei Bestimmungen gegen sodomitische Vergehen enthalten, und eine spätere Glosse des Sachsenspiegels (nach C. E. Jarckes „Handbuch des gemeinen deutschen Strafrechtes [1830 Bd. III. S. 173 ff.]) gegen die, „so unnatürliche Unkeuschheit treiben, die Sodomiter und Gomorrer" nur die Strafe der Friedlosigkeit festsetzte, mag als Beweis dafür angesehen werden, daß viele völkische Rechte sich nach wie vor sträubten, sich den Standpunkt der lex Romana zu eigen zu machen, wenn schon man nicht übersehen darf, daß von der Kirche die gleichgeschlechtliche Unzucht vielfach dem Allgemeinbegriff der Ketzerei subsumiert wurde, gegen die sie kurzerhand den Feuertod forderte.

Hatten die Homosexuellen im stillen gehofft, daß mit der Reformationszeit und nach nun schon tausendjähriger Verfolgung auch für sie bessere Zeiten anbrechen würden, so fanden sie sich in dieser Erwartung bitter enttäuscht. Es sollten noch drei weitere Jahrhunderte vergehen, bis durch die größere Tolerierung menschlicher Freiheit im allgemeinen auch für sie mildere Anschauungen und Strafen Platz griffen. Vorderhand, und das gilt für das 16., 17. und 18. Jahrhundert, zeigten die verschiedenen Gesetzbücher christlicher Staaten kaum eine Spur von Besserung.

So bestimmte die Carolina, Kaiser Karls des Fünften „Peinliche Halsgerichtsordnung" von 1532, die erste von Reichs wegen ergangene Kodifikation, im Artikel 116 fast in wörtlicher Übereinstimmung mit „Bambergische Halsgerichtsordnung von 1507" (der mater Carolinae) Johann von Schwarzenbergs (Art. 141): „. . . so Man mit Man, Weib mit Weib, Unkeusch treiben, die haben das Leben verwuerkt." In gleicher Form ist der Text in niederdeutscher Übersetzung in die soror Carolinae, die Brandenburgisch-Fränkische Halsgerichtsordnung von 1516, und deren revidierte Ausgabe von 1582 (Art. 143) übergegangen. Mit verschwindenden Ausnahmen verharrten auf dem Standpunkte dieser karolinischen Bestimmungen alle partikulären Landesgesetzgebungen nachkarolinischer Zeit.

Sowohl die Hennebergische Landesordnung von 1539 (VIII, 5, 6) als die Neureformierte Landesordnung von Tirol von 1573 (VIII, 19), wie das churpfälzische Landrecht von 1611 (V, 32) und das Landrecht für das Herzogtum Preußen von 1620 (VI, 6, 5), ebenso wie das verbesserte preußische Landrecht König Friedrich Wilhelms I. von 1721 (P. III B. VI. Tit. VII, Art. 7) verhängen gegen alle für züchtige Ohren nicht erzählbare Unkeuschheit „so wider die natur und in sonst was weise es immer geschehen kann", begangen wird, unnachläßlich den Feuertod. In Niederösterreich trat 1656 an Stelle der Carolina die neue peinliche Landgerichtsordnung Kaiser Ferdinands III. (die Ferdinandea), die sich in Tl. II Art. 73 in ausführlicher Weise mit dem Verbrechen der widernatürlichen Unzucht beider Geschlechter beschäftigt und dort folgendes „End-Urtl" festsetzt: „Ein Knabenschänder aber oder da sonst ein Mensch mit dem andern sodomitische Sünd getrieben hätte, soll anfangs enthauptet, folgends dessen Körper sambt dem Kopf verbrennt, niemalen aber in den Urtlen dasjenige, so Ergernuss geben möchte, öffentlich abgelesen werden." Von den meisten Rechtsgelehrten wird angenommen, daß der Tatbestand, welcher die Todesstrafe voraussetzte, immissio membri et emissio seminis voraussetzte, doch scheint beides oft genug schon als erwiesen angesehen worden zu sein, wenn man ein männliches Liebespaar im gemeinsamen Bette überraschte, da man die Pedikatio für die gewöhnliche Betätigungsart der „Sodomiter" ansah. Im übrigen enthält die Ferdinandea wie auch später die Theresiana einen Zusatzparagraphen, der Milderungsgründe vorsah. Er lautete: „Fallt bei dem Umbständen des Täters Jugend, Unverstand oder dieses mit ein, daß er sich der Sünd zwar angemaßt, selbige aber nicht vollendet hätte, soll man alles fleissig erwägen, und nach Gestalt der Sachen die Lindigkeit der Schärfe vorziehen, jedoch sich vorher, wie in dergleichen zu verfahren ist, bei den Rechtsverständigen Rats erholen." Auch die 1711 für Böhmen, Mähren und Schlesien erlassene „Neue peinliche Halsgerichtsordnung" (Art. 19, § 19) bestimmt, daß die „sodomitische Sünde eine unzulässige und wider die Natur strebende Wollust sei, welche geschieht, wenn Mann mit Mann, oder Weib mit Weib, oder auch Weib mit Mann wider die Natur etwas Fleischliches verübe; derley zum Abscheu der Natur selbsten sich versündigende Unmenschen können nach Schwere der Missetat gleich lebendig verbrennet, oder vorerst geköpft und alsdann verbrennet werden, geschieht sie aber zwischen Mensch und Vieh, so ist der Täter lebendig und das Vieh samt ihm zu verbrennen." Und die Constitutio criminalis der Kaiserin Maria Theresia, für die österreichischen Erblande von 1769 (die Theresiana), setzt (Art. 74 § 1) noch dazu: „wozu auch drittens (neben Päderastie und Bestialität) die von jemanden a l l e i n begangenen widernatürlichen Unkeuschheiten zu rechnen sind", macht indes (§ 8) die ordentliche Strafe von der emissio seminis abhängig, anderenfalls die Feuer- oder Schwertstrafe in eine angemessene Leibesstrafe umgewandelt werden könne.

Ähnliche furchtbare Strafen galten bis gegen das Ende des 18. Jahrhunderts in fast allen christlichen Ländern Europas, in den romanischen ebenso wie in den germanischen und slavischen. Und wenn auch die Zahl der hingerichteten Homosexuellen nur einen verhältnismäßig sehr geringen Bruchteil derer bildete, die in ihrem Leben insgeheim hundertfach das gleiche Kapitalverbrechen verübten, so darf doch die Menge derer, die für die Betätigung ihrer angeborenen homosexuellen Leidenschaft mit Feuer und Schwert auf das grausamste vernichtet wurden, auf viele Tausende veranschlagt werden. Man muß bedenken, daß die Chroniken nur einen verschwindend kleinen Teil der Todesurteile für eine Handlung überlieferten, die vor „züchtigen Ohren" zu n e n n e n selbst eine Sünde war. Wurden doch auf besondere Anordnung vielfach sogar die Prozeßakten verbrannt, damit keine Spur des Verbrechens übrig bleibe. Gleichwohl wissen wir von vielen, die in jenen dunklen Zeiten als sodomitische Ketzer, in Wirklichkeit als Opfer menschlicher Beschränktheit auf dem Scheiterhaufen starben.

In Augsburg wurde im März 1409 ein Gerber der Sodomiterei wegen lebendig verbrannt, desgleichen ein Priester namens W e r a - l a c h, ein Geistlicher der Johanniskirche, U l r i c h F r e y, J a k o b K i e s s und ein Dominikaner auf Veranlassung Bischof E b e r h a r d s. Sie wurden in einem „hölzernen Turm aufn Perlach Turm, mit geschrenkt gebundenen Händen und Füßen herausgehenkt und mit Hunger, den sie von Samstag an biss auf den folgenden Donnerstag und Freitag erlitten, getötet, nachmals von den Henkern unter dem Galgen begraben worden"[56]).

Um nur ganz wenige Beispiele herauszugreifen: wurden 1474 18 lombardische Söldner wegen dieses Verbrechens zu Basel öffentlich verbrannt[54]). Hier wurde auf dem Kohlenberge allerdings, wie Friedrich Fürst Wrede[55]) erzählt, auch einmal ein Hahn lebendig verbrannt, weil er ein Ei gelegt hatte.

Zu Straßburg im Elsaß wurden nach Walters Chronik von 1647—71, also in einem knappen Vierteljahrhundert, nicht weniger als 12 Personen wegen derartiger Vergehen teils lebendig verbrannt, teils geköpft. Längere Zeit zuvor war diese Stadt in eine weitläufige Fehde mit Zürich geraten wegen des letzten Sprosses aus dem Geschlecht der Puller, Richards vòn Hohenburg. Der Prozeß und das Leben dieses zweifellos homosexuellen Ritters ist im Jahre 1893 in den Beiträgen zur Landes- und Volkskunde von Elsaß-Lothringen (XVI. Heft) von Dr. Heinrich Witte eingehend geschildert worden. Seine Arbeit gewährt einen sehr anschaulichen Einblick in die barbarischen Anschauungen jener Zeit. Am 24. September 1482 wurde der letzte Puller zusammen mit dem Burschen „Anton Mätzler von Lindau, einem Barbier seines Zeichens und geschicktem Lautenschläger" zur Richtstätte geführt, „barfus's, in langem Rock gleich einem Schächer", ohne daß er ein äußeres Zeichen von Reue gab. Im Beisein von 10 000 Menschen, die den Ritter brennen sehen wollten, erlitt er samt „seiner in siden silber ufgemutzten buhlschaft" auf dem Fischmarkt in Zürich den Feuertod.

In Nürnberg bestiegen im XVI. Jahrhundert nachweislich sieben Sodomiten den Scheiterhaufen. Im Jahre 1731 schenkte Friedrich Wilhelm I. von Preußen, der Soldatenkönig, der Stadt Potsdam die Kosten, welche durch die Hinrichtung der Kindesmörderin Petsch und des Sodomiten Lepsch der Stadt erwachsen waren. Jene war „gesackt" worden, für diesen hatte man 16 Taler und 5 Groschen für 3 Haufen Holz, Stroh und Teer aufgewendet[57]). Ausführlich führt Jousse, Rat am Présidiat d'Orléans, eine ganze Reihe von Todesurteilen an, die in der Zeit von 1519 bis 1759 wegen gleichgeschlechtlichen Verkehrs ergingen und vollstreckt wurden. Noch wenige Jahre vor der französischen Revolution wurde ein Kapuziner namens Pascalin in Paris wegen Päderastie hingerichtet[58]).

In London erlitten 1810 der Fähnrich John Newball Hepburn und Thomas White wegen eines gleichgeschlechtlichen Aktes die Todesstrafe. In Italien wurde nach Joseph Kohler („Strafrecht der italienischen Statuten vom 12.—16. Jahrhundert", „Studien aus dem Strafrecht") die Todesstrafe durch Verbrennung in Bologna 1250 für Sodomiter eingeführt, in Padua 1329, hier aber nur gegen den aktiven Päderasten, in Rom 1363, in Florenz 1415, hier nur bei Rückfall, in Parma 1494. In Reggio wurden 1500 die Schuldigen zuerst gehängt und dann verbrannt, desgleichen in Soncino (1532)

[54]) Cf. Dr. H. Witte, Der letzte Puller v. Hohenburg. Dargestellt von Numa Prätorius in den Vierteljahrsberichten des W.-h.-K. III. Jahrg. S. 207—230.

[55]) Fürst Wrede, Das Liebesleben des Menschen. Zitiert nach Monatsberichten des WHK. 1907 p. 143.

[56]) Vgl. „Zur Geschichte des bürgerlichen Lebens und der öffentlichen Gesundheitspflege sowie insbesondere der Sanitätsanstalten in Süddeutschland. Ein Beitrag zur Geschichte der Cultur und der Medizin." Von Dr. Lammert. Mr. F. D. H. K. Bezirksarzt in Stadtamhof. Regensburg 1880.

[57]) Mitteilungen des Vereins f. d. Geschichte Potsdams N. 253 N. F. II. Tl. Bd. VII, p. 130.

[58]) Cf. Varée, Curiosités judiciaires.

und Ferrara (1534) und in Massa Carrara wurden sie (1592) ebenfalls aufgehängt und dann mit „rächendem Feuer von der lebendigen Erde vertilgt". Aus Bologna berichtet Benvenuto da Imola, daß um 1375 zahlreiche Homosexuelle, die er „vermes nati de cineribus Sodomorum" (Gewürm aus Sodoms Asche) nennt, verbrannt wurden. Besonders grausam ging die Inquisition in Spanien gegen die Urninge vor. So erlitten im Jahre 1506 in Sevilla 10 homosexuelle Männer bei einem Auto da Fé die Strafe des Scheiterhaufens. Als indessen nach der Verurteilung und Verbrennung einer großen Anzahl Sodomiten die Inquisition von Arragonien in die Gefängnisse des Offiziums auch mehrere Priester einsperren ließ, die desselben Verbrechens angeklagt werden sollten, erhielt der Erzbischof von Saragossa ein päpstliches Breve, welches für die Genannten minder strenge Strafen forderte. Das hinderte jedoch nicht, daß nach der Entlassung der wegen dieses Verbrechens verhafteten Priester und Mönche die Inquisitoren fortfuhren, wegen derselben Tat die Laien aller Stände zu verfolgen, unter denen sich auch einmal der Vizekanzler von Arragonien verdächtigt fand, der seine Freisprechung, wie es scheint, nur seinem Namen und seinem Einfluß verdankte. Besonders zeichnete sich das heilige Offizium zu Valencia gegen Ende der Amtstätigkeit des Großinquisitors Fernando Valdez, Erzbischof von Sevilla (1547—1566, gest. 1568), durch eine lebhafte Tätigkeit in der Aufsuchung von Personen aus, die der Päderastie verdächtig waren, und auch von Weibern, welche geschlechtlichen Verkehr miteinander unterhalten hatten.

In der Zeit von kaum 20 Jahren zählte man unter diesem Großinquisitor über 19 000 „ketzerische" Opfer (täglich etwa drei), von denen 2400 in Person, 1200 in effigie verbrannt und ca. 16 000 eingekerkert oder auf die Galeeren geschickt wurden. 1575 klagte die Inquisition auch den Großmeister des Ordens von Montesa, Peter Ludwig von Borgia, und den Prinzen von Farnese der Sodomie an, doch wurden beide freigesprochen.

In Belgien wurde am 28. September 1654 Jérôme Duquesnoy, den Georges Eekhoud in seinem Aufsatz im Jahrbuch II[59]) mit Recht „un des plusgrands sculpteurs du XVIIe siècle" nennt, in der Vollkraft seines künstlerischen Schaffens, weil er mit einem Jüngling, der ihm Modell stand, in geschlechtlichen Beziehungen gestanden haben sollte, verbrannt, convaincu de sodomie, à être à un poteau, étranglé et son corps réduit en cendres sur le marché aux Grains de la dite ville.

Es scheint, als ob zeitweise das Gesetz gegen Urninge beinahe in Vergessenheit geraten war, um gelegentlich dann um so rigoroser — fast mit dem Charakter einer psychischen Epidemie — in Kraft zu treten. So wurde in Holland 1730 eine förmliche Uranierverfolgung veranstaltet. In diesem Jahre hatten die Provinzen Holland, Westfriesland und Groningen Bekanntmachungen erlassen gegen dieses „abscheuliche Verbrechen, diese schrecklichen Greuel, die execrable Missetat, die himmelschreiende Sünde, vor der die Natur selber einen Abscheu hat, und die unter redlichen Menschen nicht weniger, denn unter Christenleuten weder bekannt sein, noch genannt werden sollte." Den Denunzianten wurde bei etwaiger Teilnahme Straflosigkeit und außerdem noch eine Prämie von 100 Silberdukaten versprochen. Von 250 wegen gleichgeschlechtlicher Vergehen in Untersuchungshaft genommenen Personen wurden allerdings „nur" 48 getötet, während 91 mit lebenslänglicher Verbannung, mehrere andere mit Zuchthaus bestraft wurden. Aus dem gleichen Grunde wurden noch 1764/65 in Amsterdam 7 Todesurteile (Erdrosselung) gefällt für eine Handlung, die einige Jahrzehnte später, durch die Einführung des code

[59]) Georges Eekhoud, „Un illustre uraniste du XVIIe siècle" Jérôme Duquesnoy. Sculpteur Flamand. p. 277 ff.

pénal (1811) als völlig straflos angesehen wurde. In Holland wurde auch einmal einer der höchsten Staatsbeamten, der Statthalter von Holland und Friesland Gozewijn de Wilde, ob der „stummen Sünde", des „peccatum sodomiticum", enthauptet[59a].

Die Anzeige gegen ihn hatte ein Kastellan erstattet, den er rechtmäßig des Mordes beschuldigt hatte; das Ende dieses Prozesses schildert der folgende Bericht: „Nachdem nun diese Sache einundeinhalbes Jahr, 78 Wochen, geschwebt hatte, brachte man den Präsidenten aus dem Hause Heusden nach dem Schloß Loevesteyn in Haft. Dort kamen eines Tages die Inquisitoren und Richter zu ihm, ließen ihm die Fesseln abnehmen, zeigten ihm ein großes brennendes Feuer auf der einen und einen roten ausgebreiteten Teppich auf der anderen Seite und sprachen zu ihm: ‚Meister Gozewiyn, halte nicht länger mit der Wahrheit zurück; du siehst den Tod vor Augen, denn wir wissen genau, daß du schuldig bist und daß du sterben mußt. Weil du aber immer ein ehrbarer Mensch gewesen bist, wollen wir dir die Gnade erweisen, dich deine Todesart selbst wählen zu lassen. Gestehst du nämlich, daß du schuldig bist, so sollst du enthauptet werden; gestehst du aber nicht, so wirst du verbrannt. Denn wir wissen und kennen deine Schuld genau und zweifellos.' Als er dies hörte, erschrak er, fürchtete sich sehr und sprach seufzend: ‚Wehe mir unseligen Menschen, ich habe schwer gesündigt', und er gestand seine Schuld und erzählte alles, was er begangen hatte. Nachdem dies geschehen war, und er seine Beichte gesprochen hatte, wurde er auf der Stelle enthauptet."

Die ersten Gesetzbücher christlicher Nationen, welche mit der Todesstrafe gegen die Homosexuellen aufräumten, waren das Josefs II. von Österreich aus dem Jahre 1787 und das vom Geiste Friedrichs II. erfüllte allgemeine preußische Landrecht vom Jahre 1794.

§ 71 im Teil II der Josephina lautete: „Wer die Menschheit in dem Grade abwürdiget, um sich mit einem Vieh, oder mit seinem eigenen Geschlechte fleischlich zu vergehen, macht sich eines politischen Verbrechens schuldig." § 72: „Ist das Verbrechen so begangen worden, daß dasselbe öffentliches Ärgernis erregt hat, so ist zur Strafe Züchtigung mit Streichen und zeitliche öffentliche Arbeit bestimmt. Ist dasselbe nur weniger bekannt geworden, so ist der Täter mit zeitlichem strengeren Gefängnisse zu belegen, das durch Fasten und Züchtigung mit Streichen zu verschärfen ist. Auch soll der Täter von dem Orte, wo er öffentlich Ärgernis gegeben hat, abgeschafft werden."

§ 1064 des Allgemeinen Landrechts für die preußischen Staaten bestimmte: „Sodomiterei und andere dergleichen unnatürliche Sünden, welche wegen ihrer Abscheulichkeit hier nicht genannt werden können, erfordern eine gänzliche Vernichtung des Andenkens. — Es soll daher ein solcher Verbrecher, nachdem er ein- oder mehrjährige Zuchthausstrafe mit Willkommen und Abschied (d. h. mit Prügel) ausgestanden hat, aus dem Ort seines Aufenthaltes, wo sein Laster bekannt geworden ist, auf immer verbannt und das etwa gemißbrauchte Tier getötet, oder heimlich aus der Gegend entfernt werden. — Wer jemand zu dergleichen unnatürlichen Lastern verführt und mißbraucht, der ist doppelter Strafe schuldig. — Machen sich Eltern, Vormünder, Lehrer oder Erzieher dieses Verbrechens schuldig, so soll gegen dieselben 4—8 jährige Zuchthausstrafe mit Willkommen und Abschied stattfinden. —"

[59a] Cf. Vierteljahrsberichte des WHK. Bd. II. p. 64 f.

Während aber in beiden Gesetzbüchern noch schwere Freiheitsstrafen, — im preußischen als geringstes Maß ein Jahr Zuchthaus — unter gewissen Umständen auch Körperstrafen wie Prügel, Anschmiedung, Fasten vorgesehen waren, machte das dritte, vom modernen Aufklärungsgeist erfüllte Gesetzbuch Napoleons I. vom Jahre 1810 ganze Arbeit, indem es die Päderastie als Verbrechen vollkommen ausschaltete.

Ob die Josephina die Verbrennung der „Sodomiter" lediglich deshalb beseitigte, weil es die Todesstrafe überhaupt abschaffte — wie Wachenfeld[60]) behauptet — oder wie Prätorius annimmt, weil die Auffassung über die Strafwürdigkeit des Verbrechens eine ganz andere geworden war, scheint uns von untergeordneter Bedeutung; bemerkenswerter, daß es die widernatürliche Unzucht unter die politischen Verbrecher rechnet, „also offenbar nur wegen der dem Staat angeblich drohenden Schädigung, sowie der durch Bekanntwerden der Tat entstehenden öffentlichen Ärgerniserregung" straft, nicht wegen der Immoralität als solcher, die, wie namentlich der große bayerische Rechtsgelehrte Anselm von Feuerbach auseinandersetzte, allein ohne Rechtsverletzung eine Strafe nicht rechtfertigen könne. Auf Feuerbachs Einfluß ist es zurückzuführen, daß auch Bayern in seinem neuen Strafgesetzbuch von 1813 von der Todesstrafe unmittelbar zu völliger Straflosigkeit überging, ein Beispiel, dem später eine Reihe anderer deutscher Staaten folgte, wie Württemberg (1839), Braunschweig und Hannover (1840) — die nur noch auf Antrag eines Geschädigten oder bei der allerdings verschieden aufgefaßten öffentlichen Ärgerniserregung straften — während andere Länder sich unmittelbar an den code Napoléon anlehnten. Es waren dies außer Frankreich: Italien, Spanien, Portugal, Belgien, Holland, Monaco, Luxemburg und die Schweizer Kantone Genf, Waadt, Wallis und Tessin. Alle diese Länder bestrafen auch jetzt nur, wenn die Handlung gewaltsam oder öffentlich vorgenommen wird (outrage public à la pudeur) oder an Kindern, wobei das Schutzalter zwischen 12 Jahren in Italien, Spanien, Portugal und 13 in Frankreich, bis zum Mündigkeitsalter (21) in Holland, schwankt.

Die letzten Länder, welche die Todesstrafe gegen die Homosexuellen aufhoben, waren England, welches sie 1861 durch lebenslängliche, und Schottland, welches sie erst im Jahre 1889 durch zeitliche Zuchthausstrafe ersetzte. Gegenwärtig gibt es nur noch ein Land, welches die Todesstrafe beibehalten hat, und zwar ist dies der australische Staat Victoria, allerdings nur, wenn die Päderastie an einem Knaben unter 14 Jahren vollzogen wird.

England hat sich nicht damit begnügt, die lebenslängliche Zuchthausstrafe für Pedikation (dort buggery genannt) beizubehalten — auch die der Frau soll in gleicher Weise geahndet werden —, sondern hat im Jahre 1885 ein weiteres Gesetz akzeptiert, nach dem alle übrigen gleichgeschlechtlichen Handlungen einschließlich Onanie, ja selbst der Versuch und die Beihilfe dazu mit Gefängnis und Zwangsarbeit bis zu 2 Jahren bestraft werden, ein Paragraph, dem wenige Jahre nach seinem Bestehen Oscar Wilde zum Opfer fiel.

Zeigt eine rechtsvergleichende Übersicht, daß außer in England, Neu-Süd-Wales und Victoria nirgends zwei Gesetze für die immissio

[60]) Wachenfeld a. a. O. p. 25.

in anum einerseits und die übrigen gleichgeschlechtlichen Handlungen andererseits bestehen, so ist doch auch anderswo die Tendenz unverkennbar, mit der allmählichen Milderung des Strafmaßes den Umfang des Tatbestandes zu erweitern. Besonders charakteristisch liegen in dieser Hinsicht die Verhältnisse in Deutschland. Während im Allgemeinen preußischen Landrecht von 1794 noch ein Jahr Zuchthaus das niedrigste Strafmaß war, bestimmte 1851 das neue „Strafgesetzbuch für die preußischen Staaten" in § 143, daß gegen widernatürliche Unzucht zwischen Personen männlichen Geschlechts oder von Menschen mit Tieren Gefängnisstrafe von 6 Monaten bis zu 4 Jahren ev. mit zeitiger Untersagung der Ausübung der bürgerlichen Ehrenrechte erkannt werden solle, Zuchthausstrafe bis zu 20 Jahren hingegen nur, wenn eine unzüchtige Handlung als Notzucht, gegen willens- oder bewußtlose Personen oder gegen Kinder unter 14 Jahren verübt war. Dieser § 143 ging 1872 als § 175 in das Deutsche Reichsstrafgesetzbuch über, wobei aber das Strafminimum von 6 Monaten auf einen Tag herabgesetzt wurde. Bedeutete dies für Preußen einen immerhin nicht zu unterschätzenden Fortschritt, so war es ein um so größerer Rückschritt für Bayern, das seit fast 60 Jahren gleichgeschlechtliche Akte Erwachsener einschließlich Pedicatio überhaupt nicht mehr als Straftaten kannte. Noch als 1865 die bayerische Regierung einen entsprechenden Paragraphen wieder einführen wollte mit der Motivierung, es handele sich um einen Schritt zur Rechtseinheit Deutschlands, da die Bestimmung in den Nachbarstaaten (vornehmlich Preußen und Sachsen) gelte, verwarf die bayrische Kammer den Antrag mit folgender Erklärung: „Keine Strafe ohne Rechtsgrund. Es gäbe keinen Rechtsgrund für die Bestrafung einer geschlechtlichen Handlung, welche von zwei erwachsenen Individuen unter gegenseitiger Einwilligung ausgeführt werde. Erst wenn öffentliches Ärgernis vorliege, dürfe eingeschritten werden. Was die Regierung geltend mache, enthalte nicht den Schatten eines Rechtsgrundes. Eine Übereinstimmung mit den Nachbarstaaten könne ebensogut auf umgekehrtem Wege herbeigeführt werden, nämlich dadurch, daß von diesen eine Bestrafung abgeschafft würde, für welche ein Rechtfertigungsgrund nicht vorhanden sei."

Viel verhängnisvoller als die territoriale Ausdehnung des Paragraphen war aber die Erweiterung seines Tatbestandes durch das Reichsgericht, nach welcher mindestens fünfmal so viel Personen unter Strafe gestellt wurden, als vor 1872 strafbar waren.

Dieser Vorgang ist um so befremdlicher, als das Reichsgericht in einer seiner Entscheidungen, in der es unter Aufhebung eines ergangenen Urteils gegenseitige Onanie unter Männern für straffrei erklärt, selbst wörtlich sagt: „Aus den Motiven zum StrGB. ergibt sich mit voller Bestimmtheit, daß die widernatürliche Unzucht in der Beschränkung auf Sodomie und Päderastie, wie solche bereits durch die preußische Praxis bezüglich des dem § 175 des R.-Str.-G.-B. entsprechenden § 143 des preußischen Str.-G.-B. festgestellt worden war, hat unter Strafe gestellt werden sollen." Nachweislich hatte man mit dem § 143 den art. 116 der Carolina übernehmen wollen, von dem Carpzow[61]) ausdrücklich hervorgehoben hatte, daß er nur „den coitus contra naturae ordinem", nicht andere Unzüchtigkeiten, qualis est fricatio vel manustupratio gemeint hatte, ebenso wie Böhmer[62]) für die Strafbarkeit des weibweiblichen Verkehrs auf Grund

[61]) Carpzow, Practica nova imperialis Saxoniae rerum Criminalium. Pars III. Quaestio 76.

[62]) Böhmer, Meditationes in Constitutionem Criminalem.

dieses art. 116 einen concubitus per arma artificilia für notwendig hielt und bloße fricatio zwischen Weibern nicht für genügend erachtete. Deshalb hatte auch das preußische Obertribunal[63]) seinerzeit die Bestrafung anderer Akte mit folgender Begründung abgelehnt: „Bekanntlich wurde der § 116 von den Lehrern des gemeinen Rechts in der Regel nur auf die sog. sodomia propria ratione sexus et generis, nicht aber auf die sodomia impropria als manustupratio, onania und dgl. bezogen." Die Beschränkung des § 175 auf die Strafbarkeit der immissio penis in anum erkennen außer Liszt z. B. auch Berner an: S. 461, Lehrbuch des Strafrechts, 18. Auflage, ferner Binding: Grundriß Bd. II, S. 100. Prätorius sagt hierüber in seiner Kritik Wachenfelds, der die vom Reichsgericht getroffene Ausdehnung gutheißt: „Steht nun fest einerseits, daß die Carolina nur die immissio penis in anum bestrafte, daß andererseits das preußische und deutsche Strafgesetzbuch über den art. 116 nicht hinausgehen, sondern den von diesem Artikel betroffenen Fall des gleichgeschlechtlichen Verkehrs zwischen Männern strafbar erklären wollte, dann ist es unzulässig, einen Teil der im Gegensatz zur immissio penis in anum straflos gelassenen sonstigen „Unzüchtigkeiten" als beischlafähnliche Handlungen unter den § 175 einbeziehen zu wollen."

Erst dem Reichsgericht in Leipzig war es vorbehalten, die früheren Voraussetzungen der Strafbarkeit, die immissio membri in anum et emissio seminis fallen zu lassen, indem es die ejaculatio überhaupt nicht mehr für erforderlich hielt und im übrigen den Begriff der „beischlafsähnlichen" Handlungen schuf, unter dem es in einer Entscheidung vom 23. IV. 1880[64]) auch den coitus inter femora und in einer vom 28. V. 1888[65]) den coitus in os, in einer weiblichen (3. II. 1890) auch die receptio penis alterius in os proprium für strafbar erklärte, im übrigen entschied, daß auch, wenn membrum appremitur alicui parti corporis alterius, der Akt als ein beischlafähnlicher zu erachten sei, wenn Friktionen, sogenannte Stoßbewegungen, ausgeübt worden seien. Wiederholt hat sich das Reichsgericht mit der Frage beschäftigt, ob der Tatbestand des § 175 auch dann erfüllt sei, wenn der eine oder beide Partner bekleidet waren. Im Widerspruch zu einem am 20. IX. 1880 gefällten Urteil entschied der Strafsenat am 8. VI. 1898, daß der Körper des passiven Teils nicht entblößt sein brauche, „es genüge zum Tatbestand des Vergehens nur die Berührung des (entblößten) männlichen Gliedes mit dem bekleideten oder unbekleideten Körper einer anderen männlichen Person". Trotzdem ist es bei dem verabschiedeten Offizier v. A. auch schon vorgekommen, daß ein deutsches Gericht[66]) einen Homosexuellen rechtskräftig zu fünf Monaten Gefängnis verurteilte für zwei Fälle, in denen „beischlafähnliche Handlungen ohne Entblößung des Gliedes des aktiven Teiles und ohne Berührung des nackten Körpers des passiven Teiles ausgeführt wurden". Überhaupt sind die Untergerichte wiederholt noch über den vom Reichsgericht formulierten Tatbestand hinausgegangen, am krassesten vielleicht in einem Falle, in dem das Landgericht Liegnitz[67]) einen 62 jährigen Tapezierer K. zu einer Gefängnisstrafe von einem Jahre und zum Verluste der bürgerlichen Ehrenrechte auf die Dauer

[63]) Entscheidung des preußischen Obertribunals B. III.

[64]) Entscheidungen, Bd. I. S. 395.

[65]) Reichsgericht 28. V. 1888, R., Bd. X, S. 416; 3. II. 1890, E., Bd. XX, S. 225; 23. IV. 1880, E., Bd. I, S. 395.

[66]) Das Bezirks- und Obergericht zu Windhuk. Cf. Jahrbuch f. sex. Zw. Bd .VIII. p. 910. Bericht und kritische Besprechung von Numa Prätorius.

[67]) Der Fall ist nebst kritischen Bemerkungen dargestellt von Numa Prätorius im Jahrbuch für sexuelle Zwischenstufen, Bd. VIII, S. 900—910.

von zwei Jahren, den mitangeklagten 29 jährigen Kellner H. wegen des gleichen mit K. verübten Vergehens zu einer Gefängnisstrafe von einem Jahr und sechs Monaten verurteilte, indem es den Tatbestand des § 175 lediglich aus dem verliebten und leidenschaftlichen Ton ihrer Korrespondenz folgerte, ohne daß in diesem Briefwechsel Äußerungen über eine besondere Art des geschlechtlichen Verkehrs enthalten waren. Die letzte hierher gehörige Entscheidung des Reichsgerichts findet sich in der Juristischen Wochenschrift vom 1. Oktober 1913 (42. Jahrgang, Nr. 17, Seite 935); sie lautet:

§ 175 Str.-G.-B. Beischlafsähnlichkeit. Beleidigende Wirkung.

Nach den Feststellungen hat der Angeklagte seinen eigenen und den Geschlechtsteil des 16 jährigen R., welche beide entblößt und erregt waren, der Länge nach mit der Hand erfaßt und sie längere Zeit zu wiederholten Malen aneinander gedrückt. Dabei war die beiderseitige Stellung genau diejenige, bei der im Stehen der wirkliche Beischlaf ausgeübt wird. Die Strafkammer erachtet hierdurch den Tatbestand des § 175 Str.-G.-B. erfüllt, weil der Angeklagte mit seinem Tun auf Befriedigung seiner Geschlechtslust abzielte und schon die einfache Berührung der männlichen Glieder, „geschweige denn" das hier angeführte Aneinanderbringen mit wiederholtem Aneinanderdrücken, als widernatürliche Unzucht zu gelten habe. Diese Auffassung ist indessen rechtsirrig. Wie das RG. in ständiger Rechtssprechung angenommen hat, gehört zum Begriff der widernatürlichen Unzucht gemäß § 175 Str.-G.-B. die Vornahme einer der naturwidrigen Befriedigung des Geschlechtstriebes dienenden, dem natürlichen Beischlafe ähnlichen Handlung (vgl. RGSt. 34, 245 und die dort bezeichneten Urteile), und der erkennende Senat hat ausgesprochen, daß eine Beischlafsähnlichkeit beim Verkehr unter Mannspersonen nur da vorliegt, wo die eine bei beischlafsähnlichem Gebrauche des männlichen Gliedes den Körper der anderen mit dem Gliede berührt hat (vgl. RGSt. 36, 32). Danach ist also nicht schon jedwedes zwischen zwei Männern bewirkte einfache Sichberühren der beiderseitigen Geschlechtsteile ohne weiteres, sondern erst dann eine beischlafsähnliche Handlung, wenn mindestens das eine Glied ähnlich wie bei der natürlichen Beischlafsvollziehung, z. B. durch Reiben an dem Körper des anderen oder Dagegenstoßen, verwendet wird. Ein solcher Gebrauch ist vom ersten Richter auch dadurch nicht festgestellt, daß der Angeklagte die beiden erregten Glieder mit seiner Hand zusammengebracht und mehrfach aneinander gedrückt hat und zwar um so weniger, als eine beischlafsähnliche Verbindung oder Vereinigung zweier männlicher Geschlechtsteile miteinander der Natur der Sache nach von vornherein ausgeschlossen ist. Das bisher für erwiesen erachtete Gebaren des Angeklagten liegt daher bloß auf onanistischem Gebiet, das von der Strafdrohung des § 175 a. a. O. nicht mit umfaßt wird (vgl. RGSt. 6, 211; RGRspr. 4, 493). Soweit die Strafkammer etwa darauf Gewicht gelegt haben sollte, daß die Beteiligten genau die gleiche Stellung wie bei einem zwischen Mann und Weib im Stehen ausgeübten Beischlaf eingenommen haben, so würde auch dieser Umstand die vorstehenden Darlegungen nicht zu beeinflussen vermögen, da hierdurch allein eine an sich nicht beischlafsähnliche Handlung niemals in ihr Gegenteil verwandelt werden kann. Hiernach war das angefochtene Urteil aufzuheben, und zwar ohne daß es eines Eingehens auf die übrigens unbegründeten Prozeßbeschwerden bedurfte. Dagegen war dem Antrag des Beschwerdeführers auf sofortige Freisprechung nicht stattzugeben, da der richtigen Rechtsauffassung genügende Feststellungen bei erneuter Verhandlung nicht ausgeschlossen erscheinen und im Fall der noch möglichen Stellung eines Strafantrages durch den gesetzlichen Vertreter des erst 17 jährigen R. die Anwendbarkeit des § 185 StrGB. unter

Berücksichtigung der in RGSt. 29, 398 (vgl. auch Bd. 41, S. 392) ausgesprochenen Grundsätze zu prüfen bliebe. Urt. d. IV. Sen. v. 18. April 1913 (103/13).

Ohne die Gerichtsentscheidungen gegen die Homosexuellen hier einer Kritik unterziehen zu wollen — das wird Aufgabe eines späteren Kapitels sein — seien über die reichsgerichtlichen Entscheidungen nur die zweier Juristen wiedergegeben, von denen die eine lautet[68]: „daß die Theorie des Reichsgerichts von den beischlafähnlichen Handlungen unhaltbar und deshalb aufzugeben ist", während ein anderer — Been[69]) — schreibt: „Die Entscheidungen des Reichsgerichts über die widernatürliche Unzucht sind wohl die unglücklichsten, die es jemals erlassen hat."

Noch viel schlimmer als in Deutschland ist die Rechtslage der Homosexuellen in Österreich. Einmal geht der Tatbestand der „Unzucht wider die Natur" des österreichischen § 129 weiter als derjenige des § 175 StrGB. Denn die österreichischen Gerichte bestrafen nicht nur beischlafähnliche Handlungen, sondern auch gegenseitige Onanie, ja sogar jede „Selbstbefleckung mit Benutzung des Körpers einer Person desselben Geschlechts". Ferner ist nach österreichischem Recht der Versuch strafbar, nach deutschem nicht, und zwar wird sogar[70]) die erfolglose Aufforderung zum gleichgeschlechtlichen Verkehr als Versuch bestraft, des weiteren wird die bloße Vorschubleistung zu diesem Verkehre, selbst wenn keine Vollendung der Haupttat stattgefunden hat, geahndet, alles Delikte, die das deutsche StrGB. nicht kennt, denn es bestraft nur dann gewohnheitsmäßiges Vorschubleisten als Kuppelei. wenn die Haupttat selber, der gleichgeschlechtliche Verkehr, wirklich stattgefunden hat. Endlich ist auch die Strafe des schweren Kerkers eine härtere und entehrendere als diejenige des Gefängnisses.

Wie mir mehrfach berichtet wird, gehen unter diesen Umständen österreichische Urninge dem strafbaren Tatbestand vielfach dadurch aus dem Wege, daß sie unter gegenseitigen Küssen und Umarmungen jeder für sich masturbieren.

Ich lasse nunmehr eine vergleichende Darstellung der sich auf den gleichgeschlechtlichen Verkehr beziehenden Strafbestimmungen folgen, die mit geringen Ausnahmen alle Länder der Erde umfaßt.

---

[68]) „Eros vor dem Reichsgericht. Ein Wort an Juristen, Mediziner und gebildete Laien zur Aufklärung über die griechische Liebe." Von einem Richter. Leipzig p. 31.

[69]) Been, l. c. p. 34.

[70]) Bibliographie Jahrbuch VIII. S. 811 und S. 817.

Vergleichende Uebersicht der antihomosexuellen Strafgesetze.

Die Quellen, auf denen die Angaben der Straftabelle beruhen, sind:

A. Verschiedene Strafgesetzbücher in Originalausgabe.
B. Auskünfte deutscher Konsulate.
C. Literatur:

1. Been, § 175 des Reichsstrafgesetzbuches. Straßburg und Leipzig 1912.

2. Cyclopedia of Law and Procedure, William Marck L. L. D. Editor in Chief. New York, The American Law Book Company 1910. Sodomy: by Alexander Karst. Vol. XXXVI. p. 501—507.

3. Goltdammers Archiv für Strafrecht. Jahrgang 1906. S. 148.

4. Havelock Ellis und Symonds, Das konträre Geschlechtsgefühl. (Bibliothek der Sozialwissenschaft. Herausgegeben von Kurella.) Leipzig 1896.

5. Jahrbuch für sexuelle Zwischenstufen. Herausgegeben vom wissenschaftlich-humanitären Komitee. Leipzig, Jahrg. I, S. 95 ff. Numa Prätorius, Die strafrechtlichen Bestimmungen gegen den gleichgeschlechtlichen Verkehr. Jahrgang V, S. 1159 ff. Nabokoff, Die Homosexualität im russischen Strafgesetzbuch.

6. Liszt und Crusen, Strafgesetzgebung der Gegenwart, Berlin 1894—1899.

7. Sammlung außerdeutscher Strafgesetzbücher. Herausgegeben von der Redaktion der Zeitschrift für die gesamte Strafrechtswissenschaft. Berlin 1881—1909.

8. Vergleichende Darstellung des deutschen und ausländischen Strafrechts. Vorarbeiten zur deutschen Strafrechtsreform. Herausgegeben von den Professoren Birkmeyer u. a. Besonderer Teil Band IV, Verbrechen und Vergehen wider die Sittlichkeit. Bearbeitet von Mittermaier. Berlin 1906.

9. Vierteljahrsberichte des Wissenschaftlich-humanitären Komitees. Jahrg. II, Heft 3, Leipzig 1911.

10. Wachenfeld, Homosexualität und Strafgesetz, Leipzig 1901.

A.

1	2	3	4	
Staat	**Bestrafung** gleichgeschlechtlichen Verkehrs als solchen? In welchem Umfange?	Auch bei **Frauen?**	**Strafverfolgung.**[1] a Unbedingt?	b Bedingt?
Belgien.	Keine Bestrafung.	—	—	—
Bulgarien.	Widernatürliche Unzucht zwischen Personen über 16 Jahren (d. i. Päderastie).	Nein.	Ja.	—
Dänemark.	Widernatürliche Unzucht: a) zwischen Männern, b) zwischen Mann und Frau bei Umgang gegen die Natur.	Nein.	Ja.	—
Deutsches Reich.	Widernatürliche Unzucht, d. i. beischlafähnliche Handlungen zwischen Personen männlichen Geschlechts.	Nein.	Ja.	—
England und Irland.	a) Sodomie, d. i. immissio penis in anum (auch bei heterosexuellem Verkehr). b) andere unzüchtige Handlungen zwischen Männern (auch gegenseitige Onanie).	Nein.	Ja.	—

[1]) „Unbedingt“ ist die Strafverfolgung, wenn die Straftat von Amtswegen, also ohne Strafantrag des Verletzten oder seines Vertreters erfolgen muß; „bedingt“ dagegen, wenn sie nur auf Antrag oder unter besonderen Umständen (z. B. öffentliches Interesse) stattfindet.

[2]) Schutzalter ist das Lebensalter, bis zu dem ein erhöhter straf-

Europa.

5 Strafgesetz.	6 Strafe.	7 Schutzalter[2]) a für Kinder bis	 b darüber hinaus. [3])	8 Besonderes.
Code pénal Belge von 1867, Art. 372, 373, 379, 385; u. Gesetz vom 15. Mai 1912.	—	16. Jahr.	bis zum 21. Jahre bei Kuppelei [4])	Bestrafung unter den gleichen Voraussetzungen wie der heterosexuelle Verkehr, also falls: a) öffentlich. b) gewaltsam. c) mit Jugendlichen (Sp. 7a—Zuchthausstrafe).
Strafgesetzbuch v. 1816, Art. 214—216, 232.	Gefängnis von 6 Monaten bis zu 3 Jahren.	13. Jahr.	bis zum 16. Jahr Bestrafung, aber nur auf Antrag und bei fehlender Einwilligung oder fehlender Einsicht d. Jugendlichen.	—
Strafgesetzbuch v. 1866, § 177.	Korrektionshaus von 6 Monaten bis zu 6 Jahren.	12. Jahr.	—	—
Strafgesetzbuch v. 1871, § 175.	Gefängnis, d. i. von 1 Tag bis zu 5 Jahren.	14. Jahr.	—	—
Zu a): Offences against the Person Act 1861. Zu b): Criminal Law Amdt. Act 1885.	zu a) lebenslängliches Zuchthaus. zu b) Gefängnis und Zwangsarbeit bis zu 2 Jahren.	16. Jahr; bis zu 13. erhöhter Schutz.	—	Zu a): bei Versuch: Zuchthaus bis zu 10 Jahren. Zu b): Beihilfe, Anstiftung, Versuch unterliegt gleicher Strafe.

rechtlicher Schutz oder — sofern grundsätzlich Strafe nicht eintritt — überhaupt ein Schutz vorgesehen ist.

[3]) Zu Spalte 7b: Schutz jugendlicher Personen, die nicht mehr im Kindesalter stehen.

[4]) d. h. derjenige, der eine Person unter 21 Jahren verkuppelt, wird bestraft.

1 Staat	2 Bestrafung gleichgeschlechtlichen Verkehrs als solchen? In welchem Umfange?	3 Auch bei Frauen?	4 Strafverfolgung. a Unbedingt?	 b Bedingt?
Frankreich.	Keine Bestrafung.	—	—	—
Griechenland.	Widernatürliche Unzucht, d. i. unzüchtige Handlungen zwischen Personen gleichen Geschlechts.	Ja.	Ja.	—
Holland.	Die gleichgeschlechtliche Unzucht zwischen Mündigen und Unmündigen, aber strafbar nur an dem Mündigen, der die Unmündigkeit des anderen Teils kennt oder vermuten muß.	Ja.	Ja.	—
Italien.	Keine Bestrafung.	—	—	Bestrafung unter den Voraussetzungen der Spalte 7 grundsätzlich nur auf Antrag. Aber ohne Antrag, falls öffentlich, bei nachteiligen Folgen, bei Mißbrauch eines Autoritätsverhältnisses
Luxemburg.	Keine Bestrafung.	—	—	—
Monaco.	Keine Bestrafung.	—	—	—

[5]) Zu Spalte 7 b bei Frankreich: wie zu Anmerk. 4. Nach Jahrbuch I, S. 145 sowie Wachenfeld, S. 57 ist auch derjenige strafbar, der selbst die Unzuchthandlungen verübt. Dagegen aber vgl. Darstellung

5 Strafgesetz.	6 Strafe.	7 Schutzalter a für Kinder bis	 b darüber hinaus.	8 Besonderes.
Code pénal von 1810, Art. 330 fg.	—	13. Jahr.	bis zum 21. Jahre bei gewohnheitsmäßiger Verleitung zur Unzucht, Art. 334[5]).	Bestrafung unter den gleichen Voraussetzungen wie der heterosexuelle Verkehr, also falls: a) öffentlich oder so, daß ein anderer die Handlung bemerken kann. b) gewaltsam. c) mit Jugendlichen.
Griechisches Strafgesetzbuch, Art. 282.	Gefängnis von mindestens 1 Jahr und Polizeiaufsicht.	12. Jahr.	—	—
Strafgesetzbuch von 1881 und Gesetz von 1911 § 248 bis.	Gefängnis bis zu 4 Jahren.	16. Jahr; bis zu 12. erhöhter Schutz.	bis zum 21. Jahre (siehe Spalte 2).	Weitere Bestrafung wie bei Frankreich (dort Spalte 8).
Codice penale von 1889.	—	12. Jahr.	a) bei Unzuchtshandlungen mit unbescholtener Person bis zum 16. Jahre. b) bis zum 21. Jahre bei Kuppelei.	Bestrafung unter den gleichen Voraussetzungen wie der heterosexuelle Verkehr, also falls: a) öffentlich od. an e. der öffentl. Wahrnehmung ausgesetzten Orte b) an Jugendlichen (Spalte 7). c) unter gewissen Qualifikationen (Gewalt, Abhängigkeitsverhältnis).
Code pénal Luxembourgeois v. 1879.	—	15. Jahr.	bis zum 21. Jahre (siehe Belgien).	Bestrafung unter den gleichen Voraussetzungen wie der heterosexuelle Verkehr (siehe Belgien).
Gesetz von 1874.	—	13. Jahr.	bis zum 21. Jahre (siehe Frankreich).	Desgleichen (siehe Frankreich).

---

des Strafrechts, Besonderer Teil IV. S. 27, und Urteil des Kassationshofes in Paris vom 9. März 1905 (s. Goltdammers Archiv für Strafrecht 1906, S. 148).

1 **Staat**	2 **Bestrafung** gleichgeschlechtlichen Verkehrs als solchen? In welchem Umfange?	3 Auch bei **Frauen?**	4 **Strafverfolgung.** a Unbedingt?	 b Bedingt?
Montenegro.	Keine Bestrafung.	—	—	—
Norwegen.	Unzüchtiger Verkehr zwischen Personen männlichen Geschlechtes (also auch wechselseitige Onanie).	Nein.	Nein.	Wenn allgemeine Rücksichten es erfordern.
Österreich.	Unzucht wider die Natur. Darunter fällt nach der Rechtsprechung auch wechselseitige Onanie.	Ja.	Ja.	—
Portugal.	Keine Bestrafung.	—	—	—
Rumänien.	Keine Bestrafung.	—	—	—
Rußland.	Mannesbeischlaf (Mujelojstwo), d. i. coitus per anum zwischen Personen männlichen Geschlechts.	Nein.	Ja.	—

[6]) Bisher nicht ermittelt.

5 Strafgesetz.	6 Strafe.	7 Schutzalter a für Kinder bis	 b darüber hinaus.	8 Besonderes.
Gesetzbücher von 1796, 1803 u. 1855, aber zum großen Teil durch Gewohnheitsrecht abgeändert.	—	? [6])	—	—
Strafgesetzbuch von 1902, § 213.	Gefängnis bis zu 1 Jahr.	16. Jahr; bis zum 13. Jahr erhöhter Schutz.	bis zum 21. Jahre im Fall der Verführung, der Hinterlist oder eines Abhängigkeitsverhältnisses.	Entführung ist straferhöhender Umstand.
Strafgesetzbuch vom 27. Mai 1852. § 129 b.	1—5 Jahre schwerer Kerker.	14. Jahr.	—	Straferhöhung bei Bedrohung, Gewalt, Betäubung.
Strafgesetzbuch von 1851.	—	12. Jahr.	a) bis zum 18. Jahre bei Verführung. b) bis zum 21. Jahre bei Begünstigung der Unzucht (Kuppelei).	Bestrafung unter den gleichen Voraussetzungen wie der heterosexuelle Verkehr, also falls: a) öffentlich. b) mit Jugendlichen; nicht aber im Falle der Gewalt.
Strafgesetzbuch von 1864/74.	—	15. Jahr.	Minderjährigkeit bei Kuppelei (letztere wird sonst nicht bestraft).	Bestrafung: a) zu Spalte 7a (Gefängnis von 2—3 Jahren). b) bei Notzucht.
Strafgesetzbuch von 1845 in der Ausgabe von 1885 und Gesetz von 1890.	Zuchthaus von 4—5 Jahren. (Nach dem noch nicht in Kraft getretenen Gesetz von 1903 Gefängnis nicht unter 3 Monaten).	14. Jahr.	Nach dem Entwurf v. 1903: bis z. 16. Jahre bei Mißbrauch d. Unschuld oder der Not oder bei Päderastie.	Falls Gewaltanwendung oder mit Jugendlichen; Deportation mit Zwangsarbeit (Katorga) von 10—12 Jahren.

1 Staat	2 **Bestrafung** gleichgeschlechtlichen Verkehrs als solchen? In welchem Umfange?	3 Auch bei **Frauen?**	4 **Strafverfolgung.** a Unbedingt?	 b Bedingt?
Finnland.	Widernatürliche Unzucht.	Ja.	Ja.	—
Schottland.	a) Sodomie (immissio penis in anum). b) sonstige unzüchtige Handlungen zwischen Männern.	Nein.	Ja.	—
Schweden.	Widernatürliche Unzucht.	Ja.	Ja.	—
Schweiz. A. Die Einzelkantone:				
Gruppe I. a) Aargau	Unzucht wider die Natur.	Ja.	Ja.	—
b) Appenzell	Widernatürliche Wollust (unnatürliche körperliche Vereinigung)	Ja.	Ja.	—
c) Basel (Stadt und Land)	Widernatürliche Wollust.	Nein.	Ja.	—
d) Bern	Desgleichen.	Ja.	Ja.	—
e) St. Gallen	Desgleichen, aber auch andere grobunzüchtige Handlungen.	Ja.	Ja.	—
f) Glarus	Widernatürliche Wollust.	Nein.	Ja.	—
g) Luzern	Unnatürliche Befriedigung des Geschlechtstriebes.	Ja.	Ja.	—

5 Strafgesetz.	6 Strafe.	7 Schutzalter a für Kinder bis	b darüber hinaus.	8 Besonderes.
Strafgesetzbuch vom 19. Dez. 1889 / 21. April 1894.	Gefängnis bis zu 2 Jahren.	17. Jahr; bis zum 12. und 15. Jahr erhöhter Schutz.	—	—
Gesetz von 1887.	Zuchthaus oder Gefängnis.	12. Jahr.	—	Strafbar auch der Versuch.
Strafgesetzbuch vom 16. Febr. 1861 / 20. Juni 1890.	Gefängnis.	15. Jahr; bis zum 12. Jahr erhöhter Schutz.	—	—
Strafgesetzbücher von				
1857.	Zuchtpolizeistrafe.	Mannbarkeit.	—	—
1878 u. 1899.	Geldbuße und Gefängnis oder Zuchthaus bis zu 2 Jahren.	—	—	—
1872/73.	Gefängnis.	16. Jahr bei Verführung.	—	Straferhöhung bei Notzucht, Inzest (hier auch bei Frauen).
1866/67.	Gefängnis bis zu 60 Tagen oder Korrektionshaus bis 1 Jahr od. Geldbuße bis 500 Fr.	16. Jahr.	—	Straferhöhung bei Abhängigkeitsverhältnis. Ebenso bei Gewaltanwendung.
1885/99.	Zuchthaus.	Mannbarkeit.	—	—
1899.	Arbeits- oder Zuchthaus bis zu 2 Jahren.	16. Jahr.	—	Zu 7a: Zuchthaus bis zu 10 Jahren. Solches auch bei Zwang.
1860/61.	Zuchthaus bis zu 5 Jahren.	15. Jahr.	21. Jahr.	Zu 7b: Straferhöhungen. Solche auch bei Zwang.

Gruppe	1 **Staat**	2 **Bestrafung** gleichgeschlechtlichen Verkehrs als solchen? In welchem Umfange?	3 Auch bei **Frauen?**	4 **Strafverfolgung.** a Unbedingt?	 b Bedingt?
Gruppe I.	h) Unterwalden ob dem Wald	Unnatürliche Befriedigung des Geschlechtstriebs.	Ja.	Ja.	—
	i) Schaffhausen	Widernatürliche Unzucht.	Ja.	Ja.	—
	k) Schwyz	Befriedigung des Geschlechtstriebes wider die Natur.	Ja.	Ja.	—
	l) Solothurn	Widernatürliche Unzucht.	Nein.	Ja.	—
	m) Thurgau	Widernatürliche Wollust.	Ja.	Ja.	—
	n) Zürich	Desgleichen.	Ja.	Ja.	—
	o) Zug	Desgleichen.	Ja.	Ja.	—
Gruppe II.	a) Freiburg	Sodomie.	Ja.	—	[Auf Antrag oder bei Erregung öffentlichen Ärgernisses.
	b) Graubünden	Widernatürliche Unzucht.	Ja.	—	Öffentl. Ärgernis schon bei Ruchbarwerden, sonst wie zu a.
	c) Neuenburg	Sodomie.	Nein.	—	Wie zu a.

[7]) Bisher nicht ermittelt.

5 Strafgesetz.	6 Strafe.	7 Schutzalter a für Kinder bis	 b darüber hinaus.	8 Besonderes.
1864.	Zuchthaus bis zu 4 Jahren oder Kettenstrafe in gleicher Höhe.	15. Jahr.	—	1. Zu Spalte 7a: Mißbrauch von Kindern schlechthin — also unabhängig vom gleichgeschlechtlichen Verkehr — wird mit geringerer Strafe bedroht als dieser. 2. Straferhöhung bei Rückfall u. Zwang
1859.	Gefängnis nicht unter 3 Monaten oder Zuchth. bis zu 6 Jahren.	16. Jahr.	—	Straferhöhung bei Notzucht.
1881.	Freiheitsstrafe bis zu 5 Jahren.	14. Jahr.	—	Straferhöhung bei Notzucht, Erregung großen Ärgernisses u. Mißbrauch eines Abhängigskeitsverhältnisses.
1885.	Einsperrung bis zu 2 Jahren.	?[7])	—	—
1841.	Gefängnis oder Arbeitshaus bis zu 3 Jahren.	14. Jahr.	—	Erhöhte Strafe bei Zwang.
1871/97.	Gefängnis, Arbeits- oder Zuchthaus.	15. Jahr.	—	—
1876/82.	Arbeits- oder Zuchthaus.	—	—	—
1874.	Gefängnis bis zu 2 Jahren.	12. Jahr.	18. Jahr.	Zu Spalte 7b: bei Verführung.
1851.	Gefängnis oder Zuchthaus bis zu 2 Jahren.	—	—	—
1891.	Gefängnis bis zu 2 Jahren.	16. Jahr.	—	—

1 Staat	2 Bestrafung gleichgeschlechtlichen Verkehrs als solchen? In welchem Umfange?	3 Auch bei Frauen?	4 Strafverfolgung. a Unbedingt?	 b Bedingt?
Gruppe III. a) Genf, b) Tessin, c) Waadt, d) Wallis	Keine Bestrafung.	—	—	—
B. Der neue Entwurf.	Widernatürliche Unzucht des Volljährigen mit einem Minderjährigen. Strafbar aber nur der Volljährige.	Ja[8]).	Ja.	—
Serbien.	A. bisher: Keine Bestrafung.	—	—	—
	B. nach dem Entwurf zu einem neuen Strafgesetzbuch: Widernatürliche Unzucht des Mündigen mit einer männlichen Person von 15—21 Jahren.	Nein.	—	Auf Antrag oder mit Rücksicht auf die allgemeine Sittlichkeit.
Spanien.	Keine Bestrafung.	—	—	—
Türkei.	Keine Bestrafung[9]).	—	—	—

[8]) Nach der Vergleichenden Darstellung des Strafrechts (Mittermaier) zweifelhaft.

[9]) Für die Ausländer, die sich in der Türkei aufhalten und die

5	6	7		8
		Schutzalter		
Strafgesetz.	Strafe.	a für Kinder bis	b darüber hinaus.	Besonderes.
a) 1874.	—	a) 14. J.	a) bis zum 21. Jahre bei Kuppelei.	b) bis zum 13. Jahre erhöhter Strafschutz. Zu a—d: Bestrafung nur, falls mit Gewalt, öffentlich oder mit Jugendlichen.
b) 1873.	—	b) 15. J.	—	
c) 1843/44 u. 1901.	—	c) 15. J.	—	
d) 1858/59.	—	d) 12. J.	—	
—	Gefängnis nicht unter 6 Monaten.	16. Jahr.	21. Jahr (siehe Spalte 2).	—
—	—	15. Jahr.	—	—
Entwurf § 251.	Gefängnis.	15. Jahr.	—	—
Codigo penal reformado von 1870.	—	12. Jahr.	bis zum 21. Jahre bei Begünstigg. der Unzucht (Kuppelei).	Bestrafung unter den gleichen Voraussetzungen wie der heterosexuelle Verkehr, also: a) öffentlich. b) gewaltsam. c) mit Jugendlichen.
Strafgesetzbuch von 1858, Art. 197, 198, 202; Ministerial-Verfügung vom 25. März 1874; Verordnung vom 14. Febr. 1861; Gesetz vom 4. April 1911.	—	15. Jahr.	—	Bestrafung unter den gleichen Voraussetzungen wie der heterosexuelle Verkehr, also: a) öffentlich. b) gewaltsam. c) mit Kindern. Strafbar auch, wer sich einer jugendlichen Person gegenüber unanständiger Ausdrücke bedient od. sie in unanständiger Weise berührt.

der Gerichtsbarkeit der Konsulate unterstehen, gilt das Strafrecht ihrer Nationalität.

1 **Staat**	2 **Bestrafung** gleichgeschlechtlichen Verkehrs als solchen? In welchem Umfange?	3 Auch bei **Frauen?**	4 **Strafverfolgung.** a Unbedingt?	 b Bedingt?
Ungarn.	Widernatürliche Unzucht.	Nein.	Ja.	Siehe Spalte 8 letzter Absatz.

B.

Britisch-Ostindien[10]**).**	Widernatürlicher Geschlechtsverkehr (carnal intercourse against the order of nature), aber penetration is sufficient — also immissio penis.	Ja.	Ja.	—
Britisch-Nordborneo und Labuan[11]**).**	Widernatürliche Unzucht.	Nein.	Ja.	—
Ceylon mit Malediven.	Widernatürliche Unzucht (wie in Ostindien).	—	—	—
China.	Päderastie.	—	—	—
Cypern.	a) für die Türken: türkisches b) im übrigen gilt englisches			
Hongkong.	a) Sodomie mit Menschen (buggery), d. i. anscheinend wie in England immissio penis in anum. b) Grob unzüchtiger Verkehr zwischen Männern.	Nein.	Ja.	—
Japan.	Keine Bestrafung.	—	—	—

---

[10]) Für die sog. Straits-Settlements (Wellesly, Perak, Malacca, Singapore) gilt ein besonderes Strafgesetzbuch vom 9. August 1871, das dem Indischen nachgebildet ist und nur unwesentlich von ihm abweicht. In den Vasallenstaaten (Native allied States) ist das In-

5 Strafgesetz.	6 Strafe.	7 Schutzalter a für Kinder bis	b darüber hinaus.	8 Besonderes.
Strafgesetzbuch vom 21. Juni 1880.	Gefängnis bis zu 1 Jahr.	—	—	Erhöhte Strafe bei Gewalt, Drohung od. tödlichem Ausgange oder bei Unzucht zwischen Brüdern. Letzterenfalls wird aber nur auf Antrag der Eltern bestraft.

Asien.

Indian Penal Code von 1860/64.	Deportation auf Lebenszeit oder Kerker bis zu 10 Jahren.	—	—	Bei wiederholter Verurteilung Prügelstrafe zusätzlich zulässig.
Indian Penal Code von 1860.	Wie in England.			
Penal Code von 1883 (wie der Indische Penal Code).	Wie in Britisch-Ostindien.			
Codex von 1727.	Vierwöchige Einsperrung und hundert Bambushiebe.	—	—	—
Recht. (Siehe Türkei.)				
Recht.				
Ordinance of Offences against the Person 1865.	a) Gefängnis mit Zwangsarbeit lebenslänglich oder bis zu 10 Jahren; b) Gefängnis bis zu 2 Jahren mit oder ohne Zwangsarbeit.	13. Jahr.	—	zu a) Strafbar auch der Versuch.
Strafgesetzbuch v. 1907.	—	13. Jahr.	—	—

---

dische Strafgesetzbuch teils formell eingeführt, teils seinem wesentlichen Inhalte nach in Geltung.

[11]) In Borneo gilt für die Eingeborenen das einheimische und das mohammedanische Recht.

1 Staat	2 Bestrafung gleichgeschlechtlichen Verkehrs als solchen? In welchem Umfange?	3 Auch bei Frauen?	4 Strafverfolgung. a Unbedingt?	 b Bedingt?
Niederländisch-Ostindien.	Keine Bestrafung.	—	—	—
Persien[12]).	Gleichgeschlechtlicher Verkehr (Sodomie, Tribadismus).	Ja.	?[14])	—
Siam[13]).	Keine Bestrafung.	Siehe Sp. 8.	—	—
Sibirien.			(Siehe	Europa
Tongking und Cochinchina.		Für Europäer gilt	mutmaßlich	
Asiat. Türkei.			(Siehe	Europa

C.

Abessinien.	Keine Bestrafung.	—	—	—
Algier.			Es gilt	franzö
Ägypten[15]).				
	Das Gesetzbuch lehnt sich an das		franzö	

[12]) Für Europäer dürfte Konsulargerichtsbarkeit gelten, also das betreffende Heimatsrecht in Betracht kommen.

[13]) Die Angehörigen der meisten fremden Staaten unterliegen der

5 Strafgesetz.	6 Strafe.	7 Schutzalter a für Kinder bis	 b darüber hinaus.	8 Besonderes.
a) für die Europäer Strafgesetzbuch vom 10. Februar 1866. b) für die Eingeborenen Strafgesetzbuch vom 6. Mai 1872.	—	13. Jahr.	bis 21. Jahr bei Kuppelei.	Bestrafung unter den gleichen Voraussetzungen wie der heterosexuelle Verkehr (siehe Frankreich).
Das schiitisch-geistliche Recht.	Todesstrafe. Diese bei Frauen aber nur im vierten Wiederholungsfalle, sonst für jene 100 Peitschenhiebe.	—	—	In der Praxis wird das geistliche Strafrecht in den letzten Jahren sehr lax gehandhabt. Eine Verurteilung wegen des hier fraglichen Deliktes ist der deutschen Gesandtschaft nicht bekannt geworden.
Siamesisches Strafgesetzbuch.	—	12. Jahr.	—	Strafbar der Verkehr a) mit Kindern (Spalte 7 a), b) unter Gewalt od. Drohung, c) mit Abkömmlingen.

— Rußland.)

französisches Recht[14]).

— Türkei.)

Afrika.

—	—	—	—	Nach dem Gesetzeskodex Fetha Negest (d. i. „Königsgesetze") steht allerdings auf den gleichgeschlechtlichen Verkehr die Todesstrafe, nach Gewohnheitsrecht bleibt er aber straflos.

sisches Recht.

Gesetzbuch von 1883.

sische Strafrecht an, also grundsätzlich keine Bestrafung.

Konsulargerichtsbarkeit, es gilt für sie daher ihr Heimatsrecht.

[14]) Näheres war bislang nicht zu ermitteln.

[15]) Die Europäer unterstehen daselbst dem Strafrechte ihrer Nationalität.

1 **Staat**	2 **Bestrafung** gleichgeschlechtlichen Verkehrs als solchen? In welchem Umfange?	3 Auch bei **Frauen?**	4 **Strafverfolgung.** a Unbedingt?	 b Bedingt?
Britisch-Ostafrika.	Die Nicht-Eingeborenen stehen unter Konsular			
Deutsche Schutzgebiete (Ostafrika, Süd-Westafrika, Togo, Kamerun).	Deutsches Strafrecht. Dies gilt aber für die Eingeborenen, d. h. die nur, soweit sie der deutschen Gerichtsbarkeit beson			
Engl. Kolonien: a) Goldküste (Oberguinea), b) Ascension, Gambia, St. Helena, Lagos, Sierra Leone.	Im wesentlichen wie in England.			
Kapland.	Sodomie, d. h. der geschlechtliche Verkehr von Mann mit Mann (auch gegenseitige Onanie).	Nein.	Ja.	—
Kongostaat.	Anlehnung an das Belgische Strafgesetz von 1867.			
Madagaskar.	Es gilt französisches Recht.			
Marokko (soweit es dem französischen Protektorat untersteht).	Für Europäer ist das Strafrecht nach Art des			
Natal[16])	Geschlechtliche Handlungen zwischen Männern (Vornahme wie auch Duldung solcher Handlungen).	Nein.	Ja.	—
Oranje-Freistaat.	Das zur Zeit der Anstellung englischer Richter im			
Sudan.	Im wesentlichen wie in England.			
Tunis.	Für Europäer französisches Recht.			
Transvaal.	Geschlechtsverkehr unter Männern.	Nein.	Ja[17]).	—

[16]) Die Angaben beruhen auf privater Auskunft: Damit stimmt im wesentlichen überein die Auskunft des deutschen Konsulates über

5 Strafgesetz.	6 Strafe.	7 Schutzalter a für Kinder bis	b darüber hinaus.	8 Besonderes.

gerichtsbarkeit; es gelten also die verschiedenen nationalen Rechte.

heimischen Stämme und die Angehörigen sonstiger farbigen Stämme ders unterstellt sind.

Strafgesetz.	Strafe.	a	b	Besonderes.
a) The Criminal Code 1892, b) Common Law.	Im wesentlichen wie in England.			
Common Law of South-Africa.	Todesstrafe, aber nach Ermessen des Gerichts leichtere Strafe. Letzteres regelmäß. Praxis.	—	—	—
Verordnung vom 7. Jan. 1886 und 26. Mai 1888.				

Es gilt französisches Recht.

in Frankreich geltenden Code pénal geregelt.

Strafgesetz.	Strafe.	a	b	Besonderes.
Akt 22 von 1898.	Freiheitsstrafe bis zu 1 Jahr mit od. ohne Zwangsarbeit.	—	—	—

Kaplande gültige Holländisch-Römische Recht (siehe oben Kapland).

Strafgesetz.	Strafe.	a	b	Besonderes.
Penal code 1899.	Im wesentlichen wie in England.			
Order 16 von 1908.	Zuchthaus bis zu 2 Jahren und Rutenstreiche bis 24.	—	—	Nach Order 46 von 1903 ist die Prostitution als solche in gleicher Art strafbar.

die herrschende Praxis, während theoretisch die englischen Strafbestimmungen über Sodomie noch zu Recht bestehen sollen.

[17]) Bisher noch nicht festgestellt.

D.

I. Nord-

1 Staat	2 Bestrafung gleichgeschlechtlichen Verkehrs als solchen? In welchem Umfange?	3 Auch bei Frauen?	4 Strafverfolgung. a Unbedingt?	 b Bedingt?
Kanada.	Im wesentlichen wie in England.			
Mexiko[18]). (Der Bundesdistrikt u. Territorium Niederkalifornien).	Keine Bestrafung.	—	—	—
New York.	Verbrechen wider die Natur. (Es genügt jedes, wenn auch noch so geringes Eindringen in anum, aber auch immissio in os.)	Ja.	Ja.	—
Die andern Staaten und Territorien der Vereinigten Staaten von Nordamerika[19])[20]).	Sodomie, d. i. fleischliche Verbindung per anum — in einzelnen Staaten (Georgia, Louisiana, Wisconsin) auch anders als per anum; insbesondere auch immissio in os in Louisiana und Wisconsin.	In Texas.	Ja (?).	—

II. Zentral-

Die zu England gehörigen Kleinen Antillen (Barbados, Trinidad, Windward-Inseln, Tobago).	Wie in England.			

[18]) Die Mehrzahl der Einzelstaaten des Bundesstaates Mexiko haben ein gleichlautendes oder nur unwesentlich abweichendes Strafgesetz angenommen.

[19]) In Iowa, Ohio, Texas ist die Sodomie erst in neuerer Zeit unter Strafe gestellt.

[20]) Die Angaben hierzu beruhen auf der Cyclopedia of Law and Procedure, William Mack L. L. D. Der Artikel berücksicht zwar aus-

Amerika.

Amerika.

5 Strafgesetz.	6 Strafe.	7 Schutzalter a für Kinder bis	 b darüber hinaus.	8 Besonderes.
Criminal Code von 1892.	—	14. Jahr.	—	—
Strafgesetzbuch von 1871.	—	14. Jahr.	Bis 18. Jahr bei Kuppelei.	Bestrafung des Angriffs gegen das Schamgefühl; erhöhte Strafe, wenn sich der Angriff gegen einen Jugendlichen richtet. (Spalte 7a.)
Strafgesetzbuch von 1881. §§ 303 fg.	Einsperrung von 5—20 Jahren.	—	—	—
In den meisten Staaten besondere Gesetze. Sonst das alte Recht von England (common law) unter Berücksichtigung der örtlichen Verhältnisse.	Freiheitsstrafen (Gefängnis od. Zuchthaus), u. zw. teils zeitige von längerer Dauer, teils auf Lebenszeit. Vereinzelt auch Geldstrafen. In Texas für Personen unter 16 Jahren Erziehungsanstalt.	—	—	a) Der Versuch ist strafbar. b) In einzelnen Staaten (Connecticut, Wisconsin) wird, wenn der eine Teil ein Kind ist (boy of tender age) nur der Erwachsene bestraft.

Amerika.

drücklich nur 23 Staaten der Union, doch soll das in den anderen Staaten gültige Recht in der hier fraglichen Materie keine wesentliche Verschiedenheit aufweisen. Die in dem Artikel berücksichtigten Staaten sind außer New York folgende: Alabama, California, Connecticut, Georgia, Illinois, Indiana, Iowa, Kentucky, Louisiana, Massachusetts, Maryland, Michigan, Missouri, Montana, North-Dakota, Ohio, Pennsylvania, Texas, Virginia, Vermont, Washington, Wisconsin.

1 Staat	2 Bestrafung gleichgeschlechtlichen Verkehrs als solchen? In welchem Umfange?	3 Auch bei Frauen?	4 Strafverfolgung. a Unbedingt?	b Bedingt?
S. Domingo.	Siehe Frankreich.			
Guatemala.	Keine Bestrafung.	—	—	—
Haiti.	Keine Bestrafung.	—	—	—

III. Süd-

Staat	Bestrafung gleichgeschlechtlichen Verkehrs als solchen? In welchem Umfange?	Auch bei Frauen?	Unbedingt?	Bedingt?
Argentinien.	Widernatürliche Unzucht (sodomía).	?[21])	Ja.	—
Bolivia.	Keine Bestrafung.	—	—	—
Brasilien.	Keine Bestrafung.	—	—	—

[21]) Bisher noch nicht ermittelt.

5 Strafgesetz.	6 Strafe.	7 Schutzalter a für Kinder bis	 b darüber hinaus.	8 Besonderes.
Code pénal umgearbeitet, veröffentlicht 1884.	Siehe Frankreich.			
Strafgesetzbuch vom 15. Februar 1889.	—	12. Jahr.	Minderjährigkeit bei Kuppelei.	Bestrafung: a) falls mit Kindern (Spalte 7a). b) bei Gewalt oder Einschüchterung. c) bei Unzurechnungsfähigkeit des anderen Teiles.
Strafgesetz von 1855.	—	Siehe Spalte 8.		Strafbar: a) Erregung öffentlichen Ärgernisses durch Unzucht. b) Sodomie oder Päderastie mit Jugendlichen zu dem Zwecke, Ausschweifung oder Verderbnis hervorzurufen oder zu fördern. c) Aufreizung Jugendlicher zur Ausschweifung.
Amerika.				
Código penal von 1886. § 129.	Die Strafe für Notzucht, d. i. 1—6 Monate Haft oder 3—6 Jahre Gefängnis.	12. Jahr.	Bis 21. Jahr bei Kuppelei.	—
Código penal vom 3. Nov. 1834.	—	12. Jahr.	—	Siehe Spanien und Portugal.
Gesetzbuch vom 11. Okt. 1890.	—	12. Jahr.	—	Bestrafung nur a) bei öffentlicher Schamverletzung; b) der mit Gewalt oder moralischer Vergiftung begangene Angriff an das Schamgefühl (Zuchthaus).

1 Staat	2 Bestrafung gleichgeschlechtlichen Verkehrs als solchen? In welchem Umfange?	3 Auch bei Frauen?	4 Strafverfolgung. a Unbedingt?	 b Bedingt?
Chile.	Sodomie.	Ja.	Ja.	—
Columbia.	Der geschlechtliche Verkehr zwischen erwachsenen Personen desselben Geschlechts.	Ja.	—	—
Ecuador.	**Päderastie.**	Nein.	—	—
Falklands-Inseln.	Englisches Recht.			
Niederländisch-Guayana (Surinam) u. Curaçao.	Keine Bestrafung.	—	—	—
Paraguay.	Keine Bestrafung.	—	—	—
Peru.	**Sodomie (sodomía). Umfaßt anscheinend sowohl Päderastie — im Gegensatze zu Bestialität — als auch widernatürliche Unzucht zwischen Mann und Weib.**	Nein (?).	—	

[22]) Bisher noch nicht festgestellt.

5 Strafgesetz.	6 Strafe.	7 Schutzalter a für Kinder bis	 b darüber hinaus.	8 Besonderes.
Gesetzbuch von 1874.	Zuchthaus.	12. Jahr.	Bis 20. Jahr bei Mißbrauch in unzüchtiger Weise, Strafe aber geringer als zu 7a.	Strafbar auch die Verletzung des Schamgefühls oder der guten Sitten durch Hervorrufung schweren Ärgernisses.
Gesetzbuch vom 18. Okt. 1890.	Gefängnis von 3—6 Jahren.	Mannbarkeit [d. i. bis 12. Jahr (?).	Bis 16. Jahr bei Verführung.	a) Erhöhte Strafe bei Betrug, Verführung, Böswilligkeit, b) zu Spalte 7a: Zuchthaus von 3 bis 6 Jahren; der Geschlechtsunreife selbst bleibt straflos.
Gesetzbuch vom 9. Sept. 1890.	Zuchthaus von 4—16 Jahren.	14. Jahr.	Bis 21. Jahr bei Kuppelei.	—
		Englisches Recht.		
Strafgesetzbuch vom 1. Mai 1869.	—	13. Jahr.	Bis 21. Jahr bei Kuppelei.	Bestrafung nur unter den gleichen Voraussetzungen wie der heterosexuelle Verkehr (siehe Frankreich).
Gesetzbuch vom 21. Juli 1880.	—	16. Jahr, aber nur bei Gewaltanwendung. Erhöhter Schutz für diesen Fall bis zu 11 Jahren.	Bis 20. Jahr für den Fall der Verführung.	Im übrigen siehe Spanien und Portugal.
Código penal vom 23. Sept. 1862, Art. 272.	?[22])	12. Jahr.	—	Siehe Spanien und Portugal.

1 **Staat**	2 **Bestrafung** gleichgeschlechtlichen Verkehrs als solchen? In welchem Umfange?	3 Auch bei **Frauen?**	4 **Strafverfolgung.** **a** Unbedingt?	 **b** Bedingt?
Uruguay.	Keine Bestrafung.	—	—	—
Venezuela.	Keine Bestrafung.	—	—	—

E. Australien

Staat	Bestrafung	Auch bei Frauen?	Unbedingt?	Bedingt?
Queensland.	Im wesentlichen wie in England.			
Süd-Australien.	Im wesentlichen wie in England.			
Neu-Süd-Wales.	a) Päderastie (buggery), d. i. immissio penis in anum, b) jeder sonstige unzüchtige Angriff auf jemand — auch bei Einverständnis des letzteren.	Nein.	Nein.	Nur in ganz besonderen Fällen von Amtswegen; sonst auf Anzeige.
Tasmania.	Im wesentlichen wie in England.			
Victoria.	a) Päderastie (buggery), d. i. immissio penis in anum, b) jeder sonstige unzüchtige Angriff auf jemand ohne dessen Einwilligung.	Nein.	(?)[24].	(?)[24].

[23]) Nicht mit Sicherheit ermittelt.

5 Strafgesetz.	6 Strafe.	7 Schutzalter a für Kinder bis	 b darüber hinaus:	8 Besonderes.
Código penal vom 17. Jan. 1889.	—	12. Jahr.	Minderjährigkeit für den Fall der Verführung (?)[23].	Siehe Spanien und Portugal.
Strafgesetzbuch vom 20. Februar 1873.	—	12. Jahr (?)[23])	—	Desgleichen.

und Ozeanien.

Crimanal Code 1899.	Im wesentlichen wie in England.			Wenn der aktive Teil unter 14 Jahre alt ist, der passive dagegen erwachsen, bleiben beide straflos.
New South Wales Crimes Act 1900 Art. 79—81.	zu a) Zuchthaus auf Lebensdauer od. auf Zeit. letzterenfalls mindestens auf 5 Jahre. zu b) Zuchthaus bis zu 5 Jahren.	—	—	zu a) der passive Teil bleibt straflos, wenn er unter 14 Jahre alt ist. Zweifelhaft ist, ob der aktive Teil, falls unter 14 Jahre, bestraft werden kann; zu b) strafbar auch der Versuch, mit Zuchthaus, bis zu 5 Jahren.
	Im wesentlichen wie in England.			
Crimes Act 1890. Art. 58—60.	zu a) Gefängnis bis zu 5 Jahren. Bei fehlendem Einverständnis des andern Teils oder, falls dieser unter 14 Jahren, Todesstrafe. zu b) Gefängnis zis zu 10 Jahren.	14. Jahr.	—	Der Versuch ist strafbar. Strafe: Gefängnis bis zu 10 Jahren.

[24]) Konnte bislang nicht festgestellt werden.

1 Staat	2 Bestrafung gleichgeschlechtlichen Verkehrs als solchen? In welchem Umfange?	3 Auch bei Frauen?	4 Strafverfolgung. a Unbedingt?	 b Bedingt?
West-Australien.	Im wesentlichen wie in England.			
Neu-Seeland.	Jede mannmännliche sexuelle Betätigung.	Nein.	Ja.	—
Neu-Guinea (Deutsches Schutzgebiet) und **Marschall-Inseln**	Deutsches Strafrecht. Gilt aber für die Stämme nur unter Berücksichtigung			
Die anderen deutschen Schutzgebiete: **Samoa, Carolinen, Marianen.**	Deutsches Strafrecht. Gilt aber für die Stämme nur, soweit sie der deutschen			

Weit mehr Homosexuelle als dem Strafgesetz zum Opfer fallen, werden durch ihre Veranlagung früher oder später aus ihrer gesellschaftlichen Stellung, ihrer Laufbahn, und damit nur allzu oft aus ihrer Lebensbahn gerissen. Schon während der Schuljahre kommt es bisweilen vor, daß kaum dem Knabenalter entwachsene Jünglinge von ihrer Lehranstalt, besonders von höheren Schulen, Internaten, militärischen Erziehungsinstituten gleichgeschlechtlicher Betätigung — meistens gegenseitiger Onanie — halber fortgejagt werden.

Da solche Akte auf dieser Entwicklungsstufe in der Zeit des noch undifferenzierten Geschlechtstriebes sowohl von später hetero- wie homosexuellen Jungen und Mädchen in Unzahl vorgenommen werden, kann man allerdings kaum je mit Bestimmtheit entscheiden, ob nun gerade in dem einen Falle, den ein Zufall zur Kenntnis der Lehrer gebracht, wirklich homosexuelle Anlage vorlag oder nicht. Geahndet wird schon in diesem Stadium weniger die Tat, als „das Pech", ein unglücklicher Nebenumstand, der zum Verräter wurde. Welche „Gründe" nicht selten bei der Schulverweisung maßgebend sind, hat niemand besser als Mirbeau in „Sebastian Roch" geschildert. Ausgesprochener, liegen die Verhältnisse schon in der späteren Vorbereitungszeit auf den Beruf, für den Akademiker während der Studentenzeit, für den Offizier während der Fähnrichszeit und auf Kriegsschule, für den angehenden Kaufmann oder Handwerker während der späteren Lehrlings-, Volontär-, Gehilfen- oder Gesellenzeit usw. In diesem Alter pflegt der Geschlechtstrieb meist bereits differenziert und der homosexuelle Verkehr vielfach schon so verpönt zu sein, daß, abgesehen von der Hingabe aus Gewinnsucht oder Gefälligkeit, fast nur homosexuell Veranlagte eine gleichgeschlechtliche Betätigung vornehmen. Dieses Wagnis ist um so größer, je schärfer der Kasten-

5 Strafgesetz.	6 Strafe.	7 Schutzalter a für Kinder bis	 b darüber hinaus.	8 Besonderes.
Criminal Code v. 1902.	Siehe **England.**	14. Jahr.	—	—
Criminal Code v. 1893 u. Gesetz v. 1912/13.	Zuchthaus nicht unter 10 Jahren u. Prügelstrafe von 25—50 Hieben.	16. Jahr.	—	—

Eingeborenen und die Angehörigen anderer farbiger
des Opportunitätsprinzipes.

Eingeborenen und die Angehörigen anderer farbiger
Gerichtsbarkeit besonders unterstellt sind.

geist in der Gesellschaftsgruppe, welcher der Betreffende angehört, ausgeprägt und je strenger die Aufsicht und Beobachtung ist, denen er unterliegt. Beides pflegt in den meisten Fällen zusammenzutreffen und tritt in den Kreisen, die bewußt eine gewisse Exklusivität wahren, am stärksten hervor. Es erscheinen demnach in dieser Periode der angehende Offizier (Junker oder Fähnrich) und der einer Korporation angehörende Student besonders gefährdet. In der Tat kommen meiner Erfahrung nach in diesem Lebensabschnitt homosexuelle Skandale auch besonders häufig gerade in diesen Kreisen vor und treffen den Beteiligten um so schwerer, als der Ausschluß aus Heer, Marine oder studentischen Korps für ihn in den meisten Fällen den Verlust seiner sozialen Stellung, häufig auch der Achtung und Liebe seiner Familie nach sich zieht. Manche durch derartige Verhältnisse bedingte erschütternde Tragödie habe ich im Laufe der Jahre beobachtet. Es würde zu weit führen, Beispiele dieser „Entgleisungen" anzuführen. Nicht selten ist es vorgekommen, daß die Eltern, das Offizierskorps oder die studentische Verbindung erst dadurch, daß der betreffende junge Mann seinem Leben ein Ende machte, auf seine Veranlagung und dadurch auf das Bestehen der Homosexualität überhaupt aufmerksam gemacht wurden. Unter den zirka 750 Direktoren und Lehrern höherer Lehranstalten, welche die Petition für die Aufhebung des Urningsparagraphen unterschrieben, begleitete einer, der seinen Sohn verloren hatte, seine Unterschrift mit folgenden Worten: „Noch bei der Erörterung des Falles Krupp gehörte ich, völlig unbekannt mit der hier in Rede stehenden Materie, zu denen, die an die Notwendigkeit des § 175 glaubten. Erst nach dem Tode eines edlen, für das Schöne, Wahre und Gute begeisterten Jünglings, dem die Entdeckung konträrsexueller Neigungen den Revolver in die Hand drückte, sind mir die Augen übergegangen und aufgegangen. Ein s c h w e r g e b e u g t e r V a t e r dankt dem Wissenschaftlich-humanitären Komitee [68]) für sein menschenfreundliches Wirken!"

[68]) Cf. „Was soll d. Volk v. dritten Geschlecht wissen?" Leipzig. 1914, p. 8 f.

Ist eine derartige Katastrophe eingetreten, pflegt in vielen Fällen den Angehörigen unter der Einwirkung der tragischen Erschütterung die Eigenart des armen Opfers erst verständlich zu werden. Anders liegt die Sache, vertraut sich der junge Mann, bei Lebzeiten, unter dem Drucke der Verhältnisse den Seinen an. Nur in Ausnahmefällen begegnet er bisher vollem Verständnis seitens der Eltern oder auch nur dem guten Willen, sich objektiv mit der in Betracht kommenden Materie zu beschäftigen. Meist wird kategorisch die Forderung gestellt, der Betreffende solle sich „ändern" oder „bessern", die er sich vergeblich zu erfüllen bemüht, bis sie ihn zur Verzweiflung treibt, oder endgültig von seiner Familie trennt. — Viele Angehörige denken wie der Gerichtspräsident, der einem Angeklagten, als er seine unglückliche Veranlagung schilderte, erwiderte: „Sie haben einfach nicht homosexuell zu sein."

Ausnahmen bestätigen die Regel. So konnte ich mehrfach erleben, daß Väter mit größter Energie für ihre homosexuellen Söhne eintraten, und habe dabei besonders einen angesehenen Kollegen im Sinne, dessen Sohn, der ebenfalls Arzt ist und dem gleichen Korps wie sein Vater angehörte, gleichgeschlechtlicher Veranlagung bzw. Betätigung halber von seiner Verbindung ausgeschlossen wurde. Er vertrat seine Rechte in einer überaus sachlich ausgearbeiteten Rechtfertigungsschrift dem Kösener S. C. gegenüber, wobei er von seinem Vater durch ein Promemoria nachdrücklichst unterstützt wurde[68a]).

Eine ganz ähnlich gehaltene Denkschrift hat vor einigen Jahren ein alter Vater der kurländischen Ritterschaft, aus der sein Sohn wegen homosexueller Neigungen ausgeschlossen werden sollte, überreicht.

Mit dem Eintritt ins Berufsleben vermehren sich naturgemäß die Gefahren für den Homosexuellen, und zwar ist seine Lage um so kritischer, je strenger das ehrengerichtliche Verfahren in dem betreffenden Stande ausgebildet ist. Obenan steht hier das Offizierskorps mit seinen besonders scharf formulierten, in Satzungen und Institutionen festgelegten Ehrbegriffen.

Ich erwähnte die hier bestehenden Gefahren im Hinblick auf den jungen Offizier. Aber auch weiter hinauf in der Stufenleiter der militärischen Dienstgrade kommen disziplinarische und ehrengerichtliche Bestrafungen Homosexueller prozentuell häufiger vor, als in irgendeinem anderen Stande. So gingen binnen kurzem der englische General Macdonald, der als Liebling seiner Soldaten „The fighting Mac" genannt wurde, und der amerikanische Admiral Barry in den selbstgewählten Tod, weil gegen sie der Verdacht homosexueller Betätigung geäußert wurde, und an deutschen Offizieren, die gleiches aus gleichem Anlaß taten, ist kein Mangel.

Als ich einmal an einem Oberkriegsgericht ein Gutachten über einen Oberleutnant zur See abzugeben hatte, der nach meinem Dafürhalten ohne Grund beschuldigt war, einem Matrosen „zu nahe ge-

---

68a) Cf. Monatsberichte des W.-h. Komitees, 1905.

kommen zu sein", sagte mir der zur Verteidigung bestimmte Kapitänleutnant: „Es ist wirklich ein Jammer, wie viele unserer tüchtigsten und fähigsten Offiziere wir infolge homosexueller Sachen verlieren." Dabei kann man sich kaum vorstellen, wie schwer es einem Offizier, der wegen Homosexualität verabschiedet ist, gemacht wird, einen ehrlichen Erwerb zu finden. Selbst im Auslande, selbst dort, wo keine Gesetze gegen Homosexuelle vorhanden sind, fühlen sich die offiziellen Vertreter des Deutschtums nicht selten bemüßigt, durch Bekanntgabe seiner homosexuellen Neigungen erschwerend in seine Existenz einzugreifen.

Ähnlich wie im Offizierskorps liegen die Verhältnisse im Beamtenstande. Auch hier beziffert sich die Zahl brauchbarer Männer in höheren und mittleren Staatsstellungen, die den über die Homosexualität verbreiteten Anschauungen zum Opfer fallen, nach Hunderten.

Viele schützen, sobald sie die Anwartschaft auf eine halbwegs auskömmliche Pension haben „allgemeine Nervenschwäche" vor, um ihre Entlassung nachzusuchen, bevor sie womöglich ohne Pension verabschiedet werden. In Wirklichkeit könnten sie ihren Staatsposten noch sehr gut ausfüllen. Andere schlagen ihnen angebotene Stellungen, auf denen sie vermutlich Ausgezeichnetes leisten würden, wegen ihrer homosexuellen Neigungen von vornherein aus. So kenne ich einen Fall, in dem ein hervorragender Beamter einen hohen Posten, für den er besonders geeignet war und zu dem er sich an und für sich auch sehr hingezogen fühlte, angeblich aus Gesundheitsrücksichten, in Wirklichkeit aber lediglich mit Hinblick auf seine Homosexualität ablehnte; er sagte sich, je höher die Stelle sei, in der er sich befände, um so größer wäre die Gefahr (Bilder in illustrierten Zeitungen), daß das tiefe Geheimnis, mit dem er eine Anlage und Betätigung umgab, gelüftet werden könne.

Aber selbst in den „freien Berufen" herrschen in diesem Punkte oft ebenso rigorose wie kuriose Ehrbegriffe; sie kommen — soweit diese Berufe, wie der Ärzte- und Anwaltstand — sich korporativer Standesvertretungen erfreuen, bisweilen in recht drakonischen Entscheidungen zum Ausdruck. So erklärte es beispielsweise in Sachsen ein ärztliches Ehrengericht für unstatthaft, daß ein Arzt einen Homosexuellen irgendwie als Gehilfen beschäftigte. Im Klerus ist die Behandlung „homosexueller Fragen" in den Lagern der einzelnen Konfessionen etwas verschieden. Während die katholische Geistlichkeit, so schroff sie die Homosexualität in der Theorie verdammt, in der Praxis den einzelnen homosexuellen „gefallenen" Kleriker nach Möglichkeit deckt und oft dadurch schützt, daß sie ihn in einem Kloster verschwinden läßt, befolgt die evangelische Theologie mehr den Modus des Beamtenstandes und entledigt sich ihrer homosexuellen Glieder, soweit sie ihr bekannt geworden sind, durch Ausstoßung. Der Schade, den nutzbringende Homosexuelle durch die Vernichtung ihrer Existenz erleiden, wird nicht nur ihnen, sondern in erhöhtem Maße dem Teil der Menschheit zugefügt, dem sie von Nutzen waren. Carpenter[69])

---

[69]) Carpenter, Das Mittelgeschlecht, p. 116.

führt folgendes gute Beispiel an: „Ein armer Junge erzählte mir einmal mit Tränen im Auge, wie viel Gutes ein Mann für ihn getan habe. Dieser habe ihn aus der Gewalt trunksüchtiger Eltern gerettet, ihn aus dem Sumpfe hervorgeholt und ihm mit Unterstützung einer Gesellschaft ins Leben herausgeholfen. In derselben Weise soll er auch andere zu Dutzenden gerettet haben. Aber bei einer solchen Gelegenheit wurden ihm Schwierigkeiten bereitet; man bezichtigte ihn ungehöriger Vertraulichkeiten. Keine Rechtfertigung, kein Hinweis auf seine nützliche Wirksamkeit hatten Erfolg. Jedes leere Gewäsch, jede Verleumdung wurde geglaubt, jede niedrige Absicht untergeschoben, und es blieb ihm zuletzt nichts übrig, als seine Stellung aufzugeben. Sein Lebenswerk war zerstört, um nie wieder aufgebaut zu werden."

Da nach heutigen Ehrbegriffen Personen tatsächlich durch die Nachrede der Homosexualität leicht „die Ehre abgeschnitten" werden kann, ist es wohl zu verstehen, wenn auch Gerichte wiederholt eine solche Nachrede mit schweren Strafen ahndeten. Gab es doch, wie wir sahen, früher in manchen Ländern besondere Gesetze, die, selbst dort, wo die gleichgeschlechtliche Betätigung als solche nicht strafbar war, Personen unter Strafe stellten, welche unschuldige Leute der Päderastie beschuldigten (z. B. Westgötagesetzbuch. Retlösoe Balk Kap. 5 § 2). Man sollte allerdings bei der Strafzumessung berücksichtigen, ob der Angeklagte, der jemandem Homosexualität nachsagte, sich noch im Banne alter unnaturwissenschaftlicher Anschauungen befand oder auf dem Boden moderner Sexualforschung stand, die in der homosexuellen Naturanlage keinen Makel sieht. In überzeugender Weise hat Loewenfeld[70]) bereits 1907 dies klargelegt, und auch ich[70]) habe unter Hinweis auf den Beleidigungsprozeß Bülow-Brand auseinandergesetzt, daß man logischerweise einem wegen Beleidigung Angeklagten zugute halten müßte, ob er in der Homosexualität einen Schimpf sieht oder, wie es bei Brand der Fall war, die Homosexualität stets als eine gute und schöne Gefühlsrichtung gefeiert hat. Auch die Zumutung homosexuellen Verkehrs ist oft als Beleidigung aufgefaßt, ebenso wie Anträge heterosexueller Männer an Mädchen und Frauen oft als solche geahndet wurden. Immerhin ist in Betracht zu ziehen, ob der Gekränkte auch wirklich den Antrag als Beleidigung angesehen hatte. Es sind nämlich des öfteren Fälle vorgekommen, wo jemand eine sexuelle Handlung an sich vornehmen ließ und erwiderte, ja sogar provozierte und „post festum" Anzeige wegen Beleidigung erstattete. In manchen dieser Fälle erklären sich die Betreffenden später gegen hohe Entschädigung bereit, den Strafantrag zurückzunehmen, so daß der Gedanke an „verkappte Erpressung" nicht fern liegt.

Die schwerste Verfolgung, die die Homosexuellen zu erleiden haben, geht allerdings nicht von den genannten Faktoren, sondern von ganz anderer Stelle aus. Auf 10 Homosexuelle, die dem Gesetz verfallen, kommt, wenig gerechnet, die hundertfache Anzahl, über die ein Erpresser zu Gericht sitzt. Und diese Erpresser üben eine furchtbare Gerichtsbarkeit aus, bei der sie nicht nur für homosexuelle Neigungen und Handlungen hohe Geldstrafen verhängen, sondern Tausenden unter stärksten Folterqualen Freiheit, Gesundheit und Leben rauben. Dieser einzigartigen Verfolgung wenden wir uns jetzt zu.

---

[70]) Sexualpsychologie und Volkspsychologie. Eine epikritische Studie zum Hardenprozeß. Leipzig 1908.

FÜNFUNDDREISSIGSTES KAPITEL.

Die Verfolgung der Homosexuellen durch Erpresser und Chanteure.

Die Erpressungen an Homosexuellen stützen sich auf die Kenntnis eines Umstandes, der diese materiell und gesellschaftlich, sei es durch kriminelle Verfolgung oder soziale Ächtung, zu vernichten oder auf das schwerste zu schädigen geeignet ist. Dieses Wissen empfindet der Erpresser als etwas, dessen Verschweigen für den, von dem er es weiß, einen hohen Wert besitzt, und diesen Wert sucht er für sich in bare Münze umzusetzen.

Es ist klar, daß, wenn dem gewußten Tatbestand ganz oder teilweise der schädigende Charakter genommen wird, damit auch den Erpressungen ganz oder teilweise die Möglichkeit entzogen sein würde. So wird kaum jemand auf den Gedanken kommen, einen Mann zu erpressen, weil er vor der Ehe mit einer weiblichen Prostituierten in Geschlechtsverkehr gestanden hat, einfach, weil er sich bewußt ist, daß das Bekanntwerden dieses Vorganges den Erpreßten weder materiell noch gesellschaftlich zu schädigen vermag. Deshalb ist es auch ein gutes Mittel, um den Erpresser zu entwaffnen, daß man ihm beweisen oder begreiflich machen kann, die von ihm zwecks Einschüchterungen vorgebrachten Behauptungen seien für den Erpreßten gleichgültig. Der Homosexuelle wird dies allerdings selten in überzeugender Weise dartun können, immerhin habe ich wiederholt beobachtet, daß die Erpresser abließen, wenn der Erpreßte einzuwenden in der Lage war, daß die Tatsachen, mit deren Enthüllung gedroht wurde, denen, an deren Adressen sie sich richten sollten, bereits bekannt waren oder wenn dem Erpresser etwa aus der Beschaffenheit seines Vorlebens gezeigt werden konnte, daß seine Aussagen jeder Glaubwürdigkeit ermangelten.

Der Tatbestand, mit dessen Bekanntmachung gedroht wird, beruht entweder auf Wahrheit oder ist vollkommen aus der Luft gegriffen, oder aber — und das ist bei weitem das häufigste — ein wahrer Kern wird mit allerlei naheliegenden Übertreibungen und Entstellungen umkleidet, die dem zugrunde liegenden Vorgang ein viel schlimmeres Ansehen geben, als er in Wirklichkeit hat.

So genügt beispielsweise sehr oft die bloße Kenntnis, daß jemand homosexuell ist, um mit der Vorgabe des Wissens homosexueller Betätigungen schwere Erpressungen zu verüben. Oder ein flüchtiges Berühren der von einem „chanteur provocateur" in einer Bedürfnisanstalt hingehaltenen Genitalien bildet, wie im Fall des Breslauer Landgerichtsdirektors H., den Ausgangspunkt jahrelanger Erpressungen unter der Behauptung stattgefundener Pedikation. Wiederholt habe ich Fälle erlebt, in denen sich an einen Kuß, den ein Homosexueller in einer schwachen Stunde einem Bettler oder Boten aufdrückte, später schwere Erpressungen schlossen, die in einem Falle schließlich zum Selbstmord des Opfers führten. Vor allem wird der straflose Tatbestand mutueller Onanie in die Schilderung eines strafbaren Aktes verwandelt, den der Erpresser, bevor er sich als solcher zu erkennen gibt, auch meist herbeizuführen bemüht ist. Dabei weiß er den Entscheidungen des Reichsgerichts mit erstaunlichem Geschick zu folgen. Findet sich bis Ende der siebziger Jahre, solange nur immissio in anum bestraft wurde, ausschließlich dieser Akt als vorgekommen in den Erpresserbriefen aufgeführt, so liest man seit Anfang der achtziger Jahre, nachdem das Reichsgericht die immissio in os in den Umfang des § 175 einbezog, viel häufiger: „Sie haben bei mir gel . . . ." Der Erpresser bedient sich dieser Angabe um so lieber, weil er glaubt, daß der von ihm behauptete coitus analis möglicherweise bei ihm und dem Partner mangels nachweislicher Spuren als erlogen wird erkannt werden können, während er bei der Fellatio, die keine Spuren hinterläßt, dies nicht fürchtet.

Vielfach werden diesen Unwahrheiten über den vorgekommenen Akt noch andere hinzugefügt über positive Schädigungen, die man durch den homosexuellen Verkehr erfahren haben will; so findet sich sehr häufig die Behauptung, man sei infolge des Umganges krank geworden, beispielsweise mundkrank, oder man sei seitdem der bis dahin völlig unbekannten Onanie oder Homosexualität rettungslos verfallen, oder man hätte eine innegehabte Stellung verloren, da die Leute im Geschäft durch Zufall davon erfahren hätten, oder es heißt: „Bis ich Sie kennen lernte, war ich ein anständiger Mensch, jetzt habe ich allen moralischen Halt verloren." In der weitaus großen Zahl der Fälle handelt es sich dabei um bewußte Lügen, doch sind mir auch Beispiele bekannt, in denen es tatsächlich den Anschein hatte, als ob die Erpresser glaubten — meist waren es dann von Haus aus schwer neuropathische Menschen — ein nervöses Leiden auf stattgehabten Homosexualverkehr zurückführen zu müssen. Besonders ist mir nach dieser Beziehung ein Fall in Erinnerung, in dem die Eltern eines an dementia praecox leidenden Jünglings in subjektiv gutgläubiger, objektiv zweifellos erpresserischer Weise mit großen Geldforderungen an einen Kaufmann herantraten, den sie für den Zustand ihres kranken Sohnes verantwortlich machten, nachdem sie durch aufgefundene Briefe hinter das erotische Motiv seiner Unterstützungen gekommen waren.

Da der Erpresser sich meist selbst innerlich sagt, wie schändlich es ist, aus den harmlosen Handlungen, an denen er doch freiwillig, oft sogar nachdem er sich dazu angeboten, teilgenommen hat, unter Bedrohung Geld zu ziehen, sucht er fast stets sein Vorgehen durch irgend welche weitere Grundangaben zu entschuldigen. Diese bilden meist den äußeren Ausgangspunkt der Erpressungen, vor allem auch fast jeden Erpresserbriefes; auch diese Angaben sind wie die über den Verkehr nicht selten wahr, häufiger aber ganz oder halb erlogen, zum mindesten entstellt und übertrieben.

Der Erpresser schildert die große Not, in der er sich befände, er habe schon seit drei Tagen nichts mehr gegessen, daher sei ihm jetzt alles gleich, er habe ja doch nichts zu verlieren; oder es ginge ihm so schlecht, daß er sich entschlossen habe, sich selbst der Polizei wegen des begangenen Sittlichkeitsverbrechens zu stellen, dann habe er wenigstens ein Unterkommen („eine Bleibe"), oder er müsse noch heute die Miete bezahlen, sonst würde er exmittiert und da er niemanden hätte, der ihm helfen könne, nähme er nun zu dem Adressaten seine Zuflucht, oder — ebenfalls sehr häufig — er hätte Geld unterschlagen oder einen Diebstahl begangen, und wenn er nicht bis morgen mittag das Gestohlene ersetze, käme er ins Gefängnis; wenn es aber so weit käme, solle noch ein anderer mit.

In mehreren Fällen schrieben Erpresser, sie hätten ihrer Braut die Frucht abgetrieben und müßten jetzt fliehen, oft behaupten sie auch, sie hätten jetzt Gelegenheit, sich eine sichere Existenz zu gründen, sie könnten sich an einem sehr lukrativen Geschäft beteiligen, müßten aber zuvor eine Geldsumme als Sicherheit hinterlegen, oder sie wollten sich verheiraten und brauchten dazu unbedingt dieses oder jenes. In einem Falle sandte ein Preller einen schwarzumränderten Eilbrief, sein Vater sei im Krankenhaus gestorben, er wolle zur Beerdigung nach Bielefeld, ihm fehle aber das Fahrgeld, auch müsse er sich noch einen schwarzen Anzug vom Leihamt auslösen. Als der Herr nicht reagierte, erschien am anderen Tag der angeblich tote Vater mit seinem Sohn in der Wohnung des Adressaten und machte „Krach"; es sei unerhört, daß der Herr seinem Sohne, der ihm zu Willen gewesen sei, nicht einmal zu seiner, des Vaters Beerdigung, Geld gegeben hätte; eigentlich müßten sie ihm dafür „alles in Klump schlagen" aber —; ein sehr beliebter Vorwand ist auch die Bitte um Reisegeld, auf die der Erpreßte besonders leicht „hereinfällt", weil sie ihn in die Hoffnung versetzt, er würde den Erpresser dadurch los werden. Diese Hoffnung ist in fast allen Fällen trügerisch, ganz abgesehen davon, daß auch aus dem Auslande die Erpressungen und Bedrohungen fortgesetzt werden können und zwar oft um so heimtückischer und ausdauernder, als der Erpresser selbst schwerer zu fassen ist. Meist ist die angebliche Abreise überhaupt eine „Falle". Viele meinen sicherer zu gehen, wenn sie dem Erpresser die Fahrkarte selbst kaufen. Aber auch dann weiß er sie noch in Geld umzusetzen oder er kommt bald zurück. In einem Falle wollte ein Erpresser zu seinen Verwandten nach Galveston in Texas. Der Herr besorgte ihm die Eisenbahn- und Schiffbillette. Als er den Zug abfahren sah, atmete er auf, aber nur drei Teige wiegte er sich in Sicherheit, da tönte schon abends spät wieder in seine stille Gelehrtenstube der ihm nur zu wohlbekannte schrille Pfiff des Peinigers. Er trat ans Fenster und richtig, da stand er, den er auf dem Meer vermutete, wie ein Schreckgespenst vor seiner Türe und winkte Einlaß begehrend nach oben. Ein gleichfalls ziemlich verbreitetes Manöver der Erpresser ist die Vorgabe, sie würden selbst erpreßt; irgend jemand sei dahinter gekommen, daß sie mit dem Adressaten oder einem dritten in homosexuellem Verkehr gestanden hätten; dieser drangsaliere sie nun aufs äußerste. Sie wüßten sich keinen Ausweg, als die Hilfe ihres Mitschuldigen in Anspruch zu nehmen. Manche lassen sich sogar zu diesem Zwecke Erpresserbriefe, beispielsweise von anscheinend eifersüchtigen Frauen, schreiben, die sie dann ihrem Anliegen beifügen. Kürzlich nahm sich im Moabiter Untersuchungsgefängnis ein Erpresser das Leben, der lange Zeit gleichzeitig an sich selbst und seinen Freund, einen Assessor, anonyme Erpresserbriefe gerichtet hatte. Beide erstatteten gemeinsam die Anzeige. Man kann sich die Verblüffung des Assessors denken, als es dem Kriminalkommissar Dr. Kopp gelang, den lückenlosen Beweis zu erbringen, daß nur der mitanzeigende Freund selbst der Erpresser sein könnte. Überführt gestand dieser reumütig seine Schuld.

Wer sind die Erpresser? Entweder diejenigen selbst, mit denen die strafbare oder belastende Handlung geschehen ist, oder fast ebenso häufig zweite und dritte Personen, die davon erfahren haben. In den meisten Fällen erpressen letztere in Gemeinschaft und mit Wissen des sexuellen Partners, wenn sie auch oft vorgeben, daß dieser nichts davon ahnt, hie und da aber geschieht es auch ohne dessen Kenntnis. Früher nahm man an, die Erpresser der Homosexuellen rekrutierten sich hauptsächlich aus der gewerbsmäßigen männlichen Prostitution. Dies ist aber nicht richtig.

Die eigentlichen Prostituierten gehen viel lieber auf die sogenannte „Schmustour", als auf die „Prell- oder Krampftour", suchen also im Guten mehr als ihnen versprochen ist, „abzuschmeicheln", feilschen und handeln auch wohl einige Zeit post actum mit dem Partner, gehen aber nur selten zu ernstlichen Erpressungen über. Es herrscht sogar in männlichen Prostituiertenkreisen häufig eine ausgesprochene Feindseligkeit gegen erpresserische Kollegen, die bis zu geheimen Anzeigen geht, weil sie, und wohl nicht mit Unrecht, der Meinung sind, daß die „unreellen" den „reellen" Jungen das Geschäft verderben, es ihnen, wie sie sich ausdrücken, „vermasseln", indem die Herren, eingeschüchtert, auch ihnen den „anständigen" dann nicht mehr trauen. Es soll damit aber keineswegs behauptet werden, daß nicht auch ziemlich häufig gelegentlich von eigentlichen Prostituierten Erpressungen versucht und ausgeübt werden, namentlich dann, wenn sie — was nicht selten vorkommt — auf Homosexuelle stoßen, die einen sehr verschüchterten Eindruck machen, oder wenn sie dadurch in Versuchung geführt oder in Rage versetzt werden, daß Herren, die sie mäßig entlohnten, mit kostbarem Schmuck überladen sind.

Der eigentliche Gelegenheitserpresser ist derjenige, welcher zufällig die Zuneigung eines homosexuellen Herrn gewonnen, sich diesem zum Verkehr hingegeben hat und nun der inneren Lockung nicht widerstehen kann, aus seinem wertvollen Geheimnis Kapital zu schlagen. Diese Personen würden nicht prellen, wenn sie nicht wüßten und fühlten, wie sehr der Homosexuelle das Bekanntwerden seiner Neigung zu fürchten hat. Es ist ganz zweifellos, daß das Gesetz und die soziale Ächtung diese Parasiten großzieht. Das geht auch daraus hervor, daß die den Gesetzen nicht unterstellten homosexuellen Frauen fast niemals Erpressungen ausgesetzt sind.

Neben den Gelegenheitserpressern — die nach meiner Schätzung nahezu dreiviertel aller ausmachen — gibt es die gewerbsmäßigen, für die der Prostitutionsverkehr — bei dem sie sich kaum jemals selbst erregen — nur ein Vorwand, ein Mittel ist, dessen sie sich lediglich zum Zwecke der für die Ausplünderung nötigen Anlockung bedienen. Sie gebrauchen bestimmte Tricks, sind meist bemüht, strafbare Akte zu provozieren, und haben fast immer Komplizen.

Oft werfen sie einen durch hübsches Aussehen auffallenden Burschen als Lockspeise an Orte aus, die von Urningen viel besucht werden. Während der Homosexuelle noch mit diesem spricht, tritt der bis dahin in unsichtbarer Entfernung folgende Hauptpreller mit der Miene sittlicher Entrüstung hervor. „Was geht hier vor? Was haben Sie mit meinem Bruder getan?" herrscht er den nichtsahnend in das Netz gegangenen Urning an; dabei beginnt der Lockvogel meist jämmerlich zu weinen.

Auch in dem Schulfall des Landgerichtsdirektors H. stürzten in dem Moment, als der unglückliche Richter das hingehaltene membrum des 20jährigen Günz berührte, die Erpresser mit den Worten in die Bedürfnisanstalt: „Was haben Sie mit unserem Bruder getan? Folgen Sie uns zur Wache!" Lieber noch als im Freien wird die Falle in der Behausung des Prellers gestellt. Mitten während des Geschlechtsverkehrs, öfter unmittelbar nach diesem, damit auf Flecken in der Bett- oder Leibwäsche mit einem „aha" gezeigt werden kann, klopft es auf ein Husten des Lockvogels an der Tür, oder der Erpresser tritt hinter einem Schrank oder kriecht unter dem Bett hervor und beginnt an dem vor Schreck fast wahnsinnigen Homosexuellen sein grauenerregendes Geschäft. Oft geben sich die Komplizen als Verwandte, besonders gern als der ältere Bruder oder noch lieber als der Vater aus, auch als Onkel oder Cousin, häufig auch als Wirte, in Parks als Parkwärter, im Tiergarten als der „Tiergarteninspektor", in Badeanstalten als Bademeister; nicht selten spielen sie auch die Rolle eines Kriminalbeamten, wobei sie sogar eine Marke, die in Wirklichkeit allerdings oft nur eine Hundemarke ist, präsentieren; auch gerieren sie sich gern als wohlmeinende „Vermittler". Vor kurzem wandte sich ein Rittmeister an mich, der am Abend von Kaisers Geburtstag im berauschten Zustand in die Hände einer Erpresserbande geraten war, die ihn während des Schlafes vollkommen ausgeplündert hatte; am anderen Tage erhielt er einen sehr höflichen Brief eines Vermittlers, der durch Zufall von dem Mißgeschick des Offiziers erfahren haben wollte, er sei bereit ihm zu helfen, und bot ihm zunächst die Brieftasche, dann die übrigen Sachen, die er selbst von den gefährlichen Strolchen zu hohen Preisen erworben, zum Rückkaufe an. Er spielte seine Rolle so geschickt, daß der Rittmeister nicht merkte, daß der Helfershelfer mit den anderen unter einer Decke steckte; er fing erst zu zweifeln an, als dieser trotz der „Vermittelungsgebühr" von 1000 Mk., die er neben der hohen Rückkaufsumme erhalten hatte, nach einigen Wochen wieder 1000 Mk. für später festgestellte „Versäumniskosten" forderte. Auch in einem anderen Erpressungsfall, in dem das Opfer um mehrere hunderttausend Mark gebracht werden sollte, gab sich der Haupttäter das Air eines Vermittlers, der den hochgestellten Homosexuellen vor großen Ungelegenheiten schützen wolle, die er sonst unweigerlich zu gewärtigen haben würde.

Auch die Gelegenheitserpresser haben wie die gewerbsmäßigen K o m p l i z e n , aber sie sind nicht von vornherein im Komplott, sondern finden sich erst nachträglich ein. Mitbeteiligt sind auch hier vielfach Angehörige, aber nicht wie bei der gewerbsmäßigen Klasse vorgebliche, sondern wirkliche; so kommt es nicht selten vor, daß ein Preller sich verheiratet und die Ehefrau beteiligt sich an den Erpressungen.

Ich kenne einen Fall, in dem ein Kammerherr von der Frau eines Mannes erpreßt wurde, mit dem der Homosexuelle vor 24 Jahren — als er Offizier und der Mann sein Bursche war — verkehrt hatte. Die Frau hatte von dem Manne, mit dem sie jetzt in Scheidung lebte, das Geheimnis im Anfang ihrer Ehe erfahren und drohte, vermutlich auf Veranlassung ihres jetzigen Geliebten, wenn sie nicht reichlich „entschädigt" würde, dem Herrn mit Enthüllung seines Vorlebens in der Presse; eine Anzeige kam bei dem längst verjährten Tatbestand nicht mehr in Betracht. In einem anderen Falle gingen die Erpressungen von der Schwester eines Schauspielers aus, die durch die Korrespondenz ihres plötzlich an Blutvergiftung gestorbenen Bruders von seinen vielfachen homosexuellen Beziehungen Kenntnis erhalten hatte.

Von den Erpressern sind etwa die Hälfte jünger als 21 Jahre. Wenn Dr. Reinhold[1]) in seinem sonst so vortrefflichen Buche über die Chantage sagt: „Das Rupfertum weist folgende Merkmale auf: Die Täter stehen durchweg im jugendlichen Alter, was auf den engen Zusammenhang zwischen männlicher Prostitution und Chantage zurückzuführen ist, „Rupfer" im Alter von 16—18 Jahren gehören nicht zur Seltenheit. Die Chantage wird in vielen Fällen von mehreren Komplizen begangen, die banden- oder komplottmäßig organisiert sind. Die Rolle des Urhebers oder Anstifters übernimmt ein Kuppler oder Knabenhändler", so weisen diese sich wohl hauptsächlich auf Ulrichs stützenden Sätze, wie wir teilweise bereits zeigten und zum Teil noch zeigen werden, in mehr als einer Beziehung Ungenauigkeiten auf.

Unter 200 wegen Erpressungen an Homosexuellen Bestraften befanden sich 104 im Alter von 21 Jahren und darunter; 5 waren fünfzehn, 2 sechzehn, 11 siebzehn, 18 achtzehn, 26 neunzehn, 27 zwanzig, 15 einundzwanzig Jahre alt. Aus dieser Statistik geht hervor, daß durch die Beseitigung des Urningsparagraphen bei Beibehaltung eines hohen Schutzalters, wie es vielfach vorgeschlagen wurde, den Erpressungen kein wesentlicher Einhalt geboten werden würde.

Ihrem Stande nach gehören die Erpresser keineswegs nur den unteren Klassen an, im Gegenteil sind die Gentlemanverbrecher in Lack und Claque nicht minder zahlreich unter ihnen vertreten, allerdings mehr imitierte Elegants, die sich der luxuriösen Toilette als einer Art Berufskleidung bedienen, mit der sie den „abzukochenden" Partner in die Illusion versetzen, er habe es mit dem Angehörigen einer gleichen oder höheren Schicht zu tun.

Ein langjähriger Beamter der Berliner „Päderastenpatrouille" sagte mir einmal, er hätte sich oft über die erstklassige Aufmachung gewundert, in der junge Leute plötzlich auftauchten, die er noch wenige Wochen zuvor als arme Jungen in abgerissenen Kleidern und Schuhen auf den Rummelplätzen oder am Eingang der Passage sich hätte herumdrücken sehen; sie seien kaum wiederzuerkennen. Auch

[1]) Dr. Josef Reinhold, Die Chantage, Ein Beitrag zur Reform der Strafgesetzgebung, Berlin, 1909.

ich traf vor kurzem auf dem Kurfürstendamm vor einem bekannten Kaffee einen jungen Herrn im teuren Pelz und Zylinder, der ziemlich betroffen war, als ich in ihm einen Bekannten aus dem Gerichtssaale — er war als Hotelangestellter auf die „Prelltour" gegangen — wiedererkannte.

Von 528 Urningserpressern, deren Beruf festgestellt werden konnte, waren 75 Kellner, 43 Diener, 57 Arbeiter, 45 Kaufleute; die übrigen gehörten allen möglichen anderen Ständen an; so befanden sich unter ihnen Studenten und Schauspieler, ferner zwei Schutzleute, ein früherer Rechtsanwalt, ein Geistlicher und ein Staatsanwalt. Dem Soldatenstande gehörten unter diesen 528 Erpressern 13, darunter zwei der Kriegsmarine, an.

Es ist also nicht ganz richtig, wenn gesagt wird, daß Soldaten nicht erpressen. Ich verfüge über eine Anzahl von Fällen, in denen sie es nicht nur sogleich nach ihrer Entlassung, sondern sogar während ihrer Dienstzeit taten. In einem der schwersten Fälle, den ich kenne, empfing ein katholischer Geistlicher von einem aktiven Unteroffizier mehrere Hundert Erpressungsbriefe. In einem anderen Falle zwang ein Soldat einen Hauptmann, mit dem er von der Militärzeit in sexuellen Beziehungen gestanden hatte, in erpresserischer Weise, ihm zur Desertierung Beihilfe zu leisten; er bekam von ihm Geld zur Flucht nach England und Zivilkleider.

Die Zahl der eine Person gleichzeitig verfolgenden Erpresser, sei es, daß sie unabhängig von einander oder mit einander verbunden arbeiten, ist oft eine erhebliche.

Ein wohlhabender Homosexueller erzählte mir einmal, daß er seit langen Jahren in sein Jahresbudget einen Posten von 1500 Mk. als „Erpresserunkosten" aufgenommen habe. Allerdings war sein Geschmack ein so eigenartig masochistischer, daß er ihn direkt zu Prellern führte. Wie weit sich aber auch sonst die an einem einzigen verübten Erpressungen ausdehnen können, zeigt das Beispiel des Bankkassierers Kehrmann, dessen Fall im Jahre 1875 in Frankfurt a. M. verhandelt wurde. Nicht weniger als 24 Erpresser waren angeklagt. Ulrichs[2]) hat diesen Prozeß noch in seiner letzten Schrift erwähnt, und es lohnt sich seine pathetische aber anschauliche Schilderung wiederzugeben: „Ein ganzer Schwarm von Rupfern war nach und nach über den Urning Kehrmann hergefallen, wie ein Schwarm blutsaugerischer Insekten über ein gebunden am Wege liegendes Tier. 24 Rupfer konnten am 25. September 1875 verurteilt werden. Eine bedeutende Anzahl anderer konnte nicht ermittelt oder nicht beigebracht werden. Die Erpressungen wurden etwa 6 Jahre lang betrieben, anfangs nur von wenigen. Von Monat zu Monat mehrte sich der Schwarm. Von Monat zu Monat flogen neue Sauger herbei, angelockt durch den süßen Geruch. Endlich, als die erpreßte Summe schon 242000 Mk. betrug, kam die Sache ans Licht, aber ohne Kehrmanns freigewolltes Zutun. Noch immer war es ihm nicht möglich, die Anzeige zu machen. Noch immer erstickte ihm der Paragraph die Stimme. Es kam so. Die Geldforderungen wurden immer höher, die Drohungen immer beängstigender. Als K. sich vor den Vampiren gar nicht mehr anders zu retten wußte, griff er die Kasse eines Bankhauses an, die er verwaltete. Von nun an war er resigniert. Er ergab

[2]) Ulrichs, Kritische Pfeile, p. 87.

sich in sein Schicksal. Die Rupfer setzten ihre Erpressungen fort und er setzte seine Unterschlagungen fort. Die Entdeckung der Unterschlagungen war nur eine Frage der Zeit. Die Entdeckung erfolgte; und jetzt, als Freiheit und Ehre für ihn doch einmal dahin waren, erst jetzt zeigte er die Erpressungen an, die an ihm verübt waren." Ich kenne eine ganze Reihe ähnlicher Fälle, in denen Urninge aus Angst vor den Erpressern Unterschlagungen, Diebstähle und Betrügereien verübten. Erst in diesem Winter kam einer in Osnabrück und ein anderer in Berlin — der des Bankdefraudanten H. — zur Verhandlung.

Wie wird die Erpressung ausgeführt? Teils mündlich, teils schriftlich, oft auf beiderlei Wegen, hie und da auch mittels Druckschriften. Oft trägt schon die bloße Gegenwart solcher Menschen einen erpresserischen Charakter, beispielsweise wenn sie unvermittelt die Wohnung oder das Kontor ihres Opfers aufsuchen, während sich etwa nebenan seine Familie oder das Personal befindet, und das Zimmer nicht eher verlassen zu wollen erklären, bis ihre „Bedingungen" erfüllt sind. Oder wenn ein solcher Mensch Tag für Tag als lebendes Aufrufungszeichen vor dem Hause seines Opfers auf- und abwandelt, diesem, wenn er heraustritt, folgt, um dann an dem Orte, wo er zu tun hat, weiter zu warten.

In einem Falle, in dem der Erpreßte in seiner Angst zu mir kam, klopften drei halbwüchsige Burschen, deren einem gegenüber er sich eine Unvorsichtigkeit hatte zuschulden kommen lassen, jede Woche mehrmals an das Fenster seines zu ebener Erde gelegenen Dienstbureaus, wo er seit 8 Jahren beschäftigt war. Es kommt auch vor, daß der Erpresser auf den Wagen seines Opfers zu springen sucht, wie es vor einigen Jahren einer der gefürchtetsten Erpresser Berlins, der Bereiter Assmann tat. Schließlich sprang er sogar auf die Equipage eines Verwandten unseres Kaisers, in die dieser soeben eingestiegen war, so daß dem Herrn — der Fall ging damals auch durch die Presse — nichts weiter übrig blieb, als Anzeige zu erstatten, die dem Erpresser zwar eine schwere Strafe einbrachte, dem Erpreßten selbst aber Position und Reputation kostete.

Besonders gefürchtet ist es, wenn die Erpresser ihren Opfern aus den Großstädten in ihre Heimat nachreisen, in kleine Provinzialstädte oder auf ihre Landgüter, alles Fälle, die durchaus nicht zu den Seltenheiten gehören. Ein Erpresser klebte immer nur Zettel an die Tür seines Opfers mit der Aufschrift: „A . . . . f . . . . r".

Nicht selten suchen die Erpresser die Homosexuellen auch dadurch in Verlegenheit zu bringen und einzuschüchtern, daß sie sie durch verdächtige Boten aus ihren Geschäften herausrufen lassen oder — und das ist seit einigen Jahren besonders en vogue — sie an das Telephon kommen lassen.

Das verbreitetste und charakteristischste Dokument ihrer Wirksamkeit ist aber auch heute noch der Erpresserbrief. Wer viele Erpresserbriefe gelesen hat — in meiner Sammlung befinden sich weit über tausend — könnte glauben, daß es wie einen Briefsteller für Liebende auch einen solchen für Erpresser gibt; so stereotyp ist die mit Scheinheiligkeit, oft sogar mit Schmeicheleien gemischte Bedrohung, die uns bei ihrer Lektüre entgegentritt. Ein echter Erpresserbrief enthält vor allem dreierlei: einmal die Angabe der eigenen Notlage, zweitens die der Geldforderung und drittens die mehr oder minder verkappte Einschüchterung, die oft erst im Postskriptum enthalten ist, etwa folgendermaßen: „Sollte ich bis morgen keine Antwort bekommen, nehme ich an, daß Sie selbst gerichtliche Entscheidung wünschen. Mein Leben ist durch Sie ja ohnehin zerstört."

Der Erpresserbrief hat vielfach schon ein charakteristisches Kuvert. Meist wird er eingeschrieben oder durch Eilboten geschickt, oder enthält Aufschriften wie: „eigenhändig abzugeben", „streng vertraulich", „dringend", „persönlich". Auch „Nachnahmebriefe" mit der vollen Namensunterschrift des Erpressers auf dem Umschlag ohne begleitende Zeilen kommen vor. Dieses Dringliche und Eindringliche findet sich auch im Inhalt wieder. In der Art wie der Briefschreiber rasches Handeln und schnelle Entschlüsse herbeizuführen sucht, verrät sich oft das Gewalttätige seines Vorgehens. Womöglich wird telegraphische Sendung des Geldes erbeten. Erfolgt keine Antwort, wird, um den Druck zu verstärken, häufig zu offenen Postkarten übergegangen. Sehr bezeichnend ist weiterhin der eigentümliche Gegensatz zwischen dem bedrohlichen Inhalt einerseits und der Über- und besonders der Unterschrift andererseits, die oft selbst in schwersten Erpresserbriefen von ausgesuchter Höflichkeit ja Zärtlichkeit sind. Es ist nichts Ungewöhnliches, daß ein Brief, in dem „mordsmäßiger" Skandal von dem Erpresser in Aussicht gestellt wird, falls nicht postwendend drei „blaue Lappen" geschickt werden, mit den Worten: „Geliebter Freund" oder „mein Mäuschen" begonnen und „mit tausend Küssen von Deinem süßen Heini" oder „Deinem Liebling" beschlossen wird. Im übrigen enthalten viele Erpresserbriefe die volle Namensunterschrift und Adresse des Prellers, weil er dadurch seine Furchtlosigkeit ausdrücken will; es gibt aber auch anonyme Erpresser, ferner solche mit gefälschten Namen oder eigentümlichen Schreck- und Spitznamen, wie „the devil" oder „Dein Verhängnis" oder „die kalte Hand" oder es unterschreibt jemand — alles Beispiele aus der Praxis — „es küßt Dich innigst Deine Schraube ohne Ende". Ein mir, während ich dies gerade schreibe, von einem Homosexuellen vorgelegter Erpresserbrief hat folgenden Wortlaut: „Hierdurch teilen wir Dir mit, daß Du dem Boten 20 Mark geben sollst. Wenn die Boten nicht in 5 Minuten mit dem Gelde unten sind, kommen 6 scharfe Luden herauf mit Revolvern bewaffnet und übergeben Dir der Sittenpolizei wegen . . . . nach § 175 und 177. Achtungsvoll sechs Mitglieder der schwarzen Hand." Unter der Unterschrift ist ein Dolch, ein Schlagring und ein Kreuz gezeichnet. An Stelle der vier Punkte stehen vier Ausdrücke sexueller Akte, die so unanständig sind, daß ihre Wiedergabe nicht möglich ist. Auch das ist für Erpresserbriefe sehr charakteristisch. Der Erpresser spekuliert darauf, daß der Homosexuelle sich schämt, andere so gemeine Worte lesen zu lassen.

Was fordert der Erpresser? Die erpreßten Geldsummen schwanken in sehr weiten Abständen. Oft handelt es sich um ganz geringfügige, oft aber auch um Beträge, die in die Hunderttausende gehen. Die Beängstigung kann in beiden Fällen gleich groß sein, die Höhe des Abgenötigten hängt von der Vermögenslage und der Stellung des Opfers, dem Ort des Zusammentreffens und der Dauer der Erpressung ab.

Sehr häufig betont der Erpresser, daß er die geforderten Summen nicht geschenkt, sondern nur geliehen haben will, schickt im voraus unterfertigte Schuldscheine und Quittungen ein, da er selbstverständlich alles „auf Heller und Pfennig", womöglich „mit Zins und Zinseszins" wiedererstatten wird. Hat der Homosexuelle seinen Namen zu verbergen gewußt, hat der Verkehr außerhalb seiner Wohnung stattgefunden, so hat es oft mit einer einmaligen mehr oder minder großen Ausbeutung sein Bewenden, viel schlimmer liegt es, wenn der Preller die Personalien seines Opfers kennt, die er natürlich meist, wenn auch nicht immer, zu erfahren bemüht ist. Ich kenne Fälle, in denen er sich sogar, um die näheren Verhältnisse seines Opfers zu erfahren, an Auskunftsbureaus und Detektive wandte. Dabei begnügt er sich keineswegs mit dem, was der Homosexuelle selbst besitzt. Es ist wiederholt vorgekommen, daß er ihn, um seine eigene Habsucht zu befriedigen, gezwungen hat, Schulden zu machen, ja, sich an fremdem Eigentum zu vergreifen. Ich erwähnte oben bereits als Beispiel den Fall Kehrmann, der 242 000 Mark veruntreut hatte, um seine Vampire zu befriedigen. Hinsichtlich der Höhe der Summe steht dieser Fall nicht vereinzelt da, ja, er wird von anderen übertroffen; im Falle des Chanteurs Wölfl, der vor einigen Jahren in München zum gerichtlichen Verfahren führte, handelte es sich um reichlich 545 000 Mark, die einem homosexuellen Rechtsanwalt erpreßt waren. Ungefähr die gleiche Summe, genau stand die Höhe nicht fest, schien der Rennfahrer Breuer nach und nach aus dem Mühlenbesitzer Mattonet herausbekommen zu haben. In einem anderen Erpressungsfeldzug, den ein Gentlemanverbrecher mit großem Raffinement und noch größerer Zähigkeit gegen einen homosexuellen Großgrundbesitzer führte, wurde nahezu eine Million Mark gefordert. Einen weiteren Fall kenne ich, in dem ein Erpresser von einem ebenfalls hochgestellten Herrn auf einmal die Kleinigkeit von 212 000 Mark begehrte. Der Herr war zu einer freiwilligen Abfindung von 20 000 Mark erbötig. Wir hielten ihn davon zurück, und es gelang, den Erpresser mit ziemlicher Mühe gänzlich von ihm abzuschütteln. Ein Erpresser, dem ich auf Wunsch eines älteren Offiziers ins Gewissen redete, hatte von diesem kurz zuvor auf ein Brett 20 000 Mark erhalten. Dem Amerikaner Robert B. waren, bevor er im Dezember 1905 im Hause seiner Mutter Selbstmord verübte, von seinem Erpresser, einem gewissen John H., 30 000 Dollars unter Drohungen abgerungen worden.

In dem Urteil[3]) gegen die drei Breslauer Erpresser des Landgerichtsdirektors H. heißt es: „Die Beweisaufnahme hat ergeben, daß die drei Angeklagten gemeinschaftlich 26 400 Mark von H. erpreßt haben. Lächel hat alsdann die Erpressungen selbständig fortgesetzt und für seinen Teil noch 14 000 Mark von H. erpreßt. Bei der Strafzumessung war zu erwägen, daß sie die Erpressungen gegen den Landgerichtsdirektor H. in der raffiniertesten Weise begangen und dieses Treiben auch noch fortgesetzt haben, als ihnen bekannt war, daß H. keinen Pfennig mehr besaß, sondern sich das Geld borgen mußte."

In den Pariser Polizeimemoiren von Carlier[4]) wird berichtet, daß sich mehrere Pariser Rupins — so heißen dort die Erpresser der Homosexuellen — „sich ein Vermögen zusammengerafft haben, welches ihnen gestattete, nach Niederlegung ihres Geschäftes als Rentiers auf ihren Lorbeeren zu ruhen in Villen vor Paris, denen weder Gartensalon noch Bibliothekzimmer fehlte". Ein Berliner Erpresser legte

---

[3]) Cf. Monatsberichte des W.-h.-K. 1905 Nr. 2, p. 2 ff., Nr. 3, p. 3 ff., Nr. 4, S. 2 ff.

[4]) Paris 1855.

in vier Jahren 30000 Mark „auf die hohe Kante", ein ebenso raffinierter wie vorsichtiger Londoner Preller, der auf eine unbeanstandete Laufbahn von 20 Jahren zurückblickt, bezifferte sein durchschnittliches Jahreseinkommen auf 800 Pfund Sterling.

Bei den Erpressungen handelt es sich durchaus nicht immer um bares Geld, sondern oft um Wertobjekte anderer Art, namentlich Uhren, Brillanten, goldene und silberne Schmucksachen, Ringe, Zigarettenetuis und dergl. Entweder werden diese Gegenstände direkt abgefordert, oder sie werden, und das ist das häufigere, gewaltsam entrissen oder heimlich entwendet und mit den höhnischen Worten: „Bitte zeigen Sie mich doch an" behalten.

In einem Erpresserbriefe heißt es: „Lieber Freund! Ich nehme Dir Deine sämtlichen Goldsachen, auf deutsch: ich stehle sie Dir, worüber Du gewiß nicht sehr erfreut sein wirst. Das tut aber nichts: ich habe Geld nötig und Du kannst die Sachen entbehren. Willst Du mich nun anzeigen, so steht es ganz bei Dir, ob Du Dich blamieren willst. Ich für meine Person mache mir nichts daraus. Ich will Dir nur sagen, daß Du diesmal einem Preller in die Hände gefallen bist." Der Erpresser weiß nur zu gut, was dem Erpreßten den Mund verschließt und die Kehle zuschnürt. Diese erpreßte Duldung an ihnen begangener Verbrechen gehört zu dem Schrecklichsten auf diesem an Schrecknissen gewiß nicht armen Gebiet. Es ist sicher nicht übertrieben, wenn ich auf Grund meiner Praxis behaupte, daß jährlich die Anerkenntnis von Hunderten gefälschter Unterschriften erpreßt wird. Ein Trick vieler Erpresser ist es nämlich, Wechsel auf den Namen ihrer Opfer zu fälschen. Wenn dieser ihnen am Verfalltage zu ihrem Erstaunen präsentiert wird — meist ist der Akzeptant mit im Komplott — so ist der Urning gewöhnlich so verblüfft und verängstigt, daß er die fingierte Unterschrift als seine annimmt und zahlt. Vor einiger Zeit kam es vor, daß ein Erpresser mit der Unterschrift seines Opfers, ohne daß dieser eine Ahnung davon hatte, an eine Bank um telegraphische Übersendung einer höheren Summe aus seinem Depot — die Depotnummer war beigefügt — depeschierte. Das Institut ging nicht in die Falle, wie überhaupt diese Delikte sicherlich noch viel häufiger sein würden, wenn nicht die in Frage kommenden Zahlstellen, vor allem also die Banken, sich bereits großer Vorsicht befleißigten. Sehr viele Beispiele könnte ich auch anführen, in denen die Erpresser leichtsinnige Schulden auf den Namen ihrer Opfer machten, oft begnügen sie sich dann, die Bezahlung der Schuld zu verlangen, ebenso häufig lassen sie aber direkt dem angeblichen Verwandten die Schneider-, Schuhmacher- oder Wäscherechnung zur Begleichung ins Haus schicken. Die Bezahlung dieser Schulden fällt dem Homosexuellen oft um so schwerer, als die von dem Erpresser gemachten Ausgaben meist auf das schärfste mit seiner eigenen bescheidenen Lebensführung kontrastieren. So wurden in Dresden einem Herrn Rechnungen über fünfzig Krawatten und acht Paar Schuhe vorgelegt, die sein vorgeblicher Neffe an einem Tage eingekauft hatte.

Im allgemeinen werden die erpreßten Gelder den angegebenen Zwecken nur selten zugeführt, vielmehr meist leichtfertig verschleudert, besonders häufig mit weiblichen Prostituierten, noch öfter im Spiel.

Auch Breuer hatte die Hunderttausende Mattonets „verjeut". Ich erinnere mich eines Falles, in dem jemand 500 Mark forderte, weil seine Mutter schwer krank und die Not bei ihm zu Hause unerträglich sei. Als er das Geld bekommen hatte, fuhr er auf die Rennbahn, setzte die Summe auf ein Pferd und hatte bereits eine Stunde nach dem Empfang nichts mehr in der Tasche. Oft werden auch Renten, meist in monatlichen oder vierteljährlichen Raten zahlbar erpreßt. Solange der Preller sie erhält, ist meist alles ruhig, doch wehe, wenn man ihn einen oder mehrere Tage über den Verfalltermin warten läßt, dann setzen sogleich wieder die Droh- und Schmähbriefe ein. Ich kannte einen wohlhabenden Berliner Rentier, der viele Jahre bis zu seinem Tode an vier Erpresser durch einen Anwalt „Pensionen" zahlen ließ, einer erhielt 200 Mark, zwei 125 Mark und einer 100 Mark; er bemerkte, daß diese Summe zusammen dem entspräche, was er selbst monatlich für seine eigene Person zu verzehren hätte. Auch Verschreibungen von Grundstücken, Vermächtnisse, letztwillige Verfügungen, kurz, Urkunden aller Art, werden erpreßt. Als vor einigen Jahren ein homosexueller Arzt eines plötzlichen und geheimnisvollen Todes starb und man in seinem Testament als Universalerben einen jungen Menschen angegeben fand, der ihn früher erpreßt hatte, wurde bei der Familie der Verdacht laut, ob nicht der Erbe den Tod veranlaßt haben könne; doch mußte das Ermittdlungsverfahren mangels Beweises eingestellt werden.

In Ehescheidungsprozessen sucht die heterosexuelle Partei oft genug ihre Bedingungen durchzudrücken, indem sie dem Ehepartner die Enthüllung seiner homosexuellen Natur androht. So benutzte, als sich vor einigen Jahren der Sohn einer Pariser Millionärsfamilie von der Tochter eines bekannten Künstlers scheiden ließ, deren Familie die Gelegenheit, der Ehefrau eine jährliche Rente von 50 000 Frs. gegen Verschweigen der Homosexualität des jungen Gatten (die übrigens viel bekannter war, als dieser vermutete) zu sichern. Ich kenne mehr als einen Prozeß, weiß von mehr als einer Vermögens-, Geschäfts- oder Rangstreitigkeit, in denen ein Gegner den anderen, und zwar meist den im Recht befindlichen, zum Nachgeben zwang, indem er mehr oder weniger plump durchblicken ließ, er wisse von seiner Homosexualität. Ein urnischer Arzt in Süddeutschland, der auf dem Lande praktizierte, zeigte mir eine ihm zugegangene anonyme Karte, auf der die Worte standen: „Räumen Sie baldigst das Feld; D. ist genau über Sie unterrichtet". D., ein jüngerer Konkurrent, der sich seit einem Jahre in dem gleichen Orte niedergelassen hatte, war der Schreiber der Postkarte selbst, die ihre Wirkung nicht verfehlte. Der bedrohte Arzt gab seine gute Praxis auf.

Ist auch die Gefahr, erpreßt zu werden, für einen Urning um so größer, je wohlhabender er ist, und kann ich recht wohl den Standpunkt eines verarmten adligen Homosexuellen verstehen, der mir einmal in einer Herberge, wo ich ihn traf, bemerkte: „erst seitdem man mir nichts mehr nehmen kann, kann ich mich des Lebens freuen," so vermag ich doch nicht Ulrichs beizustimmen, wenn er einmal meint: „Nur gut situierten Urningen ist der Rupfer gefährlich. Einem armen Teufel tut er nichts zu leide. Dieser darf ruhig sein in der Nähe des Gefährlichsten. Cantabit vacuus coram latrone viator."

Ich habe wiederholt gesehen, daß Arbeiter, Handwerker, Tagelöhner von Erpressern um ihr sauer verdientes Brot gebracht wurden. Besonders ist mir ein Fall in Erinnerung, in dem ein Preller einen kleinen Angestellten jeden Sonnabend abfing, um ihm fast den ganzen Wochenlohn abzunehmen. Auch Erpressungen an jungen Leuten, die noch nicht selbständig verdienen, Studenten, ja Gymnasiasten, kommen vor. In den ärmeren Klassen wird nicht selten die Beihilfe zu Verbrechen, vor allem Hehlerei, erpreßt. So lernte ich zwei Fälle kennen, in denen die Erpresser gestohlen hatten und ihre Opfer nötigten, ihnen die Sachen zu „verschärfen", sonst würden sie mit den Homosexuellen kurzen Prozeß machen.

Womit droht der Erpresser? Mit allem was den Urning in Gefahr bringt, seine Stellung, Ansehen, Freiheit und Existenz zu verlieren, also mit Anzeige bei der Polizei, Denunziation bei der Staatsanwaltschaft, Mitteilung an die vorgesetzten Behörden, „Meldung beim Regiment", Berichten an Verwandte, namentlich Gattin und Eltern, mit öffentlichem Skandal. In den letzten Jahren ist hinsichtlich des Inhalts der Drohung eine wesentliche Wandlung eingetreten. Während früher am häufigsten gerichtliche Schritte in Aussicht gestellt wurden, stehen jetzt Ankündigungen von Zeitungsartikeln an erster Stelle.

Es sind besonders Blätter mit charakteristischen Titeln, denen der Erpresser seine Enthüllungen zu übersenden droht, der Laterne, Leuchte, der Sonne, dem Wächter, dem Beobachter, dem Unabhängigen, Freimütigen, der Glocke, der Wahrheit. In einem Falle drohte der Erpresser, er wolle ein Blatt gründen mit der Aufschrift: „Der Pranger". Ein späterer Etymologe, der gewahr würde, mit welcher Häufigkeit die Erpresser unserer Zeit mit Veröffentlichungen in der Presse drohten, könnte fast auf den Gedanken kommen, daß das Wort Erpresser nicht von „pressen", sondern von „Presse" seinen Ursprung genommen hat.

Bei prominenteren Personen stellt der Erpresser nicht selten auch das Erscheinen einer besonderen „Broschüre" oder eines Flugblattes in Aussicht, deren „sensationelle Enthüllungen nicht verfehlen werden", das allergrößte „Aufsehen zu erregen". Manchmal legt der Erpresser sogar das Manuskript der Schmähschrift vor und fragt an, ob der Herr ihm wohl für den Schaden aufkommen würde, der dem Verfasser naturgemäß erwüchse, wenn er sein Buch, das sicherlich reißenden Absatz finden würde, zurückhalte. Da er lediglich sein Geschäftsinteresse im Auge habe — fährt er fort —, so hätte er nichts dagegen, wenn der Herr, sollte ihm etwa der Inhalt der Schrift unangenehm sein, es vorziehe, seinerseits die bereits druckfertige Auflage aufzukaufen. Mehr als ein Mann von Bedeutung ist auf dieses Anerbieten hereingefallen, selbst wenn das Pamphlet nichts als Unwahrheiten und Verdrehungen enthielt. Es hat sich dieses Entgegenkommen aber stets als ein verhängnisvoller Fehler erwiesen, denn nach ganz kurzer Zeit pflegt der Autor dann mit einer neuen Druckschrift wiederzukommen, oder er macht es, wie es kürzlich in einem Falle, der sich im Ausland ereignete, geschah, er teilt mit, daß bei dem berühmten Namen, dessen sich der Erpreßte in der Öffentlichkeit erfreue, jetzt sicher schon eine zweite oder dritte Auflage nötig sein würde, die er dem Herrn — natürlich nur aus reinster Menschenfreundlichkeit — gern wiederum vor Drucklegung zur Verfügung stelle. In dem erwähnten Falle hatte der Herr — ein bekannter Gelehrter — nach und nach zehn bis zwölf der imaginären Auflagen erworben. Als schließlich dem Verzweifelten die Geduld riß und er Anzeige erstattete, wanderte der Erpresser, der in geschickter Weise das „wenn nicht — dann“ vermieden hatte, für kurze Zeit wegen Beleidigung ins Gefängnis, während der Erpreßte seine hohe Stellung daran geben und, was ihm schmerzlicher war, es erleben mußte, daß eine auf seinen Lieblingsjünger gefallene Wahl als Direktor eines Instituts infolge der in der Skandalschrift enthaltenen, den Tatsachen keineswegs entsprechenden Andeutungen rückgängig gemacht wurde. In einem ähnlichen Falle in Deutschland hatte der Erpresser, der aber bereits vor Erscheinen der ersten Auflage zu einer längeren Freiheitsstrafe verurteilt wurde, seine Schrift: „Enthüllungen aus dem Königreich Uranien“ benannt. Meist tritt der Pamphletist nicht direkt an sein Opfer heran, sondern es stellen sich dritte Personen — „die es mit ihm gut meinen“ —, beispielsweise der Drucker oder Verleger ein, und erteilen den Rat, doch dem Skandal zuvorzukommen; sie würden sich ihrerseits Mühe geben, den Verfasser zu beruhigen, vielleicht könne man sich dann noch im Guten einigen. Oft handeln diese Vermittler bona fide, meist aber stecken sie mit dem Preller unter einer Decke.

Häufiger als man im allgemeinen annimmt, droht auch der Erpresser der Homosexuellen mit Handgreiflichkeiten und körperlichen Gewalttätigkeiten. Wiederholt sind mir Vorgänge berichtet, die sich etwa wie folgt abspielen. Unmittelbar nach dem Verkehr, auch wohl schon während oder vor demselben verlangt der Erpresser eine höhere Summe, als die vereinbarte oder freiwillig gegebene. Auf die Gegenrede des Herrn erwidert er: „Wenn Sie nicht wollen, brauchen Sie mir ja die 50 Mark nicht zu geben; ich zeige Sie nicht an, ich bin kein Erpresser. Aber meine Faust — er hält sie ihm vor die Augen — werden Sie zu spüren bekommen, daß Sie an mich denken.“ Bei dem sensiblen Homosexuellen verfehlt diese Einschüchterung selten ihre Wirkung. Waffen bedient sich der Erpresser dagegen nur selten.

Immerhin weiß ich von mehreren Fällen, besonders bei romanischen Völkern, in denen auch das gezückte Messer eine Rolle spielte, und andere, in denen der Erpresser drohte, sein Opfer „einfach über den Haufen zu schießen“. Die vielfach bildlich bei Erpressungen gebrauchte Redensart: die Pistole auf die Brust setzen, hat noch nicht ihre tatsächliche Grundlage verloren, von der sie offenbar ursprünglich hergeleitet ist. Zunächst schwerer verständlich ist die verhältnismäßig häufige Drohung des Erpressers, er würde, wenn er nicht das Geforderte erhielte, in der Wohnung des Erpreßten „alles kurz und klein“ schlagen, eine Ankündigung, die offenbar meist weniger von Wut und Rache, als von der Absicht diktiert ist, durch Lärm und Skandal die Aufmerksamkeit der Hausbewohner zu erwecken, was der Homosexuelle natürlich in hohem Maße scheut. Oft ist auch die Erpressung mit Freiheitsberaubung verbunden, indem der Peiniger innen vor der verschlossenen Ausgangstür des Zimmers Aufstellung nimmt und von dem Geängstigten ein Lösegeld fordert. So geschah es vor kurzem in Berlin einem jungen Priester. Nachdem der Preller ihn gänzlich ausgeplündert hatte, verstellte er ihm den Ausgang und sagte: „Und nun verlange ich noch von Ihnen das Ehrenwort, daß Sie nicht über das Vorgefallene mit Dr. Hirschfeld sprechen.“ Nachdem er dies Versprechen erhalten, ließ er ihn heraus. Am andern Morgen kam der Geistliche sehr früh in meine Wohnung, um mit unserem

Sekretär zu reden, mir selbst könne er sein Anliegen nicht vortragen da er durch sein Wort gebunden sei.

Hat der Verkehr sich in der Wohnung des Homosexuellen abgespielt, so ereignet sich wohl auch das Umgekehrte, daß nämlich der Erpresser sich energisch weigert, die Wohnung zu verlassen. So erklärte in einem Fall, in dem ich jüngst zu Rate gezogen wurde, ein Diener dem Herrn, der ihm gekündigt hatte, er ginge nicht aus dem Hause, wenn er nicht erst „für seinen Schaden" mit 10 000 Mark gedeckt würde. Es blieb nichts weiter übrig, als ihn mit Hilfe der Polizei zu entfernen. In zwei mir bekannt gewordenen Fällen sperrte der Erpresser sein Opfer in kalter Winternacht auf den Balkon seiner Wohnung. Wiederholt sind Fälle vorgekommen, in denen Erpresser Gewalttätigkeiten am membrum virile der Opfer verübten, beispielsweise an diesem so lange rissen, bis die geforderte Summe bewilligt war, oder gar hinein bissen; so fand Geheimrat Leppmann bei dem wegen Tötung eines Erpressers angeklagten Diener R. Narben am Gliede, die, wie er in seinem Gutachten ausführte, von Bißwunden stammten, die ihm von einem früheren Erpresser beigebracht waren.

Nicht selten wird die Frage aufgeworfen, ob die Erpresser ihre Drohungen in Handlungen umsetzen? Im allgemeinen muß dieses verneint werden, aber doch nur bis zu einem gewissen Grade. Im Grunde hat ja der Preller nur eins im Auge: Geld und wiederum Geld; an einer Bestrafung, Benachteiligung oder gar Vernichtung seines Opfers liegt ihm an sich nichts. Deshalb kenne ich auch kaum einen Fall, in dem ein Erpresser vor seiner Verhaftung die in Aussicht gestellte Anzeige bei den Gerichten erstattet hat. Er ist sich nur zu gut bewußt, daß ihm dies keinen materiellen Vorteil, möglicherweise aber schweren Nachteil bringen kann. Nur wenn der Erpreßte gegen seinen Vampir vorgegangen ist, macht der letztere, und auch das keineswegs regelmäßig, gewöhnlich aus dem Gefängnis eine Gegenanzeige, teils um sich zu rächen, teils um sein Vorgehen zu entschuldigen. Auch die angekündigten Zeitungsartikel schreibt der Erpresser fast nie, es sei denn, daß er selbst ein Redakteur oder Journalist von der Art ist, die man als Revolverjournalisten bezeichnet hat, ein sehr treffender Name, weil die Schreibfeder in der Hand dieser Leute tatsächlich oft genug nicht nur als Androhungs- sondern auch als Vernichtungsmittel die Wirkung einer Schußwaffe hat.

Auch an die vorgesetzte Behörde schreibt der Erpresser in Wirklichkeit selten, um so eher dagegen an die Verwandten, den Vater, die Mutter, die Ehefrau, von denen er hofft, daß sie aus Furcht und Liebe um den Erpreßten diesem zureden werden, Geld herzugeben. Wir geben das Beispiel eines solchen Erpresserbriefes an die Mutter: „Gnädige Frau es tut mir ser leid, ihnen mitzuteilen, daß ihr Sohn mich geschändet hat. Als ich im November hier in W. außer Arbeit war und keine Wohnung hatte, nam mich ihr Sohn mit nach Hauß zum schlafen. Als wir dann im Bette waren, hat er mich dermaßen genotzüchtigt, daß ich jetzt noch kränklich bin. Ich habe seit dieser Zeit Schmerzen und kann nicht Arbeiten. Als mich mein Vater frachte, was mir fehle legte ich ihm die Sache auseinander, wie mirs gegangen ist. Meine Eltern können die Mittel nicht auftreiben, was ich dadurch schon gekostet habe. Mein Vater wird die Sache anzeigen, wenn ich nicht dafür entschädigt werde, was ich versäumt an Arbeit und Doktor. Es ist besser so, als wie am Gericht, wo es vielleicht eine böse Sache werden kann. Und daß ist es was ich mit ihnen sprechen wollte, Gnädige Frau. Es grüßt Sie N. A. Bitte Antwort."

Tatsächlich kommt es auch vor — ich könnte mehr als ein Beispiel anführen —, daß Verwandte sich in ihrer Angst bereit fanden, das Stillschweigen der Erpresser zu erkaufen, sogar ohne daß sie der Person, auf die sich die vorgebrachten Enthüllungen und Beschuldigungen bezogen, Mitteilung machten. Briefe des Erpressers an Verwandte ihres Opfers dienen meist nicht dem direkten Zwecke der Schädigung, sondern dazu, ihrer Erpressung selbst stärkeren Nachdruck zu geben, ebenso wie wenn der Erpresser sein Wort einlöst, er werde im Hause Krach machen oder den Betreffenden auf der Straße „b'amieren", wofür er oft den Fachausdruck anwendet, er werde ihn „aufbieten". Auch dann wagt er sich gewöhnlich gerade nur so weit vor, daß zwar allerlei Unannehmlichkeiten, aber nicht die ihm durchaus unerwünschten gerichtlichen Verwicklungen eintreten.

Anders ist es wieder zu beurteilen, wenn der Rupfer angedrohte Gewalttätigkeiten wahr macht. Dann will er eben das, was er auf dem einen Wege — dem der gewöhnlichen Erpressung — nicht erreichte, durch das zweite ihm zu Gebote stehende Mittel — das der räuberischen Erpressung — durchsetzen. Das ihm nicht freiwillig übergebene Portemonnaie nimmt er einfach fort, er entreißt die Uhr, streift dem Urning den Ring vom Finger, (einen Fall sah ich vor einiger Zeit, in dem dabei der Fingernagel abgerissen wurde), zieht ihm die Busennadel heraus, kurz, beraubt ihn in brutalster Weise. Derselbe Mensch, der sich noch vor einer Viertelstunde küssen und kosen ließ und selbst mit Judasküssen nicht sparte, verwandelt sich in einen unerbittlichen Feind, in ein wahres menschliches Ungeheuer.

Meisner[5]) schreibt einmal: „Mit welcher Frechheit solche Strauchdiebe operieren, beweist der Fall, wo ein Uranier auf dem Platz vor dem Brandenburger Tor in Berlin vollständig ausgeraubt wurde, und sich nicht zu rühren wagte, trotzdem zwanzig Schritt davon ein Schutzmann stand." Namentlich in romanischen Ländern sind räuberische Erpressungen sehr häufig; mehr als ein Urning suchte mich mit Wunden auf, die er bei solchen Erlebnissen in Paris, Brüssel, Neapel und anderswo empfangen hatte.

Daß ein Erpresser seinem Opfer schwerere Verletzungen beibringt, als die zu seiner Beraubung erforderlichen, ist nicht gerade häufig, noch seltener, daß er schließlich sein Opfer tötet.

Doch kommt es ausnahmsweise vor. Ich gab über diesen Punkt in dem Trierer Prozeß gegen den des Mordes angeklagten Rennfahrer Breuer das vom Staatsanwalt von mir erforderte Gutachten wie folgt ab:

„Morde an Homosexuellen, namentlich solche im Zusammenhang mit einer Chantage, erscheinen zunächst theoretisch unwahrscheinlich, da mit der Tötung die sonst immer noch vorhandene Aussicht, Geld aus dem Opfer herauszupressen, schwindet. Es liegen aber doch eine ganze Reihe derartiger Fälle vor. Ich habe mit Bezug auf die heutige Verhandlung die vorhandene Literatur durchstudiert und könnte zirka zwanzig hierher gehörige Fälle anführen. Allein in Berlin sind in den letzten Jahren fünf homosexuell Veranlagte getötet: ein Butterhändler Engel, ein Kaufmann Lehmann, einer namens Bernstein, ein Militärinvalide namens Röse, ein französischer Kammer-

---

[5]) Der Uranismus p. 58.

diener Gaudin; in Paris wurde im Februar d. J. ein Schriftsteller namens Paul Barreau von zwei Burschen ermordet, mit denen er homosexuell verkehrt hatte; am 30. September d. J. wurde in Budapest gegen den 23jährigen Schauspieler Stefan Liszkay verhandelt, der einen homosexuell veranlagten Hypothekenmakler Szilasi ermordet hatte. Die Motive, die bei diesen und ähnlichen Verbrechen in Frage kommen, sind folgende:

Entweder handelt es sich um einen Raubmord; der Chanteur bringt sein Opfer, das ihm gutwillig nichts mehr geben will, um. Aus diesem Grunde tötete beispielsweise der Italiener Arcangeli in Triest den homosexuellen Kunsthistoriker Joh. Joach. Winckelmann Ein anderes, selteneres Motiv, das nach Sachlage des vorliegenden Falles auch hier nicht vollkommen ausschaltet, ist die Furcht des Chanteurs, der Erpreßte könne ihn der Staatsanwaltschaft übergeben. Zeugen der Bluttat sind bei dem geheimen Charakter der sich zwischen dem Erpresser und dem Erpreßten abspielenden Vorgänge kaum vorhanden oder zu fürchten. Daher ist die Wahrscheinlichkeit größer, daß die Tötung eher ungesühnt bleibt als die Körperverletzung. In Wirklichkeit werden auch die Mörder alleinwohnender Homosexueller fast nie ausfindig gemacht. Ein drittes Motiv ist Rache, im Falle der Erpreßte energisch jede weitere Zuwendung ablehnt. Ein viertes Motiv wäre die Ausführung einer, weil einmal ausgesprochenen, manchmal fast autosuggestiv wirkenden Drohung. Im allgemeinen setzen zwar die Chanteure ihre noch so bestimmt vorgebrachten Einschüchterungsversuche nicht in die Tat um; doch kommt auch das Gegenteil vor; so erhielt beispielsweise vor einigen Jahren ein Stockholmer Rechtsanwalt V. von einem Berliner Chanteur, mit dem er in homosexuellen Beziehungen gestanden hatte, eine ihm in Aussicht gestellte sogenannte Höllenmaschine tatsächlich zugesandt.

Daß ein Chanteur sein Opfer im Affekt, in einer Aufwallung von Jähzorn oder Wut tötet, ist nicht sehr wahrscheinlich, da sich gerade diese Verbrecher, der ganzen Art ihres Vorgehens entsprechend, dadurch auszeichnen, daß sie wohlüberlegt vorgehen. Wortwechsel zwischen Homosexuellen und Chanteuren spielen sich gewöhnlich äußerlich verhältnismäßig ruhig ab, mehr nach Art eines gegenseitigen Feilschens. Jeder sucht dem anderen durch scheinbare Kaltblütigkeit und Unerschrockenheit zu imponieren.

Eher würde ich es für möglich halten, daß die Tötung fahrlässig erfolgte, indem etwa Breuer dem Mattonet den Revolver zur Einschüchterung vorhielt, dabei sagte: „Wenn du mich im Stich läßt, mir das Verlangte nicht gibst, dann knalle ich dich nieder“, und die Waffe dann losging. Für letztere Möglichkeit würde die Behauptung Breuers sprechen, daß er mit der Handhabung der Browningpistole nicht Bescheid gewußt haben will, sowie die Aussage eines Zeugen, daß der Angeklagte sich über den Leichnam gebeugt und weinend gerufen hätte: „Fredi, du bist doch nicht tot?“

Die schwierige Entscheidung, ob und welche von den Straftaten, die ich als Sachverständiger nach meiner Erfahrung und psychologischen Kenntnis der hier in Frage kommenden Verhältnisse für möglich halte, im Falle Breuer tatsächlich vorliegt, diese Entscheidung wird der hohe Gerichtshof auf Grund der Beweisaufnahme zu fällen haben.

Neben der einfachen und räuberischen Erpressung gibt es noch eine dritte Form, die verkappte oder verschleierte Erpressung, die sogenannte Chantage, wohl die häufigste und schlimmste von allen. Die schlimmste deshalb, weil dem Erpreßten doppelt die Hände gebunden sind, einmal durch das Geheimnis seiner Homosexualität, das er nicht preisgeben will, dann dadurch, daß der Chanteur gesetzlich nicht zu fassen ist, weil seine Kunstfertigkeit eben darin besteht, „sich durch raffinierte Ausführung der Chantage Straflosigkeit zu sichern. Auch er betont seine eigene Notlage, die Verantwortlichkeit und Schuld des anderen, geht aber peinlich um die direkte Drohung herum, vermeidet vor allem den sonst für Erpressungen so charakteristischen Konditionalsatz — „falls nicht, dann" — er kleidet seine mit versteckten Anspielungen geschickt durchsetzten Anforderungen in die Form dringlicher Bitten, wobei er es meist so einzurichten sucht, daß der andere ihm ein Angebot macht, oder er verlangt ein Darlehn, eine Entschädigung, eine Anstellung, immer wieder seine Anständigkeit hervorhebend „ich will — heißt es in einem solchen Briefe — Sie ganz sicher nicht ausziehen, wenn ich das wollte, könnte ich ja noch einen anderen Posten hervorbringen, den mit dem Burschen bei der Schießübung — ich will es aber nicht in Erwähnung bringen, damit Sie nicht denken, ich will Sie ausziehen."

Der Leiter eines großen Werkes suchte mich einmal in vollster Verzweiflung auf, er würde auf Schritt und Tritt von einem seiner Bureaugehilfen, mit dem er einmal masturbiert hätte, bedrängt, dieser wollte nichts weiter, als daß der Chef ihm als Gegenleistung für sein Entgegenkommen eine bestimmte Position in seinem Unternehmen übertrug, zu der er weder seinem Alter noch seinen Fähigkeiten nach geeignet erschien. Er bestand darauf mit seltsamer Hartnäckigkeit, bis dem Direktor nach langen vergeblichen Verhandlungen mit ihm und seiner Familie schließlich doch nichts anderes übrig blieb, als die Hilfe des Gerichts in Anspruch zu nehmen.

Reinhold[6]), dem wir die beste Monographie über die Chantage verdanken, definiert den Unterschied zwischen der Erpressung und Chantage wie folgt: „Der Erpresser bedient sich der Gewalt oder offener Drohung, der Chanteur verkappter Drohung; der Erpresser droht mit einem an sich rechtswidrigen Verhalten, der Chanteur stellt in Aussicht ein an sich nicht notwendig rechtswidriges, ein rechtmäßiges Übel; der Erpresser verletzt neben dem Vermögen die Freiheit des Opfers; die Chantage ist ein Vermögensdelikt, welches zugleich die Ehre des Opfers gefährdet. Der Erpresser fordert die Leistung vom Opfer; der Chanteur erwartet in der Regel die Initiative zur Leistung vom Opfer. Der Erpresser versetzt sein Opfer in einen Zustand, in welchem es, der normalen Freiheit beraubt, in die Leistung einwilligt; der Chanteur findet in der Regel ohne sein Zutun eine Lage des Opfers vor, die er ausbeutet."

---

[6]) Reinhold, a. a. O. p. 27 f.

Der Ausdruck Chantage stammt aus der französischen Verbrechersprache. Er hat bisher nur in der Literatur und in der praktischen Rechtssprechung, dagegen nicht in den Gesetzbüchern Aufnahme gefunden. Die einen (Littré, Dictionnaire, Klöpper, Französisches Reallexikon I, S. 794) führen den Ausdruck auf eine altfranzösische Sitte zurück, nach welcher der Hausherr seine Gäste beim Mahle auf alle mögliche Weise dazu brachte, ein Lied zu singen. ‚Cette coutume était telle, qu'on n'admettait pas d'excuses.' Eine andere Erklärung finden wir in den Pandectes belges; sie führen die Worte ‚faire chanter' auf die Inquisition zurück: Il paraît certain qu'autrefois les bourreaux faisaient ‚chanter' leurs victimes. Telle était du moins la façon de qualifier les aveux ou les déclarations arrachées aux patients dans les douleurs de la torture. Peut-être est-on parti de là, surtout dans le monde où fleurit l'argot, pour assimiler à l'accusé mis à la question et forcé de confesser des crimes réels ou imaginaires, la personne qui devient la proi de quelque habile coquin et qui, exposé à une véritable torture morale, se voit contrainte, elle aussi, de céder à la volonté de son bourreau. (Pand. belges, Chantage Nummer 5)." Bruno Meyer[7]) gibt folgende Erklärung: „Das Wort ‚chantage' ist ein Kunstausdruck der Jägerei und Fischerei und bedeutet ‚Lärmjagd'. Es bezeichnet jene Art des Jägerei- und Fischereibetriebes, bei der die Tiere durch allerlei laute Geräusche und andre Mittel aufgescheucht, hin- und hergehetzt, in beständiger Angst und Aufregung erhalten und so endlich den Jägern oder Fischern als leichte Beute zugetrieben werden. Dasselbe bisher durch kein Gesetz verbotene Spiel treibt der ‚Chanteur' mit seinem Opfer. Ohne ihm Gewalt anzutun oder ihm irgend welche Unannehmlichkeit in Aussicht zu stellen, sogar ohne ihm irgend etwas abzuverlangen, läßt er ihm keinen Augenblick Ruhe, bis er weich geworden ist und von selber entgegenkommt — mit dem Versuche sich loszukaufen. Das ist dann selbstverständlich keine Erpressung; aber wie bei einer rechtschaffenen Erpressung beginnt dasselbe Spiel nach jedem Erfolge und einer gewissen kurzen Anstandspause wieder von neuem — cum gratia in infinitum."

Wenn Wachenfeld in seinem Werke „Homosexualität und Strafgesetz" (S. 121) sagt: „Man glaubt, mit der Aufhebung des § 175 würden die Erpressungen aufhören. Das ist eine naive Anschauung, deren Richtigkeit schon durch die Tatsache widerlegt ist, daß der terminus technicus für diese Art Erpressung, ‚chantage' gerade in einem Lande aufgekommen ist, das keinen ‚Urningsparagraphen' kennt", so übersieht er, daß dieser Ausdruck schon vor Aufhebung dieses Paragraphen existierte. Er kommt zwar im „Dictionnaire de l'Académie française Paris 1811" noch nicht vor. Wohl aber findet sich der Ausdruck „faire chanter quelqu'un: „On dit, qu'on a fait, qu'on fera chanter un homme, pour dire, qu'on la réduit, qu'on le réduira à la saison." Wachenfelds Behauptung wäre aber auch ohnedies unrichtig, denn die Strafbestimmungen in Frankreich und besonders deren Interpretation sind derartig (z. B. die der öffentlichen Verletzung der Schamhaftigkeit), daß dabei der Chantage ein ausgiebiges Feld eingeräumt wird. Übrigens findet sich im Nouveau Larousse folgende Stelle: „Chantage (dérivé de chanter, au sens argotique de ce mot) n. m. Action d'extorquer de l'argent à une personne en exerçant sur elle une contrainte morale, en la menaçant de révelations scandaleuses: Le chantage est une invention de la presse anglaise. (Balzac.)"

In England und Amerika bedient man sich zur Bezeichnung der Chantage des ebenfalls seltsamen Wortes „blackmail". Über den Ursprung dieses Wortes teilt Felton (cit. S. 668) nach Websters Wörterbuch mit: „Autrefois, les contrées de l'Ecosse méridionale et

[7]) A. a. O. p. 321.

du Nord de l'Angleterre étaient tellement infestées de brigands que les habitants se trouvaient réduits, pour se préserver corps et biens, à contracter une sorte de marché avec les pillards. Ils payaient à des affiliés une certaine dîme en argent ou en nature, moyennant laquelle on s'engageait à les garantir contre les attaques des brigands. Voilà ce qu'on appelait: ‚blackmail'. On disait: prélever un blackmail."

Die Dauer einer Erpressung ist sehr verschieden. Oft hat es, namentlich wenn der Rupfer nicht Namen und Wohnort seines Opfers weiß, bei einer einmaligen Erpressung sein Bewenden, nicht selten aber ziehen sich die Verfolgungen eines Prellers durch Jahre, Jahrzehnte, ja durch das ganze Leben des Erpreßten hin. Es gibt sogar Fälle, und sie sind nicht vereinzelt, in denen sie das Leben überdauern und an den Hinterbliebenen erfolgreich fortgesetzt werden. Es ist daher durchaus folgerichtig, wenn das neue russische Strafgesetzbuch[8]) eigens betont. daß auch derjenige wegen Erpressung bestraft wird, der sich oder anderen einen Vermögensvorteil zu verschaffen sucht, indem er mit der Veröffentlichung erdichteter oder wahrer Mitteilungen droht, die nicht nur ihn oder ein lebendes, sondern auch ein verstorbenes Mitglied der Familie zu entehren bestimmt sind.

Bloch[9]) schreibt: „Oft peinigen diese gemeingefährlichen Subjekte jahrelang ihre unglücklichen Opfer. Tardieu berichtet von einem berühmten Gelehrten, dessen Geldbeutel die Erpresser als den ihrigen ansehen durften. Er wurde mehr als zwanzig Jahre hindurch durch mehrere Generationen von Gaunern ausgebeutet, die einander dieses sichere Einkommen vermachten."

Vor längerer Zeit wurde mir ein Fall vorgetragen, in dem die Erpressungen noch immer fortgesetzt wurden, trotzdem beide Männer, die vor 35 Jahren geschlechtlich miteinander verkehrt hatten, längst gestorben waren. Die Ehefrau des ursprünglich an Tuberkulose verstorbenen Erpressers setzte in Gemeinschaft mit ihrem zweiten Gatten die Erpressungen an den Söhnen des verstorbenen Homosexuellen fort. Diese entschlossen sich, die von ihrem Vater zu Lebzeiten der Frau bezahlte Monatsrente weiter zu entrichten, weil sie den berühmten Namen ihres Vaters nicht durch die angedrohte Bloßstellung seiner geschlechtlichen Beziehungen herabgesetzt wissen wollten.

Es gibt Erpresser, die immer wieder zu bestimmten Zeiten wie aus einer Versenkung emportauchen, beispielsweise kurz vor Weihnachten. Überhaupt nimmt die Gesamtkurve der Erpressungen in gewissen Abständen — so kurz vor und nach dem Monats- und Quartalsersten wegen der fälligen Miete — sichtlich zu. Auch in Perioden der Arbeitslosigkeit und des wirtschaftlichen Niedergangs vermehren sich die Erpressungen. Kriminalkommissar Dr. Kopp hat in einem Vortrage, den er 1909 auf dem Berliner Polizeipräsidium vor einer Versammlung höherer Polizeibeamten über das gewerbsmäßige Erpressertum hielt, betont, daß auch „die bekannten homosexuellen Skandalprozesse die Zahl der Erpressungen ganz außerordentlich vermehrt hätten". Nach meiner Erfahrung stärkt auch jede Bestrafung

[8]) § 615 des russischen Str.-G.-B. vom 22. III. 1903.

[9]) Bloch, Das Sexualleben unserer Zeit, p. 575.

eines von Erpressern oder ihren Helfershelfern aus Revanche angezeigten Homosexuellen ungemein die Position und die Rührigkeit der Erpresser. Sie wissen nur zu genau, daß die Furcht der ohnehin ängstlichen Homosexuellen „mithineinzufallen", und infolgedessen ihre Scheu, die Preller anzugeben, nun zunächst sehr zunehmen wird und nützen diese günstige Chance — wie ich in Berlin wiederholt ganz deutlich feststellen konnte — mit Eifer und Erfolg aus.

Als Regel darf gelten, daß eine geglückte Erpressung fast stets wiederholt wird, dagegen mit jedem mißglückten Erpressungsversuch die Wahrscheinlichkeit den Erpresser los zu werden wächst. Das oft angewandte Wort von der Schraube ohne Ende hat in der Tat seine Richtigkeit. Nichts ist törichter, als der von fast allen, auch den schwersten Erpressern angegebenen Versicherung, es sei nun aber wirklich das letzte oder allerletzte Mal, Glauben zu schenken. Ich besitze Erpresserkorrespondenzen, in denen dies 30 und mehr mal hintereinander immer wieder „hoch und heilig" versprochen wurde.

Das schließliche Ende einer Erpressung kann vom Erpresser oder vom Erpreßten ausgehen, je nach dem im Kampf beider — denn um einen solchen handelt es sich — sich der eine oder der andere als der Stärkere und Überlegene erweist. Ich habe Erpresser, mit denen zu verhandeln mich Homosexuelle ersuchten, oft davon zu überzeugen gesucht, daß der Erpreßte ihnen gegenüber sich im Zustande der Notwehr befindet, daß sie, wenn nun gegen sie die Offensive ergriffen werden würde, trotz ihrer häufigen Einrede „sie hätten ja doch nichts zu verlieren", den Kürzeren ziehen würden. Gelingt es, ihnen dies klar zu machen, so ist dies sehr viel wirksamer als ein Appell an das Mitleid, der bei diesen ebenso hartnäckigen wie hartherzigen Menschen fast stets versagt. Macht es auf sie doch nicht einmal einen Eindruck, wenn der Erpreßte, die Waffe in der Hand, ihnen glaubhaft versichert, daß, wenn sie nicht den Erpressungen Einhalt tun würden, er seinem eigenen Leben ein Ende bereiten würde; es irritiert sie ebenso wenig wie den Revolverjournalisten, der, wenn eines ihrer Opfer sich getötet hatte, keinen Anstand nimmt, sofort ein neues Jagdwild aufs Korn zu nehmen, zu hetzen und zur Strecke zu bringen.

Eines der besten Mittel, das der Erpreßte gegenüber dem Erpresser anwenden kann, ist passive Resistenz. Dem intensiven Andrängen dieser Individuen zu widerstehen, erfordert allerdings nicht nur Furchtlosigkeit, sondern vor allem eine Standhaftigkeit, Festigkeit und Nervenkraft, wie sie sie unter den Homosexuellen nur wenige besitzen. Und doch ist dieser Anschein von Ruhe und kaltblütiger Gleichgültigkeit eine der erprobtesten Verteidigungsmaximen gegenüber Menschen, die, wenn sie die absolute Vergeblichkeit ihrer Bemühungen einsehen, wenn sie merken, daß die Person, die für sie lediglich als subjektives Ausbeutungsobjekt, nicht aber als zerstörenswert an und für sich in Frage kommt, unerschütterlich bleibt, dann schließlich doch ablassen, so wie ein Blutegel zu saugen aufhört, wenn er aus den Blutgefäßen keinen Nahrungssaft mehr herauspressen kann.

Oft freilich treibt es der Erpresser mit seinen Belästigungen — offenen Postkarten, Bloßstellungen auf der Straße, Hausfriedensbrüchen, Freiheitsberaubungen und anderen Gewalttätigkeiten — so arg, daß es mit der passiven Resistenz allein selbst bei größter Aufwendung von Geduld nicht mehr geschehen ist, auch nicht mit Warnungen von dritter Seite, daß vielmehr nun nichts mehr übrig bleibt, als sich entweder für eine kurze Spanne Zeit durch Bewilligung der Forderungen Frieden — der aber fast immer nur ein vorübergehender Waffenstillstand ist — zu erkaufen oder zum Angriff überzugehen.

Gelegentlich kommt es auch vor, daß der Homosexuelle seinen Peiniger los wird, indem dieser durch anderweitige Delikte, Einbrüche, Zuhälterei, in das Gefängnis kommt, vielleicht sogar auf Veranlassung des Erpreßten, der, ohne daß seine Sache einbezogen wurde, den kriminellen Charakter seines Vampirs aufzudecken in der Lage war. Aber das sind doch nur Ausnahmefälle. In der großen Anzahl der Fälle muß der Erpreßte einen der beiden genannten Wege wählen, und da ist es gewiß höchst bemerkenswert, daß von 1000 kaum einer den der Anzeige beschreitet, 999 zahlen.

Was der Münchener Neurologe Dr. Loewenfeld[10]) sagt, ist durchaus richtig: „Von verschwindenden Ausnahmen abgesehen, vermeiden es die Homosexuellen peinlichst, gegen ihre Erpresser Anzeige zu erstatten, nicht lediglich aus Furcht, auf Grund des § 175 mit auf der Anklagebank erscheinen zu müssen, sondern aus einer sehr wohl begreiflichen Scheu, etwas über ihre homosexuellen Neigungen in die Öffentlichkeit gelangen zu lassen"; er fügt hinzu „recht bezeichnend ist eine Mitteilung, die ich von Herrn Rechtsanwalt Dr. von Pannwitz erhielt. Dieser berichtete mir gelegentlich, daß er in etwa 40 Fällen einer Erpressung auf Grund des § 175 zu Rate gezogen wurde und in keinem dieser Fälle gerichtliche Anzeige erfolgte."

Der gegen die Erpresser gerichtete § 253 des Str.-G.-B. lautet: „Wer, um sich oder einem Dritten einen rechtswidrigen Vermögensvorteil zu verschaffen, einen andern durch Gewalt oder Drohung zu einer Handlung, Duldung oder Unterlassung nötigt, ist wegen Erpressung . . . . . zu bestrafen." Was man unter Drohung zu verstehen hat, erläuterte das Reichsgericht wie folgt: RGSt. X. 217: „Für das Wesen der Drohung ist es genügend, daß der Täter die Drohung als geeignet, auf die Willensfreiheit des anderen einzuwirken, erkannte."

Sogar der preußische Minister des Innern, Freiherr von Hammerstein, sagte im Abgeordnetenhause am 15. Februar 1905 in bezug auf das homosexuelle Erpresserwesen (laut stenographischem Protokoll S. 10 020/21) wörtlich folgendes: „Wie gering ist der Prozent-

[10]) Loewenfeld, Homosexualität und Strafgesetz. Wiesbaden 1908. p. 29.

satz der Erpresser, die überhaupt vor die Gerichte kommen. In den allermeisten Fällen hindert ein ganz ungewöhnliches Schamgefühl denjenigen, der derartiger Erpressung erlegen ist, die Sache vor Gericht zu bringen; er wird bis aufs Blut gequält, bis eine Katastrophe seinem Leben ein Ende macht, wobei nachher niemand in der Außenwelt weiß, was der Grund gewesen ist. In der Verabscheuung dieses Zustandes stimme ich also mit dem Herrn Abgeordneten überein, und ich weiß mich darin eins mit dem Hohen Hause und der ganzen gebildeten Welt. Aber, meine Herren, geben Sie ein Mittel an, wie dem entgegenzutreten ist! Augenblicklich versagen, wie gesagt, die der Staatsregierung zur Verfügung gestellten Mittel vollständig. In welcher Weise da zu helfen sein wird, kann ich nicht angeben. Ich kann nur bitten, möge ein solches Mittel gefunden werden, mögen wir dahin kommen, daß wir wenigstens dieser Ausartung Herr werden, und zwar gründlich Herr werden." (Lebhafter Beifall.)

Wie ist es zu erklären, daß ein Erpreßter so selten Anzeige erstattet? Die Gründe, die ihn davon zurückhalten, die Hilfe der Behörden in Anspruch zu nehmen, sind F u r c h t, und so merkwürdig es zunächst klingen mag, in einigen Fällen auch Liebe. Wenn auch im allgemeinen die Zuneigung des Homosexuellen erlischt, sobald er merkt, daß diese auf der anderen Seite nur mit niederer Gewinnsucht erwidert wird, so gibt es doch Fälle, in denen der Urning trotz aller Bedrohungen und Erpressungen so fasziniert ist, daß er sich dem Einfluß nicht entziehen kann, den die Augen, die Stimme, die Gestalt des Geliebten auf ihn ausüben. Er ist sich über das erpresserische Vorgehen des anderen, der ihn womöglich zwingt, selbst Diebstähle zu begehen, völlig klar; er ist oft nahe daran, der unwürdigen Sklaverei ein Ende zu bereiten, schreckt aber zuletzt immer wieder davor zurück, nicht aus Angst, sondern aus Mitleid.

Meist sind es masochistische Naturen. Einen besonders krassen Fall lernte ich in England kennen, einen hohen Beamten, der sich absichtlich oft unter Lebensgefahr berauben ließ. Wohlweislich steckte er sich allerdings, wenn er sich zu diesem Zweck in gewisse Verbrecherlokale begab, immer nur 5 Pfund Sterling in die Tasche, die er seinem Vergnügen zu opfern bereit war.

Ich habe in meinem Gutachten[11]) im B r e u e r prozeß einige Beispiele angeführt, in denen Homosexuelle noch zu ihren Chanteuren Zuneigung empfanden, wie es mir auf Grund verschiedener Indizien auch in dem Verhältnis zwischen dem damals Angeklagten und seinem Wohltäter und Opfer wahrscheinlich schien.

Alles in allem aber sind diese Fälle doch so rar, daß sie mehr ein psychologisches als praktisches Interesse in Anspruch nehmen dürfen und kaum gegenüber denen in Betracht kommen, in denen lediglich d i e A n g s t den Erpreßten abhält, den tödlich gehaßten Peiniger anzuzeigen. Fürchtet er auch nicht so sehr seine Gegenanzeige, nicht seine spätere Rache, so bangt es ihm doch vor der öffentlichen Bloßstellung, vor der Gefahr, in seinen Neigungen erkannt zu werden, in Beziehungen, wie die zu dem Angeklagten, die so seltsam mit seiner

[11]) Vgl. Vierteljahrsberichte des W.-h.K. Jahrg. II 1910, p. 146 ff.

sonstigen gesellschaftlichen Stellung und Sphäre kontrastieren. Die Erpresser haben nur zu recht, wenn sie immer wieder betonen, daß ihr Einsatz gering ist gegenüber dem, was für ihre Opfer auf dem Spiele steht. Vor einiger Zeit entschloß sich einmal ein Offizier in Westpreußen, einen ihm gänzlich unbekannten Erpresser, der aber von seiner Homosexualität durch einen Soldaten erfahren hatte, anzuzeigen: er war vorher namenlos gepeinigt worden. Was war die Folge? Der vielfach vorbestrafte Erpresser kehrte für einige Jahre wieder in das Zuchthaus zurück. Der Offizier aber mußte „des Königs Rock" ausziehen. Sein Vater, ein höherer Militärarzt, verstieß ihn, nicht einmal der Bestattung seiner Mutter durfte er beiwohnen, jetzt ist er, der mit Leib und Seele Soldat war, Vertreter eines Möbelabzahlungsgeschäfts und hätte wie viele seiner Standesgenossen sich längst die erlösende Kugel in die Brust gejagt, wenn nicht seine religiöse Überzeugung ihn abgehalten hätte. Ist es verwunderlich, wenn ein Urning, bevor er dieses Risiko von Schmach und Schande läuft, sich ausziehen und ausplündern läßt, so lange und so weit es irgend möglich ist?

Noch ein anderes kommt hinzu: Die Furcht vor dem Zeugeneid. Der Anzeigende weiß zwar, daß man ihm unbeschadet seiner Homosexualität mehr Glauben schenken wird, als dem Angeklagten, es war auch kein Dritter dabei, der aussagen könnte, ob der zwischen beiden stattgehabte Verkehr in strafbarer oder strafloser Weise vollzogen wurde; man hat dem homosexuellen Herrn auch zugesichert, daß die vorangegangenen sexuellen Beziehungen bei der Verhandlung überhaupt nicht berührt werden würden, die Erpresserbriefe seien als Beweismaterial vollkommen ausreichend; wer aber garantiert ihm, daß, wenn selbst Richter und Staatsanwalt die verhängnisvollen Fragen unterlassen, sie nicht der Verteidiger stellt, in der Meinung, dadurch den Hauptzeugen zu belasten und seinen Klienten zu entlasten?

Oft ist diese Besorgnis des homosexuellen Zeugen unnötig, da er nach § 54 StPrO. die Auskunft auf solche Fragen verweigern kann, wenn „deren Beantwortung ihm selbst oder einem der im § 51 Nr. 1—3 bezeichneten Angehörigen (Verlobte, Ehegatte, in gerader Linie Verwandte usw.) strafgerichtliche Verfolgung zuziehen würde", aber indirekt gibt er mit jeder derartigen Verweigerung zu, daß etwas Strafbares vorgekommen ist, denn sonst brauchte er ja die Aussage nicht zu verweigern. Er hat aber dann bei einem übelgesinnten Staatsanwalt zu gewärtigen, daß nach Aburteilung des Erpressers, gestützt auf die Verweigerung der Aussage des Homosexuellen und der belastenden Angabe des Erpressers, Anklage gegen ihn erhoben wird. Ein besonders gefährlicher Trick der Staatsanwälte, der noch heute manchmal angewendet wird, ist folgender: Man urteilt zunächst von zwei wegen § 175 Angeschuldigten den willensschwächeren ab; ist dieser verurteilt, schreitet man zur Verhandlung gegen den andern, gegen den man nun einen guten Zeugen hat, den schon verurteilten Ersten. Denn jetzt, wo dieser schon abgeurteilt ist, kann er den Eid nicht mehr verweigern und muß über die Tat unter Eid aussagen. Besonders wenn Militär und Zivil mitbeteiligt sind, habe ich dieses Verfahren wiederholt — so erst kürzlich bei einem homosexuellen Marineprozeß in Kiel — beobachten können.

Am Rhein stellte sich vor nicht langer Zeit ein homosexueller Jurist freiwillig dem Gericht; er hätte vor vielen Jahren einen Meineid geschworen, als man ihm die Frage vorgelegt hätte, ob er mit dem von ihm angezeigten Erpresser geschlechtlichen Umgang gehabt hätte; seitdem fände er keine Ruhe mehr; die Handlungen aus § 175 seien zwar nun verjährt, wegen des Meineids aber, mit dem er in seinem Gewissen nicht fertig werden könne, bäte er um die gebührende Strafe. Noch einen zweiten ähnlichen Fall von Selbstdenunziation kenne ich.

Es hat Leute gegeben, welche die Erpressungen und alles was damit zusammenhängt, als „das gerechte Verhängnis" der Homosexuellen erklärt haben, seien doch die Erpresser zuvor die Opfer der Urninge gewesen. Diese Behauptungen zeugen von völliger Unkenntnis des wahren Sachverhalts. Denn fast nie hat ein Erpresser von einem Homosexuellen einen Schaden erlitten, zumal der Erpresser in den meisten Fällen der aggressive Teil zu sein pflegt. Es ist sehr bezeichnend, daß in Berlin seit vielen Jahren das Erpresserdezernat zugleich dasjenige für homosexuelle Angelegenheiten ist; aber nicht minder lehrreich ist es, daß trotzdem relativ nur ganz wenige Homosexuelle ihre Erpresser anzeigen. Denn wenn auch unsere Polizei — wie dankbar anerkannt werden muß — den denkbar vernünftigsten Standpunkt einnimmt, wenn sie auch grundsätzlich den Erpresser für unglaubwürdig erachtet — „Dem Erpresser glaubt man nicht und wenn er auch die Wahrheit spricht", — so kommt es doch vereinzelt — und das genügt — immer wieder vor, daß ein Staatsanwalt, vielleicht nur geblendet von der die Denunziation der Erpresser einschließenden Selbstanzeige (in Wirklichkeit kommt es diesem aber „auf ein paar Wochen mehr" nicht an), nachträglich auch gegen den Homosexuellen die Anklage aus § 175 erhebt. Mögen auch diese Fälle nur selten sein, so sah ich doch mehr als einmal Urninge neben ihren notorischen Erpressern auf der Anklagebank und nie werde ich den schrillgellenden Schrei vergessen, mit dem einmal ein greiser Urning, als verkündet wurde, daß er auf Grund des Zeugnisses seines Erpressers wegen eines homosexuellen „Sittlichkeitsverbrechens" zu einem Jahr Gefängnis verurteilt sei, den Richtern das Wort „Justizmörder" entgegenschleuderte. Daß erfahrungsgemäß unter 10000 Homosexuellen dem Gesetz kaum einer, den Erpressern dagegen mehr als 3000 verfallen, sollte allein schon ein Grund sein, mit Stumpf und Stiel eine Bestimmung auszurotten, deren Berechtigung ohnehin im höchsten Grade problematisch ist. Wer in der Erpresserpraxis steht, kann Hößli nicht der Übertreibung zeihen, wenn er ausruft: „Man wähnte ein Übel, das nicht war, auszurotten, und zog eine Pest über die halbe Welt; man brüstete sich, Laster auszutilgen, die nie gewesen sind, und beging die grauenvollsten Verbrechen an der Gesellschaft, an Mensch und Natur, man gab Menschenrettung vor und versenkte Millionen in den Abgrund inneren Widerspruches und äußerlicher Schmach und rettete keinen!“

SECHSUNDDREISSIGSTES KAPITEL.

Die Folgen der Verfolgung.

Man könnte annehmen, daß die dreifache Verfolgung, welche, wie wir sahen, dem Homosexuellen von seiten der Gesetze, der Gesellschaft und dem Erpressertum droht, so starke Hemmungs- und Widerstandsmechanismen erzeugt, daß die gleichgeschlechtlichen Reflex- und Triebimpulse durch sie überboten und auf die Dauer unterdrückt werden. Die rein praktische Erfahrung lehrt aber, daß dies im allgemeinen nicht zutrifft, höchstens in Ausnahmefällen infolge besonderer Begleitumstände, etwa einer ungewöhnlich großen Triebschwäche oder Willensstärke, und auch dann geschieht es meist auf Kosten des subjektiven Wohlbefindens, der Leistungsfähigkeit und Lebensfreudigkeit. Andererseits muß betont werden, daß in so bedrohlicher Weise auch die genannte Trias, namentlich das Erpressertum, wie ein Damoklesschwert über den Häuptern der Homosexuellen schwebt, schließlich es doch nur eine Minderheit ist, auf die dieses Schwert vernichtend herniedersaust. An die Hoffnung, zu der vom Schicksal begünstigten Mehrheit zu gehören, klammern sich aber bewußt oder unbewußt fast alle, sonst würden wohl noch mehr, als es ohnehin tun, sich vorzeitig in Sicherheit zu bringen suchen. Die Zahl der Urninge, die sich vorbeugend den Gefährdungen ihrer Existenz entziehen, ist gleichwohl eine nicht unbeträchtliche. Je nach ihrem Temperament ergreifen manche schon die Flucht, wenn von einer Verdichtung der Gefahr, die ihnen droht, noch keine Rede sein kann, andere entweichen erst dann, wenn Sturmzeichen sie warnen, etwa ein Ermittelungsverfahren schwebt. Eine dritte Gruppe wartet bis zum äußersten. Viele gehen außer Landes, viele in ein Land, aus dem es keine Wiederkehr gibt.

Die Menge der Homosexuellen, die jährlich aus Furcht vor dem § 175 Deutschland verläßt, rechnet nach Hunderten. Viele von ihnen berauben sich nicht nur selbst ihrer Heimat, sondern nehmen dem Vaterlande durch ihren Fortzug erhebliche materielle und ideelle Werte. Auch manche unerklärliche D e s e r t i e r u n g von Offizieren beruht auf Befürchtungen, die mit der homosexuellen Anlage der Fahnenflüchtigen zusammenhängen.

Ein homosexueller Offizier schrieb mir einmal: „Naturgemäß ist es für einen Kommandeur sowohl als für das Offizierskorps höchst unangenehm, wenn sich ein Offizier eines Vergehens im Sinne des § 175 schuldig macht. Begeht der Angeklagte Selbstmord oder stellt er sich selbst dem Gericht, so wird von den Zeitungen viel mehr Staub aufgewirbelt, als bei F a h n e n f l u c h t. Letztere sieht manches Offizierskorps wohl noch am liebsten. Betrachtet man nun aber die Konsequenzen, so kann der Entflohene, so viel ich weiß, nicht unter 10 Jahren zurückkehren. Ein etwa vorhandenes Vermögen verfällt bei Fahnenflucht dem Staate. Bleibt er dagegen, so muß der Betreffende sich dem Gericht stellen und — muß ja nicht bestraft werden (§ 51). Ist er wirklich verurteilt worden, und geht er nach Verbüßung der Strafe ins Ausland, so kann er in dringenden Fällen den Heimatboden ungehindert betreten. Ich rate jedem homosexuellen Offizier im gegebenen Falle die Folgen der Fahnenflucht genau zu überlegen. Vor einem Selbstmord warne ich, denn es ist ein Unding, sich zu töten, wenn man etwas begangen hat, für das man nicht kann, wenn es auch Gesetz und Gesellschaft verurteilen. Ich möchte sagen, bei einer Bestrafung durch den § 175 bestraft sich der Staat selbst, wenn der unglückliche Mensch auch leiden muß; aber Unrecht leiden ist besser, als Unrecht tun!"

Homosexuelle Flüchtlinge suchen nicht immer nur Länder auf, in denen keine Strafparagraphen existieren, sondern auch andere, wie Amerika, England und Rußland; auch nach Deutschland kommen oft urnische Ausländer, die in ihrer Heimat mit dem Homosexualitätsparagraphen in Konflikt gekommen sind. Sie halten das aus bestehenden Strafvorschriften bestehende Risiko nicht für groß genug, um ein Land zu meiden, das ihnen sonstige Vorteile bietet, und manche haben nur den einen Wunsch, daß ihre Familie nicht durch ihre Diskreditierung oder Infamierung bloßgestellt wird. Die Familie selbst, welche vielfach in kenntnisloser Ängstlichkeit die Gefahr sehr überschätzt, in der sich ein homosexueller Angehöriger befindet, kommen diesem Wunsche nicht nur gern entgegen, sondern sind es oft genug selbst, die das urnische Mitglied „abzuschieben" bemüht sind. Ich habe öfter eine alte Mutter zu trösten, die glaubt, sich dem Drängen ihres Gatten und ihrer erwachsenen Söhne — sämtlich Offiziere — nicht energisch genug widersetzt zu haben, als diese ihren Jüngsten, einen Fähnrich, dessen Homosexualität ruchbar geworden war, nach Chile „verfrachteten". Der kurze Satz, mit dem er am Jahrestage seiner Ausreise von Hamburg die Familie von seinem Selbstmord unterrichtete: „Nun seid ihr mich g a n z los", brannte wie ein Flammenzeichen in ihrer Seele. Ein urnischer Arbeiter erzählt: „Ich hatte von meinem 19.—21. Jahre ein sehr inniges Freundschaftsverhältnis, mein Freund war ein Jahr jünger als ich, von großer Natürlichkeit und Fröhlichkeit. Nichts wäre imstande gewesen uns zu trennen. Da entdeckten seine Eltern in ihm den Urning und jagten ihn mit Schimpf und Schande aus dem Hause. Er ging nach Paris und ist seit vier Jahren verschollen. Damals lernte ich erkennen, daß auch ich voll und ganz zu jenen von der ehrbaren Welt Ausgeschlossenen gehöre, öfter als einmal war ich nahe daran, diesem jammervollen Leben ein Ende zu machen. Was ich infolge meiner urnischen Natur gekämpft und gelitten, vermag ich auch nicht annähernd zu schildern. Wenn ich nicht losknallte, so ist es wahrhaftig keine Feigheit gewesen, sondern allein die Erkenntnis hielt mich ab, daß ein größerer Mut dazu gehört, auszuharren, und daß nicht die Natur, sondern die kurzsichtige Menschheit in Verblendung den Fluch über uns geschleudert hat, welcher — ich sage leider — hundertfach auf sie zurückfiel, indem sie tausende von Menschen, deren geistige Tätigkeit für sie von größtem Nutzen gewesen wäre, zur Verzweiflung und in den Tod getrieben hat."

In Anacapri traf ich einmal einen dieser Verschollenen. Er war ein Verwandter des berühmten österreichischen Admirals T. und selbst Offizier gewesen. Als seine Homosexualität ruchbar wurde, verschickten ihn seine Eltern nach Argentinien. In Neapel hatte er vor Ausfahrt des Schiffes drei Tage Aufenthalt. Er benutzte diese zu einem Ausflug nach der Insel Capri. Hier fügte es sich, daß ihm eine Stelle als Kellner angeboten wurde, von der er allmählich zum Geschäftsführer aufrückte. Zwanzig Jahre wohnte er nun bereits ohne Unterbrechung an diesem schönen Platze. Nach Hause hatte er nie geschrieben und auch nie eine Nachricht von dort erhalten. Die Seinen mochten ihn längst für tot halten. Vor etwa neun Jahren befand sich unter den fremden Besuchern, die auf der Terrasse des Restaurants den Kaffee einnahmen, sein einziger Bruder mit seiner Frau. Er erkannte ihn sofort, gab sich aber, als er ihn bediente, nicht zu erkennen. Als er die Tassen niedersetzte, sagte die Frau zu ihrem Manne: „Sieh' nur, wie der Kellner zittert". Doch der Bruder erkannte ihn nicht. Als er fortging, wäre ihm der Verschollene am liebsten nachgestürzt, um zu fragen, ob die Mutter noch am Leben sei, die er über alles liebte. Doch er fühlte sich wie festgebannt, stumm starrte er dem Bruder nach, bis er an der Wegkrümmung verschwand, dann lehnte er sich an die Mauer und ließ den Tränen zum ersten Male nach seinem Fortgang aus der Heimat freien Lauf.

Oft wird von Uraniern die Frage aufgeworfen, ob ein bestimmtes Land Homosexuelle ausliefert oder ausweist. Hier ist zu bemerken, daß in keinem Auslieferungsvertrag widernatürliche Unzucht speziell vorgesehen ist (wohl aber Unzucht mit Kindern unter 14 oder 12 Jahren). Nur zwischen Österreich und Deutschland besteht für alle strafbaren Handlungen, also auch für die aus § 175 des deutschen und § 129 des österreichischen StrGB., Auslieferungsrecht und -pflicht.

Hiervon abgesehen, kann man wohl sagen, daß der wegen homosexueller Verfehlungen Verfolgte in jedem anderen Lande, also nicht nur in Italien und Frankreich, sondern auch in England und der Schweiz vor Auslieferung geborgen ist. Es ist mir auch bisher kein Fall begegnet, in dem von der deutschen oder einer anderen Behörde wegen gleichgeschlechtlicher Handlungen die Auslieferung verlangt wurde, so viele Homosexuelle ich auch kenne, die wegen homosexueller Strafverfolgung aus Deutschland oder nach Deutschland flohen. Beispielsweise wurden, als vor einigen Jahren aus Dänemark wegen dort eingeleiteter Ermittelungen zahlreiche Urninge nach Berlin und Hamburg flüchteten, von Kopenhagen keinerlei Anträge nach dieser Richtung gestellt. Früher scheint man strenger und willkürlicher vorgegangen zu sein. So berichtet Ulrichs[1]) sehr eingehend von dem Fall des Superintendenten Karl Forstner, der im Jahre 1869 in Wien wegen „versuchter" Pedikation zu einem Jahre schweren Kerker verurteilt wurde, trotzdem er nur an einem Kanonier tactus genitalium vorgenommen hatte. Forstner floh nach Bayern, dessen Strafgesetzbuch bereits 1813 die „naturwidrige Unzucht", wegen deren Verübung er in Österreich angeklagt war, aus der Reihe der Verbrechen gestrichen hatte. Nachdem er sich schon über zwei Monate in München häuslich eingerichtet hatte, erschienen eines Morgens in seiner Wohnung zwei österreichische Polizeioffizianten, welche ihn, trotz seines Protestierens, zwangen, ihnen ins Stadtgericht zu folgen. Er wurde dann nach Wien transportiert und gewaltsam dem Gefängnis überliefert.

Während Auslieferungen auf Grund homosexueller Delikte heute kaum noch vorkommen, sind Ausweisungen homosexuell Veranlagter noch vielfach im Schwange.

Ich kenne eine ganze Reihe von Fällen, in denen Homosexuelle, die sich stärker bemerkbar gemacht hatten, namentlich im Verkehr mit Soldaten, oft sogar auf ganz vage Denunziationen hin, als lästige Ausländer des Landes verwiesen wurden. Erst vor kurzem erhielt ein homosexueller russischer Aristokrat den polizeilichen Befehl, binnen 24 Stunden das Gebiet des preußischen Staates zu verlassen, widrigenfalls er mittels Transports an seine Landesgrenze geschafft werden würde. Auch aus anderen Ländern, selbst solchen, die keine Urningsparagraphen haben, wie Italien, sind mir Landesausweisungen bekannt. Es gibt zwar auch Fälle, in denen die Ausweisungen wieder zurückgenommen wurden, namentlich wenn von einflußreicher Seite interveniert wird, doch dürften die meisten Polizeipräsidenten ähnlich wie jener denken, der zu einem bittsuchenden dänischen Urning sagte: „Wir haben inländische Homosexuelle genug, um auch noch ausländische beherbergen zu sollen."

Daß eine große Anzahl Homosexueller sich im Zusammenhange mit ihrer geschlechtlichen Eigenart veranlaßt sieht, ihrem Leben ein freiwilliges Ende zu bereiten, steht außer Zweifel. Nach Schätzungen, die sich auf Beobachtung an zirka 10000 Urningen stützen, dürften sich von Hundert durchschnittlich drei selbst töten, während etwa 1/4 aller mehr oder minder ernste Selbstmordversuche begangen und sich 3/4 aller mit Selbstmordgedanken getragen haben. Etwas geringere Zahlen fand Dr. von Römer. In seinem Artikel „Ongekend leed", (S. 17) sagt er: „Unter 216 Personen (ich hatte damals nur diese Zahl Personen untersucht) waren 162, welche sich tief unglücklich fühlten, d. h. 75%. Unter diesen 162 befanden sich 100, deren Leid zum Lebensüberdruß geworden war, d. h. 42,2%. Und von diesen 100 waren 55, die sich lange Zeit und oft heute noch mit Selbstmord-

---

1) Ulrichs, Argonauticus § 10 und flgde. § 72 ff. Prometheus § 52 ff.

gedanken trugen, d. h. 25,46%. Und von diesen 55 haben 16 Personen, — oft mehrere — Selbstmordversuche verübt, d. h. 7,87%. Gustav Jägers Gewährsmann, Dr. med. M., erlebte in 39 Jahren (1840/79) beinahe 100 Selbstmorde von Urningen[1a]. Sehr häufig sah ich bei körperlichen Untersuchungen Homosexueller Suizidialnarben, wie Schnittnarben in der Gegend der Pulsadern, oder Narben von Schußverletzungen in der Herz- und Schläfengegend. Sehr viele Homosexuelle tragen stets Gift, am häufigsten eine kleine Dosis Zyankali, bei sich. Man kann die zahlreichen Selbstmorde Homosexueller in drei Gruppen einteilen. In die erste fallen diejenigen, deren direkte, in die zweite, deren indirekte Ursache die Homosexualität ist, während in die dritte Selbstmorde zu zählen sind, die von Homosexuellen aus unglücklicher Liebe begangen werden.

In einer Zusammenstellung, die ich über 100 mir bekannt gewordene Selbstmorde Homosexueller machte — mehr als die Hälfte davon kannte ich persönlich —, befanden sich 51, die die Tat wegen eingeleiteter oder drohender Strafverfolgung begingen, 14, die sich durch Erpressungen dazu getrieben sahen; 2 töteten sich kurz vor und nach der Hochzeit wegen Impotenz dem Weibe gegenüber, 8 wegen mit der Familie oder ihrer Umgebung entstandener Konflikte oder aus Kummer über ihre homosexuelle Veranlagung, 6 aus unglücklicher Liebe, einer entleibte sich aus Trauer über den verstorbenen Freund, und nicht weniger als 18, darunter 8 Frauen, verübten Doppelselbstmord, veranlaßt durch Umstände, welche sich ihrem Freundschaftsverhältnis entgegenstellten. Zu denen, die ihrem Leben ein Ende bereiten, weil sie sich ihm als Homosexuelle nicht gewachsen zu fühlen glauben, gehören namentlich viele jüngere Leute zwischen dem 18. und 25. Jahr. Sie erkennen um diese Zeit immer deutlicher ihr negatives Verhalten gegenüber dem anderen Geschlecht, die Schwierigkeit oder Unmöglichkeit einer Familiengründung, ihre kaum noch zu bändigende Leidenschaft für den Mann, ihre Zugehörigkeit zu einer verachteten Menschenklasse, und so entschließen sie sich nach furchtbaren seelischen Kämpfen, ein Dasein zu beenden, vor dessen Tragik ihnen graut. Vielfach empfinden sie ihre homosexuelle Neigung als etwas sie so Herabwürdigendes, daß sie sich selbst in hinterlassenen Briefen die wahre Ursache ihres Todes mitzuteilen schämen. Sehr viele „Selbstmorde aus unbekannten Gründen", bei denen die Verwandten „wie vor einem Rätsel stehen", gehören in diese Kategorie; niemand hätte dem soliden, fleißigen, anspruchslosen, stillen Menschen, der nie Selbstmordideen äußerte, solche Untat zugetraut.

In den „Gedichten eines Toten"[2]), dem markerschütternden Aufschrei eines gequälten Menschenherzens, schildert ein älterer Urning, wie er in einer fremden Stadt nach einem jüngeren Gefühlsgenossen fragt, mit dem er dort vor Jahren verkehrt hatte. Es heißt da:

[1a]) Cf. Jhb. f. sex. Zw. Bd. II. p. 72.

[2]) „Gedichte eines Toten." Sonder-Abdruck aus Entrechtet! Eine Apologie von Peter Hamecher; nebst einer Gedichtfolge: „Von der Stillen Fahrt" und einem Anhange: „Gedichte eines Toten". Leipzig 1906. Vgl. auch: „Warum? ‚Friede auf Erden!' Zum Selbsmord des Frhr. v. Z." Von C. v. Peerz. Leipzig 1913.

„Und als ich endlich kam zurück
Und wieder nach dir fragte,
‚Herr, tot ist lange, den ihr sucht!‘
Man mir als Antwort sagte.
Das war ein Träumer. Er ging scheu
Und einsam durch das Leben,
Bis er — kein Mensch erfuhr: warum —
Sich selbst den Tod gegeben.“

Platens Verzweiflungsruf „Zerschmettre mich denn, Gott, oder wie du dich nennen magst, nachdem du mich schimpflich um mein ganzes Dasein betrogen!“ hat sich in ähnlicher Weise den gepreßten Herzen unendlich vieler Urninge entrungen.

Ein Urning aus Sachsen schreibt mir: „Ich habe früher mit allen meinen seelischen Kräften gegen den übermächtigen Trieb gekämpft, doch fruchtlos. Ich habe mit meinen ewigen Seelenkämpfen meine schönsten Jugendjahre eingebüßt; einer, der es nicht selbst mitmacht, kann es sich unmöglich ausmalen, was ich ausgestanden. Meine Nerven sind ruiniert. Ich habe nur den einen Wunsch, daß ich einmal mit dem Gesetze in Konflikt kommen möchte, damit ich einen Grund zum Erschießen habe. Ich hätte es schon oft getan, doch besaß ich den Mut nicht. Wenn es so weit sein wird, dann gehe ich mit Freuden in den Tod, denn der Tod bedeutet eine endliche Erlösung für mich, dann lebt ein Unglücklicher weniger. Ich beneide meinen Freund, der sich vor drei Wochen erschossen hat. Niemand wußte den Grund — ich wußte ihn — und wer es ahnte, wagte nicht, es auszusprechen. Anbei habe ich die Photographie des betreffenden Freundes beigeschlossen.“

Viele Urninge überschätzen allerdings in jugendlicher Unerfahrenheit die Schwere ihrer Lage, halten sich für „Enterbte des Liebesglückes“, „Tschandalas“ der Liebe, meinen, ihre Sehnsucht sei unerfüllbar, und denken dann mit Schillers Max: „Was ist das Leben ohne Liebesglanz, ich werf es weg, weil sein Gehalt entschwunden“; andere wiederum töten sich, weil sie sich in ihrer Unkenntnis tatsächlich für Verbrecher halten, einfach aus dem einen Grunde, weil das Gesetz sie dafür hält. So erschoß sich vor einigen Jahren einmal ein Gefreiter in Kassel, der mit einem Offizier in sexuellem Verkehr gestanden hatte, indem er in einem hinterlassenen Schreiben sich selbst mit den Ausdrücken stärkster Verachtung beschimpfte.

In meiner Sammlung von Selbstmörderbriefen besitze ich etliche, die von Personen herrühren, die sich töteten, ohne daß ihnen Entehrung, Erpressung oder Strafverfolgung bereits im Nacken saß. So tötete sich vor einigen Jahren ein Marburger Student. Nachdem er alles vorbereitet, an seine Eltern, Wirtsleute, einen Freund und mich Briefe geschrieben, kleidete er sich festlich an, besuchte am Nachmittag noch das Kolleg seines alten Lieblingslehrers, um sich von dort aus unmittelbar auf den Schloßberg zu begeben, wo er sich, den Blick in die frühlingsprangende Landschaft gerichtet, auf einer einsamen Bank die befreiende Kugel in die Schläfe jagte. Das Schreiben, das ich am Morgen nach seinem Tode von ihm empfing, lautete: „Mein sehr geehrter Herr Doktor! In den letzten Wochen meines Lebens lieh ich mir von der hiesigen Universitätsbibliothek Ihre Jahrbücher, und es drängt mich doch, am Vorabende meines Lebens Ihnen in Dank und Erschütterung die Hände zu drücken. Ich habe ein schweres, qualenreiches Leben geführt unter Feme und Fron, und es war mir eine Freude, noch kurz vorm Tode zu wissen, daß ein Mensch unter Entsagung und Anfeindung unsere Sache ans Licht tragen hilft. Also seien Sie nochmals freundlichst gegrüßt und bedankt von einem

Fremden, der sich morgen früh die erlösende Kugel ins Herz senden wird. Kurt Bernhard B., stud. phil. aus Berlin. NB. Der Brief steht zu Ihrer vollsten Verfügung."

Ein anderer Abschiedsbrief eines Urnings lautet: „Ich mache ein Ende. Tobende Schmerzen, ohnmächtige Verzweiflung, ihr furchtbarsten Kämpfe, fahret dahin! Mit heißer Inbrunst ersehne ich den Tod. Er wird mir den einzigen Lichtstrahl, das einzige Lächeln meines Lebens bringen, indem er es auslöscht. Mein gefoltertes Herz zieht sich krampfhaft zusammen aus Furcht vor der eisigen Umarmung Gevatter Heins, obgleich er ein Mann ist, denn ich bin ja noch so jung. ... Aber in s e i n Bett darf ich liebend sinken, da hat kein Staatsanwalt der Welt etwas einzuwenden.... Vater, Mutter, ach vergebt mir: i c h k a n n j a n i c h t a n d e r s! Liebe Mizzi, verzeihe auch Du! Leset die „Psychopathia sexualis", und ihr werdet mir nicht fluchen, daß ich euch so schmählich verlassen habe. Ihr ahntet ja nichts von dem Wüten in meiner Brust, nichts von meinen wilden Schmerzen, an denen ich so oft zu verbluten glaubte. Liebling meiner Seele, Du mein Abgott, mein heißgeliebter Karl, lebewohl für immer. Ich segne Dich noch in meinem letzten Atemzuge! Du wolltest mich nicht verstehen und schaltest mich „verrückt". Doch bin ich es keineswegs, mein Geist ist klar, auch jetzt, merkwürdig klar sogar. . . . Ich werde wohl schrecklich entstellt sein. Bedeckt mich mit Blumen, mit recht vielen Blumen, damit ich den Menschen nicht auch noch im Tode Grauen erwecke. Gott behüte Euch alle. Vergebt mir, so wie auch ich vergeben habe."

Zu den d i r e k t durch die Homosexualität bedingten Selbstmorden rechne ich außer den aus Kummer über ihr Urningtum an und für sich verübten d r e i w e i t e r e Untergruppen, einmal die, welche sich im Verlauf gerichtlicher Verfahren gegen Homosexuelle ereignen — sie sind ganz besonders häufig —, ferner die durch Erpresser veranlaßten, sowie die mit einem auftauchenden Skandal zusammenhängenden. Viele dieser Selbstmorde sind insofern „überflüssig", als von dem verängstigten Urning das ihm drohende Unglück sehr überschätzt wird. Es hätte sich leicht applanieren lassen oder auch von selbst verzogen. Mehr als einmal habe ich Homosexuellen, die im Begriffe standen, sich zu töten, oder bereits einen ernstlichen Selbstmordversuch gemacht hatten, den Beweis erbringen können, wie unberechtigt ihre lebensverneinende Verzweiflung gewesen war. So treffe ich gelegentlich einen Lehrer, der nun schon seit langer Zeit in fester Gemeinsamkeit mit einem gleichfühlenden Freunde lebt, einen der glücklichsten Urninge, den ich kenne, und werde von ihm dann wohl erinnert, wie ich vor 15 Jahren, da er in die Hände von Erpressern gefallen war, seinen geladenen Revolver an mich nahm, als er ihn eben in Tätigkeit setzen wollte. Gut die Hälfte der direkt durch die Homosexualität verursachten Selbstmorde Homosexueller hängen mit eingeleiteten Straf- oder Ermittelungsverfahren zusammen. Viele töten sich schon, wenn sie eine Vorladung erhalten, andere bei der Verhaftung.

Ulrichs[3]) gibt ein hierher gehöriges Beispiel, das in mehr als einer Hinsicht lehrreich ist: „Der Urning Hinkel zu Seckbach bei Frankfurt am Main ward am 1. November 1868 wegen eines urnischen Vorganges vom Tage zuvor von drei Rupfern bis in seine Wohnung verfolgt. Dieselben gaben sich für Polizeibeamte aus, erklärten ihn für verhaftet und forderten ihn auf, einen Wagen, den sie mitgebracht, zu besteigen, um in Frankfurt der Behörde vorgeführt zu werden. Auf einen Augenblick begab er sich, „um sich umzukleiden", in den oberen Stock, wo er in der Verzweiflung mit einem Rasiermesser sich Luftröhre und Halsadern zerschnitt. Auf entstandenes Wehegeschrei ergriffen die drei Preller die Flucht, wobei sie in der Eile einen Regenschirm stehen ließen, mittels dessen sie die Nemesis der Polizei in die Hände lieferte. Es waren: ein Kaufmann, 22jährig, ein 31-jähriger und ein 23jähriger Kellner. Welche kümmerliche Sühne, sagt Ulrichs, war es den Manen des Geopferten, als am 26. Januar 1869 die Strafkammer zu Frankfurt sie mit 2, 2½ und 3 Jahren strafte?"

Wiederholt haben sich Selbstmorde Homosexueller im Untersuchungsgefängnis ereignet.

So tötete sich im letzten Jahre ein sehr tüchtiger Privatbeamter aus Baden, der auf Requisition der Mannheimer Staatsanwaltschaft während eines Ferienurlaubs in Berlin verhaftet wurde. Er sollte mit Artilleristen „wüste Orgien" gefeiert haben; tatsächlich hatte er eine schwärmerische Liebe für Soldaten, bestritt aber mit Entschiedenheit den strafbaren Charakter seiner Beziehungen. Aus dem Gefängnis hatte er verzweifelte Eilbriefe an seine Familie, Firma und mich geschrieben. Da die Briefe den „Instanzenweg" über Süddeutschland gingen, wo die Sache anhängig war, erhielt ich von seiner flehentlichen Bitte erst nach fünf Tagen Kunde. In der einsamen Zelle wurden dem Ärmsten die Stunden und Tage zur Ewigkeit, er glaubte sich, als er keine Antwort erhielt, von aller Welt verlassen. Als ich gleich nach Empfang seines Schreibens zu ihm eilte, fand ich ihn nicht mehr lebend vor. Er hatte sich kurz zuvor in seiner Zelle erhängt. Auch das Antwortschreiben seiner Firma, die ihm mitteilte, daß sie in Anbetracht seiner 26jährigen treuen Dienste ihn selbst im Falle seiner Verurteilung wieder bei sich einstellen würde, sowie der Brief seiner Angehörigen, der ebenfalls tröstlich gehalten war, trafen den Beschuldigten, der glaubte, daß „draußen niemand mehr etwas von ihm wissen wollte", zu spät.

Auch bei der Urteilsverkündigung gegen Homosexuelle sind öfter Selbstmorde vorgekommen. So schoß sich im Februar 1910 im Sitzungssaale der 5. Strafkammer des Landgerichts Dresden ein 24 jähriger Kaufmann, als das auf ein Jahr Gefängnis lautende Urteil gegen ihn verkündet wurde, eine Kugel in die rechte Kopfseite. Nicht lange vorher floh in Gießen ein auf Grund des § 175 verurteilter Student aus dem Gerichtsgebäude und entleibte sich. Nicht selten greift der Homosexuelle erst zur Waffe, wenn er die Aufforderung zum Strafantritt erhält. Bis zum letzten Augenblick hoffen sie noch, alle Schritte — Revision, Wiederaufnahmeverfahren, Gnadengesuch, Begutachtung der Haftunfähigkeit — sind versucht wor-

[3]) Ulrichs, Argonauticus, p. 104.

den. Morgen soll nun endlich die Strafe verbüßt werden. Bisher war es gelungen, den Nächsten das Furchtbare — ihre Verurteilung als Sittlichkeitsverbrecher — zu verheimlichen. Da kommt ihnen ein geschickt inszenierter Blutsturz, Gehirn- oder Herzschlag zu Hilfe. So endete noch im letzten Sommer ein hochbefähigter junger Schauspieler sein qualvolles Leben. Während des eigentlichen Strafvollzugs sind Selbstmorde Homosexueller verhältnismäßig selten.

Es ist im wesentlichen die moralische Idee, die dem Urning das Gefängnis so unerträglich macht; den Aufenthalt selbst verträgt und überlebt er — bedürfnislos wie er häufig ist, und infolge seiner Anpassungsfähigkeit, Gefälligkeit und Bildung bei dem Aufsichtspersonal gut angeschrieben — verhältnismäßig gut. Dazu kommt das eingeschlechtliche Milieu. Ich habe einen Fall erlebt, in dem ein aus dem Gefängnis entlassener Homosexueller einen Selbstmordversuch machte, weil er es vor Sehnsucht nach einem Einbrecher nicht aushalten konnte, den er im Gefängnis kennen gelernt hatte. Nicht ohne Interesse und nicht ohne Berechtigung war, daß, wie er anführte, das Gefängnis für Homosexuelle „lange nicht so schlimm sei", wie für Heterosexuelle. Die letzteren, meinte er, litten im Gefängnis außer an der verlorenen Freiheit hauptsächlich an dem Mangel an Weibern. Der homosexuelle Mann und ebenso die homosexuelle Frau im Weibergefängnis fänden fast immer Objekte sexueller Anziehung, und wenn es auch selten zu direktem Geschlechtsverkehr käme (den übrigens dieser Homosexuelle mit dem Einbrecher im Gefängnis verschiedentlich gehabt hatte), so wäre ihnen doch schon der bloße Anblick, die Begrüßung und das Zusammensein mit erotisch sympathischen Individuen eine große Erleichterung.

Viele Beispiele könnte ich anführen von Homosexuellen, die durch Erpresser zum Selbstmord gedrängt worden sind. Der Kontrast zwischen Schuld und Sühne ist in diesen Fällen umso stärker, als das unglückliche Opfer der Erpressung in den Tod gehetzt wird, während der schuldige Erpresser fast stets straflos davonkommt. Denn nur ganz selten erstattet der zum Selbstmord Getriebene vor der Tat Anzeige. Auf der Höhe der Verzweiflung ist seine Apathie stärker als die Antipathie, auch besiegt die Rücksicht auf die Familie das Rachegefühl. So vernichten und verwischen nicht wenige, ähnlich wie der durch einen Chanteur zum Äußersten getriebene Oberbügermeister von E..... möglichst vorher die Spuren, welche den wahren Grund ihrer unseligen Tat enthüllen könnten.

Gelegentlich kommt es freilich auch vor, daß jemand, wie der Landgerichtsdirektor H., die Waffe auf seinen Erpresser richtet, bevor er sie auf sich lenkt oder zu lenken beabsichtigt, oder er schreibt vorher an die Staatsanwaltschaft oder die Polizei, wer und was sein freiwilliges Ableben verschuldete. Ich will nach authentischen Gerichtsberichten zwei Beispiele von vielen wiedergeben, deren Abschluß zu beobachten ich selbst Gelegenheit hatte. „Vor der vierten Strafkammer des Landgerichts I in Berlin fand," heißt es in dem ersten Berichte, „eine bis zum späten Abend währende Verhandlung gegen den Grafen T. und seinen Komplicen, den Schlächtergesellen Hermann K., statt. Beide waren beschuldigt, im Zusammenhange mit Vergehungen gegen den § 175 schwere Erpressungen verübt zu haben. Die Verhandlung führte hinein in die Gefahren, die die Furcht vor dem § 175 des Strafgesetzbuches für homosexuell veranlagte Naturen im Gefolge hat. Aus der Urteilsverkündung sei hervorgehoben, daß eines der Opfer dieser gemeingefährlichen Subjekte, der 53jährige homosexuelle Konsul K. v. Sch., Bruder des Wiesbadener Polizeipräsidenten und des Obersten v. Sch. war, der, nachdem er, wie sich der Vorsitzende ausdrückte, „bis aufs Blut gepeinigt war", in Buenos Aires gewaltsam seinem Leben ein Ende bereitet hat. Graf T. wurde wegen Erpressung zu einem Jahr neun Monaten, wegen Vergehens gegen § 175 zu sechs Monaten, insgesamt zu zwei Jahren Gefängnis und fünf Jahren Ehrverlust, K. wegen Erpressung zu einem Jahr drei Monaten, wegen Vergehens gegen § 175 zu vier Monaten, insgesamt zu einem Jahr sechs Monaten Gefängnis und drei Jahren Ehrverlust verurteilt." Der zweite Bericht lautet: „Durch Erpresser in den Tod getrieben wurde der Gastwirt Ernst D. aus J. D. hatte sich vor einigen Jahren mit einem Hausdiener im Rausche in einer Weise eingelassen, die nach § 175 St. G. B. bestraft wird. Der Bursche verstand es darauf, Herrn D. zu seiner ständigen Geldquelle zu machen. Die ständige Aufregung machte den Mann elend und krank. D. äußerte wiederholt zu seinen Familienmitgliedern Selbstmordgedanken, ohne sich über den wahren Sachverhalt offen auszusprechen. Schließlich wurde er in seinem Lokal in J. mit einem Koch M. bekannt, der ihm versprach, Abhilfe zu schaffen. Nach einigen Tagen stellte ihn M. einem Baron von E. vor, der ihm Hilfe versprach. Tatsächlich zeigte der angebliche Baron nach einigen Tagen einen Brief des Erpressers vor, in welchem er erklärte, von D. kein Geld mehr zu verlangen. Durch die Bekanntschaft mit dem Angeklagten, der in Wirklichkeit der bereits im Jahre 1901 wegen Erpressung mit zwei Jahren Gefängnis vorbestrafte Artist und Damenschneider Ernst W. war, wurde D. nunmehr gänzlich ins Verderben gestürzt. Der „Baron" ließ seine Maske fallen und zeigte sich dem D. gegenüber als einer der gefährlichsten Erpresser. Nachdem er sich schon eine Woche nach seiner Bekanntschaft mit D. von diesem 600 Mark hatte geben lassen, zog W. eine immer fester werdende Schlinge um den Hals des unglücklichen D. Dieser wagte aus Scham und Verzweiflung nicht, sich seinen nächsten Verwandten anzuvertrauen, sondern zahlte an den Blutsauger Summen von mehreren tausend Mark. In der höchsten Verzweiflung bat D. den Zigarrenhändler E., er solle ihm doch einen Revolver borgen, damit er einen gemeinen Erpresser und dann sich selbst erschießen könne. Von seiten des E. wurde der Kriminalpolizei Mitteilung gemacht, doch es war bereits zu spät. Am 21. Mai d. J. war W. wieder bei D. erschienen und hatte unter Drohungen, er werde den früheren strafbaren Verkehr des D. in die Öffentlichkeit und zur Kenntnis der Polizei bringen, 2000 Mark erpreßt. Dies nahm sich D. derart zu Herzen, daß er in der Verzweiflung Hand an sich legte und sich erhängte. Der Strafkammer 8a wurde der 23jährige W. gestern aus dem Untersuchungsgefängnis vorgeführt. Der Gerichtshof erkannte mit Rücksicht auf die höchst traurigen Folgen, welche das schändliche und gemeine Treiben des Angeklagten gehabt hat, dem Antrage des Staatsanwalts gemäß, auf sechs Jahre Zuchthaus, 10 Jahre Ehrverlust und Stellung unter Polizeiaufsicht."

Auch der folgende Fall eines Selbstmörders, den ich wenige Stunden vor seinem Ende noch selbst sprach, ist bezeichnend.

Ich gebe ihn nach der kurzen Schilderung, die ein gut unterrichteter Freund des Verstorbenen einem Thüringer Blatt übersandte.

„Der Student W. H. hat sich im Freibad Wannsee mit Zyankali vergiftet und alsdann ertränkt. Der 22jährige junge Mann, der zu den besten Hoffnungen berechtigte, studierte Philologie und Philosophie an der Universität Jena. Auch hier wieder heißt es, wie so oft, „aus unbekannten Gründen"; eine Zeitung gibt als Ursache Schulden an. Aber den wahren Grund hat er selbst einem zum Wissenschaftlich-humanitären Komitee zu Berlin gehörenden Herrn mitgeteilt, weil er wünschte, daß dieser seinen Erpresser verfolgen lasse. Er litt nämlich an gleichgeschlechtlicher Naturanlage, und ein Jenenser Kellner hatte gedroht, der Verbindung H.s mitzuteilen, daß er von diesem intim berührt worden sei. Der Student hatte dem Kellner den Betrag seines ganzen Monatswechsels und fast alle Wertsachen geopfert. In seiner Verzweiflung fuhr er mit seinem letzten Gelde vorgestern nach Berlin, irrte tief niedergeschlagen in der Weltstadt umher und beging dann den traurigen Selbstmord."

Zu den Selbstmorden der dritten Untergruppe, der durch Rücksicht auf die Umgebung bedingten, rechne ich vor allen diejenigen, in denen dem unglücklichen Urning der Entschluß von Angehörigen, Kameraden, Korpsbrüdern nahe gelegt wurde. Ich kenne einen Fall — und er soll nicht vereinzelt dastehen — in dem der eigene Vater am Abend des Tages, an dem er von der homosexuellen Natur seines Sohnes Kenntnis erhalten hatte, diesem die geladene Pistole auf den Bettisch legte.

Einer meiner Patienten zeigte mir einmal den Brief seines Beichtvaters, in dem ihm der Geistliche dringend, wie schon zuvor mündlich, zum Selbstmord riet. „Es sei besser, einen faulen Apfel zu vernichten," schreibt er, „damit andere gesund bleiben können, als den einen faulen Apfel zu schonen, durch den die anderen auch faul würden." Selbst Ärzte geben ähnliche Ratschläge. So berichtete mir ein amerikanischer Patient, daß der Arzt, den er in Philadelphia seiner homosexuellen Leiden halber um Rat gefragt habe, ihm geantwortet hätte: „es gäbe für ihn nur drei Möglichkeiten: Selbstbefriedigung (use his right hand), freiwilligen Aufenthalt in einer Irrenanstalt (place himself in a madhouse) oder Selbstmord (or better commit suicide). In ähnlichem Sinne schrieb einmal ein ziemlich bekannter Berliner Schriftsteller[4]): „In Fällen, wo die Leidenschaft nicht gebändigt werden kann, halte ich den Selbstmord des Unglücklichen für nicht so schrecklich, als ein Weiterleben im Gefühl der Entwürdigung und ein Weitertragen des Lasters in jugendliche Kreise."

Seiner religiösen Familie zu Gefallen, die ihm immer wieder seine schwere sodomitische Sünde vor Augen hielt, tötete sich auch vor einigen Jahren der mir gut bekannte Uranier Johannes S. Sein Lebensgang und Lebensende ist für die Art und Weise, wie die noch heute bestehende Verfolgung den Homosexuellen zermürbt, bis er schließlich erliegt, so ungemein charakteristisch, daß ich aus der ihm von mir gehaltenen Gedächtnisrede das Wesentliche wiedergeben will. Es heißt da: Joh. S. war vor etwa fünfzig Jahren als Sohn eines reichen Fabrikanten geboren; er war dazu bestimmt, in die alte angesehene Firma einzutreten, und hätte zweifelsohne bis an sein natürliches Ende in Ehren für sie gewirkt, wenn ihn nicht bereits in seinem 20. Lebensjahre ein folgenschweres Ereignis aus der vorgeschriebenen Bahn geschleudert hätte. Ein junger reisender Handwerksbursche bettelte eines Tages in seinem Kontor. S. fand an ihm Gefallen und ließ sich mit ihm in intimere Beziehungen ein. Der Handwerksbursche rühmte sich in der Herberge des Verkehrs mit dem reichen Kaufmannssohne; die Sache wurde ruchbar, gelangte

[4]) Cf. Hirschfeld, § 175 im Urteil der Zeitgenossen, p. 31.

zur Kenntnis seiner Familie und nach langen Auseinandersetzungen, die seiner Mutter, welche besonders an ihm hing, fast das Herz brachen, kam man überein, den „verlorenen Sohn" nach Amerika zu schicken. Dort begann er nun das für viele Uranier typische Vagantenleben. Zu stolz, um sich nach Hause zu wenden, führte er in Amerika ein entbehrungsreiches Leben, das erst aufhörte, als er bei dem Theaterdirektor C. eine Stelle als Sänger fand. Er zog nun jahrelang als Sänger und Schauspieler durch die Vereinigten Staaten, bis er endlich so viel gespart hatte, um wieder einmal nach der deutschen Heimat zurückkehren zu können. Man nahm ihn im Elternhaus freundlich auf, zumal das nach seiner Flucht gegen ihn eingeleitete Verfahren inzwischen niedergeschlagen war. Er wurde ausersehen, eine Filiale der großen Firma in H. zu errichten, tat dies auch mit gutem Erfolg, aber es währte nur einige Jahre, da ereilte ihn wieder sein Geschick. Er hatte mit einem Arbeiter sexuell verkehrt. Es kam heraus, und nun blieb diesem Manne, der im Grunde genommen eine so edle Denkungsart, ein so zartes Gemüt hatte, auch das Furchtbarste nicht erspart. Er mußte ins Gefängnis. Als er es nach einigen Monaten verließ, war Johannes S. ein anderer. Wohl fand er gelegentlich im Freundeskreise seinen sonnigen Humor wieder, wohl brach dann und wann sein von Haus aus heiteres, kindlich frohes Temperament durch, aber im Innern verwand er das Erlittene nicht, wie ein düsterer Schleier legte es sich über sein zukünftiges Leben. Aufs neue begab er sich ins Ausland, zuerst nach England, dann irrte er unstät durch Frankreich und Italien. Schließlich bot man ihm an, eine neue Filiale des väterlichen Geschäfts im straffreien Holland zu gründen. Er tat es, wiederum mit vielem Erfolg, und nun begann für ihn in A. — wenn auch durch die Wehmut der Vergangenheit beschattet — eine verhältnismäßig glückliche Zeit. Er fand gleichempfindende Menschen von Bildung, mit denen er sich aussprechen konnte; er suchte und fand Anschluß an das Wissenschaftlich-humanitäre Komitee und studierte eifrig die Literatur, die ihm ein unendlicher Trost wurde, weil sie ihm die Selbstachtung, das Selbstvertrauen und den Glauben an sich wiedergab. Unter den jungen Leuten aus dem Volke, zu denen er sich hingezogen fühlte, fand er viele, die mit rührender Liebe an ihm hingen. Man muß gesehen haben, wie er mit diesen Menschen, oft den Ärmsten der Armen, sein Brot teilte, um inne zu werden: was dieser Mann fühlte und tat, war nichts Schlechtes, nichts Unrechtes; es wurde nur schlecht, indem überhebende Menschen es dafür hielten. Aber auch in A. blieb er am Ende nicht von polizeilichen Behelligungen verschont. Es kam vor, als er eines Tages mit einem jungen Mann durch die Kalverstraat ging, daß ein Kriminalbeamter hinzutrat und zu dem jungen Mann sagte: „Ich warne Sie vor Mynheer S., er ist ein Sodomiter." Das verbitterte ihn wieder stark, und es war ihm daher nicht unlieb, als sich ihm im Frühjahr 1910 die Gelegenheit bot, die Leitung einer Filiale in B. zu übernehmen. Es geschah, aber obgleich er auch dort einige gute Freunde fand, konnte er nicht mehr recht heimisch werden. Vielleicht fürchtete er auch, es könnte ihm auf deutschem Boden wieder so ergehen, wie schon zweimal zuvor, und so setzte sich in ihm die Meinung fester und fester, er erweise sich und seiner Familie den größten Gefallen, wenn er seinem Leben ein Ende machte, das ihm so viel Herzeleid und den Seinen so viel Ärgernis gebracht hatte. Am Sonnabend, den 9. und Sonntag, den 10. Juli 1910 war er nochmals hier, um, ohne daß wir sein Vorhaben ahnten, Lebewohl zu sagen; ich sehe ihn noch, wie er, als er fortging, sich immer wieder umwandte und winkte. Am Tage darauf fuhr er nach D. zum Grabe seiner Eltern. Am Mittwoch, den 13. Juli, jagte er sich in Br. die erlösende Kugel in die Schläfe, am Sonnabend, den 16. Juli bestattete man ihn dort, wo er nun fern von der Heimat, fern von seinen Freunden, fern von seiner Familie ruht, fern aber auch von den Verfolgungen und Bitternissen seines harten Lebens."

Eine besondere Gruppe bilden auch die demonstrativen Selbstmorde von Männern in Frauenkleidern und Frauen in Männertracht, die zum Teil von homosexuell, zum Teil allerdings auch von heterosexuell veranlagten Transvestiten[5]) herrühren. Ein typisches Bild war der Fall der männlichen Braut in Breslau, eines brasilianischen schwärmerisch in einen deutschen Lehrer verliebten Homosexuellen, der sich, als der Polizeiarzt ihn untersuchen sollte, mit Zyankali vergiftete.

Die zweite Hauptgruppe, bei der die Homosexualität die indirekte Ursache ist, steht der letztgenannten sehr nahe. Sie unterscheidet sich von ihr nur dadurch, daß nicht die urnische Anlage mit ihren unmittelbaren Konsequenzen die Katastrophe herbeiführt, sondern daß zunächst die gleichgeschlechtlichen Neigungen dem Lebenslauf des Urnings die verhängnisvolle Wendung geben, ihn aus seiner Bahn in unvorhergesehene Lagen herausschleudern, denen er allen Anstrengungen zum Trotz nicht gewachsen ist. Hierher gehören die vielen Offiziere, die infolge ihrer Homosexualität den Abschied genommen oder bekommen haben, die anfangs ganz mutig den Kampf mit dem Leben aufnehmen, als Agenten, Reisende, Journalisten ihr Fortkommen suchen, aber überall, als entlassene Offizier mit Mißtrauen empfangen, Schiffbruch erlitten oder noch häufiger überhaupt keine Stelle fanden. Wären sie nicht homosexuell, oder die Homosexualität keine Schande, hätten sie es vermutlich bei ihrer Lust, Liebe und Vorbildung zum Soldatenstand zu hohen militärischen Positionen gebracht. Ähnlich wie den Offizieren geht es den gemaßregelten Beamten und zahlreichen anderen Urningen, deren Stellung durch das Bekanntwerden ihrer homosexuellen Neigungen unhaltbar wurde, die immer wieder um ihre Existenz gebracht, allmählich in Vermögensverfall und Schulden geraten, um schließlich ihr Leben zu enden. Über diese indirekt durch die Verfolgung der Homosexuellen verursachten Selbstmorde gibt es keine Statistik, kann es auch keine geben, ihre Zahl festzustellen, ist unmöglich, da sie in der Selbstmordstatistik unter ganz anderen Rubriken: Schulden, Verarmung wenn nicht gar unter der banalen Marke „Lebensüberdruß" figurieren.

Als Beispiel führe ich den Selbstmord des urnischen Arbeiters S. an, dessen Selbstbiographie sich im V. Band, I. Teil, des Jahrbuches für sexuelle Zwischenstufen[6]) findet. Vor seinem Ende schrieb er an einen Freund[7]): „Ich bin zu Ende mit meinem Latein. Hin und her gehetzt, ohne Mittel, um den Krallen der Ge-

---

5) Cf. „Transvestiten" p. 414 ff.

6) Leipzig, 1903.

7) Ein Opfer des § 175. Lebens- und Leidensgeschichte des urnischen Arbeiters Franz S. Stuttgart-Ostheim 1909. p. 47 f.

rechtigkeit zu entrinnen, sehe ich ein, daß es für mich und meine Familie das beste sein wird, wenn ich abtrete von diesen Brettern der Lebenskomödie. Ich tue es gern, nicht aus Feigheit, sondern weil ich genau weiß, daß ich meiner Familie damit den besten Dienst erweise. Es ist mir wenigstens vergönnt, in der letzten Stunde meines Lebens in der Nähe meiner Familie zu bleiben, denn immerhin habe ich die Meinen so lieb gehabt, wie es nur ein Mensch, wie ich einer bin, vermochte. Grüße alle guten Bekannten von mir. Sie sind allesamt so korrekt und rechtschaffen, daß sie von mir armen Lebenskrüppel wohl kaum noch Notiz genommen haben, und doch, ich habe gekämpft, o ja, sehr gekämpft habe ich, nicht nur gegen zwei, nein, gegen hundert Welten und war so erbärmlich schwach. Lebt recht wohl, die freie Turnsache blühe." An seine Familie richtete er folgende Zeilen: „Mein liebes Weib, meine armen Kinder Walli und Ida. Ich habe es immer und immer wieder versucht, Euch ein ordentlicher Vater und Gatte zu sein. Ich fühle, daß mein Dasein nur eine fortgesetzte Quelle von Gram, Sorge und Kummer für Euch ist. Deshalb scheide ich aus dem Leben gern, weil ich weiß, daß ich Euch nur damit dienen kann. Ihr werdet dann endlich Ruhe haben für ein ferneres stilles Leben, wie es guten Menschen zukommt, ich war ja nicht gut, konnte es beim besten Willen nicht sein. Liebe Mathilde, Du legtest mir in Deinem Briefe die Frage vor: „habe ich es so verdient?" Nein, mein gutes Weib, so hättest Du es nicht verdient. Aber es war Dein Verhängnis, daß ich unglückseliger Mensch Deinem Lebensweg begegnen mußte, so wie ich war und bis zum letzten Augenblick sein mußte, und doch habe ich einst geglaubt, Du könntest mich heilen von meiner „Krankheit". Es konnte nicht sein. Lebet wohl, meine lieben Kinder, werdet gute Menschen, besser als Euer Vater. Euer Vater und Gatte F. S."

Anders wie die bisher genannten ist eine letzte Klasse von Selbstmorden zu bewerten, die durch die unglückliche Liebe homosexueller Männer und Frauen zu einer Person desselben Geschlechts veranlaßt wird. Auch hier spielt nicht selten die Verfolgung der Homosexuellen durch die Gesellschaft insofern eine Rolle, als sie einer Vereinigung der Liebenden hindernd im Wege steht, aber das ausschlaggebende Moment ist doch die leidenschaftliche, an ein einzelnes Individuum fixierte Liebe an und für sich. Daher kann man auch nicht annehmen, daß diese Selbstmorde mit der Rehabilitierung der Homosexuellen aufhören werden, weder die, welche begangen werden, weil die Liebe des Homosexuellen auf eine gänzlich heterosexuelle Person gefallen ist, die, dem heiß Begehrenden ablehnend und abweisend gegenübersteht, noch die, welche im Schmerz um den Verlust des Geliebten oder aus Eifersucht verübt werden. Man wird sich über diese Selbstvernichtungen nicht wundern können, wenn man oft Gelegenheit gehabt hat zu beobachten, von wie enormer Heftigkeit der Affekt eines Homosexuellen für den Gegenstand seiner Zuneigung, namentlich in der negativen Richtung seiner Sehnsucht und Eifersucht, sein kann.

Vor einigen Jahren tötete sich in Berlin ein 23jähriger Arbeiter. Die eine Hand hielt den Revolver, die andere das Bild des Freundes umspannt, dem zuliebe sich, beiläufig bemerkt, bereits kurz vorher ein anderer Uranier erschossen hatte. Ein anderer Uranier, der mich von Zeit zu Zeit wegen asthmatischer Beschwerden aufsucht, trägt als Ausgangspunkt dieses Leidens seit etwa 15 Jahren ein Geschoß im Brustkorb, das bisher nicht entfernt werden konnte. Er hatte es sich als Student der Technik in Hannover beigebracht, weil ihn ein Kommilitone verschmähte, dem er in rasender Leidenschaft zugetan war. Im Westen Deutschlands nahm sich vor einigen Jahren ein Leutnant das Leben, „weil sein Bursche starb".

Wie im heterosexuellen, so ist es auch im homosexuellen Liebesleben nicht selten vorgekommen, daß jemand, bevor er Hand an sich gelegt hat, die geliebte Person tötete oder zu töten versuchte.

So feuerte im Jahre 1909 in Kiel ein polnischer Edelmann auf einen jungen Kaufmann — ich hatte ihn später selbst zu behandeln Gelegenheit — um unmittelbar darauf die Waffe auf seine eigene Person zu richten. In der Tasche des Leichnams fand sich ein Zettel mit folgenden Worten: „Ich liebte ihn wahnsinnig und aufrichtig. Ihn heimlich zu entführen, taten mir seine Eltern zu leid, und da er meine Liebe verschmähte, und seine Neigung einem anderen gönnte, ist es besser, wir beide sind nicht mehr."

In Berlin kamen in den letzten Wochen zwei Fälle vor, in denen leidenschaftlich verliebte Homosexuelle die Waffe auf Freunde richteten, die sich von ihnen abgewandt hatten, und unmittelbar danach auf sich selbst. Drei dieser Personen hatten in ihrer Angst und Qual mich vorher aufgesucht, und ich hatte mich in langen Auseinandersetzungen abgemüht, den Grad ihrer Affekte zu mindern. Die Angreifer, beide in der Mitte der Zwanziger — hätten zu gleichgeschlechtlichem Verkehr reichlich Gelegenheit gehabt, ihre Libido war aber so ausschließlich an die e i n e Person geknüpft, daß die Existenz keines anderen Menschen für sie in Frage kam.

Daß Doppelselbstmorde unter Homosexuellen ein relativ h ä u f i g e s Vorkommnis sind, geht aus der oben angeführten Statistik hervor, nach der unter 100 urnischen Selbstmördern 12 Männer und 8 Mädchen, also 10 Paare sich gemeinsam töteten. Sie ziehen die Todesgemeinsamkeit der Lebenseinsamkeit, die Vereinigung im Sterben der sozial und gesetzlich gebotenen Trennung vor. Erst vor kurzem wurden am Elbufer in Dresden die Leichen zweier Männer, die an den Handgelenken mit drei Taschentüchern fest zusammengebunden waren, aufgefunden. In den Toten wurde ein Fensterputzer und ein Stepper erkannt. Beide waren unter Gleichfühlenden als urnisches Freundespaar bekannt. Wer die Zeitungen nach solchen Nachrichten durchsucht, wird keineswegs selten ähnlichen Notizen begegnen.

In charakteristischem Gegensatze zu den vorher genannten Selbstmordkategorien finden sich unter den Selbstmorden aus unglücklicher Liebe, namentlich unter den Doppelselbstmorden, fast ebenso viele von urnischen Frauen als von urnischen Männern.

So erregte vor einigen Jahren ein Doppelselbstmord zweier Freundinnen in der Schweiz großes Aufsehen, von denen die eine die berühmte Schriftstellerin Ilse Frapan war. Als Ursache des freiwilligen Todes ergab sich, daß die eine ein unheilbares Krebsleiden hätte, während für die andere das Leben ohne Freundin jeglichen Wert verloren hatte.

Über einen anderen Fall berichtet der Pester Lloyd (8. V. 07): „Gestern nachmittag unternahmen zwei Fabrikarbeiterinnen, Therese K. und Cäcilie St., in einem Hotel der Szövetségutcza Selbstmordversuche. Über das Motiv der Tat haben die beiden Mädchen jede Auskunft verweigert; aus den bei der Polizei vorgenommenen Zeugenverhören ist jedoch die Ursache ermittelt worden, die die beiden verzweifelten Geschöpfe zu ihrer Tat veranlaßte. Die K. und die St. waren schon in der Schule miteinander befreundet, und ihre Zuneigung gestaltete sich mit der Zeit zu einem psychopathologischen Verhältnis, von dem die beiden Mädchen trotz energischen Einschreitens der Eltern nicht abzubringen waren. Vor einigen Tagen hätte sich die K. mit einem jungen Manne verloben sollen; sie wollte jedoch von der Ehe nichts wissen und beschloß, im Vereine mit ihrer Freundin ihrem Leben ein Ende zu bereiten. Die beiden Mädchen werden im Rochusspitale gepflegt." Die Zeitung Friss Ujsàg schreibt dazu unter dem 8. V. 07: „Die beiden Mädchen lagen im Bett bis aufs Hemd entblößt, gleich zwei Verliebten, die ineinander das Glück gefunden haben." Einige Jahre später ereignete sich in derselben Stadt ein ähnlicher Doppelselbstmord. In einem der ersten Hotels waren abends zwei elegant gekleidete Damen abgestiegen. Die ältere füllte den Meldezettel als Frau Dr. Karl B., die andere als Frau Erwin P. aus. Am nächsten Morgen hörte man plötzlich Hilferufe und gleich darauf dumpfes Stöhnen aus dem Zimmer der Damen. Als man die Tür erbrach, fand man die angebliche Frau B. auf einem Bette liegend mit einer Schußwunde an der rechten Schläfe tot auf. Auf dem Fußboden lag röchelnd Frau P. Die beiden Damen hätten mit zwei Revolvern gleichzeitig auf einander geschossen. Neben den Leichen lag ein Zettel mit folgenden Worten: „Bitte, nach den Motiven unserer Tat nicht zu forschen." Es ergab sich, daß die eine jüngere der beiden Damen, eine bekannte Urninde, die ältere leidenschaftlich liebte. Da deren Ehemann aber seiner Gattin den Verkehr verbot und ihr, als sie nicht folgte, die heftigsten Szenen bereitete, beschlossen die „unglücklich Liebenden" gemeinsam aus dem Leben zu scheiden.

Meistens nehmen Freundes- und Freundinnenpaare, die zusammen aus dem Leben scheiden, ihr Geheimnis mit in das Grab, doch unterliegt es keinem Zweifel, daß, wenn auch gelegentlich andere Motive wirksam sind, in der großen Anzahl der Fälle, in denen zwei intim miteinander befreundete Menschen eines Geschlechts den Entschluß gemeinsamen Sterbens fassen, das starke Zusammengehörigkeitsgefühl, das die Voraussetzung solcher Tat ist, in der bewußten oder unbewußten sexuellen Identifizierung ruht. Was die von homosexuellen Selbstmördern angewandten Todesarten betrifft, so war diese nach meinen statistischen Aufzeichnungen in 54% der Fälle Erschießen; bei 13% Vergiften; bei 12% Erhängen; 4% Ertränken; 2% Aufschneiden der Pulsadern; 2% Durchschneiden der Kehle, in 1% Erstechen mit einem Dolch. Der Selbstmord der Homosexuellen ist nur selten eine Affekthandlung aus plötzlichem Impuls, sondern fast immer eine wohlbedachte und vorbereitete Tat, er ist nicht sowohl eine Tragödie an und für sich, als vielmehr der Abschluß einer Lebenstragödie. Die seelischen Martern, die ihm vorangehen, die Wirrsal, die sich keinen anderen Ausweg wußte, als den Tod, ist es mehr als dieser selbst, die uns den unglücklichen Lebensflüchtling so beklagenswert erscheinen lassen. Bei den meisten Urningen kann man wirklich sagen: „sie sind geselbstmordet worden." Selbstverständlich ist, daß sich nur in einem Bruchteil der Fälle die Selbstmordgedanken in die Tat umsetzen, liegt doch zwischen dem Entschluß und seiner Ausführung der starke Instinkt der Todesangst.

Außer der Flucht in das Ausland und ins Jenseits, stehen dem Urning noch andere Wege offen, die Flucht zum Alkohol, zum Morphium und sonstigen Beruhigungs- und Berauschungsmitteln, endlich der Verfall in schwere Neurasthenie, die Freud einmal die Flucht in die Neurose nannte. Bei diesen nervösen Zuständen mit ihren Zwangs-, Angst-, ja selbst Verfolgungs- und Wahnideen ist es oft fast unmöglich zu entscheiden, was durch eine endogene neuropathische Konstitution bedingt ist, oder auf das Konto exogener Erregungen der durch die Verfolgungstrias erzeugten seelischen Verwundungen zu setzen ist, oder aber was auf die Verdrängung und Unterdrückung der homosexuellen Libido fällt. Wir werden hier zwei Fälle unterscheiden müssen: einmal den, daß bei gesunder psychischer Konstitution und normaler Widerstandsfähigkeit das Maß der äußeren Schwierigkeiten und der dadurch veranlaßten Konflikte ein so erhebliches wird, daß nervöse und psychische Störungen als Folge resultieren, und den, daß neben der homosexuellen Veranlagung von vornherein eine psychopathische Konstitution vorliegt, mit der eine verminderte Widerstandsfähigkeit verbunden ist, so daß schon aus geringen Ursachen pathologische Zustände auf nervösem und psychischem Gebiete sich entwickeln.

Bei vielen homosexuellen Männern ist das Affektleben sehr stark in den Vordergrund des individuellen Seelenlebens gerückt; dementsprechend sind auch seine Störungen häufiger als bei heterosexuellen Personen. Diese Erscheinung dürfte mit dem femininen Einschlag im Seelenleben der Urninge in Zusammenhang stehen. Wir finden bei ihnen — wie bei den Frauen — auch eine größere Disposition zu Affektschwankungen, die sowohl in Form der „endogenen Verstimmung" als in einer stärkeren Neigung zu Affektpsychosen ihren Ausdruck findet. Da beide Krankheitszustände in hohem Maße von äußeren Momenten abhängig sind, geben die Skandale, in welche Homosexuelle verwickelt werden, die Konflikte, in welche sie geraten, oft auch nur der innere Zwiespalt und die seelische Zerrissenheit, welche in ihnen durch ihr ihnen selbst oft unklares Empfinden hervorgerufen ist, oft den Anlaß zu akuten Verschlimmerungen der Verstimmung — vorwiegend in depressivem Sinne — und zu akuten Ausbrüchen von Affektpsychosen.

Zwischen den Fällen ausgesprochen psychopathischer Konstitution oder Disposition und denen robuster psychischer Gesundheit liegen bei Homosexuellen eine große Reihe individueller Nuancen. Gerade bei ihnen ist die gesteigerte Sensitivität, jener Zustand, den man medizinisch als „schmerzliche Reizbarkeit" bezeichnet hat, recht häufig. Viele flüchten sich in die Einsamkeit, sowohl rein äußerlich genommen, indem sie sich von dem Verkehr mit anderen Menschen mehr und mehr abschließen, als auch in übertragenem Sinne, indem sie seelisch nach und nach vereinsamen. Mancher Sonderling entwickelt sich auf diese Weise. In den meisten Fällen führt dieser Weg psychischer Vereinsamung früher oder später in die Neurose, und zwar äußert sich dieselbe gewöhnlich in spezifischen Angstzuständen, Schmerzen und abnormen Gefühlen in der Herzgegend (Phrenokardie). — Gerade dieser Krankheitszustand findet sich vielfach auch bei Homosexuellen, die von Hause aus psychisch völlig intakt sind.

In diesen Fällen wird uns die Ätiologie verständlicher, wenn wir sie mit analogen Erkrankungen bei Heterosexuellen mit gesunder psychischer Konstitution vergleichen. Die Ursache ihrer nervösen Leiden beruht auch hier in einer großen Mehrzahl der Fälle auf krankhaften Störungen des Sexuallebens. Namentlich wirken eine erzwungene sexuelle Abstinenz, schreckhafte Überraschungen beim sexuellen Akt, auch willkürliche Unterbrechungen (der coitus interruptus) in diesem Sinne schädigend. Berücksichtigen wir demgegenüber die besonderen Schwierigkeiten und Gefahren, mit denen der geschlechtliche Verkehr für Homosexuelle fast stets verbunden ist, so wird uns die betonte Analogie ohne weiteres begreiflich. Sowohl in den Fällen, in denen der Homosexuelle seinen Trieb gewaltsam unterdrückt, vornehmlich, wenn eine ausreichende „Sublimierung" aus irgend einem Grunde ausgeschlossen ist, als auch in denen, die mit Gefahr vor Entdeckung oder anderen Unannehmlichkeiten verknüpft sind, sind die Bedingungen zur Entwickelung der Neurose gegeben. Kommt nun noch irgendein äußerer Umstand, wie Erpressung oder Strafverfolgung, hinzu, so ist ein schlimmer Ausgang in einer großen Anzahl der Fälle die unvermeidliche Konsequenz, mag dieser in einer Katastrophe oder im Übergang in die Neurose oder Psychose bestehen.

Schon einer der ersten urnischen Patienten, der wissenschaftlich studiert wurde[8]), sagte sehr bezeichnend zu seinem Arzte: „. . . . davon hat mein Charakter seine Melancholie, obgleich ich von Natur aus heiter bin".

Bei manchen bildet sich ein förmlicher Verfolgungswahn heraus. Vor allem glauben viele, daß sie auf Schritt und Tritt von Kriminalbeamten beobachtet werden. Es vergeht selten eine Woche, in der ich nicht einem angsterfüllten Urning die Unsinnigkeit dieser und ähnlicher Einbildungen auseinanderzusetzen versuche. Bei anderen entwickeln sich Beziehungsvorstellungen, die für sie nicht minder peinigend sind. So konnte ein (und noch dazu ein Rechen-) Lehrer keine Exempel aufgeben, bei denen, wie etwa bei 5 mal 35, das Resultat 175 lautete, ein anderer bekam einen roten Kopf, wenn etwas, was er kaufen wollte, 1 Mark 75 Pfennige kostete, derselbe überschlug in Büchern die Seite 175, er traute sich nicht in ein Theater zu gehen, aus Furcht, die Garderobemarke 175 zu erhalten. Einem anderen homo-

---

[8]) Vierteljahrsschrift für gerichtliche Medizin und öffentliches Sanitätswesen. (Herausgegeben von Dr. Hermann Eulenburg. Neue Folge. XVIII. Band.) Berlin 1873: „Bekenntnisse eines an perverser Geschlechtsrichtung Leidenden." Mitgeteilt von Dr. Schulz zu Bremen. p. 325.

sexuellen Neurastheniker passierte folgendes: Er suchte ein großes Sanatorium auf. Das ihm zuerteilte Zimmer hatte die Nummer 175. Als ihn der Bademeister unter dieser Nummer zur Massage aufrief, erschrak er aufs heftigste, am anderen Tage traute er sich kaum in den Baderaum, am dritten Tage reiste er ab.

Daß auch der Alkoholismus, der auf dem Boden mangelnder geschlechtlicher Befriedigung entsteht, bei Homosexuellen vielfach als Umweg zur nervösen oder psychischen Erkrankung in Betracht kommt, ist eine Tatsache, die ich durch recht viele Beispiele aus meiner Praxis belegen könnte.

Mit dem was ich ausgeführt habe, sind die Folgen der Verfolgung für den Homosexuellen noch keineswegs erschöpft, eine, unter der viele am meisten zu leiden haben — die Lebenslüge — sei nur gestreift, eine andere, die Flucht in die Ehe, ist mit ihren Konsequenzen im Kapitel „Behandlung“ geschildert worden. Es liegt auf der Hand, daß alle diese Folgen nicht nur für den Homosexuellen selbst, sondern auch für seine Familie, die Gesellschaft und schließlich auch für den Staat von Bedeutung sind. Es kann für diesen nicht gleichgültig sein, wenn so und so viele seiner Bürger als antisoziale Elemente ausgeschaltet werden, die es in Wirklichkeit keineswegs sind.

SIEBENUNDDREISSIGSTES KAPITEL.

Die zivil- und strafrechtliche Begutachtung homosexueller Männer und Frauen.

Die eigentümliche Rechts- und Gesellschaftsstellung, welche der Uranier gegenwärtig noch einnimmt, räumt der ärztlichen Begutachtung der Homosexuellen in fast allen Fällen, welche zu Konflikten aus Anlaß seiner Veranlagung führen, eine entscheidende Bedeutung ein. — Ich gebe im folgenden aus meiner reichen Erfahrung als Sachverständiger auf diesem Gebiete eine Übersicht der am häufigsten in Frage kommenden Fälle[1]).

Mit dem Wunsche, sich selbst über die eigene sexuelle Veranlagung volle Klarheit zu verschaffen, verbindet sich häufig der praktische Zweck, der Familie oder einem bestimmten Bekanntenkreise gegenüber einen Ausweis zu erbringen über die Ursprünglichkeit des Empfindens und das infolgedessen für ein adäquates Handeln ausscheidende oder verminderte Verschulden.

Zur Illustration nachstehend ein von Burchard und mir erstattetes Gutachten im Wortlaut: Unterlagen des Gutachtens: Eine erbliche Belastung liegt bei Baron X. insofern vor, als sowohl väterlicher- wie mütterlicherseits einige Onkel und Tanten an Krämpfen gelitten haben. Der Vater war, namentlich in der Jugend, Alkoholiker. Die Entwicklung des Baron X. in den Kinderjahren vollzog sich ohne wesentliche Störungen, nur daß ein Hang zum Umherstreifen und zu phantastischen, die Wirklichkeit ausschmückenden Erzählungen bei ihm bestand. Er soll als Knabe recht mädchenhaft ausgesehen und auch ein mädchenhaftes Verhalten bekundet haben. Dagegen fühlte er sich von Jugend an mehr zu Knaben hingezogen und bevorzugte deren Gesellschaft, nicht weil er ihre Spiele und Beschäftigungen liebte, sondern weil sie ihn persönlich anzogen. Nachdem er mit $9\frac{1}{2}$ Jahren in das Kadettenkorps gekommen war, nahm diese unklare Neigung festere Form an und verdichtete sich zu einer innigen Schwärmerei für einen Altersgenossen. Mit der fortschreitenden Entwicklung traten die erotischen, bezw. sexuellen Momente in den Gefühlen des Barons zu Personen des gleichen Geschlechts immer

[1]) Es sei bemerkt, daß in Wahrung des Berufsgeheimnisses die Anfangsbuchstaben der Personennamen, sowie die Ortsbezeichnungen in den Gutachten geändert sind.

deutlicher zutage, ohne daß seine Eltern oder er selbst die ausschlaggebende Bedeutung derselben für seine gesamte seelische und sexuelle Individualität richtig bewerteten. Bevor wir uns den Lebensgang des Baron X., der auf das engste mit dieser Veranlagung verknüpft ist, vor Augen führen, haben wir uns mit seiner Persönlichkeit, in der wir die Grundlage seines sexuellen Empfindens finden, zu beschäftigen.

Körperlich ist der Baron trotz stattlicher Figur und militärisch straffer Haltung nicht frei von femininen Zügen. Die Körperformen sind abgerundet, die Muskulatur ist weich und mehr elastisch als fest, die Haut zart, die Körperbehaarung spärlich, das Haupthaar weich. Das Fettpolster ist nach femininem Typus verteilt und besonders an den Brüsten stark entwickelt, die in Verbindung mit den ziemlich breiten Warzenhöfen dadurch ein entschieden weibliches Gepräge erhalten. Auch die Bewegungen zeigen, obwohl militärische Strammheit in Haltung und Gang unverkennbar ist, feminine Anklänge, namentlich in Mimik und Gesten. Ebenso spricht sich weibliche Zierlichkeit in der eleganten, flüssigen Handschrift aus. In psychischer Hinsicht dominiert bei Baron X. entschieden das Gefühlsleben. Von weicher Gemütsart, besteht bei ihm eine starke Empfänglichkeit für Freude und Schmerz, ein ausgesprochenes Anlehnungsbedürfnis und Liebebedürftigkeit. Seine Stimmung war von jeher leicht wechselnd und zwischen Extremen schwankend. Mit zunehmender Nervosität ist ein aufbrausendes, bisweilen launisches Wesen bemerkbar geworden. In intellektueller Beziehung gut beanlagt, entsprechen die Kenntnisse und Interessen des Baron X. seinem Bildungsgrade und seiner gesellschaftlichen Stellung; sie bewegen sich vorwiegend auf schöngeistigem Gebiete; entsprechend einem von Jugend an bestehenden Wandertrieb interessiert sich Baron X. lebhaft für Völkerkunde und bevorzugt in seiner Lektüre Reisebeschreibungen und ähnliches. Außerdem gehören Sport- und Modefragen zu seinen Liebhabereien. Er besitzt musikalisches Verständnis und liebt namentlich ernste, klassische Musik. Ordnungsliebend bis zur Pedanterie, neigt Baron X. zu einem mit Komfort und Geschmack verbundenen Lebensgenuß, ohne sich vor ernster, gleichmäßiger Arbeit in seelischer oder körperlicher Beziehung zu scheuen. Er ist von Hause aus eine energische und zielbewußte Natur. In seinem bewegten Leben hat er wiederholt Gelegenheit gehabt, Beweise von Initiative und Konsequenz des Handelns zu geben.

Indem wir die wesentlichsten Züge der Individualität des Barons skizzierten, ergab sich uns das Bild einer Persönlichkeit, in dem männliche und weibliche Züge sich in eigenartiger Weise, vielleicht mit etwas stärkerem Hervortreten der femininen Komponente mischten, deren Anteil an der Gesamtpersönlichkeit noch erheblicher zutage tritt, wenn wir das Sexualleben des Barons mit berücksichtigen. Hier ist die weibliche, also sich auf das männliche Geschlecht beziehende Triebrichtung tiefer und intensiver ausgeprägt, als es ihm von vornherein selbst bewußt war. Es dürfte sich erübrigen, auf die Äußerungen seiner Sexualität im einzelnen einzugehen; erforderlich dagegen erscheint es, ihre Bedeutung im Laufe der psychischen Entwicklung zu skizzieren. Schon in früher Jugend faßte er ein besonders tiefes Freundschaftsgefühl zu seinen Altersgenossen, das zu körperlichen Intimitäten, wie sie unter Spielgefährten im späteren Knabenalter als harmlose Äußerungen eines unklaren Sexualdranges so überaus häufig sind, führte; er dachte zunächst, es wären dies natürliche, mit dem betreffenden Altersstadium verbundene Erscheinungen, die in stärkerem oder schwächerem Grade bei jedem einmal eine Rolle spielen, um in späterem Lebensalter gänzlich in den Hintergrund zu treten.

Erst durch die n e g a t i v e Seite der gleichgeschlechtlichen Veranlagung, erst dadurch, daß sich bei ihm nicht wie bei seinen Kameraden und Altersgenossen Liebesempfindungen für das weibliche Geschlecht einstellten, kam ihm seine Sonderstellung in psychosexueller Hinsicht zum Bewußtsein. Aber auch jetzt fehlte ihm noch das völlige Verständnis für die Verkettung der sexuellen Triebrichtung mit seiner psychischen Gesamtindividualität. Er erblickte in ihr mehr ein neuropathisches, durch äußere Einflüsse hervorgerufenes Symptom und glaubte dementsprechend, durch äußere Einwirkungen und psychische Beeinflussung eine Änderung herbeiführen zu können. Dieser Umstand, in Verbindung mit dem ihm aus anderen Gründen zu derselben Zeit von Prof. v. L., der ihn eines Magenleidens halber behandelte, erteilten Rat zu heiraten, den ein Nervenarzt aus sexualpsychologischen Gründen bestätigte, bestimmte Baron X., eine Ehe einzugehen.

Erst hieraus resultierten die schweren inneren und zum großen Teil auch die äußeren Konflikte, Erpressungen usw., denen der Baron in der Folgezeit ausgesetzt war. Mehr und mehr traten nach der Verheiratung bei ihm nervöse Erscheinungen auf, Unruhe, Schlaflosigkeit, Schwindel- und Mattigkeitsgefühl, Zittern einzelner Muskelgruppen. In Wechselbeziehung zu diesen krankhaften Symptomen steigerte sich das Bedürfnis sich zu betäuben; die Folge davon war ein temporär exzessiver Alkoholismus. In Verbindung mit der von dem Baron bis an die Grenzen möglicher Selbstbeherrschung durchgeführten sexuellen Abstinenz führten diese nervösen Spannungen zu gelegentlichen pathologischen Entladungen des geschlechtlichen Dranges, die sich im Zusammenhange mit den begleitenden Umständen deutlich als Dämmerzustände charakterisierten. Die Sachlage wurde durch dieses Ineinandergreifen krankhafter Momente und ungünstiger äußerer Umstände derart kompliziert, daß eine Scheidung der Ehe unvermeidlich wurde. In der Folge trat ein nervöser Zusammenbruch bei Baron X. ein, der zu wiederholtem längeren oder kürzeren Aufenthalt in verschiedenen Sanatorien führte. Inzwischen hielt sich X. teils in Hamburg, teils im Auslande auf. Trotz seines eigenen Ankämpfens gegen seine homosexuellen Neigungen und trotz mehrfach auch gegen diese gerichteter Behandlung trat eine Änderung in dieser Hinsicht nicht ein.

Über die seelische Disposition des Barons, sein wechselndes subjektives Befinden hat er uns detaillierte Angaben gemacht, an deren Aufrichtigkeit und Zuverlässigkeit nicht die mindesten Zweifel bestehen. Es ergibt sich aus diesen Schilderungen das folgende Zustandsbild: Die vorwiegend s e e l i s c h e homosexuelle Erotik des Baron X. bildet einen so integrierenden Bestandteil seiner psychischen Persönlichkeit, daß sehr erhebliche Störungen und Ausfallserscheinungen auftreten, wenn eine Befriedigung der hieraus resultierenden Bedürfnisse auf sehr lange Zeit gewaltsam unterdrückt wird. Wir nahmen wahr, daß gerade zu d e n Zeiten das Seelenleben des Barons ein harmonisches und seine Arbeits- und Leistungsfähigkeit eine ungeminderte war, wenn für ihn die Gelegenheit bestand, in psychischer Ergänzung seiner gleichgeschlechtlichen Erotik ein seiner Veranlagung adäquates Leben zu führen. Sobald ihn der Zwang des eigenen Gewissens oder äußere Verhältnisse daran hinderten, war die Folge eine Störung des psychischen Gleichgewichts, die zu nervösen Spannungen führte. Diese wiederum hatten neuropathische Erscheinungen zur Folge, die sich bis zu Dämmerzuständen steigerten, in denen die homosexuelle Komponente der Sexualität des Baron X. in Handlungen zum Ausdruck kam, die unter normalen Verhältnissen seinem Fühlen fremd sind.

G u t a c h t e n. Nach dieser Darlegung des Tatbestandes ist uns die Aufgabe gestellt, nach bester Überzeugung und auf Grund unserer spezialistischen Erfahrung Vorschläge hinsichtlich der weiteren Lebensführung des Baron X., insbesondere auch des für ihn geeigneten Aufenthaltsorts zu machen. Wir müssen dabei zunächst berücksichtigen, daß eine Befriedigung seiner homosexuellen Neigungen im Rahmen einer vorwiegend psychischen Ergänzung ein Erfordernis ist, dem aus lebenswichtigen Gründen Rechnung getragen werden muß. Nach dem oben Gesagten erübrigt sich eine nähere Begründung hierfür. Sowohl nach dieser Richtung hin wie für eine volle Befriedigung seiner geistigen Interessen erscheint der Aufenthalt in einer deutschen Großstadt geeigneter als der von der Familie gewünschte im Ausland.

Auch aus äußeren Gründen würde ein solcher entschieden vorzuziehen sein, da der einzelne Deutsche im Auslande, sowie in Kleinstädten oder auf dem Lande weit mehr Gegenstand der Beobachtung und Kritik seines Privatlebens ist, ganz abgesehen davon, daß sich ihm in der Großstadt bessere Gelegenheit zur Betätigung und Entfaltung seiner geistigen Interessen bieten würde; unter den deutschen Großstädten erscheint nun wieder Berlin als Aufenthaltsort unter den vorliegenden Verhältnissen vorwiegend geeignet, weil hier erfahrungsgemäß die relativ geringste Beobachtung des einzelnen hinsichtlich seines Privatlebens geübt wird, ferner das weitestgehende Verständnis für homosexuelle Neigungen, namentlich in der bei dem Baron ausgesprochenen vorwiegend psychischen Form besteht, und sich auch die in Betracht kommenden Behörden tolerant verhalten. Außerdem würde auch in Berlin die Gelegenheit zu spezialärztlicher Kontrolle gegeben sein, deren Baron X. dringend bedarf, bis seine psychosexuelle Gesamtkonstitution den Grad stabiler Harmonie erreicht hat. Unserer Überzeugung nach ist demnach für Baron X. in Anbetracht und unter Berücksichtigung aller vorliegenden Verhältnisse ein Aufenthalt in Berlin für die nächste Zukunft entschieden am vorteilhaftesten.

Ein charakteristisches Beispiel ähnlicher Art bietet das folgende Gutachten, in dem Burchard und ich die Universitätsbehörde über die wahre Natur eines vorwiegend seelischen Verhältnisses zwischen zwei homosexuellen Studentinnen zu informieren und namentlich den gegen die ältere der beiden entstandenen Verdacht der Verführung zu entkräften hatten.

Fräulein A. v. Z. hat uns ersucht, auf Grund unserer langjährigen spezialistischen Erfahrung mit sexualwissenschaftlichen Fragen ein Gutachten darüber auszustellen, wie wir im Hinblick auf die uns zur Verfügung gestellten Unterlagen die geschlechtliche Veranlagung ihrer Freundin, des Fräulein K. Th., beurteilen, und wie wir in Anbetracht dieses Urteils das Verhältnis zwischen den beiden Damen seiner Eigenart nach auffassen. Wir bemerken von vornherein, daß wir von den Schilderungen der Angelegenheit, die Fräulein v. Z. uns gab, keinen Gebrauch für unser Gutachten machten, da sie als befangen in der Sache angesehen werden könnte. Dagegen kamen für unser Gutachten als Unterlagen zahlreiche Briefe des Fräulein Th. an Fräulein v. Z. in Betracht, aus denen die Persönlichkeit der Schreiberin in so klarer, eindeutiger Weise hervortritt, daß wir uns eine auf sicherer Basis beruhende Überzeugung bilden und in vollster Übereinstimmung unser Gutachten abgeben können.

Tatsächliches. Es kommt darauf an, tatsächliches Material beizubringen, das dazu dienen kann, festzustellen, ob Fräulein Th. geschlechtlich normal veranlagt und von Fräulein v. Z. zu homosexuellem Verkehr verführt ist, oder ob sie selbst ebenfalls homosexuell veranlagt ist und aus eigenem Antriebe und aus dem ihrer Natur entsprechenden Empfinden heraus die Liebe derselben erwidert hat und das Verhältnis mit ihr eingegangen ist. Nach der Schilderung des Fräuleins v. Z. ist der Tatbestand kurz der, daß die beiden jungen Damen, welche ihr Studium auf der Universität zusammenführte, sehr bald von einer heftigen Liebesleidenschaft erfaßt wurden, die zu einem intimen Verhältnis beider führte, das dadurch gelöst bzw. verhindert wurde, daß Fräulein Th. von nahestehenden Bekannten in B., bei denen sie erzogen ist, von der Freundin getrennt wurde. Da es nun nicht möglich war, die Richtigkeit dieser Tatsachen im einzelnen nachzuprüfen, und wir, wie bereits erwähnt, die Angaben des Fräulein v. Z. nicht als einwandfreie, objektive Unterlagen verwerten durften, waren wir darauf angewiesen, uns ein Bild von der Persönlichkeit des Fräulein Th. zu bilden, wie es sich aus ihren Briefen an Fräulein v. Z. ergibt. In der Tat ermöglichen diese Briefe es, uns nicht nur über die gegenwärtigen Neigungen des Fräulein K. Th. und ihre Empfindungen zu Fräulein v. Z. ein Urteil zu bilden, sondern auch retrospektiv ihre individuellen Anlagen, insbesondere ihre sexuelle Veranlagung beurteilen zu können. Einleitend möchten wir erwähnen, daß die Handschrift des Fräulein Th. entschieden virile Züge zeigt, und daß auch im Inhalte ihrer Briefe bisweilen eine gewisse Bestimmtheit der Auffassung und des Urteils hervortritt, die wir als männliche Eigentümlichkeit ihrer psychischen Individualität ansprechen können. . . . . . . Wir erwähnen diese Einzelheiten, da erfahrungsgemäß das Seelenleben homosexueller Frauen nicht frei von virilen Einschlägen zu sein pflegt, wir ihnen also eine gewisse symptomatische Bedeutung beimessen müssen, ohne sie als beweiskräftig ansehen zu dürfen. In gleicher Weise symptomatisch erwähnenswert ist es, daß Fräulein Th. in ihren Briefen die Freundin fast stets mit männlichen Bezeichnungen, wie „mein Geliebter", „mein lieber, süßer Bub'" anredet und ebenso sich selbst mit „Dein Erni" unterzeichnet. Im übrigen spricht aus der Form und dem Inhalt der Briefe an Fräulein v. Z. zweifellos ein echtes und tiefes Liebesempfinden, das sich in zahllosen Einzelheiten in unverkennbarer Weise verrät. In welchem Maße diese Liebe ihr ganzes Seelenleben erfüllt und ihr als eigentlicher Zweck ihres Daseins erscheint, geht aus dem nachstehenden Briefe hervor, den wir seiner charakteristischen Eigenart halber im Wortlaut folgen lassen: „Mein lieber, süßer Bub'! Es ist so gut, mein Geliebter, so ganz in seiner Liebe aufzugehen, sein Leben nur in Dir zu leben und alles nur in bezug auf Dich zu tun. Ich habe früher nie geahnt, daß so die Liebe sein würde und daß eben durch sie das Leben Zweck bekommt. Danach habe ich ja früher immer gefragt und meistens keine Antwort gefunden, weil mir alles so leer und sinnlos vorkam. Aber nun ist es ganz gleichgültig, was man tut, wenn man dabei nur bei Dir ist, Deine Nähe fühlt, oder an Dich denkt und sich auf Dein Kommen freut. Und nun brauche ich selbst ja auch zu nichts anderem da zu sein, als nur Dir durch meine Gegenwart und Liebe Freude zu machen. Es ist wundervoll zu wissen, daß Du mich so lieb hast, daß ich Dich glücklich mache, ohne etwas besonderes zu tun, denn wenn es davon abhinge, könnte ich es gewiß nicht. Aber so ist es ein schönes freies Geschenk von Dir, über das ich mich jeden Tag wieder wie eine unverdiente Gabe freue und dankbar bin, daß sie immer noch da ist, weil ich doch kein Recht und keine Möglichkeit habe, sie zu halten. Oh, mein Lieber, ich habe nun so sicher, warm und fest das Gefühl, bei Dir meine Heimat zu haben und unumstößlich zu Dir zu gehören, daß es in mir gar keinen Gedanken oder Gefühl gibt, das nicht mit Dir in Verbindung stünde. Es ist ein ganz äußerliches Versprechen, wenn ich mal von B. als „zu Hause" spreche. Ich habe ja noch nie das Gefühl einer Heimat gehabt und habe es nun erst durch Dich kennen gelernt; und seitdem wir in unserem kleinen Hause sind, habe ich es erst recht bekommen, und es wird immer stärker. Es war so schön, daß Du mir noch so lange winktest und ich freute mich darüber, daß wir uns so lieb haben, daß wir eine so lange Trennung so stark empfinden und uns so nach dem Wiedersehen sehnen . . . ." Besonders bezeichnend für den ausgesprochen sexuellen Charakter der Gefühle des Fräulein Th. zu Fräulein v. Z. sind ferner Stellen in ihren Briefen, in denen sie den Einfluß hervorhebt, den die körperliche Nähe derselben auf sie ausübt. So heißt es an einer Stelle: „. . . . Oh, mein Herz zittert, wenn du mich berührst, schon der Gedanke daran nimmt mir ein wenig die Besinnung . . . . Aber ist es denn ein Mangel an Liebe, wenn das Gefühl Deiner Nähe mich glücklich macht?“ . . . . und an einer anderen: „. . . . Ja, es war gewiß eine Gebärde der Liebe, als ich damals über Dein Haar streichelte und auch keine unbewußte, obwohl unwillkürliche, denn ich liebte Dich damals sehr, ja, es kommt mir oft vor, wie wenn ich Dich nie mehr wie in den Augenblicken geliebt hätte. Es steigt mir ganz warm im Herzen auf, wenn ich daran denke . . . .“ Diese Sehnsucht nach der körperlichen Nähe der Geliebten erfüllt sie auch nachts im Schlafe und kommt in ihren Träumen zum Ausdruck. So schreibt sie: „. . . . Ich bin nun noch jede Nacht im Schlafe aufgefahren und wollte mit Dir sprechen, weil ich Dich neben mir fühlte, und erst, wenn ich von meinen eigenen Worten aufwachte, merkte ich, daß es eine Täuschung war . . . .“ Dieselbe Sehnsucht beherrscht sie im Wachen und verdrängt jeden anderen Gedanken: „. . . . Ich sehne mich Tag und Nacht nach Dir. Es ist wie eine Betäubung. ich sitze oft stundenlang mit geschlossenen Augen vor meinem Schreibtisch und kann an nichts denken, als nur den Augenblick, wo Du mich wieder umfaßt . . . Oh, meine Geliebte, nimm mich doch zu Dir, laß' uns doch schweigen von der Welt und den anderen Menschen . . . .“ Wie es der Art der geschlechtlichen Liebe, und zwar nur dieser entspricht, überträgt sie die zärtlichsten und sehnsüchtigsten Gefühle, die sie für ihre Freundin hegt, auf jedes Lebens- und Liebeszeichen, das von dieser kommt. Sie versichert, sich von den Bildern der Freundin nicht drei Tage trennen zu können. Ihre Briefe erwartet sie mit peinvollem Verlangen und ist schmerzlich enttäuscht, bleibt ein erwartetes Schreiben aus: „. . . . Wenn ich wenigstens die Kraft hätte, böse zu sein, wie Du, wenn kein Brief kommt. Das macht es einem viel leichter, aber ich habe es mir angewöhnt, schon eine Stunde ehe die Post kommt, keine Minute mehr still zu sitzen, herauszulaufen, auf die Uhr zu sehen, nach dem Briefträger auszuschauen, und wenn die Post dann glücklich kommt, und es ist nichts dabei, dann hat man wieder endlos qualvolle 24 Stunden vor sich, und weiß nicht, wie man sie ertragen wird . . . .“ Alles, was von der Freundin kommt, ist ihr lieb und wert: „. . . . Lieber, süßer, im voraus schon vielen Dank, wenn es von Dir kommt, muß es mir ja gut gefallen. Mein Bub, es ist gut, daß man Deine schönen Briefe hat, sonst würde ich Deine Liebe zu sehr entbehren. All die zarten und gütigen Dinge, die Du täglich sagst und tust, mit denen Du Deine Seele immer wieder neu aufschließt und mir diese unbekannten Schönheiten zeigst, von denen ich früher nichts wußte, und die ich oft immer noch nicht ganz in mich aufnehmen zu können glaube. Meine Geliebte, Du hast mir ein ganz neues Leben offenbart und es gibt nun nichts auf der Welt. das ich höher einschätzen würde.“ Die individuelle Eigenart ihrer Liebe charakterisiert sich zunächst in einem starken Überschwange des Empfindens, wie es beispielsweise in folgenden Worten zum Ausdruck kommt: „. . . Und wenn ich Dir einmal sagte, ich fürchtete, Dich nicht genug zu lieben, so war es nur, daß mir immer meine Liebe für Dich nicht groß genug vorkommt, daß mir immer alles, was ich Dir geben kann, nicht genug für Dich ist, und ich alle die Liebe, die ich ihn zehn Jahren für Dich hegen kann, Dir in einem Augenblick vor die Füße legen möchte. Und ich weiß, wie groß und schön Deine Liebe ist, und deshalb kommt mir die meine daneben klein und kläglich vor . . . .“ und ebenso in den folgenden: „. . . . Vielleicht bin ich auch charakterlos, gut möglich, es ist mir aber alles gleichgültig, wenn ich nur weiß, daß ich in acht Tagen in Deinen

Armen bin. Ich kann nichts anderes mehr denken. Wie kannst Du glauben, ich hätte kein Vertrauen in Dich gehabt? Ich schrieb doch nur, ich hätte meiner Liebe mißtraut. Aber jetzt sind ja alle Zweifel vorbei, jetzt steht es so mächtig vor mir und fordert ihr Recht, daß ich weiß, ich kann nur bei Dir Ruhe finden, wenn Du mich nur erst wieder küßt . . . .“ In dem Verhältnis beider Freundinnen ist Fräulein Th. entschieden der mehr weiblich empfindende, anschlußbedürftige Teil, was natürlich mit den oben erwähnten virilen Einzelzügen ihres Wesens durchaus nicht im Widerspruch steht. Das kommt sehr charakteristisch in der folgenden Briefstelle zum Ausdruck: „. . . . Du weißt, wie ich einmal zu Dir sagte, ich bliebe nicht in B . . . und Du dann meintest, es stünde mir ja frei, an eine andere Universität zu gehen, meine einzige Antwort war, das sei ja ohne Dich ausgeschlossen. Es ist mir so unmöglich, mir ein Leben ohne Dich vorzustellen, daß ich es nicht einmal konnte, als ich neulich nach Deinem Briefe glaubte, es sei alles aus . . . .“ und noch prägnanter in der folgenden: „. . . . Ich würde um Dich gerungen haben, bis ich Dich wiedergewonnen hätte, denn ich würde mit Dir allen Glauben und alles Schöne im Leben verloren haben. Du hebst mich über den Alltag hinaus und läßt mich mit Dir die neuen gesteigerten Gefühle und Dinge erleben, die ich früher nur geahnt habe, und von denen ich nie dachte, daß sie einmal wirklich zu mir kommen würden. Ohne Dich würde das Leben wieder kalt und leer sein und viel schlimmer, als zuvor, da ich nun weiß, was sein Inhalt sein kann. . . . Im Glauben an unsere Liebe, ihre Heiligkeit und Schönheit bin ich noch nie einen Augenblick schwankend gewesen, und darin könnte mich auch nie jemand erschüttern. Denn ich habe es ja selbst erlebt und kein anderer, ich weiß ja, was unsere Liebe ist . . . .“ Weibliche Zurückhaltung dokumentiert ihr Bestreben, ihre Liebe vor der Welt zu verbergen, das sich in folgenden Worten äußert: „. . . . Lieber sagte ich noch andern, Du hättest einen schlechten Charakter, als das Gegenteil. Ich bin nun mal so paradox in Gefühlssachen. Wenn mich einer fragte, ob ich Dich liebte, würde ich es nicht über die Lippen bringen, ja zu sagen. Nur zu Dir . . . .“ Daß aber dieses homosexuelle Liebesempfinden bei Fräulein Th. nicht erst durch Fräulein v. Z. geweckt wurde, sondern daß sie in dieser nur den lange ersehnten Gegenstand ihrer sexuellen Zuneigung fand, beweist am deutlichsten folgende Stelle: „. . . . Aber das wiegt das jetzige Glück nicht auf, denn ich habe in Dir endlich den Menschen gefunden, auf den ich seit Jahren gewartet habe, von dem ich wußte, daß er einmal in mein Leben treten würde. Nur in letzter Zeit war mein Glaube daran etwas erschüttert worden, weil ich so sicher gehofft hatte, die Freundin und Geliebte auf der Universität zu finden und es nun in X. so gar nichts war, da dachte ich, es wäre wohl nur so eine schöne Illusion gewesen, die ich mir gemacht hätte, und die doch nicht verwirklicht werden könnte. Als ich Dich das erste- oder zweitemal gesehen hatte, tauchte so ganz leise der Gedanke in mir auf, daß Du es sein könntest, den ich aber schnell wieder verwarf. Du weißt, warum. Siehst Du, die Liebe, die ich zu meinen anderen Freundinnen hatte, und sie zu mir, genügte mir nicht . . . Und daß Du so ähnlich aussehen würdest, wie Du tust, hab ich auch vor Jahren schon geträumt . . . .“ Auch die negative Seite der homosexuellen Geschlechtlichkeit, das Fehlen jedes Liebesempfindens gegenüber dem Manne, kommt in den folgenden Stellen zum Ausdruck, in denen sie den Gedanken an ihre Verlobung oder Heirat mit einem Manne als unmöglich behandelt: „. . . . . Wenn ich doch erst bei Dir wäre und meinen Kopf an Deine Schultern legen könnte, und Du küßtest mich. — Als mich neulich eine Freundin fragte, ob ich verlobt wäre, hatte ich fast auf der Zunge „ja“ zu sagen. Ich sah auf jeden Fall so strahlend aus, daß sie mir das „Nein“ erst gar nicht glauben wollte ....“ und „.... Sie sagte eben wieder auf einem Spaziergang, es wäre so schade, wenn ich nicht heiratete. Ich möchte ihr so gerne dann sagen, daß ich ja das Glück gefunden habe, daß es da ist, daß ich liebe. Aber ich weiß, sie wird mich nicht verstehen ....“

Gutachten. Wir glauben in den vorstehenden Ausführungen den lückenlosen und einwandfreien Nachweis erbracht zu haben, daß bei Fräulein K. Th. angeborene homosexuelle Veranlagung vorliegt, zum mindesten eine überwiegend homosexuelle Komponente der geschlechtlichen Individualität. Für uns, die wir Gelegenheit hatten, eine große Anzahl von Personen, deren seelische und sexuelle Veranlagung der des Fräulein Th. entspricht, in analogen Verhältnissen eingehend zu beobachten, kann daran jedenfalls kein Zweifel bestehen.

Die Liebe des Fräulein v. Z. wird von Fräulein Th. zum mindesten mit gleicher Stärke erwidert. Da aus den Briefen des Fräulein K. Th. mit Deutlichkeit hervorgeht, daß sie in Fräulein A. v. Z. das lange ersehnte und lange gesuchte Ideal ihrer Liebessehnsucht gefunden hat, von dem sie jahrelang geträumt hatte, unterliegt es keinem Zweifel, daß von einer Verführung durch Fräulein v. Z. gar keine Rede sein kann. Die sexuelle Attraktion beider aufeinander war eben eine so starke, daß sie mit Naturgewalt zueinander hingezogen wurden. Die Art, in der das Liebesverhältnis beider entstand und sich entwickelte, ist in jeder Hinsicht analog den erotischen Beziehungen zweier normal empfindender Personen verschiedenen Geschlechts. Es ist ferner der besonderen sexuellen Individualität der beiden Beteiligten durchaus adäquat, mithin von ihrem Standpunkte aus — zum mindesten also subjektiv — normal.

In diesem Verhältnis ist Fräulein v. Z. der männlichere, Halt gebende, Fräulein Th. der weiblichere, Anschluß und Anlehnung suchende und bedürfende Teil, so daß eine harmonierende Ergänzung beider in psychischer Hinsicht entschieden vorliegt, in der wir die Wurzeln der sexuellen Attraktion finden. Es ist eine oft bestätigte Erfahrung, daß in derartigen Verhältnissen die homosexuelle Veranlagung des weniger virilen Teiles durchaus ebenso endogen und durchaus ebenso ausgesprochen ist, wie die des virileren.

Unser Gutachten geht demnach dahin: Es unterliegt keinem Zweifel, daß bei Fräulein K. Th. angeborene homosexuelle Veranlagung vorliegt, die in einer leidenschaftlichen Liebe zu Fräulein A. v. Z. zum Ausdruck kommt. Von einer Verführung des Fräulein Th. durch Fräulein v. Z. kann demgmäß keine Rede sein.

Das Gegenstück zu Begutachtungen der ebenerwähnten Art dürfte die Feststellung des Nichtvorhandenseins homosexueller Triebrichtung darstellen in Fällen, in denen entweder bei dem Betreffenden selbst oder bei Personen seines Umgangs Zweifel an der normalen Triebrichtung entstanden sind. Natürlich kann sich ein derart negatives gutachtliches Urteil nur auf die dem Sachverständigen zur Verfügung stehenden Unterlagen stützen und involviert daher in besonderem Maße die Beschränkung, daß es unter Voraussetzung derselben und auf Grund ihrer kritischen Würdigung abgegeben ist. Es kann unter Umständen auch eine psychologische Prüfung und kritische Würdigung derjenigen Persönlichkeiten erforderlich werden, von denen der Verdacht der Homosexualität ausgeht.

Recht bezeichnend für diesen Fall ist das folgende von Burchard und mir abgegebene Gutachten. Es handelt sich um einen Marineoffizier, der unbegründeterweise durch einen Untergebenen in den Verdacht der Homosexualität gebracht war und sich dieserhalb vor dem Oberkriegsgericht zu verantworten hatte.

Auf Ersuchen der Verteidigung des Oberleutnants z. S. Herrn L. geben wir auf Grund spezialistischer Erfahrung über sexuelle Anomalien einer- und die Frage krankhaft motivierter Anschuldigungen anderseits ein Gutachten darüber ab, ob und inwieweit die den Verurteilten belastenden Angaben des Zeugen N. aus psychologischen Gründen als krankhafte anzusehen sind. N. gibt an, er sei von dem Oberleutnant L. am 25. III. d. J. zum Schreiben in dessen Wohnung bestellt worden. Dort habe L., während N. am Tische schrieb, seinen Oberschenkel gegen seinen, N.s, rechten Ellenbogen gedrängt und später mit über den Leib gefalteten Händen sich gegen den in derselben Stellung befindlichen N. gedrängt, wobei er einen Druck auf dessen Geschlechtsteile ausübte, die Hände N.s unterfaßte und damit abwechselnd gegen ihre beiden Geschlechtsteile drückte, dabei sein Gesicht an N.s linke Backe legte und schließlich mit Daumen und Zeigefinger von außen an N.'s Geschlechtsteil rieb. Auf Grund dieser Aussage ist Oberleutnant z. S. L. zu 14 Tagen Stubenarrest verurteilt. Es hatte sich in drei anderen Anklagepunkten, in denen N. ebenfalls behauptete, es seien von L. die gleichen oder ähnliche Bewegungen absichtlich ausgeführt worden, die völlige Harmlosigkeit des Beschuldigten herausgestellt.

Ferner gelang es der Verteidigung, N. in einem wichtigen Punkte der Unwahrheit zu überführen. Er behauptete, daß der Angeklagte in der Woche im Februar, während er den Adjutanten vertreten habe, täglich zwischen 6 und 7 Uhr etwa eine Stunde lang bei ihm gewesen sei und die in Frage stehenden Bewegungen mit ihm gemacht habe. Es wurde nun nachgewiesen, daß der Angeklagte in dieser Zeit nur an zwei Nachmittagen überhaupt zum Bureau gekommen ist und zwar an dem einen Tage höchstens zehn Minuten und an dem andern Tage etwa eine Viertelstunde, die aber mit eingehenden Arbeiten völlig ausgefüllt war. N. mußte dann auch schließlich zugeben, in diesem Punkte die Unwahrheit gesagt zu haben. — Es ist nicht möglich, ohne genaue persönliche Kenntnis des N. ein bestimmtes Urteil darüber abzugeben, inwieweit bei ihm eine krankhafte Disposition vorliegt, welche die Basis unrichtiger oder zum mindesten entstellter Darstellungen von seiner Seite bildet. — Es sind uns aber aus unserer langjährigen Praxis eine ganze Reihe von Fällen bekannt, in denen ganz harmlose Handlungen in sexuelle Annäherungen umgedeutet wurden von Personen, bei denen eine Neigung zur Renommiersucht oder zu phantastischer Ausschmückung bzw. Entstellung der Wirklichkeit bestand.

Es ist durchaus nicht erforderlich, daß die Aussicht materiellen Vorteils, wie sie bei Erpressungen auf sexueller Basis bestimmend ist, hierbei mitspricht, obwohl auch dieser Faktor nicht selten bei derartigen Anschuldigungen eine Rolle spielt. Vielfach aber handelt es sich bei den Anzeigenden durchaus nicht um eine böswillige oder absichtliche Fälschung oder Erdichtung des Tatbestandes, sondern um eine unbeabsichtigte Selbsttäuschung, die namentlich dann häufig vorkommt, wenn die Phantasie des Betreffenden voreingenommen, also gewissermaßen unter diesem falschen Gesichtswinkel eingestellt ist. — So kommt es nicht selten vor, daß ganz harmlose Blicke oder zufällige Berührungen von Leuten, die mit der Homosexualität Bescheid wissen, an Orten, wo sie mit der Möglichkeit einer sexuellen

Annäherung besonders rechnen, wie in Bedürfnisanstalten, Zirkusgalerien usw., als solche aufgefaßt werden. Neben den unter ähnlichen Umständen erfolgenden absichtlichen falschen Anschuldigungen führen erfahrungsgemäß gerade auch derartige Selbsttäuschungen recht häufig zu irrtümlichen Strafanzeigen.

Man kann nun hinsichtlich der Anzeige N.s mit Bestimmtheit zum mindesten sagen, daß die Sache ähnlich wie in diesen Fällen liegt. Daß bei N. die Neigung bestand, auch harmlose Handlungen des Oberleutnants L. unter dem Gesichtswinkel gleichgeschlechtlicher Annäherung zu beurteilen, daß bei ihm also von vornherein infolge der Annahme, L. sei homosexuell veranlagt, eine Voreingenommenheit bestand, geht mit Sicherheit daraus hervor, daß er auch in anderen Fällen, die als hinfällig oder durchaus harmlos erwiesen sind, die gleiche Beschuldigung gegen diesen erhoben hat. Ferner geht aus diesen, dem N. nachgewiesenen Fälschungen oder Entstellungen der Wirklichkeit — ganz abgesehen davon, ob sie beabsichtigt oder unbeabsichtigt waren — mit Sicherheit hervor, daß bei ihm eine Neigung zu falscher Darstellung bzw. phantastischer Ausschmückung von Hause aus vorliegt. Erfahrungsgemäß tritt diese Neigung — wissenschaftlich pseudologia phantastica genannt — besonders lebhaft in die Erscheinung, wenn die Phantasie des ihr Unterworfenen auf die Vermutung geschlechtlicher Vorgänge gebracht und somit die Möglichkeit, sie in diesem Sinne weiter zu verarbeiten, ausgesetzt ist.

Nicht selten entwickeln sich dabei so lebhafte und feste Phantasievorstellungen, daß der Anzeigende von ihrer Realität durchaus überzeugt ist.

Unserer sachverständigen Überzeugung nach besteht demnach in Anbetracht der dem Zeugen N. nachgewiesenen Neigung zu unrichtiger und ungenauer Darstellung von Vorkommnissen und insbesondere in Anbetracht seiner ebenfalls nachgewiesenen vorgefaßten Ansicht über eine vermeintliche homosexuelle Veranlagung des Oberleutnant L. der begründete Verdacht, daß auch die Beschuldigungen des N., welche zu einer Verurteilung L.s geführt haben falsch bzw. das Produkt einer krankhaft eingestellten Phantasietätigkeit waren.

In anderen Fällen kann ein besonders inniges Freundschaftsverhältnis Anlaß zu der Vermutung geben, es läge — mindestens auf der einen Seite — Homosexualität vor.

Wir haben mehrfach eine solche, in beleidigender Weise vorgebrachte Äußerung auf Grund sorgsamer Anamnese gutachtlich zu widerlegen Gelegenheit gehabt. Bisweilen wird diese Behauptung aus Gehässigkeit, Gewinnsucht und anderen egoistischen Motiven erhoben; es können aber auch Personen, die Eigenarten aufweisen, welche wir erfahrungsgemäß relativ häufig bei Homosexuellen finden, in den Verdacht gleichgeschlechtlicher Veranlagung kommen. Besonders häufig ist dies bei dem Vorliegen ausgesprochen weiblicher Neigungen, wie z. B. bei dem Transvestitismus, der Fall. Es ist für solche Personen unter den heutigen Verhältnissen von größter Bedeutung, wenn dieser Verdacht gutachtlich entkräftet werden kann. Ich verweise auf das im Kapitel Differentialdiagnose angeführte Transvestiten-Gutachten. Wiederholt hatte ich Veranlassung, namentlich Ehefrauen gegenüber, klarzulegen, daß der

Verkleidungstrieb keinesfalls immer mit homosexuellen Neigungen zusammenfällt.

Diesen Begutachtungen, die mehr oder weniger aus privaten Gründen irgendwelcher Art erfordert wurden, reihen sich solche an, die den Gerichten erstattet werden, sei es, daß es sich um zivilrechtliche oder strafrechtliche Konflikte handelt, in die Homosexuelle infolge ihrer Veranlagung geraten sind. Wie Numa Prätorius in einem Aufsatz „Homosexualität und bürgerliches Gesetzbuch" (Jhb. f. sex. Zwischenstufen Bd. VI.) ausführt, kann die Frage der Homosexualität einmal da eine Erörterung nötig machen, wo der Einfluß geistiger Störungen in Betracht kommt: bei der Verantwortlichkeit für unerlaubte schädigende Handlungen, bei der Geschäftsfähigkeit und der Frage einer eventuellen Entmündigung. Abweichend von älteren Auffassungen, welche die Homosexualität an sich als eine krankhafte Erscheinung auffassen, dürfte hier im konkreten Falle die Frage zu erwägen sein, ob sie mit krankhafter Störung der Geistestätigkeit verbunden ist. Ferner kann die Homosexualität von Bedeutung werden bei den Voraussetzungen der Gültigkeit der Ehe und der Ehescheidung sowie bei gewissen über die Enterbung und die Alimentationspflicht geltenden Grundsätzen.

Es wäre unmöglich, die Fülle von Einzelfällen, die sich hier ergeben können, auch nur in kurzen Umrissen einigermaßen umfassend zu skizzieren. Ich beschränke mich darauf, die beiden häufigsten Schwierigkeiten, die auf zivilrechtlichem Gebiete aus der homosexuellen Veranlagung erwachsen und gutachtlicher Klärung bedürfen können, zu erwähnen. Die eine dieser Fragen bezieht sich auf die Geschäfts- und Verfügungsfähigkeit der Homosexuellen, die andere auf die infolge der Homosexualität des einen der beiden Ehegatten erforderlich werdende Ehetrennung.

Die Geschäftsfähigkeit der Homosexuellen kann durch die von der Norm abweichende Veranlagung als solche natürlich in keiner Weise in Frage gestellt werden. — Nur dann, wenn anderweitige psychopathische Züge sich mit ihr verbinden, bezw. sich auf ihrem Boden entwickeln, können Bedenken nach dieser Richtung hin entstehen. Auch dann kann eine Beschränkung der Geschäftsfähigkeit geboten erscheinen, wenn der eine homosexuelle Partner in einem Liebesverhältnis infolge mangelnder psychischer Widerstandsfähigkeit in eine derartige Abhängigkeit von dem anderen (die durch eine jugendliche oder sonst nicht genügend gefestigte, bezw. psychopathische Konstitution bedingt sein kann) geraten ist, daß er Gefahr läuft, zu seinem oder dritten

Personen Schaden mißbraucht zu werden. Wir bezeichnen diesen — nicht nur im gleichgeschlechtlichen Liebesleben häufig vorkommenden — Zustand als „sexuelle Hörigkeit". Auch diesen Fall könnte ich durch verschiedene diesbezügliche Gutachten illustrieren. Besonders auffallend ist der bisweilen ganz ungewöhnlichen Einfluß, den virile Urninden auf jüngere gewinnen, und den man sich nur aus dem sicheren und imponierenden Auftreten der männlicher gearteten erklären kann, dem sich die feminine Partnerin, selbst wenn sie die homosexuellen Empfindungen durchaus nicht erwidert, nicht entziehen kann. In solchen Fällen ist es oft Aufgabe gutachtlicher Tätigkeit, die Geschäftsunfähigkeit der einen Freundin nachzuweisen, sobald sie durch ihre krankhafte Abhängigkeit von der anderen wirtschaftlich gefährdet erscheint. Als Gegenstück dazu möchte ich ein Gutachten mitteilen, in dem in einem zivilrechtlichen Streitfalle von Burchard und mir der Nachweis völliger Zurechnungsfähigkeit trotz Homosexualität und entsprechender Begleiterscheinungen geführt wird.

Fräulein Edith W., 22 Jahre alt, ist von uns während mehrerer Wochen eingehend beobachtet, wiederholt untersucht und exploriert worden. Auf Grund unserer Ermittelungen geben wir das nachstehende Gutachten über ihren Geisteszustand, insbesondere die Frage ihrer Zurechnungs- und Geschäftsfähigkeit, ab.

Unterlagen des Gutachtens: Die Eltern des Fräulein W. sind Cousin und Cousine und beide hochgradig nervös. Der Vater, dessen nervöser und psychischer Zustand sich in den letzten Jahren zunehmend verschlechtert haben soll, hat ein Jahr Gefängnis wegen Vornahme unzüchtiger Handlungen an Minderjährigen verbüßt. — Als Kind hat sich Fräulein W. einmal bei einem Kopfsprung eine Schädelverletzung zugezogen; im übrigen verlief ihre Kindheit und Jugend ohne wesentliche Krankheiten und Störungen. Besonders bemerkenswert ist es, daß Fräulein W. von jeher männliche Züge in ihrem Verhalten und in ihren Neigungen zeigte. Ihr knabenhaftes Wesen ließ sie ausschließlich an Jungenspielen Gefallen finden. Äußere Verhältnisse begünstigten diese in ihrer Anlage begründete Entwickelungsrichtung. Sie trieb als Landkind frühzeitig Sport, ritt, segelte und jagte mit Lust und Unerschrockenheit. Dabei zeigte sie auch auf geistigem Gebiete Fähigkeiten, die man sonst vorwiegend beim männlichen Geschlecht findet: eine ausgesprochene Begabung für logisches Denken und Mathematik.

Fräulein W. kam in jungen Jahren in die Lage, ihren Vater bei der Bewirtschaftung seines Gutes zu entlasten, und konnte dabei die geschilderten Eigenschaften, vor allem aber auch die Konsequenz und Energie ihres Willens verwerten und weiter entwickeln. — Entsprechend ihrer überwiegend männlich gearteten psychischen Individualität zeigte auch Fräulein W.s geschlechtliches Empfinden von seinem Erwachen an unverhändert eine männliche Färbung; sie empfand nie eine erotische Zuneigung zu Personen des anderen Geschlechts, sondern fühlte sich nur zu weiblichen Personen hingezogen. — Fräulein W. zeigt auch in ihrem Körperbau Anklänge an das männliche Geschlecht, trotzdem eine Reihe wesentlicher Merkmale, die gutentwickelten Brüste, das lange, weiche Haupthaar, die zarte Haut, von weiblichem Typus sind.

Als virile Stigmata sind die Breite des Schultergürtels, welche die des Beckens übertrifft, die ziemlich großen Hände und Füße und die starke Behaarung der unteren Extremitäten anzusehen. Recht männlich erscheinen vor allem die Bewegungen und Ausdrucksformen: Mimik, Gesten, Gang und Handschrift. — Der Organbefund ergibt keine krankhaften Erscheinungen; ebensowenig bestehen Degenerationszeichen oder nervöse Symptome, abgesehen von einer etwas gesteigerten Gefäßerregbarkeit und Neigung zum Erröten und Erblassen.

Unsere Beobachtungen des psychischen Zustandes ergaben auf dem Gebiete des Affektlebens eine gleichmäßige, der Situation angemessene Stimmungslage, die in dem natürlichen und ruhigen Wesen deutlich zum Ausdruck kam. In intellektueller Beziehung zeigt Fräulein W. vielseitige und ausgebreitete Kenntnisse und Interessen, Klarheit und Übersicht der Anschauungen, sowie eine bestimmte und gereifte Urteilsfähigkeit. — Die Willenstätigkeit ist durch frische Initiative, Energie und Konsequenz charakterisiert.

G u t a c h t e n: Aus den mitgeteilten Unterlagen ergibt sich auch nicht der mindeste Anhalt für das Vorliegen irgendwelcher psychischer Defekte bei Fräulein W. — Darüber, daß homosexuelle Veranlagung an sich nicht als eine krankhafte Erscheinung, sondern als eine der zahlreichen Übergangsformen auf der Basis geschlechtlicher Variationsmöglichkeit anzusehen ist, dürften Zweifel bei den Sachverständigen nicht mehr bestehen. Die in vieler Beziehung männlich geartete Persönlichkeit des Fräulein W. stellt eine zwar nicht regelmäßige, aber doch häufige Begleiterscheinung der konträren Sexualempfindung dar, welche in Verbindung mit dieser im vorliegenden Falle das Gesamtbild einer durchaus harmonischen und für ihr Alter ungewöhnlich gereiften Individualität bedingt. — Es bestehen mithin unseren Beobachtungen und unserer Überzeugung nach keinerlei Zweifel an der psychischen Vollwertigkeit des Fräulein W. weder auf dem Gebiete des Affektlebens noch hinsichtlich der Qualitäten von Intelligenz und Willenstätigkeit. F r ä u l e i n W. i s t d e m n a c h, u n s e r e r g e m e i n s a m e n, ü b e r e i n s t i m m e n d e n Ü b e r z e u g u n g n a c h, p s y c h i s c h d u r c h a u s i n t a k t, z u r e c h n u n g s - u n d g e s c h ä f t s f ä h i g.

Da die Homosexualität sowohl als Grund zur Ehescheidung (§ 1565 BGB.) in Betracht kommen kann, wenn sie zu einer Betätigung führt, die als unsittliches Verhalten bezeichnet werden muß, als auch zu einer Ungültigkeitserklärung der Ehe (aus § 1333 BGB.), wenn der andere Ehegatte bei ihrer Eingehung sich in Unkenntnis über diese Eigenschaft des Partners befunden hat, die ihn bei vernunftgemäßer Würdigung des Wesens der Ehe davon abgehalten haben würde, sie zu schließen, so wird es nicht selten Sache des Gutachters sein müssen, durch eine genaue Darlegung der individuellen Eigenart mit Bezug auf den jeweiligen Tatbestand dem Gericht von Fall zu Fall die Unterlagen für eine entsprechende Beurteilung der Sachlage zu schaffen. Gelegentlich dieser Gutachten dürfte auch die Frage zu erörtern sein, ob der Sachverständige ohne persönliche Kenntnis der in Frage stehenden Person ein Urteil über ihre sexuelle Veranlagung abgeben darf. — Er ist dazu sicher berechtigt, wenn die ihm vorliegenden Unterlagen ein p o s i t i v e s Urteil über die Triebrichtung gestatten. Wenn sich beispielsweise in vorhandenen Briefen das homosexuelle Liebesempfinden des Schreibers mit vollster Eindeutigkeit ausspricht, dann darf der Gutachter mit Bestimmtheit sich dahin äußern, daß Homosexualität jedenfalls vorliegt. — Er schließt mit dieser Behauptung natürlich nicht aus, daß daneben auch eine heterosexuelle Komponente bestehen, die in Frage stehende Persönlichkeit also bisexuell sein könnte. Ein Urteil über das Nichtbestehen einer Triebrichtung abzugeben, wird dem Sachverständigen schlechterdings unmöglich sein, weil es dafür objektive Merkmale nicht gibt. Höchstens darf er, wie ich gelegentlich der gutachtlichen Beurteilung nicht vorhandener Homosexualität ausführte, den Nachweis erbringen, daß die vorhandenen Unterlagen eine solche Annahme nicht rechtfertigten. Ein Gutachten über das positive Vorliegen homosexueller Veranlagung ist das nachstehende, das von Burchard und mir über die durch eine Reihe übereinstimmender und eindeutiger Unterlagen erwiesene Homosexualität des Ehemannes in einem Ehescheidungsprozeß erstattet wurde:

In der Eheanfechtungssache K. gegen R. geben wir auf Ersuchen des Vertreters der Klägerin das nachstehende vorläufige Gutachten über die geschlechtliche Veranlagung des beklagten Ehemanns R. ab. Unser Gutachten stützt sich auf die Angaben der Handakten der Rechtsanwälte N. N., insbesondere einen bei denselben befindlichen Brief des Beklagten an seinen Freund, einen gewissen P., und auf unsere jahrelange spezialistische Erfahrung in sexualwissenschaftlichen Fragen, speziell auf dem Gebiete der Homosexualität, auf dem wir tausende von Fällen gemeinsam zu studieren und beobachten Gelegenheit hatten.

Diese umfassende und eingehende praktische Kenntnis des in Frage stehenden Gegenstandes ermöglicht es uns, aus dem vorliegenden Material ein bestimmtes und eindeutiges Urteil über die Veranlagung des R. abzugeben.

Aus dem Briefe des R. an P. spricht ein starkes Gefühl seelischer Zuneigung, an dessen sexueller und zwar homosexueller Natur Zweifel nicht bestehen können. Selbst durch den überschwänglichsten Ausdruck schwärmerischer Freundschaft wäre es nicht zu erklären, wenn R. von dem Eindruck spricht, den flüchtige körperliche Berührungen, ein Händedruck oder der bloße Anblick des Geliebten auf ihn macht, wenn er die Qualen schildert, welche ihm die Trennung von K. verursacht, und die Liebe zu ihm als „sein Verhängnis" bezeichnet. Charakteristisch für die homosexuelle Veranlagung R.'s ist nicht nur der Umstand, daß seine sexuelle Neigung auf einen Mann gerichtet ist, sondern auch die ausgesprochen rezeptive, weibliche seines Liebesempfindens, der R. selbst prägnanten Ausdruck gibt, indem er schreibt, „er fühle wie ein Weib, seit er P. gesehen habe". Auch die negative Seite der Sexualität R.'s, die sich in seinem fehlenden Empfinden für das weibliche Geschlecht, das in seinem Briefe ebenfalls deutlich zum Ausdruck kommt, ausspricht, reiht sich ergänzend als ein charakteristischer Zug dem Bilde seiner Homosexualität ein. Es ist diesen unzweifelhaften seelischen Zeichen der vorliegenden gleichgeschlechtlichen Veranlagung gegenüber irrelevant, daß R. sich mit P. auch sexuell betätigt hat, was deutlich daraus hervorgeht, daß er schreibt: „Sage mir, daß Du unseren geschlechtlichen Verkehr nicht weiter willst".

Wie auch der Gerichtsarzt Dr. O. in seiner gutachtlichen Äußerung betont, ist es für das Vorliegen homosexueller Veranlagung gänzlich belanglos, ob und in welcher Form eventuell eine gleichgeschlechtliche Betätigung stattgefunden hat.

In Anbetracht dessen, daß die Homosexualität einen bestimmenden Wesenszug in der gesamten Persönlichkeit R.'s darstellt, mit seinem gesamten Fühlen und Empfinden unzertrennlich verknüpft ist, können wir es als gänzlich ausgeschlossen bezeichnen, daß sie eine erst nachträglich und gelegentlich entstandene Erscheinung sein könnte, sondern müssen sie mit aller Bestimmtheit als ein in der Anlage der gesamten psychischen Individualität begründetes Merkmal seiner sexuellen Persönlichkeit ansehen. Ein Entstehen einer derart ausgesprochenen und fixierten Triebrichtung bei einem reifen, erwachsenen Manne durch irgend welche Einflüsse ist ärztlicher Erfahrung nach ausgeschlossen. Somit bestand die homosexuelle Veranlagung R.'s unserer sachverständigen Überzeugung nach zweifellos schon vor und zur Zeit seiner Verheiratung.

Auch hier liegt eine bemerkenswerte Inkonsequenz des Gesetzgebers vor, indem sich zwar eine Frau von einem sich gleichgeschlechtlich betätigenden Manne scheiden lassen kann, nicht aber ein Mann von einem ebenso handelnden Weibe. Unter den von mir auf dem Gebiete der Ehe begutachteten Fällen ist mir besonders einer in Erinnerung geblieben, in dem auf mein Gutachten noch nach dem Tode des urnischen Gatten dessen Ehe für ungültig erklärt wurde. Es war ein Restaurateur in Charlottenburg, der bereits dreimal seine Verlobung kurz vor der Hochzeit zurückgehen ließ. Auf seiner Mutter Wunsch hatte er sich nun das vierte Mal mit einer tüchtigen „Kalten Mamsell" verlobt. Eine Woche vor der Hochzeit stellten sich nun wieder die furchtbarsten Angstzustände ein, die ich jemals gesehen habe. Der Mann fand Tag und Nacht keine Ruhe und lief wie ein Verzweifelter umher. Umsonst bemühte ich mich, der Braut auseinanderzusetzen, daß ihre Ehe zu nichts Gutem führen könne, sie solle dem offenbar schwer gemütskranken Menschen sein Wort zurückgeben. Sie weigerte sich energisch. Am Tage nach der Hochzeit erzählte mir die Mutter, daß ihr Sohn in der Kirche, als der Geistliche ihm das Jawort abverlangte, stumm geblieben wäre, während die Braut das ihrige mehr als „laut und vernehmlich" hätte hören lassen. Der Prediger hätte den Ringwechsel gleichwohl vorgenommen, doch hätte der Sohn den seinen auf dem Heimweg fortgeworfen. Vier Wochen später rief man mich wieder. Der Ehemann, der die Ehe nicht ein einziges Mal konsumiert hatte, hing entseelt im Weinkeller. Als nun die junge Witwe ihr Erbteil antreten wollte, erhob die Mutter Einspruch. Ich gab mein Urteil dahin ab, daß der Verstorbene im Sinne des § 1325 des BGB. zur Zeit der Eheschließung geschäftsunfähig war; darauf wurden der Frau die Rechte einer Ehegattin aberkannt.

Häufiger wird die Tätigkeit des Gutachters in Ehesachen eine vermittelnde werden, indem es ihm gelingt, den anderen Ehegatten über den unverschuldeten Charakter der Veranlagung aufzuklären: nicht selten wird er dadurch namentlich da, wo eine geistige Harmonie der beiden Eheleute besteht, eine Aussöhnung herbeiführen. Es ist merkwürdig, mit welcher Nachsicht oft Frauen alle Entsagungen und Qualen, welche die Veranlagung des Gatten für sie mit sich bringt, ertragen, wie sie ihm häufig in allen Schwierigkeiten seines Lebens in selbstloser Opferwilligkeit zur festesten Stütze werden.

Das wichtigste ärztlicher Begutachtung liegt für die Homosexuellen nun aber auf strafrechtlichem Gebiet. Auch hier kann der Sachverständige in den verschiedensten Fällen und Fragen klärend eingreifen. Daher sollte, wenn es sich um einen homosexuellen Angeklagten handelt, niemals auf die Zuziehung eines ärztlichen Sachverständigen verzichtet werden. Zunächst ergibt sich, falls das Gericht den Tatbestand des § 175 als vorliegend ansieht, die Frage, ob der homosexuelle Täter für das Delikt verantwortlich zu machen ist oder nicht. Soweit es sich um eine nicht durch anderweitige sexuelle Anomalien komplizierte Homosexualität handelt, bedingt diese meiner — in diesem Falle wohl mit der überwiegenden Mehrzahl der Sachverständigen übereinstimmenden — Überzeugung nach an sich die Voraussetzungen des § 51 StrGB. nicht. Wohl aber dürfte sie in Anbetracht der Stärke adäquater Sexualimpulse die psychischen Hemmungen in hohem Grade herabsetzen, mithin als mildernder Umstand auf alle Fälle in Betracht kommen. In der großen Anzahl von Fällen aber, in denen die Homosexualität mit psychopathischen Momenten verknüpft ist — mögen sie primär auf einer geschwächten oder krankhaften psychischen Konstitution oder sekundär auf nervösen Krankheitszuständen, die als Folge der Veranlagung anzusehen sind, beruhen —, steigern sich die Zweifel an der Verantwortlichkeit des Täters erheblich, bis zur unzweifelhaften Gewißheit fehlender Verantwortlichkeit und Zurechnungsfähigkeit. Als Beispiel gebe ich nachstehend ein Gutachten wieder, das in Bezug auf die Schlußfolgerungen insofern charakteristisch ist, als in der großen Mehrzahl der Fälle gerade diese begründeten Zweifel an der freien Willensbestimmung als exkulpierend in Betracht kommen.

Seitens der Verteidigung des Kaufmanns Herrn G. M. in München sind wir aufgefordert, ein Gutachten darüber abzugeben, ob bei Herrn M. zur Zeit der Begehung ihm zur Last gelegter geschlechtlicher Delikte eine krankhafte Störung der Geistestätigkeit vorlag, die seine freie

Willensbestimmung im Sinne des § 51 Str.-G.-B. ausschloß. Nachdem wir Herrn M. während längerer Zeit beobachtet, eingehend exploriert und wiederholt untersucht haben, geben wir das gewünschte Gutachten im folgenden ab.

Vorgeschichte: Herr M. ist das Kind gesunder Eltern. Der Vater starb im Alter von 81 Jahren an Altersschwäche, die hochbetagte Mutter lebt noch und ist gesund und rüstig. Belastungserscheinungen, insbesondere in nervöser Hinsicht, liegen in der näheren Verwandtschaft nicht vor, abgesehen davon, daß zwei ältere Brüder ebenso wie er selbst an Leistenbrüchen leiden. Als Kind war M. zart, schüchtern und schreckhaft, litt viel an Kopfschmerzen, an ängstlichen Träumen und nächtlichem Aufschrecken. Sein Aussehen und Wesen hatten etwas ausgesprochen Mädchenhaftes, so daß er oft dieserhalb geneckt wurde. Da er schon während der Schuljahre in seiner freien Zeit zur Arbeit (Handschuhnähen) angehalten wurde, fand er zum Spielen wenig Zeit, was er aber nicht vermißte, da er an den wilden Knabenspielen seiner Mitschüler keine Freude hatte und lieber für sich allein blieb. Die Geschlechtsreife trat spät, im 17. Lebensjahre, ein, gleichzeitig machte sich ein leichtes Anschwellen der Brüste bemerkbar; auch nach dem Stimmwechsel blieb Fistelstimme und Fähigkeit zum Sopransingen bestehen. Von Jugend auf an Arbeit gewöhnt, hat sich M. sein Brot in den verschiedensten Stellungen im In- und Auslande als Handschuharbeiter, Portier und Geschäftsführer verdient und hatte zuletzt ein eigenes kleines Zigarrengeschäft in München.

Sein Geschlechtstrieb ließ von seinem Erwachen an die normale Tendenz zum weiblichen Geschlecht, das ihn völlig kalt ließ, vermissen, richtete sich dagegen von vornherein und unverändert auf jugendliche, geschlechtsreife Personen des eigenen Geschlechts. Nur, indem er sich solche lebhaft vorstellte, gelang ihm einige wenige Male der Verkehr mit Weibern, hinterließ aber keinerlei Genuß oder Befriedigung. Dagegen beschäftigten gleichgeschlechtliche Vorstellungen seine Phantasie im Wachen bei jahrelang ziemlich häufig betriebener Onanie und bildeten auch ausschließlich den Inhalt seiner Pollutionsträume. Am meisten sexuelle Befriedigung gewährte ihm die gegenseitige Onanie mit jungen Männern. Seine Neigungen, Gewohnheiten und Interessen blieben vorwiegend die des weiblichen Geschlechts. Seine Lieblingsbeschäftigungen sind Kochen und Nähen; er interessiert sich für Damentoiletten, Modefragen und Blumen. Abgesehen von Kopfschmerzen und Kopfdruck, an denen er von Kindheit an leidet, haben sich im Laufe der Zeit auch anderweit nervöse Störungen bei ihm eingestellt: Neigung zu depressiver Verstimmung, zu reizbarem, launenhaftem Wesen, zu Unruhe, gelegentlichem Angstgefühl und Schlaflosigkeit.

Befund: M. ist ein untersetzter, korpulenter Mann mit reichlichem Fettgewebe, von zarter Hautfarbe und weichen, abgerundeten Körperformen. Namentlich die Schultern, die oberen und unteren Extremitäten zeigen eine ausgesprochene Annäherung an den weiblichen Typus. Auch die Brüste sind stärker entwickelt, als es beim männlichen Geschlecht gewöhnlich ist. Becken- und Schultergürtel sind von annähernd gleicher Breite. Die Körperbehaarung ist spärlich und zeigt ebenfalls teilweise feminines Gepräge, so besonders in der Unterbauch- und Schamgegend. Hände und Füße sind klein und zierlich gebaut. Der kleine Mund und die feminine Mimik, die wir als das Produkt dauernder natürlicher Gewohnheit auffassen müssen, bringen trotz des Schnurrbarts und der kräftigen Kieferbildung einen weiblichen Gesichtsausdruck. Die Körperbewegungen, Gesten und Gang sind ebenfalls recht feminin. Abgesehen von doppelseitig bestehendem Leistenbruch und gesteigerter Reflex- und Gefäß-Erregbarkeit bietet der körperliche Befund keine krankhaften Erscheinungen. Psychisch machte Herr M. während der Beobachtungszeit teils einen deprimierten und verzagten, teils einen apathischen, direkt stumpfen Eindruck. Sich selbst überlassen, saß er meistens mit leerem Ausdruck vor sich hinstarrend da und bekundete niemals eine Neigung, seinerseits eine Unterhaltung zu beginnen, ein Buch vorzunehmen oder sich sonst irgendwie zu beschäftigen.

Trotz dieser Apathie war eine stark depressive Verstimmung aber unverkennbar und äußerte sich häufig, indem er aus unerheblichem Anlaß ein aufsteigendes Schluchzen nur mühsam unterdrücken konnte, auf Aufmunterungen mit einem müden, schmerzlichen Lächeln reagierte, kurz eine so konsequente und schwere Depression bekundete, daß dieselbe auch trotz der durch seine Verurteilung für ihn bedingten ernsten Situation als psychisch abnorm bezeichnet werden muß. Seine geistige Regsamkeit ist äußerst gering. Durch plötzliche Anreden oder Fragen wird er sichtlich erschreckt, braucht Zeit sich zu sammeln und ist in seinen Antworten umständlich und wenig präzis. Seine geistigen Interessen und Fähigkeiten scheinen gering und wenig ausgebildet zu sein. Bezeichnend ist es, daß er Schiller als seinen Lieblingsdichter nennt, aber kein einziges größeres Werk von ihm auch nur oberflächlich dem Inhalte nach kennt, sondern lediglich anzugeben weiß, daß ihn ein Satz aus einem „Geschichtsbuche" von Schiller besonders interessiert habe, auf den er aber auch „momentan nicht kommen" könne. In gleicher Weise ist seine Assoziationsfähigkeit, sein Urteils- und Kombinationsvermögen ungewöhnlich spärlich entwickelt und deutlich gehemmt. Auch seine Willenstätigkeit bekundet ausgesprochenen Mangel an Initiative und zielbewußter Energie.

G u t a c h t e n: Herrn M. ist zur Last gelegt, mit zwei jungen Männern widernatürliche Unzucht im Sinne des § 175 getrieben zu haben. Bei der psychiatrischen Beurteilung derartiger Handlungen ist einmal die individuelle sexuelle V e r a n l a g u n g des Täters, ferner die Frage seiner allgemeinen psychischen Disposition und des dadurch bedingten Maßes von W i d e r s t a n d s f ä h i g k e i t und endlich der Umstand zu berücksichtigen, inwieweit d i e b e s o n d e r e S a c h l a g e der vorliegenden Fälle auf diese Widerstandsfähigkeit schwächend einwirken konnte. Über die angeborene und ausschließliche homosexuelle Veranlagung des M. können nach den von uns festgestellten Anhaltspunkten unserer Überzeugung nach Zweifel nicht obwalten. Seine eigenen, innerlich durchaus wahrscheinlichen und dem wissenschaftlichen Bilde der homosexuellen Veranlagung in jeder Beziehung entsprechenden Angaben über seine sexuellen Neigungen — sowohl in positiv homosexuellem wie negativ heterosexuellem Sinne — finden eine erhebliche Stütze in der objektiv einwandfrei festzustellenden Femininität seiner Persönlichkeit auf psychischem wie physischem Gebiete. Sind derartige Anklänge an spezifische Merkmale des anderen Geschlechts auch nicht eine notwendige und stets vorhandene Begleiterscheinung der homosexuellen Veranlagung, so begegnen wir ihnen bei derselben doch in einem relativ so erheblichen Prozentsatz, daß sie i n V e r b i n d u n g m i t d e n s o n s t i g e n A n g a b e n über die Richtung des Geschlechtstriebes ein eindeutiges und in sich geschlossenes Urteil über die bestehende Homosexualität ermöglichen, wie es im vorliegenden Falle in vollstem Maße zutrifft.

Abgesehen von seiner gleichgeschlechtlichen Veranlagung kennzeichnet sich M. aber auch als r e c h t s c h w e r e r N e u r o p a t h. Da eine erhebliche erbliche Belastung nicht vorzuliegen scheint, dürfte diese psychische Labilität in einer Disharmonie der femininen und virilen Elemente seiner Persönlichkeit begründet und durch die infolge seiner homosexuellen Veranlagung erschwerten Lebensumstände gesteigert sein. Jedenfalls dokumentiert sie sich gegenwärtig deutlich sowohl in der depressiven Verstimmung des Affektslebens wie in der Beeinträchtigung der Intelligenz und der Abschwächung normaler

Willenstätigkeit. Es ist klar, daß in einer so ausgesprochen neuropathischen Konstitution ein die normale psychische Widerstandsfähigkeit stark herabsetzendes Moment liegt, und daß diese Herabsetzung der Widerstandsfähigkeit in Anbetracht der homosexuellen Veranlagung M.s gegenüber gleichgeschlechtlichen Anreizen eine ganz besonders erhebliche ist. Genügten die ihm zu Gebote stehenden seelischen Hemmungen vielleicht auch, ihn davon zurückzuhalten, aggressiv eine homosexuelle Betätigung zu suchen, so dürften sie kaum ausreichen, wenn ihm von einer ihn sexuell anreizenden Person Avancen gemacht werden, und somit eine starke Versuchung zur Befriedigung des seiner Veranlagung adäquaten Geschlechtstriebes an ihn herantritt. Dieses scheint in den M. zur Last gelegten Fällen, in denen es sich um Partner handelt, die aus ihrem gleichgeschlechtlichen Verkehr materielle Vorteile zogen, zweifellos der Fall gewesen zu sein.

Es bestehen mithin bei Herrn M. in Anbetracht seiner ausgesprochen homosexuellen Veranlagung, seiner psychischen Labilität und der ihm gebotenen Gelegenheit zum mindesten sehr begründete und erhebliche Zweifel daran, ob in diesen Situationen bei ihm nicht eine krankhafte Störung der Geistestätigkeit vorlag, die seine freie Willensbestimmung im Sinne des § 51 Str. G. B. ausschloß. Wenn aber derartige Zweifel über die Verantwortlichkeit des Täters auf dem subjektiven Willensgebiete vorhanden sind, so genügen solche nach der Entscheidung des Reichsgerichts im 21. Bande zur Freisprechung auf Grund des § 51.

Bevor ich dazu übergebe, solche Fälle homosexueller Veranlagung zu besprechen, welche durch anderweitige sexuelle Anomalien kompliziert sind, möchte ich kurz die Frage homosexueller Betätigung berühren, die zur Feststellung oder Ausschließung gewisser im Sinne des § 175 StrGB. beischlafähnlicher Handlungen ärztliche Begutachtung erforderlich machen kann.

Tardieu und andere haben, wie wir oben mitteilten, in dieser Hinsicht auf die körperliche Beschaffenheit der in Frage kommenden Teile großen Wert gelegt, wir können aber auf Grund eines nach Tausenden zählenden Materials heute mit Bestimmtheit sagen, daß sich aus der Beschaffenheit des Penis auch nicht der mindeste Schluß auf die Homosexualität eines Menschen ziehen läßt. Noch im Prozeß Breuer in Trier wollten zwei Gutachter an dem Penis des Ermordeten solche Anzeichen wahrgenommen haben. Eher kann man schon gelegentlich bei Gewohnheitspygisten gewisse Anzeichen am Anus finden, doch spricht ihr Vorkommen weder mit Sicherheit für, noch namentlich ihr Mangel gegen analen Verkehr. Eher läßt sich in manchen Fällen schon die große Unwahrscheinlichkeit, wenn nicht Unmöglichkeit der behaupteten Analimmission aus einer sehr engen Beschaffenheit des Schließmuskels bei dem passiven Teil schließen, bisweilen in Verbindung mit der Gliedgröße des aktiven Partners.

Auch diese Eventualitäten möchte ich durch einige darauf bezügliche Stellen aus einem Gutachten belegen:

Körperlich ist T. grazil, aber kräftig gebaut, von etwas abgerundeten, welligen Körperbauformen, weicher Muskulatur, breitem Becken, zarter Hautfarbe und spärlicher Körperbehaarung, kurz leicht femininer Körperbildung. Die Genitalien sind dagegen kräftig entwickelt, namentlich ist das Glied von einer den Durchschnitt überschreitenden Größe; in erigiertem Zustande soll es nach T.s Angaben 23 cm lang sein und 14 cm Umfang haben. Bei M. ist der After, auf dessen Beschaffenheit es im vorliegenden Falle ankommt, eng, für einen Finger mit Schwierigkeit und unter offenbar starken Schmerzen, für zwei Finger nicht passierbar. Bei leichter Berührung des Afters erfolgt eine starke reflektorische Zusammenziehung der kräftig funktionierenden, in keiner Weise erschlafften Schließmuskeln. Die Analfalten sind nicht geglättet.

Schon aus dieser Beschaffenheit des Afters bei M. kann man mit Wahrscheinlichkeit schließen, daß, wie er selbst ja jetzt versichert, niemals ein männliches Glied in denselben eingeführt worden ist oder überhaupt eingeführt werden kann. Mit Bestimmtheit kann man jedenfalls sagen, daß es ausgeschlossen ist, daß T. sein Glied bei dessen Größe und Umfang in M.s After hat einführen können. Somit stellt sich der Tatbestand, dessen Annahme der Anklage und Verurteilung der beiden zugrunde lag, schon aus physiologischen Gründen als eine Unmöglichkeit dar. Es ist daneben nur von untergeordneter Bedeutung, daß bei T., was auch von einem Freunde, der wiederholt mit ihm geschlechtlich verkehrt hat, bestätigt wird, offenbar keinerlei Neigung zu einer derartigen geschlechtlichen Betätigung besteht.

Abgesehen von der Unbestimmtheit und relativen Bedeutungslosigkeit des objektiven Befundes, ist es auch nicht selten Aufgabe des Gutachters, auf die Ungenauigkeit und Unzuverlässigkeit subjektiver Angaben des einen der beiden Partner hinzuweisen. Namentlich verdienen Leute, die mit vielen Homosexuellen verkehren, sehr geringe Glaubwürdigkeit. Es kommt vor, daß namentlich Prostituierte gar nicht mehr fähig sind, sich an die wirklich vorgekommenen Akte zu erinnern und völlig verwechseln, mit wem sie verkehrt, wann sie straflos und wann strafbar verkehrt haben, und trotzdem sagen sie später mit Bestimmtheit aus, wie sie mit dem ihnen gegenübergestellten Homosexuellen verkehrt haben. Es kann dies in gutem Glauben geschehen, wer aber gewerbsmäßig täglich, oft täglich mehrere Male mit Herren sexuell verkehrt, mit mehreren spricht, mit anderen Bier trinkt usw., weiß bald nicht mehr genau, mit wem er gerade einen strafbaren Akt oder überhaupt einen Akt vornahm, da ihm ja die Person nichts, das Geld alles ist. Es ist auch zu berücksichtigen, daß Täuschungen hier deshalb leicht möglich sind, weil die genaue Lokalisation und Differenzierung gerade in der Genital- und Analgegend nach ärztlicher Erfahrung besonders schwierig und ungenau sind, und beispielsweise eine Verwechselung von Finger und

Penis am After, die unter Umständen für die Beurteilung der Tat ausschlaggebend ist, sehr leicht vorkommen kann.

In einem Ehescheidungsprozeß behauptete eine Frau, daß ihr Mann sie pediziert hätte, während dieser analen Verkehr mit Bestimmtheit verneinte und erklärte, die Frau lediglich a tergo in vaginam gebraucht zu haben. Das Kammergericht legte mir auf, aus dem beiderseitigen Genitalbefund zu ermitteln, ob die Aussage des Ehemannes oder der Ehefrau glaubhafter sei. Nicht selten wird namentlich von Erpressern behauptet, sie seien von dem Homosexuellen per anum vergewaltigt worden. Schon Casper[2]) hat ein Gutachten veröffentlicht, in dem er die physische Unmöglichkeit solcher Handlung nachwies. Auch die ebenso häufigen Angaben eines Zeugen oder Mitangeklagten, die Straftat sei an ihm vorgenommen, während er schlief, kann ein mit dieser Frage vertrauter Sachverständiger meist leicht widerlegen.

Zuverlässiger als der durchaus nicht konstante, meist unzuverlässige somatische Befund ist der mikroskopische Nachweis von Formelementen des Samens (Spermatozoen), bezw. eine für Samenflüssigkeit charakteristische chemische Reaktion für die Feststellung ev. stattgehabter homosexueller Betätigung.

Als Untersuchungsobjekte kommen die Kleider, Unterwäsche, unter Umständen aber auch die Körper der Beteiligten in Betracht. So kann es von Bedeutung für den sicheren Nachweis einer bestimmten Art des sexuellen Verkehrs sein, wenn in einer Körperhöhle — meistens Mund oder After — Samen gefunden wird. Wenn beispielsweise der Verdacht eines Lustmordes besteht, kann dieser Nachweis forensisch überaus wichtig sein. Es kommen dabei im wesentlichen folgende Untersuchungen in Betracht: Die Spermatozoen sind mikroskopisch wie folgt charakterisiert: Sie bestehen aus einem eigentümlich gefügten, etwas platten und nach vorn stark zugespitzten Kopfe, den man nach seiner Gestalt vergleichen kann mit einer plattgedrückten Birne. An diesen Kopf, der durch seinen eigentümlichen hellen metallischen Glanz auffällt, setzt sich ein Flimmerfaden (eine Geißel) an. Dieser Faden stellt den Schwanz des Spermatozoen dar, und mit Hilfe dieses Geißels können die Spermatozoen eine Eigenbewegung entfalten. Sie besteht in schwingenden und schlängelnden Bewegungen, die man am besten mit den Bewegungen junger Fische durch Hin- und Herbewegung ihrer Schwanzflosse vergleicht. In ganz frisch entleertem Samen sieht man die schlängelnde Bewegung der Samenfäden so deutlich, daß jeder Arzt deren Vorhandensein bei entsprechender mikroskopischer Vergrößerung und bei richtiger Technik unzweifelhaft erkennen muß. Falls der Nachweis von Samenfäden nicht geglückt ist, prüft man die Masse auf Samenflüssigkeit. Denn es kommt vor, daß ein Erwachsener an Azoospermie leidet, d. h. an einem Zustand, in dem er zwar Samenflüssigkeit entleert, aber ohne Samenfäden. Mit dieser Möglichkeit muß man auch rechnen. Dieser Nachweis wird in der Weise zu führen gesucht, daß man den in physiologischer Kochsalzlösung verteilten Massen etwas Florencesche Lösung (in Eis gekühlter Lösung von 1,65 Teilen reinem Jodkalium und 2,54 Teilen metallischem Jod in 30 Teilen destilliertem Wasser) zusetzt. Dabei entstehen, wenn es sich um Samenflüssigkeit handelt, sofort ganz charakteristische, langgestreckte, nadelförmige, mit eigentümlichen rhombischen Spitzen versehene Kristalle, die den Haeminkristallen täuschend ähneln, und unter den Augen des Untersuchers sich dann

[2]) Casper, Handbuch der gerichtlichen Medizin. Bln. 1881.

zusammenschieben und massenhaft entstehen, sobald die Flüssigkeit mit der Samenflüssigkeit zusammentrifft. Weitere Methoden[3]) zum Nachweis von Samen bzw. Spermatozoen sind die folgenden: Ein verdächtiges Leinwandstück von ungefähr 2 Quadratzentimeter wird in eine 4 ccm konzentrierte Schwefelsäure und 1 ccm Wasser enthaltende Eprouvette gebracht. Durch tüchtiges Schütteln erhöht sich beim Vermischen von Säure und Wasser die Temperatur auf 82 Grad. Nun gießt man rasch 15 ccm kalten Wassers in die vorher unter einem Wasserstrahl erkaltete Eprouvette ein. Eine große Anzahl von Gasbläschen steigen an die Oberfläche, sowie Klümpchen, welche die Spermatozoiden und die Epithelzellen enthalten. Diese Klümpchen werden auf einem Objektträger ausgebreitet und drei- bis viermal durch die Flamme gezogen, um sie zu fixieren. Falls keine Klümpchen auf die Oberfläche steigen, verdünnt man die Schwefelsäurelösung mittels 15 Volumenteilen und zentrifugiert; dann befinden sich die Spermatozoiden im Bodensatz. Als Färbungsmethode empfiehlt sich, während 10 Minuten 2 bis 3 Tropfen einer alkoholischen ½prozentigen Eosinlösung einwirken zu lassen, dann mittels Wasser und nachher mittels absolutem Alkohol zu behandeln. Falls nur wenig Spermatozoiden im Präparat vorhanden sind, wird schließlich noch mit Löfflerblau während einiger Sekunden gefärbt. — Demetrius Gasio[4]) gibt folgende Methode an: Von dem zu untersuchenden Gewebe werden Stückchen, die der Peripherie und dem Zentrum des Spermafleckes angehörten, herausgeschnitten und 3—5 Minuten in eine 1:1000 Quecksilberchlorid-(Sublimat)lösung gelegt, dann abgepreßt. 1 Tropfen der Flüssigkeit wird bei leichter Flamme getrocknet und 1 Minute in 1% wässeriger Eosinlösung gefärbt; dann wird mit 1% Jodkaliumlösung entfärbt bis zur Rosatönung. Die Färbung kann auch unterbleiben, ermöglicht aber die schnellere Auffindung der Spermien. — Eine andere Methode stammt von B. Baechie[5]): 1. Färbung eines ca. 1 qcm großen Stückes des befleckten Stoffes ½—1 Minute in einer der folgenden Lösungen: 1% saures Fuchsin oder Methylenblau 1 Teil, Salzsaures Wasser (1:100) 40 Teile oder 1% saures Fuchsin, 1% Methylenblau āā 1 Teil, Salzsaures Wasser (1:100) 40 Teile. 2. Abwaschen in salzsaurem Wasser (1:100). 3. Abtrocknen an der Luft oder Entwässerung in absolutem Alkohol. 4. Aufhellen in Xylol, auf dem Objektträger Einbetten nach Belieben. Behufs mikroskopischer Untersuchung ist die stärker gefärbte Seite des Stoffes nach oben zu wenden. Andernfalls müssen beide Seiten des Stoffes untersucht werden. Ferner ist zu beachten, daß, wenn die Flecke nicht frisch sind, ein, je nach den Fällen verschieden, von ½—24 Stunden dauerndes Auffrischen in 20—30% Ammoniaklösung erforderlich ist, sowie späteres Verbringen in destilliertes Wasser im Moment der Färbung.

Unter den Komplikationen homosexueller Veranlagung nehmen zunächst diejenigen Fälle eine besondere Stellung ein, bei denen sich der Geschlechtstrieb vorwiegend oder ausschließlich auf jugendliche Personen bezieht, so daß bei ev. Betätigung nicht

---

[3]) Vgl. L. Marique, Neues Verfahren zum Nachweis von Spermatozoiden, in Arch. internat. de méd. législat. Bd. I. S. 111—139. Referat von Zunz in den Jahresberichten über die Fortschritte der Tierchemie 1911, Bd. 40, S. 461.

[4]) Zur Auffindung der Spermatozoen in alten Spermaflecken, Deutsche Med. Wochenschrift Bd. 36, S. 1366—68. 1910.

[5]) Vgl. „Über eine Methode zur direkten Untersuchung der Spermatozoen auf Zeugflecken." In Vierteljahrbericht für gerichtliche Medizin und öffentliches Sanitätswesen. 1912. Heft 1.

nur der § 175, sondern in erster Linie der § 176,3 in Betracht kommt. Soweit diese pädophilen Neigungen auf dem Boden des von Burchard und mir als „sexueller Infantilismus" beschriebenen Zustandes sich entwickeln, und das trifft in der Mehrzahl der Fälle zu — mag es sich um Evolutionshemmungen oder Involutions-Rückbildungen handeln — kann nur eine sachverständige Begutachtung eine klare Beurteilung des Deliktes und seiner psychologischen Motive ermöglichen. Ein hierher gehöriges Gutachten habe ich bereits oben in dem Kapitel „Einteilung"[5a] mitgeteilt.

Ebenso wichtig ist die gutachtliche Klarstellung derjenigen Fälle, in denen die homosexuelle Veranlagung mit anderweitigen sexuellen Anomalien verknüpft ist, wo dann weniger die Homosexualität an und für sich als eine auf dem Boden dieser Begleiterscheinungen erwachsene Handlung den Fall hat kriminell werden lassen. Es kann sich dabei um Triebe und Delikte mannigfacher Art handeln, von denen die exhibitionistischen und sadistischen strafrechtlich besonders in Betracht kommen. Auch können krankhafte Zustände, die an sich nicht auf sexueller Basis beruhen, namentlich Affekthandlungen hysterischer oder epileptischer Natur, in Verbindung mit homosexueller Veranlagung Gegenstand spezialistischer Begutachtung werden. — Ein charakteristisches Beispiel dieser Art war der Fall des wegen Mordes angeklagten Dieners R., den ich mit den Gerichtsärzten Leppmann und Hoffmann sowie den Kollegen Koerber und Burchard zu begutachten hatte. Er hatte einen Jungen in äußerster Wut über eine von diesem verübte Erpressung und in der Angst, durch sein Schreien verraten zu werden, erwürgt und den Leichnam zerstückelt. Da der betreffende Diener Epileptiker war und schon mehrmals an schweren Verwirrtheitszuständen gelitten hatte, wiesen wir auf die Wahrscheinlichkeit hin, daß auch der in Frage stehende Affektzustand ein epileptischer gewesen sein konnte, und daß die freie Willensbestimmung zum mindesten nicht mit der erforderten Sicherheit als erwiesen angenommen werden konnte. Das Gericht trug dem schweren krankhaften Zustande insofern Rechnung, daß es nur auf Totschlag mit Zubilligung mildernder Umstände erkannte.

Es kommen endlich noch Komplikationen homosexueller Veranlagung in Betracht, die an sich nicht auf sexuellem Gebiete liegen, zu denen der Homosexuelle aber in mittelbarem Zusammenhang mit seiner Veranlagung veranlaßt wurde. — In

---

[5a]) p. 302 ff.

erster Linie spielt hier die pathologische auf geschlechtlicher Basis beruhende Abhängigkeit von einem verbrecherischen Individuum eine Rolle, wie in dem Falle des Bankdefraudanten H., der auf Befehl eines Menschen, des Matrosenalex, in dessen Bann er geraten war, 100 000 Mark unterschlug[6]). Doch können auch ohne eine derartige innere Abhängigkeit lediglich äußere Verhältnisse, welche die Ausnahmestellung der Homosexuellen mit sich bringt, wie fortgesetzte Erpressungen und Ähnliches, diese zu Delikten treiben, bei deren Beurteilung und forensischen Bewertung — auch wenn es sich nicht um Affekthandlungen handelt — eine sachverständige Begutachtung unerläßlich erscheint. Auch für diesen Fall lasse ich als Beispiel ein Gutachten folgen, das eine derartige Sachlage zum Gegenstand hat.

Der Kaufmann, Herr F. R. ist angeklagt, in den Jahren 1911 und 1912 eine Reihe von Unterschlagungen begangen und zum Zwecke derselben eine Urkunde (Telegramm) gefälscht zu haben. Herr R. gibt an, daß er sich zur Zeit der Begehung dieser von ihm eingestandenen Delikte durch fortgesetzte, gegen ihn gerichtete Erpressungen in einem Zustande völliger seelischer Ratlosigkeit und Verwirrtheit befand, die seine freie Willensbestimmung ausschloß. Wir haben Herrn R. mehrere Monate hindurch spezialärztlich beobachtet. Er ist in nervöser Hinsicht schwer belastet, insofern sein Vater und ein Bruder desselben an Gehirnerkrankungen gestorben sind. Als einziges, überdies sehr schwächliches und kränkliches Kind wurde er mit übertriebener Ängstlichkeit erzogen, wodurch die bei ihm von Hause aus vorhandenen neurotischen Erscheinungen verstärkt wurden. Diese bestehen im wesentlichen in einer ausgesprochenen Neigung zu Affektschwankungen, namentlich depressiven Zuständen, Schreckhaftigkeit, Ängstlichkeit und gelegentlichen Migräne- und Schwindelanfällen. Außerdem liegt bei Herrn R. eine angeborene Inversion des Geschlechtstriebs vor, der sich von seinem ersten Auftreten an auf das eigene Geschlecht richtete. Lediglich aus äußeren Gründen und in der irrigen Hoffnung, dadurch vielleicht eine Änderung seines Zustandes zu bewirken, ging er eine Ehe ein.

Falls die sehr detaillierten und innerlich wahrscheinlichen Angaben, die R. über die gegen ihn unternommenen hartnäckigen und dreisten Erpressungen macht, zutreffen, ist es unserer gemeinsamen Überzeugung nach allerdings mit größter Wahrscheinlichkeit anzunehmen, daß er bei der erheblichen Labilität seiner nervösen Konstitution durch dieselben in einen Zustand völliger Ratlosigkeit und Unzurechnungsfähigkeit versetzt wurde, der seine freie Willensbestimmung im Sinne des § 51 ausschloß.

---

[6]) Cf. Vierteljahrsberichte des w.-h.-K. III. Jahrgang 1912. p. 340 ff. und vor allem Jahrbuch XIII p. 168 ff.

ACHTUNDDREISSIGSTES KAPITEL.

Die Rehabilitierung homosexueller Männer und Frauen. Vorläufer des Befreiungskampfes von Goethe bis Krafft-Ebing.

In dem Kapitel über die Verfolgung der Homosexuellen haben wir gesehen, wie in den beiden letzten Jahrzehnten des XVIII. Jahrhunderts allmählich die so überaus rigorosen Gesetze der christlichen Staaten gegen die Homosexuellen ins Wanken gerieten. Der fortschrittlichere Geist, der sich in den Gesetzbüchern dreier verhältnismäßig aufgeklärter Fürsten — Friedrich II. von Preußen, Joseph II. von Österreich und Napoleon I. — aussprach, kam auch den homosexuellen Männern und Frauen zugute. Von einer eigentlichen Rehabilitierung der Homosexuellen war aber selbst dort, wo die Strafbestimmungen nicht nur gemildert, sondern gänzlich ausgemerzt wurden, keine Rede. Die Gesichtspunkte, von denen die Gesetzgeber ausgingen, waren in der Hauptsache juristische und keineswegs von der Erkenntnis der Homosexualität als einer biologischen Eigentümlichkeit getragen. Man neigte der Auffassung zu, daß es Aufgabe der Gesetze sei, Personen vor gewaltsamen Eingriffen in ihre Rechte zu schützen, und folgerte daraus, daß auch der Mißbrauch, den zwei Erwachsene in freiwilliger Übereinkunft mit ihren Körpern treiben, keine „unmittelbare Rechtsverletzung" sein könne.

In seinen Anmerkungen zu Beccarias „Verbrechen und Strafe"[1]), das sich in bezug auf gleichgeschlechtliche Strafakte selbst dahin äußerte, daß hier „nicht Strafe am Platze sei, sondern Beseitigung der Ursachen, Besserung und Erziehung", sagte der auf die Umwertung der Anschauungen seiner Zeit so einflußreiche Voltaire: „Diese Handlung ist Unflath, Schmutz, Unanständigkeit, aber kein Verbrechen, weil sie niemandem das Seinige entzieht und nicht aus betrügerischem, bösen Herzen entspringt, noch die Gesellschaft zerrüttet." Noch wirksamer gegen die Strafverfolgung erwies sich das Bedenken, daß durch die Untersuchung die Kenntnis des Lasters noch weitere Verbrei-

---

[1]) Beccaria: (deutsche Übersetzung), Verbrechen und Strafe, Breslau, 1788.

tungen finden könne. Grolmann[2]) meinte, man solle nur dann bestrafen, „wenn solche Laster nicht mit dem Schleier des Geheimnisses bedeckt sind", und in einem der bekanntesten Handbücher der Strafrechtswissenschaft aus dem Anfang des XIX. Jahrhunderts, dem von Tittmann[3]), heißt es, daß „die durch die Sodomie bewiesene Verworfenheit des Charakters und die daraus entstehende Besorgnis für die Fähigkeit zur Staatsbürgerschaft zwar nicht geleugnet werden könne, anderseits Bestrafung aber doch nur bei Erregung öffentlichen Ärgernisses erwünscht wäre, weil es der Sittlichkeit entgegen sei, mit umständlicher Genauigkeit das Wesen der Tat nach allen ihren Bestandteilen in den Gerichten zu erforschen". Ähnliche Meinungen wurden für die Gesetzbücher westeuropäischer Länder vielfach maßgebend; so heißt es seitdem in einem Schweizerischen Kantonalgesetz[4]): „La poursuite n'a lieu que s'il y a scandale public ou sur la plainte" und in einem anderen[5]): „Il n'y aura lieu à poursuivre d'office qu'en cas de scandale public"; vor allem führten für den Code Napoléon Chauveau und Faustin Hélie[6]) als Hauptmotiv der Beseitigung des Urningsparagraphen „Die Vermeidung der schmutzigen und skandalösen Untersuchungen an, welche so häufig das Familienleben durchwühlen und erst recht Ärgernis geben." Hatte doch schon der alte Rechtsgelehrte Cella[7]) gesagt: „Soweit überhaupt einzuschreiten ist gegen die verschiedenen Arten von Fleischesvergehen wider die Natur, muß dieses mit doppelter Vorsicht geschehen, damit durch die Nachforschung nicht erst das Ärgernis veranlaßt wird, dem man steuern will", und an anderer Stelle: „Wehe der Polizei, die, um jeden Ausbruch der Unkeuschheit zu erfahren, Eltern, Kinder und Gesinde zu Spionen macht und den Samen der Verräterei und des Mißtrauens in den Schoß der Familie streut."

Man darf dabei nicht übersehen, daß es in früheren Zeiten meist nur ganz bestimmte Akte waren, die man als strafwürdig im Auge hatte, nämlich die analen, für die man auch im wesentlichen nur den Begriff der Päderastie und Sodomie reserviert hatte. Heute, wo schon viel leichtere Akte als straffällig gelten, fällt dieser Gesichtspunkt, daß in Wirklichkeit meist erst die Untersuchung die Ärgerniserregung hervorbringt, viel schwerer ins Gewicht. Anderseits war allerdings damals wie heute noch vielfach die Vorstellung gang und gäbe, daß fast alle, die mit Personen des gleichen Geschlechtes Liebesverhältnisse unterhalten, solche analen Akte vornehmen. Diese Meinung wurde von den Urningen selbst durch ein Übermaß von Furcht und Scham genährt, teilweise auch durch ihre Unwissenheit, indem sie, die Form der Betätigung überschätzend, „die Päderasten" für eine ganz anders geartete Menschenklasse hielten, als sie selbst waren.

Immerhin lassen sich aus dem XVIII. Jahrhundert schon eine ganze Anzahl Stimmen anführen, die sich über die gleichgeschlechtliche Liebe recht einsichtsvoll äußern, so Heinse[8]), der 1787 in seiner Vorrede zu den Begebenheiten des Enkolp meint, „es müsse wohl die Natur sein, welche den griechischen

[2]) v. Grolmann, Grundsätze der Kriminalrechtswissenschaft, § 398.

[3]) Tittmann, Handbuch der Strafrechtswissenschaft. 2. A. Bd. II. S. 664.

[4]) Art. 282 St. G. B. für Neuenburg.

[5]) Art. 401 für Freiburg.

[6]) Theorie du Code pénal, Tome VI, p. 110.

[7]) Cella, Über Verbrechen und Strafe, 38 und 39.

[8]) Zit. nach Jahrb. f. sex. Zw. Bd. I. p. 69.

und römischen Uraniern die Neigung zu Männern eingepflanzt habe. Der Mensch sei anmaßend, wolle er seine Mutter (die Natur) meistern und dieses Einpflanzen tadeln."

Mit geringerem Rechte werden in dieser Zusammenstellung Meiners und Ramdohr genannt. Der Göttinger Philosophieprofessor Christoph Meiners hatte 1775 unter dem Titel: „Betrachtungen über die Männerliebe der Griechen" eine aufsehenerregende Arbeit ercheinen lassen, in der er „die Wurzeln der schwärmerischen Liebe für die Schönheiten des männlichen Geschlechts in den Heldenfreundschaften der früheren Zeiten sah, die durch die Ausbildung der gymnastischen Übungen und die Bildwerke der plastischen Kunst veredelt und durch die Lehren der sokratisch-platonischen Schule geistig verfeinert seien." Er meinte dann aber: „Diese Seelenliebe, die aus der edelsten Freundschaft entsprang, und von den ehrwürdigsten Gesetzgebern und Weisen in ihrer Reinheit gebilligt worden war, fing sehr früh an, unter den Griechen in unnatürliche Lust auszuarten. Wenn auch Orpheus nicht, wie Ovidius Met. X, 83 erzählt, der Urheber ihres fürchterlichen Mißbrauches war, so ist doch gewiß, daß zu Anakreons Zeiten unnatürliche Knabenliebe keine Sünde der Finsternis mehr war, die man als etwas Schändliches hätte verstecken müssen. Die Kretenser, die Einwohner von Elis und die Thebaner versanken am meisten in dieses Laster, für das man kaum ehrbare und nicht beleidigende Ausdrücke finden kann." In ähnlicher Weise beurteilt Freiherr Friedrich Wilhelm Basilius von Ramdohr 1798 in seiner berühmten „Venus Urania"[9]) die gleichgeschlechtliche Liebe, indem er in bezug auf sie schreibt: „Bei uns wird der Abscheu gegen die Regungen solcher Lüste, die Religion, Vernunft, und Anstand auf gleiche Weise verdammen, der Jugend so früh eingeflößt, daß unsere ohnehin weniger reizbare Natur gegen Anfälle einer solchen ebenso ekelhaften als verbotenen Sinnlichkeit, der Regel nach nicht einmal anzukämpfen braucht. Wir sind daher berechtigt, die Beispiele, die man von solchen Verhältnissen zwischen uns antrifft, für Ausschweifungen unseres physischen, durch seine Verbindung mit dem moralischen besonders modifizierten Wesens zu betrachten und sie zu den Verirrungen unserer einmal so gebildeten Natur oder zu Freveln zu zählen, welche die Verdorbenheit der Sitten nach sich zieht." Ramdohrs Stellung ist um so merkwürdiger, als er an anderen Stellen seines Werkes ausdrücklich klarlegt, daß der Geschlechtsinstinkt, welcher zwischen Personen entsteht, „die äußeren Kennzeichen nach zu einerlei Geschlecht gehören", bereits bei den Tieren vorkommt und unter den roheren Völkern, besonders bei den südlichen, noch heutzutage so allgemein sei, daß man gar nicht daran zweifeln kann, daß nur Gründe, die außer den Gesetzen der Physik liegen, gewisse Menschen von dem Andringen ähnlicher Begierden völlig befreien."

Den ebengenannten beiden Autoren an Verständnis und Toleranz weit überlegen waren die zu ihrer Zeit lebenden großen deutschen Klassiker, die fast ausnahmslos das gleichgeschlechtliche Problem in einer Weise berühren, die um so größere Bewunderung verdient, je mehr sie mit der herrschenden Zeitanschauung kontrastierte. Namentlich Goethe ist in Dichtungen, Prosaschriften und Briefen wiederholt auf den Gegenstand zu sprechen gekommen; da er wußte, daß mehrere be-

[9]) Leipzig, 1798, 3 Teile.

rühmte Persönlichkeiten, für die er sich lebhaft interessierte, wie J. J. Winckelmann, B. Cellini und Joh. von Müller gleichgeschlechtliche Neigungen hatten, suchte er in ihrer Eigenart Erklärungen dafür.

Nur einige Stellen[10]) seien erwähnt: Schon am 29. Dezember 1787 schreibt er aus Rom an den Herzog von Weimar, daß er stärker als anderswo dort „ein sonderbar Phänomen" beobachtet habe, es ist „die Liebe der Männer untereinander". Vorausgesetzt, daß sie selten bis zum höchsten Grade der Sinnlichkeit getrieben wird, sondern in den mittleren Regionen der Neigung und Leidenschaftlichkeit verweilt, so kann ich sagen, daß ich die schönsten Erscheinungen davon, welche wir nur aus griechischen Überlieferungen haben (s. Herders Ideen, III. Band p. 171) hier mit eigenen Augen sehen und als ein aufmerksamer Naturforscher das Psychische und Moralische davon beobachten konnte. Es ist eine Materie, von der sich kaum reden, geschweige denn schreiben läßt, sie sei also zu künftigen Unterhaltungen aufgespart[11])."

Vor allem aber hat sich Goethe mit dem Problem der gleichgeschlechtlichen Liebe in der 1805 erschienenen Schrift: „Winckelmann und sein Jahrhundert" beschäftigt. Hier heißt es:

„Waren die Alten, so wie wir von ihnen rühmen, wahrhaft ganze Menschen, so mußten sie, indem sie sich selbst und die Welt behaglich empfanden, die Verbindung menschlicher Wesen in ihrem ganzen Umfange kennen lernen. Sie durften jenes Entzückens nicht ermangeln, das aus der Verbindung ähnlicher Naturen hervorspringt. Auch hier zeigt sich ein merkwürdiger Unterschied alter und neuer Zeit. Das Verhältnis zu den Frauen, das bei uns so zart und geistig geworden, erhob sich kaum über die Grenzen der gemeinsten Bedürfnisse. Das Verhältnis der Eltern zu den Kindern scheint einigermaßen zarter gewesen zu sein. Statt aller Empfindungen aber galt ihnen die Freundschaft unter Personen männlichen Geschlechts, obgleich auch Chloris und Thyia noch im Hades als Freundinnen unzertrennlich sind. Die leidenschaftliche Erfüllung liebevoller Pflichten, die Wonne der Unzertrennlichkeit, die Hingebung eines für den andern, die ausgesprochene Bestimmung für das ganze Leben, die notwendige Begleitung in den Tod setzen uns bei Verbindung zweier Jünglinge in Erstaunen; ja man fühlt sich beschämt, wenn uns Dichter, Philosophen, Redner mit Fabeln, Ereignissen, Gefühlen, Gesinnungen solchen Inhalts und Gehalts überhäufen.

Zu einer Freundschaft dieser Art fühlte Winckelmann sich geboren, derselben nicht allein sich fähig, sondern auch im höchsten Grade bedürftig; er empfand sein eigenes Selbst nur unter der Form der Freundschaft; er erkannte sich nur unter dem Bilde des durch einen dritten zu vollendenden Ganzen. Frühe schon legte er dieser Idee einen vielleicht unwürdigen Gegenstand unter; er widmete sich ihm, für ihn zu leben und zu leiden; für denselben fand er selbst in seiner Armut Mittel, reich zu sein, zu geben, aufzuopfern, ja er zweifelt nicht, sein Dasein, sein Leben zu verpfänden. Hier ist es, wo sich Winckelmann, selbst mitten in Not und Druck, groß,

---

10) Andere Stellen aus Goethes Werken über Homosexualität finden sich in dem Artikel „Notizen aus Goethes Werken über Homosexualität" von Dr. med. Birnbaum-Berlin in Zeitschrift für Sexualwissenschaft. 1908. p. 179 ff.

11) Goethes Briefe, 8. Bd. p. 314. Weimar 1890.

reich, freigebig und glücklich fühlt, weil er dem etwas leisten kann, den er über alles liebt, ja, dem er sogar, als höchste Aufopferung, Undankbarkeit zu verzeihen hat. . . .

Und weiter fährt Goethe fort:

„Wenn aber jenes tiefe Freundschaftsbedürfnis sich eigentlich seinen Gegenstand erschafft und ausbildet, so würde dem altertümlich Gesinnten dadurch nur ein einseitiges, ein sittliches Wohl zuwachsen, die äußere Welt würde ihm wenig leisten, wenn nicht ein verwandtes gleiches Bedürfnis und ein befriedigender Gegenstand desselben glücklich hervortrete; wir meinen die Forderung des sinnlich Schönen und das sinnlich Schöne selbst; denn das letzte Produkt der sich immer steigernden Natur ist der schöne Mensch. Weil es aber selbst ihrer Allmacht unmöglich ist — folgerte Goethe — lange im Vollkommenen zu verweilen und dem hervorgebrachten Schönen eine Dauer zu geben. Der Mensch erhebt sich zur Produktion des Kunstwerkes, das neben seinen übrigen Taten und Werken einen glänzenden Platz einnimmt. . . . . Für diese Schönheit war Winckelmann seiner Natur nach fähig, er ward sie in den Schriften der Alten zuerst gewahr; aber sie kam ihm aus den Werken der bildenden Kunst persönlich entgegen, aus denen wir sie erst kennen lernen, um sie an den Gebilden der lebendigen Natur gewahr zu werden und zu schätzen.

„Finden nun beide Bedürfnisse der Freundschaft und der Schönheit zugleich an einem Gegenstande Nahrung, so scheint das Glück und die Dankbarkeit des Menschen über alle Grenzen hinauszusteigen, und alles was er besitzt, mag er so gerne als schwache Zeugnisse seiner Anhänglichkeit und seiner Verehrung hingeben. So finden wir Winckelmann oft im Verhältnis mit schönen Jünglingen, und niemals erscheint er belebter und liebenswürdiger als in solchen, oft nur flüchtigen Augenblicken."

Verwandte Gedankengänge wie Goethe hier entwickelt Johann Gottfried Herder in seinen „Ideen zur Philosophie der Geschichte der Menschheit", III:

„Nicht war das Weib in Griechenland der ganze Kampfpreis des Lebens. Das Band der Freundschaft, das die Jünglinge unter sich oder mit erfahrenen Männern knüpften, zog sie in eine Schule, die ihnen eine Aspasia schwerlich gewähren konnte. Daher in mehreren Staaten die männliche Liebe der Griechen von jener Nacheiferung, jenem Unterricht, jener Dauer und Aufopferung begleitet ist, deren Empfindungen und Folgen wir im Platon beinahe wie einen Roman aus einem fernen Planeten lesen. Männliche Herzen banden sich aneinander in Liebe und Freundschaft, oft bis auf den Tod. Der Liebhaber verfolgte den Geliebten mit einer Art Eifersucht, die auch den kleinsten Flecken an ihm aufspähte, und der Geliebte scheute das Auge seines Liebhabers als eine läuternde Flamme der geheimsten Regungen seiner Seele."

Daß die gleiche Toleranz auch Lessing erfüllte, zeigt sich in seinem „Leben des Sophokles", wo er schreibt: „Er war ein Dichter; kein Wunder, daß er gegen die Schönheit ein wenig zu empfindsam war. Es kann leicht sein, daß es mit den verliebten Ausschweifungen, die man ihm Schuld gibt, seine Richtigkeit hat. Allein ich möchte mit einem neuen Skribenten nicht sagen, daß sein moralischer

Charakter darunter zweifelhaft würde. Er nimmt hier auf die Episode Bezug, welche Cicero in seinem Werke „über die Pflichten." (I, 40), Valerius Maximus (IV, 3) und Plutarch in seiner Biographie des Perikles (c. 8) erzählen, daß, als der athenische Staatsmann zusammen mit dem Dichter den Feldzug gegen Samos (440) leitete und dieser einmal einen schönen Jüngling ungewöhnlich bewunderte, Perikles seinen Kameraden mit den Worten zurechtgewiesen habe: „Ein Feldherr, Sophokles, muß nicht allein reine Hände, sondern auch reine Augen haben."

Vor allem muß aber in diesem Zusammenhange Schiller genannt werden, der sogar die Absicht hatte, ein homosexuelles Drama „Die Malteser" zu schreiben. In dem uns erhaltenen Schema dieses Dramas gibt er uns eine Charakteristik des Helden, des Ritters Créqui, die sein vollstes objektives Verständnis für das Problem der Homosexualität bekundet.

Sie lautet: „Seine Leidenschaft ist wahre Geschlechtsliebe und macht sich durch eine kleinliche, zärtliche Sorge, durch wütende Eifersucht, durch sinnliche Anbetung der Gestalt, durch andere sinnliche Symptome kenntlich. Auch die Geringschätzung, welche er gegen Weiber und Weiberliebe bei Gelegenheit der Griechin zeigt und der Vergleich, den er damit zum Vorteil seines Geliebten anstellt, gibt den Geist seiner Liebe zu erkennen. Seine Eifersucht erstreckt sich selbst auf La Valette, den er beschuldigt, daß er den St. Priest aus Rache aufopfern wolle, weil er von ihm verschmäht worden sei. Wenn er sich von Ramiro erzählen läßt, wie es St. Priest ergehe, und dieser leidenschaftlich von ihm spricht, so erwacht seine Eifersucht auch gegen diesen. Er beneidet den Elmoischen Deputierten, weil sein Geliebter dort ist. St. Priest ist ein jugendlicher Rinaldo, seine Schönheit ist mit furchtbarer Tapferkeit gepaart, er übertrifft alle anderen Ritter an Mut, sowie an Schönheit[12]).

Aus dieser Analyse einer homosexuellen Individualität, die in gleicher Weise der positiven wie der negativen Seite der Triebrichtung Rechnung trägt, geht Schillers weitgehendes Verständnis für das Problem der Homosexualität zur Genüge hervor. Ob, wie mehrfach behauptet, dieses dadurch zu erklären ist, daß er selbst von subjektivem homosexuellen Empfinden nicht ganz frei war, erscheint dagegen mehr als zweifelhaft. In seinen Werken begegnen wir zwar vielfach dem Ausdruck eines stark erotisch gefärbten Freundschaftsgefühls — so besonders in den Briefen des Julius an Raffael, den Dialogen zwischen Don Carlos und Posa, Wallenstein und Max Piccolomini; auch der Brief Schillers an Scharffenstein scheint stark erotisch gefärbt. Aber abgesehen davon, daß diese enthusiastische Ausdrucksweise unter dem Einfluß des von Stolberg, Gleim, Jakoby und der Frühromantik in die deutsche Lyrik des XVIII. Jahr-

---

[12]) Auszug aus dem Dramenfragment von Schiller: „Die Malteser", Akt 2, Szene 14, Charakteristik des Malteserritters Créqui.

hunderts hineingetragenen Freundschaftskultus[13]) steht, müssen wir berücksichtigen, daß Schillers ganze Natur von einem so überschwenglichen Liebesgefühl durchdrungen und beherrscht war, daß er seine dichterischen Schöpfungen damit beseelen mußte. Man erinnere sich nur seiner Verse:

„Stünd im All der Schöpfung ich alleine,
Seelen träumt ich in die Felsensteine
Und umarmend küßt' ich sie."

Wie Joh. Joachim Winckelmann alle Klassiker — voran Lessing und Goethe — die größte Verehrung zollten, trotzdem keinem verborgen geblieben war, daß er der griechischen Liebe huldigte, so taten auch die mehr oder minder verbürgten Gerüchte, die über einige der markantesten Fürsten der Klassikerperiode, besonders über Friedrich den Großen und seinen Bruder Heinrich kursierten, ihrem Ansehen keinen Abbruch; höchstens bewirkten sie wie bei Voltaire den Spott, nirgends aber die Verachtung der Zeitgenossen.

Noch zu Goethes Lebzeiten, im Jahre 1821, erschien ein Dialog nach platonischem Muster von Heinrich Zschokke, betitelt: „Der Eros oder über die Liebe", in dem der Verfasser, ein nach der Schweiz verschlagener Magdeburger, der es in seiner neuen Heimat als Pädagoge, Politiker und Poet zu großem Ansehen brachte, das Problem der gleichgeschlechtlichen Liebe behandelte.

Ein edler Richter namens Holmar hält in dieser Schrift eine Lobrede auf die griechische Männerfreundschaft, die erst in den Tagen von „Roms greuelhafter Üppigkeit" in den Schlamm der Sinnlichkeit hinabgesunken sei. Im weiteren Verlauf seiner Ausführungen wendet er sich mit Heftigkeit und Schärfe gegen die justinianischen und späteren Strafbestimmungen, die den natürlichen Trieb vieler Menschen als unnatürlich und verbrecherisch ächteten und so Veranlassung zu zahllosen ungerechtfertigten Verfolgungen und unverdienten Seelenqualen gaben. Mit ziemlicher Bestimmtheit wird hier auch Byron als einer von denen genannt, die „an den Wunden ihrer zerrissenen Seele verbluteten".

Unter andern heißt es: „Daß der Eros, die im Altertum frei und edel auftretende von Männern zu Männern gehende Seelenliebe, seit fast zweitausend Jahren kaum noch genannt werden darf und darum kaum noch genannt wird — sollte dies uns als Zeugnis gelten, sie selbst sei gar nicht vorhanden und bekannt? Wie vieles ist umgekehrt, das seit Jahrhunderten gekannt und genannt ward, und doch nie vorhanden war, wie Erscheinungen der Geister oder wie Macht der Hexen. Und doch wie tausend schuldlose Leben wurden diesem Wahne hingeschlachtet, laut Kirchensatzungen und peinlichen Gesetzbüchern! Der unzerstörbare Naturtrieb aber, von welchem wir reden, ist unvertilgbar und wirklich noch unvertilgt, wenn gleich als Unnatürlichkeit, als Ehre und Scham verletzend, geächtet

[13]) Vgl. darüber die Mitteilungen bei Iwan Bloch, Das Sexualleben unserer Zeit. 7.—9. Aufl. p. 607—608.

und verdammt. Er macht sich noch immerdar bemerkbar und erscheint als dunkler Zug in den Geschichten der Menschheit. Aber der feindliche Wahn wider ihn ist es auch, der fortwährend Elend zeugt. Er ist der Unstern, der rächend über Leben und Regierung mancher Fürsten und über der Hütte manches Bedürftigen funkelt." Während ein geistlicher Rat die Ausführungen Holmars zunächst nur mit belangloseren Einwürfen unterbrochen hat, übernimmt im Schlußkapitel Beda die Führung des Dialogs, um die Ansichten Holmars zu widerlegen. Er sucht nachzuweisen, daß die gleiche Erscheinung, wie dies schon Diderot bekannt war, auch beim weiblichen Geschlecht sich finde, daß der Eros eigentlich nur „ein verkappter Amor" sei, nichts anderes als eine der mannigfaltigen seltsamen Verirrungen des Geschlechtstriebes, wie wir sie ähnlich in dem Marienkultus, der „Adoratio crucis" der Klöster, im Pygmalionismus u. a. finden, und die im alten Griechenland durch die Trennung der Geschlechter mehr als bei uns gefördert wurde. Deshalb könne, ohne darum die Natur der Menschheit zu verstümmeln, das bürgerliche Gesetz oder die öffentliche Meinung sehr wohl darüber „Verfügungen treffen". Trotz aller Einwände und Gegenreden gelingt es Holmar nicht, Beda von seiner Auffassung zu überzeugen.

Den äußeren Anlaß zu diesem Dialog hatte Zschokke ein Kriminalfall gegeben, der sich im Jahre 1817 im Kanton Bern zugetragen hatte, woselbst der Advokat Dr. Desgouttes an seinem zweiundzwanzigjährigen Schreiber Hemmeler den bereits erwähnten Eifersuchtsmord verübt hatte; die Anregung empfing er von dem Putzmacher Heinrich Hößli aus Glarus, einem hochgelehrten Sonderling, auf dessen Gemüt seines Landsmannes „innere Zerrüttung, sein Elend und sein schauervolles Ende" den nachhaltigsten Eindruck gemacht hatte.

Dr. Desgouttes' Schicksal bildete für ihn den Ausgangspunkt sorgsamster Studien, und da er sich selbst nicht die Fähigkeit zutraute, eine Schrift zu verfassen, die in überzeugender Weise das Ergebnis seiner Forschungen wiedergab, reiste er 1819 mit Büchern beladen nach Aarau zu dem damals berühmtesten Publizisten seines Landes, um ihn durch mündliche Aufklärung und Darbietung literarischen Materials zur Abfassung und Herausgabe einer Schrift über „die Idee des Eros oder die gleichgeschlechtliche Liebe als Natur- und Sittengesetz" zu veranlassen. Die Frucht seiner Bemühungen war das zwei Jahre später erschienene ebengenannte Werk Zschokkes, das zwar manches Wort enthält, welches ein tieferes Verständnis für die Seelenqualen der Homosexuellen und aufrichtiges Mitleid mit ihnen verrät, am Schlusse aber doch nicht den vulgären Zeitanschauungen entgegenzutreten sich getraute.

Hößli war darüber bitter enttäuscht. In seinem handschriftlichen Nachlaß sagt er: „Ich erstarrte gleichsam über diese Schrift (Eros), in der Holmar meistens meine eigenen Worte ausspricht — damit die anderen ihn widerlegen können, verlor meinen Glauben an Mensch und Wahrheit — und nahm mir vor, zu schweigen und zu sterben[13a])“ und an anderer Stelle: „Meine Idee ist mein Kind, von den innersten Falten des Lebens habe ich sie geboren, ohne ihr damals Obdach und Kleidung, Heimat und Pflege zu wissen; das arme Kind trug ich mit Vertrauen und Tränen zu ihm — aber er entließ es zur unglücklichen Schar der Heimatlosen.“

So machte er sich denn selbst daran, ein umfangreiches Werk zu schaffen, das er in einem Zeitraum von siebzehn Jahren vollendete. Wie fast alle, die sich seit der Mitte des XVIII. Jahrhunderts mit der gleichgeschlechtlichen Liebe beschäftigt hatten, ging Hößli von Griechenland aus.

Er nannte dementsprechend sein Werk, von dem der erste Band 1836 in Glarus, der zweite 1838 in St. Gallen erschien[14]): „Eros. Die Männerliebe der Griechen: ihre Beziehungen zur Geschichte, Erziehung, Literatur und Gesetzgebung aller Zeiten.“ Diesem Obertitel folgt ein sehr bemerkenswerter Untertitel: „Die Unzuverlässigkeit der äußeren Kennzeichen im Geschlechtsleben des Leibes und der Seele; oder Forschungen über platonische Liebe, ihre Würdigung und Entwürdigung für Sitten-, Natur- und Völkerkunde“; gewidmet ist das Buch dem „Schutzgeiste des menschlichen Geschlechts“. Wir dürfen Karsch, dem begeisterten Biographen Hößlis, wohl beistimmen, wenn er sagt: „Seit des großen griechischen Philosophen Plato ‚Gastmahl‘ und ‚Phädrus‘ ist Heinrich Hößlis ‚Eros‘ das bedeutendste Werk über Männerliebe“. Wenn er aber dann fortfährt: „Was jene unsterblichen Schriften für das Altertum gewesen sein mögen, eben das bedeutet Hößlis Eros für die Neuzeit, oder wird es ihr noch bedeuten“, so scheint dies denn doch über das Ziel hinausgeschossen; denn so sehr wir die tiefschürfende Gelehrsamkeit eines Autodidakten bewundern, der wiederholt von sich versichert, „daß er die Regeln der Schulen seines Landes nicht gekannt, ja nicht einmal eigentlich lesen und schreiben gelernt habe“, seinen erstaunlichen Fleiß und Sammeleifer, der sich in den „Stimmen und Zeugen“ seines Buches nicht nur auf die griechische, sondern auch auf die persische und anderweitige orientalische Literatur erstreckte — so können wir uns doch nicht verhehlen, daß die überaus schwerfällige, fast schwülstige Schreibweise des Verfassers, die worthäufende Breite und Umständlichkeit dessen, was er sagen will, die Lektüre seines Werkes fast ungenießbar macht. Das war ein Hauptgrund, daß ein Erfolg des Buches vermutlich gänzlich ausgeblieben wäre, wenn nicht der Rat von Glarus mit Konfiskation vorgegangen — gewöhnlich bewirken ja solche behördliche Maßnahmen das Gegenteil — und der Restbestand des Werkes beim großen Brande von Glarus, der im Jahre 1861 die halbe Stadt einäscherte, vernichtet worden wäre. Mehr noch als dieser mangelnde Widerhall war es die Einsicht in das Unzureichende seiner Kraft, die Hößli — kleinmütig und gedrückt, wie er von Anfang seiner großen Aufgabe gegenüberstand — vollkommen erlahmen ließ, so daß er sich in den 26 Jahren, die er nach dem Erscheinen des II. Bandes des Eros noch lebte — er starb 1864 80jährig im Spital von Winterthur — nicht mehr zur Vollendung des geplanten III. Bandes aufraffen konnte. Wie gering er über seine Arbeit dachte, zeigt ein Brief, den er einem der von ihm verschenkten Exemplare beifügte; er schreibt: „Bloß um Wort zu halten, kommt der Eros hier auch mit. Sie werden ihn nicht lesen — wegwerfen, denn schlechter

---

[13a]) Cit. nach Jahrb. f. sex. Zw. Bd. V, 1, p. 487.

[14]) Erster Band, Glarus, 1836, bei dem Verfasser, XXXIII und 304 Seiten. — Zweiter Band, St. Gallen, 1838. XXXII und 352 Seiten in Oktav.

ist kein Buch geschrieben; und es ist auch zum Teil dieses Gefühl, diese Überzeugung, daß ich den 3. Teil liegen ließ; je tiefer ich von der großen Bedeutung der Idee ergriffen bin, um so sicherer ist auch meine traurige Überzeugung, daß sie nur durch einen großen, gebildeten, gelehrten Mann unserer Zeit gemäß darstellbar ist; wie einst den Griechen durch Plato, der noch so prächtig dasteht. Der Stoff, wie jedes Element der ganzen Schöpfung ist immerwährend vorhanden, zum Heil oder zum Verderben."

So blieb Hößlis Eros ein Torso — um dessen Ausgrabung sich Karsch[15]) ein hohes Verdienst erworben hat —, trotz seiner Unvollständigkeit aber ein bewunderungswürdiger Versuch mit vielen lichtvollen Stellen, von denen ich, um den Pfadsucher selbst sprechen zu lassen, aus jedem Bande je eine hier wiedergeben will.

Aus dem ersten Bande: „Keinem Wahne ward je so viel geopfert als dem: Der Mensch kann seine Natur ausziehen, wie ein Kleid, oder es gibt eine Zuverlässigkeit der äußeren Kennzeichen im Geschlechtsleben des Leibes und der Seele; was man auf diesen Tag noch wähnt, noch träumt, noch glaubt — nämlich, daß jeder, der in einen Jüngling sich verliebe, zuerst seine Urnatur, die wir nach den äußeren Kennzeichen bestimmen, ausgezogen, mit Füßen getreten und weggeworfen habe — — — das kann nur Unwissenheit wähnen, die weiters wähnt, es sei jedes Geschlecht nur das andere zu lieben von der Natur angewiesen, von innen aus bestimmt und gestimmt; und jedes Wesen anderer Art und anderer Neigung sei nur Willkür, Selbstbestimmung . . . und liege in keinem Plan und Gang der Natur und sei daher reif zu aller Verfolgung, Schmach und Entwürdigung . . . . Das Schandmal solchen Glaubens trägt unsere stolze Zeit (für die Zukunft als Stempel ihrer Unwissenheit und ihres Barbarentums) noch an ihrer Stirne, sie sieht eine Blumenwiese (Platos Garten des Menschlichen) noch immerfort für einen Abgrund an . . . . schmiedet noch Ketten für Wesen ohne irgend eine Schuld, mit denen und für die Plato einst so geredet, wie ich zeigen werde und es geschrieben steht in der heiligen Schrift der Klassiker und in der noch heiligeren der ewigen Natur, ... Gesetze ohne Wissenschaft sind Henker ohne Obrigkeit."

Im zweiten Bande (S. 233) sagt Hößli: „Der Lasterhafteste kann die Frauen und der Tugendhafteste die Männer lieben. Die Erde, die Geschichte ist dieser Erweise voll; keine Liebe ist an sich Tugend oder Laster, so wenig als Wille und Selbstbestimmung. In diesen wenigen und einfachen Wahrheiten liegt wahrlich ebensosehr der Erweis unseres Irrglaubens als unseres Irrwissens" . . . „Unsere ganze Behandlung dieser Erscheinung beruht lediglich auf dem Ausspruch: ‚Sie ist nicht Natur'. Das menschlichste und in sich klarste Volk, das je gelebt hat, vor dem wir nichts voraus haben, als etliche mechanische und physikalische Erfindungen und Maschinen, dieses Volk aber sagte: ‚Sie ist Natur'. . . . Der Griechen Menschensinn und Menschenbehandlung war auf Menschennatur-Wissenschaft gegründet: unsere aber wurzeln in Zeiten, wo das Wort und der Begriff Natur auf den Scheiterhaufen führte. Sollte es in der Tat noch nicht möglich und an der Zeit sein, sowohl der Griechen Ja als unser Nein auf die Wage echter

[15]) Cf. Jahrbuch f. sex. Zw., V. Jahrgg. I. Band p. 449 ff.: Quellenmaterial zur Beurteilung wirklicher und angeblicher Uranier. Zusammengestellt von F. Karsch, Dr. phil., Privatdozent in Berlin. 4. Heinrich Hößli (1784—1864) mit fünf Textbildern und einer **Kupfertafel**.

Menschen- und Naturforschung zu legen? Im Namen der wissenschaftlichen Dreifaltigkeit: der Wahrheit, der Menschlichkeit und des Rechts, lege ich diese Frage an Gottes schönen Sonnenschein, ich weiß zwar nicht eigentlich wem vor; nehme sie auf wer ihrer wert ist, gewiß ist sie ein Samenkorn des Bessern."

1864, im Todesjahr von Hößli, erschien Ulrichs' erste Schrift Vindex, wie beiläufig bemerkt 1896, ein Jahr nach Ulrichs' Tode, meine erste Arbeit über den Gegenstand, Sappho und Sokrates, ein um so seltsameres Zusammentreffen, als damals weder Ulrichs Hößlis noch ich Ulrichs' Schriften kannte, die beim Erscheinen seiner wie meiner Erstlingsarbeiten teils verschollen, teils vergriffen[16]) waren. Standen Ulrichs auch die Arbeiten seines wichtigsten Vorläufers nicht zu Gebote, so fand er doch einige andere bedeutsame Werke vor, die bereits zu seinen Lebzeiten erschienen waren.

Vier Autoren verdienen hier besonders genannt zu werden. Zunächst der Philologe Moritz Hermann Eduard Meier (1796 bis 1855), der 1837 in der berühmten Enzyklopädie von Ersch und Gruber[17]) einen sehr ausführlichen Artikel über „Päderastie" veröffentlicht hatte, in dem er ein großes seither viel benutztes Quellenmaterial über die „griechische Liebe" zusammengestellt hat. Trotzdem Meyer wiederholt hervorhebt, daß sich bei den Griechen „die Freude über die Nähe des Geliebten, über jede leibliche Berührung mit ihm, und wieder der Schmerz der Entbehrung ganz in derselben Art, wie wir es bei der Geschlechtsliebe kennen", äußerte, war er doch zu sehr ein Kind seiner Zeit, um nicht am Ende hinzuzufügen: „die Art aber, wie sich die Empfindung des Liebenden aussprach, hat, wenn man bedenkt, daß ihr Gegenstand ein Mann ist, für uns etwas sehr Befremdendes und ist geeignet, einen peinlichen, ja widerlichen Eindruck auf uns zu machen."

Am häufigsten nimmt Ulrichs Bezug auf den Geh. und Obermedizinalrat Joh. Ludw. Casper (1796—1864) welcher der erste Mediziner war, der mit Verständnis für die Homosexuellen — er nannte sie noch Päderasten — eintrat. In seinen Arbeiten[18]) verteidigte er namentlich vier damals verhältnismäßig sehr neue Ansichten: erstens „Die geschlechtliche Hinneigung von Mann zu Mann ist bei vielen dieser Unglücklichen angeboren"[19]).

---

[16]) Mußte doch, als ich im Jahre 1898 eine Neuausgabe der zwölf Ulrichsschen Bücher veranstaltete, für einzelne derselben der fünfzigfache Betrag ihres ursprünglichen Preises bezahlt werden.

[17]) M. H. E. Meier: Päderastie. Allgemeine Realencyclopädie der Wissenschaften und Künste in alphabetischer Reihenfolge, herausgegeben von J. S. Ersch und J. G. Gruber. Dritte Sektion, O-Z, von M. H. E. Meier und L. F. Kämtz. 9. Teil. Leipzig 1837. p. 187 f.

[18]) Casper, Über Notzucht und Päderastie. In Vierteljahrsberichte für gerichtliche Medizin. 1852. Klinische Novellen zur gerichtlichen Medizin, Berlin 1863. Praktisches Handbuch der gerichtlichen Medizin, Berlin 1872.

[19]) Caspers Vierteljahrsschrift, Bd. I. 1852. p. 62.

Noch kurz vor seinem Tode schrieb Casper (in den „Klinischen Novellen zur gerichtlichen Medizin“ 1883, S. 34): „Nach allen Erfahrungen kann es als feststehend betrachtet werden, daß der“ . . (männerliebende Mann) . . „in vielen, vielleicht in den meisten Fällen, durch einen wunderbaren, dunklen, und unerklärlichen eingeborenen Drang sich ausschließlich zu Männern hingezogen fühlt und sich mit demselben Ekel von Weibern abwendet, wie der nicht so unglücklich geborene Mann von Männern. Daß dem so ist, weiß jeder wirkliche Fachkenner, und finde ich in meinen amtlichen Beobachtungen fortwährend bestätigt. . . . . Auch für die Tribadie gilt ganz dasselbe . . . . Viele fühlen sich zu dem Gegenstande ihrer Sehnsucht hingezogen mit einer Glut, heißer, als die in den verschiedenen Geschlechtern.“

Die zweite These[20]), die er verfocht, lautete: „Die Päderastie ist gleichsam eine geistige Zwitterbildung“ und die dritte[21]): „Die Ansichten anderer Ärzte, wie Henkes (Gerichtliche Medizin 1829), Closses (in Ersch und Grubers Enzyklopädie 1837), Tardieu's u. a., die alle, in Handbüchern wie in enzyklopädischen Werken, in seltener Übereinstimmung dasselbe lehren“, „daß nämlich durch dieses abscheuliche Laster (Handbuch Henke § 183) teils örtliche, teils allgemeine Krankheiten entständen, wie Entzündungen und Vereiterungen am After, Quetschungen, Lähmungen des Schließmuskels, Mastdarmfisteln und Vorfälle, Auswüchse, Verhärtungen und als allgemeine Folgen Abzehrung, Schwindsucht, Epilepsie, Rückenmarksdarre, Wassersucht sind ‚Ammenmärchen‘.“ „Forscht man nach“, sagt Casper, „auf welchen Tatsachen diese mit vieler Sicherheit aufgestellten Angaben fußen, so sieht man sich vergebens nach dergleichen Tatsachen um.“ Übrigens gibt es auch jetzt noch Autoren wie Braunschweig[22]) und Wachenfeld[23]), die von solchen längst als Fabel erwiesenen körperlichen Folgeerscheinungen sprechen. Der vierte Satz, den Casper als einer der ersten aussprach, war: Immissio membri in anum ist keineswegs, wie man annimmt, die gewöhnliche Modalität der Päderastie, sondern ihre seltenste Form. Umarmungen, Brust an Brust mit Berührungen der Genitalien ohne Eindringen seien bei weitem häufiger. Dies wird von Casper schon 1852 in seiner Vierteljahrsschrift, auf Grund ausgedehnter Erfahrung, hervorgehoben (Bd. I, S. 76) und 1863 in seinen Klinischen Novellen (S. 34, 35) „auf das allerbestimmteste“ bestätigt. Endlich hat Casper auch durch Mitteilung mehrerer Biographieen die wissenschaftliche Kasuistik der Homosexualität eröffnet. Vor allem war es damals der Fall des Grafen Cajus, eines hohen Aristokraten, der viel Aufsehen erregte und auch Casper großes Interesse abgewann. Die ausführlichen Tagebücher dieses Urnings, in denen er unter Nennung von Namen alle seine Erlebnisse aufgezeichnet hatte, waren der Polizei in die Hände gefallen. Auch Friedrich Wilhelm IV. ließ sich dieselben vorlegen. Die Folge davon war eine lange Kriminaluntersuchung, in die viele längst zu ihren Familien entlassene Soldaten verwickelt wurden; das schließliche Ergebnis war ein Prozeß gegen den Reichsfreiherrn von Malzan und Genossen, zu dem Casper als Sachverständiger hinzugezogen wurde[24]).

---

[20]) Casper, Handbuch der gerichtlichen Medizin, 4. A. 1864. Bd. I, p. 164.

[21]) Vierteljahrsschrift für gerichtliche und öffentliche Medizin. Herausgegeben von J. L. Casper. Berlin 1852. I. Band, p. 58.

[22]) Braunschweig, Das dritte Geschlecht.

[23]) Wachenfeld, Homosexualität und Strafgesetz.

[24]) Casper hat aus den Tagebüchern und dem Prozeß Stellen veröffentlicht in einem Aufsatze von 1851: Caspers Vierteljahrsschrift Bd. I. Heft 1, 1852 p. 68—71.

So sehr Ulrichs immer wieder die Verdienste Caspers hervorhebt, den er mit Vorliebe „den Redlichen" nennt, so heftig wendet er sich gegen seinen Pariser Zeitgenossen und gerichtsärztlichen Kollegen Auguste Ambroise Tardieu (1818—1879)[24]), dessen Arbeiten er als „von Gift und Geifer triefend und von Irrtümern wimmelnd" bezeichnet.

In der Tat enthielt das weitverbreitete, in viele Sprachen übersetzte Buch des angesehenen französischen Gelehrten neben einigen guten Beobachtungen viele geradezu groteske Ansichten über die Ursachen und Folgen der Päderastie, von denen wir eine, die von Casper widerlegte, der angeblich durch den homosexuellen Verkehr entstehenden Krankheiten eben erwähnt haben. Als vierter der für Ulrichs hauptsächlich in Frage kommenden Autoren muß Arthur Schopenhauer genannt werden. Ulrichs nimmt auf ihn, wie auf Meier und Casper bereits in seiner ersten Schrift[25]) Bezug. Auch Schopenhauer hatte über das Tatsächliche, vor allem über die ubiquitäre Verbreitung der Homosexualität viel Bemerkenswertes beigebracht, umsomehr ließen allerdings seine Hypothesen, wie beispielsweise die Vermutung, diese Neigung sei durch einen fehlerhaften Verlauf der nervi erigentes bedingt, zu wünschen übrig.

Wir kommen nun zu Ulrichs selbst. Wenn wir heute das Ulrichssche Lebenswerk durchmustern, müssen wir mit wahrhafter Bewunderung den ungewöhnlichen Fleiß und die Vollständigkeit anerkennen, mit der der Verfasser nicht allein vom juristischen, sondern auch vom naturwissenschaftlich-medizinischen, theologischen und philosophischen Standpunkte seinen Gegenstand erfaßte.

Karl Heinrich Ulrichs war am 28. August 1825 zu Westerfeld bei Aurich geboren. Sein Vater war Baumeister, sein Großvater evangelischer Superintendent. Er besuchte die Gymnasien zu Aurich, Detmold und Celle, die Universitäten von Göttingen und Berlin. Nachdem er schon als Gymnasiast eine ungemein vielseitige Beanlagung an den Tag gelegt hatte und ihm in Göttingen für seine Schrift: de foro reconventionis der akademische Preis zuerkannt war, wurde er im Alter von 22 Jahren für seine Arbeit: de pace Westphalica von der juristischen Fakultät zu Berlin der goldenen Medaille für würdig befunden. Er beendete jedoch aus freien Stücken schon als Amtsassessor seine Beamtenlaufbahn und lebte ganz seinen gelehrten Neigungen folgend anspruchslos und unbehelligt — in Hannover existierte damals kein § 175 — in dem kleinen Orte Burgdorf. Er war ein Mann von universeller Gelehrsamkeit, der nicht nur in seinen Hauptfächern, der Jurisprudenz und der Theologie, sondern auch in den Naturwissenschaften und der Philosophie völlig zu Hause war, auf einigen Gebieten, wie der Mathematik, Astronomie, Archäologie, Münzen- und Schmetterlingskunde Hervorragendes leistete und das klassische Latein in so vollendeter Weise beherrschte, daß zeitgenössische

---

[24]a) A. A. Tardieu: Etude médico-légale sur les attentats aux moeurs. Paris 1858.

[25]) „Vindex", p. 16 u. 18, ferner in den Briefen an die Verwandten über die Unausrottbarkeit der urnischen Liebe. Weiter zitiert Ulrichs Schopenhauer in „Inclusa", p. 8, 10, 45 und 50; hauptsächlich ebda. p. 64 ff.; ebenfalls in „Ara spei" p. 103 und „Memnon" pag. 60 ff.

Kenner in ihm den ausgezeichnetsten Vertreter dieser Sprache erblickten. Im Jahre 1864 erscheinen kurz nacheinander die ersten drei Schriften „Über das Rätsel der mann-männlichen Liebe, Vindex" „Inclusa" und „Vindicta". Seinen Verwandten zuliebe verschwieg er, sehr wider seine Natur, auf den fünf ersten Schriften seinen Namen und nannte sich „Numa Numantius", erst 1868 bei Herausgabe von „Memnon", seinem Hauptwerke, warf er den Schleier der Pseudonymität von sich. Der Veröffentlichung dieser Schriften war ein harter Kampf mit seiner Familie vorausgegangen, die von der Publizierung seiner Ansichten aufs energischste abgeraten hatte.

Mehrere Jahre vor dem Erscheinen der Bücher hatte er in seinem so stark entwickelten Drange nach Wahrheit sich seinen Verwandten anvertraut. Die Briefe an seine Angehörigen wirken in ihrer Offenheit, Schlichtheit, Gediegenheit und Eindringlichkeit geradezu erschütternd.

Im ersten Bande der „Jahrbücher für sexuelle Zwischenstufen" 1899 habe ich vier der wichtigsten und bedeutendsten Briefe veröffentlicht. Sie wurden mir von Ulrichs' damals noch lebender, einziger Schwester zur Verfügung gestellt[26]). Sie stammen aus der zweiten Hälfte des Jahres 1862, und der damals 38jährige Ulrichs hat sich in ihnen schon in der entschiedensten Weise über seine Ansichten und Forderungen ausgesprochen. In dem ersten dieser aus Frankfurt a. Main geschriebenen Briefe bekennt er sich seiner Schwester gegenüber offen als reinen unvermischten „Uranier", der in der Richtung seiner geschlechtlichen Liebe Weib sei und zu einem „dritten Geschlechte" gehöre. Es folgt etwa zwei Monate später ein zweiter Brief als Zirkularschreiben an acht Verwandte, in dem er die Hoffnung ausspricht, daß es bald zwischen ihm und ihnen Licht werden möge. „Dem Uranier sei seine weibliche Natur im Mutterleibe angeboren, Uranismus sei eine Anomalie der Natur, ein Naturspiel, wie die Existenz von Walfisch und Delphin, Säugetieren im Fischkörper, er sei eine Spezies des Hermaphroditismus oder noch wahrscheinlicher eine koordinierte Nebenform von ihm. Die weibliche Natur der Uranier sei keineswegs bloß geschlechtlich, sie dokumentiere sich vielmehr auch in einem bereits von Kindesbeinen an bestehenden mehr weiblichen Charakter, der sich bereits in Abneigung gegen wildere Knabenspiele und Hang zu mädchenhaften Beschäftigungen äußere. So habe seine Mutter bereits in seiner Kindheit geäußert: „Du bist nicht wie andere Jungen." (Hier macht einer der Verwandten die Randbemerkung auf das Zirkularschreiben: „Einen solchen weiblichen Habitus glaube ich an Karl allerdings stets wahrgenommen zu haben.") Keineswegs habe die dionäische (heterosexuelle) Majorität das Recht, die menschliche Gesellschaft ausschließlich dionäisch zu konstruieren. Dies sei vielmehr ein empörender Mißbrauch, da auch der Uranier in der menschlichen Gesellschaft existenzberechtigt sei, genau so wie die hermaphroditisch veranlagten Schnaken und Austern in dem übrigen Tierreich.

Es schließen sich noch zwei Briefe an einen Onkel an, in denen Ulrichs die Wichtigkeit der in Begleitung von nächtlichen Pollutionen auftretenden Traumbilder hervorhebt, seine Ansicht über feste Verbindungen der Uranier äußert, für die noch der Naturzustand in Geltung stehe, der aber keineswegs mit der Venus vulgivaga gleichbedeutend sei, sondern vielmehr in einer Naturehe,

---

[26]) Cf. Jahrb. f. sex. Zw. Bd. I (1899) p. 36 ff.: „Vier Briefe von Karl Heinrich Ulrichs (Numa Numantius) an seine Verwandten."

das heißt einem eheähnlich dauernden Liebesbündnis, wie wir es im alten Griechenland vielfach finden, zum Ausdruck kommen könne.

Schon in einer Nachschrift zum dritten Briefe hatte Ulrichs die Veröffentlichung aufklärender Schriften angekündigt; sein persönliches Interesse und das seiner Schicksalsgenossen ließen ihm eine solche Publikation als „aufs allerdringendste notwendig erscheinen." Trotz der Vorhaltungen und Einwände seiner Verwandten gab er daher im April 1864 im Selbstverlag unter dem Pseudonym Numa Numantius eine kurze sozial-juristische Studie über die mannmännliche Geschlechtsliebe mit dem Titel „Vindex" heraus. Als Vindex, als Beschützer und Befreier der Uranier von den Vorurteilen und Verfolgungen der dionischen (heterosexuellen) Majorität sollte die Schrift an die Öffentlichkeit treten.

Nach einem tiefempfundenen, auf das lebhafteste an den Intellekt und das Gerechtigkeitsgefühl seiner Leser appellierenden Vorwort, einer kurzen Übersicht über die hauptsächlichsten früheren Autoren und einer nach neueren Forschungen allerdings viel zu niedrig angesetzten Berechnung des Prozentsatzes der Urninge (0,002% statt 2%), verteidigt Ulrichs zuerst seine Hauptthese von dem Angeborensein der mannmännlichen Liebe, um sodann den Vorwurf der Naturwidrigkeit, auf den sich die Annahme ihrer Kriminalität stütze, zurückzuweisen. Im zweiten Abschnitt gibt er den juristischen Nachweis, daß gleichgeschlechtliche Liebesakte für den geborenen Urning keineswegs widernatürlich, sondern durchaus nur seinem angeborenen Triebe naturgemäß seien, so daß der Richter gegebenen Falles die Pflicht habe, zuerst zu untersuchen, ob nicht dieser Strafausschließungsgrund vorliege.

In der zweiten Schrift, den im darauffolgenden Monat Mai des gleichen Jahres erschienenen „Anthropologischen Studien" der „Inclusa" wiederholt Ulrichs zunächst das Vorwort der ersten, um sodann unter Anführung mehrerer klassischer Schriftsteller den Beweis zu erbringen, daß unter dem griechischen pais keineswegs Knaben im Sinne geschlechtsunreifer Kinder, sondern waffenfähige Jünglinge zu verstehen sind[27]).

In dem Hauptteil der „Inclusa" führt Ulrichs den Beweis von der Möglichkeit bzw. der entwicklungsgeschichtlichen Notwendigkeit geistigen Zwittertums, des Uranismus, auf Grund des wissenschaftlich nachgewiesenen Vorkommens körperlichen Zwittertums, das seine Ursache wiederum in der zweigeschlechtlichen Uranlage des menschlichen Embryos finde. Seine in Form eines lateinischen Distichons[28]) für diese Veranlagung gefundene Formel, die zugleich den Schlüssel zum Schrifttitel enthält, paßt allerdings nur auf einen Teil der Homosexuellen, während von den anderen sicher die meisten die Schluß-

---

[27]) Dr. P. Brandt, Der paidon eros in der griechischen Dichtung I. s. Jahrb. f. sex. Zw. Bd. VIII. 1906. p. 623 ff.

[28]) Sunt mihi barba maris, artus, corpusque virile;
His inclusa quidem: sed sum maneoque puella.

charakteristik: „sed sum maneoque puella" mit Entschiedenheit ablehnen würden.

Zum Schlusse führt er aus, daß ebenso wie das heterosexuelle Geschlechtsbedürfnis von der Kultur zum Teil zu ideeller Höhe emporgehoben ist, sich auch dem gleichgeschlechtlichen eine eminent ideelle Seite eigne. Als Beweis hierfür verspricht er eine Sammlung urnischer Liebespoesien unter dem Titel „Nemus sacrum", von der er in der Folge einige Proben aus Ibykos, Theokritos u. a. mitteilt.

Die dritte, etwas kürzer gehaltene Schrift „Vindicta", deren Erscheinen noch in den November des Jahres 1864 fällt, teilt sich inhaltlich und fast auch räumlich in zwei Hälften. In dem ersten, dem „Vorbericht", schildert Ulrichs den Erfolg seiner bisherigen Publikationen, die im Mai von der Leipziger Polizei konfisziert[29]), durch Gerichtsbeschluß jedoch wieder freigegeben wurden mit der Begründung, daß „der gewählte Stoff in durchaus ernster, wissenschaftlicher Form behandelt sei . . . unter unverkennbar vorsichtiger Vermeidung von Verstößen gegen Sittlichkeit und Schamgefühl". Im Anschluß hieran zitiert er mehrere deutsche Preßstimmen, Zuschriften, die ihm auch von Geistlichen, Juristen und Medizinern zugingen, von denen die seines Freundes, des Grazer juristischen Professors Dr. Tewes, und Rudolf Virchows am bemerkenswertesten sind. Virchow schreibt an Ulrichs unter dem 19. VIII. 64: „. . . Gegen Ihre Auseinandersetzungen von dem weiblichen Gemüt in einem männlichen Körper habe ich nichts einzuwenden. Dem Manne ihrer Wahl, Ihrem Geliebten, fühlen Sie sich als Weib gegenüber. Im Gegenteil: Das ist ein überaus wichtiger Gegenstand, und Ihre Ausführungen haben ihn in der Tat nicht ohne Erfolg dargelegt."

Nach einem Zitat aus einem Aufsatz des hier von Ulrichs zum ersten Male erwähnten Dr. Richard Freiherrn v. Krafft-Ebing[30]) schließt das kurze, aber inhaltsreiche Schriftchen mit den Worten Goethes (Faust II, 5): „Nur der verdient sich Freiheit wie das Leben, der täglich sie erobern muß"; einige Seiten zuvor ergeht an die Schicksals- und Leidensgenossen die Mahnung: „Als Urninge sollen und müssen wir auftreten. Nur dann erobern wir uns in der menschlichen Gesellschaft Boden unter den Füßen, sonst niemals" Und nur dann winkt ihnen die „Vindicta", der Freiheitsstab, mit dem der Praetor im alten Rom die Sklaven, denen die Freiheit geschenkt war, berührte.

Hatte „Vindicta" in ihrem Hauptteil die schon im „Vindex" erörterte juristische Seite des Problems weiter geführt, so schließt sich seine vierte Schrift (1865) „Formatrix" wieder an „Inclusa" an mit weiterem Material zu der Frage der zweigeschlechtlichen Uranlage des Menschen und des Angeborenseins gleichgeschlechtlicher Neigungen, die ihre Stütze finden in dem bereits in frühester Jugend konstatierten Auftreten urnischer Neigungen und der Unmöglichkeit geschlechtlicher Selbstbestimmungs- und Umwandlungsfähigkeit. Den Schluß dieser bedeutsamen Ausführungen bildet eine Aufstellung „urnischer Stufen" und ihre Einreihung zwischen die Erscheinungen des Vollmannes und Vollweibes, wobei er jetzt auch den viriler gearteten Uraniern im Gegensatze zu der bisher fast ausschließlichen Berücksichtigung der Weiblinge gerecht zu werden versucht. Mit dem Satz: „Der schaffenden Natur „natura formatrix"

---

29) In Preußen verfielen sie im September dieses Jahres dem gleichen Schicksal. Cf. Formatrix p. 7.

30) Aus einem Aufsatz über Sinnestäuschungen in „Friedreichs Blättern für gerichtliche Medizin", Nürnberg 1864, p. 244: „Wo die Fähigkeit der freien Willensbestimmung gehindert ist, durch einen abnormen somatischen oder psychischen Prozeß, befindet sich das Individuum in einem psychisch unfreien Zustand."

(cf. Titel) gelingt es nicht, alle ihre Geschöpfe regelrecht zu bilden," glaubt er den Schlüssel zu dem Rätsel der urnischen Liebe gefunden zu haben.

Im Anschluß an die Ausführungen der vier ersten Schriften auf naturwissenschaftlichem und juristischem Gebiete gibt Ulrichs in der fünften, der gleichfalls 1865 erschienenen „Ara spei", nach einer scharfen Satire auf die extensive und willkürliche Interpretation und strafrechtliche Anwendung der „Erregung öffentlichen Ärgernisses" in Hannover einige Exkurse über das Verhältnis urnischer Liebe zur Moral, Christentum und sittlicher Weltordnung. Einige poetische Beiträge, unter ihnen drei Lieder von Hafis, die in Daumers allzufreier Nachdichtung[31]) angeführt sind, und eine eigene empfindungsreiche Dichtung „Antinous" beschließen die Schrift, die Ulrichs als einen „Altar der Hoffnung" bezeichnet.

Schon in der „Vindicta" hatte Ulrichs in der Sache des verurteilten Pfarrers Hofer eine Eingabe an den deutschen Juristentag angekündigt, zu dessen Mitgliedern er selber zählte. 1865 richtete er nun zusammen mit seinem Freunde, dem Grazer Professor der Jurisprudenz Dr. Tewes, einen Antrag an die genannte Körperschaft, daß sie eine Revision des deutschen Strafrechts über die sogenannten Fleischesvergehen in die Wege leite, und zwar in der Richtung, daß I. „angeborene Liebe zu Personen männlichen Geschlechts nur unter denselben Voraussetzungen zu strafen sei, unter welchen Liebe zu Personen weiblichen Geschlechts gestraft wird", nämlich nur bei Komplikation mit Vergewaltigung, Mißbrauch unerwachsener oder bewußtloser Personen und Erregung öffentlichen Ärgernisses, und daß II. „die bestehenden, oft durchaus unklaren Strafbestimmungen über die Erregung öffentlichen Ärgernisses durch geschlechtliche Handlungen durch solche zu ersetzen seien, welche Rechtssicherheit gewähren". Dieser Antrag wurde von der zuständigen Deputation des Juristentages „als zu einer Beratung nicht füglich geeignet" von der Tagesordnung gestrichen. Ulrichs war indes nicht der Mann, sich bei dieser Ablehnung zu beruhigen, sondern legte auf dem Juristentag zu München am 29. August 1867 eine offizielle Rechtsverwahrung gegen diesen Absetzungsbeschluß ein mit der Motivierung, daß die bisherigen gesetzlichen Bestimmungen auf einem Irrtum des Gesetzgebers beruhten und eine nach Tausenden zählende Menschenklasse unverschuldeten und unverdienten Verfolgungen aussetzten, die nicht selten zum Selbstmord der Betreffenden führe. Derselbe Juristentag, der (eine Ironie des Zufalls) dem königlichen Urning Ludwig II. von Bayern recht bald das Glück der Ehe wünschte, da sie das höchste Glück des Mannes sei, hielt es nicht unter seiner Würde, diese vollständig ordnungsgemäß eingebrachte Rechtsverwahrung niederzuschreien, so daß Ulrichs sich gezwungen sah, mitten in seiner Rede die Rednertribüne zu verlassen. Selbst dem Bemühen des greisen Präsidenten Geh. Rat Carl Georg von Wächter[32]) gelang es nicht, eine ordnungsgemäße Behandlung der Sache herbeizuführen.

Der historischen Darstellung dieses Höhepunktes seines Kampfes fügt Ulrichs in der sechsten, 1868 erschienenen Schrift „Gladius furens" noch einige Nachträge bei.

Er hatte in der Zwischenzeit Heinrich Hößlis „Eros" kennen gelernt und sich zu eigen gemacht. Er fordert nunmehr bei Straf-

---

[31]) Cf. J. Scherr, Geschichte der Weltliteratur. 10. Aufl. 1899. Bd. I. p. 94 ff.

[32]) C. G. v. Wächter. (1797—1881) hat selbst viel bemerkenswertes Material über die Frage in seinen strafrechtlichen Werken gesammelt.

verfolgungen gegen Urninge einen nach Art der englischen Fremdenjury zur Hälfte aus Urningen zusammengesetzten Gerichtshof. Sodann widerlegt er die Motive der Preußischen Generalstaatsanwaltschaft (und des älteren Joh. Anselm von Feuerbach), die sich auf die angebliche sittliche Entartung der Urninge und ihren zerstörenden Einfluß auf die Volkskraft stützen durch einen Hinweis auf das Vorkommen derselben Erscheinung bei den kräftigsten Naturvölkern, und geißelt die Verschanzung hinter die Volksansicht, und das „Rechtsbewußtsein im Volke" mit der Bemerkung, daß die Ketzer-, Hexen- und Judenverfolgungen auch bis weit in die Neuzeit hinein den subjektiven Volksanschauungen entsprochen hätten. Kasuistische Mitteilungen über Selbstmorde und Erpressungen beschließen die Schrift, die bestimmt sein sollte, der Justitia, welcher nur das Rächerschwert (Gladius ultor) gegen wirkliches Unrecht zusteht, das Schwert der Raserei (Gladius furens) gegen Schuldlose aus der Hand zu ringen.

Die Ereignisse des Münchener Juristentages hatten Ulrichs gezeigt, wie weit entfernt er noch von dem erstrebten Ziele sei. Auch hatte sich ihm in der Zwischenzeit Gelegenheit geboten, weiteres Material zu sammeln. So bietet denn der noch im gleichen Jahre wie Gladius furens (1868) erschienene „Memnon", die umfang- und inhaltreichste aller Ulrichsschen Schriften, eine reiche Fülle neuen Stoffes und ausführlicher Nachträge.

Es war nach den Erfahrungen auf dem Münchener Juristentage und bei der Fortdauer der vielen und harten Bestrafungen kein Wunder, wenn den rastlosen Kämpfer bisweilen ein Gefühl der Resignation überkommt und er daher diese Schrift mit den Worten schließt: „Und in öder Wüste tönt meine Stimme, wie Memnons Säule, der Morgenröte entgegen."

Wie die Tat des Dr. Desgouttes seinerzeit den biederen Glarner Heinrich Hößli in die Schranken gerufen hatte, so sah sich Ulrichs gegen das Ende der sechziger Jahre durch einen sensationellen Berliner Mordprozeß veranlaßt, wiederum die Feder zu ergreifen.

In diesem Prozeß, der damals das größte Aufsehen erregte, handelte es sich um die Verstümmelung und die versuchte und vollendete Tötung zweier Knaben, die begangen zu haben man den 48jährigen Leutnant a. D. K. E. von Zastrow, den Sprossen eines angesehenen Geschlechtes und Sohn und Neffen zweier preußischer Generale, beschuldigte. Schon früher hatte Ulrichs, wenn auch nur vorübergehend, hervorgehoben, daß Mißbrauch von Kindern und Sadismus durchaus keine besonderen Eigenschaften der Urninge, sondern krankhafte Erscheinungen für sich seien, die ebenso bei Dioningen (Heterosexuellen) vorkämen. Durch einige Preßstimmen und die öffentliche Meinung über den Fall Zastrow, die geneigt war, Zastrows Namen als Gattungsnamen zu okkupieren, sah er sich nun gezwungen, dies Spezialgebiet noch einmal gründlich zu durchleuchten.

So ließ er denn bereits im Mai 1869 den „Incubus" erscheinen, der eine auf ein zahlreiches kasuistisches Material aus älterer und neuerer Zeit aufgebaute Darstellung jener sexuellen „Blutgier" (da-

mals noch nicht Sadismus genannt) enthielt, die „über zurechnungs-fähige Affekte weit hinausgeht und in den Menschen, in denen sie sich einstellt, dem Individuum auf der Seele zu lasten scheint, wie ein dem Reich der Finsternis entstiegener „Incubus" (Alb). Dem Aufsehen, welches die Verhandlung des Falles Zastrow im Juli d. J. erregte, war es zuzuschreiben, daß die Schrift bereits in kurzer Zeit vergriffen war, so daß der Verfasser sich noch im gleichen Jahre zu einer um ein volles Drittel erweiterten Neuauflage veranlaßt sah, die er im September 1869 als „Argonauticus" vom Stapel ließ, um „endlich aus dem Haine der Gerechtigkeit der Freiheit goldenes Vließ zu holen".

Besonderes Interesse gewann der Prozeß Zastrow dadurch, daß nicht weniger als drei hervorragende gerichtliche Sachverständige hinzugezogen wurden, nämlich Westphal, Liman und Skrzezka, von denen Prof. Carl Westphal, der damalige Leiter der psychiatrischen Abteilung der Berliner Königlichen Charité, das Angeborene der urnischen Neigungen bei Zastrow anerkannte und auf Grund seiner Bedenken über die geistige Zurechnungsfähigkeit des Angeklagten für eine längere psychiatrische Beobachtung plädierte, während Geh. Rat Liman, der Neffe Caspers und Herausgeber der späteren Auflagen von seines Oheims „Handbuch der gerichtlichen Medizin" (dieses standard work daher kurz als Casper-Liman bezeichnet) eine hereditäre psychische Belastung Zastrows — heute würden wir sagen „eine psychopathische Konstitution" — konstatierte. Zu bemerken ist, daß auch der Gerichtsphysikus Prof. C. Skrzezka, trotz seines für Zastrow nicht günstigen Gutachtens, als Mitglied der Kgl. wissenschaftlichen Deputation für das Medizinalwesen das in das gleiche Jahr 1869 fallende Gutachten der genannten Körperschaft zugunsten der Aufhebung des Urningsparagraphen mit unterzeichnet hatte. — Ulrichs' eigenes Urteil ging dahin, daß Zastrow bei seiner notorischen effeminierten Veranlagung wohl kaum als Täter in Frage kommen könne, da Weiblinge sich geschlechtlich nicht durch junge, unerwachsene Individuen, sondern nur durch kraftvolle männliche Persönlichkeiten angezogen fühlten, eine Schlußfolgerung, die sich bei umfangreicherem Beobachtungsmaterial nicht als zutreffend erwiesen hat.

Damit der Tragödie des Falles Zastrow das Satirspiel nicht fehle, widmet Ulrichs im „Argonauticus" noch einen Abschnitt dem Uranismus in parteipolitischer Beleuchtung, und es ist amüsant aus diesem Dutzend Seiten zu ersehen, wie sowohl die konservativ-orthodoxe, als die bürgerlich-liberale Presse jedesmal unter der Maske moralischer Entrüstung schadenfroh die „Fälle" aus dem gegnerischen Lager auszuschlachten bemüht ist. So war es schon im Altertum zur Zeit des Demosthenes und Äschines, und so ist es noch heute.

Wie „Memnon" sich an „Gladius furens" als Ergänzung und Erweiterung anschloß, so ließ Ulrichs im Jahre 1869 auf die beiden Zastrowschriften noch den „Prometheus" als zehnte in der Gesamtreihe folgen. Eröffnet wird das Heft durch das Programm der geplanten Zeitschrift „Uranos". Über die Gründe des Nichterscheinens derselben erfahren wir nichts Genaueres. Es folgt die Erzählung über die Entstehung der gleichgeschlechtlichen Liebe aus den Äsopschen Fabeln des Phädrus (IV, 14) nach der Prometheus von einem Bacchusmahle kommend sich im Weinrausch bei Erschaffung der Menschen eine unheilvolle Verwechselung der Geschlechtsteile habe zu Schulden kommen lassen. Im Ernst gesprochen, erkennt hier Phädrus (I. Jahrh. p. Chr.) das Angeborensein urnischer Neigungen an. Des weiteren wird berichtet, daß der berühmte Rechtslehrer Franz von Holtzendorff sich bereits im November 1869 in seinem Berliner Strafrechtskolleg über die Ungerechtigkeit der Verfolgung gleichgeschlechtlicher Handlungen unter Erwachsenen ausgesprochen hat.

Im Jahre 1869 sollte für das gesamte norddeutsche Bundesgebiet ein gemeinsames Strafrecht erlassen werden, und die preußische offiziöse Presse hatte zugesagt, daß „bei der Schaffung des norddeutschen Entwurfes diejenigen Härten ausgemerzt werden sollten, die man dem preußischen Strafkodex vorgeworfen hätte." Trotzdem und obwohl sich viele gewichtige Stimmen für die Streichung des § 143 des preußischen Strafgesetzbuches erklärt hatten, vor allem der damalige preußische, früher hannoversche Justizminister Leonhardt[33]), sowie die gesamte Kgl. preußische wissenschaftliche Deputation für das Medizinalwesen, das höchste ärztliche Kollegium des preußischen Staates, dem auch die Geheimräte von Langenbeck und Bardeleben, beide zugleich Generalärzte der preußischen Armee, angehörten, ging doch auf Betreiben des erzreaktionären Ministers der geistlichen, Unterrichts- und Medizinalangelegenheiten Heinrich von Mühler, hinter dem sich seine fromme Gattin Adelheid (geborene von Goßler) verbarg, der § 143 mit der Motivierung vom „Rechtsbewußtsein im Volke" als § 152 in das Strafgesetzbuch des Norddeutschen Bundes über. Das Gutachten der Königlichen wissenschaftlichen Deputation für das Medizinalwesen, abgegeben Berlin, den 24. März 1869, lautete wörtlich:

„Wir sind aufgefordert, uns gutachtlich darüber zu äußern, wie die medizinische Wissenschaft jene Unzuchtsfälle beurteilt.

Was zunächst die Unzucht von Menschen mit Tieren betrifft, so soll die dagegen gerichtete Strafbestimmung wesentlich auf der früheren Annahme beruhen, daß eine solche Vermischung fruchtbar sei und Bastardarten zwischen Mensch und Tier erzeugen könne. Diese Ansicht ist in früherer Zeit entstanden durch eine ganz unrichtige Beurteilung der sog. Mißgeburten, d. h. mißgebildeter menschlicher Leibesfrüchte, bei denen man nicht ohne erhebliche Mitwirkung der Phantasie in einem oder dem anderen abnorm geformten Körperteile eine Ähnlichkeit mit entsprechenden Körperteilen irgend eines Tieres zu erkennen glaubte. Dies führte zu der Vorstellung, daß eine solche Leibesfrucht halb menschliche, halb tierische Bildung habe und zu dem Schluß, daß sie das Produkt einer geschlechtlichen Vermischung eines Menschen mit einem Tiere sei. Seither hat die Wissenschaft längst gezeigt, wie durch krankhafte Entwickelung oder das Zurückbleiben gewisser Körperteile in ihrer Ausbildung die sogenannten Mißgeburten zustande kommen. Anderenteils hat sie die Unmöglichkeit einer fruchtbaren Vermischung von Menschen und Tieren außer Zweifel gestellt. Wenn hiernach der wesentliche Grund der betreffenden Strafbestim-

[33]) § 143 des preußischen Strafgesetzbuches vom 14. April 1851 und seine Aufrechterhaltung als § 152 im Entwurfe eines Strafgesetzbuches für den Norddeutschen Bund. Offene, fachwissenschaftliche Zuschrift an Seine Excellenz Herrn Dr. Leonhardt, königl. preußischen Staats- und Justizminister.

mung hinfällig wird, so sind auch andere Gründe für die Beibehaltung derselben vom medizinischen Standpunkte aus nicht beizubringen.

Die Fälle von Unzucht mit Tieren sind überhaupt nur selten und betreffen meistens auf sehr niedriger Bildungsstufe stehende Bauernburschen, Hütejungen usw., welche viel mit dem Vieh lebend, durch Einsamkeit und Langeweile zu dieser unnatürlichen Art der Befriedigung des Geschlechtstriebes geführt werden. Daß ihnen aus derselben ein Nachteil für ihre Gesundheit erwachse, läßt sich nicht behaupten. Es könnte dies nur durch die Häufigkeit der Ausübung jenes Aktes geschehen, und würde dann derselbe in ähnlicher Weise wie die Onanie wirken. Letztere muß als ein ungleich gefährlicheres Laster bezeichnet werden, und ist bei der Verbreitung, die sie bisher erlangt hat, ihr gegenüber die Unzucht mit Tieren als kaum der Beachtung wert anzusehen. Wichtiger ist jedenfalls die Unzucht unter Personen männlichen Geschlechtes, und kommt bei diesem Verbrechen namentlich auch in Betracht, daß dieselbe in inniger Beziehung zu den im § 144 (Personen unter 14 Jahren) des Preußischen St.-G.-B. vorgesehenen Handlungen steht.

Das Motiv für die im Preußischen St.-G.-B. erlassene Strafandrohung wegen Unzucht zwischen Personen männlichen Geschlechts besteht darin, daß dieselbe „eine so große Entartung und Herabwürdigung des Menschen bekunde, und so gefährlich für die Sittlichkeit sei, daß sie nicht unbestraft bleiben könne". Dagegen enthält der Entwurf zu dem Österreichischen St.-G.-B. keine Strafandrohung für die in Rede stehenden Handlungen und führt in seinen Motiven aus, daß diese spezielle Art der Unzucht sich von anderen, bisher nirgends mit Strafe bedrohten nicht unterscheide, möge man dieselben nach ihrer Beschaffenheit als unzüchtige, oder als gesundheitsschädigende Handlungen auffassen. Hiergegen läßt sich in Beziehung auf den letzten Punkt von seiten der medizinischen Wissenschaft nichts einwenden, und namentlich wenn das Königliche Ober-Tribunal in verschiedenen Entscheidungen die von Männern gegenseitig aneinander geübte, Manustupration als Unzucht zwischen Personen männlichen Geschlechts nicht gelten läßt, müssen wir der Auffassung des Österreichischen Entwurfes völlig beistimmen. In gesundheitlicher Beziehung würde gerade auf jene Onanie allein Gewicht gelegt werden können, während eine zwischen männlichen Personen ausgeführte Nachahmung des Koitus, abgesehen von etwa zustandekommenden örtlichen Verletzungen, im wesentlichen, ebenso wie der gewöhnliche Koitus, nur durch den Exzeß nachteilig werden kann.

Ein Urteil darüber, ob in der zwischen Personen männlichen Geschlechts verübten Unzucht eine besondere Herabwürdigung des Menschen und eine besondere Unsittlichkeit gegenüber anderen Arten der Unzucht liegt, wie sie in widerwärtigster Weise zwischen Männern und Weibern, oder gegenseitig unter Weibern bekanntermaßen zur Ausführung kommen, dürfte kaum zur Kompetenz der medizinischen Sachverständigen gehören. Hiernach sind wir nicht in der Lage, irgend welche Gründe dafür beizubringen, daß, während andere Arten der Unzucht vom Strafgesetze unberücksichtigt gelassen werden, gerade die Unzucht mit Tieren oder zwischen Personen männlichen Geschlechtes mit Strafe bedroht werden sollte. Wir geben schließlich anheim, zu erwägen, ob die eventuelle Aufhebung des § 143 vielleicht von Einfluß auf die Fassung des § 146 (gewerbsmäßige Unzucht) des Preußischen St.-G.-B. werden könnte."

Unterzeichnet war dieses Gutachten von: 1. Lehnert, Dr. O., zweiter Arzt des Elisabethkrankenhauses, Königgrätzer Str. 126 II. 2. Jüngken. 3. v. Horn, Dr. W., Geh. Obermedizinalrat, Unterbaumstraße 7. 4. B. v. Langenbek, Dr., Geh. Ob.-Med.-Rat, Professor der Universität usw., Sommerstraße 4. 5. Housselle, Dr. C., Geh.

Ober-Med.-Rat, vortragender Rat im Kultus-Minist., Krausenstraße 39. 6. Martin, E., Geh. Med.-Rat und Professor, Dorotheenstr. 5. 7. Dr. Rudolf Virchow, Professor, Schellingstr. 10. 8. A. W. Hofmann, Professor der Chemie, Mitglied der Akademie, Dorotheenstr. 10. 9. Bardeleben, Dr., Geh. Med.-Rat, ord. Professor der Universität, Dir. der chirurgischen Klinik in der Charité, Schiffbauerdamm 18. 10. Skrzezka, C., prakt. Arzt, Professor, gerichtlicher Physikus, Linkstraße 14.

Als Justizminister Leonhardt dem Kultusminister Mühler dieses Gutachten übersandte, antwortete der letztere (12. April 1869):

„Ich halte die in den Motiven zu § 143 des St.-G.-B. vom 14. April 1851 gegebene Rechtfertigung der Strafbestimmung auch gegenüber dem Gutachten der wissenschaftlichen Deputation für wohlbegründet."

Die hier herangezogenen Motive lauteten: „§ 152 hält die auf Sodomie und Päderastie im Preußischen Strafgesetzbuch (§ 143) gesetzte Strafe aufrecht. Denn wenn auch der Wegfall der Strafbestimmung vom Standpunkte der Medizin, wie durch manche, Theorien des Strafrechts entnommene Gründe gerechtfertigt werden kann, das Rechtsbewußtsein im Volke beurteilt diese Handlungen nicht nur als Laster, sondern als Verbrechen, und der Gesetzgeber wird billig Bedenken tragen müssen, dieser Rechtsanschauung entgegen Handlungen für straffrei zu erklären, die in der öffentlichen Meinung glücklicherweise als strafwürdig gelten. Die Verurteilung solcher Personen, die in dieser Weise gegen das Naturgesetz gesündigt haben, dem bürgerlichen Strafgesetze zu entziehen, und dem Moralgesetze anheimzugeben, würde unzweifelhaft als gesetzgeberischer Mißgriff getadelt werden, und der Entwurf hat deshalb auch nicht geglaubt, dem Vorgange anderer Gesetzgebungen hierbei folgen zu dürfen."

Auch Ulrichs hatte, wie nicht anders zu erwarten war, zu der Frage Stellung genommen und zwar in einem kurzgedrängten im März 1870 an die Reichsversammlungen Norddeutschlands und Österreichs gerichteten „Araxes, Ruf nach Befreiung der Urningsnatur von dem Strafgesetz", der elften seiner Schriften, die in knapper Präzisierung alle in den früher veröffentlichten Schriften gewonnenen Resultate auf naturwissenschaftlichem und juristischem Gebiete enthält, sowie die nochmalige Aufführung seiner hauptsächlichsten Autoritäten, denen sich hier noch der bekannte Kulturhistoriker Otto Henne ten Rhyn anschließt. — Doch auch dieser Ruf sollte ergebnislos verhallen. Noch nicht war es der urnischen Natur beschieden, die Ketten und Fesseln des Gesetzes zu zerbrechen, gegen die sie sich gleich dem in ferner Kaukasusschlucht gegen das zwingende Brückenjoch tosenden Araxes aufbäumt.

Im Gegenteil wurden die Zeiten für die Homosexuellen eher trüber. Denn statt daß bei der durch die Ereignisse von 1870/71 herbeigeführten Gründung des Deutschen Reiches und der durch sie bedingten legislatorischen Einigung der deutschen Staaten endlich nach dem Vorbilde des zweitgrößten deutschen Bundesstaates Bayern diese mittelalterliche Strafrechtsbestimmung beseitigt wäre, ging vielmehr das Strafgesetz des Norddeutschen Bundes, angeblich weil dasselbe unter allen deutschen Strafgesetzbüchern das beste sei, mit seinem für die fortgeschrittene wissenschaftliche Erkenntnis schon damals unhaltbar gewordenen

§ 152 in das deutsche Reichsstrafgesetzbuch über, wo der Paragraph als der vielgenannte § 175 nun schon wieder über ein volles Menschenalter sein unheilvolles Dasein fristet.

Der Nachhall der patriotischen Begeisterung über das in den Kriegsjahren Errungene ließ den Ruf der Minorität nach Gerechtigkeit verstummen. Somit wurde im Jahre 1872 sowohl für Bayern die dort bald dreiviertel Jahrhundert unbeanstandet gebliebene Straffreiheit, wie auch für Württemberg und Baden, wo sie gleichfalls ein Menschenalter bestanden hatte, aufgehoben und der Paragraph, wenn auch sein gesetzliches, im übrigen wohl nur höchst selten in praxi erkanntes Strafminimum auf einen Tag Gefängnis herabgesetzt wurde, erhielt als Wahrzeichen der Nichtachtung der Wissenschaft und als Ketzerparagraph in rebus sexualibus nunmehr für das Gesamtgebiet des Deutschen Reiches Geltung. Nach längerer Pause ergriff der bereits im sechsten Lebensjahrzehnt stehende Ulrichs darum noch einmal das Wort, um in seinen „Kritischen Pfeilen", der zwölften und letzten Schrift, wiederum einer Denkschrift an die gesetzgebenden Körperschaften in Berlin und Wien, das Wesen und die Wirkung des Unheilsparagraphen im Lichte der Kritik zu zeigen. Nochmals beweist er die Nichtberechtigung des Paragraphen mangels jedes dolus criminalis seitens des Täters, seine Zwecklosigkeit, da er weder eine Besserung des Täters noch eine Verhütung von Rückfällen bewirke, und seine Grausamkeit, da er von dem geborenen Urning lebenslängliche Enthaltsamkeit verlange.

Seine elfte Schrift Araxes hatte Ulrichs am 24. Mai 1870 beendet, genau sechs Jahre nach seiner ersten, dann trat eine neunjährige Pause ein, seine letzte Urningsschrift, die Kritischen Pfeile, vollendete er zu Stuttgart am 29. März 1879, die vier ersten Schriften hatte er in seiner hannoverschen Heimat verfaßt. Als die Ereignisse des Jahres 1866 kamen, gab es für ihn nur eine Überlegung: In Hannover kein § 175, in Preußen § 175. Er wurde enragierter Welfe und Preußenfeind, hielt zündende Reden als Welfenagitator und spielte einige Zeit eine politische Rolle. Er wurde von preußisch-deutscher Seite aufgehoben, arretiert und zu einem Jahre Festung in Minden verurteilt. Damals ging durch die Zeitungen die Notiz, daß die Polizei seine Papiere beschlagnahmt hätte, aber anstatt, wie gehofft, politisches Material zu finden, eine ausgedehnte urnische Korrespondenz bis in die höchsten Kreise reichend entdeckt habe.

Um dem Urningsparagraphen aus dem Wege zu gehen, war Ulrichs von Hannover nach Würzburg in das straffreie Bayern gezogen, wo er die Schriften Ara spei bis Araxes schrieb, und siedelte dann in das ebenfalls straffreie Württemberg über, wo er in Stuttgart durch Schriftstellerei und Züchtung seltener Schmetterlingsraupen sein Leben fristete.

Nach fünfzehnjährigem, anscheinend vergeblichem Ringen erlahmten hier Ulrichs' Kräfte genau wie einst die Hößlis. In seiner ersten Schrift[34]) hatte er geschrieben: „Den beiden vorigen Jahrhunderten war es gegeben, die Verfolgung von Ketzerei und Hexerei abzuschaffen. Unserem Jahrhundert, ja hoffentlich unserem Jahrzehnt, wird es vorbehalten sein, die Verfolgung der mannmännlichen Liebe abzuschaffen." Diese Siegeszuversicht, der große Optimismus, mit dem Ulrichs den Kampf aufgenommen hatte, wich mit den Jahren einer immer

[34]) Ulrichs, Vindex. p. 37.

stärkeren Kümmernis, je mehr er sich überzeugte, wie schwierig es war, dermaßen eingewurzelte Vorurteile aus der Welt zu schaffen. Am schmerzlichsten berührte es ihn, als der Ausschuß der österreichischen Abgeordnetenkammer den im Regierungsentwurf des Justizministers von Komer gestrichenen Urningsparagraphen als § 273 wieder hineinkorrigierte, und als vollends das neue deutsche Reichsstrafgesetzbuch, trotz des gegenteiligen Gutachtens der königlich preußischen wissenschaftlichen Deputation für das Medizinalwesen, die verhängnisvolle Bestimmung des § 175 akzeptierte. Als er immer deutlicher sah, wie wenig Widerhall seine Flugschriften und Broschüren fanden, und wie geringe Unterstützung und Förderung ihm von seinen Schicksalsgenossen zuteil wurde, gab er das Rennen auf, ergriff den Wanderstab und ging (größtenteils zu Fuß) über die Alpen nach Italien, dorthin, wo so viele deutsche Uranier vor ihm eine Zufluchts- und Ruhestätte gefunden hatten.

1880 traf er in Neapel ein und verweilte dort über zwei Jahre; nachdem er daselbst von einem Hautleiden befallen wurde, glaubte er, daß ihm die frische Höhenluft der Abruzzen bekömmlicher sein würde, als die heiße Umgebung des Vesuv und begab sich nach Aquila, wo er dann noch über 12 Jahre für seine Landsleute und Leidensgenossen fast verschollen lebte. Mit der homosexuellen Frage beschäftigte er sich dort unten kaum noch, widmete vielmehr beinahe seine ganze Zeit der Herausgabe einer kleinen lateinischen Zeitschrift: „Alaudae" („Lerchen"), deren klassische Gelehrsamkeit und Diktion ihm im Alter noch manchen Freund und Gönner verschaffte. Eine Vereinigung seiner beiden Spezialgebiete findet sich in seiner letzten Schrift: Lateinische Gedichte in memoriam Ludovici II. regis Bavariae „Cypressenzweige auf König Ludwigs Grab"[34a]).

Als ich am 18. April 1909, einen lange gehegten Wunsch ausführend, nach Aquila kam, fügte es ein glücklicher Zufall, daß sein dortiger Mäcen, der alte Marchese Dott. Niccolò Persichetti, noch am Leben war und mir persönlich alle Räume zeigen konnte, die „il professore tedesco" durch seine Anwesenheit geweiht. Er berichtete mir noch viele interessante Einzelheiten aus seinen letzten Jahren, fast jede Erzählung, selbst von Erinnerung übermannt, mit den Worten endend, „oh, c'était un homme extraordinaire, très respectable, admirable, mais trop modeste". Ich will die Unterhaltung mit Persichetti wiedergeben, wie ich sie mir unmittelbar nach unserem Zusammensein aufzeichnete. Ich hatte zuerst im Senat von Rom von ihm gehört. Der Unterrichtsminister fragte mich: „Was ist denn das für ein Mann, der bei Ihnen in Aquila eine lateinische Zeitschrift erscheinen läßt? Die Königin Margherita liest sie und ist ganz entzückt davon." „Das muß ein Irrtum sein", erwiderte Persichetti, „bei uns ist niemand, der das könnte." Nach meiner Rückkehr, erzählte sein Gönner weiter, erkundigte ich mich bei den Polizeibeamten, doch keiner wußte davon. Endlich sagte mir jemand: „Das wird vielleicht il vecchio tedesco, der alte Deutsche, sein, den man immer so eiligen Schrittes mit Büchern unter dem Arm ganz allein über die Straße laufen sieht." Ich suchte ihn auf — Persichetti zeigte mir

[34a]) „Cupressi. Carmina in memoriam Ludovici II. Regis Bavariae. 13. Juni 1886. Von Carlo Arrigo Ulrichs. Berlin 1887."

das alte Eckhaus, wo er wohnte — und fand ihn in heller Verzweiflung. Grade die Nacht zuvor war Feuer in seiner Wohnung gewesen, alle seine Bücher und Papiere, seine ganze Habe war verbrannt. Ich gab ihm Unterkunft, fuhr Persichetti fort, in einem Hause, das ich von meinen Vorfahren ererbt hatte, da stand gerade eine Dachwohnung mit herrlicher Aussicht auf den Gran Sasso d'Italia leer. Sehen Sie — Persichetti führte mich die dunklen Stiegen hinauf — hier oben schrieb er, hier stand sein Bett, dort am Fenster sein Arbeitstisch, von dem er einen so weiten Ausblick hatte, hier hatte er seine Blumen stehen, die er so sehr liebte, und dort kochte er sich sein Essen selbst, was allerdings selten genug vorkam, denn er lebte fast ausschließlich von Brot, Käse, Eiern, Milch und Früchten, wozu er ausnahmsweise etwas Landwein trank. Ich will an dem Hause eine Gedenktafel anbringen lassen, sagte der Marchese, als wir die Treppen herabstiegen. Er kam oft zu uns. Sonntags aß „il professore" immer an unserem Familientisch. Ich hatte ihm zu diesen Mahlzeiten Wein vom Rhein kommen lassen. Meine Kinder waren immer um ihn herum. Man konnte ihn fragen, was man wollte, er wußte alles. Ich habe nie ein solches Gedächtnis und nie solche Kenntnisse gesehen; jede Münze, jedes Bildchen, jedes Buch war ihm bekannt, von allem wußte er eine Geschichte. In Astronomie und Botanik, auf philologischem und philosophischem Gebiete war ihm nichts fremd. Einmal kam er zu uns, als mein Edoardo über einer mathematischen Aufgabe brütete, die er nicht zu lösen vermochte. Er half ihm nicht nur auf den richtigen Weg, sondern erzählte gleich, wer diese Aufgabe zuerst aufgestellt hätte, wie die Persönlichkeit dieses Mannes war. Seine Bedürfnislosigkeit war erstaunlich. Meine Frau wollte ihm wiederholt neue Kleider schenken, er lehnte es aber konstant ab. Er verkehrte in Aquila außer mit uns nur mit einer alten österreichischen Dame; sonst lebten hier keine Deutschen. Seit er hierher gekommen, hat er den Ort und seine Umgebung — die Abruzzenberge — nie wieder verlassen. Er streifte viel in der Gegend umher, am liebsten waren ihm die Kastanienwälder, sie kämen ihm wie ein Stück nach dem Süden versetzten Deutschlands vor, sagte er mir. Als er einmal längere Zeit ausgeblieben war, ging ich hin, um nach ihm zu sehen. Da lag er nun schon vier Tage ganz allein in seiner Dachkammer in größten Schmerzen. Es war wohl ein Blasenleiden, denn er konnte kein Wasser lassen. Ich ließ den Arzt holen. Der sagte, er müsse sogleich in das ospedale civico. Er wollte sich aber nicht von seinen Büchern und Blumen trennen. Am Ende brachte ich ihn aber doch in unser Spital. Als ich ihn am andern Morgen in seinem hübschen sauberen Krankenzimmer — Persichetti zeigte es mir — besuchte, sagte er in seiner Bescheidenheit strahlend: Ach, Marchese, ich fühle mich hier so wohl, ich kann von meinem Bett aus Ihr Landhaus in den Bergen sehen, wo ich so oft mit Ihrer Familie glücklich war und denken Sie nur meine Freude, als ich gestern abend von den frommen Schwestern nebenan mein geliebtes Lateinisch singen hörte: ora pro nobis und pater noster und ave Maria, da wurde mir ganz leicht. Als er am fünften Tage im Spital lag, brachte Persichetti ihm ein Diplom, das ihm die Universität Neapel in Anerkennung seiner lateinischen Zeitschrift „Alaudae" geschickt hatte. Er war aber schon zu krank, um es selbst lesen zu können. Er lächelte nur zufrieden und starb bald darauf in den Armen Persichettis. Dieser hat das Diplom noch jetzt in Verwahrung, er besitzt auch sämtliche lateinischen Veröffentlichungen Ulrichs', sowie seine Urningsschriften in der Originalausgabe; auch ein Bild aus seinen letzten Jahren zeigte er mir, eine sehr kleine Photographie, die wir mit der Lupe besahen, ein alter graubärtiger Mann mit schwarzem Käppchen im Kreise der Familie Persichetti. Von seinen anthropologischen Studien — sagte der Marchese und meinte damit die homosexuelle Frage — sprach er hier in Aquila nur sehr selten. Sein ganzes Interesse galt der Pflege des Lateinischen. Seine Zeitschrift hatte begeisterte Verehrer in allen Kontinenten, außer der Königin von Italien war auch König Oskar von Schweden ihr Abonnent. Oberst Young schrieb ihm täglich aus England einen lateinischen Brief. Die Menschen, für die er gekämpft hatte, bekümmerten sich aber nicht um ihn, schloß der alte Marchese Niccolò Persichetti[35]), der ihn neben seiner Familiengruft beisetzen ließ, seinen Bericht.

Als ich mich am Nachmittag dieses Tages auf dem etwa eine halbe Stunde von Aquila malerisch in einem Abruzzental gelegenen Campo Santo nach der Grabstätte von Carlo Arrigo Ulrichs erkundigte, sagte mir der alte Friedhofswärter, ich sei in den vierzehn Jahren nach seiner Bestattung der erste, der nach dem fremden Landsmann gefragt hätte.

Wir verweilten bei Ulrichs etwas ausführlicher, weil er uns in dreifacher Hinsicht von Bedeutung ist: als Forscher über den Uranismus, als Kämpfer für ihn und nicht zuletzt als urnische Persönlichkeit.

Die auf unscheinbarem Papier, in kleiner Auflage gedruckten und in Kommissionsverlag erschienenen Broschüren von Ulrichs hatten eine verhältnismäßig nur geringe Verbreitung gefunden; auf fruchtbarsten Boden fielen noch die vom Autor dedizierten Freiexemplare, und an einer Stelle war deren Wirkung so machtvoll, daß die hier aufkeimende Saat allein schon der Arbeit Mühe verlohnte. Das war bei Krafft-Ebing.

Ulrichs hatte bereits in einer seiner ersten Schriften aus dem Jahre 1864 ein längeres Zitat aus einem Aufsatze Krafft-Ebings gebracht, der in demselben Jahre in Friedreichs Blättern für gerichtliche Medizin (X. Nürnberg 1864 p. 244) erschienen war. Dem VI. Kapitel dieser Schrift hatte er als Motto den folgenden Satz Krafft-Ebings vorangesetzt: „Die Gerechtigkeitspflege soll nicht des Naturforschers Resultaten die Tür verschließen, um als bloßer Würgengel zu erscheinen, sondern diesen Resultaten entsprechen.“ Wie anderseits auf von Krafft-Ebing die ihm von Ulrichs übersandten Schriften wirkten, zeigt der folgende Brief, den er ihm viele Jahre später (29. 1. 1879) aus Graz schickte. Es heißt da: „Das Studium Ihrer Schriften über mannmännliche Liebe hat mich in hohem Maße interessiert. . . . Von dem Tage an, wo Sie mir — ich glaube es war 1866 — Ihre Schriften zusandten, habe ich meine volle Aufmerksamkeit der Erscheinung zugewendet, welche mir damals ebenso rätselhaft war wie interessant: und die Kenntnis Ihrer Schriften allein war es, was mich veranlaßte zum Studium in diesem hochwichtigen Gebiet und zur Niederlegung meiner Erfahrungen in dem Ihnen bekannten Aufsatz im (Berliner) ‚Archiv für Psychiatrie‘.“

Beide Gelehrte waren trotz aller inneren und äußeren Verschiedenheiten im Grunde kongeniale Naturen. War Ulrichs ein hervorragend medizinisch begabter Jurist, so war Krafft-Ebing ein hervorragend juristisch befähigter Mediziner. Viel-

---

35) Cf. Nicolaus Persichetti: „In memoriam Caroli Henrici Ulrichs, Ephemeridis cui titulus „Alaudae“ auctoris sylloge.“ Ex arce Sancti Cassiani. Typis licinii capelli 1896.

leicht trug dazu bei, daß er mütterlicherseits ein Enkel des berühmten Strafrechtslehrers H. J. A. Mittermaier (1787 bis 1867) war, welchem die deutsche Rechtspflege wichtige Reformen auf dem Gebiete des Gefängniswesens und auch sonst vielfachen Fortschritt verdankt. Krafft-Ebings Stellung zu der homosexuellen Frage drückte sich in dem Satze aus: „Das jedem Staatsbürger zustehende Recht der freien Meinungsäußerung wird zur Pflicht, wenn derselbe vermöge der Kenntnis und Erfahrungen, welche ihm sein Beruf vermittelt, im Stande ist, zur Beseitigung von Irrtümern beizutragen."

Als Krafft-Ebing, der 1840 in Mannheim geboren war, sich den sexuellen Problemen zuwandte, war er bereits einer der angesehensten Psychiater seiner Zeit; erst auf dem Lehrstuhl von Straßburg, dann auf denen von Graz, Prag und Wien dozierend, reichte seine Stimme weit über das deutsche Sprachgebiet hinaus. Als er am 22. Dezember 1902 zu Graz verschied, betrug die Zahl seiner wissenschaftlichen Arbeiten nahezu 400; kein Gebiet der Psychiatrie und Nervenheilkunde gibt es, wo er nicht fördernd und befruchtend eingewirkt hätte. Seine Lehrbücher der Psychiatrie und der forensischen Psychopathologie waren Werke von immensem didaktischem Werte. Seine erste ausführliche Arbeit über die „Conträre Sexualempfindung" war 1877 erschienen[36]). Bald darauf publizierte er sein Hauptwerk „Die Psychopathia sexualis", das seinen Namen in vierzehn, den ursprünglichen Umfang allmählich auf das Doppelte steigernden Auflagen über die ganze Erde trug. Auch dem gelehrten und edlen Verfasser der „Psychopathia sexualis" ist die Beschuldigung nicht erspart geblieben, daß er mit seinem Buche auf die sinnlichen Interessen großer Leserkreise spekuliert habe. Er trug diesen ungerechten Vorwürfen, unter denen er schwer litt, Rechnung, indem er auf das Titelblatt der XI. Auflage seines Werkes (1901 erschienen) die Worte setzen ließ: „Für Ärzte und Juristen".

In Wirklichkeit gibt es kaum ein zweites Buch in der Weltliteratur, das so vielen Tausenden den inneren Seelenfrieden wiedergegeben und durch seine Aufklärung so unendlichen Segen gestiftet hat, wie dieses Werk, aus dem ebensoviel Wissen, wie Güte und Unerschrockenheit spricht.

Von Krafft-Ebings späteren Arbeiten sind zu nennen: a) Neue Forschungen auf dem Gebiete der Psychopathia sexualis. 2. Auflage. Stuttgart 1891; b) Der Konträrsexuelle vor dem Strafrichter. De sodomia ratione sexus punienda; de lege lata et de lege ferenda. Eine Denkschrift. Leipzig und Wien. 1894; c) Zur Ätiologie der konträren Sexualempfindung. Separatabdruck aus den Jahrbüchern für Psychiatrie. 12. Band, 3. Heft; d) Zur Erklärung der konträren Sexualempfindung. Separatabdruck aus den Jahrbüchern für Psychiatrie und Nervenh. 13. Band, 1. Heft; sowie endlich „Neue Studien auf dem Gebiete der Homosexualität" im III. Bande des Jahrbuches für sexuelle Zwi-

---

[36]) R. v. Krafft-Ebing: Über gewisse Anomalien des Geschlechtstriebes und die klinisch-forensische Verwertung desselben als eines wahrscheinlich funktionellen Degenerationszeichens des zentralen Nervensystems. Archiv für Psychiatrie und Nervenkrankheiten 7. Band, 1877. p. 291 ff.

schenstufen. Für das wissenschaftlich-humanitäre Komitee bekundete Krafft-Ebing von Anfang an das lebhafteste Interesse. Er war einer der ersten Unterzeichner der Petition, welche die Befreiung der Homosexuellen vom Strafgesetz fordert. Hatte er doch schon in seiner Schrift „Der Konträrsexuelle vor dem Strafrichter" den Ausspruch getan: „Es wäre dies (nämlich die Beibehaltung des Homosexualitätsparagraphen) ein Unglück, denn der Paragraph entstammt irrigen Voraussetzungen, ist mit den Erfahrungen wissenschaftlicher Forschung unvereinbar, hat viel Unheil angerichtet, nützliche und unbescholtene Staatsbürger in Schande, Not und Tod gejagt, ohne dafür einen erheblichen Nutzen zu schaffen."

In seiner letzten, ein Jahr vor seinem Tode (1901) in unseren Jahrbüchern erschienenen Arbeit faßte er das Resultat seiner reichen Erfahrungen in drei prägnanten Leitsätzen zusammen, die lauten: „1) Konträre Sexualempfindung ist eine gänzlich unverschuldete, weil durch Störung des Waltens empirischer Naturgesetze begründete, Erscheinung. 2) Sie verdient Mitleid, nicht aber Verachtung, gleich jeder anderen Mißbildung oder Funktionsstörung. 3) Ihr Vorhandensein präjudiziert nicht die Annahme einer Getrübtheit der seelischen Funktionen, ist mit normaler, geistiger Funktion verträglich."

Noch vor Krafft-Ebing hatten sich zwei berühmte Berliner Psychiater teils durch Casper, teils durch Ulrichs angeregt zur homosexuellen Frage geäußert: Wilhelm Griesinger[37]), der in dem Vortrage, mit dem er 1869 die psychiatrische Klinik in Berlin eröffnete, auch auf den Uranismus zu sprechen kam, und vor allem Carl Westphal[38]), der zuerst die Bezeichnung konträre Sexualempfindung gebrauchte, unter welchem Titel er in den Jahren 1870 und 1876 zwei sehr beachtenswerte und auch beachtete Arbeiten über die Homosexualität des Mannes und Weibes, die er für einen angeborenen krankhaften Zustand hielt, veröffentlichte. Die erste dieser Abhandlungen[39]) schloß er mit den Worten: „Immerhin mögen die geschilderten Zustände häufiger sein als man weiß, und es ist, schon der forensischen Wichtigkeit der Sache wegen, Pflicht, die Aufmerkkeit dieser Sache zuzuwenden. Kommt es einmal zur Aufhebung des § 143 des St.-G.-B. und tritt das Gespenst des Gefängnisses nicht mehr vor das Bekenntnis der perversen Neigung, dann werden die betreffenden Fälle gewiß in größerer Mehrzahl zur Kognition der Ärzte gelangen, in deren Gebiet sie gehören."

Hauptsächlich auf Krafft-Ebing und Westphal, von denen der eine in Österreich, der andere in Deutschland eine führende Autorität war, ist es zurückzuführen, daß von den siebziger Jahren an durch zwei Jahrzehnte von ärztlicher Seite eine umfangreiche Kasuistik — im ganzen 90 Aufsätze

---

[37]) W. Griesinger: Vortrag zur Eröffnung der psychiatrischen Klinik. Archiv für Psychiatrie und Nervenkrankheiten. 1. Band. Berlin 1868/9. p. 651. Vergl. auch Wilhelm Griesingers Gesammelte Abhandlungen. 1. Bd. Psychiatrische und nervenpathologische Abhandlungen. Berlin 1872. p. 210.

[38]) C Westphal, Die konträre Sexualempfindung. Archiv für Psychiatrie und Nervenkrankheiten. 2. Band. Berlin 1870. p. 73.

[39]) L. c. p. 108.

in verschiedenen medizinischen Zeitschriften — über die konträre Sexualempfindung beigebracht wurde, wobei es unentschieden bleiben soll, ob es sich für die gründliche — auch anthropologische — Erforschung und Auffassung der Homosexualität als vorteilhaft erwiesen hat, daß es zunächst fast nur Psychiater und Nervenärzte waren, die sie nach dem Vorbilde ihrer großen Meister studierten. Daß sie in der wissenschaftlichen Erörterung der Frage den Bann gebrochen haben, ist jedenfalls ihr nicht hoch genug zu veranschlagendes Verdienst.

Von den achtziger bis Mitte der neunziger Jahre schlossen sich dieser kasuistischen Materialsammlung und vor allem Krafft-Ebings Psychopathia sexualis in fast allen Kulturländern mehr oder weniger zusammenfassende Monographien an, die die Homosexualität teils selbständig teils im Zusammenhang mit anderen sexuellen Anomalien behandelten. Von deutschen Autoren sind während dieser Periode besonders zu erwähnen: Albert Moll[40]), Albert Freiherr von Schrenck-Notzing[41]) und Albert Eulenburg[42]); von

[40]) A. Moll, Die konträre Sexualempfindung. Mit Benutzung amtlichen Materials. Berlin 1891. — Untersuchungen über die Libido sexualis. I. Band, 1. Teil; Berlin 1897. 2. Teil 1898. Später: Probleme in der Homosexualität. Zeitschr. f. Kriminalanthropologie, Gefängniswissenschaft und Prostitutionswesen. I. Bd. Heft 2. — Sexuelle Zwischenstufen. Die Zukunft 1902. — Wann dürfen Homosexuelle heiraten? Deutsche medizin. Presse. 1912. — Wie erkennen und verständigen sich die Homosexuellen untereinander? Arch. f. Kriminalanthropologie und Kriminalistik. Bd. 9. 1902. — Sexuelle Zwischenstufen. Zeitschr. f. ärztliche Fortbildung. Nr. 24. 1904. — Perverse Sexualempfindung, psychische Impotenz und Ehe; aus „Krankheiten und Ehe." München 1904. Herausgegeben von Senator und Kaminer. — Paragraph 175. Zukunft 1905. — Sexuelle Perversionen, Geisteskrankheit und Zurechnungsfähigkeit. Moderne ärztliche Bibliothek von Dr. P. Karewski. Berlin 1905. — Die Suggestion von Verbrechen. Berliner Morgenpost Nr. 83. 8. IV. 1906. — Inwieweit ist die Agitation zur Abschaffung des § 175 berechtigt? Deutsche medizin. Wochenschrift 1907. — Lehren des Hardenprozesses. Zeitschr. für ärztl. Fortbildung. 1908. — Berühmte Homosexuelle. Wiesbaden 1910. — Die Behandlung sexueller Perversionen mit besonderer Berücksichtigung der Assoziationstherapie. Zeitschr. f. Psychotherapie und mediz. Psychologie. III. Bd., Heft 1. 1911. —

[41]) A. von Schrenck-Notzing. Die Suggestionstherapie bei krankhaften Erscheinungen des Geschlechtssinnes. Stuttgart 1892. — Über Homosexualität. Klinische Rundschau Nr. 15, 1890 und Nr. 26, 1891. — Premier Congrès de l'Hypnotism; Comptes rendus publiés sous la direction du Dr. Edgar Bérillon 1889. S. 319—322. — Revue de l'Hypnotisme, 1. décembre 1891 und 1. juillet 1890. — Ein Beitrag zur Ätiologie der konträren Sexualempfindung. Wien 1895. — Beiträge zur forensischen Beurteilung von Sittlichkeitsvergehen. Archiv von Groß. Bd. I. — Literatur der Psychologie und Psychopathologie der vita sexualis. Zeitschr. f. Hypnose. Bd. VII und VIII. — Die Frage nach der verminderten Zurechnungsfähigkeit. Groß' Archiv. Bd. VIII.

[42]) A. Eulenburg. Sexuelle Neuropathie. Leipzig 1895. — § 175.

französischen: Chevalier[43]), Marc-André Raffalovich[44]) und Laupts[45]); von englischen: Havelock Ellis, J. A. Symonds[46]) und Edward Carpenter[46a]); von italienischen: Penta[47]) und Lombroso[48]); von russischen: Tarnowsky[49]). Auch der

---

Die Zukunft 1898. — Zusammenhang von Geschlechtsleben und Nervensystem. Umschau 1907. — Homosexualität. Deutsche Montagszeitung. Berlin, 19. Dezember 1910. —

[43]) J. Chevalier, De l'inversion de l'instinct sexuel au point de vue médico-légal. Arch. de l'Anthropologie criminelle et des sciences penales. Paris — Lyon 5me tome 1890 et 6me tome 1891. — Une maladie de la personalité; l'inversion sexuelle. Paris — Lyon 1893. L'amour homosexuel. Arch. d'anthropol. etc. 1910.

[44]) Marc-André Raffalovich, L'uranisme, inversion sexuelle congenitale. Observations et conseils. Paris 1895. — Annales de l'unisexualité. 1897. — L'amour homosexuel. Arch. d'anthropologie criminelle. April 1910. — Uranisme et unisexualité. Paris — Lyon 1896. — Chronique de l'unisexualité. Arch. d'anthrop. crim. 1909.

[45]) Laupts, Perversion et perversités sexuelles. Une enquête sur l'inversion etc. Préface par Emile Zola. Paris 1896. — Betrachtungen über die Umkehrung des Geschlechtstriebes. Zeitschr. für Kriminalanthropologie. Bd. I, 321. 1897. — Sur la prétendue dégénérescence des peuples romanes et particulièrement de la France. Archives d'anthropologie criminelle etc. 1908. — Dégénerescence ou plethore? Archives d'anthropol. criminelle etc. 1908. — Lettre au professeur Lacassage. Archives d'anthropol. 1909. — L'homosexualité et les types homosexuels. Paris 1910. —

[46]) Havelock Ellis und J. A. Symonds, Das konträre Geschlechtsgefühl; deutsch von H. Kurella. Leipzig 1896. — Havelock Ellis, Sexual inversion with an analysis of 33 new cases. Bulletin of the psychological Section of the medico-legal society. Vol. VIII. 1895. — Die Theorie der konträren Sexualempfindung. Zentralblatt für Nervenheilkunde und Psychiatrie. 1896. — Sexual inversion. The Alienist and the Neurologist. 1896. — Ebenda: A note on the treatment of sexual inversion. — Nota sulle facolta artistiche degli invertiti. Arch. delle psicopatie sessuali. Vol. I. 1896. — Verbrecher und Verbrechen. Leipzig 1894. — Mann und Weib. Leipzig 1894. — Studies in the psychology of sexual inversion. Philadelphia 1901. — Die Gattenwahl beim Menschen; deutsch von H. Kurella. Würzburg 1905. — Die krankhaften Geschlechtsempfindungen auf dissoziativer Grundlage: deutsch von E. Jentsch. Würzburg 1907. — Geschlecht und Gesellschaft. Würzburg 1910. —

[46a]) Edward Carpenter, Die homogene Liebe, Leipzig o. J.; später Iolaeus, an anthology of friendship; The intermediate sex (deutsch München o. J.); Homosexuality and divination in „The American Journal of religious psychology", July 1911. Im Erscheinen begriffen: Intermediate types among primitive folk.

[47]) Pascale Penta, I pervertimenti sessuali nell'uomo e Vincenzo Verzeni strangulatore di donne. Studio biologico, Napoli 1839. — Caratteria generali, originese significatio dei pervertimenti sessuali. Archiv. delle psychop. sess. Bd. V, 1890. Roma. — Über einen Fall sexueller Perversion. Rivista mensile di psichiatria forense. 1898. —

[48]) Cesare Lombroso, L'amore nel suicidio e nel delitto. Conferenze torinesi. Torino 1881. — Entartung und Genie. Leipzig 1894. — Le neurosi in Dante e Michelangelo. Arch. di psych. science penal. Firense 1894. — Neue Entdeckungen zum Wahnsinn Leopardis, Tassos und Byrons. Deutsche Revue. 21. Jahrgang. 1896. — Der Ver-

dänische Autor Tandem[50]) mit seiner ausgezeichneten Arbeit „Konträr Seksualfornemmelse“ ist zu nennen. —

In der Hauptsache schlossen sich alle diese Autoren ziemlich eng an Krafft-Ebing an; einige, wie die deutschen, betrachteten mehr das Pathologische, der therapeutischen Behandlung Zugängliche der Erscheinung, andere, wie die Engländer, mehr das Anthropologisch-biologische, manche, wie Raffalovich, hielten ihre völlige Unterdrückung und Sublimierung für möglich und notwendig, andere für unausführbar, einige erklärten sie für stets, andere für meist, wieder andere nur in der Minderzahl der Fälle für angeboren, in einem Punkte aber waren alle einig, darin, daß die bestehenden Strafverfolgungen der Homosexuellen mit der fortgeschrittenen wissenschaftlichen Erkenntnis nicht mehr in Einklang zu bringen seien. Hatte doch schon 1879 der Berliner gerichtliche Sachverständige Professor Liman erklärt: „Die bestehenden strafgesetzlichen Bestimmungen des § 175 kann ich nur als vorübergehend ansehen. Ich halte den Zeitpunkt für nicht fern, wo sie aus unseren Gesetzbüchern schwinden werden.“

---

brecher. 1897. — Die Ursachen und die Bekämpfung des Verbrechens. Deutsch von H. Kurella und E. Jentsch. Berlin 1902. — La psichiologia di una uxoricida tribadi. Arch. di psichiatria etc. 1903. — Homosexualität und Verbrechen. Umschau 1906.

[49]) B. Tarnowsky, Die krankhaften Erscheinungen des Geschlechtstriebs. Eine forensisch psychiatrische Studie. Berlin 1897. — De l'instinct sexuel, ses manifestations morbides au double point de vue de la jurisprudence et de la psychiatrie. Paris 1904. —

[50]) In Bibliothek for Læger. 15. Maj. 1892. 4. Jahrgang.

NEUNUNDDREISSIGSTES KAPITEL.

Die organisierte Bewegung gegen die Verfolgung der Homosexuellen. — Die geistigen Förderer des Befreiungskampfes.

So etwa stand die Frage, als im Frühjahr 1897 das Wissenschaftlich-humanitäre Komitee ins Leben trat. „Es setzte sich", wie es in seiner Programmschrift heißt: „zur Aufgabe, auf Grund sichergestellter Forschungsergebnisse und der Selbsterfahrung vieler Tausender endlich Klarheit darüber zu schaffen, daß es sich bei der Liebe zu Personen des gleichen Geschlechts, der sogenannten Homosexualität, um kein Laster oder Verbrechen, sondern um eine von Natur tief in einer Anzahl von Menschen wurzelnde Gefühlsrichtung handelt." Trotz des, wie wir sahen, bis dahin bereits ziemlich beträchtlichen Umfanges der Literatur über die Homosexualität konnte bis zu dieser Zeit von einer planmäßigen Bewegung, von einer organisierten Arbeit, keine Rede sein. Diese setzte erst mit der Eingabe an die gesetzgebenden Körperschaften des Deutschen Reiches ein, welche die Beseitigung der Strafbestimmungen forderte, die die homosexuell Empfindenden mit entehrenden Strafen bedrohte. Daß diese Petition tatsächlich einen Wendepunkt in der Geschichte der homosexuellen Befreiungsbestrebungen bedeutete, kommt dadurch zum Ausdruck, daß, während die Gesamtzahl aller diesen Gegenstand behandelnden wissenschaftlichen Arbeiten bis zum Jahre 1897 kaum hundert betrug, in dem nun folgenden Jahrzehnt nicht weniger als tausend verschiedene Abhandlungen über die homosexuelle Frage erschienen, darunter vom Jahre 1899 ab ein großangelegtes periodisches Organ, die bereits in XIII abgeschlossenen Bänden vorliegenden „Jahrbücher für sexuelle Zwischenstufen", welche die Homosexualität des Mannes und des Weibes und verwandte Naturerscheinungen nach allen Richtungen hin durchforschen sollten. Bald nachdem die genannte Petition den gesetzgebenden Körperschaften zugegangen war, empfing der Chef des Reichsjustizamtes, Staatssekretär Nieberding, den Verfasser der Eingabe und dieses Werkes und sagte: „Bevor das Volk nicht weiß, daß es sich hier um ethische Forderungen handelt, nicht um eine sexuelle oder wissenschaftliche Marotte, kann die Regierung nichts in dieser Sache tun. Klären Sie die öffentliche Meinung auf, damit man weiß, worum es sich handelt, wenn die Regierung auf diesen Paragraphen verzichtet."

In Übereinstimmung mit diesem Ausspruch entfaltete das Wissenschaftlich-humanitäre Komitee eine methodische Aufklärungsarbeit großen Stils. Es wurden in zehntausenden von Exemplaren Broschüren[1]) verbreitet, die in allgemeinverständlicher Weise das Wesen der Homosexualität erklärten, es wurden ferner in verhältnismäßig kurzer Zeit nicht weniger als 100 000 Aufklärungsschriften außer an den größten Teil der Presse, an sämtliche deutsche Justizministerien, Staatsanwälte, Richter, Anwaltskammern, Rechtsanwälte, Ärzte, Universitätsprofessoren, an viele Geistliche und Lehrer und sehr oft auch auf Wunsch Homosexueller an deren Verwandte und Bekannte versandt. Des weiteren wurde in hunderten von Zusammenkünften, teils regelmäßigen Sitzungen, teils öffentlichen Versammlungen, die homosexuelle Frage in lebhafter Diskussion erörtert. Ganz besonders verdient die öffentliche, am 18. Oktober 1907 in den Germaniasälen zu Berlin zwischen dem Geh. Med.-Rat Prof. Dr. Fritsch und Dr. M. Hirschfeld stattgehabte Disputation für und gegen den § 175 genannt zu werden, an deren Ende Prof. Fritsch seine Resolution zugunsten derjenigen des Komiteeleiters zurückzog, und sich beide Gegner, unter dem minutenlangen Beifall einer zweitausendköpfigen Menge, zum Zeichen der Verständigung die Hände reichten[2]).

Des weiteren wurden auf Veranlassung und Kosten des Komitees Umfragen und grundlegende Forschungen über das Wesen und die Verbreitung der Homosexualität veranstaltet und wichtige biologische, historische, ethnographische, biographische und bibliographische Untersuchungen angestellt, welche das homosexuelle Problem wesentlich vertieften.

Man hat sich wiederholt gegen diese Verknüpfung von wissenschaftlicher und aufklärender Tätigkeit gewandt, namentlich Moll und v. Notthafft taten dies und v. Bergmann, der schrieb, es sei zu bedauern, daß wissenschaftliche Forschungsergebnisse solche

---

[1]) 1. „Was soll das Volk vom dritten Geschlecht wissen? Eine Aufklärungsschrift über gleichgeschlechtlich (homosexuell) empfindende Menschen." Herausgegeben vom Wissenschaftlich-humanitären Komitee. 34.—50. Tausend. Mit Illustrationen. Leipzig 1911. (Preis 20 Pfennige.) 2. „Gewichtige Stimmen über das Unrecht des § 175 unsers Reichsstrafgesetzbuchs (§ 250 des Vorentwurfes zu einem neuen Deutschen Reichsstrafgesetzbuch)." Zusammengestellt und herausgegeben vom Wissenschaftlich-humanitären Komitee. Berlin NW. 40. In den Zelten 19. Leipzig 1913. (Preis 20 Pfennige.) 3. „Tätigkeit und Zweck des Wissenschaftlich-humanitären Komitees."

[2]) Genaue Schilderung dieser Versammlung in den Monatsberichten des Wissenschaftlich-humanitären Komitees, Nov. 1907.

Verwertung finden. Wir vertraten demgegenüber stets den Standpunkt, daß wissenschaftliche Forschungsergebnisse keinen Zweck haben, wenn sie nicht praktisch verwertet werden. Sonst kommen wir zu Zuständen, die am richtigsten der Grazer Strafrechtslehrer Prof. Vargha geißelte, als er ausrief: „Das Weltbild, welches bei Juristen und Politikern und dasjenige, welches in den Köpfen aufgeklärter Naturforscher vorherrscht, stellt sich so grundverschieden dar, als ob sie nicht Zeitgenossen, sondern durch eine Kluft von Jahrhunderten von einander getrennt wären."

Im Zusammenhang mit der mehr nach außen gerichteten Tätigkeit des Komitees wurde, von Vertretern der Wissenschaft geführt, ein organisierter geistiger Zusammenschluß homosexueller Männer und Frauen, sowie ihnen biologisch verwandter Geschlechtsvarietäten in die Wege geleitet und dadurch eine Zentrale, eine Zufluchtsstätte von hoher ethischer Bedeutung, wie sie bisher nie und nirgends in der Geschichte ihresgleichen hatte, geschaffen, ein Halt und eine Stütze für viele gequälte Herzen. Diese positive Tatsache, daß das Komitee außerordentlich vielen Menschen das Selbstvertrauen und die Achtung vor sich selbst, die Zuneigung ihrer Angehörigen zurückgegeben hat, daß es direkt und indirekt Tausende vor Selbstmord gerettet, vor Gefängnis, Schande und Irrsinn bewahrt und aus Erpresserhänden befreit hat, diese unbestrittenen Tatbestände allein waren den Angriffen kurzsichtiger Gegner gegenüber immer wieder eine Mahnung, nicht nachzulassen in dem mühevollen, aber gerechten Kampfe. In diesem Sinne heißt es in der Programmschrift: „Das Komitee ist von der festen, unwandelbaren Überzeugung getragen, daß der Kampf, den es führt, ein guter und notwendiger ist und daß das von ihm erstrebte Befreiungswerk auf wahrhaft sittlicher Grundlage ruht."

Das Komitee ist so organisiert, daß an seiner Spitze ein Leiter und sechs Vorstandsmitglieder stehen, die ihren Wohnsitz in Berlin haben. Mitglied des W.-h. K. kann ohne Rücksicht auf politische und religiöse Anschauung, Beruf, Geschlecht und Veranlagung jede Person werden, welche die Ziele des Komitees billigt. Aus den Mitgliedern werden 70 Obmänner gewählt, die möglichst viele Gegenden, Stände und Anschauungen vertreten; nur der naturwissenschaftlich-medizinischen und der juristischen Fakultät soll ein gewisses Vorrecht zugebilligt werden. Gegenwärtig befinden sich Obmänner und Vertrauensmänner des Komitees außer in Deutschland in Dänemark, Schweden, Norwegen, England, Holland, Belgien, Frankreich, Spanien, Italien, Österreich-Ungarn, Türkei, Nord- und Südamerika, Südafrika, Rußland, China, Japan u. a.

Die Obmannschaft, in deren Kreise sich auch Frauen befinden, wird von der Generalversammlung nach Vorschlag der vorhandenen Obmänner gewählt und bildet ein Kollegium, das dem Leiter in allen wichtigen Fragen und Entscheidungen beratend und beschließend zur Seite steht.

Nach dem Muster dieser deutschen beginnen in den letzten Jahren sich ähnliche Organisationen in Holland, England, Österreich und der Schweiz zu bilden.

Daß eine Organisation wie das Wissenschaftlich-humanitäre Komitee allen äußeren Stürmen zum Trotz nun bereits in das achtzehnte Lebensjahr geht, beweist, daß das Fundament, auf dem es gebaut ist, ein solides und stabiles ist. Die Petition, welche den Anstoß zu der sich ausbreitenden Bewegung gab — so wie ein sich lösender Stein eine Lawine ins Rollen bringt —, hatte folgenden Wortlaut:

In Anbetracht, daß bereits im Jahre 1869 sowohl die österreichische wie die deutsche oberste Sanitätsbehörde, welcher Männer wie Langenbeck und Virchow angehörten, ihr eingefordertes Gutachten dahin abgaben, daß die Strafandrohungen des gleichgeschlechtlichen Verkehrs aufzuheben seien, mit der Begründung, die in Rede stehenden Handlungen unterschieden sich nicht von anderen, bisher nirgends mit Strafe bedrohten Handlungen, die am eigenen Körper oder von Frauen untereinander oder zwischen Männern und Frauen vorgenommen würden;

In Erwägung, daß die Aufhebung ähnlicher Strafbestimmungen in Frankreich, Italien, Holland und zahlreichen anderen Ländern durchaus keine entsittlichenden oder sonst ungünstigen Folgen gezeitigt hat;

Im Hinblick darauf, daß die wissenschaftliche Forschung, die sich namentlich auf deutschem, englischem und französischem Sprachgebiet innerhalb der letzten zwanzig Jahre sehr eingehend mit der Frage der Homosexualität (sinnlichen Liebe zu Personen desselben Geschlechts) beschäftigte, ausnahmslos das bestätigt hat, was bereits die ersten Gelehrten, welche dem Gegenstande ihre Aufmerksamkeit zuwandten, aussprachen, daß es sich bei dieser örtlich und zeitlich so allgemein ausgebreiteten Erscheinung ihrem Wesen nach um den Ausfluß einer tief innerlichen konstitutionellen Anlage handeln müsse;

Unter Betonung, daß es gegenwärtig als nahezu erwiesen anzusehen ist, daß die Ursachen dieser auf den ersten Blick so rätselhaften Erscheinung in Entwicklungsverhältnissen belegen sind, welche mit der bisexuellen (zwittrigen) Uranlage des Menschen zusammenhängen, woraus folgt, daß Niemandem eine sittliche Schuld an einer solchen Gefühlsanlage beizumessen ist;

Mit Rücksicht darauf, daß diese gleichgeschlechtliche Anlage meist in ebenso hohem, oft in noch höherem Maße zur Betätigung drängt, als die normale;

In Anbetracht, daß nach den Angaben sämtlicher Sachverständigen der coitus analis und oralis im konträrsexuellen Verkehr verhältnismäßig selten, jedenfalls nicht verbreiteter ist als im normalgeschlechtlichen;

In Erwägung, daß unter denjenigen, die von derartigen Gefühlen erfüllt waren, erwiesenermaßen nicht nur im klassischen Altertum, sondern bis in unsere Zeiten Männer und Frauen von höchster geistiger Bedeutung gewesen sind;

In Hinblick darauf, daß das bestehende Gesetz noch keinen Konträrsexuellen von seinem Triebe befreit, wohl aber sehr viele brave, nützliche Menschen, die von der Natur mehr als genug benachteiligt sind, ungerecht in Schande, Verzweiflung, ja Irrsinn und Tod gejagt hat, selbst wenn nur ein Tag Gefängnis — im Deutschen Reiche das niedrigste Strafmaß für diese Handlung — festgesetzt, oder selbst wenn nur eine Voruntersuchung eingeleitet wurde;

Unter Berücksichtigung, daß diese Bestimmungen einem ausgedehnten Erpressertum (der Chantage) und einer höchst verwerflichen männlichen Prostitution größten Vorschub geleistet haben, erklären untenstehende Männer, deren Name für den Ernst und die Lauterkeit ihrer Absichten bürgen, beseelt von dem Streben für Wahrheit, Gerechtigkeit und Menschlichkeit, die jetzige Fassung des § 175 d. R.-Str.-G.-B. für unvereinbar mit der fortgeschrittenen wissenschaftlichen Erkenntnis und fordern daher die Gesetzgebung auf, diesen Paragraphen möglichst bald dahin abzuändern, daß, wie in den obengenannten Ländern, sexuelle Akte zwischen Personen desselben Geschlechts ebenso wie solche zwischen Personen verschiedenen Geschlechts (homosexuelle wie heterosexuelle), nur dann zu bestrafen sind,

wenn sie unter Anwendung von Gewalt, wenn sie an Personen unter 16 Jahren, oder wenn sie in einer „öffentliches Ärgernis" erregenden Weise (d. h. verstoßend gegen den § 183 d. R.-Str.-G.-B.)

vollzogen werden.

Diese Petition wurde von mehr als 3000 deutschen Ärzten unterzeichnet, ferner von 750 Direktoren und Lehrern höherer Lehranstalten, von zahlreichen hervorragenden Juristen, unter denen die Professoren des Strafrechts und der Staatswissenschaften Geh. Rat Laband, Professor Mittermeier, Franz von Liszt, F. F. Bruck-Breslau, Günther-Gießen, Kleinfelder-Kiel, Allfeld-Erlangen, Ortloff-Weimar, Pierstorff-Jena besonders hervorgehoben seien; endlich von den meisten großen Dichtern, Schriftstellern und Künstlern des zeitgenössischen Deutschlands, wie Ernst von Wildenbruch, Gerhart Hauptmann, Detlev von Liliencron, Hermann Bahr, Max Halbe, Georg Hirschfeld, Ernst von Wolzogen, Adolf Wilbrandt, Bruno Wille, Henry Mackay, Richard Voß, Rainer Maria Rilke, Karl Kautsky, Otto Erich Hartleben, Otto Julius Bierbaum, Ferdinand Avenarius, Karl Weiser, Liebermann, Leistikow, Kaulbach, Stuck, Weingartner und sehr vielen anderen.

Dabei ist zu bemerken, daß eine Reihe von Männern, die den höheren Justiz- und Medizinalbehörden angehörten, ihr vollstes Einverständnis mit dem in der Eingabe zum Ausdruck gebrachten Standpunkt erklärten, lediglich aber aus amtlichen Rücksichten von einer Unterzeichnung ihres Namens Abstand zu nehmen sich veranlaßt sahen. So äußerte sich Landgerichtspräsident L.: „Sehr ergebenst zurück mit dem Erwidern, daß ich mich lediglich aus dem Grunde nicht zur Unterzeichnung der Petition veranlaßt sehen kann, daß ich es nicht als Aufgabe der im aktiven Dienste stehenden richterlichen Beamten erachten kann, in eine Bewegung zur Änderung der bestehenden Gesetze einzutreten. In der Sache selbst stehe ich auf dem in der Petition zum Ausdruck gebrachten Standpunkte."; und Obermedizinalrat L. schreibt: „Ihre verehrliche Zuschrift in Betreff der Abänderung von § 175 des R.-Str.-G.-B. beehre ich mich dahin zu beantworten, daß ich nicht in der Lage bin, der Petition meine Unterschrift zu geben, obschon ich sowohl mit deren Inhalt, als mit den Motiven vollkommen einverstanden bin. Als aktives Mitglied einer Behörde, welche, wenn es sich um medizinische Fragen handelt, bei den Vorbereitungen zur Abänderung gehört zu werden pflegt, soll und darf ich mich im voraus nicht binden, meinem eventuell also amtlich zu gebenden Votum nicht vorgreifen. Im gegebenen Falle werde ich, was in mir liegt, tun, Ihr gerechtes und den Fortschritten der Wissenschaft vollauf entsprechendes Vorhaben an meiner Stelle zu unterstützeen."

Spätere Auflagen der Petition enthielten noch einen Nachtrag[4]) in dem sich die namentlich von juristischer Seite für die Abschaffung des § 175 geltend gemachten Gründe zusammengestellt finden, sowie einen Anhang, in dem durch einen dem wissenschaftlich-humanitären Komitee angehörenden katholischen Geistlichen die von theologischer Seite gegen die Petition erhobenen Einwände widerlegt sind.

Aus dem theologischen Anhang seien folgende Stellen wiedergegeben:

„In der Reichstagssitzung vom 19. Januar 1898 wurde von dem Reichstagsabgeordneten Herrn Pastor Schall gegen obige Eingabe als einziger Einwand geltend gemacht, sie stände mit den Anschauungen des Christentums in Widerspruch. Mehrere hervorragende Unterfertiger hatten dagegen dieselbe ‚als echt menschlich und christlich' bezeichnet. Ein Geistlicher schrieb sogar: ‚Wer die heilige Schrift zur Befürwortung solcher Gesetze anzieht, der kennt sie nicht.' Wer hat da recht? — Die richtigste Beantwortung der Frage, wie sich die Aufhebung des § 175 mit dem christlichen Standpunkt vereinigen läßt, scheint uns in folgenden Ausführungen eines hervorragenden Unterfertigers der Petition zu liegen: ‚Die Forderungen des Christentums sind Ideale, die, so unentbehrlich sie für unser privates und öffentliches sittliches Leben sind, doch zugestandenermaßen nicht alle ohne weiteres zu staatlichen Gesetzen gemacht werden können. Ich erinnere z. B. daran, wie das alte Testament die Vorkehr gegen die Befruchtung brandmarkt (1. Mos. 38, 4), sowie an das, was Christus über Beleidigung (Matth. 5, 22: ‚. . . wer zu seinem Bruder sagt du Narr, der ist des höllischen Feuers schuldig'), über den Ehebruch (Matth. 5, 32), über den Eid (Matth. 5, 37) sagt. Demgemäß sind auch eine Menge von geschlechtlichen Handlungen, die das Christentum als verwerflich bezeichnet, und die allgemein als sittlich verwerflich anerkannt sind, vor dem Gesetz nicht strafbar. Es ist inkonsequent und unhaltbar, wie Bischof Dr. Paul Haffner von Mainz in einem Briefe an das Wissenschaftlich-humanitäre Komitee ausführt, die strengen Forderungen des Christentums nur auf eine einzelne Art von geschlechtlichen Handlungen zu beziehen, während die gleichen Verhältnisse unter Weibern, die tatsächlich ebenso oft vorkommen und andere zum Teil viel schlimmere Dinge, welche nicht der Ausfluß konstitutioneller oder krankhafter Anlage sind, z. B. die Weiberpädikation u. a., straffrei bleiben.' Zudem geht aus dem Wortlaut der biblischen Stellen (ἀφέντες τὴν φυσικὴν χρῆσιν τῆς θηλείας verlassen den natürlichen Gebrauch des Weibes) unwiderleglich hervor, daß die naturwissenschaftliche Erkenntnis der damaligen Zeit das Phä-

---

[4]) Abgedruckt im Jhb. f. sex. Zw. Bd. I. p. 266 ff.

nomen der urnischen Individualität noch nicht in seiner Wesenheit erfaßt hatte. . . . Gelehrte der katholischen Kirche haben sich schon früher wiederholt gegen die Bestrafung angeborener Homosexualität ausgesprochen. Mögen doch die gesetzgebenden Körperschaften erkennen, daß es sich in der obigen Petition nicht etwa um Propaganda für den Uranismus handelt, sondern einzig und allein um die Beendigungen von Verfolgungen, welche die Nachwelt zweifellos einst in jenes traurige Kapitel der Kulturgeschichte einreihen wird, in welchem die übrigen Verfolgungen andersgläubiger und andersgearteter Menschen verzeichnet stehen."

Viele Petitionsunterzeichner begleiteten ihre Unterschriften mit sehr bemerkenswerten Zusätzen. Nur ganz wenige seien wegen Raummangels aus der großen Anzahl als Beispiele für viele angeführt.

Ernst von Wildenbruch, der mit Krafft-Ebing, Franz von Liszt und August Bebel zu den vier ersten Männern gehörte, welche die Eingabe, die ursprünglich in Form einer Erklärung abgefaßt war, unterzeichneten, schreibt u. a.: „Ich beeile mich die ernste Aufforderung zu beantworten, die Sie an mich richten — eine ernste Aufforderung, denn ich glaube, daß die Unterzeichner des Aufrufes zur Beseitigung genannter Strafbestimmungen sich der Gefahr aussetzen, von der Dummheit und der Böswilligkeit mit verläumderischen Reden verfolgt zu werden; dennoch erscheint es mir unmöglich, den Aufruf nicht zu unterschreiben. Die Bestimmungen des Deutschen Strafgesetzbuches über die vorliegende Frage erscheinen mir innerlich unhaltbar, weil sie sich auf den Standpunkt eines Moralkodex stellen, was ein Strafgesetzbuch nicht soll; sie erscheinen mir äußerlich ungerechtfertigt, weil sie die Vornahme gleicher Handlungen zwischen Frauen ungestraft lassen, also mit ungleichem Maße messen etc."

Max Halbe, der bekannte Dramatiker, äußerte sich: „Ich freue mich, dank Ihres Vertrauens auch meinen bescheidenen Teil zur Förderung einer Kulturtat mithelfen zu können."

Der Würzburger Biologe Professor O. Schultze bemerkt: „Indem ich Ihnen für die Zusendung der Eingabe zur Beseitigung der betreffenden Strafbestimmung bestens danke, teile ich Ihnen gerne mit, daß ich mit der Eingabe vollkommen einverstanden bin. Die als strafbar betrachteten Handlungen sind nicht nur bei Homo sapiens, sondern auch bei zahlreichen höheren und niederen Tieren so häufig beobachtet, daß man mit ihnen als mit — wenn auch unnatürlich erscheinenden — so doch in der tierischen Natur tief begründeten Tatsachen rechnen muß, deren gerichtliche Verfolgung den Naturtrieb niemals abändern kann, vielmehr, wie richtig hervorgehoben ist, mehr schaden als nützen muß. Für mich als Biologen erscheint es geradezu komisch, wenn man mit Feder und Papier solche Naturanlage auszurotten oder auch nur in irgend einer nennenswerten Weise einzuschränken vermeint."

Ein Philologe fügte folgende Worte hinzu: „Ich danke Ihnen, daß Sie mir es ermöglichen, an Ihrem ernsten und wichtigen Werke in bescheidener Weise mitzuarbeiten. Seit Jahren bin ich mit Ihren Gedanken und Gründen vertraut und werde, was an mir liegt, zu ihrer Verbreitung beitragen."

Ein Mediziner begleitet seine Unterschrift mit folgenden Sätzen: „Eine ganze Welt von Stimmen des Einwandes gegen die Abänderung dieses verderblichen Gesetzes ändert nichts an dem ehernen Tatbestande des Eingeborenseins homosexueller Triebe. Wer wollte auf Grund dieser wissenschaftlichen Errungenschaft sein Herz den leidenden Mitmenschen verschließen und am Kampfe nicht teilnehmen!"

Ein anderer Arzt: „Wer wie ich gesehen hat, welche verzweifelten Anstrengungen von Urningen gemacht werden, um von dem unseligen Verhängnis loszukommen, welche seelischen Kämpfe durchgefochten, welche materiellen Opfer zu diesem Zwecke gebracht werden, und welche geradezu bewundernswerte Energie von diesen Stiefkindern der Natur entwickelt wird, der wird alles daran wenden, um jenen unheilvollen Paragraphen des Strafgesetzbuches zu Falle zu bringen. Warum weisen sie nicht mit auf den Punkt hin, daß jeder normal veranlagte Mensch das Unglück haben kann, unter seinen eigenen Söhnen einen Urning heranwachsen zu sehen. . . . Der § 175 spricht jeglicher Kultur Hohn."

Ein anderer: „Ich trete ganz entschieden für Abschaffung des „175 ein, weil der Urning Rechte dritter Personen, ebensowenig wie eine Tribadie, verletzt, und somit nicht vor das Forum des Richters, sondern des Arztes gehört."

Ein weiterer: „Wenn man die homosexuellen Menschen als strafwürdige Verbrecher verfolgt, so müßten logischerweise auch die körperlichen Hermaphroditen für ihr körperliches Zwittertum bestraft werden. So wenig letzteres geschehen kann, so sehr ist auch die Bestrafung der seelischen Zwitter verfehlt. Denn ob man sie bisexuell oder homosexuell nennt, sie sind nichts anderes als seelische Hermaphroditen. Sie verdanken dieses unheimliche Erbgut einer angeborenen Anlage, nicht einer falschen Erziehung. Sie sind niemals mit Strafe zu belegen. sondern allerhöchst regelwidrig veranlagte Menschen."

Geheimer Rat Jolly bemerkt: „Ich bin zwar mit Ihnen der Ansicht, daß die Bestimmungen des § 175 ungerecht und veraltet sind," meint dann aber es sei nötig, „einen statistischen Nachweis über die Häufigkeit der Fälle von Verurteilung und Erpressung zu erbringen, da nur in dieser Weise die Nachteile der Gesetzesbestimmung wirksam vor Augen geführt werden können."

Geh. Sanitätsrat Bär, weil. dirig. Arzt der Gefangenen-Anstalt in Plötzensee, äußerte bei Unterzeichnung der Petition: „Der Erklärung betr. Abschaffung des § 175 des D. Str. G. B. trete ich aus voller Überzeugung bei. Aus meiner Erfahrung als vieljähriger Gefängnisarzt weiß ich, welche Unbilligkeit und Härten diese gesetzlichen Strafbestimmungen zur Folge haben."

Leubuscher, Professor der gerichtlichen Medizin in Jena, schrieb: „Mit Freude setze ich unter die mir zugegangene Petition meinen Namen. Bin ich auch nicht in allen Punkten mit den darin enthaltenen Ausführungen einverstanden, so doch voll und ganz mit dem Schlußsatz, der Notwendigkeit einer Änderung des § 175. In meinen Vorlesungen über gerichtliche Medizin habe ich stets diesen Standpunkt vertreten."

Geh. Medizinalrat Professor Dr. Grünhagen in Königsberg fügte seiner Unterschrift die Worte hinzu: „Auch ich halte den § 175 des Reichsstrafgesetzbuches ebenso sehr für einen möglichst rasch zu beseitigenden Mißgriff des Gesetzgebers, als für einen gänzlich ungerechtfertigten Eingriff des Staates in das persönliche Gefühlsleben, und trage daher nicht das geringste Bedenken, meine Unterschrift zugunsten der mitgeteilten Petition abzugeben."

Professor Ritschel in Freiburg i. Br. sagt: „Ihrer Aufforderung, mich dem Antrage des Wissenschaftlich-humanitären Komitees um Aufhebung des den homosexuellen Verkehr mit Strafe bedrohenden Gesetzesparagraphen anzuschließen, komme ich gern nach, weil ich die Befriedigung eines solchen perversen Triebes, soweit ein zweites Individuum dabei keinen Schaden leidet, als eine strafrechtlich zu verfolgende Handlung nicht ansehen kann. In weit höherem Maße straffällig als einen derartigen Akt, mag er nun in der Konstitution begründet sein oder nicht, halte ich eine auch nach dem neuen Strafgesetze völlig straflose Schwängerung eines Mädchens, speziell nachdem ihr in leichtsinniger Weise die Ehe versprochen wurde.'

Ein höherer Jurist schreibt: „Der an die gesetzgebenden Körperschaften des deutschen Reiches behufs Abschaffung des § 175 des R. Str. G. B. zu richtenden Eingabe schließe ich mich hiermit an und bedaure nur, daß, wenn Sie Ihr Ziel erreichen, damit das furchtbare Unrecht, welches bisher auf Grund des § 175 des R. St. G. B. seitens der Staatsgewalt an vielen der ärmsten Menschen verübt wurde, nicht wieder gut gemacht werden kann."

Und ein anderer Richter: „Indem ich Sie zu dem tapferen Vorgehen gegen den stets von mir in der Praxis mit dem größten Widerwillen angewendeten § 175 Str.-G.-B. beglückwünsche, bitte ich, meinen Namen den Unterschriften beifügen zu wollen."

Notar Hauber-Cassel schrieb: „Bedaure nur, daß, wenn Sie Ihr Ziel erreichen, damit das furchtbare Unrecht, welches bisher auf Grund von § 175 R.-Str.-G.-B. seitens der Staatsgewalt an vielen der ärmsten Menschen verübt wurde, nicht wieder gut gemacht werden kann."

Notar Walz-Pforzheim: „Beobachtungen des täglichen Lebens weisen mit gebieterischer Notwendigkeit auf die Abänderung des Paragraphen. . . Die Härte des Gesetzes macht einen in einem solchen Falle, wo übermächtige Naturanlage in förmlich diktatorischer Weise zum Widerspruch mit den Gesetzen zwingt, schaudern."

Justizrat Dr. Gaupp schrieb: „Daß die Petition gerechtfertigt, wird keinem gebildeten Menschen ernstlich zweifelhaft sein können."

Rechtsanwalt Jeschke-Straßburg i. E.: „Es ist kaum zu begreifen, daß dieser Paragraph noch immer am Leben ist."

Und Rechtsanwalt Dr. von Pannwitz-München: „Ich habe in meiner umfangreichen Strafpraxis wiederholt Gelegenheit gehabt, die unseligen Folgen des § 175 kennen zu lernen. . . . werde gern Veranlassung nehmen, bei der seinerzeitigen Gerichtsverhandlung auch auf die im höchsten Maße begrüßenswerte Bewegung des W.-h. K. hinzuweisen."

Geh. Justizrat Jachmann bemerkt: „Die Frage wird sich darauf zuspitzen, ob die Handlungen der berechtigte Ausfluß einer an sich gesunden, wenn auch anders als wir gearteten Natur sind oder nicht. In erstem Falle und dieser Ansicht möchte ich mich nach meinen Erfahrungen anschließen, dürfte die Petition eine durchaus begründete sein. Ist aber die Anlage eine krankhafte, durch ihren krankhaften Zustand die Willensfreiheit beeinflussende, so dürfte sich die Frage auf das allgemeine Gebiet der Willensfreiheit hinüberspielen und die richterliche Prüfung, inwieweit die Willensfreiheit als getrübt anzusehen sei, nicht vollständig ausgeschlossen werden können. Indem ich Ihnen im übrigen meinen Dank für die Übersendung der mit außerordentlichem Geschick abgefaßten, hochinteressanten Petition sage, bin ich usw."

Professor Max Müller in Oxford antwortet dem Verfasser: „Ich bewundere Ihren Mut, und wahrlich Mut gehörte dazu für alle die vielen, welche, sei es draußen im Leben, sei es drinnen in der Studierstube, die Überzeugung gewonnen hatten, daß es hier gilt, ein Unrecht gut zu machen, damit die Nachwelt von einem Paragraphen verschont bleibe, an dem mehr Leid, mehr Drangsal und zerschossene Gehirnmasse klebt, wie an irgendeinem anderen des Strafgesetzbuches."

Und der alte Björnson schrieb: „Hochgeehrter Herr! Seit mehr als 20 Jahren sehe ich die Sache so wie Sie und wäre ich ein Deutscher, ich unterzeichnete. Ihr ergebener Björnsterne Björnson."

Die Petition wurde zum ersten Male im Dezember 1897 den Mitgliedern des Reichstages und des Bundesrates überreicht, und bereits am 13. Januar 1898 gelangte der Gegenstand gelegentlich der ersten Beratung der sog. lex Heinze im Plenum des Hauses zur Sprache.

Es war der Abgeordnete Bebel, der nach dem stenographischen Reichstagsbericht folgendes sprach: „Meine Herren, das Strafgesetzbuch ist dazu da, daß es gehalten wird, d. h. die Behörden, die in erster Linie über die Innehaltung und Respektierung dieser Gesetze zu wachen haben, müssen auch ihre pflichtgemäße Aufmerksamkeit darauf richten und dementsprechend handeln. Es gibt aber Bestimmungen in unserem Strafgesetzbuch, und die sind zum Teil mit in den Anträgen vorhanden, die uns hier vorliegen, bei denen die Behörden, obgleich ihnen aufs genaueste bekannt ist, daß diese Bestimmungen von einer erheblichen Zahl von Menschen, sowohl Männern als Frauen, systematisch verletzt werden, nur in den seltensten Fällen Versuche machen, den Strafrichter zu Hilfe zu rufen. Ich habe hier insbesondere den Eingang der Bestimmungen des § 175 — er handelt von der widernatürlichen Unzucht — im Auge. Es wird notwendig sein, wenn die Kommission gewählt wird — und ich stimme bei, daß eine solche gewählt wird, weil meines Erachtens dieser Gesetzentwurf ohne Kommissionsberatung nicht Gesetzeskraft erlangen kann —, daß alsdann besonders die preußische Staatsregierung ersucht wird, ein gewisses Material, was der hiesigen Berliner Sittenpolizei zur Verfügung steht, uns vorzulegen, um auf Grund der Prüfung desselben uns zu fragen, ob wir die Bestimmung des § 175 eingangs desselben aufrecht erhalten können und dürfen, und wenn sie aufrecht erhalten werden soll, ob wir sie dann nicht erweitern müssen. Mir ist aus bester Quelle bekannt, daß die hiesige Polizei die Namen von Männern, die das im § 175 mit Zuchthaus bedrohte Verbrechen begehen, nicht etwa, sobald sie dies in Erfahrung bringt, dem Staatsanwalt nennt, sondern die Namen der betreffenden Personen zu den übrigen Namen hinzufügt, die aus dem gleichen Grunde bereits in ihren Registern vorhanden sind. (Hört! hört! links.) Die Zahl dieser Personen ist aber so groß und greift so in alle Gesellschaftskreise, von den untersten bis zu den höchsten ein, daß, wenn hier die Polizei pflichtgemäß ihre Schuldigkeit täte, der preußische Staat sofort gezwungen wäre, allein, um das Verbrechen gegen § 175, soweit es in Berlin begangen wird, zu sühnen, zwei neue Gefängnisanstalten zu bauen. (Bewegung. Hört! hört!) — Das ist keine Übertreibung; es handelt sich, Herr von Levetzow, um Tausende von Personen aus allen Gesellschaftskreisen. Es entsteht aber auch weiter die Frage, ob denn nicht auch die Bestimmung im Eingang des § 175 nicht bloß auf die Männer, sondern auch auf die Frauen auszudehnen sei, von deren Seite dasselbe Verbrechen begangen wird. Was in dem einen Falle dem einen Geschlecht recht ist, ist dem anderen billig. Aber, meine Herren, eins sage ich Ihnen: würde auf diesem Gebiete die Berliner Polizei — ich will zunächst einmal von dieser reden — ihre volle Pflicht und Schuldigkeit tun, dann gäbe es einen Skandal, gegen den der Panamaskandal, der Dreyfußskandal, der Lützow-Leckert- und der Tausch-Normann-Schumann-Skandal das reine Kinderspiel sind. Vielleicht ist das einer der Gründe, weshalb mit so außerordentlicher Laxheit seitens der Polizei gerade dieses Verbrechen, das dieser Paragraph bestraft, behandelt wird. Meine Herren, der § 175 steht im Strafgesetz, und weil er darin steht, muß er gehandhabt werden. Kann das Strafgesetz aber aus irgendwelchen Gründen nicht gehandhabt werden, wird es nur ausnahmsweise gehandhabt, dann entsteht die Frage, ob die Strafbestimmung aufrecht erhalten werden kann. Ich will hinzufügen, daß uns gerade in dieser Session — manche der

Herren haben das vielleicht noch nicht berücksichtigt, — eine gedruckte Petition vorliegt, unterzeichnet u. a. auch von meiner Person und von einer Anzahl Kollegen aus anderen Parteien, ferner aus Schriftsteller- und Gelehrtenkreisen, von Juristen mit Namen besten Klanges, Psycho- und Pathologen, von Sachverständigen ersten Ranges auf diesem Gebiete, die aus Gründen, die ich begreiflicherweise hier des näheren nicht auseinandersetzen will, die Meinung vertreten, daß eine Änderung der Strafgesetzgebung auf diesem Gebiete in dem Sinne einzutreten habe, daß die Beseitigung der betreffenden Bestimmung im § 175 herbeigeführt werden müsse."

Bebel folgte hier den Spuren Ferdinand Lassalles, der an den bekannten Sozialistenführer Dr. B. v. Schweitzer, als dieser in Mannheim wegen homosexueller Beziehungen zu einem Maurer mit dem Gesetz in Konflikt geraten war und infolgedessen allgemein gemieden wurde, schrieb: „Angenommen, daß das wahr gewesen sei, was damals die Zeitungen über den Grund Ihrer Verurteilung brachten, so weiß ich das Eine, daß jene bedauerliche und meinem Geschmack nicht begreifliche Liebhaberei, die man Ihnen imputiert, zu jenen Vergehen gehört, die nicht im geringsten mit dem politischen Charakter eines Mannes etwas zu tun haben. Ein solches Auftreten einem Manne von Ihrem Charakter und Ihrer Intelligenz gegenüber beweist nur, wie verwirrt und philiströs die politischen Begriffe unseres Volkes noch sind."

Bei Fortsetzung der Beratung am 19. Januar 1898 äußerte zu demselben Gegenstand der Abgeordnete Pastor Schall laut Stenogramm: „Der Abgeordnete Bebel ist neulich zuerst auf den § 175 des Strafgesetzbuches gekommen, der von der widernatürlichen Unzucht handelt; er hat gesagt: ‚Die Polizei verfolge die Praxis, die Namen der Männer, die dieses mit Zuchthaus bedrohte Verbrechen begehen, einfach zu registrieren, es gehörten dazu Tausende von Personen aus allen Gesellschaftskreisen.' Ich gestehe, daß ich durch diese Mitteilung des Herrn Bebel geradezu erschreckt, in gewissem Sinne, kann ich sagen, konsterniert und aufs tiefste deprimiert worden bin. Ich habe auch die von Herrn Bebel mit angezogene Petition, die ja von Männern mit berühmten Namen aller Berufsschichten unterschrieben ist, und von der Herr Bebel sagt, er habe sie selbst mit unterschrieben, bekommen, die eine Aufhebung dieses Paragraphen verlangt, und habe wie vor einem Rätsel gestanden, wie es überhaupt möglich ist, daß Männer von öffentlicher Stellung und sittlichem Urteil eine solche Petition einreichen können; denn, meine Herren, es handelt sich doch hier um ein Verbrechen, welches bereits der Apostel Paulus als eine der schlimmsten Versündigungen und Laster des alten Heidentums im Briefe an die Römer im ersten Kapitel hingestellt hat, dessentwegen das alte Heidentum dem verdienten Untergange verfallen sei. Es ist ja hier nicht der Ort und die Aufgabe, auf diese Sache einzugehen. Ich glaube, es wird Sache der Kommission sein, die Herren Vertreter der Regierung zu bitten, uns in dieses, mir wenigstens bisher vollständig verschlossene Gebiet einen Einblick zu verschaffen, damit, wenn wirklich solche Zustände dort vorhanden sind, wie sie von dem Herrn Abgeordneten Bebel ausgesagt wurden, wir alles tun, um auf dem Wege des Gesetzes diesen unnatürlichen Lastern, Vergehen und Verbrechen entgegenzutreten durch solche Strafen, welche der Natur dieser Verbrechen nach christlichsittlichen Grundsätzen entsprechen und zugleich ihre volle, rücksichtslose Durchführung in der Praxis der Polizei und Rechtspflege ermöglichen und garantieren."

Die Eingabe wurde darauf von der Petitionskommission der lex Heinze-Kommission überwiesen, wo sie zu lebhaften eingehenden Erörterungen Anlaß gab. Außer den offiziellen Regierungsvertretern war auch der damalige Chef der Berliner Kriminalpolizei, Graf Pückler, zu den Verhandlungen hinzugezogen. Neben Bebel war es vor allem der nationalliberale Reichstagsabgeordnete Sanitätsrat Dr. med. Kruse-Norderney, der als Sachverständiger die Petitionsforderung aufs lebhafteste befürwortete. Nach den Parlamentswahlen 1898 wurde die Petition dann noch einmal unter hervorragenden Zeitgenossen (nicht in den breiten Kreisen der Bevölkerung) verbreitet, und zwar mit dem Erfolge, daß die Zahl der Unterschriften sich vervierfachte.

Auch in der folgenden Legislaturperiode wurde die Frage des § 175 sogleich in der ersten Lesung der lex Heinze wiederum berührt, und zwar von konservativer, nationalliberaler und sozialdemokratischer Seite[5]).

Zum letzten Male wurde über die Petition am 4. Dezember 1907[6]) in der kurzen Zeit zwischen dem Prozeß des Reichskanzlers von Bülow gegen den Schriftsteller Brand wegen verleumderischer Beleidigung seiner Person und der auf Betreiben des Oberstaatsanwaltes Isenbiel veranlaßten zweiten Verhandlung gegen Harden, also zu einer Zeit beraten, wo in den breitesten Massen die Stimmung des Tages die Stimme der Vernunft bei weitem übertönte. Auch dieses Mal war, wie drei Jahre vorher, ein Zentrumsabgeordneter Referent: Dr. Belzer, der an eifervoller, von Kenntnis ungetrübter Schärfe Dr. Thaler noch übertraf. Der Moment zur Verhandlung war von ihm gut gewählt, denn als der Berichterstatter sagte: „Der Vorwurf homosexueller Neigungen ist heute fast noch mehr als früher geeignet, den Beschuldigten der öffentlichen Verachtung preiszugeben — selbst gegenüber den kranken Leuten, die mannmännliche Neigungen haben (und die dürften jedenfalls lange nicht so zahlreich sein, wie die Petition es glauben machen will), besteht doch in dem gesunden Sinne unseres Volkes der unauslöschliche Glaube, daß derartige Menschen der Achtung nicht wert seien," erhob sich keinerlei Widerspruch und ebensowenig, als er am Schlusse seiner Ausführungen neben einer erheblichen Verschärfung vorschlug, daß die Petitionskommission beantragen möge, der

[5]) Genaue Berichte der Verhandlungen im Plenum und den Kommissionen des Reichstages finden sich im Jahrbuch f. sex. Zw. Bd. I, S. 272 ff.; Bd. III, S. 558 ff.; Bd. IV, S. 976 ff.; Bd. V, S. 1292 ff.; Bd. VI, S. 649 ff. Vgl. ebenda über die lebhafte Kommissionsberatung am 21. April 1904, an der teilnahmen die Abgeordneten Dr. Thaler, Braun, Thiele, Kardorff und Mugdan, (Ergebnis: Übergang zur Tagesordnung); p. 668 ebenda am 11. Juni in pleno; und auch Jahrb. VII. p. 1035 über die Debatte am 31. Mai 1905, an der sich beteiligten Thiele, Thaler, Kardorff, v. Damm, Gothein und v. Vollmar.

[6]) Cf. Zeitschrift für Sexualwissenschaft, 1908, p. 113.

Reichstag solle beschließen: „die Zivil- und Militärbehörde ist anzuweisen, den bestehenden Gesetzesvorschriften ohne Ansehen der Person unnachsichtlich Geltung zu verschaffen.“

Wie affektbetont jene Zeit war, zeigt recht anschaulich Hofrat Dr. L. Loewenfeld in seiner sehr bemerkenswerten Schrift „Homosexualität und Strafrecht“ (Wiesbaden 1908).

Der einleitende Abschnitt dieser Schrift lautet: „Wenn wir die Geschichte der psychischen Epidemien, die in verflossenen Jahrhunderten in Europa grassierten, durchgehen, finden wir unter denselben eine Mehrzahl solcher, die sich mit Verfolgungen gewisser Klassen von Personen verknüpften. Gewöhnlich waren es, dem Geiste jener Perioden entsprechend, Juden, Ketzer oder Hexen, gegen die sich, wie wir heute sagen würden, die öffentliche Meinung kehrte, und wir wissen, daß dem Hexenwahn allein, der sich da und dort bis in die Mitte des 18. Jahrhunderts erhielt, etwa sieben Millionen Menschen in Europa zum Opfer fielen. Viele mögen nun wohl glauben, daß eine Wiederkehr derartiger Epidemien in Anbetracht unserer so viel gepriesenen Aufklärung und fortgeschrittenen Kultur bei uns ausgeschlossen erscheint; es ist dies ein Irrtum, auf den ich schon in meinem Werke über Hypnotismus hingewiesen habe. Die Keime zu derartigen Epidemien sind tatsächlich noch fast überall in Europa vorhanden und durch jene Eigenschaft der Massen gegeben, die wir als Suggestibilität bezeichnen, eine Eigenschaft, welche sie psychischen Infektionen der verschiedensten Art zugänglich macht. Die Ereignisse der jüngsten Zeit haben für die Richtigkeit dieser Ansicht neue, aber zugleich sehr traurige Belege gebracht. Es ist bei uns wieder zum Ausbruch einer Verfolgungsepidemie gekommen, und diesmal sind es nicht, wie zu Zeiten des Hexenwahns, arme hysterische, melancholische oder sonst geistesgestörte Weiber, gegen die sich die Leidenschaft der Massen richtet, sondern Männer, die das Unglück haben, in bezug auf ihre sexuelle Triebrichtung anders veranlagt zu sein als ihre Geschlechtsgenossen. Man will sie zwar nicht dem Scheiterhaufen überantworten, da wir in bezug auf das Verbrennen humaner und zurückhaltender geworden sind, aber man möchte sie doch samt und sonders hinter Schloß und Riegel bringen. Da aber auch dies in unserem Rechtsstaate nicht ohne weiteres angeht, so will man wenigstens eine möglichst große Zahl derselben durch Einsperren von der übrigen Menschheit absondern und zur Einsicht ihrer Lasterhaftigkeit bringen. Um dies zu erreichen, soll die ganze Schärfe des Gesetzes, das wie ein Damoklesschwert über ihnen schwebt, auf sie angewendet werden. Sie sollen statt der Erleichterung ihrer Lage, um die sie petitionieren, jede gesetzlich mögliche Erschwerung derselben erfahren. Ob sich das mit unseren Ansichten von Humanität, mit unserem modernen Rechts- und Billigkeitsgefühl verträgt, danach wird nicht gefragt. Und was besonders bedauerlich ist, die gegenwärtige Epidemie ist nicht von den untersten Volksschichten ausgegangen, die an den Segnungen der Aufklärung und der Kultur am wenigsten Anteil haben, sie hat sich in den Schichten der Gebildeten entwickelt, und ist auch in diesen am weitesten verbreitet. Auch hat sich keine der politischen Parteien gegen die hier in Betracht kommende Infektion mit wahnhaften Vorurteilen und Unduldsamkeit genügend widerstandsfähig erwiesen. Die Sozialisten haben ebenso in den Verdammungschorus gegen die Homosexuellen eingestimmt, wie Liberale, Konservative und Zentrumsangehörige.

„Die Aufgabe, welche der Wissenschaft diesem Stande der Dinge gegenüber zufällt, ist meines Erachtens klar vorgezeichnet. Die Wissenschaft kann sich selbstverständlich durch die öffentliche Meinung in keiner Hinsicht beeinflussen lassen. Sie wird und muß das immer wieder verkünden, was durch ihre Forschung über die Homosexualität festgestellt ist. Sie kann in ihrem Bestreben nicht nachlassen, veraltete und verhängnisvolle Vorurteile zu beseitigen und so durch Aufklärung eine Verbesserung der Rechtslage der Homosexuellen anzubahnen, wenn auch vorerst all ihr Bemühen den Charakter einer Sisyphusarbeit zu besitzen scheint." Wurde doch damals von einer Berliner Kreissynode an den Reichstag eine Petition gerichtet, man solle gegen die zugunsten der Homosexuellen veranstaltete Agitation durch eine entsprechende Strafbestimmung vorgehen.

Im Plenum wurden die Vorschläge Belzers noch einmal am 1. Februar 1908 [7]) auf die Tagesordnung gesetzt, jedoch ohne Beratung und Beschlußfassung wieder abgesetzt, wohl mit Rücksicht auf die mittlerweile im Reichsjustizamt zusammengetretene Kommission zur Bearbeitung eines „Vorentwurfes zu einem deutschen Strafgesetzbuch". Diese Kommission behielt in Anlehnung an das Votum der Reichstagskommission nicht nur den geltenden § 175 als § 250 des Vorentwurfes bei, sondern verschärfte ihn wesentlich, indem erstens die bisherige Gefängnisstrafe auf den gleichgeschlechtlichen Verkehr unter Frauen ausgedehnt und zweitens für besondere Fälle, nämlich, wenn „die Tat unter Mißbrauch eines durch Amts- oder Dienstgewalt oder in ähnlicher Weise begründetes Abhängigkeitsverhältnis begangen ist, Zuchthaus bis zu 5 Jahren, bei mildernden Umständen nicht unter 6 Monaten Gefängnis" vorgesehen wurde; auch sollte dieselbe Strafe für denjenigen festgesetzt werden, „der aus dem Betriebe der widernatürlichen Unzucht ein Gewerbe macht".

In der beigegebenen Motivierung für diese Fassung betonen die Verfertiger des Vorentwurfes, daß sie die Beibehaltung des § 175, „entgegen den mehrfachen Vorschlägen ihn ganz oder teilweise zu beseitigen und einer lebhaften auf dasselbe Ziel gerichteten Agitation im staatlichen Interesse für notwendig halten." „Wenn in der neuesten Zeit mehrfach die Auffassung betont sei" — so heißt es in der Begründung weiter —, „daß es sich bei der gleichgeschlechtlichen Unzucht um einen unwiderstehlichen, krankhaften Naturtrieb handle, der die strafrechtliche Zurechnungsfähigkeit aufhebe oder doch bedeutend vermindere, so lehnt der Entwurf diese Auffassung als unbewiesen und mit den Erfahrungen des praktischen Lebens im Widerspruch stehend ab". Ohne auch nur mit einem Worte auf die Beweisführung und das Tatsachenmaterial der Autoren einzugehen, welche diese abweichende Auffassung vertreten bzw. sich gegen die Beibehaltung des § 175 geäußert haben, ja ohne auch nur den

[7]) Cf. Zeitschrift für Sexualwissenschaft 1908, p. 127.

Versuch zu machen, zu zeigen, weshalb deren Beweisgründe nicht nicht stichhaltig sind, fertigt der Vorentwurf mit diesem Satze die Ansichten so vieler Sachverständiger ab.

Mit Recht konnte demgegenüber Professor Bruno Meyer[8]) schreiben: „Die Begründung dieser Strafvorschrift ist von einer Kindlichkeit, die — an so ernster und wichtiger Stelle angetroffen — jedem noch nicht einmal zu wissenschaftlicher Methode erzogenen, sondern nur an einigermaßen besonnenes und vernunftgemäßes Denken gewöhnten Menschen die helle Schamröte ins Gesicht treibt." Der berühmte Strafrechtslehrer der Berliner Universität, Geh. Justizrat Professor Dr. Joseph Kohler, fertigte die Verfasser des Vorentwurfes in ähnlicher Weise ab, indem er schrieb: „Was in dieser Beziehung in den Motiven steht, ist gänzlich unzutreffend. So wird auf das lichtscheue Treiben der Päderasten hingewiesen, aber ich habe nie gehört, daß die Taten der Liebe, auch wenn sie völlig natürlich sind, im hellen Sonnenlichte coram publico vor sich gehen, und daß durch solche Dinge der Friede der Ehe untergraben werden kann, ist bei der ‚widernatürlichen' Unzucht nicht anders, als bei der natürlichen." Ebenso vernichtend lautete das Urteil des Professors des Strafrechts Mittermaier selbst, der schrieb[9]): „Auch ich halte den D. V. E. auf diesem Gebiete für absolut schlecht. ‚Rückständig' ist der mildeste Ausdruck. Vielleicht erreichen wir eine geringe Abschwächung der Mängel des § 250, aber ich glaube nicht an eine wahre Verbesserung, die am Ende doch nur in seiner totalen Beseitigung liegt."

Dieser Vorentwurf wurde nun zunächst 2 Jahre zur öffentlichen Kritik gestellt. Nach Ablauf dieser Zeit wurde eine neue „Kommission zur Feststellung eines Entwurfs für ein deutsches Strafgesetzbuch" gebildet, um die laut gewordenen Stimmen und Urteile zu prüfen und auf Grund derselben den eigentlichen Gesetzentwurf auszuarbeiten, der dann den gesetzgebenden Körperschaften zur endgültigen Beschlußfassung vorgelegt werden soll. Trotzdem sich nun fast alle kritischen Äußerungen gegen die Verschärfung aussprachen, hielt auch diese Kommission, die vom 1. April 1911 bis 27. September 1913 in Tätigkeit war, an ihr fest, indem sie unter Vornahme verschiedener Änderungen, namentlich der Wiederaufhebung der vorgeschlagenen Ausdehnung auf das weibliche Geschlecht folgende Fassung annahm:

„1. Bestraft werden, und zwar mit Gefängnis von einem Tage bis fünf Jahren, Personen männlichen Geschlechts, die miteinander beischlafsähnliche Handlungen vornehmen.

2. Wie nach dem Vorentwurfe tritt Zuchthaus bis zu fünf Jahren, bei mildernden Umständen Gefängnis nicht unter sechs Monaten ein:

a) wenn die Tat unter Mißbrauch eines durch Amts- oder Dienstgewalt begründeten Abhängigkeitsverhältnisses oder gewerbsmäßig begangen war;

b) (neu hinzugefügt): wenn ein Volljähriger unter Verführung eines Minderjährigen unter achtzehn Jahren die Tat begeht.

3. Das Sichgewerbsmäßiganbieten oder -bereiterklären zu der Tat wird mit Gefängnis bis zu 2 Jahren bestraft."

[8]) Bruno Meyer, Homosexualität und Strafrecht. p. 256.
[9]) Cf. Vierteljahrsberichte des W.-h. K. Jahrg. II. p. 136.

Da dieser Entwurf des Strafgesetzbuches noch eine ganze Reihe von Instanzen zu passieren hat — zunächst das Reichsjustizamt, dann die Bundesstaaten und den Bundesrat — ehe er an den Reichstag gelangt, voraussichtlich 1917, und auch hier wieder die einzusetzende Kommission das ganze Gesetzbuch gründlich durchberaten wird, läßt sich heute noch nicht voraussagen, welches das schließliche Schicksal des so wechselvollen Urningsparagraphen sein wird.

Ich selbst habe in einer Arbeit im Großschen Archiv[9a]) unter Zugrundelegung der Motive des Vorentwurfes nochmals alles eingehend einer Prüfung unterzogen, was für und gegen den vorgeschlagenen § 250 spricht und faßte das Schlußergebnis dieser Untersuchung wie folgt zusammen: Gegen den § 250 spricht:

I. Zunächst der Umstand, daß die als strafbar vorgeschlagenen Akte, welche erwachsene Männer und Frauen freiwillig unter sich ohne Zeugen vornehmen, kein Rechtsgut irgend eines anderen Individuums oder des Staates verletzen (es widerspricht den modernen Rechtsprinzipien, Handlungen nur darum zu bestrafen, weil sie „unsittlich" sind).

II. Die außerordentlich schwierige Vollstreckbarkeit des Gesetzes. (Schon jetzt werden weniger als ein Hunderttausendstel der vorkommenden Handlungen geahndet; bei Ausdehnung auf die Frauen würde der Prozentsatz noch viel minimaler sein.)

III. Die ungemein geringe Abschreckungskraft des Gesetzes (die Wahrscheinlichkeit, daß die von zwei erwachsenen Männern oder Frauen miteinander ohne Zeugen vorgenommenen sexuellen Handlungen zur Kenntnis der Behörden gelangen, ist zu gering, als daß sie die Betreffenden in der Betätigung eines heftigen Triebes nennenswert beeinflussen kann).

IV. Die große Unbestimmtheit und Unbestimmbarkeit des strafbaren Tatbestandes (die bei Frauen noch auf größere Schwierigkeiten stoßen wird).

V. Die Peinlichkeit der das intimste Privatleben durchwühlenden Untersuchungen (die ebenfalls Frauen gegenüber noch schamverletzender ist).

VI. Die durch das Gesetz und die öffentlichen Prozesse weit mehr als durch die geheimen Handlungen hervorgerufenen Skandale (die das Land kompromittieren, und die öffentliche Erörterung dieser heiklen Materie nicht zur Ruhe kommen lassen)[10]).

VII. Die Entwurzelung und Verbitterung zahlreicher sonst streng rechtlicher, geistig vielfach hochstehender und sozial nützlicher Existenzen durch Aufdeckung der intimen Geheimnisse ihres Sexuallebens.

VIII. Die überaus große Zahl der unmittelbar an das Gesetz sich anschließenden Erpressungen und Eigentumsvergehen, die aus Furcht vor dem Gesetz nicht zur Anzeige gelangen.

IX. Die außerordentlich große Zahl der durch den Paragraphen bewirkten Selbstmorde, die sich bei der beabsichtigten Verschärfung noch steigern wird.

[9a]) 1911 Bd. 38: „Kritik des § 250 und seiner Motive im Vorentwurf zu einem Deutschen Strafgesetzbuch."

[10]) Vgl. in dieser Hinsicht den Artikel von Dr. Eugen Wilhelm: „Die volkspsychologischen Unterschiede in der französischen und deutschen Sittlichkeits-Gesetzgebung und -Rechtsprechung" in „Sexual-Probleme", Oktober 1911, besonders die Seiten 661—663.

X. Die durch das Gesetz direkt oder indirekt geförderte Vermehrung von unglücklichen Ehen und Familienzusammenbrüchen.

Für den § 250 wird angeführt:

Im Grunde nur das angebliche Volksempfinden. Dieses wird aber teils in seiner Ausdehnung überschätzt, teils beruht es a) auf falschen Voraussetzungen, b) auf den durch das Gesetz erst erzeugten Anschauungen, c) wäre es, selbst wenn es in der angenommenen Weise existierte, kein ausreichendes Rechtsfundament.

Die im übrigen im Vorentwurf für den § 250 angeführten Gründe sprechen teilweise mehr gegen den Paragraphen als für ihn, weil sie sich auf Nachteile beziehen, die mehr eine Folge des Gesetzes als der strafbaren Handlung selbst sind; es sind dies beispielsweise die angeblich durch die homosexuelle Handlung, in Wirklichkeit aber erst durch deren Bestrafung, entstehende Schädigung der bürgerlichen Existenz, des Charakters und des Familienlebens, ferner die Erpressungen und das „lichtscheue Treiben". Teilweise aber treffen die Motive wie die Verführungsgefahr nur einige der unter Strafe gestellten Fälle, so daß die Gerechtigkeit fordert, daß darum auch nur die Fälle bestraft werden, bei denen die in den Motiven genannten Voraussetzungen zutreffen. Letzteres würde am ehesten erreicht, wenn in den Paragraphen des Strafgesetzbuches, in denen von Verführung, Anwendung von Gewalt usw. die Rede ist, nämlich in den §§ 176, 177 und 182 (im Vorentwurf 244, 243 und 247) der bisherige Ausdruck „Frauensperson" durch den Ausdruck „Person" oder „Personen beiderlei Geschlechtes" ersetzt würde.

§ 182 würde beispielsweise lauten, anstatt wie jetzt:

> „Wer ein unbescholtenes Mädchen, welche das sechzehnte Lebensjahr nicht vollendet hat, zum Beischlaf verführt, wird mit Gefängnis bis zu einem Jahre bestraft. Die Verfolgung tritt nur auf Antrag der Eltern oder des Vormundes der Verführten ein."

In Zukunft:

> „Wer eine unbescholtene Person, welche das sechzehnte Lebensjahr nicht vollendet hat, zum Beischlaf oder zur Pedikation verführt, wird mit Gefängnis bis zu einem Jahre bestraft. Die Verfolgung tritt nur auf Antrag der Eltern oder des Vormundes der verführten Person ein."

Es würden dann bis zur ersten Altersgrenze von 14 Jahren, wie gegenwärtig, alle unzüchtigen Handlungen an Kindern beiderlei Geschlechts bestraft werden, von der ersten bis zur zweiten Altersgrenze aber nur die gröberen Ausschreitungen, wie das bis jetzt nur in bezug auf Mädchen der Fall ist.

Die Schutzalterfrage ist in den letzten Jahren besonders lebhaft erörtert worden. Wir sahen in unserer tabellarischen Übersicht über die gesetzliche Verfolgung der Homosexuellen, daß das Schutzalter in den verschiedenen Ländern in weiten Grenzen schwankt, von 12 Jahren in Japan bis 21 Jahren in Holland. Bald ist es das Alter der Geschlechtsreife, bald das der Strafmündigkeit, bald das der Militärpflichtigkeit, bald das der bürgerlichen Volljährigkeit, bis zu dem man die Schutzbedürftigkeit ausgedehnt hat. In ähnlicher Weise variieren auch die Gesetzesvorschläge und -entwürfe.

So hat in dem von den Professoren D. Dr. W. Kahl, Dr. K. v. Lilienthal, Dr. F. v. Liszt und Dr. J. Goldschmidt verfaßten „Gegenentwurf zum Vorentwurf eines Deutschen Strafgesetzbuchs“ der Homosexualitätsparagraph, § 245 (§ 175 des geltenden St.-G.-B., § 250 des Vorentwurfs) folgende Fassung: „Widernatürliche Unzucht. Eine männliche Person, die mit einer minderjährigen Person desselben Geschlechts, oder die mit einer volljährigen Person desselben Geschlechts unter Ausbeutung ihrer durch Amts- oder Dienstverhältnis oder in ähnlicher Weise begründeten Abhängigkeit oder aus Gewinnsucht widernatürliche Unzucht begeht, wird mit Zuchthaus bis zu fünf Jahren bestraft[11].“ Auch Staatsanwalt Wulffen[12]) ist der Meinung, „daß der junge Mann bis zum vollendeten 21. Jahre geschützt werden muß“.

Ähnlich Professor Bruno Meyer[13]), während v. Notthafft[13a]) sogar an Stelle des jetzigen § 175 folgenden Wortlaut vorschlägt: „Wer ein Individuum unter 25 Jahren zu gleichgeschlechtlicher Unzucht verleitet, wird mit Gefängnis bestraft.“ Er wünscht diese Strafandrohung für beide Geschlechter, indem er meint[14]): „Schonung würden die Urninden noch weniger verdienen als die Urninge, denn sie verführen viel mehr junge Mädchen, als die Urninge Knaben, sie machen viele Frauen schon vor der Ehe pervers, drängen sich aber unter der Freundin Maske noch später in deren Heiligtum ein; sie sind so das Unglück vieler Ehen und die Ursache mancher Ehescheidungen, und sie sind eine viel größere sittliche Gefahr als die männlichen Personen. Gleichwohl gelten auch für sie die obigen Überlegungen, welche eine Bestrafung und Verfolgung des Lasters (bei Erwachsenen) als untunlich erscheinen lassen.“ Zwanzig Jahre als Schutzgrenze beantragen die Vorentwürfe von der Schweiz und Dänemark, während der neue österreichische Vorentwurf, der die Strafbarkeit jeder homosexuellen Betätigung bei beiden Geschlechtern nur im Strafmaß (nicht unter einer Woche) herabsetzt, eine höhere Strafe (Gefängnis nicht unter 3 Monaten) vorsieht, wenn der Akt mit einer Person im Alter von 14—18 Jahren begangen ist. In einem in der Schweiz. Zeitschr. f. Strafrecht (22. Jahrg., Heft 14) veröffentlichten Aufsatz, betitelt: „Psychiatrische Bemerkungen zum neuen schweiz. Straf-G.-Entwurf“, möchte Dr. med. Hans Maier die Altersgrenze von 20 Jahren als zu hoch auf 18 Jahre herabgesetzt wissen, während Oberarzt Dr. Otto Juliusburger in seinem Aufsatz „Die Homosexualität im Vorentwurf zu einem deutschen Strafgesetzbuch“[15]) das 20., mindestens aber das 18. Jahr als Schutzgrenze für gegeben ansieht. Das 18. Jahr als das der „vollkommenen Strafmündigkeit“ ist wiederholt als Schutzgrenze vorgeschlagen, so in dem von einem Richter stammenden Artikel zur Schutzalterfrage[16]). Auch Moll[16a]) wünscht bei Aufhebung des § 175 „eine Erweiterung des Schutzalters auf das 18. bezw. 21. Jahr“ (und zwar soll auch der

---

[11]) Bezüglich der „Motive“ zu diesem § 245 des Gegenentwurfs cf. Vierteljahrsberichte des Wiss.-human. Komitees, 1912, Heft 2, p. 131 ff.

[12]) Zit. nach den Vierteljahrsber. d. W.-h. K., 1911, Heft 3, p. 246.

[13]) Bruno Meyer, Homosexualität u. Strafrecht, p. 294 f.

[13a]) Zit. bei Kossmann u. Weiss, „Mann u. Weib, ihre Beziehungen zueinander u. zum Kulturleben der Gegenwart“, 1908, Bd. II, p. 557. Cf. Monatsber. d. W.-h. K., 1907, No. 4, p. 77.

[14]) Loc. cit., p. 556.

[15]) In der Allgem. Zeitschr. f. Psychiatrie u. psychisch-gerichtl. Medizin, Bd. 68, Heft 5.

[16]) Cf. Vierteljahrsber. d. W.-h. K., 1912, Heft 3, p. 276 ff.

[16a]) Cf. „Zukunft“ vom 27. Mai 1905 u. Zeitschrift „Europa“, Heft 22 vom 15. Juni 1905, ferner Vortrag am 30. Mai 1905 im ärztlichen Standesverein der Königsstadt über „Ätiologie u. Therapie sexueller Perversionen“ (cf. Vierteljahrsber. d. W.-h. K., 1905, No. 7, p. 13 ff.).

Schutz der Mädchen erhöht werden), wobei er von der Meinung ausgeht, die wir oben[16b] bereits als irrtümlich zurückwiesen, daß der „undifferenzierte Geschlechtstrieb" bis in die Mitte der zwanziger Jahre hinein fortdauert. Aschaffenburg[17]) befürwortet gleichfalls vom 18. Lebensjahr ab die Straflosigkeit gleichgeschlechtlichen Verkehrs.

Ein anderer Richter, der Amtsrichter Dr. jur. Max Rudolf Senf will in seinem bedeutenden Buche „Das Verbrechen als strafrechtlich-psychologisches Problem" „die gleichgeschlechtliche Betätigung mit Personen unter 17 Jahren bei Strafe verbieten", „denn wenn Jünglinge das 17. Lebensjahr vollendet haben, sind sie in sexueller Beziehung weder willenlos-unvernünftige, noch unreife Opfer und deshalb nicht mehr schutzbedürftig".

Diesen Autoren, die für das männliche Geschlecht ein höheres Schutzalter als für das weibliche wünschen, steht die übergroße Mehrzahl gegenüber, die auch diese Frage für beide Geschlechter gleich geregelt wissen will, und zwar entsprechend dem geltenden Recht so, daß einmal nach § 176, 3 jeder strafbar ist, welcher sich an einer Person unter 14 Jahren, gleichviel welchen Geschlechts, unzüchtig vergreift, daß dann aber der § 182, der bisher bestimmt, daß wer ein unbescholtenes Mädchen, welches das 16. Lebensjahr noch nicht vollendet hat, zum Beischlaf verführt, auf Antrag der Eltern oder des Vormundes bestraft werden soll, auch auf männliche Personen ausgedehnt wird.

Die Befürworter dieser gleichen Behandlung beider Geschlechter berufen sich einmal darauf, daß es aus Billigkeitsgründen nicht gerechtfertigt ist, das weibliche Geschlecht in geringerem Grade zu schützen als das selbständigere männliche, eine Erhöhung des weiblichen Schutzalters über 16 Jahre hinaus aber mit Recht von allen Gesetzgebungen verworfen worden ist. Es liegt kein durchschlagender Grund vor, das Schutzalter für beide Geschlechter verschieden zu bemessen; verlangt man von dem sogenannten schwachen Geschlecht, daß es sich vom 16. Jahr ab seiner Haut wehrt, so kann man auch vom männlichen Geschlecht in demselben Alter beanspruchen, daß es sich den von verschiedenen Seiten an dasselbe herantretenden Versuchungen gegenüber selbst schützt, wobei freilich beiden Geschlechtern eine rechtzeitige, geeignete Aufklärung über die mit dem Geschlechtsleben verbundenen gesundheitlichen und sonstigen Gefahren gut zustatten kommen würde. Der Vorentwurf des Reichsjustizamts zeigt in diesem Punkte eine merkwürdige Inkonsequenz. Er steht nämlich auf dem Standpunkt, daß das in dem § 176 des RStGB. (§ 244 des Vorentwurfs) unbescholtenen Frauen zugebilligte Grenzalter von 16 Jahren nicht auf männliche Personen auszudehnen sei.

---

[17]) Aschaffenburg (Cöln), Die strafrechtliche Behandlung der Homosexualität. Vortrag gehalten in der ordentlichen Versammlung des Psychiatrischen Vereins der Rheinprovinz am 15. Juni 1907, mitgeteilt in der Allgemeinen Zeitschrift für Psychiatrie u. psych.-gerichtliche Medizin, Bd. 44, Heft 4. (Cf. Jahrb. f. sex. Zwischenst., Jahrg. IX, p. 441 f.)

Die Gründe, welche die Verfasser des Vorentwurfs hierfür beibringen, sind sehr beachtenswert, sie lauten wörtlich (Seite 682 der Motive des Vorentwurfs): „Die von dem jetzigen Gesetz gezogene Grenze fällt zusammen mit dem regelmäßigen Aufhören der Schulpflicht, dem Eintritt der großen Mehrheit der Kinder in das bürgerliche Leben und bei den meisten von ihnen mit dem Eintritt einer gewissen Kenntnis der geschlechtlichen Dinge. Dies erscheint für die Knaben der richtige Zeitpunkt, mit dem der besondere strafrechtliche Jugendschutz für sie aufzuhören hat. Allerdings bedürfen sie auch dann und gerade in jenem gefährlichsten ersten Jünglingsalter noch in verschiedener Hinsicht der Bewahrung vor Verführung zu sittlicher Verderbnis. Diese ist alsdann aber Aufgabe der Seelsorge, der Familie, der gesellschaftlichen Einrichtungen und der freien Liebestätigkeit, nicht mehr Aufgabe des Strafrichters. Es würde zu praktisch unannehmbaren Konsequenzen führen, wenn die Verleitung eines 15 oder 16 Jahre alten Arbeiters oder Laufburschen zur Vornahme einer unzüchtigen Handlung, z. B. zur Onanie, durch einen etwa Gleichaltrigen, oder wenn die Vornahme jeder unzüchtigen Handlung unter solchen Burschen unter Kriminalstrafe gestellt würde. Es ist daher nicht Unterschätzung der in neuester Zeit lebhaft auftretenden, an sich berechtigten Bestrebungen nach einem wirksamen Schutze jugendlicher Personen in sittlicher Beziehung, die den Entwurf veranlaßt, in diesem Punkte von einer Veränderung und Verschärfung des bisherigen Rechts abzusehen, sondern die Überzeugung, daß hier das Bedürfnis nach einem solchen Schutze auf einem anderen als dem strafrechtlichen Gebiet befriedigt werden muß."

Schon vorher gibt der Gesetzentwurf der Meinung Ausdruck, daß im Gegensatz zur Frau der Mann sich selbst schützen muß und kann. Der Geschlechtsschutz soll „wie bisher auf das weibliche Geschlecht beschränkt" bleiben. Es heißt auf Seite 680 der Motive:

„Die mehrfach in der Literatur angeregte Ausdehnung des Schutzes auf Männer ist nicht vorgenommen. Dieser bleibt vielmehr, wie bisher, auf das weibliche Geschlecht beschränkt. Zu einer solchen Ausdehnung besteht weder ein praktisches Bedürfnis, denn es sind einschlägige Fälle nicht bekannt geworden, noch entspricht sie der deutschen Rechtsentwicklung und der deutschen Auffassung über die Stellung der beiden Geschlechter. Die Frau ist schwächer und widerstandsunfähiger als der Mann. Sie bedarf schon aus diesem Grunde für ihre Geschlechtsehre eines stärkeren Schutzes. Die Verletzung der Geschlechtsehre einer Frau ist aber vor allem für diese in ethischer und wirtschaftlicher Hinsicht von viel schwererer Bedeutung wie für den Mann. Sie ist geeignet, ihre Existenz zu vernichten, während ein gleicher Angriff für den Mann nicht entfernt so erhebliche Folgen nach sich ziehen kann. Dies gilt wenigstens für dem Kindesalter entwachsene männliche Personen."

Dieser richtigen Auffassung des V-E. gegenüber wäre eine Erhöhung des männlichen Schutzalters über das weibliche hinaus allerdings mehr als sonderbar. Von anderer, namentlich auch homosexueller Seite selbst, ist weiter darauf hingewiesen, und viele Abschnitte dieses Werkes bestätigen dies, daß zu allen Zeiten des Menschengeschlechts gerade der heterosexuelle Jüngling — und bei homosexuellen Frauen auch die gleichaltrige Jungfrau —, der Mensch also im dritten Septennium von Beginn bis zum Ende der Entwicklung, das hauptsächliche Liebesobjekt sehr vieler Homosexueller ist, und daß sich gerade in diesem

Zeitraum die pädagogische und nutzbringende Seite dieser Liebe zum Besten des Staates am vorteilhaftesten entfalten kann.

In diesem Sinne schreibt der anonyme Verfasser eines von hohem sittlichen Ernst getragenen Artikels[18]) über die Schutzalterfrage. „So viel ist sicher, daß es die höchste Lebensfreude des wahrhaft liebenden homosexuellen Mannes ist, den von ihm geliebten Jüngling in gewissem Sinne zu erziehen, ihn innerlich von allem Zwang, aller Jugendnot frei zu machen. Er wünscht, daß der von ihm Geliebte ihm all' die kleinen leiblichen und seelischen Sorgen, die er Eltern und Kameraden gewöhnlich nicht sagen kann, anvertraue; er will ihm in seinen oft dumpfen und qualvollen Übergangsjahren helfen, so gut er kann, er will seine Schwächen, seine bösen und schädlichen Neigungen nach Kräften ausrotten, er will ihn vor Faulheit, Leichtsinn, Lügenhaftigkeit, Gewohnheitsonanie usw. beschützen, will ihn fleißig, ernst, willensstark, wahrheitsliebend machen, er will ihm in seiner Arbeit, in seiner Berufswahl zur Seite stehen und ihm zuletzt alles „Schöne" dieser Welt — Natur, Kunst, Menschen, Freundschaft, Liebe — er- dieserWelt — Natur, Kunst, Menschen, Freundschaft, Liebe — erschließen. Wenn derselbe Autor weiterhin sagt: — „Niemals wird erfahrungsgemäß ein normal veranlagter Junge von über 14 Jahren durch gelegentlichen, ja selbst auch häufigeren homosexuellen Verkehr oder gar durch eine ernstere physische Freundschaft mit einem Kameraden oder einem älteren homosexuellen Freund, der ihn liebt, selbst homosexuell. Das ist ausgeschlossen, — und wer das behauptet, der spricht entweder gläubig ein Märchen, eine Phrase nach, oder er sagt wissentlich teils in gehässiger, teils sogar in heuchlerischer Absicht die Unwahrheit," so deckt sich diese Erfahrungstatsache voll und ganz mit dem, was wissenschaftlich festgestellt werden konnte.

Aus unserer obigen Statistik ergab sich, daß 42% sämtlicher aus § 175 verurteilten Personen unter 21 Jahren, 58% darüber sind. Daraus kann man entnehmen, daß durch eine zu hohe Heraufsetzung des Schutzalters, die einer Entmündigung der in diesem Alter befindlichen Personen nahezu gleichkommt, für die Abnahme der Prozesse, Skandale und Erpressungen auf homosexueller Grundlage nicht viel gewonnen sein wird. Namentlich die Erpressungen werden eher zu- als abnehmen, zumal der jüngere Teilnehmer nach diesen Vorschlägen und Entwürfen straflos bleiben soll. Wie oft werden hier absichtliche Täuschungen der Erpresser vorkommen, von denen schon jetzt nach unserer Statistik etwa die Hälfte jünger als 21 Jahre ist, denn unter 200 wegen Erpressungen an Homosexuellen Bestraften befanden sich 104 im Alter von 21 Jahren und darunter.

Zu welchen eigentümlichen Konsequenzen das Verbot des sexuellen Verkehrs eines Volljährigen mit einem Minderjährigen führen kann, zeigt eine Geschichte, die nach Veröffentlichung des Schweizer Vorentwurfs ein Züricher Urning, Schriftsteller von Beruf, entwarf. Er schilderte, wie ein neunzehn- und siebzehnjähriger Jüngling in Liebe zueinander entbrannten. Als der ältere zwanzig wird, nehmen sie tief bekümmert voneinander Abschied, um sich zwei Jahre später, am Volljährigkeitstage des jüngeren, in alter Liebe aufs neue zu verbinden.

---

13) Cf. Vierteljahrsberichte des W.-h. Komitees, III. Jahrg. p. 12 ff.

Man hat verschiedentlich gemeint, daß doch schon jetzt die Gesetze gegen die Homosexuellen so milde gehandhabt werden, daß es sich kaum verlohne, um ihre Beseitigung so viel Aufhebens zu machen. Wir sahen aber, daß gerade im Parlament und anderswo auf die mangelnde Vollstreckung, um nicht zu sagen Unvollstreckbarkeit des Gesetzes der größte Wert gelegt wurde, um seine Unhaltbarkeit zu beweisen. In der ersten Reichstagsrede, die in dieser Frage gehalten wurde, hieß es: „der § 175 steht im Strafgesetz, und weil er darin steht, muß er gehandhabt werden. Kann das Strafgesetz aber aus irgendwelchen Gründen nicht gehandhabt werden, wird es nur ausnahmsweise gehandhabt, dann entsteht die Frage, ob die Strafbestimmung aufrecht erhalten werden kann." Von der Größe des hier bestehenden Mißverhältnisses dürfte sich kaum jemand eine Vorstellung machen. Man kann ohne Schwierigkeit berechnen, daß von 1944000 nach § 175 strafbaren Handlungen höchstens 394 bestraft werden, während 1943606 straffrei bleiben. Dieser Berechnung liegen folgende statistische Unterlagen zugrunde, die für die uns beschäftigende Frage so wichtig sind, daß ihre Darstellung im Zusammenhange notwendig erscheint.

Unsere Quelle ist die vom Kaiserlichen statistischen Reichsamt herausgegebene Kriminalstatistik für das Deutsche Reich. Bis zum Jahre 1902 konnten wir hier nur unvollkommene Unterlagen gewinnen, weil in den Veröffentlichungen alle aus § 175 strafbaren Handlungen unter dem Titel „widernatürliche Unzucht" zusammengefaßt wurden. Erst vom Jahre 1902 ab wurde unterschieden zwischen „strafbaren Handlungen zwischen Männern" einerseits und „zwischen Männern (oder Frauen) und Tieren" anderseits. Dadurch erhält man ein viel klareres Bild über die Bestrafung der Homosexuellen, als es vorher möglich war. Ich habe nun auf Grundlage der Kriminalstatistik der Jahre 1902—1910 die nach § 175 erfolgten Verurteilungen zusammengestellt und erhielt dabei die folgenden Resultate:

Wegen Vergehen gegen § 175 waren von 1902—1910 angeklagt: 7009 Personen, also durchschnittlich jährlich 778. Von diesen waren der „Unzucht von Männern mit Männern" beschuldigt: 3681 = 52,5% der überhaupt Angeklagten. Von diesen 3681 wurden

verurteilt:	2876 = 78,1 %.
freigesprochen:	799 = 21,7 %,
Verfahren eingestellt:	5 = 0,13%.

Vorbestraft wegen desselben Vergehens waren:

1 mal	413 = 37,6%	der Vorbestraften	= 11,2%	der	Angekl.
2 mal	186 = 16,9%	„ „	= 5,1%	„	„
3—5 mal	266 = 24,2%	„ „	= 7,2%	„	„
6 mal u. mehr	234 = 21,3%	„ „	= 6,3%	„	„
also in Sa.:	1099	. . . .	= 29,8%	der	Angekl.

Von den 2876 Verurteilten waren begangen 3819 strafbare Handlungen; hiervon wurden

verurteilt:	3142 = 82,3%	der strafb. Handl.
freigesprochen:	672 = 17,6%	„ „ „
eingestelltes Verf.:	5 = 0,1%	„ „ „

Berechnen wir zum Vergleich auch die in demselben Paragraphen enthaltenen Fälle von Zoophilie, so ergibt sich, daß in demselben Zeitraum wegen Unzucht mit Tieren

angeklagt waren: 3328 = 47,5% der überhaupt Angeklagten.

Es wurden

verurteilt:	2814 = 84,5%	der wegen Unz. mit T. Angekl.
freigespr.:	514 = 15,5%	„ „ „ „ „ „

Vorbestraft von diesen waren

1 mal	430 = 41,5%	d. Vorbestr.	= 12,8%	d. Angekl.
2 mal	201 = 19,5%	„ „	= 6,0%	„ „
3—5 mal	236 = 22,8%	„ „	= 7,1%	„ „
6 mal u. mehr	166 = 16,2%	„ „	= 5,0%	„ „
Sa.	1033		= 30,9%	d. Angekl.

Von den 2814 Verurteilten waren begangen 4255 strafbare Handlungen: von diesen wurden

verurteilt:	3543 = 83,4%	d. str. Handl.
freigespr.:	709 = 16,6%	„ „ „
eingestelltes Verf.:	3 = 0,07%	„ „ „

Die bisher mitgeteilten Zahlen beziehen sich auf das gesamte Deutsche Reich; für Berlin liegen die Verhältnisse ganz ähnlich. In den Jahren 1902—1910 wurden wegen Unzucht, begangen zwischen Männern,

angeklagt:	420;	hiervon.
verurteilt:	322 = 76,6%	der Angeklagten.
freigespr.:	96 = 22,8%	„ „
eingestelltes Verf.:	2 = 0,5%	„ „

Wegen desselben Vergehens waren schon vorbestraft:

1 mal	52 = 38,6%	d. Vorbestr.	= 12,4%	d. Angekl.
2 mal	21 = 15,6%	„ „	= 5,0%	„ „
3—5 mal	32 = 23,7%	„ „	= 7,6%	„ „
6 mal u. mehr	30 = 22,1%	„ „	= 7,1%	„ „
Sa.	135		= 32,1%	d. Angekl.,

also war etwa der dritte Teil vorbestraft:

Von den 322 Verurteilten waren begangen 441 strafbare Handlungen; hiervon wurden

verurteilt:	348 = 79,0%	d. str. Handl.
freigespr.:	91 = 20,5%	„ „ „
eingestelltes Verf.:	2 = 0,5%	„ „ „

Ein Vergleich dieser Berliner Zahlen mit der Reichsstatistik zeigt eine auffallende Übereinstimmung beider. — Noch deutlicher wird dies zur Anschauung gebracht, wenn man die obigen Zahlen auf die gesamte strafmündige Bevölkerung berechnet. Diese war im Reich im Jahre 1907 45 893 865; darunter ca. 22,1 Millionen männliche und ca. 23,8 Mill. weibliche Personen. — Für Berlin waren die entsprechenden Zahlen bei einer Einwohnerzahl von insgesamt 2,8 Mill. 0,96 Mill. männliche und 1,04 Mill. weibliche strafmündige Personen.

Reichsstatistik.

Jahr	Von 1000 strafmündigen Personen wurden bestraft		
	aus § 175 überhaupt	wegen Unzucht mit Männern	Tieren
1902	0.015	0.0068	0.0082
1903	0.015	0.0066	0.0084
1904	0.014	0.0062	0.0078
1905	0.014	0.0067	0.0078
1906	0.015	0.0071	0.0079
1907	0.014	0.0070	0.0070
1908	0.015	0.0080	0.0070
1909	0.015	0.0085	0.0065
1910	0.016	0.0098	0.0062
Durchschnitt	0.0148	0.0074	0.0074

Berliner Statistik.

Durchschnitt	0.026	0.0180	0.0077

Das Geschlecht der überhaupt aus § 175 Verurteilten war im Reiche 1902—1910:

männlich bei 5682 weiblich bei 8.

Dem Ehestande nach waren

ledig 4634 = 81,5% der Verurteilten.
verheiratet 822 = 14,5% „ „
verwitwet oder gesch. 244 = 4,0% „ „

Der besseren Übersicht halber lasse ich die bereits oben im Kapitel „Verbreitung“ gestreiften Berechnungen nach Alter, Beruf und Religion folgen:

Alter. Von den Verurteilten waren

unter 15 Jahren:	198 = 3,5%	der Verurteilten.
15—18 Jahre:	1144 = 20,1%	„ „
18—21 „	1031 = 18,2%	„ „
21—25 „	623 = 10,9%	„ „
25—30 „	697 = 12,2%	„ „
30—40 „	928 = 16,3%	„ „
40—50 „	602 = 10,6%	„ „
50—60 „	319 = 5,1%	„ „
über 60 Jahre:	148 = 2,6%	„ „

Mithin betrug das Durchschnittsalter der Verurteilten etwa 25 Jahre; unter 21 waren 2373 = 41,82, über 21 Jahre alt: 3317 = 58,2.

Beruf	Verurteilt	% der Verurteilten	Auf 100 000 Männliche des betr. Berufes entfallen im Jahre
1. Land- u. Forstwirt.	1965	34.5	4,13
2. Industrie u. Bergb.	2253	39.6	2.73
3. Handel u. Verkehr	809	14.2	3 53
4. Arbeit. u. Tagel.	370	6.5	2.74
5. Hausdienst	30	0.5	4.5
6. Öff. u. Hofdienst	163	2.9	2.93
7. Ohne Beruf	101	1.8	—

Zugrunde gelegt wurden folgende Zahlen der Berufsstatistik Band 211 der deutschen Reichsstatistik 1913: Männliche Personen in

Gruppe 1. 5 284 071; 2. 9 152 330; 3. 2 546 253; 4. 4 149 823; 5. 74 162; 6. 618 335; 7. 22,1 Mill. (Volkszählung vom 12. Juni 1907.)

Religion. Nach der letzten Zählung lebten in Deutschland 39 991 421 Evangelische, 23 821 212 Katholiken, 615 021 Israeliten.

Religion	Verurteilt	% d. Verurt.	Auf 100 000 Personen des Bekenntnisses entfallen
Evangelisch	33 5	58.3	9.2
Katholisch	2332	41.0	10.9
Juden	34	0.6	6.2
Unbekannt	9	0.1	–

Vergleichen wir nun die Anzahl der bestraften und nicht bestraften Täter und Taten, so legen wir dieser Berechnung unsere Statistik zugrunde, nach der zirka 94.6% der Bevölkerung heterosexuell, 3.2% bisexuell und 2.2% homosexuell sind. Auf die strafmündige männliche deutsche Bevölkerung von 22.1 Millionen entfallen danach:

486 000 Homosexuelle (2.2%)
705 000 Bisexuelle (3.2%).

Da nun im ganzen 2876 in 9 Jahren wegen gleichgeschlechtlicher Handlungen verurteilt wurden, so ergeben sich für den Jahresdurchschnitt 1902—1910:

Von 486 000 strafmündigen männlichen Homosexuellen
319 bestrafte,
485 681 straffreie.

Der Prozentsatz der Bestraften wird noch kleiner, wenn man berücksichtigt, daß zirka ein Drittel von ihnen schon ein oder mehrere Male vorbestraft waren; es ergibt sich dann, daß von 10 000 Homosexuellen nur etwa 4 wegen Vergehens gegen § 175 bestraft wurden.

Nimmt man von jedem strafmündigen männlichen Homosexuellen jährlich nur vier sexuelle Handlungen an, eine Zahl, die im Verhältnis zur Wirklichkeit zu niedrig gegriffen ist, so ergeben sich bei insgesamt 3543 Verurteilungen für den Jahresdurchschnitt 1902—1910:

Von 1944 000 strafbaren homosexuellen Akten
394 bestrafte,
1943 606 straffreie.

Setzt man für diese schätzungsweise Annahme die aus vielen Hunderten von Anamnesen statistisch gewonnenen Zahlen ein, so ergibt sich folgendes:

Auf die Frage: „Wie oft findet sexuelle Betätigung statt?“ antworteten von den männlichen Homosexuellen 7,6% mit „sehr oft oder täglich“; 24,2% „jeden zweiten Tag“; 28% „ein- bis zweimal wöchentlich"; 17,2% „ein- bis zweimal im Monat"; 3,2% „alle Vierteljahr"; 15,2% gaben an: „sehr selten, fast gar nicht oder nach Gelegenheit"; 3,6% schließlich hatten nie sexuellen Verkehr gesucht. — Rechnet man die letzten 15,2 + 3,6% als abstinent, so kommen wir zu folgendem Schluß: Etwa 18,8% der männlichen Homosexuellen geben an, sexuell vollständig oder fast ganz abstinent zu sein; die übrigen 81,2% betätigen sich nach ihrer Angabe im Durchschnitt etwa 74 mal im Jahre, also monatlich etwa sechsmal. Das ergäbe bei 486 000 strafmündigen männlichen Homosexuellen jährlich zirka 36 Millionen sexuelle Handlungen. Rechnet man nun hiervon 40 % als mutuelle Onanie, die straffrei bleibt, ab, so ergibt sich für den Jahresdurchschnitt 1902—1910:

Von zirka 24 000 000 strafbaren Handlungen wurden bestraft 394 = 0,0016 %; blieben straffrei 23 999 606 = 99.9984 %.

Stärker als durch diese Zahlen kann wohl das bestehende Reichsgesetz nicht ad absurdum geführt werden. Was würden wir über ein Gesetz sagen, das die Onanie verbietet oder bestraft? Es würde allein schon infolge seiner Undurchführbarkeit der Lächerlichkeit verfallen. Nicht viel anders ist es mit den Strafandrohungen gegenüber homosexuellen Akten, für die, sowohl hinsichtlich ihrer Verbreitung, als hinsichtlich ihrer Verborgenheit und Unfaßbarkeit ganz ähnliche Voraussetzungen bestehen.

Man hat sogar verschiedentlich der Meinung Ausdruck gegeben, daß die Strafandrohungen die Verbreitung homosexueller Akte fördern könnten.

Wenn Steingießer[19]) einmal schreibt: „Irgend welch ein Einfluß, auch der schwersten Strafen, auf die Häufigkeit der Päderastie, läßt sich durchaus nicht nachweisen, im Gegenteil," so denkt er vielleicht bei den beiden letzten Worten an den alten Satz, daß ein Verbot nur zu leicht ein Verlangen anstachelt, ähnlich wie es in den Aufzeichnungen von Ewald Alienus[20]) heißt: „Die Sünde lockt. Es ist unendlich verführerisch, sich leichtsinnig in Gefahr zu begeben, zu wissen, daß etwas auf dem Spiele steht, vielleicht das Leben. Das ist herrlich."

Sagte mir doch einmal ein österreichischer Bisexueller: „Von dem Tage ab, an dem der Strafparagraph gegen mannmännlichen Verkehr aufgehoben wird, gehe ich nur noch zu Frauen." Auf meine erstaunte Gegenfrage erklärte mir der offenbar stark zum Masochismus neigende Herr, daß, wenn die Verfolgung aufhöre, der Reiz des Abenteuerlichen verloren gehen würde, der ihn gerade zu dieser Liebe zöge.

Handelt es sich hier um extreme Ausnahmefälle, so beanspruchen Carpenters Sätze[21]) allgemeinere Bedeutung: „Indem man diese Menschen nötigt, jede Äußerung ihres Gefühles zurückzuhalten, gibt man schließlich nur Anlaß zu einer um so gewaltsameren Entladung der dadurch erzeugten inneren Spannung; und man darf wohl annehmen, daß das Britische Sittengesetz, das schon die geringsten Äußerungen einer Zuneigung zwischen Jünglingen und Männern verbietet, in Wahrheit seiner eigenen Absicht entgegenwirkt."

---

[19]) Ferdinand Steingießer, „Sexuelle Irrwege" (zit. nach Leexow, l. c. p. 7.)

[20]) „Ewald Alienus, Briefe eines einsamen Kämpfers" von Willy Sauer, Leipzig, o. J.; p. 132.

[21]) Carpenter, Das Mittelgeschlecht; p. 67.

Alles in allem kann man sagen, daß die Strafverfolgung nicht die Quantität, sondern nur die Qualität homosexueller Beziehungen vermindert.

Wie erklärt sich nun aber wohl diese ungeheure Kluft zwischen „Schuldigen" und Beklagten, zwischen begangenen und bestraften Handlungen? Da kommen im wesentlichen zwei Gründe in Betracht. Der eine Grund ist der diskrete Charakter sexueller Handlungen im allgemeinen und homosexueller im besonderen. Berücksichtigt man, daß beide Partner, die als Täter in Betracht kommen, die strafbare Tat an sich und unter sich vornehmen, ohne Verletzung dritter Personen, daß die Täter mit ganz verschwindenden Ausnahmen die einzigen Zeugen ihrer Handlung sind, so ist es klar, daß es nur ganz außerordentliche Nebenumstände sein können, die unter vielen hunderttausenden Delikten eine einzige aus der Stille des Schlafzimmers vor das Forum des Gerichts, aus dem Dunkel der Nacht in die Helle des Tages ziehen. Man kann es danach begreifen, daß Homosexuelle den Zufall, der sie den Gerichten zuführt, meist nur als einen Unfall empfinden, den sie zu erleiden haben, nicht etwa als Sühne oder Abschreckungsmittel; sind sie sich doch nur zu genau darüber klar, daß sie sogleich nach ihrer Entlassung dieselbe Handlung, für die sie jetzt mehrere Monate hinter Schloß und Riegel saßen, periodisch wiederholen werden.

Ich habe es erlebt, daß Urninge, die nach längerer Untersuchungshaft zum erstenmal wieder Körper an Körper auf der Anklagebank saßen, sich während der Verhandlung hinter der Barre durch Betasten ad eiaculationem befriedigten. Die Richter merkten nichts davon, wohl aber der Sachverständige, dem die Angeklagten es nach dem Termin bestätigten.

Die Zufälligkeiten, die zur Strafverfolgung eines Urnings führen, sind höchst absonderliche. Vor einem bayrischen Gericht hatte ich vor einiger Zeit einen Schauspieler zu begutachten, der wegen einer Tat sistiert war, die vier Jahre zuvor begangen sein sollte. Ein Zahntechniker hatte nämlich in der Beichte einem Priester, als dieser ihm die direkte Frage vorlegte, eingestanden, einmal mit einem Manne Unkeuschheit getrieben zu haben. Der Geistliche wollte nur Absolution erteilen, wenn der Beichtende, ein eben etablierter Mann von 25 Jahren, seinen „Verführer" den weltlichen Gerichten anzeigen würde. Weder er noch der Zahntechniker wußten, daß der passive Teil ebenfalls angeklagt werden würde. Es ist nämlich, namentlich bei der immissio in os, ein häufiger Irrtum, daß der Denunziant meint, er sei selber straffrei, weil der andere sich ja nur an seinem membrum zu schaffen gemacht hätte, „er hätte seinerseits ja nichts getan". Dieser Irrtum wird von Polizei- oder Gerichtsbeamten in ihren Verhören nicht selten sogar gefördert. In dem vorliegenden Fall erhielt der Schauspieler acht Monate Gefängnis, wobei man es ihm als besondere Verstocktheit anrechnete, daß er behauptete, sich nicht mehr auf die Einzelheiten der Straftat besinnen zu können. Den Grund dafür, daß er nämlich seitdem Hunderte ähnlicher

Handlungen begangen hatte, verschwieg er wohlweislich. Der fromme Zahntechniker kam mit 14 Tagen davon.

Eine der häufigsten Zufälligkeiten, durch welche Straftaten nach § 175 vor die Gerichtsschranken kommen, sind Schriftstücke oder Bilder (Ansichtskarten), die in die Hände dritter Personen gefallen sind, meist bei Nachforschungen, die aus ganz anderen Anlässen angestellt wurden. Mehr als einmal ist so durch Briefe, Notizbücher (mit Adressen), Tagebücher oder Photographien eine Lawine ins Rollen gebracht worden, die erst aufhörte, als sie zu weit um sich griff, oder ins Stocken geriet, weil sie auf Personen stieß, deren Schonung wünschenswert erschien.

Der zweite Grund der so geringfügigen Bestrafungsziffern ist, wie dies im deutschen Reichstag richtig hervorgehoben wurde, die relativ milde Praxis der Polizeibehörden. Vorbildlich ist in dieser Hinsicht Berlin.

Hier wirkte bereits in den achtziger Jahren[22]) des vorigen Jahrhunderts ein höherer Polizeibeamter Leopold v. Meerscheidt-Hüllessem, der, als ihm die „Päderastenabteilung" am Berliner Polizeipräsidium übertragen wurde, über die „widernatürliche Unzucht" zunächst dieselbe Ansicht hatte, wie sie damals gang und gäbe war; er hielt sie für eine durch geschlechtliche Übersättigung hervorgerufene Ausschweifung. „Er wurde aber, (wie es in seinem Nachruf in unseren Jahrbüchern heißt) stutzig, als er Gelegenheit hatte, zu beobachten, daß viele der Angeschuldigten klardenkende, oft in hohen sozialen Stellungen, oder in allgemein geachteter Berufstätigkeit stehende Menschen waren, und daß fast überall das elende Gezücht der niedrigsten Gelderpresser als Ankläger auftrat. Einmal aufmerksam geworden, ließ ihm die Sache keine Ruhe. Er ahnte ein psychologisches Motiv, dessen Erforschung ihn reizte. Zufällige Begegnungen führten zu weiteren Forschungen, und da es nach und nach auch in urnischen Kreisen bekannt wurde, daß der Kriminalinspektor von Meerscheidt-Hüllessem kein prinzipieller Gegner des Urningtums sei, wendeten sich einzelne Hartbedrängte in ihrer Herzensangst an ihn." Von dem Zeitpunkte an, da sich ihm die merkwürdige Tatsache offenbarte, daß die sogenannte päderastische Neigung durchaus keine lasterhafte Angewöhnung, sondern ein in gewissen Individuen angeborenes Naturbedürfnis ist, war er unermüdlich bestrebt, sich selbst und dann auch die zuständige Behörde aufzuklären, ja, in geeigneten Fällen selbst für die Bedrohten einzutreten und ihre Sache zu führen.

Als er im Dezember 1900 unerwartet früh starb, fand sich in seinem Nachlaß ein vollständiges Manuskript, eine Broschüre, die er ausdrücklich selbst für den Druck nach seinem Tode bestimmt hatte.

Welche hohe Bedeutung er diesen Aufzeichnungen selbst beilegte, geht aus einem Brief hervor, den er kurz vor seinem freiwilligen Tode

---

[22]) Übrigens schrieb schon 1860 Polizeidirektor Dr. Stieber-Berlin in seinem „Praktischen Lehrbuch der Criminalpolizei" (c. 19): „Unter denen, die diesem traurigen Laster erlegen sind, gibt es sogar ganz geistreiche, talentvolle und hochgestellte Männer von gutmütigem, sogar edlem Charakter."

an einen Freund richtete, in welchem es u. a. heißt: „Sie wissen, ich war mit Leib und Seele Kriminalist, aber im anständigen Sinne keiner von denen, die ihre Freude daran finden, Menschen hineinzulegen. Mir erschien es schöner, wo ich es mit dem Amte vereinigen konnte, zu helfen. Für meinen Beruf als solchen im guten Sinne habe ich gelebt, für ihn will ich sterben. Die Stimme des Lebenden wird nichts erreichen, die des Toten wie Donnerschlag einschlagen, und alles vom Kaiser herab wird zu dem Vorgetragenen, mit dem sich dann die öffentliche Meinung aller Kreise beschäftigen wird, Stellung nehmen und so die Regierung zum Vorgehen zwingen."

Er bestimmte dann, daß der Freund sich sogleich mit mir wegen Veröffentlichung des Manuskripts in Verbindung setzen sollte. Die höhere Behörde konnte sich jedoch nicht entschließen, uns das Manuskript zur Verfügung zu stellen, weil in ihm „amtliches Material" verarbeitet sei. „Und somit bleibt," wie G. in seinem Nekrolog schreibt, „dies kostbare Vermächtnis, das der tapfere und klarblickende Mann allen denen, die der § 175 bedroht, hinterlassen hat, hinter Schloß und Riegel, wie es in der Geschichte der Menschheit so häufig in ähnlichen Fällen vorgekommen ist."

„Wir haben Gelegenheit gehabt," schreibt dieser Freund, an den er seine letzte Aufforderung gerichtet hatte, „schon zu Lebzeiten des Polizeidirektors von Meerscheidt-Hüllessem in das erwähnte Manuskript Einblick zu gewinnen und können versichern, daß es mit voller Klarheit und Sachkenntnis, aber auch mit großer Offenheit und Rücksichtslosigkeit gehalten ist. Seiner polizeilich geschulten Einsicht war es besonders unerträglich, daß eine Anzahl verlotterter Subjekte sich den Gesetzesirrtum zunutze machen, und ein Ausbeutesystem gegen die Urninge anwenden, dem viele Unglückliche zum Opfer geworden sind und noch immer werden. Aber er hatte auch Verständnis für die andere Seite der Sache: für das innere Elend derjenigen Individuen, die mit klarer Einsicht in die Sachlage dem urnischen Dämon verfallen sind, ohne sich davon befreien zu können."

G. fügt hinzu: „Jeder persönliche Zweck stand ihm fern; ihn interessierte die Sache an sich in geradezu leidenschaftlicher Weise bis zu seinem Lebensende. Als gewesener Offizier war er stets bereit, die Initiative zu ergreifen, und er verlegte sich nicht gern aufs Abwarten. So wurde es ihm schwer, auf die öffentliche Darlegung seiner Ansichten verzichten zu müssen. Wahrlich, das „amtliche Material" bot den geringsten Teil seiner Beobachtungen; seine persönlichen Beziehungen und Erfahrungen überwogen bei weitem die in den Akten verzeichneten, oft von Furcht oder Irrtum diktierten Bekenntnisse der Opfer des unseligen § 175."

Mit vollem Recht durfte sich Meerscheidt-Hüllessem in einem Briefe, den ich selbst etwa eine Woche vor seinem Hinscheiden erhielt, rühmen, „daß er in dieser Hinsicht Vorkämpfer für Licht und Recht gewesen und Hunderten uneigennützig mit Rat und Tat zur Seite gestanden, viele vor Schande und Tod bewahrt hat."

Konnte auch seine schriftliche Hinterlassenschaft seinem letzten Willen entsprechend bisher nicht Verwendung finden, so blieb doch ein anderes Vermächtnis unvermindert bestehen: der humane und wissenschaftliche Geist, den er dem Dezernat für homosexuelle Angelegenheiten eingepflanzt hat, das seit ihm mit der Abteilung für das Erpresserwesen verbunden ist. Er übertrug diese Anschauungen auf seinen Mitarbeiter und Nachfolger, den jetzigen Kriminalinspektor Hans von Tresckow I, der von 1900—1910 wie sein Vorgänger Hunderte homosexueller Menschen vor Verzweiflung und Selbstmord errettete. Ihm zur Seite stand bereits längere Zeit der Kriminalkommissar Dr. Heinrich Kopp, als er am 1. Januar 1911 an seine Stelle rückte und seitdem mit gleichem Verständnis sein schwieriges Amt verwaltet.

Dr. Kopps Auffassung tritt in einem Vortrage zutage, den er am 19. Juli 1911 in der juristischen Abteilung der Berliner freien Studentenschaft hielt; er sagte hier: „Ich habe in meiner jahrelangen Praxis mit Tausenden von Homosexuellen zu tun gehabt. Es gibt nichts, von dem ich so fest überzeugt wäre, als daß die Homosexualität weit davon entfernt ist, ein Laster zu sein. Daß es eine angeborene Naturanlage ist, das sieht man greifbar vor sich, wenn man ein wenig die Augen aufmacht. Der einfachste Schutzmann, der neu in die Päderastenpatrouille hineinkommt, kommt bald zu der Überzeugung: diese Leute können nichts dafür. Das ist schon oft gesagt, aber leider hat es noch nicht überall Boden gefaßt. Es gibt keinen Emanzipationskampf, der solche Schwierigkeiten hat, wie der Emanzipationskampf der Homosexuellen." Dr. Kopp läßt sich dann ausführlicher über die an Homosexuellen verübten Erpressungen aus und fährt fort: „Sie wissen nicht, welche Summe von Menschenleid und Menschenqualen in solchen Erpressungen steckt. Die gerichtliche Verhandlung ist immer erst der Abschluß. Dann sitzt der Erpresser hinter Schloß und Riegel, und das Opfer atmet erleichtert auf. Aber was vorhergegangen ist, bis der Erpreßte die Energie hatte, Anzeige zu erstatten, ist nicht zu beschreiben."

Man wird es nach dieser Schilderung der Stellung der Berliner Kriminalpolizei verstehen, daß das Wissenschaftlich-humanitäre Komitee seit seiner Begründung im Jahre 1897 mit ihr in bestem Einvernehmen arbeitete, und daß ich einmal schreiben durfte: „Sollte es einmal zu der Beseitigung des § 175 kommen, so würde dies der verdienstvollen praktischen Tätigkeit der Trias hervorragender Berliner Kriminalisten auf diesem Gebiete, v. Meerscheidt-Hüllessem, von Tresckow und Dr. Kopp nicht minder zu danken sein, wie denjenigen Männern, die durch wissenschaftliche Arbeit und Aufklärung dieses Ziel zu erreichen bestrebt waren."

Stehen die auswärtigen Polizeiorgane auch nicht auf so vorurteilsloser kriminalwissenschaftlicher Höhe wie die Berliner Behörde, so befleißigen sie sich doch auch vielfach den Homosexuellen gegenüber einer verhältnismäßig weitgehenden Toleranz, und auch anderswo ist unter dem unmittelbaren Eindruck urnischer Persönlichkeiten mehr als ein einsichtiger und nachdenklicher Beamter aus einem Saulus ein Paulus geworden.

Auch die von den Polizeibehörden geführten „Päderastenlisten" — die Berliner Kartothek weist allein 20—30 000 Namen auf — tragen nicht, wie von den Urningen vielfach angenommen wird, einen aggressiven oder bedrohlichen, sondern nur einen informatorischen Charakter, damit, wie Meerscheidt-Hüllessem sagte, vorkommendenfalls bei Verbrechen, die an oder von Homosexuellen begangen werden, die Behörde unterrichtet ist, ob die Betreffenden im Verdacht gleichgeschlechtlicher Neigungen standen. Dem Dezernenten für homosexuelle Angelegenheiten stehen in Berlin 10 Unterbeamte zur Seite, von denen drei im Innen-, sieben im Außendienst beschäftigt sind.

Von Homosexuellen und ihren Wortführern (auch schon von Ulrichs) ist wiederholt angeregt worden, daß die Urninge selbst ihre Namen als solche der Polizei bekannt geben sollten. An Ellis[23]) schrieb eine Dame aus Amerika: „Inverse sollten den Mut und die Selbständigkeit haben, sich als solche zu bekennen und eine Untersuchung fordern." Auch das Wissenschaftlich-humanitäre Komitee hat sich wiederholt[24]) mit Anträgen zu beschäftigen gehabt, die dringend eine Massen-Selbstdenunziation der Urninge forderten.

Die „Leipziger Illustrierte Zeitung" vom 16. November 1905[25]) meinte bei einer solchen Gelegenheit: „Der letzte Monatsbericht des „Wissenschaftlich-humanitären Komitees" hat sich mit einem kuriosen Antrag befaßt, der allerdings keine Zustimmung fand. Es sollten danach 1000 Homosexuelle sich selbst dem Staatsanwalt wegen Vergehens gegen § 175 denunzieren, aber gleichzeitig durch Verweigerung näherer Angaben über Partner, Zeit und Ort des Delikts eine Verurteilung unmöglich machen. Dadurch, meint der Antragsteller, werde das Gesetz ad absurdum geführt; denn entweder müsse ein non liquet oder die Einstellung des Verfahrens die Folge sein. Der Autor des Antrags hält das von ihm empfohlene Vorgehen für mannhaft. Hübsch ausgedacht. Ich weiß aber noch einen hübscheren Antrag. 1000 nichthomosexuelle Freunde der Bewegung tun sich zusammen und denunzieren sich beim Staatsanwalt wegen Vergehens gegen § 175. Die Verlegenheit des Staatsanwalts wäre dieselbe — die Sicherheit der Selbstdenunzianten aber erheblich größer."

In ernstere Erwägung zog K. Kraus in Wien diesen Gedanken, indem er meinte[26]): „Ich bin der Ansicht, daß nur dann ein Sieg über den menschenmörderischen Paragraphen in Deutschland und Österreich zu erringen sein wird, wenn die namhaftesten Homosexuellen sich öffentlich zu ihrem Verhängnis bekennen." Auch Dr. jur. Kurt Hiller[27]) schlägt in seinem Aufsatz „Ethische Aufgaben der Homosexuellen" eine Massen-Selbstdenunziation von Homosexuellen vor, um zu ihren Gunsten auf Gesetzgebung und öffentliche Meinung einzuwirken. Sicherlich wäre es ein wirksames Kampfmittel, wenn mehrere Tausend Männer und Frauen von Rang und Stand ein solches Bekenntnisopfer bringen würden. Der Vorschlag übersieht aber eins: die Urningspsyche; durch sie wird der Gedanke utopistisch und illusorisch. Denn die äußeren und inneren Hem-

---

[23]) H. Ellis, Sexual-Inversion, p. 213.
[24]) Cf. Monatsbericht des Wiss.-human. Komitees, 1905, Nr. 11 u. 12.
[25]) Cf. Mon.-Ber. des W.-h. Komitees, 1905, Nr. 12, p. 23.
[26]) Cf. Mon.-Ber. d. W.-h. Komitees, 1906, p. 9.
[27]) Jahrb. f. sex. Zw., Jahrg. XIII, Heft 4, p. 406 ff.

mungen sind viel zu stark, als daß eine nennenswerte Anzahl im sozialen Leben stehender Urninge es über sich gewinnen könnte, sich frei und offen als homosexuell zu bekennen.

Hatte doch einer der eifrigsten Verfechter dieser Idee, als ihm einmal in der Öffentlichkeit homosexuelle Neigungen nachgesagt wurden, nichts Eiligeres zu tun, als den Zeitungen eine Berichtigung zu übersenden, in der er sich gegen diese Annahme verwahrte. Daher dürfte wohl der Verfasser der Enterbten [28]) recht haben, wenn er schon vor Jahren schrieb: „Gesetzt den Fall, es würde zur Stunde, einem Übereinkommen der Völker gemäß, plötzlich eine allgemeine Uraniden-Amnestie ausgerufen und jeder derselben aufgefordert, ungescheut seinen Namen in die aufliegenden Urning-Zähllisten einzutragen, um endlich zur Klarheit darüber zu gelangen, ob der Prozentsatz der Menschheit an Homosexuellen tatsächlich eine umfassende Reform aller Lebensgesetze erheische — so würden ganz gewiß unter hundert Uraniern kaum drei es über sich gewinnen, die mit ihrem Wesen beinahe festgewachsene Maske plötzlich fallen zu lassen." Man hat auch vorgeschlagen, daß sich Uranier wenigstens in ihrem Testamente als solche bekennen mögen. Aber selbst dazu fehlt den meisten der Mut.

Außer den gesetzgebenden Körperschaften sind es noch zwei weitere Faktoren, welche für die Befreiung der Homosexuellen von Bedeutung sind: die öffentliche Meinung oder das sogenannte „Volksbewußtsein" und die wissenschaftliche Forschung. Alle drei stehen in einer gewissen Wechselwirkung zueinander. Jedoch sehen wir, daß die Gesetzgebung sich in dieser Frage immer weniger auf die Wissenschaft als auf das Volksempfinden stützt und beruft, während dieses hinwiederum in hohem Maße von den Strafbestimmungen selbst und den Maßnahmen der Staatsanwaltschaft beeinflußt wird.

Prüfen wir dieses Motiv jedoch näher, so ergibt sich, daß das Volksempfinden in Sachen der Homosexuellen zum großen Teile auf der irrigen Voraussetzung beruht, daß ein bestimmter Akt (die immissio in anum) die übliche Verkehrsart sei, und daß auch diese nur unter den Begriff der widernatürlichen Unzucht falle. Legt man dem Volksempfinden eine so entscheidende Bedeutung bei, so sollte man dann wenigstens auch nur solche Akte strafen wollen, oder aber im Einzelfalle die Verfolgung von einem privaten Strafantrag abhängig machen. Auch meint das Volksempfinden, daß es sich um Personen handelt, die sich im Verkehr mit dem Weibe übersättigt haben, während in Wirklichkeit das Gegenteil der Fall ist.

Die 1. Nr. 1906 des XI. Jahrganges der „Deutschen Juristenzeitung" (O. Liebmann-Berlin) enthält eine beachtenswerte Abhandlung über „Die Rechtsprechung in Strafsachen und das allgemeine Rechtsbewußtsein" aus der Feder des Reichsgerichts-Senatspräsidenten Dr. Freiherrn von Bülow, worin sich folgender bedeutsamer Passus befindet: „Es ist das ‚allgemeine Rechtsbewußtsein' oft ein sehr unklares und sucht die Mängel und Mißstände an der verkehrten Stelle. Wer nicht durch jahrlange Übung sich an gründliche und objektive Prüfung von Rechtsfragen gewöhnt hat, ist leicht geneigt, sein Rechtsbewußtsein, sein Rechtsgefühl ohne weiteres für das allgemeine zu

[28]) Loc. cit. p. 244.

halten. Das zeigt sich in vielen Fällen, z. B. bei dem Versuch mit untauglichen Mitteln, bei der Beschimpfung kirchlicher Einrichtungen, dem § 175 R.-Str.-G.-B., dem Mißbrauch des Koalitionsrechtes und den Ausschreitungen ausständiger Arbeiter gegen Arbeitswillige, bei der Beleidigung und der Wahrnehmung ‚berechtigter Interessen'."

Übrigens wird vielfach, namentlich von Homosexuellen selbst, behauptet, daß das Volksempfinden ihnen gegenüber überhaupt nicht so rigoros sei, wie angenommen werde; daß das einfache Volk sie viel eher mit harmlosem Spott, als mit eiferndem Haß und Hohn betrachte. Auch nach eigenen sehr umfangreichen Ermittelungen in dieser Frage bin ich überzeugt, daß, wenn es die Gesetzgebung heute von einer Volksabstimmung abhängig machen wollte, ob die Homosexuellen weiter bestraft werden sollen oder nicht, 90% der Bevölkerung nach Kenntnis des wahren Sachverhaltes gegen die Bestrafung votieren würde.

Wie naiv man auch in höheren Gesellschaftskreisen vielfach den gleichgeschlechtlich Empfindenden beurteilt, möge als Beispiel eine kleine Geschichte belegen, die mir kürzlich ein Urning der Aristokratie erzählte. Er unterhielt sich bei einem Empfang in einem unserer ersten Hotels mit einer sehr hochgestellten älteren Dame, die von seiner eigenen Veranlagung nichts wußte, als ein kleinstaatlicher Prinz eintrat, dessen Uranismus infolge seiner Ehescheidung allgemein bekannt geworden war. Da unterbrach sich die Dame und sagte: „Ach, da kommt Prinz X., finden Sie nicht auch, die nettesten Leute sind doch die Herren vom Paragraphen, ich wenigstens habe das in meinem langen Leben oft bestätigt gefunden."

In ähnlicher Weise wie diese Geschichte zeigen zahlreiche Scherze, denen man in Witzblättern und im Volke kursierend begegnet, daß das wahre Volksempfinden, auf dessen angebliche Feindseligkeit sich der Vorentwurf stützt, viel mehr auf spottende Ironie als auf fanatischen Groll gestimmt und eingestellt ist. Aber selbst wenn dies bei vielen Personen dennoch der Fall wäre, so könnten diese Gefühle schon deshalb keinen ausschlaggebenden Rechtsgrund bilden, weil es sich um sexuelle Dinge handelt, in denen die Kontrainstinkte an und für sich sehr subjektiv sind. Die Erfahrung zeigt, daß gerade im Geschlechtsleben dasjenige, was den eigenen Neigungen entgegengesetzt ist, meist instinktive Affekte des Ekels und der Unlust auslöst, die man nur zu leicht zu verallgemeinern sucht, ganz abgesehen davon, daß man sich von der Betätigung der fremden, unverständlichen Neigung die übertriebensten Vorstellungen macht.

Auch der Strafrechtslehrer Mittermaier sagt: „Der Grund, daß die Handlungen des § 175 das Volksgefühl empören, kann heute nicht mehr für die Strafbarkeit genügen." Es sei endlich bemerkt, daß man sich doch auch bei anderen Gesetzesentwürfen, etwa Finanz- oder Wahlrechtsreformen, nicht auf die herrschende Volksanschauung beruft, wie denn auch tatsächlich an keiner anderen Stelle des Vorentwurfes zum Strafgesetzbuch dieses Motiv als maßgebend hervorgehoben ist.

Betrachtet man als Ausdruck der öffentlichen Meinung die Presse, so zeigt sich, daß gerade diese ihre Anschauungen hinsichtlich der homosexuellen Frage wiederholt stark gewechselt hat.

Es ist vorgekommen, und der Fall steht nicht vereinzelt da, daß ein und dieselbe Zeitung[29]), welche anläßlich des Falles Krupp die Beseitigung des § 175 befürwortete, „jenes in anderen Ländern längst aufgehobenen Paragraphen, der die sexuellen Abnormitäten des Mannes nicht als krankhafte, sondern als strafwürdige Mißstände betrachtet, des Paragraphen, der in unsere moderne Kulturwelt hineinpaßt, wie die mittelalterliche Praxis, Geisteskranke als vom Teufel Besessene zu bestrafen," daß diese Zeitung fünf Jahre später gelegentlich des Falles Eulenburg schrieb: „Päderastie ist ein Rückfall in die Barbarei; Homosexualität ist Hundemoral. Das muß derb und klar ausgesprochen werden. Der Erziehung fällt die Aufgabe zu, den Willen zu stärken, dem Strafgesetz, den Willensschwachen zu isolieren, damit Krankheit und Sittenverderbnis einzelner nicht zu einer Volksseuche werden, die auf ihrem verheerenden Zuge die herrlichsten Hoffnungen einer unvergleichlichen Kultur vernichten müßte."

Besonders kann man dieses Umschwenken bald nach der einen, bald nach der anderen Seite beobachten, wenn neue Prozesse oder Katastrophen, die mit der Homosexualität in direktem oder indirektem Zusammenhange stehen, die Öffentlichkeit beschäftigen.

So war es beispielsweise in England nach dem Oscar Wilde-Skandal, in Deutschland früher beim Fall Zastrow, in der Schweiz nach der Hinrichtung Desgouttes', und so ist es noch heute, wo Fälle, die blitzartig grell das Schlachtfeld beleuchten, sich gehäuft haben, nicht etwa weil die Homosexualität als solche häufiger geworden ist, sondern weil ihre Publizität zugenommen hat. Viele Fälle, die früher als Selbstmorde aus unbekannten Gründen, als Ehescheidungen auf Grund unüberwindlicher Abneigung, als Sonderlingstum und anderes rubriziert wurden, werden jetzt richtiger erkannt und eingereiht. So waren die äußeren Anlässe der rückläufigen Strömung des Jahres 1907 im Befreiungskampf der Homosexuellen ohne Zweifel die Sensationsprozesse gewesen, die im Oktober dieses Jahres einsetzten. Hätte es sich dabei um unkompliziertere Prozesse aus § 175 gehandelt, so wäre ihre Wirkung vermutlich keine so verheerende gewesen; es waren jedoch Prozesse wegen Mißbrauchs der militärischen Dienstgewalt, wegen Meineids, wegen Verleumdung, die sich gegen Homosexuelle richteten und die diese, trotzdem es durchaus nicht etwa typische Fälle waren, in einem besonders ungünstigen Lichte erscheinen ließen. Eine ganze Reihe von Vorkommnissen waren bereits diesen Ereignissen vorausgegangen, die wie Wetterleuchten das kommende Ungewitter verkündigten. 1902 starb Alfred Krupp, weil man behauptete, er sei homosexuell. Ob es wahr war oder nicht, ob er eines natürlichen Todes starb oder nicht, mag dahingestellt bleiben. Anerkannt ist von allen Seiten, daß er an der von der italienischen in die deutsche Presse übergegangenen Behauptung der Homosexualität zugrunde ging. Kurze Zeit darauf schoß an der Hedwigskirche in Berlin in furchtbarer Verzweiflung der Landgerichtsdirektor H. auf seinen Erpresser, der ihn unter der

[29]) Cf. Hamburger Fremdenblatt vom 30. Nov. 1902 und 31. Okt. 1907.

Drohung, seine Homosexualität zu enthüllen, um sein ganzes Vermögen und Lebensglück gebracht hatte. Und wieder ein Jahr später stürzte sich der vielfache Berliner Millionär H. I. ins Wasser, weil ein Verfahren wegen Meineids gegen ihn eingeleitet war, in dem die von einem Erpresser behauptete Homosexualität eruiert werden sollte. Dazwischen lagen zahlreiche andere Vorfälle, die zwar nicht so großes Aufsehen erregten, aber doch in weitesten Kreisen besprochen wurden, wie der tragische Tod des der Homosexualität beschuldigten Freiherrn von F. bei der Heimkehr von seiner Hochzeitsreise, der furchtbare Selbstmord des Gardehauptmannes von T., der sich am Morgen des Tages vergiftete, an dem er sich wegen der ihm von einem Unteroffizier nachgesagten Homosexualität verantworten sollte; der Verzicht des Prinzen F. H. auf die Herrenmeisterschaft im . . . orden wegen der Gerüchte über seine gleichgeschlechtliche Anlage und noch eine sehr große Anzahl kleinerer Ereignisse, die alle das homosexuelle Problem berührten. Hatten alle diese Vorkommnisse die öffentliche Meinung verhältnismäßig nicht gerade zuungunsten der Homosexuellen beeinflußt, so führten die Prozesse gegen die Potsdamer Grafen H. und L. wegen Mißbrauchs der Dienstgewalt, gegen Brand wegen Verleumdung des Reichskanzlers Bülow, gegen Fürst Eulenburg wegen Meineids zu wahren Wutparoxysmen gegen die Homosexuellen, trotzdem man sich bei ruhiger Überlegung hätte sagen müssen, daß diese Fälle nichts, aber auch gar nichts damit zu tun hatten, ob die Toleranzforderung der Homosexuellen, welcher sich so viele juristische und medizinische Fachleute angeschlossen hatten, berechtigt oder unberechtigt seien.

Ein zweiter Umstand, der viele für die Befreiung der Homosexuellen schon gewonnene Freunde wieder abwendig machte, waren übertriebene Nebenströmungen, die das Bestreben zeigten, die Homosexualität auf Kosten anderer Gefühlsrichtungen in den Vordergrund zu drängen. Wie wohl jede sich stärker entwickelnde Organisation, so hatte auch die Urningsbefreiung unter Schwarmgeistern zu leiden, deren Anschauungen und Temperament die ursprünglich und hauptsächlich vertretene Richtung nicht extrem genug war, und die nun dadurch, daß sie über das Ziel hinausstrebten, der Sache, mit der sie es an und für sich gut meinten, keinen guten Dienst erwiesen.

Der Hauptfehler derartiger Strömungen ist gewöhnlich, und so war es auch in diesem Falle, der, daß sie sich verhängnisvollen Täuschungen über das Erreichte und Erreichbare hingeben. Es wurde immer und immer wieder versucht, besonders geschah dies auch in der Bibliographie der Jahrbücher durch Dr. jur. Numa Prätorius, die Theorie und Taktik dieser Gruppen zu widerlegen. Man suchte ihnen klar zu machen, wie falsch und gefährlich es sei, in Prosa und Poesie die von der Norm abweichenden Personen als für die Gattung wertvollere Exemplare der species homo sapiens darzustellen, wie unklug es sei, wenn der Wortführer der „Sezession" die wissenschaftliche Arbeit des Komitees mit den Worten ablehnte: „Wir werden uns nicht bemühen, durch den wissenschaftlichen Nachweis einer angeblichen Anomalie das Mitleid der Regierung und der Volksvertretung zu erwecken, um auf diese unmännliche Weise die Aufhebung der uns bedrohenden Strafgesetze zu erreichen," wie geradezu verhängnisvoll die Vermischung der Emanzipationsbewegung der Homosexuellen mit antifeministischen und antiklerikalen Tendenzen wäre, wodurch nicht nur das Ziel verrückt, sondern auch seine Erreichung unnötig erschwert würde. Hatte doch der Sezessionsführer noch im Juni 1908 in seinen sieben Thesen zu der Frage der gleichgeschlechtlichen Liebe den Grundsatz aufgestellt: „Die erotische und soziale Anmaßung der Weiber ist der Feind; mit ihm verbinden sich oft noch die Künste einer Priester- oder sonstigen Betrugskaste, die den Einfluß des leichtgläubigen Geschlechtes mit dem kleineren und einfacheren Gehirn schlau benutzt." Heißt das nicht in denselben Denkfehler verfallen, unter dem die Homosexuellen selbst so viel zu leiden hatten? Wie die Heterosexuellen nach ihren eigenen Gefühlen, Gedanken und Gutdünken die Bisexuellen und Homosexuellen beurteilt und behandelt zu sehen wünschen, sollten nun diese mit jenen verfahren, nur mit dem Unterschiede, daß während dort eine Mehrheit eine Minderheit, hier die Minderheit die Mehrheit „majorisierte". Anstatt zufrieden zu sein, wenn man die Homosexuellen endlich in Ruhe läßt, woraus sich eine freie und ungestörte Entfaltung ihrer Kräfte und Leistungsmöglichkeiten naturgemäß mit der Zeit von selbst ergeben würde, strebte man hier unter möglichster Zurückdrängung des Fraueneinflusses eine Umgestaltung der Gesellschaft im Sinne einer „männlichen Kultur" an.

Befinden wir uns doch in einer Zeit, wo in allen Kulturländern infolge des energischen Auftretens der Frau für ihre Rechte die Entwicklung gerade nach der entgegengesetzten Seite tendiert, in der der Fraueneinfluß stetig wächst, Frauenemanzipation, Frauenstudium und Frauenstimmrecht immer zahlreichere Anhänger gewinnen. Den Homosexuellen kann dieser Gang der Entwicklung nur recht sein. Je ungehemmter sich die Individuen nach ihrer Eigenart entfalten können, je mehr sich Vollmänner, Vollfrauen, Männer mit weiblichen und Frauen mit männlichen Einschlägen im freien Spiel der Kräfte messen, um so deutlicher wird die psychologische und psychosexuelle Mischung aller Geschlechtscharaktere in ihrem vielartigen Endergebnis zutage treten, um so mehr muß auch das Verständnis für die Zwischenstufen und Homosexuellen verschiedenster Schattierung zunehmen. Nicht neue Unduldsamkeiten müssen geschaffen, die alten müssen überwunden werden.

Die Überspannung der Forderungen hatte sehr viele, die durch die wissenschaftliche Arbeit des Komitees schon gewonnen waren, stutzig gemacht und abgestoßen; damals, als nach den großen Prozessen alles Errungene wieder zusammenzustürzen schien, erklärte mir ein höherer Regierungsbeamter: „Für Toleranz der Homosexuellen wären wir zu haben gewesen, nicht aber für ihre gesellschaftliche Gleich- oder gar Höherwertung. Man hat von der heterosexuellen Mehrheit zu viel gefordert, deshalb gewährt sie gar nichts."

Alles in allem kann man wohl sagen, daß die öffentliche Meinung sich in der homosexuellen Frage im ganzen labil, unsicher, ihrer selbst ungewiß gezeigt hat. Gerade dieser Zweifel der öffentlichen Meinung macht es aber mehr als wahrscheinlich, daß es der wissenschaftlichen Forschung schließlich doch gelingen wird, sich in ihren Resultaten durchzusetzen. Aus den naturwissenschaftlich gebildeten Kreisen pflegt erfahrungsgemäß die Erkenntnis nach und nach in breitere Schichten des Volkes zu sickern, und wenn auch in den letzten Jahren der eine oder andere Gelehrte dem Druck der Tagesströmungen wich, so können wir doch konstatieren, daß im wesentlichen der erreichte Besitzstand unverändert geblieben ist.

Auch unabhängig von der Tätigkeit des Komitees traten nach der Wende des XIX. zum XX. Jahrhundert immer zahlreichere Persönlichkeiten von Bedeutung in Wort und Schrift für die endliche Beseitigung der Urningsverfolgung ein, namentlich als bekannt wurde, daß nach Einführung des neuen bürgerlichen Gesetzbuchs ein neues Strafgesetzbuch für das Deutsche Reich eingeführt werden sollte.

So sagte der bedeutende Berliner Gerichtsarzt Geh. Med.-Rat Dr. Arthur Leppmann[30]: „Bezüglich des § 175 muß ich nicht nur vom psychiatrischen, sondern auch vom allgemeinen sozialen Standpunkt aus verlangen: Fort mit diesem Paragraphen! Die Strafjustiz hat die Verpflichtung, Verbrechen gegen das Leben und das Eigentum zu bestrafen und die öffentliche Sicherheit zu schützen, sie ist aber nicht Hüter der privaten Moral. Wenn zwei Erwachsene, ohne den öffentlichen Anstand zu verletzen und ohne Jugendliche noch nicht geschlechtsreifen Alters zu gefährden, unter sich homosexuelle Handlungen begehen, so kümmert das keinen Dritten. Schließlich hat doch jeder Mensch über seinen eigenen Körper das Selbstbestimmungsrecht."

Ähnlich schloß Geh. Med.-Rat Prof. Dr. Albert Eulenburg[31]) einen Aufsatz mit den Worten: „Weg mit § 175 — und noch weiter weg mit § 250!" Und Professor Dr. med. Kocks[32]) sagte: „Laßt die Menschen in ihrem Privatleben in Ruhe! Gesetze werden doch darin nicht beachtet, und sie schaffen künstliche Verbrechen, wo keine sind. Also fort mit den schlechten Gesetzen, die artifizielle Verbrechen machen, statt Übel zu verhüten, weil sie gegen künstlich geschaffene, vermeintliche Übel gerichtet sind! Weg mit § 175 . . .!"

Prof. Dr. Robert Sommer schreibt in seiner „Kriminalpsychologie"[33]): „Das Leiden der Homosexuellen entsteht lediglich durch eine Gesetzgebung, welche die Äußerung des angeborenen Triebes verbietet und diese Abart des Menschengeschlechtes ächtet. Nicht durch generelle Erklärung dieser Zustände als Geisteskrankheit, sondern nur durch Aufhebung der Strafbestimmung mit den Einschränkungen nach Analogie der Gesetzgebung über alle sexuellen Handlungen kann man den anthropologischen Tatsachen gerecht werden." Und Forel[34]) meint: „Die Gesetze sind viel zu streng und fassen die Sache von einem falschen Gesichtspunkte auf. Schließlich ist die homosexuelle Liebe, so lange sie sich nicht an Minderjährigen oder Unzurechnungsfähigen vergreift, ziemlich harmlos, indem sie keine Nachkommen erzeugt und dadurch sich selbst selektiv ausmerzt. Wenn beide Individuen einverstanden sind, ist sie nicht schlimmer, sogar entschieden weniger schlimm als die gesetzlich geschützte Prostitution.

---

30) In der „Gesellschaft für soziale Medizin, Hygiene u. Medizinalstatistik", Nov. 1910.

31) In der „Deutschen Montags-Zeitung" v. 19. Dez. 1910.

32) In „Sexual-Probleme", 1912, Nov.-Nummer.

33) Zitiert nach Meißner. Loc. cit. p. 33.

34) Prof. August Forel: „Die sexuelle Frage", München 1906, p. 262.

Wird ein normaler Mann von einem Urning belästigt, so fällt es ihm nicht schwer, denselben zurechtzuweisen; es ist ihm dies sogar viel leichter, als einem von einem unzüchtigen Manne verfolgten Mädchen."

Eingehend schildert Iwan Bloch in seinem Sexualleben (p. 577 u. ff.) die Folgen der Urningsverfolgung. Er schreibt u. a.: (p. 578) „Die schlimmste und traurigste Wirkung des § 175 ist die dauernde Infamierung und soziale Ächtung von Personen, die ohne jede Schuld zu ihrer von derjenigen der großen Mehrzahl abweichenden Empfindung gekommen sind." und ruft aus: (p. 580) „Abhilfe für alle diese Übelstände, die Selbstmorde sowohl wie die Erpressung, kann nur durch Aufklärung des ganzen Volkes — das Allerwichtigste — und durch bedingungslose Aufhebung des § 175 geschaffen werden."

Der Professor der Geschichte der Medizin Julius Pagel äußerte sich in der „Deutschen Ärzte-Zeitung": „Die gerichtliche Bestrafung der Homosexuellen läßt sich nicht mehr aufrecht erhalten. Denn nicht um strafwürdige, sondern um in gewisser Beziehung unglückliche Geschöpfe handelt es sich, die die Aufmerksamkeit des Arztes und Menschenfreundes (und beides soll ja doch koinzidieren) verdienen, nicht etwa bloß des Gerichtsarztes, sondern jedes Praktikers." Und Prof. Dr. Freud schrieb[35]: „Sowohl bei uns in Österreich als noch in weit größerem Umfange in Deutschland ist eine mächtige Bewegung im Zuge, den Paragraphen des Gesetzbuches, der sich gegen die Perversen wendet, zu eliminieren. Der Bewegung haben sich bedeutende Gelehrte angeschlossen, und sie wird immer größere Kreise ziehen, bis sie zu einem endgültigen Erfolg gelangen wird."

Der Oberarzt Dr. med. Kötscher in Hubertusburg sagt[36]: „Die Gerechtigkeit fordert also trotz allen ästhetischen Widerwillens, den der Heterosexuelle gegen die Homo- und Bisexuellen empfinden mag, die Abschaffung des Paragraphen 175."

Dr. F. H. Krolle stellt in einem Aufsatz „Strafrechtsreform und Homosexualität"[37] folgende Überlegung an: „Mit der Strafrechtsreform, die zwar im Gange ist, wird es noch lange dauern. Aber es ist im höchsten Grade bedenklich, bei der allgemeinen Erkenntnis von der Ungerechtfertigkeit und Nutzlosigkeit eines Paragraphen denselben womöglich noch ein Dutzend Jahre lang aufrecht zu erhalten und noch fernerhin jede Woche so und so viele faktisch Unschuldige zu Monaten von Gefängnis zu verurteilen und in ihrer gesellschaftlichen Stellung zu ruinieren. Man muß verlangen, daß hier bald Abhilfe geschaffen wird."

Staatsanwalt Erich Wulffen-Dresden meint[38]: „Es handelt sich bei der Homosexualität ganz gewiß um eine natürliche Spielart der Geschlechtlichkeit, der man deshalb innerhalb gewisser Grenzen Duldung widerfahren lassen muß und darf."

Professor Gustav Aschaffenburg, Cöln, schreibt in den „Gerichtsärztlichen Wünschen zur bevorstehenden Neubearbeitung der Strafgesetzgebung für das deutsche Reich"[39]: „Vom Standpunkte des Arztes besteht kein Bedürfnis nach einer strafrechtlichen Verfolgung homosexueller Akte, soweit nicht Jugendliche dadurch betroffen werden," und Prof. Dr. jur. Heimberger, Bonn, schreibt ebendort:

---

[35] In der „Zeit", Okt. 1905.

[36] In den „Grenzfragen des Nerven- und Seelenlebens", 1907, Heft 52.

[37] In der „Polit.-Anthropol. Revue", Lpz., V. Jahrg., Nr. 6, Sept. 1906.

[38] In der „Reform des Reichsstrafgesetzbuchs", herausg. v. Dr. P. F. Aschrott u. Dr. Franz v. Liszt.

[39] Cf. Jhb. f. sex. Zw. Bd. VII. S. 1047.

„Ich für meine Person bin der Ansicht, die Öffentlichkeit habe kein Interesse daran, daß diese für normale Menschen schwer verständliche Geschmacksverirrung kriminell geahndet werde."

Selbst die Hauptstütze der Anhänger des § 175, Prof. Wachenfeld, schrieb unterm 29. Juni 1901 an einen Leser seines Werkes „Homosexualität und Strafgesetz": „. . . ich trete sehr entschieden für die Straflosigkeit der echten Urninge, welche ich als Konträrsexuelle bezeichne, ein und möchte nur diejenigen gestraft wissen, welche homosexuelle Handlungen treiben, ohne konträrsexuell zu sein."

Pastor Ernst Baars in Vegesack bei Bremen äußerte sich[40]: „Es ist hohe Zeit, daß über die Erscheinung der sogenannten gleichgeschlechtlichen Liebe, des Urningtums, mit den Vorurteilen aufgeräumt wird, welche darüber noch in weiten Kreisen herrschen . . ." „Es hat niemand das Recht, sittliche Urteile über jene Unglücklichen zu fällen, welche nicht aus eigener Schuld um Glück und Liebe betrogen werden, der nicht eingehend sich mit der uns „Normalen" seltsamen und meinetwegen ekelhaften Erscheinung beschäftigt hat." . . . Zum andern: „Es ist unmoralisch, Menschen für eine Naturanlage büßen zu lassen und sie zu hindern, ihren Trieb zu befriedigen, wenn kein Dritter oder die Gesamtheit dadurch geschädigt wird. Vererben können sie ihren Trieb nur, wenn sie in eine Ehe hineingezwungen werden."

Selbst von seiten der Frauen ist wiederholt energisch gegen die Strafverfolgung Homosexueller Stellung genommen. So nahm die Rechtskommission der 7. Generalversammlung des Bundes deutscher Frauenvereine zu Nürnberg unter ihren Vorschlägen zur bevorstehenden Revision des Strafgesetzbuchs den Leitsatz an: „Geschlechtsverirrungen ohne Schädigung von Rechtsgütern anderer Personen haben straflos zu bleiben (§ 175)." Der „Bund für Mutterschutz", Ortsgruppe Berlin, nahm nach einer Versammlung am 10. Februar 1911, welche wegen zu starken Andrangs wiederholt werden mußte, eine Resolution an, in der es heißt: „Sowohl juristische, als auch ethische Gründe lassen es in hohem Maße bedenklich erscheinen, wenn der bisherige § 175, gegen den sich schon im Jahre 1869 die oberste Medizinalbehörde Preußens ausgesprochen hat, jetzt auch auf die Frauen ausgedehnt würde. Es würde dadurch nicht eine Ungleichheit beseitigt, sondern eine Ungerechtigkeit verdoppelt. Dem Denunzianten- und Erpressertum würde Tür und Tor geöffnet und unverheiratete berufstätige Frauen, die mit Kolleginnen zusammenleben, würden in schamverletzendster Weise belästigt werden, ohne daß ein Rechtsgut geschützt wird. Zum mindesten erachtet es die Versammlung für unbedingt erforderlich, daß zur Beratung über diese Frage medizinische Sachverständige — vor allem Sexualforscher und Psychiater — sowie Frauen hinzugezogen werden."

Sogar die wegen ihres strengen Standpunktes bekannte Frau Katharina Scheven-Dresden, Herausgeberin der Zeitschrift „Der Abolitionist" sagt[41]: „Die Föderation darf, wenn sie überhaupt als Verein zu der Frage der Homosexualität Stellung nehmen will, sich nicht darauf beschränken, die Straflosigkeit der weiblichen Homosexualität allein zu fordern, sondern sie muß — selbstverständlich mit den nötigen Einschränkungen — die Abschaffung des § 175 überhaupt fordern." Ähnlich äußerten sich im April 1912 nach einem Vortrag von Dr. Juliusburger in der Berliner Abolitionistischen Föderation „über den § 175 und seine geplante Ausdehnung auf das weibliche Geschlecht" die bekannten Führerinnen der Frauenbewegung Anna Pappritz, Frau Stadtschulrat Cauer und Helene Lange. Letztere wies darauf hin, daß viele alleinstehende Frauen aus wirtschaftlichen Gründen genötigt seien, mit anderen Frauen gemeinsamen Haushalt zu

---

40) In der Zeitschrift „Wissenschaftliche Rundschau", 1911.

41) In „Der Abolitionist", XI. Jahrg., Nr. 1 v. 1. Jan. 1912.

führen. Nach Ausdehnung des § 175 auf die Frauen würde der böswilligen Verleumdung Tür und Tor geöffnet werden. Dadurch würden die sozial und wirtschaftlich minderbegünstigten Frauen und auch diejenigen, die ohne männlichen Schutz dastehen, am meisten zu leiden haben. Oft würde Konkurrenzneid, oft auch die ihnen von Frauen zuteil gewordene Zurückweisung ihrer Wünsche die Männer zu Verleumdungen und Strafanzeigen veranlassen. Und obendrein würden diese Frauen bezüglich ihrer intimen Beziehungen noch von Männern abgeurteilt werden. Dies sei geradezu ein schrecklicher Gedanke, gegen den die gesamte Frauenwelt sich nicht scharf genug zur Wehr setzen könne. (Stürmischer Beifall.)"

Überblicken wir diese Äußerungen gegen den § 175 und den vorgeschlagenen § 250, die leicht verzehnfacht werden könnten, so werden wir es verstehen, wenn schon 1907 die „Politisch-Anthropologische Revue" schrieb: „Mit Genugtuung kann konstatiert werden, daß auf der ganzen Linie, sowohl in juristischen als medizinischen Kreisen, der Widerstand gegen Aufhebung des betreffenden Paragraphen verstummt ist", und fügte hinzu: „Es ist die Frage aufgeworfen worden, ob durch einen speziellen gesetzgeberischen Akt diese Änderung herbeigeführt werden könne, ohne die Vorstellung zu erwecken, daß nun das Laster von Staats wegen eine Sanktion fände. Wir sind sicher, daß die „Sittlichkeitsvereine" dagegen große Aktion entfalten werden — aber die Zustände sind unhaltbar geworden. Erlebten wir doch kürzlich wieder im Anschluß an eine Erpresseraffäre den Selbstmord eines hochangesehenen, tüchtigen Landrichters in Dresden. Und wenn man sieht, daß das Strafgesetz Erpressungen und die Entstehung einer männlichen Prostitution in hohem Grade begünstigt, dann kann kein Bedenken gegenüber einer speziellen gesetzgeberischen Aktion aufkommen."

Den Mittelpunkt für die Erforschung der Homosexualität und verwandter Erscheinungen bildeten in den letzten 15 Jahren mehrere vom Verfasser dieses Buches herausgegebene periodische Zeitschriften, in erster Linie die Jahrbücher für sexuelle Zwischenstufen (mit insgesamt 15 Bänden und 8817 Seiten), sowie die Monatsberichte des Wissenschaftlich-humanitären Komitees, daneben noch die Zeitschrift für Sexualwissenschaft, die sich allerdings nur ein Jahr halten konnte. Es ist für die Ausdehnung, welche diese Forschung angenommen hat, bezeichnend, daß, während bei dem Erscheinen des ersten Bandes der Jahrbücher von Kritikern die Undenkbarkeit hervorgehoben wurde, Jahr für Jahr einen Band mit Materialien über diesen Gegenstand zu füllen, in Wirklichkeit der Stoff bald so überreichlich floß, daß wiederholt kaum zwei starke Bände genügten, um ihn unterzubringen.

Unter den an diesem Sammelwerk von Anbeginn an mit dem Herausgeber mitarbeitenden Autoren ist in erster Linie der gewissenhafte Verfasser der Bibliographie des Uranismus zu nennen, der sich in Anlehnung an Numa Numantius „Numa Prätorius" nannte; er steuerte außer den bibliographischen wertvolle juristische, biographische und ethnographische Arbeiten bei.

Ihm schließt sich Prof. F. Karsch-Haak an, der in den Jahrbüchern neben biographischen ethnologische, kulturgeschichtliche und naturwissenschaftliche Studien über die Homosexualität veröffentlichte. Die Arbeiten dieses Forschers sind so umfassend, daß er vor einiger Zeit ein großes Sammelwerk für sich allein begonnen hat, betitelt: Forschungen über gleichgeschlechtliche Liebe, von dem der erste Band: „Das gleichgeschlechtliche Leben der Naturvölker" (München 1911.) bereits erschienen ist.

Einen teils naturwissenschaftlichen, teils historischen Charakter tragen die tiefgründigen Untersuchungen des holländischen Arztes Dr. L. S. A. M. von Römer.

Von weiteren medizinischen Arbeiten sind die von v. Neugebauer hervorzuheben, welcher über die, den seelischen in mehr als einer Beziehung nahestehenden körperlichen Hermaphroditen grundlegende Arbeiten lieferte.

Ferner sind die Aufsätze des zu früh verstorbenen Prof. Paul Näcke zu nennen, der die Frage vor allem vom Standpunkte des Psychiaters erörterte.

Noch eine ganze Reihe anderer Mediziner von Ruf veröffentlichten in den Jahrbüchern die Resultate ihrer Spezialstudien, in erster Linie Krafft-Ebing (Bd. III. „Neue Studien auf dem Gebiete der Homosexualität"), der hier die Schlußgedanken seines Lebenswerkes zusammenfaßte; ferner sein Wiener Schüler Prof. Alfred Fuchs, der über die hypnotische Behandlung der Homosexualität schrieb (Bd. IV). Moll, welcher ein ähnliches Thema behandelte (Bd. II) und Merzbach, „Homosexualität und Beruf" (Bd. IV). Iwan Bloch trug wertvolle Mitteilungen bei, u. a. „über die Homosexualität am Ende des 15. Jahrhunderts" (Jahrb. VIII, 609 ff. u. Zeitschrift f. Sexualw.). Geheimrat Konrad Küster beschäftigte sich unter dem Titel „Erworben oder angeboren?" mit der Ätiologie der Homosexualität, und Kind arbeitete über „Die Komplikationen der Homosexualität mit anderen sexualen Anomalien" (Bd. IX.).

Zu diesen Autoren gesellten sich in den letzten Jahren Freud und seine Schüler. Freud selbst gab in der Zeitschrift für Sexualwissenschaft seine Erfahrungen über „Hysterie und Bisexualität" wieder, während von seinen Schülern Sadger zwei Abhandlungen über die psychoanalytische Behandlung der konträren Sexualempfindung verfaßte (Bd. IX. u. Zeitschr. f. Sexualw.), und Abraham die „psychologischen Beziehungen zwischen Sexualität und Alkoholismus" einer wissenschaftlichen Betrachtung unterzog (Zeitschr. f. Sexualw.).

Von biographischen Arbeiten sind außer den schon erwähnten die Lebensbilder zu nennen, welche die folgenden Autoren in den Jahrbüchern veröffentlichten: Albert Hansen über Andersen; Eduard Bertz über Walt Whitman, Prof. L. Frey über Platen; Elisar von Kupffer über Giovanni Antonio Bazzi, Friedrich Krauss über Eduard Kulke; Georges Eekhoud über Jérôme Duquesnoy; L. von Scheffler über Heliogabal; Näcke über Mörike; Kiefer über Hadrian und Antinous sowie Plato und Sokrates; Hugo Friedländer über J. B. von Schweitzer; Freiherr Carl von Levetzow über Louise Michel sowie Sophie

Höchstetter über Christine von Schweden und Rosa von Braunschweig über Felicitas von Vestphali.

Den biographischen schließen sich autobiographische an, von denen wir nur die Lebensbeschreibung des urnischen Arbeiters Franz S. und Kattes „Aus dem Leben eines Homosexuellen“, sowie die Selbstbiographie einer Konträrsexuellen und die Arbeit einer ungenannten Autorin „Wie ich es sehe“ nennen wollen.

Nicht minder wichtig wie die biographischen sind die ethnographischen Studien, wie die über die Konträrsexualität in Skandinavien, die eingehenden Forschungen über die männliche Homosexualität in England von Pavia, in Japan von Iwaya, die Homosexualität in der ältesten deutschen Dichtung von Leonhardt, sowie die Arbeiten von Paul Brandt und Stephanus über den paidon eros in der griechischen Dichtung und Herm. Michaelis „Aus den Briefen Elisabeth Charlottens von Orleans“, in denen wertvolles Material über Homosexualität am Hofe Ludwigs XIV. gesammelt ist.

Von juristischen Arbeiten müssen außer denen von Numa Prätorius die des Richters Z. im II. Jahrbuch, sowie die von Werthauer über forensische Sexualmedizin (Zeitschr. f. Sexualw.) angeführt werden; von theologischen die von Wirz „Der Uranier vor Kirche und Schrift“ (VI. Bd.), die eines katholischen Geistlichen (II. Bd.), denen sich die tiefsinnige Arbeit Carpenters über „Homosexualität und Prophetentum“ (Vierteljb. II) anschließt. Von Spezialarbeiten seien noch erwähnt: Frey, Zur Charakteristik des Rupfertums, der Artikel vom Weibmann auf der Bühne und der Aufsatz der Freiin von Verschuer „Die Homosexuellen in Dantes Göttlicher Komödie“; zwei weitere Mitarbeiterinnen sind Elisabeth Dauthendey: Die urnische Frage und die Frau. (Bd. VIII) und Anna Rühling: Welches Interesse hat die Frauenbewegung an der Lösung des homosexuellen Problems? (Bd. VII). Ähnlich wie die letztere hatte schon Arduin „die Frauenfrage und die sexuellen Zwischenstufen“ behandelt; dieser Autor, welcher auch unter dem Namen Katte der Sexualwissenschaft wertvolle Bereicherungen geschenkt hat, verdient noch mit zwei anderen Arbeiten erwähnt zu werden: „Der Daseinszweck der Homosexuellen“ (Bd. IV) und „Die virilen Homosexuellen“ (Bd. VII). — Endlich sollen noch drei Zoologen angeführt werden: zunächst Benedikt Friedländer („Die physiologische Freundschaft als normaler Grundtrieb des Menschen und als Grundlage der Soziabilität“ [Bd. VI], „Entwurf zu einer reizphysiologischen Analyse der erotischen Anziehung unter Zugrundelegung vorwiegend homosexuellen Materials“ und „Schadet die soziale Freigabe des homosexuellen Verkehrs der kriegerischen Tüchtigkeit der Rasse?“ [Bd. VII], „Kritik der neueren Vorschläge zur Abänderung des § 175“ [Bd. VIII]); dann Gustav Jäger, „Ein bisher ungedrucktes Kapitel über Homosexualität aus der Entdeckung der Seele“ (Bd. II); und als letzter, aber sicherlich nicht geringster Ernst Häckel, „Gonochorismus und Hermaphrodismus“ (Bd. XIII).

Diese noch nicht einmal erschöpfende Übersicht der in den Jahrbüchern und ihren Adnexen niedergelegten Arbeiten zeigt, wie intensiv heute wissenschaftliche Kräfte am Werke sind, ein Gebiet aufzudecken, das lange genug unter voreingenommener Unkenntnis verschüttet gelegen hat, ohne allerdings seiner naturbedingten Bedeutung für das Ganze jemals verlustig zu gehen. — Die Verfasser des Vorentwurfs tuen freilich in ihren Motiven diese Forschungen und Funde, auf die sie als Deutsche allen

Grund hätten, stolz zu sein, ihrer Verantwortung unbewußt mit souveräner Geste ab, indem sie erklären, die Resultate der Wissenschaft auf diesem Gebiet stehen „mit den Erfahrungen des praktischen Lebens im Widerspruch". Alle diese gelehrten Männer von Virchow bis Häckel samt ihren auf positiven Forschungen beruhenden Urteilen wiegen in ihren Augen nichts gegenüber den Vorurteilen eines völlig vagen „Volksempfindens".

Nach Besprechung der wissenschaftlichen Arbeiten noch einiges Wenige über die künstlerische Behandlung des Problems. Die Kunst, vor allem die Dichtkunst, würde ihrer Aufgabe das Leben wiederzuspiegeln nur teilweise gerecht geworden sein, wenn sie uns nicht auch gelegentlich die Liebe zum gleichen Geschlecht und ihre Träger vor Augen geführt hätte. Die antike Kunst entsprach dieser Aufgabe in hohem Maße. Nimmt doch in ihrer Poesie die gleichgeschlechtliche Liebe einen fast ebenso breiten Raum ein wie die zum anderen Geschlecht. Dabei soll nicht unerwähnt bleiben, daß einseitige Schilderungen, wie die Zerrbilder des Spötters Aristophanes über homosexuelle Betätigungsarten, schon damals beitrugen, herrschenden Vorurteilen Nahrung zu geben. Im allgemeinen aber hielt sich die Kunst der Alten und in ähnlicher Weise auch die orientalischer Völker von allem Tendenziösen frei; sie stellte die Erscheinung dar, wie diese sie sah: als ein Stück Leben mit Licht und Schatten, von der Natur überkommen und von der Kultur übernommen.

Das veränderte sich mit einem Schlage, als die ersten harten Gesetze erlassen wurden, welche die Todesstrafe über die Gefühlsbetätigung Homosexueller verhängten. Da hub das große Schweigen an. Die Liebe war nicht tot, aber vor Schreck verstummt, gelähmt vor Entsetzen. Nur die ganz großen Dichter, die das Lebensbild in seiner Gesamtheit empfingen und wiedergaben, räumten ihr noch ein bescheidenes Plätzchen ein: ein Dante, Michelangelo, Shakespheare und Goethe; oder ein einzelner genialer Lebensbeobachter berührte sie, wie Honoré de Balzac[42]), der in den Tiefen der Verbrecherwelt auch den Urning: den Galeerensträfling Vautrin aufstöberte oder ein Platen[43]), der aus der Not seiner Seele in gräzisierender oder orientalisierender Verkleidung von der Liebe zum Freunde sang. Aber das waren Ausnahmen. Die meisten trauten sich nicht an das Problem heran.

42) Cf. Dr. Otto Frhr. v. Taube, „Ein homosexueller Romanheld bei Balzac." Jahrb. Bd. XIII. p. 174 ff.

43) Cf. Prof. Ludwig Frey, Aus dem Seelenleben des Grafen Platen. Jahrb. IV. 1904.

Wir besitzen für das Totschweigen dieser Neigungen und Handlungen, deren bloße Namensnennung ja, wie wir sahen, durch Jahrhunderte als Sünde galt, ein erklärendes Dokument, von dem Rudolf von Beulwitz sagt[44]), daß es nichts gibt, „was die furchtbare Macht und Stärke des schier unausrottbar erscheinenden Vorurteils, das die Homosexuellen verfehmt, eindringlicher zum Ausdruck brächte.“ Es ist der von Emile Zola an Dr. Laupts gerichtete Brief, der uns diesen unermüdlichen, unerschrockenen Kämpfer für Wahrheit und Gerechtigkeit in schweigender Angst vor einem Vorurteil zeigt.

„Ich bin sehr glücklich,“ schreibt er an Laupts, „daß Sie in Ihrer Eigenschaft als Gelehrter das tun können, was ein einfacher Schriftsteller wie ich nicht gewagt hat. Als ich vor Jahren dieses so merkwürdige Dokument, den Roman eines Homosexuellen erhielt, hat das große Interesse, das es in psychologischer und sozialer Hinsicht darbot, einen tiefen Eindruck auf mich gemacht. Seine absolute Aufrichtigkeit rührte mich; man fühlt in ihm die Glut, fast möchte ich sagen, die Beredsamkeit der Wahrheit . . .“ Zola schildert dann, daß er sich lange mit dem Gedanken trug, von dem Manuskript Gebrauch zu machen, es schließlich aber unterließ, weil er die Kritik fürchtete, „was für ein Geheul, wenn ich mir zu sagen erlaubte, daß kein Gegenstand wichtiger und trauriger ist, daß es sich hier um eine Wunde handelt, die viel häufiger vorkommt und viel tiefer geht, als man zu glauben vorgibt, und daß das beste Mittel, um Wunden zu heilen, darin besteht, sie zu studieren, sie aufzuzeigen und zu behandeln!“ Er fährt dann fort: „Aber der Zufall hat es so gewollt, mein lieber Doktor, daß, als wir eines Abends zusammen plauderten, wir auf jenes menschliche soziale Übel der sexuellen Perversion zu sprechen kamen. Und ich vertraute Ihnen das Dokument an, das in einer meiner Schubladen schlummerte, und so kam es, daß es endlich das Tageslicht hat erblicken dürfen, und zwar in den Händen eines Arztes, eines Gelehrten, den man nicht beschuldigen wird, dem Skandal nachzugehen. Ich hoffe sehr, daß Sie damit einen entscheidenden Beitrag zu der schlechtgekannten und besonders ernsten Frage der invertiert Geborenen liefern werden. In einem anderen vertraulichen Briefe, den ich um dieselbe Zeit erhielt, und den ich unglücklicherweise nicht wiedergefunden habe, hatte mir ein Unglücklicher den herzzerreißendsten Schrei menschlicher Qual gesandt, den ich jemals vernommen. Er wehrte sich dagegen, so schändlichen Liebesgelüsten nachzugehen, und er verlangte zu wissen, woher diese Verachtung aller stamme, woher diese stete Bereitwilligkeit der Gerichtshöfe, ihn niederzuschmettern, wo er doch in seinem Fleisch und Blut den Ekel vor dem Weibe, die wahre Liebe zum Manne mit zur Welt gebracht habe. Niemals hat ein vom Dämon Besessener, niemals hat ein dem unbekannten Verhängnis des Geschlechtstriebes preisgegebener armer Menschenleib so gräßlich sein Elend herausgeheult. Dieser Brief, ich erinnere mich, hatte mich unendlich erschüttert; und ist nicht der Fall im „Roman eines Homosexuellen“ ein und derselbe, nur mit einer glücklicheren Unbewußtheit? Hat man nicht hier einen wirklichen physiologischen Fall leibhaftig vor Augen, ein Herumtasten, einen halben Irrtum der Natur? Nichts ist tragischer, meiner Meinung nach, und nichts verlangt mehr nach der Enquête und dem Heilmittel, falls es ein solches gibt.“

---

[44]) Cf. Jahrb. VII, Bd. 1, p. 371 ff.

So Zola. Mag man über die Berechtigung der Schilderung eines ausschließlich oder überwiegend homosexuellen Stoffes verschiedener Meinung sein — letzten Endes dürfte auch hier wie überall in der Kunst das Künstlerische den Ausschlag geben — ein Lebensschilderer, der dem Homosexuellen auch als episodische Erscheinung aus dem Wege geht, oder es nicht kennt, begeht eine Unterlassung, — die gleichgeschlechtliche Liebe existiert im Leben, darum muß sie auch in der Literatur ihren Platz einnehmen — sie greift vielfach tief in die Ereignisse hinein und führt eine große Menge dramatischer Konflikte herbei. Wie oft ist beispielsweise der Vorwurf gegeben, daß ein Mann sich in eine Frau verliebt, die seine Liebe, weil sie gleichgeschlechtlich empfindet, nicht erwidern kann, wie häufig kommt es vor, daß sich eine Frau mit aller Leidenschaft, deren sie fähig ist, einem homosexuellen Manne zuwendet. Es resultiert daraus oft viel Heroisches im Ertragen und Entsagen. Meist sind es reife Frauen oft mit einem virilen Temperament, die an dem weichen Wesen des Urnings Gefallen finden, und umgekehrt Männer mit weiblichen zum Passivismus neigenden Zügen, die zum urnischen Weibe tendieren.

Ich habe wiederholt gesehen, wie vielbegehrte und schöne Frauen sich in den Kopf setzten, einen Mann, den sie liebten, von der Homosexualität zu erlösen, wie Männer mit großen körperlichen und geistigen Vorzügen glaubten, es müsse ihnen gelingen, ein Weib von ihrer Liebe zum Weibe zu befreien; ich habe Liebesgeschichten kennen gelernt, in denen homosexuelle Männer, die einen heterosexuellen Freund liebten, das Weib, nach dem dieser verlangte, ihrerseits eroberten, damit es der Freund nicht besitze, und analoge, in denen homosexuelle Frauen die Liebe von Männern auf sich abzulenken verstanden, welche sich anfangs den von ihnen geliebten Frauen zugewandt hatte. Oft geschieht alles dies aus eifersüchtigen Regungen, doch können auch andere Motive in Frage kommen. So geschah es in Berlin, daß einst ein junger Mann von 20 Jahren, ein Student, der noch nichts war, ein gleichaltriges Mädchen aus gutem Hause heiß begehrte. Die gegenseitige Liebe beider war stark. An eine Eheschließung aber war vorläufig nicht zu denken, ja es bestand die große Wahrscheinlichkeit, daß ein dritter, der Erwählte der Eltern, das Mädchen heimführen würde. Da sprang der homosexuelle Freund, ein reicher Junggeselle, ein, verlobte und verheiratete sich mit dem Mädchen und bewahrte sie dem Freunde auf, bis er nach acht Jahren — er war in dieser Zeit Richter geworden — das Mädchen zu heiraten imstande war. Außer den drei Beteiligten und mir, dem sich der Homosexuelle anvertraut hatte, kannte niemand den wahren Sachverhalt.

Wie seltsam und kompliziert oft diese Verwickelungen sind, möge noch der folgende Fall zeigen, den zu verfolgen ich sechzehn Jahre lang Gelegenheit hatte. Ein ziemlich femininer aber sehr ästhetischer Mann von etwa 24 Jahren faßte eine heftige Leidenschaft zu einem großen Pianisten. Zunächst hielt er das vollkommene Aufgehen in den Künstler für eine reine, von allem Erotischen weit entfernte Kunstbegeisterung. Er gab seine Stellung auf, widmete sich ganz und gar dem Meister, lebte nur für ihn, folgte ihm von Ort zu Ort und wurde schließlich sein Impresario, der ihm auf einer glänzenden Laufbahn das Geleit gab. Sein Schreibtisch, die Wände seines Zimmers waren dicht bedeckt von dutzenden Aufnahmen des Künstlers, nur ein einziger Gedanke beherrschte ihn: des Geliebten Wohl und Ruhm. Dieser nahm diese hingebende Liebe mit souveräner Selbstverständlichkeit an, kaum, daß er sich geschmeichelt fühlte. Er war Vollmann durch und durch, ein polygamer Don Juan, der sich nicht nur auf der Bühne, sondern auch im Leben, heute diese, morgen jene zu eigen machte. Nun verliebte sich eines Tages eine hochgestellte Dame fast ebenso stark wie der Urning in den Künstler. Ihm war die Neigung dieser ihm geistig weit überlegenen Frau, die die Dreißig schon überschritten und noch nie einem Manne angehört hatte, nicht sympathisch. Aber sie stellte ihm so intensiv nach, daß, wenn er abends vom Theater heimkehrte, er sie mit flehender Gebärde vor seinem Hause kauernd fand. Da gab er schließlich nach. Es fügte sich aber, daß diese Dame seit langem der Gegenstand inniger Liebe eines feinsinnigen Mädchens war. Was dem Urning der Künstler, war ihr dieses Weib, in deren Interessen sie vollkommen aufging. Es begreift sich leicht, wie peinlich den beiden homogen Empfindenden das Verhältnis der beiden anderen war, das sie trotz aller Bemühungen nicht hindern konnten. Beide fanden sich in ihrer gemeinsamen Qual und Sorge zuerst im Meinungsaustausch, dann in immer stärker werdender Freundschaft. Es hätte nicht viel gefehlt, daß diese zu einer kameradschaftlichen E h e geführt hätte. Ist auch ein sich so vollkommen schließender Kreis nicht gerade häufig, so ist doch die starke Beeinflussung des Lebensablaufes Heterosexueller durch Homosexuelle so häufig, daß ihre literarische und künstlerische Ignorierung nicht das mangelnde Vorhandensein, sondern nur mangelnde Kenntnis der Lebensvorgänge, oft kann man wohl auch sagen die Oberflächlichkeit oder Scheu der Lebensschilderer beweist.

Es ist nicht zu verkennen, daß mit fortschreitender wissenschaftlicher Erforschung des homosexuellen Seelenlebens auch die dichterische Behandlung der Liebe zum gleichen Geschlecht wieder häufiger geworden ist. Sie gilt wieder als Lebensäußerung, die der Darsteller menschlicher Probleme nicht mehr ängstlich umgehen zu müssen glaubt, mit der er sich vielmehr gestaltend auseinander setzen darf. So begegnen wir heute auf Schritt und Tritt Werken, die das Thema der Gleichgeschlechtlichkeit streifen. Freilich, um der Erscheinung die freie Behandlung zu geben, die ihr ein griechischer Dichter geben konnte, fehlt uns ihr gegenüber das Selbstverständlichkeitsgefühl, nach dem sie sich organisch dem allgemeinen Weltbild einfügt. Den meisten Darstellern ist sie mehr ein psychologisches als ein reines Darstellungsproblem. Doch scheint es, als ob der Weg zu vollendeter Kunstgestaltung erst durch den Psychologen geebnet wird.

Wenn man eine genaue B i b l i o g r a p h i e der belletristischen Werke der letzten fünf Jahrzehnte geben wollte, die sich mit dem Thema der Homosexualität beschäftigen, müßte man Seite um Seite mit Titelaufzählungen füllen.

Hier findet sich eine Szene, dort eine Gestalt, die Spuren der Gleichgeschlechtlichkeit zeigt. Da gibt es I n t e r n a t s -

geschichten wie im Französischen den „Sebastian Roch"[45]) von Octave Mirbeau, im Englischen den vielgelesenen College-Roman „Tim"[46]) von Julian Sturgess, im Deutschen „Die Verwirrungen des Zöglings Törless"[47]) von Robert Musil; da gibt es Sittenschilderungen wie Mirbeaus „Tagebuch eines Kammermädchens"[48]), Zolas „Nana"[49]), Martens' „Roman aus der Décadénce" und „Gräfin Pia"[51]); historische Romane wie die zahlreichen von Alexander von Ungern Sternberg[52]) oder Mereschkowskis „Leonardo da Vinci"[53]), in die das Gleichgeschlechtliche irgendwie hineinspielt. Beyerlein schildert in „Jena oder Sedan"[54]), Fritz von Unruh in dem Drama „Offiziere"[55]) eine Freundschaft, die stark urnisch gefärbt ist. Paul Scherbart malt in „Tarub, Bagdads berühmte Köchin"[56]) ein Opferfest in einem unterirdischen Tempel, das eine geheime Priestersekte, welche die Freundesliebe zum religiösen Prinzip erhoben, begeht. Flaubert schildert in seinem Roman „Salambô"[57]) die Liebesleidenschaft unter den karthagischen Söldnern. Gerhart Hauptmann berichtet in „Emmanuel Quint"[58]) von Homosexuellen, die bei dem seltsamen Heilsbringer Trost für ihre Seelennöte suchen. Auch die Kreon Szene in H. v. Hofmannsthals „Oedipus und die Sphinx" wäre zu erwähnen. Hanns Heinz Ewers schildert in den „Besessenen"[59]) den Tod des homosexuellen Barons Jesus Maria von Friedell und in Jacobsens „Niels Lyhne" wirft der Held die Frage auf: „Ob es unter allen Gefühlsverhältnissen des Lebens etwas gibt, das zarter, edler, inniger ist, als die leidenschaftliche und doch so schüchterne Verliebtheit eines Knaben in einen andern?" Diese Liste ließe sich unendlich verlängern, Zeugnis dafür ablegend, daß das von der Wissenschaft auf das Gebiet geworfene Licht überallhin reflektiert.

Genannt sei in diesem Zusammenhang auch August Strindberg, der in seinen „Schwarzen Fahnen"[60]) mehrfach das Thema der Homosexualität berührt. Er stellt die Gattin des Helden, unter der er seine eigene Frau, die Schauspielerin Harriet Bosse meint, als Tribade dar und den Dichter Zachris (Gustav af Geijerstam) nennt er einen Päderasten. Strindbergs Stellung zur Homosexualität ist eine durchaus ablehnende. Päderast ist bei ihm das alte Schimpfwort, das er oft und ohne sich über seine Bedeutung Rechenschaft zu geben, braucht. Die Verfolgungsgedanken, die ihn in den letzten Jahren offenbar ergriffen hatten, spiegeln ihm eine Verschwörung von Homosexuellen vor, der er sich während des Scheidungsprozesses mit seiner Frau ausgeliefert sieht.

Einer der ersten, der das Problem der Gleichgeschlechtlichkeit mehr direkt als episodisch angriff, war Sacher-Masoch in seiner Novelle „Die Liebe des Plato"[61]). Tiefer als er schürften Adolf Wilbrandt in „Fridolins heimliche Ehe"[62]) und Aurelius in „Rubi"[63]). Aber erst nach diesen setzt die Darstellung homosexueller Probleme stärker ein. Aus Frankreich kommt Rachilde mit den Büchern „Monsieur Venus", „Madame Adonis"[64]) und „Les hors nature"[65]); Georges Eekhoud schreibt die Romane „Escal Vigor"[66]), „l'autre

---

[45]) Deutsch München 1910. — [46]) Engelhorns Romanbibliothek XI. 19. (Stuttgart). — [47]) München 1907. — [48]) Paris 1900. — [49]) Paris 1880. — [51]) Berlin. — [52]) Vgl. Jhb. IV, p. 458 ff. Karsch, Quellenmaterial zur Beurteilung angeblicher und wirklicher Uranier. 2. „Freiherr A. v. Sternberg, der Romanschreiber." — [53]) Deutsch München 1910. — [54]) Vita, Berlin. — [55]) Berlin, E. Reiss. — [56]) Leipzig, M. Spohr. — [57]) Berlin 1911. — [58]) Berlin 1906. — [59]) München u. Leipzig 1909. — [60]) Müller, München. — [61]) Leipzig 1907 zuletzt. — [62]) Wien 1892. — [63]) Berlin 1879. Neudruck Leipzig 1906. — [64]) Paris 1895. — [65]) Paris 1889 und 1900. — [66]) Deutsch Leipzig o. J.

vue", die Novellen „Mes communions"[67]), Joris Karl Huysmans „A rebours"[68]) und Pierre Loti seine bretonischen Seemannsromane. Bedeutend sind auch „Der Immoralist"[69]) und „Les nourritures terrestes"[70]) von André Gide, der auch ein homosexuelles Drama „Saul" verfaßte. Von deutschen Werken haben die Romane „Der Sonderling"[71]), der eine Freundschaftstragödie der Renaissance schildert, und der „Eros"[72]) von Wilhelm Walloth, „Anders als die Andern"[73]) von Bill Forster und „Ewald Alienus"[74]) von Willy Sauer höheren Wert. Ebenso die Bücher von Pernauhm[75]). Gut gesehen ist in dem reichlich mit Anspielungen auf Homosexualität durchsetzten Roman „Prinz Kuckuck"[76]) von Otto Julius Bierbaum der Vetter des Helden: Karl Kraker, der durchaus als homosexueller Repräsentant eines lebensfernen, schönheitsbegeisterten Ästhetizismus gezeichnet ist. Wieder anders, doch ebenfalls mit großer plastischer Kraft stellt Richard Voss im „Schönheitssucher" (dem später „Richards Junge" betitelten Roman)[77]) die opferwillige Liebe des Mannes zum Jünglinge dar.

Aus der neueren englischen Literatur sind zu nennen von George Ives: Eros Throne[81]); von Xavier Mayne, dem Verfasser von „The intersexes"[82]): „Imre, a memorandum"; von Rudyard Kipling: „Stalky & Co."; von A. W. Clarke: „Jasper Tristram" (London 1899); von Forrest Reid: „The garden god, a tale of two boys" (London 1906); von Lefroy: „Echoes from Theocritus and other sonnets" (London 1895) und von Lord Alfred Bruce Douglas: „Poems" (London 1896).

Mehr auf Erregung sentimentaler Affekte und Sensation zielen die homosexuellen Novellen von Achille Essebac: L'Elu[78]), Luc[79]), Dédé[80]).

Zu höherer Vollendung erheben sich zwei neuere Darstellungen der mannmännlichen Liebe: die Szenen zwischen Achill und Patroklos in Wilhelm Schmidtbonns „Zorn des Achill", die fast antike Größe haben, und die Novelle „Der Tod in Venedig[83]) von Thomas Mann, in der mit feiner Kunst geschildert wird, wie die Leidenschaft zu einem schönen Knaben in die Seele eines alternden Künstlers einbricht, die letzte moralische Kraft des Erschöpften aufzehrt und ihn dem inneren Zusammenbruch entgegentreibt.

Alle diese Werke beschäftigen sich mit der gleichgeschlechtlichen Liebe mehr als Gestaltungsproblem; sie sind mehr beschreibender Art. Dagegen gibt es eine Anzahl anderer, in denen das Lebens- und Weltgefühl der Homosexuellen nach Aus-

---

[67]) Paris 1897. — [68]) Deutsch von M. Capsius, Berlin 1905. — [69]) Paris 1902; deutsch von Greve Minden 1904. — [70]) Paris 1904. — [71]) Leipzig 1901. — [72]) Leipzig 1906. — [73]) Berlin 1904. — [74]) „Ewald Alienus, Briefe eines einsamen Kämpfers, Roman" Leipzig Xenien-Verlag, 1913. — [75]) „Die Infamen", Leipzig 1906; „Der junge Kurt", Berlin 1904; „Ercole Tomei", Leipzig 1900. — [76]) „Prinz Kuckuck, Leben, Taten, Meinungen und Höllenfahrt eines Wollüstlings." 3 Bände München 1907—1908. — [77]) Stuttgart, Cotta. — [78]) Paris 1902. — [79]) Paris 1902. — [80]) Paris 1901. Deutsch von Georg Herbert, Leipzig 1903. — [81]) London 1900.

[82]) Der genaue Titel dieser leider nur als Privatdruck erschienenen größten englischen Monographie über den Gegenstand lautet: „The intersexes: a history of similisexualism as a problem in social life." (Privately printed, and all rights reserved.) Das Werk ist Krafft-Ebing gewidmet „without his suggestion and aid it would never have been begun nor carried on to its close."

[83]) Berlin 1913.

druck ringt. Selbst da, wo sie Gleichgeschlechtliches nicht darstellen, sind sie von einer besonderen Stimmung erfüllt, die mit der Natur des Dichters in direktem Zusammenhange steht. Der Kenner fühlt den Pulsschlag des Abseitigen auch dort, wo er sich zu verbergen sucht, so ist das ganze Maskenspiel Oscar Wildes, wie es sich vor allem in „Dorian Gray"[84]) widerspiegelt, nur aus seiner sexuellen Psyche verständlich, aus der Situation, in der er sich mit seiner Besonderheit dem allgemeinen Dasein gegenüber sah. Der wirkliche Wilde trat erst hervor, als im Zuchthaus von Reading die Larve fallen mußte[85]).

So mußte der Tieferblickende auch bei Herman Bang sowohl an einzelnen Darstellungen, wie der der jungen Artisten in den „Exzentrischen Novellen", in „Michael", der Tragödie des einsamen Künstlers, dem der geliebte Jüngling das Leben zerschlägt, in den „Vaterlandslosen", dem Roman dessen, der keine Heimat unter den Menschen hat, die Spur der Homosexualität wahrnehmen, ehe die Nachricht von jenen hinterlassenen Aufzeichnungen kam, in denen er von der Tragödie der homosexuellen Veranlagung spricht, und die der Öffentlichkeit törichterweise noch vorenthalten werden. Hans Land schrieb[86]) über Herman Bang, als dieser auf einer Vortragsreise in Amerika plötzlich verstarb: „So kommt es, daß vor diesem Edelmenschen, vor dem Ordnungsphilister schaudernd sich bekreuzten und nach dem Staatsanwalt riefen, wir anderen, wir Wissenden, uns neigen, daß wir seiner hellen Spur dankerfüllt nachtrauern, daß wir diesem zum Helferwerk nimmer Müden das Evangelienwort sprechen, das tief ehrfürchtige: „Ecce homo!" Um so unverständlicher ist es, daß Johannes Schlaf vor einigen Jahren glaubte, die Ausführungen von Bertz über Walt Whitmans offensichtliche Homosexualität bekämpfen zu müssen[87]). Kein Zweifel besteht auch über den starken homosexuellen Einschlag in der Natur Paul Verlaines, der sein Abenteuer mit dem jungen belgischen Dichter Arthur Rimbaud, ebenso wie sein Partner (dieser in „Une saison en enfer") besungen hat[88]).

---

84) „The picture of Dorian Gray" Wien 1908.

85) Literatur über den Fall Wilde: Numa Prätorius, in „Jahrbuch für sexuelle Zwischenstufen" Bd. III, S. 265—274; ferner Os. Sero „Der Fall Wilde und das Problem der Homosexualität" Leipzig 1896; Handl, „Der Wilde-Prozeß", in: Die Zeit, Wien, 15. Juni 1895 Nr. 37; H. Rebell „Défense d'Oscar Wilde" in: Mercure de France 1895; Tybald in: Écho de Paris vom 29. Mai 1895; Paul Adam, „L'assaut malicieux" in: Revue blanche vom 15. Mai 1895; Henri de Régnier, „Souvenirs sur Oscar Wilde" in: Revue blanche vom 15. Dezember 1895; W. F. Stead in der Review of Reviews vom 15. Juni 1895, S. 491—492; Notiz in: Jahrbuch für sexuelle Zwischenstufen III. S. 550 u. 609; Bernstein in: Die neue Zeit 1895 Nr. 32 und Nr. 34; Havelock Ellis a. a. O. S. 212. — Robert H. Sherard, Oscar Wilde. The story of an unhappy friendship. Popular edition, London 1908.

86) Cf. „Die Schaubühne" 15. Februar 1912.

87) Vgl. über diesen Streit oben p. 672.

88) Vgl. Charles Donos, Verlaine intime und Oscar Panizza, Rimbaud, Wiener Rundschau 1900.

Ganz und gar auf dem Grunde der Freundesliebe steht das Werk Stefan Georges, der über den Ästhetizismus des „Algabal" den Weg gefunden hat zu den hallenden Versen des „Siebenten Ringes"; in ihm ist der männliche Eros in einem Sinne schöpferisch geworden, der über das Geschlechtliche hinaus ganz auf das Geistige gerichtet ist. Am klarsten wird dies in den „Maximin"-Gedichten, in denen die Gestalt des schönen Jünglings zum Erlöser und Wegführer wird. Das Ideal der Freundschaft rückt hier wie in der Platonischen Gedankenwelt in die Bedeutung eines lebendigen geistigen Prinzipes.

Stefan George verwahrt sich zwar gegen die homosexuelle Auslegung seiner Werke, indem er sagt[89]): „Wir fragen nicht danach ob des Schillerschen Don Carlos Hingabe an Posa, des Goetheschen Ferdinand an Egmont, der leidenschaftliche Enthusiasmus des Jean Paulischen Emanuel für Viktor, Roquairols für Albano irgend etwas zu tun hat mit einem hexenhammerischen Gesetzesabschnitt oder einer läppischen medizinischen Einreihung: vielmehr haben wir immer geglaubt, in diesen Beziehungen ein wesentlich Bildendes der ganzen deutschen Kultur zu finden. Ohne diesen Eros halten wir jede Erziehung für bloßes Geschäft oder Geschwätz und damit jeden Weg zu höherer Kultur für versperrt." Wie sehr er aber im Grunde selbst den Kern des Problems empfindet zeigt sein Gedicht „Porta nigra", in dem er einen Lustknaben des römischen Trier den Menschen unseres „verhirnlichten und verstofflichten Zeitalters" die Worte entgegenrufen läßt:

„Was gelten alle Dinge, die ihr rühmet:
Das Edelste ging euch verloren: Blut . .
Wir Schatten atmen kräftiger! Lebendige
Gespenster! lacht der Knabe Manlius . .
Er möchte über Euch kein Szepter schwingen,
Der sich des niedrigsten Erwerbs beflissen,
Den ihr zu nennen scheut — ich ging gesalbt
Mit Perserdüften um dies nächtige Tor
Und gab mich preis den Söldnern des Cäsaren."

Nicht so frei wie Georges Werk ragt das Werk eines Dichters auf, der sich „Sagitta" und seine Dichtungen „Die Bücher der namenlosen Liebe" nennt. Hebt George durch die ethische Kraft seines geistigen Willens die Idee der Freundesliebe aus seiner Zeit heraus, so bleibt Sagitta in der Stimmung des von den Zeitbedingungen zerquälten Homosexuellen. Er gibt nicht das Ziel, sondern ist ganz von dem subjektiven Leid und der schmerzlichen Sehnsucht der Tiefe erfüllt. Als Motto setzt er seinem Gesamtwerke die Worte voran:

„Ich singe die Liebe, die ihr begraben,
Die ihr in Acht getan und in Bann . . ."

So wird er ein vollkommener Ausdruck der seelischen Verfassung des Urnings, die sich in den bangen Worten zusammenpreßt:

---

[89]) Im „Jahrbuch für die geistige Bewegung", herausgegeben von Gundolf und Wolters, Bd. 3.

„In den Reichen der Welt, welches ist unser Reich?“ Besonders hervorzuheben sind die Gedichte „Der Fremde“ und „Die Tür“, das halbepische „Wer sind wir?“ und der Roman „Fenny Skaller“[90]). Von weiteren Namen wären hier zu nennen: E. v. Kupffer[91]), Otto von Taube[92]), Karl v. Levetzow[93]), Peter Hamecher[94]), Josef Kitir[95]), Adolf Brandt[96]), der im „Eigenen“ auch eine künstlerische Zeitschrift für homosexuelle Dichtung zu schaffen unternahm. Sie erwies sich ebensowenig lebensfähig, wie ein ähnliches Unternehmen in französischer Sprache, der „Akadémos“[97]) von Adelsward-Fersen, der namentlich im „Lord Lyllian“[98]) selbst Bemerkenswertes auf diesem Gebiet leistete.

Formvollendete Strophen, in denen die Bewunderung für männliche Schönheit und Kraft durchschlägt, haben der Engländer Algernon Charles Swinburne und der Amerikaner George Sylvester Viereck. Auf homosexueller Basis steht auch vieles im Schaffen des russischen Dichters Michail Kusmin[99]) und des Schweden Viktor Rydberg[100]), sowie des Holländers de Haan[101]), dessen Landsmann Exler[102]) neuerdings in „Levensleed“ einen tiefempfundenen urnischen Roman geschaffen hat.

Fast ebenso häufig, in Frankreich sogar häufiger, als die dichterische Darstellung der mannmännlichen Neigung ist die moderne Schilderung der homosexuellen Frauenliebe. Verlaine[103]) und Baudelaire[104]) besingen sie; Pierre Louys in den Liedern der Bilitis[105]) und in Aphrodite[106]). Novellistisch behandeln sie u. a. Maupassant[107]), Henri de Régnier[108]), Catulle Mendès[109]), Willy[110]), Diderot[111]), die Halbweltlerin Liane de Pougy[112]), Morel[113]), Faure[114]), Ryner[115]), Lepage[116]), Vivien[117]), de Lys[118]) und Neuville-Lemercier[119]). Interessant ist das Pamphlet Alfred de Mussets „Gamiani“, das, auf George Sand gemünzt, die Debauchen einer Tribadie zum Inhalt hat. Den Titel dieses Buches akzeptiert E. D. in „La Comtesse de Lesbos ou la nouvelle Gamiani“[120]). Von deutschen Werken seien genannt: „Sind es

---

[90]) Die Werke von Sagitta sind jetzt nur noch als Privatdruck aus Holland zu beziehen. — [91]) Lieblingminne und Freundesliebe in der Weltliteratur, Eberswalde 1899. — [92]) „Gedichte“, Insel-Verlag Leipzig. — [93]) „Der Bogen des Philoktet“, E. Reiss, Berlin. — [94]) „Entrechtet“, Leipzig 1906: „Zwischen den Geschlechtern“, Zürich 1901. — [95]) „Inseln des Eros“, Wilhelmshagen 1905. — [96]) „Lyrische Radierungen“, Wien 1898. — [97]) Akadémos, Revue mensuelle d'art libre et de critique. Herausgeber: Comte d'Adelsward-Fersen, Paris 1909, I. (einziger) Jahrgang. — [98]) Paris 1907. — [99]) Die Novellen „Flügel“ und „Das Abenteuer des Aimé Leboeuf“ in „Geschichten“, deutsch München 1912. Vgl. auch Kurt Hiller, Die Weisheit der Langenweile, Band I. p. 197 ff. — [100]) „Romerska bilder (Römische Bilder), Stockholm. — [101]) „Pippelintjes“. — [102]) „Levensleed. Psychologischer Roman. Een Boek voor Ouders“ Door M. J. J. Exler, s'Gravenshage. — [103]) Cf. den Cyklus „Amies“, ferner „Parallèlement“, „Paul Husson“ in Nouvelle Révue indépendante 1889. „La trilogie érotique“, Paris 1907. Vgl. auch Charles Donos, Verlaine intime und Oskar Panizza, Rimbaud, Wiener Rundschau 1900. — [104]) In dem von George prachtvoll übertragenen Gedichte „Lesbos“. — [105]) Paris, Bibliothèque moderne. — [106]) Deutsch Budapest 1900. — [107]) La femme de Paul.“ — [108]) L'amour et le plaisir.“ — [109]) „Méphistophéla“, Paris 1900. — [110]) Der Romanzyklus „Claudine“ 3 Bde. Paris 1901—1903. — [111]) „La Réligieuse“ und „Les bijoux indiscrets“. — [112]) Une idylle saphique“ 1900. — [113]) „Sapho de Lesbos“ Paris 1903. — [114]) „La dernière journée de Sapho“, Paris 1901. — [115]) „La fille manquée“, Paris 1903. — [116]) „Les fausses vierges“, Paris 1902. — [117]) „Sapho“, Paris 1903. — [118]) „Les virages de Sodom“ 1901. — [119]) „Die Freundinnen.“ — [120]) Paris 1900.

Frauen?"[121]) von Duc, die anonymen Romane, „Verbene Junkers Liebe, ein Roman dem toten Oscar Wilde gewidmet", „Ein Weib"[122]; „Die neue Eva" und „Mimikry"[123]) von Maria Janitschek, Ernst Stadlers „Freundinnen"[124]), Georg Kelms „Pariser Geschichten"[125]) und Bernhard Steiners „Sappho"[126]), Sophie Höchstetters „Kapellendorf", „Das Leben der Renée von Catte"[127]) von Elsa von Bonin, Elisabeth Dauthendeys „Vom neuen Weib und seiner Liebe", Elisabeth Rodenbergs „Briefe an eine Freundin"[128]), sowie „Virages oder Hetären" von Gräfin von Reventlow[129]) und „Die bronzene Tür" von Siena Nagrodskaja[129a]). Tribadische Episoden finden sich in Hofmannsthals „Elektra", in Wedekinds „Erdgeist", „Büchse der Pandora" (Gestalt der Gräfin Geschwitz) und „Minehaha".

Während es sich in allen diesen Werken um künstlerische Werke, wenn auch von sehr verschiedener Höhe handelt, ist im Anschluß an den wissenschaftlichen Streit für und wider die Homosexuellen auch eine Literatur entstanden, die reine Tendenzzwecke verfolgt. Typen dieser Gattung sind die Romane „Geschlechter der Menschen"[130]) von Bob; Daniel Daniela, „Aus dem Tagebuch eines Kreuzträgers"[131]), „Der halbe Mensch, die Tragödie des dritten Geschlechtes[132]) von Claire Bernhardt, die Dramen „Jasminblüte"[133]) von Dilsner, „Fehler"[134]) von H. Hirschberg, „Wahrheit"[135]) von Moldau. Wie hier die für die Homosexuellen, so tritt in Irma Goeringers „Schlingpflanzen"[136]) und Paul Forts „L'amour marin" die gegen sie gerichtete Tendenz zu stark hervor, als daß nicht das Niveau der Werke als Kunstwerk sinken müßte.

Von Anthologien, in denen homosexuelle Dichtungen aus der Gegenwart und Vergangenheit, besonders der Antike, von sachkundiger und sachverständiger Hand gesammelt sind, seien noch angeführt Elisar v. Kupffers „Lieblingminne und Freundesliebe in der Weltliteratur"[137]) und Carpenters „Jolaeus, an anthology of friendship"[138]).

Überblicken wir diese Autorenliste, die keinen Anspruch auf Vollständigkeit erhebt, so ergeben sich folgende Gruppen: Ein Teil stellt eigenstes Empfinden dar, wehrt sich aber gegen diese Annahme — nur wenige machen hier eine würdige Ausnahme, indem sie mehr oder weniger frei, oft allerdings durch Tatsachen mehr oder weniger gezwungen, wie Oscar Wilde und Herman Bang — ihre Neigung bekennen. Die Autoren, die ohne sich zu dekouvrieren, die homosexuelle Liebe in Wort und Bild schildern, sind innerlich unabhängiger als die, welche wohl unterrichtet über die subjektive und objektive Bedeutung der Homosexualität, ihr Vorkommen geflissentlich mit tiefstem Schweigen übergehen, weil sonst möglicherweise jemand auf die Vermutung kommen könne, „sie wären auch so". Diesen Gruppen stehen besonders in den letzten Jahren recht zahlreiche Schriftsteller gegenüber, die als rein objektive Beobachter homosexuelle Menschen und Dinge in den Kreis ihrer Lebensschilderungen und Dichtungen einbeziehen.

Hat in der Auffassung der Homosexualität die Wissenschaft, aus dem Leben schöpfend, der Dichtkunst vorgearbeitet, so be-

---

[121]) Leipzig o. J. — [122]) Psychologisch biographische Studie über eine Konträrsexuelle. Leipzig o. J. — [123]) Leipzig. — [124]) „Ein lyrisches Spiel", Magazin für Literatur 1904. — [125]) Jena 1901. — [126]) Jena 1907. — [127]) Berlin o. J., bei Fleischel & Co. — [128]) Leipzig 1907. — [129]) Zürich 1900. — [129a]) Wilh. Borngräbers Verlag Neues Leben, Berlin 1914. — [130]) Leipzig 1901. — [131]) Berlin 1908. — [132]) Dresden 1907. — [133]) Berlin 1899. — [134]) Straßburg 1906. — [135]) Leipzig 1907. — [136]) München 1908; konfisziert 1910. — [137]) Eberswalde 1899. — [138]) London 1896.

einflußt diese wiederum besänftigend das Leben. Alle drei aber — Leben, Wissenschaft und Kunst — zeigen immer deutlicher, daß etwas, das nach Raum und Zeit ewig in der Natur war und ist, nicht wider die Natur sein kann, daß, wie so oft, auch hier der Mensch Gespenster und Gespinste sah, wo sich ihm bei klarerem, reinerem Schauen das Menschentum in ungleich freundlicherem Lichte geoffenbart haben würde.

Dieses zu erweisen, war nicht der Zweck dieses Buches. Es verfolgte keine andere Absicht, als die, eine einheitliche, zusammenfassende Darstellung der Homosexualität des Mannes und des Weibes zu geben. Ob mir dieser Plan gelungen ist, mögen andere entscheiden. Vieles, was ich noch gern angeführt hätte, mußte ich mir versagen, um nicht die Übersichtlichkeit des Werkes unter seiner Ausdehnung leiden zu lassen. Eine Frage für sich ist, ob die wissenschaftliche Durchdringung des Gegenstandes nach allen Seiten überhaupt schon so weit gefördert ist, daß Abschließendes geboten werden konnte. Ich glaube dies bejahen zu dürfen. Es wird zwar auch in Zukunft noch viel über die männliche und weibliche Homosexualität geschrieben werden, und schwerlich ist anzunehmen, daß die Jahrbücher für sexuelle Zwischenstufen jemals an Stoffmangel zugrunde gehen werden; vor allem werden ethnographische Forschungen noch mancherlei Neues bringen, auch an wertvollen Einzelstudien über berühmte homosexuelle Männer und Frauen wird es nicht fehlen, von beachtenswerten philologischen, bibliographischen und philosophischen Arbeiten ganz abgesehen. Für die Kasuistik des Uranismus mit allen seinen Unterabteilungen stehen gewiß noch nennenswerte Beiträge zu erwarten, und endlich werden die rein biologischen Untersuchungen, von der Statistik der Einzelerscheinungen an bis zu dem Studium innersekretorischer Vorgänge, teratologischer Keimdrüsenbefunde[139]) sowie serologisch nachweisbarer Veränderungen, Schlaglichter von Bedeutung auf diesen oder jenen Teil des umfangreichen Gebiets werfen — alles dies wird den Stoff noch erweitern und vertiefen; gleichwohl dürfte aber das Wesentlichste, was über den Uranismus beider Geschlechter festgestellt werden konnte, als Massiv vor uns liegen.

---

[139]) Vgl. die neuerdings nachgewiesenen Einsprengsel von Hodenkanälchen und Zwischenzellen in Eierstöcken (Klin. Therap. Wochenschrift vom 10. u. 17. Nov. 1913, Vortrag von L. Pick); cf. auch Sammlung von Modellen geschlechtlicher Übergangsformen, herausgegeben von Prof. Dr. Benninghoven, nach Materialangaben von Dr. M. Hirschfeld u. Dr. E. Burchard, Fall IV, Praematuritas masculina et feminina.

Welche Schlußfolgerungen aber können aus diesem Bande des Handbuchs der Sexualwissenschaft gezogen werden? Da müssen wir unterscheiden, was aus ihm die Heterosexuellen und was die Homosexuellen entnehmen können. Die Heterosexuellen werden, wenn sie dieses Buch durchgelesen haben, soweit sie vorher noch in alten Anschauungen befangen waren, umlernen und wohl oder übel einsehen müssen, daß an jedem Tage, an dem Staat und Gesellschaft, Familien und einzelne in ihren früheren, auf Unkenntnis beruhenden Vorurteilen gegen homosexuelle Männer und Frauen verharren, ein Unrecht vermehrt wird, das in der Menschheitsgeschichte nur wenige seinesgleichen hat. Von den homosexuell empfindenden Männern und Frauen selbst aber sollten, wenn sie die vorstehenden Kapitel beendet haben, viele aufhören, sich unglücklich zu fühlen. Vor dem höchsten Richter — ihrem eigenen Gewissen — stehen sie um ihrer Homosexualität willen schuldlos da, doppelt schuldlos, solange man sie für schuldig hält. Und auch ihr Gefühl der Vereinsamung dürfte schwinden, wenn sie sehen, wie unendlich viele Menschen aller Zeiten und Zonen das gleiche Schicksal trugen. Vor allem aber sollten sie nicht übersehen, daß ihnen die gleichgeschlechtliche Liebe — recht verstanden — wie jede andere, trotz aller Verkennung schon jetzt das reinste Glück, im Beglücken anderer sich selbst zu beglücken, vermittelt und ihnen mit der starken Erhebung von Seele und Leib ein Lebensgut gewährt, für das ein gut Teil Leiden in den Kauf zu nehmen sich wohl verlohnt. Bleiben doch auch dem Heterosexuellsten bittere Tropfen im Rauschtrunk der Liebe nicht erspart.

Ergäbe sich für viele heterosexuelle und homosexuelle Menschen ein solcher Umschwung ihrer Gesinnung als Folge, nicht als Zweck dieser Schrift, so wäre dies ein Erfolg meiner Arbeit, wie ich ihn mir schöner nicht denken kann. In dieser Hoffnung lege ich am Werkende die Feder beiseite, nicht im Bewußtsein, mir ein Verdienst erworben, sondern meine Pflicht erfüllt zu haben.

Namenregister.

C.

D.

N.

O.

U.

V.

W.

X.

Y.

Z.

Länder- und Ortsregister.

Sachregister.

Wegen aller örtlichen Verbreitungen, Gesetze und Eigentümlichkeiten vgl. das Länder- und Ortsregister.

B.

C.

D.

E.

F.

N.

T.

W.

www.ingramcontent.com/pod-product-compliance
Lightning Source LLC
LaVergne TN
LVHW080750300926
849162LV00008BA/1788